U0199610

主　编

陈维雄　广东省人民医院（广东省医学科学院）

刘红艳　深圳市儿童医院

冯丽芳　广东医科大学附属东莞第一医院

谭少嫣　广东省工伤康复医院

陈晓峰　深圳宝兴医院

副主编

杜　飒　深圳市中医院

毛玖根　深圳宝兴医院

莫曼君　深圳市中医院

沈芳娜　深圳大学总医院

欧燕兰　广东省妇幼保健院

欧　凡　广东省人民医院（广东省医学科学院）

张曼婕　广东省第二人民医院

林小婷　广东省妇幼保健院

刘宏伟　广东省人民医院（广东省医学科学院）

编　委

万天宇　广东省妇幼保健院
王春雨　广东省人民医院（广东省医学科学院）
唐　慧　广东省人民医院（广东省医学科学院）
陈家昊　中交四航局第一工程有限公司
谢淑萍　中山大学附属第一医院
丘金彩　南方医科大学南方医院
蔡锦华　广东省人民医院（广东省医学科学院）
何　涛　南方医科大学珠江医院
肖　孟　南方医科大学第三附属医院
吕婧菲　暨南大学药学院
詹少环　广东省人民医院（广东省医学科学院）
徐　绵　广东省人民医院（广东省医学科学院）
何标川　广东省人民医院（广东省医学科学院）
田　甜　广东省人民医院（广东省医学科学院）
程燕恒　广州市第十二人民医院
刘　玲　深圳宝兴医院
吕嘉欣　深圳市儿童医院
林育全　深圳市儿童医院
吕鸿轩　深圳市儿童医院
王诗然　深圳市儿童医院
李志坤　深圳市儿童医院
张绍红　深圳市儿童医院
郑　群　深圳市儿童医院

临床手术操作与医疗服务价格项目对应匹配目录

陈维雄　刘红艳　冯丽芳　谭少嫣　陈晓峰◎主编

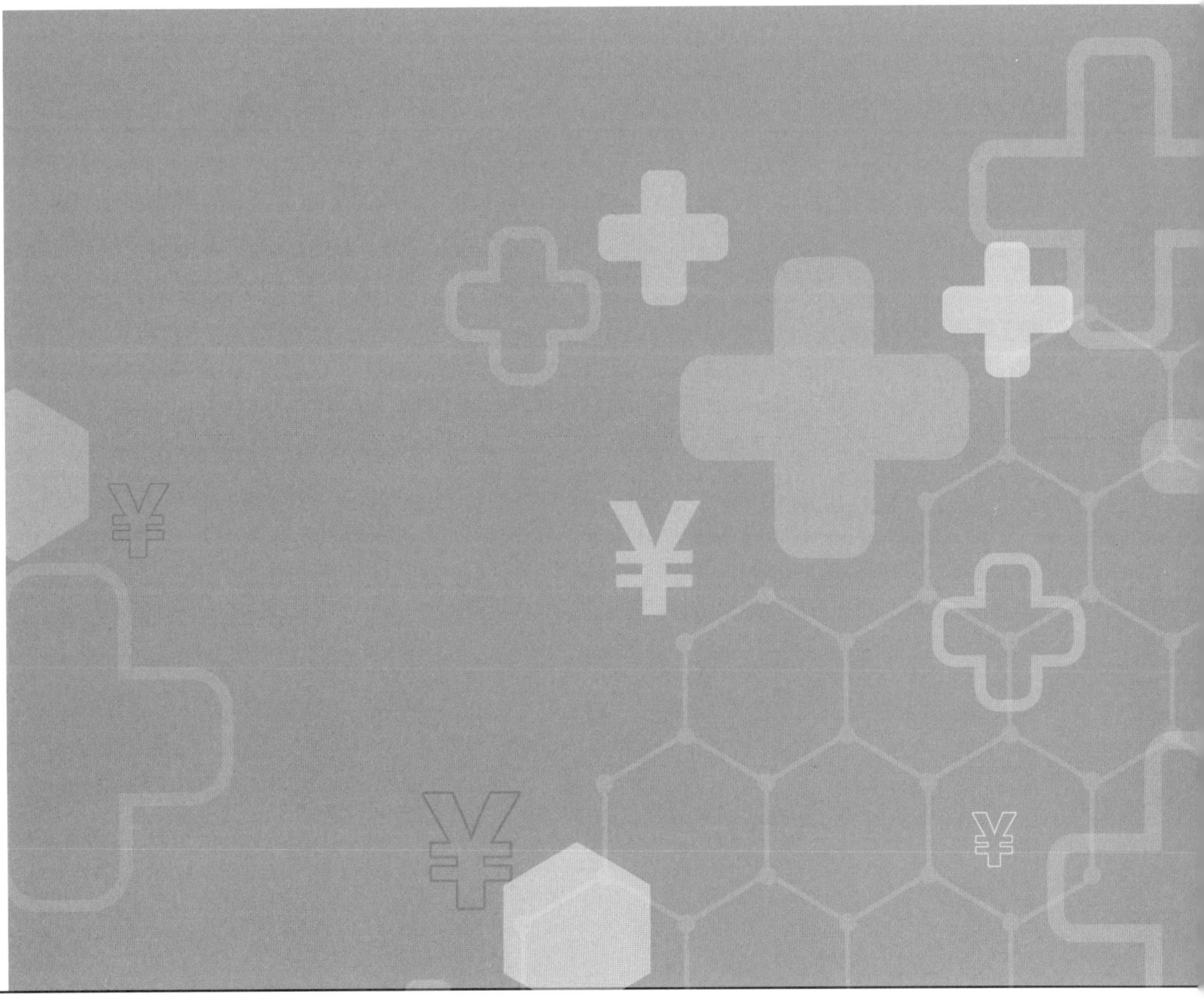

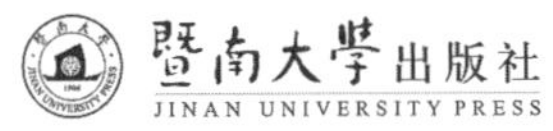
暨南大学出版社
JINAN UNIVERSITY PRESS

中国·广州

图书在版编目（CIP）数据

临床手术操作与医疗服务价格项目对应匹配目录 / 陈维雄等主编. -- 广州 : 暨南大学出版社, 2024. 12.
ISBN 978-7-5668-3991-6

Ⅰ. R615; R197.1

中国国家版本馆 CIP 数据核字第 2024Y38Z95 号

临床手术操作与医疗服务价格项目对应匹配目录

LINCHUANG SHOUSHU CAOZUO YU YILIAO FUWU JIAGE XIANGMU DUIYING PIPEI MULU

主　编：陈维雄　刘红艳　冯丽芳　谭少嫣　陈晓峰

出 版 人：阳　翼
策　　划：黄圣英
责任编辑：雷晓琪
责任校对：刘舜怡　陈慧妍　黄子聪
责任印制：周一丹　郑玉婷

出版发行：暨南大学出版社（511434）
电　　话：总编室（8620）31105261
营销部（8620）37331682　37331689
传　　真：（8620）31105289（办公室）　37331684（营销部）
网　　址：http：//www. jnupress. com
排　　版：广州市新晨文化发展有限公司
印　　刷：广州市友盛彩印有限公司
开　　本：850mm × 1168mm　1/16
印　　张：53. 5
字　　数：1400 千
版　　次：2024 年 12 月第 1 版
印　　次：2024 年 12 月第 1 次
定　　价：240. 00 元

前　言

医疗保障是重要的民生制度，医疗保障基金监管是这项制度得以平稳运行的重要保证。医疗保障基金难监管，医保理论将之归因于医保的机制性禀赋，即医疗领域信息不对称问题和医保第三方付费机制。这两大特点，既决定了现代医保作为普适制度安排的必要性、合法性，也派生出医保制度极高的道德风险和难监管特性。

党和国家领导多次强调，医保基金是人民群众的“保命钱”“救命钱”，一定要守护好，要对欺诈骗保行为零容忍。2018 年国家医疗保障局组建以来，全国医保系统按党中央、国务院决策部署，将医保基金监管作为首要任务，加强日常监管，加快法治和制度建设，推进改革创新，取得阶段性重大进展。2020 年 3 月，中共中央、国务院印发《关于深化医疗保障制度改革的意见》，要求进一步健全严密有力基金监管机制，切实维护基金安全，提高基金使用效率，始终把维护基金安全作为首要任务。2021 年 9 月，国务院办公厅印发《“十四五”全民医疗保障规划》，提出加快健全基金监管体制机制，建立健全监督检查制度。可见医保基金监管的基础正不断扎牢，国家层面顶层设计已基本完成，同时也对加强医保基金监管理论研究与实践探索提出了新命题。

我国医保基金监管的机制性问题，与医保制度发展的历史较短、医保基金监管体制机制不健全与能力不足等问题相互叠加，使得当前及今后一段时间，医保基金监管仍存在诸多问题，一些问题还带有制度性、机制性特点。建立和完善医保基金监管机制，尤其是长效机制，需明确问题、找出症结。国家医疗保障局成立后多次开展打击欺诈骗保专项行动，根据《“十四五”全民医疗保障规划》国务院政策例行吹风会的官方数据，随着医保基金监管制度体系改革持续深化，飞行检查形成震慑，2018—2024 年，全国进行了多轮医保基金专项检查。从专项整治中发现，医疗机构违法违规行为中比较恶劣的有伪造就诊记录，伪造医疗票据，肆意虚记诊疗项目、药品、耗材，挂床住院等，而串换项目、多记费用等问题已成为医疗机构较为普遍的做法。

手术操作的编码标准，是开展医保基金监督和支付方式改革相关业务的重要工具。对医疗机构而言，疾病诊断和手术操作的编码意味着分组与经济效益；对于医保经办机构而言，它们意味着疾病、规范与监督管理。

目前，各地医疗机构的医疗服务收费执行各地区的《公立医疗机构基本医疗服务价格目录》，收费项目由医疗保障局价格部门制定。而诊断与手术操作编码由国家卫生健康委员会制定发布，手术操作与收费项目名称并不完全一致，使得一些医疗机构在收费时出现不一致或不准确的现象。同时，临床实际诊疗过程中，不少手术操作无法对应收费或没有收费项目，使得医疗机构无法收费。另一方面，手术操作收费时，不少医院是由医务人员录入收费，由于专业性问题，也会出现由于理解偏差从而错收费等问题。如何在手术操作后准确收费，避免出现违规错收费现象，是目前亟待解决的问题。

本书基于手术与操作代码《国家临床版3.0手术操作编码（ICD-9-CM3）》与收费项目如何准确匹配的问题，邀请了收费、医保、病案管理人员，临床医务人员参与匹配及核对，再经过多轮讨论，形成匹配方案。本书共分为四大部分，分别从手术操作、介入治疗、治疗性操作、诊断性操作与收费编码进行对应匹配，可以快捷检索相关项目情况，解决医护人员手术操作与医疗收费项目不一致的关键问题，避免出现串换项目、错收费、分解收费、多收费等违规现象，以期促进医疗机构加强自身管理，促使医保基金发挥更加稳定、有效、持续的监督机制作用。

本书的编写，主要依托广东省人民医院（广东省医学科学院）、深圳市儿童医院、广东医科大学附属东莞第一医院、广东省工伤康复医院、深圳市中医院、深圳大学总医院、广东省妇幼保健院、广东省第二人民医院、中山大学附属第一医院、南方医科大学南方医院、南方医科大学珠江医院、南方医科大学第三附属医院、暨南大学药学院、广州市第十二人民医院等多家医院从事一线医疗收费工作的收费人员、临床经验丰富的临床医务人员以及熟悉医保、编码等各界管理人员，综合运用多维度、多领域的数据信息开展分析、编码对比工作，最终形成《临床手术操作与医疗服务价格项目对应匹配目录》，在此对辛勤工作的他们表示衷心的感谢。

本书的编写，希望能给医务、临床收费工作提供帮助，给相关部门提供参考，而一切临床手术操作与医疗服务价格应以当地的政策为准。由于各方面的原因，书中难免有不足之处，相关内容仅供参考，希望广大读者不吝赐教。

编　者

2024 年 10 月

匹配说明和基本原则

本书将《国家临床版3.0手术操作编码（ICD-9-CM3）》（以下称“手术操作编码”）与《广州地区公立医疗机构基本医疗服务价格目录（2021年版）》（以下称“收费编码”）进行对应匹配。如果手术操作编码能与收费编码对应并匹配成唯一的，即是唯一对应；在实际诊疗过程中，根据实际情况可能出现一个手术操作编码对应多个收费编码，或多个手术操作编码对应一个收费编码的情况，本书按“一对多”或“多对一”来匹配，临床实际收费必须按照实际情况（例如部位等）选择对应收费项目。

其中手术操作编码分别按照手术操作、介入治疗、治疗性操作、诊断性操作与收费编码进行对应匹配，可以按照以上诊疗方式在相关章节进行检索。

诊疗中使用脑室镜、眼内窥镜、鼻内窥镜、胸腔镜、经皮肾镜、胆道镜、腹腔镜、宫腔镜、尿道、膀胱镜、关节镜、电子显微镜、其他内镜、脊柱内镜（含微创通道）辅助、单孔腹腔镜、单孔胸腔镜、碎石针（杆）加收等项目，术中使用神经手术导航系统、脑室镜、眼内窥镜、鼻内窥镜、胸腔镜、经皮肾镜、胆道镜、腹腔镜、宫腔镜、尿道、膀胱镜、关节镜、显微镜、其他内镜、脊柱内镜（含微创通道）辅助、单孔腹腔镜、单孔胸腔镜加收等项目，均按规定加收。

目　录

第一部分　手术操作

序号	手术操作诊断编码	手术操作名称	手术级别	操作类型	财务分类	编码	项目名称	项目内涵	除外内容	计价单位	说明	三级医疗服务价格（元）	医保结算类型	医疗收费项目类别
1	00.7000	髋关节置换修复术，双髋臼和股骨成分		手术	G	331507005	人工全髋关节置换术			次		3900.00	甲类	手术费
2	00.7000x001	全髋关节假体翻修术	四级	手术	G	331507014	人工关节翻修术		人工关节	次		5070.00	甲类	手术费
3	00.7100	髋关节置换修复术，髋臼成分		手术	G	331507014	人工关节翻修术		人工关节	次		5070.00	甲类	手术费
4	00.7100x001	髋关节髋臼假体翻修术	四级	手术	G	331507014	人工关节翻修术		人工关节	次		5070.00	甲类	手术费
5	00.7200	髋关节置换修复术，股骨成分		手术	G	331507005	人工全髋关节置换术			次		3900.00	甲类	手术费
6	00.7200x001	髋关节股骨假体翻修术	四级	手术	G	331507014	人工关节翻修术		人工关节	次		5070.00	甲类	手术费
7	00.7300	髋关节修复术伴仅髋臼衬垫置换和（或）股骨头		手术	G	331507006	人工股骨头置换术	不含关节滑膜切除术		次		3666.00	甲类	手术费
8	00.7300x001	髋关节髋臼衬垫和股骨头翻修术	四级	手术	G	331507014	人工关节翻修术		人工关节	次		5070.00	甲类	手术费
9	00.7300x002	髋关节髋臼衬垫翻修术	四级	手术	G	331507014	人工关节翻修术		人工关节	次		5070.00	甲类	手术费
10	00.7300x003	髋关节股骨头翻修术	四级	手术	G	331507014	人工关节翻修术		人工关节	次		5070.00	甲类	手术费
11	00.8000	膝关节置换修复术，全部（所有成分）	四级	手术	G	331507007	人工膝关节表面置换术	不含关节滑膜切除术		次		4056.00	甲类	手术费
12	00.8000x001	全膝关节假体翻修术	四级	手术	G	331507014	人工关节翻修术		人工关节	次		5070.00	甲类	手术费
13	00.8100	膝关节置换修复术，胫骨成分	四级	手术	G	331507015S	膝关节单髁置换术	显露病变的膝关节，安放假体。不含术中 X 线透视、导航		次		4292.00	甲类	手术费
14	00.8100x001	膝关节胫骨假体翻修术	四级	手术	G	331507014	人工关节翻修术		人工关节	次		5070.00	甲类	手术费
15	00.8200	膝关节置换修复术，股骨成分	四级	手术	G	331507007	人工膝关节表面置换术	不含关节滑膜切除术		次		4056.00	甲类	手术费
16	00.8200x001	膝关节股骨假体翻修术	四级	手术	G	331507014	人工关节翻修术		人工关节	次		5070.00	甲类	手术费
17	00.8201	膝关节置换修复术，股骨成分伴胫骨（衬垫）置入	四级	手术	G	331507007	人工膝关节表面置换术	不含关节滑膜切除术		次		4056.00	甲类	手术费
18	00.8300	膝关节置换修复术，髌骨成分	四级	手术	G	331507007	人工膝关节表面置换术	不含关节滑膜切除术		次		4056.00	甲类	手术费
19	00.8300x001	膝关节髌骨假体翻修术	四级	手术	G	331507014	人工关节翻修术		人工关节	次		5070.00	甲类	手术费
20	00.8400	全膝关节置换修复术，胫骨置入（衬垫）	四级	手术	G	331507007	人工膝关节表面置换术	不含关节滑膜切除术		次		4056.00	甲类	手术费
21	00.8500	髋关节表面置换，全部，髋臼和股骨头	四级	手术	G	331507012	髋关节表面置换术			次		4095.00	甲类	手术费
22	00.8500x001	全髋关节表面置换术	四级	手术	G	331507005	人工全髋关节置换术			次		3900.00	甲类	手术费
23	00.8600	髋关节表面置换，部分的，股骨头	四级	手术	G	331507012	髋关节表面置换术			次		4095.00	甲类	手术费
24	00.8600x001	股骨头表面置换术	四级	手术	G	331507006	人工股骨头置换术	不含关节滑膜切除术		次		3666.00	甲类	手术费

（续上表）

序号	手术操作诊断编码	手术操作名称	手术级别	操作类型	财务分类	编码	项目名称	项目内涵	除外内容	计价单位	说明	三级医疗服务价格（元）	医保结算类型	医疗收费项目类别
25	00.8700	髋关节表面置换，部分的，髋臼	四级	手术	G	331507012	髋关节表面置换术			次		4095.00	甲类	手术费
26	00.8700x001	髋臼表面置换术	四级	手术	G	331507012	髋关节表面置换术			次		4095.00	甲类	手术费
27	00.9400	手术中神经生理监测		手术	D	310100013	术中颅神经监测			次		287.04	甲类	检查费
28	01.1200	开放性脑膜活组织检查		手术	G	330201012	经颅内镜活检术			次		3985.80	甲类	手术费
29	01.1200x001	鼻内镜下脑膜活组织检查		手术	G	330201012	经颅内镜活检术			次		3985.80	甲类	手术费
30	01.1400	开放性大脑活组织检查		手术	G	330201059－4	立体定向颅内肿物活检术		引流装置	次		6607.90	乙类	手术费
31	01.1400x001	脑室镜下脑活组织检查		手术	G	330201012	经颅内镜活检术			次		3985.80	甲类	手术费
32	01.1500	颅骨活组织检查		手术	G	331503016	骨病灶活检术	确定病灶位置，穿刺或切取部分病灶送活检。不含影像学引导、病理学检查		次		1521.00	甲类	手术费
33	01.2000	颅神经刺激脉冲发生器植入或置换		手术	G	330201066S	神经脉冲发生器置换术	适用于已行神经调控手术患者，因电池耗竭或发生故障的神经脉冲发生器，需更换后连接植入电极再次发挥脉冲发生器刺激作用	颅内神经电刺激系统、电极	次		2867.00	甲类	手术费
34	01.2001	颅神经刺激脉冲发生器植入		手术	G	330201066S	神经脉冲发生器置换术	适用于已行神经调控手术患者，因电池耗竭或发生故障的神经脉冲发生器，需更换后连接植入电极再次发挥脉冲发生器刺激作用	颅内神经电刺激系统、电极	次		2867.00	甲类	手术费
35	01.2002	颅神经刺激脉冲发生器置换		手术	G	330201066S	神经脉冲发生器置换术	适用于已行神经调控手术患者，因电池耗竭或发生故障的神经脉冲发生器，需更换后连接植入电极再次发挥脉冲发生器刺激作用	颅内神经电刺激系统、电极	次		2867.00	甲类	手术费
36	01.2100	脑静脉窦切开引流术	四级	手术	G	330503018	经乳突脑脓肿引流术	指颞叶、小脑、乙状窦周围脓肿、穿刺或切开引流		次		3120.00	甲类	手术费
37	01.2100x001	颅静脉窦切开修补术	四级	手术	G	330201006－1	开放性颅脑损伤清除术＋静脉窦破裂手术		硬膜修补材料	次		5941.00	甲类	手术费
38	01.2100x001	颅静脉窦切开修补术	四级	手术	G	330201023	大静脉窦旁脑膜瘤切除＋血管窦重建术		人工血管	次		12480.00	甲类	手术费
39	01.2100x001	颅静脉窦切开修补术	四级	手术	G	330201023－1	矢状窦旁脑膜瘤切除＋血管窦重建术		人工血管	次		12480.00	甲类	手术费
40	01.2100x001	颅静脉窦切开修补术	四级	手术	G	330201023－2	横窦旁脑膜瘤切除＋血管窦重建术		人工血管	次		12480.00	甲类	手术费
41	01.2100x001	颅静脉窦切开修补术	四级	手术	G	330201023－3	窦汇区脑膜瘤切除＋血管窦重建术		人工血管	次		12480.00	甲类	手术费

（续上表）

序号	手术操作诊断编码	手术操作名称	手术级别	操作类型	财务分类	编码	项目名称	项目内涵	除外内容	计价单位	说明	三级医疗服务价格（元）	医保结算类型	医疗收费项目类别
42	01.2300	颅骨切开术部位的再切开		手术	G	330201016	开颅颅内减压术	指大脑颞极、额极、枕极的切除减压		次		5512.00	甲类	手术费
43	01.2400x005	开颅探查术		手术	G	330201010	颅骨钻孔探查术			次	两孔以上另计。仅独立开展本手术方可收费	2529.80	甲类	手术费
44	01.2400x005	开颅探查术		手术	G	330201010－1	颅骨钻孔探查术（2孔以上）			次	仅独立开展本手术方可收费	3309.80	甲类	手术费
45	01.2400x009	颅内脓肿引流术		手术	G	330201005	脑脓肿穿刺引流术	不含开颅脓肿切除术		次		3367.00	甲类	手术费
46	01.2400x013	硬脑膜外血肿清除术		手术	G	330201015－1	单纯硬膜外血肿清除术			次		5512.00	甲类	手术费
47	01.2401	颅后窝血肿清除术		手术	G	330201015	颅内血肿清除术			次		5512.00	甲类	手术费
48	01.2402	颅骨切开引流术		手术	G	330201003	帽状腱膜下血肿切开引流术			次		1346.80	甲类	手术费
49	01.2402	颅骨切开引流术		手术	G	330201003－1	帽状腱膜下脓肿切开引流术			次		1346.80	甲类	手术费
50	01.2402	颅骨切开引流术		手术	G	330201004	颅内硬膜外血肿引流术			次		3367.00	甲类	手术费
51	01.2402	颅骨切开引流术		手术	G	330201004－1	颅内硬膜外脓肿引流术			次		3367.00	甲类	手术费
52	01.2403	延髓前方减压术	四级	手术	G	330201016	开颅颅内减压术	指大脑颞极、额极、枕极的切除减压		次		5512.00	甲类	手术费
53	01.2404	环枕减压术		手术	G	330201016	开颅颅内减压术	指大脑颞极、额极、枕极的切除减压		次		5512.00	甲类	手术费
54	01.2405	硬膜外脓肿清除术		手术	G	330201004－1	颅内硬膜外脓肿引流术			次		3367.00	甲类	手术费
55	01.2406	神经内镜下环枕减压术	四级	手术	G	330201016	开颅颅内减压术	指大脑颞极、额极、枕极的切除减压		次		5512.00	甲类	手术费
56	01.2407	颅骨钻孔探查术		手术	G	330201010	颅骨钻孔探查术			次	两孔以上另计。仅独立开展本手术方可收费	2529.80	甲类	手术费
57	01.2408	颅内血肿清除术		手术	G	330201015	颅内血肿清除术			次		5512.00	甲类	手术费
58	01.2409	颅骨钻孔引流术		手术	G	330201020	脑室钻孔伴脑室引流术			次		2111.20	甲类	手术费
59	01.2410	颞肌下减压术		手术	G	330201016－1	开颅颞肌下减压术			次		5512.00	甲类	手术费
60	01.2411	颅骨切开减压术		手术	G	330201008	去颅骨骨瓣减压术			次		3094.00	甲类	手术费
61	01.2412	硬脑膜外切开引流术		手术	G	330201004	颅内硬膜外血肿引流术			次		3367.00	甲类	手术费
62	01.2413	颅骨去骨瓣减压术		手术	G	330201008	去颅骨骨瓣减压术			次		3094.00	甲类	手术费
63	01.2414	颅骨钻孔减压术		手术	G	330201008	去颅骨骨瓣减压术			次		3094.00	甲类	手术费

（续上表）

序号	手术操作诊断编码	手术操作名称	手术级别	操作类型	财务分类	编码	项目名称	项目内涵	除外内容	计价单位	说明	三级医疗服务价格（元）	医保结算类型	医疗收费项目类别
64	01.2415	颅骨切开异物取出术		手术	G	330201059－5	立体定向颅内取异物术		引流装置	次		6607.90	乙类	手术费
65	01.2500x003	颅骨清创术		手术	G	330201006	开放性颅脑损伤清除术		硬膜修补材料	次		4641.00	甲类	手术费
66	01.2501	颞骨全切除术		手术	G	330503016	颞骨全切术	不含颞颌关节的切除		次		3120.00	甲类	手术费
67	01.2502	颞骨部分切除术		手术	G	330503014	颞骨部分切除术	不含乳突范围		次		3120.00	甲类	手术费
68	01.2504	颅骨死骨切除术		手术	G	330201006	开放性颅脑损伤清除术		硬膜修补材料	次		4641.00	甲类	手术费
69	01.2505	眶板眶顶切除术	四级	手术	G	330201011	经颅眶肿瘤切除术			次		7005.70	甲类	手术费
70	01.2506	颅骨骨碎片取除术		手术	G	330201006	开放性颅脑损伤清除术		硬膜修补材料	次		4641.00	甲类	手术费
71①	01.2507	茎突截短术		手术	G	330606040	经颈部茎突过长切除术			次		1248.00	甲类	手术费
72②	01.2507	茎突截短术		手术	G	330606041	经口茎突过长切除术	含扁桃体切除		次		1248.00	甲类	手术费
73	01.2600	颅腔或组织的导管置入术		手术	G	330204021	欧玛亚（Omaya）管置入术			次		2730.00	甲类	手术费
74	01.2800	经伯尔孔的脑内导管放置术		手术	G	330204021	欧玛亚（Omaya）管置入术			次		2730.00	甲类	手术费
75	01.2900	颅神经刺激脉冲发生器去除术		手术	G	330201066S	神经脉冲发生器置换术	适用于已行神经调控手术患者，因电池耗竭或发生故障的神经脉冲发生器，需更换后连接植入电极再次发挥脉冲发生器刺激作用	颅内神经电刺激系统、电极	次		2867.00	甲类	手术费
76	01.3101	脑膜切开伴蛛网膜下腔血肿引流术		手术	G	330201013	慢性硬膜下血肿钻孔术			次		1565.20	甲类	手术费
77	01.3102	脑膜切开伴蛛网膜下腔脓肿引流术		手术	G	330201004－1	颅内硬膜外脓肿引流术			次		3367.00	甲类	手术费
78	01.3103	脑膜切开伴硬脑膜下脓肿引流术		手术	G	330201004－1	颅内硬膜外脓肿引流术			次		3367.00	甲类	手术费
79	01.3104	脑膜切开伴硬脑膜下腔血肿清除术		手术	G	330201015－2	单纯硬膜下血肿清除术			次		5512.00	甲类	手术费
80	01.3105	硬脑膜下切开引流术		手术	G	330201015－2	单纯硬膜下血肿清除术			次		5512.00	甲类	手术费
81	01.3106	脑蛛网膜下腔切开引流术		手术	G	330204012	脊髓蛛网膜下腔腹腔分流术			次		3640.00	甲类	手术费
82	01.3106	脑蛛网膜下腔切开引流术		手术	G	330204013	脊髓蛛网膜下腔输尿管分流术			次		2730.00	甲类	手术费
83	01.3107	脑膜切开引流术		手术	G	330201015－2	单纯硬膜下血肿清除术			次		5512.00	甲类	手术费
84	01.3108	硬脑膜下钻孔引流术		手术	G	330201013	慢性硬膜下血肿钻孔术			次		1565.20	甲类	手术费

①～② 限制范围：限基本医疗保险。限茎突综合征。

（续上表）

序号	手术操作诊断编码	手术操作名称	手术级别	操作类型	财务分类	编码	项目名称	项目内涵	除外内容	计价单位	说明	三级医疗服务价格（元）	医保结算类型	医疗收费项目类别
85	01. 3200	脑叶切开术和（神经）束切断术	四级	手术	G	330201033	癫痫病灶切除术	指病灶切除、软脑膜下烧灼术、脑叶切除；不含术中脑电监测	术中脑电监测电极	次		6739. 20	甲类	手术费
86	01. 3201	脑叶切开术	四级	手术	G	330201033	癫痫病灶切除术	指病灶切除、软脑膜下烧灼术、脑叶切除；不含术中脑电监测	术中脑电监测电极	次		6739. 20	甲类	手术费
87	01. 3202	脑神经束切断术	四级	手术	G	330201027 – 4	桥小脑角蛛网膜囊肿切除术	不含面神经吻合术、术中神经电监测		次		12480. 00	甲类	手术费
88	01. 3204	延髓束切断术	四级	手术	G	330204003	脊髓丘脑束切断术			次		5824. 00	甲类	手术费
89	01. 3205	胼胝体切开术	四级	手术	G	330201031	胼胝体切开术	不含癫痫病灶切除术、术中脑电监测		次		5642. 00	甲类	手术费
90	01. 3206	颅内立体定向双侧扣带回毁损术	四级	手术	G	330201060	立体定向脑深部核团毁损术（1 个靶点）	指治疗帕金森氏病、舞蹈病、扭转痉挛、癫痫等		次		9503. 00	乙类	手术费
91	01. 3206	颅内立体定向双侧扣带回毁损术	四级	手术	G	330201060 – 1/1	立体定向脑深部核团毁损术（2 个以上靶点）	指治疗帕金森氏病、舞蹈病、扭转痉挛、癫痫等		次		10803. 00	乙类	手术费
92	01. 3900x003	颅内血肿硬通道穿刺引流术		手术	G	330201014	颅内多发血肿清除术	含同一部位硬膜外、硬膜下、脑内血肿清除术		次		6276. 40	甲类	手术费
93	01. 3900x003	颅内血肿硬通道穿刺引流术		手术	G	330201014 – 1	颅内多发血肿清除术（非同一部位血肿）			次		6926. 40	甲类	手术费
94	01. 3900x003	颅内血肿硬通道穿刺引流术		手术	G	330201015	颅内血肿清除术			次		5512. 00	甲类	手术费
95	01. 3900x009	脑内血肿清除术	四级	手术	G	330201015 – 3	脑内血肿清除术			次		5512. 00	甲类	手术费
96	01. 3900x012	经外侧裂脑内血肿清除术	四级	手术	G	330201015 – 3	脑内血肿清除术			次		5512. 00	甲类	手术费
97	01. 3900x013	立体定向颅内血肿穿刺引流术		手术	G	330201062S	立体定向颅内囊性病灶穿刺引流术		引流装置	次		6288. 10	乙类	手术费
98	01. 3900x013	立体定向颅内血肿穿刺引流术		手术	G	330201059 – 1	立体定向颅内血肿清除术		引流装置	次		6607. 90	乙类	手术费
99	01. 3900x016	脑脓肿穿刺引流术		手术	G	330201005	脑脓肿穿刺引流术	不含开颅脓肿切除术		次		3367. 00	甲类	手术费
100	01. 3900x017	立体定向脑切开引流术		手术	G	330201059	立体定向颅内肿物清除术		引流装置	次		6607. 90	乙类	手术费
101	01. 3900x017	立体定向脑切开引流术		手术	G	330201059 – 1	立体定向颅内血肿清除术		引流装置	次		6607. 90	乙类	手术费
102	01. 3900x017	立体定向脑切开引流术		手术	G	330201059 – 2	立体定向颅内脓肿清除术		引流装置	次		6607. 90	乙类	手术费
103	01. 3901	脑室钻孔引流术		手术	G	330201020	脑室钻孔伴脑室引流术			次		2111. 20	甲类	手术费
104	01. 3902	脑室切开引流术		手术	G	330201019	侧脑室分流术	含分流管调整	分流管	次		4574. 70	甲类	手术费
105	01. 3903	杏仁核海马切开术	四级	手术	G	330201030	选择性杏仁核海马切除术			次		5642. 00	甲类	手术费
106	01. 3904	经颞叶脑血肿清除术	四级	手术	G	330201015 – 3	脑内血肿清除术			次		5512. 00	甲类	手术费
107	01. 3905	脑立体定向血肿碎吸术		手术	G	330201013 – 1	高血压脑出血碎吸术			次		1565. 20	甲类	手术费
108	01. 3905	脑立体定向血肿碎吸术		手术	G	330201059 – 1	立体定向颅内血肿清除术		引流装置	次		6607. 90	乙类	手术费
109	01. 3906	内镜下脑血肿引流术	四级	手术	G	330201059 – 1	立体定向颅内血肿清除术		引流装置	次		6607. 90	乙类	手术费

（续上表）

序号	手术操作诊断编码	手术操作名称	手术级别	操作类型	财务分类	编码	项目名称	项目内涵	除外内容	计价单位	说明	三级医疗服务价格（元）	医保结算类型	医疗收费项目类别
110	01.3907	脑切开异物取出术	四级	手术	G	330201059－5	立体定向颅内取异物术		引流装置	次		6607.90	乙类	手术费
111	01.3908	大脑半球切开术	四级	手术	G	330201029	大脑半球切除术	不含术中脑电监测		次		6851.00	甲类	手术费
112	01.3909	脑囊肿切开引流术		手术	G	330201021	颅内蛛网膜囊肿分流术	含囊肿切除		次		4550.00	甲类	手术费
113	01.3910	脑血肿切开引流术		手术	G	330201059－1	立体定向颅内血肿清除术		引流装置	次		6607.90	乙类	手术费
114	01.3910	脑血肿切开引流术		手术	G	330201003	帽状腱膜下血肿切开引流术			次		1346.80	甲类	手术费
115	01.3910	脑血肿切开引流术		手术	G	330201004	颅内硬膜外血肿引流术			次		3367.00	甲类	手术费
116	01.3911	脑脓肿切开引流术		手术	G	330201059－2	立体定向颅内脓肿清除术		引流装置	次		6607.90	乙类	手术费
117	01.3911	脑脓肿切开引流术		手术	G	330201003－1	帽状腱膜下脓肿切开引流术			次		1346.80	甲类	手术费
118	01.3911	脑脓肿切开引流术		手术	G	330201004－1	颅内硬膜外脓肿引流术			次		3367.00	甲类	手术费
119	01.4100	丘脑手术	四级	手术	G	330201037－1	丘脑肿瘤切除术			次		12480.00	甲类	手术费
120	01.4101	丘脑切开术	四级	手术	G	330201037－1	丘脑肿瘤切除术			次		12480.00	甲类	手术费
121	01.4102	丘脑射频毁损术	四级	手术	G	330201060－2	立体定向脑深部核团毁损术（射频治疗）	指治疗帕金森氏病、舞蹈病、扭转痉挛、癫痫等		靶点	2 个以上靶点另计	9503.00	乙类	手术费
122	01.4102	丘脑射频毁损术	四级	手术	G	330201060－2/1	立体定向脑深部核团毁损术（射频治疗 2 个以上靶点）	指治疗帕金森氏病、舞蹈病、扭转痉挛、癫痫等		次		10803.00	乙类	手术费
123	01.4104	丘脑核破坏术	四级	手术	G	330201060	立体定向脑深部核团毁损术（1 个靶点）	指治疗帕金森氏病、舞蹈病、扭转痉挛、癫痫等		次		9503.00	乙类	手术费
124	01.4104	丘脑核破坏术	四级	手术	G	330201060－1/1	立体定向脑深部核团毁损术（2 个以上靶点）	指治疗帕金森氏病、舞蹈病、扭转痉挛、癫痫等		次		10803.00	乙类	手术费
125	01.4105	丘脑病损切除术	四级	手术	G	330201037－1	丘脑肿瘤切除术			次		12480.00	甲类	手术费
126	01.4203	苍白球射频毁损术	四级	手术	G	330201060－2	立体定向脑深部核团毁损术（射频治疗）	指治疗帕金森氏病、舞蹈病、扭转痉挛、癫痫等		靶点	2 个以上靶点另计	9503.00	乙类	手术费
127	01.4203	苍白球射频毁损术	四级	手术	G	330201060－2/1	立体定向脑深部核团毁损术（射频治疗 2 个以上靶点）	指治疗帕金森氏病、舞蹈病、扭转痉挛、癫痫等		次		10803.00	乙类	手术费
128	01.5100	脑膜病损或组织的切除术		手术	G	330201023	大静脉窦旁脑膜瘤切除＋血管窦重建术		人工血管	次		12480.00	甲类	手术费
129	01.5100	脑膜病损或组织的切除术		手术	G	330201023－1	矢状窦旁脑膜瘤切除＋血管窦重建术		人工血管	次		12480.00	甲类	手术费
130	01.5100	脑膜病损或组织的切除术		手术	G	330201023－2	横窦旁脑膜瘤切除＋血管窦重建术		人工血管	次		12480.00	甲类	手术费
131	01.5100	脑膜病损或组织的切除术		手术	G	330201023－3	窦汇区脑膜瘤切除＋血管窦重建术		人工血管	次		12480.00	甲类	手术费
132	01.5100x001	开颅蛛网膜剥离术		手术	G	330201021	颅内蛛网膜囊肿分流术	含囊肿切除		次		4550.00	甲类	手术费
133	01.5100x006	大脑镰脑膜病损切除术	四级	手术	G	330201024－1	幕上深部脑室内肿瘤切除术	不含矢状窦旁脑膜瘤		次		8112.00	甲类	手术费

（续上表）

序号	手术操作诊断编码	手术操作名称	手术级别	操作类型	财务分类	编码	项目名称	项目内涵	除外内容	计价单位	说明	三级医疗服务价格（元）	医保结算类型	医疗收费项目类别
134	01.5100x007	小脑幕脑膜病损切除术	四级	手术	G	330201022	幕上浅部病变切除术	不含矢状窦旁脑膜瘤、大脑镰旁脑膜瘤		次		7801.30	甲类	手术费
135	01.5101	脑膜部分切除术		手术	G	330201041	颅底肿瘤切除术	指前、中颅窝颅内外沟通性肿瘤，前、中、后颅窝底肿瘤（鞍结节脑膜瘤、侵袭性垂体瘤、脊索瘤、神经鞘瘤）、颈静脉孔区肿瘤切除手术。不含胆脂瘤、囊肿		次	颅底再造按颅骨修补处理	8112.00	甲类	手术费
136	01.5101	脑膜部分切除术		手术	G	330202020S	海绵窦区肿瘤切除术	适用于各种原发于海绵窦的肿瘤和海绵窦旁侵犯海绵窦的肿瘤：侵袭性垂体腺瘤、鞍区脑膜瘤侵犯海绵窦、三叉神经鞘瘤侵犯海绵窦、海绵窦脑膜瘤等		次		8118.00	甲类	手术费
137	01.5101	脑膜部分切除术		手术	G	330201023	大静脉窦旁脑膜瘤切除+血管窦重建术		人工血管	次		12480.00	甲类	手术费
138	01.5101	脑膜部分切除术		手术	G	330201023－1	矢状窦旁脑膜瘤切除+血管窦重建术		人工血管	次		12480.00	甲类	手术费
139	01.5101	脑膜部分切除术		手术	G	330201023－2	横窦旁脑膜瘤切除+血管窦重建术		人工血管	次		12480.00	甲类	手术费
140	01.5101	脑膜部分切除术		手术	G	330201023－3	窦汇区脑膜瘤切除+血管窦重建术		人工血管	次		12480.00	甲类	手术费
141	01.5102	经鼻脑膜病损切除术		手术	G	330201041	颅底肿瘤切除术	指前、中颅窝颅内外沟通性肿瘤，前、中、后颅窝底肿瘤（鞍结节脑膜瘤、侵袭性垂体瘤、脊索瘤、神经鞘瘤）、颈静脉孔区肿瘤切除手术。不含胆脂瘤、囊肿		次	颅底再造按颅骨修补处理	8112.00	甲类	手术费
142	01.5102	经鼻脑膜病损切除术		手术	G	330202020S	海绵窦区肿瘤切除术	适用于各种原发于海绵窦的肿瘤和海绵窦旁侵犯海绵窦的肿瘤：侵袭性垂体腺瘤、鞍区脑膜瘤侵犯海绵窦、三叉神经鞘瘤侵犯海绵窦、海绵窦脑膜瘤等		次		8118.00	甲类	手术费
143	01.5102	经鼻脑膜病损切除术		手术	G	330201023	大静脉窦旁脑膜瘤切除+血管窦重建术		人工血管	次		12480.00	甲类	手术费

（续上表）

序号	手术操作诊断编码	手术操作名称	手术级别	操作类型	财务分类	编码	项目名称	项目内涵	除外内容	计价单位	说明	三级医疗服务价格（元）	医保结算类型	医疗收费项目类别
144	01.5102	经鼻脑膜病损切除术		手术	G	330201023－1	矢状窦旁脑膜瘤切除＋血管窦重建术		人工血管	次		12480.00	甲类	手术费
145	01.5102	经鼻脑膜病损切除术		手术	G	330201023－2	横窦旁脑膜瘤切除＋血管窦重建术		人工血管	次		12480.00	甲类	手术费
146	01.5102	经鼻脑膜病损切除术		手术	G	330201023－3	窦汇区脑膜瘤切除＋血管窦重建术		人工血管	次		12480.00	甲类	手术费
147	01.5102	经鼻脑膜病损切除术		手术	G	330201041	颅底肿瘤切除术	指前、中颅窝颅内外沟通性肿瘤，前、中、后颅窝底肿瘤（鞍结节脑膜瘤、侵袭性垂体瘤、脊索瘤、神经鞘瘤）、颈静脉孔区肿瘤切除手术。不含胆脂瘤、囊肿		次	颅底再造按颅骨修补处理	8112.00	甲类	手术费
148	01.5102	经鼻脑膜病损切除术		手术	G	330202020S	海绵窦区肿瘤切除术	适用于各种原发于海绵窦的肿瘤和海绵窦旁侵犯海绵窦的肿瘤：侵袭性垂体腺瘤、鞍区脑膜瘤侵犯海绵窦、三叉神经鞘瘤侵犯海绵窦、海绵窦脑膜瘤等		次		8118.00	甲类	手术费
149	01.5103	经枕脑膜病损切除术		手术	G	330201041	颅底肿瘤切除术	指前、中颅窝颅内外沟通性肿瘤，前、中、后颅窝底肿瘤（鞍结节脑膜瘤、侵袭性垂体瘤、脊索瘤、神经鞘瘤）、颈静脉孔区肿瘤切除手术。不含胆脂瘤、囊肿		次	颅底再造按颅骨修补处理	8112.00	甲类	手术费
150	01.5103	经枕脑膜病损切除术		手术	G	330202020S	海绵窦区肿瘤切除术	适用于各种原发于海绵窦的肿瘤和海绵窦旁侵犯海绵窦的肿瘤：侵袭性垂体腺瘤、鞍区脑膜瘤侵犯海绵窦、三叉神经鞘瘤侵犯海绵窦、海绵窦脑膜瘤等		次		8118.00	甲类	手术费
151	01.5103	经枕脑膜病损切除术		手术	G	330201023	大静脉窦旁脑膜瘤切除＋血管窦重建术		人工血管	次		12480.00	甲类	手术费
152	01.5103	经枕脑膜病损切除术		手术	G	330201023－1	矢状窦旁脑膜瘤切除＋血管窦重建术		人工血管	次		12480.00	甲类	手术费
153	01.5103	经枕脑膜病损切除术		手术	G	330201023－2	横窦旁脑膜瘤切除＋血管窦重建术		人工血管	次		12480.00	甲类	手术费

（续上表）

序号	手术操作诊断编码	手术操作名称	手术级别	操作类型	财务分类	编码	项目名称	项目内涵	除外内容	计价单位	说明	三级医疗服务价格（元）	医保结算类型	医疗收费项目类别
154	01.5103	经枕脑膜病损切除术		手术	G	330201023－3	窦汇区脑膜瘤切除＋血管窦重建术		人工血管	次		12480.00	甲类	手术费
155	01.5104	经额脑膜病损切除术		手术	G	330201041	颅底肿瘤切除术	指前、中颅窝颅内外沟通性肿瘤，前、中、后颅窝底肿瘤（鞍结节脑膜瘤、侵袭性垂体瘤、脊索瘤、神经鞘瘤）、颈静脉孔区肿瘤切除手术。不含胆脂瘤、囊肿		次	颅底再造按颅骨修补处理	8112.00	甲类	手术费
156	01.5104	经额脑膜病损切除术		手术	G	330202020S	海绵窦区肿瘤切除术	适用于各种原发于海绵窦的肿瘤和海绵窦旁侵犯海绵窦的肿瘤：侵袭性垂体腺瘤、鞍区脑膜瘤侵犯海绵窦、三叉神经鞘瘤侵犯海绵窦、海绵窦脑膜瘤等		次		8118.00	甲类	手术费
157	01.5104	经额脑膜病损切除术		手术	G	330201023	大静脉窦旁脑膜瘤切除＋血管窦重建术		人工血管	次		12480.00	甲类	手术费
158	01.5104	经额脑膜病损切除术		手术	G	330201023－1	矢状窦旁脑膜瘤切除＋血管窦重建术		人工血管	次		12480.00	甲类	手术费
159	01.5104	经额脑膜病损切除术		手术	G	330201023－2	横窦旁脑膜瘤切除＋血管窦重建术		人工血管	次		12480.00	甲类	手术费
160	01.5104	经额脑膜病损切除术		手术	G	330201023－3	窦汇区脑膜瘤切除＋血管窦重建术		人工血管	次		12480.00	甲类	手术费
161	01.5105	脑蛛网膜病损切除术		手术	G	330201027－4	桥小脑角蛛网膜囊肿切除术	不含面神经吻合术、术中神经电监测		次		12480.00	甲类	手术费
162	01.5106	脑膜病损切除术	四级	手术	G	330201041	颅底肿瘤切除术	指前、中颅窝颅内外沟通性肿瘤，前、中、后颅窝底肿瘤（鞍结节脑膜瘤、侵袭性垂体瘤、脊索瘤、神经鞘瘤）、颈静脉孔区肿瘤切除手术。不含胆脂瘤、囊肿		次	颅底再造按颅骨修补处理	8112.00	甲类	手术费
163	01.5106	脑膜病损切除术	四级	手术	G	330202020S	海绵窦区肿瘤切除术	适用于各种原发于海绵窦的肿瘤和海绵窦旁侵犯海绵窦的肿瘤：侵袭性垂体腺瘤、鞍区脑膜瘤侵犯海绵窦、三叉神经鞘瘤侵犯海绵窦、海绵窦脑膜瘤等		次		8118.00	甲类	手术费
164	01.5106	脑膜病损切除术	四级	手术	G	330201023	大静脉窦旁脑膜瘤切除＋血管窦重建术		人工血管	次		12480.00	甲类	手术费
165	01.5106	脑膜病损切除术	四级	手术	G	330201023－1	矢状窦旁脑膜瘤切除＋血管窦重建术		人工血管	次		12480.00	甲类	手术费

（续上表）

序号	手术操作诊断编码	手术操作名称	手术级别	操作类型	财务分类	编码	项目名称	项目内涵	除外内容	计价单位	说明	三级医疗服务价格（元）	医保结算类型	医疗收费项目类别
166	01.5106	脑膜病损切除术	四级	手术	G	330201023－2	横窦旁脑膜瘤切除＋血管窦重建术		人工血管	次		12480.00	甲类	手术费
167	01.5106	脑膜病损切除术	四级	手术	G	330201023－3	窦汇区脑膜瘤切除＋血管窦重建术		人工血管	次		12480.00	甲类	手术费
168	01.5107	内镜下脑蛛网膜病损切除术	四级	手术	G	330201027－4	桥小脑角蛛网膜囊肿切除术	不含面神经吻合术、术中神经电监测		次		12480.00	甲类	手术费
169	01.5107	内镜下脑蛛网膜病损切除术	四级	手术	G	330000000－2	术中使用脑室镜加收			次		1242.00	甲类	手术费
170	01.5108	软脑膜切除术		手术	G	330201032	多处软脑膜下横纤维切断术			次		6630.00	甲类	手术费
171	01.5200	大脑半球切除术	四级	手术	G	330201029	大脑半球切除术	不含术中脑电监测		次		6851.00	甲类	手术费
172	01.5300	脑叶切除术	四级	手术	G	330201033	癫痫病灶切除术	指病灶切除、软脑膜下烧灼术、脑叶切除；不含术中脑电监测	术中脑电监测电极	次		6739.20	甲类	手术费
173	01.5301	脑叶次全切除术	四级	手术	G	330201032	多处软脑膜下横纤维切断术			次		6630.00	甲类	手术费
174	01.5302	额叶切除术	四级	手术	G	330201033	癫痫病灶切除术	指病灶切除、软脑膜下烧灼术、脑叶切除；不含术中脑电监测	术中脑电监测电极	次		6739.20	甲类	手术费
175	01.5303	颞叶切除术	四级	手术	G	330201033	癫痫病灶切除术	指病灶切除、软脑膜下烧灼术、脑叶切除；不含术中脑电监测	术中脑电监测电极	次		6739.20	甲类	手术费
176	01.5304	标准前颞叶切除术	四级	手术	G	330201033	癫痫病灶切除术	指病灶切除、软脑膜下烧灼术、脑叶切除；不含术中脑电监测	术中脑电监测电极	次		6739.20	甲类	手术费
177	01.5900x022	多个脑室病损切除术	四级	手术	G	330203004－2	脑室周围＜4cm深部血管畸形栓塞切除术		栓塞剂、微型血管或血管阻断夹	次		8320.00	甲类	手术费
178	01.5900x022	多个脑室病损切除术	四级	手术	G	330201024－1	幕上深部脑室内肿瘤切除术	不含矢状窦旁脑膜瘤		次		8112.00	甲类	手术费
179	01.5900x022	多个脑室病损切除术	四级	手术	G	330201024－2	幕上深部脑室内海绵状血管瘤切除术	不含矢状窦旁脑膜瘤		次		8112.00	甲类	手术费
180	01.5900x022	多个脑室病损切除术	四级	手术	G	330201024－4	脑三室前（突入到第三脑室）颅咽管瘤切除术	不含矢状窦旁脑膜瘤		次		8112.00	甲类	手术费
181	01.5900x022	多个脑室病损切除术	四级	手术	G	330201024－5	脑室后部肿瘤切除术	不含矢状窦旁脑膜瘤		次		8112.00	甲类	手术费
182	01.5900x022	多个脑室病损切除术	四级	手术	G	330201025	第四脑室肿瘤切除术	不含桥脑、延髓突入四室胶质瘤		次		6851.00	甲类	手术费
183	01.5900x022	多个脑室病损切除术	四级	手术	G	330201026	经颅内镜脑室肿瘤切除术			次		8132.80	甲类	手术费
184	01.5900x030	中颅窝病损切除术	四级	手术	G	330201041	颅底肿瘤切除术	指前、中颅窝颅内外沟通性肿瘤，前、中、后颅窝底肿瘤（鞍结节脑膜瘤、侵袭性垂体瘤、脊索瘤、神经鞘瘤）、颈静脉孔区肿瘤切除手术。不含胆脂瘤、囊肿		次	颅底再造按颅骨修补处理	8112.00	甲类	手术费

（续上表）

序号	手术操作诊断编码	手术操作名称	手术级别	操作类型	财务分类	编码	项目名称	项目内涵	除外内容	计价单位	说明	三级医疗服务价格（元）	医保结算类型	医疗收费项目类别
185	01.5900x032	颈静脉孔病损切除术	四级	手术	G	330201041	颅底肿瘤切除术	指前、中颅窝颅内外沟通性肿瘤，前、中、后颅窝底肿瘤（鞍结节脑膜瘤、侵袭性垂体瘤、脊索瘤、神经鞘瘤）、颈静脉孔区肿瘤切除手术。不含胆脂瘤、囊肿		次	颅底再造按颅骨修补处理	8112.00	甲类	手术费
186	01.5900x036	海马杏仁核切除术	四级	手术	G	330201030	选择性杏仁核海马切除术			次		5642.00	甲类	手术费
187	01.5900x037	大脑半球病损切除术	四级	手术	G	330201022－1	大脑半球胶质瘤切除术	不含矢状窦旁脑膜瘤、大脑镰旁脑膜瘤		次		7801.30	甲类	手术费
188	01.5900x037	大脑半球病损切除术	四级	手术	G	330201022－2	大脑半球转移癌切除术	不含矢状窦旁脑膜瘤、大脑镰旁脑膜瘤		次		7801.30	甲类	手术费
189	01.5900x037	大脑半球病损切除术	四级	手术	G	330201022－3	大脑半球胶质增生切除术	不含矢状窦旁脑膜瘤、大脑镰旁脑膜瘤		次		7801.30	甲类	手术费
190	01.5900x037	大脑半球病损切除术	四级	手术	G	330201022－4	大脑半球凸面脑膜瘤切除术	不含矢状窦旁脑膜瘤、大脑镰旁脑膜瘤		次		7801.30	甲类	手术费
191	01.5900x037	大脑半球病损切除术	四级	手术	G	330201022－5	大脑半球脑脓肿切除术	不含矢状窦旁脑膜瘤、大脑镰旁脑膜瘤		次		7801.30	甲类	手术费
192	01.5900x038	大脑深部病损切除术	四级	手术	G	330201024－1	幕上深部脑室内肿瘤切除术	不含矢状窦旁脑膜瘤		次		8112.00	甲类	手术费
193	01.5900x038	大脑深部病损切除术	四级	手术	G	330201024－2	幕上深部脑室内海绵状血管瘤切除术	不含矢状窦旁脑膜瘤		次		8112.00	甲类	手术费
194	01.5900x038	大脑深部病损切除术	四级	手术	G	330201024－3	幕上深部胼胝体肿瘤切除术	不含矢状窦旁脑膜瘤		次		8112.00	甲类	手术费
195	01.5900x038	大脑深部病损切除术	四级	手术	G	330201024－4	脑三室前（突入到第三脑室）颅咽管瘤切除术	不含矢状窦旁脑膜瘤		次		8112.00	甲类	手术费
196	01.5900x038	大脑深部病损切除术	四级	手术	G	330201024－5	脑室后部肿瘤切除术	不含矢状窦旁脑膜瘤		次		8112.00	甲类	手术费
197	01.5900x038	大脑深部病损切除术	四级	手术	G	330201024－6	幕上深部脑脓肿切除术	不含矢状窦旁脑膜瘤		次		8112.00	甲类	手术费
198	01.5900x040	蝶鞍旁病损切除术	四级	手术	G	330201038	鞍区占位病变切除术	不含侵袭性垂体瘤、突入到第三脑室颅咽管瘤、鞍结节脑膜瘤、下丘脑胶质瘤		次		7342.40	甲类	手术费
199	01.5900x040	蝶鞍旁病损切除术	四级	手术	G	330201038－1	垂体瘤切除术（开颅）			次		7342.40	甲类	手术费
200	01.5900x040	蝶鞍旁病损切除术	四级	手术	G	330201038－2	鞍区颅咽管瘤切除术			次		7342.40	甲类	手术费
201	01.5900x040	蝶鞍旁病损切除术	四级	手术	G	330201038－3	视神经胶质瘤切除术			次		7342.40	甲类	手术费
202	01.5900x040	蝶鞍旁病损切除术	四级	手术	G	330201039	垂体瘤切除术（微创）	含取脂肪填塞。指经口腔、鼻腔	生物胶	次		4368.00	甲类	手术费
203	01.5900x041	额颞岛叶病损切除术	四级	手术	G	330201002	颅骨骨瘤切除术		假体	次		2311.40	甲类	手术费
204	01.5900x043	小脑病损切除术	四级	手术	G	330201036	小脑半球病变切除术			次		7690.80	甲类	手术费
205	01.5900x043	小脑病损切除术	四级	手术	G	330201036－1	小脑半球胶质瘤切除术			次		7690.80	甲类	手术费
206	01.5900x043	小脑病损切除术	四级	手术	G	330201036－2	小脑半球血管网织细胞瘤切除术			次		7690.80	甲类	手术费

（续上表）

序号	手术操作诊断编码	手术操作名称	手术级别	操作类型	财务分类	编码	项目名称	项目内涵	除外内容	计价单位	说明	三级医疗服务价格（元）	医保结算类型	医疗收费项目类别
207	01.5900x043	小脑病损切除术	四级	手术	G	330201036－3	小脑半球转移癌切除术			次		7690.80	甲类	手术费
208	01.5900x043	小脑病损切除术	四级	手术	G	330201036－4	小脑半球脑脓肿切除术			次		7690.80	甲类	手术费
209	01.5900x043	小脑病损切除术	四级	手术	G	330201036－5	小脑半球自发性出血清除术			次		7690.80	甲类	手术费
210	01.5900x044	小脑桥脑角病损切除术	四级	手术	G	330201027	桥小脑角肿瘤切除术	不含面神经吻合术、术中神经电监测		次		12480.00	甲类	手术费
211	01.5900x044	小脑桥脑角病损切除术	四级	手术	G	330201027－1	桥小脑角听神经瘤切除术	不含面神经吻合术、术中神经电监测		次		12480.00	甲类	手术费
212	01.5900x044	小脑桥脑角病损切除术	四级	手术	G	330201027－2	桥小脑角三叉神经鞘瘤切除术	不含面神经吻合术、术中神经电监测		次		12480.00	甲类	手术费
213	01.5900x044	小脑桥脑角病损切除术	四级	手术	G	330201027－3	桥小脑角颅内胆脂瘤切除术	不含面神经吻合术、术中神经电监测		次		12480.00	甲类	手术费
214	01.5900x044	小脑桥脑角病损切除术	四级	手术	G	330201027－4	桥小脑角蛛网膜囊肿切除术	不含面神经吻合术、术中神经电监测		次		12480.00	甲类	手术费
215	01.5900x048	岩斜区病损切除术	四级	手术	G	330201038	鞍区占位病变切除术	不含侵袭性垂体瘤、突入到第三脑室颅咽管瘤、鞍结节脑膜瘤、下丘脑胶质瘤		次		7342.40	甲类	手术费
216	01.5900x049	枕骨大孔区病损切除术	四级	手术	G	331501066S	经口咽上颌骨劈开入路颅底肿瘤切除减压术			次		6770.40	甲类	手术费
217	01.5900x049	枕骨大孔区病损切除术	四级	手术	G	330201040	经口腔入路颅底斜坡肿瘤切除术			次		8619.00	甲类	手术费
218	01.5900x049	枕骨大孔区病损切除术	四级	手术	G	330201040－1	经上颌入路颅底海绵窦侵入肿瘤切除术			次		8619.00	甲类	手术费
219	01.5900x049	枕骨大孔区病损切除术	四级	手术	G	330201041	颅底肿瘤切除术	指前、中颅窝颅内外沟通性肿瘤，前、中、后颅窝底肿瘤（鞍结节脑膜瘤、侵袭性垂体瘤、脊索瘤、神经鞘瘤）、颈静脉孔区肿瘤切除手术。不含胆脂瘤、囊肿		次	颅底再造按颅骨修补处理	8112.00	甲类	手术费
220	01.5900x049	枕骨大孔区病损切除术	四级	手术	G	330202022S	内镜下扩大经鼻入路颅底病变切除术	内镜下经鼻打开颅底的骨质，切除相应颅底部位的肿瘤		次		8366.00	甲类	手术费
221	01.5900x050	神经内镜下脑室病损切除术	四级	手术	G	330201024－1	幕上深部脑室内肿瘤切除术	不含矢状窦旁脑膜瘤		次		8112.00	甲类	手术费
222	01.5900x050	神经内镜下脑室病损切除术	四级	手术	G	330201024－2	幕上深部脑室内海绵状血管瘤切除术	不含矢状窦旁脑膜瘤		次		8112.00	甲类	手术费
223	01.5900x050	神经内镜下脑室病损切除术	四级	手术	G	330201024－4	脑三室前（突入到第三脑室）颅咽管瘤切除术	不含矢状窦旁脑膜瘤		次		8112.00	甲类	手术费
224	01.5900x050	神经内镜下脑室病损切除术	四级	手术	G	330201024－5	脑室后部肿瘤切除术	不含矢状窦旁脑膜瘤		次		8112.00	甲类	手术费
225	01.5900x050	神经内镜下脑室病损切除术	四级	手术	G	330201025	第四脑室肿瘤切除术	不含桥脑、延髓突入四室胶质瘤		次		6851.00	甲类	手术费

（续上表）

序号	手术操作诊断编码	手术操作名称	手术级别	操作类型	财务分类	编码	项目名称	项目内涵	除外内容	计价单位	说明	三级医疗服务价格（元）	医保结算类型	医疗收费项目类别
226	01.5900x050	神经内镜下脑室病损切除术	四级	手术	G	330201025－2	四室室管膜瘤切除术	不含桥脑、延髓突入四室胶质瘤		次		6851.00	甲类	手术费
227	01.5900x050	神经内镜下脑室病损切除术	四级	手术	G	330201025－3	四室导水管囊虫切除术	不含桥脑、延髓突入四室胶质瘤		次		6851.00	甲类	手术费
228	01.5900x050	神经内镜下脑室病损切除术	四级	手术	G	330201026	经颅内镜脑室肿瘤切除术			次		8132.80	甲类	手术费
229	01.5900x050	神经内镜下脑室病损切除术	四级	手术	G	330000000－2	术中使用脑室镜加收			次		1242.00	甲类	手术费
230	01.5900x052	脑血管瘤切除术	四级	手术	G	330201024－2	幕上深部脑室内海绵状血管瘤切除术	不含矢状窦旁脑膜瘤		次		8112.00	甲类	手术费
231	01.5902	鞍区病损切除术	四级	手术	G	330601021	经鼻鼻腔鼻窦肿瘤切除术			次		1872.00	甲类	手术费
232	01.5902	鞍区病损切除术	四级	手术	G	330201038	鞍区占位病变切除术	不含侵袭性垂体瘤、突入到第三脑室颅咽管瘤、鞍结节脑膜瘤、下丘脑胶质瘤		次		7342.40	甲类	手术费
233	01.5902	鞍区病损切除术	四级	手术	G	330201038－1	垂体瘤切除术（开颅）			次		7342.40	甲类	手术费
234	01.5902	鞍区病损切除术	四级	手术	G	330201038－2	鞍区颅咽管瘤切除术			次		7342.40	甲类	手术费
235	01.5902	鞍区病损切除术	四级	手术	G	330201038－3	视神经胶质瘤切除术			次		7342.40	甲类	手术费
236	01.5902	鞍区病损切除术	四级	手术	G	330201039	垂体瘤切除术（微创）	含取脂肪填塞。指经口腔、鼻腔	生物胶	次		4368.00	甲类	手术费
237	01.5903	侧脑室病损切除术	四级	手术	G	330201024－1	幕上深部脑室内肿瘤切除术	不含矢状窦旁脑膜瘤		次		8112.00	甲类	手术费
238	01.5903	侧脑室病损切除术	四级	手术	G	330201024－2	幕上深部脑室内海绵状血管瘤切除术	不含矢状窦旁脑膜瘤		次		8112.00	甲类	手术费
239	01.5904	第三脑室病损切除术	四级	手术	G	330201024－4	脑三室前（突入到第三脑室）颅咽管瘤切除术	不含矢状窦旁脑膜瘤		次		8112.00	甲类	手术费
240	01.5905	后颅窝病损切除术	四级	手术	G	330201041	颅底肿瘤切除术	指前、中颅窝颅内外沟通性肿瘤，前、中、后颅窝底肿瘤（鞍结节脑膜瘤、侵袭性垂体瘤、脊索瘤、神经鞘瘤）、颈静脉孔区肿瘤切除手术。不含胆脂瘤、囊肿		次	颅底再造按颅骨修补处理	8112.00	甲类	手术费
241	01.5907	第四脑室病损切除术	四级	手术	G	330201025	第四脑室肿瘤切除术	不含桥脑、延髓突入四室胶质瘤		次		6851.00	甲类	手术费
242	01.5907	第四脑室病损切除术	四级	手术	G	330201025－2	四室室管膜瘤切除术	不含桥脑、延髓突入四室胶质瘤		次		6851.00	甲类	手术费
243	01.5907	第四脑室病损切除术	四级	手术	G	330201025－3	四室导水管囊虫切除术	不含桥脑、延髓突入四室胶质瘤		次		6851.00	甲类	手术费
244	01.5908	顶叶病损切除术	四级	手术	G	330201022－1	大脑半球胶质瘤切除术	不含矢状窦旁脑膜瘤、大脑镰旁脑膜瘤		次		7801.30	甲类	手术费
245	01.5908	顶叶病损切除术	四级	手术	G	330201022－2	大脑半球转移癌切除术	不含矢状窦旁脑膜瘤、大脑镰旁脑膜瘤		次		7801.30	甲类	手术费

（续上表）

序号	手术操作诊断编码	手术操作名称	手术级别	操作类型	财务分类	编码	项目名称	项目内涵	除外内容	计价单位	说明	三级医疗服务价格（元）	医保结算类型	医疗收费项目类别
246	01.5908	顶叶病损切除术	四级	手术	G	330201022－3	大脑半球胶质增生切除术	不含矢状窦旁脑膜瘤、大脑镰旁脑膜瘤		次		7801.30	甲类	手术费
247	01.5908	顶叶病损切除术	四级	手术	G	330201022－4	大脑半球凸面脑膜瘤切除术	不含矢状窦旁脑膜瘤、大脑镰旁脑膜瘤		次		7801.30	甲类	手术费
248	01.5908	顶叶病损切除术	四级	手术	G	330201022－5	大脑半球脑脓肿切除术	不含矢状窦旁脑膜瘤、大脑镰旁脑膜瘤		次		7801.30	甲类	手术费
249	01.5909	额叶病损切除术	四级	手术	G	330201022－1	大脑半球胶质瘤切除术	不含矢状窦旁脑膜瘤、大脑镰旁脑膜瘤		次		7801.30	甲类	手术费
250	01.5909	额叶病损切除术	四级	手术	G	330201022－2	大脑半球转移癌切除术	不含矢状窦旁脑膜瘤、大脑镰旁脑膜瘤		次		7801.30	甲类	手术费
251	01.5909	额叶病损切除术	四级	手术	G	330201022－3	大脑半球胶质增生切除术	不含矢状窦旁脑膜瘤、大脑镰旁脑膜瘤		次		7801.30	甲类	手术费
252	01.5909	额叶病损切除术	四级	手术	G	330201022－4	大脑半球凸面脑膜瘤切除术	不含矢状窦旁脑膜瘤、大脑镰旁脑膜瘤		次		7801.30	甲类	手术费
253	01.5909	额叶病损切除术	四级	手术	G	330201022－5	大脑半球脑脓肿切除术	不含矢状窦旁脑膜瘤、大脑镰旁脑膜瘤		次		7801.30	甲类	手术费
254	01.5910	海绵窦病损切除术	四级	手术	G	330201040－1	经上颌入路颅底海绵窦侵入肿瘤切除术			次		8619.00	甲类	手术费
255	01.5910	海绵窦病损切除术	四级	手术	G	330202020S	海绵窦区肿瘤切除术	适用于各种原发于海绵窦的肿瘤和海绵窦旁侵犯海绵窦的肿瘤：侵袭性垂体腺瘤、鞍区脑膜瘤侵犯海绵窦、三叉神经鞘瘤侵犯海绵窦、海绵窦脑膜瘤等		次		8118.00	甲类	手术费
256	01.5913	颞叶病损切除术	四级	手术	G	330201022－1	大脑半球胶质瘤切除术	不含矢状窦旁脑膜瘤、大脑镰旁脑膜瘤		次		7801.30	甲类	手术费
257	01.5913	颞叶病损切除术	四级	手术	G	330201022－2	大脑半球转移癌切除术	不含矢状窦旁脑膜瘤、大脑镰旁脑膜瘤		次		7801.30	甲类	手术费
258	01.5913	颞叶病损切除术	四级	手术	G	330201022－3	大脑半球胶质增生切除术	不含矢状窦旁脑膜瘤、大脑镰旁脑膜瘤		次		7801.30	甲类	手术费
259	01.5913	颞叶病损切除术	四级	手术	G	330201022－4	大脑半球凸面脑膜瘤切除术	不含矢状窦旁脑膜瘤、大脑镰旁脑膜瘤		次		7801.30	甲类	手术费
260	01.5913	颞叶病损切除术	四级	手术	G	330201022－5	大脑半球脑脓肿切除术	不含矢状窦旁脑膜瘤、大脑镰旁脑膜瘤		次		7801.30	甲类	手术费
261	01.5918	颅底病损切除术	四级	手术	G	331501066S	经口咽上颌骨劈开入路颅底肿瘤切除减压术			次		6770.40	甲类	手术费
262	01.5918	颅底病损切除术	四级	手术	G	330201040	经口腔入路颅底斜坡肿瘤切除术			次		8619.00	甲类	手术费
263	01.5918	颅底病损切除术	四级	手术	G	330201040－1	经上颌入路颅底海绵窦侵入肿瘤切除术			次		8619.00	甲类	手术费

（续上表）

序号	手术操作诊断编码	手术操作名称	手术级别	操作类型	财务分类	编码	项目名称	项目内涵	除外内容	计价单位	说明	三级医疗服务价格（元）	医保结算类型	医疗收费项目类别
264	01.5918	颅底病损切除术	四级	手术	G	330201041	颅底肿瘤切除术	指前、中颅窝颅内外沟通性肿瘤，前、中、后颅窝底肿瘤（鞍结节脑膜瘤、侵袭性垂体瘤、脊索瘤、神经鞘瘤）、颈静脉孔区肿瘤切除手术。不含胆脂瘤、囊肿		次	颅底再造按颅骨修补处理	8112.00	甲类	手术费
265	01.5919	经蝶脑病损切除术	四级	手术	G	330201045	经颅内镜经鼻蝶垂体肿瘤切除术			次		9360.00	甲类	手术费
266	01.5920	脑干病损切除术	四级	手术	G	330201037	脑干肿瘤切除术	指中脑、桥脑、延髓肿瘤		次		12480.00	甲类	手术费
267	01.5922	胼胝体病损切除术	四级	手术	G	330201024－3	幕上深部胼胝体肿瘤切除术	不含矢状窦旁脑膜瘤		次		8112.00	甲类	手术费
268	01.5923	小脑半球病损切除术	四级	手术	G	330201036	小脑半球病变切除术			次		7690.80	甲类	手术费
269	01.5923	小脑半球病损切除术	四级	手术	G	330201036－1	小脑半球胶质瘤切除术			次		7690.80	甲类	手术费
270	01.5923	小脑半球病损切除术	四级	手术	G	330201036－2	小脑半球血管网织细胞瘤切除术			次		7690.80	甲类	手术费
271	01.5923	小脑半球病损切除术	四级	手术	G	330201036－3	小脑半球转移癌切除术			次		7690.80	甲类	手术费
272	01.5923	小脑半球病损切除术	四级	手术	G	330201036－4	小脑半球脑脓肿切除术			次		7690.80	甲类	手术费
273	01.5923	小脑半球病损切除术	四级	手术	G	330201036－5	小脑半球自发性出血清除术			次		7690.80	甲类	手术费
274	01.5924	小脑蚓部病损切除术	四级	手术	G	330201025－1	小脑下蚓部肿瘤切除术	不含桥脑、延髓突入四室胶质瘤		次		6851.00	甲类	手术费
275	01.5925	脑清创术	四级	手术	G	330201006	开放性颅脑损伤清除术		硬膜修补材料	次		4641.00	甲类	手术费
276	01.5926	内镜下前颅窝病损切除术	四级	手术	G	330201041	颅底肿瘤切除术	指前、中颅窝颅内外沟通性肿瘤，前、中、后颅窝底肿瘤（鞍结节脑膜瘤、侵袭性垂体瘤、脊索瘤、神经鞘瘤）、颈静脉孔区肿瘤切除手术。不含胆脂瘤、囊肿		次	颅底再造按颅骨修补处理	8112.00	甲类	手术费
277	01.5927	立体定向脑病损切除术	四级	手术	G	330201059	立体定向颅内肿物清除术		引流装置	次		6607.90	乙类	手术费
278	01.5927	立体定向脑病损切除术	四级	手术	G	330201059－1	立体定向颅内血肿清除术		引流装置	次		6607.90	乙类	手术费
279	01.5927	立体定向脑病损切除术	四级	手术	G	330201059－2	立体定向颅内脓肿清除术		引流装置	次		6607.90	乙类	手术费
280	01.5927	立体定向脑病损切除术	四级	手术	G	330201059－3	立体定向颅内肿瘤清除术		引流装置	次		6607.90	乙类	手术费
281	01.5927	立体定向脑病损切除术	四级	手术	G	330201059－4	立体定向颅内肿物活检术		引流装置	次		6607.90	乙类	手术费
282	01.5928	脑斜坡病损切除术	四级	手术	G	330201040	经口腔入路颅底斜坡肿瘤切除术			次		8619.00	甲类	手术费
283	01.5929	脑部分切除术	四级	手术	G	330201028	脑皮质切除术			次		5460.00	甲类	手术费
284	01.5929	脑部分切除术	四级	手术	G	330201029	大脑半球切除术	不含术中脑电监测		次		6851.00	甲类	手术费

（续上表）

序号	手术操作诊断编码	手术操作名称	手术级别	操作类型	财务分类	编码	项目名称	项目内涵	除外内容	计价单位	说明	三级医疗服务价格（元）	医保结算类型	医疗收费项目类别
285	01.5929	脑部分切除术	四级	手术	G	330201030	选择性杏仁核海马切除术			次		5642.00	甲类	手术费
286	01.5931	内镜下颅底病损切除术	四级	手术	G	330201040	经口腔入路颅底斜坡肿瘤切除术			次		8619.00	甲类	手术费
287	01.5931	内镜下颅底病损切除术	四级	手术	G	330201040－1	经上颌入路颅底海绵窦侵入肿瘤切除术			次		8619.00	甲类	手术费
288	01.5931	内镜下颅底病损切除术	四级	手术	G	330201041	颅底肿瘤切除术	指前、中颅窝颅内外沟通性肿瘤，前、中、后颅窝底肿瘤（鞍结节脑膜瘤、侵袭性垂体瘤、脊索瘤、神经鞘瘤）、颈静脉孔区肿瘤切除手术。不含胆脂瘤、囊肿		次	颅底再造按颅骨修补处理	8112.00	甲类	手术费
289	01.5931	内镜下颅底病损切除术	四级	手术	G	330000000－13	术中使用其他内镜加收			次		354.00	甲类	手术费
290	01.5933	选择性杏仁核海马切除术	四级	手术	G	330201030	选择性杏仁核海马切除术			次		5642.00	甲类	手术费
291	01.5934	颅内血管瘤切除术	四级	手术	G	330201024－2	幕上深部脑室内海绵状血管瘤切除术	不含矢状窦旁脑膜瘤		次		8112.00	甲类	手术费
292	01.5935	小脑扁桃体部分切除术	四级	手术	G	330201053	环枕畸形减压术	含骨性结构减压、小脑扁桃体切除、硬膜减张缝合术		次		6448.00	甲类	手术费
293	01.5937	内镜下鞍旁病损切除术	四级	手术	G	330202020S	海绵窦区肿瘤切除术	适用于各种原发于海绵窦的肿瘤和海绵窦旁侵犯海绵窦的肿瘤：侵袭性垂体腺瘤、鞍区脑膜瘤侵犯海绵窦、三叉神经鞘瘤侵犯海绵窦、海绵窦脑膜瘤等		次		8118.00	甲类	手术费
294	01.5937	内镜下鞍旁病损切除术	四级	手术	G	330000000－13	术中使用其他内镜加收			次		354.00	甲类	手术费
295	01.5938	脑室镜下颅底病损切除术	四级	手术	G	330201040	经口腔入路颅底斜坡肿瘤切除术			次		8619.00	甲类	手术费
296	01.5938	脑室镜下颅底病损切除术	四级	手术	G	330201040－1	经上颌入路颅底海绵窦侵入肿瘤切除术			次		8619.00	甲类	手术费
297	01.5938	脑室镜下颅底病损切除术	四级	手术	G	330201041	颅底肿瘤切除术	指前、中颅窝颅内外沟通性肿瘤，前、中、后颅窝底肿瘤（鞍结节脑膜瘤、侵袭性垂体瘤、脊索瘤、神经鞘瘤）、颈静脉孔区肿瘤切除手术。不含胆脂瘤、囊肿		次	颅底再造按颅骨修补处理	8112.00	甲类	手术费
298	01.5938	脑室镜下颅底病损切除术	四级	手术	G	330000000－2	术中使用脑室镜加收			次		1242.00	甲类	手术费
299	01.5939	内镜下斜坡病损切除术	四级	手术	G	330201040－1	经上颌入路颅底海绵窦侵入肿瘤切除术			次		8619.00	甲类	手术费
300	01.5939	内镜下斜坡病损切除术	四级	手术	G	330000000－13	术中使用其他内镜加收			次		354.00	甲类	手术费

（续上表）

序号	手术操作诊断编码	手术操作名称	手术级别	操作类型	财务分类	编码	项目名称	项目内涵	除外内容	计价单位	说明	三级医疗服务价格（元）	医保结算类型	医疗收费项目类别
301	01.5940	枕叶病损切除术	四级	手术	G	330201038-3	视神经胶质瘤切除术			次		7342.40	甲类	手术费
302	01.5941	前胼胝体切除术	四级	手术	G	330201024-3	幕上深部胼胝体肿瘤切除术	不含矢状窦旁脑膜瘤		次		8112.00	甲类	手术费
303	01.6x00	颅骨病损的切除术		手术	G	330201002	颅骨骨瘤切除术		假体	次		2311.40	甲类	手术费
304	02.0100	颅缝切开术		手术	G	330201057	颅缝再造术			次		5460.00	甲类	手术费
305	02.0101	线形颅骨切除术		手术	G	330201008	去颅骨骨瓣减压术			次		3094.00	甲类	手术费
306	02.0102	条带状颅骨切除术		手术	G	330201008	去颅骨骨瓣减压术			次		3094.00	甲类	手术费
307	02.0201	颅骨骨折减压术		手术	G	330201008	去颅骨骨瓣减压术			次		3094.00	甲类	手术费
308	02.0202	颅骨骨折清创术		手术	G	330201006	开放性颅脑损伤清除术		硬膜修补材料	次		4641.00	甲类	手术费
309	02.0203	颅骨骨折复位术		手术	G	330201007	颅骨凹陷骨折复位术	含碎骨片清除		次		2873.00	甲类	手术费
310	02.0300	颅骨瓣形成		手术	G	330201009	颅骨修补术	含假体植入	修补材料	次		3049.80	甲类	手术费
311	02.0300x001	颅骨骨瓣修补术		手术	G	330201009	颅骨修补术	含假体植入	修补材料	次		3049.80	甲类	手术费
312	02.0400	颅骨骨移植术		手术	G	331512017	骨移植术		异体骨、煅烧骨、人造骨	次		946.40	甲类	手术费
313	02.0400	颅骨骨移植术		手术	G	330201009	颅骨修补术	含假体植入	修补材料	次		3049.80	甲类	手术费
314	02.0400x003	颅骨骨膜移植术		手术	G	330201009	颅骨修补术	含假体植入	修补材料	次		3049.80	甲类	手术费
315	02.0401	颅骨骨膜自体移植术		手术	G	330201009	颅骨修补术	含假体植入	修补材料	次		3049.80	甲类	手术费
316	02.0402	颅骨骨膜异体移植术		手术	G	330201009	颅骨修补术	含假体植入	修补材料	次		3049.80	甲类	手术费
317	02.0500	颅骨（金属）板置入术		手术	G	330201009	颅骨修补术	含假体植入	修补材料	次		3049.80	甲类	手术费
318	02.0500x004	颅骨硅橡胶板置入术		手术	G	330201009	颅骨修补术	含假体植入	修补材料	次		3049.80	甲类	手术费
319	02.0500x005	颅骨有机玻璃板置入术		手术	G	330201009	颅骨修补术	含假体植入	修补材料	次		3049.80	甲类	手术费
320	02.0501	颅骨钛板置换术		手术	G	330201009	颅骨修补术	含假体植入	修补材料	次		3049.80	甲类	手术费
321	02.0502	颅骨钛板置入术		手术	G	330201009	颅骨修补术	含假体植入	修补材料	次		3049.80	甲类	手术费
322	02.0503	颅骨钛网置入术		手术	G	330201009	颅骨修补术	含假体植入	修补材料	次		3049.80	甲类	手术费
323	02.0504	颅骨金属板置入术		手术	G	330201009	颅骨修补术	含假体植入	修补材料	次		3049.80	甲类	手术费
324	02.0505	颅骨金属板置换术		手术	G	330201009	颅骨修补术	含假体植入	修补材料	次		3049.80	甲类	手术费
325	02.0600x003	颅骨修补术		手术	G	330201009	颅骨修补术	含假体植入	修补材料	次		3049.80	甲类	手术费
326	02.0601	额瓣修复术		手术	G	330201009	颅骨修补术	含假体植入	修补材料	次		3049.80	甲类	手术费
327	02.0602	颅缝再造术		手术	G	330201057	颅缝再造术			次		5460.00	甲类	手术费
328	02.0603	颅骨有机玻璃修补术		手术	G	330201009	颅骨修补术	含假体植入	修补材料	次		3049.80	甲类	手术费
329	02.0700	颅骨（金属）板去除		手术	G	330201009-1	颅骨修补材料取出术			次		3049.80	甲类	手术费
330	02.1100	硬脑膜单纯缝合术		手术	G	330201064S	硬脑膜修补术			次		4199.00	甲类	手术费

（续上表）

序号	手术操作诊断编码	手术操作名称	手术级别	操作类型	财务分类	编码	项目名称	项目内涵	除外内容	计价单位	说明	三级医疗服务价格（元）	医保结算类型	医疗收费项目类别
331	02. 1100x001	硬脑膜缝合术		手术	G	330201064S	硬脑膜修补术			次		4199. 00	甲类	手术费
332	02. 1200x001	耳镜下脑脊液耳漏修补术		手术	G	330502019	经耳脑脊液耳漏修补术	含中耳开放、鼓室探查、乳突凿开及充填		次		3120. 00	甲类	手术费
333	02. 1200x001	耳镜下脑脊液耳漏修补术		手术	G	330000000 – 13	术中使用其他内镜加收			次		354. 00	甲类	手术费
334	02. 1200x002	鼻内镜下脑膜膨出修补术		手术	G	330603002	鼻内脑膜脑膨出颅底修补术			次		3120. 00	甲类	手术费
335	02. 1200x002	鼻内镜下脑膜膨出修补术		手术	G	330000000 – 4	术中使用鼻内窥镜加收			次		709. 50	甲类	手术费
336	02. 1200x003	脑室镜下脑脊液漏修补术		手术	G	330201051	脑脊液漏修补术		生物胶、人工硬膜、钛钢板	次		8715. 20	甲类	手术费
337	02. 1200x003	脑室镜下脑脊液漏修补术		手术	G	330201051 – 1	额窦脑脊液漏修补术		生物胶、人工硬膜、钛钢板	次		8715. 20	甲类	手术费
338	02. 1200x003	脑室镜下脑脊液漏修补术		手术	G	330201051 – 2	前颅窝脑脊液漏修补术		生物胶、人工硬膜、钛钢板	次		8715. 20	甲类	手术费
339	02. 1200x003	脑室镜下脑脊液漏修补术		手术	G	330201051 – 3	中颅窝底脑脊液漏修补术		生物胶、人工硬膜、钛钢板	次		8715. 20	甲类	手术费
340	02. 1200x003	脑室镜下脑脊液漏修补术		手术	G	330000000 – 2	术中使用脑室镜加收			次		1242. 00	甲类	手术费
341	02. 1201	硬脑膜缺损修补术		手术	G	330201064S	硬脑膜修补术			次		4199. 00	甲类	手术费
342	02. 1202	脑膜膨出修补术	四级	手术	G	330201064S	硬脑膜修补术			次		4199. 00	甲类	手术费
343	02. 1203	脑脊液漏修补术		手术	G	330201051	脑脊液漏修补术		生物胶、人工硬膜、钛钢板	次		8715. 20	甲类	手术费
344	02. 1203	脑脊液漏修补术		手术	G	330201051 – 1	额窦脑脊液漏修补术		生物胶、人工硬膜、钛钢板	次		8715. 20	甲类	手术费
345	02. 1203	脑脊液漏修补术		手术	G	330201051 – 2	前颅窝脑脊液漏修补术		生物胶、人工硬膜、钛钢板	次		8715. 20	甲类	手术费
346	02. 1203	脑脊液漏修补术		手术	G	330201051 – 3	中颅窝底脑脊液漏修补术		生物胶、人工硬膜、钛钢板	次		8715. 20	甲类	手术费
347	02. 1204	脑脊液鼻漏修补术	四级	手术	G	330201051	脑脊液漏修补术		生物胶、人工硬膜、钛钢板	次		8715. 20	甲类	手术费
348	02. 1205	脑脊液耳漏修补术	四级	手术	G	330202018	经颅脑脊液耳漏修补术			次		7098. 00	甲类	手术费

（续上表）

序号	手术操作诊断编码	手术操作名称	手术级别	操作类型	财务分类	编码	项目名称	项目内涵	除外内容	计价单位	说明	三级医疗服务价格（元）	医保结算类型	医疗收费项目类别
349	02.1206	脑脊液切口漏修补术		手术	G	330201051	脑脊液漏修补术		生物胶、人工硬膜、钛钢板	次		8715.20	甲类	手术费
350	02.1207	脑膨出修补术伴颅成形术	四级	手术	G	330603001	鼻外脑膜脑膨出颅底修补术			次		2340.00	甲类	手术费
351	02.1207	脑膨出修补术伴颅成形术	四级	手术	G	330603002	鼻内脑膜脑膨出颅底修补术			次		3120.00	甲类	手术费
352	02.1208	内镜下脑脊液鼻漏修补术	四级	手术	G	330201051	脑脊液漏修补术		生物胶、人工硬膜、钛钢板	次		8715.20	甲类	手术费
353	02.1208	内镜下脑脊液鼻漏修补术	四级	手术	G	330000000－13	术中使用其他内镜加收			次		354.00	甲类	手术费
354	02.1209	硬脑膜补片修补术		手术	G	330201064S	硬脑膜修补术			次		4199.00	甲类	手术费
355	02.1211	内镜下经翼突入路蝶窦外侧隐窝脑膜脑膨出切除伴颅底修补术	四级	手术	G	330603002	鼻内脑膜脑膨出颅底修补术			次		3120.00	甲类	手术费
356	02.1211	内镜下经翼突入路蝶窦外侧隐窝脑膜脑膨出切除伴颅底修补术	四级	手术	G	330000000－4	术中使用鼻内窥镜加收			次		709.50	甲类	手术费
357	02.1212	内镜下额隐窝及额窦脑膜脑膨出切除伴颅底修补术	四级	手术	G	330603002	鼻内脑膜脑膨出颅底修补术			次		3120.00	甲类	手术费
358	02.1212	内镜下额隐窝及额窦脑膜脑膨出切除伴颅底修补术	四级	手术	G	330000000－4	术中使用鼻内窥镜加收			次		709.50	甲类	手术费
359	02.1400x001	脑室镜下脉络丛烧灼术	四级	手术	G	330201048	经颅内镜脑室脉络丛烧灼术			次		5114.20	甲类	手术费
360	02.1401	脉络丛烧灼术	四级	手术	G	330201048	经颅内镜脑室脉络丛烧灼术			次		5114.20	甲类	手术费
361	02.1402	侧脑室脉络丛切除灼烧术	四级	手术	G	330201048	经颅内镜脑室脉络丛烧灼术			次		5114.20	甲类	手术费
362	02.1403	第三脑室脉络丛切除灼烧术	四级	手术	G	330201048	经颅内镜脑室脉络丛烧灼术			次		5114.20	甲类	手术费
363	02.1404	第四脑室脉络丛切除灼烧术		手术	G	330201048	经颅内镜脑室脉络丛烧灼术			次		5114.20	甲类	手术费
364	02.2100	脑室外引流［EVD］装置置入或置换		手术	G	330201019	侧脑室分流术	含分流管调整	分流管	次		4574.70	甲类	手术费
365	02.2100	脑室外引流［EVD］装置置入或置换		手术	G	330201019－1	侧脑室－心房分流术	含分流管调整	分流管	次		4574.70	甲类	手术费
366	02.2100	脑室外引流［EVD］装置置入或置换		手术	G	330201019－2	侧脑室－膀胱分流术	含分流管调整	分流管	次		4574.70	甲类	手术费
367	02.2100	脑室外引流［EVD］装置置入或置换		手术	G	330201019－3	侧脑室－腹腔分流术	含分流管调整	分流管	次		4574.70	甲类	手术费
368	02.2100	脑室外引流［EVD］装置置入或置换		手术	G	330201020	脑室钻孔伴脑室引流术			次		2111.20	甲类	手术费
369	02.2100x002	脑室导管置换术		手术	G	330204021	欧玛亚（Omaya）管置入术			次		2730.00	甲类	手术费
370	02.2101	脑室外引流［EVD］装置置入术		手术	G	330201019	侧脑室分流术	含分流管调整	分流管	次		4574.70	甲类	手术费

（续上表）

序号	手术操作诊断编码	手术操作名称	手术级别	操作类型	财务分类	编码	项目名称	项目内涵	除外内容	计价单位	说明	三级医疗服务价格（元）	医保结算类型	医疗收费项目类别
371	02. 2101	脑室外引流［EVD］装置置入术		手术	G	330201019－1	侧脑室－心房分流术	含分流管调整	分流管	次		4574. 70	甲类	手术费
372	02. 2101	脑室外引流［EVD］装置置入术		手术	G	330201019－2	侧脑室－膀胱分流术	含分流管调整	分流管	次		4574. 70	甲类	手术费
373	02. 2101	脑室外引流［EVD］装置置入术		手术	G	330201019－3	侧脑室－腹腔分流术	含分流管调整	分流管	次		4574. 70	甲类	手术费
374	02. 2101	脑室外引流［EVD］装置置入术		手术	G	330201020	脑室钻孔伴脑室引流术			次		2111. 20	甲类	手术费
375	02. 2102	脑室外引流［EVD］装置置换术		手术	G	330201019	侧脑室分流术	含分流管调整	分流管	次		4574. 70	甲类	手术费
376	02. 2102	脑室外引流［EVD］装置置换术		手术	G	330201019－1	侧脑室－心房分流术	含分流管调整	分流管	次		4574. 70	甲类	手术费
377	02. 2102	脑室外引流［EVD］装置置换术		手术	G	330201019－2	侧脑室－膀胱分流术	含分流管调整	分流管	次		4574. 70	甲类	手术费
378	02. 2102	脑室外引流［EVD］装置置换术		手术	G	330201019－3	侧脑室－腹腔分流术	含分流管调整	分流管	次		4574. 70	甲类	手术费
379	02. 2102	脑室外引流［EVD］装置置换术		手术	G	330201020	脑室钻孔伴脑室引流术			次		2111. 20	甲类	手术费
380	02. 2200	颅内脑室分流或吻合术		手术	G	330201019	侧脑室分流术	含分流管调整	分流管	次		4574. 70	甲类	手术费
381	02. 2200	颅内脑室分流或吻合术		手术	G	330201019－1	侧脑室－心房分流术	含分流管调整	分流管	次		4574. 70	甲类	手术费
382	02. 2200	颅内脑室分流或吻合术		手术	G	330201019－2	侧脑室－膀胱分流术	含分流管调整	分流管	次		4574. 70	甲类	手术费
383	02. 2200	颅内脑室分流或吻合术		手术	G	330201019－3	侧脑室－腹腔分流术	含分流管调整	分流管	次		4574. 70	甲类	手术费
384	02. 2200x001	神经内镜下第三脑室底造瘘术	四级	手术	G	330201042	经颅内镜第三脑室底造瘘术			次		5324. 80	甲类	手术费
385	02. 2200x005	脑室－静脉窦分流术		手术	G	330201019	侧脑室分流术	含分流管调整	分流管	次		4574. 70	甲类	手术费
386	02. 2200x006	神经内镜下透明隔造瘘术	四级	手术	G	330201042－2	经颅内镜透明隔造瘘术			次		5324. 80	甲类	手术费
387	02. 2200x007	脑室镜下蛛网膜囊肿开窗术		手术	G	330201027－4	桥小脑角蛛网膜囊肿切除术	不含面神经吻合术、术中神经电监测		次		12480. 00	甲类	手术费
388	02. 2200x007	脑室镜下蛛网膜囊肿开窗术		手术	G	330000000－2	术中使用脑室镜加收			次		1242. 00	甲类	手术费
389	02. 2201	经胼胝体第三脑室造口引流术	四级	手术	G	330201019	侧脑室分流术	含分流管调整	分流管	次		4574. 70	甲类	手术费
390	02. 2202	神经内镜第三脑室造口术	四级	手术	G	330201019	侧脑室分流术	含分流管调整	分流管	次		4574. 70	甲类	手术费
391	02. 2206	脑室脑池分流术	四级	手术	G	330201019	侧脑室分流术	含分流管调整	分流管	次		4574. 70	甲类	手术费
392	02. 2207	脑室蛛网膜下腔分流术		手术	G	330204012	脊髓蛛网膜下腔腹腔分流术			次		3640. 00	甲类	手术费
393	02. 2207	脑室蛛网膜下腔分流术		手术	G	330204013	脊髓蛛网膜下腔输尿管分流术			次		2730. 00	甲类	手术费
394	02. 2209	脑室分流术		手术	G	330201019	侧脑室分流术	含分流管调整	分流管	次		4574. 70	甲类	手术费
395	02. 2212	脑室颈蛛网膜下腔分流术		手术	G	330204012	脊髓蛛网膜下腔腹腔分流术			次		3640. 00	甲类	手术费
396	02. 2212	脑室颈蛛网膜下腔分流术		手术	G	330204013	脊髓蛛网膜下腔输尿管分流术			次		2730. 00	甲类	手术费
397	02. 2213	脑室矢状窦分流术		手术	G	330201019	侧脑室分流术	含分流管调整	分流管	次		4574. 70	甲类	手术费
398	02. 2215	侧脑室枕大池分流术		手术	G	330201019	侧脑室分流术	含分流管调整	分流管	次		4574. 70	甲类	手术费
399	02. 2216	透明隔造瘘术	四级	手术	G	330201042－2	经颅内镜透明隔造瘘术			次		5324. 80	甲类	手术费
400	02. 3100	脑室分流术至头和颈部结构		手术	G	330201019	侧脑室分流术	含分流管调整	分流管	次		4574. 70	甲类	手术费

（续上表）

序号	手术操作诊断编码	手术操作名称	手术级别	操作类型	财务分类	编码	项目名称	项目内涵	除外内容	计价单位	说明	三级医疗服务价格（元）	医保结算类型	医疗收费项目类别
401	02.3101	侧脑室乳突造口引流术		手术	G	330503018	经乳突脑脓肿引流术	指颞叶、小脑、乙状窦周围脓肿、穿刺或切开引流		次		3120.00	甲类	手术费
402	02.3101	侧脑室乳突造口引流术		手术	G	330503019	经乳突硬膜外脓肿引流术	含乳突根治手术；指穿刺或切开引流		次		3120.00	甲类	手术费
403	02.3102	脑室乳突分流术		手术	G	330503018	经乳突脑脓肿引流术	指颞叶、小脑、乙状窦周围脓肿、穿刺或切开引流		次		3120.00	甲类	手术费
404	02.3102	脑室乳突分流术		手术	G	330503019	经乳突硬膜外脓肿引流术	含乳突根治手术；指穿刺或切开引流		次		3120.00	甲类	手术费
405	02.3103	脑室鼻咽分流术		手术	G	330201019	侧脑室分流术	含分流管调整	分流管	次		4574.70	甲类	手术费
406	02.3200	脑室分流至循环系统		手术	G	330201019－1	侧脑室－心房分流术	含分流管调整	分流管	次		4574.70	甲类	手术费
407	02.3200x001	脑室－颈外静脉分流术		手术	G	330201019	侧脑室分流术	含分流管调整	分流管	次		4574.70	甲类	手术费
408	02.3201	脑室心房分流术		手术	G	330201019－1	侧脑室－心房分流术	含分流管调整	分流管	次		4574.70	甲类	手术费
409	02.3202	脑室腔静脉分流术		手术	G	330201019－1	侧脑室－心房分流术	含分流管调整	分流管	次		4574.70	甲类	手术费
410	02.3203	脑室颈静脉分流术		手术	G	330201019	侧脑室分流术	含分流管调整	分流管	次		4574.70	甲类	手术费
411	02.3204	脑室颈外动脉分流术		手术	G	330201019	侧脑室分流术	含分流管调整	分流管	次		4574.70	甲类	手术费
412	02.3300	脑室分流至胸腔		手术	G	330201019	侧脑室分流术	含分流管调整	分流管	次		4574.70	甲类	手术费
413	02.3300x001	脑室－胸腔分流术		手术	G	330201019	侧脑室分流术	含分流管调整	分流管	次		4574.70	甲类	手术费
414	02.3400	脑室分流术至腹腔和腹部器官		手术	G	330201019－3	侧脑室－腹腔分流术	含分流管调整	分流管	次		4574.70	甲类	手术费
415	02.3400x002	脑室－腹腔分流术		手术	G	330201019－3	侧脑室－腹腔分流术	含分流管调整	分流管	次		4574.70	甲类	手术费
416	02.3401	侧脑室腹腔内分流术		手术	G	330201019－3	侧脑室－腹腔分流术	含分流管调整	分流管	次		4574.70	甲类	手术费
417	02.3402	脑室胆囊分流术		手术	G	330201019	侧脑室分流术	含分流管调整	分流管	次		4574.70	甲类	手术费
418	02.3403	硬膜下腹腔分流术		手术	G	330204012	脊髓蛛网膜下腔腹腔分流术			次		3640.00	甲类	手术费
419	02.3404	脑室镜下脑室腹腔分流术		手术	G	330201019－3	侧脑室－腹腔分流术	含分流管调整	分流管	次		4574.70	甲类	手术费
420	02.3405	腹腔镜下脑室腹腔分流术		手术	G	330201019－3	侧脑室－腹腔分流术	含分流管调整	分流管	次		4574.70	甲类	手术费
421	02.3405	腹腔镜下脑室腹腔分流术		手术	G	330000000－8	术中使用腹腔镜加收			次		1420.50	甲类	手术费
422	02.3500	脑室分流至泌尿系统		手术	G	330201019－2	侧脑室－膀胱分流术	含分流管调整	分流管	次		4574.70	甲类	手术费
423	02.3501	脑室膀胱分流术		手术	G	330201019－2	侧脑室－膀胱分流术	含分流管调整	分流管	次		4574.70	甲类	手术费
424	02.3502	脑室输尿管分流术		手术	G	330201019－2	侧脑室－膀胱分流术	含分流管调整	分流管	次		4574.70	甲类	手术费
425	02.3900	脑室颅外分流术		手术	G	330201019	侧脑室分流术	含分流管调整	分流管	次		4574.70	甲类	手术费
426	02.3901	脑室骨髓分流术		手术	G	330201019	侧脑室分流术	含分流管调整	分流管	次		4574.70	甲类	手术费

（续上表）

序号	手术操作诊断编码	手术操作名称	手术级别	操作类型	财务分类	编码	项目名称	项目内涵	除外内容	计价单位	说明	三级医疗服务价格（元）	医保结算类型	医疗收费项目类别
427	02. 4100	脑室分流管的冲洗术和探查术		手术	G	330201065S	分流管调整术	对已行分流管体内分流术后患者分流效果不佳，进行分流管脑室端、腹腔端或分流泵的探查和调整或进行部分配件的更换	分流管	次		2220. 00	甲类	手术费
428	02. 4101	脑室分流管冲洗术		手术	G	330201065S	分流管调整术	对已行分流管体内分流术后患者分流效果不佳，进行分流管脑室端、腹腔端或分流泵的探查和调整或进行部分配件的更换	分流管	次		2220. 00	甲类	手术费
429	02. 4102	脑室分流管探查术		手术	G	330201065S	分流管调整术	对已行分流管体内分流术后患者分流效果不佳，进行分流管脑室端、腹腔端或分流泵的探查和调整或进行部分配件的更换	分流管	次		2220. 00	甲类	手术费
430	02. 4200	脑室分流管置换术		手术	G	330201065S	分流管调整术	对已行分流管体内分流术后患者分流效果不佳，进行分流管脑室端、腹腔端或分流泵的探查和调整或进行部分配件的更换	分流管	次		2220. 00	甲类	手术费
431	02. 4200x005	Ommaya 泵引流管修正术		手术	G	330201065S	分流管调整术	对已行分流管体内分流术后患者分流效果不佳，进行分流管脑室端、腹腔端或分流泵的探查和调整或进行部分配件的更换	分流管	次		2220. 00	甲类	手术费
432	02. 4201	脑室－腹膜分流管脑室端修正术		手术	G	330201065S	分流管调整术	对已行分流管体内分流术后患者分流效果不佳，进行分流管脑室端、腹腔端或分流泵的探查和调整或进行部分配件的更换	分流管	次		2220. 00	甲类	手术费
433	02. 4202	脑室分流管修正术		手术	G	330201065S	分流管调整术	对已行分流管体内分流术后患者分流效果不佳，进行分流管脑室端、腹腔端或分流泵的探查和调整或进行部分配件的更换	分流管	次		2220. 00	甲类	手术费

（续上表）

序号	手术操作诊断编码	手术操作名称	手术级别	操作类型	财务分类	编码	项目名称	项目内涵	除外内容	计价单位	说明	三级医疗服务价格（元）	医保结算类型	医疗收费项目类别
434	02. 4203	脑室腹腔分流管调整术		手术	G	330201065S	分流管调整术	对已行分流管体内分流术后患者分流效果不佳，进行分流管脑室端、腹腔端或分流泵的探查和调整或进行部分配件的更换	分流管	次		2220. 00	甲类	手术费
435	02. 4204	脑室腹腔分流管重置术		手术	G	330201065S	分流管调整术	对已行分流管体内分流术后患者分流效果不佳，进行分流管脑室端、腹腔端或分流泵的探查和调整或进行部分配件的更换	分流管	次		2220. 00	甲类	手术费
436	02. 4300	脑室分流管去除术		手术	E	121400001－3/1	拔除引流管			次		9. 91	甲类	治疗费
437	02. 9200	脑修补术		手术	G	330502019	经耳脑脊液耳漏修补术	含中耳开放、鼓室探查、乳突凿开及充填		次		3120. 00	甲类	手术费
438	02. 9200	脑修补术		手术	G	330201051	脑脊液漏修补术		生物胶、人工硬膜、钛钢板	次		8715. 20	甲类	手术费
439	02. 9200	脑修补术		手术	G	330201051－1	额窦脑脊液漏修补术		生物胶、人工硬膜、钛钢板	次		8715. 20	甲类	手术费
440	02. 9200	脑修补术		手术	G	330201051－2	前颅窝脑脊液漏修补术		生物胶、人工硬膜、钛钢板	次		8715. 20	甲类	手术费
441	02. 9200	脑修补术		手术	G	330201051－3	中颅窝底脑脊液漏修补术		生物胶、人工硬膜、钛钢板	次		8715. 20	甲类	手术费
442	02. 9200	脑修补术		手术	G	330201052	脑脊膜膨出修补术	指单纯脑脊膜膨出	重建硬膜及骨性材料	次		5241. 60	甲类	手术费
443	02. 9200	脑修补术		手术	G	330201064S	硬脑膜修补术			次		4199. 00	甲类	手术费
444	02. 9300	颅内神经刺激器导线植入或置换术	四级	手术	G	330100021S	脊髓神经电刺激系统植入术		电极、刺激器、患者控制器	次		2515. 50	甲类	手术费
445	02. 9300	颅内神经刺激器导线植入或置换术	四级	手术	G	330100021S－1	脊髓神经电刺激系统（2 根及以上电极）植入术		电极、刺激器、患者控制器	次		3773. 25	甲类	手术费
446	02. 9300	颅内神经刺激器导线植入或置换术	四级	手术	G	330100021S－1	脊髓神经电刺激系统（2 根及以上电极）植入术		电极、刺激器、患者控制器	次		3773. 25	甲类	手术费

（续上表）

序号	手术操作诊断编码	手术操作名称	手术级别	操作类型	财务分类	编码	项目名称	项目内涵	除外内容	计价单位	说明	三级医疗服务价格（元）	医保结算类型	医疗收费项目类别
447	02.9300x001	颅内神经刺激器调整术		手术	G	330100021S－2	脊髓神经电刺激系统电极调整		电极、刺激器、患者控制器	次		1300.00	甲类	手术费
448	02.9301	颅内神经刺激器植入术		手术	G	330100021S	脊髓神经电刺激系统植入术		电极、刺激器、患者控制器	次		2515.50	甲类	手术费
449	02.9301	颅内神经刺激器植入术		手术	G	330100021S－1	脊髓神经电刺激系统（2根及以上电极）植入术		电极、刺激器、患者控制器	次		3773.25	甲类	手术费
450	02.9303	脑深部电极置入术		手术	G	330201035－1	脑深部电极置入术			次		10608.00	甲类	手术费
451	02.9304	丘脑底核电极刺激器置入术		手术	G	330201035－1	脑深部电极置入术			次		10608.00	甲类	手术费
452	02.9405	头颅骨盆牵引装置置入术		手术	G	331523004	颅骨牵引术			次		507.00	甲类	手术费
453	02.9405	头颅骨盆牵引装置置入术		手术	G	331523005	颅骨头环牵引术			次		845.00	甲类	手术费
454	02.9600	蝶骨电极置入		手术	G	330201035－1	脑深部电极置入术			次		10608.00	甲类	手术费
455	03.0100x002	椎管内病损切除术	四级	手术	G	330204006	椎管内脓肿切开引流术			次		3640.00	甲类	手术费
456	03.0100x003	神经内镜下椎管内病损切除术	四级	手术	G	330204006	椎管内脓肿切开引流术			次		3640.00	甲类	手术费
457	03.0100x003	神经内镜下椎管内病损切除术	四级	手术	G	330000000－13	术中使用其他内镜加收			次		354.00	甲类	手术费
458	03.0100x004	椎管内外病损切除术	四级	手术	G	330202021S	椎管内外沟通病变切除术	适用于跨椎间孔同时侵犯椎管内外的病变		次		7280.00	甲类	手术费
459	03.0900	椎管其他探查术和减压术	四级	手术	G	331501036	椎管扩大减压术	含全椎板切除		每节椎板		3126.50	甲类	手术费
460	03.0900x003	颈椎后路单开门椎管减压术	四级	手术	G	331501036	椎管扩大减压术	含全椎板切除		每节椎板		3126.50	甲类	手术费
461	03.0900x004	颈椎后路双开门椎管减压术	四级	手术	G	331501036	椎管扩大减压术	含全椎板切除		每节椎板		3126.50	甲类	手术费
462	03.0900x005	颈椎前路椎管减压术	四级	手术	G	331501036	椎管扩大减压术	含全椎板切除		每节椎板		3126.50	甲类	手术费
463	03.0900x006	腰椎椎板切除减压术	四级	手术	G	331501036	椎管扩大减压术	含全椎板切除		每节椎板		3126.50	甲类	手术费
464	03.0900x007	胸椎椎板切除减压术	四级	手术	G	331501036	椎管扩大减压术	含全椎板切除		每节椎板		3126.50	甲类	手术费
465	03.0900x009	椎管成形术	四级	手术	G	331501068S	椎板椎管成形术	含软组织和椎板切开		每节椎板		4058.60	甲类	手术费
466	03.0900x009	椎管成形术	四级	手术	G	331501037	椎管扩大成形术			每节椎板		3718.00	甲类	手术费
467	03.0900x010	椎管减压术	四级	手术	G	331501036	椎管扩大减压术	含全椎板切除		每节椎板		3126.50	甲类	手术费
468	03.0900x014	椎管钻孔减压术	四级	手术	G	331501036	椎管扩大减压术	含全椎板切除		每节椎板		3126.50	甲类	手术费
469	03.0900x021	颈椎椎间孔钻孔减压术	四级	手术	G	331501036	椎管扩大减压术	含全椎板切除		每节椎板		3126.50	甲类	手术费
470	03.0900x022	经皮内镜颈椎椎板切除减压术		手术	G	331501036	椎管扩大减压术	含全椎板切除		每节椎板		3126.50	甲类	手术费
471	03.0900x023	胸椎后路椎板切除减压术		手术	G	331501036	椎管扩大减压术	含全椎板切除		每节椎板		3126.50	甲类	手术费
472	03.0900x024	胸椎前路椎板切除减压术		手术	G	331501036	椎管扩大减压术	含全椎板切除		每节椎板		3126.50	甲类	手术费
473	03.0900x025	腰椎前路椎板切除减压术		手术	G	331501036	椎管扩大减压术	含全椎板切除		每节椎板		3126.50	甲类	手术费

（续上表）

序号	手术操作诊断编码	手术操作名称	手术级别	操作类型	财务分类	编码	项目名称	项目内涵	除外内容	计价单位	说明	三级医疗服务价格（元）	医保结算类型	医疗收费项目类别
474	03.0900x026	腰椎后路椎板切除减压术		手术	G	331501036	椎管扩大减压术	含全椎板切除		每节椎板		3126.50	甲类	手术费
475	03.0900x027	腰椎后路椎板成形术		手术	G	331501068S	椎板椎管成形术	含软组织和椎板切开		每节椎板		4058.60	甲类	手术费
476	03.0900x027	腰椎后路椎板成形术		手术	G	331501037	椎管扩大成形术			每节椎板		3718.00	甲类	手术费
477	03.0900x028	骶椎后路椎管减压术		手术	G	331501036	椎管扩大减压术	含全椎板切除		每节椎板		3126.50	甲类	手术费
478	03.0900x029	椎管内血肿清除术		手术	G	330204007－3	脊髓内血肿清除术			次		7280.00	甲类	手术费
479	03.0904	椎间孔减压术	四级	手术	G	331501036	椎管扩大减压术	含全椎板切除		每节椎板		3126.50	甲类	手术费
480	03.0905	脊神经根减压术	四级	手术	G	331501036	椎管扩大减压术	含全椎板切除		每节椎板		3126.50	甲类	手术费
481	03.0906	椎管切开引流术	四级	手术	G	330204006	椎管内脓肿切开引流术			次		3640.00	甲类	手术费
482	03.0907	脊髓内引流术	四级	手术	G	330204002	脊髓空洞症内引流术		分流管	次		5824.00	甲类	手术费
483	03.0909	椎管扩大成形术，单开门	四级	手术	G	331501037	椎管扩大成形术			每节椎板		3718.00	甲类	手术费
484	03.0910	椎管扩大成形术，双开门	四级	手术	G	331501037	椎管扩大成形术			每节椎板		3718.00	甲类	手术费
485	03.0911	椎板切开减压术	四级	手术	G	331501036	椎管扩大减压术	含全椎板切除		每节椎板		3126.50	甲类	手术费
486	03.0912	椎板切除减压术	四级	手术	G	331501036	椎管扩大减压术	含全椎板切除		每节椎板		3126.50	甲类	手术费
487	03.0913	椎间盘镜下椎管成形术	四级	手术	G	331501037	椎管扩大成形术			每节椎板		3718.00	甲类	手术费
488	03.0914	椎间盘镜下椎管减压术	四级	手术	G	331501036	椎管扩大减压术	含全椎板切除		每节椎板		3126.50	甲类	手术费
489	03.1x00	脊髓内神经根切断	四级	手术	G	330204014	选择性脊神经后根切断术（SPR）			次		5168.80	甲类	手术费
490	03.1x00x001	椎管内神经根切断术	四级	手术	G	330204014	选择性脊神经后根切断术（SPR）			次		5168.80	甲类	手术费
491	03.1x00x003	马尾神经切断术	四级	手术	G	330204014	选择性脊神经后根切断术（SPR）			次		5168.80	甲类	手术费
492	03.1x01	脊髓后根神经切断术	四级	手术	G	330204014	选择性脊神经后根切断术（SPR）			次		5168.80	甲类	手术费
493	03.2100	经皮的脊髓（前侧柱）切断术	四级	手术	G	330204003	脊髓丘脑束切断术			次		5824.00	甲类	手术费
494	03.2100x001	经皮脊髓切断术	四级	手术	G	330204003	脊髓丘脑束切断术			次		5824.00	甲类	手术费
495	03.2101	立体定向脊髓切断术	四级	手术	G	330204003	脊髓丘脑束切断术			次		5824.00	甲类	手术费
496	03.2900x003	脊髓前连合切断术	四级	手术	G	330204005	脊髓前连合切断术	不含电生理监测		次		5824.00	甲类	手术费
497	03.2900x004	脊髓前连合切开术	四级	手术	G	330204005	脊髓前连合切断术	不含电生理监测		次		5824.00	甲类	手术费
498	03.2901	脊髓前外侧束切断术	四级	手术	G	330204003	脊髓丘脑束切断术			次		5824.00	甲类	手术费
499	03.2902	脊髓神经束切断术	四级	手术	G	330204014	选择性脊神经后根切断术（SPR）			次		5168.80	甲类	手术费
500	03.2903	脊髓丘脑侧索切断术	四级	手术	G	330204003	脊髓丘脑束切断术			次		5824.00	甲类	手术费
501	03.4x00	脊髓或脊膜病损的切除术或破坏术	四级	手术	G	330204007－1	脊髓内肿瘤切除术（肿瘤长度≤5cm）			次		7280.00	甲类	手术费

（续上表）

序号	手术操作诊断编码	手术操作名称	手术级别	操作类型	财务分类	编码	项目名称	项目内涵	除外内容	计价单位	说明	三级医疗服务价格（元）	医保结算类型	医疗收费项目类别
502	03.4x00	脊髓或脊膜病损的切除术或破坏术	四级	手术	G	330204007－2	脊髓内肿瘤切除术（肿瘤长度＞5cm）			次		8736.00	甲类	手术费
503	03.4x00	脊髓或脊膜病损的切除术或破坏术	四级	手术	G	330204007－3	脊髓内血肿清除术			次		7280.00	甲类	手术费
504	03.4x00	脊髓或脊膜病损的切除术或破坏术	四级	手术	G	330204008	脊髓硬膜外病变切除术	不含硬脊膜下、脊髓内肿瘤		次		6240.00	甲类	手术费
505	03.4x00	脊髓或脊膜病损的切除术或破坏术	四级	手术	G	330204009－1	髓外硬脊膜下肿瘤切除术（肿瘤长度≤5cm）			次		4305.60	甲类	手术费
506	03.4x00	脊髓或脊膜病损的切除术或破坏术	四级	手术	G	330204009－2	髓外硬脊膜下肿瘤切除术（肿瘤长度＞5cm）			次		5166.72	甲类	手术费
507	03.4x00	脊髓或脊膜病损的切除术或破坏术	四级	手术	G	330204009－3	髓外硬脊膜下血肿切除术			次		4305.60	甲类	手术费
508	03.4x00x001	脊髓髓内病损切除术	四级	手术	G	330204007－1	脊髓内肿瘤切除术（肿瘤长度≤5cm）			次		7280.00	甲类	手术费
509	03.4x00x001	脊髓髓内病损切除术	四级	手术	G	330204007－2	脊髓内肿瘤切除术（肿瘤长度＞5cm）			次		8736.00	甲类	手术费
510	03.4x00x001	脊髓髓内病损切除术	四级	手术	G	330204007－3	脊髓内血肿清除术			次		7280.00	甲类	手术费
511	03.4x00x002	脊髓病损栓塞术	四级	手术	G	320600011	脊髓血管畸形栓塞术			次		2145.00	乙类	治疗费
512	03.4x00x004	硬脊膜切除术		手术	G	330204008	脊髓硬膜外病变切除术	不含硬脊膜下、脊髓内肿瘤		次		6240.00	甲类	手术费
513	03.4x01	颈髓病损切除术	四级	手术	G	330204007－1	脊髓内肿瘤切除术（肿瘤长度≤5cm）			次		7280.00	甲类	手术费
514	03.4x01	颈髓病损切除术	四级	手术	G	330204007－2	脊髓内肿瘤切除术（肿瘤长度＞5cm）			次		8736.00	甲类	手术费
515	03.4x01	颈髓病损切除术	四级	手术	G	330204007－3	脊髓内血肿清除术			次		7280.00	甲类	手术费
516	03.4x03	脊髓病损切除术	四级	手术	G	330204007－1	脊髓内肿瘤切除术（肿瘤长度≤5cm）			次		7280.00	甲类	手术费
517	03.4x03	脊髓病损切除术	四级	手术	G	330204007－2	脊髓内肿瘤切除术（肿瘤长度＞5cm）			次		8736.00	甲类	手术费
518	03.4x03	脊髓病损切除术	四级	手术	G	330204007－3	脊髓内血肿清除术			次		7280.00	甲类	手术费
519	03.4x04	硬脊膜病损切除术	四级	手术	G	330204022S	硬脊膜动静脉瘘切除术			次		6801.60	甲类	手术费
520	03.4x05	硬脊膜外病损切除术	四级	手术	G	330204008	脊髓硬膜外病变切除术	不含硬脊膜下、脊髓内肿瘤		次		6240.00	甲类	手术费
521	03.4x05	硬脊膜外病损切除术	四级	手术	G	330204008－1	脊髓硬脊膜外肿瘤切除术			次		6240.00	甲类	手术费
522	03.4x05	硬脊膜外病损切除术	四级	手术	G	330204008－2	脊髓硬膜外血肿切除术			次		6240.00	甲类	手术费
523	03.4x05	硬脊膜外病损切除术	四级	手术	G	330204008－3	脊髓硬膜外结核瘤切除术			次		6240.00	甲类	手术费
524	03.4x05	硬脊膜外病损切除术	四级	手术	G	330204008－4	脊髓硬膜外转移瘤切除术			次		6240.00	甲类	手术费
525	03.4x05	硬脊膜外病损切除术	四级	手术	G	330204008－5	脊髓硬膜外黄韧带增厚切除术			次		6240.00	甲类	手术费

（续上表）

序号	手术操作诊断编码	手术操作名称	手术级别	操作类型	财务分类	编码	项目名称	项目内涵	除外内容	计价单位	说明	三级医疗服务价格（元）	医保结算类型	医疗收费项目类别
526	03. 4x05	硬脊膜外病损切除术	四级	手术	G	330204008 –6	脊髓硬膜外椎间盘突出切除术			次		6240. 00	甲类	手术费
527	03. 4x06	硬脊膜下病损切除术	四级	手术	G	330204009 –1	髓外硬脊膜下肿瘤切除术（肿瘤长度≤5cm）			次		4305. 60	甲类	手术费
528	03. 4x06	硬脊膜下病损切除术	四级	手术	G	330204009 –2	髓外硬脊膜下肿瘤切除术（肿瘤长度＞5cm）			次		5166. 72	甲类	手术费
529	03. 4x06	硬脊膜下病损切除术	四级	手术	G	330204009 –3	髓外硬脊膜下血肿切除术			次		4305. 60	甲类	手术费
530	03. 4x06	硬脊膜下病损切除术	四级	手术	G	330204009 –1	髓外硬脊膜下肿瘤切除术（肿瘤长度≤5cm）			次		4305. 60	甲类	手术费
531	03. 4x06	硬脊膜下病损切除术	四级	手术	G	330204009 –2	髓外硬脊膜下肿瘤切除术（肿瘤长度＞5cm）			次		5166. 72	甲类	手术费
532	03. 4x06	硬脊膜下病损切除术	四级	手术	G	330204009 –3	髓外硬脊膜下血肿切除术			次		4305. 60	甲类	手术费
533	03. 4x07	内镜下椎管内病损切除术	四级	手术	G	330204006	椎管内脓肿切开引流术			次		3640. 00	甲类	手术费
534	03. 4x07	内镜下椎管内病损切除术	四级	手术	G	330202021S	椎管内外沟通病变切除术	适用于跨椎间孔同时侵犯椎管内外的病变		次		7280. 00	甲类	手术费
535	03. 4x07	内镜下椎管内病损切除术	四级	手术	G	330000000 –15	术中使用脊柱内镜（含微创通道）辅助加收			次		1420. 00	甲类	手术费
536	03. 5100	脊膜膨出修补术	四级	手术	G	330201052	脑脊膜膨出修补术	指单纯脑脊膜膨出	重建硬膜及骨性材料	次		5241. 60	甲类	手术费
537	03. 5100x003	脑脊膜膨出修补术		手术	G	330201052	脑脊膜膨出修补术	指单纯脑脊膜膨出	重建硬膜及骨性材料	次		5241. 60	甲类	手术费
538	03. 5200	脊髓脊膜膨出修补术	四级	手术	G	330201052	脑脊膜膨出修补术	指单纯脑脊膜膨出	重建硬膜及骨性材料	次		5241. 60	甲类	手术费
539	03. 5200x003	脊髓外露修补术	四级	手术	G	330204010	脊髓外露修补术			次		6240. 00	甲类	手术费
540	03. 5300	脊椎骨折修补术	四级	手术	E	420000001 –11	脊椎骨折整复术			次		165. 00	甲类	治疗费
541	03. 5300	脊椎骨折修补术	四级	手术	E	420000001 –11/1	脊椎骨折整复术加收（陈旧性骨折）			次		165. 00	甲类	治疗费
542	03. 5300	脊椎骨折修补术	四级	手术	E	420000001 –11/2	脊椎骨折整复术加收（骨折合并脱位）			次		82. 50	甲类	治疗费
543	03. 5300x001	脊椎骨折复位术	四级	手术	E	420000001 –11	脊椎骨折整复术			次		165. 00	甲类	治疗费
544	03. 5300x001	脊椎骨折复位术	四级	手术	E	420000001 –11/1	脊椎骨折整复术加收（陈旧性骨折）			次		165. 00	甲类	治疗费
545	03. 5300x001	脊椎骨折复位术	四级	手术	E	420000001 –11/2	脊椎骨折整复术加收（骨折合并脱位）			次		82. 50	甲类	治疗费
546	03. 5301	脊椎骨折切开复位内固定术	四级	手术	G	331501032	胸腰椎骨折切开复位内固定术	后方入路切口		每节椎骨		3599. 70	甲类	手术费
547	03. 5302	颈椎骨折切开复位内固定术	四级	手术	G	331501028	颈椎骨折脱位手术复位植骨融合内固定术			每节椎骨		4275. 70	甲类	手术费

（续上表）

序号	手术操作诊断编码	手术操作名称	手术级别	操作类型	财务分类	编码	项目名称	项目内涵	除外内容	计价单位	说明	三级医疗服务价格（元）	医保结算类型	医疗收费项目类别
548	03. 5303	齿状突骨折切开复位内固定术	四级	手术	G	331501061S	齿突骨折前路加压螺钉直接内固定术			次		4453. 15	甲类	手术费
549	03. 5304	胸椎骨折切开复位内固定术	四级	手术	G	331501032	胸腰椎骨折切开复位内固定术	后方入路切口		每节椎骨		3599. 70	甲类	手术费
550	03. 5305	腰椎骨折切开复位内固定术	四级	手术	G	331501032	胸腰椎骨折切开复位内固定术	后方入路切口		每节椎骨		3599. 70	甲类	手术费
551	03. 5900x005	硬脊膜修补术		手术	G	330201064S	硬脑膜修补术			次		4199. 00	甲类	手术费
552	03. 5901	脊柱裂修补术	四级	手术	G	330201052	脑脊膜膨出修补术	指单纯脑脊膜膨出	重建硬膜及骨性材料	次		5241. 60	甲类	手术费
553	03. 5901	脊柱裂修补术	四级	手术	G	330201051	脑脊液漏修补术		生物胶、人工硬膜、钛钢板	次		8715. 20	甲类	手术费
554	03. 5903	脊膜修补术		手术	G	330201052	脑脊膜膨出修补术	指单纯脑脊膜膨出	重建硬膜及骨性材料	次		5241. 60	甲类	手术费
555	03. 5904	椎弓缺损修补术		手术	G	331501042	腰椎滑脱椎弓根螺钉内固定植骨融合术			次		4394. 00	甲类	手术费
556	03. 5904	椎弓缺损修补术		手术	G	331501055	滑板椎弓根钉复位植骨内固定术			次		3767. 40	甲类	手术费
557	03. 5904	椎弓缺损修补术		手术	G	331501064S	颈后路椎弓根螺钉复位内固定术			每椎骨		4174. 30	甲类	手术费
558	03. 6x00	脊髓和神经根粘连的松解术	四级	手术	G	330204001	脊髓和神经根粘连松解术			次		6656. 00	甲类	手术费
559	03. 6x00x008	脊髓终丝切断术	四级	手术	G	330204005	脊髓前连合切断术	不含电生理监测		次		5824. 00	甲类	手术费
560	03. 6x00x010	脊髓脊膜松解术	四级	手术	G	330204001	脊髓和神经根粘连松解术			次		6656. 00	甲类	手术费
561	03. 6x00x011	脊髓栓系松解术	四级	手术	G	330204001	脊髓和神经根粘连松解术			次		6656. 00	甲类	手术费
562	03. 6x01	脊髓粘连松解术	四级	手术	G	330204001	脊髓和神经根粘连松解术			次		6656. 00	甲类	手术费
563	03. 6x02	脊髓神经根粘连松解术	四级	手术	G	330204001	脊髓和神经根粘连松解术			次		6656. 00	甲类	手术费
564	03. 6x03	脊髓蛛网膜粘连松解术	四级	手术	G	330204001	脊髓和神经根粘连松解术			次		6656. 00	甲类	手术费
565	03. 7100	脊髓蛛网膜下－腹腔分流术		手术	G	330204012	脊髓蛛网膜下腔腹腔分流术			次		3640. 00	甲类	手术费
566	03. 7100x001	脊髓空洞腹腔引流术		手术	G	330204002	脊髓空洞症内引流术		分流管	次		5824. 00	甲类	手术费
567	03. 7200	脊髓蛛网膜下－输尿管分流术		手术	G	330204013	脊髓蛛网膜下腔输尿管分流术			次		2730. 00	甲类	手术费
568	03. 7900x002	脊髓－蛛网膜下腔分流术	四级	手术	G	330204012	脊髓蛛网膜下腔腹腔分流术			次		3640. 00	甲类	手术费
569	03. 7901	脊髓硬膜外分流术		手术	G	330204012	脊髓蛛网膜下腔腹腔分流术			次		3640. 00	甲类	手术费
570	03. 7902	脊髓空洞蛛网膜下腔分流术		手术	G	330204012	脊髓蛛网膜下腔腹腔分流术			次		3640. 00	甲类	手术费
571	03. 7905	腰－蛛网膜下腔分流术		手术	G	330204012	脊髓蛛网膜下腔腹腔分流术			次		3640. 00	甲类	手术费
572	03. 7905	腰－蛛网膜下腔分流术		手术	G	330204013	脊髓蛛网膜下腔输尿管分流术			次		2730. 00	甲类	手术费

（续上表）

序号	手术操作诊断编码	手术操作名称	手术级别	操作类型	财务分类	编码	项目名称	项目内涵	除外内容	计价单位	说明	三级医疗服务价格（元）	医保结算类型	医疗收费项目类别
573	03.9300	脊髓神经刺激器导线置入或置换	四级	手术	G	330100021S	脊髓神经电刺激系统植入术		电极、刺激器、患者控制器	次		2515.50	甲类	手术费
574	03.9300	脊髓神经刺激器导线置入或置换	四级	手术	G	330100021S－1	脊髓神经电刺激系统（2根及以上电极）植入术		电极、刺激器、患者控制器	次		3773.25	甲类	手术费
575	03.9400	去除脊髓神经刺激器导线		手术	G	330100021S－3	脊髓神经电刺激系统取出术			次		650.00	甲类	手术费
576	03.9700	脊髓膜分流术的修复术		手术	G	330201065S	分流管调整术	对已行分流管体内分流术后患者分流效果不佳，进行分流管脑室端、腹腔端或分流泵的探查和调整或进行部分配件的更换	分流管	次		2220.00	甲类	手术费
577	03.9700x001	脊髓膜分流修正术		手术	G	330201065S	分流管调整术	对已行分流管体内分流术后患者分流效果不佳，进行分流管脑室端、腹腔端或分流泵的探查和调整或进行部分配件的更换	分流管	次		2220.00	甲类	手术费
578	03.9801	脊髓蛛网膜下腔－腹腔分流管去除术	四级	手术	G	330201065S	分流管调整术	对已行分流管体内分流术后患者分流效果不佳，进行分流管脑室端、腹腔端或分流泵的探查和调整或进行部分配件的更换	分流管	次		2220.00	甲类	手术费
579	04.0100	听神经瘤切除术	四级	手术	G	330201027－1	桥小脑角听神经瘤切除术	不含面神经吻合术、术中神经电监测		次		12480.00	甲类	手术费
580	04.0100	听神经瘤切除术	四级	手术	G	330503008	经迷路听神经瘤切除术			次		3900.00	甲类	手术费
581	04.0100	听神经瘤切除术	四级	手术	G	330503008－1	迷路后听神经瘤切除术			次		3900.00	甲类	手术费
582	04.0101	经乙状窦后入路听神经瘤切除术	四级	手术	G	330201027－1	桥小脑角听神经瘤切除术	不含面神经吻合术、术中神经电监测		次		12480.00	甲类	手术费
583	04.0102	经迷路内听道听神经瘤切除术	四级	手术	G	330503008	经迷路听神经瘤切除术			次		3900.00	甲类	手术费
584	04.0103	前庭神经切断术		手术	G	330202014	经迷路前庭神经切断术			次		4950.40	甲类	手术费
585	04.0103	前庭神经切断术		手术	G	330202015	迷路后前庭神经切断术			次		4950.40	甲类	手术费
586	04.0103	前庭神经切断术		手术	G	330202016	经内镜前庭神经切断术			次		5496.40	甲类	手术费
587	04.0200	切断三叉神经		手术	G	330202005	颞部开颅三叉神经节切断术			次		3822.00	甲类	手术费
588	04.0200	切断三叉神经		手术	G	330202006	迷路后三叉神经切断术			次		4677.40	甲类	手术费
589	04.0200x005	三叉神经感觉根部分切断术		手术	G	330202001	三叉神经感觉后根切断术			次		4677.40	甲类	手术费
590	04.0200x006	鼻内镜下三叉神经切断术		手术	G	330202005	颞部开颅三叉神经节切断术			次		3822.00	甲类	手术费

（续上表）

序号	手术操作诊断编码	手术操作名称	手术级别	操作类型	财务分类	编码	项目名称	项目内涵	除外内容	计价单位	说明	三级医疗服务价格（元）	医保结算类型	医疗收费项目类别
591	04.0200x006	鼻内镜下三叉神经切断术		手术	G	330202006	迷路后三叉神经切断术			次		4677.40	甲类	手术费
592	04.0200x006	鼻内镜下三叉神经切断术		手术	G	330202001	三叉神经感觉后根切断术			次		4677.40	甲类	手术费
593	04.0200x006	鼻内镜下三叉神经切断术		手术	G	330000000－4	术中使用鼻内窥镜加收			次		709.50	甲类	手术费
594	04.0202	颞下三叉神经根切断术		手术	G	330202005	颞部开颅三叉神经节切断术			次		3822.00	甲类	手术费
595	04.0203	经后颅窝三叉神经感觉根切断术		手术	G	330202001	三叉神经感觉后根切断术			次		4677.40	甲类	手术费
596	04.0205	筛前神经切断术		手术	G	330601019	筛前神经切断术			次		1248.00	甲类	手术费
597	04.0300x002	闭孔神经切断术		手术	G	331502011	闭孔神经切断术			次		1521.00	甲类	手术费
598	04.0300x012	膈神经切断术		手术	G	330703031	膈神经麻痹术	指膈神经压榨或切断术		次		4576.00	甲类	手术费
599	04.0300x013	翼管神经切断术		手术	G	330503005	翼管神经切断术			次		936.00	甲类	手术费
600	04.0300x014	眶神经切断术		手术	G	330409024	视神经减压术			次		1926.14	甲类	手术费
601	04.0300x018	腹股沟区神经切断术		手术	G	331008016	盆底痉挛部肌肉神经切除术			次		3380.00	甲类	手术费
602	04.0301	颅神经切断术		手术	G	330202006	迷路后三叉神经切断术			次		4677.40	甲类	手术费
603	04.0301	颅神经切断术		手术	G	330202014	经迷路前庭神经切断术			次		4950.40	甲类	手术费
604	04.0301	颅神经切断术		手术	G	330202015	迷路后前庭神经切断术			次		4950.40	甲类	手术费
605	04.0301	颅神经切断术		手术	G	330202016	经内镜前庭神经切断术			次		5496.40	甲类	手术费
606	04.0301	颅神经切断术		手术	G	330202017	经乙状窦后进路神经切断术	含三叉神经、舌咽神经		次		4422.60	甲类	手术费
607	04.0304	周围神经切断术		手术	G	330503007	鼓索神经切断术			次		936.00	甲类	手术费
608	04.0304	周围神经切断术		手术	G	330503005	翼管神经切断术			次		936.00	甲类	手术费
609	04.0304	周围神经切断术		手术	G	331502011	闭孔神经切断术			次		1521.00	甲类	手术费
610	04.0304	周围神经切断术		手术	G	331502014	神经纤维部分切断术			次		2670.20	甲类	手术费
611	04.0304	周围神经切断术		手术	G	310100033	周围神经毁损术	含神经穿刺及注射		次		483.11	甲类	治疗费
612	04.0305	指神经切断术		手术	G	331502014	神经纤维部分切断术			次		2670.20	甲类	手术费
613	04.0404	面神经探查术		手术	G	330202019S	面神经探查术	切开，乳突根治，探查面神经垂直段，鼓室探查，探查面神经水平段。鼓膜复位（或修补），填塞，包扎		次	仅独立开展本手术方可收费	2417.00	甲类	手术费
614	04.0405	喉返神经探查术		手术	G	330300017	喉返神经探查术			次	仅独立开展本手术方可收费	2535.00	甲类	手术费
615	04.0408	周围神经探查术		手术	G	330202019S	面神经探查术	切开，乳突根治，探查面神经垂直段，鼓室探查，探查面神经水平段。鼓膜复位（或修补），填塞，包扎		次	仅独立开展本手术方可收费	2417.00	甲类	手术费

（续上表）

序号	手术操作诊断编码	手术操作名称	手术级别	操作类型	财务分类	编码	项目名称	项目内涵	除外内容	计价单位	说明	三级医疗服务价格（元）	医保结算类型	医疗收费项目类别
616	04.0408	周围神经探查术		手术	G	330300017	喉返神经探查术			次	仅独立开展本手术方可收费	2535.00	甲类	手术费
617	04.0408	周围神经探查术		手术	G	331502013	下肢神经探查吻合术	指坐骨神经、股神经、胫神经、腓神经等		次		2366.00	甲类	手术费
618	04.0408	周围神经探查术		手术	G	331521036	前臂神经探查吻合术	指桡神经、正中神经、尺神经		每条神经		2332.20	甲类	手术费
619	04.0410	臂丛神经探查术		手术	G	331521036	前臂神经探查吻合术	指桡神经、正中神经、尺神经		每条神经		2332.20	甲类	手术费
620	04.0411	腰丛神经探查术		手术	G	331502013	下肢神经探查吻合术	指坐骨神经、股神经、胫神经、腓神经等		次		2366.00	甲类	手术费
621	04.0412	骶丛神经探查术		手术	G	331502013	下肢神经探查吻合术	指坐骨神经、股神经、胫神经、腓神经等		次		2366.00	甲类	手术费
622	04.0414	坐骨神经探查术		手术	G	331502013	下肢神经探查吻合术	指坐骨神经、股神经、胫神经、腓神经等		次		2366.00	甲类	手术费
623	04.0418	正中神经探查术		手术	G	331521036	前臂神经探查吻合术	指桡神经、正中神经、尺神经		每条神经		2332.20	甲类	手术费
624	04.0419	尺神经探查术		手术	G	331521036	前臂神经探查吻合术	指桡神经、正中神经、尺神经		每条神经		2332.20	甲类	手术费
625	04.0420	桡神经探查术		手术	G	331521036	前臂神经探查吻合术	指桡神经、正中神经、尺神经		每条神经		2332.20	甲类	手术费
626	04.0423	股神经探查术		手术	G	331502013	下肢神经探查吻合术	指坐骨神经、股神经、胫神经、腓神经等		次		2366.00	甲类	手术费
627	04.0424	胫神经探查术		手术	G	331502013	下肢神经探查吻合术	指坐骨神经、股神经、胫神经、腓神经等		次		2366.00	甲类	手术费
628	04.0425	腓总神经探查术		手术	G	331502013	下肢神经探查吻合术	指坐骨神经、股神经、胫神经、腓神经等		次		2366.00	甲类	手术费
629	04.0426	足底神经探查术		手术	G	331502013	下肢神经探查吻合术	指坐骨神经、股神经、胫神经、腓神经等		次		2366.00	甲类	手术费
630	04.0600x001	颅神经节切除术		手术	G	330202005	颞部开颅三叉神经节切断术			次		3822.00	甲类	手术费
631	04.0600x002	周围神经节切除术		手术	G	330204015	胸腰交感神经节切断术	含切除多个神经节		次		5460.00	甲类	手术费
632	04.0700x030	神经内镜下经鼻腔视神经管减压术		手术	G	330603004	经鼻视神经减压术			次		4680.00	甲类	手术费
633	04.0700x030	神经内镜下经鼻腔视神经管减压术		手术	G	330000000－4	术中使用鼻内窥镜加收			次		709.50	甲类	手术费
634	04.0700x031	鼻内镜下视神经病损切除术		手术	G	330201038－3	视神经胶质瘤切除术			次		7342.40	甲类	手术费
635	04.0700x031	鼻内镜下视神经病损切除术		手术	G	330000000－4	术中使用鼻内窥镜加收			次		709.50	甲类	手术费
636	04.0702	三叉神经撕脱术		手术	G	330202003	三叉神经撕脱术			每神经支		1419.60	甲类	手术费
637	04.0708	视神经病损切除术		手术	G	330201038－3	视神经胶质瘤切除术			次		7342.40	甲类	手术费

（续上表）

序号	手术操作诊断编码	手术操作名称	手术级别	操作类型	财务分类	编码	项目名称	项目内涵	除外内容	计价单位	说明	三级医疗服务价格（元）	医保结算类型	医疗收费项目类别
638	04.0709	三叉神经病损切除术		手术	G	330202020S	海绵窦区肿瘤切除术	适用于各种原发于海绵窦的肿瘤和海绵窦旁侵犯海绵窦的肿瘤：侵袭性垂体腺瘤、鞍区脑膜瘤侵犯海绵窦、三叉神经鞘瘤侵犯海绵窦、海绵窦脑膜瘤等		次		8118.00	甲类	手术费
639	04.0709	三叉神经病损切除术		手术	G	330201027－2	桥小脑角三叉神经鞘瘤切除术	不含面神经吻合术、术中神经电监测		次		12480.00	甲类	手术费
640	04.0711	听神经病损切除术		手术	G	330201027－1	桥小脑角听神经瘤切除术	不含面神经吻合术、术中神经电监测		次		12480.00	甲类	手术费
641	04.0722	颅神经切除术		手术	G	330202006	迷路后三叉神经切断术			次		4677.40	甲类	手术费
642	04.0722	颅神经切除术		手术	G	330202014	经迷路前庭神经切断术			次		4950.40	甲类	手术费
643	04.0722	颅神经切除术		手术	G	330202015	迷路后前庭神经切断术			次		4950.40	甲类	手术费
644	04.0722	颅神经切除术		手术	G	330202016	经内镜前庭神经切断术			次		5496.40	甲类	手术费
645	04.0722	颅神经切除术		手术	G	330202017	经乙状窦后进路神经切断术	含三叉神经、舌咽神经		次		4422.60	甲类	手术费
646	04.0722	颅神经切除术		手术	G	331502014	神经纤维部分切断术			次		2670.20	甲类	手术费
647	04.0723	视神经切除术		手术	G	331502014	神经纤维部分切断术			次		2670.20	甲类	手术费
648	04.0724	面神经切除术		手术	G	331502014	神经纤维部分切断术			次		2670.20	甲类	手术费
649	04.0725	听神经切除术		手术	G	331502014	神经纤维部分切断术			次		2670.20	甲类	手术费
650	04.0726	经乙状窦后入路听神经切除术		手术	G	330202017	经乙状窦后进路神经切断术	含三叉神经、舌咽神经		次		4422.60	甲类	手术费
651	04.0726	经乙状窦后入路听神经切除术		手术	G	331502014	神经纤维部分切断术			次		2670.20	甲类	手术费
652	04.0727	前庭神经切除术		手术	G	330202014	经迷路前庭神经切断术			次		4950.40	甲类	手术费
653	04.0727	前庭神经切除术		手术	G	330202015	迷路后前庭神经切断术			次		4950.40	甲类	手术费
654	04.0727	前庭神经切除术		手术	G	330202016	经内镜前庭神经切断术			次		5496.40	甲类	手术费
655	04.0728	经迷路内听道前庭神经切除术		手术	G	330202014	经迷路前庭神经切断术			次		4950.40	甲类	手术费
656	04.0728	经迷路内听道前庭神经切除术		手术	G	330202015	迷路后前庭神经切断术			次		4950.40	甲类	手术费
657	04.0729	舌咽神经切除术		手术	G	330202017	经乙状窦后进路神经切断术	含三叉神经、舌咽神经		次		4422.60	甲类	手术费
658	04.0730	喉返神经切除术		手术	G	331502014	神经纤维部分切断术			次		2670.20	甲类	手术费
659	04.0731	周围神经切除术		手术	G	331502014	神经纤维部分切断术			次		2670.20	甲类	手术费
660	04.0732	肋间神经切除术		手术	G	331502014	神经纤维部分切断术			次		2670.20	甲类	手术费
661	04.0733	骶前神经切除术		手术	G	331502014	神经纤维部分切断术			次		2670.20	甲类	手术费
662	04.1200	开放性颅或周围神经或神经节的活组织检查		手术	D	310100020	周围神经活检术			每个切口	同一切口取肌肉和神经标本时以一项计价	174.62	甲类	检查费

（续上表）

序号	手术操作诊断编码	手术操作名称	手术级别	操作类型	财务分类	编码	项目名称	项目内涵	除外内容	计价单位	说明	三级医疗服务价格（元）	医保结算类型	医疗收费项目类别
663	04.1201	颅神经活组织检查		手术	D	310100020	周围神经活检术			每个切口	同一切口取肌肉和神经标本时以一项计价	174.62	甲类	检查费
664	04.1202	周围神经活组织检查		手术	D	310100020	周围神经活检术			每个切口	同一切口取肌肉和神经标本时以一项计价	174.62	甲类	检查费
665	04.1203	神经节活组织检查术		手术	D	310100020	周围神经活检术			每个切口	同一切口取肌肉和神经标本时以一项计价	174.62	甲类	检查费
666	04.2x00	颅和周围神经的破坏术		手术	G	310100033	周围神经毁损术	含神经穿刺及注射		次		483.11	甲类	治疗费
667	04.2x00	颅和周围神经的破坏术		手术	G	310100033－1	三叉神经干毁损术	含神经穿刺及注射		次		724.67	甲类	治疗费
668	04.2x00	颅和周围神经的破坏术		手术	G	310100034	交感神经节毁损术	指颈、腰交感神经节穿刺及注射，含神经穿刺及注射		次		483.11	甲类	治疗费
669	04.2x00	颅和周围神经的破坏术		手术	G	310100034－1	交感神经节射频毁损术			次		641.00	甲类	治疗费
670	04.2x00	颅和周围神经的破坏术		手术	G	310100034－2	胸交感神经节毁损术			次		579.73	甲类	治疗费
671	04.2x00	颅和周围神经的破坏术		手术	G	330100020S	腹腔神经丛化学毁损术			次		1046.50	甲类	手术费
672	04.2x00	颅和周围神经的破坏术		手术	G	330201060	立体定向脑深部核团毁损术（1个靶点）	指治疗帕金森氏病、舞蹈病、扭转痉挛、癫痫等		次		9503.00	乙类	手术费
673	04.2x00	颅和周围神经的破坏术		手术	G	330201060－1/1	立体定向脑深部核团毁损术（2个以上靶点）	指治疗帕金森氏病、舞蹈病、扭转痉挛、癫痫等		次		10803.00	乙类	手术费
674	04.2x00	颅和周围神经的破坏术		手术	G	330201060－2	立体定向脑深部核团毁损术（射频治疗）	指治疗帕金森氏病、舞蹈病、扭转痉挛、癫痫等		靶点	2个以上靶点另计	9503.00	乙类	手术费
675	04.2x00	颅和周围神经的破坏术		手术	G	330201060－2/1	立体定向脑深部核团毁损术（射频治疗2个以上靶点）	指治疗帕金森氏病、舞蹈病、扭转痉挛、癫痫等		次		10803.00	乙类	手术费
676	04.2x00	颅和周围神经的破坏术		手术	G	330201060－3	立体定向脑深部核团毁损术（细胞刀治疗）	指治疗帕金森氏病、舞蹈病、扭转痉挛、癫痫等		靶点	2个以上靶点另计	9503.00	乙类	手术费
677	04.2x00	颅和周围神经的破坏术		手术	G	330201060－3/1	立体定向脑深部核团毁损术（细胞刀治疗2个以上靶点）	指治疗帕金森氏病、舞蹈病、扭转痉挛、癫痫等		次		10803.00	乙类	手术费
678	04.2x01	颅神经破坏术		手术	G	330201060	立体定向脑深部核团毁损术（1个靶点）	指治疗帕金森氏病、舞蹈病、扭转痉挛、癫痫等		次		9503.00	乙类	手术费
679	04.2x01	颅神经破坏术		手术	G	330201060－1/1	立体定向脑深部核团毁损术（2个以上靶点）	指治疗帕金森氏病、舞蹈病、扭转痉挛、癫痫等		次		10803.00	乙类	手术费

（续上表）

序号	手术操作诊断编码	手术操作名称	手术级别	操作类型	财务分类	编码	项目名称	项目内涵	除外内容	计价单位	说明	三级医疗服务价格（元）	医保结算类型	医疗收费项目类别
680	04. 2x01	颅神经破坏术		手术	G	330201060－2	立体定向脑深部核团毁损术（射频治疗）	指治疗帕金森氏病、舞蹈病、扭转痉挛、癫痫等		靶点	2 个以上靶点另计	9503. 00	乙类	手术费
681	04. 2x01	颅神经破坏术		手术	G	330201060－2/1	立体定向脑深部核团毁损术（射频治疗 2 个以上靶点）	指治疗帕金森氏病、舞蹈病、扭转痉挛、癫痫等		次		10803. 00	乙类	手术费
682	04. 2x01	颅神经破坏术		手术	G	330201060－3	立体定向脑深部核团毁损术（细胞刀治疗）	指治疗帕金森氏病、舞蹈病、扭转痉挛、癫痫等		靶点	2 个以上靶点另计	9503. 00	乙类	手术费
683	04. 2x01	颅神经破坏术		手术	G	330201060－3/1	立体定向脑深部核团毁损术（细胞刀治疗 2 个以上靶点）	指治疗帕金森氏病、舞蹈病、扭转痉挛、癫痫等		次		10803. 00	乙类	手术费
684	04. 2x02	周围神经破坏术		手术	G	310100033	周围神经毁损术	含神经穿刺及注射		次		483. 11	甲类	治疗费
685	04. 2x02	周围神经破坏术		手术	G	310100033－1	三叉神经干毁损术	含神经穿刺及注射		次		724. 67	甲类	治疗费
686	04. 2x02	周围神经破坏术		手术	G	310100034	交感神经节毁损术	指颈、腰交感神经节穿刺及注射，含神经穿刺及注射		次		483. 11	甲类	治疗费
687	04. 2x02	周围神经破坏术		手术	G	310100034－1	交感神经节射频毁损术			次		641. 00	甲类	治疗费
688	04. 2x02	周围神经破坏术		手术	G	310100034－2	胸交感神经节毁损术			次		579. 73	甲类	治疗费
689	04. 2x02	周围神经破坏术		手术	G	330100020S	腹腔神经丛化学毁损术			次		1046. 50	甲类	手术费
690	04. 2x03	周围神经烧灼术		手术	G	310100034－1	交感神经节射频毁损术			次		641. 00	甲类	治疗费
691	04. 2x04	脊神经破坏术		手术	G	310100034	交感神经节毁损术	指颈、腰交感神经节穿刺及注射，含神经穿刺及注射		次		483. 11	甲类	治疗费
692	04. 2x04	脊神经破坏术		手术	G	310100034－1	交感神经节射频毁损术			次		641. 00	甲类	治疗费
693	04. 2x04	脊神经破坏术		手术	G	310100034－2	胸交感神经节毁损术			次		579. 73	甲类	治疗费
694	04. 2x04	脊神经破坏术		手术	G	330100020S	腹腔神经丛化学毁损术			次		1046. 50	甲类	手术费
695	04. 2x05	脊髓神经根射频消融术		手术	G	330100024S	选择性脊神经射频术			每神经支		1003. 60	乙类	手术费
696	04. 2x05	脊髓神经根射频消融术		手术	G	330100024S－1/1	选择性脊神经射频术加收（每增加 1 神经支）			每神经支		501. 80	乙类	手术费
697	04. 2x05	脊髓神经根射频消融术		手术	G	330100024S－2	选择性脊神经脉冲射频术			每神经支		1003. 60	乙类	手术费
698	04. 2x05	脊髓神经根射频消融术		手术	G	330100024S－2/1	选择性脊神经脉冲射频术加收（每增加 1 神经支）			每神经支		501. 80	乙类	手术费
699	04. 2x06	椎间孔镜下经侧后路脊神经内侧支射频消融术		手术	G	330100024S	选择性脊神经射频术			每神经支		1003. 60	乙类	手术费
700	04. 2x06	椎间孔镜下经侧后路脊神经内侧支射频消融术		手术	G	330100024S－1/1	选择性脊神经射频术加收（每增加 1 神经支）			每神经支		501. 80	乙类	手术费
701	04. 2x06	椎间孔镜下经侧后路脊神经内侧支射频消融术		手术	G	330100024S－2	选择性脊神经脉冲射频术			每神经支		1003. 60	乙类	手术费
702	04. 2x06	椎间孔镜下经侧后路脊神经内侧支射频消融术		手术	G	330100024S－2/1	选择性脊神经脉冲射频术加收（每增加 1 神经支）			每神经支		501. 80	乙类	手术费

（续上表）

序号	手术操作诊断编码	手术操作名称	手术级别	操作类型	财务分类	编码	项目名称	项目内涵	除外内容	计价单位	说明	三级医疗服务价格（元）	医保结算类型	医疗收费项目类别
703	04. 2x06	椎间孔镜下经侧后路脊神经内侧支射频消融术		手术	G	330000000－15	术中使用脊柱内镜（含微创通道）辅助加收			次		1420. 00	甲类	手术费
704	04. 2x07	三叉神经射频消融术		手术	G	330202002－4	三叉神经周围支切断术加收（射频法）			每神经支		65. 00	甲类	手术费
705	04. 2x08	三叉神经半月节射频热凝术		手术	G	310100029	经皮穿刺三叉神经半月节射频温控热凝术	含 CT 定位、神经感觉定位、射频温控治疗、测定疗效范围、局部加压；不含术中影像学检查、全麻		次		582. 06	乙类	治疗费
706	04. 2x08	三叉神经半月节射频热凝术		手术	G	310100029－1	经皮穿刺三叉神经感觉根射频温控热凝术	含 CT 定位、神经感觉定位、射频温控治疗、测定疗效范围、局部加压；不含术中影像学检查、全麻		次		582. 06	乙类	治疗费
707	04. 2x09	翼腭神经节破坏术		手术	G	310100033	周围神经毁损术	含神经穿刺及注射		次		483. 11	甲类	治疗费
708	04. 2x11	肋间神经射频消融术		手术	G	330100024S	选择性脊神经射频术			每神经支		1003. 60	乙类	手术费
709	04. 2x11	肋间神经射频消融术		手术	G	330100024S－1/1	选择性脊神经射频术加收（每增加 1 神经支）			每神经支		501. 80	乙类	手术费
710	04. 2x11	肋间神经射频消融术		手术	G	330100024S－2	选择性脊神经脉冲射频术			每神经支		1003. 60	乙类	手术费
711	04. 2x11	肋间神经射频消融术		手术	G	330100024S－2/1	选择性脊神经脉冲射频术加收（每增加 1 神经支）			每神经支		501. 80	乙类	手术费
712	04. 3x00	颅和周围神经的缝合术		手术	G	331502005	神经吻合术			次		2130. 70	甲类	手术费
713	04. 3x00x012	臂丛神经上、中、下干缝合术		手术	G	331502005	神经吻合术			次		2130. 70	甲类	手术费
714	04. 3x00x017	腓肠神经吻合术		手术	G	331502005	神经吻合术			次		2130. 70	甲类	手术费
715	04. 3x00x017	腓肠神经吻合术		手术	G	331502013	下肢神经探查吻合术	指坐骨神经、股神经、胫神经、腓神经等		次		2366. 00	甲类	手术费
716	04. 3x00x018	腋神经吻合术		手术	G	331502005	神经吻合术			次		2130. 70	甲类	手术费
717	04. 3x00x019	下颌神经吻合术		手术	G	331502005	神经吻合术			次		2130. 70	甲类	手术费
718	04. 3x00x020	隐神经吻合术		手术	G	331502005	神经吻合术			次		2130. 70	甲类	手术费
719	04. 3x00x020	隐神经吻合术		手术	G	331502013	下肢神经探查吻合术	指坐骨神经、股神经、胫神经、腓神经等		次		2366. 00	甲类	手术费
720	04. 3x00x023	马尾神经缝合术		手术	G	331502005	神经吻合术			次		2130. 70	甲类	手术费
721	04. 3x00x024	皮神经缝合术		手术	G	331502005	神经吻合术			次		2130. 70	甲类	手术费
722	04. 3x00x025	耳大神经吻合术		手术	G	331502005	神经吻合术			次		2130. 70	甲类	手术费
723	04. 3x00x026	腓总神经吻合术		手术	G	331502005	神经吻合术			次		2130. 70	甲类	手术费
724	04. 3x00x026	腓总神经吻合术		手术	G	331502013	下肢神经探查吻合术	指坐骨神经、股神经、胫神经、腓神经等		次		2366. 00	甲类	手术费
725	04. 3x00x028	迷走神经干吻合术		手术	G	331502005	神经吻合术			次		2130. 70	甲类	手术费

（续上表）

序号	手术操作诊断编码	手术操作名称	手术级别	操作类型	财务分类	编码	项目名称	项目内涵	除外内容	计价单位	说明	三级医疗服务价格（元）	医保结算类型	医疗收费项目类别
726	04. 3x00x029	副神经缝合术		手术	G	331502005	神经吻合术			次		2130. 70	甲类	手术费
727	04. 3x00x030	颈丛神经缝合术		手术	G	331502005	神经吻合术			次		2130. 70	甲类	手术费
728	04. 3x00x031	舌下神经缝合术		手术	G	330202009－2	面舌下神经吻合术			次		4877. 60	甲类	手术费
729	04. 3x00x031	舌下神经缝合术		手术	G	331502005	神经吻合术			次		2130. 70	甲类	手术费
730	04. 3x00x032	膈神经缝合术		手术	G	331502005	神经吻合术			次		2130. 70	甲类	手术费
731	04. 3x00x033	趾神经缝合术		手术	G	331502005	神经吻合术			次		2130. 70	甲类	手术费
732	04. 3x01	颅神经缝合术		手术	G	331502005	神经吻合术			次		2130. 70	甲类	手术费
733	04. 3x02	面神经缝合术		手术	G	330202009	面神经吻合术			次		4877. 60	甲类	手术费
734	04. 3x02	面神经缝合术		手术	G	331502005	神经吻合术			次		2130. 70	甲类	手术费
735	04. 3x03	迷走神经缝合术		手术	G	331502005	神经吻合术			次		2130. 70	甲类	手术费
736	04. 3x04	喉返神经缝合术		手术	G	330300017－1	喉返神经吻合术	含探查、吻合		次		2535. 00	甲类	手术费
737	04. 3x05	周围神经缝合术		手术	G	331502005	神经吻合术			次		2130. 70	甲类	手术费
738	04. 3x06	臂丛神经缝合术		手术	G	331502005	神经吻合术			次		2130. 70	甲类	手术费
739	04. 3x07	腰丛神经缝合术		手术	G	331502005	神经吻合术			次		2130. 70	甲类	手术费
740	04. 3x08	骶丛神经缝合术		手术	G	331502005	神经吻合术			次		2130. 70	甲类	手术费
741	04. 3x09	肌皮神经缝合术		手术	G	331502005	神经吻合术			次		2130. 70	甲类	手术费
742	04. 3x10	正中神经缝合术		手术	G	331521036	前臂神经探查吻合术	指桡神经、正中神经、尺神经		每条神经		2332. 20	甲类	手术费
743	04. 3x10	正中神经缝合术		手术	G	331502005	神经吻合术			次		2130. 70	甲类	手术费
744	04. 3x11	尺神经缝合术		手术	G	331521036	前臂神经探查吻合术	指桡神经、正中神经、尺神经		每条神经		2332. 20	甲类	手术费
745	04. 3x11	尺神经缝合术		手术	G	331502005	神经吻合术			次		2130. 70	甲类	手术费
746	04. 3x12	桡神经缝合术		手术	G	331521036	前臂神经探查吻合术	指桡神经、正中神经、尺神经		每条神经		2332. 20	甲类	手术费
747	04. 3x12	桡神经缝合术		手术	G	331502005	神经吻合术			次		2130. 70	甲类	手术费
748	04. 3x13	指神经缝合术		手术	G	331502005	神经吻合术			次		2130. 70	甲类	手术费
749	04. 3x14	闭孔神经缝合术		手术	G	331502005	神经吻合术			次		2130. 70	甲类	手术费
750	04. 3x15	坐骨神经缝合术		手术	G	331502013	下肢神经探查吻合术	指坐骨神经、股神经、胫神经、腓神经等		次		2366. 00	甲类	手术费
751	04. 3x15	坐骨神经缝合术		手术	G	331502005	神经吻合术			次		2130. 70	甲类	手术费
752	04. 3x16	股神经缝合术		手术	G	331502013	下肢神经探查吻合术	指坐骨神经、股神经、胫神经、腓神经等		次		2366. 00	甲类	手术费
753	04. 3x16	股神经缝合术		手术	G	331502005	神经吻合术			次		2130. 70	甲类	手术费

（续上表）

序号	手术操作诊断编码	手术操作名称	手术级别	操作类型	财务分类	编码	项目名称	项目内涵	除外内容	计价单位	说明	三级医疗服务价格（元）	医保结算类型	医疗收费项目类别
754	04.3x17	胫神经缝合术		手术	G	331502013	下肢神经探查吻合术	指坐骨神经、股神经、胫神经、腓神经等		次		2366.00	甲类	手术费
755	04.3x17	胫神经缝合术		手术	G	331502005	神经吻合术			次		2130.70	甲类	手术费
756	04.3x18	腓神经缝合术		手术	G	331502013	下肢神经探查吻合术	指坐骨神经、股神经、胫神经、腓神经等		次		2366.00	甲类	手术费
757	04.3x18	腓神经缝合术		手术	G	331502005	神经吻合术			次		2130.70	甲类	手术费
758	04.4100	三叉神经根的减压术		手术	G	330202007-1	三叉神经微血管减压术		减压材料	次		5679.70	甲类	手术费
759	04.4100x003	三叉神经减压术		手术	G	330202007-1	三叉神经微血管减压术		减压材料	次		5679.70	甲类	手术费
760	04.4101	三叉神经微血管减压术		手术	G	330202007-1	三叉神经微血管减压术		减压材料	次		5679.70	甲类	手术费
761	04.4102	内镜下三叉神经微血管减压术		手术	G	330202007-1	三叉神经微血管减压术		减压材料	次		5679.70	甲类	手术费
762	04.4102	内镜下三叉神经微血管减压术		手术	G	330000000-13	术中使用其他内镜加收			次		354.00	甲类	手术费
763	04.4200	其他脑神经减压术		手术	G	330202007	颅神经微血管减压术		减压材料	次		5679.70	甲类	手术费
764	04.4200x006	经后颅窝面神经减压术		手术	G	330202007-2	面神经微血管减压术		减压材料	次		5679.70	甲类	手术费
765	04.4200x007	枕下神经减压术		手术	G	330202007	颅神经微血管减压术		减压材料	次		5679.70	甲类	手术费
766	04.4200x014	面神经根粘连松解术		手术	G	330202011	面神经松解减压术	含腮腺浅叶切除		次		2730.00	甲类	手术费
767	04.4200x015	三叉神经根粘连松解术		手术	G	330204001	脊髓和神经根粘连松解术			次		6656.00	甲类	手术费
768	04.4200x016	展神经减压术		手术	G	330202007	颅神经微血管减压术		减压材料	次		5679.70	甲类	手术费
769	04.4201	视神经减压术		手术	G	330409024	视神经减压术			次		1926.14	甲类	手术费
770	04.4202	内镜下视神经减压术		手术	G	330409024	视神经减压术			次		1926.14	甲类	手术费
771	04.4202	内镜下视神经减压术		手术	G	330000000-13	术中使用其他内镜加收			次		354.00	甲类	手术费
772	04.4203	面神经减压术		手术	G	330202007-2	面神经微血管减压术		减压材料	次		5679.70	甲类	手术费
773	04.4204	面神经微血管减压术		手术	G	330202007-2	面神经微血管减压术		减压材料	次		5679.70	甲类	手术费
774	04.4205	内镜下面神经微血管减压术		手术	G	330202007-2	面神经微血管减压术		减压材料	次		5679.70	甲类	手术费
775	04.4205	内镜下面神经微血管减压术		手术	G	330000000-13	术中使用其他内镜加收			次		354.00	甲类	手术费
776	04.4206	听神经减压术		手术	G	330202007-3	听神经微血管减压术		减压材料	次		5679.70	甲类	手术费
777	04.4207	听神经根粘连松解术		手术	G	331502009	周围神经嵌压松解术			次		2957.50	甲类	手术费
778	04.4208	舌咽神经减压术		手术	G	330202007-4	舌咽神经微血管减压术		减压材料	次		5679.70	甲类	手术费
779	04.4209	舌咽神经微血管减压术		手术	G	330202007-4	舌咽神经微血管减压术		减压材料	次		5679.70	甲类	手术费
780	04.4210	内镜下舌咽神经微血管减压术		手术	G	330202007-4	舌咽神经微血管减压术		减压材料	次		5679.70	甲类	手术费
781	04.4210	内镜下舌咽神经微血管减压术		手术	G	330000000-13	术中使用其他内镜加收			次		354.00	甲类	手术费
782	04.4211	迷走神经减压术		手术	G	330202007-5	迷走神经微血管减压术		减压材料	次		5679.70	甲类	手术费
783	04.4212	喉返神经松解术		手术	G	331502009	周围神经嵌压松解术			次		2957.50	甲类	手术费
784	04.4213	副神经减压术		手术	G	330202007	颅神经微血管减压术		减压材料	次		5679.70	甲类	手术费

（续上表）

序号	手术操作诊断编码	手术操作名称	手术级别	操作类型	财务分类	编码	项目名称	项目内涵	除外内容	计价单位	说明	三级医疗服务价格（元）	医保结算类型	医疗收费项目类别
785	04.4300	腕管松解术		手术	G	331512019	上肢关节松解术	指肩、肘、腕关节		每关节		2670.20	甲类	手术费
786	04.4301	关节镜下腕管松解术		手术	G	331512019	上肢关节松解术	指肩、肘、腕关节		每关节		2670.20	甲类	手术费
787	04.4301	关节镜下腕管松解术		手术	G	330000000－11	术中使用关节镜加收			次		709.50	甲类	手术费
788	04.4400	跗管松解术		手术	G	331512020	下肢关节松解术	指髋、膝、踝、足关节		每关节		3177.20	甲类	手术费
789	04.4900	其他周围神经或神经节粘连的减压术或松解术		手术	G	330204001	脊髓和神经根粘连松解术			次		6656.00	甲类	手术费
790	04.4900x033	腓浅神经松解术		手术	G	331502009	周围神经嵌压松解术			次		2957.50	甲类	手术费
791	04.4900x034	腓深神经松解术		手术	G	331502009	周围神经嵌压松解术			次		2957.50	甲类	手术费
792	04.4900x035	腋神经松解术		手术	G	331502009	周围神经嵌压松解术			次		2957.50	甲类	手术费
793	04.4900x037	胫后神经松解术		手术	G	331502009	周围神经嵌压松解术			次		2957.50	甲类	手术费
794	04.4900x038	迷走神经根粘连松解术		手术	G	331502009	周围神经嵌压松解术			次		2957.50	甲类	手术费
795	04.4900x042	周围神经松解术		手术	G	331502009	周围神经嵌压松解术			次		2957.50	甲类	手术费
796	04.4900x043	肘管松解术		手术	G	331502015S	尺神经前置术	含尺神经探查、松解游离		次		2577.00	甲类	手术费
797	04.4900x046	副神经松解术		手术	G	331502009	周围神经嵌压松解术			次		2957.50	甲类	手术费
798	04.4900x047	颈丛神经松解术		手术	G	331502009	周围神经嵌压松解术			次		2957.50	甲类	手术费
799	04.4900x048	颏神经松解术		手术	G	331502009	周围神经嵌压松解术			次		2957.50	甲类	手术费
800	04.4900x049	肩胛上神经松解术		手术	G	331502002	臂丛神经损伤神经探查松解术			次		3328.00	甲类	手术费
801	04.4900x050	膈神经松解术		手术	G	331502009	周围神经嵌压松解术			次		2957.50	甲类	手术费
802	04.4901	臂丛神经松解术		手术	G	331502002	臂丛神经损伤神经探查松解术			次		3328.00	甲类	手术费
803	04.4902	舌神经根松解术		手术	G	331502009	周围神经嵌压松解术			次		2957.50	甲类	手术费
804	04.4903	神经根管松解术		手术	G	331502009	周围神经嵌压松解术			次		2957.50	甲类	手术费
805	04.4904	腰丛神经松解术		手术	G	331502009	周围神经嵌压松解术			次		2957.50	甲类	手术费
806	04.4905	骶神经松解术		手术	G	331502009	周围神经嵌压松解术			次		2957.50	甲类	手术费
807	04.4906	马尾神经松解术		手术	G	331501063S	神经源性膀胱马尾神经松解术			每节椎板		2211.30	甲类	手术费
808	04.4907	正中神经松解术		手术	G	331502002	臂丛神经损伤神经探查松解术			次		3328.00	甲类	手术费
809	04.4908	尺神经松解术		手术	G	331502002	臂丛神经损伤神经探查松解术			次		3328.00	甲类	手术费
810	04.4909	桡神经松解术		手术	G	331502002	臂丛神经损伤神经探查松解术			次		3328.00	甲类	手术费
811	04.4910	指神经松解术		手术	G	331502002	臂丛神经损伤神经探查松解术			次		3328.00	甲类	手术费

（续上表）

序号	手术操作诊断编码	手术操作名称	手术级别	操作类型	财务分类	编码	项目名称	项目内涵	除外内容	计价单位	说明	三级医疗服务价格（元）	医保结算类型	医疗收费项目类别
812	04.4911	坐骨神经松解术		手术	G	331502010	坐骨神经松解术			次		1808.30	甲类	手术费
813	04.4912	下肢外周神经减压术		手术	G	331522014	下肢筋膜间室综合征切开减压术			次		1487.20	甲类	手术费
814	04.4913	股神经松解术		手术	G	331502009	周围神经嵌压松解术			次		2957.50	甲类	手术费
815	04.4914	胫神经松解术		手术	G	331502009	周围神经嵌压松解术			次		2957.50	甲类	手术费
816	04.4915	腓总神经松解术		手术	G	331502009	周围神经嵌压松解术			次		2957.50	甲类	手术费
817	04.4916	腓神经松解术		手术	G	331502009	周围神经嵌压松解术			次		2957.50	甲类	手术费
818	04.4917	足神经松解术		手术	G	331502009	周围神经嵌压松解术			次		2957.50	甲类	手术费
819	04.4918	跖间神经松解术		手术	G	331502009	周围神经嵌压松解术			次		2957.50	甲类	手术费
820	04.4919	趾间神经松解术		手术	G	331502009	周围神经嵌压松解术			次		2957.50	甲类	手术费
821①	04.5x00	颅或周围神经移植术		手术	G	331502006	神经移植术		异体神经	次		3211.00	甲类	手术费
822②	04.5x00x005	颅神经移植术		手术	G	331502006	神经移植术		异体神经	次		3211.00	甲类	手术费
823③	04.5x00x009	耳大神经移植术		手术	G	331502006	神经移植术		异体神经	次		3211.00	甲类	手术费
824④	04.5x00x016	周围神经移植术		手术	G	330202013	面神经周围神经移植术			次		4422.60	甲类	手术费
825⑤	04.5x00x016	周围神经移植术		手术	G	331502006	神经移植术		异体神经	次		3211.00	甲类	手术费
826⑥	04.5x00x017	脊神经移植术		手术	G	331502006	神经移植术		异体神经	次		3211.00	甲类	手术费
827⑦	04.5x00x018	副神经移植术		手术	G	331502006	神经移植术		异体神经	次		3211.00	甲类	手术费
828⑧	04.5x00x019	颈丛神经移植术		手术	G	331502006	神经移植术		异体神经	次		3211.00	甲类	手术费
829⑨	04.5x00x020	胫神经移植术		手术	G	331502006	神经移植术		异体神经	次		3211.00	甲类	手术费
830⑩	04.5x00x021	肩胛神经移植术		手术	G	331502006	神经移植术		异体神经	次		3211.00	甲类	手术费
831⑪	04.5x00x022	腋神经移植术		手术	G	331502006	神经移植术		异体神经	次		3211.00	甲类	手术费
832⑫	04.5x00x023	肌皮神经移植术		手术	G	331502006	神经移植术		异体神经	次		3211.00	甲类	手术费
833	04.5x00x024	喉返神经移植术		手术	G	330300017－2	喉返神经移植术	含探查、吻合		次		2535.00	甲类	手术费
834⑬	04.5x01	面神经移植术		手术	G	330202010	面神经跨面移植术		移植材料	次		3640.00	甲类	手术费
835⑭	04.5x01	面神经移植术		手术	G	330202013	面神经周围神经移植术			次		4422.60	甲类	手术费
836⑮	04.5x01	面神经移植术		手术	G	331502006	神经移植术		异体神经	次		3211.00	甲类	手术费
837⑯	04.5x02	臂丛神经移植术		手术	G	331502003	臂丛神经损伤游离神经移植术	不含游离神经切取		次		3042.00	甲类	手术费
838⑰	04.5x02	臂丛神经移植术		手术	G	331502006	神经移植术		异体神经	次		3211.00	甲类	手术费
839⑱	04.5x03	正中神经移植术		手术	G	331502003	臂丛神经损伤游离神经移植术	不含游离神经切取		次		3042.00	甲类	手术费

①～⑱ 限制范围：限治疗性自体移植。

（续上表）

序号	手术操作诊断编码	手术操作名称	手术级别	操作类型	财务分类	编码	项目名称	项目内涵	除外内容	计价单位	说明	三级医疗服务价格（元）	医保结算类型	医疗收费项目类别
840①	04.5x03	正中神经移植术		手术	G	331521037	前臂神经探查游离神经移植术	指桡神经、正中神经、尺神经。含游离神经切取		每条神经		3346.20	甲类	手术费
841②	04.5x03	正中神经移植术		手术	G	331502006	神经移植术		异体神经	次		3211.00	甲类	手术费
842③	04.5x04	尺神经移植术		手术	G	331502003	臂丛神经损伤游离神经移植术	不含游离神经切取		次		3042.00	甲类	手术费
843④	04.5x04	尺神经移植术		手术	G	331521037	前臂神经探查游离神经移植术	指桡神经、正中神经、尺神经。含游离神经切取		每条神经		3346.20	甲类	手术费
844⑤	04.5x04	尺神经移植术		手术	G	331502006	神经移植术		异体神经	次		3211.00	甲类	手术费
845⑥	04.5x05	桡神经移植术		手术	G	331502003	臂丛神经损伤游离神经移植术	不含游离神经切取		次		3042.00	甲类	手术费
846⑦	04.5x05	桡神经移植术		手术	G	331521037	前臂神经探查游离神经移植术	指桡神经、正中神经、尺神经。含游离神经切取		每条神经		3346.20	甲类	手术费
847⑧	04.5x05	桡神经移植术		手术	G	331502006	神经移植术		异体神经	次		3211.00	甲类	手术费
848⑨	04.5x06	指神经移植术		手术	G	331502006	神经移植术		异体神经	次		3211.00	甲类	手术费
849⑩	04.5x07	坐骨神经移植术		手术	G	331502006	神经移植术		异体神经	次		3211.00	甲类	手术费
850⑪	04.5x08	股神经移植术		手术	G	331502006	神经移植术		异体神经	次		3211.00	甲类	手术费
851⑫	04.5x09	腓总神经移植术		手术	G	331502006	神经移植术		异体神经	次		3211.00	甲类	手术费
852⑬	04.5x10	腓肠神经移植术		手术	G	331502006	神经移植术		异体神经	次		3211.00	甲类	手术费
853⑭	04.6x00	颅和周围神经的移位术		手术	G	331502006	神经移植术		异体神经	次		3211.00	甲类	手术费
854⑮	04.6x00x010	同侧脊神经根移位术		手术	G	331502006	神经移植术		异体神经	次		3211.00	甲类	手术费
855⑯	04.6x00x012	闭孔神经移位术		手术	G	331502006	神经移植术		异体神经	次		3211.00	甲类	手术费
856	04.6x00x013	尺神经部分神经束移位术		手术	G	331502004	臂丛神经损伤神经移位术			次		4368.00	甲类	手术费
857	04.6x00x013	尺神经部分神经束移位术		手术	G	331502004－6	臂丛神经损伤移位术加收（联合手术）	指同时移位2根及以上神经加收		次		1747.20	甲类	手术费
858	04.6x00x014	尺神经前移术		手术	G	331502004	臂丛神经损伤神经移位术			次		4368.00	甲类	手术费
859	04.6x00x014	尺神经前移术		手术	G	331502004－6	臂丛神经损伤移位术加收（联合手术）	指同时移位2根及以上神经加收		次		1747.20	甲类	手术费
860	04.6x00x015	肱三头肌支移位术		手术	G	331502004	臂丛神经损伤神经移位术			次		4368.00	甲类	手术费
861	04.6x00x015	肱三头肌支移位术		手术	G	331502004－6	臂丛神经损伤移位术加收（联合手术）	指同时移位2根及以上神经加收		次		1747.20	甲类	手术费
862⑰	04.6x00x017	脑神经移位术		手术	G	331502006	神经移植术		异体神经	次		3211.00	甲类	手术费
863	04.6x00x018	桡神经浅支移位术		手术	G	331502004	臂丛神经损伤神经移位术			次		4368.00	甲类	手术费
864	04.6x00x018	桡神经浅支移位术		手术	G	331502004－6	臂丛神经损伤移位术加收（联合手术）	指同时移位2根及以上神经加收		次		1747.20	甲类	手术费

①~⑰ 限制范围：限治疗性自体移植。

（续上表）

序号	手术操作诊断编码	手术操作名称	手术级别	操作类型	财务分类	编码	项目名称	项目内涵	除外内容	计价单位	说明	三级医疗服务价格（元）	医保结算类型	医疗收费项目类别
865	04. 6x00x019	正中神经部分神经束移位术		手术	G	331502004	臂丛神经损伤神经移位术			次		4368. 00	甲类	手术费
866	04. 6x00x019	正中神经部分神经束移位术		手术	G	331502004－6	臂丛神经损伤移位术加收（联合手术）	指同时移位 2 根及以上神经加收		次		1747. 20	甲类	手术费
867	04. 6x00x020	周围神经移位术		手术	G	331502015S	尺神经前置术	含尺神经探查、松解游离		次		2577. 00	甲类	手术费
868	04. 6x01	副神经移位术		手术	G	331502004－5	臂丛神经损伤副神经移位术			次		4368. 00	甲类	手术费
869	04. 6x02	耳大神经移位术		手术	G	331502015S	尺神经前置术	含尺神经探查、松解游离		次		2577. 00	甲类	手术费
870	04. 6x03	下牙槽神经移位术		手术	G	330609003	下齿槽神经移位术			次		1040. 00	丙类	手术费
871	04. 6x04	颈丛神经移位术		手术	G	331502004－3	臂丛神经损伤颈丛神经移位术			次		4368. 00	甲类	手术费
872	04. 6x05	健侧颈 7 神经移位术		手术	G	331502004－4	臂丛神经损伤对侧颈 7 神经移位术			次		4368. 00	甲类	手术费
873	04. 6x06	肋间神经移位术		手术	G	331502004－2	臂丛神经损伤肋间神经移位术			次		4368. 00	甲类	手术费
874	04. 6x08	正中神经移位术		手术	G	331502004	臂丛神经损伤神经移位术			次		4368. 00	甲类	手术费
875	04. 6x08	正中神经移位术		手术	G	331502004－6	臂丛神经损伤移位术加收（联合手术）	指同时移位 2 根及以上神经加收		次		1747. 20	甲类	手术费
876	04. 6x09	桡神经移位术		手术	G	331502004	臂丛神经损伤神经移位术			次		4368. 00	甲类	手术费
877	04. 6x09	桡神经移位术		手术	G	331502004－6	臂丛神经损伤移位术加收（联合手术）	指同时移位 2 根及以上神经加收		次		1747. 20	甲类	手术费
878	04. 6x10	尺神经移位术		手术	G	331502004	臂丛神经损伤神经移位术			次		4368. 00	甲类	手术费
879	04. 6x10	尺神经移位术		手术	G	331502004－6	臂丛神经损伤移位术加收（联合手术）	指同时移位 2 根及以上神经加收		次		1747. 20	甲类	手术费
880	04. 6x11	指神经移位术		手术	G	331502015S	尺神经前置术	含尺神经探查、松解游离		次		2577. 00	甲类	手术费
881	04. 6x12	膈神经移位术		手术	G	331502004－1	臂丛神经损伤膈神经移位术			次		4368. 00	甲类	手术费
882	04. 7100	舌下神经－面神经吻合术		手术	G	331502005	神经吻合术			次		2130. 70	甲类	手术费
883	04. 7100	舌下神经－面神经吻合术		手术	G	330202009－2	面舌下神经吻合术			次		4877. 60	甲类	手术费
884	04. 7200	副神经－面神经吻合术		手术	G	331502005	神经吻合术			次		2130. 70	甲类	手术费
885	04. 7200	副神经－面神经吻合术		手术	G	330202009－1	面副神经吻合术			次		4877. 60	甲类	手术费
886	04. 7300	副神经－舌下神经吻合术		手术	G	331502005	神经吻合术			次		2130. 70	甲类	手术费
887	04. 7400	颅或周围神经的其他吻合术		手术	G	331502005	神经吻合术			次		2130. 70	甲类	手术费
888	04. 7400x032	面神经－三叉神经吻合术		手术	G	331502005	神经吻合术			次		2130. 70	甲类	手术费
889	04. 7400x033	耳大神经－面神经吻合术		手术	G	331502005	神经吻合术			次		2130. 70	甲类	手术费
890	04. 7400x034	副神经吻合术		手术	G	331502005	神经吻合术			次		2130. 70	甲类	手术费
891	04. 7401	颅神经吻合术		手术	G	331502005	神经吻合术			次		2130. 70	甲类	手术费

（续上表）

序号	手术操作诊断编码	手术操作名称	手术级别	操作类型	财务分类	编码	项目名称	项目内涵	除外内容	计价单位	说明	三级医疗服务价格（元）	医保结算类型	医疗收费项目类别
892	04.7402	面神经吻合术		手术	G	330202009	面神经吻合术			次		4877.60	甲类	手术费
893	04.7402	面神经吻合术		手术	G	331502005	神经吻合术			次		2130.70	甲类	手术费
894	04.7403	面神经膈神经吻合术		手术	G	331502005	神经吻合术			次		2130.70	甲类	手术费
895	04.7404	舌下神经吻合术		手术	G	331502005	神经吻合术			次		2130.70	甲类	手术费
896	04.7405	牙槽神经吻合术		手术	G	331502005	神经吻合术			次		2130.70	甲类	手术费
897	04.7406	迷走神经吻合术		手术	G	331502005	神经吻合术			次		2130.70	甲类	手术费
898	04.7407	周围神经吻合术		手术	G	331502005	神经吻合术			次		2130.70	甲类	手术费
899	04.7408	指神经吻合术		手术	G	331502005	神经吻合术			次		2130.70	甲类	手术费
900	04.7409	尺神经吻合术		手术	G	331521036	前臂神经探查吻合术	指桡神经、正中神经、尺神经		每条神经		2332.20	甲类	手术费
901	04.7409	尺神经吻合术		手术	G	331502005	神经吻合术			次		2130.70	甲类	手术费
902	04.7410	桡神经吻合术		手术	G	331521036	前臂神经探查吻合术	指桡神经、正中神经、尺神经		每条神经		2332.20	甲类	手术费
903	04.7410	桡神经吻合术		手术	G	331502005	神经吻合术			次		2130.70	甲类	手术费
904	04.7411	臂丛神经吻合术		手术	G	331521036	前臂神经探查吻合术	指桡神经、正中神经、尺神经		每条神经		2332.20	甲类	手术费
905	04.7411	臂丛神经吻合术		手术	G	331502005	神经吻合术			次		2130.70	甲类	手术费
906	04.7412	正中神经吻合术		手术	G	331521036	前臂神经探查吻合术	指桡神经、正中神经、尺神经		每条神经		2332.20	甲类	手术费
907	04.7412	正中神经吻合术		手术	G	331502005	神经吻合术			次		2130.70	甲类	手术费
908	04.7413	肌皮神经吻合术		手术	G	331502005	神经吻合术			次		2130.70	甲类	手术费
909	04.7413	肌皮神经吻合术		手术	G	331521036	前臂神经探查吻合术	指桡神经、正中神经、尺神经		每条神经		2332.20	甲类	手术费
910	04.7414	闭孔神经吻合术		手术	G	331502005	神经吻合术			次		2130.70	甲类	手术费
911	04.7415	坐骨神经吻合术		手术	G	331502013	下肢神经探查吻合术	指坐骨神经、股神经、胫神经、腓神经等		次		2366.00	甲类	手术费
912	04.7416	股神经吻合术		手术	G	331502013	下肢神经探查吻合术	指坐骨神经、股神经、胫神经、腓神经等		次		2366.00	甲类	手术费
913	04.7417	胫神经吻合术		手术	G	331502013	下肢神经探查吻合术	指坐骨神经、股神经、胫神经、腓神经等		次		2366.00	甲类	手术费
914	04.7418	腓神经吻合术		手术	G	331502013	下肢神经探查吻合术	指坐骨神经、股神经、胫神经、腓神经等		次		2366.00	甲类	手术费
915	04.9200	周围神经刺激器导线的置入或置换		手术	G	330100023S	外周神经电刺激系统植入术		电极、刺激器、患者控制器	次		1950.00	甲类	手术费
916	04.9200	周围神经刺激器导线的置入或置换		手术	G	330100023S－1	外周神经电刺激系统（2根及以上电极）植入术		电极、刺激器、患者控制器	次		2925.00	甲类	手术费
917	04.9200	周围神经刺激器导线的置入或置换		手术	G	330100023S－3	外周神经电刺激系统取出术			次		975.00	甲类	手术费

（续上表）

序号	手术操作诊断编码	手术操作名称	手术级别	操作类型	财务分类	编码	项目名称	项目内涵	除外内容	计价单位	说明	三级医疗服务价格（元）	医保结算类型	医疗收费项目类别
918	04.9300	去除周围神经刺激器导线		手术	G	330100023S－3	外周神经电刺激系统取出术			次		975.00	甲类	手术费
919	04.9300x001	周围神经电刺激器去除术		手术	G	330100023S－3	外周神经电刺激系统取出术			次		975.00	甲类	手术费
920	04.9301	骶神经刺激电极取出术		手术	G	330100023S－3	外周神经电刺激系统取出术			次		975.00	甲类	手术费
921	05.0x00	交感神经或神经节的切断术		手术	G	330204015	胸腰交感神经节切断术	含切除多个神经节		次		5460.00	甲类	手术费
922	05.0x00	交感神经或神经节的切断术		手术	G	330204016	经胸腔镜交感神经链切除术			次		5824.00	甲类	手术费
923	05.0x00x001	交感神经切断术		手术	G	330204015	胸腰交感神经节切断术	含切除多个神经节		次		5460.00	甲类	手术费
924	05.0x01	胸腔镜下交感神经切断术		手术	G	330204016	经胸腔镜交感神经链切除术			次		5824.00	甲类	手术费
925	05.1100	交感神经或神经节的活组织检查		手术	D	310100020	周围神经活检术			每个切口	同一切口取肌肉和神经标本时以一项计价	174.62	甲类	检查费
926	05.1101	交感神经活组织检查		手术	D	310100020	周围神经活检术			每个切口	同一切口取肌肉和神经标本时以一项计价	174.62	甲类	检查费
927	05.1102	交感神经节活组织检查		手术	D	310100020	周围神经活检术			每个切口	同一切口取肌肉和神经标本时以一项计价	174.62	甲类	检查费
928	05.2100	蝶腭神经节切除术		手术	G	331502014	神经纤维部分切断术			次		2670.20	甲类	手术费
929	05.2200	颈交感神经切除术		手术	G	331502014	神经纤维部分切断术			次		2670.20	甲类	手术费
930	05.2300	腰交感神经切除术		手术	G	331502014	神经纤维部分切断术			次		2670.20	甲类	手术费
931	05.2301	腹腔镜腰交感神经切除术		手术	G	330204015	胸腰交感神经节切断术	含切除多个神经节		次		5460.00	甲类	手术费
932	05.2301	腹腔镜腰交感神经切除术		手术	G	330000000－8	术中使用腹腔镜加收			次		1420.50	甲类	手术费
933	05.2400	骶前交感神经切除术		手术	G	331502014	神经纤维部分切断术			次		2670.20	甲类	手术费
934	05.2401	腹腔镜骶前神经切断术		手术	G	331502014	神经纤维部分切断术			次		2670.20	甲类	手术费
935	05.2401	腹腔镜骶前神经切断术		手术	G	330000000－8	术中使用腹腔镜加收			次		1420.50	甲类	手术费
936	05.2402	骶前神经切断术		手术	G	331502014	神经纤维部分切断术			次		2670.20	甲类	手术费
937	05.2500	动脉周围交感神经切除术		手术	G	331502014	神经纤维部分切断术			次		2670.20	甲类	手术费
938	05.2901	交感神经切除术		手术	G	330204015	胸腰交感神经节切断术	含切除多个神经节		次		5460.00	甲类	手术费
939	05.2902	交感神经病损切除术		手术	G	330204015	胸腰交感神经节切断术	含切除多个神经节		次		5460.00	甲类	手术费
940	05.2903	胸交感神经切除术		手术	G	330204015	胸腰交感神经节切断术	含切除多个神经节		次		5460.00	甲类	手术费
941	05.2904	胸腔镜下胸交感神经部分切除术		手术	G	330204015	胸腰交感神经节切断术	含切除多个神经节		次		5460.00	甲类	手术费
942	05.2904	胸腔镜下胸交感神经部分切除术		手术	G	330000000－5	术中使用胸腔镜加收			次		1420.50	甲类	手术费

（续上表）

序号	手术操作诊断编码	手术操作名称	手术级别	操作类型	财务分类	编码	项目名称	项目内涵	除外内容	计价单位	说明	三级医疗服务价格（元）	医保结算类型	医疗收费项目类别
943	06.0200x001	甲状腺术后切开探查术		手术	G	330300017	喉返神经探查术			次	仅独立开展本手术方可收费	2535.00	甲类	手术费
944	06.0201	甲状腺术后止血术		手术	E	120500002－1	术后创口二期缝合术（中）			次	缝合6～10针	194.25	甲类	治疗费
945	06.0900x004	颈部探查术		手术	G	330804044－3	颈部血管探查术			次	仅独立开展本手术方可收费	3380.00	甲类	手术费
946	06.0900x005	甲状舌管切开引流术		手术	G	330300015	甲状舌管瘘切除术			次		1808.30	甲类	手术费
947	06.0900x005	甲状舌管切开引流术		手术	G	330300015－1	甲状舌管囊肿切除术			次		1808.30	甲类	手术费
948	06.0900x006	甲状腺切开异物取出术		手术	G	331602002	体表异物取出术	不含X线定位		次		253.50	甲类	手术费
949	06.0901	甲状腺切开探查术		手术	G	330300017	喉返神经探查术			次	仅独立开展本手术方可收费	2535.00	甲类	手术费
950	06.2x00	单侧甲状腺叶切除术		手术	G	330300010	甲状腺全切术			次		2535.00	甲类	手术费
951	06.2x01	腔镜下单侧甲状腺切除术	四级	手术	G	330300010	甲状腺全切术			次		2535.00	甲类	手术费
952	06.2x01	腔镜下单侧甲状腺切除术	四级	手术	G	330000000－13	术中使用其他内镜加收			次		354.00	甲类	手术费
953	06.2x02	单侧甲状腺切除伴甲状腺峡部切除术	四级	手术	G	330300027S	甲状腺单叶＋峡部切除术			次		2535.00	甲类	手术费
954	06.2x03	单侧甲状腺切除伴他叶部分切除术		手术	G	330300010	甲状腺全切术			次		2535.00	甲类	手术费
955	06.2x03	单侧甲状腺切除伴他叶部分切除术		手术	G	330300008	甲状腺部分切除术			单侧		1808.30	甲类	手术费
956	06.2x03	单侧甲状腺切除伴他叶部分切除术		手术	G	330300009	甲状腺次全切除术			单侧		2028.00	甲类	手术费
957	06.2x04	单侧甲状腺切除伴峡部和其他叶部分切除术		手术	G	330300027S	甲状腺单叶＋峡部切除术			次		2535.00	甲类	手术费
958	06.2x04	单侧甲状腺切除伴峡部和其他叶部分切除术		手术	G	330300008	甲状腺部分切除术			单侧		1808.30	甲类	手术费
959	06.2x04	单侧甲状腺切除伴峡部和其他叶部分切除术		手术	G	330300009	甲状腺次全切除术			单侧		2028.00	甲类	手术费
960	06.3100	甲状腺病损切除术		手术	G	330300008－1	甲状腺腺瘤切除术			单侧		1808.30	甲类	手术费
961	06.3100	甲状腺病损切除术		手术	G	330300008－2	甲状腺囊肿切除术			单侧		1808.30	甲类	手术费
962	06.3100	甲状腺病损切除术		手术	G	330300011	甲状腺癌根治术			次		3640.00	甲类	手术费
963	06.3100	甲状腺病损切除术		手术	G	330300012	甲状腺癌扩大根治术	含甲状腺癌切除、同侧淋巴结清扫、所累及颈其他结构切除		次		4550.00	甲类	手术费

（续上表）

序号	手术操作诊断编码	手术操作名称	手术级别	操作类型	财务分类	编码	项目名称	项目内涵	除外内容	计价单位	说明	三级医疗服务价格（元）	医保结算类型	医疗收费项目类别
964	06. 3100	甲状腺病损切除术		手术	G	330300013	甲状腺癌根治术联合胸骨劈开上纵隔清扫术			次		5642. 00	甲类	手术费
965	86. 6500	异种移植物至皮肤		手术	G	331603027	异体皮移植术		异体皮及制备	1%体表面积		182. 00	甲类	手术费
966	86. 6501	猪皮移植术		手术	G	331603027	异体皮移植术		异体皮及制备	1%体表面积		182. 00	甲类	手术费
967	86. 6600	同种移植物至皮肤		手术	G	331603026	自体皮移植术			1%体表面积		494. 00	甲类	手术费
968	86. 6601	同种皮片移植术		手术	G	331603026	自体皮移植术			1%体表面积		494. 00	甲类	手术费
969	86. 6701	脱细胞异体真皮植皮术		手术	G	331603024	体外细胞培养皮肤细胞移植术	含体外细胞培养		1%体表面积		273. 00	甲类	手术费
970	86. 6702	人工皮肤移植术		手术	G	331603027	异体皮移植术		异体皮及制备	1%体表面积		182. 00	甲类	手术费
971	86. 6900	其他皮肤移植物至其他部位		手术	G	331603027	异体皮移植术		异体皮及制备	1%体表面积		182. 00	甲类	手术费
972	86. 6900x010	全厚皮片移植术		手术	G	331603030	游离皮片移植术	指刃厚、中厚、全厚、瘢痕皮、反鼓取皮		1%体表面积		1960. 00	甲类	手术费
973	86. 6901	刃厚皮片移植术		手术	G	331603030	游离皮片移植术	指刃厚、中厚、全厚、瘢痕皮、反鼓取皮		1%体表面积		1960. 00	甲类	手术费
974	86. 6902	中厚皮片移植术		手术	G	331603030	游离皮片移植术	指刃厚、中厚、全厚、瘢痕皮、反鼓取皮		1%体表面积		1960. 00	甲类	手术费
975	86. 6903	头面颈部植皮术		手术	G	331603026	自体皮移植术			1%体表面积		494. 00	甲类	手术费
976	86. 6903	头面颈部植皮术		手术	G	331603027	异体皮移植术		异体皮及制备	1%体表面积		182. 00	甲类	手术费
977	86. 6904	躯干部植皮术		手术	G	331603026	自体皮移植术			1%体表面积		494. 00	甲类	手术费
978	86. 6904	躯干部植皮术		手术	G	331603027	异体皮移植术		异体皮及制备	1%体表面积		182. 00	甲类	手术费
979	86. 6905	上肢植皮术		手术	G	331603026	自体皮移植术			1%体表面积		494. 00	甲类	手术费
980	86. 6905	上肢植皮术		手术	G	331603027	异体皮移植术		异体皮及制备	1%体表面积		182. 00	甲类	手术费
981	86. 6906	下肢植皮术		手术	G	331603026	自体皮移植术			1%体表面积		494. 00	甲类	手术费
982	86. 6906	下肢植皮术		手术	G	331603027	异体皮移植术		异体皮及制备	1%体表面积		182. 00	甲类	手术费
983	86. 7000	带蒂皮瓣或皮瓣移植		手术	G	331604029	带蒂筋膜瓣切取移植术	深度烧伤的早期修复		次		2431. 00	甲类	手术费
984	86. 7000	带蒂皮瓣或皮瓣移植		手术	G	331604030	带蒂肌皮瓣切取移植术	深度烧伤的早期修复		次		2431. 00	甲类	手术费

（续上表）

序号	手术操作诊断编码	手术操作名称	手术级别	操作类型	财务分类	编码	项目名称	项目内涵	除外内容	计价单位	说明	三级医疗服务价格（元）	医保结算类型	医疗收费项目类别
985	86.7000	带蒂皮瓣或皮瓣移植		手术	G	331604031	带蒂肌瓣切取移植术	深度烧伤的早期修复		次		2431.00	甲类	手术费
986	86.700x0013	游离皮瓣移植术		手术	G	331604028	游离皮瓣切取移植术	深度烧伤的早期修复		次		4680.00	甲类	手术费
987	86.700x0015	扩张皮瓣转移术		手术	G	331603046	扩张器取出皮瓣移植术			次		2912.00	甲类	手术费
988	86.7104	腹部埋藏皮瓣术		手术	G	331521001	手外伤腹部埋藏皮瓣术			次		2197.00	甲类	手术费
989	86.7200	带蒂皮瓣移植物前徙术		手术	G	331604029	带蒂筋膜瓣切取移植术	深度烧伤的早期修复		次		2431.00	甲类	手术费
990	86.7200	带蒂皮瓣移植物前徙术		手术	G	331604030	带蒂肌皮瓣切取移植术	深度烧伤的早期修复		次		2431.00	甲类	手术费
991	86.7200	带蒂皮瓣移植物前徙术		手术	G	331604031	带蒂肌瓣切取移植术	深度烧伤的早期修复		次		2431.00	甲类	手术费
992	86.7200x001	带蒂皮瓣迁徙术		手术	G	331604029	带蒂筋膜瓣切取移植术	深度烧伤的早期修复		次		2431.00	甲类	手术费
993	86.7200x001	带蒂皮瓣迁徙术		手术	G	331604030	带蒂肌皮瓣切取移植术	深度烧伤的早期修复		次		2431.00	甲类	手术费
994	86.7200x001	带蒂皮瓣迁徙术		手术	G	331604031	带蒂肌瓣切取移植术	深度烧伤的早期修复		次		2431.00	甲类	手术费
995	86.7300x004	手游离皮瓣移植术		手术	G	331604028	游离皮瓣切取移植术	深度烧伤的早期修复		次		4680.00	甲类	手术费
996	86.7301	邻指皮瓣术		手术	G	331521004	手外伤邻指皮瓣术			次		1352.00	甲类	手术费
997	86.7302	鱼际皮瓣术		手术	G	331521005	手外伤鱼际皮瓣术			次		1352.00	甲类	手术费
998	86.7303	指蹼成形术		手术	G	331521040	指蹼成形术			每个指蹼		1014.00	甲类	手术费
999	86.7400x026	带蒂皮瓣移植术		手术	G	331604029	带蒂筋膜瓣切取移植术	深度烧伤的早期修复		次		2431.00	甲类	手术费
1000	86.7400x026	带蒂皮瓣移植术		手术	G	331604030	带蒂肌皮瓣切取移植术	深度烧伤的早期修复		次		2431.00	甲类	手术费
1001	86.7400x026	带蒂皮瓣移植术		手术	G	331604031	带蒂肌瓣切取移植术	深度烧伤的早期修复		次		2431.00	甲类	手术费
1002	86.7400x031	筋膜皮瓣移植术		手术	G	331604029	带蒂筋膜瓣切取移植术	深度烧伤的早期修复		次		2431.00	甲类	手术费
1003	86.7400x032	皮下蒂皮瓣移植术		手术	G	331604029	带蒂筋膜瓣切取移植术	深度烧伤的早期修复		次		2431.00	甲类	手术费
1004	86.7400x032	皮下蒂皮瓣移植术		手术	G	331604030	带蒂肌皮瓣切取移植术	深度烧伤的早期修复		次		2431.00	甲类	手术费
1005	86.7400x032	皮下蒂皮瓣移植术		手术	G	331604031	带蒂肌瓣切取移植术	深度烧伤的早期修复		次		2431.00	甲类	手术费
1006	86.7400x033	岛状皮瓣移植术		手术	G	331521027	环指岛状皮瓣术			次		1909.70	甲类	手术费
1007	86.7400x033	岛状皮瓣移植术		手术	G	331604025－1	静脉岛状皮瓣形成术	不含任意皮瓣、筋膜瓣		每部位		1872.00	甲类	手术费
1008	86.7400x033	岛状皮瓣移植术		手术	G	331604025－2	动脉岛状皮瓣形成术	不含任意皮瓣、筋膜瓣		每部位		1872.00	甲类	手术费
1009	86.7400x034	肌皮瓣游离移植术		手术	G	331604030	带蒂肌皮瓣切取移植术	深度烧伤的早期修复		次		2431.00	甲类	手术费
1010	86.7400x035	腓动脉穿支腓骨皮瓣游离移植修复		手术	G	331604029	带蒂筋膜瓣切取移植术	深度烧伤的早期修复		次		2431.00	甲类	手术费
1011	86.7400x035	腓动脉穿支腓骨皮瓣游离移植修复		手术	G	331604030	带蒂肌皮瓣切取移植术	深度烧伤的早期修复		次		2431.00	甲类	手术费
1012	86.7400x035	腓动脉穿支腓骨皮瓣游离移植修复		手术	G	331604031	带蒂肌瓣切取移植术	深度烧伤的早期修复		次		2431.00	甲类	手术费
1013	86.7400x036	带血管化腓骨肌皮瓣移植术		手术	G	331604029	带蒂筋膜瓣切取移植术	深度烧伤的早期修复		次		2431.00	甲类	手术费
1014	86.7400x036	带血管化腓骨肌皮瓣移植术		手术	G	331604030	带蒂肌皮瓣切取移植术	深度烧伤的早期修复		次		2431.00	甲类	手术费

（续上表）

序号	手术操作诊断编码	手术操作名称	手术级别	操作类型	财务分类	编码	项目名称	项目内涵	除外内容	计价单位	说明	三级医疗服务价格（元）	医保结算类型	医疗收费项目类别
1015	86.7400x036	带血管化腓骨肌皮瓣移植术		手术	G	331604031	带蒂肌瓣切取移植术	深度烧伤的早期修复		次		2431.00	甲类	手术费
1016	86.7400x037	腓骨肌皮瓣移植术		手术	G	331604029	带蒂筋膜瓣切取移植术	深度烧伤的早期修复		次		2431.00	甲类	手术费
1017	86.7400x037	腓骨肌皮瓣移植术		手术	G	331604030	带蒂肌皮瓣切取移植术	深度烧伤的早期修复		次		2431.00	甲类	手术费
1018	86.7400x037	腓骨肌皮瓣移植术		手术	G	331604031	带蒂肌瓣切取移植术	深度烧伤的早期修复		次		2431.00	甲类	手术费
1019	86.7400x038	腹股沟皮瓣转移术		手术	G	331604028	游离皮瓣切取移植术	深度烧伤的早期修复		次		4680.00	甲类	手术费
1020	86.7400x040	岛状皮瓣转移术		手术	G	331521027	环指岛状皮瓣术			次		1909.70	甲类	手术费
1021	86.7400x040	岛状皮瓣转移术		手术	G	331604025－1	静脉岛状皮瓣形成术	不含任意皮瓣、筋膜瓣		每部位		1872.00	甲类	手术费
1022	86.7400x040	岛状皮瓣转移术		手术	G	331604025－2	动脉岛状皮瓣形成术	不含任意皮瓣、筋膜瓣		每部位		1872.00	甲类	手术费
1023	86.7400x041	皮下筋膜瓣术		手术	G	331604029	带蒂筋膜瓣切取移植术	深度烧伤的早期修复		次		2431.00	甲类	手术费
1024	86.7406	面部洞穿性缺损修复术		手术	G	331604012	颊部缺损修复术			每侧		2202.20	甲类	手术费
1025	86.7407	颌面局部皮瓣转移术		手术	G	331604024	任意皮瓣形成术	不含岛状皮瓣		每部位		1040.00	甲类	手术费
1026	86.7500	带蒂皮瓣或皮瓣移植的修复术		手术	G	331604024－1	各种带蒂皮瓣形成术	不含岛状皮瓣		每部位		1040.00	甲类	手术费
1027	86.7500x001	带蒂皮瓣修整术		手术	G	331604024－1	各种带蒂皮瓣形成术	不含岛状皮瓣		每部位		1040.00	甲类	手术费
1028	86.8200	面部的皱纹切除术		手术	G	331604014	除皱术			每部位或面1/3		1638.00	丙类	手术费
1029	86.8200x006	颊部皱纹切除术		手术	G	331604014	除皱术			每部位或面1/3		1638.00	丙类	手术费
1030	86.8200x007	内窥镜下额皮肤悬吊术		手术	G	330000000－13	术中使用其他内镜加收			次		354.00	甲类	手术费
1031	86.8200x008	内窥镜下颊皮肤悬吊术		手术	G	330000000－13	术中使用其他内镜加收			次		354.00	甲类	手术费
1032	86.8200x009	内窥镜下颈皮肤悬吊术		手术	G	330000000－13	术中使用其他内镜加收			次		354.00	甲类	手术费
1033	86.8200x010	内窥镜下颞皮肤悬吊术		手术	G	330000000－13	术中使用其他内镜加收			次		354.00	甲类	手术费
1034	86.8200x011	内窥镜下面部皮肤提升术		手术	G	330000000－13	术中使用其他内镜加收			次		354.00	甲类	手术费
1035	86.8202	多层除皱术		手术	G	331604014	除皱术			每部位或面1/3		1638.00	丙类	手术费
1036	86.8203	骨膜下面部除皱术		手术	G	331604014－2	骨膜下除皱术			每部位或面1/3		1638.00	丙类	手术费
1037	86.8300x033	下肢吸脂术		手术	G	331602008	脂肪抽吸术	不含脂肪注射		每毫升		8.45	丙类	手术费
1038	86.8300x034	上肢吸脂术		手术	G	331602008	脂肪抽吸术	不含脂肪注射		每毫升		8.45	丙类	手术费
1039	86.8300x035	腰部吸脂术		手术	G	331602008	脂肪抽吸术	不含脂肪注射		每毫升		8.45	丙类	手术费
1040	86.8300x036	背部吸脂术		手术	G	331602008	脂肪抽吸术	不含脂肪注射		每毫升		8.45	丙类	手术费
1041	86.8300x037	面部吸脂术		手术	G	331602008	脂肪抽吸术	不含脂肪注射		每毫升		8.45	丙类	手术费
1042	86.8301	吸脂术		手术	G	331602008	脂肪抽吸术	不含脂肪注射		每毫升		8.45	丙类	手术费
1043	86.8302	腹部吸脂术		手术	G	331602008	脂肪抽吸术	不含脂肪注射		每毫升		8.45	丙类	手术费
1044	86.8303	臀部吸脂术		手术	G	331602008	脂肪抽吸术	不含脂肪注射		每毫升		8.45	丙类	手术费
1045	86.8304	大腿吸脂术		手术	G	331602008	脂肪抽吸术	不含脂肪注射		每毫升		8.45	丙类	手术费
1046	86.8305	腹壁整形术		手术	G	331008018	腹壁整形术	不含脂肪抽吸术		次		1842.10	甲类	手术费

（续上表）

序号	手术操作诊断编码	手术操作名称	手术级别	操作类型	财务分类	编码	项目名称	项目内涵	除外内容	计价单位	说明	三级医疗服务价格（元）	医保结算类型	医疗收费项目类别
1047	86. 8306	腹壁去脂术		手术	G	331602008	脂肪抽吸术	不含脂肪注射		每毫升		8. 45	丙类	手术费
1048	86. 8400	皮肤瘢痕或蹼状挛缩松驰术		手术	G	331604001	瘢痕畸形矫正术	含疤痕松解术；不含面部		100cm^2	不足100cm^{2}按 100cm^{2}计价	1300. 00	甲类	手术费
1049	86. 8401	皮肤瘢痕松解术		手术	G	331604001	瘢痕畸形矫正术	含疤痕松解术；不含面部		100cm^2	不足100cm^{2}按 100cm^{2}计价	1300. 00	甲类	手术费
1050	86. 8402	皮肤蹼状挛缩松解术		手术	G	331604001	瘢痕畸形矫正术	含疤痕松解术；不含面部		100cm^2	不足100cm^{2}按 100cm^{2}计价	1300. 00	甲类	手术费
1051	86. 8500	并指（趾）矫正术		手术	G	331519001	并指分离术	不含扩张器植入		每指蹼		1352. 00	甲类	手术费
1052	86. 8500	并指（趾）矫正术		手术	G	331519001－1	并趾分离术	不含扩张器植入		每趾蹼		1352. 00	甲类	手术费
1053	86. 8501	并指矫正术		手术	G	331519001	并指分离术	不含扩张器植入		每指蹼		1352. 00	甲类	手术费
1054	86. 8502	并趾矫正术		手术	G	331519001－1	并趾分离术	不含扩张器植入		每趾蹼		1352. 00	甲类	手术费
1055	86. 8600x001	甲成形术		手术	G	331604018	指甲成形术			每指		858. 00	甲类	手术费
1056	86. 8900x002	面部皮肤部分切除整形术		手术	G	331604015	面部瘢痕切除整形术		扩张器	2cm^2		858. 00	甲类	手术费
1057	86. 8900x002	面部皮肤部分切除整形术		手术	G	331604015－1	面部瘢痕切除整形术加收（大于2cm^2）			1cm^2		257. 40	甲类	手术费
1058	86. 8900x010	脐整形术		手术	G	331008019	脐整形术			次		2535. 00	甲类	手术费
1059	86. 8902	“酒窝”成形术		手术	G	331604011	酒窝再造术			每侧		643. 50	丙类	手术费
1060	86. 9000	为移植或库存的脂肪抽吸		手术	G	331602008	脂肪抽吸术	不含脂肪注射		每毫升		8. 45	丙类	手术费
1061	86. 9000x001	脂肪抽吸术（用于脂肪移植）		手术	G	331602008	脂肪抽吸术	不含脂肪注射		每毫升		8. 45	丙类	手术费
1062	86. 9100x002	皮片取皮术		手术	G	331603011	取皮术			1%体表面积		273. 00	甲类	手术费
1063	86. 9300	组织扩张器置入		手术	G	331603045	皮肤扩张器或支撑物置入术	含注液	扩张器	次		1765. 40	甲类	手术费
1064	86. 9301	皮肤扩张器植入术		手术	G	331603045	皮肤扩张器或支撑物置入术	含注液	扩张器	次		1765. 40	甲类	手术费
1065	86. 9303	头皮扩张器植入术		手术	G	331603045	皮肤扩张器或支撑物置入术	含注液	扩张器	次		1765. 40	甲类	手术费
1066	86. 9305	肢体皮肤扩张器植入术		手术	G	331603045	皮肤扩张器或支撑物置入术	含注液	扩张器	次		1765. 40	甲类	手术费
1067	86. 9306	躯干皮肤扩张器植入术		手术	G	331603045	皮肤扩张器或支撑物置入术	含注液	扩张器	次		1765. 40	甲类	手术费
1068	86. 9400	单列神经刺激脉冲发生器置入或置换，未指明为可充电型		手术	G	330100021S	脊髓神经电刺激系统植入术		电极、刺激器、患者控制器	次		2515. 50	甲类	手术费
1069	86. 9400	单列神经刺激脉冲发生器置入或置换，未指明为可充电型		手术	G	330100021S－1	脊髓神经电刺激系统（2根及以上电极）植入术		电极、刺激器、患者控制器	次		3773. 25	甲类	手术费
1070	86. 9400	单列神经刺激脉冲发生器置入或置换，未指明为可充电型		手术	G	330100021S－3	脊髓神经电刺激系统取出术			次		650. 00	甲类	手术费

（续上表）

序号	手术操作诊断编码	手术操作名称	手术级别	操作类型	财务分类	编码	项目名称	项目内涵	除外内容	计价单位	说明	三级医疗服务价格（元）	医保结算类型	医疗收费项目类别
1071	86.9400	单列神经刺激脉冲发生器置入或置换，未指明为可充电型		手术	G	330100023S	外周神经电刺激系统植入术		电极、刺激器、患者控制器	次		1950.00	甲类	手术费
1072	86.9400	单列神经刺激脉冲发生器置入或置换，未指明为可充电型		手术	G	330100023S－1	外周神经电刺激系统（2根及以上电极）植入术		电极、刺激器、患者控制器	次		2925.00	甲类	手术费
1073	86.9400	单列神经刺激脉冲发生器置入或置换，未指明为可充电型		手术	G	330100023S－3	外周神经电刺激系统取出术			次		975.00	甲类	手术费
1074	86.9401	单列神经刺激脉冲发生器的置入		手术	G	330100021S	脊髓神经电刺激系统植入术		电极、刺激器、患者控制器	次		2515.50	甲类	手术费
1075	86.9401	单列神经刺激脉冲发生器的置入		手术	G	330100021S－1	脊髓神经电刺激系统（2根及以上电极）植入术		电极、刺激器、患者控制器	次		3773.25	甲类	手术费
1076	86.9401	单列神经刺激脉冲发生器的置入		手术	G	330100023S	外周神经电刺激系统植入术		电极、刺激器、患者控制器	次		1950.00	甲类	手术费
1077	86.9401	单列神经刺激脉冲发生器的置入		手术	G	330100023S－1	外周神经电刺激系统（2根及以上电极）植入术		电极、刺激器、患者控制器	次		2925.00	甲类	手术费
1078	86.9402	单列神经刺激脉冲发生器的置换		手术	G	330100021S	脊髓神经电刺激系统植入术		电极、刺激器、患者控制器	次		2515.50	甲类	手术费
1079	86.9402	单列神经刺激脉冲发生器的置换		手术	G	330100021S－1	脊髓神经电刺激系统（2根及以上电极）植入术		电极、刺激器、患者控制器	次		3773.25	甲类	手术费
1080	86.9402	单列神经刺激脉冲发生器的置换		手术	G	330100021S－3	脊髓神经电刺激系统取出术			次		650.00	甲类	手术费
1081	86.9402	单列神经刺激脉冲发生器的置换		手术	G	330100023S	外周神经电刺激系统植入术		电极、刺激器、患者控制器	次		1950.00	甲类	手术费
1082	86.9402	单列神经刺激脉冲发生器的置换		手术	G	330100023S－1	外周神经电刺激系统（2根及以上电极）植入术		电极、刺激器、患者控制器	次		2925.00	甲类	手术费
1083	86.9402	单列神经刺激脉冲发生器的置换		手术	G	330100023S－3	外周神经电刺激系统取出术			次		975.00	甲类	手术费
1084	86.9500	双列神经刺激脉冲发生器的置入或置换，未指明为可充电型		手术	G	330100021S	脊髓神经电刺激系统植入术		电极、刺激器、患者控制器	次		2515.50	甲类	手术费
1085	86.9500	双列神经刺激脉冲发生器的置入或置换，未指明为可充电型		手术	G	330100021S－1	脊髓神经电刺激系统（2根及以上电极）植入术		电极、刺激器、患者控制器	次		3773.25	甲类	手术费

（续上表）

序号	手术操作诊断编码	手术操作名称	手术级别	操作类型	财务分类	编码	项目名称	项目内涵	除外内容	计价单位	说明	三级医疗服务价格（元）	医保结算类型	医疗收费项目类别
1086	86.9500	双列神经刺激脉冲发生器的置入或置换，未指明为可充电型		手术	G	330100021S－3	脊髓神经电刺激系统取出术			次		650.00	甲类	手术费
1087	86.9500	双列神经刺激脉冲发生器的置入或置换，未指明为可充电型		手术	G	330100023S	外周神经电刺激系统植入术		电极、刺激器、患者控制器	次		1950.00	甲类	手术费
1088	86.9500	双列神经刺激脉冲发生器的置入或置换，未指明为可充电型		手术	G	330100023S－1	外周神经电刺激系统（2根及以上电极）植入术		电极、刺激器、患者控制器	次		2925.00	甲类	手术费
1089	86.9500	双列神经刺激脉冲发生器的置入或置换，未指明为可充电型		手术	G	330100023S－3	外周神经电刺激系统取出术			次		975.00	甲类	手术费
1090	86.9500x001	多列神经刺激脉冲发生器置入术		手术	G	330100021S	脊髓神经电刺激系统植入术		电极、刺激器、患者控制器	次		2515.50	甲类	手术费
1091	86.9500x001	多列神经刺激脉冲发生器置入术		手术	G	330100021S－1	脊髓神经电刺激系统（2根及以上电极）植入术		电极、刺激器、患者控制器	次		3773.25	甲类	手术费
1092	86.9500x001	多列神经刺激脉冲发生器置入术		手术	G	330100023S	外周神经电刺激系统植入术		电极、刺激器、患者控制器	次		1950.00	甲类	手术费
1093	86.9500x001	多列神经刺激脉冲发生器置入术		手术	G	330100023S－1	外周神经电刺激系统（2根及以上电极）植入术		电极、刺激器、患者控制器	次		2925.00	甲类	手术费
1094	86.9500x002	多列神经刺激脉冲发生器置换术		手术	G	330100021S	脊髓神经电刺激系统植入术		电极、刺激器、患者控制器	次		2515.50	甲类	手术费
1095	86.9500x002	多列神经刺激脉冲发生器置换术		手术	G	330100021S－1	脊髓神经电刺激系统（2根及以上电极）植入术		电极、刺激器、患者控制器	次		3773.25	甲类	手术费
1096	86.9500x002	多列神经刺激脉冲发生器置换术		手术	G	330100021S－3	脊髓神经电刺激系统取出术			次		650.00	甲类	手术费
1097	86.9500x002	多列神经刺激脉冲发生器置换术		手术	G	330100023S	外周神经电刺激系统植入术		电极、刺激器、患者控制器	次		1950.00	甲类	手术费
1098	86.9500x002	多列神经刺激脉冲发生器置换术		手术	G	330100023S－1	外周神经电刺激系统（2根及以上电极）植入术		电极、刺激器、患者控制器	次		2925.00	甲类	手术费
1099	86.9500x002	多列神经刺激脉冲发生器置换术		手术	G	330100023S－3	外周神经电刺激系统取出术			次		975.00	甲类	手术费
1100	86.9501	双列神经刺激脉冲发生器的置入		手术	G	330100021S	脊髓神经电刺激系统植入术		电极、刺激器、患者控制器	次		2515.50	甲类	手术费

（续上表）

序号	手术操作诊断编码	手术操作名称	手术级别	操作类型	财务分类	编码	项目名称	项目内涵	除外内容	计价单位	说明	三级医疗服务价格（元）	医保结算类型	医疗收费项目类别
1101	86.9501	双列神经刺激脉冲发生器的置入		手术	G	330100021S－1	脊髓神经电刺激系统（2根及以上电极）植入术		电极、刺激器、患者控制器	次		3773.25	甲类	手术费
1102	86.9501	双列神经刺激脉冲发生器的置入		手术	G	330100023S	外周神经电刺激系统植入术		电极、刺激器、患者控制器	次		1950.00	甲类	手术费
1103	86.9501	双列神经刺激脉冲发生器的置入		手术	G	330100023S－1	外周神经电刺激系统（2根及以上电极）植入术		电极、刺激器、患者控制器	次		2925.00	甲类	手术费
1104	86.9502	双列神经刺激脉冲发生器的置换		手术	G	330100021S	脊髓神经电刺激系统植入术		电极、刺激器、患者控制器	次		2515.50	甲类	手术费
1105	86.9502	双列神经刺激脉冲发生器的置换		手术	G	330100021S－1	脊髓神经电刺激系统（2根及以上电极）植入术		电极、刺激器、患者控制器	次		3773.25	甲类	手术费
1106	86.9502	双列神经刺激脉冲发生器的置换		手术	G	330100021S－3	脊髓神经电刺激系统取出术			次		650.00	甲类	手术费
1107	86.9502	双列神经刺激脉冲发生器的置换		手术	G	330100023S	外周神经电刺激系统植入术		电极、刺激器、患者控制器	次		1950.00	甲类	手术费
1108	86.9502	双列神经刺激脉冲发生器的置换		手术	G	330100023S－1	外周神经电刺激系统（2根及以上电极）植入术		电极、刺激器、患者控制器	次		2925.00	甲类	手术费
1109	86.9502	双列神经刺激脉冲发生器的置换		手术	G	330100023S－3	外周神经电刺激系统取出术			次		975.00	甲类	手术费
1110	86.9600	其他神经刺激器的置入或置换		手术	G	330100021S	脊髓神经电刺激系统植入术		电极、刺激器、患者控制器	次		2515.50	甲类	手术费
1111	86.9600	其他神经刺激器的置入或置换		手术	G	330100021S－1	脊髓神经电刺激系统（2根及以上电极）植入术		电极、刺激器、患者控制器	次		3773.25	甲类	手术费
1112	86.9600	其他神经刺激器的置入或置换		手术	G	330100021S－3	脊髓神经电刺激系统取出术			次		650.00	甲类	手术费
1113	86.9600	其他神经刺激器的置入或置换		手术	G	330100023S	外周神经电刺激系统植入术		电极、刺激器、患者控制器	次		1950.00	甲类	手术费
1114	86.9600	其他神经刺激器的置入或置换		手术	G	330100023S－1	外周神经电刺激系统（2根及以上电极）植入术		电极、刺激器、患者控制器	次		2925.00	甲类	手术费
1115	86.9600	其他神经刺激器的置入或置换		手术	G	330100023S－3	外周神经电刺激系统取出术			次		975.00	甲类	手术费

（续上表）

序号	手术操作诊断编码	手术操作名称	手术级别	操作类型	财务分类	编码	项目名称	项目内涵	除外内容	计价单位	说明	三级医疗服务价格（元）	医保结算类型	医疗收费项目类别
1116	86.9600x001	皮层电极刺激器植入术		手术	G	330100023S	外周神经电刺激系统植入术		电极、刺激器、患者控制器	次		1950.00	甲类	手术费
1117	86.9600x001	皮层电极刺激器植入术		手术	G	330100023S－1	外周神经电刺激系统（2根及以上电极）植入术		电极、刺激器、患者控制器	次		2925.00	甲类	手术费
1118	86.9600x002	迷走神经刺激器置入术（VNS）		手术	G	330100023S	外周神经电刺激系统植入术		电极、刺激器、患者控制器	次		1950.00	甲类	手术费
1119	86.9600x002	迷走神经刺激器置入术（VNS）		手术	G	330100023S－1	外周神经电刺激系统（2根及以上电极）植入术		电极、刺激器、患者控制器	次		2925.00	甲类	手术费
1120	86.9600x003	脊髓神经刺激器置入术		手术	G	330100021S	脊髓神经电刺激系统植入术		电极、刺激器、患者控制器	次		2515.50	甲类	手术费
1121	86.9600x003	脊髓神经刺激器置入术		手术	G	330100021S－1	脊髓神经电刺激系统（2根及以上电极）植入术		电极、刺激器、患者控制器	次		3773.25	甲类	手术费
1122	86.9600x004	脊髓神经刺激器置换术		手术	G	330100021S	脊髓神经电刺激系统植入术		电极、刺激器、患者控制器	次		2515.50	甲类	手术费
1123	86.9600x004	脊髓神经刺激器置换术		手术	G	330100021S－1	脊髓神经电刺激系统（2根及以上电极）植入术		电极、刺激器、患者控制器	次		3773.25	甲类	手术费
1124	86.9600x004	脊髓神经刺激器置换术		手术	G	330100021S－3	脊髓神经电刺激系统取出术			次		650.00	甲类	手术费
1125	86.9600x005	骶神经神经刺激器置入术		手术	G	330100023S	外周神经电刺激系统植入术		电极、刺激器、患者控制器	次		1950.00	甲类	手术费
1126	86.9600x005	骶神经神经刺激器置入术		手术	G	330100023S－1	外周神经电刺激系统（2根及以上电极）植入术		电极、刺激器、患者控制器	次		2925.00	甲类	手术费
1127	86.9600x006	周围神经刺激器置入术		手术	G	330100023S	外周神经电刺激系统植入术		电极、刺激器、患者控制器	次		1950.00	甲类	手术费
1128	86.9600x006	周围神经刺激器置入术		手术	G	330100023S－1	外周神经电刺激系统（2根及以上电极）植入术		电极、刺激器、患者控制器	次		2925.00	甲类	手术费
1129	86.9600x007	周围神经刺激器置换术		手术	G	330100023S	外周神经电刺激系统植入术		电极、刺激器、患者控制器	次		1950.00	甲类	手术费

（续上表）

序号	手术操作诊断编码	手术操作名称	手术级别	操作类型	财务分类	编码	项目名称	项目内涵	除外内容	计价单位	说明	三级医疗服务价格（元）	医保结算类型	医疗收费项目类别
1130	86.9600x007	周围神经刺激器置换术		手术	G	330100023S－1	外周神经电刺激系统（2根及以上电极）植入术		电极、刺激器、患者控制器	次		2925.00	甲类	手术费
1131	86.9600x007	周围神经刺激器置换术		手术	G	330100023S－3	外周神经电刺激系统取出术			次		975.00	甲类	手术费
1132	86.9600x008	皮下神经电刺激器置入术		手术	G	330100023S	外周神经电刺激系统植入术		电极、刺激器、患者控制器	次		1950.00	甲类	手术费
1133	86.9600x008	皮下神经电刺激器置入术		手术	G	330100023S－1	外周神经电刺激系统（2根及以上电极）植入术		电极、刺激器、患者控制器	次		2925.00	甲类	手术费
1134	86.9601	其他神经刺激器的置入		手术	G	330100023S	外周神经电刺激系统植入术		电极、刺激器、患者控制器	次		1950.00	甲类	手术费
1135	86.9601	其他神经刺激器的置入		手术	G	330100023S－1	外周神经电刺激系统（2根及以上电极）植入术		电极、刺激器、患者控制器	次		2925.00	甲类	手术费
1136	86.9602	其他神经刺激器的置换		手术	G	330100023S	外周神经电刺激系统植入术		电极、刺激器、患者控制器	次		1950.00	甲类	手术费
1137	86.9602	其他神经刺激器的置换		手术	G	330100023S－1	外周神经电刺激系统（2根及以上电极）植入术		电极、刺激器、患者控制器	次		2925.00	甲类	手术费
1138	86.9602	其他神经刺激器的置换		手术	G	330100023S－3	外周神经电刺激系统取出术			次		975.00	甲类	手术费
1139	86.9700	单列可充电型神经刺激器脉冲发生器的置换或置入		手术	G	330100021S	脊髓神经电刺激系统植入术		电极、刺激器、患者控制器	次		2515.50	甲类	手术费
1140	86.9700	单列可充电型神经刺激器脉冲发生器的置换或置入		手术	G	330100021S－1	脊髓神经电刺激系统（2根及以上电极）植入术		电极、刺激器、患者控制器	次		3773.25	甲类	手术费
1141	86.9700	单列可充电型神经刺激器脉冲发生器的置换或置入		手术	G	330100021S－3	脊髓神经电刺激系统取出术			次		650.00	甲类	手术费
1142	86.9700	单列可充电型神经刺激器脉冲发生器的置换或置入		手术	G	330100023S	外周神经电刺激系统植入术		电极、刺激器、患者控制器	次		1950.00	甲类	手术费
1143	86.9700	单列可充电型神经刺激器脉冲发生器的置换或置入		手术	G	330100023S－1	外周神经电刺激系统（2根及以上电极）植入术		电极、刺激器、患者控制器	次		2925.00	甲类	手术费
1144	86.9700	单列可充电型神经刺激器脉冲发生器的置换或置入		手术	G	330100023S－3	外周神经电刺激系统取出术			次		975.00	甲类	手术费

（续上表）

序号	手术操作诊断编码	手术操作名称	手术级别	操作类型	财务分类	编码	项目名称	项目内涵	除外内容	计价单位	说明	三级医疗服务价格（元）	医保结算类型	医疗收费项目类别
1145	86.9701	可充电单列神经刺激脉冲发生器的置入		手术	G	330100021S	脊髓神经电刺激系统植入术		电极、刺激器、患者控制器	次		2515.50	甲类	手术费
1146	86.9701	可充电单列神经刺激脉冲发生器的置入		手术	G	330100021S－1	脊髓神经电刺激系统（2根及以上电极）植入术		电极、刺激器、患者控制器	次		3773.25	甲类	手术费
1147	86.9701	可充电单列神经刺激脉冲发生器的置入		手术	G	330100023S	外周神经电刺激系统植入术		电极、刺激器、患者控制器	次		1950.00	甲类	手术费
1148	86.9701	可充电单列神经刺激脉冲发生器的置入		手术	G	330100023S－1	外周神经电刺激系统（2根及以上电极）植入术		电极、刺激器、患者控制器	次		2925.00	甲类	手术费
1149	86.9702	可充电单列神经刺激脉冲发生器的置换		手术	G	330100021S	脊髓神经电刺激系统植入术		电极、刺激器、患者控制器	次		2515.50	甲类	手术费
1150	86.9702	可充电单列神经刺激脉冲发生器的置换		手术	G	330100021S－1	脊髓神经电刺激系统（2根及以上电极）植入术		电极、刺激器、患者控制器	次		3773.25	甲类	手术费
1151	86.9702	可充电单列神经刺激脉冲发生器的置换		手术	G	330100021S－3	脊髓神经电刺激系统取出术			次		650.00	甲类	手术费
1152	86.9702	可充电单列神经刺激脉冲发生器的置换		手术	G	330100023S	外周神经电刺激系统植入术		电极、刺激器、患者控制器	次		1950.00	甲类	手术费
1153	86.9702	可充电单列神经刺激脉冲发生器的置换		手术	G	330100023S－1	外周神经电刺激系统（2根及以上电极）植入术		电极、刺激器、患者控制器	次		2925.00	甲类	手术费
1154	86.9702	可充电单列神经刺激脉冲发生器的置换		手术	G	330100023S－3	外周神经电刺激系统取出术			次		975.00	甲类	手术费
1155	86.9800	多列（两列或更多列）可充电型神经刺激器脉冲发生器的置换或置入		手术	G	330100021S	脊髓神经电刺激系统植入术		电极、刺激器、患者控制器	次		2515.50	甲类	手术费
1156	86.9800	多列（两列或更多列）可充电型神经刺激器脉冲发生器的置换或置入		手术	G	330100021S－1	脊髓神经电刺激系统（2根及以上电极）植入术		电极、刺激器、患者控制器	次		3773.25	甲类	手术费
1157	86.9800	多列（两列或更多列）可充电型神经刺激器脉冲发生器的置换或置入		手术	G	330100021S－3	脊髓神经电刺激系统取出术			次		650.00	甲类	手术费
1158	86.9800	多列（两列或更多列）可充电型神经刺激器脉冲发生器的置换或置入		手术	G	330100023S	外周神经电刺激系统植入术		电极、刺激器、患者控制器	次		1950.00	甲类	手术费

（续上表）

序号	手术操作诊断编码	手术操作名称	手术级别	操作类型	财务分类	编码	项目名称	项目内涵	除外内容	计价单位	说明	三级医疗服务价格（元）	医保结算类型	医疗收费项目类别
1159	86.9800	多列（两列或更多列）可充电型神经刺激器脉冲发生器的置换或置入		手术	G	330100023S－1	外周神经电刺激系统（2根及以上电极）植入术		电极、刺激器、患者控制器	次		2925.00	甲类	手术费
1160	86.9800	多列（两列或更多列）可充电型神经刺激器脉冲发生器的置换或置入		手术	G	330100023S－3	外周神经电刺激系统取出术			次		975.00	甲类	手术费
1161	86.9800x001	可充电多列神经刺激脉冲发生器置入术		手术	G	330100021S	脊髓神经电刺激系统植入术		电极、刺激器、患者控制器	次		2515.50	甲类	手术费
1162	86.9800x001	可充电多列神经刺激脉冲发生器置入术		手术	G	330100021S－1	脊髓神经电刺激系统（2根及以上电极）植入术		电极、刺激器、患者控制器	次		3773.25	甲类	手术费
1163	86.9800x001	可充电多列神经刺激脉冲发生器置入术		手术	G	330100023S	外周神经电刺激系统植入术		电极、刺激器、患者控制器	次		1950.00	甲类	手术费
1164	86.9800x001	可充电多列神经刺激脉冲发生器置入术		手术	G	330100023S－1	外周神经电刺激系统（2根及以上电极）植入术		电极、刺激器、患者控制器	次		2925.00	甲类	手术费
1165	86.9800x002	可充电多列神经刺激脉冲发生器置换术		手术	G	330100021S	脊髓神经电刺激系统植入术		电极、刺激器、患者控制器	次		2515.50	甲类	手术费
1166	86.9800x002	可充电多列神经刺激脉冲发生器置换术		手术	G	330100021S－1	脊髓神经电刺激系统（2根及以上电极）植入术		电极、刺激器、患者控制器	次		3773.25	甲类	手术费
1167	86.9800x002	可充电多列神经刺激脉冲发生器置换术		手术	G	330100021S－3	脊髓神经电刺激系统取出术			次		650.00	甲类	手术费
1168	86.9800x002	可充电多列神经刺激脉冲发生器置换术		手术	G	330100023S	外周神经电刺激系统植入术		电极、刺激器、患者控制器	次		1950.00	甲类	手术费
1169	86.9800x002	可充电多列神经刺激脉冲发生器置换术		手术	G	330100023S－1	外周神经电刺激系统（2根及以上电极）植入术		电极、刺激器、患者控制器	次		2925.00	甲类	手术费
1170	86.9800x002	可充电多列神经刺激脉冲发生器置换术		手术	G	330100023S－3	外周神经电刺激系统取出术			次		975.00	甲类	手术费
1171	86.9801	可充电双列神经刺激脉冲发生器的置入		手术	G	330100021S	脊髓神经电刺激系统植入术		电极、刺激器、患者控制器	次		2515.50	甲类	手术费
1172	86.9801	可充电双列神经刺激脉冲发生器的置入		手术	G	330100021S－1	脊髓神经电刺激系统（2根及以上电极）植入术		电极、刺激器、患者控制器	次		3773.25	甲类	手术费

（续上表）

序号	手术操作诊断编码	手术操作名称	手术级别	操作类型	财务分类	编码	项目名称	项目内涵	除外内容	计价单位	说明	三级医疗服务价格（元）	医保结算类型	医疗收费项目类别
1173	86.9801	可充电双列神经刺激脉冲发生器的置入		手术	G	330100023S	外周神经电刺激系统植入术		电极、刺激器、患者控制器	次		1950.00	甲类	手术费
1174	86.9801	可充电双列神经刺激脉冲发生器的置入		手术	G	330100023S－1	外周神经电刺激系统（2根及以上电极）植入术		电极、刺激器、患者控制器	次		2925.00	甲类	手术费
1175	86.9802	可充电双列神经刺激脉冲发生器置换术		手术	G	330100021S	脊髓神经电刺激系统植入术		电极、刺激器、患者控制器	次		2515.50	甲类	手术费
1176	86.9802	可充电双列神经刺激脉冲发生器置换术		手术	G	330100021S－1	脊髓神经电刺激系统（2根及以上电极）植入术		电极、刺激器、患者控制器	次		3773.25	甲类	手术费
1177	86.9802	可充电双列神经刺激脉冲发生器置换术		手术	G	330100021S－3	脊髓神经电刺激系统取出术			次		650.00	甲类	手术费
1178	86.9802	可充电双列神经刺激脉冲发生器置换术		手术	G	330100023S	外周神经电刺激系统植入术		电极、刺激器、患者控制器	次		1950.00	甲类	手术费
1179	86.9802	可充电双列神经刺激脉冲发生器置换术		手术	G	330100023S－1	外周神经电刺激系统（2根及以上电极）植入术		电极、刺激器、患者控制器	次		2925.00	甲类	手术费
1180	86.9802	可充电双列神经刺激脉冲发生器置换术		手术	G	330100023S－3	外周神经电刺激系统取出术			次		975.00	甲类	手术费
1181	06.3101	腔镜下甲状腺病损切除术		手术	G	330300008－1	甲状腺腺瘤切除术			单侧		1808.30	甲类	手术费
1182	06.3101	腔镜下甲状腺病损切除术		手术	G	330300008－2	甲状腺囊肿切除术			单侧		1808.30	甲类	手术费
1183	06.3101	腔镜下甲状腺病损切除术		手术	G	330300011	甲状腺癌根治术			次		3640.00	甲类	手术费
1184	06.3101	腔镜下甲状腺病损切除术		手术	G	330300012	甲状腺癌扩大根治术	含甲状腺癌切除、同侧淋巴结清扫、所累及颈其他结构切除		次		4550.00	甲类	手术费
1185	06.3101	腔镜下甲状腺病损切除术		手术	G	330300013	甲状腺癌根治术联合胸骨劈开上纵隔清扫术			次		5642.00	甲类	手术费
1186	06.3101	腔镜下甲状腺病损切除术		手术	G	330000000－13	术中使用其他内镜加收			次		354.00	甲类	手术费
1187	06.3900x001	残余甲状腺大部切除术		手术	G	330300010	甲状腺全切术			次		2535.00	甲类	手术费
1188	06.3900x003	单侧甲状腺部分切除术		手术	G	330300008	甲状腺部分切除术			单侧		1808.30	甲类	手术费
1189	06.3900x004	单侧甲状腺次全切除术		手术	G	330300009	甲状腺次全切除术			单侧		2028.00	甲类	手术费
1190	06.3900x011	腔镜下甲状腺次全切除术	四级	手术	G	330300009	甲状腺次全切除术			单侧		2028.00	甲类	手术费
1191	06.3900x011	腔镜下甲状腺次全切除术	四级	手术	G	330000000－13	术中使用其他内镜加收			次		354.00	甲类	手术费
1192	06.3900x012	双侧甲状腺部分切除术		手术	G	330300008	甲状腺部分切除术			单侧		1808.30	甲类	手术费

（续上表）

序号	手术操作诊断编码	手术操作名称	手术级别	操作类型	财务分类	编码	项目名称	项目内涵	除外内容	计价单位	说明	三级医疗服务价格（元）	医保结算类型	医疗收费项目类别
1193	06.3900x013	双侧甲状腺次全切除术		手术	G	330300009	甲状腺次全切除术			单侧		2028.00	甲类	手术费
1194	06.3901	甲状腺大部切除术		手术	G	330300009	甲状腺次全切除术			单侧		2028.00	甲类	手术费
1195	06.3902	腔镜下甲状腺大部切除术	四级	手术	G	330300009	甲状腺次全切除术			单侧		2028.00	甲类	手术费
1196	06.3902	腔镜下甲状腺大部切除术	四级	手术	G	330000000－13	术中使用其他内镜加收			次		354.00	甲类	手术费
1197	06.3903	异位甲状腺切除术		手术	G	330300008	甲状腺部分切除术			单侧		1808.30	甲类	手术费
1198	06.3904	甲状腺楔形切除术		手术	G	330300008	甲状腺部分切除术			单侧		1808.30	甲类	手术费
1199	06.3905	甲状腺峡部切除术		手术	G	330300008	甲状腺部分切除术			单侧		1808.30	甲类	手术费
1200	06.3906	甲状腺峡部部分切除术		手术	G	330300008	甲状腺部分切除术			单侧		1808.30	甲类	手术费
1201	06.3907	腔镜下甲状腺峡部切除术	四级	手术	G	330300008	甲状腺部分切除术			单侧		1808.30	甲类	手术费
1202	06.3907	腔镜下甲状腺峡部切除术	四级	手术	G	330000000－13	术中使用其他内镜加收			次		354.00	甲类	手术费
1203	06.3908	腔镜下甲状腺部分切除术	四级	手术	G	330300008	甲状腺部分切除术			单侧		1808.30	甲类	手术费
1204	06.3908	腔镜下甲状腺部分切除术	四级	手术	G	330000000－13	术中使用其他内镜加收			次		354.00	甲类	手术费
1205	06.4x00	甲状腺全部切除术	四级	手术	G	330300010	甲状腺全切术			次		2535.00	甲类	手术费
1206	06.4x01	残余甲状腺切除术	四级	手术	G	330300010	甲状腺全切术			次		2535.00	甲类	手术费
1207	06.4x02	腔镜下甲状腺全部切除术	四级	手术	G	330300010	甲状腺全切术			次		2535.00	甲类	手术费
1208	06.4x02	腔镜下甲状腺全部切除术	四级	手术	G	330000000－13	术中使用其他内镜加收			次		354.00	甲类	手术费
1209	06.5000	胸骨下甲状腺切除术	四级	手术	G	330300010	甲状腺全切术			次		2535.00	甲类	手术费
1210	06.5100	胸骨下甲状腺部分切除术	四级	手术	G	330300008	甲状腺部分切除术			单侧		1808.30	甲类	手术费
1211	06.5100x001	腔镜下胸骨后甲状腺次全切除术	四级	手术	G	330300009	甲状腺次全切除术			单侧		2028.00	甲类	手术费
1212	06.5100x001	腔镜下胸骨后甲状腺次全切除术	四级	手术	G	330000000－13	术中使用其他内镜加收			次		354.00	甲类	手术费
1213	06.5100x002	腔镜下胸骨后甲状腺病损切除术		手术	G	330300008－1	甲状腺腺瘤切除术			单侧		1808.30	甲类	手术费
1214	06.5100x002	腔镜下胸骨后甲状腺病损切除术		手术	G	330300008－2	甲状腺囊肿切除术			单侧		1808.30	甲类	手术费
1215	06.5100x002	腔镜下胸骨后甲状腺病损切除术		手术	G	330300011	甲状腺癌根治术			次		3640.00	甲类	手术费
1216	06.5100x002	腔镜下胸骨后甲状腺病损切除术		手术	G	330300012	甲状腺癌扩大根治术	含甲状腺癌切除、同侧淋巴结清扫、所累及颈其他结构切除		次		4550.00	甲类	手术费
1217	06.5100x002	腔镜下胸骨后甲状腺病损切除术		手术	G	330300013	甲状腺癌根治术联合胸骨劈开上纵隔清扫术			次		5642.00	甲类	手术费
1218	06.5100x002	腔镜下胸骨后甲状腺病损切除术		手术	G	330000000－13	术中使用其他内镜加收			次		354.00	甲类	手术费
1219	06.5101	胸骨后甲状腺病损切除术		手术	G	330300008－1	甲状腺腺瘤切除术			单侧		1808.30	甲类	手术费
1220	06.5101	胸骨后甲状腺病损切除术		手术	G	330300008－2	甲状腺囊肿切除术			单侧		1808.30	甲类	手术费
1221	06.5101	胸骨后甲状腺病损切除术		手术	G	330300011	甲状腺癌根治术			次		3640.00	甲类	手术费

（续上表）

序号	手术操作诊断编码	手术操作名称	手术级别	操作类型	财务分类	编码	项目名称	项目内涵	除外内容	计价单位	说明	三级医疗服务价格（元）	医保结算类型	医疗收费项目类别
1222	06.5101	胸骨后甲状腺病损切除术		手术	G	330300012	甲状腺癌扩大根治术	含甲状腺癌切除、同侧淋巴结清扫、所累及颈其他结构切除		次		4550.00	甲类	手术费
1223	06.5101	胸骨后甲状腺病损切除术		手术	G	330300013	甲状腺癌根治术联合胸骨劈开上纵隔清扫术			次		5642.00	甲类	手术费
1224	06.5200	胸骨下甲状腺全部切除术	四级	手术	G	330300010	甲状腺全切术			次		2535.00	甲类	手术费
1225	06.6x00	舌部甲状腺切除术		手术	G	330300008	甲状腺部分切除术			单侧		1808.30	甲类	手术费
1226	06.7x00	甲状舌管切除术		手术	G	330300015－1	甲状舌管囊肿切除术			次		1808.30	甲类	手术费
1227	06.7x00x003	甲状舌管瘘闭合术		手术	G	330300015	甲状舌管瘘切除术			次		1808.30	甲类	手术费
1228	06.7x01	甲状舌管病损切除术		手术	G	330300015	甲状舌管瘘切除术			次		1808.30	甲类	手术费
1229	06.7x01	甲状舌管病损切除术		手术	G	330300015－1	甲状舌管囊肿切除术			次		1808.30	甲类	手术费
1230	06.7x02	甲状舌管瘘切除术		手术	G	330300015	甲状舌管瘘切除术			次		1808.30	甲类	手术费
1231	06.8100	甲状旁腺全部切除术	四级	手术	G	330300003－1	甲状旁腺全部切除术			次		2028.00	甲类	手术费
1232	06.8100x002	腔镜下甲状旁腺全部切除术	四级	手术	G	330300003－1	甲状旁腺全部切除术			次		2028.00	甲类	手术费
1233	06.8100x002	腔镜下甲状旁腺全部切除术	四级	手术	G	330000000－13	术中使用其他内镜加收			次		354.00	甲类	手术费
1234	06.8900x006	异位甲状旁腺病损切除术		手术	G	330300002	甲状旁腺腺瘤切除术			次		1909.70	甲类	手术费
1235	06.8900x007	腔镜下甲状旁腺部分切除术		手术	G	330300003	甲状旁腺大部切除术			次		2028.00	甲类	手术费
1236	06.8900x007	腔镜下甲状旁腺部分切除术		手术	G	330000000－13	术中使用其他内镜加收			次		354.00	甲类	手术费
1237	06.8901	异位甲状旁腺切除术	四级	手术	G	330300003－1	甲状旁腺全部切除术			次		2028.00	甲类	手术费
1238	06.8902	甲状旁腺部分切除术	四级	手术	G	330300003	甲状旁腺大部切除术			次		2028.00	甲类	手术费
1239	06.8903	甲状旁腺病损切除术	四级	手术	G	330300002	甲状旁腺腺瘤切除术			次		1909.70	甲类	手术费
1240	06.8904	腔镜下甲状旁腺病损切除术	四级	手术	G	330300002	甲状旁腺腺瘤切除术			次		1909.70	甲类	手术费
1241	06.8904	腔镜下甲状旁腺病损切除术	四级	手术	G	330000000－13	术中使用其他内镜加收			次		354.00	甲类	手术费
1242	06.8905	移植甲状旁腺切除术	四级	手术	G	330300003	甲状旁腺大部切除术			次		2028.00	甲类	手术费
1243	06.8905	移植甲状旁腺切除术	四级	手术	G	330300003－1	甲状旁腺全部切除术			次		2028.00	甲类	手术费
1244	06.9400	甲状腺组织再植入	四级	手术	G	330300014	甲状腺细胞移植术	含细胞制备	供体	次		暂不定价	丙类	手术费
1245	06.9401	甲状腺自体移植术	四级	手术	G	330300014	甲状腺细胞移植术	含细胞制备	供体	次		暂不定价	丙类	手术费
1246①	06.9501	甲状旁腺自体移植术	四级	手术	G	330300004	甲状旁腺移植术	自体	供体	次		1352.00	甲类	手术费
1247②	06.9502	甲状旁腺异体移植术	四级	手术	G	330300004	甲状旁腺移植术	自体	供体	次		1352.00	甲类	手术费
1248	07.0000	肾上腺区探查术		手术	G	331008008	剖腹探查术	含活检、腹腔引流		次	仅独立开展本手术方可收费	2535.00	甲类	手术费

①～②　限制范围：限治疗性自体移植。

（续上表）

序号	手术操作诊断编码	手术操作名称	手术级别	操作类型	财务分类	编码	项目名称	项目内涵	除外内容	计价单位	说明	三级医疗服务价格（元）	医保结算类型	医疗收费项目类别
1249	07.0100	单侧肾上腺区探查术		手术	G	331008008	剖腹探查术	含活检、腹腔引流		次	仅独立开展本手术方可收费	2535.00	甲类	手术费
1250	07.0200	双侧肾上腺区探查术		手术	G	331008008	剖腹探查术	含活检、腹腔引流		次	仅独立开展本手术方可收费	2535.00	甲类	手术费
1251	07.1200x003	腹腔镜肾上腺活组织检查术		手术	D	310905007	腹腔镜探查术	探查腹腔、腹盆腔或腹膜外。必要时于病变部位取活体组织，含活检。不含监护、病理学检查		次	仅独立开展本手术方可收费	520.00	甲类	检查费
1252	07.1300	垂体腺活组织检查，经前额入路		手术	G	330201012	经颅内镜活检术			次		3985.80	甲类	手术费
1253	07.1400	垂体腺活组织检查，经蝶骨入路		手术	G	330201012	经颅内镜活检术			次		3985.80	甲类	手术费
1254	07.1500	垂体腺活组织检查，未特指入路		手术	G	330201012	经颅内镜活检术			次		3985.80	甲类	手术费
1255	07.1700	松果腺活组织检查		手术	G	330201012	经颅内镜活检术			次		3985.80	甲类	手术费
1256	07.2100	肾上腺病损切除术		手术	G	330300021-3	肾上腺转移瘤切除术			单侧		3109.60	甲类	手术费
1257	07.2100	肾上腺病损切除术		手术	G	330300022	肾上腺嗜铬细胞瘤切除术			单侧		3498.30	甲类	手术费
1258	07.2100x001	肾上腺病损激光气化术		手术	G	331201006-3	经尿道前列腺电切术（汽化法）			次		5577.00	甲类	手术费
1259	07.2102	腹腔镜肾上腺病损切除术	四级	手术	G	330300021-3	肾上腺转移瘤切除术			单侧		3109.60	甲类	手术费
1260	07.2102	腹腔镜肾上腺病损切除术	四级	手术	G	330300022	肾上腺嗜铬细胞瘤切除术			单侧		3498.30	甲类	手术费
1261	07.2102	腹腔镜肾上腺病损切除术	四级	手术	G	330000000-8	术中使用腹腔镜加收			次		1420.50	甲类	手术费
1262	07.2200	单侧肾上腺切除术	四级	手术	G	330300021	肾上腺切除术	含腺瘤切除		单侧		3109.60	甲类	手术费
1263	07.2201	腹腔镜单侧肾上腺切除术	四级	手术	G	330300021	肾上腺切除术	含腺瘤切除		单侧		3109.60	甲类	手术费
1264	07.2201	腹腔镜单侧肾上腺切除术	四级	手术	G	330000000-8	术中使用腹腔镜加收			次		1420.50	甲类	手术费
1265	07.2900	其他部分肾上腺切除术	四级	手术	G	330300021-2	肾上腺部分切除术			单侧		3109.60	甲类	手术费
1266	07.2900x001	单侧肾上腺大部分切除术	四级	手术	G	330300021-2	肾上腺部分切除术			单侧		3109.60	甲类	手术费
1267	07.2900x003	肾上腺部分切除术	四级	手术	G	330300021-2	肾上腺部分切除术			单侧		3109.60	甲类	手术费
1268	07.2901	肾上腺大部切除术	四级	手术	G	330300021-2	肾上腺部分切除术			单侧		3109.60	甲类	手术费
1269	07.2902	腹腔镜肾上腺部分切除术	四级	手术	G	330300021-2	肾上腺部分切除术			单侧		3109.60	甲类	手术费
1270	07.2902	腹腔镜肾上腺部分切除术	四级	手术	G	330000000-8	术中使用腹腔镜加收			次		1420.50	甲类	手术费
1271	07.3x00	双侧肾上腺切除术	四级	手术	G	330300021-1	肾上腺全切除术			单侧		3109.60	甲类	手术费
1272	07.3x01	腹腔镜双侧肾上腺切除术	四级	手术	G	330300021-1	肾上腺全切除术			单侧		3109.60	甲类	手术费
1273	07.3x01	腹腔镜双侧肾上腺切除术	四级	手术	G	330000000-8	术中使用腹腔镜加收			次		1420.50	甲类	手术费

（续上表）

序号	手术操作诊断编码	手术操作名称	手术级别	操作类型	财务分类	编码	项目名称	项目内涵	除外内容	计价单位	说明	三级医疗服务价格（元）	医保结算类型	医疗收费项目类别
1274	07.4101	肾上腺探查术		手术	G	331008008	剖腹探查术	含活检、腹腔引流		次	仅独立开展本手术方可收费	2535.00	甲类	手术费
1275	07.4102	腹腔镜肾上腺探查术		手术	D	310905007	腹腔镜探查术	探查腹腔、腹盆腔或腹膜外。必要时于病变部位取活体组织，含活检。不含监护、病理学检查		次	仅独立开展本手术方可收费	520.00	甲类	检查费
1276①	07.4500	肾上腺组织再植入		手术	G	330300025	肾上腺移植术	自体	供体	次		5070.00	甲类	手术费
1277②	07.4501	肾上腺自体移植术	四级	手术	G	330300025	肾上腺移植术	自体	供体	次		5070.00	甲类	手术费
1278	07.5100	松果腺区探查术	四级	手术	G	330201010	颅骨钻孔探查术			次	两孔以上另计。仅独立开展本手术方可收费	2529.80	甲类	手术费
1279	07.5100	松果腺区探查术	四级	手术	G	330201010－1	颅骨钻孔探查术（2孔以上）			次	仅独立开展本手术方可收费	3309.80	甲类	手术费
1280	07.5100x001	松果体探查术	四级	手术	G	330201010	颅骨钻孔探查术			次	两孔以上另计。仅独立开展本手术方可收费	2529.80	甲类	手术费
1281	07.5100x001	松果体探查术	四级	手术	G	330201010－1	颅骨钻孔探查术（2孔以上）			次	仅独立开展本手术方可收费	3309.80	甲类	手术费
1282	07.5301	松果体病损切除术	四级	手术	G	330201041－1	松果体区肿瘤切除术			次	颅底再造按颅骨修补处理	8112.00	甲类	手术费
1283	07.6100	垂体腺部分切除术，经前额入路	四级	手术	G	330201038－1	垂体瘤切除术（开颅）			次		7342.40	甲类	手术费
1284	07.6100x002	经额垂体部分切除术	四级	手术	G	330201038－1	垂体瘤切除术（开颅）			次		7342.40	甲类	手术费
1285	07.6100x002	经额垂体部分切除术	四级	手术	G	330201041	颅底肿瘤切除术	指前、中颅窝颅内外沟通性肿瘤，前、中、后颅窝底肿瘤（鞍结节脑膜瘤、侵袭性垂体瘤、脊索瘤、神经鞘瘤），颈静脉孔区肿瘤切除手术。不含胆脂瘤、囊肿		次	颅底再造按颅骨修补处理	8112.00	甲类	手术费
1286	07.6100x003	经额垂体漏斗部切除术	四级	手术	G	330201038－1	垂体瘤切除术（开颅）			次		7342.40	甲类	手术费

①～② 限制范围：限治疗性自体移植。

（续上表）

序号	手术操作诊断编码	手术操作名称	手术级别	操作类型	财务分类	编码	项目名称	项目内涵	除外内容	计价单位	说明	三级医疗服务价格（元）	医保结算类型	医疗收费项目类别
1287	07.6100x004	经额垂体病损切除术	四级	手术	G	330202020S	海绵窦区肿瘤切除术	适用于各种原发于海绵窦的肿瘤和海绵窦旁侵犯海绵窦的肿瘤：侵袭性垂体腺瘤、鞍区脑膜瘤侵犯海绵窦、三叉神经鞘瘤侵犯海绵窦、海绵窦脑膜瘤等		次		8118.00	甲类	手术费
1288	07.6200	垂体腺部分切除术，经蝶骨入路	四级	手术	G	330202020S	海绵窦区肿瘤切除术	适用于各种原发于海绵窦的肿瘤和海绵窦旁侵犯海绵窦的肿瘤：侵袭性垂体腺瘤、鞍区脑膜瘤侵犯海绵窦、三叉神经鞘瘤侵犯海绵窦、海绵窦脑膜瘤等		次		8118.00	甲类	手术费
1289	07.6200x003	经蝶骨垂体部分切除术	四级	手术	G	330201038－1	垂体瘤切除术（开颅）			次		7342.40	甲类	手术费
1290	07.6200x003	经蝶骨垂体部分切除术	四级	手术	G	330201045	经颅内镜经鼻蝶垂体肿瘤切除术			次		9360.00	甲类	手术费
1291	07.6200x007	神经内镜下经鼻腔－蝶窦垂体病损切除术	四级	手术	G	330201045	经颅内镜经鼻蝶垂体肿瘤切除术			次		9360.00	甲类	手术费
1292	07.6201	经蝶骨垂体病损切除术	四级	手术	G	330201038－1	垂体瘤切除术（开颅）			次		7342.40	甲类	手术费
1293	07.6202	经蝶入路内镜下垂体部分切除术	四级	手术	G	330201045	经颅内镜经鼻蝶垂体肿瘤切除术			次		9360.00	甲类	手术费
1294	07.6300	垂体腺部分切除术	四级	手术	G	330202020S	海绵窦区肿瘤切除术	适用于各种原发于海绵窦的肿瘤和海绵窦旁侵犯海绵窦的肿瘤：侵袭性垂体腺瘤、鞍区脑膜瘤侵犯海绵窦、三叉神经鞘瘤侵犯海绵窦、海绵窦脑膜瘤等		次		8118.00	甲类	手术费
1295	07.6301	垂体病损切除术	四级	手术	G	330201038－1	垂体瘤切除术（开颅）			次		7342.40	甲类	手术费
1296	07.6301	垂体病损切除术	四级	手术	G	330201039	垂体瘤切除术（微创）	含取脂肪填塞。指经口腔、鼻腔	生物胶	次		4368.00	甲类	手术费
1297	07.6301	垂体病损切除术	四级	手术	G	330201045	经颅内镜经鼻蝶垂体肿瘤切除术			次		9360.00	甲类	手术费
1298	07.6301	垂体病损切除术	四级	手术	G	330201041	颅底肿瘤切除术	指前、中颅窝颅内外沟通性肿瘤，前、中、后颅窝底肿瘤（鞍结节脑膜瘤、侵袭性垂体瘤、脊索瘤、神经鞘瘤），颈静脉孔区肿瘤切除手术。不含胆脂瘤、囊肿		次	颅底再造按颅骨修补处理	8112.00	甲类	手术费

（续上表）

序号	手术操作诊断编码	手术操作名称	手术级别	操作类型	财务分类	编码	项目名称	项目内涵	除外内容	计价单位	说明	三级医疗服务价格（元）	医保结算类型	医疗收费项目类别
1299	07.6400	垂体腺全部切除术，经前额入路	四级	手术	G	330202020S	海绵窦区肿瘤切除术	适用于各种原发于海绵窦的肿瘤和海绵窦旁侵犯海绵窦的肿瘤：侵袭性垂体腺瘤、鞍区脑膜瘤侵犯海绵窦、三叉神经鞘瘤侵犯海绵窦、海绵窦脑膜瘤等		次		8118.00	甲类	手术费
1300	07.6400x001	经额垂体全部切除术	四级	手术	G	330201038－1	垂体瘤切除术（开颅）			次		7342.40	甲类	手术费
1301	07.6500	垂体腺全部切除术，经蝶骨入路	四级	手术	G	330202020S	海绵窦区肿瘤切除术	适用于各种原发于海绵窦的肿瘤和海绵窦旁侵犯海绵窦的肿瘤：侵袭性垂体腺瘤、鞍区脑膜瘤侵犯海绵窦、三叉神经鞘瘤侵犯海绵窦、海绵窦脑膜瘤等		次		8118.00	甲类	手术费
1302	07.6501	经蝶入路内镜下垂体全部切除术	四级	手术	G	330201045	经颅内镜经鼻蝶垂体肿瘤切除术			次		9360.00	甲类	手术费
1303	07.6800	垂体腺全部切除术，其他特指入路	四级	手术	G	330201038－1	垂体瘤切除术（开颅）			次		7342.40	甲类	手术费
1304	07.6900	垂体腺全部切除术	四级	手术	G	330201038－1	垂体瘤切除术（开颅）			次		7342.40	甲类	手术费
1305	07.6900x001	垂体切除术	四级	手术	G	330201038－1	垂体瘤切除术（开颅）			次		7342.40	甲类	手术费
1306	07.7100	垂体窝探查术		手术	G	330201010	颅骨钻孔探查术			次	两孔以上另计。仅独立开展本手术方可收费	2529.80	甲类	手术费
1307	07.7100	垂体窝探查术		手术	G	330201010－1	颅骨钻孔探查术（2孔以上）			次	仅独立开展本手术方可收费	3309.80	甲类	手术费
1308	07.7200x002	经蝶骨垂体探查术	四级	手术	G	330201045	经颅内镜经鼻蝶垂体肿瘤切除术			次		9360.00	甲类	手术费
1309	07.7200x003	拉克氏（Rathke's）囊切除术		手术	G	330201038－1	垂体瘤切除术（开颅）			次		7342.40	甲类	手术费
1310	07.7200x003	拉克氏（Rathke's）囊切除术		手术	G	330201045	经颅内镜经鼻蝶垂体肿瘤切除术			次		9360.00	甲类	手术费
1311	07.7200x003	拉克氏（Rathke's）囊切除术		手术	G	330201039	垂体瘤切除术（微创）	含取脂肪填塞。指经口腔、鼻腔	生物胶	次		4368.00	甲类	手术费
1312	07.7201	经蝶骨垂体血肿清除术	四级	手术	G	330201015－3	脑内血肿清除术			次		5512.00	甲类	手术费
1313	07.7202	经蝶骨垂体切开引流术	四级	手术	G	330201045	经颅内镜经鼻蝶垂体肿瘤切除术			次		9360.00	甲类	手术费
1314	07.7203	经蝶骨垂体脓肿清除术	四级	手术	G	330201059－2	立体定向颅内脓肿清除术		引流装置	次		6607.90	乙类	手术费

（续上表）

序号	手术操作诊断编码	手术操作名称	手术级别	操作类型	财务分类	编码	项目名称	项目内涵	除外内容	计价单位	说明	三级医疗服务价格（元）	医保结算类型	医疗收费项目类别
1315	07.8000	胸腺切除术	四级	手术	G	330300018	胸腺切除术			次		1909.70	甲类	手术费
1316	07.8001	胸腔镜下胸腺切除术	四级	手术	G	330300018	胸腺切除术			次		1909.70	甲类	手术费
1317	07.8001	胸腔镜下胸腺切除术	四级	手术	G	330000000－5	术中使用胸腔镜加收			次		1420.50	甲类	手术费
1318	07.8100	胸腺部分切除术	四级	手术	G	330300018	胸腺切除术			次		1909.70	甲类	手术费
1319	07.8101	胸腺病损切除术		手术	G	330300018－1	胸腺肿瘤切除术			次		1909.70	甲类	手术费
1320	07.8200	胸腺其他全部切除术	四级	手术	G	330300018	胸腺切除术			次		1909.70	甲类	手术费
1321	07.8201	胸腺扩大切除术	四级	手术	G	330300018－2	胸腺扩大切除术			次		1909.70	甲类	手术费
1322	07.8300	胸腔镜下胸腺部分切除术	四级	手术	G	330300018	胸腺切除术			次		1909.70	甲类	手术费
1323	07.8300	胸腔镜下胸腺部分切除术	四级	手术	G	330000000－5	术中使用胸腔镜加收			次		1420.50	甲类	手术费
1324	07.8300x002	胸腔镜下胸腺病损切除术	四级	手术	G	330300018－1	胸腺肿瘤切除术			次		1909.70	甲类	手术费
1325	07.8300x002	胸腔镜下胸腺病损切除术	四级	手术	G	330000000－5	术中使用胸腔镜加收			次		1420.50	甲类	手术费
1326	07.8400	胸腔镜下胸腺全部切除术	四级	手术	G	330300018	胸腺切除术			次		1909.70	甲类	手术费
1327	07.8400	胸腔镜下胸腺全部切除术	四级	手术	G	330000000－5	术中使用胸腔镜加收			次		1420.50	甲类	手术费
1328	07.8401	胸腔镜下胸腺扩大切除术	四级	手术	G	330300018－2	胸腺扩大切除术			次		1909.70	甲类	手术费
1329	07.8401	胸腔镜下胸腺扩大切除术	四级	手术	G	330000000－5	术中使用胸腔镜加收			次		1420.50	甲类	手术费
1330	07.9100	胸腺区探查术		手术	G	330703003	开胸探查术			次	仅独立开展本手术方可收费	3744.00	甲类	手术费
1331	07.9200x001	胸腺切开探查术		手术	G	330703003	开胸探查术			次	仅独立开展本手术方可收费	3744.00	甲类	手术费
1332	07.9400	胸腺移植术		手术	G	330300019	胸腺移植术	指原位或异位移植	供体	次		暂不定价	丙类	手术费
1333	08.0100	睑缘切开术		手术	G	330401018	睑缘粘连术	含粘连分离		次		778.44	甲类	手术费
1334	08.0903	眼睑粘连松解术		手术	G	330401018	睑缘粘连术	含粘连分离		次		778.44	甲类	手术费
1335	08.2000	去除眼睑病损		手术	G	330401001	眼睑肿物切除术			次		698.60	甲类	手术费
1336	08.2000	去除眼睑病损		手术	G	330401001－1	眼睑肿物切除＋植皮术			次		818.60	甲类	手术费
1337	08.2000x003	眉部瘢痕切除术		手术	G	331604015	面部瘢痕切除整形术		扩张器	$2cm^2$		858.00	甲类	手术费
1338	08.2000x003	眉部瘢痕切除术		手术	G	331604015－1	面部瘢痕切除整形术加收（$>2cm^2$）			$1cm^2$		257.40	甲类	手术费
1339	08.2000x005	眼睑瘢痕切除术		手术	G	331604015	面部瘢痕切除整形术		扩张器	$2cm^2$		858.00	甲类	手术费
1340	08.2000x005	眼睑瘢痕切除术		手术	G	331604015－1	面部瘢痕切除整形术加收（$>2cm^2$）			$1cm^2$		257.40	甲类	手术费
1341	08.2000x006	眼睑病损切除术		手术	G	330401001	眼睑肿物切除术			次		698.60	甲类	手术费
1342	08.2000x006	眼睑病损切除术		手术	G	330401001－1	眼睑肿物切除＋植皮术			次		818.60	甲类	手术费

（续上表）

序号	手术操作诊断编码	手术操作名称	手术级别	操作类型	财务分类	编码	项目名称	项目内涵	除外内容	计价单位	说明	三级医疗服务价格（元）	医保结算类型	医疗收费项目类别
1343	08.2002	睑板腺切除术		手术	G	330403006－2	霰粒肿刮除术			次		239.52	甲类	手术费
1344	08.2100	睑板腺囊肿切除术		手术	G	330403006－2	霰粒肿刮除术			次		239.52	甲类	手术费
1345	08.2100x001	睑板腺囊肿刮除术		手术	G	330403006－2	霰粒肿刮除术			次		239.52	甲类	手术费
1346	08.2100x004	睑板腺脓肿切开引流术		手术	G	330403006－2/1	霰粒肿切开术			次		239.52	甲类	手术费
1347	08.2200	眼睑其他较小的病损切除术		手术	G	330401001	眼睑肿物切除术			次		698.60	甲类	手术费
1348	08.2200x003	眼睑小病损切除术		手术	G	330401001	眼睑肿物切除术			次		698.60	甲类	手术费
1349	08.2201	睑板腺病损切除术		手术	G	330403006－1	麦粒肿切除术			次		44.91	甲类	手术费
1350	08.2201	睑板腺病损切除术		手术	G	330403006－2	霰粒肿刮除术			次		239.52	甲类	手术费
1351	08.3100	上睑下垂修补术，用额肌法伴缝合术		手术	G	330401004	上睑下垂矫正术	含提上睑肌缩短术、悬吊术	特殊悬吊材料	次		898.20	甲类	手术费
1352	08.3101	上睑下垂额肌瓣悬吊术		手术	G	330401004	上睑下垂矫正术	含提上睑肌缩短术、悬吊术	特殊悬吊材料	次		898.20	甲类	手术费
1353	08.3102	额肌缝线睑下垂修补术		手术	G	330401004	上睑下垂矫正术	含提上睑肌缩短术、悬吊术	特殊悬吊材料	次		898.20	甲类	手术费
1354	08.3200	上睑下垂修补术，用额肌法伴筋膜吊带法		手术	G	330401004	上睑下垂矫正术	含提上睑肌缩短术、悬吊术	特殊悬吊材料	次		898.20	甲类	手术费
1355	08.3200x001	上睑下垂缝线悬吊术		手术	G	330401004	上睑下垂矫正术	含提上睑肌缩短术、悬吊术	特殊悬吊材料	次		898.20	甲类	手术费
1356	08.3200x002	上睑下垂异体组织额肌悬吊术		手术	G	330401004	上睑下垂矫正术	含提上睑肌缩短术、悬吊术	特殊悬吊材料	次		898.20	甲类	手术费
1357	08.3200x003	上睑下垂额肌悬吊术		手术	G	330401004	上睑下垂矫正术	含提上睑肌缩短术、悬吊术	特殊悬吊材料	次		898.20	甲类	手术费
1358	08.3201	硬脑膜异体额肌悬吊术		手术	G	330401004	上睑下垂矫正术	含提上睑肌缩短术、悬吊术	特殊悬吊材料	次		898.20	甲类	手术费
1359	08.3202	眼阔筋膜悬吊术		手术	G	330401004	上睑下垂矫正术	含提上睑肌缩短术、悬吊术	特殊悬吊材料	次		898.20	甲类	手术费
1360	08.3300	上睑下垂修补术，用部分切除术或上睑肌或腱膜前徙术		手术	G	330401004	上睑下垂矫正术	含提上睑肌缩短术、悬吊术	特殊悬吊材料	次		898.20	甲类	手术费
1361	08.3300x001	上睑下垂提上睑肌缩短术		手术	G	330401004	上睑下垂矫正术	含提上睑肌缩短术、悬吊术	特殊悬吊材料	次		898.20	甲类	手术费
1362	08.3400	上睑下垂修补术，用其他提上睑肌法		手术	G	330401004	上睑下垂矫正术	含提上睑肌缩短术、悬吊术	特殊悬吊材料	次		898.20	甲类	手术费
1363	08.3400x001	上睑下垂上直肌提吊术		手术	G	330401004	上睑下垂矫正术	含提上睑肌缩短术、悬吊术	特殊悬吊材料	次		898.20	甲类	手术费
1364	08.3500	上睑下垂修补术，用睑板法		手术	G	330401004	上睑下垂矫正术	含提上睑肌缩短术、悬吊术	特殊悬吊材料	次		898.20	甲类	手术费
1365	08.3600	上睑下垂修补术，用其他方法		手术	G	330401004	上睑下垂矫正术	含提上睑肌缩短术、悬吊术	特殊悬吊材料	次		898.20	甲类	手术费

（续上表）

序号	手术操作诊断编码	手术操作名称	手术级别	操作类型	财务分类	编码	项目名称	项目内涵	除外内容	计价单位	说明	三级医疗服务价格（元）	医保结算类型	医疗收费项目类别
1366	08.3600x002	上睑下垂眼轮匝肌悬吊术		手术	G	330401004	上睑下垂矫正术	含提上睑肌缩短术、悬吊术	特殊悬吊材料	次		898.20	甲类	手术费
1367	08.3700	上睑下垂矫正过度复位术		手术	G	330401004	上睑下垂矫正术	含提上睑肌缩短术、悬吊术	特殊悬吊材料	次		898.20	甲类	手术费
1368	08.3800	睑退缩矫正术		手术	G	330401006	睑退缩矫正术	含上睑、下睑指额肌悬吊，提上睑肌缩短、睑板再造、异体巩膜移植或植皮、眼睑缺损整形术	供体	次		1157.68	甲类	手术费
1369	08.4100	睑内翻或睑外翻的修补术，用热灼法		手术	G	330401008	睑外翻矫正术			次		878.24	甲类	手术费
1370	08.4101	睑外翻热灼修补术		手术	G	330401008	睑外翻矫正术			次		878.24	甲类	手术费
1371	08.4201	睑外翻缝合修补术		手术	G	330401008	睑外翻矫正术			次		878.24	甲类	手术费
1372	08.4202	睑内翻缝合修补术		手术	G	330401007	睑内翻矫正术	缝线法		次		678.64	甲类	手术费
1373	08.4203	睑轮匝肌缩短睑内翻修补术		手术	G	330401006	睑退缩矫正术	含上睑、下睑指额肌悬吊，提上睑肌缩短、睑板再造、异体巩膜移植或植皮、眼睑缺损整形术	供体	次		1157.68	甲类	手术费
1374	08.4204	睑轮匝肌重叠，睑外翻修补术		手术	G	330401008	睑外翻矫正术			次		878.24	甲类	手术费
1375	08.4204	睑轮匝肌重叠，睑外翻修补术		手术	G	330401006	睑退缩矫正术	含上睑、下睑指额肌悬吊，提上睑肌缩短、睑板再造、异体巩膜移植或植皮、眼睑缺损整形术	供体	次		1157.68	甲类	手术费
1376	08.4301	睑外翻楔形切除修补术		手术	G	330401008	睑外翻矫正术			次		878.24	甲类	手术费
1377	08.4302	睑内翻楔形切除修补术		手术	G	330401007	睑内翻矫正术	缝线法		次		678.64	甲类	手术费
1378	08.4401	睑内翻矫正伴睑重建术		手术	G	330401007	睑内翻矫正术	缝线法		次		678.64	甲类	手术费
1379	08.4401	睑内翻矫正伴睑重建术		手术	G	330401019S	眼睑原位重建	采用脱细胞真皮植入＋睑缘缝合，脱细胞真皮植入＋游离植皮	生物膜	次/只		1025.94	甲类	手术费
1380	08.4401	睑内翻矫正伴睑重建术		手术	G	330401019S－1	眼睑原位重建加收（羊膜移植）			次/只		512.97	甲类	手术费
1381	08.4401	睑内翻矫正伴睑重建术		手术	G	330401019S－2	眼睑原位重建加收（唇黏膜移植）			次/只		512.97	甲类	手术费
1382	08.4402	睑外翻矫正伴睑重建术		手术	G	330401008	睑外翻矫正术			次		878.24	甲类	手术费
1383	08.4402	睑外翻矫正伴睑重建术		手术	G	330401019S	眼睑原位重建	采用脱细胞真皮植入＋睑缘缝合，脱细胞真皮植入＋游离植皮	生物膜	次/只		1025.94	甲类	手术费
1384	08.4402	睑外翻矫正伴睑重建术		手术	G	330401019S－1	眼睑原位重建加收（羊膜移植）			次/只		512.97	甲类	手术费

（续上表）

序号	手术操作诊断编码	手术操作名称	手术级别	操作类型	财务分类	编码	项目名称	项目内涵	除外内容	计价单位	说明	三级医疗服务价格（元）	医保结算类型	医疗收费项目类别
1385	08.4402	睑外翻矫正伴睑重建术		手术	G	330401019S－2	眼睑原位重建加收（唇黏膜移植）			次/只		512.97	甲类	手术费
1386	08.4403	Wheeler 睑内翻修补术		手术	G	330401007	睑内翻矫正术	缝线法		次		678.64	甲类	手术费
1387	08.4901	睑外翻矫正术		手术	G	330401008	睑外翻矫正术			次		878.24	甲类	手术费
1388	08.4902	睑内翻矫正术		手术	G	330401007	睑内翻矫正术	缝线法		次		678.64	甲类	手术费
1389	08.5100	眦切开术		手术	G	330401011	内眦赘皮矫治术			次		788.42	丙类	手术费
1390	08.5101	睑裂增大术		手术	G	330401016	内外眦成形术			次		998.00	甲类	手术费
1391	08.5200	睑缝合术		手术	G	330401009	睑裂缝合术			次		319.36	甲类	手术费
1392	08.5200x002	睑缘缝合术		手术	G	330401009	睑裂缝合术			次		319.36	甲类	手术费
1393	08.5200x003	眦缝合术		手术	G	330401009	睑裂缝合术			次		319.36	甲类	手术费
1394	08.5200x004	睑板缝合术		手术	G	330401009	睑裂缝合术			次		319.36	甲类	手术费
1395	08.5900x001	眦移位矫正术		手术	G	330401003	内眦韧带断裂修复术			次		1397.20	甲类	手术费
1396	08.5900x004	内眦成形术		手术	G	330401016	内外眦成形术			次		998.00	甲类	手术费
1397	08.5900x005	外眦成形术		手术	G	330401016	内外眦成形术			次		998.00	甲类	手术费
1398	08.5900x006	眦韧带固定术		手术	G	330401003	内眦韧带断裂修复术			次		1397.20	甲类	手术费
1399	08.5900x007	眦韧带修复术		手术	G	330401003	内眦韧带断裂修复术			次		1397.20	甲类	手术费
1400	08.5901	内眦赘皮修补术		手术	G	330401011	内眦赘皮矫治术			次		788.42	丙类	手术费
1401	08.5902	眦成形术		手术	G	330401016	内外眦成形术			次		998.00	甲类	手术费
1402	08.5902	眦成形术		手术	G	330401016	内外眦成形术			次		998.00	甲类	手术费
1403	08.5903	眶距增宽矫正术		手术	G	330409025	眶距增宽症整形术		特殊固定材料	次		5389.20	丙类	手术费
1404	08.6100	用皮瓣或移植物的眼睑重建术		手术	G	330401019S	眼睑原位重建	采用脱细胞真皮植入＋睑缘缝合，脱细胞真皮植入＋游离植皮	生物膜	次/只		1025.94	甲类	手术费
1405	08.6100	用皮瓣或移植物的眼睑重建术		手术	G	330401019S－1	眼睑原位重建加收（羊膜移植）			次/只		512.97	甲类	手术费
1406	08.6100	用皮瓣或移植物的眼睑重建术		手术	G	330401019S－2	眼睑原位重建加收（唇黏膜移植）			次/只		512.97	甲类	手术费
1407	08.6100x004	游离皮瓣移植眼睑重建术		手术	G	330401019S	眼睑原位重建	采用脱细胞真皮植入＋睑缘缝合，脱细胞真皮植入＋游离植皮	生物膜	次/只		1025.94	甲类	手术费
1408	08.6100x005	脱细胞真皮移植眼睑重建术		手术	G	330401019S	眼睑原位重建	采用脱细胞真皮植入＋睑缘缝合，脱细胞真皮植入＋游离植皮	生物膜	次/只		1025.94	甲类	手术费
1409	08.6100x006	全厚皮片移植眉重建术		手术	G	331603030	游离皮片移植术	指刃厚、中厚、全厚、瘢痕皮、反鼓取皮		1%体表面积		1960.00	甲类	手术费

（续上表）

序号	手术操作诊断编码	手术操作名称	手术级别	操作类型	财务分类	编码	项目名称	项目内涵	除外内容	计价单位	说明	三级医疗服务价格（元）	医保结算类型	医疗收费项目类别
1410	08.6100x007	皮瓣移植眉重建术		手术	G	330409028－1	眉缺损修复术＋岛状头皮瓣切取移转术	指部分缺损、全部缺损		次		1796.40	丙类	手术费
1411	08.6101	局部皮瓣转位眼睑重建术		手术	G	330401019S	眼睑原位重建	采用脱细胞真皮植入＋睑缘缝合，脱细胞真皮植入＋游离植皮	生物膜	次/只		1025.94	甲类	手术费
1412	08.6102	眼睑皮片移植重建术		手术	G	330401019S	眼睑原位重建	采用脱细胞真皮植入＋睑缘缝合，脱细胞真皮植入＋游离植皮	生物膜	次/只		1025.94	甲类	手术费
1413	08.6103	带蒂头皮瓣眉再造术		手术	G	330409028－1	眉缺损修复术＋岛状头皮瓣切取移转术	指部分缺损、全部缺损		次		1796.40	丙类	手术费
1414	08.6200	用黏膜瓣或移植物的眼睑重建术		手术	G	330401019S	眼睑原位重建	采用脱细胞真皮植入＋睑缘缝合，脱细胞真皮植入＋游离植皮	生物膜	次/只		1025.94	甲类	手术费
1415	08.6201	黏膜瓣移植眼睑重建术		手术	G	330401019S	眼睑原位重建	采用脱细胞真皮植入＋睑缘缝合，脱细胞真皮植入＋游离植皮	生物膜	次/只		1025.94	甲类	手术费
1416	08.6300	用毛囊移植片的眼睑重建术		手术	G	330401019S	眼睑原位重建	采用脱细胞真皮植入＋睑缘缝合，脱细胞真皮植入＋游离植皮	生物膜	次/只		1025.94	甲类	手术费
1417	08.6400	用结膜睑板移植片的眼睑重建术		手术	G	330401019S	眼睑原位重建	采用脱细胞真皮植入＋睑缘缝合，脱细胞真皮植入＋游离植皮	生物膜	次/只		1025.94	甲类	手术费
1418	08.6900	用皮瓣或移植物的其他眼睑重建术		手术	G	330401019S	眼睑原位重建	采用脱细胞真皮植入＋睑缘缝合，脱细胞真皮植入＋游离植皮	生物膜	次/只		1025.94	甲类	手术费
1419	08.7000	眼睑重建术		手术	G	330401019S	眼睑原位重建	采用脱细胞真皮植入＋睑缘缝合，脱细胞真皮植入＋游离植皮	生物膜	次/只		1025.94	甲类	手术费
1420	08.7001	眉重建术		手术	G	330409028－1	眉缺损修复术＋岛状头皮瓣切取移转术	指部分缺损、全部缺损		次		1796.40	丙类	手术费
1421	08.7100	涉及睑缘，板层的眼睑重建术		手术	G	330401019S	眼睑原位重建	采用脱细胞真皮植入＋睑缘缝合，脱细胞真皮植入＋游离植皮	生物膜	次/只		1025.94	甲类	手术费
1422	08.7100x001	眼睑非全层伴睑缘重建术		手术	G	330401019S	眼睑原位重建	采用脱细胞真皮植入＋睑缘缝合，脱细胞真皮植入＋游离植皮	生物膜	次/只		1025.94	甲类	手术费
1423	08.7200	其他板层的眼睑重建术		手术	G	330401019S	眼睑原位重建	采用脱细胞真皮植入＋睑缘缝合，脱细胞真皮植入＋游离植皮	生物膜	次/只		1025.94	甲类	手术费

（续上表）

序号	手术操作诊断编码	手术操作名称	手术级别	操作类型	财务分类	编码	项目名称	项目内涵	除外内容	计价单位	说明	三级医疗服务价格（元）	医保结算类型	医疗收费项目类别
1424	08. 7200x001	眼睑板层重建术		手术	G	330401019S	眼睑原位重建	采用脱细胞真皮植入＋睑缘缝合，脱细胞真皮植入＋游离植皮	生物膜	次/只		1025. 94	甲类	手术费
1425	08. 7300	涉及睑缘全层的眼睑重建术		手术	G	330401019S	眼睑原位重建	采用脱细胞真皮植入＋睑缘缝合，脱细胞真皮植入＋游离植皮	生物膜	次/只		1025. 94	甲类	手术费
1426	08. 7300x001	眼睑全层伴睑缘重建术		手术	G	330401019S	眼睑原位重建	采用脱细胞真皮植入＋睑缘缝合，脱细胞真皮植入＋游离植皮	生物膜	次/只		1025. 94	甲类	手术费
1427	08. 7400	其他全层眼睑重建术		手术	G	330401019S	眼睑原位重建	采用脱细胞真皮植入＋睑缘缝合，脱细胞真皮植入＋游离植皮	生物膜	次/只		1025. 94	甲类	手术费
1428	08. 7400x001	眼睑全层重建术		手术	G	330401019S	眼睑原位重建	采用脱细胞真皮植入＋睑缘缝合，脱细胞真皮植入＋游离植皮	生物膜	次/只		1025. 94	甲类	手术费
1429	08. 8101	眼睑裂伤缝合术		手术	G	330401002	眼睑结膜裂伤缝合术			次		958. 08	甲类	手术费
1430	08. 8200	涉及睑缘板层裂伤的修补术		手术	G	330401002	眼睑结膜裂伤缝合术			次		958. 08	甲类	手术费
1431	08. 8200x001	眼睑非全层的眼睑裂伤及修补术		手术	G	330401002	眼睑结膜裂伤缝合术			次		958. 08	甲类	手术费
1432	08. 8300	眼睑板层裂伤的其他修补术		手术	G	330401002	眼睑结膜裂伤缝合术			次		958. 08	甲类	手术费
1433	08. 8300x001	眼睑非全层裂伤修补术		手术	G	330401002	眼睑结膜裂伤缝合术			次		958. 08	甲类	手术费
1434	08. 8400	涉及睑缘全层裂伤的修补术		手术	G	330401002	眼睑结膜裂伤缝合术			次		958. 08	甲类	手术费
1435	08. 8400x001	眼睑全层及睑缘裂伤修补术		手术	G	330401002	眼睑结膜裂伤缝合术			次		958. 08	甲类	手术费
1436	08. 8500	眼睑全层裂伤的其他修补术		手术	G	330401002	眼睑结膜裂伤缝合术			次		958. 08	甲类	手术费
1437	08. 8500x001	眼睑全层裂伤修补术		手术	G	330401002	眼睑结膜裂伤缝合术			次		958. 08	甲类	手术费
1438	08. 8600	下眼睑皱纹切除术		手术	G	331604014	除皱术			每部位或面 1/3		1638. 00	丙类	手术费
1439	08. 8600x002	眼袋切除术		手术	G	330401015	眼袋整形术			双侧		1397. 20	丙类	手术费
1440	08. 8700	上眼睑皱纹切除术		手术	G	331604014	除皱术			每部位或面 1/3		1638. 00	丙类	手术费
1441	08. 8900x002	异体睑板移植术		手术	G	330401006	睑退缩矫正术	含上睑、下睑指额肌悬吊，提上睑肌缩短、睑板再造、异体巩膜移植或植皮、眼睑缺损整形术	供体	次		1157. 68	甲类	手术费
1442	08. 8900x005	重建眉修整术		手术	G	330409027	眉畸形矫正术	指“八”字眉、眉移位等		次		998. 00	丙类	手术费
1443	08. 8900x005	重建眉修整术		手术	G	330409028	眉缺损修复术	指部分缺损、全部缺损		次		1497. 00	丙类	手术费

（续上表）

序号	手术操作诊断编码	手术操作名称	手术级别	操作类型	财务分类	编码	项目名称	项目内涵	除外内容	计价单位	说明	三级医疗服务价格（元）	医保结算类型	医疗收费项目类别
1444	08.8900x005	重建眉修整术		手术	G	330409028－1	眉缺损修复术＋岛状头皮瓣切取移转术	指部分缺损、全部缺损		次		1796.40	丙类	手术费
1445	08.8900x007	眼睑赘皮切除术		手术	G	330401011	内眦赘皮矫治术			次		788.42	丙类	手术费
1446	08.8900x008	重睑激光成形术		手术	G	330401013	激光重睑整形术			次		1197.60	丙类	手术费
1447	08.8901	外眦皱纹切除术		手术	G	331604014	除皱术			每部位或面 1/3		1638.00	丙类	手术费
1448	08.8902	重睑术		手术	G	330401019S	眼睑原位重建	采用脱细胞真皮植入＋睑缘缝合，脱细胞真皮植入＋游离植皮	生物膜	次/只		1025.94	甲类	手术费
1449	08.8903	眉修补术		手术	G	330409028	眉缺损修复术	指部分缺损、全部缺损		次		1497.00	丙类	手术费
1450	09.2000	泪腺切除术		手术	G	330402005－1	泪腺部分切除术			次		898.20	甲类	手术费
1451	09.2000	泪腺切除术		手术	G	330402005	睑部泪腺摘除术			次		898.20	甲类	手术费
1452	09.2100	泪腺病损切除术		手术	G	330402005－2	泪腺肿瘤摘除术			次		898.20	甲类	手术费
1453	09.2200x001	泪腺部分切除术		手术	G	330402005－1	泪腺部分切除术			次		898.20	甲类	手术费
1454	09.2300	全部泪腺切除术		手术	G	330402005	睑部泪腺摘除术			次		898.20	甲类	手术费
1455	09.4900x004	泪道植入物修正术		手术	G	330402003	泪小管吻合术			次		878.24	甲类	手术费
1456	09.4900x005	泪管植入物置换术		手术	G	330402003	泪小管吻合术			次		878.24	甲类	手术费
1457	09.4901	泪道挂线术		手术	G	330402008	鼻泪道再通术	采用穿线或义管植入	硅胶管或金属管	次		1117.76	甲类	手术费
1458	09.5100	泪点切开术		手术	G	330402009	泪道成形术	含泪小点切开术		次		1397.20	甲类	手术费
1459	09.5900	泪道其他切开术		手术	G	330402009	泪道成形术	含泪小点切开术		次		1397.20	甲类	手术费
1460	09.6x00	泪囊和泪道切除术		手术	G	330402004	泪囊摘除术			次		479.04	甲类	手术费
1461	09.6x00x001	泪管病损切除术		手术	G	330402005－2	泪腺肿瘤摘除术			次		898.20	甲类	手术费
1462	09.6x00x006	泪小管病损切除术		手术	G	330402005－2	泪腺肿瘤摘除术			次		898.20	甲类	手术费
1463	09.6x01	泪囊切除术		手术	G	330402004	泪囊摘除术			次		479.04	甲类	手术费
1464	09.6x02	泪囊病损切除术		手术	G	330402004－1	泪囊瘘管摘除术			次		479.04	甲类	手术费
1465	09.6x03	泪道病损切除术		手术	G	330409014－2	泪道肿物切除术			次		1526.94	甲类	手术费
1466	09.7100	泪点外翻矫正术		手术	G	330402002	泪小点外翻矫正术			次		578.84	甲类	手术费
1467	09.7200x001	泪点修补术		手术	G	330402011S	泪小点成形术			次/只		673.65	甲类	手术费
1468	09.7201	泪点重建术		手术	G	330402011S	泪小点成形术			次/只		673.65	甲类	手术费
1469	09.7300	泪小管修补术		手术	G	330402011S	泪小点成形术			次/只		673.65	甲类	手术费
1470	09.7300x001	泪小管成形术		手术	G	330402011S	泪小点成形术			次/只		673.65	甲类	手术费
1471	09.7300x003	泪小管缝合术		手术	G	330402011S	泪小点成形术			次/只		673.65	甲类	手术费
1472	09.7300x004	泪道重建术		手术	G	330402011S	泪小点成形术			次/只		673.65	甲类	手术费

（续上表）

序号	手术操作诊断编码	手术操作名称	手术级别	操作类型	财务分类	编码	项目名称	项目内涵	除外内容	计价单位	说明	三级医疗服务价格（元）	医保结算类型	医疗收费项目类别
1473	09. 7301	泪小管吻合术		手术	G	330402003	泪小管吻合术			次		878. 24	甲类	手术费
1474	09. 8100	泪囊鼻腔吻合术［DCR］		手术	G	330402007	鼻腔泪囊吻合术			次		778. 44	甲类	手术费
1475	09. 8101	内镜下鼻－泪管吻合术		手术	G	330402007	鼻腔泪囊吻合术			次		778. 44	甲类	手术费
1476	09. 8101	内镜下鼻－泪管吻合术		手术	G	330000000－4	术中使用鼻内窥镜加收			次		709. 50	甲类	手术费
1477	09. 8200	结膜泪囊鼻腔吻合术		手术	G	330402007	鼻腔泪囊吻合术			次		778. 44	甲类	手术费
1478	09. 8300	结膜鼻腔吻合术伴置入管或支架		手术	G	330402012S	泪道植管（支架植入）术	含支架或支撑管植入	植入管	次/只		765. 47	甲类	手术费
1479	09. 9900x002	泪囊瘘口封闭术		手术	G	330402010－1	泪小管封闭术		填塞材料	单眼		329. 34	甲类	手术费
1480	09. 9900x003	泪囊瘘管切除术		手术	G	330402004－1	泪囊瘘管摘除术			次		479. 04	甲类	手术费
1481	10. 0x00	切开术去除嵌入结膜异物		手术	G	310300102－1	结膜异物剔除术			次		38. 00	甲类	治疗费
1482	10. 0x00x001	结膜切开异物取出术		手术	G	310300102－1	结膜异物剔除术			次		38. 00	甲类	治疗费
1483	10. 3100	结膜病损或结膜组织的切除术		手术	G	330403002	结膜肿物切除术		羊膜	次		668. 66	甲类	手术费
1484	10. 3100	结膜病损或结膜组织的切除术		手术	G	330403002－1	结膜色素痣切除术		羊膜	次		668. 66	甲类	手术费
1485	10. 3100	结膜病损或结膜组织的切除术		手术	G	330403002－2	恶性结膜肿物切除术		羊膜	次		1337. 32	甲类	手术费
1486	10. 3100	结膜病损或结膜组织的切除术		手术	G	330403003	结膜淋巴管积液清除术			次		668. 66	甲类	手术费
1487	10. 3101	结膜病损切除术		手术	G	330403002	结膜肿物切除术		羊膜	次		668. 66	甲类	手术费
1488	10. 3101	结膜病损切除术		手术	G	330403002－1	结膜色素痣切除术		羊膜	次		668. 66	甲类	手术费
1489	10. 3101	结膜病损切除术		手术	G	330403002－2	恶性结膜肿物切除术		羊膜	次		1337. 32	甲类	手术费
1490	10. 3101	结膜病损切除术		手术	G	330403003	结膜淋巴管积液清除术			次		668. 66	甲类	手术费
1491	10. 4100	用游离移植物的睑球粘连修补术		手术	G	330403001	睑球粘连分离术		羊膜	次		1696. 60	甲类	手术费
1492	10. 4100	用游离移植物的睑球粘连修补术		手术	G	330403001－1	自体黏膜移植术及结膜移植术		羊膜	次		1696. 60	甲类	手术费
1493	10. 4100x001	睑球粘连游离移植物修补术		手术	G	330403001	睑球粘连分离术		羊膜	次		1696. 60	甲类	手术费
1494	10. 4100x001	睑球粘连游离移植物修补术		手术	G	330403001－1	自体黏膜移植术及结膜移植术		羊膜	次		1696. 60	甲类	手术费
1495	10. 4101	睑球粘连羊膜移植修补术		手术	G	330403001	睑球粘连分离术		羊膜	次		1696. 60	甲类	手术费
1496	10. 4101	睑球粘连羊膜移植修补术		手术	G	330403001－1	自体黏膜移植术及结膜移植术		羊膜	次		1696. 60	甲类	手术费
1497	10. 4102	睑球粘连口唇黏膜移植修补术		手术	G	330403001	睑球粘连分离术		羊膜	次		1696. 60	甲类	手术费
1498	10. 4102	睑球粘连口唇黏膜移植修补术		手术	G	330403001－1	自体黏膜移植术及结膜移植术		羊膜	次		1696. 60	甲类	手术费
1499	10. 4200	用游离移植物的结膜穹窿重建术		手术	G	330403007	下穹窿成形术			单侧		778. 44	甲类	手术费
1500	10. 4200x001	结膜穹窿游离移植物重建术		手术	G	330403007	下穹窿成形术			单侧		778. 44	甲类	手术费
1501	10. 4201	结膜穹窿羊膜移植重建术		手术	G	330403007	下穹窿成形术			单侧		778. 44	甲类	手术费
1502	10. 4202	结膜穹窿口唇黏膜移植重建术		手术	G	330403007	下穹窿成形术			单侧		778. 44	甲类	手术费

（续上表）

序号	手术操作诊断编码	手术操作名称	手术级别	操作类型	财务分类	编码	项目名称	项目内涵	除外内容	计价单位	说明	三级医疗服务价格（元）	医保结算类型	医疗收费项目类别
1503	10. 4300x002	结膜穹窿成形术		手术	G	330403007	下穹窿成形术			单侧		778. 44	甲类	手术费
1504	10. 4400x001	结膜移植术		手术	G	330403001－1	自体黏膜移植术及结膜移植术		羊膜	次		1696. 60	甲类	手术费
1505	10. 4400x002	羊膜移植结膜修补术		手术	G	330403001－1	自体黏膜移植术及结膜移植术		羊膜	次		1696. 60	甲类	手术费
1506	10. 4401	自体结膜移植术		手术	G	330403001－1	自体黏膜移植术及结膜移植术		羊膜	次		1696. 60	甲类	手术费
1507	10. 4402	异体结膜移植术		手术	G	330403001－1	自体黏膜移植术及结膜移植术		羊膜	次		1696. 60	甲类	手术费
1508	10. 4900	其他结膜成形术		手术	G	330403004	结膜囊成形术		义眼模、羊膜	次		1377. 24	甲类	手术费
1509	10. 4900x001	结膜成形术		手术	G	330403004	结膜囊成形术		义眼模、羊膜	次		1377. 24	甲类	手术费
1510	10. 4900x003	结膜修补术		手术	G	330401002	眼睑结膜裂伤缝合术			次		958. 08	甲类	手术费
1511	10. 4900x004	结膜瓣修补术		手术	G	330401002	眼睑结膜裂伤缝合术			次		958. 08	甲类	手术费
1512	10. 4903	结膜囊成形术		手术	G	330403004	结膜囊成形术		义眼模、羊膜	次		1377. 24	甲类	手术费
1513	10. 5x00	结膜和眼睑粘连松解术		手术	G	330403001	睑球粘连分离术		羊膜	次		1696. 60	甲类	手术费
1514	10. 5x01	睑球粘连分离术		手术	G	330403001	睑球粘连分离术		羊膜	次		1696. 60	甲类	手术费
1515	10. 6x00	结膜裂伤修补术		手术	G	330401002	眼睑结膜裂伤缝合术			次		958. 08	甲类	手术费
1516	10. 6x00x001	结膜缝合术		手术	G	330401002	眼睑结膜裂伤缝合术			次		958. 08	甲类	手术费
1517	10. 6x00x002	结膜撕裂修补术		手术	G	330401002	眼睑结膜裂伤缝合术			次		958. 08	甲类	手术费
1518	10. 9900x001	结膜瓣遮盖术		手术	G	330403005	球结膜瓣覆盖术		羊膜	次		528. 94	甲类	手术费
1519	11. 1x00	角膜切开术		手术	G	330404002	近视性放射状角膜切开术		粘弹剂	次		1566. 86	丙类	手术费
1520	11. 1x01	角膜切开异物去除术		手术	G	310300102	角膜异物剔除术			次		38. 00	甲类	治疗费
1521	11. 3100	胬肉移位术		手术	G	330404007－1	翼状胬肉转位术			次		698. 60	甲类	手术费
1522	11. 3100x001	翼状胬肉转位术		手术	G	330404007－1	翼状胬肉转位术			次		698. 60	甲类	手术费
1523	11. 3203	翼状胬肉切除伴羊膜植片移植术		手术	G	330404007	翼状胬肉切除术			次		698. 60	甲类	手术费
1524	11. 3203	翼状胬肉切除伴羊膜植片移植术		手术	G	330404011	羊膜移植术		供体	次		1317. 36	甲类	手术费
1525	11. 3204	翼状胬肉切除术伴丝裂霉素注入		手术	G	330404007	翼状胬肉切除术			次		698. 60	甲类	手术费
1526	11. 3900x001	翼状胬肉切除术		手术	G	330404007	翼状胬肉切除术			次		698. 60	甲类	手术费
1527	11. 3901	翼状胬肉切除伴结膜移植术		手术	G	330404007	翼状胬肉切除术			次		698. 60	甲类	手术费
1528	11. 3901	翼状胬肉切除伴结膜移植术		手术	G	330403001－1	自体黏膜移植术及结膜移植术		羊膜	次		1696. 60	甲类	手术费
1529	11. 4100	机械性去除角膜上皮		手术	D	310300076	角膜刮片检查	不含微生物检查		次/只		15. 00	甲类	检查费

（续上表）

序号	手术操作诊断编码	手术操作名称	手术级别	操作类型	财务分类	编码	项目名称	项目内涵	除外内容	计价单位	说明	三级医疗服务价格（元）	医保结算类型	医疗收费项目类别
1530	11.4200	角膜病损的热灼术		手术	G	310300103	角膜溃疡灼烙术			次		33.00	甲类	治疗费
1531	11.4300	角膜病损的冷冻疗法		手术	G	310300104－4	角膜溃疡冷冻治疗			次		50.00	甲类	治疗费
1532	11.4902	准分子激光治疗性角膜切削术（LASIK）		手术	G	310300078	准分子激光屈光性角膜矫正术（PRK）			次/只		2000.00	丙类	治疗费
1533	11.4902	准分子激光治疗性角膜切削术（LASIK）		手术	G	310300078－1	准分子激光治疗性角膜矫正术（PTK）			次/只		2000.00	丙类	治疗费
1534	11.4903	角膜病损切除术		手术	G	330404007－2	单纯角膜肿物切除术			次		698.60	甲类	手术费
1535	11.5100	角膜裂伤缝合术		手术	G	330409005	眼球裂伤缝合术	指角膜、巩膜裂伤缝合	玻璃体切割头	次		1447.10	甲类	手术费
1536	11.5101	角巩膜瘘缝合术		手术	G	330409005	眼球裂伤缝合术	指角膜、巩膜裂伤缝合	玻璃体切割头	次		1447.10	甲类	手术费
1537	11.5200	角膜手术后伤口裂开修补术		手术	G	330409005	眼球裂伤缝合术	指角膜、巩膜裂伤缝合	玻璃体切割头	次		1447.10	甲类	手术费
1538	11.5300	用结膜瓣的角膜裂伤或伤口修补术		手术	G	330409005	眼球裂伤缝合术	指角膜、巩膜裂伤缝合	玻璃体切割头	次		1447.10	甲类	手术费
1539	11.5900x002	角膜间层烧灼术		手术	G	310300103	角膜溃疡灼烙术			次		33.00	甲类	治疗费
1540	11.6000	角膜移植		手术	G	331701007	角膜移植术	指穿透、板层。含患者（患侧）原位角膜切除、移植角膜术中整复、移植角膜植入，以及切开、吻合、关闭、缝合等手术步骤的人力资源和基本物质资源消耗	粘弹剂；真空环钻	次		1796.40	甲类	手术费
1541①	11.6000x002	部分角膜缘移植术		手术	G	330404014S	角膜缘移植	指自体角膜缘移植、异体角膜缘移植		次/只		1039.92	甲类	手术费
1542②	11.6000x002	部分角膜缘移植术		手术	G	330404014S－1	培养角膜缘上皮细胞移植			次/只		1351.90	甲类	手术费
1543③	11.6000x003	全角膜缘移植术		手术	G	330404014S	角膜缘移植	指自体角膜缘移植、异体角膜缘移植		次/只		1039.92	甲类	手术费
1544④	11.6000x003	全角膜缘移植术		手术	G	330404014S－1	培养角膜缘上皮细胞移植			次/只		1351.90	甲类	手术费
1545	11.6200x002	板层角膜移植术		手术	G	331701007－2	深板层角膜移植术			次		2155.68	甲类	手术费
1546	11.6300	用自体移植物的穿透性角膜成形术		手术	G	331701007	角膜移植术	指穿透、板层。含患者（患侧）原位角膜切除、移植角膜术中整复、移植角膜植入，以及切开、吻合、关闭、缝合等手术步骤的人力资源和基本物质资源消耗	粘弹剂；真空环钻	次		1796.40	甲类	手术费

①~④ 限制范围：限治疗性自体移植。

（续上表）

序号	手术操作诊断编码	手术操作名称	手术级别	操作类型	财务分类	编码	项目名称	项目内涵	除外内容	计价单位	说明	三级医疗服务价格（元）	医保结算类型	医疗收费项目类别
1547	11.6300x001	穿透性自体角膜移植术		手术	G	331701007	角膜移植术	指穿透、板层。含患者（患侧）原位角膜切除、移植角膜术中整复、移植角膜植入，以及切开、吻合、关闭、缝合等手术步骤的人力资源和基本物质资源消耗	粘弹剂；真空环钻	次		1796.40	甲类	手术费
1548	11.6400x001	穿透性角膜移植术		手术	G	331701007	角膜移植术	指穿透、板层。含患者（患侧）原位角膜切除、移植角膜术中整复、移植角膜植入，以及切开、吻合、关闭、缝合等手术步骤的人力资源和基本物质资源消耗	粘弹剂；真空环钻	次		1796.40	甲类	手术费
1549	11.6400x002	羊膜移植的角膜成形术		手术	G	330404011	羊膜移植术		供体	次		1317.36	甲类	手术费
1550	11.6900x001	全层角膜移植术		手术	G	331701007	角膜移植术	指穿透、板层。含患者（患侧）原位角膜切除、移植角膜术中整复、移植角膜植入，以及切开、吻合、关闭、缝合等手术步骤的人力资源和基本物质资源消耗	粘弹剂；真空环钻	次		1796.40	甲类	手术费
1551	11.6900x002	人工角膜植入术		手术	G	331701007	角膜移植术	指穿透、板层。含患者（患侧）原位角膜切除、移植角膜术中整复、移植角膜植入，以及切开、吻合、关闭、缝合等手术步骤的人力资源和基本物质资源消耗	粘弹剂；真空环钻	次		1796.40	甲类	手术费
1552①	11.6900x003	异体角膜缘干细胞移植术		手术	G	330404014S	角膜缘移植	指自体角膜缘移植、异体角膜缘移植		次/只		1039.92	甲类	手术费
1553	11.6901	角膜干细胞移植		手术	G	331701007	角膜移植术	指穿透、板层。含患者（患侧）原位角膜切除、移植角膜术中整复、移植角膜植入，以及切开、吻合、关闭、缝合等手术步骤的人力资源和基本物质资源消耗	粘弹剂；真空环钻	次		1796.40	甲类	手术费
1554	11.6901	角膜干细胞移植		手术	G	331701007－1	角膜移植术加收（干细胞移植）			次		179.64	甲类	手术费
1555	11.6902	角膜内皮移植术		手术	G	331701007－3	角膜内皮移植术			次		2155.68	甲类	手术费
1556	11.7100	角膜磨镶术		手术	G	310300079	激光原位角膜磨镶术（LASIK）			次/只		2500.00	丙类	治疗费

① 限制范围：限治疗性自体移植。

（续上表）

序号	手术操作诊断编码	手术操作名称	手术级别	操作类型	财务分类	编码	项目名称	项目内涵	除外内容	计价单位	说明	三级医疗服务价格（元）	医保结算类型	医疗收费项目类别
1557	11.7100x002	准分子激光角膜原位磨镶术［LASIK］		手术	G	310300079	激光原位角膜磨镶术（LASIK）			次/只		2500.00	丙类	治疗费
1558	11.7101	准分子原位角膜磨镶术		手术	G	310300079	激光原位角膜磨镶术（LASIK）			次/只		2500.00	丙类	治疗费
1559	11.7104	准分子激光角膜上皮瓣下磨镶术（LASEK）		手术	G	310300079	激光原位角膜磨镶术（LASIK）			次/只		2500.00	丙类	治疗费
1560	11.7200	角膜镜片术		手术	G	330404001	表层角膜镜片镶嵌术		粘弹剂、供体、角膜片、角膜基质环	次		1566.86	甲类	手术费
1561	11.7300x001	人工角膜移植术		手术	G	331701007	角膜移植术	指穿透、板层。含患者（患侧）原位角膜切除、移植角膜术中整复、移植角膜植入，以及切开、吻合、关闭、缝合等手术步骤的人力资源和基本物质资源消耗	粘弹剂；真空环钻	次		1796.40	甲类	手术费
1562	11.7600	表面角膜镜片术		手术	G	330404001	表层角膜镜片镶嵌术		粘弹剂、供体、角膜片、角膜基质环	次		1566.86	甲类	手术费
1563	11.7900x001	角膜基质环植入术		手术	G	330404005	角膜基质环植入术		粘弹剂	次		暂不定价	甲类	手术费
1564	11.7902	角膜植片更换术		手术	G	330404001	表层角膜镜片镶嵌术		粘弹剂、供体、角膜片、角膜基质环	次		1566.86	甲类	手术费
1565	11.7903	羊膜移植眼表重建术		手术	G	330404011	羊膜移植术		供体	次		1317.36	甲类	手术费
1566	11.9100x001	角膜染色术［墨针］		手术	G	330404009	角膜白斑染色术		粘弹剂；供体角膜片；真空环钻	次		1756.48	甲类	手术费
1567	11.9200	去除角膜人工植入物		手术	G	330404006	角膜深层异物取出术			次		858.28	甲类	手术费
1568	11.9200x001	植入角膜去除术		手术	G	330404006	角膜深层异物取出术			次		858.28	甲类	手术费
1569①	11.9900x002	自体角膜缘干细胞取材术		手术	G	330404014S	角膜缘移植	指自体角膜缘移植、异体角膜缘移植		次/只		1039.92	甲类	手术费
1570②	11.9900x002	自体角膜缘干细胞取材术		手术	G	330404014S－1	培养角膜缘上皮细胞移植			次/只		1351.90	甲类	手术费
1571	12.0000	去除眼前节眼内异物		手术	G	330409001	球内磁性异物取出术			次		1277.44	甲类	手术费

①~② 限制范围：限治疗性自体移植。

（续上表）

序号	手术操作诊断编码	手术操作名称	手术级别	操作类型	财务分类	编码	项目名称	项目内涵	除外内容	计价单位	说明	三级医疗服务价格（元）	医保结算类型	医疗收费项目类别
1572	12.0000	去除眼前节眼内异物		手术	G	330409002	球内非磁性异物取出术			次		1357.28	甲类	手术费
1573	12.0100	用磁吸法去除眼前节眼内异物		手术	G	330409001	球内磁性异物取出术			次		1277.44	甲类	手术费
1574	12.0200	不用磁吸法的去除眼前节眼内异物		手术	G	330409002	球内非磁性异物取出术			次		1357.28	甲类	手术费
1575	12.0200x002	眼前房切开异物取出术		手术	G	330409002	球内非磁性异物取出术			次		1357.28	甲类	手术费
1576	12.0200x003	虹膜异物切开去除术		手术	G	330409002	球内非磁性异物取出术			次		1357.28	甲类	手术费
1577	12.0200x004	眼前节非磁性异物取出术		手术	G	330409002	球内非磁性异物取出术			次		1357.28	甲类	手术费
1578	12.1100	虹膜切开术伴贯穿术		手术	G	330405004	虹膜贯穿术		粘弹剂	次		暂不定价	甲类	手术费
1579	12.1100x002	虹膜激光切开贯通术		手术	G	330405004	虹膜贯穿术		粘弹剂	次		暂不定价	甲类	手术费
1580	12.1200x001	虹膜切开术		手术	G	330405002	虹膜周边切除术			次		1027.94	甲类	手术费
1581	12.1201	瞳孔缘剪开术		手术	G	330404013	瞳孔再造术		特殊缝线、粘弹剂	次		1327.34	甲类	手术费
1582	12.1203	虹膜括约肌切断术		手术	G	330405003	虹膜根部离断修复术		粘弹剂	次		1506.98	甲类	手术费
1583	12.1300	虹膜脱出切除术		手术	G	330405002	虹膜周边切除术			次		1027.94	甲类	手术费
1584	12.1400x001	虹膜部分切除术		手术	G	330405002	虹膜周边切除术			次		1027.94	甲类	手术费
1585	12.1401	虹膜全切除术		手术	G	330405001	虹膜全切除术		粘弹剂	次		1197.60	甲类	手术费
1586	12.1403	虹膜周边切除术		手术	G	330405002	虹膜周边切除术			次		1027.94	甲类	手术费
1587	12.1404	虹膜周边激光切除术		手术	G	330405002	虹膜周边切除术			次		1027.94	甲类	手术费
1588	12.3100	虹膜前房角粘连松解术		手术	G	330405011-3	房角粘连分离术		粘弹剂	次		1197.60	甲类	手术费
1589	12.3100	虹膜前房角粘连松解术		手术	G	330405011-3/1	房角粘连分离术［使用特殊仪器加收（前房角镜等）］			次		119.76	甲类	手术费
1590	12.3200x001	虹膜前粘连松解术		手术	G	330405011-3	房角粘连分离术		粘弹剂	次		1197.60	甲类	手术费
1591	12.3200x001	虹膜前粘连松解术		手术	G	330405011-3/1	房角粘连分离术［使用特殊仪器加收（前房角镜等）］			次		119.76	甲类	手术费
1592	12.3300	虹膜后粘连松解术		手术	G	330405011-3	房角粘连分离术		粘弹剂	次		1197.60	甲类	手术费
1593	12.3300	虹膜后粘连松解术		手术	G	330405011-3/1	房角粘连分离术［使用特殊仪器加收（前房角镜等）］			次		119.76	甲类	手术费
1594	12.3301	虹膜粘连松解术		手术	G	330405011-3	房角粘连分离术		粘弹剂	次		1197.60	甲类	手术费
1595	12.3301	虹膜粘连松解术		手术	G	330405011-3/1	房角粘连分离术［使用特殊仪器加收（前房角镜等）］			次		119.76	甲类	手术费
1596	12.3400	角膜玻璃体粘连松解术		手术	G	330405011-3	房角粘连分离术		粘弹剂	次		1197.60	甲类	手术费

（续上表）

序号	手术操作诊断编码	手术操作名称	手术级别	操作类型	财务分类	编码	项目名称	项目内涵	除外内容	计价单位	说明	三级医疗服务价格（元）	医保结算类型	医疗收费项目类别
1597	12.3400	角膜玻璃体粘连松解术		手术	G	330405011－3/1	房角粘连分离术［使用特殊仪器加收（前房角镜等）］			次		119.76	甲类	手术费
1598	12.3500	瞳孔成形术		手术	G	330404013	瞳孔再造术		特殊缝线、粘弹剂	次		1327.34	甲类	手术费
1599	12.3500x001	瞳孔激光成形术		手术	G	330404013	瞳孔再造术		特殊缝线、粘弹剂	次		1327.34	甲类	手术费
1600	12.3503	瞳孔切开术		手术	G	330404013	瞳孔再造术		特殊缝线、粘弹剂	次		1327.34	甲类	手术费
1601	12.3505	滤过泡针拨术		手术	G	330405019	青光眼滤过泡分离术			次		1007.98	甲类	手术费
1602	12.3900x001	虹膜修补术		手术	G	330405003	虹膜根部离断修复术		粘弹剂	次		1506.98	甲类	手术费
1603	12.3901	虹膜离断缝合术		手术	G	330405003	虹膜根部离断修复术		粘弹剂	次		1506.98	甲类	手术费
1604	12.3902	虹膜复位术		手术	G	330405003	虹膜根部离断修复术		粘弹剂	次		1506.98	甲类	手术费
1605	12.4000	去除眼前节病损		手术	G	310300081	激光治疗眼前节病			次/只		400.00	甲类	治疗费
1606	12.4100	虹膜病损破坏术，非切除法		手术	G	310300081	激光治疗眼前节病			次/只		400.00	甲类	治疗费
1607	12.4100x001	眼前房病损激光切除术		手术	G	310300081	激光治疗眼前节病			次/只		400.00	甲类	治疗费
1608	12.4100x002	虹膜周边激光破坏术		手术	G	330405002	虹膜周边切除术			次		1027.94	甲类	手术费
1609	12.4100x003	虹膜周边冷冻破坏术		手术	G	330405002	虹膜周边切除术			次		1027.94	甲类	手术费
1610	12.4100x004	虹膜周边电灼破坏术		手术	G	330405002	虹膜周边切除术			次		1027.94	甲类	手术费
1611	12.4200	虹膜病损切除术		手术	G	330405005	虹膜囊肿切除术		粘弹剂	次		1506.98	甲类	手术费
1612	12.4200	虹膜病损切除术		手术	G	310300081－3	激光虹膜囊肿切除			次/只		400.00	甲类	治疗费
1613	12.4201	前房机化膜切除术		手术	G	330405011	前房角切开术		粘弹剂	次		1197.60	甲类	手术费
1614	12.4201	前房机化膜切除术		手术	G	330405011－1/1	前房角切开术［使用特殊仪器加收（前房角镜等）］			次		119.76	甲类	手术费
1615	12.4300x001	睫状体病损破坏术		手术	G	330405010－1	睫状体光凝法治疗			单侧		1497.00	甲类	手术费
1616	12.4300x001	睫状体病损破坏术		手术	G	330405010－2	睫状体冷凝法治疗			单侧		898.20	甲类	手术费
1617	12.4300x001	睫状体病损破坏术		手术	G	330405010－3	睫状体透热法治疗			单侧		898.20	甲类	手术费
1618	12.4400	睫状体病损切除术		手术	G	330405007	睫状体剥离术		粘弹剂	次		1097.80	甲类	手术费
1619	12.5200	眼前房角切开不伴眼前房角穿刺		手术	G	330405011	前房角切开术		粘弹剂	次		1197.60	甲类	手术费
1620	12.5200	眼前房角切开不伴眼前房角穿刺		手术	G	330405011－1/1	前房角切开术［使用特殊仪器加收（前房角镜等）］			次		119.76	甲类	手术费
1621	12.5200x001	前房角切开术		手术	G	330405011	前房角切开术		粘弹剂	次		1197.60	甲类	手术费
1622	12.5200x001	前房角切开术		手术	G	330405011－1/1	前房角切开术［使用特殊仪器加收（前房角镜等）］			次		119.76	甲类	手术费
1623	12.5300	眼前房角切开伴眼前房角穿刺		手术	G	310300100	前房穿刺术	含注药、放液		次		868.00	甲类	治疗费

（续上表）

序号	手术操作诊断编码	手术操作名称	手术级别	操作类型	财务分类	编码	项目名称	项目内涵	除外内容	计价单位	说明	三级医疗服务价格（元）	医保结算类型	医疗收费项目类别
1624	12.5300	眼前房角切开伴眼前房角穿刺		手术	G	330405011	前房角切开术		粘弹剂	次		1197.60	甲类	手术费
1625	12.5300	眼前房角切开伴眼前房角穿刺		手术	G	330405011－1/1	前房角切开术［使用特殊仪器加收（前房角镜等）］			次		119.76	甲类	手术费
1626	12.5400	外路小梁切开术		手术	G	330405015	小梁切开术		粘弹剂	次		1506.98	甲类	手术费
1627	12.5500	睫状体分离术		手术	G	330405007	睫状体剥离术		粘弹剂	次		1097.80	甲类	手术费
1628	12.5900x001	房角分离术		手术	G	330405011－3	房角粘连分离术		粘弹剂	次		1197.60	甲类	手术费
1629	12.5900x001	房角分离术		手术	G	330405011－3/1	房角粘连分离术［使用特殊仪器加收（前房角镜等）］			次		119.76	甲类	手术费
1630	12.5901	前房角成形术		手术	G	330405012	前房成形术		粘弹剂	次		1047.90	甲类	手术费
1631	12.6100	巩膜环钻术伴虹膜切除术		手术	G	330405001	虹膜全切除术		粘弹剂	次		1197.60	甲类	手术费
1632	12.6200	巩膜热灼术伴虹膜切除术		手术	G	330405001	虹膜全切除术		粘弹剂	次		1197.60	甲类	手术费
1633	12.6300	虹膜钳顿术和虹膜牵引术		手术	G	330405013	青光眼滤过术	含小梁切除、虹膜嵌顿、巩膜灼滤	粘弹剂	次		1506.98	甲类	手术费
1634	12.6301	虹膜嵌顿术		手术	G	330405013	青光眼滤过术	含小梁切除、虹膜嵌顿、巩膜灼滤	粘弹剂	次		1506.98	甲类	手术费
1635	12.6400	外路小梁切除术		手术	G	330405022S	复合式小梁切除术	指经典小梁切除术联合放置及可调整缝线	粘弹剂、一次性穿刺刀	次/只		1039.92	甲类	手术费
1636	12.6400x003	滤帘切除术［小梁切除术］		手术	G	330405016	小梁切开联合小梁切除术		粘弹剂	次		1716.56	甲类	手术费
1637	12.6400x003	滤帘切除术［小梁切除术］		手术	G	330405022S	复合式小梁切除术	指经典小梁切除术联合放置及可调整缝线	粘弹剂、一次性穿刺刀	次/只		1039.92	甲类	手术费
1638	12.6400x009	小梁切除术伴人造移植物		手术	G	330405014	非穿透性小梁切除＋透明质酸钠凝胶充填术		胶原膜粘弹剂	次		1676.64	甲类	手术费
1639	12.6401	氪激光小梁成形术［KLP］		手术	G	330405014	非穿透性小梁切除＋透明质酸钠凝胶充填术		胶原膜粘弹剂	次		1676.64	甲类	手术费
1640	12.6404	小梁切除术伴丝裂霉素注入		手术	G	330405022S	复合式小梁切除术	指经典小梁切除术联合放置及可调整缝线	粘弹剂、一次性穿刺刀	次/只		1039.92	甲类	手术费
1641	12.6405	非穿透性小梁切除术		手术	G	330405014	非穿透性小梁切除＋透明质酸钠凝胶充填术		胶原膜粘弹剂	次		1676.64	甲类	手术费
1642	12.6406	小梁切除术伴羊膜移植		手术	G	330405022S	复合式小梁切除术	指经典小梁切除术联合放置及可调整缝线	粘弹剂、一次性穿刺刀	次/只		1039.92	甲类	手术费
1643	12.6406	小梁切除术伴羊膜移植		手术	G	330404011	羊膜移植术		供体	次		1317.36	甲类	手术费
1644	12.6408	非穿透小梁切除术伴移植物		手术	G	330405014	非穿透性小梁切除＋透明质酸钠凝胶充填术		胶原膜粘弹剂	次		1676.64	甲类	手术费
1645	12.6500	其他巩膜造口术伴虹膜切除术		手术	G	330405001	虹膜全切除术		粘弹剂	次		1197.60	甲类	手术费
1646	12.6501	巩膜切除术		手术	G	310300083	钬激光巩膜切除手术			次		暂不定价	甲类	治疗费
1647	12.6502	巩膜下巩膜咬切术		手术	G	310300083	钬激光巩膜切除手术			次		暂不定价	甲类	治疗费

（续上表）

序号	手术操作诊断编码	手术操作名称	手术级别	操作类型	财务分类	编码	项目名称	项目内涵	除外内容	计价单位	说明	三级医疗服务价格（元）	医保结算类型	医疗收费项目类别
1648	12.6503	虹膜巩膜切除术		手术	G	330405001	虹膜全切除术		粘弹剂	次		1197.60	甲类	手术费
1649	12.6503	虹膜巩膜切除术		手术	G	310300083	钬激光巩膜切除手术			次		暂不定价	甲类	治疗费
1650	12.6601	滤泡修复术		手术	G	330405020	青光眼滤过泡修补术			次		1007.98	甲类	手术费
1651	12.6700	眼房水引流装置置入		手术	G	330405017	青光眼引流物植入术		引流物、青光眼阀巩膜片、粘弹剂	次		1447.10	甲类	手术费
1652	12.6703	前房导管术		手术	G	330405017	青光眼引流物植入术		引流物、青光眼阀巩膜片、粘弹剂	次		1447.10	甲类	手术费
1653	12.6704	青光眼阀置入术		手术	G	330405017	青光眼引流物植入术		引流物、青光眼阀巩膜片、粘弹剂	次		1447.10	甲类	手术费
1654	12.6901	脉络膜上腔巩膜内引流术		手术	G	330405009	睫状体及脉络膜上腔放液术		特殊缝线粘弹剂	次		1297.40	甲类	手术费
1655	12.6901	脉络膜上腔巩膜内引流术		手术	G	310300101－1	脉络膜上腔放液术			次		1034.00	甲类	治疗费
1656	12.8100	巩膜裂伤缝合术		手术	G	330409005	眼球裂伤缝合术	指角膜、巩膜裂伤缝合	玻璃体切割头	次		1447.10	甲类	手术费
1657	12.8200	巩膜造口修补术		手术	G	330409005	眼球裂伤缝合术	指角膜、巩膜裂伤缝合	玻璃体切割头	次		1447.10	甲类	手术费
1658	12.8200x001	巩膜瘘修补术		手术	G	330409005	眼球裂伤缝合术	指角膜、巩膜裂伤缝合	玻璃体切割头	次		1447.10	甲类	手术费
1659	12.8302	巩膜瓣剥离术		手术	G	330405019	青光眼滤过泡分离术			次		1007.98	甲类	手术费
1660	12.8303	巩膜缝线调整术		手术	G	330408003	非常规眼外肌手术	指肌肉联扎术、移位术、延长术、调整缝线术、眶壁固定术		次		1447.10	甲类	手术费
1661	12.8400x004	巩膜缝合术		手术	G	330409005	眼球裂伤缝合术	指角膜、巩膜裂伤缝合	玻璃体切割头	次		1447.10	甲类	手术费
1662	12.8401	巩膜灼烙术		手术	G	330405013	青光眼滤过术	含小梁切除、虹膜嵌顿、巩膜灼滤	粘弹剂	次		1506.98	甲类	手术费
1663	12.8402	巩膜透热术		手术	G	310300083	钬激光巩膜切除手术			次		暂不定价	甲类	治疗费
1664	12.8500x002	异体巩膜移植术		手术	G	330401006	睑退缩矫正术	含上睑、下睑指额肌悬吊，提上睑肌缩短、睑板再造、异体巩膜移植或植皮、眼睑缺损整形术	供体	次		1157.68	甲类	手术费

（续上表）

序号	手术操作诊断编码	手术操作名称	手术级别	操作类型	财务分类	编码	项目名称	项目内涵	除外内容	计价单位	说明	三级医疗服务价格（元）	医保结算类型	医疗收费项目类别
1665	12.8700	用移植物的巩膜加固术		手术	G	330403009S	全眼表生物膜复固定术	含羊膜下给药或培养细胞	羊膜、羊膜下给药和培养的细胞、其他生物膜	次/只		698.60	甲类	手术费
1666	12.8701	巩膜异体羊膜填充术		手术	G	330404011	羊膜移植术		供体	次		1317.36	甲类	手术费
1667	12.8702	巩膜生物胶植入术		手术	G	330405014	非穿透性小梁切除＋透明质酸钠凝胶充填术		胶原膜粘弹剂	次		1676.64	甲类	手术费
1668	12.8703	巩膜外加压术伴填充		手术	G	330405014	非穿透性小梁切除＋透明质酸钠凝胶充填术		胶原膜粘弹剂	次		1676.64	甲类	手术费
1669	12.8800	其他巩膜加固术		手术	G	330403009S	全眼表生物膜复固定术	含羊膜下给药或培养细胞	羊膜、羊膜下给药和培养的细胞、其他生物膜	次/只		698.60	甲类	手术费
1670	12.8800x002	巩膜移植物加固术		手术	G	330403009S	全眼表生物膜复固定术	含羊膜下给药或培养细胞	羊膜、羊膜下给药和培养的细胞、其他生物膜	次/只		698.60	甲类	手术费
1671	12.8903	巩膜切开探查术		手术	G	330409005－1	巩膜探查术		玻璃体切割头	次	仅独立开展本手术方可收费	1447.10	甲类	手术费
1672	12.9702	人工虹膜隔植入术		手术	G	330405006	人工虹膜隔植入术		人工虹膜隔、粘弹剂	次		1417.16	甲类	手术费
1673	12.9803	睫状体复位术		手术	G	330405008	睫状体断离复位术	不含视网膜周边部脱离复位术	粘弹剂	次		1497.00	甲类	手术费
1674	12.9900x004	滤过泡增生组织切除术		手术	G	330405019	青光眼滤过泡分离术			次		1007.98	甲类	手术费
1675	12.9900x008	前房硅油取出术		手术	G	330407014	硅油取出术		膨胀气体、玻璃体切割刀	单侧		1946.10	甲类	手术费
1676	12.9900x009	滤过泡分离术		手术	G	330405019	青光眼滤过泡分离术			次		1007.98	甲类	手术费
1677	12.9901	放射敷贴器取出术		手术	G	330409012	活动性义眼眼座植入术		羟基磷灰石眼台	次		1277.44	甲类	手术费
1678	12.9903	前房成形术		手术	G	330405012	前房成形术		粘弹剂	次		1047.90	甲类	手术费
1679	13.0000	去除晶状体异物		手术	G	330409001	球内磁性异物取出术			次		1277.44	甲类	手术费
1680	13.0000	去除晶状体异物		手术	G	330409002	球内非磁性异物取出术			次		1357.28	甲类	手术费
1681	13.0100	用磁吸法的去除晶状体异物		手术	G	330409001	球内磁性异物取出术			次		1277.44	甲类	手术费

（续上表）

序号	手术操作诊断编码	手术操作名称	手术级别	操作类型	财务分类	编码	项目名称	项目内涵	除外内容	计价单位	说明	三级医疗服务价格（元）	医保结算类型	医疗收费项目类别
1682	13.0200	不使用磁吸法的去除晶状体异物		手术	G	330409002	球内非磁性异物取出术			次		1357.28	甲类	手术费
1683	13.0201	晶状体切开异物取出术		手术	G	330409002	球内非磁性异物取出术			次		1357.28	甲类	手术费
1684	13.1100	经颞下入路晶状体囊内摘出术		手术	G	330406003	白内障囊内摘除术		粘弹剂	次		1287.42	甲类	手术费
1685	13.1900	晶状体的其他囊内摘出术		手术	G	330406003	白内障囊内摘除术		粘弹剂	次		1287.42	甲类	手术费
1686	13.1900x006	白内障针吸术		手术	E	470000002	白内障针拨吸出术		粘弹剂	单眼		550.00	甲类	治疗费
1687	13.1900x007	晶状体囊内摘除术		手术	G	330406003	白内障囊内摘除术		粘弹剂	次		1287.42	甲类	手术费
1688	13.1900x008	膜性白内障剪除术		手术	G	330406002	白内障囊膜切除术		粘弹剂	次		1437.12	甲类	手术费
1689	13.1901	白内障囊内冷凝摘出术		手术	G	330406003	白内障囊内摘除术		粘弹剂	次		1287.42	甲类	手术费
1690	13.1902	白内障囊内摘除术		手术	G	330406003	白内障囊内摘除术		粘弹剂	次		1287.42	甲类	手术费
1691	13.2x00	晶状体囊外摘出术，用线形摘出法		手术	G	330406004	白内障囊外摘除术		粘弹剂	次		1287.42	甲类	手术费
1692	13.2x01	晶状体刮匙摘除术		手术	G	330406004	白内障囊外摘除术		粘弹剂	次		1287.42	甲类	手术费
1693	13.3x00	晶状体囊外摘出术，用单纯抽吸（和冲洗术）法		手术	G	330406004	白内障囊外摘除术		粘弹剂	次		1287.42	甲类	手术费
1694	13.3x00x001	晶状体单纯抽吸囊外摘除术		手术	G	330406004	白内障囊外摘除术		粘弹剂	次		1287.42	甲类	手术费
1695	13.4100	白内障晶状体乳化和抽吸		手术	G	330406005	白内障超声乳化摘除术		乳化专用刀、粘弹剂	次		2694.60	甲类	手术费
1696	13.4100x001	白内障超声乳化抽吸术		手术	G	330406005	白内障超声乳化摘除术		乳化专用刀、粘弹剂	次		2694.60	甲类	手术费
1697	13.4101	飞秒激光白内障超声乳化抽吸术		手术	G	330406005	白内障超声乳化摘除术		乳化专用刀、粘弹剂	次		2694.60	甲类	手术费
1698	13.5100	经颞下入路晶状体囊外摘出术		手术	G	330406004	白内障囊外摘除术		粘弹剂	次		1287.42	甲类	手术费
1699	13.5900	晶状体其他囊外摘出术		手术	G	330406004	白内障囊外摘除术		粘弹剂	次		1287.42	甲类	手术费
1700	13.5900x001	白内障囊外摘除术		手术	G	330406004	白内障囊外摘除术		粘弹剂	次		1287.42	甲类	手术费
1701	13.6400	后发膜刺开术［复发性白内障］		手术	G	330406002	白内障囊膜切除术		粘弹剂	次		1437.12	甲类	手术费
1702	13.6400x001	后发性白内障切开术		手术	G	330406002	白内障囊膜切除术		粘弹剂	次		1437.12	甲类	手术费
1703	13.6500	后发膜切除术［复发性白内障］		手术	G	330406002	白内障囊膜切除术		粘弹剂	次		1437.12	甲类	手术费
1704	13.6500x002	后发性白内障切除术		手术	G	330406003	白内障囊内摘除术		粘弹剂	次		1287.42	甲类	手术费
1705	13.6500x002	后发性白内障切除术		手术	G	330406004	白内障囊外摘除术		粘弹剂	次		1287.42	甲类	手术费
1706	13.6501	晶状体前囊膜切除术		手术	G	330406002	白内障囊膜切除术		粘弹剂	次		1437.12	甲类	手术费
1707	13.6502	晶状体后囊膜切除术		手术	G	330406002	白内障囊膜切除术		粘弹剂	次		1437.12	甲类	手术费
1708	13.6503	晶状体后囊膜激光切开术		手术	G	310300082－2	钼激光晶体囊膜切开手术			次		1500.00	甲类	治疗费
1709	13.6900x002	激光后囊切开术［YAG］		手术	G	310300082－2	钼激光晶体囊膜切开手术			次		1500.00	甲类	治疗费

（续上表）

序号	手术操作诊断编码	手术操作名称	手术级别	操作类型	财务分类	编码	项目名称	项目内涵	除外内容	计价单位	说明	三级医疗服务价格（元）	医保结算类型	医疗收费项目类别
1710	13.7100	眼内人工晶状体置入伴白内障摘出术，一期		手术	G	330406006	白内障囊外摘除＋人工晶体植入术	手术区消毒，开睑，置手术贴膜，结膜切口，前房穿刺，做角巩膜切口，撕晶状体前囊膜，娩核，注吸皮质，植入人工晶状体，注吸黏弹剂，形成前房，电凝或缝合切口，消毒纱布遮盖	人工晶体、粘弹剂	次		1596.80	甲类	手术费
1711	13.7100	眼内人工晶状体置入伴白内障摘出术，一期		手术	G	330406010	白内障超声乳化摘除术＋人工晶体植入术		人工晶体、粘弹剂、乳化专用刀、张力环	次		3293.40	甲类	手术费
1712	13.7100x001	白内障摘除伴人工晶体一期置入术		手术	G	330406006	白内障囊外摘除＋人工晶体植入术	手术区消毒，开睑，置手术贴膜，结膜切口，前房穿刺，做角巩膜切口，撕晶状体前囊膜，娩核，注吸皮质，植入人工晶状体，注吸黏弹剂，形成前房，电凝或缝合切口，消毒纱布遮盖	人工晶体、粘弹剂	次		1596.80	甲类	手术费
1713	13.7100x001	白内障摘除伴人工晶体一期置入术		手术	G	330406010	白内障超声乳化摘除术＋人工晶体植入术		人工晶体、粘弹剂、乳化专用刀、张力环	次		3293.40	甲类	手术费
1714	13.7200	眼内人工晶状体二期置入		手术	G	330406009	二期人工晶体植入术		人工晶体、粘弹剂	次		1896.20	甲类	手术费
1715	13.7200x001	人工晶体二期置入术		手术	G	330406009	二期人工晶体植入术		人工晶体、粘弹剂	次		1896.20	甲类	手术费
1716	13.7200x002	人工晶体再置入术		手术	G	330406008	人工晶体置换术		人工晶体、粘弹剂	次		1896.20	甲类	手术费
1717	13.8x00	去除置入的晶状体		手术	G	330406012	人工晶体取出术		粘弹剂	次		1666.66	甲类	手术费
1718	13.8x00x003	人工晶体取出术		手术	G	330406012	人工晶体取出术		粘弹剂	次		1666.66	甲类	手术费
1719	13.9000x004	后囊切开术		手术	G	310300081－2	激光晶状体囊膜切开			次/只		400.00	甲类	治疗费
1720	13.9000x005	张力环缝合术		手术	G	330406020	晶体张力环置入术		张力环、人工晶体	单侧		299.40	甲类	手术费
1721	13.9000x006	虹膜隔晶体置入术		手术	G	330406009	二期人工晶体植入术		人工晶体、粘弹剂	次		1896.20	甲类	手术费

（续上表）

序号	手术操作诊断编码	手术操作名称	手术级别	操作类型	财务分类	编码	项目名称	项目内涵	除外内容	计价单位	说明	三级医疗服务价格（元）	医保结算类型	医疗收费项目类别
1722	13.9000x008	人工晶体前膜切除术		手术	G	310300081－2	激光晶状体囊膜切开			次/只		400.00	甲类	治疗费
1723	13.9000x008	人工晶体前膜切除术		手术	G	310300082－2	钼激光晶体囊膜切开手术			次		1500.00	甲类	治疗费
1724	13.9000x009	人工晶体睫状沟固定术		手术	G	330406011	人工晶体睫状沟固定术		人工晶体、粘弹剂	次		2884.22	甲类	手术费
1725	13.9000x010	晶状体前囊切开术		手术	G	310300090	晶体囊截开术			次		1105.00	甲类	治疗费
1726	13.9000x010	晶状体前囊切开术		手术	G	310300090－1	晶体囊激光截开术			次		1205.00	甲类	治疗费
1727	13.9000x011	晶状体囊膜剪开术		手术	G	310300081－2	激光晶状体囊膜切开			次/只		400.00	甲类	治疗费
1728	13.9000x011	晶状体囊膜剪开术		手术	G	310300082－2	钼激光晶体囊膜切开手术			次		1500.00	甲类	治疗费
1729	13.9001	人工晶状体复位术		手术	G	330406007	人工晶体复位术		粘弹剂	次		1746.50	甲类	手术费
1730	13.9002	人工晶状体悬吊术		手术	G	330406021	人工晶体悬吊术			次		2884.22	甲类	手术费
1731	13.9003	晶状体囊袋张力环植入术		手术	G	330406020	晶体张力环置入术		张力环、人工晶体	单侧		299.40	甲类	手术费
1732	14.0000	去除眼后节异物		手术	G	330409001	球内磁性异物取出术			次		1277.44	甲类	手术费
1733	14.0000	去除眼后节异物		手术	G	330409002	球内非磁性异物取出术			次		1357.28	甲类	手术费
1734	14.0100	用磁吸法去除眼后节异物		手术	G	330409001	球内磁性异物取出术			次		1277.44	甲类	手术费
1735	14.0101	玻璃体异物磁吸术		手术	G	330409001	球内磁性异物取出术			次		1277.44	甲类	手术费
1736	14.0200	不用磁吸法去除眼后节异物		手术	G	330409002	球内非磁性异物取出术			次		1357.28	甲类	手术费
1737	14.0200x001	眼后节异物去除术		手术	G	330409001	球内磁性异物取出术			次		1277.44	甲类	手术费
1738	14.0200x001	眼后节异物去除术		手术	G	330409002	球内非磁性异物取出术			次		1357.28	甲类	手术费
1739	14.0200x002	玻璃体腔异物取出术		手术	G	330409001	球内磁性异物取出术			次		1277.44	甲类	手术费
1740	14.0200x002	玻璃体腔异物取出术		手术	G	330409002	球内非磁性异物取出术			次		1357.28	甲类	手术费
1741	14.0201	脉络膜切开异物取出术		手术	G	330409003	球壁异物取出术			次		1277.44	甲类	手术费
1742	14.0202	后段眼球壁异物取出术		手术	G	330409003	球壁异物取出术			次		1277.44	甲类	手术费
1743	14.2200	用冷冻疗法的脉络膜视网膜病损破坏术		手术	G	330407004－2	视网膜脱离修复术－环扎术	指激光法、冷凝法、电凝法	硅胶植入物	次		798.40	甲类	手术费
1744	14.2200	用冷冻疗法的脉络膜视网膜病损破坏术		手术	G	330407005－2	玻璃体视网膜病变手术－冷凝法加收	指使用冷凝法		次		2195.60	甲类	手术费
1745	14.2200	用冷冻疗法的脉络膜视网膜病损破坏术		手术	G	330407013	内眼病冷凝术			次		638.72	甲类	手术费
1746	14.2201	脉络膜病损冷冻术		手术	G	330407013	内眼病冷凝术			次		638.72	甲类	手术费
1747	14.2202	视网膜病损冷冻术		手术	G	330407004－2	视网膜脱离修复术－环扎术	指激光法、冷凝法、电凝法	硅胶植入物	次		798.40	甲类	手术费
1748	14.2202	视网膜病损冷冻术		手术	G	330407005－2	玻璃体视网膜病变手术－冷凝法加收	指使用冷凝法		次		2195.60	甲类	手术费
1749	14.2202	视网膜病损冷冻术		手术	G	330407013	内眼病冷凝术			次		638.72	甲类	手术费

（续上表）

序号	手术操作诊断编码	手术操作名称	手术级别	操作类型	财务分类	编码	项目名称	项目内涵	除外内容	计价单位	说明	三级医疗服务价格（元）	医保结算类型	医疗收费项目类别
1750	14. 2300	用氙弧光凝固法的脉络膜视网膜病损破坏术		手术	G	330407004 – 1	视网膜脱离修复术外加压	指激光法、冷凝法、电凝法	硅胶植入物	次		1497. 00	甲类	手术费
1751	14. 2300	用氙弧光凝固法的脉络膜视网膜病损破坏术		手术	G	330407005 – 1	玻璃体视网膜病变手术 – 激光法加收	指使用激光法		次		2495. 00	甲类	手术费
1752	14. 2300	用氙弧光凝固法的脉络膜视网膜病损破坏术		手术	G	310300080	视网膜激光光凝术			次/只		460. 00	甲类	治疗费
1753	14. 2302	视网膜病损氙弧光凝固术		手术	G	330407004 – 1	视网膜脱离修复术外加压	指激光法、冷凝法、电凝法	硅胶植入物	次		1497. 00	甲类	手术费
1754	14. 2302	视网膜病损氙弧光凝固术		手术	G	330407005 – 1	玻璃体视网膜病变手术 – 激光法加收	指使用激光法		次		2495. 00	甲类	手术费
1755	14. 2302	视网膜病损氙弧光凝固术		手术	G	310300080	视网膜激光光凝术			次/只		460. 00	甲类	治疗费
1756	14. 2400	用激光光凝固法的脉络膜视网膜病损破坏术		手术	G	330407004 – 1	视网膜脱离修复术外加压	指激光法、冷凝法、电凝法	硅胶植入物	次		1497. 00	甲类	手术费
1757	14. 2400	用激光光凝固法的脉络膜视网膜病损破坏术		手术	G	330407005 – 1	玻璃体视网膜病变手术 – 激光法加收	指使用激光法		次		2495. 00	甲类	手术费
1758	14. 2400	用激光光凝固法的脉络膜视网膜病损破坏术		手术	G	310300080	视网膜激光光凝术			次/只		460. 00	甲类	治疗费
1759	14. 2402	视网膜病损激光凝固术		手术	G	310300080	视网膜激光光凝术			次/只		460. 00	甲类	治疗费
1760	14. 2402	视网膜病损激光凝固术		手术	G	330407004 – 1	视网膜脱离修复术外加压	指激光法、冷凝法、电凝法	硅胶植入物	次		1497. 00	甲类	手术费
1761	14. 2402	视网膜病损激光凝固术		手术	G	330407005 – 1	玻璃体视网膜病变手术 – 激光法加收	指使用激光法		次		2495. 00	甲类	手术费
1762	14. 2403	黄斑光动力学治疗（PDT）		手术	E	310300086	光动力疗法（PDT）	含光敏剂配置、微泵注入药物、激光治疗	光敏剂	次/只		1035. 00	甲类	治疗费
1763	14. 2500	用光凝固法的脉络膜视网膜病损破坏术		手术	G	310300080	视网膜激光光凝术			次/只		460. 00	甲类	治疗费
1764	14. 2900x002	视网膜前膜切除术		手术	G	330407005 – 4	膜增殖、视网膜下膜取出术加收	指膜增殖、视网膜下膜取出术		次		2495. 00	甲类	手术费
1765	14. 3100	用透热疗法的视网膜裂伤修补术		手术	G	330407004 – 3	视网膜脱离修复术 – 内加压	指激光法、冷凝法、电凝法	硅胶植入物	次		798. 40	甲类	手术费
1766	14. 3100	用透热疗法的视网膜裂伤修补术		手术	G	330407005 – 3	玻璃体视网膜病变手术 – 电凝法加收	指使用电凝法		次		2195. 60	甲类	手术费
1767	14. 3101	视网膜裂孔电凝术		手术	G	330407004 – 3	视网膜脱离修复术 – 内加压	指激光法、冷凝法、电凝法	硅胶植入物	次		798. 40	甲类	手术费
1768	14. 3200	用冷冻疗法的视网膜裂伤修补术		手术	G	330407004 – 2	视网膜脱离修复术 – 环扎术	指激光法、冷凝法、电凝法	硅胶植入物	次		798. 40	甲类	手术费
1769	14. 3200x001	黄斑裂孔冷冻术		手术	G	330407004 – 2	视网膜脱离修复术 – 环扎术	指激光法、冷凝法、电凝法	硅胶植入物	次		798. 40	甲类	手术费
1770	14. 3200x002	视网膜裂孔冷冻术		手术	G	330407004 – 2	视网膜脱离修复术 – 环扎术	指激光法、冷凝法、电凝法	硅胶植入物	次		798. 40	甲类	手术费

（续上表）

序号	手术操作诊断编码	手术操作名称	手术级别	操作类型	财务分类	编码	项目名称	项目内涵	除外内容	计价单位	说明	三级医疗服务价格（元）	医保结算类型	医疗收费项目类别
1771	14.3300	用氙弧光凝固法的视网膜裂伤修补术		手术	G	330407004－1	视网膜脱离修复术外加压	指激光法、冷凝法、电凝法	硅胶植入物	次		1497.00	甲类	手术费
1772	14.3300	用氙弧光凝固法的视网膜裂伤修补术		手术	G	330407005－1	玻璃体视网膜病变手术－激光法加收	指使用激光法		次		2495.00	甲类	手术费
1773	14.3400	用激光光凝固法的视网膜裂伤修补术		手术	G	310300080	视网膜激光光凝术			次/只		460.00	甲类	治疗费
1774	14.3400	用激光光凝固法的视网膜裂伤修补术		手术	G	330407004－1	视网膜脱离修复术外加压	指激光法、冷凝法、电凝法	硅胶植入物	次		1497.00	甲类	手术费
1775	14.3400	用激光光凝固法的视网膜裂伤修补术		手术	G	330407005－1	玻璃体视网膜病变手术－激光法加收	指使用激光法		次		2495.00	甲类	手术费
1776	14.3500	用光凝固法的视网膜裂伤修补术		手术	G	310300080	视网膜激光光凝术			次/只		460.00	甲类	治疗费
1777	14.3500	用光凝固法的视网膜裂伤修补术		手术	G	330407004－1	视网膜脱离修复术外加压	指激光法、冷凝法、电凝法	硅胶植入物	次		1497.00	甲类	手术费
1778	14.3500	用光凝固法的视网膜裂伤修补术		手术	G	330407005－1	玻璃体视网膜病变手术－激光法加收	指使用激光法		次		2495.00	甲类	手术费
1779	14.3900	视网膜裂伤的其他修补术		手术	G	330407015S	早产儿视网膜病变光凝术			次/只		888.22	甲类	手术费
1780	14.3900	视网膜裂伤的其他修补术		手术	G	330407016S	早产儿视网膜病变冷凝术			次/只		788.42	甲类	手术费
1781	14.3901	黄斑裂孔填塞术		手术	G	330407007	黄斑裂孔封闭术		膨胀气体、气交管	次		788.42	甲类	手术费
1782	14.5101	视网膜脱离电凝术		手术	G	330407004－3	视网膜脱离修复术－内加压	指激光法、冷凝法、电凝法	硅胶植入物	次		798.40	甲类	手术费
1783	14.5200	用冷冻疗法的视网膜脱离修补术		手术	G	330407004－2	视网膜脱离修复术－环扎术	指激光法、冷凝法、电凝法	硅胶植入物	次		798.40	甲类	手术费
1784	14.5200x001	视网膜脱离冷冻术		手术	G	330407004－2	视网膜脱离修复术－环扎术	指激光法、冷凝法、电凝法	硅胶植入物	次		798.40	甲类	手术费
1785	14.5400	用激光光凝固法的视网膜脱离修补术		手术	G	330407004－1	视网膜脱离修复术外加压	指激光法、冷凝法、电凝法	硅胶植入物	次		1497.00	甲类	手术费
1786	14.5400x001	视网膜脱离激光治疗术		手术	G	330407004－1	视网膜脱离修复术外加压	指激光法、冷凝法、电凝法	硅胶植入物	次		1497.00	甲类	手术费
1787	14.5500	用光凝固法的视网膜脱离修补术		手术	G	330407004－1	视网膜脱离修复术外加压	指激光法、冷凝法、电凝法	硅胶植入物	次		1497.00	甲类	手术费
1788	14.5500	用光凝固法的视网膜脱离修补术		手术	G	330407005－1	玻璃体视网膜病变手术－激光法加收	指使用激光法		次		2495.00	甲类	手术费
1789	14.5900	视网膜脱离其他修补术		手术	G	330407005－1	玻璃体视网膜病变手术－激光法加收	指使用激光法		次		2495.00	甲类	手术费
1790	14.5900	视网膜脱离其他修补术		手术	G	330407005－2	玻璃体视网膜病变手术－冷凝法加收	指使用冷凝法		次		2195.60	甲类	手术费
1791	14.5900	视网膜脱离其他修补术		手术	G	330407005－3	玻璃体视网膜病变手术－电凝法加收	指使用电凝法		次		2195.60	甲类	手术费

（续上表）

序号	手术操作诊断编码	手术操作名称	手术级别	操作类型	财务分类	编码	项目名称	项目内涵	除外内容	计价单位	说明	三级医疗服务价格（元）	医保结算类型	医疗收费项目类别
1792	14.5901	巩膜缩短术		手术	G	330405021	巩膜缩短术			次		1317.36	甲类	手术费
1793	14.5902	玻璃体硅油置入术，用于视网膜再附着		手术	G	330407005－1	玻璃体视网膜病变手术－激光法加收	指使用激光法		次		2495.00	甲类	手术费
1794	14.5902	玻璃体硅油置入术，用于视网膜再附着		手术	G	330407005－2	玻璃体视网膜病变手术－冷凝法加收	指使用冷凝法		次		2195.60	甲类	手术费
1795	14.5902	玻璃体硅油置入术，用于视网膜再附着		手术	G	330407005－3	玻璃体视网膜病变手术－电凝法加收	指使用电凝法		次		2195.60	甲类	手术费
1796	14.5903	玻璃体腔注气，视网膜复位术		手术	G	330407005－1	玻璃体视网膜病变手术－激光法加收	指使用激光法		次		2495.00	甲类	手术费
1797	14.5903	玻璃体腔注气，视网膜复位术		手术	G	330407005－2	玻璃体视网膜病变手术－冷凝法加收	指使用冷凝法		次		2195.60	甲类	手术费
1798	14.5903	玻璃体腔注气，视网膜复位术		手术	G	330407005－3	玻璃体视网膜病变手术－电凝法加收	指使用电凝法		次		2195.60	甲类	手术费
1799	14.5904	玻璃体气液交换，视网膜复位术		手术	G	330407005－1	玻璃体视网膜病变手术－激光法加收	指使用激光法		次		2495.00	甲类	手术费
1800	14.5904	玻璃体气液交换，视网膜复位术		手术	G	330407005－2	玻璃体视网膜病变手术－冷凝法加收	指使用冷凝法		次		2195.60	甲类	手术费
1801	14.5904	玻璃体气液交换，视网膜复位术		手术	G	330407005－3	玻璃体视网膜病变手术－电凝法加收	指使用电凝法		次		2195.60	甲类	手术费
1802	14.5905	玻璃体腔重水注射术，视网膜复位术		手术	G	330407005－1	玻璃体视网膜病变手术－激光法加收	指使用激光法		次		2495.00	甲类	手术费
1803	14.5905	玻璃体腔重水注射术，视网膜复位术		手术	G	330407005－2	玻璃体视网膜病变手术－冷凝法加收	指使用冷凝法		次		2195.60	甲类	手术费
1804	14.5905	玻璃体腔重水注射术，视网膜复位术		手术	G	330407005－3	玻璃体视网膜病变手术－电凝法加收	指使用电凝法		次		2195.60	甲类	手术费
1805	14.6x00	去除眼后节手术植入物		手术	G	330406012	人工晶体取出术		粘弹剂	次		1666.66	甲类	手术费
1806	14.6x00	去除眼后节手术植入物		手术	G	330407014	硅油取出术		膨胀气体、玻璃体切割刀	单侧		1946.10	甲类	手术费
1807	14.6x00x001	眼后节置入物取出术		手术	G	330406012	人工晶体取出术		粘弹剂	次		1666.66	甲类	手术费
1808	14.6x00x001	眼后节置入物取出术		手术	G	330407014	硅油取出术		膨胀气体、玻璃体切割刀	单侧		1946.10	甲类	手术费
1809	14.6x02	玻璃体硅油取出术		手术	G	330407014	硅油取出术		膨胀气体、玻璃体切割刀	单侧		1946.10	甲类	手术费

（续上表）

序号	手术操作诊断编码	手术操作名称	手术级别	操作类型	财务分类	编码	项目名称	项目内涵	除外内容	计价单位	说明	三级医疗服务价格（元）	医保结算类型	医疗收费项目类别
1810	14.7100	去除玻璃体，前入路	四级	手术	G	330407002	玻璃体切除术		玻璃体切割头、膨胀气体、硅油、重水	次		1996.00	甲类	手术费
1811	14.7100x001	前入路玻璃体切除术	四级	手术	G	330407002	玻璃体切除术		玻璃体切割头、膨胀气体、硅油、重水	次		1996.00	甲类	手术费
1812	14.7200	玻璃体的其他去除法		手术	G	330407002	玻璃体切除术		玻璃体切割头、膨胀气体、硅油、重水	次		1996.00	甲类	手术费
1813	14.7202	后入路玻璃体切割术伴替代物注入	四级	手术	G	330407002	玻璃体切除术		玻璃体切割头、膨胀气体、硅油、重水	次		1996.00	甲类	手术费
1814	14.7202	后入路玻璃体切割术伴替代物注入	四级	手术	G	330407001	玻璃体穿刺术	含玻璃体注气、注液、注药、抽液	气交管	次		1037.92	甲类	手术费
1815	14.7300	经前入路的机械性玻璃体切除术	四级	手术	G	330407002	玻璃体切除术		玻璃体切割头、膨胀气体、硅油、重水	次		1996.00	甲类	手术费
1816	14.7300x001	前入路玻璃体切割术	四级	手术	G	330407002	玻璃体切除术		玻璃体切割头、膨胀气体、硅油、重水	次		1996.00	甲类	手术费
1817	14.7400	其他机械性玻璃体切除术，后入路	四级	手术	G	330407002	玻璃体切除术		玻璃体切割头、膨胀气体、硅油、重水	次		1996.00	甲类	手术费
1818	14.7401	后入路玻璃体切割术	四级	手术	G	330407002	玻璃体切除术		玻璃体切割头、膨胀气体、硅油、重水	次		1996.00	甲类	手术费
1819	14.7500x003	玻璃体硅油置换术		手术	G	330407014	硅油取出术		膨胀气体、玻璃体切割刀	单侧		1946.10	甲类	手术费
1820	14.7500x003	玻璃体硅油置换术		手术	G	330407001	玻璃体穿刺术	含玻璃体注气、注液、注药、抽液	气交管	次		1037.92	甲类	手术费

（续上表）

序号	手术操作诊断编码	手术操作名称	手术级别	操作类型	财务分类	编码	项目名称	项目内涵	除外内容	计价单位	说明	三级医疗服务价格（元）	医保结算类型	医疗收费项目类别
1821	14.7500x004	玻璃体重水置换术		手术	G	330407001	玻璃体穿刺术	含玻璃体注气、注液、注药、抽液	气交管	次		1037.92	甲类	手术费
1822	14.7501	玻璃体硅油填充术		手术	G	330407001	玻璃体穿刺术	含玻璃体注气、注液、注药、抽液	气交管	次		1037.92	甲类	手术费
1823	14.7902	玻璃体腔脱位晶状体取出术		手术	G	330406012	人工晶体取出术		粘弹剂	次		1666.66	甲类	手术费
1824	14.7904	玻璃体腔残留晶体皮质取出术		手术	G	330406012	人工晶体取出术		粘弹剂	次		1666.66	甲类	手术费
1825	14.7905	玻璃体气液交换术		手术	G	330407002	玻璃体切除术		玻璃体切割头、膨胀气体、硅油、重水	次		1996.00	甲类	手术费
1826	14.9x07	黄斑转位术		手术	G	330407010	黄斑转位术			次		暂不定价	甲类	手术费
1827	15.0100x001	眼外肌活检术		手术	D	310300075	眼活体组织检查			次		180.00	甲类	检查费
1828	15.1100	一条眼外肌的后徙术		手术	G	330408001	共同性斜视矫正术	含水平眼外肌后徙、边缘切开、断腱、前徙、缩短、折叠		一条肌肉		818.36	甲类	手术费
1829	15.1200	一条眼外肌的前徙术		手术	G	330408001	共同性斜视矫正术	含水平眼外肌后徙、边缘切开、断腱、前徙、缩短、折叠		一条肌肉		818.36	甲类	手术费
1830	15.1300	一条眼外肌的部分切除术		手术	G	330408001	共同性斜视矫正术	含水平眼外肌后徙、边缘切开、断腱、前徙、缩短、折叠		一条肌肉		818.36	甲类	手术费
1831	15.1900x001	一条眼外肌离断术		手术	G	330408001	共同性斜视矫正术	含水平眼外肌后徙、边缘切开、断腱、前徙、缩短、折叠		一条肌肉		818.36	甲类	手术费
1832	15.2100	一条眼外肌的延长术		手术	G	330408003	非常规眼外肌手术	指肌肉联扎术、移位术、延长术、调整缝线术、眶壁固定术		次		1447.10	甲类	手术费
1833	15.2200	一条眼外肌的缩短术		手术	G	330408003	非常规眼外肌手术	指肌肉联扎术、移位术、延长术、调整缝线术、眶壁固定术		次		1447.10	甲类	手术费
1834	15.2901	一条眼外肌的悬吊术		手术	G	330408001	共同性斜视矫正术	含水平眼外肌后徙、边缘切开、断腱、前徙、缩短、折叠		一条肌肉		818.36	甲类	手术费
1835	15.3x01	两条或两条以上眼外肌的后徙术		手术	G	330408001	共同性斜视矫正术	含水平眼外肌后徙、边缘切开、断腱、前徙、缩短、折叠		一条肌肉		818.36	甲类	手术费
1836	15.3x01	两条或两条以上眼外肌的后徙术		手术	G	330408001－1	共同性斜视矫正术加收（超过一条肌肉）			一条肌肉		409.18	甲类	手术费
1837	15.3x02	两条或两条以上眼外肌的前徙术		手术	G	330408001	共同性斜视矫正术	含水平眼外肌后徙、边缘切开、断腱、前徙、缩短、折叠		一条肌肉		818.36	甲类	手术费
1838	15.3x02	两条或两条以上眼外肌的前徙术		手术	G	330408001－1	共同性斜视矫正术加收（超过一条肌肉）			一条肌肉		409.18	甲类	手术费
1839	15.4x01	两条或两条以上眼外肌缩短术		手术	G	330408001	共同性斜视矫正术	含水平眼外肌后徙、边缘切开、断腱、前徙、缩短、折叠		一条肌肉		818.36	甲类	手术费

（续上表）

序号	手术操作诊断编码	手术操作名称	手术级别	操作类型	财务分类	编码	项目名称	项目内涵	除外内容	计价单位	说明	三级医疗服务价格（元）	医保结算类型	医疗收费项目类别
1840	15. 4x01	两条或两条以上眼外肌缩短术		手术	G	330408001 – 1	共同性斜视矫正术加收（超过一条肌肉）			一条肌肉		409. 18	甲类	手术费
1841	15. 4x02	两条或两条以上眼外肌悬吊术		手术	G	330408001	共同性斜视矫正术	含水平眼外肌后徙、边缘切开、断腱、前徙、缩短、折叠		一条肌肉		818. 36	甲类	手术费
1842	15. 4x02	两条或两条以上眼外肌悬吊术		手术	G	330408001 – 1	共同性斜视矫正术加收（超过一条肌肉）			一条肌肉		409. 18	甲类	手术费
1843	15. 5x00	眼外肌移位术		手术	G	330408003	非常规眼外肌手术	指肌肉联扎术、移位术、延长术、调整缝线术、眶壁固定术		次		1447. 10	甲类	手术费
1844	15. 6x00	眼外肌手术后的修复术		手术	G	330408003	非常规眼外肌手术	指肌肉联扎术、移位术、延长术、调整缝线术、眶壁固定术		次		1447. 10	甲类	手术费
1845	16. 0100	眼眶切开术伴有骨瓣	四级	手术	G	330409020	眶骨缺损修复术		羟基磷灰石板、特殊填充材料	次		1506. 98	甲类	手术费
1846	16. 0900x004	一个眶壁减压术		手术	G	330409022	眼眶减压术			单眼		1447. 10	甲类	手术费
1847	16. 0900x005	多个眶壁减压术	四级	手术	G	330409022	眼眶减压术			单眼		1447. 10	甲类	手术费
1848	16. 0900x006	鼻内镜下眶切开引流术		手术	G	310300093	眼部脓肿切开引流术			次/只		43. 00	甲类	治疗费
1849	16. 0900x006	鼻内镜下眶切开引流术		手术	G	310000000 – 3	诊疗中使用鼻内窥镜加收			次		709. 50	甲类	治疗费
1850	16. 0902	眶切开引流术		手术	G	310300093	眼部脓肿切开引流术			次/只		43. 00	甲类	治疗费
1851	16. 0903	眶减压术		手术	G	330409022	眼眶减压术			单眼		1447. 10	甲类	手术费
1852	16. 0904	内镜下眶减压术		手术	G	330409022	眼眶减压术			单眼		1447. 10	甲类	手术费
1853	16. 0904	内镜下眶减压术		手术	G	330000000 – 3	术中使用眼内窥镜加收			次		1776. 00	甲类	手术费
1854	16. 1x00	去除眼穿透性异物		手术	G	330409001	球内磁性异物取出术			次		1277. 44	甲类	手术费
1855	16. 1x00	去除眼穿透性异物		手术	G	330409002	球内非磁性异物取出术			次		1357. 28	甲类	手术费
1856	16. 1x00	去除眼穿透性异物		手术	G	330409003	球壁异物取出术			次		1277. 44	甲类	手术费
1857	16. 1x00x001	眼内异物取出术		手术	G	330409001	球内磁性异物取出术			次		1277. 44	甲类	手术费
1858	16. 1x00x001	眼内异物取出术		手术	G	330409002	球内非磁性异物取出术			次		1357. 28	甲类	手术费
1859	16. 1x00x001	眼内异物取出术		手术	G	330409003	球壁异物取出术			次		1277. 44	甲类	手术费
1860	16. 1x01	眶切开异物取出术		手术	G	330409004	眶内异物取出术			次		1357. 28	甲类	手术费
1861	16. 1x02	内镜下眶内异物取出术	四级	手术	G	330409004	眶内异物取出术			次		1357. 28	甲类	手术费
1862	16. 1x02	内镜下眶内异物取出术	四级	手术	G	330000000 – 3	术中使用眼内窥镜加收			次		1776. 00	甲类	手术费
1863	16. 3900	眼球其他内容物剜出术		手术	G	330409008	眼球摘除术			次		598. 80	甲类	手术费
1864	16. 3900x001	眼球内容物剜出术		手术	G	330409008	眼球摘除术			次		598. 80	甲类	手术费

（续上表）

序号	手术操作诊断编码	手术操作名称	手术级别	操作类型	财务分类	编码	项目名称	项目内涵	除外内容	计价单位	说明	三级医疗服务价格（元）	医保结算类型	医疗收费项目类别
1865	16.4100	眼球摘除同时伴眼移植物的球囊植入并行肌肉附着术		手术	G	330409009	眼球摘除＋植入术	含取真皮脂肪垫	羟基磷灰石眼台	次		978.04	丙类	手术费
1866	16.4100x002	眼球摘除伴义眼置入术		手术	G	330409009	眼球摘除＋植入术	含取真皮脂肪垫	羟基磷灰石眼台	次		978.04	丙类	手术费
1867	16.4101	眼球摘除伴义眼台置入术		手术	G	330409009	眼球摘除＋植入术	含取真皮脂肪垫	羟基磷灰石眼台	次		978.04	丙类	手术费
1868	16.4200	眼球摘除术伴其他植入物		手术	G	330409009	眼球摘除＋植入术	含取真皮脂肪垫	羟基磷灰石眼台	次		978.04	丙类	手术费
1869	16.4200x002	眼球摘除伴植入物置入术		手术	G	330409009	眼球摘除＋植入术	含取真皮脂肪垫	羟基磷灰石眼台	次		978.04	丙类	手术费
1870	16.4900x001	眼球摘除术		手术	G	330409008	眼球摘除术			次		598.80	甲类	手术费
1871	16.4901	隐眼摘除术		手术	G	330409008	眼球摘除术			次		598.80	甲类	手术费
1872	16.5200	眼眶内容物剜出术伴治疗性去除眶骨		手术	G	330409015	眶内容摘除术	不含植皮		次		1207.58	甲类	手术费
1873	16.5900x001	眼眶内容物剜出术		手术	G	330409007	眼内容摘除术		羟基磷灰石眼台	次		598.80	甲类	手术费
1874	16.5900x001	眼眶内容物剜出术		手术	G	330409008	眼球摘除术			次		598.80	甲类	手术费
1875	16.6100	二期眼植入物置入		手术	G	330406009	二期人工晶体植入术		人工晶体、粘弹剂	次		1896.20	甲类	手术费
1876	16.6100x001	义眼二期置入术		手术	G	330409010	义眼安装			次		179.64	甲类	手术费
1877	16.6101	二期义眼台置入术		手术	G	330409010	义眼安装			次		179.64	甲类	手术费
1878	16.6101	二期义眼台置入术		手术	G	330409011	义眼台打孔术			次		暂不定价	甲类	手术费
1879	16.6200x001	义眼台修正术		手术	G	330409029S	义眼座暴露修补术	含义眼座调整	义眼座	次/只		1232.53	甲类	手术费
1880	16.6300	用移植物的眼摘除腔修复术		手术	G	330409010	义眼安装			次		179.64	甲类	手术费
1881	16.6300	用移植物的眼摘除腔修复术		手术	G	330409011	义眼台打孔术			次		暂不定价	甲类	手术费
1882	16.6300x002	眼窝凹陷填充术		手术	G	330409017	眼窝填充术		羟基磷灰石眼台、特殊填充材料	次		1506.98	甲类	手术费
1883	16.6300x003	放疗后眼窝凹陷填充术		手术	G	330409017	眼窝填充术		羟基磷灰石眼台、特殊填充材料	次		1506.98	甲类	手术费
1884	16.6500	内容物剜出腔的二期移植物置入术		手术	G	330409010	义眼安装			次		179.64	甲类	手术费
1885	16.6500	内容物剜出腔的二期移植物置入术		手术	G	330409011	义眼台打孔术			次		暂不定价	甲类	手术费

（续上表）

序号	手术操作诊断编码	手术操作名称	手术级别	操作类型	财务分类	编码	项目名称	项目内涵	除外内容	计价单位	说明	三级医疗服务价格（元）	医保结算类型	医疗收费项目类别
1886	16.6600	内容物剜出腔的其他修复术		手术	G	330409017	眼窝填充术		羟基磷灰石眼台、特殊填充材料	次		1506.98	甲类	手术费
1887	16.6600	内容物剜出腔的其他修复术		手术	G	330409018	眼窝再造术		球后假体材料	次		1506.98	甲类	手术费
1888	16.7100	去除眼植入物		手术	G	330406012	人工晶体取出术		粘弹剂	次		1666.66	甲类	手术费
1889	16.7200	去除眼眶植入物		手术	G	330406012	人工晶体取出术		粘弹剂	次		1666.66	甲类	手术费
1890	16.7200x002	眼硅胶取出术		手术	G	330409003	球壁异物取出术			次		1277.44	甲类	手术费
1891	16.7200x002	眼硅胶取出术		手术	G	330409004	眶内异物取出术			次		1357.28	甲类	手术费
1892	16.8100	眼眶伤口修补术		手术	G	330409020	眶骨缺损修复术		羟基磷灰石板、特殊填充材料	次		1506.98	甲类	手术费
1893	16.8100x002	眼眶缺损修补术		手术	G	330409020	眶骨缺损修复术		羟基磷灰石板、特殊填充材料	次		1506.98	甲类	手术费
1894	16.8200	眼球破裂修补术		手术	G	330409005	眼球裂伤缝合术	指角膜、巩膜裂伤缝合	玻璃体切割头	次		1447.10	甲类	手术费
1895	16.8900	眼球或眼眶损伤的其他修补术		手术	G	330409005	眼球裂伤缝合术	指角膜、巩膜裂伤缝合	玻璃体切割头	次		1447.10	甲类	手术费
1896	16.8900	眼球或眼眶损伤的其他修补术		手术	G	330409019	眼眶壁骨折整复术	含外侧开眶钛钉、钛板固定术	硅胶板、羟基磷灰石板、特殊填充材料	次		1506.98	甲类	手术费
1897	16.8900x001	眶骨重建术	四级	手术	G	330409020	眶骨缺损修复术		羟基磷灰石板、特殊填充材料	次		1506.98	甲类	手术费
1898	16.8900x002	眶内壁重建术	四级	手术	G	330409020	眶骨缺损修复术		羟基磷灰石板、特殊填充材料	次		1506.98	甲类	手术费
1899	16.8901	眼球修补术		手术	G	330409005	眼球裂伤缝合术	指角膜、巩膜裂伤缝合	玻璃体切割头	次		1447.10	甲类	手术费
1900	16.8902	内镜下眼眶修补术		手术	G	330409021	眶膈修补术		羟基磷灰石眼台、特殊填充材料	次		1506.98	甲类	手术费
1901	16.8902	内镜下眼眶修补术		手术	G	330000000－3	术中使用眼内窥镜加收			次		1776.00	甲类	手术费

（续上表）

序号	手术操作诊断编码	手术操作名称	手术级别	操作类型	财务分类	编码	项目名称	项目内涵	除外内容	计价单位	说明	三级医疗服务价格（元）	医保结算类型	医疗收费项目类别
1902	16.8903	眼窝成形术		手术	G	330409017	眼窝填充术		羟基磷灰石眼台、特殊填充材料	次		1506.98	甲类	手术费
1903	16.8904	眼眶再造术	四级	手术	G	330409018	眼窝再造术		球后假体材料	次		1506.98	甲类	手术费
1904	16.9200	眼眶病损切除术		手术	G	330409014	眶内肿物摘除术	指前路摘除、眶尖部肿物摘除术		次		1526.94	甲类	手术费
1905	16.9201	内镜下眶内病损切除术	四级	手术	G	330409014	眶内肿物摘除术	指前路摘除、眶尖部肿物摘除术		次		1526.94	甲类	手术费
1906	16.9201	内镜下眶内病损切除术	四级	手术	G	330000000－3	术中使用眼内窥镜加收			次		1776.00	甲类	手术费
1907	16.9300	眼病损切除术		手术	G	330409014	眶内肿物摘除术	指前路摘除、眶尖部肿物摘除术		次		1526.94	甲类	手术费
1908	16.9300x001	眶内脓肿引流术		手术	G	330409013	眶内血肿穿刺术			单侧		598.80	甲类	手术费
1909	16.9300x003	眶内病损切除术		手术	G	330409014	眶内肿物摘除术	指前路摘除、眶尖部肿物摘除术		次		1526.94	甲类	手术费
1910	16.9801	眼眶清创术		手术	E	120500002－2	清创不缝合（中）			次	伤口长度5～10(含)cm	97.13	甲类	治疗费
1911	17.1100	腹腔镜腹股沟直疝修补术，伴有移植物或假体		手术	G	331008003	充填式无张力疝修补术		补片、填充物	单侧		1859.00	甲类	手术费
1912	17.1100	腹腔镜腹股沟直疝修补术，伴有移植物或假体		手术	G	330000000－8	术中使用腹腔镜加收			次		1420.50	甲类	手术费
1913	17.1100x001	腹腔镜下单侧腹股沟直疝无张力修补术		手术	G	331008003	充填式无张力疝修补术		补片、填充物	单侧		1859.00	甲类	手术费
1914	17.1100x001	腹腔镜下单侧腹股沟直疝无张力修补术		手术	G	330000000－8	术中使用腹腔镜加收			次		1420.50	甲类	手术费
1915	17.1200	腹腔镜腹股沟斜疝修补术，伴有移植物或假体		手术	G	331008001	腹股沟疝修补术		补片	单侧		1690.00	甲类	手术费
1916	17.1200	腹腔镜腹股沟斜疝修补术，伴有移植物或假体		手术	G	330000000－8	术中使用腹腔镜加收			次		1420.50	甲类	手术费
1917	17.1200x001	腹腔镜下单侧腹股沟斜疝无张力修补术		手术	G	331008003	充填式无张力疝修补术		补片、填充物	单侧		1859.00	甲类	手术费
1918	17.1200x001	腹腔镜下单侧腹股沟斜疝无张力修补术		手术	G	330000000－8	术中使用腹腔镜加收			次		1420.50	甲类	手术费
1919	17.1300	腹腔镜腹股沟疝修补术，伴有移植物或假体		手术	G	331008001	腹股沟疝修补术		补片	单侧		1690.00	甲类	手术费
1920	17.1300	腹腔镜腹股沟疝修补术，伴有移植物或假体		手术	G	330000000－8	术中使用腹腔镜加收			次		1420.50	甲类	手术费

（续上表）

序号	手术操作诊断编码	手术操作名称	手术级别	操作类型	财务分类	编码	项目名称	项目内涵	除外内容	计价单位	说明	三级医疗服务价格（元）	医保结算类型	医疗收费项目类别
1921	17.1300x001	腹腔镜下经腹膜前腹股沟疝补片修补术（TAPP）		手术	G	331008001	腹股沟疝修补术		补片	单侧		1690.00	甲类	手术费
1922	17.1300x001	腹腔镜下经腹膜前腹股沟疝补片修补术（TAPP）		手术	G	330000000－8	术中使用腹腔镜加收			次		1420.50	甲类	手术费
1923	17.1300x002	腹腔镜下全腹膜外腹股沟疝补片修补术（TEP）		手术	G	331008001	腹股沟疝修补术		补片	单侧		1690.00	甲类	手术费
1924	17.1300x002	腹腔镜下全腹膜外腹股沟疝补片修补术（TEP）		手术	G	330000000－8	术中使用腹腔镜加收			次		1420.50	甲类	手术费
1925	17.2100	腹腔镜双侧腹股沟直疝修补术，伴有移植物或假体		手术	G	331008001	腹股沟疝修补术		补片	单侧		1690.00	甲类	手术费
1926	17.2100	腹腔镜双侧腹股沟直疝修补术，伴有移植物或假体		手术	G	330000000－8	术中使用腹腔镜加收			次		1420.50	甲类	手术费
1927	17.2100x001	腹腔镜下双侧腹股沟直疝无张力修补术		手术	G	331008003	充填式无张力疝修补术		补片、填充物	单侧		1859.00	甲类	手术费
1928	17.2100x001	腹腔镜下双侧腹股沟直疝无张力修补术		手术	G	330000000－8	术中使用腹腔镜加收			次		1420.50	甲类	手术费
1929	17.2200	腹腔镜双侧腹股沟斜疝修补术，伴有移植物或假体		手术	G	331008001	腹股沟疝修补术		补片	单侧		1690.00	甲类	手术费
1930	17.2200	腹腔镜双侧腹股沟斜疝修补术，伴有移植物或假体		手术	G	330000000－8	术中使用腹腔镜加收			次		1420.50	甲类	手术费
1931	17.2200x001	腹腔镜下双侧腹股沟斜疝无张力修补术		手术	G	331008003	充填式无张力疝修补术		补片、填充物	单侧		1859.00	甲类	手术费
1932	17.2200x001	腹腔镜下双侧腹股沟斜疝无张力修补术		手术	G	330000000－8	术中使用腹腔镜加收			次		1420.50	甲类	手术费
1933	17.2300	腹腔镜双侧腹股沟疝修补术，一侧为直疝，另一侧为斜疝，伴有移植物或假体		手术	G	331008001	腹股沟疝修补术		补片	单侧		1690.00	甲类	手术费
1934	17.2300	腹腔镜双侧腹股沟疝修补术，一侧为直疝，另一侧为斜疝，伴有移植物或假体		手术	G	330000000－8	术中使用腹腔镜加收			次		1420.50	甲类	手术费
1935	17.2300x001	腹腔镜下双侧腹股沟疝无张力修补术，一侧直疝一侧斜疝		手术	G	331008003	充填式无张力疝修补术		补片、填充物	单侧		1859.00	甲类	手术费
1936	17.2300x001	腹腔镜下双侧腹股沟疝无张力修补术，一侧直疝一侧斜疝		手术	G	330000000－8	术中使用腹腔镜加收			次		1420.50	甲类	手术费
1937	17.2400	腹腔镜双侧腹股沟疝修补术，伴有移植物或假体		手术	G	331008001	腹股沟疝修补术		补片	单侧		1690.00	甲类	手术费
1938	17.2400	腹腔镜双侧腹股沟疝修补术，伴有移植物或假体		手术	G	330000000－8	术中使用腹腔镜加收			次		1420.50	甲类	手术费
1939	17.2400x001	腹腔镜下双侧腹股沟疝无张力修补术		手术	G	331008003	充填式无张力疝修补术		补片、填充物	单侧		1859.00	甲类	手术费

（续上表）

序号	手术操作诊断编码	手术操作名称	手术级别	操作类型	财务分类	编码	项目名称	项目内涵	除外内容	计价单位	说明	三级医疗服务价格（元）	医保结算类型	医疗收费项目类别
1940	17. 2400x001	腹腔镜下双侧腹股沟疝无张力修补术		手术	G	330000000 – 8	术中使用腹腔镜加收			次		1420. 50	甲类	手术费
1941	17. 3100	腹腔镜多段大肠切除术	四级	手术	G	331003007	肠切除术	含小肠、回盲部结肠部分切除		次		2433. 60	甲类	手术费
1942	17. 3100	腹腔镜多段大肠切除术	四级	手术	G	330000000 – 8	术中使用腹腔镜加收			次		1420. 50	甲类	手术费
1943	17. 3101	腹腔镜直肠乙状结肠部分切除术	四级	手术	G	331003007	肠切除术	含小肠、回盲部结肠部分切除		次		2433. 60	甲类	手术费
1944	17. 3101	腹腔镜直肠乙状结肠部分切除术	四级	手术	G	330000000 – 8	术中使用腹腔镜加收			次		1420. 50	甲类	手术费
1945	17. 3200	腹腔镜盲肠切除术	四级	手术	G	331003007	肠切除术	含小肠、回盲部结肠部分切除		次		2433. 60	甲类	手术费
1946	17. 3200	腹腔镜盲肠切除术	四级	手术	G	330000000 – 8	术中使用腹腔镜加收			次		1420. 50	甲类	手术费
1947	17. 3200x001	腹腔镜下盲肠部分切除术	四级	手术	G	331003007	肠切除术	含小肠、回盲部结肠部分切除		次		2433. 60	甲类	手术费
1948	17. 3200x001	腹腔镜下盲肠部分切除术	四级	手术	G	330000000 – 8	术中使用腹腔镜加收			次		1420. 50	甲类	手术费
1949	17. 3200x002	腹腔镜下回盲部切除术	四级	手术	G	331003007	肠切除术	含小肠、回盲部结肠部分切除		次		2433. 60	甲类	手术费
1950	17. 3200x002	腹腔镜下回盲部切除术	四级	手术	G	330000000 – 8	术中使用腹腔镜加收			次		1420. 50	甲类	手术费
1951	17. 3300	腹腔镜右半结肠切除术	四级	手术	G	331003007	肠切除术	含小肠、回盲部结肠部分切除		次		2433. 60	甲类	手术费
1952	17. 3300	腹腔镜右半结肠切除术	四级	手术	G	330000000 – 8	术中使用腹腔镜加收			次		1420. 50	甲类	手术费
1953	17. 3300x002	腹腔镜下升结肠部分切除术	四级	手术	G	331003007	肠切除术	含小肠、回盲部结肠部分切除		次		2433. 60	甲类	手术费
1954	17. 3300x002	腹腔镜下升结肠部分切除术	四级	手术	G	330000000 – 8	术中使用腹腔镜加收			次		1420. 50	甲类	手术费
1955	17. 3400	腹腔镜横结肠切除术	四级	手术	G	331003007	肠切除术	含小肠、回盲部结肠部分切除		次		2433. 60	甲类	手术费
1956	17. 3400	腹腔镜横结肠切除术	四级	手术	G	330000000 – 8	术中使用腹腔镜加收			次		1420. 50	甲类	手术费
1957	17. 3401	腹腔镜横结肠部分切除术	四级	手术	G	331003007	肠切除术	含小肠、回盲部结肠部分切除		次		2433. 60	甲类	手术费
1958	17. 3401	腹腔镜横结肠部分切除术	四级	手术	G	330000000 – 8	术中使用腹腔镜加收			次		1420. 50	甲类	手术费
1959	17. 3500	腹腔镜左半结肠切除术	四级	手术	G	331003007	肠切除术	含小肠、回盲部结肠部分切除		次		2433. 60	甲类	手术费
1960	17. 3500	腹腔镜左半结肠切除术	四级	手术	G	330000000 – 8	术中使用腹腔镜加收			次		1420. 50	甲类	手术费
1961	17. 3500x001	腹腔镜下降结肠部分切除术	四级	手术	G	331003007	肠切除术	含小肠、回盲部结肠部分切除		次		2433. 60	甲类	手术费
1962	17. 3500x001	腹腔镜下降结肠部分切除术	四级	手术	G	330000000 – 8	术中使用腹腔镜加收			次		1420. 50	甲类	手术费
1963	17. 3600	腹腔镜乙状结肠切除术	四级	手术	G	331003007	肠切除术	含小肠、回盲部结肠部分切除		次		2433. 60	甲类	手术费

（续上表）

序号	手术操作诊断编码	手术操作名称	手术级别	操作类型	财务分类	编码	项目名称	项目内涵	除外内容	计价单位	说明	三级医疗服务价格（元）	医保结算类型	医疗收费项目类别
1964	17. 3600	腹腔镜乙状结肠切除术	四级	手术	G	330000000 – 8	术中使用腹腔镜加收			次		1420. 50	甲类	手术费
1965	17. 3600x001	腹腔镜下乙状结肠部分切除术	四级	手术	G	331003007	肠切除术	含小肠、回盲部结肠部分切除		次		2433. 60	甲类	手术费
1966	17. 3600x001	腹腔镜下乙状结肠部分切除术	四级	手术	G	330000000 – 8	术中使用腹腔镜加收			次		1420. 50	甲类	手术费
1967	17. 3900	其他腹腔镜大肠部分切除术	四级	手术	G	331003007	肠切除术	含小肠、回盲部结肠部分切除		次		2433. 60	甲类	手术费
1968	17. 3900	其他腹腔镜大肠部分切除术	四级	手术	G	330000000 – 8	术中使用腹腔镜加收			次		1420. 50	甲类	手术费
1969	17. 3900x002	腹腔镜下结肠部分切除术	四级	手术	G	331003007	肠切除术	含小肠、回盲部结肠部分切除		次		2433. 60	甲类	手术费
1970	17. 3900x002	腹腔镜下结肠部分切除术	四级	手术	G	330000000 – 8	术中使用腹腔镜加收			次		1420. 50	甲类	手术费
1971	17. 3900x003	腹腔镜下小肠 – 结肠切除术	四级	手术	G	331003007	肠切除术	含小肠、回盲部结肠部分切除		次		2433. 60	甲类	手术费
1972	17. 3900x003	腹腔镜下小肠 – 结肠切除术	四级	手术	G	331003018	结肠切除吻合术	指左半结肠、右半结肠、横结肠部分切除术		次		4782. 70	甲类	手术费
1973	17. 3900x003	腹腔镜下小肠 – 结肠切除术	四级	手术	G	330000000 – 8	术中使用腹腔镜加收			次		1420. 50	甲类	手术费
1974	17. 3901	腹腔镜巨结肠切除术	四级	手术	G	331003019	先天性巨结肠切除术	含巨结肠切除、直肠后结肠拖出术或直肠黏膜切除、结肠经直肠肌鞘内拖出术		次		3430. 70	甲类	手术费
1975	17. 3901	腹腔镜巨结肠切除术	四级	手术	G	330000000 – 8	术中使用腹腔镜加收			次		1420. 50	甲类	手术费
1976	18. 0100x002	耳垂切开引流术		手术	G	330501001 – 1	耳廓脓肿切排清创术			次		546. 00	甲类	手术费
1977	18. 0200	外耳道切开术		手术	G	330501012	外耳道疖脓肿切开引流术			次		202. 80	甲类	手术费
1978	18. 0201	外耳道切开引流术		手术	G	330501012	外耳道疖脓肿切开引流术			次		202. 80	甲类	手术费
1979	18. 0202	外耳道切开异物取出术		手术	G	330501002	耳道异物取出术			次		234. 00	甲类	手术费
1980	18. 0900	外耳其他切开术		手术	G	330501012	外耳道疖脓肿切开引流术			次		202. 80	甲类	手术费
1981	18. 0900x002	耳后切开引流术		手术	G	330503017	耳后骨膜下脓肿切开引流术			次		780. 00	甲类	手术费
1982	18. 0901	耳前切开引流术		手术	G	330501009	耳前瘘管感染切开引流术			次		312. 00	甲类	手术费
1983	18. 0901	耳前切开引流术		手术	E	470000015 – 1	耳前瘘管切开搔爬术			次		73. 70	甲类	治疗费
1984	18. 0902	耳廓切开引流术		手术	G	330501001 – 1	耳廓脓肿切排清创术			次		546. 00	甲类	手术费
1985	18. 2100	耳前窦道切除术		手术	G	330501006	耳前瘘管切除术			次		546. 00	甲类	手术费
1986	18. 2100x006	耳前瘘管切除术		手术	G	330501006	耳前瘘管切除术			次		546. 00	甲类	手术费
1987	18. 2101	耳前病损切除术		手术	G	330501010 – 1	耳前良性肿物切除术			次		546. 00	甲类	手术费
1988	18. 2900	外耳其他病损切除术或破坏术		手术	G	330501013	外耳道恶性肿瘤切除术			次		1248. 00	甲类	手术费
1989	18. 2900x003	耳廓病损切除术		手术	G	330501003	耳廓恶性肿瘤切除术			次		468. 00	甲类	手术费

（续上表）

序号	手术操作诊断编码	手术操作名称	手术级别	操作类型	财务分类	编码	项目名称	项目内涵	除外内容	计价单位	说明	三级医疗服务价格（元）	医保结算类型	医疗收费项目类别
1990	18. 2900x009	外耳道病损切除术		手术	G	330501010	外耳道良性肿物切除术			次		546. 00	甲类	手术费
1991	18. 2900x016	耳廓皮肤和皮下坏死组织切除清创术		手术	G	330501001－1	耳廓脓肿切排清创术			次		546. 00	甲类	手术费
1992	18. 2900x018	耳后瘘管切除术		手术	G	330501008	耳后瘘孔修补术			次		546. 00	甲类	手术费
1993	18. 2901	外耳病损切除术		手术	G	330501013	外耳道恶性肿瘤切除术			次		1248. 00	甲类	手术费
1994	18. 2907	副耳切除术		手术	G	330501019	耳廓畸形矫正术	指招风耳、隐匿耳、巨耳、扁平耳、耳垂畸形矫正术等	特殊植入材料	次		1560. 00	丙类	手术费
1995	18. 3100	外耳病损根治性切除术		手术	G	330501013	外耳道恶性肿瘤切除术			次		1248. 00	甲类	手术费
1996	18. 3900	外耳其他切除术		手术	G	330501003	耳廓恶性肿瘤切除术			次		468. 00	甲类	手术费
1997	18. 3900x003	耳廓切除术		手术	G	330501018	耳廓再造术	含部分再造；不含皮肤扩张术		次		2340. 00	丙类	手术费
1998	18. 3900x004	外耳软骨切除术		手术	G	330501021	外耳道成形术			次		1560. 00	甲类	手术费
1999	18. 3900x005	耳廓部分切除术		手术	G	330501018	耳廓再造术	含部分再造；不含皮肤扩张术		次		2340. 00	丙类	手术费
2000	18. 3901	外耳切断术		手术	G	330501021	外耳道成形术			次		1560. 00	甲类	手术费
2001	18. 4x00	外耳裂伤缝合术		手术	G	330501021	外耳道成形术			次		1560. 00	甲类	手术费
2002	18. 5x00	耳前突矫正术		手术	G	330501019	耳廓畸形矫正术	指招风耳、隐匿耳、巨耳、扁平耳、耳垂畸形矫正术等	特殊植入材料	次		1560. 00	丙类	手术费
2003	18. 5x00x001	招风耳矫正术		手术	G	330501019	耳廓畸形矫正术	指招风耳、隐匿耳、巨耳、扁平耳、耳垂畸形矫正术等	特殊植入材料	次		1560. 00	丙类	手术费
2004	18. 6x00	外耳道重建术		手术	G	330501021	外耳道成形术			次		1560. 00	甲类	手术费
2005	18. 6x00x001	内镜下外耳道成形术		手术	G	330501021	外耳道成形术			次		1560. 00	甲类	手术费
2006	18. 6x00x001	内镜下外耳道成形术		手术	G	330000000－13	术中使用其他内镜加收			次		354. 00	甲类	手术费
2007	18. 6x01	外耳道成形术		手术	G	330501021	外耳道成形术			次		1560. 00	甲类	手术费
2008	18. 6x02	外耳道植皮术		手术	G	330501021	外耳道成形术			次		1560. 00	甲类	手术费
2009	18. 7100	耳廓建造术		手术	G	330501018	耳廓再造术	含部分再造；不含皮肤扩张术		次		2340. 00	丙类	手术费
2010	18. 7100x001	耳廓成形术		手术	G	330501017	分期耳廓成形术	含取材、植皮		次		1560. 00	丙类	手术费
2011	18. 7100x002	耳廓重建术		手术	G	330501018	耳廓再造术	含部分再造；不含皮肤扩张术		次		2340. 00	丙类	手术费
2012	18. 7100x009	耳廓支架取出术		手术	G	330501017	分期耳廓成形术	含取材、植皮		次		1560. 00	丙类	手术费
2013	18. 7100x010	义耳置入术		手术	G	330501018	耳廓再造术	含部分再造；不含皮肤扩张术		次		2340. 00	丙类	手术费
2014	18. 7101	杯状耳矫正术		手术	G	330501019	耳廓畸形矫正术	指招风耳、隐匿耳、巨耳、扁平耳、耳垂畸形矫正术等	特殊植入材料	次		1560. 00	丙类	手术费

（续上表）

序号	手术操作诊断编码	手术操作名称	手术级别	操作类型	财务分类	编码	项目名称	项目内涵	除外内容	计价单位	说明	三级医疗服务价格（元）	医保结算类型	医疗收费项目类别
2015	18.7102	耳廓支架植入术		手术	G	330501019	耳廓畸形矫正术	指招风耳、隐匿耳、巨耳、扁平耳、耳垂畸形矫正术等	特殊植入材料	次		1560.00	丙类	手术费
2016	18.7103	全耳再造术	四级	手术	G	330501018	耳廓再造术	含部分再造；不含皮肤扩张术		次		2340.00	丙类	手术费
2017	18.7104	隐耳矫正术		手术	G	330501019	耳廓畸形矫正术	指招风耳、隐匿耳、巨耳、扁平耳、耳垂畸形矫正术等	特殊植入材料	次		1560.00	丙类	手术费
2018	18.7105	耳廓缺损修补术		手术	G	330501017	分期耳廓成形术	含取材、植皮		次		1560.00	丙类	手术费
2019	18.7200	断耳再接术		手术	G	330501014	完全断耳再植术			次		2340.00	甲类	手术费
2020	18.7900	外耳其他整形术		手术	G	330501016	一期耳廓成形术	含取材、植皮		次		2340.00	丙类	手术费
2021	18.7900x002	耳垂畸形矫正术		手术	G	330501019	耳廓畸形矫正术	指招风耳、隐匿耳、巨耳、扁平耳、耳垂畸形矫正术等	特殊植入材料	次		1560.00	丙类	手术费
2022	18.7900x009	耳游离皮瓣移植术		手术	G	330501017	分期耳廓成形术	含取材、植皮		次		1560.00	丙类	手术费
2023	18.7900x010	耳扩张皮瓣移植术		手术	G	330501017	分期耳廓成形术	含取材、植皮		次		1560.00	丙类	手术费
2024	18.7901	外耳成形术		手术	G	330501021	外耳道成形术			次		1560.00	甲类	手术费
2025	18.7902	耳廓植皮术		手术	G	330501016	一期耳廓成形术	含取材、植皮		次		2340.00	丙类	手术费
2026	18.7903	耳软骨整形术		手术	G	330501021	外耳道成形术			次		1560.00	甲类	手术费
2027	18.7904	外耳上提术		手术	G	330501019	耳廓畸形矫正术	指招风耳、隐匿耳、巨耳、扁平耳、耳垂畸形矫正术等	特殊植入材料	次		1560.00	丙类	手术费
2028	18.7905	耳后皮肤移植术		手术	G	330501017	分期耳廓成形术	含取材、植皮		次		1560.00	丙类	手术费
2029	18.7906	耳甲腔成形术		手术	G	330501019	耳廓畸形矫正术	指招风耳、隐匿耳、巨耳、扁平耳、耳垂畸形矫正术等	特殊植入材料	次		1560.00	丙类	手术费
2030	18.9x00	外耳其他手术		手术	G	330501021	外耳道成形术			次		1560.00	甲类	手术费
2031	18.9x00x002	耳前皮肤扩张器置入术		手术	G	330501016	一期耳廓成形术	含取材、植皮		次		2340.00	丙类	手术费
2032	18.9x00x004	外耳道支架取出术		手术	G	330501017	分期耳廓成形术	含取材、植皮		次		1560.00	丙类	手术费
2033	18.9x00x005	外耳道支架置换术		手术	G	330501017	分期耳廓成形术	含取材、植皮		次		1560.00	丙类	手术费
2034	18.9x00x007	耳后皮肤扩张器置入术		手术	G	330501016	一期耳廓成形术	含取材、植皮		次		2340.00	丙类	手术费
2035	18.9x00x009	耳前皮肤扩张器取出术		手术	G	330501017	分期耳廓成形术	含取材、植皮		次		1560.00	丙类	手术费
2036	18.9x00x010	耳后皮肤扩张器取出术		手术	G	330501017	分期耳廓成形术	含取材、植皮		次		1560.00	丙类	手术费
2037	18.9x01	外耳道记忆合金支架置入术		手术	G	330501016	一期耳廓成形术	含取材、植皮		次		2340.00	丙类	手术费
2038	18.9x02	外耳道记忆合金支架置换术		手术	G	330501017	分期耳廓成形术	含取材、植皮		次		1560.00	丙类	手术费
2039	18.9x03	外耳道记忆合金支架取出术		手术	G	330501017	分期耳廓成形术	含取材、植皮		次		1560.00	丙类	手术费
2040	19.0x00	镫骨撼动术		手术	G	330502005－1	镫骨撼动术			次		1887.60	甲类	手术费
2041	19.0x00x002	镫骨板钻孔术		手术	G	330502005	镫骨手术			次		1887.60	甲类	手术费
2042	19.0x00x003	镫骨松动术		手术	G	330502005	镫骨手术			次		1887.60	甲类	手术费

（续上表）

序号	手术操作诊断编码	手术操作名称	手术级别	操作类型	财务分类	编码	项目名称	项目内涵	除外内容	计价单位	说明	三级医疗服务价格（元）	医保结算类型	医疗收费项目类别
2043	19. 0x00x004	内镜下镫骨撼动术		手术	G	330502005 - 1	镫骨撼动术			次		1887. 60	甲类	手术费
2044	19. 0x00x004	内镜下镫骨撼动术		手术	G	330000000 - 13	术中使用其他内镜加收			次		354. 00	甲类	手术费
2045	19. 0x01	镫骨脚切开术		手术	G	330502005	镫骨手术			次		1887. 60	甲类	手术费
2046	19. 0x02	耳硬化分离术		手术	G	330502005	镫骨手术			次		1887. 60	甲类	手术费
2047	19. 0x03	镫骨再撼动术		手术	G	330502005 - 1	镫骨撼动术			次		1887. 60	甲类	手术费
2048	19. 1100	镫骨切除术伴砧骨置换	四级	手术	G	330502005	镫骨手术			次		1887. 60	甲类	手术费
2049	19. 1900	其他镫骨切除术	四级	手术	G	330502005	镫骨手术			次		1887. 60	甲类	手术费
2050	19. 1900x002	镫骨部分切除伴脂肪移植术	四级	手术	G	330502005	镫骨手术			次		1887. 60	甲类	手术费
2051	19. 1900x003	镫骨切除术	四级	手术	G	330502005	镫骨手术			次		1887. 60	甲类	手术费
2052	19. 1900x004	人工镫骨置入术	四级	手术	G	330502005	镫骨手术			次		1887. 60	甲类	手术费
2053	19. 1900x005	人工镫骨置换术	四级	手术	G	330502005	镫骨手术			次		1887. 60	甲类	手术费
2054	19. 1900x006	镫骨足板开窗术	四级	手术	G	330502007	二氧化碳激光镫骨底板开窗术			次		3120. 00	甲类	手术费
2055	19. 1900x007	内镜下镫骨切除术		手术	G	330502005	镫骨手术			次		1887. 60	甲类	手术费
2056	19. 1900x007	内镜下镫骨切除术		手术	G	330000000 - 13	术中使用其他内镜加收			次		354. 00	甲类	手术费
2057	19. 1900x008	内镜下镫骨足板开窗术		手术	G	330502007	二氧化碳激光镫骨底板开窗术			次		3120. 00	甲类	手术费
2058	19. 1900x008	内镜下镫骨足板开窗术		手术	G	330000000 - 13	术中使用其他内镜加收			次		354. 00	甲类	手术费
2059	19. 1900x009	人工镫骨取出术		手术	G	330502005	镫骨手术			次		1887. 60	甲类	手术费
2060	19. 1901	镫骨部分切除术	四级	手术	G	330502005	镫骨手术			次		1887. 60	甲类	手术费
2061	19. 1901	镫骨部分切除术	四级	手术	G	330601009	中鼻甲部分切除术			次		468. 00	甲类	手术费
2062	19. 2100	镫骨切除术伴砧骨置换的修复术	四级	手术	G	330502005	镫骨手术			次		1887. 60	甲类	手术费
2063	19. 2900	镫骨切除术的其他修复术	四级	手术	G	330502005	镫骨手术			次		1887. 60	甲类	手术费
2064	19. 2900x001	镫骨切除术的修正术	四级	手术	G	330502005	镫骨手术			次		1887. 60	甲类	手术费
2065	19. 2901	镫骨粘连松解术	四级	手术	G	330502005	镫骨手术			次		1887. 60	甲类	手术费
2066	19. 2902	镫骨重建术	四级	手术	G	330502005	镫骨手术			次		1887. 60	甲类	手术费
2067	19. 3x00	听骨链的其他手术		手术	G	330502008	听骨链松解术			次		1872. 00	甲类	手术费
2068	19. 3x00x001	听骨链撼动术		手术	G	330502008	听骨链松解术			次		1872. 00	甲类	手术费
2069	19. 3x00x002	内镜下人工听骨链重建术	四级	手术	G	330502009	鼓室成形术	指Ⅰ～Ⅴ型成形术。含听骨链重建、鼓膜修补、病变探查手术		次		2652. 00	甲类	手术费
2070	19. 3x00x002	内镜下人工听骨链重建术	四级	手术	G	330000000 - 13	术中使用其他内镜加收			次		354. 00	甲类	手术费
2071	19. 3x00x003	人工听小骨取出术		手术	G	330502010	人工听骨听力重建术			次		3432. 00	甲类	手术费

（续上表）

序号	手术操作诊断编码	手术操作名称	手术级别	操作类型	财务分类	编码	项目名称	项目内涵	除外内容	计价单位	说明	三级医疗服务价格（元）	医保结算类型	医疗收费项目类别
2072	19. 3x01	听骨切除术	四级	手术	G	330502010	人工听骨听力重建术			次		3432. 00	甲类	手术费
2073	19. 3x02	砧镫关节复位术		手术	G	330502005	镫骨手术			次		1887. 60	甲类	手术费
2074	19. 3x03	听骨链重建术		手术	G	330502010	人工听骨听力重建术			次		3432. 00	甲类	手术费
2075	19. 3x04	异体听骨植入术		手术	G	330502010	人工听骨听力重建术			次		3432. 00	甲类	手术费
2076	19. 4x00	鼓膜成形术		手术	G	330502009	鼓室成形术	指Ⅰ～Ⅴ型成形术。含听骨链重建、鼓膜修补、病变探查手术		次		2652. 00	甲类	手术费
2077	19. 4x00x002	鼓膜修补术		手术	G	330502003	耳显微镜下鼓膜修补术	指内植法、夹层法、外贴法		次		1872. 00	甲类	手术费
2078	19. 4x00x003	鼓膜移植术		手术	G	330502003	耳显微镜下鼓膜修补术	指内植法、夹层法、外贴法		次		1872. 00	甲类	手术费
2079	19. 4x00x004	内镜下鼓膜修补术		手术	G	330502003	耳显微镜下鼓膜修补术	指内植法、夹层法、外贴法		次		1872. 00	甲类	手术费
2080	19. 4x00x005	内镜下鼓室成形术		手术	G	330502009	鼓室成形术	指Ⅰ～Ⅴ型成形术。含听骨链重建、鼓膜修补、病变探查手术		次		2652. 00	甲类	手术费
2081	19. 4x00x005	内镜下鼓室成形术		手术	G	310000000－12	诊疗中使用其他内镜加收			次		354. 00	甲类	治疗费
2082	19. 4x01	鼓室成形术，Ⅰ型		手术	G	330502009	鼓室成形术	指Ⅰ～Ⅴ型成形术。含听骨链重建、鼓膜修补、病变探查手术		次		2652. 00	甲类	手术费
2083	19. 5200	鼓室成形术，Ⅱ型		手术	G	330502009	鼓室成形术	指Ⅰ～Ⅴ型成形术。含听骨链重建、鼓膜修补、病变探查手术		次		2652. 00	甲类	手术费
2084	19. 5300	鼓室成形术，Ⅲ型		手术	G	330502009	鼓室成形术	指Ⅰ～Ⅴ型成形术。含听骨链重建、鼓膜修补、病变探查手术		次		2652. 00	甲类	手术费
2085	19. 5400	鼓室成形术，Ⅳ型		手术	G	330502009	鼓室成形术	指Ⅰ～Ⅴ型成形术。含听骨链重建、鼓膜修补、病变探查手术		次		2652. 00	甲类	手术费
2086	19. 5500	鼓室成形术，Ⅴ型		手术	G	330502009	鼓室成形术	指Ⅰ～Ⅴ型成形术。含听骨链重建、鼓膜修补、病变探查手术		次		2652. 00	甲类	手术费
2087	19. 6x00	鼓室成形术的修复术		手术	G	330502009	鼓室成形术	指Ⅰ～Ⅴ型成形术。含听骨链重建、鼓膜修补、病变探查手术		次		2652. 00	甲类	手术费
2088	19. 6x00x001	鼓室成形修正术		手术	G	330502009	鼓室成形术	指Ⅰ～Ⅴ型成形术。含听骨链重建、鼓膜修补、病变探查手术		次		2652. 00	甲类	手术费
2089	19. 9x00	中耳其他修补术		手术	G	330502009	鼓室成形术	指Ⅰ～Ⅴ型成形术。含听骨链重建、鼓膜修补、病变探查手术		次		2652. 00	甲类	手术费

（续上表）

序号	手术操作诊断编码	手术操作名称	手术级别	操作类型	财务分类	编码	项目名称	项目内涵	除外内容	计价单位	说明	三级医疗服务价格（元）	医保结算类型	医疗收费项目类别
2090	19.9x00x006	乙状窦还纳术		手术	G	330503018	经乳突脑脓肿引流术	指颞叶、小脑、乙状窦周围脓肿、穿刺或切开引流		次		3120.00	甲类	手术费
2091	19.9x00x007	鼓室封闭术		手术	G	330502009	鼓室成形术	指Ⅰ~Ⅴ型成形术。含听骨链重建、鼓膜修补、病变探查手术		次		2652.00	甲类	手术费
2092	19.9x00x008	乳突腔填塞术		手术	G	330502015	完壁式乳突根治术	含鼓室探查术、病变清除；不含鼓室成形		次		1872.00	甲类	手术费
2093	19.9x01	耳后瘘管修补术		手术	G	330501008	耳后瘘孔修补术			次		546.00	甲类	手术费
2094	19.9x02	中耳成形术		手术	G	330502019	经耳脑脊液耳漏修补术	含中耳开放、鼓室探查、乳突凿开及充填		次		3120.00	甲类	手术费
2095	19.9x04	乳突腔内植皮术		手术	G	330502016	开放式乳突根治术	含鼓室探查术；不含鼓室成形和听骨链重建		次		1872.00	甲类	手术费
2096	19.9x05	乳突瘘闭合术		手术	G	330501008	耳后瘘孔修补术			次		546.00	甲类	手术费
2097	20.0100	鼓膜切开术伴置管		手术	G	330502002	鼓膜切开术			次		265.20	甲类	手术费
2098	20.0100x003	鼓膜造口术		手术	G	330502002	鼓膜切开术			次		265.20	甲类	手术费
2099	20.0100x005	鼓室置管术		手术	G	330502001	鼓膜置管术			次		748.80	甲类	手术费
2100	20.0100x006	内镜下鼓膜置管术		手术	G	330502001	鼓膜置管术			次		748.80	甲类	手术费
2101	20.0100x006	内镜下鼓膜置管术		手术	G	330000000－13	术中使用其他内镜加收			次		354.00	甲类	手术费
2102	20.0100x007	圆窗龛置管术		手术	G	330502001	鼓膜置管术			次		748.80	甲类	手术费
2103	20.0900	其他鼓膜切开术		手术	G	330502002	鼓膜切开术			次		265.20	甲类	手术费
2104	20.0900x008	中耳抽吸术		手术	E	310401042	耳正负压治疗			次		13.97	甲类	治疗费
2105	20.0901	鼓膜切开引流术		手术	G	330502002	鼓膜切开术			次		265.20	甲类	手术费
2106	20.0902	鼓膜穿刺术		手术	G	310401040	鼓膜穿刺术	含抽液、注药		次		34.92	甲类	治疗费
2107	20.2100	乳突切开术		手术	G	330503019	经乳突硬膜外脓肿引流术	含乳突根治手术；指穿刺或切开引流		次		3120.00	甲类	手术费
2108	20.2100x004	乳突切开探查术		手术	G	330503019	经乳突硬膜外脓肿引流术	含乳突根治手术；指穿刺或切开引流		次		3120.00	甲类	手术费
2109	20.2101	乳突切开引流术		手术	G	330503019	经乳突硬膜外脓肿引流术	含乳突根治手术；指穿刺或切开引流		次		3120.00	甲类	手术费
2110	20.2200	岩锥气房切开术		手术	G	330502015	完壁式乳突根治术	含鼓室探查术、病变清除；不含鼓室成形		次		1872.00	甲类	手术费
2111	20.2201	岩尖凿开术		手术	G	330502014	单纯乳突凿开术	含鼓室探查术、病变清除；不含鼓室成形		次		1497.60	甲类	手术费
2112	20.2300	中耳切开术		手术	G	330502019	经耳脑脊液耳漏修补术	含中耳开放、鼓室探查、乳突凿开及充填		次		3120.00	甲类	手术费
2113	20.2300x002	上鼓室切开术		手术	G	330502018	上鼓室鼓窦凿开术	含鼓室探查术		次		1872.00	甲类	手术费
2114	20.2300x007	鼓窦探查术		手术	G	330502018	上鼓室鼓窦凿开术	含鼓室探查术		次		1872.00	甲类	手术费

（续上表）

序号	手术操作诊断编码	手术操作名称	手术级别	操作类型	财务分类	编码	项目名称	项目内涵	除外内容	计价单位	说明	三级医疗服务价格（元）	医保结算类型	医疗收费项目类别
2115	20.2300x009	中耳切开探查术		手术	G	330502019	经耳脑脊液耳漏修补术	含中耳开放、鼓室探查、乳突凿开及充填		次		3120.00	甲类	手术费
2116	20.2301	鼓室探查术		手术	D	330502011	经耳内镜鼓室探查术	含鼓膜切开、病变探查切除		次	仅独立开展本手术方可收费	1560.00	甲类	手术费
2117	20.2302	中耳切开异物取出术		手术	G	330502019	经耳脑脊液耳漏修补术	含中耳开放、鼓室探查、乳突凿开及充填		次		3120.00	甲类	手术费
2118	20.4100	单纯乳突切除术		手术	G	330502014	单纯乳突凿开术	含鼓室探查术、病变清除；不含鼓室成形		次		1497.60	甲类	手术费
2119	20.4200	根治性乳突切除术		手术	G	330502016	开放式乳突根治术	含鼓室探查术；不含鼓室成形和听骨链重建		次		1872.00	甲类	手术费
2120	20.4200x002	乳突扩大根治术		手术	G	330502015	完壁式乳突根治术	含鼓室探查术、病变清除；不含鼓室成形		次		1872.00	甲类	手术费
2121	20.4900	其他乳突切除术		手术	G	330502017	乳突改良根治术	含鼓室探查术；不含鼓室成形和听骨链重建		次		1887.60	甲类	手术费
2122	20.4900x004	乳突切除术		手术	G	330502014	单纯乳突凿开术	含鼓室探查术、病变清除；不含鼓室成形		次		1497.60	甲类	手术费
2123	20.4900x007	上鼓室鼓窦切开术		手术	G	330502018	上鼓室鼓窦凿开术	含鼓室探查术		次		1872.00	甲类	手术费
2124	20.4900x008	开放式乳突改良根治术		手术	G	330502016	开放式乳突根治术	含鼓室探查术；不含鼓室成形和听骨链重建		次		1872.00	甲类	手术费
2125	20.4900x009	完壁式乳突改良根治术		手术	G	330502015	完壁式乳突根治术	含鼓室探查术、病变清除；不含鼓室成形		次		1872.00	甲类	手术费
2126	20.4901	乳突改良根治术		手术	G	330502017	乳突改良根治术	含鼓室探查术；不含鼓室成形和听骨链重建		次		1887.60	甲类	手术费
2127	20.4902	乳突病损切除术		手术	G	330502014	单纯乳突凿开术	含鼓室探查术、病变清除；不含鼓室成形		次		1497.60	甲类	手术费
2128	20.5100	中耳病损切除术		手术	G	330502015	完壁式乳突根治术	含鼓室探查术、病变清除；不含鼓室成形		次		1872.00	甲类	手术费
2129	20.5100x002	耳后病损切除术		手术	G	330501010	外耳道良性肿物切除术			次		546.00	甲类	手术费
2130	20.5100x003	鼓室病损切除术		手术	G	330502009	鼓室成形术	指Ⅰ～Ⅴ型成形术。含听骨链重建、鼓膜修补、病变探查手术		次		2652.00	甲类	手术费
2131	20.5101	颈静脉球瘤切除术		手术	G	330804002	颈静脉瘤成形术	含部分切除、缩窄缝合、各种材料包裹、结扎切除	用于包裹的各种材料	次		3380.00	甲类	手术费
2132	20.5102	鼓膜病损切除术		手术	D	330502011	经耳内镜鼓室探查术	含鼓膜切开、病变探查切除		次	仅独立开展本手术方可收费	1560.00	甲类	手术费
2133	20.5900	中耳其他切除术		手术	G	330502005－2	镫骨底板切除术			次		1887.60	甲类	手术费

（续上表）

序号	手术操作诊断编码	手术操作名称	手术级别	操作类型	财务分类	编码	项目名称	项目内涵	除外内容	计价单位	说明	三级医疗服务价格（元）	医保结算类型	医疗收费项目类别
2134	20. 5900x003	岩尖切开术		手术	G	330502016	开放式乳突根治术	含鼓室探查术；不含鼓室成形和听骨链重建		次		1872. 00	甲类	手术费
2135	20. 5901	岩锥病损切除术		手术	G	330502016	开放式乳突根治术	含鼓室探查术；不含鼓室成形和听骨链重建		次		1872. 00	甲类	手术费
2136	20. 5902	鼓膜切除术		手术	D	330502011	经耳内镜鼓室探查术	含鼓膜切开、病变探查切除		次	仅独立开展本手术方可收费	1560. 00	甲类	手术费
2137	20. 5903	内镜下岩尖病损切除术		手术	G	330502016	开放式乳突根治术	含鼓室探查术；不含鼓室成形和听骨链重建		次		1872. 00	甲类	手术费
2138	20. 5903	内镜下岩尖病损切除术		手术	G	330000000－13	术中使用其他内镜加收			次		354. 00	甲类	手术费
2139	20. 6100	内耳开窗术（初次）	四级	手术	G	330503002	内耳开窗术			次		1872. 00	甲类	手术费
2140	20. 6100x004	半规管阻塞术	四级	手术	G	330503002－2	半规管嵌顿术			次		1872. 00	甲类	手术费
2141	20. 6101	半规管开窗术	四级	手术	G	330503002－2	半规管嵌顿术			次		1872. 00	甲类	手术费
2142	20. 6102	迷路开窗术	四级	手术	G	330503002－1	经前庭窗迷路破坏术			次		1872. 00	甲类	手术费
2143	20. 6103	前庭开窗术	四级	手术	G	330503002－1	经前庭窗迷路破坏术			次		1872. 00	甲类	手术费
2144	20. 6200	内耳开窗术的修复术	四级	手术	G	330503002	内耳开窗术			次		1872. 00	甲类	手术费
2145	20. 6200x002	半规管裂修补术	四级	手术	G	330503001	内耳窗修补术			次		1872. 00	甲类	手术费
2146	20. 7100	内淋巴分流术	四级	手术	G	330503003	内耳淋巴囊减压术			次		1872. 00	甲类	手术费
2147	20. 7900x001	迷路减压术	四级	手术	G	330503002－1	经前庭窗迷路破坏术			次		1872. 00	甲类	手术费
2148	20. 7900x005	内耳切开探查术	四级	手术	G	330503002	内耳开窗术			次		1872. 00	甲类	手术费
2149	20. 7900x006	迷路切除术	四级	手术	G	330503002－1	经前庭窗迷路破坏术			次		1872. 00	甲类	手术费
2150	20. 7901	内耳切开术	四级	手术	G	330503002	内耳开窗术			次		1872. 00	甲类	手术费
2151	20. 7902	内耳病损切除术	四级	手术	G	330503001	内耳窗修补术			次		1872. 00	甲类	手术费
2152	20. 7903	内淋巴减压术	四级	手术	G	330503003	内耳淋巴囊减压术			次		1872. 00	甲类	手术费
2153	20. 7904	迷路部分切除术	四级	手术	G	330503002－1	经前庭窗迷路破坏术			次		1872. 00	甲类	手术费
2154	20. 7906	前庭切除术	四级	手术	G	330503001	内耳窗修补术			次		1872. 00	甲类	手术费
2155	20. 8x00	咽鼓管手术		手术	G	330502013	咽鼓管再造术	含移植和取材		次		1872. 00	甲类	手术费
2156	20. 8x00x004	咽鼓管吹张术		手术	E	310401043	波氏法咽鼓管吹张			次		6. 99	甲类	治疗费
2157	20. 8x00x005	咽鼓管填充术		手术	E	310401044	导管法咽鼓管吹张			次		13. 97	甲类	治疗费
2158①	20. 8x00x006	内镜下腭帆张肌松解术		手术	G	330606005	腭帆缩短术			次		832. 00	甲类	手术费
2159	20. 8x00x006	内镜下腭帆张肌松解术		手术	G	330000000－13	术中使用其他内镜加收			次		354. 00	甲类	手术费
2160	20. 8x01	咽鼓管通气术		手术	G	330502012	咽鼓管扩张术			次		936. 00	甲类	手术费

① 限制范围：基本医疗保险限阻塞性睡眠呼吸暂停综合征、鼾症。

（续上表）

序号	手术操作诊断编码	手术操作名称	手术级别	操作类型	财务分类	编码	项目名称	项目内涵	除外内容	计价单位	说明	三级医疗服务价格（元）	医保结算类型	医疗收费项目类别
2161	20.8x02	咽鼓管成形术		手术	G	330502013	咽鼓管再造术	含移植和取材		次		1872.00	甲类	手术费
2162	20.8x03	咽鼓管注药术		手术	E	310401042	耳正负压治疗			次		13.97	甲类	治疗费
2163	20.8x04	咽鼓管置管术		手术	G	330502012	咽鼓管扩张术			次		936.00	甲类	手术费
2164	20.8x05	咽鼓管扩张术		手术	G	330502012	咽鼓管扩张术			次		936.00	甲类	手术费
2165	20.9100	鼓室交感神经切除术		手术	G	330503007	鼓索神经切断术			次		936.00	甲类	手术费
2166	20.9300	卵圆窗和圆窗修补术	四级	手术	G	330503001－2	内耳前庭窗修补术			次		1872.00	甲类	手术费
2167	20.9300	卵圆窗和圆窗修补术	四级	手术	G	330503001－1	内耳圆窗修补术			次		1872.00	甲类	手术费
2168	20.9301	卵圆窗修补术	四级	手术	G	330503001－2	内耳前庭窗修补术			次		1872.00	甲类	手术费
2169	20.9302	圆窗修补术	四级	手术	G	330503001－1	内耳圆窗修补术			次		1872.00	甲类	手术费
2170	20.9303	半规管瘘修补术	四级	手术	G	330503001	内耳窗修补术			次		1872.00	甲类	手术费
2171	20.9500	电磁助听器置入		手术	G	330502020	电子耳蜗植入术		电子耳蜗	次		4680.00	甲类	手术费
2172	20.9501	骨锚式助听器置入术		手术	G	330502020	电子耳蜗植入术		电子耳蜗	次		4680.00	甲类	手术费
2173	20.9502	中耳振动声桥置入术		手术	G	330502020	电子耳蜗植入术		电子耳蜗	次		4680.00	甲类	手术费
2174	20.9600	耳蜗假体装置置入或置换术		手术	G	330502020	电子耳蜗植入术		电子耳蜗	次		4680.00	甲类	手术费
2175	20.9601	人工耳蜗置入术		手术	G	330502020	电子耳蜗植入术		电子耳蜗	次		4680.00	甲类	手术费
2176	20.9602	人工耳蜗置换术		手术	G	330502020	电子耳蜗植入术		电子耳蜗	次		4680.00	甲类	手术费
2177	20.9700	耳蜗假体装置置入或置换术，单道		手术	G	330502020	电子耳蜗植入术		电子耳蜗	次		4680.00	甲类	手术费
2178	20.9701	单道人工耳蜗置入术		手术	G	330502020	电子耳蜗植入术		电子耳蜗	次		4680.00	甲类	手术费
2179	20.9702	单道人工耳蜗置换术		手术	G	330502020	电子耳蜗植入术		电子耳蜗	次		4680.00	甲类	手术费
2180	20.9800	耳蜗假体装置置入或置换术，多道		手术	G	330502020	电子耳蜗植入术		电子耳蜗	次		4680.00	甲类	手术费
2181	20.9801	多道人工耳蜗置入术		手术	G	330502020	电子耳蜗植入术		电子耳蜗	次		4680.00	甲类	手术费
2182	20.9802	多道人工耳蜗置换术		手术	G	330502020	电子耳蜗植入术		电子耳蜗	次		4680.00	甲类	手术费
2183	20.9900	中耳和内耳其他手术		手术	G	330502007	二氧化碳激光镫骨底板开窗术			次		3120.00	甲类	手术费
2184	21.0400	控制鼻出血，用筛动脉结扎术		手术	G	330601006－2	筛前神经封闭术			次		156.00	甲类	手术费
2185	21.0500	控制鼻出血，用（经上颌窦）颌动脉结扎术		手术	G	330602003	经上颌窦颌内动脉结扎术			次		1404.00	甲类	手术费
2186	21.0501	内镜下蝶腭动脉结扎术		手术	G	330601006－1	蝶腭神经封闭术			次		156.00	甲类	手术费
2187	21.0501	内镜下蝶腭动脉结扎术		手术	G	330000000－4	术中使用鼻内窥镜加收			次		709.50	甲类	手术费
2188	21.0600	控制鼻出血，用颈外动脉结扎术		手术	G	330601018	筛动脉结扎术			次		1248.00	甲类	手术费
2189	21.0700	控制鼻出血，用切除鼻黏膜并在鼻中隔和鼻侧壁植皮		手术	G	330601013	鼻中隔黏膜划痕术			次		312.00	甲类	手术费
2190	21.0700x001	鼻黏膜切除止血术		手术	G	330601013	鼻中隔黏膜划痕术			次		312.00	甲类	手术费

（续上表）

序号	手术操作诊断编码	手术操作名称	手术级别	操作类型	财务分类	编码	项目名称	项目内涵	除外内容	计价单位	说明	三级医疗服务价格（元）	医保结算类型	医疗收费项目类别
2191	21.0900	控制鼻出血，用其他方法		手术	G	330601017	鼻中隔血肿切开引流术			次		312.00	甲类	手术费
2192	21.0902	鼻出血血管缝合术		手术	G	330602003	经上颌窦颌内动脉结扎术			次		1404.00	甲类	手术费
2193	21.0904	内镜下鼻中隔黏膜划痕术		手术	G	330601013	鼻中隔黏膜划痕术			次		312.00	甲类	手术费
2194	21.0904	内镜下鼻中隔黏膜划痕术		手术	G	330000000－4	术中使用鼻内窥镜加收			次		709.50	甲类	手术费
2195	21.1x00	鼻切开术		手术	G	330601020	经鼻鼻侧鼻腔鼻窦肿瘤切除术	不含另外部位取材		次		1794.00	甲类	手术费
2196	21.1x00x006	鼻软骨切开术		手术	G	330601015	鼻中隔软骨取骨术	含鼻中隔软骨制备；不含鼻中隔弯曲矫正术		次		780.00	甲类	手术费
2197	21.1x01	鼻腔切开引流术		手术	G	330601017－1	鼻中隔脓肿切开引流术			次		312.00	甲类	手术费
2198	21.1x02	鼻腔切开异物取出术		手术	G	330602004	鼻窦异物取出术			次		1404.00	甲类	手术费
2199	21.3000	鼻病损切除术或破坏术		手术	G	330601021	经鼻鼻腔鼻窦肿瘤切除术			次		1872.00	甲类	手术费
2200	21.3100	鼻内病损局部切除术或破坏术		手术	G	330601021	经鼻鼻腔鼻窦肿瘤切除术			次		1872.00	甲类	手术费
2201	21.3101	鼻息肉切除术		手术	G	330601012	鼻息肉摘除术			次		639.60	甲类	手术费
2202	21.3102	内镜下鼻息肉切除术		手术	G	330601012	鼻息肉摘除术			次		639.60	甲类	手术费
2203	21.3102	内镜下鼻息肉切除术		手术	G	330000000－4	术中使用鼻内窥镜加收			次		709.50	甲类	手术费
2204	21.3103	鼻内病损切除术		手术	G	330601021	经鼻鼻腔鼻窦肿瘤切除术			次		1872.00	甲类	手术费
2205	21.3104	内镜下鼻内病损切除术		手术	G	330601033S	经鼻内镜鼻咽良性肿物切除术	适用于鼻内镜下鼻咽部良性肿物的切除		次		2167.00	甲类	手术费
2206	21.3200	鼻其他病损局部切除术或破坏术		手术	G	330601021	经鼻鼻腔鼻窦肿瘤切除术			次		1872.00	甲类	手术费
2207	21.3200x003	鼻前庭病损切除术		手术	G	330601011	鼻前庭囊肿切除术			次		764.40	甲类	手术费
2208	21.3200x008	鼻中隔病损激光烧灼术		手术	G	310402025－2	鼻部激光治疗			次		130.39	甲类	治疗费
2209	21.3200x010	鼻皮肤和皮下坏死组织切除清创术		手术	G	330601001	鼻外伤清创缝合术			次		468.00	甲类	手术费
2210	21.3200x012	鼻中隔病损切除术		手术	G	330601017－1	鼻中隔脓肿切开引流术			次		312.00	甲类	手术费
2211	21.4x00	鼻部分切除术		手术	G	330601008	下鼻甲部分切除术			次		468.00	甲类	手术费
2212	21.4x01	鼻切断术		手术	G	330601019	筛前神经切断术			次		1248.00	甲类	手术费
2213	21.5x00	鼻中隔黏膜下切除术		手术	G	330601014	鼻中隔矫正术	含鼻中隔降肌附着过低矫正术		次		1248.00	甲类	手术费
2214	21.5x00x004	鼻内窥镜下鼻中隔黏膜下部分切除术		手术	G	330601014	鼻中隔矫正术	含鼻中隔降肌附着过低矫正术		次		1248.00	甲类	手术费
2215	21.5x00x004	鼻内窥镜下鼻中隔黏膜下部分切除术		手术	G	330000000－4	术中使用鼻内窥镜加收			次		709.50	甲类	手术费
2216	21.5x01	内镜下鼻中隔黏膜下切除术		手术	G	330601014	鼻中隔矫正术	含鼻中隔降肌附着过低矫正术		次		1248.00	甲类	手术费
2217	21.5x01	内镜下鼻中隔黏膜下切除术		手术	G	330000000－4	术中使用鼻内窥镜加收			次		709.50	甲类	手术费
2218	21.6100	用透热疗法或冷冻手术的鼻甲切除术		手术	G	310402025－4	鼻部冷冻治疗			次		13.97	甲类	治疗费

（续上表）

序号	手术操作诊断编码	手术操作名称	手术级别	操作类型	财务分类	编码	项目名称	项目内涵	除外内容	计价单位	说明	三级医疗服务价格（元）	医保结算类型	医疗收费项目类别
2219	21.6100x002	鼻甲射频消融术		手术	G	310402025-1	鼻部射频治疗			次		136.21	甲类	治疗费
2220	21.6100x002	鼻甲射频消融术		手术	G	310402025-7	鼻部等离子射频消融治疗			次		2020.00	甲类	治疗费
2221	21.6100x006	鼻甲激光烧灼术		手术	G	310402025-5	鼻部烧灼治疗			次		13.97	甲类	治疗费
2222	21.6101	鼻甲电烧术		手术	G	310402025-5	鼻部烧灼治疗			次		13.97	甲类	治疗费
2223	21.6102	鼻甲激光切除术		手术	G	310402025-2	鼻部激光治疗			次		130.39	甲类	治疗费
2224	21.6103	鼻甲微波烧灼术		手术	G	310402025-3	鼻部微波治疗			次		186.26	甲类	治疗费
2225	21.6104	鼻甲冷冻切除术		手术	G	310402025-4	鼻部冷冻治疗			次		13.97	甲类	治疗费
2226	21.6200	鼻甲骨折术		手术	G	330601002	鼻骨骨折整复术			次		312.00	甲类	手术费
2227	21.6900	其他鼻甲切除术		手术	G	330601008	下鼻甲部分切除术			次		468.00	甲类	手术费
2228	21.6900	其他鼻甲切除术		手术	G	330601009	中鼻甲部分切除术			次		468.00	甲类	手术费
2229	21.6900x009	鼻内窥镜下鼻甲切除术		手术	G	330601008	下鼻甲部分切除术			次		468.00	甲类	手术费
2230	21.6900x009	鼻内窥镜下鼻甲切除术		手术	G	330000000-4	术中使用鼻内窥镜加收			次		709.50	甲类	手术费
2231	21.6901	鼻甲部分切除术		手术	G	330601008	下鼻甲部分切除术			次		468.00	甲类	手术费
2232	21.6901	鼻甲部分切除术		手术	G	330601009	中鼻甲部分切除术			次		468.00	甲类	手术费
2233	21.6902	鼻甲切除术		手术	G	330601008	下鼻甲部分切除术			次		468.00	甲类	手术费
2234	21.6902	鼻甲切除术		手术	G	330601009	中鼻甲部分切除术			次		468.00	甲类	手术费
2235	21.6903	内镜下鼻甲部分切除术		手术	G	330601008	下鼻甲部分切除术			次		468.00	甲类	手术费
2236	21.6903	内镜下鼻甲部分切除术		手术	G	330000000-4	术中使用鼻内窥镜加收			次		709.50	甲类	手术费
2237	21.6903	内镜下鼻甲部分切除术		手术	G	330601009	中鼻甲部分切除术			次		468.00	甲类	手术费
2238	21.6904	内镜下鼻甲射频消融术		手术	G	310402025-1	鼻部射频治疗			次		136.21	甲类	治疗费
2239	21.6904	内镜下鼻甲射频消融术		手术	G	310000000-3	诊疗中使用鼻内窥镜加收			次		709.50	甲类	治疗费
2240	21.6904	内镜下鼻甲射频消融术		手术	G	310402025-7	鼻部等离子射频消融治疗			次		2020.00	甲类	治疗费
2241	21.7100	鼻骨折闭合性复位术		手术	G	330601002	鼻骨骨折整复术			次		312.00	甲类	手术费
2242	21.7200	鼻骨折开放性复位术		手术	G	330601002	鼻骨骨折整复术			次		312.00	甲类	手术费
2243	21.7200x001	内镜下鼻骨骨折切开复位术		手术	G	330601002	鼻骨骨折整复术			次		312.00	甲类	手术费
2244	21.7200x001	内镜下鼻骨骨折切开复位术		手术	G	330000000-4	术中使用鼻内窥镜加收			次		709.50	甲类	手术费
2245	21.8100	鼻裂伤缝合术		手术	G	330601001	鼻外伤清创缝合术			次		468.00	甲类	手术费
2246①	21.8300	全鼻重建术		手术	G	330601026	鼻再造术		植入材料	次		3120.00	甲类	手术费
2247②	21.8300x001	臂部皮瓣鼻再造术		手术	G	330601026	鼻再造术		植入材料	次		3120.00	甲类	手术费

①~② 限制范围：基本医疗保险限因肿瘤、外伤、感染、先天性畸形有功能障碍。

（续上表）

序号	手术操作诊断编码	手术操作名称	手术级别	操作类型	财务分类	编码	项目名称	项目内涵	除外内容	计价单位	说明	三级医疗服务价格（元）	医保结算类型	医疗收费项目类别
2248①	21.8301	额部皮瓣鼻重建术		手术	G	330601026	鼻再造术		植入材料	次		3120.00	甲类	手术费
2249②	21.8302	前臂皮瓣鼻重建术		手术	G	330601026	鼻再造术		植入材料	次		3120.00	甲类	手术费
2250③	21.8400	修正性鼻成形术		手术	G	330601025	鼻畸形矫正术			次		1872.00	甲类	手术费
2251	21.8400x002	鼻内窥镜下鼻中隔成形术		手术	G	330601014	鼻中隔矫正术	含鼻中隔降肌附着过低矫正术		次		1248.00	甲类	手术费
2252	21.8400x002	鼻内窥镜下鼻中隔成形术		手术	G	330000000－4	术中使用鼻内窥镜加收			次		709.50	甲类	手术费
2253	21.8400x003	鼻中隔成形术		手术	G	330601014	鼻中隔矫正术	含鼻中隔降肌附着过低矫正术		次		1248.00	甲类	手术费
2254④	21.8400x006	歪鼻鼻成形术		手术	G	330601025	鼻畸形矫正术			次		1872.00	甲类	手术费
2255⑤	21.8401	弯鼻鼻成形术		手术	G	330601025	鼻畸形矫正术			次		1872.00	甲类	手术费
2256⑥	21.8402	驼峰鼻矫正术		手术	G	330601025	鼻畸形矫正术			次		1872.00	甲类	手术费
2257⑦	21.8500	增补性鼻成形术		手术	G	330601025	鼻畸形矫正术			次		1872.00	甲类	手术费
2258	21.8503	鼻甲移植物植入术		手术	G	330601003	鼻部分缺损修复术	不含另外部位取材	植入材料	次		1560.00	甲类	手术费
2259⑧	21.8600	局限性鼻成形术		手术	G	330601025	鼻畸形矫正术			次		1872.00	甲类	手术费
2260⑨	21.8600x004	鼻翼成形术		手术	G	330601025	鼻畸形矫正术			次		1872.00	甲类	手术费
2261⑩	21.8601	鼻翼矫正术		手术	G	330601025	鼻畸形矫正术			次		1872.00	甲类	手术费
2262⑪	21.8602	鼻唇沟皮瓣修补术		手术	G	330601025	鼻畸形矫正术			次		1872.00	甲类	手术费
2263⑫	21.8603	鼻尖成形术		手术	G	330601025	鼻畸形矫正术			次		1872.00	甲类	手术费
2264⑬	21.8700	其他鼻成形术		手术	G	330601025	鼻畸形矫正术			次		1872.00	甲类	手术费
2265⑭	21.8700x003	鼻唇沟成形术		手术	G	330601025	鼻畸形矫正术			次		1872.00	甲类	手术费
2266	21.8700x004	鼻甲成形术		手术	G	330601003	鼻部分缺损修复术	不含另外部位取材	植入材料	次		1560.00	甲类	手术费
2267⑮	21.8700x005	鼻小柱成形术		手术	G	330601025	鼻畸形矫正术			次		1872.00	甲类	手术费
2268	21.8700x009	内镜下前后鼻孔成形术		手术	G	330601005	前鼻孔成形术	不含另外部位取材		次		624.00	甲类	手术费
2269	21.8700x009	内镜下前后鼻孔成形术		手术	G	330601028	后鼻孔成形术			次		2028.00	甲类	手术费
2270	21.8700x009	内镜下前后鼻孔成形术		手术	G	330000000－4	术中使用鼻内窥镜加收			次		709.50	甲类	手术费
2271	21.8701	后鼻孔成形术		手术	G	330601028	后鼻孔成形术			次		2028.00	甲类	手术费
2272	21.8702	前鼻孔成形术		手术	G	330601005	前鼻孔成形术	不含另外部位取材		次		624.00	甲类	手术费
2273	21.8800	其他中隔成形术		手术	G	330601014	鼻中隔矫正术	含鼻中隔降肌附着过低矫正术		次		1248.00	甲类	手术费
2274	21.8801	鼻中隔穿孔修补术		手术	G	330601014	鼻中隔矫正术	含鼻中隔降肌附着过低矫正术		次		1248.00	甲类	手术费
2275	21.8802	鼻中隔软骨移植术		手术	G	330601014	鼻中隔矫正术	含鼻中隔降肌附着过低矫正术		次		1248.00	甲类	手术费
2276⑯	21.8900	鼻其他修补术和整形术		手术	G	330601025	鼻畸形矫正术			次		1872.00	甲类	手术费
2277	21.8900x002	鼻植皮术		手术	G	331603032	颜面切痂植皮术			次		3021.20	甲类	手术费

①～⑯ 限制范围：基本医疗保险限因肿瘤、外伤、感染、先天性畸形有功能障碍。

（续上表）

序号	手术操作诊断编码	手术操作名称	手术级别	操作类型	财务分类	编码	项目名称	项目内涵	除外内容	计价单位	说明	三级医疗服务价格（元）	医保结算类型	医疗收费项目类别
2278①	21. 8900x003	断鼻再接术		手术	G	330601025	鼻畸形矫正术			次		1872. 00	甲类	手术费
2279②	21. 8900x004	再造鼻修整术		手术	G	330601026	鼻再造术		植入材料	次		3120. 00	甲类	手术费
2280③	21. 8901	鼻翼上提术		手术	G	330601025	鼻畸形矫正术			次		1872. 00	甲类	手术费
2281	21. 9100	鼻粘连松解术		手术	G	310402018	鼻腔粘连分离术			次		69. 85	甲类	治疗费
2282	21. 9101	内镜下鼻腔粘连松解术		手术	G	310402018	鼻腔粘连分离术			次		69. 85	甲类	治疗费
2283	21. 9101	内镜下鼻腔粘连松解术		手术	G	310000000－3	诊疗中使用鼻内窥镜加收			次		709. 50	甲类	治疗费
2284	21. 9900	鼻其他手术		手术	G	330603001	鼻外脑膜脑膨出颅底修补术			次		2340. 00	甲类	手术费
2285	21. 9900x002	鼻清创术		手术	G	330601001	鼻外伤清创缝合术			次		468. 00	甲类	手术费
2286④	21. 9900x005	鼻腔缩窄术		手术	G	330601025	鼻畸形矫正术			次		1872. 00	甲类	手术费
2287⑤	21. 9901	鼻腔扩张术		手术	G	330601025	鼻畸形矫正术			次		1872. 00	甲类	手术费
2288	22. 1200	鼻窦开放性活组织检查		手术	D	310402013	鼻腔取活检术			次		90. 80	甲类	治疗费
2289	22. 2x00	鼻内上颌窦切开术		手术	G	330602008	鼻内额窦开放手术			次		1170. 00	甲类	手术费
2290	22. 2x00x009	鼻内窥镜下上颌窦根治术		手术	G	330602013－2	经鼻内镜上颌窦手术			单侧		3120. 00	甲类	手术费
2291	22. 2x00x010	鼻内镜下上颌窦球囊扩张术		手术	G	330602013－2	经鼻内镜上颌窦手术			单侧		3120. 00	甲类	手术费
2292	22. 2x00x011	鼻内镜下上颌窦切开异物去除术		手术	G	330602013－2	经鼻内镜上颌窦手术			单侧		3120. 00	甲类	手术费
2293	22. 2x01	内镜下上颌窦开窗术		手术	G	330602001	上颌窦鼻内开窗术	指鼻下鼻道开窗		次		904. 80	甲类	手术费
2294	22. 2x01	内镜下上颌窦开窗术		手术	G	330000000－4	术中使用鼻内窥镜加收			次		709. 50	甲类	手术费
2295	22. 2x02	内镜下上颌窦探查术		手术	G	330602013－2	经鼻内镜上颌窦手术			单侧		3120. 00	甲类	手术费
2296	22. 3100	根治性上颌窦切开术		手术	G	330602002	上颌窦根治术（柯－路氏手术）	不含筛窦开放		次		1185. 60	甲类	手术费
2297	22. 3100x002	上颌窦根治术		手术	G	330602002	上颌窦根治术（柯－路氏手术）	不含筛窦开放		次		1185. 60	甲类	手术费
2298	22. 3900	其他经鼻外上颌窦切开术		手术	G	330602007	鼻外额窦开放手术			次		1092. 00	甲类	手术费
2299	22. 3900x002	上颌窦开窗术		手术	G	330602001	上颌窦鼻内开窗术	指鼻下鼻道开窗		次		904. 80	甲类	手术费
2300	22. 3900x003	上颌窦探查术		手术	G	330602013－2	经鼻内镜上颌窦手术			单侧		3120. 00	甲类	手术费
2301	22. 4100	额窦切开术		手术	G	330602007	鼻外额窦开放手术			次		1092. 00	甲类	手术费
2302	22. 4100	额窦切开术		手术	G	330602008	鼻内额窦开放手术			次		1170. 00	甲类	手术费
2303	22. 4100x005	鼻外额窦开窗术		手术	G	330602007	鼻外额窦开放手术			次		1092. 00	甲类	手术费
2304	22. 4100x006	鼻内镜下额窦切开异物去除术		手术	G	330602013－1	经鼻内镜额窦手术			单侧		3120. 00	甲类	手术费
2305	22. 4100x007	鼻内镜下额窦窦口球囊扩张术		手术	G	330602013－1	经鼻内镜额窦手术			单侧		3120. 00	甲类	手术费

①～⑤　限制范围：基本医疗保险限因肿瘤、外伤、感染、先天性畸形有功能障碍。

（续上表）

序号	手术操作诊断编码	手术操作名称	手术级别	操作类型	财务分类	编码	项目名称	项目内涵	除外内容	计价单位	说明	三级医疗服务价格（元）	医保结算类型	医疗收费项目类别
2306	22.4101	内镜下额窦开窗术		手术	G	330602013－1	经鼻内镜额窦手术			单侧		3120.00	甲类	手术费
2307	22.4200	额窦切除术		手术	G	330602008	鼻内额窦开放手术			次		1170.00	甲类	手术费
2308	22.4200	额窦切除术		手术	G	330602007	鼻外额窦开放手术			次		1092.00	甲类	手术费
2309	22.4200x005	Draf Ⅱa 型手术		手术	G	330602008	鼻内额窦开放手术			次		1170.00	甲类	手术费
2310	22.4200x006	Draf Ⅱb 型手术		手术	G	330602008	鼻内额窦开放手术			次		1170.00	甲类	手术费
2311	22.4200x007	Draf Ⅲ型手术	四级	手术	G	330602008	鼻内额窦开放手术			次		1170.00	甲类	手术费
2312	22.4200x008	Draf Ⅰ型手术		手术	G	330602008	鼻内额窦开放手术			次		1170.00	甲类	手术费
2313	22.4200x009	鼻内窥镜下经鼻额窦底切除术		手术	G	330602008	鼻内额窦开放手术			次		1170.00	甲类	手术费
2314	22.4200x009	鼻内窥镜下经鼻额窦底切除术		手术	G	330000000－4	术中使用鼻内窥镜加收			次		709.50	甲类	手术费
2315	22.4201	额窦病损切除术		手术	G	330602008	鼻内额窦开放手术			次		1170.00	甲类	手术费
2316	22.4201	额窦病损切除术		手术	G	330602007	鼻外额窦开放手术			次		1092.00	甲类	手术费
2317	22.4202	内镜下额窦病损切除术		手术	G	330602013－1	经鼻内镜额窦手术			单侧		3120.00	甲类	手术费
2318	22.5000	鼻窦切开术		手术	G	330602007	鼻外额窦开放手术			次		1092.00	甲类	手术费
2319	22.5000	鼻窦切开术		手术	G	330602008	鼻内额窦开放手术			次		1170.00	甲类	手术费
2320	22.5000	鼻窦切开术		手术	G	330602009	鼻外筛窦开放手术	含钩突切除		次		1170.00	甲类	手术费
2321	22.5000	鼻窦切开术		手术	G	330602010	鼻内筛窦开放手术			次		1092.00	甲类	手术费
2322	22.5000	鼻窦切开术		手术	G	330602011	鼻外蝶窦开放手术			次		1248.00	甲类	手术费
2323	22.5000	鼻窦切开术		手术	G	330602012	鼻内蝶窦开放手术			次		2028.00	甲类	手术费
2324	22.5000x004	鼻窦切开异物取出术		手术	G	330602004	鼻窦异物取出术			次		1404.00	甲类	手术费
2325	22.5002	内镜下鼻窦扩大术		手术	G	330602013－1	经鼻内镜额窦手术			单侧		3120.00	甲类	手术费
2326	22.5002	内镜下鼻窦扩大术		手术	G	330602013－2	经鼻内镜上颌窦手术			单侧		3120.00	甲类	手术费
2327	22.5002	内镜下鼻窦扩大术		手术	G	330602013－3	经鼻内镜筛窦手术			单侧		3120.00	甲类	手术费
2328	22.5002	内镜下鼻窦扩大术		手术	G	330602013－4	经鼻内镜蝶窦手术			单侧		3744.00	甲类	手术费
2329	22.5100	筛窦切开术		手术	G	330602009	鼻外筛窦开放手术	含钩突切除		次		1170.00	甲类	手术费
2330	22.5100	筛窦切开术		手术	G	330602010	鼻内筛窦开放手术			次		1092.00	甲类	手术费
2331	22.5101	筛窦探查术		手术	G	330602009	鼻外筛窦开放手术	含钩突切除		次		1170.00	甲类	手术费
2332	22.5101	筛窦探查术		手术	G	330602010	鼻内筛窦开放手术			次		1092.00	甲类	手术费
2333	22.5102	内镜下筛窦开窗术		手术	G	330602009	鼻外筛窦开放手术	含钩突切除		次		1170.00	甲类	手术费
2334	22.5102	内镜下筛窦开窗术		手术	G	330602010	鼻内筛窦开放手术			次		1092.00	甲类	手术费
2335	22.5102	内镜下筛窦开窗术		手术	G	330000000－4	术中使用鼻内窥镜加收			次		709.50	甲类	手术费
2336	22.5103	内镜下筛窦切开异物取出术		手术	G	330602009	鼻外筛窦开放手术	含钩突切除		次		1170.00	甲类	手术费
2337	22.5103	内镜下筛窦切开异物取出术		手术	G	330602010	鼻内筛窦开放手术			次		1092.00	甲类	手术费

（续上表）

序号	手术操作诊断编码	手术操作名称	手术级别	操作类型	财务分类	编码	项目名称	项目内涵	除外内容	计价单位	说明	三级医疗服务价格（元）	医保结算类型	医疗收费项目类别
2338	22.5103	内镜下筛窦切开异物取出术		手术	G	330000000－4	术中使用鼻内窥镜加收			次		709.50	甲类	手术费
2339	22.5200	蝶窦切开术		手术	G	330602011	鼻外蝶窦开放手术			次		1248.00	甲类	手术费
2340	22.5200	蝶窦切开术		手术	G	330602012	鼻内蝶窦开放手术			次		2028.00	甲类	手术费
2341	22.5201	蝶窦探查术		手术	G	330602011	鼻外蝶窦开放手术			次		1248.00	甲类	手术费
2342	22.5201	蝶窦探查术		手术	G	330602012	鼻内蝶窦开放手术			次		2028.00	甲类	手术费
2343	22.5202	蝶窦开窗术		手术	G	330602011	鼻外蝶窦开放手术			次		1248.00	甲类	手术费
2344	22.5202	蝶窦开窗术		手术	G	330602012	鼻内蝶窦开放手术			次		2028.00	甲类	手术费
2345	22.5203	内镜下蝶窦开窗术		手术	G	330602011	鼻外蝶窦开放手术			次		1248.00	甲类	手术费
2346	22.5203	内镜下蝶窦开窗术		手术	G	330602012	鼻内蝶窦开放手术			次		2028.00	甲类	手术费
2347	22.5203	内镜下蝶窦开窗术		手术	G	330000000－4	术中使用鼻内窥镜加收			次		709.50	甲类	手术费
2348	22.5204	内镜下蝶窦探查术		手术	G	330602011	鼻外蝶窦开放手术			次		1248.00	甲类	手术费
2349	22.5204	内镜下蝶窦探查术		手术	G	330602012	鼻内蝶窦开放手术			次		2028.00	甲类	手术费
2350	22.5204	内镜下蝶窦探查术		手术	G	330000000－4	术中使用鼻内窥镜加收			次		709.50	甲类	手术费
2351	22.5205	内镜下蝶窦切开异物取出术		手术	G	330602011	鼻外蝶窦开放手术			次		1248.00	甲类	手术费
2352	22.5205	内镜下蝶窦切开异物取出术		手术	G	330602012	鼻内蝶窦开放手术			次		2028.00	甲类	手术费
2353	22.5205	内镜下蝶窦切开异物取出术		手术	G	330000000－4	术中使用鼻内窥镜加收			次		709.50	甲类	手术费
2354	22.5300	多个鼻窦切开术		手术	G	330602007	鼻外额窦开放手术			次		1092.00	甲类	手术费
2355	22.5300	多个鼻窦切开术		手术	G	330602008	鼻内额窦开放手术			次		1170.00	甲类	手术费
2356	22.5300	多个鼻窦切开术		手术	G	330602009	鼻外筛窦开放手术	含钩突切除		次		1170.00	甲类	手术费
2357	22.5300	多个鼻窦切开术		手术	G	330602010	鼻内筛窦开放手术			次		1092.00	甲类	手术费
2358	22.5300	多个鼻窦切开术		手术	G	330602011	鼻外蝶窦开放手术			次		1248.00	甲类	手术费
2359	22.5300	多个鼻窦切开术		手术	G	330602012	鼻内蝶窦开放手术			次		2028.00	甲类	手术费
2360	22.5300x004	鼻内窥镜下多个鼻窦开窗术		手术	G	330602013－1	经鼻内镜额窦手术			单侧		3120.00	甲类	手术费
2361	22.5300x004	鼻内窥镜下多个鼻窦开窗术		手术	G	330602013－2	经鼻内镜上颌窦手术			单侧		3120.00	甲类	手术费
2362	22.5300x004	鼻内窥镜下多个鼻窦开窗术		手术	G	330602013－3	经鼻内镜筛窦手术			单侧		3120.00	甲类	手术费
2363	22.5300x004	鼻内窥镜下多个鼻窦开窗术		手术	G	330602013－4	经鼻内镜蝶窦手术			单侧		3744.00	甲类	手术费
2364	22.5301	内镜下全组鼻窦开窗术		手术	G	330602013－1	经鼻内镜额窦手术			单侧		3120.00	甲类	手术费
2365	22.5301	内镜下全组鼻窦开窗术		手术	G	330602013－2	经鼻内镜上颌窦手术			单侧		3120.00	甲类	手术费
2366	22.5301	内镜下全组鼻窦开窗术		手术	G	330602013－3	经鼻内镜筛窦手术			单侧		3120.00	甲类	手术费
2367	22.5301	内镜下全组鼻窦开窗术		手术	G	330602013－4	经鼻内镜蝶窦手术			单侧		3744.00	甲类	手术费
2368	22.6000	鼻窦切除术		手术	G	330602014	全筛窦切除术			次		2152.80	甲类	手术费
2369	22.6001	鼻窦病损切除术		手术	G	330602007	鼻外额窦开放手术			次		1092.00	甲类	手术费

（续上表）

序号	手术操作诊断编码	手术操作名称	手术级别	操作类型	财务分类	编码	项目名称	项目内涵	除外内容	计价单位	说明	三级医疗服务价格（元）	医保结算类型	医疗收费项目类别
2370	22.6001	鼻窦病损切除术		手术	G	330602008	鼻内额窦开放手术			次		1170.00	甲类	手术费
2371	22.6001	鼻窦病损切除术		手术	G	330602009	鼻外筛窦开放手术	含钩突切除		次		1170.00	甲类	手术费
2372	22.6001	鼻窦病损切除术		手术	G	330602010	鼻内筛窦开放手术			次		1092.00	甲类	手术费
2373	22.6001	鼻窦病损切除术		手术	G	330602011	鼻外蝶窦开放手术			次		1248.00	甲类	手术费
2374	22.6001	鼻窦病损切除术		手术	G	330602012	鼻内蝶窦开放手术			次		2028.00	甲类	手术费
2375	22.6002	内镜下鼻窦病损切除术		手术	G	330602013－1	经鼻内镜额窦手术			单侧		3120.00	甲类	手术费
2376	22.6002	内镜下鼻窦病损切除术		手术	G	330602013－2	经鼻内镜上颌窦手术			单侧		3120.00	甲类	手术费
2377	22.6002	内镜下鼻窦病损切除术		手术	G	330602013－3	经鼻内镜筛窦手术			单侧		3120.00	甲类	手术费
2378	22.6002	内镜下鼻窦病损切除术		手术	G	330602013－4	经鼻内镜蝶窦手术			单侧		3744.00	甲类	手术费
2379	22.6100	经考德威尔－卢克入路上颌窦病损切除术		手术	G	330602002	上颌窦根治术（柯－路氏手术）	不含筛窦开放		次		1185.60	甲类	手术费
2380	22.6200	经其他入路上颌窦病损切除术		手术	G	330602013－2	经鼻内镜上颌窦手术			单侧		3120.00	甲类	手术费
2381	22.6200x004	上颌窦病损切除术		手术	G	330602013－2	经鼻内镜上颌窦手术			单侧		3120.00	甲类	手术费
2382	22.6201	内镜下上颌窦病损切除术		手术	G	330602013－2	经鼻内镜上颌窦手术			单侧		3120.00	甲类	手术费
2383	22.6300	筛窦切除术		手术	G	330602009	鼻外筛窦开放手术	含钩突切除		次		1170.00	甲类	手术费
2384	22.6300	筛窦切除术		手术	G	330602010	鼻内筛窦开放手术			次		1092.00	甲类	手术费
2385	22.6300x011	鼻内窥镜下钩突切除术		手术	G	330000000－4	术中使用鼻内窥镜加收			次		709.50	甲类	手术费
2386	22.6300x011	鼻内窥镜下钩突切除术		手术	G	330602009	鼻外筛窦开放手术	含钩突切除		次		1170.00	甲类	手术费
2387	22.6300x012	筛窦部分切除术		手术	G	330602009	鼻外筛窦开放手术	含钩突切除		次		1170.00	甲类	手术费
2388	22.6300x012	筛窦部分切除术		手术	G	330602010	鼻内筛窦开放手术			次		1092.00	甲类	手术费
2389	22.6300x013	鼻外入路筛窦切除术		手术	G	330602009	鼻外筛窦开放手术	含钩突切除		次		1170.00	甲类	手术费
2390	22.6301	内镜下筛窦切除术		手术	G	330602009	鼻外筛窦开放手术	含钩突切除		次		1170.00	甲类	手术费
2391	22.6301	内镜下筛窦切除术		手术	G	330602010	鼻内筛窦开放手术			次		1092.00	甲类	手术费
2392	22.6301	内镜下筛窦切除术		手术	G	330000000－4	术中使用鼻内窥镜加收			次		709.50	甲类	手术费
2393	22.6302	筛窦病损切除术		手术	G	330602009	鼻外筛窦开放手术	含钩突切除		次		1170.00	甲类	手术费
2394	22.6302	筛窦病损切除术		手术	G	330602010	鼻内筛窦开放手术			次		1092.00	甲类	手术费
2395	22.6303	内镜下筛窦病损切除术		手术	G	330602009	鼻外筛窦开放手术	含钩突切除		次		1170.00	甲类	手术费
2396	22.6303	内镜下筛窦病损切除术		手术	G	330602010	鼻内筛窦开放手术			次		1092.00	甲类	手术费
2397	22.6303	内镜下筛窦病损切除术		手术	G	330000000－4	术中使用鼻内窥镜加收			次		709.50	甲类	手术费
2398	22.6400	蝶窦切除术		手术	G	330602011	鼻外蝶窦开放手术			次		1248.00	甲类	手术费
2399	22.6400	蝶窦切除术		手术	G	330602012	鼻内蝶窦开放手术			次		2028.00	甲类	手术费
2400	22.6401	内镜下蝶窦切除术		手术	G	330602011	鼻外蝶窦开放手术			次		1248.00	甲类	手术费

（续上表）

序号	手术操作诊断编码	手术操作名称	手术级别	操作类型	财务分类	编码	项目名称	项目内涵	除外内容	计价单位	说明	三级医疗服务价格（元）	医保结算类型	医疗收费项目类别
2401	22.6401	内镜下蝶窦切除术		手术	G	330602012	鼻内蝶窦开放手术			次		2028.00	甲类	手术费
2402	22.6401	内镜下蝶窦切除术		手术	G	330000000－4	术中使用鼻内窥镜加收			次		709.50	甲类	手术费
2403	22.6402	蝶窦病损切除术		手术	G	330602011	鼻外蝶窦开放手术			次		1248.00	甲类	手术费
2404	22.6402	蝶窦病损切除术		手术	G	330602012	鼻内蝶窦开放手术			次		2028.00	甲类	手术费
2405	22.6403	内镜下蝶窦病损切除术		手术	G	330602011	鼻外蝶窦开放手术			次		1248.00	甲类	手术费
2406	22.6403	内镜下蝶窦病损切除术		手术	G	330602012	鼻内蝶窦开放手术			次		2028.00	甲类	手术费
2407	22.6403	内镜下蝶窦病损切除术		手术	G	330000000－4	术中使用鼻内窥镜加收			次		709.50	甲类	手术费
2408	22.7100	鼻窦瘘闭合术		手术	G	330602007	鼻外额窦开放手术			次		1092.00	甲类	手术费
2409	22.7100	鼻窦瘘闭合术		手术	G	330602008	鼻内额窦开放手术			次		1170.00	甲类	手术费
2410	22.7100	鼻窦瘘闭合术		手术	G	330602009	鼻外筛窦开放手术	含钩突切除		次		1170.00	甲类	手术费
2411	22.7100	鼻窦瘘闭合术		手术	G	330602010	鼻内筛窦开放手术			次		1092.00	甲类	手术费
2412	22.7100	鼻窦瘘闭合术		手术	G	330602011	鼻外蝶窦开放手术			次		1248.00	甲类	手术费
2413	22.7100	鼻窦瘘闭合术		手术	G	330602012	鼻内蝶窦开放手术			次		2028.00	甲类	手术费
2414	22.7100x001	鼻窦瘘修补术		手术	G	330602007	鼻外额窦开放手术			次		1092.00	甲类	手术费
2415	22.7100x001	鼻窦瘘修补术		手术	G	330602008	鼻内额窦开放手术			次		1170.00	甲类	手术费
2416	22.7100x001	鼻窦瘘修补术		手术	G	330602009	鼻外筛窦开放手术	含钩突切除		次		1170.00	甲类	手术费
2417	22.7100x001	鼻窦瘘修补术		手术	G	330602010	鼻内筛窦开放手术			次		1092.00	甲类	手术费
2418	22.7100x001	鼻窦瘘修补术		手术	G	330602011	鼻外蝶窦开放手术			次		1248.00	甲类	手术费
2419	22.7100x001	鼻窦瘘修补术		手术	G	330602012	鼻内蝶窦开放手术			次		2028.00	甲类	手术费
2420	22.7100x004	上颌窦瘘修补术		手术	G	330602013－2	经鼻内镜上颌窦手术			单侧		3120.00	甲类	手术费
2421	22.7101	口腔鼻窦瘘修补术		手术	G	330602007	鼻外额窦开放手术			次		1092.00	甲类	手术费
2422	22.7101	口腔鼻窦瘘修补术		手术	G	330602008	鼻内额窦开放手术			次		1170.00	甲类	手术费
2423	22.7101	口腔鼻窦瘘修补术		手术	G	330602009	鼻外筛窦开放手术	含钩突切除		次		1170.00	甲类	手术费
2424	22.7101	口腔鼻窦瘘修补术		手术	G	330602010	鼻内筛窦开放手术			次		1092.00	甲类	手术费
2425	22.7101	口腔鼻窦瘘修补术		手术	G	330602011	鼻外蝶窦开放手术			次		1248.00	甲类	手术费
2426	22.7101	口腔鼻窦瘘修补术		手术	G	330602012	鼻内蝶窦开放手术			次		2028.00	甲类	手术费
2427	22.7102	内镜下鼻窦瘘修补术		手术	G	330602013－1	经鼻内镜额窦手术			单侧		3120.00	甲类	手术费
2428	22.7102	内镜下鼻窦瘘修补术		手术	G	330602013－2	经鼻内镜上颌窦手术			单侧		3120.00	甲类	手术费
2429	22.7102	内镜下鼻窦瘘修补术		手术	G	330602013－3	经鼻内镜筛窦手术			单侧		3120.00	甲类	手术费
2430	22.7102	内镜下鼻窦瘘修补术		手术	G	330602013－4	经鼻内镜蝶窦手术			单侧		3744.00	甲类	手术费
2431	22.7900	鼻窦其他修补术		手术	G	330602013－1	经鼻内镜额窦手术			单侧		3120.00	甲类	手术费
2432	22.7900	鼻窦其他修补术		手术	G	330602013－2	经鼻内镜上颌窦手术			单侧		3120.00	甲类	手术费

（续上表）

序号	手术操作诊断编码	手术操作名称	手术级别	操作类型	财务分类	编码	项目名称	项目内涵	除外内容	计价单位	说明	三级医疗服务价格（元）	医保结算类型	医疗收费项目类别
2433	22.7900	鼻窦其他修补术		手术	G	330602013－3	经鼻内镜筛窦手术			单侧		3120.00	甲类	手术费
2434	22.7900	鼻窦其他修补术		手术	G	330602013－4	经鼻内镜蝶窦手术			单侧		3744.00	甲类	手术费
2435	22.7900x002	鼻窦骨折切开复位术		手术	G	330601002	鼻骨骨折整复术			次		312.00	甲类	手术费
2436	22.7900x003	上颌窦提升术		手术	G	330609002	上颌窦底提升术	含取骨、植骨		次		1248.00	丙类	手术费
2437	22.7901	鼻窦骨修补术		手术	G	330601002	鼻骨骨折整复术			次		312.00	甲类	手术费
2438	22.7902	额鼻管重建术		手术	G	330602006	鼻额管扩张术			次		936.00	甲类	手术费
2439	22.9x00	鼻窦其他手术		手术	G	330602013－1	经鼻内镜额窦手术			单侧		3120.00	甲类	手术费
2440	22.9x00	鼻窦其他手术		手术	G	330602013－2	经鼻内镜上颌窦手术			单侧		3120.00	甲类	手术费
2441	22.9x00	鼻窦其他手术		手术	G	330602013－3	经鼻内镜筛窦手术			单侧		3120.00	甲类	手术费
2442	22.9x00	鼻窦其他手术		手术	G	330602013－4	经鼻内镜蝶窦手术			单侧		3744.00	甲类	手术费
2443	22.9x01	额窦置管引流术		手术	G	330602007	鼻外额窦开放手术			次		1092.00	甲类	手术费
2444	22.9x01	额窦置管引流术		手术	G	330602008	鼻内额窦开放手术			次		1170.00	甲类	手术费
2445	23.1100	拔除残根		手术	G	330604005	复杂牙拔除术	指正常位牙齿因解剖变异、死髓或牙体治疗后其脆性增加、局部慢性炎症刺激使牙槽骨发生致密性改变、牙－骨间骨性结合、与上颌窦关系密切、增龄性变化等所致的拔除困难		每牙		126.00	甲类	手术费
2446	23.1900	其他手术拔牙		手术	G	330604002	前牙拔除术	含该区段多生牙		每牙		15.75	甲类	手术费
2447	23.1900	其他手术拔牙		手术	G	330604003	前磨牙拔除术	含该区段多生牙		每牙		21.00	甲类	手术费
2448	23.1900	其他手术拔牙		手术	G	330604004	磨牙拔除术	含该区段多生牙		每牙		31.50	甲类	手术费
2449	23.1900	其他手术拔牙		手术	G	330604005	复杂牙拔除术	指正常位牙齿因解剖变异、死髓或牙体治疗后其脆性增加、局部慢性炎症刺激使牙槽骨发生致密性改变、牙－骨间骨性结合、与上颌窦关系密切、增龄性变化等所致的拔除困难		每牙		126.00	甲类	手术费
2450	23.1900	其他手术拔牙		手术	G	330604006	阻生牙拔除术	含低位阻生、完全骨阻生的牙及多生牙		每牙		84.00	甲类	手术费
2451	23.1900x003	拔牙术		手术	G	330604001	乳牙拔除术			每牙		6.30	甲类	手术费
2452	23.1900x003	拔牙术		手术	G	330604002	前牙拔除术	含该区段多生牙		每牙		15.75	甲类	手术费
2453	23.1900x003	拔牙术		手术	G	330604003	前磨牙拔除术	含该区段多生牙		每牙		21.00	甲类	手术费
2454	23.1900x003	拔牙术		手术	G	330604004	磨牙拔除术	含该区段多生牙		每牙		31.50	甲类	手术费

（续上表）

序号	手术操作诊断编码	手术操作名称	手术级别	操作类型	财务分类	编码	项目名称	项目内涵	除外内容	计价单位	说明	三级医疗服务价格（元）	医保结算类型	医疗收费项目类别
2455	23. 1900x003	拔牙术		手术	G	330604005	复杂牙拔除术	指正常位牙齿因解剖变异、死髓或牙体治疗后其脆性增加、局部慢性炎症刺激使牙槽骨发生致密性改变、牙－骨间骨性结合、与上颌窦关系密切、增龄性变化等所致的拔除困难		每牙		126. 00	甲类	手术费
2456	23. 1900x003	拔牙术		手术	G	330604006	阻生牙拔除术	含低位阻生、完全骨阻生的牙及多生牙		每牙		84. 00	甲类	手术费
2457	23. 1900x006	阻生齿拔除术伴翻瓣		手术	G	330604006	阻生牙拔除术	含低位阻生、完全骨阻生的牙及多生牙		每牙		84. 00	甲类	手术费
2458	23. 1900x007	阻生齿拔除术不伴翻瓣		手术	G	330604006	阻生牙拔除术	含低位阻生、完全骨阻生的牙及多生牙		每牙		84. 00	甲类	手术费
2459	23. 1901	全口牙拔除术		手术	G	330604002	前牙拔除术	含该区段多生牙		每牙		15. 75	甲类	手术费
2460	23. 1901	全口牙拔除术		手术	G	330604003	前磨牙拔除术	含该区段多生牙		每牙		21. 00	甲类	手术费
2461	23. 1901	全口牙拔除术		手术	G	330604004	磨牙拔除术	含该区段多生牙		每牙		31. 50	甲类	手术费
2462	23. 1902	阻生牙拔除术		手术	G	330604006	阻生牙拔除术	含低位阻生、完全骨阻生的牙及多生牙		每牙		84. 00	甲类	手术费
2463	23. 4900x001	牙冠延长术		手术	G	330604034	牙冠延长术	含牙龈翻瓣、牙槽骨切除及成形、牙龈成形；不含术区牙周塞治		每牙		105. 00	甲类	手术费
2464	23. 7200	根管治疗伴根尖切除术		手术	G	330604026	根尖切除术	含根尖搔刮、根尖切除、倒根充、根尖倒预备；不含显微根管手术	充填材料	每牙		262. 50	甲类	手术费
2465	23. 7300	根尖切除术		手术	G	330604026	根尖切除术	含根尖搔刮、根尖切除、倒根充、根尖倒预备；不含显微根管手术	充填材料	每牙		262. 50	甲类	手术费
2466	23. 7300x001	根尖病损切除术		手术	G	330604026	根尖切除术	含根尖搔刮、根尖切除、倒根充、根尖倒预备；不含显微根管手术	充填材料	每牙		262. 50	甲类	手术费
2467	23. 7301	根尖搔刮术		手术	G	330604027	根尖搔刮术			每牙		252. 00	甲类	手术费
2468	24. 0x00	牙龈或牙槽骨的切开术		手术	G	330604033	牙周骨成形手术	含牙龈翻瓣术＋牙槽骨切除及成形；不含术区牙周塞治		每牙		105. 00	甲类	手术费
2469	24. 0x00x002	牙槽切开术		手术	G	330604010	牙槽骨修整术			每牙		84. 00	甲类	手术费
2470	24. 0x00x003	牙龈切开术		手术	G	330604029	牙龈翻瓣术	含牙龈切开、翻瓣、刮治及根面平整、瓣的复位缝合	牙周塞治	每牙		105. 00	甲类	手术费
2471	24. 0x01	根尖囊肿切开引流术		手术	G	330604022	根端囊肿摘除术	不含根充	充填材料	每牙		252. 00	甲类	手术费
2472	24. 0x02	牙龈切开引流术		手术	G	310510009	口内脓肿切开引流术			每牙		29. 45	甲类	治疗费

（续上表）

序号	手术操作诊断编码	手术操作名称	手术级别	操作类型	财务分类	编码	项目名称	项目内涵	除外内容	计价单位	说明	三级医疗服务价格（元）	医保结算类型	医疗收费项目类别
2473	24. 0x03	牙槽切开引流术		手术	G	310510009	口内脓肿切开引流术			每牙		29. 45	甲类	治疗费
2474	24. 0x04	牙髓管切开引流术		手术	E	310511013	开髓引流术	含麻醉、开髓		每牙		29. 45	甲类	治疗费
2475	24. 2x00	牙龈成形术		手术	G	330604031 – 1	牙龈成形术		牙周塞治	每牙		105. 00	甲类	手术费
2476	24. 2x01	牙龈成形术伴移植		手术	G	330604031 – 1	牙龈成形术		牙周塞治	每牙		105. 00	甲类	手术费
2477	24. 3100	牙龈病损或组织的切除术		手术	G	330604031	牙龈切除术		牙周塞治	每牙		105. 00	甲类	手术费
2478	24. 3100x003	牙龈病损切除术		手术	G	330604031	牙龈切除术		牙周塞治	每牙		105. 00	甲类	手术费
2479	24. 3101	牙周病损切除术		手术	G	330604031	牙龈切除术		牙周塞治	每牙		105. 00	甲类	手术费
2480	24. 3200	牙龈裂伤缝合术		手术	G	330604029	牙龈翻瓣术	含牙龈切开、翻瓣、刮治及根面平整、瓣的复位缝合	牙周塞治	每牙		105. 00	甲类	手术费
2481	24. 3200x001	牙龈缝合术		手术	G	330604029	牙龈翻瓣术	含牙龈切开、翻瓣、刮治及根面平整、瓣的复位缝合	牙周塞治	每牙		105. 00	甲类	手术费
2482	24. 3900	牙龈其他手术		手术	G	330604030	牙龈再生术			每组		105. 00	甲类	手术费
2483	24. 3900x001	牙龈沟加深术		手术	G	330604029	牙龈翻瓣术	含牙龈切开、翻瓣、刮治及根面平整、瓣的复位缝合	牙周塞治	每牙		105. 00	甲类	手术费
2484	24. 3900x002	牙龈翻瓣术		手术	G	330604029	牙龈翻瓣术	含牙龈切开、翻瓣、刮治及根面平整、瓣的复位缝合	牙周塞治	每牙		105. 00	甲类	手术费
2485	24. 4x00	颌骨上牙病损切除术		手术	G	330604020	颌骨病灶刮除术			次		420. 00	甲类	手术费
2486	24. 4x00x002	牙源性颌骨病损切除术		手术	G	330604020	颌骨病灶刮除术			次		420. 00	甲类	手术费
2487	24. 4x01	颌骨上牙囊肿切除术		手术	G	330604024	颌骨囊肿摘除术	不含拔牙、上颌窦根治术		次		1680. 00	甲类	手术费
2488	24. 4x02	牙齿囊肿袋形缝合术		手术	G	330604023	牙齿萌出囊肿袋形术		填塞材料	每牙		105. 00	甲类	手术费
2489	24. 4x03	牙周囊肿切除术		手术	G	330604022	根端囊肿摘除术	不含根充	充填材料	每牙		252. 00	甲类	手术费
2490	24. 4x04	根尖囊肿切除术		手术	G	330604022	根端囊肿摘除术	不含根充	充填材料	每牙		252. 00	甲类	手术费
2491	24. 4x05	牙槽病损切除术		手术	G	330604031	牙龈切除术		牙周塞治	每牙		105. 00	甲类	手术费
2492	24. 4x06	牙源性皮瘘切除术		手术	G	330604021	皮肤瘘管切除术			次		315. 00	甲类	手术费
2493	24. 5x00	牙槽成形术		手术	G	330604010	牙槽骨修整术			每牙		84. 00	甲类	手术费
2494	24. 5x00x003	牙槽植骨成形术		手术	G	330606024	牙槽突裂植骨成形术	指麻醉下牙槽突裂隙切开，翻瓣，缝合鼻腔侧黏膜，植骨床准备，髂部小切口切开至骨面，取骨器取松质骨，骨移植、裂隙关闭。不含取骨术	特殊植入材料	次		1560. 00	甲类	手术费
2495	24. 5x00x005	牙槽切除术		手术	G	330604033	牙周骨成形手术	含牙龈翻瓣术 + 牙槽骨切除及成形；不含术区牙周塞治		每牙		105. 00	甲类	手术费
2496	24. 5x01	牙槽修补术		手术	G	330604010	牙槽骨修整术			每牙		84. 00	甲类	手术费
2497	24. 5x02	牙槽嵴植骨修复术		手术	G	330604010	牙槽骨修整术			每牙		84. 00	甲类	手术费

（续上表）

序号	手术操作诊断编码	手术操作名称	手术级别	操作类型	财务分类	编码	项目名称	项目内涵	除外内容	计价单位	说明	三级医疗服务价格（元）	医保结算类型	医疗收费项目类别
2498	24.5x03	牙槽部分切除术		手术	G	330604033	牙周骨成形手术	含牙龈翻瓣术＋牙槽骨切除及成形；不含术区牙周塞治		每牙		105.00	甲类	手术费
2499	24.5x04	牙槽骨修整术		手术	G	330604010	牙槽骨修整术			每牙		84.00	甲类	手术费
2500	24.5x05	牙槽嵴裂植骨术		手术	G	330604011	牙槽嵴增高术	不含取骨术、取皮术	人工材料模型、模板	每牙		157.50	甲类	手术费
2501	24.6x01	牙导萌术		手术	G	330604023	牙齿萌出囊肿袋形术		填塞材料	每牙		105.00	甲类	手术费
2502	24.6x02	牙冠龈盖切除术		手术	G	330604034	牙冠延长术	含牙龈翻瓣、牙槽骨切除及成形、牙龈成形；不含术区牙周塞治		每牙		105.00	甲类	手术费
2503	24.6x03	牙嵌顿结扎术		手术	G	310510010	牙外伤结扎固定术	含局麻、复位、结扎固定及调颌；指牙根折、挫伤、脱位治疗。不含根管治疗	特殊结扎固定材料	每牙		49.08	甲类	治疗费
2504	24.8x04	牙间隙裂闭合术		手术	E	310513006	牙龈保护剂塞治	含牙龈表面及牙间隙	特殊保护剂	每牙		4.91	甲类	治疗费
2505	24.9100	唇颊沟或舌沟的延伸或加深术		手术	G	330604016	唇颊沟加深术	含取皮（黏膜）、植皮（黏膜）、皮（黏膜）片加压固定，供皮（黏膜）区创面处理；不含取皮术	创面用材料、固定材料	次		472.50	甲类	手术费
2506	24.9101	唇颊沟牵伸术		手术	G	330604016	唇颊沟加深术	含取皮（黏膜）、植皮（黏膜）、皮（黏膜）片加压固定，供皮（黏膜）区创面处理；不含取皮术	创面用材料、固定材料	次		472.50	甲类	手术费
2507	24.9102	唇颊沟加深术		手术	G	330604016	唇颊沟加深术	含取皮（黏膜）、植皮（黏膜）、皮（黏膜）片加压固定，供皮（黏膜）区创面处理；不含取皮术	创面用材料、固定材料	次		472.50	甲类	手术费
2508	25.0200	开放性舌活组织检查		手术	D	310510012	口腔活检术	含口腔软组织活检		次		215.93	甲类	治疗费
2509	25.0201	舌楔形活组织检查		手术	D	310510012	口腔活检术	含口腔软组织活检		次		215.93	甲类	治疗费
2510	25.1x00	舌病损或组织切除术或破坏术		手术	G	330605015	舌恶性肿物切除术	含舌整复（舌部分、半舌、全舌切除术）；不含舌再造术		次		1650.00	甲类	手术费
2511	25.1x01	舌病损切除术		手术	G	330605015	舌恶性肿物切除术	含舌整复（舌部分、半舌、全舌切除术）；不含舌再造术		次		1650.00	甲类	手术费
2512	25.1x02	舌病损破坏术		手术	G	330605015	舌恶性肿物切除术	含舌整复（舌部分、半舌、全舌切除术）；不含舌再造术		次		1650.00	甲类	手术费
2513	25.1x03	舌射频治疗术		手术	G	330604028	睡眠呼吸暂停综合征射频温控消融治疗术	指鼻甲、软腭、舌根肥大，鼻鼾症，阻塞性睡眠呼吸暂停综合征		次		2100.00	乙类	手术费
2514	25.2x00	舌部分切除术		手术	G	330605015	舌恶性肿物切除术	含舌整复（舌部分、半舌、全舌切除术）；不含舌再造术		次		1650.00	甲类	手术费

（续上表）

序号	手术操作诊断编码	手术操作名称	手术级别	操作类型	财务分类	编码	项目名称	项目内涵	除外内容	计价单位	说明	三级医疗服务价格（元）	医保结算类型	医疗收费项目类别
2515	25.2x01	半舌切除术		手术	G	330605015	舌恶性肿物切除术	含舌整复（舌部分、半舌、全舌切除术）；不含舌再造术		次		1650.00	甲类	手术费
2516	25.3x00	舌全部切除术		手术	G	330605015	舌恶性肿物切除术	含舌整复（舌部分、半舌、全舌切除术）；不含舌再造术		次		1650.00	甲类	手术费
2517	25.4x00	根治性舌切除术		手术	G	330605015	舌恶性肿物切除术	含舌整复（舌部分、半舌、全舌切除术）；不含舌再造术		次		1650.00	甲类	手术费
2518	25.4x00x001	舌扩大性切除术		手术	G	330605015	舌恶性肿物切除术	含舌整复（舌部分、半舌、全舌切除术）；不含舌再造术		次		1650.00	甲类	手术费
2519	25.5100	舌裂伤缝合术		手术	G	330608003	口腔颌面软组织清创术（小）	指局限于一个解剖区的表浅损伤的处理；含浅表异物清除、创面清洗、组织处理、止血、缝合、口腔颌面软组织裂伤缝合；不含植皮和邻位瓣修复、牙外伤和骨折处理、神经导管吻合、器官切除		次		270.00	甲类	手术费
2520	25.5100x001	舌缝合术		手术	G	330608003	口腔颌面软组织清创术（小）	指局限于一个解剖区的表浅损伤的处理；含浅表异物清除、创面清洗、组织处理、止血、缝合、口腔颌面软组织裂伤缝合；不含植皮和邻位瓣修复、牙外伤和骨折处理、神经导管吻合、器官切除		次		270.00	甲类	手术费
2521	25.5900	舌其他修补术和整形术		手术	G	330606003	舌再造术			次		2600.00	甲类	手术费
2522	25.5900x002	舌根射频消融术		手术	G	330610003	舌扁桃体切除术			次		624.00	甲类	手术费
2523	25.5900x008	舌修补术		手术	G	330606003	舌再造术			次		2600.00	甲类	手术费
2524①	25.5900x009	颏舌肌前移术		手术	G	330607012	颏部截骨前徙舌骨悬吊术	含颏部各种类型的截骨前徙、舌骨下肌群切断、舌骨阔筋膜悬吊术、骨内坚固内固定术、植骨术；不含骨切取、取阔筋膜术	特殊材料	次		1620.00	甲类	手术费
2525②	25.5900x010	舌根牵引固定术		手术	G	330607012	颏部截骨前徙舌骨悬吊术	含颏部各种类型的截骨前徙、舌骨下肌群切断、舌骨阔筋膜悬吊术、骨内坚固内固定术、植骨术；不含骨切取、取阔筋膜术	特殊材料	次		1620.00	甲类	手术费

①～② 限制范围：限基本医疗保险。限阻塞性睡眠呼吸暂停综合征（OSAHS）。

（续上表）

序号	手术操作诊断编码	手术操作名称	手术级别	操作类型	财务分类	编码	项目名称	项目内涵	除外内容	计价单位	说明	三级医疗服务价格（元）	医保结算类型	医疗收费项目类别
2526①	25.5900x011	舌骨悬吊术		手术	G	330607012	颏部截骨前徙舌骨悬吊术	含颏部各种类型的截骨前徙、舌骨下肌群切断、舌骨阔筋膜悬吊术、骨内坚固内固定术、植骨术；不含骨切取、取阔筋膜术	特殊材料	次		1620.00	甲类	手术费
2527②	25.5900x012	舌瓣断蒂术		手术	G	330606037	带蒂皮瓣二期断蒂术	含皮瓣断蒂及创面关闭成形		次		1352.00	甲类	手术费
2528③	25.5901	舌筋膜悬吊术		手术	G	330607012	颏部截骨前徙舌骨悬吊术	含颏部各种类型的截骨前徙、舌骨下肌群切断、舌骨阔筋膜悬吊术、骨内坚固内固定术、植骨术；不含骨切取、取阔筋膜术	特殊材料	次		1620.00	甲类	手术费
2529④	25.5902	舌悬吊术		手术	G	330607012	颏部截骨前徙舌骨悬吊术	含颏部各种类型的截骨前徙、舌骨下肌群切断、舌骨阔筋膜悬吊术、骨内坚固内固定术、植骨术；不含骨切取、取阔筋膜术	特殊材料	次		1620.00	甲类	手术费
2530⑤	25.5904	舌根牵引伴舌骨悬吊术		手术	G	330607012	颏部截骨前徙舌骨悬吊术	含颏部各种类型的截骨前徙、舌骨下肌群切断、舌骨阔筋膜悬吊术、骨内坚固内固定术、植骨术；不含骨切取、取阔筋膜术	特殊材料	次		1620.00	甲类	手术费
2531	25.5905	舌移植皮瓣修补术		手术	G	330606003	舌再造术			次		2600.00	甲类	手术费
2532	25.9100	舌系带切开术		手术	G	330606001	系带成形术	指唇或颊或舌系带成形术		次		312.00	甲类	手术费
2533	25.9100x001	舌系带延长术		手术	G	330606001	系带成形术	指唇或颊或舌系带成形术		次		312.00	甲类	手术费
2534	25.9101	舌系带整形术		手术	G	330606001	系带成形术	指唇或颊或舌系带成形术		次		312.00	甲类	手术费
2535	25.9200	舌系带切除术		手术	G	330606001	系带成形术	指唇或颊或舌系带成形术		次		312.00	甲类	手术费
2536	25.9300	舌粘连松解术		手术	G	330606001	系带成形术	指唇或颊或舌系带成形术		次		312.00	甲类	手术费
2537	25.9400	其他舌切开术		手术	G	330605034	舌下腺切除术			次		660.00	甲类	手术费
2538	25.9400x001	舌切开引流术		手术	G	310510009	口内脓肿切开引流术			每牙		29.45	甲类	治疗费

① 限制范围：限基本医疗保险。限阻塞性睡眠呼吸暂停综合征（OSAHS）。
② 限制范围：基本医疗保险限肿瘤、炎症、外伤、瘢痕引起的皮肤黏膜缺损。
③~⑤ 限制范围：限基本医疗保险。限阻塞性睡眠呼吸暂停综合征（OSAHS）。

（续上表）

序号	手术操作诊断编码	手术操作名称	手术级别	操作类型	财务分类	编码	项目名称	项目内涵	除外内容	计价单位	说明	三级医疗服务价格（元）	医保结算类型	医疗收费项目类别
2539	25.9400x002	舌切开异物去除术		手术	G	330608003	口腔颌面软组织清创术（小）	指局限于一个解剖区的表浅损伤的处理；含浅表异物清除、创面清洗、组织处理、止血、缝合、口腔颌面软组织裂伤缝合；不含植皮和邻位瓣修复、牙外伤和骨折处理、神经导管吻合、器官切除		次		270.00	甲类	手术费
2540	25.9900	舌的其他手术		手术	G	330605035	舌下腺囊肿袋形术		填塞材料	次		330.00	甲类	手术费
2541	25.9900x001	舌系带成形术		手术	G	330606001	系带成形术	指唇或颊或舌系带成形术		次		312.00	甲类	手术费
2542	26.0x00	涎腺或管的切开术		手术	G	330605032	涎腺导管结石取石术			次		616.00	甲类	手术费
2543	26.0x00x002	唾液腺切开术		手术	G	330605032	涎腺导管结石取石术			次		616.00	甲类	手术费
2544	26.0x00x004	唾液腺导管切开术		手术	G	330605032	涎腺导管结石取石术			次		616.00	甲类	手术费
2545	26.0x00x005	涎腺切开异物去除术		手术	G	330605032	涎腺导管结石取石术			次		616.00	甲类	手术费
2546	26.0x01	腮腺切开引流术		手术	G	330605032	涎腺导管结石取石术			次		616.00	甲类	手术费
2547	26.1200	开放性涎腺或管的活组织检查		手术	D	310510012	口腔活检术	含口腔软组织活检		次		215.93	甲类	治疗费
2548	26.1200x001	直视下腮腺活检术		手术	D	310510012	口腔活检术	含口腔软组织活检		次		215.93	甲类	治疗费
2549	26.1200x002	直视下唾液腺活检术		手术	D	310510012	口腔活检术	含口腔软组织活检		次		215.93	甲类	治疗费
2550	26.2100	涎腺囊肿袋形缝术［造袋术］		手术	G	330605035	舌下腺囊肿袋形术		填塞材料	次		330.00	甲类	手术费
2551	26.2100x001	唾液腺造袋术		手术	G	330605035	舌下腺囊肿袋形术		填塞材料	次		330.00	甲类	手术费
2552	26.2101	颌下囊肿袋形缝合术		手术	G	330605035	舌下腺囊肿袋形术		填塞材料	次		330.00	甲类	手术费
2553	26.2900	涎腺病损的其他切除术		手术	G	330605029	腮腺恶性肿物扩大切除术	含腮腺深叶肿物切除，腮腺切除及面神经解剖术；不含面神经修复术		次		2420.00	甲类	手术费
2554	26.2901	腮腺病损切除术		手术	G	330605029	腮腺恶性肿物扩大切除术	含腮腺深叶肿物切除，腮腺切除及面神经解剖术；不含面神经修复术		次		2420.00	甲类	手术费
2555	26.2902	涎腺病损切除术		手术	G	330605029	腮腺恶性肿物扩大切除术	含腮腺深叶肿物切除，腮腺切除及面神经解剖术；不含面神经修复术		次		2420.00	甲类	手术费
2556	26.2903	舌下腺病损切除术		手术	G	330605034	舌下腺切除术			次		660.00	甲类	手术费
2557	26.2904	颌下腺病损切除术		手术	G	330605034	舌下腺切除术			次		660.00	甲类	手术费
2558	26.2905	颌下腺导管结石去除术		手术	G	330605032－2	颌下腺导管结石取石术			次		616.00	甲类	手术费
2559	26.2906	副腮腺病损切除术		手术	G	330605029	腮腺恶性肿物扩大切除术	含腮腺深叶肿物切除，腮腺切除及面神经解剖术；不含面神经修复术		次		2420.00	甲类	手术费

（续上表）

序号	手术操作诊断编码	手术操作名称	手术级别	操作类型	财务分类	编码	项目名称	项目内涵	除外内容	计价单位	说明	三级医疗服务价格（元）	医保结算类型	医疗收费项目类别
2560	26. 3000	涎腺切除术		手术	G	330605028	腮腺全切除术	含腮腺切除及面神经解剖术；不含面神经修复术		次		1738. 00	甲类	手术费
2561	26. 3100	部分涎腺切除术		手术	G	330605004	涎腺瘘切除修复术	含涎腺瘘切除及瘘修补，腮腺导管改道、成形、再造术		次		1100. 00	甲类	手术费
2562	26. 3100x008	腮腺深叶切除术		手术	G	330605028 – 1	腮腺深叶肿物切除术	含面神经解剖术		次		1738. 00	甲类	手术费
2563	26. 3100x009	腮腺浅叶切除术		手术	G	330605027	腮腺浅叶肿物切除术	含腮腺区肿物切除，腮腺浅叶切除及面神经解剖术；不含面神经修复术		次		1012. 00	甲类	手术费
2564	26. 3101	腮腺部分切除术		手术	G	330605027	腮腺浅叶肿物切除术	含腮腺区肿物切除，腮腺浅叶切除及面神经解剖术；不含面神经修复术		次		1012. 00	甲类	手术费
2565	26. 3102	腮腺叶切除术		手术	G	330605027	腮腺浅叶肿物切除术	含腮腺区肿物切除，腮腺浅叶切除及面神经解剖术；不含面神经修复术		次		1012. 00	甲类	手术费
2566	26. 3103	舌下腺部分切除术		手术	G	330605034	舌下腺切除术			次		660. 00	甲类	手术费
2567	26. 3104	颌下腺部分切除术		手术	G	330605036	颌下腺切除术			次		748. 00	甲类	手术费
2568	26. 3105	副腮腺切除术		手术	G	330605028	腮腺全切除术	含腮腺切除及面神经解剖术；不含面神经修复术		次		1738. 00	甲类	手术费
2569	26. 3200	全部涎腺切除术		手术	G	330605028	腮腺全切除术	含腮腺切除及面神经解剖术；不含面神经修复术		次		1738. 00	甲类	手术费
2570	26. 3200x001	唇腺切除术		手术	G	330605028	腮腺全切除术	含腮腺切除及面神经解剖术；不含面神经修复术		次		1738. 00	甲类	手术费
2571	26. 3201	腮腺切除术		手术	G	330605028	腮腺全切除术	含腮腺切除及面神经解剖术；不含面神经修复术		次		1738. 00	甲类	手术费
2572	26. 3202	舌下腺切除术		手术	G	330605034	舌下腺切除术			次		660. 00	甲类	手术费
2573	26. 3203	颌下腺切除术		手术	G	330605036	颌下腺切除术			次		748. 00	甲类	手术费
2574	26. 4100	涎腺裂伤缝合术		手术	G	330608003	口腔颌面软组织清创术（小）	指局限于一个解剖区的表浅损伤的处理；含浅表异物清除、创面清洗、组织处理、止血、缝合、口腔颌面软组织裂伤缝合；不含植皮和邻位瓣修复、牙外伤和骨折处理、神经导管吻合、器官切除		次		270. 00	甲类	手术费

（续上表）

序号	手术操作诊断编码	手术操作名称	手术级别	操作类型	财务分类	编码	项目名称	项目内涵	除外内容	计价单位	说明	三级医疗服务价格（元）	医保结算类型	医疗收费项目类别
2575	26. 4100x001	唾液腺缝合术		手术	G	330608003	口腔颌面软组织清创术（小）	指局限于一个解剖区的表浅损伤的处理；含浅表异物清除、创面清洗、组织处理、止血、缝合、口腔颌面软组织裂伤缝合；不含植皮和邻位瓣修复、牙外伤和骨折处理、神经导管吻合、器官切除		次		270. 00	甲类	手术费
2576	26. 4200	涎腺瘘闭合术		手术	G	330605004	涎腺瘘切除修复术	含涎腺瘘切除及瘘修补，腮腺导管改道、成形、再造术		次		1100. 00	甲类	手术费
2577	26. 4200x001	唾液腺瘘修补术		手术	G	330605004	涎腺瘘切除修复术	含涎腺瘘切除及瘘修补，腮腺导管改道、成形、再造术		次		1100. 00	甲类	手术费
2578	26. 4200x002	腮腺导管瘘修补术		手术	G	330605004	涎腺瘘切除修复术	含涎腺瘘切除及瘘修补，腮腺导管改道、成形、再造术		次		1100. 00	甲类	手术费
2579	26. 4900	涎腺或管的其他修补术和整形术		手术	G	330605004	涎腺瘘切除修复术	含涎腺瘘切除及瘘修补，腮腺导管改道、成形、再造术		次		1100. 00	甲类	手术费
2580	26. 4900x001	下颌下腺移植术后导管重建术		手术	G	330605003	颌下腺移植术	含带血管及导管的颌下腺解剖，受区颞肌切取及颞浅动静脉解剖及导管口易位		次		1100. 00	丙类	手术费
2581	26. 4900x005	腮腺管口移植术		手术	G	330605003	颌下腺移植术	含带血管及导管的颌下腺解剖，受区颞肌切取及颞浅动静脉解剖及导管口易位		次		1100. 00	丙类	手术费
2582	26. 4900x006	唾液腺管修补术		手术	G	330605004	涎腺瘘切除修复术	含涎腺瘘切除及瘘修补，腮腺导管改道、成形、再造术		次		1100. 00	甲类	手术费
2583	26. 4900x007	下颌下腺自体移植腺体减量术		手术	G	330605003	颌下腺移植术	含带血管及导管的颌下腺解剖，受区颞肌切取及颞浅动静脉解剖及导管口易位		次		1100. 00	丙类	手术费
2584	26. 4900x008	下颌下腺导管口转位术		手术	G	330605003	颌下腺移植术	含带血管及导管的颌下腺解剖，受区颞肌切取及颞浅动静脉解剖及导管口易位		次		1100. 00	丙类	手术费
2585	26. 4900x009	唇腺自体移植术		手术	G	330605003	颌下腺移植术	含带血管及导管的颌下腺解剖，受区颞肌切取及颞浅动静脉解剖及导管口易位		次		1100. 00	丙类	手术费
2586	26. 4900x010	颊腺自体移植术		手术	G	330605003	颌下腺移植术	含带血管及导管的颌下腺解剖，受区颞肌切取及颞浅动静脉解剖及导管口易位		次		1100. 00	丙类	手术费
2587	26. 4900x011	舌下腺自体移植术		手术	G	330605003	颌下腺移植术	含带血管及导管的颌下腺解剖，受区颞肌切取及颞浅动静脉解剖及导管口易位		次		1100. 00	丙类	手术费

（续上表）

序号	手术操作诊断编码	手术操作名称	手术级别	操作类型	财务分类	编码	项目名称	项目内涵	除外内容	计价单位	说明	三级医疗服务价格（元）	医保结算类型	医疗收费项目类别
2588	26.4901	颌下腺自体移植术		手术	G	330605003	颌下腺移植术	含带血管及导管的颌下腺解剖，受区颞肌切取及颞浅动静脉解剖及导管口易位		次		1100.00	丙类	手术费
2589	26.4902	腮腺管吻合术		手术	G	330605004	涎腺瘘切除修复术	含涎腺瘘切除及瘘修补，腮腺导管改道、成形、再造术		次		1100.00	甲类	手术费
2590	26.4903	腮腺导管重建术		手术	G	330605004	涎腺瘘切除修复术	含涎腺瘘切除及瘘修补，腮腺导管改道、成形、再造术		次		1100.00	甲类	手术费
2591	26.4904	颌下腺导管重建术		手术	G	330605004	涎腺瘘切除修复术	含涎腺瘘切除及瘘修补，腮腺导管改道、成形、再造术		次		1100.00	甲类	手术费
2592	26.4905	腮腺管移植术		手术	G	330605004	涎腺瘘切除修复术	含涎腺瘘切除及瘘修补，腮腺导管改道、成形、再造术		次		1100.00	甲类	手术费
2593	26.9900	涎腺或管的其他手术		手术	G	330605004	涎腺瘘切除修复术	含涎腺瘘切除及瘘修补，腮腺导管改道、成形、再造术		次		1100.00	甲类	手术费
2594	26.9900x001	腮腺导管再通术		手术	G	330605004	涎腺瘘切除修复术	含涎腺瘘切除及瘘修补，腮腺导管改道、成形、再造术		次		1100.00	甲类	手术费
2595	26.9901	腮腺导管结扎术		手术	G	330605032－3	腮腺导管结石取石术			次		616.00	甲类	手术费
2596	27.0x00	面和口底引流术		手术	G	310510009	口内脓肿切开引流术			每牙		29.45	甲类	治疗费
2597	27.0x01	颌间隙引流术		手术	G	310510009	口内脓肿切开引流术			每牙		29.45	甲类	治疗费
2598	27.0x02	面部引流术		手术	G	310510009	口内脓肿切开引流术			每牙		29.45	甲类	治疗费
2599	27.0x03	颌下切开引流术		手术	G	310510009	口内脓肿切开引流术			每牙		29.45	甲类	治疗费
2600	27.0x04	颊部切开引流术		手术	G	310510009	口内脓肿切开引流术			每牙		29.45	甲类	治疗费
2601	27.0x05	颏下切开引流术		手术	G	310510009	口内脓肿切开引流术			每牙		29.45	甲类	治疗费
2602	27.0x06	口底切开引流术		手术	G	310510009	口内脓肿切开引流术			每牙		29.45	甲类	治疗费
2603	27.0x07	舌下腺切开引流术		手术	G	310510009	口内脓肿切开引流术			每牙		29.45	甲类	治疗费
2604	27.0x08	咽旁间隙切开引流术		手术	G	330611001	咽后壁脓肿切开引流术			次		624.00	甲类	手术费
2605	27.0x09	唇切开引流术		手术	G	310510009	口内脓肿切开引流术			每牙		29.45	甲类	治疗费
2606	27.0x10	面部脓肿引流术		手术	G	331602001	脓肿切开引流术	含体表、软组织感染化脓切开引流		次		253.50	甲类	手术费
2607	27.1x02	翼腭窝切开异物取出术		手术	G	330605021	口腔颌面颈部异物取出术	指枪弹、碎屑、玻璃等异物取出	特殊材料	次		880.00	甲类	手术费
2608	27.3100	硬腭病损或组织的局部切除术或破坏术		手术	G	330605023	腭部肿物局部扩大切除术	不含邻位瓣修复		次		1320.00	甲类	手术费
2609	27.3101	硬腭病损切除术		手术	G	330605023	腭部肿物局部扩大切除术	不含邻位瓣修复		次		1320.00	甲类	手术费
2610	27.3103	腭囊肿切除术		手术	G	330611001	咽后壁脓肿切开引流术			次		624.00	甲类	手术费
2611	27.3104	硬腭部分切除术		手术	G	330605023	腭部肿物局部扩大切除术	不含邻位瓣修复		次		1320.00	甲类	手术费
2612	27.3200	硬腭病损或组织的广泛切除术或破坏术		手术	G	330605023	腭部肿物局部扩大切除术	不含邻位瓣修复		次		1320.00	甲类	手术费

（续上表）

序号	手术操作诊断编码	手术操作名称	手术级别	操作类型	财务分类	编码	项目名称	项目内涵	除外内容	计价单位	说明	三级医疗服务价格（元）	医保结算类型	医疗收费项目类别
2613	27.3200x001	硬腭病损广泛切除术		手术	G	330611003	经硬腭进路鼻咽肿瘤切除术			次		3057.60	甲类	手术费
2614	27.3201	牙槽骨隆突切除修整术		手术	G	330604010	牙槽骨修整术			每牙		84.00	甲类	手术费
2615	27.3202	腭广泛切除术		手术	G	330605023	腭部肿物局部扩大切除术	不含邻位瓣修复		次		1320.00	甲类	手术费
2616	27.4100	唇系带切除术		手术	G	330606001	系带成形术	指唇或颊或舌系带成形术		次		312.00	甲类	手术费
2617	27.4200	唇病损广泛切除术		手术	G	330606010	唇缺损修复术	指部分或全唇缺损；不含岛状组织瓣切取移转术		次		832.00	甲类	手术费
2618	27.4300	唇病损或组织的其他切除术		手术	G	330606010	唇缺损修复术	指部分或全唇缺损；不含岛状组织瓣切取移转术		次		832.00	甲类	手术费
2619	27.4300x010	唇部皮肤和皮下坏死组织切除清创术		手术	G	330608001	口腔颌面软组织清创术（大）	指伤及两个以上解剖区的多层次复合性或气管损伤的处理；含浅表异物清除、创面清洗、组织处理、止血、缝合、口腔颌面软组织裂伤缝合；不含植皮和邻位瓣修复、牙外伤和骨折处理、神经导管吻合、器官切除		次		1404.00	甲类	手术费
2620	27.4301	唇病损切除术		手术	G	330606010	唇缺损修复术	指部分或全唇缺损；不含岛状组织瓣切取移转术		次		832.00	甲类	手术费
2621①	27.4303	厚唇成形术		手术	G	330606009	唇畸形矫正术	指厚唇、重唇、薄唇、唇瘢痕、唇弓不齐等；不含唇外翻矫正术	特殊植入材料	次		832.00	甲类	手术费
2622	27.4900	口的其他切除术		手术	G	330605013	颌骨良性病变切除术	指上、下颌骨骨髓炎，良性肿瘤，瘤样病变及各类囊肿的切除术（含刮治术）；不含松质骨或骨替代物的植入	特殊材料	次		1650.00	甲类	手术费
2623	27.4900x007	口底病损切除术		手术	G	330605019	口底恶性肿物局部扩大切除术	含肿物切除及邻位瓣修复；不含口底部大面积缺损游离皮瓣及带蒂皮瓣修复		次		2244.00	甲类	手术费
2624	27.4900x014	软腭病损射频消融术		手术	G	330604028	睡眠呼吸暂停综合征射频温控消融治疗术	指鼻甲、软腭、舌根肥大，鼻鼾症，阻塞性睡眠呼吸暂停综合征		次		2100.00	乙类	手术费
2625	27.4900x018	磨牙后区病损切除术		手术	G	330604020	颌骨病灶刮除术			次		420.00	甲类	手术费
2626	27.4900x019	口角病损切除术		手术	G	331604005	小口畸形矫正术	含口角畸形矫正		次		1730.30	丙类	手术费

① 限制范围：基本医疗保险限唇腭裂Ⅰ期手术。

（续上表）

序号	手术操作诊断编码	手术操作名称	手术级别	操作类型	财务分类	编码	项目名称	项目内涵	除外内容	计价单位	说明	三级医疗服务价格（元）	医保结算类型	医疗收费项目类别
2627	27.4900x020	软腭部分切除术		手术	G	330606014	Ⅰ°腭裂兰氏修复术	指悬雍垂裂、软腭裂、隐裂修复术		次		1560.00	甲类	手术费
2628	27.4902	颌下区病损切除术		手术	G	330605036	颌下腺切除术			次		748.00	甲类	手术费
2629	27.4903	颊内部病损切除术		手术	G	331604012	颊部缺损修复术			每侧		2202.20	甲类	手术费
2630	27.4904	软腭病损切除术		手术	G	330606014	Ⅰ°腭裂兰氏修复术	指悬雍垂裂、软腭裂、隐裂修复术		次		1560.00	甲类	手术费
2631	27.4906	口腔病损切除术		手术	G	330605001	口腔颌面部小肿物切除术	指口腔、颌面部良性小肿物		次		275.00	甲类	手术费
2632	27.4909	软腭射频消融术		手术	G	330606006	腭咽成形术			次		1040.00	甲类	手术费
2633	27.4910	软腭切除术		手术	G	330606014	Ⅰ°腭裂兰氏修复术	指悬雍垂裂、软腭裂、隐裂修复术		次		1560.00	甲类	手术费
2634	27.5100	唇裂伤缝合术		手术	G	330606011	单侧不完全唇裂修复术	指唇裂修复、初期鼻畸形矫治、唇功能性修复、唇正中裂修复		次		925.60	甲类	手术费
2635①	27.5200	口的其他部分裂伤缝合术		手术	G	330606023	咽后壁组织瓣成形术	含咽后壁瓣制备及咽后瓣成形；不含腭部裂隙关闭		次		1248.00	甲类	手术费
2636	27.5300	口瘘管闭合术		手术	G	330604014	口腔上颌窦瘘修补术	含即刻修补	模型、创面用材料	次		472.50	甲类	手术费
2637	27.5301	腭瘘管修补术		手术	G	330606039	腭瘘修补术	含邻位黏膜瓣制备及腭瘘修复	人工材料	次		1560.00	甲类	手术费
2638②	27.5302	唇瘘修补术		手术	G	330606009	唇畸形矫正术	指厚唇、重唇、薄唇、唇瘢痕、唇弓不齐等；不含唇外翻矫正术	特殊植入材料	次		832.00	甲类	手术费
2639	27.5303	颊部瘘修补术		手术	G	331604012	颊部缺损修复术			每侧		2202.20	甲类	手术费
2640	27.5400	裂唇修补术		手术	G	330606011	单侧不完全唇裂修复术	指唇裂修复、初期鼻畸形矫治、唇功能性修复、唇正中裂修复		次		925.60	甲类	手术费
2641	27.5401	唇裂二期修复术		手术	G	330606011	单侧不完全唇裂修复术	指唇裂修复、初期鼻畸形矫治、唇功能性修复、唇正中裂修复		次		925.60	甲类	手术费
2642③	27.5500	唇和口的全层皮肤移植		手术	G	330606029	口腔颌面部软组织缺损游离瓣移植修复术	指舌再造修复、颊缺损修复、腭缺损修复、口底缺损修复；含带血管游离皮瓣制备及修复		次		2704.00	甲类	手术费
2643	27.5500x002	唇全厚植皮术		手术	G	330604016	唇颊沟加深术	含取皮（黏膜）、植皮（黏膜）、皮（黏膜）片加压固定，供皮（黏膜）区创面处理；不含取皮术	创面用材料、固定材料	次		472.50	甲类	手术费

① 限制范围：基本医疗保险限肿瘤、外伤、炎症所致缺损修复。
② 限制范围：基本医疗保险限唇腭裂Ⅰ期手术。
③ 限制范围：基本医疗保险限因肿瘤、感染、炎症、外伤、先天性瘘管等引起的各种瘘或各种组织缺损。

（续上表）

序号	手术操作诊断编码	手术操作名称	手术级别	操作类型	财务分类	编码	项目名称	项目内涵	除外内容	计价单位	说明	三级医疗服务价格（元）	医保结算类型	医疗收费项目类别
2644①	27.5600	唇和口的其他皮肤移植		手术	G	330606029	口腔颌面部软组织缺损游离瓣移植修复术	指舌再造修复、颊缺损修复、腭缺损修复、口底缺损修复；含带血管游离皮瓣制备及修复		次		2704.00	甲类	手术费
2645	27.5600x002	唇中厚植皮术		手术	G	330604016	唇颊沟加深术	含取皮（黏膜）、植皮（黏膜）、皮（黏膜）片加压固定，供皮（黏膜）区创面处理；不含取皮术	创面用材料、固定材料	次		472.50	甲类	手术费
2646②	27.5601	口内皮肤移植术		手术	G	330606029	口腔颌面部软组织缺损游离瓣移植修复术	指舌再造修复、颊缺损修复、腭缺损修复、口底缺损修复；含带血管游离皮瓣制备及修复		次		2704.00	甲类	手术费
2647	27.5700	唇和口的带蒂皮瓣或皮瓣移植		手术	G	331604030	带蒂肌皮瓣切取移植术	深度烧伤的早期修复		次		2431.00	甲类	手术费
2648	27.5700x005	交叉唇瓣转移术		手术	G	330606036	口腔颌面部软组织缺损远位肌皮瓣修复术	含非手术区远位肌皮瓣制备及转移		次		3120.00	甲类	手术费
2649③	27.5700x006	口腔游离皮瓣移植术		手术	G	330606029	口腔颌面部软组织缺损游离瓣移植修复术	指舌再造修复、颊缺损修复、腭缺损修复、口底缺损修复；含带血管游离皮瓣制备及修复		次		2704.00	甲类	手术费
2650	27.5701	唇皮瓣移植术		手术	G	330606036	口腔颌面部软组织缺损远位肌皮瓣修复术	含非手术区远位肌皮瓣制备及转移		次		3120.00	甲类	手术费
2651	27.5702	口内皮瓣移植术		手术	G	330606036	口腔颌面部软组织缺损远位肌皮瓣修复术	含非手术区远位肌皮瓣制备及转移		次		3120.00	甲类	手术费
2652	27.5703	唇带蒂皮瓣移植术		手术	G	331604030	带蒂肌皮瓣切取移植术	深度烧伤的早期修复		次		2431.00	甲类	手术费
2653④	27.5900	口的其他整形修补术		手术	G	330606028	口腔颌面部软组织缺损局部组织瓣修复术	指唇缺损修复、舌再造修复、颊缺损修复、腭缺损修复、口底缺损修；含局部组织瓣制备及修复		次		2392.00	甲类	手术费
2654	27.5900x011	口形矫正术		手术	G	331604005	小口畸形矫正术	含口角畸形矫正		次		1730.30	丙类	手术费
2655	27.5900x017	唇黏膜瓣移植术		手术	G	330401019S－2	眼睑原位重建加收（唇黏膜移植）			次/只		512.97	甲类	手术费
2656	27.5900x018	口腔黏膜瓣移植术		手术	E	310514004S	口腔黏膜病损电凝术			次		101.09	甲类	治疗费
2657	27.5900x019	口腔黏膜游离移植术		手术	E	310514004S	口腔黏膜病损电凝术			次		101.09	甲类	治疗费
2658	27.5900x020	颊肌黏膜瓣移植术		手术	G	330606020	单侧组织瓣转移腭裂修复术	含腭黏膜瓣后推、颊肌黏膜瓣转移术		次		1872.00	甲类	手术费
2659	27.5901	口角缝合术		手术	G	331604005	小口畸形矫正术	含口角畸形矫正		次		1730.30	丙类	手术费

①～④ 限制范围：基本医疗保险限因肿瘤、感染、炎症、外伤、先天性瘘管等引起的各种瘘或各种组织缺损。

（续上表）

序号	手术操作诊断编码	手术操作名称	手术级别	操作类型	财务分类	编码	项目名称	项目内涵	除外内容	计价单位	说明	三级医疗服务价格（元）	医保结算类型	医疗收费项目类别
2660①	27.5902	交叉唇瓣断蒂术		手术	G	330606037	带蒂皮瓣二期断蒂术	含皮瓣断蒂及创面关闭成形		次		1352.00	甲类	手术费
2661	27.5903	唇成形术		手术	G	330606001	系带成形术	指唇或颊或舌系带成形术		次		312.00	甲类	手术费
2662	27.5904	口轮匝肌功能重建术		手术	G	330606021	腭咽肌瓣成形术	含腭咽肌瓣制备及腭咽成形；不含腭部裂隙关闭		次		1248.00	甲类	手术费
2663②	27.5905	口鼻通道成形术		手术	G	330606026	口鼻腔前庭瘘修补术			次		1560.00	甲类	手术费
2664	27.5906	上颌重建术		手术	G	330605011	上颌骨全切术	含整个上颌骨及邻近软组织切除与植皮；不含取皮术	腭护板、特殊材料	次		2860.00	甲类	手术费
2665	27.5907	小口开大术		手术	G	331604005	小口畸形矫正术	含口角畸形矫正		次		1730.30	丙类	手术费
2666	27.5908	口内重建术		手术	G	330606022	咽后嵴成形术			次		1248.00	甲类	手术费
2667③	27.5909	唇瘢痕松解术		手术	G	330606009	唇畸形矫正术	指厚唇、重唇、薄唇、唇瘢痕、唇弓不齐等；不含唇外翻矫正术	特殊植入材料	次		832.00	甲类	手术费
2668	27.5910	口成形术		手术	G	331604005	小口畸形矫正术	含口角畸形矫正		次		1730.30	丙类	手术费
2669	27.5911	下唇缺损修复术		手术	G	330606010	唇缺损修复术	指部分或全唇缺损；不含岛状组织瓣切取移转术		次		832.00	甲类	手术费
2670④	27.5912	口底重建术		手术	G	330606028	口腔颌面部软组织缺损局部组织瓣修复术	指唇缺损修复、舌再造修复、颊缺损修复、腭缺损修复、口底缺损修；含局部组织瓣制备及修复		次		2392.00	甲类	手术费
2671	27.5913	唇外翻矫正术		手术	G	331604006	唇外翻矫正术	不含胡须再造术		每侧		1530.10	丙类	手术费
2672	27.5914	巨口矫形术		手术	G	331604005	小口畸形矫正术	含口角畸形矫正		次		1730.30	丙类	手术费
2673	27.5915	唇缺损修复术		手术	G	330606010	唇缺损修复术	指部分或全唇缺损；不含岛状组织瓣切取移转术		次		832.00	甲类	手术费
2674	27.6100	腭裂伤缝合术		手术	G	330606014	Ⅰ°腭裂兰氏修复术	指悬雍垂裂、软腭裂、隐裂修复术		次		1560.00	甲类	手术费
2675	27.6200	腭裂矫正术		手术	G	330606014	Ⅰ°腭裂兰氏修复术	指悬雍垂裂、软腭裂、隐裂修复术		次		1560.00	甲类	手术费
2676	27.6200x003	腭裂修补术		手术	G	330606014	Ⅰ°腭裂兰氏修复术	指悬雍垂裂、软腭裂、隐裂修复术		次		1560.00	甲类	手术费
2677	27.6201	腭裂修补术伴悬雍垂修补术		手术	G	330606014	Ⅰ°腭裂兰氏修复术	指悬雍垂裂、软腭裂、隐裂修复术		次		1560.00	甲类	手术费
2678	27.6300	腭裂修补术后的修复术		手术	G	330606015	Ⅱ°腭裂兰氏修复术	指硬、软腭裂修复术		次		1664.00	甲类	手术费

① 限制范围：基本医疗保险限肿瘤、炎症、外伤、瘢痕引起的皮肤黏膜缺损。
② 限制范围：基本医疗保险限因肿瘤、感染、炎症、外伤、先天性瘘管等引起的各种瘘或各种组织缺损。
③ 限制范围：基本医疗保险限唇腭裂Ⅰ期手术。
④ 限制范围：基本医疗保险限因肿瘤、感染、炎症、外伤、先天性瘘管等引起的各种瘘或各种组织缺损。

（续上表）

序号	手术操作诊断编码	手术操作名称	手术级别	操作类型	财务分类	编码	项目名称	项目内涵	除外内容	计价单位	说明	三级医疗服务价格（元）	医保结算类型	医疗收费项目类别
2679	27.6300x002	腭裂术后继发畸形矫正术		手术	G	330606015	Ⅱ°腭裂兰氏修复术	指硬、软腭裂修复术		次		1664.00	甲类	手术费
2680	27.6301	腭裂二期修复术		手术	G	330606015	Ⅱ°腭裂兰氏修复术	指硬、软腭裂修复术		次		1664.00	甲类	手术费
2681	27.6302	腭裂上提术		手术	G	330606015	Ⅱ°腭裂兰氏修复术	指硬、软腭裂修复术		次		1664.00	甲类	手术费
2682	27.6900	腭的其他整形术		手术	G	330606004	腭弓成形术			次		832.00	甲类	手术费
2683	27.6900x003	软腭激光烧灼术		手术	G	330606008－1	悬雍垂腭咽成形术（UPPP）（激光法）			次		1248.00	甲类	手术费
2684	27.6900x004	咽腭弓延长成形术		手术	G	330606004－2	咽腭弓成形术			次		832.00	甲类	手术费
2685	27.6900x007	悬雍垂－软腭－咽成形术［UPPP］		手术	G	330606008	悬雍垂腭咽成形术（UPPP）			次		832.00	甲类	手术费
2686	27.6900x008	舌腭弓延长成形术		手术	G	330606004－1	舌腭弓成形术			次		832.00	甲类	手术费
2687	27.6901	腭垂－软腭成形术［LAUP］		手术	G	330606014	Ⅰ°腭裂兰氏修复术	指悬雍垂裂、软腭裂、隐裂修复术		次		1560.00	甲类	手术费
2688	27.6902	腭咽成形术		手术	G	330606006	腭咽成形术			次		1040.00	甲类	手术费
2689	27.6903	硬腭成形术		手术	G	330606015	Ⅱ°腭裂兰氏修复术	指硬、软腭裂修复术		次		1664.00	甲类	手术费
2690	27.6904	软腭成形术		手术	G	330606015	Ⅱ°腭裂兰氏修复术	指硬、软腭裂修复术		次		1664.00	甲类	手术费
2691	27.6905	腭瓣修复术		手术	G	330606021	腭咽肌瓣成形术	含腭咽肌瓣制备及腭咽成形；不含腭部裂隙关闭		次		1248.00	甲类	手术费
2692	27.6906	悬雍垂腭咽成形术		手术	G	330606007	悬雍垂缩短术			次		832.00	甲类	手术费
2693	27.6907	腭咽激光成形术		手术	G	330606006	腭咽成形术			次		1040.00	甲类	手术费
2694	27.6908	腭瘘修补术		手术	G	330606039	腭瘘修补术	含邻位黏膜瓣制备及腭瘘修复	人工材料	次		1560.00	甲类	手术费
2695	27.6909	腭咽射频成形术		手术	G	330606006	腭咽成形术			次		1040.00	甲类	手术费
2696	27.7100	腭垂切开术		手术	G	330606008	悬雍垂腭咽成形术（UPPP）			次		832.00	甲类	手术费
2697	27.7202	悬雍垂激光切除术		手术	G	330606007	悬雍垂缩短术			次		832.00	甲类	手术费
2698	27.7900	腭垂的其他手术		手术	G	330606008	悬雍垂腭咽成形术（UPPP）			次		832.00	甲类	手术费
2699	27.7901	悬雍垂病损切除术		手术	G	330606007	悬雍垂缩短术			次		832.00	甲类	手术费
2700	27.9100	唇系带切开术		手术	G	330606001	系带成形术	指唇或颊或舌系带成形术		次		312.00	甲类	手术费
2701	27.9100x001	唇系带切断术		手术	G	330606001	系带成形术	指唇或颊或舌系带成形术		次		312.00	甲类	手术费
2702	27.9101	唇系带整形术		手术	G	330606001	系带成形术	指唇或颊或舌系带成形术		次		312.00	甲类	手术费
2703	27.9900x001	半侧颜面萎缩矫正术		手术	G	331604017	半侧颜面萎缩整形术	不含截骨术		每侧		1973.40	甲类	手术费
2704	27.9900x005	面部病损切除术		手术	G	331604015	面部瘢痕切除整形术		扩张器	$2cm^2$		858.00	甲类	手术费
2705	27.9900x006	面横裂矫正术		手术	G	330606027	面横裂修复术	含局部或邻位组织瓣制备及面部裂隙关闭		次		894.40	甲类	手术费
2706	27.9900x007	面瘫矫正术		手术	G	331604013	面瘫畸形矫正术	不含神经切取术	植入材料	每侧		2059.20	甲类	手术费

（续上表）

序号	手术操作诊断编码	手术操作名称	手术级别	操作类型	财务分类	编码	项目名称	项目内涵	除外内容	计价单位	说明	三级医疗服务价格（元）	医保结算类型	医疗收费项目类别
2707	27.9900x009	面斜裂矫正术		手术	G	330606027－1	面斜裂修复术	含局部或邻位组织瓣制备及面部裂隙关闭		次		894.40	甲类	手术费
2708	27.9900x010	颊系带切开术		手术	G	330606001	系带成形术	指唇或颊或舌系带成形术		次		312.00	甲类	手术费
2709	27.9901	颊部病损切除术		手术	G	330605017	颊部恶性肿物局部扩大切除术	含肿物切除及邻位瓣修复；不含颊部大面积缺损游离皮瓣及带蒂皮瓣修复		次		1650.00	甲类	手术费
2710	27.9903	颊脂垫修复术		手术	G	331604012	颊部缺损修复术			每侧		2202.20	甲类	手术费
2711	27.9904	颅颌面裂矫形术		手术	G	330606027	面横裂修复术	含局部或邻位组织瓣制备及面部裂隙关闭		次		894.40	甲类	手术费
2712	28.0x00x002	扁桃体周围切开引流术		手术	G	330610004	扁桃体周围脓肿切开引流术			次		405.60	甲类	手术费
2713	28.2x00	扁桃体切除术不伴腺样增殖体切除术		手术	G	330610001	扁桃体切除术	含双侧扁桃体		次		624.00	甲类	手术费
2714	28.2x00x002	扁桃体切除术		手术	G	330610001	扁桃体切除术	含双侧扁桃体		次		624.00	甲类	手术费
2715	28.2x00x003	支撑喉镜下扁桃体切除术		手术	G	330610001	扁桃体切除术	含双侧扁桃体		次		624.00	甲类	手术费
2716	28.2x00x003	支撑喉镜下扁桃体切除术		手术	G	330000000－13	术中使用其他内镜加收			次		354.00	甲类	手术费
2717	28.2x04	内镜下扁桃体切除术		手术	G	330610001	扁桃体切除术	含双侧扁桃体		次		624.00	甲类	手术费
2718	28.2x04	内镜下扁桃体切除术		手术	G	330000000－13	术中使用其他内镜加收			次		354.00	甲类	手术费
2719	28.3x00	扁桃体切除术伴腺样增殖体切除术		手术	G	330610001	扁桃体切除术	含双侧扁桃体		次		624.00	甲类	手术费
2720	28.3x00	扁桃体切除术伴腺样增殖体切除术		手术	G	330610002	腺样体刮除术			次		546.00	甲类	手术费
2721	28.3x01	扁桃体伴腺样体切除术		手术	G	330610001	扁桃体切除术	含双侧扁桃体		次		624.00	甲类	手术费
2722	28.3x01	扁桃体伴腺样体切除术		手术	G	330610002	腺样体刮除术			次		546.00	甲类	手术费
2723	28.3x02	扁桃体部分切除伴腺样体切除术		手术	G	330610002	腺样体刮除术			次		546.00	甲类	手术费
2724	28.3x02	扁桃体部分切除伴腺样体切除术		手术	G	330610001	扁桃体切除术	含双侧扁桃体		次		624.00	甲类	手术费
2725	28.4x00	扁桃腺残体切除术		手术	G	330610001－1	扁桃体残体切除术			次		624.00	甲类	手术费
2726	28.5x00	舌扁桃体切除术		手术	G	330610003	舌扁桃体切除术			次		624.00	甲类	手术费
2727	28.5x02	内镜下舌扁桃体部分切除术		手术	G	330610003	舌扁桃体切除术			次		624.00	甲类	手术费
2728	28.5x02	内镜下舌扁桃体部分切除术		手术	G	330000000－13	术中使用其他内镜加收			次		354.00	甲类	手术费
2729	28.6x00	腺样增殖体切除术不伴扁桃体切除术		手术	G	330610002	腺样体刮除术			次		546.00	甲类	手术费
2730	28.6x00x001	鼻内镜下经鼻腺样体切除术		手术	G	330610002	腺样体刮除术			次		546.00	甲类	手术费
2731	28.6x00x001	鼻内镜下经鼻腺样体切除术		手术	G	330000000－4	术中使用鼻内窥镜加收			次		709.50	甲类	手术费
2732	28.6x00x002	腺样体切除术		手术	G	330610002	腺样体刮除术			次		546.00	甲类	手术费

（续上表）

序号	手术操作诊断编码	手术操作名称	手术级别	操作类型	财务分类	编码	项目名称	项目内涵	除外内容	计价单位	说明	三级医疗服务价格（元）	医保结算类型	医疗收费项目类别
2733	28.6x00x004	支撑喉镜下残余腺样增殖体体切除术		手术	G	330610002	腺样体刮除术			次		546.00	甲类	手术费
2734	28.6x00x004	支撑喉镜下残余腺样增殖体体切除术		手术	G	330000000－13	术中使用其他内镜加收			次		354.00	甲类	手术费
2735	28.6x00x005	鼻内镜下腺样体消融术		手术	G	330610002	腺样体刮除术			次		546.00	甲类	手术费
2736	28.6x00x005	鼻内镜下腺样体消融术		手术	G	330000000－4	术中使用鼻内窥镜加收			次		709.50	甲类	手术费
2737	28.6x00x006	鼻内镜下腺样体等离子切除术		手术	G	330610002	腺样体刮除术			次		546.00	甲类	手术费
2738	28.6x00x006	鼻内镜下腺样体等离子切除术		手术	G	330000000－4	术中使用鼻内窥镜加收			次		709.50	甲类	手术费
2739	28.6x02	内镜下腺样体切除术		手术	G	330610002	腺样体刮除术			次		546.00	甲类	手术费
2740	28.6x02	内镜下腺样体切除术		手术	G	330000000－13	术中使用其他内镜加收			次		354.00	甲类	手术费
2741	28.6x03	内镜下残余腺样增殖体切除术		手术	G	330610002	腺样体刮除术			次		546.00	甲类	手术费
2742	28.6x03	内镜下残余腺样增殖体切除术		手术	G	330000000－13	术中使用其他内镜加收			次		354.00	甲类	手术费
2743	28.9100	扁桃体和腺样增殖体切开去除异物		手术	G	330610001	扁桃体切除术	含双侧扁桃体		次		624.00	甲类	手术费
2744	28.9200	扁桃体和腺样增殖体病损的切除术		手术	G	330610002	腺样体刮除术			次		546.00	甲类	手术费
2745	28.9200x002	扁桃体病损射频消融术		手术	G	330610001	扁桃体切除术	含双侧扁桃体		次		624.00	甲类	手术费
2746	28.9201	扁桃体病损切除术		手术	G	330610001	扁桃体切除术	含双侧扁桃体		次		624.00	甲类	手术费
2747	28.9202	腺样增殖体病损切除术		手术	G	330610002	腺样体刮除术			次		546.00	甲类	手术费
2748	28.9900	扁桃体和腺样增殖体的其他手术		手术	G	330610001	扁桃体切除术	含双侧扁桃体		次		624.00	甲类	手术费
2749	29.0x00x001	咽部切开引流术		手术	G	330611001	咽后壁脓肿切开引流术			次		624.00	甲类	手术费
2750	29.0x00x003	咽部切开探查术		手术	G	330611001	咽后壁脓肿切开引流术			次		624.00	甲类	手术费
2751	29.0x00x005	咽瘘切开引流术		手术	G	330611008	咽瘘皮瓣修复术			次		1404.00	甲类	手术费
2752	29.0x00x006	咽切开异物取出术		手术	G	330701001－2	经直达喉镜咽喉异物取出术			次		760.50	甲类	手术费
2753	29.2x00	鳃裂囊肿或遗迹切除术		手术	G	330605031	鳃裂囊肿切除术			次		1320.00	甲类	手术费
2754	29.2x00x001	鳃裂囊肿切除术		手术	G	330605031	鳃裂囊肿切除术			次		1320.00	甲类	手术费
2755	29.3200	咽憩室切除术		手术	G	331001006	食管憩室切除术			次		3380.00	甲类	手术费
2756	29.3201	咽食管憩室切除术		手术	G	331001006	食管憩室切除术			次		3380.00	甲类	手术费
2757	29.3300	咽切除术（部分）		手术	G	330611005	颈侧切开下咽肿瘤切除术			次		3094.00	甲类	手术费
2758	29.3300x001	下咽切除术		手术	G	331001008	下咽颈段食管狭窄切除及颈段食管再造术			次		4225.00	甲类	手术费
2759	29.3300x002	部分咽切除术		手术	G	330611005	颈侧切开下咽肿瘤切除术			次		3094.00	甲类	手术费
2760	29.3301	梨状窝切除术		手术	G	330701015	梨状窝癌切除术			次		4004.00	甲类	手术费

（续上表）

序号	手术操作诊断编码	手术操作名称	手术级别	操作类型	财务分类	编码	项目名称	项目内涵	除外内容	计价单位	说明	三级医疗服务价格（元）	医保结算类型	医疗收费项目类别
2761	29.3900	咽病损或组织的其他切除术或破坏术		手术	G	330611005	颈侧切开下咽肿瘤切除术			次		3094.00	甲类	手术费
2762	29.3900x001	鼻咽病损切除术		手术	G	330611002	经颈侧进路鼻咽肿瘤切除术			次		2652.00	甲类	手术费
2763	29.3900x007	支撑喉镜下鼻咽病损切除术		手术	G	330611003	经硬腭进路鼻咽肿瘤切除术			次		3057.60	甲类	手术费
2764	29.3900x007	支撑喉镜下鼻咽病损切除术		手术	G	330000000－13	术中使用其他内镜加收			次		354.00	甲类	手术费
2765	29.3900x010	下咽病损切除术		手术	G	330611005－1	下咽癌切除术			次		3094.00	甲类	手术费
2766	29.3900x012	咽部病损激光烧灼术		手术	G	330701025－4	经支撑喉镜激光咽旁肿物切除术			次		2366.00	甲类	手术费
2767	29.3900x017	咽颌淋巴烧灼术		手术	G	330701025－4	经支撑喉镜激光咽旁肿物切除术			次		2366.00	甲类	手术费
2768	29.3900x019	咽旁间隙病损切除术		手术	G	330611006	颈外进路咽旁间隙肿物摘除术			次		2698.80	甲类	手术费
2769	29.3901	咽部病损切除术		手术	G	330611005－1	下咽癌切除术			次		3094.00	甲类	手术费
2770	29.3902	咽旁病损切除术		手术	G	330611006	颈外进路咽旁间隙肿物摘除术			次		2698.80	甲类	手术费
2771	29.3903	翼腭窝病损切除术		手术	G	330602013－1	经鼻内镜额窦手术			单侧		3120.00	甲类	手术费
2772	29.3903	翼腭窝病损切除术		手术	G	330602013－2	经鼻内镜上颌窦手术			单侧		3120.00	甲类	手术费
2773	29.3903	翼腭窝病损切除术		手术	G	330602013－3	经鼻内镜筛窦手术			单侧		3120.00	甲类	手术费
2774	29.3903	翼腭窝病损切除术		手术	G	330602013－4	经鼻内镜蝶窦手术			单侧		3744.00	甲类	手术费
2775	29.3905	支撑喉镜下咽部病损切除术		手术	G	330611005－1	下咽癌切除术			次		3094.00	甲类	手术费
2776	29.3905	支撑喉镜下咽部病损切除术		手术	G	330000000－13	术中使用其他内镜加收			次		354.00	甲类	手术费
2777	29.3906	支撑喉镜下咽部病损激光切除术		手术	G	310403016－2	咽部激光治疗			次		130.39	甲类	治疗费
2778	29.3906	支撑喉镜下咽部病损激光切除术		手术	G	310000000－12	诊疗中使用其他内镜加收			次		354.00	甲类	治疗费
2779	29.3908	内镜下鼻咽病损切除术		手术	G	330611003	经硬腭进路鼻咽肿瘤切除术			次		3057.60	甲类	手术费
2780	29.3908	内镜下鼻咽病损切除术		手术	G	330000000－13	术中使用其他内镜加收			次		354.00	甲类	手术费
2781	29.3909	内镜下梨状窝病损切除术		手术	G	330701015	梨状窝癌切除术			次		4004.00	甲类	手术费
2782	29.3909	内镜下梨状窝病损切除术		手术	G	330000000－13	术中使用其他内镜加收			次		354.00	甲类	手术费
2783	29.4x00	咽整形术		手术	G	330611004	经硬腭进路鼻咽狭窄闭锁切开成形术	不含其他部位取材		次		2652.00	甲类	手术费
2784	29.4x00x003	下咽成形术		手术	G	330606006	腭咽成形术			次		1040.00	甲类	手术费
2785	29.4x00x004	咽成形术		手术	G	330606006	腭咽成形术			次		1040.00	甲类	手术费
2786	29.4x01	咽重建术		手术	G	330606006	腭咽成形术			次		1040.00	甲类	手术费
2787	29.4x02	鼻咽腔闭锁矫正术		手术	G	330611004	经硬腭进路鼻咽狭窄闭锁切开成形术	不含其他部位取材		次		2652.00	甲类	手术费
2788	29.4x03	咽射频减容术		手术	G	310403016－1	咽部射频治疗			次		136.21	甲类	治疗费

（续上表）

序号	手术操作诊断编码	手术操作名称	手术级别	操作类型	财务分类	编码	项目名称	项目内涵	除外内容	计价单位	说明	三级医疗服务价格（元）	医保结算类型	医疗收费项目类别
2789	29.4x04	鼻咽成形术		手术	G	330611004	经硬腭进路鼻咽狭窄闭锁切开成形术	不含其他部位取材		次		2652.00	甲类	手术费
2790	29.5100	咽裂伤缝合术		手术	G	330608003	口腔颌面软组织清创术（小）	指局限于一个解剖区的表浅损伤的处理；含浅表异物清除、创面清洗、组织处理、止血、缝合、口腔颌面软组织裂伤缝合；不含植皮和邻位瓣修复、牙外伤和骨折处理、神经导管吻合、器官切除		次		270.00	甲类	手术费
2791	29.5200	鳃裂瘘修补术		手术	G	330605031－1	鳃裂瘘切除术			次		1320.00	甲类	手术费
2792	29.5200x002	鳃裂瘘管切除术		手术	G	330605031－1	鳃裂瘘切除术			次		1320.00	甲类	手术费
2793	29.5300	咽其他瘘管的闭合术		手术	G	330611008	咽瘘皮瓣修复术			次		1404.00	甲类	手术费
2794	29.5300x002	咽瘘缝合术		手术	G	330611008	咽瘘皮瓣修复术			次		1404.00	甲类	手术费
2795	29.5301	咽瘘修补术		手术	G	330611008	咽瘘皮瓣修复术			次		1404.00	甲类	手术费
2796	29.5302	咽食管瘘切除术		手术	G	330611008	咽瘘皮瓣修复术			次		1404.00	甲类	手术费
2797	29.5400	咽粘连松解术		手术	G	330606042	颌间挛缩松解术	含口内外软组织与骨组织粘连松解、咀嚼肌切断术、植皮术等；不含皮瓣制备		次		1560.00	甲类	手术费
2798	29.5900	咽的其他修补术		手术	G	330606022	咽后嵴成形术			次		1248.00	甲类	手术费
2799①	29.5901	咽后壁修补术		手术	G	330606023	咽后壁组织瓣成形术	含咽后壁瓣制备及咽后瓣成形；不含腭部裂隙关闭		次		1248.00	甲类	手术费
2800	29.9100	咽扩张		手术	G	330611004	经硬腭进路鼻咽狭窄闭锁切开成形术	不含其他部位取材		次		2652.00	甲类	手术费
2801	29.9100x001	咽扩张术		手术	G	330611004	经硬腭进路鼻咽狭窄闭锁切开成形术	不含其他部位取材		次		2652.00	甲类	手术费
2802	29.9101	鼻咽扩张术		手术	G	330611004	经硬腭进路鼻咽狭窄闭锁切开成形术	不含其他部位取材		次		2652.00	甲类	手术费
2803	29.9200	舌咽神经切断		手术	G	330202017	经乙状窦后进路神经切断术	含三叉神经、舌咽神经		次		4422.60	甲类	手术费
2804	29.9200x001	舌咽神经切断术		手术	G	330202017	经乙状窦后进路神经切断术	含三叉神经、舌咽神经		次		4422.60	甲类	手术费
2805	29.9200x002	舌下神经切除术		手术	G	330202017	经乙状窦后进路神经切断术	含三叉神经、舌咽神经		次		4422.60	甲类	手术费
2806	30.0900	喉病损或组织的其他切除术或破坏术		手术	G	330701002	颈侧切开喉部肿瘤切除术			次		1943.50	甲类	手术费
2807	30.0900x016	支撑喉镜下声门病损切除术		手术	G	330701025	经支撑喉镜激光声带肿物切除术			次		2366.00	甲类	手术费
2808	30.0900x021	会厌病损切除术		手术	G	330701038	会厌良性肿瘤切除术	含囊肿		次		1098.50	甲类	手术费

① 限制范围：基本医疗保险限肿瘤、外伤、炎症所致缺损修复。

（续上表）

序号	手术操作诊断编码	手术操作名称	手术级别	操作类型	财务分类	编码	项目名称	项目内涵	除外内容	计价单位	说明	三级医疗服务价格（元）	医保结算类型	医疗收费项目类别
2809	30. 0900x024	梨状窝病损切除术		手术	G	330701015	梨状窝癌切除术			次		4004. 00	甲类	手术费
2810	30. 0900x039	支撑喉镜下喉病损激光烧灼术		手术	G	330701025	经支撑喉镜激光声带肿物切除术			次		2366. 00	甲类	手术费
2811	30. 0900x040	声门病损烧灼术		手术	G	330701025	经支撑喉镜激光声带肿物切除术			次		2366. 00	甲类	手术费
2812	30. 0900x041	支撑喉镜下会厌病损射频消融术		手术	G	310403016－1	咽部射频治疗			次		136. 21	甲类	治疗费
2813	30. 0900x041	支撑喉镜下会厌病损射频消融术		手术	G	310000000－12	诊疗中使用其他内镜加收			次		354. 00	甲类	治疗费
2814	30. 0900x042	支撑喉镜下会厌病损等离子切除术		手术	G	330701038	会厌良性肿瘤切除术	含囊肿		次		1098. 50	甲类	手术费
2815	30. 0900x042	支撑喉镜下会厌病损等离子切除术		手术	G	330000000－13	术中使用其他内镜加收			次		354. 00	甲类	手术费
2816	30. 0900x043	支撑喉镜下喉病损等离子切除术		手术	G	330701022	喉良性肿瘤切除术			次		1352. 00	甲类	手术费
2817	30. 0900x043	支撑喉镜下喉病损等离子切除术		手术	G	330000000－13	术中使用其他内镜加收			次		354. 00	甲类	手术费
2818	30. 0901	声带病损切除术		手术	G	330701025	经支撑喉镜激光声带肿物切除术			次		2366. 00	甲类	手术费
2819	30. 0902	喉病损切除术		手术	G	330701002	颈侧切开喉部肿瘤切除术			次		1943. 50	甲类	手术费
2820	30. 0903	内镜下会厌病损切除术		手术	G	330701038	会厌良性肿瘤切除术	含囊肿		次		1098. 50	甲类	手术费
2821	30. 0903	内镜下会厌病损切除术		手术	G	330000000－13	术中使用其他内镜加收			次		354. 00	甲类	手术费
2822	30. 0904	内镜下会厌病损激光切除术		手术	G	330701025	经支撑喉镜激光声带肿物切除术			次		2366. 00	甲类	手术费
2823	30. 0905	内镜下声带病损切除术		手术	G	330701025	经支撑喉镜激光声带肿物切除术			次		2366. 00	甲类	手术费
2824	30. 0906	内镜下声带病损激光切除术		手术	G	330701025	经支撑喉镜激光声带肿物切除术			次		2366. 00	甲类	手术费
2825	30. 0908	内镜下声带剥离术		手术	G	330701030	声带内移术			次		2028. 00	甲类	手术费
2826	30. 0908	内镜下声带剥离术		手术	G	330000000－13	术中使用其他内镜加收			次		354. 00	甲类	手术费
2827	30. 0909	内镜下喉病损射频消融术		手术	G	310403016－1	咽部射频治疗			次		136. 21	甲类	治疗费
2828	30. 0909	内镜下喉病损射频消融术		手术	G	310000000－12	诊疗中使用其他内镜加收			次		354. 00	甲类	治疗费
2829	30. 0911	支撑喉镜下喉病损切除术		手术	G	330701022	喉良性肿瘤切除术			次		1352. 00	甲类	手术费
2830	30. 0911	支撑喉镜下喉病损切除术		手术	G	330000000－13	术中使用其他内镜加收			次		354. 00	甲类	手术费
2831	30. 1x00	半喉切除术	四级	手术	G	330701013	垂直超半喉切除术及喉功能重建术			次		4732. 00	甲类	手术费
2832	30. 2100x002	支撑喉镜下会厌切除术		手术	G	330701038	会厌良性肿瘤切除术	含囊肿		次		1098. 50	甲类	手术费
2833	30. 2100x002	支撑喉镜下会厌切除术		手术	G	330000000－13	术中使用其他内镜加收			次		354. 00	甲类	手术费
2834	30. 2200	声带切除术		手术	G	330701023	喉裂开声带切除术			次		1352. 00	甲类	手术费
2835	30. 2201	声带部分切除术		手术	G	330701023	喉裂开声带切除术			次		1352. 00	甲类	手术费

（续上表）

序号	手术操作诊断编码	手术操作名称	手术级别	操作类型	财务分类	编码	项目名称	项目内涵	除外内容	计价单位	说明	三级医疗服务价格（元）	医保结算类型	医疗收费项目类别
2836	30.2202	声带扩大切除术		手术	G	330701023	喉裂开声带切除术			次		1352.00	甲类	手术费
2837	30.2203	内镜下声带部分切除术		手术	G	330701023	喉裂开声带切除术			次		1352.00	甲类	手术费
2838	30.2203	内镜下声带部分切除术		手术	G	330000000-13	术中使用其他内镜加收			次		354.00	甲类	手术费
2839	30.2204	内镜下声带切除术		手术	G	330701023	喉裂开声带切除术			次		1352.00	甲类	手术费
2840	30.2204	内镜下声带切除术		手术	G	330000000-13	术中使用其他内镜加收			次		354.00	甲类	手术费
2841	30.2900	其他部分喉切除术	四级	手术	G	330701016	全喉全下咽全食管切除+全胃上提修复术			次		6760.00	甲类	手术费
2842	30.2900x001	垂直喉切除术		手术	G	330701012	垂直半喉切除术及喉功能重建术			次		2923.70	甲类	手术费
2843	30.2900x002	喉杓状软骨切除术		手术	G	330701026	经颈侧杓状软骨切除声带外移术			次		2028.00	甲类	手术费
2844	30.2900x003	喉部分切除术	四级	手术	G	330701010	喉次全切除术	含切除环舌、会厌固定术		次		3380.00	甲类	手术费
2845	30.2900x009	支撑喉镜下喉软骨切除术	四级	手术	G	330701026	经颈侧杓状软骨切除声带外移术			次		2028.00	甲类	手术费
2846	30.2900x009	支撑喉镜下喉软骨切除术	四级	手术	G	330000000-13	术中使用其他内镜加收			次		354.00	甲类	手术费
2847	30.2900x011	环状软骨-舌骨固定术（次全喉切除）	四级	手术	G	330701010	喉次全切除术	含切除环舌、会厌固定术		次		3380.00	甲类	手术费
2848	30.2900x012	环状软骨-舌骨-会厌固定术（次全喉切除）	四级	手术	G	330701010	喉次全切除术	含切除环舌、会厌固定术		次		3380.00	甲类	手术费
2849	30.2900x013	喉环状软骨切除术		手术	G	330701026	经颈侧杓状软骨切除声带外移术			次		2028.00	甲类	手术费
2850	30.2900x014	甲状软骨切除术		手术	G	330701026	经颈侧杓状软骨切除声带外移术			次		2028.00	甲类	手术费
2851	30.2900x015	支撑喉镜下喉部分切除术		手术	G	330701011	3/4喉切除术及喉功能重建术			次		4732.00	甲类	手术费
2852	30.2900x015	支撑喉镜下喉部分切除术		手术	G	330000000-13	术中使用其他内镜加收			次		354.00	甲类	手术费
2853	30.2903	室带部分切除术		手术	G	330701014	声门上水平喉切除术			次		4394.00	甲类	手术费
2854	30.2904	喉软骨切除术		手术	G	330701026	经颈侧杓状软骨切除声带外移术			次		2028.00	甲类	手术费
2855	30.2905	喉软骨部分切除术		手术	G	330701026	经颈侧杓状软骨切除声带外移术			次		2028.00	甲类	手术费
2856	30.2906	喉裂开术		手术	G	330701024	喉裂开肿瘤切除术			次		2028.00	甲类	手术费
2857	30.2907	额侧喉部分切除术	四级	手术	G	330701012	垂直半喉切除术及喉功能重建术			次		2923.70	甲类	手术费
2858	30.2908	声门上喉部分切除术	四级	手术	G	330701014	声门上水平喉切除术			次		4394.00	甲类	手术费
2859	30.2909	垂直喉部分切除术	四级	手术	G	330701013	垂直超半喉切除术及喉功能重建术			次		4732.00	甲类	手术费

（续上表）

序号	手术操作诊断编码	手术操作名称	手术级别	操作类型	财务分类	编码	项目名称	项目内涵	除外内容	计价单位	说明	三级医疗服务价格（元）	医保结算类型	医疗收费项目类别
2860	30. 2910	外侧喉部分切除术	四级	手术	G	330701010	喉次全切除术	含切除环舌、会厌固定术		次		3380. 00	甲类	手术费
2861	30. 2911	喉次全切除术	四级	手术	G	330701010	喉次全切除术	含切除环舌、会厌固定术		次		3380. 00	甲类	手术费
2862	30. 2912	支撑喉镜下杓状软骨切除术	四级	手术	G	330701026	经颈侧杓状软骨切除声带外移术			次		2028. 00	甲类	手术费
2863	30. 2912	支撑喉镜下杓状软骨切除术	四级	手术	G	330000000－13	术中使用其他内镜加收			次		354. 00	甲类	手术费
2864	30. 3x00	全部喉切除术	四级	手术	G	330701006	喉全切除术			次		2923. 70	甲类	手术费
2865	30. 3x01	全喉扩大切除术	四级	手术	G	330701006	喉全切除术			次		2923. 70	甲类	手术费
2866	30. 3x02	喉咽切除术	四级	手术	G	330701017	全喉全下咽切除皮瓣修复术			次		5460. 00	甲类	手术费
2867	30. 3x03	喉咽食管切除术	四级	手术	G	330701017	全喉全下咽切除皮瓣修复术			次		5460. 00	甲类	手术费
2868	30. 3x04	残余喉切除术	四级	手术	G	330701010	喉次全切除术	含切除环舌、会厌固定术		次		3380. 00	甲类	手术费
2869	30. 4x00	根治性喉切除术	四级	手术	G	330701006	喉全切除术			次		2923. 70	甲类	手术费
2870	30. 4x00x002	全喉切除伴根治性淋巴结清扫术	四级	手术	G	330701006	喉全切除术			次		2923. 70	甲类	手术费
2871	31. 0x02	声带脂肪移植术		手术	G	330701030	声带内移术			次		2028. 00	甲类	手术费
2872	31. 0x03	内镜下声带脂肪移植术		手术	G	330701030	声带内移术			次		2028. 00	甲类	手术费
2873	31. 0x03	内镜下声带脂肪移植术		手术	G	330000000－13	术中使用其他内镜加收			次		354. 00	甲类	手术费
2874	31. 0x05	支撑喉镜下声带充填术		手术	G	330701030	声带内移术			次		2028. 00	甲类	手术费
2875	31. 0x05	支撑喉镜下声带充填术		手术	G	330000000－13	术中使用其他内镜加收			次		354. 00	甲类	手术费
2876	31. 3x00x001	支撑喉镜下喉切开引流术		手术	G	330701036	会厌脓肿切开引流术			次		676. 00	甲类	手术费
2877	31. 3x00x001	支撑喉镜下喉切开引流术		手术	G	330000000－13	术中使用其他内镜加收			次		354. 00	甲类	手术费
2878	31. 3x00x005	会厌切开引流术		手术	G	330701036	会厌脓肿切开引流术			次		676. 00	甲类	手术费
2879	31. 3x00x008	环状软骨前切开术		手术	G	330701031	甲状软骨成形术			次		1690. 00	甲类	手术费
2880	29. 3100	环咽肌切开术		手术	G	331001006	食管憩室切除术			次		3380. 00	甲类	手术费
2881	29. 9900	咽的其他手术		手术	G	330601030S	经鼻内镜鼻咽恶性肿瘤切除术			次		5367. 44	甲类	手术费
2882	29. 9900	咽的其他手术		手术	G	330601030S－1	经鼻内镜鼻咽恶性肿瘤切除术＋鼻甲黏膜瓣修复鼻咽创面			次		6212. 44	甲类	手术费
2883	29. 9900	咽的其他手术		手术	G	330601033S	经鼻内镜鼻咽良性肿物切除术	适用于鼻内镜下鼻咽部良性肿物的切除		次		2167. 00	甲类	手术费
2884	29. 9900	咽的其他手术		手术	G	330606022	咽后嵴成形术			次		1248. 00	甲类	手术费
2885①	29. 9900	咽的其他手术		手术	G	330606023	咽后壁组织瓣成形术	含咽后壁瓣制备及咽后瓣成形；不含腭部裂隙关闭		次		1248. 00	甲类	手术费
2886	30. 0100	喉囊肿的袋形缝合术［造袋术］		手术	G	330701038	会厌良性肿瘤切除术	含囊肿		次		1098. 50	甲类	手术费

① 限制范围：基本医疗保险限肿瘤、外伤、炎症所致缺损修复。

（续上表）

序号	手术操作诊断编码	手术操作名称	手术级别	操作类型	财务分类	编码	项目名称	项目内涵	除外内容	计价单位	说明	三级医疗服务价格（元）	医保结算类型	医疗收费项目类别
2887	30.0900x038	喉病损射频消融术		手术	G	310905005－5/1	经皮穿刺各种实体肿瘤射频治疗		射频导管、动脉穿刺套针	次		2910.30	甲类	治疗费
2888	30.0900x038	喉病损射频消融术		手术	G	310905005－5/2	经皮穿刺单个肿瘤射频治疗加收（3cm 以上）			次		1455.15	甲类	治疗费
2889	30.0900x038	喉病损射频消融术		手术	G	310905005－5/3	经皮穿刺多发肿瘤射频治疗加收（每增加一个）			个		1455.15	甲类	治疗费
2890	30.0907	内镜下声带病损射频消融术		手术	G	310403016－1	咽部射频治疗			次		136.21	甲类	治疗费
2891	30.0907	内镜下声带病损射频消融术		手术	G	330000000－13	术中使用其他内镜加收			次		354.00	甲类	手术费
2892	30.2100	会厌切除术		手术	G	330701014	声门上水平喉切除术			次		4394.00	甲类	手术费
2893	30.2100x003	会厌软骨切除术		手术	G	330701014	声门上水平喉切除术			次		4394.00	甲类	手术费
2894	30.2101	会厌扩大切除术		手术	G	330701014	声门上水平喉切除术			次		4394.00	甲类	手术费
2895	30.2901	舌骨切除术		手术	G	330300015	甲状舌管瘘切除术			次		1808.30	甲类	手术费
2896	30.2902	舌骨部分切除术		手术	G	330300015	甲状舌管瘘切除术			次		1808.30	甲类	手术费
2897	31.3x01	喉探查术		手术	D	310403009	纤维喉镜检查	含活检、刷检		次		150.80	甲类	检查费
2898	31.3x01	喉探查术		手术	D	310403009－1	电子纤维喉镜检查	含活检、刷检		次		202.80	甲类	检查费
2899	31.3x01	喉探查术		手术	D	310403010	喉动态镜检查			次		92.56	甲类	检查费
2900	31.3x01	喉探查术		手术	D	310403011	直达喉镜检查			次		124.80	甲类	检查费
2901	31.3x01	喉探查术		手术	D	310403011－1	前联合镜检查			次		124.80	甲类	检查费
2902	31.3x01	喉探查术		手术	D	310403012	间接喉镜检查			次		5.20	甲类	检查费
2903	31.3x01	喉探查术		手术	D	310403013	支撑喉镜检查			次		119.60	甲类	检查费
2904	31.3x02	气管探查术		手术	G	330701005	气管切开术		气管套管、经皮气管切开套装	次		388.70	甲类	手术费
2905	31.3x03	气管切开异物取出术		手术	G	330701005	气管切开术		气管套管、经皮气管切开套装	次		388.70	甲类	手术费
2906	31.3x04	内镜下声带切开术		手术	G	330701023	喉裂开声带切除术			次		1352.00	甲类	手术费
2907	31.3x04	内镜下声带切开术		手术	G	330000000－13	术中使用其他内镜加收			次		354.00	甲类	手术费
2908	31.4500	开放性喉或气管活组织检查		手术	E	310403017S	喉部肿物活检术			次		90.80	甲类	治疗费
2909	31.4500	开放性喉或气管活组织检查		手术	G	330701041	气管内肿瘤切除术	含开胸气管部分切除成形、气管环状袖状切除再吻合术		次		2704.00	甲类	手术费
2910	31.4501	开放性气管活组织检查术		手术	G	330701041	气管内肿瘤切除术	含开胸气管部分切除成形、气管环状袖状切除再吻合术		次		2704.00	甲类	手术费
2911	31.4502	开放性喉活组织检查术		手术	E	310403017S	喉部肿物活检术			次		90.80	甲类	治疗费

（续上表）

序号	手术操作诊断编码	手术操作名称	手术级别	操作类型	财务分类	编码	项目名称	项目内涵	除外内容	计价单位	说明	三级医疗服务价格（元）	医保结算类型	医疗收费项目类别
2912	31. 5x00	气管病损或组织的局部切除术或破坏术		手术	G	330701041	气管内肿瘤切除术	含开胸气管部分切除成形、气管环状袖状切除再吻合术		次		2704. 00	甲类	手术费
2913	31. 5x00	气管病损或组织的局部切除术或破坏术		手术	G	330701041－1	气管内肿瘤切除术（激光）	含开胸气管部分切除成形、气管环状袖状切除再吻合术		次		2964. 00	甲类	手术费
2914	31. 5x00x003	气管镜下气管病损激光烧灼术		手术	G	330701041－1	气管内肿瘤切除术（激光）	含开胸气管部分切除成形、气管环状袖状切除再吻合术		次		2964. 00	甲类	手术费
2915	31. 5x00x003	气管镜下气管病损激光烧灼术		手术	G	330000000－13	术中使用其他内镜加收			次		354. 00	甲类	手术费
2916	31. 5x00x012	气管节段切除术		手术	G	330701041	气管内肿瘤切除术	含开胸气管部分切除成形、气管环状袖状切除再吻合术		次		2704. 00	甲类	手术费
2917	31. 5x00x013	纵隔镜下气管病损切除术		手术	G	330701041	气管内肿瘤切除术	含开胸气管部分切除成形、气管环状袖状切除再吻合术		次		2704. 00	甲类	手术费
2918	31. 5x00x013	纵隔镜下气管病损切除术		手术	G	330701041－1	气管内肿瘤切除术（激光）	含开胸气管部分切除成形、气管环状袖状切除再吻合术		次		2964. 00	甲类	手术费
2919	31. 5x00x013	纵隔镜下气管病损切除术		手术	G	330000000－13	术中使用其他内镜加收			次		354. 00	甲类	手术费
2920	31. 5x00x014	气管隆突病损切除术		手术	G	330701042	气管成形术	含气管隆凸成形术		次		6370. 00	甲类	手术费
2921	31. 5x00x014	气管隆突病损切除术		手术	G	330701042－1	气管隆凸成形术			次		6370. 00	甲类	手术费
2922	31. 5x00x015	气管镜下气管病损冷冻术		手术	G	330703001	开胸冷冻治疗	含各种不能切除之胸部肿瘤		次		3744. 00	甲类	手术费
2923	31. 5x00x015	气管镜下气管病损冷冻术		手术	G	330000000－13	术中使用其他内镜加收			次		354. 00	甲类	手术费
2924	31. 5x01	气管病损切除术		手术	G	330701041	气管内肿瘤切除术	含开胸气管部分切除成形、气管环状袖状切除再吻合术		次		2704. 00	甲类	手术费
2925	31. 5x01	气管病损切除术		手术	G	330701041－1	气管内肿瘤切除术（激光）	含开胸气管部分切除成形、气管环状袖状切除再吻合术		次		2964. 00	甲类	手术费
2926	31. 5x02	气管部分切除术		手术	G	330701041	气管内肿瘤切除术	含开胸气管部分切除成形、气管环状袖状切除再吻合术		次		2704. 00	甲类	手术费
2927	31. 5x02	气管部分切除术		手术	G	330701041－1	气管内肿瘤切除术（激光）	含开胸气管部分切除成形、气管环状袖状切除再吻合术		次		2964. 00	甲类	手术费
2928	31. 5x03	气管楔形切除术		手术	G	330701041	气管内肿瘤切除术	含开胸气管部分切除成形、气管环状袖状切除再吻合术		次		2704. 00	甲类	手术费
2929	31. 5x03	气管楔形切除术		手术	G	330701041－1	气管内肿瘤切除术（激光）	含开胸气管部分切除成形、气管环状袖状切除再吻合术		次		2964. 00	甲类	手术费
2930	31. 5x04	内镜下气管病损切除术		手术	G	330701041	气管内肿瘤切除术	含开胸气管部分切除成形、气管环状袖状切除再吻合术		次		2704. 00	甲类	手术费
2931	31. 5x04	内镜下气管病损切除术		手术	G	330701041－1	气管内肿瘤切除术（激光）	含开胸气管部分切除成形、气管环状袖状切除再吻合术		次		2964. 00	甲类	手术费
2932	31. 5x04	内镜下气管病损切除术		手术	G	330000000－13	术中使用其他内镜加收			次		354. 00	甲类	手术费
2933	31. 6100	喉裂伤缝合术		手术	G	330701028	喉气管外伤缝合成形术			次		1521. 00	甲类	手术费
2934	31. 6200	喉瘘闭合术		手术	G	310905034S	内镜下瘘口闭合术	不含内镜检查		次		1311. 00	甲类	治疗费
2935	31. 6201	喉气管瘘管切除术		手术	G	330300015	甲状舌管瘘切除术			次		1808. 30	甲类	手术费

（续上表）

序号	手术操作诊断编码	手术操作名称	手术级别	操作类型	财务分类	编码	项目名称	项目内涵	除外内容	计价单位	说明	三级医疗服务价格（元）	医保结算类型	医疗收费项目类别
2936	31.6202	喉气管瘘修补术		手术	G	330701040	气管瘘修复术	含直接修补或其他组织材料修补；不含气管切开	特殊修补材料或缝线	次		2366.00	甲类	手术费
2937	31.6300	喉造口修复术		手术	G	330701008	喉功能重建术	含肌肉、会厌、舌骨瓣、咽下缩肌等局部修复手段		次		3985.80	甲类	手术费
2938	31.6400	喉骨骨折修补术		手术	G	330201009	颅骨修补术	含假体植入	修补材料	次		3049.80	甲类	手术费
2939	31.6900	喉的其他修补术		手术	G	330701017	全喉全下咽切除皮瓣修复术			次		5460.00	甲类	手术费
2940	31.6900x007	声带固定术		手术	G	330701030	声带内移术			次		2028.00	甲类	手术费
2941	31.6900x008	声带转位术		手术	G	330701030	声带内移术			次		2028.00	甲类	手术费
2942	31.6900x013	喉支架置入术		手术	G	330701020	喉狭窄成形及 T 型管置入术		植入材料	次		2535.00	甲类	手术费
2943	31.6900x013	喉支架置入术		手术	G	330701029	喉气管狭窄支架成形术	不含其他部分取材	支架	次		2028.00	甲类	手术费
2944	31.6900x014	支撑喉镜下声带显微缝合术		手术	G	330701025	经支撑喉镜激光声带肿物切除术			次		2366.00	甲类	手术费
2945	31.6901	喉结成形术		手术	G	331305017	变性术	含器官切除、器官再造		次	不限性别	3900.00	丙类	手术费
2946	31.6901	喉结成形术		手术	G	330701030	声带内移术			次		2028.00	甲类	手术费
2947	31.6902	喉成形术	四级	手术	G	330701028	喉气管外伤缝合成形术			次		1521.00	甲类	手术费
2948	31.6902	喉成形术	四级	手术	G	330701029	喉气管狭窄支架成形术	不含其他部分取材	支架	次		2028.00	甲类	手术费
2949	31.6902	喉成形术	四级	手术	G	330701020	喉狭窄成形及 T 型管置入术		植入材料	次		2535.00	甲类	手术费
2950	31.6903	喉功能重建术	四级	手术	G	330701008	喉功能重建术	含肌肉、会厌、舌骨瓣、咽下缩肌等局部修复手段		次		3985.80	甲类	手术费
2951	31.6904	喉双蒂双肌瓣修复术	四级	手术	G	330701017	全喉全下咽切除皮瓣修复术			次		5460.00	甲类	手术费
2952	31.6905	环甲膜缩短术		手术	G	330701034	环甲间距缩短术			次		1352.00	甲类	手术费
2953	31.6906	会厌成形术		手术	G	330701008	喉功能重建术	含肌肉、会厌、舌骨瓣、咽下缩肌等局部修复手段		次		3985.80	甲类	手术费
2954	31.6907	甲状软骨成形术		手术	G	330701031	甲状软骨成形术			次		1690.00	甲类	手术费
2955	31.6908	声门成形术		手术	G	330701046S	声门上成形术	对声门上结构紊乱患者进行声门上结构重构		次		3950.00	甲类	手术费
2956	31.6909	声带外移术		手术	G	330701026	经颈侧杓状软骨切除声带外移术			次		2028.00	甲类	手术费
2957	31.6910	声带成形术		手术	G	330701030	声带内移术			次		2028.00	甲类	手术费
2958	31.6911	内镜下声带成形术		手术	G	330701030	声带内移术			次		2028.00	甲类	手术费
2959	31.6911	内镜下声带成形术		手术	G	330000000-13	术中使用其他内镜加收			次		354.00	甲类	手术费
2960	31.6912	内镜下环杓关节复位术		手术	G	330701035	环杓关节复位术			次		1352.00	甲类	手术费
2961	31.6912	内镜下环杓关节复位术		手术	G	330000000-13	术中使用其他内镜加收			次		354.00	甲类	手术费
2962	31.6913	内镜下喉成形术		手术	G	330701028	喉气管外伤缝合成形术			次		1521.00	甲类	手术费

（续上表）

序号	手术操作诊断编码	手术操作名称	手术级别	操作类型	财务分类	编码	项目名称	项目内涵	除外内容	计价单位	说明	三级医疗服务价格（元）	医保结算类型	医疗收费项目类别
2963	31.6913	内镜下喉成形术		手术	G	330701029	喉气管狭窄支架成形术	不含其他部分取材	支架	次		2028.00	甲类	手术费
2964	31.6913	内镜下喉成形术		手术	G	330701020	喉狭窄成形及T型管置入术		植入材料	次		2535.00	甲类	手术费
2965	31.6913	内镜下喉成形术		手术	G	330000000－13	术中使用其他内镜加收			次		354.00	甲类	手术费
2966	31.7100	气管裂伤缝合术		手术	G	330701028	喉气管外伤缝合成形术			次		1521.00	甲类	手术费
2967	31.7100x001	气管修补术		手术	G	330701028	喉气管外伤缝合成形术			次		1521.00	甲类	手术费
2968	31.7200	气管外瘘管闭合术		手术	G	310905034S	内镜下瘘口闭合术	不含内镜检查		次		1311.00	甲类	治疗费
2969	31.7201	气管造口闭合术		手术	G	310905034S	内镜下瘘口闭合术	不含内镜检查		次		1311.00	甲类	治疗费
2970	31.7300	气管其他瘘管的闭合术		手术	G	310905034S	内镜下瘘口闭合术	不含内镜检查		次		1311.00	甲类	治疗费
2971	31.7300x001	气管瘘闭合术		手术	G	310905034S	内镜下瘘口闭合术	不含内镜检查		次		1311.00	甲类	治疗费
2972	31.7301	气管食管瘘修补术		手术	G	330701043	颈段气管食管瘘修补术			次		1859.00	甲类	手术费
2973	31.7302	内镜下气管瘘封堵术		手术	G	330701040	气管瘘修复术	含直接修补或其他组织材料修补；不含气管切开	特殊修补材料或缝线	次		2366.00	甲类	手术费
2974	31.7302	内镜下气管瘘封堵术		手术	G	330000000－13	术中使用其他内镜加收			次		354.00	甲类	手术费
2975	31.7400	气管造口修复术		手术	G	330701040	气管瘘修复术	含直接修补或其他组织材料修补；不含气管切开	特殊修补材料或缝线	次		2366.00	甲类	手术费
2976	31.7400x001	气管造口扩张术		手术	G	330701045	颈部气管造口再造术			次		暂不定价	甲类	手术费
2977	31.7500	气管重建术和人工喉建造术		手术	G	330701042	气管成形术	含气管隆凸成形术		次		6370.00	甲类	手术费
2978	31.7500	气管重建术和人工喉建造术		手术	G	330701007	喉全切除术后发音管安装术		发音管	次		1740.70	甲类	手术费
2979	31.7500x002	气管成形伴人工喉重建术		手术	G	330701042	气管成形术	含气管隆凸成形术		次		6370.00	甲类	手术费
2980	31.7500x002	气管成形伴人工喉重建术		手术	G	330701007	喉全切除术后发音管安装术		发音管	次		1740.70	甲类	手术费
2981	31.7500x004	人工气管重建术		手术	G	330701019	喉狭窄经口扩张及喉模置入术			次		2535.00	甲类	手术费
2982	31.7500x004	人工气管重建术		手术	G	330701020	喉狭窄成形及T型管置入术		植入材料	次		2535.00	甲类	手术费
2983	31.7501	发音重建术		手术	G	330701008	喉功能重建术	含肌肉、会厌、舌骨瓣、咽下缩肌等局部修复手段		次		3985.80	甲类	手术费
2984	31.7502	发音钮置入术		手术	G	330701007	喉全切除术后发音管安装术		发音管	次		1740.70	甲类	手术费
2985	31.7503	气管重建术		手术	G	330701019	喉狭窄经口扩张及喉模置入术			次		2535.00	甲类	手术费
2986	31.7503	气管重建术		手术	G	330701020	喉狭窄成形及T型管置入术		植入材料	次		2535.00	甲类	手术费
2987	31.7504	人工喉建造术		手术	G	330701007	喉全切除术后发音管安装术		发音管	次		1740.70	甲类	手术费
2988	31.7900	气管其他修补术和整形术		手术	G	330701040	气管瘘修复术	含直接修补或其他组织材料修补；不含气管切开	特殊修补材料或缝线	次		2366.00	甲类	手术费
2989	31.7900x004	气管狭窄松解术		手术	G	330701029	喉气管狭窄支架成形术	不含其他部分取材	支架	次		2028.00	甲类	手术费

（续上表）

序号	手术操作诊断编码	手术操作名称	手术级别	操作类型	财务分类	编码	项目名称	项目内涵	除外内容	计价单位	说明	三级医疗服务价格（元）	医保结算类型	医疗收费项目类别
2990	31.7900x005	气管隆突成形术		手术	G	330701042－1	气管隆凸成形术			次		6370.00	甲类	手术费
2991	31.7900x006	气管扩张术		手术	G	310605009	经内镜气管扩张术		球囊管	次		710.11	甲类	治疗费
2992	31.7900x007	气管镜下气管扩张术		手术	G	310605009	经内镜气管扩张术		球囊管	次		710.11	甲类	治疗费
2993	31.7901	气管成形术		手术	G	330701042	气管成形术	含气管隆凸成形术		次		6370.00	甲类	手术费
2994	31.7902	人造气管移植术		手术	G	330701007	喉全切除术后发音管安装术		发音管	次		1740.70	甲类	手术费
2995	31.7903	气管狭窄修复术		手术	G	330701029	喉气管狭窄支架成形术	不含其他部分取材	支架	次		2028.00	甲类	手术费
2996	31.7904	气管膜部修补术		手术	G	330701039	气管支气管损伤修补术			次		2366.00	甲类	手术费
2997	31.9100	喉神经切断术		手术	G	331502014	神经纤维部分切断术			次		2670.20	甲类	手术费
2998	31.9100x001	喉返神经切断术		手术	G	331502014	神经纤维部分切断术			次		2670.20	甲类	手术费
2999	31.9100x002	喉返神经解剖术		手术	G	330300017	喉返神经探查术			次	仅独立开展本手术方可收费	2535.00	甲类	手术费
3000	31.9200	气管或喉粘连的松解术		手术	G	330701018	喉瘢痕狭窄扩张术			次		2535.00	甲类	手术费
3001	31.9200x001	支撑喉镜下气管粘连松解术		手术	G	330701027	喉气管裂开瘢痕切除喉模置入术			次		2366.00	甲类	手术费
3002	31.9200x001	支撑喉镜下气管粘连松解术		手术	G	330000000－13	术中使用其他内镜加收			次		354.00	甲类	手术费
3003	31.9201	气管粘连松解术		手术	G	330701027	喉气管裂开瘢痕切除喉模置入术			次		2366.00	甲类	手术费
3004	31.9202	声带粘连松解术		手术	G	330701027	喉气管裂开瘢痕切除喉模置入术			次		2366.00	甲类	手术费
3005	31.9203	喉粘连松解术		手术	G	330701018	喉瘢痕狭窄扩张术			次		2535.00	甲类	手术费
3006	31.9204	内镜下声带粘连松解术		手术	G	330701027	喉气管裂开瘢痕切除喉模置入术			次		2366.00	甲类	手术费
3007	31.9204	内镜下声带粘连松解术		手术	G	330000000－13	术中使用其他内镜加收			次		354.00	甲类	手术费
3008	31.9300	喉或气管支架置换术		手术	G	330701029	喉气管狭窄支架成形术	不含其他部分取材	支架	次		2028.00	甲类	手术费
3009	31.9301	气管支架置换术		手术	G	330701029	喉气管狭窄支架成形术	不含其他部分取材	支架	次		2028.00	甲类	手术费
3010	31.9302	喉支架置换术		手术	G	330701029	喉气管狭窄支架成形术	不含其他部分取材	支架	次		2028.00	甲类	手术费
3011	31.9303	内镜下气管支架置换术		手术	G	330701029	喉气管狭窄支架成形术	不含其他部分取材	支架	次		2028.00	甲类	手术费
3012	31.9303	内镜下气管支架置换术		手术	G	330000000－13	术中使用其他内镜加收			次		354.00	甲类	手术费
3013	31.9304	内镜下喉支架置换术		手术	G	330701029	喉气管狭窄支架成形术	不含其他部分取材	支架	次		2028.00	甲类	手术费
3014	31.9304	内镜下喉支架置换术		手术	G	330000000－13	术中使用其他内镜加收			次		354.00	甲类	手术费
3015	31.9500	气管食管造口术		手术	G	331001009－1	食管闭锁颈段造瘘术		特殊胃造瘘套管	次		2535.00	甲类	手术费
3016	31.9501	内镜下气管食管造口术		手术	G	331001009－1	食管闭锁颈段造瘘术		特殊胃造瘘套管	次		2535.00	甲类	手术费

（续上表）

序号	手术操作诊断编码	手术操作名称	手术级别	操作类型	财务分类	编码	项目名称	项目内涵	除外内容	计价单位	说明	三级医疗服务价格（元）	医保结算类型	医疗收费项目类别
3017	31.9501	内镜下气管食管造口术		手术	G	310000000－12	诊疗中使用其他内镜加收			次		354.00	甲类	治疗费
3018	31.9800	喉的其他手术		手术	G	330701010	喉次全切除术	含切除环舌、会厌固定术		次		3380.00	甲类	手术费
3019	31.9800x001	发音钮置换术		手术	G	330701007	喉全切除术后发音管安装术		发音管	次		1740.70	甲类	手术费
3020	31.9801	声门扩大术		手术	G	330701046S	声门上成形术	对声门上结构紊乱患者进行声门上结构重构		次		3950.00	甲类	手术费
3021	31.9802	喉扩张术		手术	G	330701018	喉瘢痕狭窄扩张术			次		2535.00	甲类	手术费
3022	31.9802	喉扩张术		手术	G	330701019	喉狭窄经口扩张及喉模置入术			次		2535.00	甲类	手术费
3023	31.9802	喉扩张术		手术	G	330701020	喉狭窄成形及“T”型管置入术		植入材料	次		2535.00	甲类	手术费
3024	31.9803	喉T型管置入术		手术	G	330701020	喉狭窄成形及“T”型管置入术		植入材料	次		2535.00	甲类	手术费
3025	31.9808	支撑喉镜下喉蹼切除术		手术	G	330701022－1/1	支撑喉镜下喉良性肿瘤切除术			次		1482.00	甲类	手术费
3026	31.9901	气管硅胶管植入术		手术	G	330701029	喉气管狭窄支架成形术	不含其他部分取材	支架	次		2028.00	甲类	手术费
3027	31.9904	气管人工假体植入术		手术	G	310605010	经纤支镜支架置入术		支架、导管、导丝	次		2535.00	甲类	治疗费
3028	32.0100	内镜下支气管病损或组织切除术或破坏术		手术	G	310605012	经内镜气管内肿瘤切除术			次		3261.70	甲类	治疗费
3029	32.0100	内镜下支气管病损或组织切除术或破坏术		手术	G	330701041	气管内肿瘤切除术	含开胸气管部分切除成形、气管环状袖状切除再吻合术		次		2704.00	甲类	手术费
3030	32.0100	内镜下支气管病损或组织切除术或破坏术		手术	G	330701041－1	气管内肿瘤切除术（激光）	含开胸气管部分切除成形、气管环状袖状切除再吻合术		次		2964.00	甲类	手术费
3031	32.0100	内镜下支气管病损或组织切除术或破坏术		手术	G	330000000－13	术中使用其他内镜加收			次		354.00	甲类	手术费
3032	32.0101	内镜下支气管病损切除术		手术	G	310605012	经内镜气管内肿瘤切除术			次		3261.70	甲类	治疗费
3033	32.0102	内镜下支气管病损破坏术		手术	G	310605012	经内镜气管内肿瘤切除术			次		3261.70	甲类	治疗费
3034	32.0103	胸腔镜下支气管病损切除术	四级	手术	G	330701041	气管内肿瘤切除术	含开胸气管部分切除成形、气管环状袖状切除再吻合术		次		2704.00	甲类	手术费
3035	32.0103	胸腔镜下支气管病损切除术	四级	手术	G	330000000－5	术中使用胸腔镜加收			次		1420.50	甲类	手术费
3036	32.0900	支气管病损或组织的其他局部切除术或破坏术		手术	G	330701041	气管内肿瘤切除术	含开胸气管部分切除成形、气管环状袖状切除再吻合术		次		2704.00	甲类	手术费
3037	32.0900x005	纵隔镜下支气管病损切除术	四级	手术	G	330701041	气管内肿瘤切除术	含开胸气管部分切除成形、气管环状袖状切除再吻合术		次		2704.00	甲类	手术费
3038	32.0900x005	纵隔镜下支气管病损切除术	四级	手术	G	330000000－13	术中使用其他内镜加收			次		354.00	甲类	手术费
3039	32.0901	支气管病损切除术		手术	G	330701041	气管内肿瘤切除术	含开胸气管部分切除成形、气管环状袖状切除再吻合术		次		2704.00	甲类	手术费

（续上表）

序号	手术操作诊断编码	手术操作名称	手术级别	操作类型	财务分类	编码	项目名称	项目内涵	除外内容	计价单位	说明	三级医疗服务价格（元）	医保结算类型	医疗收费项目类别
3040	32. 0902	支气管病损破坏术		手术	G	330701041	气管内肿瘤切除术	含开胸气管部分切除成形、气管环状袖状切除再吻合术		次		2704. 00	甲类	手术费
3041	32. 1x00	支气管的其他切除术		手术	G	330701041	气管内肿瘤切除术	含开胸气管部分切除成形、气管环状袖状切除再吻合术		次		2704. 00	甲类	手术费
3042	32. 1x00x004	胸腔镜下支气管袖形切除术	四级	手术	G	330701041	气管内肿瘤切除术	含开胸气管部分切除成形、气管环状袖状切除再吻合术		次		2704. 00	甲类	手术费
3043	32. 1x00x004	胸腔镜下支气管袖形切除术	四级	手术	G	330000000－5	术中使用胸腔镜加收			次		1420. 50	甲类	手术费
3044	32. 1x03	支气管部分切除术	四级	手术	G	330701041	气管内肿瘤切除术	含开胸气管部分切除成形、气管环状袖状切除再吻合术		次		2704. 00	甲类	手术费
3045	32. 1x04	胸腔镜下支气管部分切除术	四级	手术	G	330701041	气管内肿瘤切除术	含开胸气管部分切除成形、气管环状袖状切除再吻合术		次		2704. 00	甲类	手术费
3046	32. 1x04	胸腔镜下支气管部分切除术	四级	手术	G	330000000－5	术中使用胸腔镜加收			次		1420. 50	甲类	手术费
3047	32. 2000	胸腔镜下肺组织或病损的切除术	四级	手术	G	330702002	肺癌根治术	含淋巴结清扫		次		6279. 00	甲类	手术费
3048	32. 2000	胸腔镜下肺组织或病损的切除术	四级	手术	G	330000000－5	术中使用胸腔镜加收			次		1420. 50	甲类	手术费
3049	32. 2000x002	纵隔镜下肺病损切除术	四级	手术	G	330702002	肺癌根治术	含淋巴结清扫		次		6279. 00	甲类	手术费
3050	32. 2000x002	纵隔镜下肺病损切除术	四级	手术	G	330000000－13	术中使用其他内镜加收			次		354. 00	甲类	手术费
3051	32. 2000x003	胸腔镜下肺部分切除术	四级	手术	G	330702005	肺楔形切除术			次		4563. 00	甲类	手术费
3052	32. 2000x003	胸腔镜下肺部分切除术	四级	手术	G	330000000－5	术中使用胸腔镜加收			次		1420. 50	甲类	手术费
3053	32. 2001	胸腔镜下肺楔形切除术	四级	手术	G	330702005	肺楔形切除术			次		4563. 00	甲类	手术费
3054	32. 2001	胸腔镜下肺楔形切除术	四级	手术	G	330000000－5	术中使用胸腔镜加收			次		1420. 50	甲类	手术费
3055	32. 2002	胸腔镜下肺大疱切除术	四级	手术	G	330702009	肺大泡切除修补术	含结扎、固化		次		4563. 00	甲类	手术费
3056	32. 2002	胸腔镜下肺大疱切除术	四级	手术	G	330000000－5	术中使用胸腔镜加收			次		1420. 50	甲类	手术费
3057	32. 2003	胸腔镜下肺病损切除术	四级	手术	G	330702002	肺癌根治术	含淋巴结清扫		次		6279. 00	甲类	手术费
3058	32. 2003	胸腔镜下肺病损切除术	四级	手术	G	330000000－5	术中使用胸腔镜加收			次		1420. 50	甲类	手术费
3059	32. 2004	胸腔镜下肺病损氩氦刀冷冻术	四级	手术	G	330703001	开胸冷冻治疗	含各种不能切除之胸部肿瘤		次		3744. 00	甲类	手术费
3060	32. 2004	胸腔镜下肺病损氩氦刀冷冻术	四级	手术	G	330000000－5	术中使用胸腔镜加收			次		1420. 50	甲类	手术费
3061	32. 2100	肺大疱折叠术		手术	G	330702009	肺大泡切除修补术	含结扎、固化		次		4563. 00	甲类	手术费
3062	32. 2100x001	肺大泡缝扎术		手术	G	330702009	肺大泡切除修补术	含结扎、固化		次		4563. 00	甲类	手术费
3063	32. 2100x005	胸腔镜下肺大泡缝扎术		手术	G	330702009	肺大泡切除修补术	含结扎、固化		次		4563. 00	甲类	手术费
3064	32. 2100x005	胸腔镜下肺大泡缝扎术		手术	G	330000000－5	术中使用胸腔镜加收			次		1420. 50	甲类	手术费
3065	32. 2101	胸腔镜下肺大疱折叠术		手术	G	330702009	肺大泡切除修补术	含结扎、固化		次		4563. 00	甲类	手术费
3066	32. 2101	胸腔镜下肺大疱折叠术		手术	G	330000000－5	术中使用胸腔镜加收			次		1420. 50	甲类	手术费
3067	32. 2200	肺容量减少术		手术	G	330702004	肺减容手术	含一侧或两侧肺手术（经侧胸切口或正中胸骨切口）		次		9126. 00	甲类	手术费

（续上表）

序号	手术操作诊断编码	手术操作名称	手术级别	操作类型	财务分类	编码	项目名称	项目内涵	除外内容	计价单位	说明	三级医疗服务价格（元）	医保结算类型	医疗收费项目类别
3068	32.2200x004	支气管镜下肺减容术		手术	G	330702004	肺减容手术	含一侧或两侧肺手术（经侧胸切口或正中胸骨切口）		次		9126.00	甲类	手术费
3069	32.2200x004	支气管镜下肺减容术		手术	G	330000000－13	术中使用其他内镜加收			次		354.00	甲类	手术费
3070	32.2201	胸腔镜下肺减容术		手术	G	330702004	肺减容手术	含一侧或两侧肺手术（经侧胸切口或正中胸骨切口）		次		9126.00	甲类	手术费
3071	32.2201	胸腔镜下肺减容术		手术	G	330000000－5	术中使用胸腔镜加收			次		1420.50	甲类	手术费
3072	32.2300	开放性消融肺的病损或肺组织		手术	G	330703002	开胸肿瘤特殊治疗	指激光、微波、射频消融等方法		次		4160.00	甲类	手术费
3073	32.2300x001	直视下肺病损射频消融术		手术	G	330703002	开胸肿瘤特殊治疗	指激光、微波、射频消融等方法		次		4160.00	甲类	手术费
3074	32.2400	经皮消融肺的病损或肺组织		手术	G	310905005－5/1	经皮穿刺各种实体肿瘤射频治疗		射频导管、动脉穿刺套针	次		2910.30	甲类	治疗费
3075	32.2500	胸腔镜下消融肺的病损或肺组织	四级	手术	G	310905005－5/1	经皮穿刺各种实体肿瘤射频治疗		射频导管、动脉穿刺套针	次		2910.30	甲类	治疗费
3076	32.2500	胸腔镜下消融肺的病损或肺组织	四级	手术	G	310000000－4	诊疗中使用胸腔镜加收			次		1420.50	甲类	治疗费
3077	32.2500x001	胸腔镜下肺病损射频消融术	四级	手术	G	310905005－5/1	经皮穿刺各种实体肿瘤射频治疗		射频导管、动脉穿刺套针	次		2910.30	甲类	治疗费
3078	32.2500x001	胸腔镜下肺病损射频消融术	四级	手术	G	310905005－5/2	经皮穿刺单个肿瘤射频治疗加收（3cm 以上）			次		1455.15	甲类	治疗费
3079	32.2500x001	胸腔镜下肺病损射频消融术	四级	手术	G	310905005－5/3	经皮穿刺多发肿瘤射频治疗加收（每增加一个）			个		1455.15	甲类	治疗费
3080	32.2500x001	胸腔镜下肺病损射频消融术	四级	手术	G	310000000－4	诊疗中使用胸腔镜加收			次		1420.50	甲类	治疗费
3081	32.2600	肺病损或肺组织的其他和未特指的消融		手术	G	330703002	开胸肿瘤特殊治疗	指激光、微波、射频消融等方法		次		4160.00	甲类	手术费
3082	32.2700	支气管镜支气管热成形术，气道平滑肌消融		手术	G	310000000－12	诊疗中使用其他内镜加收			次		354.00	甲类	治疗费
3083	32.2800	内镜下肺病损或肺组织的切除术或破坏术	四级	手术	G	330702002	肺癌根治术	含淋巴结清扫		次		6279.00	甲类	手术费
3084	32.2800	内镜下肺病损或肺组织的切除术或破坏术	四级	手术	G	330000000－13	术中使用其他内镜加收			次		354.00	甲类	手术费
3085	32.2801	内镜下肺病损切除术		手术	G	330702002	肺癌根治术	含淋巴结清扫		次		6279.00	甲类	手术费
3086	32.2801	内镜下肺病损切除术		手术	G	330000000－13	术中使用其他内镜加收			次		354.00	甲类	手术费
3087	32.2802	内镜下肺大疱切除术		手术	G	330702009	肺大泡切除修补术	含结扎、固化		次		4563.00	甲类	手术费
3088	32.2802	内镜下肺大疱切除术		手术	G	330000000－13	术中使用其他内镜加收			次		354.00	甲类	手术费

（续上表）

序号	手术操作诊断编码	手术操作名称	手术级别	操作类型	财务分类	编码	项目名称	项目内涵	除外内容	计价单位	说明	三级医疗服务价格（元）	医保结算类型	医疗收费项目类别
3089	32. 2803	内镜下肺病损激光切除术		手术	G	330703002	开胸肿瘤特殊治疗	指激光、微波、射频消融等方法		次		4160. 00	甲类	手术费
3090	32. 2803	内镜下肺病损激光切除术		手术	G	330000000 – 13	术中使用其他内镜加收			次		354. 00	甲类	手术费
3091	32. 2804	内镜下肺病损电凝切除术		手术	G	330702002	肺癌根治术	含淋巴结清扫		次		6279. 00	甲类	手术费
3092	32. 2804	内镜下肺病损电凝切除术		手术	G	300000000 – 1	使用双电极电凝器（PK）刀加收			次		947. 00	甲类	治疗费
3093	32. 2804	内镜下肺病损电凝切除术		手术	G	330000000 – 13	术中使用其他内镜加收			次		354. 00	甲类	手术费
3094	32. 2900	肺病损或组织的其他局部切除术或破坏术		手术	G	330702003	肺段切除术			次		4563. 00	甲类	手术费
3095	32. 2900	肺病损或组织的其他局部切除术或破坏术		手术	G	330702005	肺楔形切除术			次		4563. 00	甲类	手术费
3096	32. 2900x005	肺病损氩氦刀冷冻术		手术	G	330703001	开胸冷冻治疗	含各种不能切除之胸部肿瘤		次		3744. 00	甲类	手术费
3097	32. 2900x016	余肺楔形切除术		手术	G	330702005	肺楔形切除术			次		4563. 00	甲类	手术费
3098	32. 2901	肺病损切除术		手术	G	330702002	肺癌根治术	含淋巴结清扫		次		6279. 00	甲类	手术费
3099	32. 2902	肺大泡切除术		手术	G	330702009	肺大泡切除修补术	含结扎、固化		次		4563. 00	甲类	手术费
3100	32. 2903	肺袖式切除术	四级	手术	G	330702007	袖状肺叶切除术	含肺动脉袖状切除成形术		次		5323. 50	甲类	手术费
3101	32. 2904	肺楔形切除术	四级	手术	G	330702005	肺楔形切除术			次		4563. 00	甲类	手术费
3102	32. 2905	肺部分切除术	四级	手术	G	330702005	肺楔形切除术			次		4563. 00	甲类	手术费
3103	32. 3000	胸腔镜肺叶节段切除术	四级	手术	G	330702003	肺段切除术			次		4563. 00	甲类	手术费
3104	32. 3000	胸腔镜肺叶节段切除术	四级	手术	G	330000000 – 5	术中使用胸腔镜加收			次		1420. 50	甲类	手术费
3105	32. 3001	胸腔镜下肺叶部分切除术	四级	手术	G	330702007	袖状肺叶切除术	含肺动脉袖状切除成形术		次		5323. 50	甲类	手术费
3106	32. 3001	胸腔镜下肺叶部分切除术	四级	手术	G	330702005	肺楔形切除术			次		4563. 00	甲类	手术费
3107	32. 3001	胸腔镜下肺叶部分切除术	四级	手术	G	330000000 – 5	术中使用胸腔镜加收			次		1420. 50	甲类	手术费
3108	32. 3900	其他和未特指的肺叶节段切除术	四级	手术	G	330702003	肺段切除术			次		4563. 00	甲类	手术费
3109	32. 3900x003	全余肺切除术	四级	手术	G	330702008	全肺切除术			次		5070. 00	甲类	手术费
3110	32. 3901	肺节段切除术	四级	手术	G	330702003	肺段切除术			次		4563. 00	甲类	手术费
3111	32. 3902	肺叶部分切除术	四级	手术	G	330702005	肺楔形切除术			次		4563. 00	甲类	手术费
3112	32. 3902	肺叶部分切除术	四级	手术	G	330702007	袖状肺叶切除术	含肺动脉袖状切除成形术		次		5323. 50	甲类	手术费
3113	32. 4100	胸腔镜下肺叶切除术	四级	手术	G	330702006	肺叶切除术	含同侧肺两叶切除术		次		5154. 50	甲类	手术费
3114	32. 4100	胸腔镜下肺叶切除术	四级	手术	G	330702007	袖状肺叶切除术	含肺动脉袖状切除成形术		次		5323. 50	甲类	手术费
3115	32. 4100	胸腔镜下肺叶切除术	四级	手术	G	330000000 – 5	术中使用胸腔镜加收			次		1420. 50	甲类	手术费
3116	32. 4100x002	胸腔镜下复合肺叶切除术	四级	手术	G	330702006	肺叶切除术	含同侧肺两叶切除术		次		5154. 50	甲类	手术费
3117	32. 4100x002	胸腔镜下复合肺叶切除术	四级	手术	G	330000000 – 5	术中使用胸腔镜加收			次		1420. 50	甲类	手术费

（续上表）

序号	手术操作诊断编码	手术操作名称	手术级别	操作类型	财务分类	编码	项目名称	项目内涵	除外内容	计价单位	说明	三级医疗服务价格（元）	医保结算类型	医疗收费项目类别
3118	32.4101	胸腔镜下肺叶伴邻近肺叶节段切除术	四级	手术	G	330702008	全肺切除术			次		5070.00	甲类	手术费
3119	32.4101	胸腔镜下肺叶伴邻近肺叶节段切除术	四级	手术	G	330000000－5	术中使用胸腔镜加收			次		1420.50	甲类	手术费
3120	32.4900x002	肺叶伴肺段切除术	四级	手术	G	330702008	全肺切除术			次		5070.00	甲类	手术费
3121	32.4900x003	余肺肺叶切除术	四级	手术	G	330702006	肺叶切除术	含同侧肺两叶切除术		次		5154.50	甲类	手术费
3122	32.4901	肺叶伴邻近肺叶节段切除术	四级	手术	G	330702008	全肺切除术			次		5070.00	甲类	手术费
3123	32.4902	肺叶切除术	四级	手术	G	330702006	肺叶切除术	含同侧肺两叶切除术		次		5154.50	甲类	手术费
3124	32.4903	肺叶袖状切除术	四级	手术	G	330702007	袖状肺叶切除术	含肺动脉袖状切除成形术		次		5323.50	甲类	手术费
3125	32.5000	胸腔镜下肺切除术	四级	手术	G	330702008	全肺切除术			次		5070.00	甲类	手术费
3126	32.5000	胸腔镜下肺切除术	四级	手术	G	330000000－5	术中使用胸腔镜加收			次		1420.50	甲类	手术费
3127	32.5000x001	胸腔镜下全肺切除术	四级	手术	G	330702008	全肺切除术			次		5070.00	甲类	手术费
3128	32.5000x001	胸腔镜下全肺切除术	四级	手术	G	330000000－5	术中使用胸腔镜加收			次		1420.50	甲类	手术费
3129	32.5001	胸腔镜下全肺切除术伴纵隔淋巴清扫	四级	手术	G	330702008	全肺切除术			次		5070.00	甲类	手术费
3130	32.5001	胸腔镜下全肺切除术伴纵隔淋巴清扫	四级	手术	G	330703036S	内镜下纵隔淋巴结清扫术	含双侧喉返神经探查		次		2887.00	甲类	手术费
3131	32.5900	其他和未特指的肺切除术	四级	手术	G	330702008	全肺切除术			次		5070.00	甲类	手术费
3132	32.5900x001	全肺切除术	四级	手术	G	330702008	全肺切除术			次		5070.00	甲类	手术费
3133	32.5901	全肺切除术伴纵隔淋巴结清扫术	四级	手术	G	330702008	全肺切除术			次		5070.00	甲类	手术费
3134	32.5901	全肺切除术伴纵隔淋巴结清扫术	四级	手术	G	330703036S	内镜下纵隔淋巴结清扫术	含双侧喉返神经探查		次		2887.00	甲类	手术费
3135	32.6x00	胸腔结构的根治性清扫术	四级	手术	G	330702002	肺癌根治术	含淋巴结清扫		次		6279.00	甲类	手术费
3136	32.6x00x002	肺叶切除术伴淋巴结清扫术	四级	手术	G	330702002	肺癌根治术	含淋巴结清扫		次		6279.00	甲类	手术费
3137	32.6x00x004	支气管根治性清扫术	四级	手术	G	330900003	颈淋巴结清扫术			次		4550.00	甲类	手术费
3138	32.9x00	其他的肺切除术		手术	G	330702010	胸膜肺全切除术			次		5712.20	甲类	手术费
3139	33.0x00	支气管切开术		手术	G	330701005	气管切开术		气管套管、经皮气管切开套装	次		388.70	甲类	手术费
3140	33.0x00x003	胸腔镜下支气管切开异物取出术	四级	手术	G	330701001－2	经直达喉镜咽喉异物取出术			次		760.50	甲类	手术费
3141	33.0x00x004	胸腔镜下支气管切开术	四级	手术	G	330701005	气管切开术		气管套管、经皮气管切开套装	次		388.70	甲类	手术费
3142	33.0x00x004	胸腔镜下支气管切开术	四级	手术	G	330000000－5	术中使用胸腔镜加收			次		1420.50	甲类	手术费
3143	33.0x01	支气管造口术		手术	G	330701045	颈部气管造口再造术			次		暂不定价	甲类	手术费

（续上表）

序号	手术操作诊断编码	手术操作名称	手术级别	操作类型	财务分类	编码	项目名称	项目内涵	除外内容	计价单位	说明	三级医疗服务价格（元）	医保结算类型	医疗收费项目类别
3144	33. 0x03	支气管切开异物取出术	四级	手术	G	330701001－2	经直达喉镜咽喉异物取出术			次		760. 50	甲类	手术费
3145	33. 1x00	肺切开术		手术	G	330702005	肺楔形切除术			次		4563. 00	甲类	手术费
3146	33. 1x00	肺切开术		手术	G	330702006	肺叶切除术	含同侧肺两叶切除术		次		5154. 50	甲类	手术费
3147	33. 1x00x003	胸腔镜下肺内异物取出术	四级	手术	G	330702001	肺内异物摘除术			次		4563. 00	甲类	手术费
3148	33. 1x00x003	胸腔镜下肺内异物取出术	四级	手术	G	330000000－5	术中使用胸腔镜加收			次		1420. 50	甲类	手术费
3149	33. 1x00x004	胸腔镜下肺切开术	四级	手术	G	330702005	肺楔形切除术			次		4563. 00	甲类	手术费
3150	33. 1x00x004	胸腔镜下肺切开术	四级	手术	G	330702006	肺叶切除术	含同侧肺两叶切除术		次		5154. 50	甲类	手术费
3151	33. 1x00x004	胸腔镜下肺切开术	四级	手术	G	330000000－5	术中使用胸腔镜加收			次		1420. 50	甲类	手术费
3152	33. 1x01	肺大疱外引流术		手术	G	330702009	肺大泡切除修补术	含结扎、固化		次		4563. 00	甲类	手术费
3153	33. 1x02	肺切开血肿清除术		手术	G	330703004	开胸止血术			次	仅独立开展本手术方可收费	3744. 00	甲类	手术费
3154	33. 1x03	肺切开引流术		手术	G	330702002	肺癌根治术	含淋巴结清扫		次		6279. 00	甲类	手术费
3155	33. 1x03	肺切开引流术		手术	G	330702003	肺段切除术			次		4563. 00	甲类	手术费
3156	33. 1x03	肺切开引流术		手术	G	330702004	肺减容手术	含一侧或两侧肺手术（经侧胸切口或正中胸骨切口）		次		9126. 00	甲类	手术费
3157	33. 1x03	肺切开引流术		手术	G	330702005	肺楔形切除术			次		4563. 00	甲类	手术费
3158	33. 1x04	肺内异物取出术	四级	手术	G	330702001	肺内异物摘除术			次		4563. 00	甲类	手术费
3159	33. 1x05	胸腔镜下肺切开引流术	四级	手术	G	330702002	肺癌根治术	含淋巴结清扫		次		6279. 00	甲类	手术费
3160	33. 1x05	胸腔镜下肺切开引流术	四级	手术	G	330702003	肺段切除术			次		4563. 00	甲类	手术费
3161	33. 1x05	胸腔镜下肺切开引流术	四级	手术	G	330702004	肺减容手术	含一侧或两侧肺手术（经侧胸切口或正中胸骨切口）		次		9126. 00	甲类	手术费
3162	33. 1x05	胸腔镜下肺切开引流术	四级	手术	G	330702005	肺楔形切除术			次		4563. 00	甲类	手术费
3163	33. 1x05	胸腔镜下肺切开引流术	四级	手术	G	330000000－5	术中使用胸腔镜加收			次		1420. 50	甲类	手术费
3164	33. 1x06	胸腔镜下肺切开血肿清除术	四级	手术	G	330703004	开胸止血术			次	仅独立开展本手术方可收费	3744. 00	甲类	手术费
3165	33. 1x06	胸腔镜下肺切开血肿清除术	四级	手术	G	330000000－5	术中使用胸腔镜加收			次		1420. 50	甲类	手术费
3166	33. 2000	胸腔镜肺活组织检查		手术	D	310605013	胸腔镜检查	含活检；不含经胸腔镜的特殊治疗		次		270. 40	甲类	检查费
3167	33. 2000x002	纵隔镜下肺组织活检术		手术	D	310605014	纵隔镜检查	含纵隔淋巴结活检		次		364. 00	甲类	检查费
3168	33. 2500	开放性支气管活组织检查		手术	G	330703021	胸膜活检术			次		1331. 20	甲类	手术费
3169	33. 2500x002	胸腔镜下支气管活检术		手术	G	330703021	胸膜活检术			次		1331. 20	甲类	手术费
3170	33. 2500x002	胸腔镜下支气管活检术		手术	G	330000000－5	术中使用胸腔镜加收			次		1420. 50	甲类	手术费

（续上表）

序号	手术操作诊断编码	手术操作名称	手术级别	操作类型	财务分类	编码	项目名称	项目内涵	除外内容	计价单位	说明	三级医疗服务价格（元）	医保结算类型	医疗收费项目类别
3171	33.2800	开放性肺活组织检查		手术	G	330803006－4	心外开胸肿瘤取活检术			次		2496.00	甲类	手术费
3172	33.2800x001	开胸肺活检术		手术	G	330803006－4	心外开胸肿瘤取活检术			次		2496.00	甲类	手术费
3173	33.3100	膈神经破坏术用于肺萎陷		手术	G	330703031	膈神经麻痹术	指膈神经压榨或切断术		次		4576.00	甲类	手术费
3174	33.3100x001	膈神经破坏术		手术	G	330703031	膈神经麻痹术	指膈神经压榨或切断术		次		4576.00	甲类	手术费
3175	33.3200	人工气胸用于肺萎陷		手术	G	310604003	人工气胸术			次		93.13	甲类	治疗费
3176	33.3201	胸膜腔注气术		手术	G	310604003	人工气胸术			次		93.13	甲类	治疗费
3177	33.3202	胸腔镜下胸腔注气术		手术	G	310604003	人工气胸术			次		93.13	甲类	治疗费
3178	33.3202	胸腔镜下胸腔注气术		手术	G	310000000－4	诊疗中使用胸腔镜加收			次		1420.50	甲类	治疗费
3179	33.3300	气腹用于肺萎陷		手术	G	310604004	人工气腹术			次		93.13	甲类	治疗费
3180	33.3400	胸廓成形术	四级	手术	G	330703009	胸廓成形术	不含分期手术		次		6656.00	甲类	手术费
3181①	33.3400	胸廓成形术	四级	手术	G	330703014	胸廓畸形矫正术			次		5907.20	甲类	手术费
3182	33.3401	部分胸廓成形术	四级	手术	G	330703009	胸廓成形术	不含分期手术		次		6656.00	甲类	手术费
3183②	33.3401	部分胸廓成形术	四级	手术	G	330703014	胸廓畸形矫正术			次		5907.20	甲类	手术费
3184	33.3402	胸廓改良成形术	四级	手术	G	330703009	胸廓成形术	不含分期手术		次		6656.00	甲类	手术费
3185③	33.3402	胸廓改良成形术	四级	手术	G	330703014	胸廓畸形矫正术			次		5907.20	甲类	手术费
3186	33.3403	胸膜外胸廓成形术	四级	手术	G	330703009	胸廓成形术	不含分期手术		次		6656.00	甲类	手术费
3187④	33.3403	胸膜外胸廓成形术	四级	手术	G	330703014	胸廓畸形矫正术			次		5907.20	甲类	手术费
3188	33.3901	肺粘连松解术		手术	G	330703022	胸膜粘连烙断术			次	仅独立开展本手术方可收费	4784.00	甲类	手术费
3189	33.3902	胸膜粘连松解术		手术	G	330703022	胸膜粘连烙断术			次	仅独立开展本手术方可收费	4784.00	甲类	手术费
3190	33.3903	胸腔镜下胸膜粘连松解术		手术	G	330703022	胸膜粘连烙断术			次	仅独立开展本手术方可收费	4784.00	甲类	手术费
3191	33.3903	胸腔镜下胸膜粘连松解术		手术	G	310000000－4	诊疗中使用胸腔镜加收			次		1420.50	甲类	治疗费
3192	33.4100	支气管裂伤缝合术	四级	手术	G	330701039	气管支气管损伤修补术			次		2366.00	甲类	手术费
3193	33.4100x002	胸腔镜下支气管裂伤缝合术	四级	手术	G	330701039	气管支气管损伤修补术			次		2366.00	甲类	手术费
3194	33.4100x002	胸腔镜下支气管裂伤缝合术	四级	手术	G	330000000－5	术中使用胸腔镜加收			次		1420.50	甲类	手术费
3195	33.4200	支气管瘘闭合术	四级	手术	G	310905034S	内镜下瘘口闭合术	不含内镜检查		次		1311.00	甲类	治疗费
3196	33.4200x001	食管－支气管瘘修补术	四级	手术	G	330701043	颈段气管食管瘘修补术			次		1859.00	甲类	手术费
3197	33.4201	内镜下支气管食管瘘闭合术	四级	手术	G	310905034S	内镜下瘘口闭合术	不含内镜检查		次		1311.00	甲类	治疗费

①～④ 限制范围：限中重度胸廓畸形。

（续上表）

序号	手术操作诊断编码	手术操作名称	手术级别	操作类型	财务分类	编码	项目名称	项目内涵	除外内容	计价单位	说明	三级医疗服务价格（元）	医保结算类型	医疗收费项目类别
3198	33. 4201	内镜下支气管食管瘘闭合术	四级	手术	G	310000000 – 12	诊疗中使用其他内镜加收			次		354. 00	甲类	治疗费
3199	33. 4300	肺裂伤闭合术		手术	G	330702011	肺修补术			次		4816. 50	甲类	手术费
3200	33. 4300x002	肺裂伤修补术	四级	手术	G	330702011	肺修补术			次		4816. 50	甲类	手术费
3201	33. 4800	支气管的其他修补术和整形术	四级	手术	G	330701039	气管支气管损伤修补术			次		2366. 00	甲类	手术费
3202	33. 4801	胸腔镜下支气管成形术	四级	手术	G	310000000 – 4	诊疗中使用胸腔镜加收			次		1420. 50	甲类	治疗费
3203	33. 4803	支气管吻合术	四级	手术	G	330701039	气管支气管损伤修补术			次		2366. 00	甲类	手术费
3204	33. 4804	气管支气管吻合术	四级	手术	G	330701039	气管支气管损伤修补术			次		2366. 00	甲类	手术费
3205	33. 4805	支气管修补术	四级	手术	G	330701039	气管支气管损伤修补术			次		2366. 00	甲类	手术费
3206	33. 4900	肺其他修补术和整形术	四级	手术	G	330702009	肺大泡切除修补术	含结扎、固化		次		4563. 00	甲类	手术费
3207	33. 4901	肺修补术	四级	手术	G	330702011	肺修补术			次		4816. 50	甲类	手术费
3208	33. 4902	胸腔镜下肺修补术	四级	手术	G	330702011	肺修补术			次		4816. 50	甲类	手术费
3209	33. 4902	胸腔镜下肺修补术	四级	手术	G	310000000 – 4	诊疗中使用胸腔镜加收			次		1420. 50	甲类	治疗费
3210	33. 5000	肺移植术		手术	G	330702013	自体肺移植术			次		10140. 00	甲类	手术费
3211	33. 5100	单侧肺移植术		手术	G	331701003 – 1	单肺移植术	含患者（患侧）原位肺脏切除、移植肺脏术前或术中整复、移植肺脏植入，以及切开、吻合、关闭、缝合等手术步骤的人力资源和基本物质资源消耗		次		16900. 00	丙类	手术费
3212	33. 5100	单侧肺移植术		手术	G	330702013	自体肺移植术			次		10140. 00	甲类	手术费
3213	33. 5200	双侧肺移植术		手术	G	331701003	双肺移植术	含患者原位肺脏切除、移植肺脏术前或术中整复、移植肺脏植入，以及切开、吻合、关闭、缝合等手术步骤的人力资源和基本物质资源消耗		次		16900. 00	丙类	手术费
3214	33. 6x00	心脏 – 肺联合移植术		手术	G	331701001	心脏移植术	含患者原位心脏切除、移植心脏术前或术中整复、移植心脏植入，以及切开、吻合、关闭、缝合等手术步骤的人力资源和基本物质资源消耗		次		27040. 00	丙类	手术费

（续上表）

序号	手术操作诊断编码	手术操作名称	手术级别	操作类型	财务分类	编码	项目名称	项目内涵	除外内容	计价单位	说明	三级医疗服务价格（元）	医保结算类型	医疗收费项目类别
3215	33.6x00	心脏－肺联合移植术		手术	G	331701003	双肺移植术	含患者原位肺脏切除、移植肺脏术前或术中整复、移植肺脏植入，以及切开、吻合、关闭、缝合等手术步骤的人力资源和基本物质资源消耗		次		16900.00	丙类	手术费
3216	33.6x00	心脏－肺联合移植术		手术	G	331701003－1	单肺移植术	含患者（患侧）原位肺脏切除、移植肺脏术前或术中整复、移植肺脏植入，以及切开、吻合、关闭、缝合等手术步骤的人力资源和基本物质资源消耗		次		16900.00	丙类	手术费
3217	33.7100	内镜支气管瓣膜置入或置换，单叶	四级	手术	G	310000000－12	诊疗中使用其他内镜加收			次		354.00	甲类	治疗费
3218	33.7101	经内镜支气管瓣膜置入，单叶	四级	手术	G	310000000－12	诊疗中使用其他内镜加收			次		354.00	甲类	治疗费
3219	33.7102	经内镜支气管瓣膜置换，单叶	四级	手术	G	310000000－12	诊疗中使用其他内镜加收			次		354.00	甲类	治疗费
3220	33.7300	经内镜置入或置换支气管瓣膜，多叶		手术	G	310000000－12	诊疗中使用其他内镜加收			次		354.00	甲类	治疗费
3221	33.7301	经内镜支气管瓣膜置入，多叶	四级	手术	G	310000000－12	诊疗中使用其他内镜加收			次		354.00	甲类	治疗费
3222	33.7302	经内镜支气管瓣膜置换，多叶	四级	手术	G	310000000－12	诊疗中使用其他内镜加收			次		354.00	甲类	治疗费
3223	33.9800	支气管的其他手术		手术	G	330703024	经纤支镜支气管胸膜瘘堵塞术			次		2600.00	甲类	手术费
3224	33.9900	肺的其他手术		手术	G	330702004	肺减容手术	含一侧或两侧肺手术（经侧胸切口或正中胸骨切口）		次		9126.00	甲类	手术费
3225	33.9900x001	支气管肺灌洗术		手术	E	310605015S	全肺灌洗术	在全麻下行双腔气管插管，通气侧予机械通气，灌洗侧连接灌洗装置进行一侧肺的全肺灌洗。含支气管镜检查术。不含麻醉及监护		单侧		2260.00	甲类	手术费
3226	33.9900x002	支气管镜下肺止血术		手术	G	330702011	肺修补术			次		4816.50	甲类	手术费
3227	33.9900x002	支气管镜下肺止血术		手术	G	330000000－13	术中使用其他内镜加收			次		354.00	甲类	手术费
3228	33.9902	胸壁粘连松解术		手术	G	330703022	胸膜粘连烙断术			次	仅独立开展本手术方可收费	4784.00	甲类	手术费
3229	34.0100	胸壁切开术		手术	G	330703011	胸壁外伤、异物扩创术	含胸壁穿透伤、异物		次		2808.00	甲类	手术费
3230	34.0100x002	胸膜外引流术		手术	G	330703017	胸腔闭式引流术	含肋间引流或经肋床引流		次	仅独立开展本手术方可收费	447.20	甲类	手术费

（续上表）

序号	手术操作诊断编码	手术操作名称	手术级别	操作类型	财务分类	编码	项目名称	项目内涵	除外内容	计价单位	说明	三级医疗服务价格（元）	医保结算类型	医疗收费项目类别
3231	34.0100x003	胸壁切开排气术		手术	G	330703017－1	胸腔开放引流术			次	仅独立开展本手术方可收费	447.20	甲类	手术费
3232	34.0101	胸壁切开引流术		手术	G	330703017－1	胸腔开放引流术			次	仅独立开展本手术方可收费	447.20	甲类	手术费
3233	34.0102	胸壁切开异物取出术		手术	G	330703016	胸内异物清除术			次		3952.00	甲类	手术费
3234	34.0103	胸壁切开血肿清除术		手术	G	330703020	脓胸引流清除术	指早期脓胸及晚期脓胸的引流清除、脓性纤维膜剥脱胸腔冲洗引流		次		2246.40	甲类	手术费
3235	34.0200	探查性胸廓切开术		手术	G	330703003	开胸探查术			次	仅独立开展本手术方可收费	3744.00	甲类	手术费
3236	34.0200x001	开胸探查术		手术	G	330703003	开胸探查术			次	仅独立开展本手术方可收费	3744.00	甲类	手术费
3237	34.0200x003	胸腔镜中转开胸探查术	四级	手术	G	330703003	开胸探查术			次	仅独立开展本手术方可收费	3744.00	甲类	手术费
3238	34.0200x003	胸腔镜中转开胸探查术	四级	手术	G	330000000－5	术中使用胸腔镜加收			次		1420.50	甲类	手术费
3239①	34.0300	近期胸廓切开部位的再切开		手术	G	330703014－1	拆除胸廓畸形矫正装置			次		1772.16	甲类	手术费
3240	34.0300x001	近期开胸术后再开胸术		手术	G	330703003	开胸探查术			次	仅独立开展本手术方可收费	3744.00	甲类	手术费
3241	34.0301	胸腔术后再切开止血术		手术	G	330803006－1	心外再次开胸止血			次		2496.00	甲类	手术费
3242	34.0600	胸腔镜胸膜腔引流		手术	G	330703017－2	胸（腹）腔穿刺置管术	含引流		次	仅独立开展本手术方可收费	447.20	甲类	手术费
3243	34.0600	胸腔镜胸膜腔引流		手术	G	330703017	胸腔闭式引流术	含肋间引流或经肋床引流		次	仅独立开展本手术方可收费	447.20	甲类	手术费
3244	34.0600	胸腔镜胸膜腔引流		手术	G	330703017－1	胸腔开放引流术			次	仅独立开展本手术方可收费	447.20	甲类	手术费
3245	34.0600	胸腔镜胸膜腔引流		手术	G	310000000－4	诊疗中使用胸腔镜加收			次		1420.50	甲类	治疗费
3246	34.0900	胸膜其他切开术		手术	G	330702010	胸膜肺全切除术			次		5712.20	甲类	手术费

① 限制范围：限中重度胸廓畸形。

（续上表）

序号	手术操作诊断编码	手术操作名称	手术级别	操作类型	财务分类	编码	项目名称	项目内涵	除外内容	计价单位	说明	三级医疗服务价格（元）	医保结算类型	医疗收费项目类别
3247	34. 0900x006	胸膜切开探查术		手术	G	330703003	开胸探查术			次	仅独立开展本手术方可收费	3744. 00	甲类	手术费
3248	34. 0900x010	胸腔镜下脓胸清除术		手术	G	330703020	脓胸引流清除术	指早期脓胸及晚期脓胸的引流清除、脓性纤维膜剥脱胸腔冲洗引流		次		2246. 40	甲类	手术费
3249	34. 0900x010	胸腔镜下脓胸清除术		手术	G	330000000－5	术中使用胸腔镜加收			次		1420. 50	甲类	手术费
3250	34. 0900x011	开胸止血术		手术	G	330703004	开胸止血术			次	仅独立开展本手术方可收费	3744. 00	甲类	手术费
3251	34. 0901	胸膜切开血肿清除术		手术	G	330703025	纵隔感染清创引流术	指经胸、经脊柱旁、经颈部手术入路		次		2600. 00	甲类	手术费
3252	34. 0902	胸腔切开脓肿清除术		手术	G	330703020	脓胸引流清除术	指早期脓胸及晚期脓胸的引流清除、脓性纤维膜剥脱胸腔冲洗引流		次		2246. 40	甲类	手术费
3253	34. 0903	胸腔切开引流术		手术	G	330703017－1	胸腔开放引流术			次	仅独立开展本手术方可收费	447. 20	甲类	手术费
3254	34. 0904	开胸异物取出术		手术	G	330703016	胸内异物清除术			次		3952. 00	甲类	手术费
3255	34. 0905	胸腔镜下胸腔切开异物取出术		手术	G	330703016	胸内异物清除术			次		3952. 00	甲类	手术费
3256	34. 0905	胸腔镜下胸腔切开异物取出术		手术	G	330000000－5	术中使用胸腔镜加收			次		1420. 50	甲类	手术费
3257	34. 0906	胸腔镜下胸腔切开止血术		手术	G	330703004	开胸止血术			次	仅独立开展本手术方可收费	3744. 00	甲类	手术费
3258	34. 0906	胸腔镜下胸腔切开止血术		手术	G	330000000－5	术中使用胸腔镜加收			次		1420. 50	甲类	手术费
3259	34. 1x00	纵隔切开术		手术	G	330703025	纵隔感染清创引流术	指经胸、经脊柱旁、经颈部手术入路		次		2600. 00	甲类	手术费
3260	34. 1x01	纵隔切开引流术		手术	G	330703025	纵隔感染清创引流术	指经胸、经脊柱旁、经颈部手术入路		次		2600. 00	甲类	手术费
3261	34. 1x02	纵隔探查术		手术	G	330703003	开胸探查术			次	仅独立开展本手术方可收费	3744. 00	甲类	手术费
3262	34. 1x03	纵隔切开异物取出术		手术	G	330703016	胸内异物清除术			次		3952. 00	甲类	手术费
3263	34. 1x04	纵隔血肿清除术		手术	G	330703025	纵隔感染清创引流术	指经胸、经脊柱旁、经颈部手术入路		次		2600. 00	甲类	手术费
3264	34. 1x05	胸腔镜下纵隔切开引流术		手术	G	330703025	纵隔感染清创引流术	指经胸、经脊柱旁、经颈部手术入路		次		2600. 00	甲类	手术费
3265	34. 1x05	胸腔镜下纵隔切开引流术		手术	G	330000000－5	术中使用胸腔镜加收			次		1420. 50	甲类	手术费

（续上表）

序号	手术操作诊断编码	手术操作名称	手术级别	操作类型	财务分类	编码	项目名称	项目内涵	除外内容	计价单位	说明	三级医疗服务价格（元）	医保结算类型	医疗收费项目类别
3266	34.2000	胸腔镜胸膜活组织检查		手术	G	330703021	胸膜活检术			次		1331.20	甲类	手术费
3267	34.2000	胸腔镜胸膜活组织检查		手术	G	330000000－5	术中使用胸腔镜加收			次		1420.50	甲类	手术费
3268	34.2100	经胸膜胸腔镜检查	四级	手术	D	310605013	胸腔镜检查	含活检；不含经胸腔镜的特殊治疗		次		270.40	甲类	检查费
3269	34.2100x001	胸腔镜检查		手术	D	310605013	胸腔镜检查	含活检；不含经胸腔镜的特殊治疗		次		270.40	甲类	检查费
3270	34.2200	纵隔镜检查		手术	D	310605014	纵隔镜检查	含纵隔淋巴结活检		次		364.00	甲类	检查费
3271	34.2301	胸腔镜下胸壁活组织检查术		手术	G	330703021	胸膜活检术			次		1331.20	甲类	手术费
3272	34.2301	胸腔镜下胸壁活组织检查术		手术	G	330000000－5	术中使用胸腔镜加收			次		1420.50	甲类	手术费
3273	34.2502	胸腔镜下纵隔活组织检查		手术	G	310604005	胸腔穿刺术	含抽气、抽液、注药	药物、一次性引流装置	次		192.08	甲类	治疗费
3274	34.2502	胸腔镜下纵隔活组织检查		手术	G	310000000－4	诊疗中使用胸腔镜加收			次		1420.50	甲类	治疗费
3275	34.2700x001	膈肌活检术		手术	G	310604006－1	经皮穿刺胸膜活检术			每处		232.82	甲类	治疗费
3276	34.3x00	纵隔病损或组织的切除术或破坏术		手术	G	330703026	纵隔肿物切除术	指经胸后外切口及正中胸骨劈开切口含血管成形	人工血管	次		5200.00	甲类	手术费
3277	34.3x01	经皮纵隔病损射频消融术		手术	G	310905005－5/1	经皮穿刺各种实体肿瘤射频治疗		射频导管、动脉穿刺套针	次		2910.30	甲类	治疗费
3278	34.3x01	经皮纵隔病损射频消融术		手术	G	310905005－5/2	经皮穿刺单个肿瘤射频治疗加收（3cm 以上）			次		1455.15	甲类	治疗费
3279	34.3x01	经皮纵隔病损射频消融术		手术	G	310905005－5/3	经皮穿刺多发肿瘤射频治疗加收（每增加一个）			个		1455.15	甲类	治疗费
3280	34.3x02	纵隔病损切除术	四级	手术	G	330703026	纵隔肿物切除术	指经胸后外切口及正中胸骨劈开切口含血管成形	人工血管	次		5200.00	甲类	手术费
3281	34.3x03	纵隔病损射频消融术		手术	G	310905005－5/1	经皮穿刺各种实体肿瘤射频治疗		射频导管、动脉穿刺套针	次		2910.30	甲类	治疗费
3282	34.3x03	纵隔病损射频消融术		手术	G	310905005－5/2	经皮穿刺单个肿瘤射频治疗加收（3cm 以上）			次		1455.15	甲类	治疗费
3283	34.3x03	纵隔病损射频消融术		手术	G	310905005－5/3	经皮穿刺多发肿瘤射频治疗加收（每增加一个）			个		1455.15	甲类	治疗费
3284	34.3x04	胸腔镜下纵隔病损切除术	四级	手术	G	330703026	纵隔肿物切除术	指经胸后外切口及正中胸骨劈开切口含血管成形	人工血管	次		5200.00	甲类	手术费
3285	34.3x04	胸腔镜下纵隔病损切除术	四级	手术	G	330000000－5	术中使用胸腔镜加收			次		1420.50	甲类	手术费
3286	34.3x05	纵隔镜下纵隔病损切除术	四级	手术	G	330703026	纵隔肿物切除术	指经胸后外切口及正中胸骨劈开切口含血管成形	人工血管	次		5200.00	甲类	手术费
3287	34.3x05	纵隔镜下纵隔病损切除术	四级	手术	G	330000000－13	术中使用其他内镜加收			次		354.00	甲类	手术费

（续上表）

序号	手术操作诊断编码	手术操作名称	手术级别	操作类型	财务分类	编码	项目名称	项目内涵	除外内容	计价单位	说明	三级医疗服务价格（元）	医保结算类型	医疗收费项目类别
3288	34.4x00	胸壁病损的切除术或破坏术		手术	G	330703012	胸壁肿瘤切除术	指胸壁软组织、肋骨、胸骨的肿瘤切除		次		6011.20	甲类	手术费
3289	34.4x00x008	胸腔病损切除术	四级	手术	G	330703026	纵隔肿物切除术	指经胸后外切口及正中胸骨劈开切口含血管成形	人工血管	次		5200.00	甲类	手术费
3290	34.4x00x009	胸壁病损氩氦刀冷冻术		手术	G	330703002	开胸肿瘤特殊治疗	指激光、微波、射频消融等方法		次		4160.00	甲类	手术费
3291	34.4x00x010	胸壁病损射频消融术		手术	G	310905005－5/1	经皮穿刺各种实体肿瘤射频治疗		射频导管、动脉穿刺套针	次		2910.30	甲类	治疗费
3292	34.4x00x010	胸壁病损射频消融术		手术	G	310905005－5/2	经皮穿刺单个肿瘤射频治疗加收（3cm 以上）			次		1455.15	甲类	治疗费
3293	34.4x00x010	胸壁病损射频消融术		手术	G	310905005－5/3	经皮穿刺多发肿瘤射频治疗加收（每增加一个）			个		1455.15	甲类	治疗费
3294	34.4x00x010	胸壁病损射频消融术		手术	G	330703002	开胸肿瘤特殊治疗	指激光、微波、射频消融等方法		次		4160.00	甲类	手术费
3295	34.4x01	胸壁病损切除术		手术	G	330703012	胸壁肿瘤切除术	指胸壁软组织、肋骨、胸骨的肿瘤切除		次		6011.20	甲类	手术费
3296	34.4x02	胸壁部分切除术		手术	G	330703012	胸壁肿瘤切除术	指胸壁软组织、肋骨、胸骨的肿瘤切除		次		6011.20	甲类	手术费
3297	34.4x03	胸腔镜下胸壁病损切除术		手术	G	330703012	胸壁肿瘤切除术	指胸壁软组织、肋骨、胸骨的肿瘤切除		次		6011.20	甲类	手术费
3298	34.4x03	胸腔镜下胸壁病损切除术		手术	G	330000000－5	术中使用胸腔镜加收			次		1420.50	甲类	手术费
3299	34.5100x004	脏层胸膜剥除术		手术	G	330703019	胸膜剥脱术	含部分胸膜剥脱及全胸膜剥脱术		次		4160.00	甲类	手术费
3300	34.5100x005	肺门胸膜剥除松解术		手术	G	330703022	胸膜粘连烙断术			次	仅独立开展本手术方可收费	4784.00	甲类	手术费
3301	34.5101	胸膜剥脱术		手术	G	330703019	胸膜剥脱术	含部分胸膜剥脱及全胸膜剥脱术		次		4160.00	甲类	手术费
3302	34.5200	胸腔镜肺剥离		手术	G	330703019	胸膜剥脱术	含部分胸膜剥脱及全胸膜剥脱术		次		4160.00	甲类	手术费
3303	34.5200	胸腔镜肺剥离		手术	G	330000000－5	术中使用胸腔镜加收			次		1420.50	甲类	手术费
3304	34.5200x001	胸腔镜下胸膜剥脱术		手术	G	330703019	胸膜剥脱术	含部分胸膜剥脱及全胸膜剥脱术		次		4160.00	甲类	手术费
3305	34.5200x001	胸腔镜下胸膜剥脱术		手术	G	330000000－5	术中使用胸腔镜加收			次		1420.50	甲类	手术费
3306	34.5900	胸膜其他切除术		手术	G	330703019	胸膜剥脱术	含部分胸膜剥脱及全胸膜剥脱术		次		4160.00	甲类	手术费
3307	34.5900x001	胸腔镜下胸膜部分切除术		手术	G	330703019	胸膜剥脱术	含部分胸膜剥脱及全胸膜剥脱术		次		4160.00	甲类	手术费

（续上表）

序号	手术操作诊断编码	手术操作名称	手术级别	操作类型	财务分类	编码	项目名称	项目内涵	除外内容	计价单位	说明	三级医疗服务价格（元）	医保结算类型	医疗收费项目类别
3308	34.5900x001	胸腔镜下胸膜部分切除术		手术	G	330000000－5	术中使用胸腔镜加收			次		1420.50	甲类	手术费
3309	34.5901	胸膜部分切除术		手术	G	330703019	胸膜剥脱术	含部分胸膜剥脱及全胸膜剥脱术		次		4160.00	甲类	手术费
3310	34.5902	胸膜病损切除术		手术	G	330703012	胸壁肿瘤切除术	指胸壁软组织、肋骨、胸骨的肿瘤切除		次		6011.20	甲类	手术费
3311	34.5903	胸膜切除术		手术	G	330703019	胸膜剥脱术	含部分胸膜剥脱及全胸膜剥脱术		次		4160.00	甲类	手术费
3312	34.5904	胸腔镜下胸膜病损切除术		手术	G	330703012	胸壁肿瘤切除术	指胸壁软组织、肋骨、胸骨的肿瘤切除		次		6011.20	甲类	手术费
3313	34.5904	胸腔镜下胸膜病损切除术		手术	G	330000000－5	术中使用胸腔镜加收			次		1420.50	甲类	手术费
3314	34.6x01	胸膜硬化术		手术	G	310905009－1	体内各种器官囊肿硬化剂注射治疗	不含超声定位引导		次		465.65	甲类	治疗费
3315	34.7100	胸壁裂伤缝合术		手术	G	330703011	胸壁外伤、异物扩创术	含胸壁穿透伤、异物		次		2808.00	甲类	手术费
3316	34.7101	胸壁清创缝合术		手术	G	330703011	胸壁外伤、异物扩创术	含胸壁穿透伤、异物		次		2808.00	甲类	手术费
3317	34.7200	胸廓造口闭合术		手术	G	310905034S	内镜下瘘口闭合术	不含内镜检查		次		1311.00	甲类	治疗费
3318	34.7300	胸其他瘘管闭合术		手术	G	310905034S	内镜下瘘口闭合术	不含内镜检查		次		1311.00	甲类	治疗费
3319	34.7300x001	食管－胸膜瘘闭合术	四级	手术	G	310905034S	内镜下瘘口闭合术	不含内镜检查		次		1311.00	甲类	治疗费
3320	34.7300x002	胸腔镜下支气管胸膜瘘闭合术	四级	手术	G	310905034S	内镜下瘘口闭合术	不含内镜检查		次		1311.00	甲类	治疗费
3321	34.7301	支气管胸膜瘘闭合术	四级	手术	G	310905034S	内镜下瘘口闭合术	不含内镜检查		次		1311.00	甲类	治疗费
3322	34.7302	胸壁瘘管闭合术		手术	G	310905034S	内镜下瘘口闭合术	不含内镜检查		次		1311.00	甲类	治疗费
3323	34.7303	支气管镜下支气管胸膜瘘修补术	四级	手术	G	330703024	经纤支镜支气管胸膜瘘堵塞术			次		2600.00	甲类	手术费
3324①	34.7400	胸变形修补术	四级	手术	G	330703014	胸廓畸形矫正术			次		5907.20	甲类	手术费
3325②	34.7400x001	鸡胸矫正术	四级	手术	G	330703015	小儿鸡胸矫正术	含胸骨抬举固定或胸骨翻转缝合松解粘连带	固定合金钉	次		4576.00	甲类	手术费
3326③	34.7400x001	鸡胸矫正术	四级	手术	G	330703014	胸廓畸形矫正术			次		5907.20	甲类	手术费
3327④	34.7400x005	胸廓畸形矫正术	四级	手术	G	330703014	胸廓畸形矫正术			次		5907.20	甲类	手术费
3328⑤	34.7400x007	鸡胸反 NUSS 手术	四级	手术	G	330703015	小儿鸡胸矫正术	含胸骨抬举固定或胸骨翻转缝合松解粘连带	固定合金钉	次		4576.00	甲类	手术费
3329⑥	34.7400x008	漏斗胸 NUSS 手术	四级	手术	G	330703015－1	小儿漏斗胸矫正术	含胸骨抬举固定或胸骨翻转缝合松解粘连带	固定合金钉	次		4576.00	甲类	手术费
3330⑦	34.7400x009	胸腔镜下鸡胸反 NUSS 手术	四级	手术	G	330703015	小儿鸡胸矫正术	含胸骨抬举固定或胸骨翻转缝合松解粘连带	固定合金钉	次		4576.00	甲类	手术费

① 限制范围：限中重度胸廓畸形。
② 限制范围：限基本医疗保险。限中重度鸡胸。
③～④ 限制范围：限中重度胸廓畸形。
⑤～⑦ 限制范围：限基本医疗保险。限中重度鸡胸。

（续上表）

序号	手术操作诊断编码	手术操作名称	手术级别	操作类型	财务分类	编码	项目名称	项目内涵	除外内容	计价单位	说明	三级医疗服务价格（元）	医保结算类型	医疗收费项目类别
3331	34.7400x009	胸腔镜下鸡胸反 NUSS 手术	四级	手术	G	330000000－5	术中使用胸腔镜加收			次		1420.50	甲类	手术费
3332①	34.7400x010	胸腔镜下漏斗胸 NUSS 手术	四级	手术	G	330703015－1	小儿漏斗胸矫正术	含胸骨抬举固定或胸骨翻转缝合松解粘连带	固定合金钉	次		4576.00	甲类	手术费
3333	34.7400x010	胸腔镜下漏斗胸 NUSS 手术	四级	手术	G	330000000－5	术中使用胸腔镜加收			次		1420.50	甲类	手术费
3334②	34.7400x011	漏斗胸 Wang 手术	四级	手术	G	330703015－1	小儿漏斗胸矫正术	含胸骨抬举固定或胸骨翻转缝合松解粘连带	固定合金钉	次		4576.00	甲类	手术费
3335③	34.7401	漏斗胸畸形矫正术	四级	手术	G	330703015－1	小儿漏斗胸矫正术	含胸骨抬举固定或胸骨翻转缝合松解粘连带	固定合金钉	次		4576.00	甲类	手术费
3336④	34.7401	漏斗胸畸形矫正术	四级	手术	G	330703014	胸廓畸形矫正术			次		5907.20	甲类	手术费
3337⑤	34.7402	胸腔镜下漏斗胸矫正术	四级	手术	G	330703015－1	小儿漏斗胸矫正术	含胸骨抬举固定或胸骨翻转缝合松解粘连带	固定合金钉	次		4576.00	甲类	手术费
3338⑥	34.7402	胸腔镜下漏斗胸矫正术	四级	手术	G	330703014	胸廓畸形矫正术			次		5907.20	甲类	手术费
3339	34.7402	胸腔镜下漏斗胸矫正术	四级	手术	G	330000000－5	术中使用胸腔镜加收			次		1420.50	甲类	手术费
3340⑦	34.7403	胸腔镜下胸廓畸形矫正术	四级	手术	G	330703014	胸廓畸形矫正术			次		5907.20	甲类	手术费
3341	34.7403	胸腔镜下胸廓畸形矫正术	四级	手术	G	330000000－5	术中使用胸腔镜加收			次		1420.50	甲类	手术费
3342	34.7900	胸壁其他修补术		手术	G	330703013	胸壁缺损修复术	含胸大肌缺损	缺损修补材料	单侧		5824.00	甲类	手术费
3343	34.7900x001	胸壁修补术		手术	G	330703013	胸壁缺损修复术	含胸大肌缺损	缺损修补材料	单侧		5824.00	甲类	手术费
3344	34.7900x003	胸壁缺损修补术（人工材料）		手术	G	330703013	胸壁缺损修复术	含胸大肌缺损	缺损修补材料	单侧		5824.00	甲类	手术费
3345	34.7900x004	胸壁缺损修补术（自体材料）		手术	G	330703013	胸壁缺损修复术	含胸大肌缺损	缺损修补材料	单侧		5824.00	甲类	手术费
3346	34.8100	横膈病损或横膈组织切除术		手术	G	330703030	膈肌肿瘤切除术		膈肌缺损修补材料	次		6240.00	甲类	手术费
3347	34.8100x001	胸腔镜下横膈病损切除术		手术	G	330703030	膈肌肿瘤切除术		膈肌缺损修补材料	次		6240.00	甲类	手术费
3348	34.8100x001	胸腔镜下横膈病损切除术		手术	G	330000000－5	术中使用胸腔镜加收			次		1420.50	甲类	手术费
3349	34.8100x002	腹腔镜下横膈病损切除术		手术	G	330703030	膈肌肿瘤切除术		膈肌缺损修补材料	次		6240.00	甲类	手术费
3350	34.8100x002	腹腔镜下横膈病损切除术		手术	G	330000000－8	术中使用腹腔镜加收			次		1420.50	甲类	手术费

①～③ 限制范围：限基本医疗保险。限中重度鸡胸。
④ 限制范围：限中重度胸廓畸形。
⑤ 限制范围：限基本医疗保险。限中重度鸡胸。
⑥～⑦ 限制范围：限中重度胸廓畸形。

（续上表）

序号	手术操作诊断编码	手术操作名称	手术级别	操作类型	财务分类	编码	项目名称	项目内涵	除外内容	计价单位	说明	三级医疗服务价格（元）	医保结算类型	医疗收费项目类别
3351	34.8101	横膈病损切除术		手术	G	330703030	膈肌肿瘤切除术		膈肌缺损修补材料	次		6240.00	甲类	手术费
3352	34.8102	横膈部分切除术		手术	G	330703030	膈肌肿瘤切除术		膈肌缺损修补材料	次		6240.00	甲类	手术费
3353	34.8200	横膈裂伤缝合术		手术	G	330703028	膈肌修补术		特殊修补材料	次		5366.40	甲类	手术费
3354	34.8200x002	膈肌缝合术		手术	G	330703028	膈肌修补术		特殊修补材料	次		5366.40	甲类	手术费
3355	34.8300	横膈瘘闭合术		手术	G	310905034S	内镜下瘘口闭合术	不含内镜检查		次		1311.00	甲类	治疗费
3356	34.8301	胸腹瘘管切除术		手术	G	330703009	胸廓成形术	不含分期手术		次		6656.00	甲类	手术费
3357	34.8302	胸胃瘘管切除术		手术	G	330703009	胸廓成形术	不含分期手术		次		6656.00	甲类	手术费
3358	34.8303	胸肠瘘管切除术		手术	G	330703009	胸廓成形术	不含分期手术		次		6656.00	甲类	手术费
3359	34.8400	横膈其他修补术		手术	G	330703028	膈肌修补术		特殊修补材料	次		5366.40	甲类	手术费
3360	34.8400x003	膈肌修补术	四级	手术	G	330703028	膈肌修补术		特殊修补材料	次		5366.40	甲类	手术费
3361	34.8900x002	膈肌脓肿引流术		手术	G	330703025	纵隔感染清创引流术	指经胸、经脊柱旁、经颈部手术入路		次		2600.00	甲类	手术费
3362	34.8900x004	膈上升术		手术	G	330703032－2	膈膨升折叠修补术			次		5803.20	甲类	手术费
3363	34.9203	胸腔镜下化学胸膜固定术		手术	G	330703023	胸膜固定术		固定材料	次		4659.20	甲类	手术费
3364	34.9203	胸腔镜下化学胸膜固定术		手术	G	330000000－5	术中使用胸腔镜加收			次		1420.50	甲类	手术费
3365	34.9300	胸膜修补术		手术	G	330703023	胸膜固定术		固定材料	次		4659.20	甲类	手术费
3366①	34.9301	带蒂大网膜胸腔移植术		手术	G	330804065	大网膜游离移植术	含大网膜切除，指交通支结扎术将大网膜全部游离后与其他部位血管再做吻合，或原位经裁剪后游移到所需部位		次		3380.00	甲类	手术费
3367	34.9302	胸腔镜下胸膜修补术		手术	G	330703023	胸膜固定术		固定材料	次		4659.20	甲类	手术费
3368	34.9302	胸腔镜下胸膜修补术		手术	G	330000000－5	术中使用胸腔镜加收			次		1420.50	甲类	手术费
3369	34.9901	胸腔粘连松解术		手术	G	330703022	胸膜粘连烙断术			次	仅独立开展本手术方可收费	4784.00	甲类	手术费
3370	34.9902	胸膜固定术		手术	G	330703023	胸膜固定术		固定材料	次		4659.20	甲类	手术费
3371	34.9904	胸腔镜下胸腔粘连松解术		手术	G	330703022	胸膜粘连烙断术			次	仅独立开展本手术方可收费	4784.00	甲类	手术费

① 限制范围：限治疗性自体移植。

（续上表）

序号	手术操作诊断编码	手术操作名称	手术级别	操作类型	财务分类	编码	项目名称	项目内涵	除外内容	计价单位	说明	三级医疗服务价格（元）	医保结算类型	医疗收费项目类别
3372	34.9904	胸腔镜下胸腔粘连松解术		手术	G	330000000－5	术中使用胸腔镜加收			次		1420.50	甲类	手术费
3373	34.9905	胸腔镜下胸膜固定术		手术	G	330703023	胸膜固定术		固定材料	次		4659.20	甲类	手术费
3374	34.9905	胸腔镜下胸膜固定术		手术	G	330000000－5	术中使用胸腔镜加收			次		1420.50	甲类	手术费
3375	35.0000	闭合性心脏瓣膜切开术		手术	G	330801001	二尖瓣闭式扩张术	含左右径路		次		4504.50	甲类	手术费
3376	35.0000	闭合性心脏瓣膜切开术		手术	G	330801012	肺动脉瓣狭窄矫治术	含肺动脉扩大补片、肺动脉瓣交界切开（或瓣成形）、右室流出道重建术	人工血管	次		10296.00	甲类	手术费
3377	35.0100	闭合性心脏瓣膜切开术，主动脉瓣		手术	G	330801008	主动脉瓣直视成形术		牛心包片	次		12251.25	甲类	手术费
3378	35.0100x002	经皮主动脉瓣探查术		手术	G	330801030S	主动脉瓣探查术	指对可疑病变瓣膜进行的诊断性探查，且探查后未对该瓣膜行实质性治疗		次	仅独立开展本手术方可收费	4483.00	甲类	手术费
3379	35.0101	主动脉瓣闭式扩张术		手术	G	330801008	主动脉瓣直视成形术		牛心包片	次		12251.25	甲类	手术费
3380	35.0200	闭合性心脏瓣膜切开术，二尖瓣		手术	G	330801001	二尖瓣闭式扩张术	含左右径路		次		4504.50	甲类	手术费
3381	35.0200x003	经皮二尖瓣探查术		手术	G	330801030S－1	二尖瓣探查术	指对可疑病变瓣膜进行的诊断性探查，且探查后未对该瓣膜行实质性治疗		次	仅独立开展本手术方可收费	4483.00	甲类	手术费
3382	35.0201	二尖瓣闭式扩张术		手术	G	330801001	二尖瓣闭式扩张术	含左右径路		次		4504.50	甲类	手术费
3383	35.0300	闭合性心脏瓣膜切开术，肺动脉瓣		手术	G	330801012	肺动脉瓣狭窄矫治术	含肺动脉扩大补片、肺动脉瓣交界切开（或瓣成形）、右室流出道重建术	人工血管	次		10296.00	甲类	手术费
3384	35.0300x002	经皮肺动脉瓣探查术		手术	G	330801030S－2	肺动脉瓣探查术	指对可疑病变瓣膜进行的诊断性探查，且探查后未对该瓣膜行实质性治疗		次	仅独立开展本手术方可收费	4483.00	甲类	手术费
3385	35.0301	肺动脉瓣闭式扩张术		手术	G	330801012	肺动脉瓣狭窄矫治术	含肺动脉扩大补片、肺动脉瓣交界切开（或瓣成形）、右室流出道重建术	人工血管	次		10296.00	甲类	手术费
3386	35.0400	闭合性心脏瓣膜切开术，三尖瓣		手术	G	330801004	三尖瓣直视成形术	指交界切开、瓣环环缩术、瓣下结构成形术、瓣叶成形术、腱索替代术、狭窄/瓣环狭窄矫治术	人工瓣膜	次		12622.50	甲类	手术费
3387	35.0400x001	经皮三尖瓣探查术		手术	G	330801030S－3	三尖瓣探查术	指对可疑病变瓣膜进行的诊断性探查，且探查后未对该瓣膜行实质性治疗		次	仅独立开展本手术方可收费	4483.00	甲类	手术费
3388	35.0401	三尖瓣闭式扩张术		手术	G	330801004	三尖瓣直视成形术	指交界切开、瓣环环缩术、瓣下结构成形术、瓣叶成形术、腱索替代术、狭窄/瓣环狭窄矫治术	人工瓣膜	次		12622.50	甲类	手术费

（续上表）

序号	手术操作诊断编码	手术操作名称	手术级别	操作类型	财务分类	编码	项目名称	项目内涵	除外内容	计价单位	说明	三级医疗服务价格（元）	医保结算类型	医疗收费项目类别
3389	35.0700	血管内肺动脉瓣置换	四级	手术	G	330801011	肺动脉瓣置换术		人工瓣膜	次		9945.00	甲类	手术费
3390	35.0701	经导管肺动脉瓣植入术	四级	手术	G	320200010	经皮动脉支架置入术			次		2431.00	乙类	治疗费
3391	35.0800	经心尖肺动脉瓣置换		手术	G	320200010	经皮动脉支架置入术			次		2431.00	乙类	治疗费
3392	35.0800x001	经胸肺动脉瓣支架置入术		手术	G	320200010	经皮动脉支架置入术			次		2431.00	乙类	治疗费
3393	35.0801	胸腔镜下肺动脉瓣生物瓣膜置换术		手术	G	330801011	肺动脉瓣置换术		人工瓣膜	次		9945.00	甲类	手术费
3394	35.0801	胸腔镜下肺动脉瓣生物瓣膜置换术		手术	G	330000000－5	术中使用胸腔镜加收			次		1420.50	甲类	手术费
3395	35.0802	胸腔镜下肺动脉瓣机械瓣膜置换术		手术	G	330801011	肺动脉瓣置换术		人工瓣膜	次		9945.00	甲类	手术费
3396	35.0802	胸腔镜下肺动脉瓣机械瓣膜置换术		手术	G	330000000－5	术中使用胸腔镜加收			次		1420.50	甲类	手术费
3397	35.1000	无置换的开放性心脏瓣膜成形术	四级	手术	G	330801002	二尖瓣直视成形术	指各种类型的二尖瓣狭窄或/和关闭不全的瓣膜的处理，如交界切开、腱索替代、瓣叶切除、瓣环成形、瓣下结构成形术、瓣叶成形术、人工腱索植入术、狭窄/瓣上狭窄矫治术等	牛心包片、人工瓣膜	次		12622.50	甲类	手术费
3398	35.1100	无置换的开放性主动脉瓣成形术	四级	手术	G	330801002－1	二尖瓣直视成形术加收（每增加一种成形方法）			次		6311.25	甲类	手术费
3399	35.1000	无置换的开放性心脏瓣膜成形术	四级	手术	G	330801004	三尖瓣直视成形术	指交界切开、瓣环环缩术、瓣下结构成形术、瓣叶成形术、腱索替代术、狭窄/瓣环狭窄矫治术	人工瓣膜	次		12622.50	甲类	手术费
3400	35.1100	无置换的开放性主动脉瓣成形术	四级	手术	G	330801004－1	三尖瓣直视成形术加收（每增加一种成形方法）			次		6311.25	甲类	手术费
3401	35.1000	无置换的开放性心脏瓣膜成形术	四级	手术	G	330801008	主动脉瓣直视成形术		牛心包片	次		12251.25	甲类	手术费
3402	35.1100	无置换的开放性主动脉瓣成形术	四级	手术	G	330801012	肺动脉瓣狭窄矫治术	含肺动脉扩大补片、肺动脉瓣交界切开（或瓣成形）、右室流出道重建术	人工血管	次		10296.00	甲类	手术费
3403	35.1100x003	主动脉瓣修补术	四级	手术	G	330801008	主动脉瓣直视成形术		牛心包片	次		12251.25	甲类	手术费
3404	35.1100x004	主动脉瓣切开探查术		手术	G	330801030S	主动脉瓣探查术	指对可疑病变瓣膜进行的诊断性探查，且探查后未对该瓣膜行实质性治疗		次	仅独立开展本手术方可收费	4483.00	甲类	手术费
3405	35.1100x005	胸腔镜下主动脉瓣成形术	四级	手术	G	330801008	主动脉瓣直视成形术		牛心包片	次		12251.25	甲类	手术费
3406	35.1100x005	胸腔镜下主动脉瓣成形术	四级	手术	G	330000000－5	术中使用胸腔镜加收			次		1420.50	甲类	手术费

（续上表）

序号	手术操作诊断编码	手术操作名称	手术级别	操作类型	财务分类	编码	项目名称	项目内涵	除外内容	计价单位	说明	三级医疗服务价格（元）	医保结算类型	医疗收费项目类别
3407	35.1101	主动脉瓣成形术	四级	手术	G	330801008	主动脉瓣直视成形术		牛心包片	次		12251.25	甲类	手术费
3408	35.1200	无置换的开放性二尖瓣成形术	四级	手术	G	330801002	二尖瓣直视成形术	指各种类型的二尖瓣狭窄或/和关闭不全的瓣膜的处理，如交界切开、腱索替代、瓣叶切除、瓣环成形、瓣下结构成形术、瓣叶成形术、人工腱索植入术、狭窄/瓣上狭窄矫治术等	牛心包片、人工瓣膜	次		12622.50	甲类	手术费
3409	35.1200	无置换的开放性二尖瓣成形术	四级	手术	G	330801002－1	二尖瓣直视成形术加收（每增加一种成形方法）			次		6311.25	甲类	手术费
3410	35.1200x001	二尖瓣修补术	四级	手术	G	330801002	二尖瓣直视成形术	指各种类型的二尖瓣狭窄或/和关闭不全的瓣膜的处理，如交界切开、腱索替代、瓣叶切除、瓣环成形、瓣下结构成形术、瓣叶成形术、人工腱索植入术、狭窄/瓣上狭窄矫治术等	牛心包片、人工瓣膜	次		12622.50	甲类	手术费
3411	35.1200x001	二尖瓣修补术	四级	手术	G	330801002－1	二尖瓣直视成形术加收（每增加一种成形方法）			次		6311.25	甲类	手术费
3412	35.1200x002	二尖瓣切开扩张术		手术	G	330801002	二尖瓣直视成形术	指各种类型的二尖瓣狭窄或/和关闭不全的瓣膜的处理，如交界切开、腱索替代、瓣叶切除、瓣环成形、瓣下结构成形术、瓣叶成形术、人工腱索植入术、狭窄/瓣上狭窄矫治术等	牛心包片、人工瓣膜	次		12622.50	甲类	手术费
3413	35.1200x002	二尖瓣切开扩张术		手术	G	330801002－1	二尖瓣直视成形术加收（每增加一种成形方法）			次		6311.25	甲类	手术费
3414	35.1200x003	二尖瓣切开探查术		手术	G	330801030S－1	二尖瓣探查术	指对可疑病变瓣膜进行的诊断性探查，且探查后未对该瓣膜行实质性治疗		次	仅独立开展本手术方可收费	4483.00	甲类	手术费
3415	35.1200x004	经心尖二尖瓣人工腱索置入修补术	四级	手术	G	330801002	二尖瓣直视成形术	指各种类型的二尖瓣狭窄或/和关闭不全的瓣膜的处理，如交界切开、腱索替代、瓣叶切除、瓣环成形、瓣下结构成形术、瓣叶成形术、人工腱索植入术、狭窄/瓣上狭窄矫治术等	牛心包片、人工瓣膜	次		12622.50	甲类	手术费
3416	35.1200x004	经心尖二尖瓣人工腱索置入修补术	四级	手术	G	330801002－1	二尖瓣直视成形术加收（每增加一种成形方法）			次		6311.25	甲类	手术费

（续上表）

序号	手术操作诊断编码	手术操作名称	手术级别	操作类型	财务分类	编码	项目名称	项目内涵	除外内容	计价单位	说明	三级医疗服务价格（元）	医保结算类型	医疗收费项目类别
3417	35. 1201	二尖瓣成形术	四级	手术	G	330801002	二尖瓣直视成形术	指各种类型的二尖瓣狭窄或/和关闭不全的瓣膜的处理，如交界切开、腱索替代、瓣叶切除、瓣环成形、瓣下结构成形术、瓣叶成形术、人工腱索植入术、狭窄/瓣上狭窄矫治术等	牛心包片、人工瓣膜	次		12622. 50	甲类	手术费
3418	35. 1201	二尖瓣成形术	四级	手术	G	330801002－1	二尖瓣直视成形术加收（每增加一种成形方法）			次		6311. 25	甲类	手术费
3419	35. 1202	胸腔镜下二尖瓣成形术	四级	手术	G	330801002	二尖瓣直视成形术	指各种类型的二尖瓣狭窄或/和关闭不全的瓣膜的处理，如交界切开、腱索替代、瓣叶切除、瓣环成形、瓣下结构成形术、瓣叶成形术、人工腱索植入术、狭窄/瓣上狭窄矫治术等	牛心包片、人工瓣膜	次		12622. 50	甲类	手术费
3420	35. 1202	胸腔镜下二尖瓣成形术	四级	手术	G	330801002－1	二尖瓣直视成形术加收（每增加一种成形方法）			次		6311. 25	甲类	手术费
3421	35. 1202	胸腔镜下二尖瓣成形术	四级	手术	G	330000000－5	术中使用胸腔镜加收			次		1420. 50	甲类	手术费
3422	35. 1300	无置换的开放性肺动脉瓣成形术	四级	手术	G	330801012	肺动脉瓣狭窄矫治术	含肺动脉扩大补片、肺动脉瓣交界切开（或瓣成形）、右室流出道重建术	人工血管	次		10296. 00	甲类	手术费
3423	35. 1300x002	肺动脉瓣切开扩张术	四级	手术	G	330801012	肺动脉瓣狭窄矫治术	含肺动脉扩大补片、肺动脉瓣交界切开（或瓣成形）、右室流出道重建术	人工血管	次		10296. 00	甲类	手术费
3424	35. 1300x004	肺动脉瓣修补术	四级	手术	G	330801012	肺动脉瓣狭窄矫治术	含肺动脉扩大补片、肺动脉瓣交界切开（或瓣成形）、右室流出道重建术	人工血管	次		10296. 00	甲类	手术费
3425	35. 1300x005	胸腔镜下肺动脉瓣成形术	四级	手术	G	330801012	肺动脉瓣狭窄矫治术	含肺动脉扩大补片、肺动脉瓣交界切开（或瓣成形）、右室流出道重建术	人工血管	次		10296. 00	甲类	手术费
3426	35. 1300x005	胸腔镜下肺动脉瓣成形术	四级	手术	G	330000000－5	术中使用胸腔镜加收			次		1420. 50	甲类	手术费
3427	35. 1301	肺动脉瓣成形术	四级	手术	G	330801012	肺动脉瓣狭窄矫治术	含肺动脉扩大补片、肺动脉瓣交界切开（或瓣成形）、右室流出道重建术	人工血管	次		10296. 00	甲类	手术费
3428	35. 1400	无置换的开放性三尖瓣成形术	四级	手术	G	330801004	三尖瓣直视成形术	指交界切开、瓣环环缩术、瓣下结构成形术、瓣叶成形术、腱索替代术、狭窄/瓣环狭窄矫治术	人工瓣膜	次		12622. 50	甲类	手术费

（续上表）

序号	手术操作诊断编码	手术操作名称	手术级别	操作类型	财务分类	编码	项目名称	项目内涵	除外内容	计价单位	说明	三级医疗服务价格（元）	医保结算类型	医疗收费项目类别
3429	35. 1400	无置换的开放性三尖瓣成形术	四级	手术	G	330801004－1	三尖瓣直视成形术加收（每增加一种成形方法）			次		6311. 25	甲类	手术费
3430	35. 1400x001	三尖瓣修补术	四级	手术	G	330801004	三尖瓣直视成形术	指交界切开、瓣环环缩术、瓣下结构成形术、瓣叶成形术、腱索替代术、狭窄/瓣环狭窄矫治术	人工瓣膜	次		12622. 50	甲类	手术费
3431	35. 1400x001	三尖瓣修补术	四级	手术	G	330801004－1	三尖瓣直视成形术加收（每增加一种成形方法）			次		6311. 25	甲类	手术费
3432	35. 1400x002	三尖瓣下移矫治术［Ebstein 畸形］	四级	手术	G	330801006	三尖瓣下移畸形矫治术（Ebstein 畸形矫治术）	含房缺修补、房化右室折叠或切除、三尖瓣成形术		次		12622. 50	甲类	手术费
3433	35. 1400x003	三尖瓣切开扩张术		手术	G	330801004	三尖瓣直视成形术	指交界切开、瓣环环缩术、瓣下结构成形术、瓣叶成形术、腱索替代术、狭窄/瓣环狭窄矫治术	人工瓣膜	次		12622. 50	甲类	手术费
3434	35. 1400x003	三尖瓣切开扩张术		手术	G	330801004－1	三尖瓣直视成形术加收（每增加一种成形方法）			次		6311. 25	甲类	手术费
3435	35. 1400x006	三尖瓣环缩术	四级	手术	G	330801004	三尖瓣直视成形术	指交界切开、瓣环环缩术、瓣下结构成形术、瓣叶成形术、腱索替代术、狭窄/瓣环狭窄矫治术	人工瓣膜	次		12622. 50	甲类	手术费
3436	35. 1400x006	三尖瓣环缩术	四级	手术	G	330801004－1	三尖瓣直视成形术加收（每增加一种成形方法）			次		6311. 25	甲类	手术费
3437	35. 1401	三尖瓣成形术	四级	手术	G	330801004	三尖瓣直视成形术	指交界切开、瓣环环缩术、瓣下结构成形术、瓣叶成形术、腱索替代术、狭窄/瓣环狭窄矫治术	人工瓣膜	次		12622. 50	甲类	手术费
3438	35. 1401	三尖瓣成形术	四级	手术	G	330801004－1	三尖瓣直视成形术加收（每增加一种成形方法）			次		6311. 25	甲类	手术费
3439	35. 1402	胸腔镜下三尖瓣成形术	四级	手术	G	330801004	三尖瓣直视成形术	指交界切开、瓣环环缩术、瓣下结构成形术、瓣叶成形术、腱索替代术、狭窄/瓣环狭窄矫治术	人工瓣膜	次		12622. 50	甲类	手术费
3440	35. 1402	胸腔镜下三尖瓣成形术	四级	手术	G	330801004－1	三尖瓣直视成形术加收（每增加一种成形方法）			次		6311. 25	甲类	手术费
3441	35. 1402	胸腔镜下三尖瓣成形术	四级	手术	G	330000000－5	术中使用胸腔镜加收			次		1420. 50	甲类	手术费
3442	35. 2000x001	共同动脉干瓣膜修补术	四级	手术	G	330802042	永存动脉干修复术			次		11648. 00	甲类	手术费
3443	35. 2000x002	三尖瓣切开探查术		手术	G	330801030S－3	三尖瓣探查术	指对可疑病变瓣膜进行的诊断性探查，且探查后未对该瓣膜行实质性治疗		次	仅独立开展本手术方可收费	4483. 00	甲类	手术费

（续上表）

序号	手术操作诊断编码	手术操作名称	手术级别	操作类型	财务分类	编码	项目名称	项目内涵	除外内容	计价单位	说明	三级医疗服务价格（元）	医保结算类型	医疗收费项目类别
3444	35.2000x003	肺动脉瓣切开探查术		手术	G	330801030S－2	肺动脉瓣探查术	指对可疑病变瓣膜进行的诊断性探查，且探查后未对该瓣膜行实质性治疗		次	仅独立开展本手术方可收费	4483.00	甲类	手术费
3445	35.2100	主动脉瓣切开和其他置换伴有组织移植物	四级	手术	G	330801009	主动脉瓣置换术		人工瓣膜、异体动脉瓣	次		12251.25	甲类	手术费
3446	35.2100x002	自体肺动脉移植术［Ross手术］	四级	手术	G	330801010	自体肺动脉瓣替换主动脉瓣术（ROSS手术）		异体动脉瓣、牛心包片	次		9945.00	甲类	手术费
3447	35.2100x003	主动脉瓣生物瓣膜置换伴升主动脉置换术［Wheat's手术］	四级	手术	G	330802030	升主动脉替换加主动脉瓣替换术（Wheat's手术）	指升主动脉替换加主动脉瓣替换	人工血管、人工瓣膜	次		10400.00	甲类	手术费
3448	35.2100x004	主动脉根部扩大伴主动脉瓣生物瓣膜置换术	四级	手术	G	330802050S	室间隔成形－主动脉根部扩大术	切开右心房，探查心内畸形，如无其他畸形，切除主动脉瓣下异常肌束，切开主动脉瓣肺动脉瓣下室间隔，补片修补扩大室间隔，关闭切口，留置引流管，止血，关胸		次		9653.00	甲类	手术费
3449	35.2100x004	主动脉根部扩大伴主动脉瓣生物瓣膜置换术	四级	手术	G	330801009	主动脉瓣置换术		人工瓣膜、异体动脉瓣	次		12251.25	甲类	手术费
3450	35.2100x005	胸腔镜下主动脉瓣生物瓣膜置换术	四级	手术	G	330801009	主动脉瓣置换术		人工瓣膜、异体动脉瓣	次		12251.25	甲类	手术费
3451	35.2100x005	胸腔镜下主动脉瓣生物瓣膜置换术	四级	手术	G	330000000－5	术中使用胸腔镜加收			次		1420.50	甲类	手术费
3452	35.2101	主动脉瓣生物瓣膜置换术	四级	手术	G	330801009	主动脉瓣置换术		人工瓣膜、异体动脉瓣	次		12251.25	甲类	手术费
3453	35.2200	主动脉瓣切开和其他置换术	四级	手术	G	330801009	主动脉瓣置换术		人工瓣膜、异体动脉瓣	次		12251.25	甲类	手术费
3454	35.2200x002	主动脉根部扩大伴主动脉瓣机械瓣膜置换术	四级	手术	G	330802044	科诺（Konno）手术	含左室流出道扩大、主动脉根部扩大、右室流出道扩大及主动脉瓣替换术	人工血管、人工瓣膜	次		11648.00	甲类	手术费
3455	35.2200x002	主动脉根部扩大伴主动脉瓣机械瓣膜置换术	四级	手术	G	330802050S	室间隔成形－主动脉根部扩大术	切开右心房，探查心内畸形，如无其他畸形，切除主动脉瓣下异常肌束，切开主动脉瓣肺动脉瓣下室间隔，补片修补扩大室间隔，关闭切口，留置引流管，止血，关胸		次		9653.00	甲类	手术费
3456	35.2200x002	主动脉根部扩大伴主动脉瓣机械瓣膜置换术	四级	手术	G	330801009	主动脉瓣置换术		人工瓣膜、异体动脉瓣	次		12251.25	甲类	手术费

（续上表）

序号	手术操作诊断编码	手术操作名称	手术级别	操作类型	财务分类	编码	项目名称	项目内涵	除外内容	计价单位	说明	三级医疗服务价格（元）	医保结算类型	医疗收费项目类别
3457	35. 2200x003	主动脉瓣机械瓣膜置换伴升主动脉置换术［Wheat's 手术］	四级	手术	G	330802030	升主动脉替换加主动脉瓣替换术（Wheat's 手术）	指升主动脉替换加主动脉瓣替换	人工血管、人工瓣膜	次		10400. 00	甲类	手术费
3458	35. 2200x004	胸腔镜下主动脉瓣机械瓣膜置换术	四级	手术	G	330801009	主动脉瓣置换术		人工瓣膜、异体动脉瓣	次		12251. 25	甲类	手术费
3459	35. 2200x004	胸腔镜下主动脉瓣机械瓣膜置换术	四级	手术	G	330000000 - 5	术中使用胸腔镜加收			次		1420. 50	甲类	手术费
3460	35. 2201	主动脉瓣机械瓣膜置换术	四级	手术	G	330801009	主动脉瓣置换术		人工瓣膜、异体动脉瓣	次		12251. 25	甲类	手术费
3461	35. 2300	二尖瓣切开和其他置换术伴有组织移植物	四级	手术	G	330801003	二尖瓣替换术	含保留部分或全部二尖瓣装置	人工瓣膜	次		12622. 50	甲类	手术费
3462	35. 2300x002	二尖瓣生物瓣膜置换术（保留瓣下结构）	四级	手术	G	330801003	二尖瓣替换术	含保留部分或全部二尖瓣装置	人工瓣膜	次		12622. 50	甲类	手术费
3463	35. 2300x003	经心尖二尖瓣生物瓣膜植入术	四级	手术	G	330801003	二尖瓣替换术	含保留部分或全部二尖瓣装置	人工瓣膜	次		12622. 50	甲类	手术费
3464	35. 2301	二尖瓣生物瓣膜置换术	四级	手术	G	330801003	二尖瓣替换术	含保留部分或全部二尖瓣装置	人工瓣膜	次		12622. 50	甲类	手术费
3465	35. 2302	胸腔镜下二尖瓣生物瓣置换术	四级	手术	G	330801003	二尖瓣替换术	含保留部分或全部二尖瓣装置	人工瓣膜	次		12622. 50	甲类	手术费
3466	35. 2302	胸腔镜下二尖瓣生物瓣置换术	四级	手术	G	330000000 - 5	术中使用胸腔镜加收			次		1420. 50	甲类	手术费
3467	35. 2400	二尖瓣切开和其他置换术	四级	手术	G	330801003	二尖瓣替换术	含保留部分或全部二尖瓣装置	人工瓣膜	次		12622. 50	甲类	手术费
3468	35. 2400x002	二尖瓣机械瓣膜置换术（保留瓣下结构）	四级	手术	G	330801003	二尖瓣替换术	含保留部分或全部二尖瓣装置	人工瓣膜	次		12622. 50	甲类	手术费
3469	35. 2400x003	共同房室瓣机械瓣置换术	四级	手术	G	330801003	二尖瓣替换术	含保留部分或全部二尖瓣装置	人工瓣膜	次		12622. 50	甲类	手术费
3470	35. 2401	二尖瓣机械瓣膜置换术	四级	手术	G	330801003	二尖瓣替换术	含保留部分或全部二尖瓣装置	人工瓣膜	次		12622. 50	甲类	手术费
3471	35. 2402	胸腔镜下二尖瓣机械瓣膜置换术	四级	手术	G	330801003	二尖瓣替换术	含保留部分或全部二尖瓣装置	人工瓣膜	次		12622. 50	甲类	手术费
3472	35. 2402	胸腔镜下二尖瓣机械瓣膜置换术	四级	手术	G	330000000 - 5	术中使用胸腔镜加收			次		1420. 50	甲类	手术费
3473	35. 2500	肺动脉瓣切开和其他置换术伴有组织移植物	四级	手术	G	330801011	肺动脉瓣置换术		人工瓣膜	次		9945. 00	甲类	手术费
3474	35. 2501	肺动脉瓣生物瓣膜置换术	四级	手术	G	330801011	肺动脉瓣置换术		人工瓣膜	次		9945. 00	甲类	手术费
3475	35. 2600	肺动脉瓣切开和其他置换术	四级	手术	G	330801011	肺动脉瓣置换术		人工瓣膜	次		9945. 00	甲类	手术费
3476	35. 2601	肺动脉瓣机械瓣膜置换术	四级	手术	G	330801011	肺动脉瓣置换术		人工瓣膜	次		9945. 00	甲类	手术费
3477	35. 2700	三尖瓣切开和其他置换术伴有组织移植物	四级	手术	G	330801005	三尖瓣置换术		人工瓣膜	次		12622. 50	甲类	手术费

（续上表）

序号	手术操作诊断编码	手术操作名称	手术级别	操作类型	财务分类	编码	项目名称	项目内涵	除外内容	计价单位	说明	三级医疗服务价格（元）	医保结算类型	医疗收费项目类别
3478	35. 2701	三尖瓣生物瓣膜置换术	四级	手术	G	330801005	三尖瓣置换术		人工瓣膜	次		12622. 50	甲类	手术费
3479	35. 2702	胸腔镜下三尖瓣生物瓣膜置换术	四级	手术	G	330801005	三尖瓣置换术		人工瓣膜	次		12622. 50	甲类	手术费
3480	35. 2702	胸腔镜下三尖瓣生物瓣膜置换术	四级	手术	G	330000000－5	术中使用胸腔镜加收			次		1420. 50	甲类	手术费
3481	35. 2800	三尖瓣切开和其他置换术	四级	手术	G	330801005	三尖瓣置换术		人工瓣膜	次		12622. 50	甲类	手术费
3482	35. 2801	三尖瓣机械瓣膜置换术	四级	手术	G	330801005	三尖瓣置换术		人工瓣膜	次		12622. 50	甲类	手术费
3483	35. 2802	胸腔镜下三尖瓣机械瓣膜置换术	四级	手术	G	330801005	三尖瓣置换术		人工瓣膜	次		12622. 50	甲类	手术费
3484	35. 2802	胸腔镜下三尖瓣机械瓣膜置换术	四级	手术	G	330000000－5	术中使用胸腔镜加收			次		1420. 50	甲类	手术费
3485	35. 3100	乳头肌手术		手术	G	330801004	三尖瓣直视成形术	指交界切开、瓣环环缩术、瓣下结构成形术、瓣叶成形术、腱索替代术、狭窄/瓣环狭窄矫治术	人工瓣膜	次		12622. 50	甲类	手术费
3486	35. 3100x001	心脏乳头肌切开术		手术	G	330801002	二尖瓣直视成形术	指各种类型的二尖瓣狭窄或/和关闭不全的瓣膜的处理，如交界切开、腱索替代、瓣叶切除、瓣环成形、瓣下结构成形术、瓣叶成形术、人工腱索植入术、狭窄/瓣上狭窄矫治术等	牛心包片、人工瓣膜	次		12622. 50	甲类	手术费
3487	35. 3101	心脏乳头肌修补术		手术	G	330801002	二尖瓣直视成形术	指各种类型的二尖瓣狭窄或/和关闭不全的瓣膜的处理，如交界切开、腱索替代、瓣叶切除、瓣环成形、瓣下结构成形术、瓣叶成形术、人工腱索植入术、狭窄/瓣上狭窄矫治术等	牛心包片、人工瓣膜	次		12622. 50	甲类	手术费
3488	35. 3200	腱索手术		手术	G	330801004	三尖瓣直视成形术	指交界切开、瓣环环缩术、瓣下结构成形术、瓣叶成形术、腱索替代术、狭窄/瓣环狭窄矫治术	人工瓣膜	次		12622. 50	甲类	手术费
3489	35. 3200x003	腱索移植术		手术	G	330801002	二尖瓣直视成形术	指各种类型的二尖瓣狭窄或/和关闭不全的瓣膜的处理，如交界切开、腱索替代、瓣叶切除、瓣环成形、瓣下结构成形术、瓣叶成形术、人工腱索植入术、狭窄/瓣上狭窄矫治术等	牛心包片、人工瓣膜	次		12622. 50	甲类	手术费

（续上表）

序号	手术操作诊断编码	手术操作名称	手术级别	操作类型	财务分类	编码	项目名称	项目内涵	除外内容	计价单位	说明	三级医疗服务价格（元）	医保结算类型	医疗收费项目类别
3490	35. 3200x003	腱索移植术		手术	G	330801004	三尖瓣直视成形术	指交界切开、瓣环环缩术、瓣下结构成形术、瓣叶成形术、腱索替代术、狭窄/瓣环狭窄矫治术	人工瓣膜	次		12622. 50	甲类	手术费
3491	35. 3200x004	腱索转移术		手术	G	330801002	二尖瓣直视成形术	指各种类型的二尖瓣狭窄或/和关闭不全的瓣膜的处理，如交界切开、腱索替代、瓣叶切除、瓣环成形、瓣下结构成形术、瓣叶成形术、人工腱索植入术、狭窄/瓣上狭窄矫治术等	牛心包片、人工瓣膜	次		12622. 50	甲类	手术费
3492	35. 3200x004	腱索转移术		手术	G	330801004	三尖瓣直视成形术	指交界切开、瓣环环缩术、瓣下结构成形术、瓣叶成形术、腱索替代术、狭窄/瓣环狭窄矫治术	人工瓣膜	次		12622. 50	甲类	手术费
3493	35. 3201	腱索修补术		手术	G	330801002	二尖瓣直视成形术	指各种类型的二尖瓣狭窄或/和关闭不全的瓣膜的处理，如交界切开、腱索替代、瓣叶切除、瓣环成形、瓣下结构成形术、瓣叶成形术、人工腱索植入术、狭窄/瓣上狭窄矫治术等	牛心包片、人工瓣膜	次		12622. 50	甲类	手术费
3494	35. 3201	腱索修补术		手术	G	330801004	三尖瓣直视成形术	指交界切开、瓣环环缩术、瓣下结构成形术、瓣叶成形术、腱索替代术、狭窄/瓣环狭窄矫治术	人工瓣膜	次		12622. 50	甲类	手术费
3495	35. 3202	腱索切断术		手术	G	330801002	二尖瓣直视成形术	指各种类型的二尖瓣狭窄或/和关闭不全的瓣膜的处理，如交界切开、腱索替代、瓣叶切除、瓣环成形、瓣下结构成形术、瓣叶成形术、人工腱索植入术、狭窄/瓣上狭窄矫治术等	牛心包片、人工瓣膜	次		12622. 50	甲类	手术费
3496	35. 3202	腱索切断术		手术	G	330801004	三尖瓣直视成形术	指交界切开、瓣环环缩术、瓣下结构成形术、瓣叶成形术、腱索替代术、狭窄/瓣环狭窄矫治术	人工瓣膜	次		12622. 50	甲类	手术费

（续上表）

序号	手术操作诊断编码	手术操作名称	手术级别	操作类型	财务分类	编码	项目名称	项目内涵	除外内容	计价单位	说明	三级医疗服务价格（元）	医保结算类型	医疗收费项目类别
3497	35. 3300	瓣环成形术	四级	手术	G	330801004	三尖瓣直视成形术	指交界切开、瓣环环缩术、瓣下结构成形术、瓣叶成形术、腱索替代术、狭窄/瓣环狭窄矫治术	人工瓣膜	次		12622. 50	甲类	手术费
3498	35. 3300x001	二尖瓣瓣环成形术	四级	手术	G	330801002	二尖瓣直视成形术	指各种类型的二尖瓣狭窄或/和关闭不全的瓣膜的处理，如交界切开、腱索替代、瓣叶切除、瓣环成形、瓣下结构成形术、瓣叶成形术、人工腱索植入术、狭窄/瓣上狭窄矫治术等	牛心包片、人工瓣膜	次		12622. 50	甲类	手术费
3499	35. 3300x002	三尖瓣瓣环成形术	四级	手术	G	330801004	三尖瓣直视成形术	指交界切开、瓣环环缩术、瓣下结构成形术、瓣叶成形术、腱索替代术、狭窄/瓣环狭窄矫治术	人工瓣膜	次		12622. 50	甲类	手术费
3500	35. 3300x003	三尖瓣瓣环折叠术	四级	手术	G	330801004	三尖瓣直视成形术	指交界切开、瓣环环缩术、瓣下结构成形术、瓣叶成形术、腱索替代术、狭窄/瓣环狭窄矫治术	人工瓣膜	次		12622. 50	甲类	手术费
3501	35. 3300x004	主动脉瓣瓣环成形术	四级	手术	G	330801008	主动脉瓣直视成形术		牛心包片	次		12251. 25	甲类	手术费
3502	35. 3400	动脉圆锥切除术	四级	手术	G	330803033S	右室流出道疏通术	特指右室流出道狭窄的外科手术		次		9653. 00	甲类	手术费
3503	35. 3400x001	右心室动脉圆锥切除术	四级	手术	G	330803033S	右室流出道疏通术	特指右室流出道狭窄的外科手术		次		9653. 00	甲类	手术费
3504	35. 3400x003	右室流出道疏通术	四级	手术	G	330803033S	右室流出道疏通术	特指右室流出道狭窄的外科手术		次		9653. 00	甲类	手术费
3505	35. 3400x004	左室流出道疏通术	四级	手术	G	330802024	左室流出道狭窄疏通术	含主动脉瓣下肌性、膜性狭窄的切除、肥厚性梗阻性心肌病的肌肉切除疏通		次		9652. 50	甲类	手术费
3506	35. 3400x005	跨肺动脉瓣右室流出道肺动脉补片修补术	四级	手术	G	330801012	肺动脉瓣狭窄矫治术	含肺动脉扩大补片、肺动脉瓣交界切开（或瓣成形）、右室流出道重建术	人工血管	次		10296. 00	甲类	手术费
3507	35. 3400x006	右室漏斗部病损切除术	四级	手术	G	330803033S	右室流出道疏通术	特指右室流出道狭窄的外科手术		次		9653. 00	甲类	手术费
3508	35. 3400x007	右室流出道修补术	四级	手术	G	330802048S	左心发育不良综合征双心室修复术	左心室流出道重建，升主动脉、主动脉弓重建，右室流出道重建		次		10489. 00	甲类	手术费

（续上表）

序号	手术操作诊断编码	手术操作名称	手术级别	操作类型	财务分类	编码	项目名称	项目内涵	除外内容	计价单位	说明	三级医疗服务价格（元）	医保结算类型	医疗收费项目类别
3509	35. 3400x007	右室流出道修补术	四级	手术	G	330802018	右室双出口矫治术	含内隧道、内通道或外管道等方式进行左室流出道成形或重建及右室流出道成形或重建术	人工血管、同种异体血管	次		10400. 00	甲类	手术费
3510	35. 3400x007	右室流出道修补术	四级	手术	G	330801032S	右室－肺动脉重建术（REV）	含右室流出道重建及肺动脉重建		次		9945. 00	甲类	手术费
3511	35. 3400x008	左室流出道修补术	四级	手术	G	330802048S	左心发育不良综合征双心室修复术	左心室流出道重建，升主动脉、主动脉弓重建，右室流出道重建		次		10489. 00	甲类	手术费
3512	35. 3400x008	左室流出道修补术	四级	手术	G	330801034S	主动脉瓣下隔膜切除术	剪除主动脉瓣下隔膜，重建左室流出道		次		9653. 00	甲类	手术费
3513	35. 3400x008	左室流出道修补术	四级	手术	G	330802018	右室双出口矫治术	含内隧道、内通道或外管道等方式进行左室流出道成形或重建及右室流出道成形或重建术	人工血管、同种异体血管	次		10400. 00	甲类	手术费
3514	35. 3400x008	左室流出道修补术	四级	手术	G	330803036S	左心发育不良综合I期手术（Norwood）	含左室流出道重建、升主动脉、主动脉弓成形、体肺分流或 Sano 分流、动脉导管切断缝合		次		8320. 00	甲类	手术费
3515	35. 3500x002	主动脉瓣下狭窄切开术	四级	手术	G	330801008	主动脉瓣直视成形术		牛心包片	次		12251. 25	甲类	手术费
3516	35. 3500x003	二尖瓣下环切除术	四级	手术	G	330801002	二尖瓣直视成形术	指各种类型的二尖瓣狭窄或/和关闭不全的瓣膜的处理，如交界切开、腱索替代、瓣叶切除、瓣环成形、瓣下结构成形术、瓣叶成形术、人工腱索植入术、狭窄/瓣上狭窄矫治术等	牛心包片、人工瓣膜	次		12622. 50	甲类	手术费
3517	35. 3500x004	二尖瓣上环切除术	四级	手术	G	330801002	二尖瓣直视成形术	指各种类型的二尖瓣狭窄或/和关闭不全的瓣膜的处理，如交界切开、腱索替代、瓣叶切除、瓣环成形、瓣下结构成形术、瓣叶成形术、人工腱索植入术、狭窄/瓣上狭窄矫治术等	牛心包片、人工瓣膜	次		12622. 50	甲类	手术费
3518	35. 3500x005	肺动脉瓣上环切除术	四级	手术	G	330801012	肺动脉瓣狭窄矫治术	含肺动脉扩大补片、肺动脉瓣交界切开（或瓣成形）、右室流出道重建术	人工血管	次		10296. 00	甲类	手术费
3519	35. 3500x006	主动脉瓣上环切除术	四级	手术	G	330801008	主动脉瓣直视成形术		牛心包片	次		12251. 25	甲类	手术费
3520	35. 3500x007	主动脉瓣下膈膜切除术	四级	手术	G	330801008	主动脉瓣直视成形术		牛心包片	次		12251. 25	甲类	手术费

（续上表）

序号	手术操作诊断编码	手术操作名称	手术级别	操作类型	财务分类	编码	项目名称	项目内涵	除外内容	计价单位	说明	三级医疗服务价格（元）	医保结算类型	医疗收费项目类别
3521	35.3500x008	主动脉瓣下狭窄切除术	四级	手术	G	330801008	主动脉瓣直视成形术		牛心包片	次		12251.25	甲类	手术费
3522	35.3500x009	主动脉瓣瓣上狭窄矫治术	四级	手术	G	330801008	主动脉瓣直视成形术		牛心包片	次		12251.25	甲类	手术费
3523	35.3500x011	改良 Konno 手术	四级	手术	G	330802044	科诺（Konno）手术	含左室流出道扩大、主动脉根部扩大、右室流出道扩大及主动脉瓣替换术	人工血管、人工瓣膜	次		11648.00	甲类	手术费
3524	35.3500x012	二尖瓣瓣上隔膜切除术	四级	手术	G	330801002	二尖瓣直视成形术	指各种类型的二尖瓣狭窄或/和关闭不全的瓣膜的处理，如交界切开、腱索替代、瓣叶切除、瓣环成形、瓣下结构成形术、瓣叶成形术、人工腱索植入术、狭窄/瓣上狭窄矫治术等	牛心包片、人工瓣膜	次		12622.50	甲类	手术费
3525	35.3501	主动脉瓣膜下环切除术	四级	手术	G	330801008	主动脉瓣直视成形术		牛心包片	次		12251.25	甲类	手术费
3526	35.3901	主动脉窦修补术	四级	手术	G	330802028	主动脉窦瘤破裂修补术	指窦破到心脏各腔室的处理		次		9652.50	甲类	手术费
3527	35.4100	已存在的房间隔缺损扩大术		手术	G	330801017－3	房间隔缺损扩大术			次		8580.00	甲类	手术费
3528	35.4100	已存在的房间隔缺损扩大术		手术	G	330801017－3/1	小切口房间隔缺损扩大术			次		9438.00	甲类	手术费
3529	35.4100x001	房间隔缺损扩大术		手术	G	330801017－3	房间隔缺损扩大术			次		8580.00	甲类	手术费
3530	35.4100x001	房间隔缺损扩大术		手术	G	330801017－3/1	小切口房间隔缺损扩大术			次		9438.00	甲类	手术费
3531	35.4100x002	卵圆孔缺损扩大术		手术	G	330801017－3	房间隔缺损扩大术			次		8580.00	甲类	手术费
3532	35.4100x002	卵圆孔缺损扩大术		手术	G	330801017－3/1	小切口房间隔缺损扩大术			次		9438.00	甲类	手术费
3533	35.4100x003	房间隔造口术		手术	G	330801016	房间隔造口术（Blabock-Hanlon 手术）		人工血管	次		7722.00	甲类	手术费
3534	35.4200	建造心脏间隔缺损		手术	G	330801016	房间隔造口术（Blabock-Hanlon 手术）		人工血管	次		7722.00	甲类	手术费
3535	35.4200x002	房间隔开窗术		手术	G	330801017－4	房间隔开窗术			次		8580.00	甲类	手术费
3536	35.4200x002	房间隔开窗术		手术	G	330801017－4/1	小切口房间隔开窗术			次		9438.00	甲类	手术费
3537	35.4200x005	室间隔开窗术		手术	G	330801018－3	室间隔开窗术	含缝合法		次		9652.50	甲类	手术费
3538	35.4200x005	室间隔开窗术		手术	G	330801018－3/1	小切口室间隔开窗术	含缝合法		次		10617.75	甲类	手术费
3539	35.4200x006	室间隔缺损扩大术		手术	G	330801018－2	室间隔缺损扩大术	含缝合法		次		9652.50	甲类	手术费
3540	35.4200x006	室间隔缺损扩大术		手术	G	330801018－2/1	小切口室间隔缺损扩大术	含缝合法		次		10617.75	甲类	手术费
3541	35.4200x007	卵圆孔开窗术		手术	G	330801017－4	房间隔开窗术			次		8580.00	甲类	手术费
3542	35.4200x008	房间隔穿刺术		手术	G	310604005	胸腔穿刺术	含抽气、抽液、注药	药物、一次性引流装置	次		192.08	甲类	治疗费
3543	35.4200x009	经皮室间隔完整的肺动脉闭锁射频打孔及球囊扩张成形术		手术	G	330802019	肺动脉闭锁矫治术	含右室肺动脉连接重建、肺动脉重建或成形、异常体肺血管切断	人工血管、同种异体血管	次		11797.50	甲类	手术费

（续上表）

序号	手术操作诊断编码	手术操作名称	手术级别	操作类型	财务分类	编码	项目名称	项目内涵	除外内容	计价单位	说明	三级医疗服务价格（元）	医保结算类型	医疗收费项目类别
3544	35. 4201	布莱洛克－汉隆手术	四级	手术	G	330801016	房间隔造口术（Blabock－Hanlon 手术）		人工血管	次		7722. 00	甲类	手术费
3545	35. 5000	心脏间隔缺损的假体修补术	四级	手术	G	330801017	房间隔缺损修补术	指Ⅰ、Ⅱ孔房缺。含继发孔房缺的直接缝闭和补片修补		次		8580. 00	甲类	手术费
3546	35. 5000	心脏间隔缺损的假体修补术	四级	手术	G	330801017－1/1	小切口房间隔缺损修补术	指Ⅰ、Ⅱ孔房缺。含继发孔房缺的直接缝闭和补片修补		次		9438. 00	甲类	手术费
3547	35. 5000	心脏间隔缺损的假体修补术	四级	手术	G	330801018	室间隔缺损直视修补术	含缝合法，补片修复		次		9652. 50	甲类	手术费
3548	35. 5000	心脏间隔缺损的假体修补术	四级	手术	G	330801018－1/1	小切口室间隔缺损直视修补术	含缝合法，补片修复		次		10617. 75	甲类	手术费
3549	35. 5100	心房间隔缺损的假体修补术，切开法	四级	手术	G	330801017	房间隔缺损修补术	指Ⅰ、Ⅱ孔房缺。含继发孔房缺的直接缝闭和补片修补		次		8580. 00	甲类	手术费
3550	35. 5100	心房间隔缺损的假体修补术，切开法	四级	手术	G	330801017－1/1	小切口房间隔缺损修补术	指Ⅰ、Ⅱ孔房缺。含继发孔房缺的直接缝闭和补片修补		次		9438. 00	甲类	手术费
3551	35. 5100x001	房间隔缺损人造补片修补术	四级	手术	G	330801017	房间隔缺损修补术	指Ⅰ、Ⅱ孔房缺。含继发孔房缺的直接缝闭和补片修补		次		8580. 00	甲类	手术费
3552	35. 5100x002	经胸房间隔缺损闭式封堵术	四级	手术	G	330801017	房间隔缺损修补术	指Ⅰ、Ⅱ孔房缺。含继发孔房缺的直接缝闭和补片修补		次		8580. 00	甲类	手术费
3553	35. 5100x003	卵圆孔未闭人造补片修补术	四级	手术	G	330801021	卵圆孔修补术			次		8580. 00	甲类	手术费
3554	35. 5100x004	胸腔镜下房间隔缺损人造补片修补术	四级	手术	G	330801017	房间隔缺损修补术	指Ⅰ、Ⅱ孔房缺。含继发孔房缺的直接缝闭和补片修补		次		8580. 00	甲类	手术费
3555	35. 5100x004	胸腔镜下房间隔缺损人造补片修补术	四级	手术	G	330000000－5	术中使用胸腔镜加收			次		1420. 50	甲类	手术费
3556	35. 5101	卵圆孔未闭假体修补术	四级	手术	G	330801021	卵圆孔修补术			次		8580. 00	甲类	手术费
3557	35. 5200	心房间隔缺损假体修补术，闭合法	四级	手术	G	330801018	室间隔缺损直视修补术	含缝合法，补片修复		次		9652. 50	甲类	手术费
3558	35. 5300	心室间隔缺损假体修补术，切开法	四级	手术	G	330801018	室间隔缺损直视修补术	含缝合法，补片修复		次		9652. 50	甲类	手术费
3559	35. 5300x001	室间隔缺损人造补片修补术	四级	手术	G	330801018	室间隔缺损直视修补术	含缝合法，补片修复		次		9652. 50	甲类	手术费
3560	35. 5300x001	室间隔缺损人造补片修补术	四级	手术	G	330801018－1/1	小切口室间隔缺损直视修补术	含缝合法，补片修复		次		10617. 75	甲类	手术费
3561	35. 5300x003	经胸室间隔缺损闭式封堵术	四级	手术	G	330801018	室间隔缺损直视修补术	含缝合法，补片修复		次		9652. 50	甲类	手术费
3562	35. 5300x003	经胸室间隔缺损闭式封堵术	四级	手术	G	330801018－1/1	小切口室间隔缺损直视修补术	含缝合法，补片修复		次		10617. 75	甲类	手术费
3563	35. 5300x004	经胸室间隔缺损人造补片修补术	四级	手术	G	330801018	室间隔缺损直视修补术	含缝合法，补片修复		次		9652. 50	甲类	手术费
3564	35. 5300x004	经胸室间隔缺损人造补片修补术	四级	手术	G	330801018－1/1	小切口室间隔缺损直视修补术	含缝合法，补片修复		次		10617. 75	甲类	手术费

（续上表）

序号	手术操作诊断编码	手术操作名称	手术级别	操作类型	财务分类	编码	项目名称	项目内涵	除外内容	计价单位	说明	三级医疗服务价格（元）	医保结算类型	医疗收费项目类别
3565	35.5301	室间隔缺损假体修补术	四级	手术	G	330801018	室间隔缺损直视修补术	含缝合法，补片修复		次		9652.50	甲类	手术费
3566	35.5301	室间隔缺损假体修补术	四级	手术	G	330801018－1/1	小切口室间隔缺损直视修补术	含缝合法，补片修复		次		10617.75	甲类	手术费
3567	35.5400	心内膜垫缺损假体修补术	四级	手术	G	330801019	部分型心内膜垫缺损矫治术	含Ⅰ孔房缺修补术、二尖瓣、三尖瓣成形术	人工血管	次		9945.00	甲类	手术费
3568	35.5400	心内膜垫缺损假体修补术	四级	手术	G	330801020	完全型心内膜垫缺损矫治术			次		10608.00	甲类	手术费
3569	35.5400x003	心内膜垫缺损人造补片矫治术	四级	手术	G	330801019	部分型心内膜垫缺损矫治术	含Ⅰ孔房缺修补术、二尖瓣、三尖瓣成形术	人工血管	次		9945.00	甲类	手术费
3570	35.5400x003	心内膜垫缺损人造补片矫治术	四级	手术	G	330801020	完全型心内膜垫缺损矫治术			次		10608.00	甲类	手术费
3571	35.5400x004	部分型心内膜垫缺损人造补片矫治术	四级	手术	G	330801019	部分型心内膜垫缺损矫治术	含Ⅰ孔房缺修补术、二尖瓣、三尖瓣成形术	人工血管	次		9945.00	甲类	手术费
3572	35.5400x005	房室通道人造补片修补术	四级	手术	G	330802041	矫正型大动脉转位伴发畸形矫治术	含室缺损修补术、肺动脉狭窄疏通术、左侧房室瓣成形术等		每部位		11648.00	甲类	手术费
3573	35.5400x006	完全型心内膜垫缺损人造补片矫治术	四级	手术	G	330801020	完全型心内膜垫缺损矫治术			次		10608.00	甲类	手术费
3574	35.5500	假体心室间隔修补术，闭合法	四级	手术	G	330801018	室间隔缺损直视修补术	含缝合法，补片修复		次		9652.50	甲类	手术费
3575	35.6000	心脏间隔缺损修补术，用组织移植物	四级	手术	G	330801018	室间隔缺损直视修补术	含缝合法，补片修复		次		9652.50	甲类	手术费
3576	35.6100	用组织移植物的心房间隔缺损修补术	四级	手术	G	330801017	房间隔缺损修补术	指Ⅰ、Ⅱ孔房缺。含继发孔房缺的直接缝闭和补片修补		次		8580.00	甲类	手术费
3577	35.6100	用组织移植物的心房间隔缺损修补术	四级	手术	G	330801017－1/1	小切口房间隔缺损修补术	指Ⅰ、Ⅱ孔房缺。含继发孔房缺的直接缝闭和补片修补		次		9438.00	甲类	手术费
3578	35.6100x001	胸腔镜下房间隔缺损组织补片修补术	四级	手术	G	330801017	房间隔缺损修补术	指Ⅰ、Ⅱ孔房缺。含继发孔房缺的直接缝闭和补片修补		次		8580.00	甲类	手术费
3579	35.6100x001	胸腔镜下房间隔缺损组织补片修补术	四级	手术	G	330000000－5	术中使用胸腔镜加收			次		1420.50	甲类	手术费
3580	35.6101	房间隔缺损组织补片修补术	四级	手术	G	330801017	房间隔缺损修补术	指Ⅰ、Ⅱ孔房缺。含继发孔房缺的直接缝闭和补片修补		次		8580.00	甲类	手术费
3581	35.6101	房间隔缺损组织补片修补术	四级	手术	G	330801017－1/1	小切口房间隔缺损修补术	指Ⅰ、Ⅱ孔房缺。含继发孔房缺的直接缝闭和补片修补		次		9438.00	甲类	手术费
3582	35.6102	卵圆孔未闭组织补片修补术	四级	手术	G	330801021	卵圆孔修补术			次		8580.00	甲类	手术费
3583	35.6200	用组织移植物的心室间隔缺损修补术	四级	手术	G	330801018	室间隔缺损直视修补术	含缝合法，补片修复		次		9652.50	甲类	手术费
3584	35.6200	用组织移植物的心室间隔缺损修补术	四级	手术	G	330801018－1/1	小切口室间隔缺损直视修补术	含缝合法，补片修复		次		10617.75	甲类	手术费
3585	35.6201	室间隔缺损组织补片修补术	四级	手术	G	330801018	室间隔缺损直视修补术	含缝合法，补片修复		次		9652.50	甲类	手术费

（续上表）

序号	手术操作诊断编码	手术操作名称	手术级别	操作类型	财务分类	编码	项目名称	项目内涵	除外内容	计价单位	说明	三级医疗服务价格（元）	医保结算类型	医疗收费项目类别
3586	35.6201	室间隔缺损组织补片修补术	四级	手术	G	330801018－1/1	小切口室间隔缺损直视修补术	含缝合法，补片修复		次		10617.75	甲类	手术费
3587	35.6300	用组织移植物的心内膜垫缺损修补术	四级	手术	G	330801019	部分型心内膜垫缺损矫治术	含Ⅰ孔房缺修补术、二尖瓣、三尖瓣成形术	人工血管	次		9945.00	甲类	手术费
3588	35.6300	用组织移植物的心内膜垫缺损修补术	四级	手术	G	330801020	完全型心内膜垫缺损矫治术			次		10608.00	甲类	手术费
3589	35.6300x002	心内膜垫缺损组织补片矫治术	四级	手术	G	330801019	部分型心内膜垫缺损矫治术	含Ⅰ孔房缺修补术、二尖瓣、三尖瓣成形术	人工血管	次		9945.00	甲类	手术费
3590	35.6300x002	心内膜垫缺损组织补片矫治术	四级	手术	G	330801020	完全型心内膜垫缺损矫治术			次		10608.00	甲类	手术费
3591	35.6300x003	部分型心内膜垫缺损组织补片矫治术	四级	手术	G	330801019	部分型心内膜垫缺损矫治术	含Ⅰ孔房缺修补术、二尖瓣、三尖瓣成形术	人工血管	次		9945.00	甲类	手术费
3592	35.6300x004	完全型心内膜垫缺损组织补片矫治术	四级	手术	G	330801020	完全型心内膜垫缺损矫治术			次		10608.00	甲类	手术费
3593	35.6300x005	移行型心内膜垫缺损组织补片矫治术	四级	手术	G	330801019	部分型心内膜垫缺损矫治术	含Ⅰ孔房缺修补术、二尖瓣、三尖瓣成形术	人工血管	次		9945.00	甲类	手术费
3594	35.7000	心脏间隔缺损的其他和未特指的修补术		手术	G	330801017	房间隔缺损修补术	指Ⅰ、Ⅱ孔房缺。含继发孔房缺的直接缝闭和补片修补		次		8580.00	甲类	手术费
3595	35.7100	心房间隔缺损的其他和未特指的修补术		手术	G	330801017	房间隔缺损修补术	指Ⅰ、Ⅱ孔房缺。含继发孔房缺的直接缝闭和补片修补		次		8580.00	甲类	手术费
3596	35.7100x002	卵圆孔未闭修补术	四级	手术	G	330801021	卵圆孔修补术			次		8580.00	甲类	手术费
3597	35.7100x003	房间隔部分闭合术	四级	手术	G	330801017	房间隔缺损修补术	指Ⅰ、Ⅱ孔房缺。含继发孔房缺的直接缝闭和补片修补		次		8580.00	甲类	手术费
3598	35.7100x003	房间隔部分闭合术	四级	手术	G	330801017－1/1	小切口房间隔缺损修补术	指Ⅰ、Ⅱ孔房缺。含继发孔房缺的直接缝闭和补片修补		次		9438.00	甲类	手术费
3599	35.7100x004	房间隔开窗闭合术	四级	手术	G	330801017	房间隔缺损修补术	指Ⅰ、Ⅱ孔房缺。含继发孔房缺的直接缝闭和补片修补		次		8580.00	甲类	手术费
3600	35.7100x004	房间隔开窗闭合术	四级	手术	G	330801017－1/1	小切口房间隔缺损修补术	指Ⅰ、Ⅱ孔房缺。含继发孔房缺的直接缝闭和补片修补		次		9438.00	甲类	手术费
3601	35.7100x005	房间隔膨出瘤修补术	四级	手术	G	330801017	房间隔缺损修补术	指Ⅰ、Ⅱ孔房缺。含继发孔房缺的直接缝闭和补片修补		次		8580.00	甲类	手术费
3602	35.7100x005	房间隔膨出瘤修补术	四级	手术	G	330801017－1/1	小切口房间隔缺损修补术	指Ⅰ、Ⅱ孔房缺。含继发孔房缺的直接缝闭和补片修补		次		9438.00	甲类	手术费
3603	35.7100x007	人工房间隔再造术	四级	手术	G	330801017	房间隔缺损修补术	指Ⅰ、Ⅱ孔房缺。含继发孔房缺的直接缝闭和补片修补		次		8580.00	甲类	手术费
3604	35.7100x008	单心房矫治术	四级	手术	G	330801017－2	单心房间隔再造术			次		8580.00	甲类	手术费
3605	35.7100x008	单心房矫治术	四级	手术	G	330801017－2/1	小切口单心房间隔再造术			次		9438.00	甲类	手术费
3606	35.7100x009	房间隔缺损修补术	四级	手术	G	330801017	房间隔缺损修补术	指Ⅰ、Ⅱ孔房缺。含继发孔房缺的直接缝闭和补片修补		次		8580.00	甲类	手术费

（续上表）

序号	手术操作诊断编码	手术操作名称	手术级别	操作类型	财务分类	编码	项目名称	项目内涵	除外内容	计价单位	说明	三级医疗服务价格（元）	医保结算类型	医疗收费项目类别
3607	35.7100x009	房间隔缺损修补术	四级	手术	G	330801017－1/1	小切口房间隔缺损修补术	指Ⅰ、Ⅱ孔房缺。含继发孔房缺的直接缝闭和补片修补		次		9438.00	甲类	手术费
3608	35.7100x010	胸腔镜下卵圆孔未闭修补术		手术	G	330801021	卵圆孔修补术			次		8580.00	甲类	手术费
3609	35.7100x010	胸腔镜下卵圆孔未闭修补术		手术	G	330000000－5	术中使用胸腔镜加收			次		1420.50	甲类	手术费
3610	35.7101	胸腔镜下房间隔缺损修补术	四级	手术	G	330801017	房间隔缺损修补术	指Ⅰ、Ⅱ孔房缺。含继发孔房缺的直接缝闭和补片修补		次		8580.00	甲类	手术费
3611	35.7101	胸腔镜下房间隔缺损修补术	四级	手术	G	330000000－5	术中使用胸腔镜加收			次		1420.50	甲类	手术费
3612	35.7200	心室间隔缺损的其他和未特指的修补术	四级	手术	G	330801018	室间隔缺损直视修补术	含缝合法，补片修复		次		9652.50	甲类	手术费
3613	35.7200x001	室间隔缺损修补术	四级	手术	G	330801018	室间隔缺损直视修补术	含缝合法，补片修复		次		9652.50	甲类	手术费
3614	35.7200x001	室间隔缺损修补术	四级	手术	G	330801018－1/1	小切口室间隔缺损直视修补术	含缝合法，补片修复		次		10617.75	甲类	手术费
3615	35.7200x002	多发室间隔缺损修补术	四级	手术	G	330801018	室间隔缺损直视修补术	含缝合法，补片修复		次		9652.50	甲类	手术费
3616	35.7200x002	多发室间隔缺损修补术	四级	手术	G	330801018－1/1	小切口室间隔缺损直视修补术	含缝合法，补片修复		次		10617.75	甲类	手术费
3617	35.7200x003	经胸室间隔缺损修补术	四级	手术	G	330801018	室间隔缺损直视修补术	含缝合法，补片修复		次		9652.50	甲类	手术费
3618	35.7200x003	经胸室间隔缺损修补术	四级	手术	G	330801018－1/1	小切口室间隔缺损直视修补术	含缝合法，补片修复		次		10617.75	甲类	手术费
3619	35.7201	胸腔镜下室间隔缺损修补术	四级	手术	G	330801018	室间隔缺损直视修补术	含缝合法，补片修复		次		9652.50	甲类	手术费
3620	35.7201	胸腔镜下室间隔缺损修补术	四级	手术	G	330000000－5	术中使用胸腔镜加收			次		1420.50	甲类	手术费
3621	35.7300	心内膜垫缺损的其他和未特指的修补术	四级	手术	G	330801026－1	完全型心内膜垫缺损合并右室双出口矫治术			次		10608.00	甲类	手术费
3622	35.7300x002	心内膜垫缺损矫治术	四级	手术	G	330801019	部分型心内膜垫缺损矫治术	含Ⅰ孔房缺修补术、二尖瓣、三尖瓣成形术	人工血管	次		9945.00	甲类	手术费
3623	35.7300x002	心内膜垫缺损矫治术	四级	手术	G	330801020	完全型心内膜垫缺损矫治术			次		10608.00	甲类	手术费
3624	35.7300x003	右房右室异常通道修补术	四级	手术	G	330801026－2	法鲁氏四联症的根治术			次		10608.00	甲类	手术费
3625	35.7300x004	部分型心内膜垫缺损矫治术	四级	手术	G	330801019	部分型心内膜垫缺损矫治术	含Ⅰ孔房缺修补术、二尖瓣、三尖瓣成形术	人工血管	次		9945.00	甲类	手术费
3626	35.7300x005	房室通道修补术	四级	手术	G	330801019	部分型心内膜垫缺损矫治术	含Ⅰ孔房缺修补术、二尖瓣、三尖瓣成形术	人工血管	次		9945.00	甲类	手术费
3627	35.7300x006	完全型心内膜垫缺损矫治术	四级	手术	G	330801020	完全型心内膜垫缺损矫治术			次		10608.00	甲类	手术费
3628	35.7300x007	移行型心内膜垫缺损矫治术	四级	手术	G	330801019	部分型心内膜垫缺损矫治术	含Ⅰ孔房缺修补术、二尖瓣、三尖瓣成形术	人工血管	次		9945.00	甲类	手术费
3629	35.7301	胸腔镜下心内膜垫缺损修补术	四级	手术	G	330801019	部分型心内膜垫缺损矫治术	含Ⅰ孔房缺修补术、二尖瓣、三尖瓣成形术	人工血管	次		9945.00	甲类	手术费

（续上表）

序号	手术操作诊断编码	手术操作名称	手术级别	操作类型	财务分类	编码	项目名称	项目内涵	除外内容	计价单位	说明	三级医疗服务价格（元）	医保结算类型	医疗收费项目类别
3630	35.7301	胸腔镜下心内膜垫缺损修补术	四级	手术	G	330801020	完全型心内膜垫缺损矫治术			次		10608.00	甲类	手术费
3631	35.7301	胸腔镜下心内膜垫缺损修补术	四级	手术	G	330000000－5	术中使用胸腔镜加收			次		1420.50	甲类	手术费
3632	35.8100	法洛四联症全部修补术	四级	手术	G	330801023	法鲁氏四联症根治术（大）	含应用外通道		次		9945.00	甲类	手术费
3633	35.8100	法洛四联症全部修补术	四级	手术	G	330801024	法鲁氏四联症根治术（中）	含应用跨肺动脉瓣环补片		次		9945.00	甲类	手术费
3634	35.8100	法洛四联症全部修补术	四级	手术	G	330801025	法鲁氏四联症根治术（小）	含简单补片重建右室－肺动脉连续		次		9945.00	甲类	手术费
3635	35.8100x001	法乐氏四联症根治术	四级	手术	G	330801023	法鲁氏四联症根治术（大）	含应用外通道		次		9945.00	甲类	手术费
3636	35.8100x001	法乐氏四联症根治术	四级	手术	G	330801024	法鲁氏四联症根治术（中）	含应用跨肺动脉瓣环补片		次		9945.00	甲类	手术费
3637	35.8100x001	法乐氏四联症根治术	四级	手术	G	330801025	法鲁氏四联症根治术（小）	含简单补片重建右室－肺动脉连续		次		9945.00	甲类	手术费
3638	35.8100x002	法乐氏三联症根治术	四级	手术	G	330801022	法鲁氏三联症根治术	含右室流出道扩大、疏通、房缺修补术		次		9652.50	甲类	手术费
3639	35.8100x003	法乐氏三联症矫治术	四级	手术	G	330801022	法鲁氏三联症根治术	含右室流出道扩大、疏通、房缺修补术		次		9652.50	甲类	手术费
3640	35.8100x004	法乐氏五联症根治术	四级	手术	G	330801026	复合性先天性心脏畸形矫治术			次		10608.00	甲类	手术费
3641	35.8100x005	右室流出道补片修补术	四级	手术	G	330802048S	左心发育不良综合征双心室修复术	左心室流出道重建，升主动脉、主动脉弓重建，右室流出道重建		次		10489.00	甲类	手术费
3642	35.8100x005	右室流出道补片修补术	四级	手术	G	330802018	右室双出口矫治术	含内隧道、内通道或外管道等方式进行左室流出道成形或重建及右室流出道成形或重建术	人工血管、同种异体血管	次		10400.00	甲类	手术费
3643	35.8100x005	右室流出道补片修补术	四级	手术	G	330801032S	右室－肺动脉重建术（REV）	含右室流出道重建及肺动脉重建		次		9945.00	甲类	手术费
3644	35.8100x006	左室流出道补片修补术	四级	手术	G	330802048S	左心发育不良综合征双心室修复术	左心室流出道重建，升主动脉、主动脉弓重建，右室流出道重建		次		10489.00	甲类	手术费
3645	35.8100x006	左室流出道补片修补术	四级	手术	G	330801034S	主动脉瓣下隔膜切除术	剪除主动脉瓣下隔膜，重建左室流出道		次		9653.00	甲类	手术费
3646	35.8100x006	左室流出道补片修补术	四级	手术	G	330802018	右室双出口矫治术	含内隧道、内通道或外管道等方式进行左室流出道成形或重建及右室流出道成形或重建术	人工血管、同种异体血管	次		10400.00	甲类	手术费
3647	35.8100x006	左室流出道补片修补术	四级	手术	G	330803036S	左心发育不良综合征Ⅰ期手术（Norwood）	含左室流出道重建、升主动脉、主动脉弓成形、体肺分流或 Sano 分流、动脉导管切断缝合		次		8320.00	甲类	手术费

（续上表）

序号	手术操作诊断编码	手术操作名称	手术级别	操作类型	财务分类	编码	项目名称	项目内涵	除外内容	计价单位	说明	三级医疗服务价格（元）	医保结算类型	医疗收费项目类别
3648	35.8200	全部异常肺静脉连接的修补术	四级	手术	G	330802021	完全型肺静脉畸形引流矫治术	指心上型、心下型及心内型、混合型		次		10400.00	甲类	手术费
3649	35.8200x006	部分型肺静脉畸形引流矫治术	四级	手术	G	330802020	部分型肺静脉畸形引流矫治术			次		9360.00	甲类	手术费
3650	35.8200x008	胸腔镜下肺静脉畸形引流矫治术	四级	手术	G	330802021	完全型肺静脉畸形引流矫治术	指心上型、心下型及心内型、混合型		次		10400.00	甲类	手术费
3651	35.8200x008	胸腔镜下肺静脉畸形引流矫治术	四级	手术	G	330802020	部分型肺静脉畸形引流矫治术			次		9360.00	甲类	手术费
3652	35.8200x008	胸腔镜下肺静脉畸形引流矫治术	四级	手术	G	330000000－5	术中使用胸腔镜加收			次		1420.50	甲类	手术费
3653	35.8200x009	左心房－肺静脉干吻合术	四级	手术	G	330802020	部分型肺静脉畸形引流矫治术			次		9360.00	甲类	手术费
3654	35.8200x010	部分型肺静脉畸形引流心内直视修复术	四级	手术	G	330802020	部分型肺静脉畸形引流矫治术			次		9360.00	甲类	手术费
3655	35.8200x011	混合型肺静脉畸形引流心内直视修复术	四级	手术	G	330802020	部分型肺静脉畸形引流矫治术			次		9360.00	甲类	手术费
3656	35.8200x012	完全型肺静脉畸形引流心内直视修复术	四级	手术	G	330802021	完全型肺静脉畸形引流矫治术	指心上型、心下型及心内型、混合型		次		10400.00	甲类	手术费
3657	35.8200x013	改良 Warden 手术	四级	手术	G	330801026	复合性先天性心脏畸形矫治术			次		10608.00	甲类	手术费
3658	35.8201	完全肺静脉异位引流矫正术	四级	手术	G	330802021	完全型肺静脉畸形引流矫治术	指心上型、心下型及心内型、混合型		次		10400.00	甲类	手术费
3659	35.8300	动脉干全部修补术	四级	手术	G	330802042	永存动脉干修复术			次		11648.00	甲类	手术费
3660	35.8300x004	肺动脉干全部矫正术	四级	手术	G	330802042	永存动脉干修复术			次		11648.00	甲类	手术费
3661	35.8300x005	永存动脉干修补术	四级	手术	G	330802042	永存动脉干修复术			次		11648.00	甲类	手术费
3662	35.8301	肺动脉干全部修补术	四级	手术	G	330802042	永存动脉干修复术			次		11648.00	甲类	手术费
3663	35.8302	肺动脉干全部矫正术伴室间隔缺损假体修补术	四级	手术	G	330802042	永存动脉干修复术			次		11648.00	甲类	手术费
3664	35.8303	肺动脉干全部修补术伴右室代替肺动脉供血建造术	四级	手术	G	330802042	永存动脉干修复术			次		11648.00	甲类	手术费
3665	35.8304	主动脉－肺动脉间隔缺损修补术	四级	手术	G	330802054S	主动脉肺动脉吻合术（DKS）	指 Damus-Kaye-Stansel 手术。靠近分叉切断主肺动脉，远心端心包补片缝闭。切开升主动脉侧壁至主动脉瓣环，用补片扩大并与主肺动脉近心吻合，再结合体肺分流或右心室肺动脉分流		次		9950.00	甲类	手术费
3666	35.8305	肺动脉干加宽术	四级	手术	G	330802042	永存动脉干修复术			次		11648.00	甲类	手术费
3667	35.8307	完全动脉干矫正术	四级	手术	G	330802042	永存动脉干修复术			次		11648.00	甲类	手术费

（续上表）

序号	手术操作诊断编码	手术操作名称	手术级别	操作类型	财务分类	编码	项目名称	项目内涵	除外内容	计价单位	说明	三级医疗服务价格（元）	医保结算类型	医疗收费项目类别
3668	35.8308	完全动脉干矫正伴室间隔缺损假体置入术	四级	手术	G	330802042	永存动脉干修复术			次		11648.00	甲类	手术费
3669	35.8308	完全动脉干矫正伴室间隔缺损假体置入术	四级	手术	G	330801018	室间隔缺损直视修补术	含缝合法，补片修复		次		9652.50	甲类	手术费
3670	35.8309	共同动脉干矫正术	四级	手术	G	330802042	永存动脉干修复术			次		11648.00	甲类	手术费
3671	35.8400	大血管移位的全部矫正术	四级	手术	G	330802036	动脉调转术（Switch 术）	指完全型大动脉转位、右室双出口/肺瓣下室缺进行大动脉调转术		次		11648.00	甲类	手术费
3672	35.8400x001	大血管转位矫正术	四级	手术	G	330802036	动脉调转术（Switch 术）	指完全型大动脉转位、右室双出口/肺瓣下室缺进行大动脉调转术		次		11648.00	甲类	手术费
3673	35.8400x002	Nikaidoh 手术	四级	手术	G	330802018	右室双出口矫治术	含内隧道、内通道或外管道等方式进行左室流出道成形或重建及右室流出道成形或重建术	人工血管、同种异体血管	次		10400.00	甲类	手术费
3674	35.8400x003	双动脉根部调转术	四级	手术	G	330802036	动脉调转术（Switch 术）	指完全型大动脉转位、右室双出口/肺瓣下室缺进行大动脉调转术		次		11648.00	甲类	手术费
3675	35.9100	心房内静脉回流转位术	四级	手术	G	330802037	心房调转术	指各种改良的术式	牛心包片	次		11648.00	甲类	手术费
3676	35.9101	马斯塔德手术	四级	手术	G	330802037	心房调转术	指各种改良的术式	牛心包片	次		11648.00	甲类	手术费
3677	35.9102	心房内调转术	四级	手术	G	330802036	动脉调转术（Switch 术）	指完全型大动脉转位、右室双出口/肺瓣下室缺进行大动脉调转术		次		11648.00	甲类	手术费
3678	35.9102	心房内调转术	四级	手术	G	330802037	心房调转术	指各种改良的术式	牛心包片	次		11648.00	甲类	手术费
3679	35.9102	心房内调转术	四级	手术	G	330802038	双调转手术（Double Switch 手术）	指心房和心室或大动脉水平的各种组合的双调转手术	牛心包片、同种异体血管	次		12480.00	甲类	手术费
3680	35.9200	建立右心室和肺动脉通道	四级	手术	G	330801032S	右室－肺动脉重建术（REV）	含右室流出道重建及肺动脉重建		次		9945.00	甲类	手术费
3681	35.9200x001	右心室－肺动脉分流术［Rastelli 手术］	四级	手术	G	330802039	内外通道矫治手术（Rastalli 手术）	指大动脉转位或右室双出口等疾患的各种改良方式	人工血管、同种异体血管	次		11648.00	甲类	手术费
3682	35.9200x004	单源化手术	四级	手术	G	330802046S	肺血管单源化术			次		7904.33	甲类	手术费
3683	35.9200x005	右室双出口矫治术	四级	手术	G	330802018	右室双出口矫治术	含内隧道、内通道或外管道等方式进行左室流出道成形或重建及右室流出道成形或重建术	人工血管、同种异体血管	次		10400.00	甲类	手术费

（续上表）

序号	手术操作诊断编码	手术操作名称	手术级别	操作类型	财务分类	编码	项目名称	项目内涵	除外内容	计价单位	说明	三级医疗服务价格（元）	医保结算类型	医疗收费项目类别
3684	35.9201	拉斯特里氏手术	四级	手术	G	330802018	右室双出口矫治术	含内隧道、内通道或外管道等方式进行左室流出道成形或重建及右室流出道成形或重建术	人工血管、同种异体血管	次		10400.00	甲类	手术费
3685	35.9202	REV 手术	四级	手术	G	330801032S	右室－肺动脉重建术（REV）	含右室流出道重建及肺动脉重建		次		9945.00	甲类	手术费
3686	35.9300	建立左心室和主动脉间通道	四级	手术	G	330802045	外通道手术	指左室心尖—主动脉右房—右室；不含以前表述的特定术式中的外通道，如 Rastalli 手术等	人工血管	次		10296.00	甲类	手术费
3687	35.9300x002	心室内隧道修补术	四级	手术	G	330801018	室间隔缺损直视修补术	含缝合法，补片修复		次		9652.50	甲类	手术费
3688	35.9300x003	左心室－主动脉隧道修补术	四级	手术	G	330802027	细小主动脉根部加宽补片成形术	指各种主动脉根部窦管交界的加宽	人工血管、牛心包片	次		9360.00	甲类	手术费
3689	35.9300x004	一个半心室矫治术	四级	手术	G	330802017	全腔肺动脉吻合术	含下腔静脉到肺动脉内隧道或外通道手术	牛心包片、人工血管、同种异体血管	次		10296.00	甲类	手术费
3690	35.9300x005	Damus-Kaye-Stansel 手术	四级	手术	G	330802054S	主动脉肺动脉吻合术（DKS）	指 Damus-Kaye-Stansel 手术。靠近分叉切断主肺动脉，远心端心包补片缝闭。切开升主动脉侧壁至主动脉瓣环，用补片扩大并与主肺动脉近心吻合，再结合体肺分流或右心室肺动脉分流		次		9950.00	甲类	手术费
3691	35.9301	左心室双出口直视修复术	四级	手术	G	330802018	右室双出口矫治术	含内隧道、内通道或外管道等方式进行左室流出道成形或重建及右室流出道成形或重建术	人工血管、同种异体血管	次		10400.00	甲类	手术费
3692	35.9302	左心室尖－主动脉分流术	四级	手术	G	330802045	外通道手术	指左室心尖—主动脉右房—右室；不含以前表述的特定术式中的外通道，如 Rastalli 手术等	人工血管	次		10296.00	甲类	手术费
3693	35.9400	建立心房和肺动脉间通道	四级	手术	G	330802045	外通道手术	指左室心尖—主动脉右房—右室；不含以前表述的特定术式中的外通道，如 Rastalli 手术等	人工血管	次		10296.00	甲类	手术费
3694	35.9400x003	右心耳－肺动脉不带瓣管道吻合术		手术	G	330801025	法鲁氏四联症根治术（小）	含简单补片重建右室－肺动脉连续		次		9945.00	甲类	手术费

（续上表）

序号	手术操作诊断编码	手术操作名称	手术级别	操作类型	财务分类	编码	项目名称	项目内涵	除外内容	计价单位	说明	三级医疗服务价格（元）	医保结算类型	医疗收费项目类别
3695	35.9400x004	右心耳－肺动脉带瓣管道吻合术	四级	手术	G	330801025	法鲁氏四联症根治术（小）	含简单补片重建右室－肺动脉连续		次		9945.00	甲类	手术费
3696	35.9400x005	右心耳－肺动脉直接吻合术		手术	G	330801025	法鲁氏四联症根治术（小）	含简单补片重建右室－肺动脉连续		次		9945.00	甲类	手术费
3697	35.9400x006	半方坦手术［半 Fontan 手术］	四级	手术	G	330802040－1	半房坦型手术			次		11648.00	甲类	手术费
3698	35.9401	方坦手术	四级	手术	G	330802040	房坦型手术（Fontan Type 手术）	指用于单心室矫治；含经典房坦手术、各种改良的房坦手术等（也含各种开窗术）	人工血管、牛心包片、同种异体血管	次		11648.00	甲类	手术费
3699	35.9402	改良方坦手术	四级	手术	G	330802040	房坦型手术（Fontan Type 手术）	指用于单心室矫治；含经典房坦手术、各种改良的房坦手术等（也含各种开窗术）	人工血管、牛心包片、同种异体血管	次		11648.00	甲类	手术费
3700	35.9500	心脏矫正性操作的修复术	四级	手术	G	330801026	复合性先天性心脏畸形矫治术			次		10608.00	甲类	手术费
3701	35.9500x001	人造心脏瓣膜重新缝合术	四级	手术	G	330801015	瓣周漏修补术			次		10296.00	甲类	手术费
3702	35.9500x003	主动脉瓣瓣周漏修补术	四级	手术	G	330801015	瓣周漏修补术			次		10296.00	甲类	手术费
3703	35.9500x004	二尖瓣瓣周漏修补术	四级	手术	G	330801015	瓣周漏修补术			次		10296.00	甲类	手术费
3704	35.9500x005	三尖瓣瓣周漏修补术	四级	手术	G	330801015	瓣周漏修补术			次		10296.00	甲类	手术费
3705	35.9500x012	右心室－肺动脉外通道置换术	四级	手术	G	330802039	内外通道矫治手术（Rastalli 手术）	指大动脉转位或右室双出口等疾患的各种改良方式	人工血管、同种异体血管	次		11648.00	甲类	手术费
3706	35.9501	心脏间隔补片再缝合术	四级	手术	G	330801017	房间隔缺损修补术	指Ⅰ、Ⅱ孔房缺。含继发孔房缺的直接缝闭和补片修补		次		8580.00	甲类	手术费
3707	35.9502	人工瓣膜瓣周漏修补术	四级	手术	G	330801015	瓣周漏修补术			次		10296.00	甲类	手术费
3708	35.9800	心脏间隔的其他手术	四级	手术	G	330801016	房间隔造口术（Blabock-Hanlon 手术）		人工血管	次		7722.00	甲类	手术费
3709	35.9900	心脏瓣膜的其他手术	四级	手术	G	330801003	二尖瓣替换术	含保留部分或全部二尖瓣装置	人工瓣膜	次		12622.50	甲类	手术费
3710	35.9900x001	三尖瓣瓣膜切除术（非瓣膜置换）	四级	手术	G	330803035S	心内赘生物清除术			次		7488.00	甲类	手术费
3711	35.9900x002	三尖瓣闭合术（单心室）		手术	G	330801006	三尖瓣下移畸形矫治术（Ebstein 畸形矫治术）	含房缺修补、房化右室折叠或切除、三尖瓣成形术		次		12622.50	甲类	手术费
3712	36.0300	开胸冠状动脉血管成形术	四级	手术	G	330802001	冠状动静脉瘘修补术	含冠状动脉到各个心脏部位瘘的闭合手术		次		9360.00	甲类	手术费
3713	36.0300x002	冠状动脉内膜剥脱术	四级	手术	G	330802008	冠状动脉内膜切除术			次		9360.00	甲类	手术费
3714	36.0300x003	冠状动脉内膜剥脱术伴补片移植术	四级	手术	G	330802008	冠状动脉内膜切除术			次		9360.00	甲类	手术费

（续上表）

序号	手术操作诊断编码	手术操作名称	手术级别	操作类型	财务分类	编码	项目名称	项目内涵	除外内容	计价单位	说明	三级医疗服务价格（元）	医保结算类型	医疗收费项目类别
3715	36.0300x006	冠状动脉开口成形术	四级	手术	G	330802002	冠状动脉起源异常矫治术			次		11797.50	甲类	手术费
3716	36.0301	冠状动脉内膜切除术	四级	手术	G	330802008	冠状动脉内膜切除术			次		9360.00	甲类	手术费
3717	36.0302	冠状动脉内膜切除伴补片修补术	四级	手术	G	330802008	冠状动脉内膜切除术			次		9360.00	甲类	手术费
3718	36.0303	冠状动脉血栓切除术		手术	G	330802008	冠状动脉内膜切除术			次		9360.00	甲类	手术费
3719	36.1000	主动脉冠状动脉旁路移植，为心脏血管再形成术	四级	手术	G	330802003	冠状动脉搭桥术	含搭桥血管材料的获取术	银夹、内窥镜血管采集系统	每支吻合血管		16640.00	乙类	手术费
3720	36.1000x001	主动脉－冠状动脉搭桥术	四级	手术	G	330802003	冠状动脉搭桥术	含搭桥血管材料的获取术	银夹、内窥镜血管采集系统	每支吻合血管		16640.00	乙类	手术费
3721	36.1000x001	主动脉－冠状动脉搭桥术	四级	手术	G	330802003－1	冠状动脉搭桥术加收（每增1支血管）			每支吻合血管		780.00	乙类	手术费
3722	36.1000x001	主动脉－冠状动脉搭桥术	四级	手术	G	330802003－2	冠状动脉搭桥术加收（冠状血管流量监测）			每支吻合血管		780.00	乙类	手术费
3723	36.1000x002	带蒂左冠状动脉移植术	四级	手术	G	330802002	冠状动脉起源异常矫治术			次		11797.50	甲类	手术费
3724	36.1100	一根冠状动脉的（主动脉）冠状动脉旁路移植	四级	手术	G	330802003	冠状动脉搭桥术	含搭桥血管材料的获取术	银夹、内窥镜血管采集系统	每支吻合血管		16640.00	乙类	手术费
3725	36.1200	二根冠状动脉的（主动脉）冠状动脉旁路移植	四级	手术	G	330802003	冠状动脉搭桥术	含搭桥血管材料的获取术	银夹、内窥镜血管采集系统	每支吻合血管		16640.00	乙类	手术费
3726	36.1300	三根冠状动脉的（主动脉）冠状动脉旁路移植	四级	手术	G	330802003	冠状动脉搭桥术	含搭桥血管材料的获取术	银夹、内窥镜血管采集系统	每支吻合血管		16640.00	乙类	手术费
3727	36.1400	四根或以上冠状动脉的（主动脉）冠状动脉旁路移植	四级	手术	G	330802003	冠状动脉搭桥术	含搭桥血管材料的获取术	银夹、内窥镜血管采集系统	每支吻合血管		16640.00	乙类	手术费
3728	36.1500	单乳房内动脉－冠状动脉旁路移植	四级	手术	G	330802003	冠状动脉搭桥术	含搭桥血管材料的获取术	银夹、内窥镜血管采集系统	每支吻合血管		16640.00	乙类	手术费
3729	36.1600	双乳房内动脉－冠状动脉旁路移植	四级	手术	G	330802003	冠状动脉搭桥术	含搭桥血管材料的获取术	银夹、内窥镜血管采集系统	每支吻合血管		16640.00	乙类	手术费
3730	36.1700	腹动脉－冠状动脉旁路移植	四级	手术	G	330802003	冠状动脉搭桥术	含搭桥血管材料的获取术	银夹、内窥镜血管采集系统	每支吻合血管		16640.00	乙类	手术费
3731	36.1700x001	胃网膜动脉－冠状动脉搭桥术	四级	手术	G	330802003	冠状动脉搭桥术	含搭桥血管材料的获取术	银夹、内窥镜血管采集系统	每支吻合血管		16640.00	乙类	手术费

（续上表）

序号	手术操作诊断编码	手术操作名称	手术级别	操作类型	财务分类	编码	项目名称	项目内涵	除外内容	计价单位	说明	三级医疗服务价格（元）	医保结算类型	医疗收费项目类别
3732	36. 1900	其他搭桥吻合术，为心脏血管再形成术	四级	手术	G	330802003	冠状动脉搭桥术	含搭桥血管材料的获取术	银夹、内窥镜血管采集系统	每支吻合血管		16640. 00	乙类	手术费
3733	36. 1900x001	左锁骨下动脉－左冠状动脉吻合术	四级	手术	G	330802003	冠状动脉搭桥术	含搭桥血管材料的获取术	银夹、内窥镜血管采集系统	每支吻合血管		16640. 00	乙类	手术费
3734	36. 1900x002	颈总动脉－冠状动脉吻合术	四级	手术	G	330802003	冠状动脉搭桥术	含搭桥血管材料的获取术	银夹、内窥镜血管采集系统	每支吻合血管		16640. 00	乙类	手术费
3735	36. 2x00	动脉植入的心脏血管再形成术	四级	手术	G	330802003	冠状动脉搭桥术	含搭桥血管材料的获取术	银夹、内窥镜血管采集系统	每支吻合血管		16640. 00	乙类	手术费
3736	36. 3100	开胸经心肌的血管再形成术	四级	手术	G	330802003	冠状动脉搭桥术	含搭桥血管材料的获取术	银夹、内窥镜血管采集系统	每支吻合血管		16640. 00	乙类	手术费
3737	36. 3100x001	心肌激光打孔术	四级	手术	G	330803018	激光心肌打孔术		一次性打孔材料	每孔次		暂不定价	乙类	手术费
3738	36. 3200	其他经心肌的血管再形成术		手术	G	330802003	冠状动脉搭桥术	含搭桥血管材料的获取术	银夹、内窥镜血管采集系统	每支吻合血管		16640. 00	乙类	手术费
3739	36. 3900	其他心脏血管再形成术	四级	手术	G	330802053S	主动脉弓成形术	经股动脉、腋动脉、升主动脉或其他部位动脉插管建立体外循环，深低温，采用适宜的脑保护方法，成形主动脉弓，留置引流管，止血，关胸		次		9677. 00	甲类	手术费
3740①	36. 3900x001	心脏网膜固定术	四级	手术	G	330804065	大网膜游离移植术	含大网膜切除，指交通支结扎术将大网膜全部游离后与其他部位血管再做吻合，或原位经裁剪后游移到所需部位		次		3380. 00	甲类	手术费
3741	36. 9100	冠状血管动脉瘤修补术	四级	手术	G	330802028	主动脉窦瘤破裂修补术	指窦破到心脏各腔室的处理		次		9652. 50	甲类	手术费
3742	36. 9900	心脏血管的其他手术		手术	G	330802006	非体外循环冠状动脉搭桥术		一次性特殊牵开器、银夹、内窥镜血管采集系统	每支吻合血管		12480. 00	乙类	手术费

① 限制范围：限治疗性自体移植。

（续上表）

序号	手术操作诊断编码	手术操作名称	手术级别	操作类型	财务分类	编码	项目名称	项目内涵	除外内容	计价单位	说明	三级医疗服务价格（元）	医保结算类型	医疗收费项目类别
3743	36.9900x002	冠状动脉探查术		手术	G	330804044－2	体腔内血管探查术			次	仅独立开展本手术方可收费	3380.00	甲类	手术费
3744	36.9900x006	冠状动脉成形术	四级	手术	G	330802002	冠状动脉起源异常矫治术			次		11797.50	甲类	手术费
3745	36.9900x007	冠状动脉窦成形术	四级	手术	G	330802002	冠状动脉起源异常矫治术			次		11797.50	甲类	手术费
3746	36.9900x008	冠状动脉畸形矫正术	四级	手术	G	330802002	冠状动脉起源异常矫治术			次		11797.50	甲类	手术费
3747	36.9900x009	冠状动静脉瘘结扎术	四级	手术	G	330802001	冠状动静脉瘘修补术	含冠状动脉到各个心脏部位瘘的闭合手术		次		9360.00	甲类	手术费
3748	36.9900x010	冠状动静脉瘘修补术	四级	手术	G	330802001	冠状动静脉瘘修补术	含冠状动脉到各个心脏部位瘘的闭合手术		次		9360.00	甲类	手术费
3749	36.9900x013	冠状动脉修补术	四级	手术	G	330802001	冠状动静脉瘘修补术	含冠状动脉到各个心脏部位瘘的闭合手术		次		9360.00	甲类	手术费
3750	36.9901	冠状动脉肺动脉瘘封堵术	四级	手术	G	330802001	冠状动静脉瘘修补术	含冠状动脉到各个心脏部位瘘的闭合手术		次		9360.00	甲类	手术费
3751	36.9902	冠状动脉结扎术	四级	手术	G	330802001	冠状动静脉瘘修补术	含冠状动脉到各个心脏部位瘘的闭合手术		次		9360.00	甲类	手术费
3752	36.9903	冠状动脉瘘修补术	四级	手术	G	330802001	冠状动静脉瘘修补术	含冠状动脉到各个心脏部位瘘的闭合手术		次		9360.00	甲类	手术费
3753	37.1000x004	心脏切开探查术	四级	手术	G	330801030S	主动脉瓣探查术	指对可疑病变瓣膜进行的诊断性探查，且探查后未对该瓣膜行实质性治疗		次	仅独立开展本手术方可收费	4483.00	甲类	手术费
3754	37.1000x008	心脏切开异物去除术	四级	手术	G	330803008	心内异物取出术	指心脏各部位异物		次		7488.00	甲类	手术费
3755	37.1100x004	心房血栓清除术		手术	G	330803012	左房血栓清除术			次		7280.00	甲类	手术费
3756	37.1100x004	心房血栓清除术		手术	G	330803012－1	右房血栓清除术			次		7280.00	甲类	手术费
3757	37.1100x006	心内膜剥除术	四级	手术	G	330803002	心包剥脱术	指各种原因所致心包炎的剥脱与松解		次		7280.00	甲类	手术费
3758	37.1100x008	心耳血栓清除术	四级	手术	G	330803012	左房血栓清除术			次		7280.00	甲类	手术费
3759	37.1100x008	心耳血栓清除术	四级	手术	G	330803012－1	右房血栓清除术			次		7280.00	甲类	手术费
3760	37.1100x009	心室血栓清除术	四级	手术	G	330803012－2	左室血栓清除术			次		7280.00	甲类	手术费
3761	37.1100x009	心室血栓清除术	四级	手术	G	330803012－3	右室血栓清除术			次		7280.00	甲类	手术费
3762	37.1200x008	胸腔镜下心包切开引流术		手术	G	330803005	心包开窗引流术			次		1664.00	甲类	手术费
3763	37.1200x008	胸腔镜下心包切开引流术		手术	G	330000000－5	术中使用胸腔镜加收			次		1420.50	甲类	手术费
3764	37.1200x009	心包切开闭式引流术		手术	G	330803006－3	心外开胸清创引流术			次		2496.00	甲类	手术费
3765	37.1200x010	心包血块清除术		手术	G	330803006－2	心外开胸心包填塞解除术			次		2496.00	甲类	手术费
3766	37.1200x011	胸腔镜下心包开窗术		手术	G	330803005	心包开窗引流术			次		1664.00	甲类	手术费
3767	37.1200x011	胸腔镜下心包开窗术		手术	G	330000000－5	术中使用胸腔镜加收			次		1420.50	甲类	手术费

（续上表）

序号	手术操作诊断编码	手术操作名称	手术级别	操作类型	财务分类	编码	项目名称	项目内涵	除外内容	计价单位	说明	三级医疗服务价格（元）	医保结算类型	医疗收费项目类别
3768	37. 1201	心包粘连松解术		手术	G	330803002	心包剥脱术	指各种原因所致心包炎的剥脱与松解		次		7280. 00	甲类	手术费
3769	37. 1202	心包异物取出术		手术	G	330803008	心内异物取出术	指心脏各部位异物		次		7488. 00	甲类	手术费
3770	37. 1203	心包开窗术		手术	G	330803005	心包开窗引流术			次		1664. 00	甲类	手术费
3771	37. 1204	心包切开引流术		手术	G	330803005	心包开窗引流术			次		1664. 00	甲类	手术费
3772	37. 3100	心包切除术		手术	G	330803003	经胸腔镜心包部分切除术			次		4160. 00	甲类	手术费
3773	37. 3100x006	心包减压术		手术	G	330803006－2	心外开胸心包填塞解除术			次		2496. 00	甲类	手术费
3774	37. 3101	心包剥脱术		手术	G	330803002	心包剥脱术	指各种原因所致心包炎的剥脱与松解		次		7280. 00	甲类	手术费
3775	37. 3102	心包部分切除术		手术	G	330803003	经胸腔镜心包部分切除术			次		4160. 00	甲类	手术费
3776	37. 3103	心包病损切除术		手术	G	330803003	经胸腔镜心包部分切除术			次		4160. 00	甲类	手术费
3777	37. 3104	胸腔镜下心包病损切除术	四级	手术	G	330803003	经胸腔镜心包部分切除术			次		4160. 00	甲类	手术费
3778	37. 3200	心脏动脉瘤切除术	四级	手术	G	330803011	室壁瘤切除术	含缝合	贴片材料	次		8320. 00	甲类	手术费
3779	37. 3201	心室动脉瘤折叠术	四级	手术	G	330803011	室壁瘤切除术	含缝合	贴片材料	次		8320. 00	甲类	手术费
3780	37. 3202	心脏动脉瘤修补术	四级	手术	G	330803011	室壁瘤切除术	含缝合	贴片材料	次		8320. 00	甲类	手术费
3781	37. 3300	心脏其他病损或组织的切除术或破坏术，开放性入路	四级	手术	G	330803009	心脏良性肿瘤摘除术			次		7280. 00	甲类	手术费
3782	37. 3300x006	心室异常肌束切除术	四级	手术	G	330802018	右室双出口矫治术	含内隧道、内通道或外管道等方式进行左室流出道成形或重建及右室流出道成形或重建术	人工血管、同种异体血管	次		10400. 00	甲类	手术费
3783	37. 3300x008	心脏病损切除术	四级	手术	G	330803010	心脏恶性肿瘤摘除术			次		8320. 00	甲类	手术费
3784	37. 3300x009	三房心矫治术	四级	手术	G	330801027	三房心矫治术	含房间隔缺损修补术及二尖瓣上隔膜切除术		次		9652. 50	甲类	手术费
3785	37. 3300x012	预激症候群希氏束切断术	四级	手术	G	330803015	心脏异常传导束切断术	指冷冻法，不含心表电生理标测		次		8320. 00	甲类	手术费
3786	37. 3300x013	心房隔膜切除术	四级	手术	G	330801027	三房心矫治术	含房间隔缺损修补术及二尖瓣上隔膜切除术		次		9652. 50	甲类	手术费
3787	37. 3300x014	心房肿瘤切除术	四级	手术	G	330803009	心脏良性肿瘤摘除术			次		7280. 00	甲类	手术费
3788	37. 3300x015	心脏憩室切除术	四级	手术	G	330803011－1	左心室成形术		贴片材料	次		8320. 00	甲类	手术费
3789	37. 3300x016	室壁瘤切除术	四级	手术	G	330803011	室壁瘤切除术	含缝合	贴片材料	次		8320. 00	甲类	手术费
3790	37. 3300x017	心脏瓣膜病损（赘生物）切除术	四级	手术	G	330803035S	心内赘生物清除术			次		7488. 00	甲类	手术费
3791	37. 3300x018	心脏肿瘤切除术	四级	手术	G	330803009	心脏良性肿瘤摘除术			次		7280. 00	甲类	手术费
3792	37. 3300x019	心脏异常传导束切断术	四级	手术	G	330803015	心脏异常传导束切断术	指冷冻法，不含心表电生理标测		次		8320. 00	甲类	手术费
3793	37. 3300x020	右室双腔心矫治术	四级	手术	G	330802047S	心脏右室双腔修复术			次		9984. 00	甲类	手术费

（续上表）

序号	手术操作诊断编码	手术操作名称	手术级别	操作类型	财务分类	编码	项目名称	项目内涵	除外内容	计价单位	说明	三级医疗服务价格（元）	医保结算类型	医疗收费项目类别
3794	37.3300x021	左室双腔心矫治术	四级	手术	G	330802024	左室流出道狭窄疏通术	含主动脉瓣下肌性、膜性狭窄的切除、肥厚性梗阻性心肌病的肌肉切除疏通		次		9652.50	甲类	手术费
3795	37.3300x022	右心房减容术	四级	手术	G	330803034S－1	右房减容术			次		8320.00	甲类	手术费
3796	37.3300x023	左心房减容术	四级	手术	G	330803034S	左房减容术			次		8320.00	甲类	手术费
3797	37.3300x024	经胸心脏射频消融改良迷宫术	四级	手术	G	330803016	迷宫手术（房颤矫治术）		射频笔	次		9360.00	甲类	手术费
3798	37.3300x025	经胸心脏微波消融术	四级	手术	G	330803016	迷宫手术（房颤矫治术）		射频笔	次		9360.00	甲类	手术费
3799	37.3300x026	主动脉瓣赘生物清除术	四级	手术	G	330803035S	心内赘生物清除术			次		7488.00	甲类	手术费
3800	37.3300x027	右室流出道赘生物切除术	四级	手术	G	330803035S	心内赘生物清除术			次		7488.00	甲类	手术费
3801	37.3300x028	右心耳切除术	四级	手术	G	330803039S	左（右）心耳封闭术	指对左（右）心耳缝闭、夹闭、结扎		次		8423.00	甲类	手术费
3802	37.3300x029	胸腔镜下三房心矫治术	四级	手术	G	330801027	三房心矫治术	含房间隔缺损修补术及二尖瓣上隔膜切除术		次		9652.50	甲类	手术费
3803	37.3300x029	胸腔镜下三房心矫治术	四级	手术	G	330000000－5	术中使用胸腔镜加收			次		1420.50	甲类	手术费
3804	37.3301	心房病损切除术	四级	手术	G	330803010	心脏恶性肿瘤摘除术			次		8320.00	甲类	手术费
3805	37.3302	心脏射频消融术	四级	手术	G	310702004	射频消融术	含X光影相，不含房间隔穿刺	导管、动脉穿刺套针	次		4074.42	乙类	治疗费
3806	37.3303	心脏微波消融术	四级	手术	G	330803016－1	心内直视射频消融术	不含心表电生理标测	射频笔	次		9360.00	甲类	手术费
3807	37.3304	心房部分切除术	四级	手术	G	330801016－1	房间隔切除术		人工血管	次		7722.00	甲类	手术费
3808	37.3305	心室病损切除术	四级	手术	G	330802018	右室双出口矫治术	含内隧道、内通道或外管道等方式进行左室流出道成形或重建及右室流出道成形或重建术	人工血管、同种异体血管	次		10400.00	甲类	手术费
3809	37.3306	心脏射频消融改良迷宫术	四级	手术	G	330803016	迷宫手术（房颤矫治术）		射频笔	次		9360.00	甲类	手术费
3810	37.3307	心肌部分切除术	四级	手术	G	330802024	左室流出道狭窄疏通术	含主动脉瓣下肌性、膜性狭窄的切除、肥厚性梗阻性心肌病的肌肉切除疏通		次		9652.50	甲类	手术费
3811	37.3308	传导束切断术	四级	手术	G	330803015	心脏异常传导束切断术	指冷冻法，不含心表电生理标测		次		8320.00	甲类	手术费
3812	37.3400	心脏其他病损或组织的切除术或破坏术，血管内入路		手术	G	330803011	室壁瘤切除术	含缝合	贴片材料	次		8320.00	甲类	手术费
3813	37.3401	经导管心脏射频消融术		手术	G	310702004	射频消融术	含X光影像，不含房间隔穿刺	导管、动脉穿刺套针	次		4074.42	乙类	治疗费
3814	37.3402	经导管心脏射频消融改良迷宫术		手术	G	310702004	射频消融术	含X光影像，不含房间隔穿刺	导管、动脉穿刺套针	次		4074.42	乙类	治疗费
3815	37.3403	经导管心脏冷冻消融术		手术	G	310702004－1	冷冻消融术	含X光影像，不含房间隔穿刺	导管、动脉穿刺套针	次		4074.42	乙类	治疗费

（续上表）

序号	手术操作诊断编码	手术操作名称	手术级别	操作类型	财务分类	编码	项目名称	项目内涵	除外内容	计价单位	说明	三级医疗服务价格（元）	医保结算类型	医疗收费项目类别
3816	37.3405	经导管心脏微波消融术		手术	G	310702004	射频消融术	含X光影像，不含房间隔穿刺	导管、动脉穿刺套针	次		4074.42	乙类	治疗费
3817	37.3500x005	Morrow 手术	四级	手术	G	330802024	左室流出道狭窄疏通术	含主动脉瓣下肌性、膜性狭窄的切除、肥厚性梗阻性心肌病的肌肉切除疏通		次		9652.50	甲类	手术费
3818	37.3501	改良 Morrow 手术	四级	手术	G	330802024	左室流出道狭窄疏通术	含主动脉瓣下肌性、膜性狭窄的切除、肥厚性梗阻性心肌病的肌肉切除疏通		次		9652.50	甲类	手术费
3819	37.3502	心室减容术	四级	手术	G	330803014	左室减容术（Batista 手术）			次		8320.00	甲类	手术费
3820	37.3600	左心耳破坏或切除术（LAA）	四级	手术	G	330803039S	左（右）心耳封闭术	指对左（右）心耳缝闭、夹闭、结扎		次		8423.00	甲类	手术费
3821	37.3600x001	胸腔镜下左心耳切除术	四级	手术	G	330803039S	左（右）心耳封闭术	指对左（右）心耳缝闭、夹闭、结扎		次		8423.00	甲类	手术费
3822	37.3600x001	胸腔镜下左心耳切除术	四级	手术	G	330000000－5	术中使用胸腔镜加收			次		1420.50	甲类	手术费
3823	37.3600x005	左心耳切除术	四级	手术	G	330803039S	左（右）心耳封闭术	指对左（右）心耳缝闭、夹闭、结扎		次		8423.00	甲类	手术费
3824	37.3600x006	左心耳夹闭术	四级	手术	G	330803039S	左（右）心耳封闭术	指对左（右）心耳缝闭、夹闭、结扎		次		8423.00	甲类	手术费
3825	37.3600x007	左心耳结扎术	四级	手术	G	330803039S	左（右）心耳封闭术	指对左（右）心耳缝闭、夹闭、结扎		次		8423.00	甲类	手术费
3826	37.3600x008	胸腔镜下左心耳结扎术	四级	手术	G	330803039S	左（右）心耳封闭术	指对左（右）心耳缝闭、夹闭、结扎		次		8423.00	甲类	手术费
3827	37.3600x008	胸腔镜下左心耳结扎术	四级	手术	G	330000000－5	术中使用胸腔镜加收			次		1420.50	甲类	手术费
3828	37.3700	其他心脏组织或病损消融、切除或破坏，胸腔镜入路	四级	手术	G	330803010	心脏恶性肿瘤摘除术			次		8320.00	甲类	手术费
3829	37.3700	其他心脏组织或病损消融、切除或破坏，胸腔镜入路	四级	手术	G	330000000－5	术中使用胸腔镜加收			次		1420.50	甲类	手术费
3830	37.3701	胸腔镜下心房病损切除术	四级	手术	G	330803009	心脏良性肿瘤摘除术			次		7280.00	甲类	手术费
3831	37.3701	胸腔镜下心房病损切除术	四级	手术	G	330000000－5	术中使用胸腔镜加收			次		1420.50	甲类	手术费
3832	37.3702	胸腔镜下心脏射频消融术	四级	手术	G	330803016－1	心内直视射频消融术	不含心表电生理标测	射频笔	次		9360.00	甲类	手术费
3833	37.3702	胸腔镜下心脏射频消融术	四级	手术	G	330000000－5	术中使用胸腔镜加收			次		1420.50	甲类	手术费
3834	37.3703	胸腔镜下心脏射频消融改良迷宫术	四级	手术	G	330803016－1	心内直视射频消融术	不含心表电生理标测	射频笔	次		9360.00	甲类	手术费
3835	37.3703	胸腔镜下心脏射频消融改良迷宫术	四级	手术	G	330000000－5	术中使用胸腔镜加收			次		1420.50	甲类	手术费
3836	37.4900	心脏和心包的其他修补术	四级	手术	G	330803038S	心包重建术	使用生物补片或人工材料重建心包，建立前、中纵膈屏障		次		9237.00	甲类	手术费

（续上表）

序号	手术操作诊断编码	手术操作名称	手术级别	操作类型	财务分类	编码	项目名称	项目内涵	除外内容	计价单位	说明	三级医疗服务价格（元）	医保结算类型	医疗收费项目类别
3837	37.4900x001	心包修补术	四级	手术	G	330803007	体外循环下心脏外伤修补术	含清创、引流		次		9360.00	甲类	手术费
3838	37.4900x001	心包修补术	四级	手术	G	330803007－1	非体外循环下心脏外伤修补术	含清创、引流		次		2600.00	甲类	手术费
3839	37.4900x002	心脏破裂修补术	四级	手术	G	330803007	体外循环下心脏外伤修补术	含清创、引流		次		9360.00	甲类	手术费
3840	37.4900x002	心脏破裂修补术	四级	手术	G	330803007－1	非体外循环下心脏外伤修补术	含清创、引流		次		2600.00	甲类	手术费
3841	37.4900x005	心室修补术	四级	手术	G	330803007	体外循环下心脏外伤修补术	含清创、引流		次		9360.00	甲类	手术费
3842	37.4900x005	心室修补术	四级	手术	G	330803007－1	非体外循环下心脏外伤修补术	含清创、引流		次		2600.00	甲类	手术费
3843	37.4900x007	室壁瘤折叠术	四级	手术	G	330803011	室壁瘤切除术	含缝合	贴片材料	次		8320.00	甲类	手术费
3844	37.4900x014	改良心室修补术	四级	手术	G	330801018－1/1	小切口室间隔缺损直视修补术	含缝合法，补片修复		次		10617.75	甲类	手术费
3845	37.4900x015	心房修补术	四级	手术	G	330801017	房间隔缺损修补术	指Ⅰ、Ⅱ孔房缺。含继发孔房缺的直接缝闭和补片修补		次		8580.00	甲类	手术费
3846	37.4900x016	心室折叠术	四级	手术	G	330803034S－2	房化右室折叠术			次		8320.00	甲类	手术费
3847	37.4901	心包缝合术		手术	G	330803007	体外循环下心脏外伤修补术	含清创、引流		次		9360.00	甲类	手术费
3848	37.4901	心包缝合术		手术	G	330803007－1	非体外循环下心脏外伤修补术	含清创、引流		次		2600.00	甲类	手术费
3849	37.4902	心脏缝合术	四级	手术	G	330803007	体外循环下心脏外伤修补术	含清创、引流		次		9360.00	甲类	手术费
3850	37.4902	心脏缝合术	四级	手术	G	330803007－1	非体外循环下心脏外伤修补术	含清创、引流		次		2600.00	甲类	手术费
3851	37.4903	心房折叠术	四级	手术	G	330803013	左房折叠术			次		7280.00	甲类	手术费
3852	37.5100	心脏移植术		手术	G	331701001	心脏移植术	含患者原位心脏切除、移植心脏术前或术中整复、移植心脏植入，以及切开、吻合、关闭、缝合等手术步骤的人力资源和基本物质资源消耗		次		27040.00	丙类	手术费
3853	37.5200x001	全人工心脏移植术	四级	手术	G	331701001	心脏移植术	含患者原位心脏切除、移植心脏术前或术中整复、移植心脏植入，以及切开、吻合、关闭、缝合等手术步骤的人力资源和基本物质资源消耗		次		27040.00	丙类	手术费

（续上表）

序号	手术操作诊断编码	手术操作名称	手术级别	操作类型	财务分类	编码	项目名称	项目内涵	除外内容	计价单位	说明	三级医疗服务价格（元）	医保结算类型	医疗收费项目类别
3854	37.5300x001	人工心脏的置换术或修补术	四级	手术	G	331701001	心脏移植术	含患者原位心脏切除、移植心脏术前或术中整复、移植心脏植入，以及切开、吻合、关闭、缝合等手术步骤的人力资源和基本物质资源消耗		次		27040.00	丙类	手术费
3855	37.5400	全部置换心脏系统的其他可置入成分置换或修补术		手术	G	330803037S	心脏植入物拆除术	特指拆除既往手术已植入的人工瓣膜、人工血管及其他非自体组织或材料		次		7488.00	甲类	手术费
3856	37.5500	去除内置的双心室心脏置换系统	四级	手术	G	330803037S	心脏植入物拆除术	特指拆除既往手术已植入的人工瓣膜、人工血管及其他非自体组织或材料		次		7488.00	甲类	手术费
3857	37.6600x001	左心室辅助系统置入术［LVAD置入术］		手术	G	330803022	左右心室辅助泵安装术（临时性插管）	含临时性插管	人工辅助泵	次		6240.00	甲类	手术费
3858	37.6600x002	右心室辅助系统置入术［RVAD置入术］		手术	G	330803022	左右心室辅助泵安装术（临时性插管）	含临时性插管	人工辅助泵	次		6240.00	甲类	手术费
3859	37.9100	开胸心脏按摩		手术	G	330803031	开胸心脏挤压术			次		2080.00	甲类	手术费
3860	37.9900	心脏和心包的其他手术		手术	G	330801026	复合性先天性心脏畸形矫治术			次		10608.00	甲类	手术费
3861	37.9900	心脏和心包的其他手术		手术	G	330803004	心包肿瘤切除术			次		4160.00	甲类	手术费
3862	37.9900x002	右心耳结扎术	四级	手术	G	330803039S	左（右）心耳封闭术	指对左（右）心耳缝闭、夹闭、结扎		次		8423.00	甲类	手术费
3863	38.0100	颅内血管切开术		手术	G	330203005	颅内动静脉畸形切除术	含血肿清除、小于4cm动静脉畸形切除		次		7280.00	甲类	手术费
3864	38.0100x001	颅内血管血栓切除术	四级	手术	E	320600012S	急性缺血性脑卒中血栓取出术	适用于颅内大血管、颈动脉和椎动脉颅外段急性闭塞的急性脑梗塞，采用各类机械取栓法		次		4196.00	乙类	手术费
3865	38.0200	头和颈部的其他血管切开术		手术	G	330203005	颅内动静脉畸形切除术	含血肿清除、小于4cm动静脉畸形切除		次		7280.00	甲类	手术费
3866	38.0200x002	颈动脉探查术		手术	G	330804044－3	颈部血管探查术			次	仅独立开展本手术方可收费	3380.00	甲类	手术费
3867	38.0200x003	颈内静脉血栓切除术		手术	G	320100012	经皮静脉内血管异物取出术			次		2838.55	乙类	治疗费
3868	38.0200x004	颈动脉切开异物去除术		手术	G	320200004	经皮选择性动脉置管术	含各种药物治疗、栓塞、热灌注、鞘管拔出	栓塞剂、泵	次		1894.75	乙类	治疗费
3869	38.0201	颈动脉取栓术		手术	G	320200016S	经皮穿刺动脉内取栓术	不含冠状动脉、颅内动脉取栓		次		2850.00	乙类	手术费

（续上表）

序号	手术操作诊断编码	手术操作名称	手术级别	操作类型	财务分类	编码	项目名称	项目内涵	除外内容	计价单位	说明	三级医疗服务价格（元）	医保结算类型	医疗收费项目类别
3870	38.0202	颈静脉取栓术		手术	G	320100012－1	经皮静脉内血栓抽吸术			次		2838.55	乙类	治疗费
3871	38.0300	上肢血管切开术		手术	G	330804044	上肢血管探查术			次	仅独立开展本手术方可收费	3380.00	甲类	手术费
3872	38.0300x003	上肢血管切开探查术		手术	G	330804044	上肢血管探查术			次	仅独立开展本手术方可收费	3380.00	甲类	手术费
3873	38.0300x005	上肢动脉探查术		手术	G	330804044	上肢血管探查术			次	仅独立开展本手术方可收费	3380.00	甲类	手术费
3874	38.0301	上肢静脉取栓术		手术	G	330804043	肢体动静脉切开取栓术		取栓管	每个切口		2535.00	甲类	手术费
3875	38.0302	上肢动脉取栓术		手术	G	330804043	肢体动静脉切开取栓术		取栓管	每个切口		2535.00	甲类	手术费
3876	38.0400	主动脉切开术		手术	G	330804044－2	体腔内血管探查术			次	仅独立开展本手术方可收费	3380.00	甲类	手术费
3877	38.0400x001	腹主动脉血栓切除术		手术	G	320200008	经皮动脉内超声血栓消融术			次		2145.00	乙类	治疗费
3878	38.0400x002	主动脉切开探查术		手术	G	330804044－2	体腔内血管探查术			次	仅独立开展本手术方可收费	3380.00	甲类	手术费
3879	38.0401	主动脉取栓术	四级	手术	G	320200016S	经皮穿刺动脉内取栓术	不含冠状动脉、颅内动脉取栓		次		2850.00	乙类	手术费
3880	38.0500	其他胸部血管切开术		手术	G	330804044－2	体腔内血管探查术			次	仅独立开展本手术方可收费	3380.00	甲类	手术费
3881	38.0500x002	肺动脉探查术		手术	G	330804044－2	体腔内血管探查术			次	仅独立开展本手术方可收费	3380.00	甲类	手术费
3882	38.0500x003	无名静脉取栓术		手术	G	330804043	肢体动静脉切开取栓术		取栓管	每个切口		2535.00	甲类	手术费
3883	38.0500x004	锁骨下动脉切开探查术		手术	G	330804044	上肢血管探查术			次	仅独立开展本手术方可收费	3380.00	甲类	手术费
3884	38.0501	锁骨下动脉取栓术		手术	G	330804043	肢体动静脉切开取栓术		取栓管	每个切口		2535.00	甲类	手术费
3885	38.0502	上腔静脉取栓术		手术	G	330804036	腔静脉取栓＋血管成形术			次		4225.00	甲类	手术费
3886	38.0503	肺动脉取栓术		手术	G	330802013	肺动脉栓塞摘除术			次		8320.00	甲类	手术费
3887	38.0504	胸主动脉取栓术	四级	手术	G	320200008	经皮动脉内超声血栓消融术			次		2145.00	乙类	治疗费

（续上表）

序号	手术操作诊断编码	手术操作名称	手术级别	操作类型	财务分类	编码	项目名称	项目内涵	除外内容	计价单位	说明	三级医疗服务价格（元）	医保结算类型	医疗收费项目类别
3888	38.0600	腹动脉切开术		手术	G	330804044－2	体腔内血管探查术			次	仅独立开展本手术方可收费	3380.00	甲类	手术费
3889	38.0600x001	肠系膜上动脉血栓切除术		手术	G	330804013	肠系膜上动脉取栓＋移植术	含大隐静脉取用	取栓管	次		3042.00	甲类	手术费
3890	38.0600x002	腹腔动脉切开探查术		手术	G	330804044－2	体腔内血管探查术			次	仅独立开展本手术方可收费	3380.00	甲类	手术费
3891	38.0600x003	肝动脉取栓术		手术	G	320200008	经皮动脉内超声血栓消融术			次		2145.00	乙类	治疗费
3892	38.0601	肠系膜动脉取栓术		手术	G	330804013	肠系膜上动脉取栓＋移植术	含大隐静脉取用	取栓管	次		3042.00	甲类	手术费
3893	38.0602	髂动脉取栓术		手术	G	320200008	经皮动脉内超声血栓消融术			次		2145.00	乙类	治疗费
3894	38.0603	肾动脉取栓术		手术	G	330804043	肢体动静脉切开取栓术		取栓管	每个切口		2535.00	甲类	手术费
3895	38.0700	腹静脉切开术		手术	G	330804044－2	体腔内血管探查术			次	仅独立开展本手术方可收费	3380.00	甲类	手术费
3896	38.0700x001	肠系膜上静脉血栓切除术		手术	G	320100012－1	经皮静脉内血栓抽吸术			次		2838.55	乙类	治疗费
3897	38.0700x003	门静脉探查术		手术	G	330804044－2	体腔内血管探查术			次	仅独立开展本手术方可收费	3380.00	甲类	手术费
3898	38.0700x004	肝静脉取栓术		手术	G	320100012－1	经皮静脉内血栓抽吸术			次		2838.55	乙类	治疗费
3899	38.0701	髂静脉取栓术		手术	G	320100012－1	经皮静脉内血栓抽吸术			次		2838.55	乙类	治疗费
3900	38.0702	下腔静脉取栓术		手术	G	330804036	腔静脉取栓＋血管成形术			次		4225.00	甲类	手术费
3901	38.0703	肾静脉取栓术		手术	G	330804043	肢体动静脉切开取栓术		取栓管	每个切口		2535.00	甲类	手术费
3902	38.0704	门静脉取栓术	四级	手术	G	331008023	门静脉切开取栓术	不含安置化疗泵	支架	次		3887.00	甲类	手术费
3903	38.0705	肠系膜静脉取栓术		手术	G	320100012－1	经皮静脉内血栓抽吸术			次		2838.55	乙类	治疗费
3904	38.0800	下肢动脉切开术		手术	G	330804044－1	下肢血管探查术			次	仅独立开展本手术方可收费	3380.00	甲类	手术费
3905	38.0800x002	下肢动脉血栓切除术		手术	G	330804043	肢体动静脉切开取栓术		取栓管	每个切口		2535.00	甲类	手术费
3906	38.0800x003	下肢动脉探查术		手术	G	330804044－1	下肢血管探查术			次	仅独立开展本手术方可收费	3380.00	甲类	手术费
3907	38.0800x004	下肢人工血管取栓术		手术	G	330804043	肢体动静脉切开取栓术		取栓管	每个切口		2535.00	甲类	手术费
3908	38.0800x005	下肢动脉切开异物去除术		手术	G	320200015S	经皮穿刺动脉内异物取出术	穿刺置管，造影摄片，异物抓取，拔管，穿刺点压迫包扎		次		2850.00	乙类	手术费
3909	38.0801	股动脉取栓术		手术	G	320200016S	经皮穿刺动脉内取栓术	不含冠状动脉、颅内动脉取栓		次		2850.00	乙类	手术费

（续上表）

序号	手术操作诊断编码	手术操作名称	手术级别	操作类型	财务分类	编码	项目名称	项目内涵	除外内容	计价单位	说明	三级医疗服务价格（元）	医保结算类型	医疗收费项目类别
3910	38.0802	腘动脉取栓术		手术	G	320200016S	经皮穿刺动脉内取栓术	不含冠状动脉、颅内动脉取栓		次		2850.00	乙类	手术费
3911	38.0900	下肢静脉切开术		手术	G	330804043	肢体动静脉切开取栓术		取栓管	每个切口		2535.00	甲类	手术费
3912	38.0900x001	下肢静脉血栓切除术		手术	G	330804043	肢体动静脉切开取栓术		取栓管	每个切口		2535.00	甲类	手术费
3913	38.0900x002	下肢静脉探查术		手术	G	330804044－1	下肢血管探查术			次	仅独立开展本手术方可收费	3380.00	甲类	手术费
3914	38.0900x003	大隐静脉切开术		手术	G	330804044－1	下肢血管探查术			次	仅独立开展本手术方可收费	3380.00	甲类	手术费
3915	38.0901	股静脉取栓术		手术	G	330804043	肢体动静脉切开取栓术		取栓管	每个切口		2535.00	甲类	手术费
3916	38.0902	腘静脉取栓术		手术	G	330804043	肢体动静脉切开取栓术		取栓管	每个切口		2535.00	甲类	手术费
3917	38.1000	动脉内膜切除术		手术	G	330804042	肢体动脉内膜剥脱成形术			每个切口		2535.00	甲类	手术费
3918	38.1000x002	动脉内膜剥脱术		手术	G	330804042	肢体动脉内膜剥脱成形术			每个切口		2535.00	甲类	手术费
3919	38.1100	颅内动脉内膜切除术		手术	G	330203015	颅内血管重建术			次		7280.00	甲类	手术费
3920	38.1200	头和颈部其他血管内膜切除术		手术	G	330203008	椎动脉内膜剥脱术			次		4550.00	甲类	手术费
3921	38.1200x003	颈动脉内膜剥脱术		手术	G	330203007	颈内动脉内膜剥脱术	不含术中血流监测		次		3640.00	甲类	手术费
3922	38.1201	颈动脉内膜切除术		手术	G	330203007	颈内动脉内膜剥脱术	不含术中血流监测		次		3640.00	甲类	手术费
3923	38.1202	颈动脉内膜切除伴补片修补术		手术	G	330203007－1	颈内动脉内膜剥脱＋动脉成形术	不含术中血流监测		次		4732.00	甲类	手术费
3924	38.1300	上肢血管内膜切除术		手术	G	330804042	肢体动脉内膜剥脱成形术			每个切口		2535.00	甲类	手术费
3925	38.1400	主动脉内膜切除术	四级	手术	G	330804042	肢体动脉内膜剥脱成形术			每个切口		2535.00	甲类	手术费
3926	38.1400x001	主动脉内膜剥脱术	四级	手术	G	330804042	肢体动脉内膜剥脱成形术			每个切口		2535.00	甲类	手术费
3927	38.1400x002	腹主动脉内膜切除术	四级	手术	G	330804042	肢体动脉内膜剥脱成形术			每个切口		2535.00	甲类	手术费
3928	38.1400x003	胸主动脉内膜切除术	四级	手术	G	330804042	肢体动脉内膜剥脱成形术			每个切口		2535.00	甲类	手术费
3929	38.1401	主动脉内膜切除伴补片修补术	四级	手术	G	330804042	肢体动脉内膜剥脱成形术			每个切口		2535.00	甲类	手术费
3930	38.1500	其他胸部血管内膜切除术	四级	手术	G	330804042	肢体动脉内膜剥脱成形术			每个切口		2535.00	甲类	手术费
3931	38.1500x001	肺动脉内膜剥脱术	四级	手术	G	330802013	肺动脉栓塞摘除术			次		8320.00	甲类	手术费
3932	38.1501	肺动脉内膜切除术	四级	手术	G	330802013	肺动脉栓塞摘除术			次		8320.00	甲类	手术费
3933	38.1600	腹动脉内膜切除术	四级	手术	G	330804042	肢体动脉内膜剥脱成形术			每个切口		2535.00	甲类	手术费
3934	38.1600x002	髂动脉内膜剥除术	四级	手术	G	330804042	肢体动脉内膜剥脱成形术			每个切口		2535.00	甲类	手术费
3935	38.1600x005	髂动脉内膜剥脱伴补片修补术	四级	手术	G	330804042	肢体动脉内膜剥脱成形术			每个切口		2535.00	甲类	手术费
3936	38.1601	肾动脉内膜切除伴补片修补术	四级	手术	G	330804042	肢体动脉内膜剥脱成形术			每个切口		2535.00	甲类	手术费
3937	38.1602	髂动脉内膜切除术	四级	手术	G	330804042	肢体动脉内膜剥脱成形术			每个切口		2535.00	甲类	手术费

（续上表）

序号	手术操作诊断编码	手术操作名称	手术级别	操作类型	财务分类	编码	项目名称	项目内涵	除外内容	计价单位	说明	三级医疗服务价格（元）	医保结算类型	医疗收费项目类别
3938	38.1603	髂动脉内膜切除伴补片修补术		手术	G	330804042	肢体动脉内膜剥脱成形术			每个切口		2535.00	甲类	手术费
3939	38.1604	肾动脉内膜切除术		手术	G	330804042	肢体动脉内膜剥脱成形术			每个切口		2535.00	甲类	手术费
3940	38.1800	下肢动脉内膜切除术		手术	G	330804042	肢体动脉内膜剥脱成形术			每个切口		2535.00	甲类	手术费
3941	38.1800x001	股动脉内膜剥脱术		手术	G	330804042	肢体动脉内膜剥脱成形术			每个切口		2535.00	甲类	手术费
3942	38.1800x002	股动脉内膜剥脱伴血栓切除术		手术	G	330804042	肢体动脉内膜剥脱成形术			每个切口		2535.00	甲类	手术费
3943	38.1800x003	腘动脉内膜剥脱伴补片修补术		手术	G	330804042	肢体动脉内膜剥脱成形术			每个切口		2535.00	甲类	手术费
3944	38.1800x004	腘动脉内膜剥脱术		手术	G	330804042	肢体动脉内膜剥脱成形术			每个切口		2535.00	甲类	手术费
3945	38.1800x005	下肢动脉内膜剥脱伴血栓切除术		手术	G	330804042	肢体动脉内膜剥脱成形术			每个切口		2535.00	甲类	手术费
3946	38.1800x006	胫腓动脉内膜剥脱伴补片修补术		手术	G	330804042	肢体动脉内膜剥脱成形术			每个切口		2535.00	甲类	手术费
3947	38.1800x007	股动脉内膜剥脱伴补片修补术		手术	G	330804042	肢体动脉内膜剥脱成形术			每个切口		2535.00	甲类	手术费
3948	38.1801	股动脉内膜切除术		手术	G	330804042	肢体动脉内膜剥脱成形术			每个切口		2535.00	甲类	手术费
3949	38.1802	股动脉内膜切除伴补片修补术		手术	G	330804042	肢体动脉内膜剥脱成形术			每个切口		2535.00	甲类	手术费
3950	38.1803	腘动脉内膜切除术		手术	G	330804042	肢体动脉内膜剥脱成形术			每个切口		2535.00	甲类	手术费
3951	38.1804	腘动脉内膜切除伴补片修补术		手术	G	330804042	肢体动脉内膜剥脱成形术			每个切口		2535.00	甲类	手术费
3952	38.3000	血管部分切除术伴吻合术	四级	手术	G	330804045	血管移植术		异体血管、人造血管	次		4732.00	甲类	手术费
3953	38.3000x001	动脉瘤切除伴吻合术	四级	手术	G	330804001	无名动脉瘤切除术			次		5070.00	甲类	手术费
3954	38.3100	颅内血管部分切除伴吻合术	四级	手术	G	330203015	颅内血管重建术			次		7280.00	甲类	手术费
3955	38.3100x001	脑血管切除伴吻合术	四级	手术	G	330804045	血管移植术		异体血管、人造血管	次		4732.00	甲类	手术费
3956	38.3101	颅内血管畸形切除伴吻合术	四级	手术	G	330203005	颅内动静脉畸形切除术	含血肿清除、小于4cm动静脉畸形切除		次		7280.00	甲类	手术费
3957	38.3200	头和颈部的其他血管切除伴吻合术		手术	G	330804003	颈静脉移植术	含取用大隐静脉		次		4225.00	甲类	手术费
3958	38.3200x002	颈内动脉瘤切除伴吻合术		手术	G	330804005	颈动脉瘤切除 + 血管移植术	含自体大隐静脉或其他血管的取用		次		3380.00	甲类	手术费
3959	38.3200x003	颈静脉部分切除伴吻合术		手术	G	330804002	颈静脉瘤成形术	含部分切除、缩窄缝合、各种材料包裹、结扎切除	用于包裹的各种材料	次		3380.00	甲类	手术费
3960	38.3201	颈动脉动脉瘤切除伴吻合术		手术	G	330804005	颈动脉瘤切除 + 血管移植术	含自体大隐静脉或其他血管的取用		次		3380.00	甲类	手术费
3961	38.3202	颈动脉部分切除伴吻合术		手术	G	330802035－2	左颈总动脉重建术		人工血管	次		9360.00	甲类	手术费
3962	38.3300	上肢血管部分切除伴吻合术		手术	G	330804045	血管移植术		异体血管、人造血管	次		4732.00	甲类	手术费

（续上表）

序号	手术操作诊断编码	手术操作名称	手术级别	操作类型	财务分类	编码	项目名称	项目内涵	除外内容	计价单位	说明	三级医疗服务价格（元）	医保结算类型	医疗收费项目类别
3963	38. 3301	上肢动脉动脉瘤切除伴吻合术		手术	G	330804046	肢体动脉瘤切除 + 血管移植术	含自体血管取用		次		4225. 00	甲类	手术费
3964	38. 3400	主动脉部分切除术伴吻合术	四级	手术	G	330802023	体外循环下主动脉缩窄矫治术	指主动脉补片成形、左锁骨下动脉反转修复缩窄、人工血管移植或旁路移植或直接吻合术等方法	人工血管	次		9360. 00	甲类	手术费
3965	38. 3400x003	血管环矫治术	四级	手术	G	330802032	先天性心脏病主动脉弓部血管环切断术	含各种血管环及头臂分枝起源走行异常造成的食管、气管受压解除		次		9360. 00	甲类	手术费
3966	38. 3400x005	胸主动脉动脉瘤切除伴吻合术	四级	手术	G	330804011	胸腹主动脉瘤切除人工血管转流术	含大隐静脉取用；不含体外循环	人工血管	次		6760. 00	甲类	手术费
3967	38. 3400x006	腹主动脉动脉瘤切除伴吻合术	四级	手术	G	330804011	胸腹主动脉瘤切除人工血管转流术	含大隐静脉取用；不含体外循环	人工血管	次		6760. 00	甲类	手术费
3968	38. 3401	主动脉动脉瘤切除伴吻合术	四级	手术	G	330804011	胸腹主动脉瘤切除人工血管转流术	含大隐静脉取用；不含体外循环	人工血管	次		6760. 00	甲类	手术费
3969	38. 3500	其他胸部血管部分切除术伴吻合术	四级	手术	G	330804045	血管移植术		异体血管、人造血管	次		4732. 00	甲类	手术费
3970	38. 3500x002	肺动脉吊带矫治术	四级	手术	G	330802032	先天性心脏病主动脉弓部血管环切断术	含各种血管环及头臂分枝起源走行异常造成的食管、气管受压解除		次		9360. 00	甲类	手术费
3971	38. 3500x003	锁骨下动脉部分切除伴吻合术		手术	G	330802035－1	左锁骨下动脉重建术		人工血管	次		9360. 00	甲类	手术费
3972	38. 3500x004	肺静脉部分切除伴吻合术		手术	G	330802020	部分型肺静脉畸形引流矫治术			次		9360. 00	甲类	手术费
3973	38. 3501	肺动脉部分切除伴吻合术	四级	手术	G	330801032S	右室－肺动脉重建术（REV）	含右室流出道重建及肺动脉重建		次		9945. 00	甲类	手术费
3974	38. 3600	腹动脉部分切除术伴吻合术	四级	手术	G	330804015	腹主动脉腔静脉瘘成形术			次		4225. 00	甲类	手术费
3975	38. 3600x001	腹腔动脉部分切除伴吻合术		手术	G	330804011	胸腹主动脉瘤切除人工血管转流术	含大隐静脉取用；不含体外循环	人工血管	次		6760. 00	甲类	手术费
3976	38. 3600x002	肝动脉部分切除伴吻合术		手术	G	330804011	胸腹主动脉瘤切除人工血管转流术	含大隐静脉取用；不含体外循环	人工血管	次		6760. 00	甲类	手术费
3977	38. 3600x003	移植肾动脉部分切除伴吻合术		手术	G	330804011	胸腹主动脉瘤切除人工血管转流术	含大隐静脉取用；不含体外循环	人工血管	次		6760. 00	甲类	手术费
3978	38. 3600x004	肾动脉部分切除伴吻合术		手术	G	330804011	胸腹主动脉瘤切除人工血管转流术	含大隐静脉取用；不含体外循环	人工血管	次		6760. 00	甲类	手术费
3979	38. 3600x005	脾动脉部分切除伴吻合术		手术	G	330804033	脾肾动脉吻合术			次		4056. 00	甲类	手术费
3980	38. 3600x006	髂动脉部分切除伴吻合术		手术	G	330804043	肢体动静脉切开取栓术		取栓管	每个切口		2535. 00	甲类	手术费
3981	38. 3700	腹静脉部分切除术伴吻合术	四级	手术	G	330804015	腹主动脉腔静脉瘘成形术			次		4225. 00	甲类	手术费
3982	38. 3700x001	门静脉部分切除伴吻合术		手术	G	330804072S	门静脉吻合术			次		3261. 70	甲类	手术费

（续上表）

序号	手术操作诊断编码	手术操作名称	手术级别	操作类型	财务分类	编码	项目名称	项目内涵	除外内容	计价单位	说明	三级医疗服务价格（元）	医保结算类型	医疗收费项目类别
3983	38.3700x002	肠系膜静脉部分切除伴吻合术		手术	G	330804011－3	肠系膜上动脉人工血管架桥转流术	含大隐静脉取用；不含体外循环	人工血管	次		6760.00	甲类	手术费
3984	38.3700x003	下腔静脉部分切除伴吻合术		手术	G	330804014－1	腔静脉损伤修复术			次		3042.00	甲类	手术费
3985	38.3700x004	髂静脉部分切除伴吻合术		手术	G	330804050	肢体动静脉修复术	指血管破裂、断裂吻合		次		3042.00	甲类	手术费
3986	38.3700x005	脾静脉部分切除伴吻合术		手术	G	330804034－1	脾－肾静脉架桥转流术			次		4225.00	甲类	手术费
3987	38.3701	肾静脉部分切除伴吻合术	四级	手术	G	330804034－1	脾－肾静脉架桥转流术			次		4225.00	甲类	手术费
3988	38.3800	下肢动脉部分切除术伴吻合术		手术	G	330804050	肢体动静脉修复术	指血管破裂、断裂吻合		次		3042.00	甲类	手术费
3989	38.3900	下肢静脉部分切除术伴吻合术		手术	G	330804050	肢体动静脉修复术	指血管破裂、断裂吻合		次		3042.00	甲类	手术费
3990	38.4000	血管部分切除术伴置换术		手术	G	330804045	血管移植术		异体血管、人造血管	次		4732.00	甲类	手术费
3991	38.4100	颅内血管部分切除术伴置换术	四级	手术	G	330203015	颅内血管重建术			次		7280.00	甲类	手术费
3992	38.4200	头和颈部的其他血管部分切除术伴置换术	四级	手术	G	330804005－3	颈动脉过度迂曲切除＋血管移植术	含自体大隐静脉或其他血管的取用		次		3380.00	甲类	手术费
3993	38.4200x001	颈动脉部分切除伴颈总－颈内动脉人工血管搭桥术	四级	手术	G	330802035－2	左颈总动脉重建术		人工血管	次		9360.00	甲类	手术费
3994	38.4200x002	颈总动脉切除伴自体血管移植术	四级	手术	G	330802035－2	左颈总动脉重建术		人工血管	次		9360.00	甲类	手术费
3995	38.4200x003	颈动脉部分切除伴颈总－颈内动脉自体血管搭桥术	四级	手术	G	330802035－2	左颈总动脉重建术		人工血管	次		9360.00	甲类	手术费
3996	38.4201	颈动脉部分切除伴置换术	四级	手术	G	330802035－2	左颈总动脉重建术		人工血管	次		9360.00	甲类	手术费
3997	38.4202	椎动脉瘤切除伴置换术	四级	手术	G	330804001	无名动脉瘤切除术			次		5070.00	甲类	手术费
3998	38.4203	颈动脉动脉瘤切除伴置换术	四级	手术	G	330804005	颈动脉瘤切除＋血管移植术	含自体大隐静脉或其他血管的取用		次		3380.00	甲类	手术费
3999	38.4300	上肢血管部分切除术伴置换术		手术	G	330804046	肢体动脉瘤切除＋血管移植术	含自体血管取用		次		4225.00	甲类	手术费
4000	38.4300x001	肱动脉瘤切除伴自体血管移植术		手术	G	330804001	无名动脉瘤切除术			次		5070.00	甲类	手术费
4001	38.4300x002	桡动脉部分切除伴桡尺动脉自体血管移植术		手术	G	330804064	小动脉血管移植术	含交通支结扎术		次		3887.00	甲类	手术费
4002	38.4300x003	腋动脉部分切除伴自体血管置换术		手术	G	330804045	血管移植术		异体血管、人造血管	次		4732.00	甲类	手术费
4003	38.4300x004	腋静脉部分切除伴自体血管置换术		手术	G	330804050	肢体动静脉修复术	指血管破裂、断裂吻合		次		3042.00	甲类	手术费
4004	38.4300x005	腋静脉部分切除伴人工血管置换术		手术	G	330804050	肢体动静脉修复术	指血管破裂、断裂吻合		次		3042.00	甲类	手术费
4005	38.4300x006	肱动脉部分切除伴人工血管置换术		手术	G	330804046	肢体动脉瘤切除＋血管移植术	含自体血管取用		次		4225.00	甲类	手术费

（续上表）

序号	手术操作诊断编码	手术操作名称	手术级别	操作类型	财务分类	编码	项目名称	项目内涵	除外内容	计价单位	说明	三级医疗服务价格（元）	医保结算类型	医疗收费项目类别
4006	38.4300x007	桡动脉部分切除伴人工血管置换术		手术	G	330804064	小动脉血管移植术	含交通支结扎术		次		3887.00	甲类	手术费
4007	38.4300x008	桡动脉部分切除伴自体血管置换术		手术	G	330804064	小动脉血管移植术	含交通支结扎术		次		3887.00	甲类	手术费
4008	38.4300x009	尺动脉部分切除伴自体血管置换术		手术	G	330804046	肢体动脉瘤切除＋血管移植术	含自体血管取用		次		4225.00	甲类	手术费
4009	38.4301	桡动脉部分切除伴置换术		手术	G	330804046	肢体动脉瘤切除＋血管移植术	含自体血管取用		次		4225.00	甲类	手术费
4010	38.4302	肱动脉部分切除伴置换术		手术	G	330804046	肢体动脉瘤切除＋血管移植术	含自体血管取用		次		4225.00	甲类	手术费
4011	38.4303	腋静脉部分切除伴置换术		手术	G	330804050	肢体动静脉修复术	指血管破裂、断裂吻合		次		3042.00	甲类	手术费
4012	38.4400	腹主动脉血管部分切除术伴置换术	四级	手术	G	330804011	胸腹主动脉瘤切除人工血管转流术	含大隐静脉取用；不含体外循环	人工血管	次		6760.00	甲类	手术费
4013	38.4400x001	腹主动脉部分切除伴人工血管置换术	四级	手术	G	330804011	胸腹主动脉瘤切除人工血管转流术	含大隐静脉取用；不含体外循环	人工血管	次		6760.00	甲类	手术费
4014	38.4400x002	腹主动脉瘤切除伴人工血管置换术	四级	手术	G	330804011	胸腹主动脉瘤切除人工血管转流术	含大隐静脉取用；不含体外循环	人工血管	次		6760.00	甲类	手术费
4015	38.4400x003	腹主动脉部分切除伴自体血管置换术	四级	手术	G	330804017	腹主动脉－股动脉人工血管转流术	指经腹或经腹膜外	人工血管	次		4225.00	甲类	手术费
4016	38.4401	腹主动脉瘤切除伴置换术	四级	手术	G	330804011	胸腹主动脉瘤切除人工血管转流术	含大隐静脉取用；不含体外循环	人工血管	次		6760.00	甲类	手术费
4017	38.4500	胸部血管部分切除术伴置换术	四级	手术	G	330804011	胸腹主动脉瘤切除人工血管转流术	含大隐静脉取用；不含体外循环	人工血管	次		6760.00	甲类	手术费
4018	38.4500x001	上腔静脉部分切除伴人工血管补片修补术	四级	手术	G	330804014－1	腔静脉损伤修复术			次		3042.00	甲类	手术费
4019	38.4500x002	锁骨下动脉瘤切除伴人工血管置换术	四级	手术	G	330804001－1	锁骨下动脉瘤切除术			次		5070.00	甲类	手术费
4020	38.4500x003	上腔静脉部分切除伴人工血管置换术	四级	手术	G	330804031	无名静脉－上腔静脉人工血管转流术		人工血管	次		4056.00	甲类	手术费
4021	38.4500x004	肺动脉瘤切除伴补片修补术	四级	手术	G	330802012	肺动脉环缩术	指体外		次		8320.00	甲类	手术费
4022	38.4500x007	部分主动脉弓人工血管置换术	四级	手术	G	330802033	主动脉弓置换术	含全弓、次全弓替换，除主动脉瓣以外的胸主动脉		次		11700.00	甲类	手术费
4023	38.4500x009	次全主动脉人工血管置换术	四级	手术	G	330802033	主动脉弓置换术	含全弓、次全弓替换，除主动脉瓣以外的胸主动脉		次		11700.00	甲类	手术费
4024	38.4500x010	全主动脉弓人工血管置换术	四级	手术	G	330804010	全程主动脉人工血管置换术	含大隐静脉取用；含除主动脉瓣以外的全程胸、腹主动脉；不含体外循环	人工血管	次		13520.00	甲类	手术费
4025	38.4500x011	支架象鼻术	四级	手术	G	330802034	“象鼻子”技术	指弓降部或胸腹主动脉处的象鼻子技术	人工血管	次		9652.50	甲类	手术费

（续上表）

序号	手术操作诊断编码	手术操作名称	手术级别	操作类型	财务分类	编码	项目名称	项目内涵	除外内容	计价单位	说明	三级医疗服务价格（元）	医保结算类型	医疗收费项目类别
4026	38. 4500x013	升主动脉部分切除伴人工血管置换术	四级	手术	G	330802029	升主动脉替换术		人工血管	次		11700. 00	甲类	手术费
4027	38. 4500x014	胸主动脉部分切除伴人工血管置换术	四级	手术	G	330802035	主动脉弓降部瘤切除人工血管置换术		人工血管	次		9360. 00	甲类	手术费
4028	38. 4500x015	肺动脉瘤切除伴人工血管置换术	四级	手术	G	330802012	肺动脉环缩术	指体外		次		8320. 00	甲类	手术费
4029	38. 4500x016	全主动脉人工血管置换术	四级	手术	G	330804010	全程主动脉人工血管置换术	含大隐静脉取用；含除主动脉瓣以外的全程胸、腹主动脉；不含体外循环	人工血管	次		13520. 00	甲类	手术费
4030	38. 4500x017	主动脉弓中断矫治术	四级	手术	G	330802031	主动脉弓中断矫治术	含主动脉弓重建（如人工血管移植或直接吻合）、动脉导管闭合和室缺修补术	人工血管	次		9652. 50	甲类	手术费
4031	38. 4500x018	主动脉瘤切除伴人工血管置换术	四级	手术	G	330804011	胸腹主动脉瘤切除人工血管转流术	含大隐静脉取用；不含体外循环	人工血管	次		6760. 00	甲类	手术费
4032	38. 4500x019	主动脉部分切除伴人工血管置换术	四级	手术	G	330802033	主动脉弓置换术	含全弓、次全弓替换，除主动脉瓣以外的胸主动脉		次		11700. 00	甲类	手术费
4033	38. 4500x020	锁骨下动脉部分切除伴自体血管置换术		手术	G	330802035－1	左锁骨下动脉重建术		人工血管	次		9360. 00	甲类	手术费
4034	38. 4500x021	胸主动脉部分切除伴自体血管置换术	四级	手术	G	330804011	胸腹主动脉瘤切除人工血管转流术	含大隐静脉取用；不含体外循环	人工血管	次		6760. 00	甲类	手术费
4035	38. 4500x022	锁骨下静脉部分切除伴自体血管置换术		手术	G	330802035－1	左锁骨下动脉重建术		人工血管	次		9360. 00	甲类	手术费
4036	38. 4500x023	肺动脉部分切除伴自体血管置换术	四级	手术	G	330802019	肺动脉闭锁矫治术	含右室肺动脉连接重建、肺动脉重建或成形、异常体肺血管切断	人工血管、同种异体血管	次		11797. 50	甲类	手术费
4037	38. 4500x024	无名动脉部分切除伴人工血管置换术		手术	G	330804001	无名动脉瘤切除术			次		5070. 00	甲类	手术费
4038	38. 4501	主动脉部分切除伴置换术	四级	手术	G	330804011	胸腹主动脉瘤切除人工血管转流术	含大隐静脉取用；不含体外循环	人工血管	次		6760. 00	甲类	手术费
4039	38. 4502	胸主动脉瘤切除伴置换术	四级	手术	G	330804011	胸腹主动脉瘤切除人工血管转流术	含大隐静脉取用；不含体外循环	人工血管	次		6760. 00	甲类	手术费
4040	38. 4503	主动脉瓣和升主动脉置换和冠脉移植术（Bentall 手术）	四级	手术	G	330802025	主动脉根部替换术	含 Bentall 手术（主动脉瓣替换、升主动脉替换和左右冠脉移植术）等	人工瓣膜、人工血管	次		11700. 00	甲类	手术费
4041	38. 4504	全主动脉弓人工血管置换并支架象鼻手术（Sun's 手术）	四级	手术	G	330802034	“象鼻子”技术	指弓降部或胸腹主动脉处的象鼻子技术	人工血管	次		9652. 50	甲类	手术费
4042	38. 4505	保留主动脉窦的主动脉瓣和升主动脉替换术（Wheat 手术）	四级	手术	G	330802030	升主动脉替换加主动脉瓣替换术（Wheat's 手术）	指升主动脉替换加主动脉瓣替换	人工血管、人工瓣膜	次		10400. 00	甲类	手术费

（续上表）

序号	手术操作诊断编码	手术操作名称	手术级别	操作类型	财务分类	编码	项目名称	项目内涵	除外内容	计价单位	说明	三级医疗服务价格（元）	医保结算类型	医疗收费项目类别
4043	38.4506	主动脉瓣和升主动脉置换术（Cabrol 手术）	四级	手术	G	330802043	复合性人工血管置换术	指两种以上的重要术式，如主动脉根部置换术加主动脉弓部置换术加升主动脉置换术等	人工血管、人工瓣膜	次		9652.50	甲类	手术费
4044	38.4507	保留主动脉瓣主动脉根部置换加冠状动脉移植术（David 手术）	四级	手术	G	330802026	保留瓣膜的主动脉根部替换术	指 David、Yacoub 手术	人工血管	次		9652.50	甲类	手术费
4045	38.4508	锁骨下动脉瘤切除伴置换术	四级	手术	G	330804001－1	锁骨下动脉瘤切除术			次		5070.00	甲类	手术费
4046	38.4509	锁骨下动脉部分切除伴置换术	四级	手术	G	330804007－1	锁骨下动脉－颈动脉血管移植术			次		3380.00	甲类	手术费
4047	38.4510	上腔静脉部分切除伴置换术	四级	手术	G	330804014－1	腔静脉损伤修复术			次		3042.00	甲类	手术费
4048	38.4511	胸腔镜升主动脉置换术	四级	手术	G	330802029	升主动脉替换术		人工血管	次		11700.00	甲类	手术费
4049	38.4511	胸腔镜升主动脉置换术	四级	手术	G	330000000－5	术中使用胸腔镜加收			次		1420.50	甲类	手术费
4050	38.4600	腹动脉部分切除术伴置换术	四级	手术	G	330804011	胸腹主动脉瘤切除人工血管转流术	含大隐静脉取用；不含体外循环	人工血管	次		6760.00	甲类	手术费
4051	38.4600x001	髂动脉部分切除术伴人工血管置换术	四级	手术	G	330804011	胸腹主动脉瘤切除人工血管转流术	含大隐静脉取用；不含体外循环	人工血管	次		6760.00	甲类	手术费
4052	38.4600x003	髂动脉瘤切除伴人工血管置换术	四级	手术	G	330804011	胸腹主动脉瘤切除人工血管转流术	含大隐静脉取用；不含体外循环	人工血管	次		6760.00	甲类	手术费
4053	38.4600x004	髂动脉部分切除伴自体血管置换术		手术	G	330804011	胸腹主动脉瘤切除人工血管转流术	含大隐静脉取用；不含体外循环	人工血管	次		6760.00	甲类	手术费
4054	38.4600x005	肝动脉部分切除伴自体血管置换术		手术	G	330804011	胸腹主动脉瘤切除人工血管转流术	含大隐静脉取用；不含体外循环	人工血管	次		6760.00	甲类	手术费
4055	38.4600x006	阴茎动脉部分切除伴自体血管置换术		手术	G	330804050	肢体动静脉修复术	指血管破裂、断裂吻合		次		3042.00	甲类	手术费
4056	38.4601	肾动脉瘤切除伴置换术	四级	手术	G	330804011	胸腹主动脉瘤切除人工血管转流术	含大隐静脉取用；不含体外循环	人工血管	次		6760.00	甲类	手术费
4057	38.4602	脾动脉瘤切除伴置换术	四级	手术	G	330804011	胸腹主动脉瘤切除人工血管转流术	含大隐静脉取用；不含体外循环	人工血管	次		6760.00	甲类	手术费
4058	38.4603	髂动脉部分切除伴置换术	四级	手术	G	330804011	胸腹主动脉瘤切除人工血管转流术	含大隐静脉取用；不含体外循环	人工血管	次		6760.00	甲类	手术费
4059	38.4604	髂动脉瘤切除伴置换术	四级	手术	G	330804011	胸腹主动脉瘤切除人工血管转流术	含大隐静脉取用；不含体外循环	人工血管	次		6760.00	甲类	手术费
4060	38.4700	腹部静脉血管部分切除术伴置换术	四级	手术	G	330804038	双髂总静脉－下腔静脉“Y”型人工血管转流术		人工血管	次		5915.00	甲类	手术费
4061	38.4700x001	下腔静脉部分切除伴人工血管置换术	四级	手术	G	330804038－1	双股静脉－下腔静脉架桥人工血管转流术		人工血管	次		5915.00	甲类	手术费
4062	38.4700x002	门静脉部分切除伴人工血管置换术		手术	G	330804015	腹主动脉腔静脉瘘成形术			次		4225.00	甲类	手术费

（续上表）

序号	手术操作诊断编码	手术操作名称	手术级别	操作类型	财务分类	编码	项目名称	项目内涵	除外内容	计价单位	说明	三级医疗服务价格（元）	医保结算类型	医疗收费项目类别
4063	38.4700x003	门静脉部分切除伴自体血管置换术		手术	G	330804015	腹主动脉腔静脉瘘成形术			次		4225.00	甲类	手术费
4064	38.4700x004	髂静脉部分切除伴人工血管置换术		手术	G	330804038	双髂总静脉－下腔静脉Y型人工血管转流术		人工血管	次		5915.00	甲类	手术费
4065	38.4700x005	髂静脉部分切除伴自体血管置换术		手术	G	330804050	肢体动静脉修复术	指血管破裂、断裂吻合		次		3042.00	甲类	手术费
4066	38.4701	门静脉瘤切除伴置换术	四级	手术	G	330804002	颈静脉瘤成形术	含部分切除、缩窄缝合、各种材料包裹、结扎切除	用于包裹的各种材料	次		3380.00	甲类	手术费
4067	38.4702	下腔静脉部分切除伴置换术	四级	手术	G	330804038－1	双股静脉－下腔静脉架桥人工血管转流术		人工血管	次		5915.00	甲类	手术费
4068	38.4800	下肢动脉部分切除术伴置换术		手术	G	330804047	肢体动脉血管旁路移植术			次		3887.00	甲类	手术费
4069	38.4800x001	腘动脉瘤切除伴人工血管置换术		手术	G	330804046	肢体动脉瘤切除＋血管移植术	含自体血管取用		次		4225.00	甲类	手术费
4070	38.4800x002	腘动脉部分切除伴人工血管置换术		手术	G	330804050	肢体动静脉修复术	指血管破裂、断裂吻合		次		3042.00	甲类	手术费
4071	38.4800x003	腘动脉部分切除伴自体血管置换术		手术	G	330804050	肢体动静脉修复术	指血管破裂、断裂吻合		次		3042.00	甲类	手术费
4072	38.4800x004	股动脉部分切除伴人工血管置换术		手术	G	330804011	胸腹主动脉瘤切除人工血管转流术	含大隐静脉取用；不含体外循环	人工血管	次		6760.00	甲类	手术费
4073	38.4801	腘动脉部分切除伴置换术		手术	G	330804050	肢体动静脉修复术	指血管破裂、断裂吻合		次		3042.00	甲类	手术费
4074	38.4802	股动脉部分切除伴置换术		手术	G	330804011	胸腹主动脉瘤切除人工血管转流术	含大隐静脉取用；不含体外循环	人工血管	次		6760.00	甲类	手术费
4075	38.4803	胫动脉部分切除伴置换术		手术	G	330804050	肢体动静脉修复术	指血管破裂、断裂吻合		次		3042.00	甲类	手术费
4076	38.4804	腘动脉瘤切除伴置换术		手术	G	330804046	肢体动脉瘤切除＋血管移植术	含自体血管取用		次		4225.00	甲类	手术费
4077	38.4805	股动脉瘤切除伴置换术		手术	G	330804046	肢体动脉瘤切除＋血管移植术	含自体血管取用		次		4225.00	甲类	手术费
4078	38.4900	下肢静脉部分切除术伴置换术		手术	G	330804050	肢体动静脉修复术	指血管破裂、断裂吻合		次		3042.00	甲类	手术费
4079	38.4900	下肢静脉部分切除术伴置换术		手术	G	330804045	血管移植术		异体血管、人造血管	次		4732.00	甲类	手术费
4080	38.4900x001	下肢静脉部分切除伴人工血管置换术		手术	G	330804050	肢体动静脉修复术	指血管破裂、断裂吻合		次		3042.00	甲类	手术费
4081	38.4900x001	下肢静脉部分切除伴人工血管置换术		手术	G	330804045	血管移植术		异体血管、人造血管	次		4732.00	甲类	手术费
4082	38.4900x002	下肢静脉部分切除伴自体血管移植术		手术	G	330804050	肢体动静脉修复术	指血管破裂、断裂吻合		次		3042.00	甲类	手术费
4083	38.4900x002	下肢静脉部分切除伴自体血管移植术		手术	G	330804045	血管移植术		异体血管、人造血管	次		4732.00	甲类	手术费
4084	38.5000	静脉曲张的结扎术和剥脱术		手术	G	330804050－1	肢体动静脉结扎术			次		1170.00	甲类	手术费

（续上表）

序号	手术操作诊断编码	手术操作名称	手术级别	操作类型	财务分类	编码	项目名称	项目内涵	除外内容	计价单位	说明	三级医疗服务价格（元）	医保结算类型	医疗收费项目类别
4085	38.5100	颅内血管静脉曲张的结扎术和剥脱术		手术	G	330203005	颅内动静脉畸形切除术	含血肿清除、小于4cm动静脉畸形切除		次		7280.00	甲类	手术费
4086	38.5200	头和颈部其他血管静脉曲张的结扎术和剥脱术		手术	G	330203006	脑动脉瘤动静脉畸形切除术	含动静脉畸形直径小于4cm、动脉瘤与动静脉畸形在同一部位		次		7280.00	甲类	手术费
4087	38.5200x001	眶静脉曲张结扎术		手术	G	330804050－1	肢体动静脉结扎术			次		1170.00	甲类	手术费
4088	38.5201	头部静脉曲张的结扎术和剥脱术		手术	G	330804050－1	肢体动静脉结扎术			次		1170.00	甲类	手术费
4089	38.5202	颈部静脉曲张的结扎术和剥脱术		手术	G	330804050－1	肢体动静脉结扎术			次		1170.00	甲类	手术费
4090	38.5300	上肢血管静脉曲张的结扎术和剥脱术		手术	G	330804050－1	肢体动静脉结扎术			次		1170.00	甲类	手术费
4091	38.5500	胸部血管静脉曲张的结扎术和剥脱术		手术	G	330804050－1	肢体动静脉结扎术			次		1170.00	甲类	手术费
4092	38.5700	腹部静脉静脉曲张的结扎术和剥脱术		手术	G	330804050－1	肢体动静脉结扎术			次		1170.00	甲类	手术费
4093	38.5701	十二指肠静脉曲张结扎术		手术	G	330804050－1	肢体动静脉结扎术			次		1170.00	甲类	手术费
4094	38.5702	阴茎静脉曲张结扎术		手术	G	331204019	阴茎静脉结扎术			次		2535.00	甲类	手术费
4095	38.5900	下肢静脉曲张的结扎术和剥脱术		手术	G	330804062	大隐静脉高位结扎＋剥脱术			单侧		2366.00	甲类	手术费
4096	38.5900x003	大隐静脉主干激光闭合术		手术	G	330804070	大隐静脉曲张闭合术	患者仰卧于手术台，消毒铺巾，踝内侧切口，切开大隐静脉，经套管针插入激光（射频）光纤，至大隐静脉根部开通激光（射频），边后退边加压，小切口剥除小腿曲张静脉团，皮内缝合切口，绷带加压包扎		次		3633.50	甲类	手术费
4097	38.5900x005	下肢静脉剥脱术		手术	G	330804062	大隐静脉高位结扎＋剥脱术			单侧		2366.00	甲类	手术费
4098	38.5900x008	大隐静脉高位结扎电凝术		手术	G	330804071S－1	下肢静脉曲张激光治疗			单侧		3464.50	甲类	手术费
4099	38.5900x009	下肢静脉曲张刨吸术（Trivex 系统）		手术	G	330804071S－2	下肢静脉曲张刨吸治疗		一次性刨吸刀	单侧		2761.46	甲类	手术费
4100	38.5900x010	大隐静脉射频消融术		手术	G	330804071S－1	下肢静脉曲张激光治疗			单侧		3464.50	甲类	手术费
4101	38.5901	大隐静脉高位结扎和剥脱术		手术	G	330804062	大隐静脉高位结扎＋剥脱术			单侧		2366.00	甲类	手术费
4102	38.5902	大隐静脉曲张结扎术		手术	G	330804062	大隐静脉高位结扎＋剥脱术			单侧		2366.00	甲类	手术费
4103	38.5903	大隐静脉曲张剥脱术		手术	G	330804062	大隐静脉高位结扎＋剥脱术			单侧		2366.00	甲类	手术费
4104	38.5904	小隐静脉曲张结扎术		手术	G	330804050－1	肢体动静脉结扎术			次		1170.00	甲类	手术费

（续上表）

序号	手术操作诊断编码	手术操作名称	手术级别	操作类型	财务分类	编码	项目名称	项目内涵	除外内容	计价单位	说明	三级医疗服务价格（元）	医保结算类型	医疗收费项目类别
4105	38. 5905	小隐静脉曲张剥脱术		手术	G	330804050－1	肢体动静脉结扎术			次		1170. 00	甲类	手术费
4106	38. 5906	小隐静脉高位结扎和剥脱术		手术	G	330804062－1	小隐静脉曲张结扎＋剥脱术			单侧		2366. 00	甲类	手术费
4107	38. 5907	大隐静脉曲张分段切除术		手术	G	330804062	大隐静脉高位结扎＋剥脱术			单侧		2366. 00	甲类	手术费
4108	38. 6000x010	静脉内异物取出术		手术	G	320100012	经皮静脉内血管异物取出术			次		2838. 55	乙类	治疗费
4109	38. 6000x011	躯干部血管瘤切除术		手术	G	331602005－2	体表血管瘤切除术（大）	指面积＞10cm^2 达到肢体一周及超过肢体 1/4 长度。不含皮瓣或组织移植		次		1808. 30	甲类	手术费
4110	38. 6000x011	躯干部血管瘤切除术		手术	G	331602006－2	体表血管瘤切除术（中）	指面积 3cm^2（不含）~10cm^2（含），未达肢体一周及肢体 1/4 长度；不含皮瓣或组织移植		次		1250. 60	甲类	手术费
4111	38. 6000x011	躯干部血管瘤切除术		手术	G	331602007－2	体表血管瘤切除术（小）	指面积在 3cm^2 以下，位于躯干、四肢体表、侵犯皮肤脂肪层、浅筋膜未达深筋膜。不含皮瓣或组织移植		次		574. 60	甲类	手术费
4112	38. 6000x013	血管球瘤切除术		手术	G	330900015	淋巴管瘤蔓状血管瘤切除术	指颈部及躯干部，瘤体侵及深筋膜以下深层组织		次		暂不定价	甲类	手术费
4113	38. 6100x001	脊髓畸形血管切除术	四级	手术	G	330204011	脊髓动静脉畸形切除术		动脉瘤夹及显微银夹	次		7280. 00	甲类	手术费
4114	38. 6100x002	颅内动脉瘤切除术	四级	手术	G	330203006	脑动脉瘤动静脉畸形切除术	含动静脉畸形直径小于 4cm、动脉瘤与动静脉畸形在同一部位		次		7280. 00	甲类	手术费
4115	38. 6100x005	椎管内畸形血管切除术	四级	手术	G	330204011	脊髓动静脉畸形切除术		动脉瘤夹及显微银夹	次		7280. 00	甲类	手术费
4116	38. 6101	颅内血管畸形切除术	四级	手术	G	330203005	颅内动静脉畸形切除术	含血肿清除、小于 4cm 动静脉畸形切除		次		7280. 00	甲类	手术费
4117	38. 6200x002	颈静脉瘤切除术		手术	G	330804002	颈静脉瘤成形术	含部分切除、缩窄缝合、各种材料包裹、结扎切除	用于包裹的各种材料	次		3380. 00	甲类	手术费
4118	38. 6200x003	颈静脉扩张切除术		手术	G	330804002	颈静脉瘤成形术	含部分切除、缩窄缝合、各种材料包裹、结扎切除	用于包裹的各种材料	次		3380. 00	甲类	手术费
4119	38. 6200x005	颈动脉瘤切除术		手术	G	330804006	颈动脉体瘤切除＋血管移植术			次		3380. 00	甲类	手术费
4120	38. 6200x006	颈外动脉瘤切除术		手术	G	330804005	颈动脉瘤切除＋血管移植术	含自体大隐静脉或其他血管的取用		次		3380. 00	甲类	手术费
4121	38. 6200x007	颈外静脉瘤切除术		手术	G	330804002	颈静脉瘤成形术	含部分切除、缩窄缝合、各种材料包裹、结扎切除	用于包裹的各种材料	次		3380. 00	甲类	手术费

（续上表）

序号	手术操作诊断编码	手术操作名称	手术级别	操作类型	财务分类	编码	项目名称	项目内涵	除外内容	计价单位	说明	三级医疗服务价格（元）	医保结算类型	医疗收费项目类别
4122	38. 6200x010	颈动脉外膜剥离术		手术	G	330203010	单侧颈动脉外膜剥脱术			次		3785. 60	甲类	手术费
4123	38. 6201	颈部血管瘤切除术		手术	G	330804001－2	颈总动脉起始部动脉瘤切除术			次		5070. 00	甲类	手术费
4124	38. 6300x001	肱动脉瘤切除术		手术	G	330804001	无名动脉瘤切除术			次		5070. 00	甲类	手术费
4125	38. 6301	上肢动脉瘤切除术		手术	G	330804001	无名动脉瘤切除术			次		5070. 00	甲类	手术费
4126	38. 6400x001	腹主动脉瘤切除术	四级	手术	G	330804070S	腹主动脉瘤腔内修复术			次		5315. 05	甲类	手术费
4127	38. 6401	主动脉病损切除术	四级	手术	G	330804070S	腹主动脉瘤腔内修复术			次		5315. 05	甲类	手术费
4128	38. 6402	主动脉瘤切除术	四级	手术	G	330804070S	腹主动脉瘤腔内修复术			次		5315. 05	甲类	手术费
4129	38. 6500x001	头臂干动脉瘤切除［无名动脉瘤切除术］	四级	手术	G	330804001	无名动脉瘤切除术			次		5070. 00	甲类	手术费
4130	38. 6500x002	头臂静脉病损切除术［无名静脉病损切除术］	四级	手术	G	330804001	无名动脉瘤切除术			次		5070. 00	甲类	手术费
4131	38. 6500x003	肺动脉病损切除术	四级	手术	G	330802012	肺动脉环缩术	指体外		次		8320. 00	甲类	手术费
4132	38. 6500x004	胸腔镜下肺动脉病损切除术	四级	手术	G	330802012	肺动脉环缩术	指体外		次		8320. 00	甲类	手术费
4133	38. 6500x004	胸腔镜下肺动脉病损切除术	四级	手术	G	330000000－5	术中使用胸腔镜加收			次		1420. 50	甲类	手术费
4134	38. 6500x005	上腔静脉病损切除术		手术	G	330804014－1	腔静脉损伤修复术			次		3042. 00	甲类	手术费
4135	38. 6500x006	经右心房下腔静脉破膜术	四级	手术	G	330804022	布加综合症经右房破膜术			次		5070. 00	甲类	手术费
4136	38. 6501	无名静脉病损切除术		手术	G	330804031	无名静脉－上腔静脉人工血管转流术		人工血管	次		4056. 00	甲类	手术费
4137	38. 6600x002	肝动脉瘤切除术	四级	手术	G	331005026	肝血管瘤缝扎术			次		3380. 00	甲类	手术费
4138	38. 6600x003	髂动脉部分切除术		手术	G	330804016－2	双髂动脉成形术		人工血管	次		4225. 00	甲类	手术费
4139	38. 6600x004	肠系膜动脉切除术		手术	G	330804013	肠系膜上动脉取栓＋移植术	含大隐静脉取用	取栓管	次		3042. 00	甲类	手术费
4140	38. 6601	脾动脉瘤切除术	四级	手术	G	330804013	肠系膜上动脉取栓＋移植术	含大隐静脉取用	取栓管	次		3042. 00	甲类	手术费
4141	38. 6602	肾动脉瘤切除术	四级	手术	G	330804033	脾肾动脉吻合术			次		4056. 00	甲类	手术费
4142	38. 6700	腹部静脉的其他切除术	四级	手术	G	330804014－1	腔静脉损伤修复术			次		3042. 00	甲类	手术费
4143	38. 6700x003	门静脉部分切除术	四级	手术	G	330804072S	门静脉吻合术			次		3261. 70	甲类	手术费
4144	38. 6700x005	腹腔静脉瘤切除术	四级	手术	G	330804014－1	腔静脉损伤修复术			次		3042. 00	甲类	手术费
4145	38. 6701	下腔静脉病损切除术	四级	手术	G	330804014－1	腔静脉损伤修复术			次		3042. 00	甲类	手术费
4146	38. 6702	门静脉病损切除术	四级	手术	G	330804072S	门静脉吻合术			次		3261. 70	甲类	手术费
4147	38. 6703	肾静脉病损切除术	四级	手术	G	330804014－1	腔静脉损伤修复术			次		3042. 00	甲类	手术费
4148	38. 6704	肝静脉病损切除术	四级	手术	G	330804014－1	腔静脉损伤修复术			次		3042. 00	甲类	手术费
4149	38. 6705	肠系膜上静脉病损切除术	四级	手术	G	330804014－1	腔静脉损伤修复术			次		3042. 00	甲类	手术费
4150	38. 6706	髂静脉病损切除术	四级	手术	G	330804014－1	腔静脉损伤修复术			次		3042. 00	甲类	手术费

（续上表）

序号	手术操作诊断编码	手术操作名称	手术级别	操作类型	财务分类	编码	项目名称	项目内涵	除外内容	计价单位	说明	三级医疗服务价格（元）	医保结算类型	医疗收费项目类别
4151	38.6800x002	下肢动脉病损切除术		手术	G	330804046	肢体动脉瘤切除 + 血管移植术	含自体血管取用		次		4225.00	甲类	手术费
4152	38.6801	腘动脉瘤切除术		手术	G	330804046	肢体动脉瘤切除 + 血管移植术	含自体血管取用		次		4225.00	甲类	手术费
4153	38.6802	股动脉瘤切除术		手术	G	330804046	肢体动脉瘤切除 + 血管移植术	含自体血管取用		次		4225.00	甲类	手术费
4154	38.6900	下肢静脉的其他切除术		手术	G	330804014－1	腔静脉损伤修复术			次		3042.00	甲类	手术费
4155	38.6901	下肢静脉病损切除术		手术	G	330804014－1	腔静脉损伤修复术			次		3042.00	甲类	手术费
4156	38.7x00	腔静脉截断	四级	手术	G	330804014－1	腔静脉损伤修复术			次		3042.00	甲类	手术费
4157	38.7x00x008	左上腔静脉结扎术	四级	手术	G	330804014－1	腔静脉损伤修复术			次		3042.00	甲类	手术费
4158	38.7x00x010	垂直静脉结扎术		手术	G	330804050	肢体动静脉修复术	指血管破裂、断裂吻合		次		3042.00	甲类	手术费
4159	38.7x01	腔静脉结扎术	四级	手术	G	330804014－1	腔静脉损伤修复术			次		3042.00	甲类	手术费
4160	38.8100x004	椎动脉结扎术	四级	手术	G	330203014	颈动脉结扎术		结扎夹	次		3767.40	甲类	手术费
4161	38.8101	颅内血管畸形夹闭术	四级	手术	G	330203005	颅内动静脉畸形切除术	含血肿清除、小于4cm动静脉畸形切除		次		7280.00	甲类	手术费
4162	38.8200x003	颈内动脉结扎术	四级	手术	G	330203014－1	颈静脉结扎术		结扎夹	次		3767.40	甲类	手术费
4163	38.8200x005	颈内静脉结扎术		手术	G	330804002	颈静脉瘤成形术	含部分切除、缩窄缝合、各种材料包裹、结扎切除	用于包裹的各种材料	次		3380.00	甲类	手术费
4164	38.8200x006	颈前静脉结扎术		手术	G	330804002	颈静脉瘤成形术	含部分切除、缩窄缝合、各种材料包裹、结扎切除	用于包裹的各种材料	次		3380.00	甲类	手术费
4165	38.8200x007	颈总动脉结扎术	四级	手术	G	330203014	颈动脉结扎术		结扎夹	次		3767.40	甲类	手术费
4166	38.8200x008	颈外动脉结扎术		手术	G	330203014	颈动脉结扎术		结扎夹	次		3767.40	甲类	手术费
4167	38.8200x009	颞动脉结扎术		手术	G	330203014	颈动脉结扎术		结扎夹	次		3767.40	甲类	手术费
4168	38.8201	颈动脉结扎术		手术	G	330203014	颈动脉结扎术		结扎夹	次		3767.40	甲类	手术费
4169	38.8202	颈静脉结扎术		手术	G	330804002	颈静脉瘤成形术	含部分切除、缩窄缝合、各种材料包裹、结扎切除	用于包裹的各种材料	次		3380.00	甲类	手术费
4170	38.8300	上肢血管的其他手术闭合		手术	G	330804050	肢体动静脉修复术	指血管破裂、断裂吻合		次		3042.00	甲类	手术费
4171	38.8300	上肢血管的其他手术闭合		手术	G	330804050	肢体动静脉修复术	指血管破裂、断裂吻合		次		3042.00	甲类	手术费
4172	38.8300	上肢血管的其他手术闭合		手术	G	330804050	肢体动静脉修复术	指血管破裂、断裂吻合		次		3042.00	甲类	手术费
4173	38.8300	上肢血管的其他手术闭合		手术	G	330804050	肢体动静脉修复术	指血管破裂、断裂吻合		次		3042.00	甲类	手术费
4174	38.8300	上肢血管的其他手术闭合		手术	G	330804050	肢体动静脉修复术	指血管破裂、断裂吻合		次		3042.00	甲类	手术费
4175	38.8300	上肢血管的其他手术闭合		手术	G	330804050－1	肢体动静脉结扎术			次		1170.00	甲类	手术费
4176	38.8300x004	上肢血管结扎术		手术	G	330804050	肢体动静脉修复术	指血管破裂、断裂吻合		次		3042.00	甲类	手术费
4177	38.8301	尺动脉结扎术		手术	G	330804050	肢体动静脉修复术	指血管破裂、断裂吻合		次		3042.00	甲类	手术费
4178	38.8302	肱动脉结扎术		手术	G	330804050	肢体动静脉修复术	指血管破裂、断裂吻合		次		3042.00	甲类	手术费

（续上表）

序号	手术操作诊断编码	手术操作名称	手术级别	操作类型	财务分类	编码	项目名称	项目内涵	除外内容	计价单位	说明	三级医疗服务价格（元）	医保结算类型	医疗收费项目类别
4179	38.8303	桡动脉结扎术		手术	G	330804050	肢体动静脉修复术	指血管破裂、断裂吻合		次		3042.00	甲类	手术费
4180	38.8400	主动脉的其他手术闭合		手术	G	330804014	胸腹主动脉损伤修复术			次		3042.00	甲类	手术费
4181	38.8401	主动脉结扎术		手术	G	330804014	胸腹主动脉损伤修复术			次		3042.00	甲类	手术费
4182	38.8500x001	动脉导管结扎术		手术	G	330802014	动脉导管闭合术	指体外，含导管结扎、切断、缝合		次		8320.00	甲类	手术费
4183	38.8500x010	胸壁血管结扎术		手术	G	330804050	肢体动静脉修复术	指血管破裂、断裂吻合		次		3042.00	甲类	手术费
4184	38.8500x012	动脉导管未闭切断缝合术		手术	G	330802014	动脉导管闭合术	指体外，含导管结扎、切断、缝合		次		8320.00	甲类	手术费
4185	38.8500x013	体－肺动脉侧支结扎术		手术	G	330802016	先天性心脏病体肺动脉分流术	指体外循环下的体肺分流术		次		8320.00	甲类	手术费
4186	38.8500x016	奇静脉结扎术		手术	G	330804014	胸腹主动脉损伤修复术			次		3042.00	甲类	手术费
4187	38.8500x017	胸腔镜下肋间动脉结扎术		手术	G	330804014	胸腹主动脉损伤修复术			次		3042.00	甲类	手术费
4188	38.8500x017	胸腔镜下肋间动脉结扎术		手术	G	330000000－5	术中使用胸腔镜加收			次		1420.50	甲类	手术费
4189	38.8500x018	胸腔镜下支气管动脉结扎术		手术	G	330802012	肺动脉环缩术	指体外		次		8320.00	甲类	手术费
4190	38.8500x018	胸腔镜下支气管动脉结扎术		手术	G	330000000－5	术中使用胸腔镜加收			次		1420.50	甲类	手术费
4191	38.8500x019	体－肺侧枝汇聚术	四级	手术	G	330802016	先天性心脏病体肺动脉分流术	指体外循环下的体肺分流术		次		8320.00	甲类	手术费
4192	38.8501	肺动脉环缩术		手术	G	330802012	肺动脉环缩术	指体外		次		8320.00	甲类	手术费
4193	38.8502	肺动脉结扎术		手术	G	330802012	肺动脉环缩术	指体外		次		8320.00	甲类	手术费
4194	38.8503	肋间动脉结扎术		手术	G	330804050	肢体动静脉修复术	指血管破裂、断裂吻合		次		3042.00	甲类	手术费
4195	38.8504	锁骨下动脉结扎术		手术	G	330804050－1	肢体动静脉结扎术			次		1170.00	甲类	手术费
4196	38.8505	动脉导管未闭结扎术		手术	G	330802014	动脉导管闭合术	指体外，含导管结扎、切断、缝合		次		8320.00	甲类	手术费
4197	38.8600x004	腹壁血管结扎术		手术	G	330804014－1	腔静脉损伤修复术			次		3042.00	甲类	手术费
4198	38.8600x005	腹膜血管结扎术		手术	G	330804014－1	腔静脉损伤修复术			次		3042.00	甲类	手术费
4199①	38.8601	大网膜动脉结扎术		手术	G	330804065	大网膜游离移植术	含大网膜切除，指交通支结扎术将大网膜全部游离后与其他部位血管再做吻合，或原位经裁剪后游移到所需部位		次		3380.00	甲类	手术费
4200	38.8603	胆囊动脉结扎术		手术	G	331006007	肝动脉结扎术	不含肝动脉或门静脉化疗泵安置术		次		2535.00	甲类	手术费
4201	38.8605	肝动脉结扎术		手术	G	331006007	肝动脉结扎术	不含肝动脉或门静脉化疗泵安置术		次		2535.00	甲类	手术费
4202	38.8607	髂动脉结扎术		手术	G	330804069	髂内动脉结扎术			次		2906.80	甲类	手术费

① 限制范围：限治疗性自体移植。

（续上表）

序号	手术操作诊断编码	手术操作名称	手术级别	操作类型	财务分类	编码	项目名称	项目内涵	除外内容	计价单位	说明	三级医疗服务价格（元）	医保结算类型	医疗收费项目类别
4203	38. 8609	子宫动脉结扎术		手术	G	331303022	子宫动脉结扎术			次		1560. 00	甲类	手术费
4204	38. 8700x001	腹部静脉结扎术		手术	G	330804014 - 1	腔静脉损伤修复术			次		3042. 00	甲类	手术费
4205	38. 8700x002	卵巢动静脉高位结扎术		手术	G	331303028 - 1	经阴道根治性宫颈切除术			次		6500. 00	甲类	手术费
4206	38. 8700x002	卵巢动静脉高位结扎术		手术	G	331303028 - 2	经腹根治性宫颈切除术			次		5200. 00	甲类	手术费
4207	38. 8700x002	卵巢动静脉高位结扎术		手术	G	331303028 - 3	经腹膜外根治性宫颈切除术			次		5200. 00	甲类	手术费
4208	38. 8700x008	子宫动静脉高位结扎术		手术	G	331303022	子宫动脉结扎术			次		1560. 00	甲类	手术费
4209	38. 8700x009	腹腔镜下卵巢动静脉高位结扎术		手术	G	330000000 - 8	术中使用腹腔镜加收			次		1420. 50	甲类	手术费
4210	38. 8700x010	髂静脉结扎术		手术	G	330804014 - 1	腔静脉损伤修复术			次		3042. 00	甲类	手术费
4211	38. 8700x011	腹腔镜下门静脉结扎术		手术	G	330804014 - 1	腔静脉损伤修复术			次		3042. 00	甲类	手术费
4212	38. 8700x011	腹腔镜下门静脉结扎术		手术	G	330000000 - 8	术中使用腹腔镜加收			次		1420. 50	甲类	手术费
4213	38. 8700x012	腹腔镜下脾动脉结扎术		手术	G	330804050 - 1	肢体动静脉结扎术			次		1170. 00	甲类	手术费
4214	38. 8700x012	腹腔镜下脾动脉结扎术		手术	G	330000000 - 8	术中使用腹腔镜加收			次		1420. 50	甲类	手术费
4215	38. 8701	肠系膜静脉结扎术		手术	G	330804050 - 1	肢体动静脉结扎术			次		1170. 00	甲类	手术费
4216	38. 8702	子宫静脉高位结扎术		手术	G	330804050 - 1	肢体动静脉结扎术			次		1170. 00	甲类	手术费
4217	38. 8703	肾静脉结扎术		手术	G	330804050 - 1	肢体动静脉结扎术			次		1170. 00	甲类	手术费
4218	38. 8704	门静脉结扎术	四级	手术	G	330804050 - 1	肢体动静脉结扎术			次		1170. 00	甲类	手术费
4219	38. 8705	阴茎静脉结扎术		手术	G	331204019	阴茎静脉结扎术			次		2535. 00	甲类	手术费
4220	38. 8800x002	髂内动脉结扎术		手术	G	330804069	髂内动脉结扎术			次		2906. 80	甲类	手术费
4221	38. 8800x003	股深动脉结扎术		手术	G	330804050 - 1	肢体动静脉结扎术			次		1170. 00	甲类	手术费
4222	38. 8800x004	股浅动脉结扎术		手术	G	330804050 - 1	肢体动静脉结扎术			次		1170. 00	甲类	手术费
4223	38. 8800x005	股总动脉结扎术		手术	G	330804050 - 1	肢体动静脉结扎术			次		1170. 00	甲类	手术费
4224	38. 8801	下肢动脉结扎术		手术	G	330804050 - 1	肢体动静脉结扎术			次		1170. 00	甲类	手术费
4225	38. 8901	下肢静脉结扎术		手术	G	330804050 - 1	肢体动静脉结扎术			次		1170. 00	甲类	手术费
4226	39. 0x00	体动脉至肺动脉的分流术		手术	G	330802054S	主动脉肺动脉吻合术（DKS）	指 Damus-Kaye-Stansel 手术。靠近分叉切断主肺动脉，远心端心包补片缝闭。切开升主动脉侧壁至主动脉瓣环，用补片扩大并与主肺动脉近心吻合，再结合体肺分流或右心室肺动脉分流		次		9950. 00	甲类	手术费

（续上表）

序号	手术操作诊断编码	手术操作名称	手术级别	操作类型	财务分类	编码	项目名称	项目内涵	除外内容	计价单位	说明	三级医疗服务价格（元）	医保结算类型	医疗收费项目类别
4227	39. 0x01	升主动脉－肺动脉吻合术	四级	手术	G	330802054S	主动脉肺动脉吻合术(DKS)	指 Damus-Kaye-Stansel 手术。靠近分叉切断主肺动脉，远心端心包补片缝闭。切开升主动脉侧壁至主动脉瓣环，用补片扩大并与主肺动脉近心吻合，再结合体肺分流或右心室肺动脉分流		次		9950. 00	甲类	手术费
4228	39. 0x02	锁骨下动脉－肺动脉吻合术	四级	手术	G	330802054S	主动脉肺动脉吻合术(DKS)	指 Damus-Kaye-Stansel 手术。靠近分叉切断主肺动脉，远心端心包补片缝闭。切开升主动脉侧壁至主动脉瓣环，用补片扩大并与主肺动脉近心吻合，再结合体肺分流或右心室肺动脉分流		次		9950. 00	甲类	手术费
4229	39. 0x03	无名动脉－肺动脉吻合术	四级	手术	G	330802054S	主动脉肺动脉吻合术(DKS)	指 Damus-Kaye-Stansel 手术。靠近分叉切断主肺动脉，远心端心包补片缝闭。切开升主动脉侧壁至主动脉瓣环，用补片扩大并与主肺动脉近心吻合，再结合体肺分流或右心室肺动脉分流		次		9950. 00	甲类	手术费
4230	39. 0x04	主动脉－肺动脉吻合术	四级	手术	G	330802054S	主动脉肺动脉吻合术(DKS)	指 Damus-Kaye-Stansel 手术。靠近分叉切断主肺动脉，远心端心包补片缝闭。切开升主动脉侧壁至主动脉瓣环，用补片扩大并与主肺动脉近心吻合，再结合体肺分流或右心室肺动脉分流		次		9950. 00	甲类	手术费
4231	39. 0x05	降主动脉－肺动脉吻合术	四级	手术	G	330802054S	主动脉肺动脉吻合术(DKS)	指 Damus-Kaye-Stansel 手术。靠近分叉切断主肺动脉，远心端心包补片缝闭。切开升主动脉侧壁至主动脉瓣环，用补片扩大并与主肺动脉近心吻合，再结合体肺分流或右心室肺动脉分流		次		9950. 00	甲类	手术费
4232	39. 1x00	腹内静脉分流术		手术	G	330804037	下腔静脉肠系膜上静脉分流术			次		4225. 00	甲类	手术费

（续上表）

序号	手术操作诊断编码	手术操作名称	手术级别	操作类型	财务分类	编码	项目名称	项目内涵	除外内容	计价单位	说明	三级医疗服务价格（元）	医保结算类型	医疗收费项目类别
4233	39.1x00x006	肾静脉－下腔静脉吻合术	四级	手术	G	330804034	肠腔静脉H型架桥转流术			次		4225.00	甲类	手术费
4234	39.1x00x007	肠系膜上静脉－右心房人工血管分流术	四级	手术	G	330804037	下腔静脉肠系膜上静脉分流术			次		4225.00	甲类	手术费
4235	39.1x00x008	脾静脉－下腔静脉人工血管分流术	四级	手术	G	330804034	肠腔静脉H型架桥转流术			次		4225.00	甲类	手术费
4236	39.1x00x009	肠系膜上静脉－下腔静脉颈内静脉搭桥术	四级	手术	G	330804037	下腔静脉肠系膜上静脉分流术			次		4225.00	甲类	手术费
4237	39.1x00x010	肠系膜上静脉－下腔静脉人工血管搭桥术	四级	手术	G	330804037	下腔静脉肠系膜上静脉分流术			次		4225.00	甲类	手术费
4238	39.1x00x011	肠系膜上静脉－下腔静脉－右心房人工血管搭桥术	四级	手术	G	330804037	下腔静脉肠系膜上静脉分流术			次		4225.00	甲类	手术费
4239	39.1x00x012	颈外静脉－大隐静脉分流术	四级	手术	G	330804037	下腔静脉肠系膜上静脉分流术			次		4225.00	甲类	手术费
4240	39.1x00x013	胃冠状静脉－肾静脉吻合术	四级	手术	G	331008024	门脉高压症门体静脉分流术	含经网膜静脉门静脉测压术；不含人工血管搭桥分流术、脾切除术、肝活检术、各种断流术		次		5070.00	甲类	手术费
4241	39.1x00x014	无名静脉－上腔静脉人工血管搭桥术	四级	手术	G	330802003	冠状动脉搭桥术	含搭桥血管材料的获取术	银夹、内窥镜血管采集系统	每支吻合血管		16640.00	乙类	手术费
4242	39.1x00x015	无名静脉－右心耳人工血管搭桥术	四级	手术	G	330802003	冠状动脉搭桥术	含搭桥血管材料的获取术	银夹、内窥镜血管采集系统	每支吻合血管		16640.00	乙类	手术费
4243	39.1x00x016	下腔静脉－右心耳人工血管搭桥术	四级	手术	G	330802003	冠状动脉搭桥术	含搭桥血管材料的获取术	银夹、内窥镜血管采集系统	每支吻合血管		16640.00	乙类	手术费
4244	39.1x00x017	下腔静脉－右心房人工血管搭桥术	四级	手术	G	330802003	冠状动脉搭桥术	含搭桥血管材料的获取术	银夹、内窥镜血管采集系统	每支吻合血管		16640.00	乙类	手术费
4245	39.1x00x018	腔静脉－右心房人工血管搭桥术	四级	手术	G	330802003	冠状动脉搭桥术	含搭桥血管材料的获取术	银夹、内窥镜血管采集系统	每支吻合血管		16640.00	乙类	手术费
4246	39.1x00x019	上腔静脉－右心房人工血管搭桥术	四级	手术	G	330802003	冠状动脉搭桥术	含搭桥血管材料的获取术	银夹、内窥镜血管采集系统	每支吻合血管		16640.00	乙类	手术费
4247	39.1x00x020	胃左动脉－门静脉吻合术	四级	手术	G	330804072S	门静脉吻合术			次		3261.70	甲类	手术费
4248	39.1x00x021	门静脉－门静脉吻合术	四级	手术	G	330804072S	门静脉吻合术			次		3261.70	甲类	手术费
4249	39.1x00x022	脾静脉－门静脉吻合术	四级	手术	G	330804072S	门静脉吻合术			次		3261.70	甲类	手术费

（续上表）

序号	手术操作诊断编码	手术操作名称	手术级别	操作类型	财务分类	编码	项目名称	项目内涵	除外内容	计价单位	说明	三级医疗服务价格（元）	医保结算类型	医疗收费项目类别
4250	39. 1x00x023	肠系膜静脉－门静脉吻合术	四级	手术	G	330804072S	门静脉吻合术			次		3261. 70	甲类	手术费
4251	39. 1x00x024	肝下下腔静脉－肝上下腔静脉人工血管搭桥术	四级	手术	G	330802003	冠状动脉搭桥术	含搭桥血管材料的获取术	银夹、内窥镜血管采集系统	每支吻合血管		16640. 00	乙类	手术费
4252	39. 1x01	肠系膜静脉－腔静脉吻合术	四级	手术	G	330804034－2	肠－腔静脉直接吻合术			次		4225. 00	甲类	手术费
4253	39. 1x02	肠系膜上静脉－下腔静脉－右心房搭桥术	四级	手术	G	330802003	冠状动脉搭桥术	含搭桥血管材料的获取术	银夹、内窥镜血管采集系统	每支吻合血管		16640. 00	乙类	手术费
4254	39. 1x03	门静脉－腔静脉吻合术	四级	手术	G	330804072S	门静脉吻合术			次		3261. 70	甲类	手术费
4255	39. 1x04	肾静脉－腔静脉吻合术	四级	手术	G	330804014－1	腔静脉损伤修复术			次		3042. 00	甲类	手术费
4256	39. 1x05	肠系膜上静脉－下腔静脉吻合术	四级	手术	G	330804034－2	肠－腔静脉直接吻合术			次		4225. 00	甲类	手术费
4257	39. 1x06	脾静脉－腔静脉吻合术	四级	手术	G	330804014－1	腔静脉损伤修复术			次		3042. 00	甲类	手术费
4258	39. 1x07	脾静脉－肾静脉吻合术	四级	手术	G	330804014－1	腔静脉损伤修复术			次		3042. 00	甲类	手术费
4259	39. 1x08	肝圆韧带架桥门静脉－下腔静脉吻合术	四级	手术	G	330804072S	门静脉吻合术			次		3261. 70	甲类	手术费
4260	39. 1x09	肝圆韧带架桥肠系膜上静脉－下腔静脉吻合术	四级	手术	G	330804034－2	肠－腔静脉直接吻合术			次		4225. 00	甲类	手术费
4261	39. 2100	腔静脉－肺动脉吻合术	四级	手术	G	330802011	上腔静脉肺动脉吻合术（双向 Glenn）			每侧		8320. 00	甲类	手术费
4262	39. 2100x001	肺动脉－上腔静脉分流术	四级	手术	G	330802011	上腔静脉肺动脉吻合术（双向 Glenn）			每侧		8320. 00	甲类	手术费
4263	39. 2100x003	单向肺动脉－上腔静脉分流术［单向 Glenn 手术］	四级	手术	G	330802011	上腔静脉肺动脉吻合术（双向 Glenn）			每侧		8320. 00	甲类	手术费
4264	39. 2100x004	双向肺动脉－上腔静脉分流术［双向 Glenn 手术］	四级	手术	G	330802011	上腔静脉肺动脉吻合术（双向 Glenn）			每侧		8320. 00	甲类	手术费
4265	39. 2100x005	双侧双向肺动脉－上腔静脉分流术［双侧双向 Glenn 手术］	四级	手术	G	330802011	上腔静脉肺动脉吻合术（双向 Glenn）			每侧		8320. 00	甲类	手术费
4266	39. 2100x006	侧通道全腔静脉－肺动脉吻合术	四级	手术	G	330802017	全腔肺动脉吻合术	含下腔静脉到肺动脉内隧道或外通道手术	牛心包片、人工血管、同种异体血管	次		10296. 00	甲类	手术费
4267	39. 2100x007	外通道全腔静脉－肺动脉吻合术	四级	手术	G	330802017	全腔肺动脉吻合术	含下腔静脉到肺动脉内隧道或外通道手术	牛心包片、人工血管、同种异体血管	次		10296. 00	甲类	手术费
4268	39. 2101	腔静脉－右心房搭桥术	四级	手术	G	330802003	冠状动脉搭桥术	含搭桥血管材料的获取术	银夹、内窥镜血管采集系统	每支吻合血管		16640. 00	乙类	手术费

（续上表）

序号	手术操作诊断编码	手术操作名称	手术级别	操作类型	财务分类	编码	项目名称	项目内涵	除外内容	计价单位	说明	三级医疗服务价格（元）	医保结算类型	医疗收费项目类别
4269	39. 2102	上腔静脉－右肺动脉吻合术	四级	手术	G	330802011	上腔静脉肺动脉吻合术（双向 Glenn）			每侧		8320. 00	甲类	手术费
4270	39. 2200	主动脉－锁骨下－颈动脉搭桥	四级	手术	G	330802049S	升主动脉－外周血管旁路术	游离升主动脉及颈内（总）动脉，锁骨下动脉，全身肝素化，取人工血管两端分别于升主动脉和颈动脉，锁骨下动脉吻合，留置引流管，止血，关胸		次		11579. 00	甲类	手术费
4271	39. 2200x001	降主动脉－锁骨下动脉人工血管搭桥术	四级	手术	G	330804068	锁骨下动脉搭桥术		人工血管	次		9954. 10	甲类	手术费
4272	39. 2200x002	颈外动脉－颈内动脉人工血管搭桥术	四级	手术	G	330804007	颈动脉－腋动脉血管移植术			次		3380. 00	甲类	手术费
4273	39. 2200x003	颈总动脉－肱动脉自体血管搭桥术	四级	手术	G	330804007	颈动脉－腋动脉血管移植术			次		3380. 00	甲类	手术费
4274	39. 2200x004	颈总动脉－锁骨下动脉搭桥术	四级	手术	G	330804068	锁骨下动脉搭桥术		人工血管	次		9954. 10	甲类	手术费
4275	39. 2200x005	颈总动脉－腋动脉自体血管搭桥术	四级	手术	G	330804007	颈动脉－腋动脉血管移植术			次		3380. 00	甲类	手术费
4276	39. 2200x006	颈总动脉－腋动脉人工血管搭桥术	四级	手术	G	330804007	颈动脉－腋动脉血管移植术			次		3380. 00	甲类	手术费
4277	39. 2200x008	升主动脉－颈总动脉人工血管搭桥术	四级	手术	G	330804008	升主动脉－双腋Y型人工血管架桥－颈动脉大隐静脉架桥术	指全部采用人工血管或与颈动脉直接吻合及升主动脉至双腋动脉用Y型人工血管架桥，再从人工血管向颈动脉用大隐静脉架桥；含大隐静脉取用；不含体外循环	人工血管	次		5915. 00	甲类	手术费
4278	39. 2200x009	升主动脉－锁骨下动脉人工血管搭桥术	四级	手术	G	330802049S	升主动脉－外周血管旁路术	游离升主动脉及颈内（总）动脉，锁骨下动脉，全身肝素化，取人工血管两端分别于升主动脉和颈动脉，锁骨下动脉吻合，留置引流管，止血，关胸		次		11579. 00	甲类	手术费

（续上表）

序号	手术操作诊断编码	手术操作名称	手术级别	操作类型	财务分类	编码	项目名称	项目内涵	除外内容	计价单位	说明	三级医疗服务价格（元）	医保结算类型	医疗收费项目类别
4279	39. 2200x010	升主动脉－腋动脉人工血管搭桥术	四级	手术	G	330804008	升主动脉－双腋Y型人工血管架桥－颈动脉大隐静脉架桥术	指全部采用人工血管或与颈动脉直接吻合及升主动脉至双腋动脉用Y型人工血管架桥，再从人工血管向颈动脉用大隐静脉架桥；含大隐静脉取用；不含体外循环	人工血管	次		5915. 00	甲类	手术费
4280	39. 2200x011	锁骨下动脉－肱动脉自体血管搭桥术		手术	G	330804068	锁骨下动脉搭桥术		人工血管	次		9954. 10	甲类	手术费
4281	39. 2200x012	主动脉－颈动脉人工血管搭桥术	四级	手术	G	330804008	升主动脉－双腋Y型人工血管架桥－颈动脉大隐静脉架桥术	指全部采用人工血管或与颈动脉直接吻合及升主动脉至双腋动脉用Y型人工血管架桥，再从人工血管向颈动脉用大隐静脉架桥；含大隐静脉取用；不含体外循环	人工血管	次		5915. 00	甲类	手术费
4282	39. 2200x014	锁骨下动脉－肱动脉人工血管搭桥术		手术	G	330804007－1	锁骨下动脉－颈动脉血管移植术			次		3380. 00	甲类	手术费
4283	39. 2200x015	升主动脉－头臂血管人工血管搭桥术	四级	手术	G	330804008	升主动脉－双腋Y型人工血管架桥－颈动脉大隐静脉架桥术	指全部采用人工血管或与颈动脉直接吻合及升主动脉至双腋动脉用Y型人工血管架桥，再从人工血管向颈动脉用大隐静脉架桥；含大隐静脉取用；不含体外循环	人工血管	次		5915. 00	甲类	手术费
4284	39. 2200x016	升主动脉－无名动脉人工血管搭桥术	四级	手术	G	330804008	升主动脉－双腋Y型人工血管架桥－颈动脉大隐静脉架桥术	指全部采用人工血管或与颈动脉直接吻合及升主动脉至双腋动脉用Y型人工血管架桥，再从人工血管向颈动脉用大隐静脉架桥；含大隐静脉取用；不含体外循环	人工血管	次		5915. 00	甲类	手术费
4285	39. 2200x017	颈内静脉－锁骨下静脉自体血管搭桥术	四级	手术	G	330804007－1	锁骨下动脉－颈动脉血管移植术			次		3380. 00	甲类	手术费
4286	39. 2200x018	颈外动脉－颈内动脉自体血管搭桥术	四级	手术	G	330804007	颈动脉－腋动脉血管移植术			次		3380. 00	甲类	手术费
4287	39. 2200x019	颈总动脉－肱动脉人工血管搭桥术	四级	手术	G	330804007	颈动脉－腋动脉血管移植术			次		3380. 00	甲类	手术费

（续上表）

序号	手术操作诊断编码	手术操作名称	手术级别	操作类型	财务分类	编码	项目名称	项目内涵	除外内容	计价单位	说明	三级医疗服务价格（元）	医保结算类型	医疗收费项目类别
4288	39.2200x020	颈内静脉－大隐静脉分流术		手术	G	330804030	上腔静脉综合症Y型人工血管转流术	指无名、锁骨下、颈静脉向上腔或右心房转流	人工血管	次		4225.00	甲类	手术费
4289	39.2200x021	主动脉－锁骨下动脉－颈动脉搭桥术	四级	手术	G	330804068	锁骨下动脉搭桥术		人工血管	次		9954.10	甲类	手术费
4290	39.2200x022	左颈总动脉－右颈总动脉人工血管搭桥术	四级	手术	G	330804007	颈动脉－腋动脉血管移植术			次		3380.00	甲类	手术费
4291	39.2200x023	椎动脉－锁骨下动脉人工血管搭桥术	四级	手术	G	330804068	锁骨下动脉搭桥术		人工血管	次		9954.10	甲类	手术费
4292	39.2200x024	锁骨下动脉－无名动脉人工血管搭桥术	四级	手术	G	330804068	锁骨下动脉搭桥术		人工血管	次		9954.10	甲类	手术费
4293	39.2200x025	锁骨下动脉－无名动脉自体血管搭桥术	四级	手术	G	330804068	锁骨下动脉搭桥术		人工血管	次		9954.10	甲类	手术费
4294	39.2200x026	升主动脉－降主动脉人工血管搭桥术	四级	手术	G	330802003	冠状动脉搭桥术	含搭桥血管材料的获取术	银夹、内窥镜血管采集系统	每支吻合血管		16640.00	乙类	手术费
4295	39.2201	主动脉－锁骨下动脉－肱动脉搭桥术	四级	手术	G	330804068	锁骨下动脉搭桥术		人工血管	次		9954.10	甲类	手术费
4296	39.2202	锁骨下动脉－肱动脉搭桥术		手术	G	330804068	锁骨下动脉搭桥术		人工血管	次		9954.10	甲类	手术费
4297	39.2203	主动脉－颈动脉搭桥术	四级	手术	G	330804008	升主动脉－双腋Y型人工血管架桥－颈动脉大隐静脉架桥术	指全部采用人工血管或与颈动脉直接吻合及升主动脉至双腋动脉用Y型人工血管架桥，再从人工血管向颈动脉用大隐静脉架桥；含大隐静脉取用；不含体外循环	人工血管	次		5915.00	甲类	手术费
4298	39.2204	主动脉－锁骨下动脉搭桥术	四级	手术	G	330804068	锁骨下动脉搭桥术		人工血管	次		9954.10	甲类	手术费
4299	39.2205	颈动脉－颈动脉搭桥术	四级	手术	G	330804007	颈动脉－腋动脉血管移植术			次		3380.00	甲类	手术费
4300	39.2206	颈动脉－腋动脉搭桥术		手术	G	330804007	颈动脉－腋动脉血管移植术			次		3380.00	甲类	手术费
4301	39.2207	主动脉－颈动脉－腋动脉搭桥术		手术	G	330802049S	升主动脉－外周血管旁路术	游离升主动脉及颈内（总）动脉，锁骨下动脉，全身肝素化，取人工血管两端分别于升主动脉和颈动脉，锁骨下动脉吻合，留置引流管，止血，关胸		次		11579.00	甲类	手术费
4302	39.2208	颈动脉－锁骨下动脉搭桥术		手术	G	330804068	锁骨下动脉搭桥术		人工血管	次		9954.10	甲类	手术费
4303	39.2209	颈动脉－锁骨上动脉搭桥术		手术	G	330804068	锁骨下动脉搭桥术		人工血管	次		9954.10	甲类	手术费

（续上表）

序号	手术操作诊断编码	手术操作名称	手术级别	操作类型	财务分类	编码	项目名称	项目内涵	除外内容	计价单位	说明	三级医疗服务价格（元）	医保结算类型	医疗收费项目类别
4304	39.2210	锁骨下动脉－锁骨下动脉搭桥术		手术	G	330804068	锁骨下动脉搭桥术		人工血管	次		9954.10	甲类	手术费
4305	39.2211	颈动脉－肱动脉搭桥术		手术	G	330804007	颈动脉－腋动脉血管移植术			次		3380.00	甲类	手术费
4306	39.2212	主动脉－肱动脉搭桥术	四级	手术	G	330802049S	升主动脉－外周血管旁路术	游离升主动脉及颈内（总）动脉，锁骨下动脉，全身肝素化，取人工血管两端分别于升主动脉和颈动脉，锁骨下动脉吻合，留置引流管，止血，关胸		次		11579.00	甲类	手术费
4307	39.2300x004	无名静脉－右心房人工血管搭桥术	四级	手术	G	330802003	冠状动脉搭桥术	含搭桥血管材料的获取术	银夹、内窥镜血管采集系统	每支吻合血管		16640.00	乙类	手术费
4308	39.2300x005	降主动脉腹主动脉人造血管旁路术	四级	手术	G	330804011	胸腹主动脉瘤切除人工血管转流术	含大隐静脉取用；不含体外循环	人工血管	次		6760.00	甲类	手术费
4309	39.2300x006	右心房－颈静脉搭桥术		手术	G	330802003	冠状动脉搭桥术	含搭桥血管材料的获取术	银夹、内窥镜血管采集系统	每支吻合血管		16640.00	乙类	手术费
4310	39.2300x009	无名动脉－颈总动脉搭桥术	四级	手术	G	330802003	冠状动脉搭桥术	含搭桥血管材料的获取术	银夹、内窥镜血管采集系统	每支吻合血管		16640.00	乙类	手术费
4311	39.2301	升主动脉－降主动脉搭桥术	四级	手术	G	330802003	冠状动脉搭桥术	含搭桥血管材料的获取术	银夹、内窥镜血管采集系统	每支吻合血管		16640.00	乙类	手术费
4312	39.2302	升主动脉－腹主动脉搭桥术	四级	手术	G	330802003	冠状动脉搭桥术	含搭桥血管材料的获取术	银夹、内窥镜血管采集系统	每支吻合血管		16640.00	乙类	手术费
4313	39.2303	降主动脉－胸主动脉搭桥术	四级	手术	G	330802003	冠状动脉搭桥术	含搭桥血管材料的获取术	银夹、内窥镜血管采集系统	每支吻合血管		16640.00	乙类	手术费
4314	39.2304	无名静脉－上腔静脉搭桥术	四级	手术	G	330802003	冠状动脉搭桥术	含搭桥血管材料的获取术	银夹、内窥镜血管采集系统	每支吻合血管		16640.00	乙类	手术费
4315	39.2305	上腔静脉－右心房搭桥术	四级	手术	G	330802003	冠状动脉搭桥术	含搭桥血管材料的获取术	银夹、内窥镜血管采集系统	每支吻合血管		16640.00	乙类	手术费
4316	39.2306	下腔静脉－右肺静脉搭桥术		手术	G	330802003	冠状动脉搭桥术	含搭桥血管材料的获取术	银夹、内窥镜血管采集系统	每支吻合血管		16640.00	乙类	手术费

（续上表）

序号	手术操作诊断编码	手术操作名称	手术级别	操作类型	财务分类	编码	项目名称	项目内涵	除外内容	计价单位	说明	三级医疗服务价格（元）	医保结算类型	医疗收费项目类别
4317	39. 2307	右心房－右肺静脉搭桥术	四级	手术	G	330802003	冠状动脉搭桥术	含搭桥血管材料的获取术	银夹、内窥镜血管采集系统	每支吻合血管		16640. 00	乙类	手术费
4318	39. 2308	颈静脉－锁骨下静脉搭桥术	四级	手术	G	330802003	冠状动脉搭桥术	含搭桥血管材料的获取术	银夹、内窥镜血管采集系统	每支吻合血管		16640. 00	乙类	手术费
4319	39. 2400	主动脉－肾动脉搭桥	四级	手术	G	330804011－5	双肾动脉人工血管架桥转流术	含大隐静脉取用；不含体外循环	人工血管	次		6760. 00	甲类	手术费
4320	39. 2400x001	主动脉－肾动脉人工血管搭桥术		手术	G	330804011－5	双肾动脉人工血管架桥转流术	含大隐静脉取用；不含体外循环	人工血管	次		6760. 00	甲类	手术费
4321	39. 2400x002	主动脉－肾动脉自体血管搭桥术		手术	G	330804011－5	双肾动脉人工血管架桥转流术	含大隐静脉取用；不含体外循环	人工血管	次		6760. 00	甲类	手术费
4322	39. 2401	腹主动脉－肾动脉搭桥术	四级	手术	G	330804011－5	双肾动脉人工血管架桥转流术	含大隐静脉取用；不含体外循环	人工血管	次		6760. 00	甲类	手术费
4323	39. 2500	主动脉－髂动脉－股动脉搭桥	四级	手术	G	330804012	腹主动脉－腹腔动脉血管架桥术	不含体外循环		每根血管		4225. 00	甲类	手术费
4324	39. 2500x001	腹主动脉－股动脉－髂动脉人工血管搭桥术	四级	手术	G	330804012	腹主动脉－腹腔动脉血管架桥术	不含体外循环		每根血管		4225. 00	甲类	手术费
4325	39. 2500x002	腹主动脉－股动脉人工血管搭桥术	四级	手术	G	330804012	腹主动脉－腹腔动脉血管架桥术	不含体外循环		每根血管		4225. 00	甲类	手术费
4326	39. 2500x003	腹主动脉－髂动脉人工血管搭桥术	四级	手术	G	330804012	腹主动脉－腹腔动脉血管架桥术	不含体外循环		每根血管		4225. 00	甲类	手术费
4327	39. 2500x004	腹主动脉－双侧髂动脉人工血管搭桥术	四级	手术	G	330804012	腹主动脉－腹腔动脉血管架桥术	不含体外循环		每根血管		4225. 00	甲类	手术费
4328	39. 2500x005	髂动脉－股动脉人工血管搭桥术	四级	手术	G	330804012	腹主动脉－腹腔动脉血管架桥术	不含体外循环		每根血管		4225. 00	甲类	手术费
4329	39. 2500x006	髂动脉－腘动脉人工血管搭桥术	四级	手术	G	330804012	腹主动脉－腹腔动脉血管架桥术	不含体外循环		每根血管		4225. 00	甲类	手术费
4330	39. 2500x007	升主动脉－股动脉人工血管搭桥术	四级	手术	G	330804012	腹主动脉－腹腔动脉血管架桥术	不含体外循环		每根血管		4225. 00	甲类	手术费
4331	39. 2500x008	升主动脉－双股动脉人工血管搭桥术	四级	手术	G	330804012	腹主动脉－腹腔动脉血管架桥术	不含体外循环		每根血管		4225. 00	甲类	手术费
4332	39. 2500x009	髂动脉－股动脉－腘动脉人工血管搭桥术	四级	手术	G	330804012	腹主动脉－腹腔动脉血管架桥术	不含体外循环		每根血管		4225. 00	甲类	手术费
4333	39. 2500x010	髂动脉－股动脉－腘动脉自体血管搭桥术	四级	手术	G	330804012	腹主动脉－腹腔动脉血管架桥术	不含体外循环		每根血管		4225. 00	甲类	手术费
4334	39. 2500x011	髂动脉－股动脉人工血管－腘动脉自体血管搭桥术	四级	手术	G	330804012	腹主动脉－腹腔动脉血管架桥术	不含体外循环		每根血管		4225. 00	甲类	手术费
4335	39. 2500x012	髂动脉－股动脉自体血管搭桥术	四级	手术	G	330804012	腹主动脉－腹腔动脉血管架桥术	不含体外循环		每根血管		4225. 00	甲类	手术费

（续上表）

序号	手术操作诊断编码	手术操作名称	手术级别	操作类型	财务分类	编码	项目名称	项目内涵	除外内容	计价单位	说明	三级医疗服务价格（元）	医保结算类型	医疗收费项目类别
4336	39. 2500x013	髂动脉－腘动脉自体血管搭桥术	四级	手术	G	330804012	腹主动脉－腹腔动脉血管架桥术	不含体外循环		每根血管		4225. 00	甲类	手术费
4337	39. 2500x014	髂总动脉－腘动脉人工血管架桥术	四级	手术	G	330804012	腹主动脉－腹腔动脉血管架桥术	不含体外循环		每根血管		4225. 00	甲类	手术费
4338	39. 2500x015	髂总动脉－股动脉大隐静脉架桥术	四级	手术	G	330804012	腹主动脉－腹腔动脉血管架桥术	不含体外循环		每根血管		4225. 00	甲类	手术费
4339	39. 2500x016	主动脉－髂动脉自体血管搭桥术		手术	G	330804012	腹主动脉－腹腔动脉血管架桥术	不含体外循环		每根血管		4225. 00	甲类	手术费
4340	39. 2500x017	主动脉－股动脉自体血管搭桥术		手术	G	330804012	腹主动脉－腹腔动脉血管架桥术	不含体外循环		每根血管		4225. 00	甲类	手术费
4341	39. 2500x018	主动脉－腘动脉人工血管搭桥术		手术	G	330804012	腹主动脉－腹腔动脉血管架桥术	不含体外循环		每根血管		4225. 00	甲类	手术费
4342	39. 2500x019	主动脉－腘动脉自体血管搭桥术		手术	G	330804012	腹主动脉－腹腔动脉血管架桥术	不含体外循环		每根血管		4225. 00	甲类	手术费
4343	39. 2500x020	腋动脉－髂动脉人工血管搭桥术		手术	G	330804012	腹主动脉－腹腔动脉血管架桥术	不含体外循环		每根血管		4225. 00	甲类	手术费
4344	39. 2500x021	腋动脉－髂动脉自体血管搭桥术		手术	G	330804012	腹主动脉－腹腔动脉血管架桥术	不含体外循环		每根血管		4225. 00	甲类	手术费
4345	39. 2501	髂动脉－腘动脉搭桥术	四级	手术	G	330804012	腹主动脉－腹腔动脉血管架桥术	不含体外循环		每根血管		4225. 00	甲类	手术费
4346	39. 2502	腹主动脉－髂动脉搭桥术	四级	手术	G	330804012	腹主动脉－腹腔动脉血管架桥术	不含体外循环		每根血管		4225. 00	甲类	手术费
4347	39. 2503	腹主动脉－股动脉－髂动脉搭桥术	四级	手术	G	330804012	腹主动脉－腹腔动脉血管架桥术	不含体外循环		每根血管		4225. 00	甲类	手术费
4348	39. 2504	髂动脉－髂动脉搭桥术	四级	手术	G	330804012	腹主动脉－腹腔动脉血管架桥术	不含体外循环		每根血管		4225. 00	甲类	手术费
4349	39. 2505	腹主动脉－股动脉搭桥术	四级	手术	G	330804012	腹主动脉－腹腔动脉血管架桥术	不含体外循环		每根血管		4225. 00	甲类	手术费
4350	39. 2506	髂动脉－股动脉搭桥术	四级	手术	G	330804012	腹主动脉－腹腔动脉血管架桥术	不含体外循环		每根血管		4225. 00	甲类	手术费
4351	39. 2507	升主动脉－髂动脉搭桥术	四级	手术	G	330804012	腹主动脉－腹腔动脉血管架桥术	不含体外循环		每根血管		4225. 00	甲类	手术费
4352	39. 2508	髂动脉－股动脉－腘动脉搭桥术	四级	手术	G	330804041	股－腘动脉人工自体血管移植术		瓣膜刀或其他能破坏瓣膜的代用品	次		3380. 00	甲类	手术费
4353	39. 2509	胸主动脉－髂动脉搭桥术	四级	手术	G	330804012	腹主动脉－腹腔动脉血管架桥术	不含体外循环		每根血管		4225. 00	甲类	手术费

（续上表）

序号	手术操作诊断编码	手术操作名称	手术级别	操作类型	财务分类	编码	项目名称	项目内涵	除外内容	计价单位	说明	三级医疗服务价格（元）	医保结算类型	医疗收费项目类别
4354	39.2510	腹主动脉－腘动脉搭桥术	四级	手术	G	330804041	股－腘动脉人工自体血管移植术		瓣膜刀或其他能破坏瓣膜的代用品	次		3380.00	甲类	手术费
4355	39.2600x001	腹主动脉－肠系膜上动脉人工血管搭桥术	四级	手术	G	330804011－3	肠系膜上动脉人工血管架桥转流术	含大隐静脉取用；不含体外循环	人工血管	次		6760.00	甲类	手术费
4356	39.2600x002	髂总动脉－肠系膜上动脉搭桥术	四级	手术	G	330804011－3	肠系膜上动脉人工血管架桥转流术	含大隐静脉取用；不含体外循环	人工血管	次		6760.00	甲类	手术费
4357	39.2600x003	髂总动脉－髂外动脉搭桥术	四级	手术	G	330804011－2	腹腔动脉人工血管架桥转流术	含大隐静脉取用；不含体外循环	人工血管	次		6760.00	甲类	手术费
4358	39.2600x004	肾动脉－股动脉人工血管搭桥术	四级	手术	G	330804016	腹主动脉－双股动脉Y型人工血管转流术	不含腰交感神经节切除	人工血管	次		4225.00	甲类	手术费
4359	39.2600x006	升主动脉－腹主动脉人工血管搭桥术	四级	手术	G	330804011－2	腹腔动脉人工血管架桥转流术	含大隐静脉取用；不含体外循环	人工血管	次		6760.00	甲类	手术费
4360	39.2600x007	髂动脉－髂动脉人工血管搭桥术	四级	手术	G	330804011－2	腹腔动脉人工血管架桥转流术	含大隐静脉取用；不含体外循环	人工血管	次		6760.00	甲类	手术费
4361	39.2600x008	腹主动脉－腹腔干动脉搭桥术	四级	手术	G	330804012	腹主动脉－腹腔动脉血管架桥术	不含体外循环		每根血管		4225.00	甲类	手术费
4362	39.2600x009	髂总动脉－腹腔干动脉人工血管搭桥术	四级	手术	G	330804012	腹主动脉－腹腔动脉血管架桥术	不含体外循环		每根血管		4225.00	甲类	手术费
4363	39.2600x010	肾动脉－股动脉自体血管搭桥术	四级	手术	G	330804016	腹主动脉－双股动脉Y型人工血管转流术	不含腰交感神经节切除	人工血管	次		4225.00	甲类	手术费
4364	39.2600x011	肝动脉－脾动脉人工血管搭桥术		手术	G	330804011－2	腹腔动脉人工血管架桥转流术	含大隐静脉取用；不含体外循环	人工血管	次		6760.00	甲类	手术费
4365	39.2600x012	肝动脉－脾动脉自体血管搭桥术		手术	G	330804011－2	腹腔动脉人工血管架桥转流术	含大隐静脉取用；不含体外循环	人工血管	次		6760.00	甲类	手术费
4366	39.2600x013	髂动脉－肠系膜上动脉人工血管搭桥术	四级	手术	G	330804011－3	肠系膜上动脉人工血管架桥转流术	含大隐静脉取用；不含体外循环	人工血管	次		6760.00	甲类	手术费
4367	39.2602	髂动脉－肠系膜上动脉搭桥术	四级	手术	G	330804011－3	肠系膜上动脉人工血管架桥转流术	含大隐静脉取用；不含体外循环	人工血管	次		6760.00	甲类	手术费
4368	39.2604	肾动脉－股动脉搭桥术	四级	手术	G	330804016	腹主动脉－双股动脉Y型人工血管转流术	不含腰交感神经节切除	人工血管	次		4225.00	甲类	手术费
4369	39.2605	肾动脉－脾动脉搭桥术	四级	手术	G	330804033	脾肾动脉吻合术			次		4056.00	甲类	手术费
4370	39.2606	腹主动脉－肠系膜上动脉搭桥术	四级	手术	G	330804011－3	肠系膜上动脉人工血管架桥转流术	含大隐静脉取用；不含体外循环	人工血管	次		6760.00	甲类	手术费
4371	39.2607	肠系膜上动脉－髂动脉搭桥术	四级	手术	G	330804011－3	肠系膜上动脉人工血管架桥转流术	含大隐静脉取用；不含体外循环	人工血管	次		6760.00	甲类	手术费
4372	39.2700	为肾透析，动静脉吻合术		手术	G	330804054	动静脉人工内瘘成形术	含原部位的动、静脉吻合		次		2600.00	甲类	手术费
4373	39.2700x001	为肾透析的动静脉造瘘术		手术	G	330804054	动静脉人工内瘘成形术	含原部位的动、静脉吻合		次		2600.00	甲类	手术费

（续上表）

序号	手术操作诊断编码	手术操作名称	手术级别	操作类型	财务分类	编码	项目名称	项目内涵	除外内容	计价单位	说明	三级医疗服务价格（元）	医保结算类型	医疗收费项目类别
4374	39.2700x002	为肾透析的动静脉人工血管搭桥术		手术	G	330804054	动静脉人工内瘘成形术	含原部位的动、静脉吻合		次		2600.00	甲类	手术费
4375	39.2700x003	为肾透析的人工血管造瘘术		手术	G	330804054	动静脉人工内瘘成形术	含原部位的动、静脉吻合		次		2600.00	甲类	手术费
4376	39.2700x004	为肾透析的移植血管造瘘术		手术	G	330804054	动静脉人工内瘘成形术	含原部位的动、静脉吻合		次		2600.00	甲类	手术费
4377	39.2800	颅外－颅内（EC－IC）血管搭桥	四级	手术	G	330203012	颅外内动脉搭桥术			次		7280.00	甲类	手术费
4378	39.2800x002	颞肌贴敷术	四级	手术	G	330203013	颞肌颞浅动脉贴敷术	含血管吻合术		次		6656.00	甲类	手术费
4379	39.2800x003	颈外动脉－大脑中动脉搭桥术	四级	手术	G	330203012	颅外内动脉搭桥术			次		7280.00	甲类	手术费
4380	39.2800x004	颈外动脉－大隐静脉－大脑中动脉搭桥	四级	手术	G	330203012	颅外内动脉搭桥术			次		7280.00	甲类	手术费
4381	39.2800x005	颈内动脉－大隐静脉－大脑中动脉搭桥	四级	手术	G	330203012	颅外内动脉搭桥术			次		7280.00	甲类	手术费
4382	39.2800x006	颈内动脉－桡动脉－大脑中动脉搭桥	四级	手术	G	330203012	颅外内动脉搭桥术			次		7280.00	甲类	手术费
4383	39.2800x007	颈外动脉－桡动脉－大脑中动脉搭桥	四级	手术	G	330203012	颅外内动脉搭桥术			次		7280.00	甲类	手术费
4384	39.2800x008	枕动脉－大脑后动脉搭桥术	四级	手术	G	330203012	颅外内动脉搭桥术			次		7280.00	甲类	手术费
4385	39.2800x009	枕动脉－小脑动脉搭桥术	四级	手术	G	330203012	颅外内动脉搭桥术			次		7280.00	甲类	手术费
4386	39.2800x010	颞浅动脉－大脑后动脉搭桥术	四级	手术	G	330203012	颅外内动脉搭桥术			次		7280.00	甲类	手术费
4387	39.2801	颞浅动脉－大脑中动脉搭桥术	四级	手术	G	330203012	颅外内动脉搭桥术			次		7280.00	甲类	手术费
4388	39.2802	脑硬膜动脉血管融通术	四级	手术	G	330203012	颅外内动脉搭桥术			次		7280.00	甲类	手术费
4389	39.2900x001	大隐静脉－肱动脉搭桥术		手术	G	330804050	肢体动静脉修复术	指血管破裂、断裂吻合		次		3042.00	甲类	手术费
4390	39.2900x002	大隐静脉－股动脉搭桥术		手术	G	330804039	股－股动脉人工血管转流术		人工血管	次		4225.00	甲类	手术费
4391	39.2900x003	股动脉－腓动脉自体血管搭桥术		手术	G	330804040	股－胫前动脉转流术		人工血管	次		3042.00	甲类	手术费
4392	39.2900x004	股动脉－腘动脉自体血管搭桥术		手术	G	330804041	股－腘动脉人工自体血管移植术		瓣膜刀或其他能破坏瓣膜的代用品	次		3380.00	甲类	手术费
4393	39.2900x005	股动脉－腘动脉人工血管搭桥术		手术	G	330804041	股－腘动脉人工自体血管移植术		瓣膜刀或其他能破坏瓣膜的代用品	次		3380.00	甲类	手术费
4394	39.2900x010	股浅动脉－股深动脉搭桥术		手术	G	330804039	股－股动脉人工血管转流术		人工血管	次		4225.00	甲类	手术费
4395	39.2900x015	髂静脉－股静脉自体血管搭桥术		手术	G	330804038	双髂总静脉－下腔静脉Y型人工血管转流术		人工血管	次		5915.00	甲类	手术费
4396	39.2900x017	腋动脉－腋动脉人工血管搭桥术		手术	G	330804048	腋双股动脉人工血管转流术		人工血管	次		3887.00	甲类	手术费

（续上表）

序号	手术操作诊断编码	手术操作名称	手术级别	操作类型	财务分类	编码	项目名称	项目内涵	除外内容	计价单位	说明	三级医疗服务价格（元）	医保结算类型	医疗收费项目类别
4397	39. 2900x019	腋动脉－股动脉人工血管搭桥术		手术	G	330804048	腋双股动脉人工血管转流术		人工血管	次		3887. 00	甲类	手术费
4398	39. 2900x024	肱动脉分支－肱动脉主干人工血管搭桥术		手术	G	330804068	锁骨下动脉搭桥术		人工血管	次		9954. 10	甲类	手术费
4399	39. 2900x025	肱动脉－头静脉人工血管搭桥术		手术	G	330804054	动静脉人工内瘘成形术	含原部位的动、静脉吻合		次		2600. 00	甲类	手术费
4400	39. 2900x026	腘动脉－胫动脉自体血管搭桥术		手术	G	330804040	股－胫前动脉转流术		人工血管	次		3042. 00	甲类	手术费
4401	39. 2900x027	股动脉－胫腓动脉干搭桥术		手术	G	330804040	股－胫前动脉转流术		人工血管	次		3042. 00	甲类	手术费
4402	39. 2900x028	股静脉－股静脉人工血管搭桥术		手术	G	330804038－1	双股静脉－下腔静脉架桥人工血管转流术		人工血管	次		5915. 00	甲类	手术费
4403	39. 2900x030	腋动脉－腘动脉人工血管搭桥术		手术	G	330804041	股－腘动脉人工自体血管移植术		瓣膜刀或其他能破坏瓣膜的代用品	次		3380. 00	甲类	手术费
4404	39. 2900x031	股动脉－股动脉人工血管搭桥术		手术	G	330804039	股－股动脉人工血管转流术		人工血管	次		4225. 00	甲类	手术费
4405	39. 2900x032	股动脉－股动脉自体血管搭桥术		手术	G	330804039	股－股动脉人工血管转流术		人工血管	次		4225. 00	甲类	手术费
4406	39. 2900x033	股动脉－腘动脉－腓动脉血管搭桥术		手术	G	330804041	股－腘动脉人工自体血管移植术		瓣膜刀或其他能破坏瓣膜的代用品	次		3380. 00	甲类	手术费
4407	39. 2900x034	股动脉－腘动脉－腓动脉自体血管搭桥术		手术	G	330804041	股－腘动脉人工自体血管移植术		瓣膜刀或其他能破坏瓣膜的代用品	次		3380. 00	甲类	手术费
4408	39. 2900x035	股动脉－腘动脉－胫后动脉血管搭桥术		手术	G	330804041	股－腘动脉人工自体血管移植术		瓣膜刀或其他能破坏瓣膜的代用品	次		3380. 00	甲类	手术费
4409	39. 2900x036	股动脉－腘动脉－胫后动脉自体血管搭桥术		手术	G	330804041	股－腘动脉人工自体血管移植术		瓣膜刀或其他能破坏瓣膜的代用品	次		3380. 00	甲类	手术费
4410	39. 2900x037	股动脉－腘动脉－胫前动脉血管搭桥术		手术	G	330804041	股－腘动脉人工自体血管移植术		瓣膜刀或其他能破坏瓣膜的代用品	次		3380. 00	甲类	手术费

（续上表）

序号	手术操作诊断编码	手术操作名称	手术级别	操作类型	财务分类	编码	项目名称	项目内涵	除外内容	计价单位	说明	三级医疗服务价格（元）	医保结算类型	医疗收费项目类别
4411	39.2900x038	股动脉－腘动脉－胫前动脉自体血管搭桥术		手术	G	330804041	股－腘动脉人工自体血管移植术		瓣膜刀或其他能破坏瓣膜的代用品	次		3380.00	甲类	手术费
4412	39.2900x039	股动脉－腘动脉人工血管－腓动脉自体血管搭桥术		手术	G	330804041	股－腘动脉人工自体血管移植术		瓣膜刀或其他能破坏瓣膜的代用品	次		3380.00	甲类	手术费
4413	39.2900x040	股动脉－腘动脉人工血管－胫后动脉自体血管搭桥术		手术	G	330804041	股－腘动脉人工自体血管移植术		瓣膜刀或其他能破坏瓣膜的代用品	次		3380.00	甲类	手术费
4414	39.2900x041	股动脉－腘动脉人工血管－胫前动脉自体血管搭桥术		手术	G	330804041	股－腘动脉人工自体血管移植术		瓣膜刀或其他能破坏瓣膜的代用品	次		3380.00	甲类	手术费
4415	39.2900x042	股动脉－胫后动脉自体血管搭桥术		手术	G	330804040	股－胫前动脉转流术		人工血管	次		3042.00	甲类	手术费
4416	39.2900x043	股动脉－胫前动脉自体血管搭桥术		手术	G	330804040	股－胫前动脉转流术		人工血管	次		3042.00	甲类	手术费
4417	39.2900x044	股静脉－大隐静脉吻合术		手术	G	330804041－2	原位大隐静脉转流术		瓣膜刀或其他能破坏瓣膜的代用品	次		3380.00	甲类	手术费
4418	39.2900x046	腘动脉－腓动脉自体血管搭桥术		手术	G	330804041	股－腘动脉人工自体血管移植术		瓣膜刀或其他能破坏瓣膜的代用品	次		3380.00	甲类	手术费
4419	39.2900x047	腘动脉－胫后动脉自体血管搭桥术		手术	G	330804041	股－腘动脉人工自体血管移植术		瓣膜刀或其他能破坏瓣膜的代用品	次		3380.00	甲类	手术费
4420	39.2900x048	腘动脉－胫前动脉自体血管搭桥术		手术	G	330804041	股－腘动脉人工自体血管移植术		瓣膜刀或其他能破坏瓣膜的代用品	次		3380.00	甲类	手术费
4421	39.2900x049	腋动脉－双股动脉人工血管搭桥术		手术	G	330804048	腋双股动脉人工血管转流术		人工血管	次		3887.00	甲类	手术费
4422	39.2900x050	腋动脉－肱动脉人工血管搭桥术		手术	G	330804049	腋股动脉人工血管转流术		人工血管	次		3718.00	甲类	手术费

（续上表）

序号	手术操作诊断编码	手术操作名称	手术级别	操作类型	财务分类	编码	项目名称	项目内涵	除外内容	计价单位	说明	三级医疗服务价格（元）	医保结算类型	医疗收费项目类别
4423	39.2900x051	腋动脉－肱动脉自体血管搭桥术		手术	G	330804049	腋股动脉人工血管转流术		人工血管	次		3718.00	甲类	手术费
4424	39.2900x052	股动脉－胫动脉人工血管搭桥术		手术	G	330804040	股－胫前动脉转流术		人工血管	次		3042.00	甲类	手术费
4425	39.2900x053	股动脉－腓动脉人工血管搭桥术		手术	G	330804041	股－腘动脉人工自体血管移植术		瓣膜刀或其他能破坏瓣膜的代用品	次		3380.00	甲类	手术费
4426	39.2900x054	右股动脉－左股动脉－腘动脉人工血管搭桥术		手术	G	330804039	股－股动脉人工血管转流术		人工血管	次		4225.00	甲类	手术费
4427	39.2900x055	腘动脉－腘静脉自体血管搭桥术		手术	G	330804050	肢体动静脉修复术	指血管破裂、断裂吻合		次		3042.00	甲类	手术费
4428	39.2900x056	腘动脉－足底动脉自体血管搭桥术		手术	G	330804041	股－腘动脉人工自体血管移植术		瓣膜刀或其他能破坏瓣膜的代用品	次		3380.00	甲类	手术费
4429	39.2900x057	颈动脉－椎动脉搭桥术		手术	G	330804007	颈动脉－腋动脉血管移植术			次		3380.00	甲类	手术费
4430	39.2901	髂静脉－股静脉搭桥术		手术	G	330804038	双髂总静脉－下腔静脉Y型人工血管转流术		人工血管	次		5915.00	甲类	手术费
4431	39.2902	股动脉－股动脉搭桥术		手术	G	330804039	股－股动脉人工血管转流术		人工血管	次		4225.00	甲类	手术费
4432	39.2903	腋动脉－股动脉搭桥术		手术	G	330804049	腋股动脉人工血管转流术		人工血管	次		3718.00	甲类	手术费
4433	39.2904	肱动脉－肱动脉搭桥术		手术	G	330804047	肢体动脉血管旁路移植术			次		3887.00	甲类	手术费
4434	39.2905	肱动脉－头静脉搭桥术		手术	G	330804054	动静脉人工内瘘成形术	含原部位的动、静脉吻合		次		2600.00	甲类	手术费
4435	39.2906	股动脉－腓动脉搭桥术		手术	G	330804047	肢体动脉血管旁路移植术			次		3887.00	甲类	手术费
4436	39.2907	股动脉－腘动脉搭桥术		手术	G	330804041	股－腘动脉人工自体血管移植术		瓣膜刀或其他能破坏瓣膜的代用品	次		3380.00	甲类	手术费
4437	39.2908	股动脉－胫动脉搭桥术		手术	G	330804040	股－胫前动脉转流术		人工血管	次		3042.00	甲类	手术费
4438	39.2909	肱动脉－尺动脉搭桥术		手术	G	330804047	肢体动脉血管旁路移植术			次		3887.00	甲类	手术费
4439	39.2910	腋动脉－腋动脉搭桥术		手术	G	330804047	肢体动脉血管旁路移植术			次		3887.00	甲类	手术费
4440	39.2911	腘动脉－腓动脉搭桥术		手术	G	330804041	股－腘动脉人工自体血管移植术		瓣膜刀或其他能破坏瓣膜的代用品	次		3380.00	甲类	手术费
4441	39.2912	腘动脉－胫动脉搭桥术		手术	G	330804047	肢体动脉血管旁路移植术			次		3887.00	甲类	手术费

（续上表）

序号	手术操作诊断编码	手术操作名称	手术级别	操作类型	财务分类	编码	项目名称	项目内涵	除外内容	计价单位	说明	三级医疗服务价格（元）	医保结算类型	医疗收费项目类别
4442	39. 2913	腋动脉－腘动脉搭桥术		手术	G	330804047	肢体动脉血管旁路移植术			次		3887. 00	甲类	手术费
4443	39. 2914	腘动脉－足背动脉搭桥术		手术	G	330804047	肢体动脉血管旁路移植术			次		3887. 00	甲类	手术费
4444	39. 2915	腋动脉－肱动脉搭桥术		手术	G	330804047	肢体动脉血管旁路移植术			次		3887. 00	甲类	手术费
4445	39. 2916	腘动脉－腘动脉搭桥术		手术	G	330804047	肢体动脉血管旁路移植术			次		3887. 00	甲类	手术费
4446	39. 3100x002	肱动脉修补术		手术	G	330804050	肢体动静脉修复术	指血管破裂、断裂吻合		次		3042. 00	甲类	手术费
4447	39. 3100x004	股动脉修补术		手术	G	330804050	肢体动静脉修复术	指血管破裂、断裂吻合		次		3042. 00	甲类	手术费
4448	39. 3100x005	颈总动脉修补术		手术	G	330804050	肢体动静脉修复术	指血管破裂、断裂吻合		次		3042. 00	甲类	手术费
4449	39. 3100x006	肋间动脉修补术		手术	G	330804050	肢体动静脉修复术	指血管破裂、断裂吻合		次		3042. 00	甲类	手术费
4450	39. 3100x007	桡动脉修补术		手术	G	330804050	肢体动静脉修复术	指血管破裂、断裂吻合		次		3042. 00	甲类	手术费
4451	39. 3100x009	足背动脉修补术		手术	G	330804050	肢体动静脉修复术	指血管破裂、断裂吻合		次		3042. 00	甲类	手术费
4452	39. 3100x010	尺动脉吻合术		手术	G	330804050	肢体动静脉修复术	指血管破裂、断裂吻合		次		3042. 00	甲类	手术费
4453	39. 3100x011	锁骨下动脉缝合术		手术	G	330804050	肢体动静脉修复术	指血管破裂、断裂吻合		次		3042. 00	甲类	手术费
4454	39. 3100x012	胸主动脉缝合术		手术	G	330804014	胸腹主动脉损伤修复术			次		3042. 00	甲类	手术费
4455	39. 3100x013	腹主动脉缝合术		手术	G	330804014	胸腹主动脉损伤修复术			次		3042. 00	甲类	手术费
4456	39. 3100x014	肝动脉缝合术		手术	G	331005026	肝血管瘤缝扎术			次		3380. 00	甲类	手术费
4457	39. 3100x015	肠系膜动脉缝合术		手术	G	330804014－1	腔静脉损伤修复术			次		3042. 00	甲类	手术费
4458	39. 3100x016	子宫动脉缝合术		手术	G	331303022	子宫动脉结扎术			次		1560. 00	甲类	手术费
4459	39. 3100x017	掌指动脉缝合术		手术	G	330804063－1	指动脉吻合术			单侧		2366. 00	甲类	手术费
4460	39. 3100x018	指动脉缝合术		手术	G	330804063－1	指动脉吻合术			单侧		2366. 00	甲类	手术费
4461	39. 3100x019	腓动脉缝合术		手术	G	330804050－1	肢体动静脉结扎术			次		1170. 00	甲类	手术费
4462	39. 3101	胫动脉缝合术		手术	G	330804050－1	肢体动静脉结扎术			次		1170. 00	甲类	手术费
4463	39. 3102	股动脉缝合术		手术	G	330804050	肢体动静脉修复术	指血管破裂、断裂吻合		次		3042. 00	甲类	手术费
4464	39. 3103	腋动脉缝合术		手术	G	330804050	肢体动静脉修复术	指血管破裂、断裂吻合		次		3042. 00	甲类	手术费
4465	39. 3104	肋间动脉缝合术		手术	G	330804050	肢体动静脉修复术	指血管破裂、断裂吻合		次		3042. 00	甲类	手术费
4466	39. 3105	足背动脉缝合术		手术	G	330804063－1	指动脉吻合术			单侧		2366. 00	甲类	手术费
4467	39. 3106	髂动脉缝合术		手术	G	330804050	肢体动静脉修复术	指血管破裂、断裂吻合		次		3042. 00	甲类	手术费
4468	39. 3107	肺动脉缝合术		手术	G	330802012	肺动脉环缩术	指体外		次		8320. 00	甲类	手术费
4469	39. 3108	肾动脉缝合术		手术	G	330804050	肢体动静脉修复术	指血管破裂、断裂吻合		次		3042. 00	甲类	手术费
4470	39. 3109	颈动脉缝合术		手术	G	330203014	颈动脉结扎术		结扎夹	次		3767. 40	甲类	手术费
4471	39. 3110	十二指肠动脉缝合术		手术	G	330804014－1	腔静脉损伤修复术			次		3042. 00	甲类	手术费
4472	39. 3111	腘动脉缝合术		手术	G	330804050	肢体动静脉修复术	指血管破裂、断裂吻合		次		3042. 00	甲类	手术费
4473	39. 3112	肱动脉缝合术		手术	G	330804050	肢体动静脉修复术	指血管破裂、断裂吻合		次		3042. 00	甲类	手术费

（续上表）

序号	手术操作诊断编码	手术操作名称	手术级别	操作类型	财务分类	编码	项目名称	项目内涵	除外内容	计价单位	说明	三级医疗服务价格（元）	医保结算类型	医疗收费项目类别
4474	39.3113	桡动脉缝合术		手术	G	330804050	肢体动静脉修复术	指血管破裂、断裂吻合		次		3042.00	甲类	手术费
4475	39.3200	静脉缝合术		手术	G	330804050	肢体动静脉修复术	指血管破裂、断裂吻合		次		3042.00	甲类	手术费
4476	39.3200x004	门静脉缝合术		手术	G	330804072S	门静脉吻合术			次		3261.70	甲类	手术费
4477	39.3200x006	头静脉缝合术		手术	G	330804050	肢体动静脉修复术	指血管破裂、断裂吻合		次		3042.00	甲类	手术费
4478	39.3200x007	髂静脉缝合术		手术	G	330804050	肢体动静脉修复术	指血管破裂、断裂吻合		次		3042.00	甲类	手术费
4479	39.3200x008	移植肾的肾静脉缝合术		手术	G	331101017	肾血管重建术	含取自体血管	人工血管	次		3380.00	甲类	手术费
4480	39.3200x009	肾静脉缝合术		手术	G	330804050	肢体动静脉修复术	指血管破裂、断裂吻合		次		3042.00	甲类	手术费
4481	39.3200x010	胫静脉缝合术		手术	G	330804050	肢体动静脉修复术	指血管破裂、断裂吻合		次		3042.00	甲类	手术费
4482	39.3200x011	腘静脉缝合术		手术	G	330804050	肢体动静脉修复术	指血管破裂、断裂吻合		次		3042.00	甲类	手术费
4483	39.3200x012	腓静脉缝合术		手术	G	330804050	肢体动静脉修复术	指血管破裂、断裂吻合		次		3042.00	甲类	手术费
4484	39.3200x013	足静脉缝合术		手术	G	330804050	肢体动静脉修复术	指血管破裂、断裂吻合		次		3042.00	甲类	手术费
4485	39.3201	肠系膜静脉缝合术		手术	G	330804014－1	腔静脉损伤修复术			次		3042.00	甲类	手术费
4486	39.3202	肱静脉缝合术		手术	G	330804050	肢体动静脉修复术	指血管破裂、断裂吻合		次		3042.00	甲类	手术费
4487	39.3203	下腔静脉缝合术		手术	G	330804014－1	腔静脉损伤修复术			次		3042.00	甲类	手术费
4488	39.3204	颈静脉缝合术		手术	G	330804002	颈静脉瘤成形术	含部分切除、缩窄缝合、各种材料包裹、结扎切除	用于包裹的各种材料	次		3380.00	甲类	手术费
4489	39.3205	上腔静脉缝合术		手术	G	330804014－1	腔静脉损伤修复术			次		3042.00	甲类	手术费
4490	39.3206	股静脉缝合术		手术	G	330804050	肢体动静脉修复术	指血管破裂、断裂吻合		次		3042.00	甲类	手术费
4491	39.3207	肝静脉缝合术		手术	G	330804014－1	腔静脉损伤修复术			次		3042.00	甲类	手术费
4492	39.4200	动静脉分流术的修复术，为肾透析		手术	G	330804056	人工动静脉瘘切除重造术			次		3380.00	甲类	手术费
4493	39.4200x001	为肾透析的动静脉瘘修补术		手术	G	330804056	人工动静脉瘘切除重造术			次		3380.00	甲类	手术费
4494	39.4200x002	为肾透析的人工血管动静脉瘘修补术		手术	G	330804055	动静脉人工内瘘人工血管转流术	含加用其他部位血管做架桥或人工血管架桥	人工血管	次		3380.00	甲类	手术费
4495	39.4200x003	为肾透析的移植血管动静脉瘘修补术		手术	G	330804055	动静脉人工内瘘人工血管转流术	含加用其他部位血管做架桥或人工血管架桥	人工血管	次		3380.00	甲类	手术费
4496	39.4200x004	为肾透析的自体血管动静脉瘘修补术		手术	G	330804055	动静脉人工内瘘人工血管转流术	含加用其他部位血管做架桥或人工血管架桥	人工血管	次		3380.00	甲类	手术费
4497	39.4300	去除动静脉分流，为肾透析		手术	G	330804056	人工动静脉瘘切除重造术			次		3380.00	甲类	手术费
4498	39.4300x001	去除用于肾透析的动静脉搭桥术		手术	G	330804056	人工动静脉瘘切除重造术			次		3380.00	甲类	手术费
4499	39.4301	前臂动静脉瘘管拔除术		手术	G	320100010－1	经皮选择性静脉拔管术			次		865.15	乙类	治疗费
4500	39.4900x004	动静脉造瘘术后人工血管血栓切除术		手术	G	330804056	人工动静脉瘘切除重造术			次		3380.00	甲类	手术费

（续上表）

序号	手术操作诊断编码	手术操作名称	手术级别	操作类型	财务分类	编码	项目名称	项目内涵	除外内容	计价单位	说明	三级医疗服务价格（元）	医保结算类型	医疗收费项目类别
4501	39.4900x005	下肢人工血管血栓切除术		手术	G	330804043	肢体动静脉切开取栓术		取栓管	每个切口		2535.00	甲类	手术费
4502	39.4900x006	上肢人工血管血栓切除术		手术	G	330804043	肢体动静脉切开取栓术		取栓管	每个切口		2535.00	甲类	手术费
4503	39.4903	体－肺分流再校正术	四级	手术	G	330802016	先天性心脏病体肺动脉分流术	指体外循环下的体肺分流术		次		8320.00	甲类	手术费
4504	39.4904	体－肺分流去除术		手术	G	330802016	先天性心脏病体肺动脉分流术	指体外循环下的体肺分流术		次		8320.00	甲类	手术费
4505	39.5100x004	内窥镜下脑动脉瘤夹闭术	四级	手术	G	330203001	颅内巨大动脉瘤夹闭切除术	不含血管重建术	动脉瘤夹	次	以一个动脉瘤为基数	7446.40	甲类	手术费
4506	39.5100x004	内窥镜下脑动脉瘤夹闭术	四级	手术	G	310000000－12	诊疗中使用其他内镜加收			次		354.00	甲类	治疗费
4507	39.5100x007	脑动脉瘤夹闭术	四级	手术	G	330203002	颅内动脉瘤夹闭术	不含基底动脉瘤、大脑后动脉瘤、多发动脉瘤	动脉瘤夹	次		7280.00	甲类	手术费
4508	39.5100x008	上肢动脉瘤钳夹术		手术	G	320200007－1	经皮动脉瘤栓塞术			次		1716.00	乙类	治疗费
4509	39.5100x009	下肢动脉瘤钳夹术		手术	G	320200007－1	经皮动脉瘤栓塞术			次		1716.00	乙类	治疗费
4510	39.5101	颈动脉瘤夹闭术	四级	手术	G	330804005	颈动脉瘤切除＋血管移植术	含自体大隐静脉或其他血管的取用		次		3380.00	甲类	手术费
4511	39.5102	大脑前动脉瘤夹闭术	四级	手术	G	330203002	颅内动脉瘤夹闭术	不含基底动脉瘤、大脑后动脉瘤、多发动脉瘤	动脉瘤夹	次		7280.00	甲类	手术费
4512	39.5103	大脑中动脉瘤夹闭术	四级	手术	G	330203002	颅内动脉瘤夹闭术	不含基底动脉瘤、大脑后动脉瘤、多发动脉瘤	动脉瘤夹	次		7280.00	甲类	手术费
4513	39.5104	后交通动脉瘤夹闭术	四级	手术	G	330203001－3	大脑后动脉瘤夹闭切除术	不含血管重建术	动脉瘤夹	次	以一个动脉瘤为基数	7446.40	甲类	手术费
4514	39.5105	基底动脉瘤夹闭术	四级	手术	G	330203001－2	基底动脉瘤夹闭切除术	不含血管重建术	动脉瘤夹	次	以一个动脉瘤为基数	7446.40	甲类	手术费
4515	39.5106	椎动脉瘤夹闭术	四级	手术	G	330804001－2	颈总动脉起始部动脉瘤切除术			次		5070.00	甲类	手术费
4516	39.5107	前交通动脉瘤夹闭术	四级	手术	G	330203002	颅内动脉瘤夹闭术	不含基底动脉瘤、大脑后动脉瘤、多发动脉瘤	动脉瘤夹	次		7280.00	甲类	手术费
4517	39.5108	小脑上动脉瘤夹闭术	四级	手术	G	330203002	颅内动脉瘤夹闭术	不含基底动脉瘤、大脑后动脉瘤、多发动脉瘤	动脉瘤夹	次		7280.00	甲类	手术费
4518	39.5200x003	动脉瘤孤立术		手术	G	330804071	夹层动脉瘤腔内隔绝术		人工血管、支架、抓捕器	次		4732.00	甲类	手术费
4519	39.5200x005	肺动脉瘤包裹术	四级	手术	G	330802012	肺动脉环缩术	指体外		次		8320.00	甲类	手术费
4520	39.5200x006	主动脉瘤包裹术（非体外）	四级	手术	G	330804011	胸腹主动脉瘤切除人工血管转流术	含大隐静脉取用；不含体外循环	人工血管	次		6760.00	甲类	手术费
4521	39.5200x007	颅内动脉瘤修补术	四级	手术	G	330203002	颅内动脉瘤夹闭术	不含基底动脉瘤、大脑后动脉瘤、多发动脉瘤	动脉瘤夹	次		7280.00	甲类	手术费
4522	39.5200x008	颈动脉瘤修补术	四级	手术	G	330804005	颈动脉瘤切除＋血管移植术	含自体大隐静脉或其他血管的取用		次		3380.00	甲类	手术费

（续上表）

序号	手术操作诊断编码	手术操作名称	手术级别	操作类型	财务分类	编码	项目名称	项目内涵	除外内容	计价单位	说明	三级医疗服务价格（元）	医保结算类型	医疗收费项目类别
4523	39.5200x009	锁骨下动脉瘤修补术	四级	手术	G	320200007－1	经皮动脉瘤栓塞术			次		1716.00	乙类	治疗费
4524	39.5200x010	胸主动脉瘤修补术	四级	手术	G	320200001－3	经股动脉置管胸主动脉腔内修复术			次		3575.00	乙类	治疗费
4525	39.5200x011	肺动脉瘤修补术	四级	手术	G	330802012	肺动脉环缩术	指体外		次		8320.00	甲类	手术费
4526	39.5200x012	腹腔动脉瘤修补术	四级	手术	G	320200001－1	经股动脉置管腹主动脉瘤修复术			次		3575.00	乙类	治疗费
4527	39.5200x013	腹主动脉瘤修补术	四级	手术	G	320200001－1	经股动脉置管腹主动脉瘤修复术			次		3575.00	乙类	治疗费
4528	39.5200x014	胰十二指肠上动脉瘤修补术	四级	手术	G	320200001－1	经股动脉置管腹主动脉瘤修复术			次		3575.00	乙类	治疗费
4529	39.5200x015	肠系膜动脉瘤修补术	四级	手术	G	320200001－1	经股动脉置管腹主动脉瘤修复术			次		3575.00	乙类	治疗费
4530	39.5200x016	上肢动脉瘤修补术		手术	G	320200007－1	经皮动脉瘤栓塞术			次		1716.00	乙类	治疗费
4531	39.5200x017	下肢动脉瘤修补术		手术	G	320200007－1	经皮动脉瘤栓塞术			次		1716.00	乙类	治疗费
4532	39.5201	动脉瘤包裹术		手术	G	330203003	颅内动脉瘤包裹术	指肌肉包裹、生物胶包裹	生物胶	次		6656.00	甲类	手术费
4533	39.5202	动脉瘤缝扎术		手术	G	320200007－1	经皮动脉瘤栓塞术			次		1716.00	乙类	治疗费
4534	39.5203	动脉瘤折叠术		手术	G	320200007－1	经皮动脉瘤栓塞术			次		1716.00	乙类	治疗费
4535	39.5300	动静脉瘘修补术		手术	G	330804052	先天性动静脉瘘栓塞＋切除术	含部分切除、缝扎	栓塞剂、导管	次		2873.00	甲类	手术费
4536	39.5300x011	动静脉瘘切除术		手术	G	330804052	先天性动静脉瘘栓塞＋切除术	含部分切除、缝扎	栓塞剂、导管	次		2873.00	甲类	手术费
4537	39.5300x013	颈动静脉瘘修补术		手术	G	330804052	先天性动静脉瘘栓塞＋切除术	含部分切除、缝扎	栓塞剂、导管	次		2873.00	甲类	手术费
4538	39.5300x015	人工动静脉瘘切除术		手术	G	330804056	人工动静脉瘘切除重造术			次		3380.00	甲类	手术费
4539	39.5300x016	人工动静脉瘘修补术		手术	G	330804056	人工动静脉瘘切除重造术			次		3380.00	甲类	手术费
4540	39.5300x017	上肢动静脉瘘结扎术		手术	G	330804052	先天性动静脉瘘栓塞＋切除术	含部分切除、缝扎	栓塞剂、导管	次		2873.00	甲类	手术费
4541	39.5300x018	下肢动静脉瘘结扎术		手术	G	330804052	先天性动静脉瘘栓塞＋切除术	含部分切除、缝扎	栓塞剂、导管	次		2873.00	甲类	手术费
4542	39.5300x019	脑动静脉瘘修补术		手术	G	320600002	单纯脑动静脉瘘栓塞术			次		4160.00	乙类	治疗费
4543	39.5300x020	椎管内动静脉瘘修补术		手术	G	320600002	单纯脑动静脉瘘栓塞术			次		4160.00	乙类	治疗费
4544	39.5300x021	头面部动静脉瘘修补术		手术	G	330804052	先天性动静脉瘘栓塞＋切除术	含部分切除、缝扎	栓塞剂、导管	次		2873.00	甲类	手术费
4545	39.5300x022	锁骨下动静脉瘘修补术		手术	G	330804052	先天性动静脉瘘栓塞＋切除术	含部分切除、缝扎	栓塞剂、导管	次		2873.00	甲类	手术费
4546	39.5300x023	肺动静脉瘘修补术		手术	G	320200014S	经皮肺动静脉瘘栓塞术			次		3174.60	乙类	治疗费

（续上表）

序号	手术操作诊断编码	手术操作名称	手术级别	操作类型	财务分类	编码	项目名称	项目内涵	除外内容	计价单位	说明	三级医疗服务价格（元）	医保结算类型	医疗收费项目类别
4547	39. 5300x024	躯干部动静脉瘘修补术		手术	G	330804052	先天性动静脉瘘栓塞+切除术	含部分切除、缝扎	栓塞剂、导管	次		2873. 00	甲类	手术费
4548	39. 5300x025	股动静脉瘘修补术		手术	G	330804052	先天性动静脉瘘栓塞+切除术	含部分切除、缝扎	栓塞剂、导管	次		2873. 00	甲类	手术费
4549	39. 5302	动静脉瘘切断术		手术	G	330804052	先天性动静脉瘘栓塞+切除术	含部分切除、缝扎	栓塞剂、导管	次		2873. 00	甲类	手术费
4550	39. 5303	动静脉瘘结扎术		手术	G	330804052	先天性动静脉瘘栓塞+切除术	含部分切除、缝扎	栓塞剂、导管	次		2873. 00	甲类	手术费
4551	39. 5304	动静脉瘘夹闭术		手术	G	330804052	先天性动静脉瘘栓塞+切除术	含部分切除、缝扎	栓塞剂、导管	次		2873. 00	甲类	手术费
4552	39. 5400x001	胸主动脉夹层动脉瘤开窗术	四级	手术	G	330804071	夹层动脉瘤腔内隔绝术		人工血管、支架、抓捕器	次		4732. 00	甲类	手术费
4553	39. 5500	迷走肾血管的再植入		手术	G	331101017－1	肾血管狭窄成形术	含取自体血管	人工血管	次		3380. 00	甲类	手术费
4554	39. 5600	用组织补片移植物的血管修补术		手术	G	330804050	肢体动静脉修复术	指血管破裂、断裂吻合		次		3042. 00	甲类	手术费
4555	39. 5600x001	主动脉组织补片修补术		手术	G	330804014	胸腹主动脉损伤修复术			次		3042. 00	甲类	手术费
4556	39. 5600x002	腔静脉组织补片修补术		手术	G	330804014－1	腔静脉损伤修复术			次		3042. 00	甲类	手术费
4557	39． 5600x003	肺动脉组织补片修补术		手术	G	330804050	肢体动静脉修复术	指血管破裂、断裂吻合		次		3042． 00	甲类	手术费
4558	39. 5600x004	肺静脉组织补片修补术		手术	G	330804014－1	腔静脉损伤修复术			次		3042. 00	甲类	手术费
4559	39. 5600x005	门静脉组织补片修补术		手术	G	330804014－1	腔静脉损伤修复术			次		3042. 00	甲类	手术费
4560	39. 5600x006	下肢动脉组织补片修补术		手术	G	330804050	肢体动静脉修复术	指血管破裂、断裂吻合		次		3042. 00	甲类	手术费
4561	39. 5600x007	上肢动脉组织补片修补术		手术	G	330804050	肢体动静脉修复术	指血管破裂、断裂吻合		次		3042. 00	甲类	手术费
4562	39. 5601	动脉组织补片修补术		手术	G	330804050	肢体动静脉修复术	指血管破裂、断裂吻合		次		3042. 00	甲类	手术费
4563	39. 5602	静脉组织补片修补术		手术	G	330804050	肢体动静脉修复术	指血管破裂、断裂吻合		次		3042. 00	甲类	手术费
4564	39. 5700	用合成补片移植物的血管修补术		手术	G	330804050	肢体动静脉修复术	指血管破裂、断裂吻合		次		3042. 00	甲类	手术费
4565	39. 5700x003	主动脉补片修补术		手术	G	330804014	胸腹主动脉损伤修复术			次		3042. 00	甲类	手术费
4566	39. 5700x004	主动脉合成补片修补术		手术	G	330804014	胸腹主动脉损伤修复术			次		3042. 00	甲类	手术费
4567	39. 5700x005	肺动脉合成补片修补术		手术	G	330804050	肢体动静脉修复术	指血管破裂、断裂吻合		次		3042. 00	甲类	手术费
4568	39. 5700x006	上肢动脉合成补片修补术		手术	G	330804050	肢体动静脉修复术	指血管破裂、断裂吻合		次		3042. 00	甲类	手术费
4569	39. 5700x007	上肢静脉合成补片修补术		手术	G	330804050	肢体动静脉修复术	指血管破裂、断裂吻合		次		3042. 00	甲类	手术费
4570	39. 5700x008	下肢动脉合成补片修补术		手术	G	330804050	肢体动静脉修复术	指血管破裂、断裂吻合		次		3042. 00	甲类	手术费
4571	39. 5700x009	下肢静脉合成补片修补术		手术	G	330804050	肢体动静脉修复术	指血管破裂、断裂吻合		次		3042. 00	甲类	手术费
4572	39. 5701	静脉合成补片修补术		手术	G	330804050	肢体动静脉修复术	指血管破裂、断裂吻合		次		3042. 00	甲类	手术费
4573	39. 5702	动脉合成补片修补术		手术	G	330804050	肢体动静脉修复术	指血管破裂、断裂吻合		次		3042. 00	甲类	手术费

（续上表）

序号	手术操作诊断编码	手术操作名称	手术级别	操作类型	财务分类	编码	项目名称	项目内涵	除外内容	计价单位	说明	三级医疗服务价格（元）	医保结算类型	医疗收费项目类别
4574	39.5900x002	肺动脉修补术		手术	G	330801012	肺动脉瓣狭窄矫治术	含肺动脉扩大补片、肺动脉瓣交界切开（或瓣成形）、右室流出道重建术	人工血管	次		10296.00	甲类	手术费
4575	39.5900x003	肝静脉成形术		手术	G	320300003	经颈内静脉肝内门腔静脉分流术（TIPS）	含穿刺颈内静脉，放置血管鞘管，沿鞘管放入导丝和猪尾造影导管入下腔静脉，退出导丝，将猪尾导管与高压注射器连接，注入对比剂进行下腔静脉造影，经颈静脉插入导丝和导管经过右心房和下腔静脉分别选入各支肝静脉，退出导丝，造影证实，更换交换导丝，进入特制带鞘穿刺针，边穿刺边造影直至进入门静脉，退出穿刺针，沿导丝插入球囊导管扩张后置入支架，造影管造影证实后退出导丝导管，穿刺处弹力绷带加压包扎。不含静脉造影，X线监控及摄片		次		2860.00	乙类	治疗费
4576	39.5900x004	股动脉成形术		手术	G	330804016－3	股深动脉成形术		人工血管	次		4225.00	甲类	手术费
4577	39.5900x005	腘静脉修补术		手术	G	330804050	肢体动静脉修复术	指血管破裂、断裂吻合		次		3042.00	甲类	手术费
4578	39.5900x006	颈内动脉成形术	四级	手术	G	330203007－1	颈内动脉内膜剥脱＋动脉成形术	不含术中血流监测		次		4732.00	甲类	手术费
4579	39.5900x007	静脉修补术		手术	G	330804050	肢体动静脉修复术	指血管破裂、断裂吻合		次		3042.00	甲类	手术费
4580	39.5900x008	髂动脉成形术		手术	G	330804016－2	双髂动脉成形术		人工血管	次		4225.00	甲类	手术费
4581	39.5900x009	上腔静脉成形术		手术	G	330804014－1	腔静脉损伤修复术			次		3042.00	甲类	手术费
4582	39.5900x010	肾动脉成形术		手术	G	330804063	小动脉吻合术			单侧		2366.00	甲类	手术费
4583	39.5900x011	无名动脉成形术		手术	G	330804063	小动脉吻合术			单侧		2366.00	甲类	手术费
4584	39.5900x012	主动脉－肺动脉开窗术	四级	手术	G	330802017	全腔肺动脉吻合术	含下腔静脉到肺动脉内隧道或外通道手术	牛心包片、人工血管、同种异体血管	次		10296.00	甲类	手术费
4585	39.5900x013	颞浅动脉贴敷术	四级	手术	G	330203013	颞肌颞浅动脉贴敷术	含血管吻合术		次		6656.00	甲类	手术费
4586	39.5900x015	肺静脉成形术	四级	手术	G	330804014－1	腔静脉损伤修复术			次		3042.00	甲类	手术费
4587	39.5900x016	升主动脉成形术	四级	手术	G	330802029－1	升主动脉成形术		人工血管	次		11700.00	甲类	手术费

（续上表）

序号	手术操作诊断编码	手术操作名称	手术级别	操作类型	财务分类	编码	项目名称	项目内涵	除外内容	计价单位	说明	三级医疗服务价格（元）	医保结算类型	医疗收费项目类别
4588	39.5900x018	主动脉成形术	四级	手术	G	330802053S	主动脉弓成形术	经股动脉、腋动脉、升主动脉或其他部位动脉插管建立体外循环，深低温，采用适宜的脑保护方法，成形主动脉弓，留置引流管，止血，关胸		次		9677.00	甲类	手术费
4589	39.5900x019	股静脉环缩术		手术	G	330804058	股静脉带戒术			次		2535.00	甲类	手术费
4590	39.5900x020	肺静脉再植入术	四级	手术	G	330802022	体静脉引流入肺静脉侧心房矫治术			次		10400.00	甲类	手术费
4591	39.5900x021	股静脉瓣膜环缩术		手术	G	330804058－1	股静脉瓣膜修补术			次		2535.00	甲类	手术费
4592	39.5900x022	腘动脉修补术		手术	G	330804050	肢体动静脉修复术	指血管破裂、断裂吻合		次		3042.00	甲类	手术费
4593	39.5900x023	体静脉狭窄矫治术	四级	手术	G	330802022	体静脉引流入肺静脉侧心房矫治术			次		10400.00	甲类	手术费
4594	39.5900x024	血管修补术		手术	G	330804050	肢体动静脉修复术	指血管破裂、断裂吻合		次		3042.00	甲类	手术费
4595	39.5900x025	烟囱技术肠系膜上动脉重建术	四级	手术	G	330804011－3	肠系膜上动脉人工血管架桥转流术	含大隐静脉取用；不含体外循环	人工血管	次		6760.00	甲类	手术费
4596	39.5900x026	烟囱技术髂内动脉重建术	四级	手术	G	330804016－2	双髂动脉成形术		人工血管	次		4225.00	甲类	手术费
4597	39.5900x027	烟囱技术肾动脉重建术	四级	手术	G	330804011－5	双肾动脉人工血管架桥转流术	含大隐静脉取用；不含体外循环	人工血管	次		6760.00	甲类	手术费
4598	39.5900x028	烟囱技术颈总动脉重建术	四级	手术	G	330802035－2	左颈总动脉重建术		人工血管	次		9360.00	甲类	手术费
4599	39.5900x029	烟囱技术锁骨下动脉重建术	四级	手术	G	330802035－1	左锁骨下动脉重建术		人工血管	次		9360.00	甲类	手术费
4600	39.5900x030	主动脉弓成形术	四级	手术	G	330802053S	主动脉弓成形术	经股动脉、腋动脉、升主动脉或其他部位动脉插管建立体外循环，深低温，采用适宜的脑保护方法，成形主动脉弓，留置引流管，止血，关胸		次		9677.00	甲类	手术费
4601	39.5900x031	胸腔镜下肺动脉修补术	四级	手术	G	330802015	主肺动脉窗修补术			次		8320.00	甲类	手术费
4602	39.5900x031	胸腔镜下肺动脉修补术	四级	手术	G	330000000－5	术中使用胸腔镜加收			次		1420.50	甲类	手术费
4603	39.5900x032	主动脉缩窄术	四级	手术	G	330802023	体外循环下主动脉缩窄矫治术	指主动脉补片成形、左锁骨下动脉反转修复缩窄、人工血管移植或旁路移植或直接吻合术等方法	人工血管	次		9360.00	甲类	手术费
4604	39.5900x033	肺动脉干修补术	四级	手术	G	330802015	主肺动脉窗修补术			次		8320.00	甲类	手术费
4605	39.5900x034	肺动脉闭锁修补术	四级	手术	G	330802019	肺动脉闭锁矫治术	含右室肺动脉连接重建、肺动脉重建或成形、异常体肺血管切断	人工血管、同种异体血管	次		11797.50	甲类	手术费

（续上表）

序号	手术操作诊断编码	手术操作名称	手术级别	操作类型	财务分类	编码	项目名称	项目内涵	除外内容	计价单位	说明	三级医疗服务价格（元）	医保结算类型	医疗收费项目类别
4606	39.5900x035	下肢深静脉瓣膜成形术		手术	G	330804060	下肢深静脉带瓣膜段置换术			次		4225.00	甲类	手术费
4607	39.5900x036	下肢动脉成形术		手术	G	330804042	肢体动脉内膜剥脱成形术			每个切口		2535.00	甲类	手术费
4608	39.8100	颈动脉窦刺激装置的置入或置换，全系统		手术	G	330100023S	外周神经电刺激系统植入术		电极、刺激器、患者控制器	次		1950.00	甲类	手术费
4609	39.8101	颈动脉窦刺激装置的置入		手术	G	330100023S	外周神经电刺激系统植入术		电极、刺激器、患者控制器	次		1950.00	甲类	手术费
4610	39.8102	颈动脉窦刺激装置的置换		手术	G	330100023S	外周神经电刺激系统植入术		电极、刺激器、患者控制器	次		1950.00	甲类	手术费
4611	39.8200	单纯颈动脉窦刺激导线的置入或置换		手术	G	330100023S	外周神经电刺激系统植入术		电极、刺激器、患者控制器	次		1950.00	甲类	手术费
4612	39.8201	颈动脉窦刺激导线的置入		手术	G	330100023S	外周神经电刺激系统植入术		电极、刺激器、患者控制器	次		1950.00	甲类	手术费
4613	39.8202	颈动脉窦刺激导线的置换		手术	G	330100023S	外周神经电刺激系统植入术		电极、刺激器、患者控制器	次		1950.00	甲类	手术费
4614	39.8300	单纯颈动脉窦刺激脉冲发生器的置入或置换		手术	G	330100023S	外周神经电刺激系统植入术		电极、刺激器、患者控制器	次		1950.00	甲类	手术费
4615	39.8301	颈动脉窦刺激脉冲发生器的置入		手术	G	330100023S	外周神经电刺激系统植入术		电极、刺激器、患者控制器	次		1950.00	甲类	手术费
4616	39.8302	颈动脉窦刺激脉冲发生器的置换		手术	G	330100023S	外周神经电刺激系统植入术		电极、刺激器、患者控制器	次		1950.00	甲类	手术费
4617	39.8400	单纯颈动脉窦刺激导线修复		手术	G	330100023S－3	外周神经电刺激系统取出术			次		975.00	甲类	手术费
4618	39.8500	颈动脉窦刺激脉冲发生器修复		手术	G	330100023S－3	外周神经电刺激系统取出术			次		975.00	甲类	手术费
4619	39.8600	颈动脉窦刺激装置去除术，全系统		手术	G	330100023S－3	外周神经电刺激系统取出术			次		975.00	甲类	手术费
4620	39.8700	单纯颈动脉窦刺激导线去除术，全系统		手术	G	330100023S－3	外周神经电刺激系统取出术			次		975.00	甲类	手术费
4621	39.8800	单纯颈动脉窦刺激脉冲发生器去除术，全系统		手术	G	330100023S－3	外周神经电刺激系统取出术			次		975.00	甲类	手术费
4622	39.8900x001	颈动脉球切除术		手术	G	330804006	颈动脉体瘤切除＋血管移植术			次		3380.00	甲类	手术费

（续上表）

序号	手术操作诊断编码	手术操作名称	手术级别	操作类型	财务分类	编码	项目名称	项目内涵	除外内容	计价单位	说明	三级医疗服务价格（元）	医保结算类型	医疗收费项目类别
4623	39.8901	颈动脉体瘤切除术		手术	G	330804006	颈动脉体瘤切除＋血管移植术			次		3380.00	甲类	手术费
4624	39.9100x002	下腔静脉松解术		手术	G	330804044－2	体腔内血管探查术			次	仅独立开展本手术方可收费	3380.00	甲类	手术费
4625	39.9100x003	下腔静脉粘连松解术		手术	G	330804044－2	体腔内血管探查术			次	仅独立开展本手术方可收费	3380.00	甲类	手术费
4626	39.9100x004	肾动脉松解术		手术	G	330804044－2	体腔内血管探查术			次	仅独立开展本手术方可收费	3380.00	甲类	手术费
4627	39.9100x005	肾静脉松解术		手术	G	330804044－2	体腔内血管探查术			次	仅独立开展本手术方可收费	3380.00	甲类	手术费
4628	39.9100x006	髂动脉松解术		手术	G	330804044－2	体腔内血管探查术			次	仅独立开展本手术方可收费	3380.00	甲类	手术费
4629	39.9100x007	髂静脉松解术		手术	G	330804044－2	体腔内血管探查术			次	仅独立开展本手术方可收费	3380.00	甲类	手术费
4630	39.9100x008	股静脉松解术		手术	G	330804044－1	下肢血管探查术			次	仅独立开展本手术方可收费	3380.00	甲类	手术费
4631	39.9100x009	桡动脉松解术		手术	G	330804044	上肢血管探查术			次	仅独立开展本手术方可收费	3380.00	甲类	手术费
4632	39.9100x010	桡静脉松解术		手术	G	330804044	上肢血管探查术			次	仅独立开展本手术方可收费	3380.00	甲类	手术费
4633	39.9800x003	颈内动脉瘤破裂止血术	四级	手术	G	330804004	颈动脉海绵窦栓塞＋结扎术			次		2535.00	甲类	手术费
4634	40.1100x003	腹腔镜下淋巴结活检术		手术	D	330900001	淋巴结穿刺术			次		101.40	甲类	手术费
4635	40.1100x003	腹腔镜下淋巴结活检术		手术	G	330000000－8	术中使用腹腔镜加收			次		1420.50	甲类	手术费
4636	40.1100x004	纵隔镜下淋巴结活检术		手术	D	330900001	淋巴结穿刺术			次		101.40	甲类	手术费
4637	40.1100x004	纵隔镜下淋巴结活检术		手术	G	310000000－12	诊疗中使用其他内镜加收			次		354.00	甲类	治疗费
4638	40.1900x002	纳米炭淋巴结示踪及负显影		手术	G	330900021－1	淋巴结标记术			次		3134.95	甲类	手术费
4639	40.2100	深部颈淋巴结切除术		手术	G	330900003	颈淋巴结清扫术			次		4550.00	甲类	手术费
4640	40.2200	乳房内淋巴结切除术		手术	G	330900002	体表淋巴结摘除术	含活检		每部位		507.00	甲类	手术费
4641	40.2300	腋淋巴结切除术		手术	G	330900004	腋窝淋巴结清扫术			次		3380.00	甲类	手术费

（续上表）

序号	手术操作诊断编码	手术操作名称	手术级别	操作类型	财务分类	编码	项目名称	项目内涵	除外内容	计价单位	说明	三级医疗服务价格（元）	医保结算类型	医疗收费项目类别
4642	40.2400	腹股沟淋巴结切除术		手术	G	330900005	腹股沟淋巴结清扫术	含区域淋巴结切除		单侧		3380.00	甲类	手术费
4643	40.2900	其他淋巴结构单纯性切除术		手术	G	330900002	体表淋巴结摘除术	含活检		每部位		507.00	甲类	手术费
4644	40.2900x002	单纯淋巴结切除术		手术	G	330900002	体表淋巴结摘除术	含活检		每部位		507.00	甲类	手术费
4645	40.2900x008	颌下淋巴结切除术		手术	G	330900002	体表淋巴结摘除术	含活检		每部位		507.00	甲类	手术费
4646	40.2900x017	腹膜后淋巴管瘤（囊肿）切除术		手术	G	331008015	腹膜后肿瘤切除术	不含其他脏器切除术、血管切除吻合术		次		3092.70	甲类	手术费
4647	40.2900x018	肠系膜淋巴管瘤（囊肿）切除术		手术	G	331008012	腹腔内肿物切除术	指系膜、腹膜、网膜等腹腔内肿物		次		1943.50	甲类	手术费
4648	40.2900x019	肢体淋巴管瘤（囊肿）切除术		手术	G	330900015	淋巴管瘤蔓状血管瘤切除术	指颈部及躯干部，瘤体侵及深筋膜以下深层组织		次		暂不定价	甲类	手术费
4649	40.2900x020	腹壁淋巴管瘤（囊肿）切除术		手术	G	331008017	腹壁肿瘤切除术	不含成形术及体表良性病变切除		次		3092.70	甲类	手术费
4650	40.2900x021	颈淋巴结切除术		手术	G	330900003	颈淋巴结清扫术			次		4550.00	甲类	手术费
4651	40.2900x022	淋巴结切除术		手术	G	330900002	体表淋巴结摘除术	含活检		每部位		507.00	甲类	手术费
4652	40.2900x023	髂外血管旁淋巴结切除术		手术	G	330900008－1	腹主动脉旁淋巴结清扫术			单侧		3042.00	甲类	手术费
4653	40.2900x024	颏下淋巴结切除术		手术	G	330900002	体表淋巴结摘除术	含活检		每部位		507.00	甲类	手术费
4654	40.2900x025	胸腔镜下纵隔淋巴结切除术		手术	G	330703036S	内镜下纵隔淋巴结清扫术	含双侧喉返神经探查		次		2887.00	甲类	手术费
4655	40.2900x026	胸腔镜下淋巴管瘤切除术		手术	G	330703036S	内镜下纵隔淋巴结清扫术	含双侧喉返神经探查		次		2887.00	甲类	手术费
4656	40.2900x028	腹膜后淋巴结切除术		手术	G	331008033S	腹膜后淋巴结清扫术	暴露腹膜后淋巴组织并切除。含淋巴结活检术		次		3646.00	甲类	手术费
4657	40.2900x030	上肢淋巴结切除术		手术	G	330900002	体表淋巴结摘除术	含活检		每部位		507.00	甲类	手术费
4658	40.2900x031	下肢淋巴结切除术		手术	G	330900002	体表淋巴结摘除术	含活检		每部位		507.00	甲类	手术费
4659	40.2901	锁骨上淋巴结切除术		手术	G	330900002	体表淋巴结摘除术	含活检		每部位		507.00	甲类	手术费
4660	40.2904	纵隔淋巴结切除术		手术	G	330703036S	内镜下纵隔淋巴结清扫术	含双侧喉返神经探查		次		2887.00	甲类	手术费
4661	40.2905	腹主动脉旁淋巴结切除术		手术	G	331008032S	腹主动脉旁淋巴结活检术	暴露腹主动脉及下腔静脉，腹主动脉及下腔静脉周围淋巴结切除。含淋巴结活检术		次		2000.00	甲类	手术费
4662	40.2906	腹腔淋巴结切除术		手术	G	330900008－2	盆腔淋巴结清扫术			单侧		3042.00	甲类	手术费
4663	40.2907	腹膜淋巴结切除术		手术	G	331008033S	腹膜后淋巴结清扫术	暴露腹膜后淋巴组织并切除。含淋巴结活检术		次		3646.00	甲类	手术费
4664	40.2908	肠系膜淋巴结切除术		手术	G	331008012	腹腔内肿物切除术	指系膜、腹膜、网膜等腹腔内肿物		次		1943.50	甲类	手术费
4665	40.2909	盆腔淋巴结切除术		手术	G	330900008－2	盆腔淋巴结清扫术			单侧		3042.00	甲类	手术费
4666	40.3x00x003	腔镜下区域性腋窝淋巴结区域切除术		手术	G	330900004	腋窝淋巴结清扫术			次		3380.00	甲类	手术费

（续上表）

序号	手术操作诊断编码	手术操作名称	手术级别	操作类型	财务分类	编码	项目名称	项目内涵	除外内容	计价单位	说明	三级医疗服务价格（元）	医保结算类型	医疗收费项目类别
4667	40. 3x00x003	腔镜下区域性腋窝淋巴结区域切除术		手术	G	330000000 - 13	术中使用其他内镜加收			次		354. 00	甲类	手术费
4668	40. 3x00x004	皮下淋巴抽吸术		手术	D	330900001	淋巴结穿刺术			次		101. 40	甲类	手术费
4669	40. 3x00x005	功能性颈淋巴结清扫术		手术	G	330900003	颈淋巴结清扫术			次		4550. 00	甲类	手术费
4670	40. 4000	根治性颈淋巴结清扫	四级	手术	G	330900003	颈淋巴结清扫术			次		4550. 00	甲类	手术费
4671	40. 4000x003	舌骨上颈淋巴结清扫术	四级	手术	G	330900003	颈淋巴结清扫术			次		4550. 00	甲类	手术费
4672	40. 4100	根治性颈淋巴结清扫，单侧	四级	手术	G	330900003	颈淋巴结清扫术			次		4550. 00	甲类	手术费
4673	40. 4200	根治性颈淋巴结清扫，双侧	四级	手术	G	330900003	颈淋巴结清扫术			次		4550. 00	甲类	手术费
4674	40. 5000	淋巴结根治性切除术	四级	手术	G	330900003	颈淋巴结清扫术			次		4550. 00	甲类	手术费
4675	40. 5100	腋下淋巴结根治性切除术	四级	手术	G	330900004	腋窝淋巴结清扫术			次		3380. 00	甲类	手术费
4676	40. 5101	腔镜腋下淋巴结清扫术	四级	手术	G	330900004	腋窝淋巴结清扫术			次		3380. 00	甲类	手术费
4677	40. 5101	腔镜腋下淋巴结清扫术	四级	手术	G	330000000 - 13	术中使用其他内镜加收			次		354. 00	甲类	手术费
4678	40. 5200	主动脉旁淋巴结根治性切除术	四级	手术	G	330900008 - 1	腹主动脉旁淋巴结清扫术			单侧		3042. 00	甲类	手术费
4679	40. 5300	髂淋巴结根治性切除术	四级	手术	G	330900008	髂腹股沟淋巴结清扫术	含区域淋巴结切除		单侧		3042. 00	甲类	手术费
4680	40. 5301	腹腔镜髂淋巴结清扫术	四级	手术	G	330900008	髂腹股沟淋巴结清扫术	含区域淋巴结切除		单侧		3042. 00	甲类	手术费
4681	40. 5301	腹腔镜髂淋巴结清扫术	四级	手术	G	330000000 - 8	术中使用腹腔镜加收			次		1420. 50	甲类	手术费
4682	40. 5400	根治性腹股沟清扫术	四级	手术	G	330900005	腹股沟淋巴结清扫术	含区域淋巴结切除		单侧		3380. 00	甲类	手术费
4683	40. 5400x001	腹股沟淋巴结清扫术	四级	手术	G	330900005	腹股沟淋巴结清扫术	含区域淋巴结切除		单侧		3380. 00	甲类	手术费
4684	40. 5400x002	腹腔镜下腹股沟淋巴结清扫术	四级	手术	G	330900005	腹股沟淋巴结清扫术	含区域淋巴结切除		单侧		3380. 00	甲类	手术费
4685	40. 5400x002	腹腔镜下腹股沟淋巴结清扫术	四级	手术	G	330000000 - 8	术中使用腹腔镜加收			次		1420. 50	甲类	手术费
4686	40. 5400x003	腹股沟浅淋巴结清扫术		手术	G	330900005	腹股沟淋巴结清扫术	含区域淋巴结切除		单侧		3380. 00	甲类	手术费
4687	40. 5900x010	腹腔镜下腹膜后淋巴结清扫术	四级	手术	G	331008033S	腹膜后淋巴结清扫术	暴露腹膜后淋巴组织并切除。含淋巴结活检术		次		3646. 00	甲类	手术费
4688	40. 5900x010	腹腔镜下腹膜后淋巴结清扫术	四级	手术	G	330000000 - 8	术中使用腹腔镜加收			次		1420. 50	甲类	手术费
4689	40. 5900x011	舌骨上淋巴结清扫术	四级	手术	G	330605014	舌骨上淋巴清扫术			次		880. 00	甲类	手术费
4690	40. 5900x012	气管旁淋巴结清扫术		手术	G	330900003	颈淋巴结清扫术			次		4550. 00	甲类	手术费
4691	40. 5900x021	下肢淋巴结清扫术		手术	G	330900005	腹股沟淋巴结清扫术	含区域淋巴结切除		单侧		3380. 00	甲类	手术费
4692	40. 5901	颌下淋巴结清扫术	四级	手术	G	330900003	颈淋巴结清扫术			次		4550. 00	甲类	手术费
4693	40. 5906	纵隔淋巴结清扫术	四级	手术	G	330703036S	内镜下纵隔淋巴结清扫术	含双侧喉返神经探查		次		2887. 00	甲类	手术费
4694	40. 5907	腹膜后淋巴结清扫术	四级	手术	G	331008033S	腹膜后淋巴结清扫术	暴露腹膜后淋巴组织并切除。含淋巴结活检术		次		3646. 00	甲类	手术费
4695	40. 5908	腹腔淋巴结清扫术	四级	手术	G	330900008 - 2	盆腔淋巴结清扫术			单侧		3042. 00	甲类	手术费
4696	40. 5910	盆腔淋巴结清扫术	四级	手术	G	330900008 - 2	盆腔淋巴结清扫术			单侧		3042. 00	甲类	手术费

（续上表）

序号	手术操作诊断编码	手术操作名称	手术级别	操作类型	财务分类	编码	项目名称	项目内涵	除外内容	计价单位	说明	三级医疗服务价格（元）	医保结算类型	医疗收费项目类别
4697	40.5911	腹腔镜腹腔淋巴结清扫术	四级	手术	G	330900006	经腹腔镜盆腔淋巴结清扫术	含区域淋巴结切除		次		4478.50	甲类	手术费
4698	40.5911	腹腔镜腹腔淋巴结清扫术	四级	手术	G	330000000－8	术中使用腹腔镜加收			次		1420.50	甲类	手术费
4699	40.5912	腹腔镜盆腔淋巴结清扫术	四级	手术	G	330900006	经腹腔镜盆腔淋巴结清扫术	含区域淋巴结切除		次		4478.50	甲类	手术费
4700	40.5912	腹腔镜盆腔淋巴结清扫术	四级	手术	G	330000000－8	术中使用腹腔镜加收			次		1420.50	甲类	手术费
4701	40.5913	胸腔镜胸内淋巴结清扫术	四级	手术	G	330703036S	内镜下纵隔淋巴结清扫术	含双侧喉返神经探查		次		2887.00	甲类	手术费
4702	40.5914	胸腔镜纵隔淋巴结清扫术	四级	手术	G	330703036S	内镜下纵隔淋巴结清扫术	含双侧喉返神经探查		次		2887.00	甲类	手术费
4703	40.6100	胸导管套管置入术		手术	G	330703017	胸腔闭式引流术	含肋间引流或经肋床引流		次	仅独立开展本手术方可收费	447.20	甲类	手术费
4704	40.6300	胸导管瘘口闭合术		手术	G	330900009－1	乳糜胸外科治疗			次		4563.00	甲类	手术费
4705	40.6300x003	胸腔镜下胸导管瘘闭合术		手术	G	330900009－1	乳糜胸外科治疗			次		4563.00	甲类	手术费
4706	40.6300x003	胸腔镜下胸导管瘘闭合术		手术	G	330000000－5	术中使用胸腔镜加收			次		1420.50	甲类	手术费
4707	40.6301	胸腔镜淋巴瘘修补术		手术	G	330900013	肢体淋巴管－静脉吻合术			每支吻合血管		1838.72	甲类	手术费
4708	40.6301	胸腔镜淋巴瘘修补术		手术	G	330000000－5	术中使用胸腔镜加收			次		1420.50	甲类	手术费
4709	40.6400	胸导管结扎术	四级	手术	G	330900009	胸导管结扎术			次		4563.00	甲类	手术费
4710	40.6401	胸腔镜胸导管结扎术	四级	手术	G	330900009	胸导管结扎术			次		4563.00	甲类	手术费
4711	40.6401	胸腔镜胸导管结扎术	四级	手术	G	330000000－5	术中使用胸腔镜加收			次		1420.50	甲类	手术费
4712	40.6900x002	胸导管－颈外静脉吻合术	四级	手术	G	330900011	颈静脉胸导管吻合术	含人工血管搭桥	人工血管	次		暂不定价	甲类	手术费
4713	40.6900x003	胸导管狭窄扩张术		手术	G	330900011	颈静脉胸导管吻合术	含人工血管搭桥	人工血管	次		暂不定价	甲类	手术费
4714	40.6900x004	胸导管成形术		手术	G	330900009	胸导管结扎术			次		4563.00	甲类	手术费
4715	40.6901	胸导管颈内静脉吻合术	四级	手术	G	330900011	颈静脉胸导管吻合术	含人工血管搭桥	人工血管	次		暂不定价	甲类	手术费
4716	40.6902	胸导管奇静脉吻合术	四级	手术	G	330900011	颈静脉胸导管吻合术	含人工血管搭桥	人工血管	次		暂不定价	甲类	手术费
4717	40.9x00x003	周围淋巴管－小静脉吻合术		手术	G	330900013	肢体淋巴管－静脉吻合术			每支吻合血管		1838.72	甲类	手术费
4718	40.9x00x004	淋巴干－小静脉吻合术		手术	G	330900013	肢体淋巴管－静脉吻合术			每支吻合血管		1838.72	甲类	手术费
4719	40.9x00x005	腰淋巴干－小静脉吻合术		手术	G	330900013	肢体淋巴管－静脉吻合术			每支吻合血管		1838.72	甲类	手术费
4720	40.9x00x006	髂淋巴干－小静脉吻合术		手术	G	330900013	肢体淋巴管－静脉吻合术			每支吻合血管		1838.72	甲类	手术费
4721	40.9x00x007	肠淋巴干－小静脉吻合术		手术	G	330900013	肢体淋巴管－静脉吻合术			每支吻合血管		1838.72	甲类	手术费
4722	40.9x00x008	淋巴水肿矫正 Homans-Macey 手术［Homan 手术］		手术	G	330900014	淋巴管大隐静脉吻合术			单侧		1859.00	甲类	手术费

（续上表）

序号	手术操作诊断编码	手术操作名称	手术级别	操作类型	财务分类	编码	项目名称	项目内涵	除外内容	计价单位	说明	三级医疗服务价格（元）	医保结算类型	医疗收费项目类别
4723	40.9x00x009	淋巴水肿矫正 Charles 手术 [Charles 手术]		手术	G	330900014	淋巴管大隐静脉吻合术			单侧		1859.00	甲类	手术费
4724	40.9x00x010	淋巴水肿矫正 Thompson 手术 [Thompson 手术]		手术	G	330900014	淋巴管大隐静脉吻合术			单侧		1859.00	甲类	手术费
4725	40.9x00x011	腹膜后淋巴管横断结扎术		手术	G	330900013	肢体淋巴管－静脉吻合术			每支吻合血管		1838.72	甲类	手术费
4726	40.9x00x012	髂淋巴干横断结扎术		手术	G	330900013	肢体淋巴管－静脉吻合术			每支吻合血管		1838.72	甲类	手术费
4727	40.9x00x013	淋巴管瘘结扎术		手术	G	330900013	肢体淋巴管－静脉吻合术			每支吻合血管		1838.72	甲类	手术费
4728	40.9x00x014	淋巴管瘘切除术		手术	G	330900013	肢体淋巴管－静脉吻合术			每支吻合血管		1838.72	甲类	手术费
4729	40.9x00x015	淋巴管瘘粘连术		手术	G	330900013	肢体淋巴管－静脉吻合术			每支吻合血管		1838.72	甲类	手术费
4730	40.9x00x016	淋巴管瘤注射术		手术	G	311400031	血管瘤硬化剂注射治疗			每个注射点		32.04	甲类	治疗费
4731	40.9x01	腹腔淋巴管修补术		手术	G	330900014	淋巴管大隐静脉吻合术			单侧		1859.00	甲类	手术费
4732	40.9x02	周围淋巴管结扎术		手术	G	330900013	肢体淋巴管－静脉吻合术			每支吻合血管		1838.72	甲类	手术费
4733	40.9x03	周围淋巴管闭合术		手术	G	330900013	肢体淋巴管－静脉吻合术			每支吻合血管		1838.72	甲类	手术费
4734	40.9x09	淋巴管静脉吻合术		手术	G	330900013	肢体淋巴管－静脉吻合术			每支吻合血管		1838.72	甲类	手术费
4735	40.9x09	淋巴管静脉吻合术		手术	G	330900014	淋巴管大隐静脉吻合术			单侧		1859.00	甲类	手术费
4736	41.2x00	脾切开术		手术	G	330900016	脾部分切除术	含修补术		次		2535.00	甲类	手术费
4737	41.2x01	脾切开探查术		手术	G	330900016	脾部分切除术	含修补术		次		2535.00	甲类	手术费
4738	41.2x02	脾切开引流术		手术	G	331008009	开腹腹腔内脓肿引流术	指后腹腔脓肿或实质脏器脓肿（如肝脓肿、脾脓肿、胰腺脓肿）的外引流		次		2535.00	甲类	手术费
4739	41.2x03	腹腔镜脾切开引流术		手术	G	331008009	开腹腹腔内脓肿引流术	指后腹腔脓肿或实质脏器脓肿（如肝脓肿、脾脓肿、胰腺脓肿）的外引流		次		2535.00	甲类	手术费
4740	41.2x03	腹腔镜脾切开引流术		手术	G	330000000－8	术中使用腹腔镜加收			次		1420.50	甲类	手术费
4741	41.2x04	腹腔镜脾囊肿开窗术		手术	G	330900016	脾部分切除术	含修补术		次		2535.00	甲类	手术费
4742	41.2x04	腹腔镜脾囊肿开窗术		手术	G	330000000－8	术中使用腹腔镜加收			次		1420.50	甲类	手术费
4743	41.4200	脾病损或组织切除术		手术	G	330900018	脾切除术	含修补术		次		2366.00	甲类	手术费
4744	41.4200x002	脾病损切除术		手术	G	330900018	脾切除术	含修补术		次		2366.00	甲类	手术费
4745	41.4300	部分脾切除术		手术	G	330900016	脾部分切除术	含修补术		次		2535.00	甲类	手术费

（续上表）

序号	手术操作诊断编码	手术操作名称	手术级别	操作类型	财务分类	编码	项目名称	项目内涵	除外内容	计价单位	说明	三级医疗服务价格（元）	医保结算类型	医疗收费项目类别
4746	41.4301	腹腔镜脾部分切除术	四级	手术	G	330900016	脾部分切除术	含修补术		次		2535.00	甲类	手术费
4747	41.4301	腹腔镜脾部分切除术	四级	手术	G	330000000－8	术中使用腹腔镜加收			次		1420.50	甲类	手术费
4748	41.5x00	全脾切除术	四级	手术	G	330900018	脾切除术	含修补术		次		2366.00	甲类	手术费
4749	41.5x01	腹腔镜全脾切除术	四级	手术	G	330900018	脾切除术	含修补术		次		2366.00	甲类	手术费
4750	41.5x01	腹腔镜全脾切除术	四级	手术	G	330000000－8	术中使用腹腔镜加收			次		1420.50	甲类	手术费
4751	41.9300	副脾切除术		手术	G	330900018－1	副脾切除术	含修补术		次		2366.00	甲类	手术费
4752	41.9301	腹腔镜副脾切除术	四级	手术	G	330900018－1	副脾切除术	含修补术		次		2366.00	甲类	手术费
4753	41.9301	腹腔镜副脾切除术	四级	手术	G	330000000－8	术中使用腹腔镜加收			次		1420.50	甲类	手术费
4754	41.9400	脾移植术		手术	G	330900020	异体脾脏移植术		供体	次		6760.00	丙类	手术费
4755	41.9500	脾修补术和整形术		手术	G	330900017	脾修补术			次		2028.00	甲类	手术费
4756	41.9501	脾修补术		手术	G	330900017	脾修补术			次		2028.00	甲类	手术费
4757	41.9502	脾固定术		手术	G	330804032	脾肺固定术（脾肺分流术）			次		3380.00	甲类	手术费
4758	41.9503	脾缝合术		手术	G	330900017	脾修补术			次		2028.00	甲类	手术费
4759	41.9504	腹腔镜脾修补术	四级	手术	G	330900017	脾修补术			次		2028.00	甲类	手术费
4760	41.9504	腹腔镜脾修补术	四级	手术	G	330000000－8	术中使用腹腔镜加收			次		1420.50	甲类	手术费
4761	41.9900x002	脾套网缩小术		手术	G	330900016	脾部分切除术	含修补术		次		2535.00	甲类	手术费
4762	42.0100	食管蹼切开术		手术	G	331001007－1	食管蹼切除术			次		3380.00	甲类	手术费
4763	42.0900x001	食管切开引流术		手术	G	331001003	食管瘘清创术			次		3380.00	甲类	手术费
4764	42.0900x002	食管切开支架去除术		手术	G	331001001	颈侧切开食道异物取出术			次		2535.00	甲类	手术费
4765	42.0901	食管切开异物取出术	四级	手术	G	331001001	颈侧切开食道异物取出术			次		2535.00	甲类	手术费
4766	42.1000	食管造口术		手术	G	331001009	食管闭锁造瘘术		特殊胃造瘘套管	次		2535.00	甲类	手术费
4767	42.1100	颈部食管造口术		手术	G	331001009－1	食管闭锁颈段造瘘术		特殊胃造瘘套管	次		2535.00	甲类	手术费
4768	42.1200	食管憩室外置术		手术	G	331001006	食管憩室切除术			次		3380.00	甲类	手术费
4769	42.1901	胸部食管造口术		手术	G	331001009	食管闭锁造瘘术		特殊胃造瘘套管	次		2535.00	甲类	手术费
4770	42.3100	食管憩室局部切除术		手术	G	331001006	食管憩室切除术			次		3380.00	甲类	手术费
4771	42.3100x001	食管憩室切除术		手术	G	331001006	食管憩室切除术			次		3380.00	甲类	手术费
4772	42.3101	胸腔镜食管憩室切除术		手术	G	331001006	食管憩室切除术			次		3380.00	甲类	手术费
4773	42.3101	胸腔镜食管憩室切除术		手术	G	330000000－5	术中使用胸腔镜加收			次		1420.50	甲类	手术费
4774	42.4000	食管切除术	四级	手术	G	331001014	食管癌根治＋结肠代食管术			次		7774.00	甲类	手术费
4775	42.4100	部分食管切除术	四级	手术	G	331001015	颈段食管切除术			次		6084.00	甲类	手术费

（续上表）

序号	手术操作诊断编码	手术操作名称	手术级别	操作类型	财务分类	编码	项目名称	项目内涵	除外内容	计价单位	说明	三级医疗服务价格（元）	医保结算类型	医疗收费项目类别
4776	42. 4100x008	食管内翻拔脱术	四级	手术	G	331001018	食管再造术			次		5408. 00	甲类	手术费
4777	42. 4101	胸腹联合切口食管部分切除术	四级	手术	G	331001011 –1	食管癌三切口联合根治术			次		14924. 00	甲类	手术费
4778	42. 4102	颈胸腹三切口食管部分切除术	四级	手术	G	331001011 –1	食管癌三切口联合根治术			次		14924. 00	甲类	手术费
4779	42. 4103	胸腔镜食管部分切除术	四级	手术	G	331001015	颈段食管切除术			次		6084. 00	甲类	手术费
4780	42. 4103	胸腔镜食管部分切除术	四级	手术	G	330000000 –5	术中使用胸腔镜加收			次		1420. 50	甲类	手术费
4781	42. 4104	胸腔镜颈腹切口食管部分切除术	四级	手术	G	331001011 –1	食管癌三切口联合根治术			次		14924. 00	甲类	手术费
4782	42. 4104	胸腔镜颈腹切口食管部分切除术	四级	手术	G	330000000 –5	术中使用胸腔镜加收			次		1420. 50	甲类	手术费
4783	42. 4200	全食管切除术	四级	手术	G	331001011	食管癌根治术	含胸内胃食管吻合（主动脉弓下，弓上胸顶部吻合）及颈部吻合术		次		7462. 00	甲类	手术费
4784	42. 4200x001	颈胸联合切口全食管切除术	四级	手术	G	331001011 –1	食管癌三切口联合根治术			次		14924. 00	甲类	手术费
4785	42. 4200x002	颈腹联合切口全食管切除术	四级	手术	G	331001011 –1	食管癌三切口联合根治术			次		14924. 00	甲类	手术费
4786	42. 4201	胸腹联合切口全食管切除术	四级	手术	G	331001011 –1	食管癌三切口联合根治术			次		14924. 00	甲类	手术费
4787	42. 4202	颈胸腹三切口全食管切除术	四级	手术	G	331001011 –1	食管癌三切口联合根治术			次		14924. 00	甲类	手术费
4788	42. 4203	胸腔镜全食管切除术	四级	手术	G	331001011	食管癌根治术	含胸内胃食管吻合（主动脉弓下，弓上胸顶部吻合）及颈部吻合术		次		7462. 00	甲类	手术费
4789	42. 4203	胸腔镜全食管切除术	四级	手术	G	330000000 –5	术中使用胸腔镜加收			次		1420. 50	甲类	手术费
4790	42. 5100	胸内食管食管吻合术	四级	手术	G	331001011	食管癌根治术	含胸内胃食管吻合（主动脉弓下，弓上胸顶部吻合）及颈部吻合术		次		7462. 00	甲类	手术费
4791	42. 5200	胸内食管胃吻合术	四级	手术	G	331001011	食管癌根治术	含胸内胃食管吻合（主动脉弓下，弓上胸顶部吻合）及颈部吻合术		次		7462. 00	甲类	手术费
4792	42. 5200x005	胸内食管－胃颈部吻合术	四级	手术	G	331001011	食管癌根治术	含胸内胃食管吻合（主动脉弓下，弓上胸顶部吻合）及颈部吻合术		次		7462. 00	甲类	手术费
4793	42. 5201	食管胃弓上吻合术	四级	手术	G	331001011	食管癌根治术	含胸内胃食管吻合（主动脉弓下，弓上胸顶部吻合）及颈部吻合术		次		7462. 00	甲类	手术费
4794	42. 5202	食管胃弓下吻合术	四级	手术	G	331001011	食管癌根治术	含胸内胃食管吻合（主动脉弓下，弓上胸顶部吻合）及颈部吻合术		次		7462. 00	甲类	手术费
4795	42. 5300	胸内食管吻合术伴小肠间置术	四级	手术	G	331001011	食管癌根治术	含胸内胃食管吻合（主动脉弓下，弓上胸顶部吻合）及颈部吻合术		次		7462. 00	甲类	手术费
4796	42. 5300x001	胸内空肠代食管术	四级	手术	G	331001018 –2	肠代食管再造术			次		5408. 00	甲类	手术费

（续上表）

序号	手术操作诊断编码	手术操作名称	手术级别	操作类型	财务分类	编码	项目名称	项目内涵	除外内容	计价单位	说明	三级医疗服务价格（元）	医保结算类型	医疗收费项目类别
4797	42. 5400	其他胸内食管小肠吻合术	四级	手术	G	331001018 –2	肠代食管再造术			次		5408. 00	甲类	手术费
4798	42. 5401	食管十二指肠吻合术	四级	手术	G	331001018 –2	肠代食管再造术			次		5408. 00	甲类	手术费
4799	42. 5402	食管回肠吻合术	四级	手术	G	331001018 –2	肠代食管再造术			次		5408. 00	甲类	手术费
4800	42. 5403	食管空肠吻合术	四级	手术	G	331001018 –2	肠代食管再造术			次		5408. 00	甲类	手术费
4801	42. 5500	胸内食管吻合术伴结肠间置术	四级	手术	G	331001014	食管癌根治+结肠代食管术			次		7774. 00	甲类	手术费
4802	42. 5500x001	胸内结肠代食管术	四级	手术	G	331001018 –2	肠代食管再造术			次		5408. 00	甲类	手术费
4803	42. 5600	其他胸内食管结肠吻合术	四级	手术	G	331001018 –2	肠代食管再造术			次		5408. 00	甲类	手术费
4804	42. 5800	胸内食管吻合术伴其他间置术	四级	手术	G	331001018 –2	肠代食管再造术			次		5408. 00	甲类	手术费
4805	42. 5800x001	胃代食管术	四级	手术	G	331001018 –1	胃代食管再造术			次		5408. 00	甲类	手术费
4806	42. 5801	人工食管建造术	四级	手术	G	331001018	食管再造术			次		5408. 00	甲类	手术费
4807	42. 5802	胃–咽吻合术	四级	手术	G	330701016	全喉全下咽全食管切除+全胃上提修复术			次		6760. 00	甲类	手术费
4808	42. 5803	胃–喉吻合术	四级	手术	G	330701016	全喉全下咽全食管切除+全胃上提修复术			次		6760. 00	甲类	手术费
4809	42. 5900x001	食管–空肠弓上吻合术	四级	手术	G	331001018 –2	肠代食管再造术			次		5408. 00	甲类	手术费
4810	42. 6100	胸骨前食管食管吻合术	四级	手术	G	331001018 –1	胃代食管再造术			次		5408. 00	甲类	手术费
4811	42. 6200	胸骨前食管胃吻合术	四级	手术	G	331001018 –1	胃代食管再造术			次		5408. 00	甲类	手术费
4812	42. 6300	胸骨前食管吻合术伴小肠间置术	四级	手术	G	331001018 –2	肠代食管再造术			次		5408. 00	甲类	手术费
4813	42. 6400	其他胸骨前食管小肠吻合术	四级	手术	G	331001018 –2	肠代食管再造术			次		5408. 00	甲类	手术费
4814	42. 6400x002	胸骨前食管–小肠吻合术	四级	手术	G	331001018 –2	肠代食管再造术			次		5408. 00	甲类	手术费
4815	42. 6401	胸骨前食管十二指肠吻合术	四级	手术	G	331001018 –2	肠代食管再造术			次		5408. 00	甲类	手术费
4816	42. 6402	胸骨前食管回肠吻合术	四级	手术	G	331001018 –2	肠代食管再造术			次		5408. 00	甲类	手术费
4817	42. 6403	胸骨前食管空肠吻合术	四级	手术	G	331001020	游离空肠代食管术	含微血管吻合术		次		3718. 00	甲类	手术费
4818	42. 6500	胸骨前食管吻合术伴结肠间置术	四级	手术	G	331001012	颈段食管癌切除+结肠代食管术	指经颈、胸、腹径路手术		次		7774. 00	甲类	手术费
4819	42. 6600	其他胸骨前食管结肠吻合术	四级	手术	G	331001012	颈段食管癌切除+结肠代食管术	指经颈、胸、腹径路手术		次		7774. 00	甲类	手术费
4820	42. 6601	胸骨前食管结肠吻合术	四级	手术	G	331001012	颈段食管癌切除+结肠代食管术	指经颈、胸、腹径路手术		次		7774. 00	甲类	手术费
4821	42. 6800	其他胸骨前食管吻合术伴间置术	四级	手术	G	331001016	食管胃吻合口狭窄切开成形术	含狭窄局部切开缝合或再吻合术		次		4563. 00	甲类	手术费
4822	42. 7x00	食管肌层切开术		手术	G	331001021	贲门痉挛（失弛缓症）肌层切开术	含经腹径路手术		次		4985. 50	甲类	手术费
4823	42. 7x00x001	食管贲门肌层切开术		手术	G	331001021	贲门痉挛（失弛缓症）肌层切开术	含经腹径路手术		次		4985. 50	甲类	手术费

（续上表）

序号	手术操作诊断编码	手术操作名称	手术级别	操作类型	财务分类	编码	项目名称	项目内涵	除外内容	计价单位	说明	三级医疗服务价格（元）	医保结算类型	医疗收费项目类别
4824	42. 7x01	改良食管肌层切开术［改良Heller手术］		手术	G	331001021	贲门痉挛（失弛缓症）肌层切开术	含经腹径路手术		次		4985. 50	甲类	手术费
4825	42. 7x02	腹腔镜食管贲门肌层切开术	四级	手术	G	331001021	贲门痉挛（失弛缓症）肌层切开术	含经腹径路手术		次		4985. 50	甲类	手术费
4826	42. 7x02	腹腔镜食管贲门肌层切开术	四级	手术	G	330000000 – 8	术中使用腹腔镜加收			次		1420. 50	甲类	手术费
4827	42. 7x03	内镜下贲门肌切开术（POEM）	四级	手术	G	310905029S	经口内镜下肌切开术（POEM）	不含内镜检查		次		2759. 00	甲类	治疗费
4828	42. 7x04	胸腔镜食管肌层切开术	四级	手术	G	331001021	贲门痉挛（失弛缓症）肌层切开术	含经腹径路手术		次		4985. 50	甲类	手术费
4829	42. 7x04	胸腔镜食管肌层切开术	四级	手术	G	330000000 – 8	术中使用腹腔镜加收			次		1420. 50	甲类	手术费
4830	42. 8200	食管裂伤缝合术		手术	G	331001002	食管破裂修补术	指直接缝合修补或利用其他组织修补		次		3380. 00	甲类	手术费
4831	42. 8300	食管造口闭合术		手术	G	310905034S	内镜下瘘口闭合术	不含内镜检查		次		1311. 00	甲类	治疗费
4832	42. 8400	食管瘘修补术		手术	G	330701043	颈段气管食管瘘修补术			次		1859. 00	甲类	手术费
4833	42. 8500	食管狭窄修补术		手术	G	331001007	食管狭窄切除吻合术			次		3380. 00	甲类	手术费
4834	42. 8501	食管吻合口狭窄修补术		手术	G	331001007	食管狭窄切除吻合术			次		3380. 00	甲类	手术费
4835	42. 8502	食管镜食管狭窄整复术		手术	G	331001007	食管狭窄切除吻合术			次		3380. 00	甲类	手术费
4836	42. 8701	食管膈肌瓣修补术		手术	G	331001002	食管破裂修补术	指直接缝合修补或利用其他组织修补		次		3380. 00	甲类	手术费
4837	42. 8900	食管其他修补术		手术	G	331001002	食管破裂修补术	指直接缝合修补或利用其他组织修补		次		3380. 00	甲类	手术费
4838	42. 9100	食管静脉曲张结扎术		手术	G	331008027	经胸食管胃静脉结扎术			次		4056. 00	甲类	手术费
4839	42. 9100x002	食管静脉曲张套扎术		手术	G	331008027	经胸食管胃静脉结扎术			次		4056. 00	甲类	手术费
4840	42. 9200	食管扩张术		手术	G	310901008	食管狭窄扩张术	指经内镜扩张、器械扩张、透视下气囊或水囊扩张、逆行扩张等方式扩张	气囊或水囊扩张导管	次	不得另收内镜使用费	523. 85	甲类	治疗费
4841	42. 9201	贲门括约肌球囊扩张术		手术	G	310901008 – 1	贲门狭窄扩张术	指经内镜扩张、器械扩张、透视下气囊或水囊扩张、逆行扩张等方式扩张	气囊或水囊扩张导管	次	不得另收内镜使用费	523. 85	甲类	治疗费
4842	43. 0x00x003	胃切开探查术		手术	G	331008008	剖腹探查术	含活检、腹腔引流		次	仅独立开展本手术方可收费	2535. 00	甲类	手术费
4843	43. 0x01	胃切开取石术		手术	G	331002001	胃肠切开取异物			次		3058. 90	甲类	手术费
4844	43. 0x02	胃切开异物取出术		手术	G	331002001	胃肠切开取异物			次		3058. 90	甲类	手术费
4845	43. 0x03	腹腔镜下胃切开异物取出术		手术	G	331002001	胃肠切开取异物			次		3058. 90	甲类	手术费
4846	43. 0x03	腹腔镜下胃切开异物取出术		手术	G	330000000 – 8	术中使用腹腔镜加收			次		1420. 50	甲类	手术费

（续上表）

序号	手术操作诊断编码	手术操作名称	手术级别	操作类型	财务分类	编码	项目名称	项目内涵	除外内容	计价单位	说明	三级医疗服务价格（元）	医保结算类型	医疗收费项目类别
4847	43. 1900	其他胃造口术		手术	G	331002009	胃肠造瘘术		一次性造瘘管	次		2197. 00	甲类	手术费
4848	43. 1900x003	永久性胃造口术		手术	G	331002009	胃肠造瘘术		一次性造瘘管	次		2197. 00	甲类	手术费
4849	43. 1900x005	暂时性胃造口术		手术	G	331002009	胃肠造瘘术		一次性造瘘管	次		2197. 00	甲类	手术费
4850	43. 1900x006	腹腔镜下胃造口术		手术	G	331002009	胃肠造瘘术		一次性造瘘管	次		2197. 00	甲类	手术费
4851	43. 1900x006	腹腔镜下胃造口术		手术	G	330000000－8	术中使用腹腔镜加收			次		1420. 50	甲类	手术费
4852	43. 3x00	幽门肌切开术		手术	G	331002014	幽门成形术	逐层进腹，探查，幽门切开，成形缝合，止血，经腹壁另戳孔置管固定，清点器具、纱布无误，冲洗腹腔，逐层关腹		次		2602. 60	甲类	手术费
4853	43. 3x00x003	幽门环肌层切开术		手术	G	331002014	幽门成形术	逐层进腹，探查，幽门切开，成形缝合，止血，经腹壁另戳孔置管固定，清点器具、纱布无误，冲洗腹腔，逐层关腹		次		2602. 60	甲类	手术费
4854	43. 3x00x004	幽门肌层切开术		手术	G	331002014	幽门成形术	逐层进腹，探查，幽门切开，成形缝合，止血，经腹壁另戳孔置管固定，清点器具、纱布无误，冲洗腹腔，逐层关腹		次		2602. 60	甲类	手术费
4855	43. 3x01	腹腔镜下幽门肌层切开术		手术	G	331002014	幽门成形术	逐层进腹，探查，幽门切开，成形缝合，止血，经腹壁另戳孔置管固定，清点器具、纱布无误，冲洗腹腔，逐层关腹		次		2602. 60	甲类	手术费
4856	43. 3x01	腹腔镜下幽门肌层切开术		手术	G	330000000－8	术中使用腹腔镜加收			次		1420. 50	甲类	手术费
4857	43. 4203	腹腔镜下胃病损切除术	四级	手术	G	330000000－8	术中使用腹腔镜加收			次		1420. 50	甲类	手术费
4858	43. 5x00	胃部分切除术伴食管胃吻合术	四级	手术	G	331002003	近端胃大部切除术			次		3058. 90	甲类	手术费
4859	43. 5x00x003	贲门部分切除伴食管－胃吻合术	四级	手术	G	331002003	近端胃大部切除术			次		3058. 90	甲类	手术费
4860	43. 5x00x007	胃近端切除伴食管－胃吻合术	四级	手术	G	331002003	近端胃大部切除术			次		3058. 90	甲类	手术费
4861	43. 5x01	胃大部切除伴食管胃吻合术	四级	手术	G	331002003	近端胃大部切除术			次		3058. 90	甲类	手术费
4862	43. 5x02	贲门切除伴食管胃弓下吻合术	四级	手术	G	331002003	近端胃大部切除术			次		3058. 90	甲类	手术费
4863	43. 5x03	腹腔镜下胃大部切除伴食管－胃吻合术	四级	手术	G	331002003	近端胃大部切除术			次		3058. 90	甲类	手术费

（续上表）

序号	手术操作诊断编码	手术操作名称	手术级别	操作类型	财务分类	编码	项目名称	项目内涵	除外内容	计价单位	说明	三级医疗服务价格（元）	医保结算类型	医疗收费项目类别
4864	43.5x03	腹腔镜下胃大部切除伴食管－胃吻合术	四级	手术	G	330000000－8	术中使用腹腔镜加收			次		1420.50	甲类	手术费
4865	43.6x00	胃部分切除术伴胃十二指肠吻合术	四级	手术	G	331002004	远端胃大部切除术	含胃、十二指肠吻合（Billroth Ⅰ式）、胃空肠吻合（Billroth Ⅱ式）或胃－空肠Roux-y型吻合		次		3396.90	甲类	手术费
4866	43.6x00x005	胃幽门切除术伴胃－十二指肠吻合术	四级	手术	G	331002004	远端胃大部切除术	含胃、十二指肠吻合（Billroth Ⅰ式）、胃空肠吻合（Billroth Ⅱ式）或胃－空肠Roux-y型吻合		次		3396.90	甲类	手术费
4867	43.6x00x006	胃远端切除术伴胃－十二指肠吻合术	四级	手术	G	331002004	远端胃大部切除术	含胃、十二指肠吻合（Billroth Ⅰ式）、胃空肠吻合（Billroth Ⅱ式）或胃－空肠Roux-y型吻合		次		3396.90	甲类	手术费
4868	43.6x01	胃大部切除伴胃十二指肠吻合术	四级	手术	G	331002004	远端胃大部切除术	含胃、十二指肠吻合（Billroth Ⅰ式）、胃空肠吻合（Billroth Ⅱ式）或胃－空肠Roux-y型吻合		次		3396.90	甲类	手术费
4869	43.6x02	腹腔镜胃大部切除伴胃十二指肠吻合术	四级	手术	G	331002004	远端胃大部切除术	含胃、十二指肠吻合（Billroth Ⅰ式）、胃空肠吻合（Billroth Ⅱ式）或胃－空肠Roux-y型吻合		次		3396.90	甲类	手术费
4870	43.6x02	腹腔镜胃大部切除伴胃十二指肠吻合术	四级	手术	G	330000000－8	术中使用腹腔镜加收			次		1420.50	甲类	手术费
4871	43.7x00	胃部分切除术伴胃空肠吻合术	四级	手术	G	331002004	远端胃大部切除术	含胃、十二指肠吻合（Billroth Ⅰ式）、胃空肠吻合（Billroth Ⅱ式）或胃－空肠Roux-y型吻合		次		3396.90	甲类	手术费
4872	43.7x00x001	胃大部切除伴胃－空肠吻合术［Billroth Ⅱ式手术］	四级	手术	G	331002004	远端胃大部切除术	含胃、十二指肠吻合（Billroth Ⅰ式）、胃空肠吻合（Billroth Ⅱ式）或胃－空肠Roux-y型吻合		次		3396.90	甲类	手术费
4873	43.7x00x002	腹腔镜下残胃部分切除伴胃空肠吻合术	四级	手术	G	331002004	远端胃大部切除术	含胃、十二指肠吻合（Billroth Ⅰ式）、胃空肠吻合（Billroth Ⅱ式）或胃－空肠Roux-y型吻合		次		3396.90	甲类	手术费
4874	43.7x00x002	腹腔镜下残胃部分切除伴胃空肠吻合术	四级	手术	G	330000000－8	术中使用腹腔镜加收			次		1420.50	甲类	手术费

（续上表）

序号	手术操作诊断编码	手术操作名称	手术级别	操作类型	财务分类	编码	项目名称	项目内涵	除外内容	计价单位	说明	三级医疗服务价格（元）	医保结算类型	医疗收费项目类别
4875	43. 7x01	残胃部分切除伴胃空肠吻合术	四级	手术	G	331002004	远端胃大部切除术	含胃、十二指肠吻合（Billroth Ⅰ式）、胃空肠吻合（Billroth Ⅱ式）或胃－空肠Roux-y型吻合		次		3396. 90	甲类	手术费
4876	43. 7x02	胃肠吻合口切除伴胃空肠吻合术	四级	手术	G	331002004	远端胃大部切除术	含胃、十二指肠吻合（Billroth Ⅰ式）、胃空肠吻合（Billroth Ⅱ式）或胃－空肠Roux-y型吻合		次		3396. 90	甲类	手术费
4877	43. 7x03	腹腔镜胃大部切除伴胃空肠吻合术	四级	手术	G	331002004	远端胃大部切除术	含胃、十二指肠吻合（Billroth Ⅰ式）、胃空肠吻合（Billroth Ⅱ式）或胃－空肠Roux-y型吻合		次		3396. 90	甲类	手术费
4878	43. 7x03	腹腔镜胃大部切除伴胃空肠吻合术	四级	手术	G	330000000－8	术中使用腹腔镜加收			次		1420. 50	甲类	手术费
4879	43. 8100	胃部分切除术伴空肠移位术	四级	手术	G	331002004	远端胃大部切除术	含胃、十二指肠吻合（Billroth Ⅰ式）、胃空肠吻合（Billroth Ⅱ式）或胃－空肠Roux-y型吻合		次		3396. 90	甲类	手术费
4880	43. 8200	腹腔镜垂直（袖状）胃切除术	四级	手术	G	330000000－8	术中使用腹腔镜加收			次		1420. 50	甲类	手术费
4881	43. 8200x001	腹腔镜胃楔形切除术	四级	手术	G	331002001－1	胃肠局部肿瘤切除术			次		3058. 90	甲类	手术费
4882	43. 8200x001	腹腔镜胃楔形切除术	四级	手术	G	330000000－8	术中使用腹腔镜加收			次		1420. 50	甲类	手术费
4883	43. 8201	腹腔镜胃部分切除术		手术	G	331002004	远端胃大部切除术	含胃、十二指肠吻合（Billroth Ⅰ式）、胃空肠吻合（Billroth Ⅱ式）或胃－空肠Roux-y型吻合		次		3396. 90	甲类	手术费
4884	43. 8201	腹腔镜胃部分切除术		手术	G	331002003	近端胃大部切除术			次		3058. 90	甲类	手术费
4885	43. 8201	腹腔镜胃部分切除术		手术	G	330000000－8	术中使用腹腔镜加收			次		1420. 50	甲类	手术费
4886	43. 8901	胃部分切除术	四级	手术	G	331002003	近端胃大部切除术			次		3058. 90	甲类	手术费
4887	43. 8901	胃部分切除术	四级	手术	G	331002003	近端胃大部切除术			次		3058. 90	甲类	手术费
4888	43. 8902	胃底横断术	四级	手术	G	331008026	门体静脉断流术	含食管、胃底周围血管离断加脾切除术	吻合器	次		3380. 00	甲类	手术费
4889	43. 9100	胃全部切除术伴肠间置术	四级	手术	G	331002008－1	全胃切除术（食道空肠吻合Roux-y型或袢式）	含区域淋巴结清扫		次		4225. 00	甲类	手术费
4890	43. 9101	全胃切除伴空肠间置术	四级	手术	G	331002008－1	全胃切除术（食道空肠吻合Roux-y型或袢式）	含区域淋巴结清扫		次		4225. 00	甲类	手术费

（续上表）

序号	手术操作诊断编码	手术操作名称	手术级别	操作类型	财务分类	编码	项目名称	项目内涵	除外内容	计价单位	说明	三级医疗服务价格（元）	医保结算类型	医疗收费项目类别
4891	43.9102	腹腔镜辅助全胃切除伴空肠间置术	四级	手术	G	331002008－1	全胃切除术（食道空肠吻合Roux-y型或袢式）	含区域淋巴结清扫		次		4225.00	甲类	手术费
4892	43.9102	腹腔镜辅助全胃切除伴空肠间置术	四级	手术	G	330000000－8	术中使用腹腔镜加收			次		1420.50	甲类	手术费
4893	43.9900	其他胃全部切除术	四级	手术	G	331002008	全胃切除术	含区域淋巴结清扫		次		4225.00	甲类	手术费
4894	43.9900x002	残胃切除术	四级	手术	G	331002004	远端胃大部切除术	含胃、十二指肠吻合（Billroth Ⅰ式）、胃空肠吻合（Billroth Ⅱ式）或胃－空肠Roux-y型吻合		次		3396.90	甲类	手术费
4895	43.9900x002	残胃切除术	四级	手术	G	331002003	近端胃大部切除术			次		3058.90	甲类	手术费
4896	43.9900x003	腹腔镜下胃切除术	四级	手术	G	331002008	全胃切除术	含区域淋巴结清扫		次		4225.00	甲类	手术费
4897	43.9900x003	腹腔镜下胃切除术	四级	手术	G	330000000－8	术中使用腹腔镜加收			次		1420.50	甲类	手术费
4898	43.9900x004	根治性胃切除术	四级	手术	G	331002005	胃癌根治术	含保留胃近端与十二指肠或空肠吻合、区域淋巴结清扫；不含联合其他脏器切除		次		4732.00	甲类	手术费
4899	43.9900x005	腹腔镜下残胃部分切除术	四级	手术	G	331002004	远端胃大部切除术	含胃、十二指肠吻合（Billroth Ⅰ式）、胃空肠吻合（Billroth Ⅱ式）或胃－空肠Roux-y型吻合		次		3396.90	甲类	手术费
4900	43.9900x005	腹腔镜下残胃部分切除术	四级	手术	G	331002003	近端胃大部切除术			次		3058.90	甲类	手术费
4901	43.9900x005	腹腔镜下残胃部分切除术	四级	手术	G	330000000－8	术中使用腹腔镜加收			次		1420.50	甲类	手术费
4902	43.9900x006	全胃切除术	四级	手术	G	331002008	全胃切除术	含区域淋巴结清扫		次		4225.00	甲类	手术费
4903	43.9900x007	全胃切除伴食管十二指肠吻合术	四级	手术	G	331002008－2	全胃切除术（食道－十二指肠吻合）	含区域淋巴结清扫		次		4225.00	甲类	手术费
4904	43.9901	全胃切除伴食管空肠吻合术	四级	手术	G	331002008－1	全胃切除术（食道空肠吻合Roux-y型或袢式）	含区域淋巴结清扫		次		4225.00	甲类	手术费
4905	43.9902	残胃切除，食管空肠吻合术	四级	手术	G	331002008－1	全胃切除术（食道空肠吻合Roux-y型或袢式）	含区域淋巴结清扫		次		4225.00	甲类	手术费
4906	43.9904	腹腔镜辅助全胃切除伴食管－十二指肠吻合术	四级	手术	G	331002008－2	全胃切除术（食道－十二指肠吻合）	含区域淋巴结清扫		次		4225.00	甲类	手术费
4907	43.9904	腹腔镜辅助全胃切除伴食管－十二指肠吻合术	四级	手术	G	330000000－8	术中使用腹腔镜加收			次		1420.50	甲类	手术费
4908	43.9905	腹腔镜辅助全胃切除伴食管－空肠吻合术	四级	手术	G	331002008－1	全胃切除术（食道空肠吻合Roux-y型或袢式）	含区域淋巴结清扫		次		4225.00	甲类	手术费

（续上表）

序号	手术操作诊断编码	手术操作名称	手术级别	操作类型	财务分类	编码	项目名称	项目内涵	除外内容	计价单位	说明	三级医疗服务价格（元）	医保结算类型	医疗收费项目类别
4909	43.9905	腹腔镜辅助全胃切除伴食管－空肠吻合术	四级	手术	G	330000000－8	术中使用腹腔镜加收			次		1420.50	甲类	手术费
4910	44.0000	迷走神经切断术	四级	手术	G	331002013	胃迷走神经切断术			次		2991.30	甲类	手术费
4911	44.0001	腹腔镜下迷走神经切断术	四级	手术	G	331002013	胃迷走神经切断术			次		2991.30	甲类	手术费
4912	44.0001	腹腔镜下迷走神经切断术	四级	手术	G	330000000－8	术中使用腹腔镜加收			次		1420.50	甲类	手术费
4913	44.0100	迷走神经干切断术		手术	G	331002013－2	胃迷走神经干切断术			次		2991.30	甲类	手术费
4914	44.0200	高选择性迷走神经切断术		手术	G	331002013－1	胃选择性迷走神经切除术			次		2991.30	甲类	手术费
4915	44.0200x002	壁细胞迷走神经切断术		手术	G	331002013	胃迷走神经切断术			次		2991.30	甲类	手术费
4916	44.0300	其他选择性迷走神经切断术		手术	G	331002013－1	胃选择性迷走神经切除术			次		2991.30	甲类	手术费
4917	44.0300x001	选择性迷走神经切断术		手术	G	331002013－2	胃迷走神经干切断术			次		2991.30	甲类	手术费
4918	44.2100	经切开术的幽门扩张术		手术	G	310901008－2	幽门狭窄扩张术	指经内镜扩张、器械扩张、透视下气囊或水囊扩张、逆行扩张等方式扩张	气囊或水囊扩张导管	次	不得另收内镜使用费	523.85	甲类	治疗费
4919	44.2100x001	幽门切开扩张术		手术	G	310901008－2	幽门狭窄扩张术	指经内镜扩张、器械扩张、透视下气囊或水囊扩张、逆行扩张等方式扩张	气囊或水囊扩张导管	次	不得另收内镜使用费	523.85	甲类	治疗费
4920	44.2900	其他幽门成形术		手术	G	331002014	幽门成形术	逐层进腹，探查，幽门切开，成形缝合，止血，经腹壁另戳孔置管固定，清点器具、纱布无误，冲洗腹腔，逐层关腹		次		2602.60	甲类	手术费
4921	44.2900x001	幽门成形术		手术	G	331002014	幽门成形术	逐层进腹，探查，幽门切开，成形缝合，止血，经腹壁另戳孔置管固定，清点器具、纱布无误，冲洗腹腔，逐层关腹		次		2602.60	甲类	手术费
4922	44.2900x003	腹腔镜下幽门成形术		手术	G	331002014	幽门成形术	逐层进腹，探查，幽门切开，成形缝合，止血，经腹壁另戳孔置管固定，清点器具、纱布无误，冲洗腹腔，逐层关腹		次		2602.60	甲类	手术费
4923	44.2900x003	腹腔镜下幽门成形术		手术	G	330000000－8	术中使用腹腔镜加收			次		1420.50	甲类	手术费
4924	44.2901	幽门粘连松解术		手术	G	310901008－2	幽门狭窄扩张术	指经内镜扩张、器械扩张、透视下气囊或水囊扩张、逆行扩张等方式扩张	气囊或水囊扩张导管	次	不得另收内镜使用费	523.85	甲类	治疗费
4925	44.3800	腹腔镜下胃肠吻合术	四级	手术	G	330000000－8	术中使用腹腔镜加收			次		1420.50	甲类	手术费
4926	44.3801	腹腔镜下胃空肠吻合术	四级	手术	G	330000000－8	术中使用腹腔镜加收			次		1420.50	甲类	手术费

（续上表）

序号	手术操作诊断编码	手术操作名称	手术级别	操作类型	财务分类	编码	项目名称	项目内涵	除外内容	计价单位	说明	三级医疗服务价格（元）	医保结算类型	医疗收费项目类别
4927	44.3802	腹腔镜下胃十二指肠吻合术	四级	手术	G	330000000－8	术中使用腹腔镜加收			次		1420.50	甲类	手术费
4928	44.3804	腹腔镜下胃转流术（LRYGB）	四级	手术	G	331002015	胃肠短路术	逐层进腹，探查，胃－空肠侧侧吻合，止血，经腹壁另戳孔置管固定，冲洗腹腔，逐层关腹。含肠肠吻合术		次		3582.80	甲类	手术费
4929	44.3804	腹腔镜下胃转流术（LRYGB）	四级	手术	G	330000000－8	术中使用腹腔镜加收			次		1420.50	甲类	手术费
4930	44.3901	胃转流术［胃－肠搭桥吻合术］	四级	手术	G	331002015	胃肠短路术	逐层进腹，探查，胃－空肠侧侧吻合，止血，经腹壁另戳孔置管固定，冲洗腹腔，逐层关腹。含肠肠吻合术		次		3582.80	甲类	手术费
4931	44.4000	消化性溃疡缝合术		手术	G	331002011	胃肠穿孔修补术			次		2433.60	甲类	手术费
4932	44.4100	胃溃疡部位的缝合术		手术	G	331002011	胃肠穿孔修补术			次		2433.60	甲类	手术费
4933	44.4100x008	胃溃疡穿孔修补术		手术	G	331002011	胃肠穿孔修补术			次		2433.60	甲类	手术费
4934	44.4101	胃溃疡修补术		手术	G	331002011	胃肠穿孔修补术			次		2433.60	甲类	手术费
4935	44.4102	腹腔镜胃溃疡穿孔修补术	四级	手术	G	331002011	胃肠穿孔修补术			次		2433.60	甲类	手术费
4936	44.4102	腹腔镜胃溃疡穿孔修补术	四级	手术	G	330000000－8	术中使用腹腔镜加收			次		1420.50	甲类	手术费
4937	44.4200	十二指肠溃疡部位的缝合术		手术	G	331002011	胃肠穿孔修补术			次		2433.60	甲类	手术费
4938	44.4200x001	腹腔镜下十二指肠溃疡穿孔修补术	四级	手术	G	331002011	胃肠穿孔修补术			次		2433.60	甲类	手术费
4939	44.4200x001	腹腔镜下十二指肠溃疡穿孔修补术	四级	手术	G	330000000－8	术中使用腹腔镜加收			次		1420.50	甲类	手术费
4940	44.4200x003	十二指肠溃疡穿孔修补术		手术	G	331002011	胃肠穿孔修补术			次		2433.60	甲类	手术费
4941	44.4201	十二指肠溃疡修补术		手术	G	331002011	胃肠穿孔修补术			次		2433.60	甲类	手术费
4942	44.4202	腹腔镜十二指肠溃疡修补术	四级	手术	G	331002011	胃肠穿孔修补术			次		2433.60	甲类	手术费
4943	44.4202	腹腔镜十二指肠溃疡修补术	四级	手术	G	330000000－8	术中使用腹腔镜加收			次		1420.50	甲类	手术费
4944	44.4900	其他胃或十二指肠出血的控制		手术	G	331002002	胃出血切开缝扎止血术			次		3042.00	甲类	手术费
4945	44.4901	胃切开止血术		手术	G	331002002	胃出血切开缝扎止血术			次		3042.00	甲类	手术费
4946	44.4902	十二指肠切开止血术		手术	G	331002002	胃出血切开缝扎止血术			次		3042.00	甲类	手术费
4947	44.5x00	胃吻合术的修复术		手术	G	331002015	胃肠短路术	逐层进腹，探查，胃－空肠侧侧吻合，止血，经腹壁另戳孔置管固定，冲洗腹腔，逐层关腹。含肠肠吻合术		次		3582.80	甲类	手术费

（续上表）

序号	手术操作诊断编码	手术操作名称	手术级别	操作类型	财务分类	编码	项目名称	项目内涵	除外内容	计价单位	说明	三级医疗服务价格（元）	医保结算类型	医疗收费项目类别
4948	44.5x00x002	胃－空肠吻合口闭合术		手术	G	331002015	胃肠短路术	逐层进腹，探查，胃－空肠侧侧吻合，止血，经腹壁另戳孔置管固定，冲洗腹腔，逐层关腹。含肠肠吻合术		次		3582.80	甲类	手术费
4949	44.5x00x004	胃－十二指肠吻合口闭合术		手术	G	331002015	胃肠短路术	逐层进腹，探查，胃－空肠侧侧吻合，止血，经腹壁另戳孔置管固定，冲洗腹腔，逐层关腹。含肠肠吻合术		次		3582.80	甲类	手术费
4950	44.5x00x005	胃－十二指肠吻合口修补术		手术	G	331002015	胃肠短路术	逐层进腹，探查，胃－空肠侧侧吻合，止血，经腹壁另戳孔置管固定，冲洗腹腔，逐层关腹。含肠肠吻合术		次		3582.80	甲类	手术费
4951	44.5x01	胃肠吻合口修补术		手术	G	331002015	胃肠短路术	逐层进腹，探查，胃－空肠侧侧吻合，止血，经腹壁另戳孔置管固定，冲洗腹腔，逐层关腹。含肠肠吻合术		次		3582.80	甲类	手术费
4952	44.5x02	食管胃吻合口成形术		手术	G	331001016	食管胃吻合口狭窄切开成形术	含狭窄局部切开缝合或再吻合术		次		4563.00	甲类	手术费
4953	44.6100	胃裂伤缝合术		手术	G	331002002	胃出血切开缝扎止血术			次		3042.00	甲类	手术费
4954	44.6100x003	胃破裂修补术		手术	G	331002002	胃出血切开缝扎止血术			次		3042.00	甲类	手术费
4955	44.6200	胃造口闭合术		手术	G	310905034S	内镜下瘘口闭合术	不含内镜检查		次		1311.00	甲类	治疗费
4956	44.6300	其他胃瘘闭合术		手术	G	310905034S	内镜下瘘口闭合术	不含内镜检查		次		1311.00	甲类	治疗费
4957	44.6300x001	胃－结肠瘘闭合术		手术	G	310905034S	内镜下瘘口闭合术	不含内镜检查		次		1311.00	甲类	治疗费
4958	44.6301	胃结肠瘘修补术		手术	G	331002009	胃肠造瘘术		一次性造瘘管	次		2197.00	甲类	手术费
4959	44.6302	胃空肠瘘修补术		手术	G	331002009	胃肠造瘘术		一次性造瘘管	次		2197.00	甲类	手术费
4960	44.6400	胃固定术		手术	G	331002010	胃扭转复位术			次		2535.00	甲类	手术费
4961	44.6401	腹腔镜下胃固定术		手术	G	331002010	胃扭转复位术			次		2535.00	甲类	手术费
4962	44.6401	腹腔镜下胃固定术		手术	G	330000000－8	术中使用腹腔镜加收			次		1420.50	甲类	手术费
4963	44.6500	胃十二指肠成形术		手术	G	331003002	十二指肠成形术	含十二指肠闭锁切除术		次		3380.00	甲类	手术费
4964	44.6500x001	食管－贲门成形术		手术	G	331001021	贲门痉挛（失弛缓症）肌层切开术	含经腹径路手术		次		4985.50	甲类	手术费

（续上表）

序号	手术操作诊断编码	手术操作名称	手术级别	操作类型	财务分类	编码	项目名称	项目内涵	除外内容	计价单位	说明	三级医疗服务价格（元）	医保结算类型	医疗收费项目类别
4965①	44.6500x002	食管 – 胃成形术［Belsey 手术］		手术	G	331002016	胃减容术		胃减容材料	次	胃袖状切除术不得按此项目收费	2974.40	甲类	手术费
4966	44.6500x003	胸腔镜下贲门松解术		手术	G	331001021	贲门痉挛（失弛缓症）肌层切开术	含经腹径路手术		次		4985.50	甲类	手术费
4967	44.6500x003	胸腔镜下贲门松解术		手术	G	330000000 – 5	术中使用胸腔镜加收			次		1420.50	甲类	手术费
4968	44.6501	贲门成形术		手术	G	331001021	贲门痉挛（失弛缓症）肌层切开术	含经腹径路手术		次		4985.50	甲类	手术费
4969	44.6600x002	胃 – 贲门成形术		手术	G	331001021	贲门痉挛（失弛缓症）肌层切开术	含经腹径路手术		次		4985.50	甲类	手术费
4970②	44.6601	胃底折叠术		手术	G	331002016	胃减容术		胃减容材料	次	胃袖状切除术不得按此项目收费	2974.40	甲类	手术费
4971③	44.6701	腹腔镜胃底折叠术	四级	手术	G	331002016	胃减容术		胃减容材料	次	胃袖状切除术不得按此项目收费	2974.40	甲类	手术费
4972	44.6701	腹腔镜胃底折叠术	四级	手术	G	330000000 – 8	术中使用腹腔镜加收			次		1420.50	甲类	手术费
4973④	44.6800	腹腔镜下胃成形术	四级	手术	G	331002016	胃减容术		胃减容材料	次	胃袖状切除术不得按此项目收费	2974.40	甲类	手术费
4974	44.6800	腹腔镜下胃成形术	四级	手术	G	330000000 – 8	术中使用腹腔镜加收			次		1420.50	甲类	手术费
4975⑤	44.6800x002	腹腔镜下胃束带术	四级	手术	G	331002016	胃减容术		胃减容材料	次	胃袖状切除术不得按此项目收费	2974.40	甲类	手术费
4976	44.6800x002	腹腔镜下胃束带术	四级	手术	G	330000000 – 8	术中使用腹腔镜加收			次		1420.50	甲类	手术费
4977⑥	44.6801	腹腔镜垂直束带胃成形术（VBG）	四级	手术	G	331002016	胃减容术		胃减容材料	次	胃袖状切除术不得按此项目收费	2974.40	甲类	手术费
4978	44.6801	腹腔镜垂直束带胃成形术（VBG）	四级	手术	G	330000000 – 8	术中使用腹腔镜加收			次		1420.50	甲类	手术费
4979	44.6901	胃修补术		手术	G	331002011	胃肠穿孔修补术			次		2433.60	甲类	手术费
4980	44.6902	腹腔镜胃修补术	四级	手术	G	331002011	胃肠穿孔修补术			次		2433.60	甲类	手术费
4981	44.6902	腹腔镜胃修补术	四级	手术	G	330000000 – 8	术中使用腹腔镜加收			次		1420.50	甲类	手术费
4982	44.9100	胃静脉曲张结扎术		手术	G	331002012 – 1	胃冠状静脉结扎术			次		4056.00	甲类	手术费

①～⑥ 限制范围：限基本医疗保险。限糖尿病、高血脂、代谢性疾病、肥胖（BMI＞28、有并发症、生活出现明显障碍）合并呼吸暂停综合征。

（续上表）

序号	手术操作诊断编码	手术操作名称	手术级别	操作类型	财务分类	编码	项目名称	项目内涵	除外内容	计价单位	说明	三级医疗服务价格（元）	医保结算类型	医疗收费项目类别
4983	44.9100x001	贲门周围血管离断术		手术	G	331008026	门体静脉断流术	含食管、胃底周围血管离断加脾切除术	吻合器	次		3380.00	甲类	手术费
4984	44.9100x002	门奇静脉断流术［食管－胃底静脉结扎术］		手术	G	331002012－1	胃冠状静脉结扎术			次		4056.00	甲类	手术费
4985	44.9100x005	腹腔镜下胃静脉曲张离断术		手术	G	331002012－1	胃冠状静脉结扎术			次		4056.00	甲类	手术费
4986	44.9100x005	腹腔镜下胃静脉曲张离断术		手术	G	330000000－8	术中使用腹腔镜加收			次		1420.50	甲类	手术费
4987	44.9101	胃底静脉结扎术		手术	G	331002012－1	胃冠状静脉结扎术			次		4056.00	甲类	手术费
4988	44.9201	胃扭转复位术		手术	G	331002010	胃扭转复位术			次		2535.00	甲类	手术费
4989①	44.9502	垂直绑带式胃减容术（VGB）	四级	手术	G	331002016	胃减容术		胃减容材料	次	胃袖状切除术不得按此项目收费	2974.40	甲类	手术费
4990	45.0000	肠切开术		手术	G	331004005	直肠后间隙切开术			次		1690.00	甲类	手术费
4991	45.0001	肠切开取石术		手术	G	331002001	胃肠切开取异物			次		3058.90	甲类	手术费
4992	45.0002	肠切开异物取出术		手术	G	331002001	胃肠切开取异物			次		3058.90	甲类	手术费
4993	45.0100x005	十二指肠切开探查术		手术	G	331003008	肠粘连松解术			次	仅独立开展本手术方可收费	1690.00	甲类	手术费
4994	45.0101	十二指肠切开异物取出术		手术	G	331002001	胃肠切开取异物			次		3058.90	甲类	手术费
4995	45.0102	十二指肠切开取石术		手术	G	331002001	胃肠切开取异物			次		3058.90	甲类	手术费
4996	45.0200x001	空肠切开取石		手术	G	331002001	胃肠切开取异物			次		3058.90	甲类	手术费
4997	45.0200x002	小肠切开探查术		手术	G	331003008	肠粘连松解术			次	仅独立开展本手术方可收费	1690.00	甲类	手术费
4998	45.0201	小肠切开异物取出术		手术	G	331002001	胃肠切开取异物			次		3058.90	甲类	手术费
4999	45.0202	小肠切开取石术		手术	G	331002001	胃肠切开取异物			次		3058.90	甲类	手术费
5000	45.0300	大肠切开术		手术	G	331004005	直肠后间隙切开术			次		1690.00	甲类	手术费
5001	45.0300x002	大肠切开探查术		手术	G	331003008	肠粘连松解术			次	仅独立开展本手术方可收费	1690.00	甲类	手术费
5002	45.0301	大肠切开取石术		手术	G	331004034	开腹排粪石术			次		1521.00	甲类	手术费
5003	45.0302	大肠切开异物取出术		手术	G	331002001	胃肠切开取异物			次		3058.90	甲类	手术费
5004	45.0303	大肠切开减压术		手术	G	331004005	直肠后间隙切开术			次		1690.00	甲类	手术费
5005	45.3102	十二指肠憩室切除术		手术	G	331003001	十二指肠憩室切除术			次		3380.00	甲类	手术费
5006	45.3300x006	空肠病损切除术		手术	G	331003007	肠切除术	含小肠、回盲部结肠部分切除		次		2433.60	甲类	手术费

① 限制范围：限基本医疗保险。限糖尿病、高血脂、代谢性疾病、肥胖（BMI＞28、有并发症、生活出现明显障碍）合并呼吸暂停综合征。

（续上表）

序号	手术操作诊断编码	手术操作名称	手术级别	操作类型	财务分类	编码	项目名称	项目内涵	除外内容	计价单位	说明	三级医疗服务价格（元）	医保结算类型	医疗收费项目类别
5007	45.3300x009	回肠病损切除术		手术	G	331003007	肠切除术	含小肠、回盲部结肠部分切除		次		2433.60	甲类	手术费
5008	45.3302	小肠憩室切除术		手术	G	331003001	十二指肠憩室切除术			次		3380.00	甲类	手术费
5009	45.4100x005	腹腔镜下结肠止血术		手术	G	310903010	经肠镜特殊治疗	含取异物、止血、息肉肿物切除等病变		次		582.06	甲类	治疗费
5010	45.4108	盲肠憩室切除术		手术	G	331003007	肠切除术	含小肠、回盲部结肠部分切除		次		2433.60	甲类	手术费
5011	45.4900x003	结肠病损高频电凝术		手术	G	310903010	经肠镜特殊治疗	含取异物、止血、息肉肿物切除等病变		次		582.06	甲类	治疗费
5012	45.4900x003	结肠病损高频电凝术		手术	G	310903010－3	经肠镜特殊治疗加收（电凝）			次		118.00	甲类	治疗费
5013	45.4900x005	结肠病损激光烧灼术		手术	G	310903010	经肠镜特殊治疗	含取异物、止血、息肉肿物切除等病变		次		582.06	甲类	治疗费
5014	45.4900x005	结肠病损激光烧灼术		手术	G	310903010－2	经肠镜特殊治疗加收（激光）			次		118.00	甲类	治疗费
5015	45.4901	结肠袋形缝合术		手术	G	331003014	肠储存袋成形术			次		2974.40	甲类	手术费
5016	45.5000	肠段分离术		手术	G	331003007	肠切除术	含小肠、回盲部结肠部分切除		次		2433.60	甲类	手术费
5017	45.5100	小肠段分离术		手术	G	331003007	肠切除术	含小肠、回盲部结肠部分切除		次		2433.60	甲类	手术费
5018	45.5100x001	回肠部分切除用于间置术		手术	G	331003007	肠切除术	含小肠、回盲部结肠部分切除		次		2433.60	甲类	手术费
5019	45.5101	小肠部分切除用于间置术		手术	G	331003007	肠切除术	含小肠、回盲部结肠部分切除		次		2433.60	甲类	手术费
5020	45.5200	大肠段分离术		手术	G	331003007	肠切除术	含小肠、回盲部结肠部分切除		次		2433.60	甲类	手术费
5021	45.5201	结肠部分切除术用于间置术		手术	G	331003007	肠切除术	含小肠、回盲部结肠部分切除		次		2433.60	甲类	手术费
5022	45.6100	小肠多节段部分切除术		手术	G	331003007	肠切除术	含小肠、回盲部结肠部分切除		次		2433.60	甲类	手术费
5023	45.6100x001	腹腔镜下小肠多节段部分切除术		手术	G	331003007	肠切除术	含小肠、回盲部结肠部分切除		次		2433.60	甲类	手术费
5024	45.6100x001	腹腔镜下小肠多节段部分切除术		手术	G	330000000－8	术中使用腹腔镜加收			次		1420.50	甲类	手术费
5025	45.6200	小肠其他部分切除术		手术	G	331003007	肠切除术	含小肠、回盲部结肠部分切除		次		2433.60	甲类	手术费
5026	45.6200x001	腹腔镜下回肠部分切除术		手术	G	331003007	肠切除术	含小肠、回盲部结肠部分切除		次		2433.60	甲类	手术费
5027	45.6200x001	腹腔镜下回肠部分切除术		手术	G	330000000－8	术中使用腹腔镜加收			次		1420.50	甲类	手术费

（续上表）

序号	手术操作诊断编码	手术操作名称	手术级别	操作类型	财务分类	编码	项目名称	项目内涵	除外内容	计价单位	说明	三级医疗服务价格（元）	医保结算类型	医疗收费项目类别
5028	45.6200x002	腹腔镜下空肠部分切除术		手术	G	331003007	肠切除术	含小肠、回盲部结肠部分切除		次		2433.60	甲类	手术费
5029	45.6200x002	腹腔镜下空肠部分切除术		手术	G	330000000－8	术中使用腹腔镜加收			次		1420.50	甲类	手术费
5030	45.6200x003	腹腔镜下回肠全部切除术		手术	G	331003007	肠切除术	含小肠、回盲部结肠部分切除		次		2433.60	甲类	手术费
5031	45.6200x003	腹腔镜下回肠全部切除术		手术	G	330000000－8	术中使用腹腔镜加收			次		1420.50	甲类	手术费
5032	45.6200x004	腹腔镜下空肠全部切除术		手术	G	331003007	肠切除术	含小肠、回盲部结肠部分切除		次		2433.60	甲类	手术费
5033	45.6200x004	腹腔镜下空肠全部切除术		手术	G	330000000－8	术中使用腹腔镜加收			次		1420.50	甲类	手术费
5034	45.6200x005	腹腔镜下十二指肠部分切除术		手术	G	331003002	十二指肠成形术	含十二指肠闭锁切除术		次		3380.00	甲类	手术费
5035	45.6200x005	腹腔镜下十二指肠部分切除术		手术	G	330000000－8	术中使用腹腔镜加收			次		1420.50	甲类	手术费
5036	45.6200x006	腹腔镜下十二指肠全部切除术		手术	G	331003002	十二指肠成形术	含十二指肠闭锁切除术		次		3380.00	甲类	手术费
5037	45.6200x006	腹腔镜下十二指肠全部切除术		手术	G	330000000－8	术中使用腹腔镜加收			次		1420.50	甲类	手术费
5038	45.6201	小肠部分切除术		手术	G	331003007	肠切除术	含小肠、回盲部结肠部分切除		次		2433.60	甲类	手术费
5039	45.6202	十二指肠部分切除术		手术	G	331003002	十二指肠成形术	含十二指肠闭锁切除术		次		3380.00	甲类	手术费
5040	45.6203	十二指肠切除术	四级	手术	G	331003002	十二指肠成形术	含十二指肠闭锁切除术		次		3380.00	甲类	手术费
5041	45.6204	空肠部分切除术		手术	G	331003007	肠切除术	含小肠、回盲部结肠部分切除		次		2433.60	甲类	手术费
5042	45.6205	空肠切除术		手术	G	331003007	肠切除术	含小肠、回盲部结肠部分切除		次		2433.60	甲类	手术费
5043	45.6206	回肠部分切除术		手术	G	331003007	肠切除术	含小肠、回盲部结肠部分切除		次		2433.60	甲类	手术费
5044	45.6207	回肠切除术		手术	G	331003007	肠切除术	含小肠、回盲部结肠部分切除		次		2433.60	甲类	手术费
5045	45.6208	腹腔镜下小肠部分切除术		手术	G	331003007	肠切除术	含小肠、回盲部结肠部分切除		次		2433.60	甲类	手术费
5046	45.6208	腹腔镜下小肠部分切除术		手术	G	330000000－8	术中使用腹腔镜加收			次		1420.50	甲类	手术费
5047	45.6300	小肠全部切除术	四级	手术	G	331003007	肠切除术	含小肠、回盲部结肠部分切除		次		2433.60	甲类	手术费
5048	45.6300x001	腹腔镜下小肠全部切除术		手术	G	331003007	肠切除术	含小肠、回盲部结肠部分切除		次		2433.60	甲类	手术费
5049	45.6300x001	腹腔镜下小肠全部切除术		手术	G	330000000－8	术中使用腹腔镜加收			次		1420.50	甲类	手术费
5050	45.7100	开放性和其他大肠多节段切除术	四级	手术	G	331003007	肠切除术	含小肠、回盲部结肠部分切除		次		2433.60	甲类	手术费
5051	45.7100x001	大肠多节段切除术	四级	手术	G	331003007	肠切除术	含小肠、回盲部结肠部分切除		次		2433.60	甲类	手术费

（续上表）

序号	手术操作诊断编码	手术操作名称	手术级别	操作类型	财务分类	编码	项目名称	项目内涵	除外内容	计价单位	说明	三级医疗服务价格（元）	医保结算类型	医疗收费项目类别
5052	45. 7200	开放性和其他盲肠切除术		手术	G	331003007	肠切除术	含小肠、回盲部结肠部分切除		次		2433. 60	甲类	手术费
5053	45. 7200x002	回盲部切除术		手术	G	331003007	肠切除术	含小肠、回盲部结肠部分切除		次		2433. 60	甲类	手术费
5054	45. 7200x004	盲肠部分切除术		手术	G	331003007	肠切除术	含小肠、回盲部结肠部分切除		次		2433. 60	甲类	手术费
5055	45. 7201	回盲部分切除术		手术	G	331003007	肠切除术	含小肠、回盲部结肠部分切除		次		2433. 60	甲类	手术费
5056	45. 7202	盲肠切除术		手术	G	331003007	肠切除术	含小肠、回盲部结肠部分切除		次		2433. 60	甲类	手术费
5057	45. 7300	开放性和其他右半结肠切除术	四级	手术	G	331003007	肠切除术	含小肠、回盲部结肠部分切除		次		2433. 60	甲类	手术费
5058	45. 7300x006	右半结肠姑息性切除术	四级	手术	G	331003007	肠切除术	含小肠、回盲部结肠部分切除		次		2433. 60	甲类	手术费
5059	45. 7300x007	右半结肠切除术	四级	手术	G	331003007	肠切除术	含小肠、回盲部结肠部分切除		次		2433. 60	甲类	手术费
5060	45. 7301	回肠结肠切除术	四级	手术	G	331003007	肠切除术	含小肠、回盲部结肠部分切除		次		2433. 60	甲类	手术费
5061	45. 7302	右半结肠根治性切除术	四级	手术	G	331003020	结肠癌根治术	指左半结肠、右半结肠、横结肠切除术		次		5460. 00	甲类	手术费
5062	45. 7303	升结肠部分切除术	四级	手术	G	331003007	肠切除术	含小肠、回盲部结肠部分切除		次		2433. 60	甲类	手术费
5063	45. 7304	升结肠切除术	四级	手术	G	331003007	肠切除术	含小肠、回盲部结肠部分切除		次		2433. 60	甲类	手术费
5064	45. 7400	开放性和其他横结肠切除术	四级	手术	G	331003007	肠切除术	含小肠、回盲部结肠部分切除		次		2433. 60	甲类	手术费
5065	45. 7400x003	横结肠切除术	四级	手术	G	331003007	肠切除术	含小肠、回盲部结肠部分切除		次		2433. 60	甲类	手术费
5066	45. 7401	横结肠部分切除术	四级	手术	G	331003007	肠切除术	含小肠、回盲部结肠部分切除		次		2433. 60	甲类	手术费
5067	45. 7500	左半结肠切除术	四级	手术	G	331003007	肠切除术	含小肠、回盲部结肠部分切除		次		2433. 60	甲类	手术费
5068	45. 7501	左半结肠根治性切除术	四级	手术	G	331003020	结肠癌根治术	指左半结肠、右半结肠、横结肠切除术		次		5460. 00	甲类	手术费
5069	45. 7600	开放性和其他乙状结肠切除术		手术	G	331003007	肠切除术	含小肠、回盲部结肠部分切除		次		2433. 60	甲类	手术费
5070	45. 7600x008	乙状结肠切除术	四级	手术	G	331003007	肠切除术	含小肠、回盲部结肠部分切除		次		2433. 60	甲类	手术费
5071	45. 7601	乙状结肠部分切除术	四级	手术	G	331003007	肠切除术	含小肠、回盲部结肠部分切除		次		2433. 60	甲类	手术费

（续上表）

序号	手术操作诊断编码	手术操作名称	手术级别	操作类型	财务分类	编码	项目名称	项目内涵	除外内容	计价单位	说明	三级医疗服务价格（元）	医保结算类型	医疗收费项目类别
5072	45.7602	降结肠切除术	四级	手术	G	331003007	肠切除术	含小肠、回盲部结肠部分切除		次		2433.60	甲类	手术费
5073	45.7603	降结肠部分切除术	四级	手术	G	331003007	肠切除术	含小肠、回盲部结肠部分切除		次		2433.60	甲类	手术费
5074	45.7900	其他和未特指大肠部分切除术		手术	G	331003007	肠切除术	含小肠、回盲部结肠部分切除		次		2433.60	甲类	手术费
5075	45.7900x001	结肠次全切除术	四级	手术	G	331003007	肠切除术	含小肠、回盲部结肠部分切除		次		2433.60	甲类	手术费
5076	45.7900x002	巨结肠切除术	四级	手术	G	331003019	先天性巨结肠切除术	含巨结肠切除、直肠后结肠拖出术或直肠黏膜切除、结肠经直肠肌鞘内拖出术		次		3430.70	甲类	手术费
5077	45.7900x003	经肛门巨结肠根治术（改良Soave法）	四级	手术	G	331003019	先天性巨结肠切除术	含巨结肠切除、直肠后结肠拖出术或直肠黏膜切除、结肠经直肠肌鞘内拖出术		次		3430.70	甲类	手术费
5078	45.7900x004	腹腔镜经肛门巨结肠根治术（改良Soave法）	四级	手术	G	331003019	先天性巨结肠切除术	含巨结肠切除、直肠后结肠拖出术或直肠黏膜切除、结肠经直肠肌鞘内拖出术		次		3430.70	甲类	手术费
5079	45.7900x004	腹腔镜经肛门巨结肠根治术（改良Soave法）	四级	手术	G	330000000－8	术中使用腹腔镜加收			次		1420.50	甲类	手术费
5080	45.7901	结肠部分切除术	四级	手术	G	331003007	肠切除术	含小肠、回盲部结肠部分切除		次		2433.60	甲类	手术费
5081	45.7902	小肠结肠部分切除术	四级	手术	G	331003007	肠切除术	含小肠、回盲部结肠部分切除		次		2433.60	甲类	手术费
5082	45.8100	腹腔镜腹内全结肠切除术	四级	手术	G	331003018	结肠切除吻合术	指左半结肠、右半结肠、横结肠部分切除术		次		4782.70	甲类	手术费
5083	45.8100	腹腔镜腹内全结肠切除术	四级	手术	G	330000000－8	术中使用腹腔镜加收			次		1420.50	甲类	手术费
5084	45.8100x001	腹腔镜下结肠次全切除术	四级	手术	G	331003023	肠吻合术			次	仅适用于确定病变部位无法切除，旷置病变，行近端、远端肠肠吻合旁路手术	2416.70	甲类	手术费
5085	45.8100x001	腹腔镜下结肠次全切除术	四级	手术	G	330000000－8	术中使用腹腔镜加收			次		1420.50	甲类	手术费
5086	45.8200	开放性腹内全结肠切除术	四级	手术	G	331003018	结肠切除吻合术	指左半结肠、右半结肠、横结肠部分切除术		次		4782.70	甲类	手术费
5087	45.8300	其他和未特指的腹内全结肠切除术	四级	手术	G	331003018	结肠切除吻合术	指左半结肠、右半结肠、横结肠部分切除术		次		4782.70	甲类	手术费

（续上表）

序号	手术操作诊断编码	手术操作名称	手术级别	操作类型	财务分类	编码	项目名称	项目内涵	除外内容	计价单位	说明	三级医疗服务价格（元）	医保结算类型	医疗收费项目类别
5088	45.9000	肠吻合术		手术	G	331003023	肠吻合术			次	仅适用于确定病变部位无法切除，旷置病变，行近端、远端肠肠吻合旁路手术	2416.70	甲类	手术费
5089	45.9100	小肠小肠吻合术		手术	G	331003023	肠吻合术			次	仅适用于确定病变部位无法切除，旷置病变，行近端、远端肠肠吻合旁路手术	2416.70	甲类	手术费
5090	45.9100x006	小肠－小肠端侧吻合术		手术	G	331003023	肠吻合术			次	仅适用于确定病变部位无法切除，旷置病变，行近端、远端肠肠吻合旁路手术	2416.70	甲类	手术费
5091	45.9100x008	空肠－空肠端侧吻合术		手术	G	331003023	肠吻合术			次	仅适用于确定病变部位无法切除，旷置病变，行近端、远端肠肠吻合旁路手术	2416.70	甲类	手术费
5092	45.9100x009	十二指肠－回肠吻合术		手术	G	331003023	肠吻合术			次	仅适用于确定病变部位无法切除，旷置病变，行近端、远端肠肠吻合旁路手术	2416.70	甲类	手术费

（续上表）

序号	手术操作诊断编码	手术操作名称	手术级别	操作类型	财务分类	编码	项目名称	项目内涵	除外内容	计价单位	说明	三级医疗服务价格（元）	医保结算类型	医疗收费项目类别
5093	45.9100x010	空肠－空肠侧侧吻合术		手术	G	331003023	肠吻合术			次	仅适用于确定病变部位无法切除，旷置病变，行近端、远端肠肠吻合旁路手术	2416.70	甲类	手术费
5094	45.9101	空肠空肠吻合术		手术	G	331003023	肠吻合术			次	仅适用于确定病变部位无法切除，旷置病变，行近端、远端肠肠吻合旁路手术	2416.70	甲类	手术费
5095	45.9102	回肠回肠吻合术		手术	G	331003023	肠吻合术			次	仅适用于确定病变部位无法切除，旷置病变，行近端、远端肠肠吻合旁路手术	2416.70	甲类	手术费
5096	45.9103	十二指肠空肠吻合术		手术	G	331003023	肠吻合术			次	仅适用于确定病变部位无法切除，旷置病变，行近端、远端肠肠吻合旁路手术	2416.70	甲类	手术费
5097	45.9104	空肠回肠吻合术		手术	G	331003023	肠吻合术			次	仅适用于确定病变部位无法切除，旷置病变，行近端、远端肠肠吻合旁路手术	2416.70	甲类	手术费

（续上表）

序号	手术操作诊断编码	手术操作名称	手术级别	操作类型	财务分类	编码	项目名称	项目内涵	除外内容	计价单位	说明	三级医疗服务价格（元）	医保结算类型	医疗收费项目类别
5098	45. 9200	小肠直肠残端吻合术		手术	G	331003023	肠吻合术			次	仅适用于确定病变部位无法切除，旷置病变，行近端、远端肠肠吻合旁路手术	2416. 70	甲类	手术费
5099	45. 9300	其他小肠－大肠吻合术		手术	G	331003023	肠吻合术			次	仅适用于确定病变部位无法切除，旷置病变，行近端、远端肠肠吻合旁路手术	2416. 70	甲类	手术费
5100	45. 9300x012	小肠－升结肠吻合术		手术	G	331003023	肠吻合术			次	仅适用于确定病变部位无法切除，旷置病变，行近端、远端肠肠吻合旁路手术	2416. 70	甲类	手术费
5101	45. 9300x013	小肠－大肠吻合术		手术	G	331003023	肠吻合术			次	仅适用于确定病变部位无法切除，旷置病变，行近端、远端肠肠吻合旁路手术	2416. 70	甲类	手术费
5102	45. 9300x014	小肠－结肠吻合术		手术	G	331003023	肠吻合术			次	仅适用于确定病变部位无法切除，旷置病变，行近端、远端肠肠吻合旁路手术	2416. 70	甲类	手术费

（续上表）

序号	手术操作诊断编码	手术操作名称	手术级别	操作类型	财务分类	编码	项目名称	项目内涵	除外内容	计价单位	说明	三级医疗服务价格（元）	医保结算类型	医疗收费项目类别
5103	45. 9300x015	回肠贮袋肛管吻合术		手术	G	331003023	肠吻合术			次	仅适用于确定病变部位无法切除，旷置病变，行近端、远端肠肠吻合旁路手术	2416. 70	甲类	手术费
5104	45. 9301	回肠－横结肠吻合术		手术	G	331003023	肠吻合术			次	仅适用于确定病变部位无法切除，旷置病变，行近端、远端肠肠吻合旁路手术	2416. 70	甲类	手术费
5105	45. 9302	回肠－降结肠吻合术		手术	G	331003023	肠吻合术			次	仅适用于确定病变部位无法切除，旷置病变，行近端、远端肠肠吻合旁路手术	2416. 70	甲类	手术费
5106	45. 9303	回肠－盲肠吻合术		手术	G	331003023	肠吻合术			次	仅适用于确定病变部位无法切除，旷置病变，行近端、远端肠肠吻合旁路手术	2416. 70	甲类	手术费
5107	45. 9304	回肠－升结肠吻合术		手术	G	331003023	肠吻合术			次	仅适用于确定病变部位无法切除，旷置病变，行近端、远端肠肠吻合旁路手术	2416. 70	甲类	手术费

（续上表）

序号	手术操作诊断编码	手术操作名称	手术级别	操作类型	财务分类	编码	项目名称	项目内涵	除外内容	计价单位	说明	三级医疗服务价格（元）	医保结算类型	医疗收费项目类别
5108	45. 9305	回肠－乙状结肠吻合术		手术	G	331003023	肠吻合术			次	仅适用于确定病变部位无法切除，旷置病变，行近端、远端肠肠吻合旁路手术	2416. 70	甲类	手术费
5109	45. 9306	回肠－直肠吻合术		手术	G	331003023	肠吻合术			次	仅适用于确定病变部位无法切除，旷置病变，行近端、远端肠肠吻合旁路手术	2416. 70	甲类	手术费
5110	45. 9307	空肠－横结肠吻合术		手术	G	331003023	肠吻合术			次	仅适用于确定病变部位无法切除，旷置病变，行近端、远端肠肠吻合旁路手术	2416. 70	甲类	手术费
5111	45. 9308	空肠－降结肠吻合术		手术	G	331003023	肠吻合术			次	仅适用于确定病变部位无法切除，旷置病变，行近端、远端肠肠吻合旁路手术	2416. 70	甲类	手术费
5112	45. 9309	空肠－升结肠吻合术		手术	G	331003023	肠吻合术			次	仅适用于确定病变部位无法切除，旷置病变，行近端、远端肠肠吻合旁路手术	2416. 70	甲类	手术费

（续上表）

序号	手术操作诊断编码	手术操作名称	手术级别	操作类型	财务分类	编码	项目名称	项目内涵	除外内容	计价单位	说明	三级医疗服务价格（元）	医保结算类型	医疗收费项目类别
5113	45. 9310	空肠－乙状结肠吻合术		手术	G	331003023	肠吻合术			次	仅适用于确定病变部位无法切除，旷置病变，行近端、远端肠肠吻合旁路手术	2416. 70	甲类	手术费
5114	45. 9400	大肠－大肠吻合术		手术	G	331003023	肠吻合术			次	仅适用于确定病变部位无法切除，旷置病变，行近端、远端肠肠吻合旁路手术	2416. 70	甲类	手术费
5115	45. 9400x004	降结肠－乙状结肠吻合术		手术	G	331003023	肠吻合术			次	仅适用于确定病变部位无法切除，旷置病变，行近端、远端肠肠吻合旁路手术	2416. 70	甲类	手术费
5116	45. 9400x009	盲肠－乙状结肠吻合术		手术	G	331003023	肠吻合术			次	仅适用于确定病变部位无法切除，旷置病变，行近端、远端肠肠吻合旁路手术	2416. 70	甲类	手术费
5117	45. 9400x012	升结肠－乙状结肠吻合术		手术	G	331003023	肠吻合术			次	仅适用于确定病变部位无法切除，旷置病变，行近端、远端肠肠吻合旁路手术	2416. 70	甲类	手术费

（续上表）

序号	手术操作诊断编码	手术操作名称	手术级别	操作类型	财务分类	编码	项目名称	项目内涵	除外内容	计价单位	说明	三级医疗服务价格（元）	医保结算类型	医疗收费项目类别
5118	45. 9400x016	横结肠－直肠吻合术		手术	G	331003023	肠吻合术			次	仅适用于确定病变部位无法切除，旷置病变，行近端、远端肠肠吻合旁路手术	2416. 70	甲类	手术费
5119	45. 9400x017	盲肠－结肠吻合术		手术	G	331003023	肠吻合术			次	仅适用于确定病变部位无法切除，旷置病变，行近端、远端肠肠吻合旁路手术	2416. 70	甲类	手术费
5120	45. 9400x018	盲肠－直肠吻合术		手术	G	331003023	肠吻合术			次	仅适用于确定病变部位无法切除，旷置病变，行近端、远端肠肠吻合旁路手术	2416. 70	甲类	手术费
5121	45. 9401	横结肠－降结肠吻合术		手术	G	331003023	肠吻合术			次	仅适用于确定病变部位无法切除，旷置病变，行近端、远端肠肠吻合旁路手术	2416. 70	甲类	手术费
5122	45. 9402	横结肠－乙状结肠吻合术		手术	G	331003023	肠吻合术			次	仅适用于确定病变部位无法切除，旷置病变，行近端、远端肠肠吻合旁路手术	2416. 70	甲类	手术费

（续上表）

序号	手术操作诊断编码	手术操作名称	手术级别	操作类型	财务分类	编码	项目名称	项目内涵	除外内容	计价单位	说明	三级医疗服务价格（元）	医保结算类型	医疗收费项目类别
5123	45.9403	降结肠－直肠吻合术		手术	G	331003023	肠吻合术			次	仅适用于确定病变部位无法切除，旷置病变，行近端、远端肠肠吻合旁路手术	2416.70	甲类	手术费
5124	45.9404	结肠－直肠吻合术		手术	G	331003023	肠吻合术			次	仅适用于确定病变部位无法切除，旷置病变，行近端、远端肠肠吻合旁路手术	2416.70	甲类	手术费
5125	45.9405	乙状结肠－直肠吻合术		手术	G	331003023	肠吻合术			次	仅适用于确定病变部位无法切除，旷置病变，行近端、远端肠肠吻合旁路手术	2416.70	甲类	手术费
5126	45.9406	升结肠－横结肠吻合术		手术	G	331003023	肠吻合术			次	仅适用于确定病变部位无法切除，旷置病变，行近端、远端肠肠吻合旁路手术	2416.70	甲类	手术费
5127	45.9407	升结肠－降结肠吻合术		手术	G	331003023	肠吻合术			次	仅适用于确定病变部位无法切除，旷置病变，行近端、远端肠肠吻合旁路手术	2416.70	甲类	手术费

（续上表）

序号	手术操作诊断编码	手术操作名称	手术级别	操作类型	财务分类	编码	项目名称	项目内涵	除外内容	计价单位	说明	三级医疗服务价格（元）	医保结算类型	医疗收费项目类别
5128	45.9408	升结肠－直肠吻合术		手术	G	331003023	肠吻合术			次	仅适用于确定病变部位无法切除，旷置病变，行近端、远端肠肠吻合旁路手术	2416.70	甲类	手术费
5129	45.9500	肛门吻合术		手术	G	331003023	肠吻合术			次	仅适用于确定病变部位无法切除，旷置病变，行近端、远端肠肠吻合旁路手术	2416.70	甲类	手术费
5130	45.9500x001	直肠－肛门吻合术		手术	G	331003023	肠吻合术			次	仅适用于确定病变部位无法切除，旷置病变，行近端、远端肠肠吻合旁路手术	2416.70	甲类	手术费
5131	45.9501	结肠－肛门吻合术		手术	G	331003023	肠吻合术			次	仅适用于确定病变部位无法切除，旷置病变，行近端、远端肠肠吻合旁路手术	2416.70	甲类	手术费
5132	45.9502	回肠－肛门吻合术		手术	G	331003023	肠吻合术			次	仅适用于确定病变部位无法切除，旷置病变，行近端、远端肠肠吻合旁路手术	2416.70	甲类	手术费

（续上表）

序号	手术操作诊断编码	手术操作名称	手术级别	操作类型	财务分类	编码	项目名称	项目内涵	除外内容	计价单位	说明	三级医疗服务价格（元）	医保结算类型	医疗收费项目类别
5133	45.9503	降结肠－肛门吻合术		手术	G	331003023	肠吻合术			次	仅适用于确定病变部位无法切除，旷置病变，行近端、远端肠肠吻合旁路手术	2416.70	甲类	手术费
5134	45.9504	乙状结肠－肛门吻合术		手术	G	331003023	肠吻合术			次	仅适用于确定病变部位无法切除，旷置病变，行近端、远端肠肠吻合旁路手术	2416.70	甲类	手术费
5135	46.0100	小肠外置术		手术	G	331003009	肠倒置术			次		2028.00	甲类	手术费
5136	46.0100x001	回肠外置术		手术	G	331003009	肠倒置术			次		2028.00	甲类	手术费
5137	46.0101	十二指肠外置术		手术	G	331003009	肠倒置术			次		2028.00	甲类	手术费
5138	46.0102	襻式回肠造口术		手术	G	331003017	结肠造瘘（Colostomy）术	含双口或单口造瘘		次		2535.00	甲类	手术费
5139	46.0200	小肠外置段切除术		手术	G	331003023	肠吻合术			次	仅适用于确定病变部位无法切除，旷置病变，行近端、远端肠肠吻合旁路手术	2416.70	甲类	手术费
5140	46.0300	大肠外置术		手术	G	331003009	肠倒置术			次		2028.00	甲类	手术费
5141	46.0300x001	肠外置术［Mikulicz 手术］		手术	G	331003009	肠倒置术			次		2028.00	甲类	手术费
5142	46.0300x003	盲肠外置术		手术	G	331003009	肠倒置术			次		2028.00	甲类	手术费
5143	46.0300x004	结肠旷置术		手术	G	331003009	肠倒置术			次		2028.00	甲类	手术费
5144	46.0301	肠外置术（一期）		手术	G	331003009	肠倒置术			次		2028.00	甲类	手术费
5145	46.0302	襻式结肠造口术		手术	G	331003017	结肠造瘘（Colostomy）术	含双口或单口造瘘		次		2535.00	甲类	手术费
5146	46.0400	大肠外置段的切除术		手术	G	331003009	肠倒置术			次		2028.00	甲类	手术费
5147	46.0400x002	肠外置段的切除术		手术	G	331003007	肠切除术	含小肠、回盲部结肠部分切除		次		2433.60	甲类	手术费
5148	46.0401	肠外置术（二期）		手术	G	331003009	肠倒置术			次		2028.00	甲类	手术费
5149	46.0402	结肠襻切除术		手术	G	331003007	肠切除术	含小肠、回盲部结肠部分切除		次		2433.60	甲类	手术费

（续上表）

序号	手术操作诊断编码	手术操作名称	手术级别	操作类型	财务分类	编码	项目名称	项目内涵	除外内容	计价单位	说明	三级医疗服务价格（元）	医保结算类型	医疗收费项目类别
5150	46.1000	结肠造口术		手术	G	331003017	结肠造瘘（Colostomy）术	含双口或单口造瘘		次		2535.00	甲类	手术费
5151	46.1000x007	腹腔镜下结肠造口术		手术	G	331003017	结肠造瘘（Colostomy）术	含双口或单口造瘘		次		2535.00	甲类	手术费
5152	46.1000x007	腹腔镜下结肠造口术		手术	G	330000000－8	术中使用腹腔镜加收			次		1420.50	甲类	手术费
5153	46.1100	暂时性结肠造口术		手术	G	331003017	结肠造瘘（Colostomy）术	含双口或单口造瘘		次		2535.00	甲类	手术费
5154	46.1100x002	腹腔镜下结肠暂时性造口术		手术	G	331003017	结肠造瘘（Colostomy）术	含双口或单口造瘘		次		2535.00	甲类	手术费
5155	46.1100x002	腹腔镜下结肠暂时性造口术		手术	G	330000000－8	术中使用腹腔镜加收			次		1420.50	甲类	手术费
5156	46.1300	永久性结肠造口术		手术	G	331003017	结肠造瘘（Colostomy）术	含双口或单口造瘘		次		2535.00	甲类	手术费
5157	46.1301	腹腔镜乙状结肠永久性造口术		手术	G	331003017	结肠造瘘（Colostomy）术	含双口或单口造瘘		次		2535.00	甲类	手术费
5158	46.1301	腹腔镜乙状结肠永久性造口术		手术	G	330000000－8	术中使用腹腔镜加收			次		1420.50	甲类	手术费
5159	46.1400	结肠造口的延迟性切开		手术	G	331003017	结肠造瘘（Colostomy）术	含双口或单口造瘘		次		2535.00	甲类	手术费
5160	46.2000	回肠造口术		手术	G	331002009	胃肠造瘘术		一次性造瘘管	次		2197.00	甲类	手术费
5161	46.2001	腹腔镜回肠造口术		手术	G	331002009	胃肠造瘘术		一次性造瘘管	次		2197.00	甲类	手术费
5162	46.2001	腹腔镜回肠造口术		手术	G	330000000－8	术中使用腹腔镜加收			次		1420.50	甲类	手术费
5163	46.2100	暂时性回肠造口术		手术	G	331002009	胃肠造瘘术		一次性造瘘管	次		2197.00	甲类	手术费
5164	46.2200	节制性回肠造口术		手术	G	331002009	胃肠造瘘术		一次性造瘘管	次		2197.00	甲类	手术费
5165	46.2300	其他永久性回肠造口术		手术	G	331002009	胃肠造瘘术		一次性造瘘管	次		2197.00	甲类	手术费
5166	46.2300x001	回肠永久性造口术		手术	G	331002009	胃肠造瘘术		一次性造瘘管	次		2197.00	甲类	手术费
5167	46.2301	腹腔镜永久性回肠造口术		手术	G	331002009	胃肠造瘘术		一次性造瘘管	次		2197.00	甲类	手术费
5168	46.2301	腹腔镜永久性回肠造口术		手术	G	330000000－8	术中使用腹腔镜加收			次		1420.50	甲类	手术费
5169	46.3900	其他肠造口术		手术	G	331003017	结肠造瘘（Colostomy）术	含双口或单口造瘘		次		2535.00	甲类	手术费
5170	46.3900x002	空肠造口术		手术	G	331002009	胃肠造瘘术		一次性造瘘管	次		2197.00	甲类	手术费
5171	46.3900x006	腹腔镜下十二指肠造口术		手术	G	331002009	胃肠造瘘术		一次性造瘘管	次		2197.00	甲类	手术费
5172	46.3900x006	腹腔镜下十二指肠造口术		手术	G	330000000－8	术中使用腹腔镜加收			次		1420.50	甲类	手术费
5173	46.3900x007	腹腔镜下小肠造口术		手术	G	331002009	胃肠造瘘术		一次性造瘘管	次		2197.00	甲类	手术费
5174	46.3900x007	腹腔镜下小肠造口术		手术	G	330000000－8	术中使用腹腔镜加收			次		1420.50	甲类	手术费

（续上表）

序号	手术操作诊断编码	手术操作名称	手术级别	操作类型	财务分类	编码	项目名称	项目内涵	除外内容	计价单位	说明	三级医疗服务价格（元）	医保结算类型	医疗收费项目类别
5175	46.3900x008	暂时性盲肠造口术		手术	G	331002009	胃肠造瘘术		一次性造瘘管	次		2197.00	甲类	手术费
5176	46.3901	空肠（营养性）造口术		手术	G	331002009	胃肠造瘘术		一次性造瘘管	次		2197.00	甲类	手术费
5177	46.3902	十二指肠造口术		手术	G	331002009	胃肠造瘘术		一次性造瘘管	次		2197.00	甲类	手术费
5178	46.3903	输入襻造口术		手术	G	331002009	胃肠造瘘术		一次性造瘘管	次		2197.00	甲类	手术费
5179	46.3904	小肠造口术		手术	G	331002009	胃肠造瘘术		一次性造瘘管	次		2197.00	甲类	手术费
5180	46.3905	腹腔镜空肠造口术		手术	G	331002009	胃肠造瘘术		一次性造瘘管	次		2197.00	甲类	手术费
5181	46.3905	腹腔镜空肠造口术		手术	G	330000000－8	术中使用腹腔镜加收			次		1420.50	甲类	手术费
5182	46.4000	肠造口修复术		手术	G	331008005－3	造口旁疝原位修补术		补片	次		1690.00	甲类	手术费
5183	46.4100	小肠造口修复术		手术	G	331008005－3	造口旁疝原位修补术		补片	次		1690.00	甲类	手术费
5184	46.4101	回肠造口修复术		手术	G	331008005－3	造口旁疝原位修补术		补片	次		1690.00	甲类	手术费
5185	46.4102	空肠造口修复术		手术	G	331008005－3	造口旁疝原位修补术		补片	次		1690.00	甲类	手术费
5186	46.4103	回肠造口周围疝修补术		手术	G	331008005－3	造口旁疝原位修补术		补片	次		1690.00	甲类	手术费
5187	46.4200	结肠造口周围疝修补术		手术	G	331008005－3	造口旁疝原位修补术		补片	次		1690.00	甲类	手术费
5188	46.4201	腹腔镜结肠造口周围疝修补术		手术	G	331008005－3	造口旁疝原位修补术		补片	次		1690.00	甲类	手术费
5189	46.4201	腹腔镜结肠造口周围疝修补术		手术	G	330000000－8	术中使用腹腔镜加收			次		1420.50	甲类	手术费
5190	46.4202	腹腔镜结肠造口周围疝无张力成形术		手术	G	331008005－3	造口旁疝原位修补术		补片	次		1690.00	甲类	手术费
5191	46.4202	腹腔镜结肠造口周围疝无张力成形术		手术	G	330000000－8	术中使用腹腔镜加收			次		1420.50	甲类	手术费
5192	46.4300	大肠造口的其他修复术		手术	G	331008005－3	造口旁疝原位修补术		补片	次		1690.00	甲类	手术费
5193	46.4300x004	横结肠造口重建术		手术	G	331003017	结肠造瘘（Colostomy）术	含双口或单口造瘘		次		2535.00	甲类	手术费
5194	46.4300x005	结肠造口扩大术		手术	G	331003017	结肠造瘘（Colostomy）术	含双口或单口造瘘		次		2535.00	甲类	手术费
5195	46.4301	结肠造口修复术		手术	G	331008005－3	造口旁疝原位修补术		补片	次		1690.00	甲类	手术费
5196	46.4302	横结肠造口修复术		手术	G	331008005－3	造口旁疝原位修补术		补片	次		1690.00	甲类	手术费
5197	46.4303	降结肠造口修复术		手术	G	331008005－3	造口旁疝原位修补术		补片	次		1690.00	甲类	手术费
5198	46.5000	肠造口闭合术		手术	G	310905034S	内镜下瘘口闭合术	不含内镜检查		次		1311.00	甲类	治疗费
5199	46.5100	小肠造口闭合术		手术	G	310905034S	内镜下瘘口闭合术	不含内镜检查		次		1311.00	甲类	治疗费
5200	46.5100x002	回肠造口还纳术		手术	G	331003011	肠造瘘还纳术	含肠吻合术		次		2433.60	甲类	手术费
5201	46.5100x004	空肠造口还纳术		手术	G	331003011	肠造瘘还纳术	含肠吻合术		次		2433.60	甲类	手术费

（续上表）

序号	手术操作诊断编码	手术操作名称	手术级别	操作类型	财务分类	编码	项目名称	项目内涵	除外内容	计价单位	说明	三级医疗服务价格（元）	医保结算类型	医疗收费项目类别
5202	46.5100x006	小肠造口还纳术		手术	G	331003011	肠造瘘还纳术	含肠吻合术		次		2433.60	甲类	手术费
5203	46.5101	回肠造口闭合术		手术	G	310905034S	内镜下瘘口闭合术	不含内镜检查		次		1311.00	甲类	治疗费
5204	46.5102	空肠造口闭合术		手术	G	310905034S	内镜下瘘口闭合术	不含内镜检查		次		1311.00	甲类	治疗费
5205	46.5200	大肠造口闭合术		手术	G	310905034S	内镜下瘘口闭合术	不含内镜检查		次		1311.00	甲类	治疗费
5206	46.5200x006	结肠造口还纳术		手术	G	331003011	肠造瘘还纳术	含肠吻合术		次		2433.60	甲类	手术费
5207	46.5200x010	乙状结肠造口还纳术		手术	G	331003011	肠造瘘还纳术	含肠吻合术		次		2433.60	甲类	手术费
5208	46.5200x011	横结肠造口还纳术		手术	G	331003011	肠造瘘还纳术	含肠吻合术		次		2433.60	甲类	手术费
5209	46.5200x012	降结肠造口闭合术		手术	G	310905034S	内镜下瘘口闭合术	不含内镜检查		次		1311.00	甲类	治疗费
5210	46.5201	盲肠造口闭合术		手术	G	310905034S	内镜下瘘口闭合术	不含内镜检查		次		1311.00	甲类	治疗费
5211	46.5202	结肠造口闭合术		手术	G	310905034S	内镜下瘘口闭合术	不含内镜检查		次		1311.00	甲类	治疗费
5212	46.5203	乙状结肠造口闭合术		手术	G	310905034S	内镜下瘘口闭合术	不含内镜检查		次		1311.00	甲类	治疗费
5213	46.5204	横结肠造口闭合术		手术	G	310905034S	内镜下瘘口闭合术	不含内镜检查		次		1311.00	甲类	治疗费
5214	46.6000	肠固定术		手术	G	331003013	肠排列术（固定术）			次		2704.00	甲类	手术费
5215	46.6100	小肠固定至腹壁		手术	G	331003013	肠排列术（固定术）			次		2704.00	甲类	手术费
5216	46.6101	回肠固定术		手术	G	331003013	肠排列术（固定术）			次		2704.00	甲类	手术费
5217	46.6200	小肠其他固定术		手术	G	331003013	肠排列术（固定术）			次		2704.00	甲类	手术费
5218	46.6200x003	小肠排列术		手术	G	331003013	肠排列术（固定术）			次		2704.00	甲类	手术费
5219	46.6200x004	小肠外排列术		手术	G	331003013	肠排列术（固定术）			次		2704.00	甲类	手术费
5220	46.6300	大肠固定至腹壁		手术	G	331003015	乙状结肠悬吊术			次		2974.40	甲类	手术费
5221	46.6301	盲肠－升结肠固定术		手术	G	331003015	乙状结肠悬吊术			次		2974.40	甲类	手术费
5222	46.6302	乙状结肠－腹壁固定术［Moschowitz 手术］		手术	G	331003015	乙状结肠悬吊术			次		2974.40	甲类	手术费
5223	46.6400x001	腹腔镜下结肠固定术		手术	G	331003015	乙状结肠悬吊术			次		2974.40	甲类	手术费
5224	46.6400x001	腹腔镜下结肠固定术		手术	G	330000000－8	术中使用腹腔镜加收			次		1420.50	甲类	手术费
5225	46.6401	盲肠固定术		手术	G	331003015	乙状结肠悬吊术			次		2974.40	甲类	手术费
5226	46.6402	乙状结肠固定术		手术	G	331003015	乙状结肠悬吊术			次		2974.40	甲类	手术费
5227	46.6403	结肠固定术		手术	G	331003015	乙状结肠悬吊术			次		2974.40	甲类	手术费
5228	46.7100	十二指肠裂伤缝合术		手术	G	331002011	胃肠穿孔修补术			次		2433.60	甲类	手术费
5229	46.7200	十二指肠瘘的闭合术		手术	G	331003012	肠瘘切除术			次		2332.20	甲类	手术费
5230	46.7300	小肠裂伤缝合术，除外十二指肠		手术	G	331002011	胃肠穿孔修补术			次		2433.60	甲类	手术费
5231	46.7300x005	小肠破裂修补术		手术	G	331002011	胃肠穿孔修补术			次		2433.60	甲类	手术费
5232	46.7301	空肠裂伤修补术		手术	G	331002011	胃肠穿孔修补术			次		2433.60	甲类	手术费

（续上表）

序号	手术操作诊断编码	手术操作名称	手术级别	操作类型	财务分类	编码	项目名称	项目内涵	除外内容	计价单位	说明	三级医疗服务价格（元）	医保结算类型	医疗收费项目类别
5233	46.7302	回肠裂伤修补术		手术	G	331002011	胃肠穿孔修补术			次		2433.60	甲类	手术费
5234	46.7303	腹腔镜小肠裂伤修补术		手术	G	331002011	胃肠穿孔修补术			次		2433.60	甲类	手术费
5235	46.7303	腹腔镜小肠裂伤修补术		手术	G	330000000－8	术中使用腹腔镜加收			次		1420.50	甲类	手术费
5236	46.7400	小肠瘘修补术，除外十二指肠		手术	G	331003012	肠瘘切除术			次		2332.20	甲类	手术费
5237	46.7400x004	小肠瘘修补术		手术	G	331003012	肠瘘切除术			次		2332.20	甲类	手术费
5238	46.7401	小肠－小肠吻合口瘘修补术		手术	G	331003012	肠瘘切除术			次		2332.20	甲类	手术费
5239	46.7402	小肠－大肠吻合口瘘修补术		手术	G	331003012	肠瘘切除术			次		2332.20	甲类	手术费
5240	46.7403	空肠瘘修补术		手术	G	331003012	肠瘘切除术			次		2332.20	甲类	手术费
5241	46.7404	小肠腹壁瘘切除术		手术	G	331003012	肠瘘切除术			次		2332.20	甲类	手术费
5242	46.7405	小肠－乙状结肠瘘切除术		手术	G	331003012	肠瘘切除术			次		2332.20	甲类	手术费
5243	46.7500	大肠裂伤缝合术		手术	G	331002011	胃肠穿孔修补术			次		2433.60	甲类	手术费
5244	46.7500x004	结肠破裂修补术		手术	G	331002011	胃肠穿孔修补术			次		2433.60	甲类	手术费
5245	46.7501	横结肠裂伤修补术		手术	G	331002011	胃肠穿孔修补术			次		2433.60	甲类	手术费
5246	46.7502	乙状结肠裂伤修补术		手术	G	331002011	胃肠穿孔修补术			次		2433.60	甲类	手术费
5247	46.7503	盲肠裂伤修补术		手术	G	331002011	胃肠穿孔修补术			次		2433.60	甲类	手术费
5248	46.7504	升结肠裂伤修补术		手术	G	331002011	胃肠穿孔修补术			次		2433.60	甲类	手术费
5249	46.7505	降结肠裂伤修补术		手术	G	331002011	胃肠穿孔修补术			次		2433.60	甲类	手术费
5250	46.7506	腹腔镜下结肠裂伤修补术		手术	G	331002011	胃肠穿孔修补术			次		2433.60	甲类	手术费
5251	46.7506	腹腔镜下结肠裂伤修补术		手术	G	330000000－8	术中使用腹腔镜加收			次		1420.50	甲类	手术费
5252	46.7600	大肠瘘修补术		手术	G	331002011	胃肠穿孔修补术			次		2433.60	甲类	手术费
5253	46.7601	乙状结肠瘘修补术		手术	G	331002011	胃肠穿孔修补术			次		2433.60	甲类	手术费
5254	46.7602	盲肠瘘修补术		手术	G	331002011	胃肠穿孔修补术			次		2433.60	甲类	手术费
5255	46.7603	结肠瘘修补术		手术	G	331002011	胃肠穿孔修补术			次		2433.60	甲类	手术费
5256	46.7604	腹腔镜下结肠瘘修补术	四级	手术	G	331002011	胃肠穿孔修补术			次		2433.60	甲类	手术费
5257	46.7604	腹腔镜下结肠瘘修补术	四级	手术	G	330000000－8	术中使用腹腔镜加收			次		1420.50	甲类	手术费
5258	46.7900	肠的其他修补术		手术	G	331002011	胃肠穿孔修补术			次		2433.60	甲类	手术费
5259	46.7900x009	腹腔镜下十二指肠成形术	四级	手术	G	331003002	十二指肠成形术	含十二指肠闭锁切除术		次		3380.00	甲类	手术费
5260	46.7900x009	腹腔镜下十二指肠成形术	四级	手术	G	330000000－8	术中使用腹腔镜加收			次		1420.50	甲类	手术费
5261	46.7901	肠穿孔修补术		手术	G	331002011	胃肠穿孔修补术			次		2433.60	甲类	手术费
5262	46.7902	十二指肠成形术	四级	手术	G	331003002	十二指肠成形术	含十二指肠闭锁切除术		次		3380.00	甲类	手术费
5263	46.7903	小肠浆膜修补术		手术	G	331002011	胃肠穿孔修补术			次		2433.60	甲类	手术费
5264	46.7904	十二指肠憩室修补术		手术	G	331003001	十二指肠憩室切除术			次		3380.00	甲类	手术费

（续上表）

序号	手术操作诊断编码	手术操作名称	手术级别	操作类型	财务分类	编码	项目名称	项目内涵	除外内容	计价单位	说明	三级医疗服务价格（元）	医保结算类型	医疗收费项目类别
5265	46.8001	肠系膜扭转复位术		手术	G	331003006	肠扭转肠套叠复位术			次		2112.50	甲类	手术费
5266	46.8002	肠套叠复位术		手术	E	310903012	肠套叠手法复位			次		232.82	甲类	治疗费
5267	46.8100x001	腹腔镜下小肠扭转复位术		手术	G	331003006	肠扭转肠套叠复位术			次		2112.50	甲类	手术费
5268	46.8100x001	腹腔镜下小肠扭转复位术		手术	G	330000000－8	术中使用腹腔镜加收			次		1420.50	甲类	手术费
5269	46.8100x002	腹腔镜下小肠套叠复位术		手术	G	331003006	肠扭转肠套叠复位术			次		2112.50	甲类	手术费
5270	46.8100x002	腹腔镜下小肠套叠复位术		手术	G	330000000－8	术中使用腹腔镜加收			次		1420.50	甲类	手术费
5271	46.8101	小肠扭转复位术		手术	G	331003006	肠扭转肠套叠复位术			次		2112.50	甲类	手术费
5272	46.8102	小肠套叠复位术		手术	E	310903012	肠套叠手法复位			次		232.82	甲类	治疗费
5273	46.8200x001	腹腔镜下大肠扭转复位术		手术	G	331003006	肠扭转肠套叠复位术			次		2112.50	甲类	手术费
5274	46.8200x001	腹腔镜下大肠扭转复位术		手术	G	330000000－8	术中使用腹腔镜加收			次		1420.50	甲类	手术费
5275	46.8200x002	腹腔镜下大肠套叠复位术		手术	G	331003006	肠扭转肠套叠复位术			次		2112.50	甲类	手术费
5276	46.8200x002	腹腔镜下大肠套叠复位术		手术	G	330000000－8	术中使用腹腔镜加收			次		1420.50	甲类	手术费
5277	46.8201	大肠扭转复位术		手术	G	331003006	肠扭转肠套叠复位术			次		2112.50	甲类	手术费
5278	46.8202	大肠套叠复位术		手术	E	310903012	肠套叠手法复位			次		232.82	甲类	治疗费
5279	46.8700	结肠支架的其他非内镜置入术		手术	G	310903008	肠道支架置入术		支架	次		756.68	甲类	治疗费
5280	46.9100	乙状结肠肌切开术		手术	G	310905029S	经口内镜下肌切开术（PO-EM）	不含内镜检查		次		2759.00	甲类	治疗费
5281	46.9200	结肠其他部分肌切开术		手术	G	310905029S	经口内镜下肌切开术（PO-EM）	不含内镜检查		次		2759.00	甲类	治疗费
5282	46.9200x001	结肠肌切开术		手术	G	310905029S	经口内镜下肌切开术（PO-EM）	不含内镜检查		次		2759.00	甲类	治疗费
5283	46.9201	结肠隔膜切开术		手术	G	310905029S	经口内镜下肌切开术（PO-EM）	不含内镜检查		次		2759.00	甲类	治疗费
5284	46.9401	直肠吻合口狭窄切开术		手术	G	331004004	直肠狭窄扩张术			次		1014.00	甲类	手术费
5285	46.9700	肠移植		手术	G	331701005	小肠移植术	含患者原位小肠切除、移植小肠术前或术中整复、移植小肠植入，以及切开、吻合、关闭、缝合等手术步骤的人力资源和基本物质资源消耗		次		8450.00	丙类	手术费
5286	47.0100	腹腔镜下阑尾切除术		手术	G	331003022	阑尾切除术	指单纯性		次		1149.20	甲类	手术费
5287	47.0100	腹腔镜下阑尾切除术		手术	G	330000000－8	术中使用腹腔镜加收			次		1420.50	甲类	手术费
5288	47.0900	其他阑尾切除术		手术	G	331003022	阑尾切除术	指单纯性		次		1149.20	甲类	手术费

（续上表）

序号	手术操作诊断编码	手术操作名称	手术级别	操作类型	财务分类	编码	项目名称	项目内涵	除外内容	计价单位	说明	三级医疗服务价格（元）	医保结算类型	医疗收费项目类别
5289	47.0900x001	内镜下经盲肠阑尾切除术		手术	G	331003022	阑尾切除术	指单纯性		次		1149.20	甲类	手术费
5290	47.0900x001	内镜下经盲肠阑尾切除术		手术	G	330000000－13	术中使用其他内镜加收			次		354.00	甲类	手术费
5291	47.0900x002	阑尾病损切除术		手术	G	331003022	阑尾切除术	指单纯性		次		1149.20	甲类	手术费
5292	47.0901	阑尾切除术		手术	G	331003022	阑尾切除术	指单纯性		次		1149.20	甲类	手术费
5293	47.0902	阑尾残端切除术		手术	G	331003022	阑尾切除术	指单纯性		次		1149.20	甲类	手术费
5294	47.1100	腹腔镜下附带阑尾切除术		手术	G	331003022	阑尾切除术	指单纯性		次		1149.20	甲类	手术费
5295	47.1100	腹腔镜下附带阑尾切除术		手术	G	330000000－8	术中使用腹腔镜加收			次		1420.50	甲类	手术费
5296	47.1900	其他的附带阑尾切除术		手术	G	331003022	阑尾切除术	指单纯性		次		1149.20	甲类	手术费
5297	47.1900x001	附带阑尾切除术		手术	G	331003022	阑尾切除术	指单纯性		次		1149.20	甲类	手术费
5298	47.2x01	腹腔镜下阑尾脓肿引流术		手术	G	330000000－8	术中使用腹腔镜加收			次		1420.50	甲类	手术费
5299	47.9100	阑尾造口术		手术	G	331002009	胃肠造瘘术		一次性造瘘管	次		2197.00	甲类	手术费
5300	47.9200	阑尾瘘管闭合术		手术	G	331002009	胃肠造瘘术		一次性造瘘管	次		2197.00	甲类	手术费
5301	47.9901	阑尾内翻包埋术		手术	G	331003022	阑尾切除术	指单纯性		次		1149.20	甲类	手术费
5302	48.0x00	直肠切开术		手术	G	331004005	直肠后间隙切开术			次		1690.00	甲类	手术费
5303	48.0x00x002	直肠切开引流术		手术	G	331004009	直肠肛门周围脓肿切开排脓术			次		338.00	甲类	手术费
5304	48.0x00x003	直肠切开探查术		手术	G	331004005	直肠后间隙切开术			次		1690.00	甲类	手术费
5305	48.0x01	直肠减压术		手术	G	331004004	直肠狭窄扩张术			次		1014.00	甲类	手术费
5306	48.0x02	肛门闭锁减压术		手术	G	331004026	肛门成形术	指肛门闭锁、肛门失禁、括约肌修复等；不含肌瓣移植术		次		3380.00	甲类	手术费
5307	48.0x04	直肠脓肿切开引流术		手术	G	331004009	直肠肛门周围脓肿切开排脓术			次		338.00	甲类	手术费
5308	48.1x00	直肠造口		手术	G	331103012	直肠膀胱术	含乙状结肠造瘘		次		3042.00	甲类	手术费
5309	48.2500	开放性直肠活组织检查		手术	D	310904001	直肠镜检查	含活检	一次性内窥镜护套	次		156.00	甲类	检查费
5310	48.3100	直肠病损或组织的根治性电凝固术		手术	G	310903010	经肠镜特殊治疗	含取异物、止血、息肉肿物切除等病变		次		582.06	甲类	治疗费
5311	48.3100	直肠病损或组织的根治性电凝固术		手术	G	310903010－3	经肠镜特殊治疗加收（电凝）			次		118.00	甲类	治疗费
5312	48.3101	直肠病损根治性电凝固术		手术	G	310903010	经肠镜特殊治疗	含取异物、止血、息肉肿物切除等病变		次		582.06	甲类	治疗费
5313	48.3101	直肠病损根治性电凝固术		手术	G	310903010－3	经肠镜特殊治疗加收（电凝）			次		118.00	甲类	治疗费

（续上表）

序号	手术操作诊断编码	手术操作名称	手术级别	操作类型	财务分类	编码	项目名称	项目内涵	除外内容	计价单位	说明	三级医疗服务价格（元）	医保结算类型	医疗收费项目类别
5314	48. 3200	直肠病损或组织的其他电凝固术		手术	G	310903010 – 3	经肠镜特殊治疗加收（电凝）			次		118. 00	甲类	治疗费
5315	48. 3200	直肠病损或组织的其他电凝固术		手术	G	310903010	经肠镜特殊治疗	含取异物、止血、息肉肿物切除等病变		次		582. 06	甲类	治疗费
5316	48. 3200x003	直肠病损电凝术		手术	G	310903010	经肠镜特殊治疗	含取异物、止血、息肉肿物切除等病变		次		582. 06	甲类	治疗费
5317	48. 3200x003	直肠病损电凝术		手术	G	310903010 – 3	经肠镜特殊治疗加收（电凝）			次		118. 00	甲类	治疗费
5318	48. 3201	直肠病损电切术		手术	G	310903010	经肠镜特殊治疗	含取异物、止血、息肉肿物切除等病变		次		582. 06	甲类	治疗费
5319	48. 3201	直肠病损电切术		手术	G	310903010 – 4	经肠镜特殊治疗加收（电切）			次		118. 00	甲类	治疗费
5320	48. 3300	直肠病损或组织的激光破坏术		手术	G	310903010	经肠镜特殊治疗	含取异物、止血、息肉肿物切除等病变		次		582. 06	甲类	治疗费
5321	48. 3300	直肠病损或组织的激光破坏术		手术	G	310903010 – 2	经肠镜特殊治疗加收（激光）			次		118. 00	甲类	治疗费
5322	48. 3301	直肠病损激光切除术		手术	G	310903010	经肠镜特殊治疗	含取异物、止血、息肉肿物切除等病变		次		582. 06	甲类	治疗费
5323	48. 3301	直肠病损激光切除术		手术	G	310903010 – 2	经肠镜特殊治疗加收（激光）			次		118. 00	甲类	治疗费
5324	48. 3400	直肠病损或组织的冷冻破坏术		手术	G	310903010	经肠镜特殊治疗	含取异物、止血、息肉肿物切除等病变		次		582. 06	甲类	治疗费
5325	48. 3401	直肠病损冷冻术		手术	G	310903010	经肠镜特殊治疗	含取异物、止血、息肉肿物切除等病变		次		582. 06	甲类	治疗费
5326	48. 3500	直肠病损或组织的局部切除术		手术	G	310903010	经肠镜特殊治疗	含取异物、止血、息肉肿物切除等病变		次		582. 06	甲类	治疗费
5327	48. 3500x001	内镜下直肠病损氩离子凝固术		手术	G	310903010	经肠镜特殊治疗	含取异物、止血、息肉肿物切除等病变		次		582. 06	甲类	治疗费
5328	48. 3500x001	内镜下直肠病损氩离子凝固术		手术	G	310903010 – 6	经肠镜特殊治疗加收（氩气刀）			次		118. 00	甲类	治疗费
5329	48. 3501	直肠病损切除术		手术	G	310903010	经肠镜特殊治疗	含取异物、止血、息肉肿物切除等病变		次		582. 06	甲类	治疗费
5330	48. 3502	经肛门直肠病损切除术		手术	G	331004035S	经肛门腔镜直肠全系膜切除术（TATME）	指经肛门利用经肛微创外科或经肛内镜显微外科手术平台，联合或不联合腹腔镜，行直肠全系膜切除，直肠切除及肠吻合术，含保留肛门，区域淋巴结清扫；不含盆腔脏器切除		次		5460. 00	甲类	手术费
5331	48. 3503	经骶尾直肠病损切除术		手术	G	331004010	经骶尾部直肠癌切除术	含区域淋巴结清扫		次		4225. 00	甲类	手术费

（续上表）

序号	手术操作诊断编码	手术操作名称	手术级别	操作类型	财务分类	编码	项目名称	项目内涵	除外内容	计价单位	说明	三级医疗服务价格（元）	医保结算类型	医疗收费项目类别
5332	48.3504	经阴道直肠病损切除术		手术	G	331004011	经腹会阴直肠癌根治术（Miles 手术）	含结肠造口，区域淋巴结清扫；不含子宫、卵巢切除		次		5460.00	甲类	手术费
5333	48.3505	直肠后壁病损切除术		手术	G	310903010	经肠镜特殊治疗	含取异物、止血、息肉肿物切除等病变		次		582.06	甲类	治疗费
5334	48.3507	腹腔镜直肠病损切除术	四级	手术	G	331004003	经内镜肠良性肿物切除术	指电凝，含息肉、腺瘤	注射针（内镜专用）	次		1554.80	丙类	手术费
5335	48.3507	腹腔镜直肠病损切除术	四级	手术	G	330000000－8	术中使用腹腔镜加收			次		1420.50	甲类	手术费
5336	48.3513	经肛门内镜下直肠病变微创手术［TEM］	四级	手术	G	331004035S	经肛门腔镜直肠全系膜切除术（TATME）	指经肛门利用经肛微创外科或经肛内镜显微外科手术平台，联合或不联合腹腔镜，行直肠全系膜切除，直肠切除及肠吻合术，含保留肛门，区域淋巴结清扫；不含盆腔脏器切除		次		5460.00	甲类	手术费
5337	48.3514	经肛门内镜直肠显微手术（TaTEM）	四级	手术	G	331004035S	经肛门腔镜直肠全系膜切除术（TATME）	指经肛门利用经肛微创外科或经肛内镜显微外科手术平台，联合或不联合腹腔镜，行直肠全系膜切除，直肠切除及肠吻合术，含保留肛门，区域淋巴结清扫；不含盆腔脏器切除		次		5460.00	甲类	手术费
5338	48.3601	直肠息肉切除术		手术	G	310903010	经肠镜特殊治疗	含取异物、止血、息肉肿物切除等病变		次		582.06	甲类	治疗费
5339	48.4000	直肠拖出切除术	四级	手术	G	331004012	经腹直肠癌根治术（Dixon 手术）	含保留肛门，区域淋巴结清扫；不含子宫、卵巢切除		次		5460.00	甲类	手术费
5340	48.4100	索夫直肠黏膜下切除术	四级	手术	G	310905033S	经内镜黏膜下肿物切除术（ESE）	指在内镜下切除消化道管壁固有肌层内生型黏膜下肿物，不含内镜检查		次		2766.00	甲类	治疗费
5341	48.4101	直肠黏膜下切除术		手术	G	331004018	直肠黏膜环切术	含肛门缩窄术		次		2535.00	甲类	手术费
5342	48.4102	经肛门直肠黏膜环切术		手术	G	310905033S	经内镜黏膜下肿物切除术（ESE）	指在内镜下切除消化道管壁固有肌层内生型黏膜下肿物，不含内镜检查		次		2766.00	甲类	治疗费
5343	48.4103	直肠黏膜下环切术		手术	G	331004018	直肠黏膜环切术	含肛门缩窄术		次		2535.00	甲类	手术费
5344	48.4104	直肠内拖出切除术		手术	G	331004012	经腹直肠癌根治术（Dixon手术）	含保留肛门，区域淋巴结清扫；不含子宫、卵巢切除		次		5460.00	甲类	手术费
5345	48.4105	直肠黏膜切除术		手术	G	331004018	直肠黏膜环切术	含肛门缩窄术		次		2535.00	甲类	手术费
5346	48.4106	腹腔镜直肠黏膜下切除术	四级	手术	G	310905033S	经内镜黏膜下肿物切除术（ESE）	指在内镜下切除消化道管壁固有肌层内生型黏膜下肿物，不含内镜检查		次		2766.00	甲类	治疗费

（续上表）

序号	手术操作诊断编码	手术操作名称	手术级别	操作类型	财务分类	编码	项目名称	项目内涵	除外内容	计价单位	说明	三级医疗服务价格（元）	医保结算类型	医疗收费项目类别
5347	48.4106	腹腔镜直肠黏膜下切除术	四级	手术	G	310000000－7	诊疗中使用腹腔镜加收			次		1420.50	甲类	治疗费
5348	48.4200	腹腔镜直肠拖出切除术	四级	手术	G	330000000－8	术中使用腹腔镜加收			次		1420.50	甲类	手术费
5349	48.4200	腹腔镜直肠拖出切除术	四级	手术	G	331004012	经腹直肠癌根治术（Dixon 手术）	含保留肛门，区域淋巴结清扫；不含子宫、卵巢切除		次		5460.00	甲类	手术费
5350	48.4300	开放性直肠拖出切除术		手术	G	331004012	经腹直肠癌根治术（Dixon 手术）	含保留肛门，区域淋巴结清扫；不含子宫、卵巢切除		次		5460.00	甲类	手术费
5351	48.4900	直肠其他拖出切除术		手术	G	331004012	经腹直肠癌根治术（Dixon 手术）	含保留肛门，区域淋巴结清扫；不含子宫、卵巢切除		次		5460.00	甲类	手术费
5352	48.4900x002	直肠切除术［Swenson 手术］		手术	G	331004012	经腹直肠癌根治术（Dixon 手术）	含保留肛门，区域淋巴结清扫；不含子宫、卵巢切除		次		5460.00	甲类	手术费
5353	48.4900x003	直肠－腹－会阴拖出切除术	四级	手术	G	331004011	经腹会阴直肠癌根治术（Miles 手术）	含结肠造口，区域淋巴结清扫；不含子宫、卵巢切除		次		5460.00	甲类	手术费
5354	48.4901	会阴－直肠拖出术	四级	手术	G	331004011	经腹会阴直肠癌根治术（Miles 手术）	含结肠造口，区域淋巴结清扫；不含子宫、卵巢切除		次		5460.00	甲类	手术费
5355	48.4902	经前会阴超低位直肠切除术	四级	手术	G	331004012	经腹直肠癌根治术（Dixon 手术）	含保留肛门，区域淋巴结清扫；不含子宫、卵巢切除		次		5460.00	甲类	手术费
5356	48.4903	腹腔镜辅助经前会阴超低位直肠切除术	四级	手术	G	330000000－8	术中使用腹腔镜加收			次		1420.50	甲类	手术费
5357	48.4903	腹腔镜辅助经前会阴超低位直肠切除术	四级	手术	G	331004012	经腹直肠癌根治术（Dixon 手术）	含保留肛门，区域淋巴结清扫；不含子宫、卵巢切除		次		5460.00	甲类	手术费
5358	48.4904	斯文林直肠切除术	四级	手术	G	331003007	肠切除术	含小肠、回盲部结肠部分切除		次		2433.60	甲类	手术费
5359	48.5000	腹会阴直肠切除术	四级	手术	G	331003007	肠切除术	含小肠、回盲部结肠部分切除		次		2433.60	甲类	手术费
5360	48.5100	腹腔镜下腹会阴直肠切除术	四级	手术	G	331003007	肠切除术	含小肠、回盲部结肠部分切除		次		2433.60	甲类	手术费
5361	48.5100	腹腔镜下腹会阴直肠切除术	四级	手术	G	330000000－8	术中使用腹腔镜加收			次		1420.50	甲类	手术费
5362	48.5100x002	腹腔镜下经肛提肌外腹会阴直肠联合切除术［LELAPE 手术］	四级	手术	G	331004011	经腹会阴直肠癌根治术（Miles 手术）	含结肠造口，区域淋巴结清扫；不含子宫、卵巢切除		次		5460.00	甲类	手术费
5363	48.5100x002	腹腔镜下经肛提肌外腹会阴直肠联合切除术［LELAPE 手术］	四级	手术	G	330000000－8	术中使用腹腔镜加收			次		1420.50	甲类	手术费
5364	48.5200	开放性腹会阴直肠切除术	四级	手术	G	331004011	经腹会阴直肠癌根治术（Miles 手术）	含结肠造口，区域淋巴结清扫；不含子宫、卵巢切除		次		5460.00	甲类	手术费
5365	48.5201	肛提肌外腹会阴直肠联合切除术	四级	手术	G	331004011	经腹会阴直肠癌根治术（Miles 手术）	含结肠造口，区域淋巴结清扫；不含子宫、卵巢切除		次		5460.00	甲类	手术费
5366	48.5900	其他腹会阴直肠切除术	四级	手术	G	331003007	肠切除术	含小肠、回盲部结肠部分切除		次		2433.60	甲类	手术费

（续上表）

序号	手术操作诊断编码	手术操作名称	手术级别	操作类型	财务分类	编码	项目名称	项目内涵	除外内容	计价单位	说明	三级医疗服务价格（元）	医保结算类型	医疗收费项目类别
5367	48.5900x001	直肠全部切除术	四级	手术	G	331004011	经腹会阴直肠癌根治术（Miles 手术）	含结肠造口，区域淋巴结清扫；不含子宫、卵巢切除		次		5460.00	甲类	手术费
5368	48.6100	经骶直肠乙状结肠切除术	四级	手术	G	331004010	经骶尾部直肠癌切除术	含区域淋巴结清扫		次		4225.00	甲类	手术费
5369	48.6100x001	腹腔镜下经腹直肠乙状结肠切除术	四级	手术	G	331004011	经腹会阴直肠癌根治术（Miles 手术）	含结肠造口，区域淋巴结清扫；不含子宫、卵巢切除		次		5460.00	甲类	手术费
5370	48.6100x001	腹腔镜下经腹直肠乙状结肠切除术	四级	手术	G	330000000-8	术中使用腹腔镜加收			次		1420.50	甲类	手术费
5371	48.6100x002	腹腔镜下经骶直肠乙状结肠切除术	四级	手术	G	331004010	经骶尾部直肠癌切除术	含区域淋巴结清扫		次		4225.00	甲类	手术费
5372	48.6100x002	腹腔镜下经骶直肠乙状结肠切除术	四级	手术	G	330000000-8	术中使用腹腔镜加收			次		1420.50	甲类	手术费
5373	48.6200	直肠前切除术同时伴结肠造口术	四级	手术	G	331004011	经腹会阴直肠癌根治术（Miles 手术）	含结肠造口，区域淋巴结清扫；不含子宫、卵巢切除		次		5460.00	甲类	手术费
5374	48.6201	腹腔镜下直肠前切除伴结肠造口术	四级	手术	G	331004011	经腹会阴直肠癌根治术（Miles 手术）	含结肠造口，区域淋巴结清扫；不含子宫、卵巢切除		次		5460.00	甲类	手术费
5375	48.6201	腹腔镜下直肠前切除伴结肠造口术	四级	手术	G	330000000-8	术中使用腹腔镜加收			次		1420.50	甲类	手术费
5376	48.6300	其他直肠前切除术	四级	手术	G	331003007	肠切除术	含小肠、回盲部结肠部分切除		次		2433.60	甲类	手术费
5377	48.6300x001	腹腔镜下经括约肌间直肠前切除术（ISR）	四级	手术	G	331004011	经腹会阴直肠癌根治术（Miles 手术）	含结肠造口，区域淋巴结清扫；不含子宫、卵巢切除		次		5460.00	甲类	手术费
5378	48.6300x001	腹腔镜下经括约肌间直肠前切除术（ISR）	四级	手术	G	330000000-8	术中使用腹腔镜加收			次		1420.50	甲类	手术费
5379	48.6300x002	腹腔镜下经自然腔道直肠前切除术（NOSES）	四级	手术	G	331004011	经腹会阴直肠癌根治术（Miles 手术）	含结肠造口，区域淋巴结清扫；不含子宫、卵巢切除		次		5460.00	甲类	手术费
5380	48.6300x002	腹腔镜下经自然腔道直肠前切除术（NOSES）	四级	手术	G	330000000-8	术中使用腹腔镜加收			次		1420.50	甲类	手术费
5381	48.6300x003	腹腔镜下超低位直肠前切除术	四级	手术	G	331004011	经腹会阴直肠癌根治术（Miles 手术）	含结肠造口，区域淋巴结清扫；不含子宫、卵巢切除		次		5460.00	甲类	手术费
5382	48.6300x003	腹腔镜下超低位直肠前切除术	四级	手术	G	330000000-8	术中使用腹腔镜加收			次		1420.50	甲类	手术费
5383	48.6300x004	低位直肠前切除术	四级	手术	G	331003007	肠切除术	含小肠、回盲部结肠部分切除		次		2433.60	甲类	手术费
5384	48.6300x005	超低位直肠前切除术	四级	手术	G	331003007	肠切除术	含小肠、回盲部结肠部分切除		次		2433.60	甲类	手术费
5385	48.6301	直肠前切除术	四级	手术	G	331003007	肠切除术	含小肠、回盲部结肠部分切除		次		2433.60	甲类	手术费
5386	48.6302	腹腔镜下直肠前切除术	四级	手术	G	331003007	肠切除术	含小肠、回盲部结肠部分切除		次		2433.60	甲类	手术费
5387	48.6302	腹腔镜下直肠前切除术	四级	手术	G	330000000-8	术中使用腹腔镜加收			次		1420.50	甲类	手术费

（续上表）

序号	手术操作诊断编码	手术操作名称	手术级别	操作类型	财务分类	编码	项目名称	项目内涵	除外内容	计价单位	说明	三级医疗服务价格（元）	医保结算类型	医疗收费项目类别
5388	48.6303	腹腔镜低位直肠前切除术	四级	手术	G	331004011	经腹会阴直肠癌根治术（Miles 手术）	含结肠造口，区域淋巴结清扫；不含子宫、卵巢切除		次		5460.00	甲类	手术费
5389	48.6303	腹腔镜低位直肠前切除术	四级	手术	G	330000000－8	术中使用腹腔镜加收			次		1420.50	甲类	手术费
5390	48.6400	直肠后切除术	四级	手术	G	331003007	肠切除术	含小肠、回盲部结肠部分切除		次		2433.60	甲类	手术费
5391	48.6400x001	经骶尾直肠切除术	四级	手术	G	331003007	肠切除术	含小肠、回盲部结肠部分切除		次		2433.60	甲类	手术费
5392	48.6500	杜哈梅尔直肠切除术	四级	手术	G	331003007	肠切除术	含小肠、回盲部结肠部分切除		次		2433.60	甲类	手术费
5393	48.6900	直肠其他切除术		手术	G	331003007	肠切除术	含小肠、回盲部结肠部分切除		次		2433.60	甲类	手术费
5394	48.6900x002	腹腔镜下直肠根治术	四级	手术	G	331004011	经腹会阴直肠癌根治术（Miles 手术）	含结肠造口，区域淋巴结清扫；不含子宫、卵巢切除		次		5460.00	甲类	手术费
5395	48.6900x002	腹腔镜下直肠根治术	四级	手术	G	330000000－8	术中使用腹腔镜加收			次		1420.50	甲类	手术费
5396	48.6900x004	经肛门直肠病损根治术	四级	手术	G	331004035S	经肛门腔镜直肠全系膜切除术（TATME）	指经肛门利用经肛微创外科或经肛内镜显微外科手术平台，联合或不联合腹腔镜，行直肠全系膜切除，直肠切除及肠吻合术，含保留肛门，区域淋巴结清扫；不含盆腔脏器切除		次		5460.00	甲类	手术费
5397	48.6900x007	直肠根治术	四级	手术	G	331004011	经腹会阴直肠癌根治术（Miles 手术）	含结肠造口，区域淋巴结清扫；不含子宫、卵巢切除		次		5460.00	甲类	手术费
5398	48.6901	经骶经肛门括约肌直肠病损切除术	四级	手术	G	331004035S	经肛门腔镜直肠全系膜切除术（TATME）	指经肛门利用经肛微创外科或经肛内镜显微外科手术平台，联合或不联合腹腔镜，行直肠全系膜切除，直肠切除及肠吻合术，含保留肛门，区域淋巴结清扫；不含盆腔脏器切除		次		5460.00	甲类	手术费
5399	48.6902	直肠部分切除术	四级	手术	G	331003007	肠切除术	含小肠、回盲部结肠部分切除		次		2433.60	甲类	手术费
5400	48.6903	直肠－乙状结肠切除术	四级	手术	G	331003018－1	结肠切除回肠直肠吻合术			次		4782.70	甲类	手术费
5401	48.6904	直肠乙状结肠部分切除术	四级	手术	G	331003018－1	结肠切除回肠直肠吻合术			次		4782.70	甲类	手术费
5402	48.6905	直肠切除术		手术	G	331003007	肠切除术	含小肠、回盲部结肠部分切除		次		2433.60	甲类	手术费
5403	48.6906	残余直肠切除术		手术	G	331003007	肠切除术	含小肠、回盲部结肠部分切除		次		2433.60	甲类	手术费

（续上表）

序号	手术操作诊断编码	手术操作名称	手术级别	操作类型	财务分类	编码	项目名称	项目内涵	除外内容	计价单位	说明	三级医疗服务价格（元）	医保结算类型	医疗收费项目类别
5404	48.6907	全结肠直肠（包括肛门）切除术	四级	手术	G	331003018－1	结肠切除回肠直肠吻合术			次		4782.70	甲类	手术费
5405	48.6908	残余直肠肛管切除术		手术	G	331004008	直肠肛门假性憩室切除术			次		2535.00	甲类	手术费
5406	48.6909	腹腔镜下直肠部分切除术	四级	手术	G	331003007	肠切除术	含小肠、回盲部结肠部分切除		次		2433.60	甲类	手术费
5407	48.6909	腹腔镜下直肠部分切除术	四级	手术	G	330000000－8	术中使用腹腔镜加收			次		1420.50	甲类	手术费
5408	48.6910	腹腔镜直肠切除术	四级	手术	G	331003007	肠切除术	含小肠、回盲部结肠部分切除		次		2433.60	甲类	手术费
5409	48.6910	腹腔镜直肠切除术	四级	手术	G	330000000－8	术中使用腹腔镜加收			次		1420.50	甲类	手术费
5410	48.6911	腹腔镜直肠－乙状结肠部分切除术	四级	手术	G	331003007	肠切除术	含小肠、回盲部结肠部分切除		次		2433.60	甲类	手术费
5411	48.6911	腹腔镜直肠－乙状结肠部分切除术	四级	手术	G	330000000－8	术中使用腹腔镜加收			次		1420.50	甲类	手术费
5412	48.6912	腹腔镜全结肠直肠（包括肛门）切除术	四级	手术	G	331003007	肠切除术	含小肠、回盲部结肠部分切除		次		2433.60	甲类	手术费
5413	48.6912	腹腔镜全结肠直肠（包括肛门）切除术	四级	手术	G	330000000－8	术中使用腹腔镜加收			次		1420.50	甲类	手术费
5414	48.7100	直肠裂伤缝合术		手术	G	331004006	直肠前壁切除缝合术			次		2535.00	甲类	手术费
5415	48.7101	腹腔镜直肠破裂修补术	四级	手术	G	331004006	直肠前壁切除缝合术			次		2535.00	甲类	手术费
5416	48.7101	腹腔镜直肠破裂修补术	四级	手术	G	330000000－8	术中使用腹腔镜加收			次		1420.50	甲类	手术费
5417	48.7200	直肠造口闭合术		手术	G	331003017	结肠造瘘（Colostomy）术	含双口或单口造瘘		次		2535.00	甲类	手术费
5418	48.7300	其他直肠瘘修补术		手术	G	331104015	尿道直肠瘘修补术			次		3380.00	甲类	手术费
5419	48.7300x001	会阴－直肠瘘闭合术		手术	G	331304009	阴道直肠瘘修补术			次		1950.00	甲类	手术费
5420	48.7301	会阴直肠瘘修补术		手术	G	331304009	阴道直肠瘘修补术			次		1950.00	甲类	手术费
5421	48.7302	肛门直肠瘘修补术		手术	G	331304009	阴道直肠瘘修补术			次		1950.00	甲类	手术费
5422	48.7303	直肠瘘修补术		手术	G	331304009	阴道直肠瘘修补术			次		1950.00	甲类	手术费
5423	48.7400	直肠直肠吻合术		手术	G	331003023	肠吻合术			次	仅适用于确定病变部位无法切除，旷置病变，行近端、远端肠肠吻合旁路手术	2416.70	甲类	手术费
5424	48.7401	经肛门吻合器直肠切除术		手术	G	331003007	肠切除术	含小肠、回盲部结肠部分切除		次		2433.60	甲类	手术费

（续上表）

序号	手术操作诊断编码	手术操作名称	手术级别	操作类型	财务分类	编码	项目名称	项目内涵	除外内容	计价单位	说明	三级医疗服务价格（元）	医保结算类型	医疗收费项目类别
5425	48. 7500	腹直肠固定术		手术	G	331004015	直肠脱垂悬吊术	含开腹、直肠悬吊固定于直肠周围组织、封闭直肠前凹陷、加固盆底筋膜		次		3042. 00	甲类	手术费
5426	48. 7501	直肠脱垂里普斯坦修补术		手术	G	331004015	直肠脱垂悬吊术	含开腹、直肠悬吊固定于直肠周围组织、封闭直肠前凹陷、加固盆底筋膜		次		3042. 00	甲类	手术费
5427	48. 7600	其他直肠固定术		手术	G	331004015	直肠脱垂悬吊术	含开腹、直肠悬吊固定于直肠周围组织、封闭直肠前凹陷、加固盆底筋膜		次		3042. 00	甲类	手术费
5428	48. 7600x001	直肠固定术		手术	G	331004015	直肠脱垂悬吊术	含开腹、直肠悬吊固定于直肠周围组织、封闭直肠前凹陷、加固盆底筋膜		次		3042. 00	甲类	手术费
5429	48. 7600x002	直肠骶骨上悬吊术		手术	G	331004015	直肠脱垂悬吊术	含开腹、直肠悬吊固定于直肠周围组织、封闭直肠前凹陷、加固盆底筋膜		次		3042. 00	甲类	手术费
5430	48. 7600x008	直肠黏膜悬吊术		手术	G	331004015	直肠脱垂悬吊术	含开腹、直肠悬吊固定于直肠周围组织、封闭直肠前凹陷、加固盆底筋膜		次		3042. 00	甲类	手术费
5431	48. 7601	直肠脱垂注射术		手术	E	460000022	直肠脱垂注射术	含直肠内注射及直肠外注射	药物	次		55. 00	甲类	治疗费
5432	48. 7602	直肠脱垂德洛姆修补术		手术	E	460000010	直肠前突修补术			次		748. 00	甲类	治疗费
5433	48. 7603	直肠脱垂悬吊术		手术	G	331004015	直肠脱垂悬吊术	含开腹、直肠悬吊固定于直肠周围组织、封闭直肠前凹陷、加固盆底筋膜		次		3042. 00	甲类	手术费
5434	48. 7604	直肠乙状结肠固定术		手术	G	331004016	经肛门直肠脱垂手术			次		2535. 00	甲类	手术费
5435	48. 7605	腹腔镜直肠悬吊术	四级	手术	G	331004015	直肠脱垂悬吊术	含开腹、直肠悬吊固定于直肠周围组织、封闭直肠前凹陷、加固盆底筋膜		次		3042. 00	甲类	手术费
5436	48. 7605	腹腔镜直肠悬吊术	四级	手术	G	330000000－8	术中使用腹腔镜加收			次		1420. 50	甲类	手术费
5437	48. 7900	直肠其他修补术		手术	E	460000010	直肠前突修补术			次		748. 00	甲类	治疗费
5438	48. 7900x003	直肠修补术		手术	E	460000010	直肠前突修补术			次		748. 00	甲类	治疗费
5439	48. 7901	陈旧性产科直肠裂伤修补术		手术	G	331304009	阴道直肠瘘修补术			次		1950. 00	甲类	手术费
5440	48. 8100	直肠周围组织切开术		手术	G	331004009	直肠肛门周围脓肿切开排脓术			次		338. 00	甲类	手术费
5441	48. 8100x001	直肠瘘管切开术		手术	G	331004020	肛周常见疾病手术治疗	指痔、肛裂、息肉、疣、肥大肛乳头、痣等切除或套扎及肛周肿物切除术；不含复杂肛瘘、高位肛瘘		次	每种疾病分别计价	878. 80	甲类	手术费

（续上表）

序号	手术操作诊断编码	手术操作名称	手术级别	操作类型	财务分类	编码	项目名称	项目内涵	除外内容	计价单位	说明	三级医疗服务价格（元）	医保结算类型	医疗收费项目类别
5442	48.8101	直肠周围脓肿切开引流术		手术	G	331004009	直肠肛门周围脓肿切开排脓术			次		338.00	甲类	手术费
5443	48.8102	直肠阴道隔膜切开术		手术	G	331004028	尾路肛门成形术	含直肠直肠尿道瘘修补、直肠阴道瘘修补；不含膀胱造瘘	支架	次		2653.30	甲类	手术费
5444	48.8200	直肠周围组织切除术		手术	G	331004009	直肠肛门周围脓肿切开排脓术			次		338.00	甲类	手术费
5445	48.8201	直肠阴道隔病损切除术		手术	G	331004030	会阴成形直肠前庭瘘修补术	不含伴直肠狭窄		次		2197.00	甲类	手术费
5446	48.8202	直肠－阴道隔切除术		手术	G	331004030	会阴成形直肠前庭瘘修补术	不含伴直肠狭窄		次		2197.00	甲类	手术费
5447	48.8203	经阴直肠阴道隔病损切除术		手术	G	331004030	会阴成形直肠前庭瘘修补术	不含伴直肠狭窄		次		2197.00	甲类	手术费
5448	48.8204	盆腔直肠病损切除术		手术	G	331004030	会阴成形直肠前庭瘘修补术	不含伴直肠狭窄		次		2197.00	甲类	手术费
5449	48.8205	腹腔镜下直肠阴道隔病损切除术	四级	手术	G	331004030	会阴成形直肠前庭瘘修补术	不含伴直肠狭窄		次		2197.00	甲类	手术费
5450	48.8205	腹腔镜下直肠阴道隔病损切除术	四级	手术	G	330000000－8	术中使用腹腔镜加收			次		1420.50	甲类	手术费
5451	48.8206	腹腔镜下直肠后囊肿切除术	四级	手术	G	331004006	直肠前壁切除缝合术			次		2535.00	甲类	手术费
5452	48.8206	腹腔镜下直肠后囊肿切除术	四级	手术	G	330000000－8	术中使用腹腔镜加收			次		1420.50	甲类	手术费
5453	48.9100	直肠狭窄切开术		手术	G	331004018	直肠粘膜环切术	含肛门缩窄术		次		2535.00	甲类	手术费
5454	48.9201	肛门直肠肌部分切除术		手术	G	331004017	耻骨直肠肌松解术			次		2535.00	甲类	手术费
5455	48.9300	直肠周围瘘的修补术		手术	G	331004030	会阴成形直肠前庭瘘修补术	不含伴直肠狭窄		次		2197.00	甲类	手术费
5456	48.9900	直肠和直肠周围组织的其他手术		手术	G	331004009	直肠肛门周围脓肿切开排脓术			次		338.00	甲类	手术费
5457	49.0100	肛周脓肿切开术		手术	G	331004020	肛周常见疾病手术治疗	指痔、肛裂、息肉、疣、肥大肛乳头、痣等切除或套扎及肛周肿物切除术；不含复杂肛瘘、高位肛瘘		次	每种疾病分别计价	878.80	甲类	手术费
5458	49.0100x004	肛周脓肿切开引流术		手术	G	331004020	肛周常见疾病手术治疗	指痔、肛裂、息肉、疣、肥大肛乳头、痣等切除或套扎及肛周肿物切除术；不含复杂肛瘘、高位肛瘘		次	每种疾病分别计价	878.80	甲类	手术费
5459	49.0101	肛周脓肿穿刺抽吸术		手术	G	331004020	肛周常见疾病手术治疗	指痔、肛裂、息肉、疣、肥大肛乳头、痣等切除或套扎及肛周肿物切除术；不含复杂肛瘘、高位肛瘘		次	每种疾病分别计价	878.80	甲类	手术费

（续上表）

序号	手术操作诊断编码	手术操作名称	手术级别	操作类型	财务分类	编码	项目名称	项目内涵	除外内容	计价单位	说明	三级医疗服务价格（元）	医保结算类型	医疗收费项目类别
5460	49.0200	肛周组织的其他切开术		手术	G	331004020	肛周常见疾病手术治疗	指痔、肛裂、息肉、疣、肥大肛乳头、痣等切除或套扎及肛周肿物切除术；不含复杂肛瘘、高位肛瘘		次	每种疾病分别计价	878.80	甲类	手术费
5461	49.0200x001	肛周组织下部切开术		手术	G	331004020	肛周常见疾病手术治疗	指痔、肛裂、息肉、疣、肥大肛乳头、痣等切除或套扎及肛周肿物切除术；不含复杂肛瘘、高位肛瘘		次	每种疾病分别计价	878.80	甲类	手术费
5462	49.0201	肛门周围组织切开术		手术	G	331004020	肛周常见疾病手术治疗	指痔、肛裂、息肉、疣、肥大肛乳头、痣等切除或套扎及肛周肿物切除术；不含复杂肛瘘、高位肛瘘		次	每种疾病分别计价	878.80	甲类	手术费
5463	49.0300	肛周皮赘切除术		手术	G	331004020	肛周常见疾病手术治疗	指痔、肛裂、息肉、疣、肥大肛乳头、痣等切除或套扎及肛周肿物切除术；不含复杂肛瘘、高位肛瘘		次	每种疾病分别计价	878.80	甲类	手术费
5464	49.0400	肛周组织的其他切除术		手术	G	331004020	肛周常见疾病手术治疗	指痔、肛裂、息肉、疣、肥大肛乳头、痣等切除或套扎及肛周肿物切除术；不含复杂肛瘘、高位肛瘘		次	每种疾病分别计价	878.80	甲类	手术费
5465	49.0400x008	肛周脓肿根治术		手术	G	331004020	肛周常见疾病手术治疗	指痔、肛裂、息肉、疣、肥大肛乳头、痣等切除或套扎及肛周肿物切除术；不含复杂肛瘘、高位肛瘘		次	每种疾病分别计价	878.80	甲类	手术费
5466	49.0400x009	肛周病损切除术		手术	G	331004020	肛周常见疾病手术治疗	指痔、肛裂、息肉、疣、肥大肛乳头、痣等切除或套扎及肛周肿物切除术；不含复杂肛瘘、高位肛瘘		次	每种疾病分别计价	878.80	甲类	手术费
5467	49.0401	肛周脓肿切除术		手术	G	331004020	肛周常见疾病手术治疗	指痔、肛裂、息肉、疣、肥大肛乳头、痣等切除或套扎及肛周肿物切除术；不含复杂肛瘘、高位肛瘘		次	每种疾病分别计价	878.80	甲类	手术费
5468	49.0402	肛门周围组织切除术		手术	G	331004020	肛周常见疾病手术治疗	指痔、肛裂、息肉、疣、肥大肛乳头、痣等切除或套扎及肛周肿物切除术；不含复杂肛瘘、高位肛瘘		次	每种疾病分别计价	878.80	甲类	手术费
5469	49.1100	肛门瘘管切开术		手术	G	331004021	低位肛瘘切除术			次		1352.00	甲类	手术费
5470	49.1200	肛门瘘管切除术		手术	G	331004021	低位肛瘘切除术			次		1352.00	甲类	手术费

（续上表）

序号	手术操作诊断编码	手术操作名称	手术级别	操作类型	财务分类	编码	项目名称	项目内涵	除外内容	计价单位	说明	三级医疗服务价格（元）	医保结算类型	医疗收费项目类别
5471	49.3900	肛门病损或组织的其他局部切除术或破坏术		手术	G	331004020	肛周常见疾病手术治疗	指痔、肛裂、息肉、疣、肥大肛乳头、痣等切除或套扎及肛周肿物切除术；不含复杂肛瘘、高位肛瘘		次	每种疾病分别计价	878.80	甲类	手术费
5472	49.3900x015	肛门皮肤和皮下坏死组织切除清创术		手术	G	331004020	肛周常见疾病手术治疗	指痔、肛裂、息肉、疣、肥大肛乳头、痣等切除或套扎及肛周肿物切除术；不含复杂肛瘘、高位肛瘘		次	每种疾病分别计价	878.80	甲类	手术费
5473	49.3900x017	肛窦电凝术		手术	G	331004020－1	肛周常见疾病手术治疗加收（激光法）			次	每种疾病分别计价	260.00	甲类	手术费
5474	49.3900x017	肛窦电凝术		手术	G	331004020	肛周常见疾病手术治疗	指痔、肛裂、息肉、疣、肥大肛乳头、痣等切除或套扎及肛周肿物切除术；不含复杂肛瘘、高位肛瘘		次	每种疾病分别计价	878.80	甲类	手术费
5475	49.3901	肛裂切除术		手术	G	331004020	肛周常见疾病手术治疗	指痔、肛裂、息肉、疣、肥大肛乳头、痣等切除或套扎及肛周肿物切除术；不含复杂肛瘘、高位肛瘘		次	每种疾病分别计价	878.80	甲类	手术费
5476	49.3902	肛窦切除术		手术	G	331004021	低位肛瘘切除术			次		1352.00	甲类	手术费
5477	49.3903	肛裂切开挂线术		手术	G	331004020	肛周常见疾病手术治疗	指痔、肛裂、息肉、疣、肥大肛乳头、痣等切除或套扎及肛周肿物切除术；不含复杂肛瘘、高位肛瘘		次	每种疾病分别计价	878.80	甲类	手术费
5478	49.3904	肛门病损激光切除术		手术	G	331004020	肛周常见疾病手术治疗	指痔、肛裂、息肉、疣、肥大肛乳头、痣等切除或套扎及肛周肿物切除术；不含复杂肛瘘、高位肛瘘		次	每种疾病分别计价	878.80	甲类	手术费
5479	49.3904	肛门病损激光切除术		手术	G	331004020－1	肛周常见疾病手术治疗加收（激光法）			次	每种疾病分别计价	260.00	甲类	手术费
5480	49.3905	肛门病损切除术		手术	G	331004020	肛周常见疾病手术治疗	指痔、肛裂、息肉、疣、肥大肛乳头、痣等切除或套扎及肛周肿物切除术；不含复杂肛瘘、高位肛瘘		次	每种疾病分别计价	878.80	甲类	手术费
5481	49.3906	肛乳头切除术		手术	G	331004020	肛周常见疾病手术治疗	指痔、肛裂、息肉、疣、肥大肛乳头、痣等切除或套扎及肛周肿物切除术；不含复杂肛瘘、高位肛瘘		次	每种疾病分别计价	878.80	甲类	手术费

（续上表）

序号	手术操作诊断编码	手术操作名称	手术级别	操作类型	财务分类	编码	项目名称	项目内涵	除外内容	计价单位	说明	三级医疗服务价格（元）	医保结算类型	医疗收费项目类别
5482	49. 3907	肛管病损切除术		手术	G	331004020	肛周常见疾病手术治疗	指痔、肛裂、息肉、疣、肥大肛乳头、痣等切除或套扎及肛周肿物切除术；不含复杂肛瘘、高位肛瘘		次	每种疾病分别计价	878. 80	甲类	手术费
5483	49. 4500	痔结扎术		手术	G	331004020	肛周常见疾病手术治疗	指痔、肛裂、息肉、疣、肥大肛乳头、痣等切除或套扎及肛周肿物切除术；不含复杂肛瘘、高位肛瘘		次	每种疾病分别计价	878. 80	甲类	手术费
5484	49. 4501	超声引导下痔结扎术		手术	D	220302012	临床操作的彩色多普勒超声引导			每半小时	不可同时收取超声检查费	120. 00	乙类	检查费
5485	49. 4501	超声引导下痔结扎术		手术	G	331004020	肛周常见疾病手术治疗	指痔、肛裂、息肉、疣、肥大肛乳头、痣等切除或套扎及肛周肿物切除术；不含复杂肛瘘、高位肛瘘		次	每种疾病分别计价	878. 80	甲类	手术费
5486	49. 4600	痔切除术		手术	G	331004020	肛周常见疾病手术治疗	指痔、肛裂、息肉、疣、肥大肛乳头、痣等切除或套扎及肛周肿物切除术；不含复杂肛瘘、高位肛瘘		次	每种疾病分别计价	878. 80	甲类	手术费
5487	49. 4601	痔切除术伴肛门成形术		手术	G	331004026	肛门成形术	指肛门闭锁、肛门失禁、括约肌修复等；不含肌瓣移植术		次		3380. 00	甲类	手术费
5488	49. 4700	血栓性痔清除术		手术	G	460000005	血栓性外痔切除术			次		418. 00	甲类	治疗费
5489	49. 4701	血栓痔剥离术		手术	G	460000005	血栓性外痔切除术			次		418. 00	甲类	治疗费
5490	49. 4900	痔的其他操作		手术	G	331004020	肛周常见疾病手术治疗	指痔、肛裂、息肉、疣、肥大肛乳头、痣等切除或套扎及肛周肿物切除术；不含复杂肛瘘、高位肛瘘		次	每种疾病分别计价	878. 80	甲类	手术费
5491	49. 4900x002	经肛门吻合器痔切除术		手术	E	460000007	混合痔外剥内扎术			次		418. 00	甲类	治疗费
5492	49. 4900x003	吻合器痔上黏膜环切术		手术	E	460000007	混合痔外剥内扎术			次		418. 00	甲类	治疗费
5493	49. 4901	痔上直肠黏膜环形切除吻合术（PPH 术）		手术	G	331004018	直肠黏膜环切术	含肛门缩窄术		次		2535. 00	甲类	手术费
5494	49. 4902	肛垫悬吊术		手术	G	331004016	经肛门直肠脱垂手术			次		2535. 00	甲类	手术费

（续上表）

序号	手术操作诊断编码	手术操作名称	手术级别	操作类型	财务分类	编码	项目名称	项目内涵	除外内容	计价单位	说明	三级医疗服务价格（元）	医保结算类型	医疗收费项目类别
5495	49.4903	开环式微创肛肠吻合器手术		手术	G	331003023	肠吻合术			次	仅适用于确定病变部位无法切除，旷置病变，行近端、远端肠肠吻合旁路手术	2416.70	甲类	手术费
5496	49.5100	左侧肛门括约肌切开术		手术	G	331004025	肛门内括约肌侧切术			次		2197.00	甲类	手术费
5497	49.5200	后肛门括约肌切开术		手术	G	331004025	肛门内括约肌侧切术			次		2197.00	甲类	手术费
5498	49.5200x002	肛门后侧括约肌切开术		手术	G	331004025	肛门内括约肌侧切术			次		2197.00	甲类	手术费
5499	49.5900	其他肛门括约肌切开术		手术	G	331004025	肛门内括约肌侧切术			次		2197.00	甲类	手术费
5500	49.5900x001	耻骨直肠肌部分切断术		手术	G	331004025	肛门内括约肌侧切术			次		2197.00	甲类	手术费
5501	49.5901	肛管内括约肌切开术		手术	G	331004025	肛门内括约肌侧切术			次		2197.00	甲类	手术费
5502	49.5902	肛门括约肌切断术		手术	G	331004025	肛门内括约肌侧切术			次		2197.00	甲类	手术费
5503	49.5903	肛门括约肌切开术		手术	G	331004025	肛门内括约肌侧切术			次		2197.00	甲类	手术费
5504	49.6x01	肛门括约肌切除术		手术	G	331004025	肛门内括约肌侧切术			次		2197.00	甲类	手术费
5505	49.7100	肛门裂伤缝合术		手术	G	331004020	肛周常见疾病手术治疗	指痔、肛裂、息肉、疣、肥大肛乳头、痣等切除或套扎及肛周肿物切除术；不含复杂肛瘘、高位肛瘘		次	每种疾病分别计价	878.80	甲类	手术费
5506	49.7200	肛门环扎术		手术	G	331004020	肛周常见疾病手术治疗	指痔、肛裂、息肉、疣、肥大肛乳头、痣等切除或套扎及肛周肿物切除术；不含复杂肛瘘、高位肛瘘		次	每种疾病分别计价	878.80	甲类	手术费
5507	49.7300	肛门瘘管闭合术		手术	G	331004022－1	复杂肛瘘切除术			次		1690.00	甲类	手术费
5508	49.7300x001	高位肛瘘挂线术		手术	E	460000004	高位复杂肛瘘挂线治疗			次		440.00	甲类	治疗费
5509	49.7301	肛瘘挂线术		手术	E	460000004	高位复杂肛瘘挂线治疗			次		440.00	甲类	治疗费
5510	49.7302	肛瘘结扎术		手术	G	331004021－1	低位肛窦道切除术			次		1352.00	甲类	手术费
5511	49.7400	股薄肌移植，用于肛门失禁		手术	G	331004026	肛门成形术	指肛门闭锁、肛门失禁、括约肌修复等；不含肌瓣移植术		次		3380.00	甲类	手术费
5512	49.7400x001	股薄肌移植肛门失禁矫正术		手术	G	331004026	肛门成形术	指肛门闭锁、肛门失禁、括约肌修复等；不含肌瓣移植术		次		3380.00	甲类	手术费

（续上表）

序号	手术操作诊断编码	手术操作名称	手术级别	操作类型	财务分类	编码	项目名称	项目内涵	除外内容	计价单位	说明	三级医疗服务价格（元）	医保结算类型	医疗收费项目类别
5513	49.7500	人工肛门括约肌植入术或修复术		手术	G	331004026	肛门成形术	指肛门闭锁、肛门失禁、括约肌修复等；不含肌瓣移植术		次		3380.00	甲类	手术费
5514	49.7501	人工肛门括约肌植入术		手术	G	331004026	肛门成形术	指肛门闭锁、肛门失禁、括约肌修复等；不含肌瓣移植术		次		3380.00	甲类	手术费
5515	49.7502	人工肛门括约肌修复术		手术	G	331004026	肛门成形术	指肛门闭锁、肛门失禁、括约肌修复等；不含肌瓣移植术		次		3380.00	甲类	手术费
5516	49.7600	人工肛门括约肌去除		手术	G	331004026	肛门成形术	指肛门闭锁、肛门失禁、括约肌修复等；不含肌瓣移植术		次		3380.00	甲类	手术费
5517	49.7900	肛门括约肌的其他修补术		手术	G	331004026	肛门成形术	指肛门闭锁、肛门失禁、括约肌修复等；不含肌瓣移植术		次		3380.00	甲类	手术费
5518	49.7900x005	肛门括约肌修补术		手术	G	331004026	肛门成形术	指肛门闭锁、肛门失禁、括约肌修复等；不含肌瓣移植术		次		3380.00	甲类	手术费
5519	49.7900x006	经会阴肛门成形术		手术	G	331004029	会阴肛门成形术	不含女婴会阴体成形、肛门后移		次		1690.00	甲类	手术费
5520	49.7900x007	经骶会阴肛门成形术		手术	G	331004029	会阴肛门成形术	不含女婴会阴体成形、肛门后移		次		1690.00	甲类	手术费
5521	49.7901	肛门陈旧性产科裂伤修补术		手术	G	331004029	会阴肛门成形术	不含女婴会阴体成形、肛门后移		次		1690.00	甲类	手术费
5522	49.7902	肛门括约肌成形术		手术	G	331004032	肛门括约肌再造术	含各种肌肉移位术		次		2197.00	甲类	手术费
5523	49.7903	肛门成形术		手术	G	331004026	肛门成形术	指肛门闭锁、肛门失禁、括约肌修复等；不含肌瓣移植术		次		3380.00	甲类	手术费
5524	49.7904	腹腔镜下肛门成形术		手术	G	331004026	肛门成形术	指肛门闭锁、肛门失禁、括约肌修复等；不含肌瓣移植术		次		3380.00	甲类	手术费
5525	49.7904	腹腔镜下肛门成形术		手术	G	330000000－8	术中使用腹腔镜加收			次		1420.50	甲类	手术费
5526	49.9100	肛门隔膜切开术		手术	G	331004008	直肠肛门假性憩室切除术			次		2535.00	甲类	手术费
5527	49.9200	皮下电子肛门刺激器的置入		手术	G	331103029S	骶神经调节膀胱起搏器Ⅰ期植入术	采用经皮穿刺方法临时性将刺激电极置入骶神经根周围进行电刺激	神经刺激电极、电极传送鞘管	次		2046.00	甲类	手术费
5528	49.9300x002	肛门后切术		手术	G	331004025	肛门内括约肌侧切术			次		2197.00	甲类	手术费
5529	49.9300x003	肛门扩张术		手术	G	331004004	直肠狭窄扩张术			次		1014.00	甲类	手术费
5530	49.9300x004	肛门切开探查术		手术	G	331004025	肛门内括约肌侧切术			次		2197.00	甲类	手术费

（续上表）

序号	手术操作诊断编码	手术操作名称	手术级别	操作类型	财务分类	编码	项目名称	项目内涵	除外内容	计价单位	说明	三级医疗服务价格（元）	医保结算类型	医疗收费项目类别
5531	49.9300x005	肛门狭窄切开术		手术	G	331004025	肛门内括约肌侧切术			次		2197.00	甲类	手术费
5532	49.9301	肛门挂线去除术		手术	E	460000004	高位复杂肛瘘挂线治疗			次		440.00	甲类	治疗费
5533	49.9302	肛门切开异物取出术		手术	G	331004020	肛周常见疾病手术治疗	指痔、肛裂、息肉、疣、肥大肛乳头、痣等切除或套扎及肛周肿物切除术；不含复杂肛瘘、高位肛瘘		次	每种疾病分别计价	878.80	甲类	手术费
5534	49.9400	肛门脱垂复位术		手术	G	331004016	经肛门直肠脱垂手术			次		2535.00	甲类	手术费
5535	49.9500	肛门（手术后）出血控制		手术	G	331004020	肛周常见疾病手术治疗	指痔、肛裂、息肉、疣、肥大肛乳头、痣等切除或套扎及肛周肿物切除术；不含复杂肛瘘、高位肛瘘		次	每种疾病分别计价	878.80	甲类	手术费
5536	49.9500x002	手术后肛门出血缝扎止血术		手术	G	331004020	肛周常见疾病手术治疗	指痔、肛裂、息肉、疣、肥大肛乳头、痣等切除或套扎及肛周肿物切除术；不含复杂肛瘘、高位肛瘘		次	每种疾病分别计价	878.80	甲类	手术费
5537	49.9900	肛门的其他手术		手术	G	331004020	肛周常见疾病手术治疗	指痔、肛裂、息肉、疣、肥大肛乳头、痣等切除或套扎及肛周肿物切除术；不含复杂肛瘘、高位肛瘘		次	每种疾病分别计价	878.80	甲类	手术费
5538	49.9900x007	肛门脱细胞异体真皮置入术		手术	G	331603026	自体皮移植术			1%体表面积		494.00	甲类	手术费
5539	49.9901	肛管皮肤移植术		手术	G	331004033	肛管皮肤移植术			次		1521.00	甲类	手术费
5540	50.0x00	肝切开术		手术	G	331005024	肝实质切开取石术			次		3380.00	甲类	手术费
5541	50.0x00x004	腹腔镜下肝切开引流术		手术	G	331005003	经腹腔镜肝脓肿引流术			次		3768.70	甲类	手术费
5542	50.0x00x008	肝被膜下血肿清除术		手术	G	331005006	肝内病灶清除术	含肝囊肿开窗、肝结核瘤切除术、其他肝良性肿瘤切除；不含肝包虫病手术		次		4732.00	甲类	手术费
5543	50.0x00x016	肝探查术		手术	G	331008008	剖腹探查术	含活检、腹腔引流		次	仅独立开展本手术方可收费	2535.00	甲类	手术费
5544	50.0x01	肝切开引流术		手术	G	331005028S	1～3级肝管切开＋肝胆管盆式内引流术			次		3380.00	甲类	手术费
5545	50.0x02	肝切开异物取出术		手术	G	331005023	肝内异物取出术			次		3380.00	甲类	手术费
5546	50.0x03	腹腔镜下肝囊肿开窗引流术		手术	G	331005006	肝内病灶清除术	含肝囊肿开窗、肝结核瘤切除术、其他肝良性肿瘤切除；不含肝包虫病手术		次		4732.00	甲类	手术费
5547	50.0x03	腹腔镜下肝囊肿开窗引流术		手术	G	330000000－8	术中使用腹腔镜加收			次		1420.50	甲类	手术费
5548	50.0x04	腹腔镜下肝脓肿切开引流术		手术	G	331005003	经腹腔镜肝脓肿引流术			次		3768.70	甲类	手术费

（续上表）

序号	手术操作诊断编码	手术操作名称	手术级别	操作类型	财务分类	编码	项目名称	项目内涵	除外内容	计价单位	说明	三级医疗服务价格（元）	医保结算类型	医疗收费项目类别
5549	50. 0x04	腹腔镜下肝脓肿切开引流术		手术	G	330000000 – 8	术中使用腹腔镜加收			次		1420. 50	甲类	手术费
5550	50. 0x05	腹腔镜下肝异物去除术		手术	G	331005023	肝内异物取出术			次		3380. 00	甲类	手术费
5551	50. 0x05	腹腔镜下肝异物去除术		手术	G	330000000 – 8	术中使用腹腔镜加收			次		1420. 50	甲类	手术费
5552	50. 1200	开放性肝活组织检查		手术	G	331005002	开腹肝活检术			次		2399. 80	甲类	手术费
5553	50. 1400	腹腔镜下肝活组织检查		手术	G	310905003	肝穿刺术	含取活检	活检针	次		174. 62	甲类	治疗费
5554	50. 1400	腹腔镜下肝活组织检查		手术	G	330000000 – 8	术中使用腹腔镜加收			次		1420. 50	甲类	手术费
5555	50. 2100	肝病损的袋形缝合术［造袋术］		手术	G	331005001	肝损伤清创修补术	不含肝部分切除术		次		3380. 00	甲类	手术费
5556	50. 2200	部分肝切除术	四级	手术	G	331005013	肝部分切除术	含肝活检术；指各肝段切除		次		2906. 80	甲类	手术费
5557	50. 2200x003	肝Ⅱ段切除术	四级	手术	G	331005013	肝部分切除术	含肝活检术；指各肝段切除		次		2906. 80	甲类	手术费
5558	50. 2200x004	肝Ⅲ段切除术	四级	手术	G	331005013	肝部分切除术	含肝活检术；指各肝段切除		次		2906. 80	甲类	手术费
5559	50. 2200x005	肝Ⅳ段切除术	四级	手术	G	331005013	肝部分切除术	含肝活检术；指各肝段切除		次		2906. 80	甲类	手术费
5560	50. 2200x006	肝Ⅴ段切除术	四级	手术	G	331005013	肝部分切除术	含肝活检术；指各肝段切除		次		2906. 80	甲类	手术费
5561	50. 2200x007	肝Ⅵ段切除术	四级	手术	G	331005013	肝部分切除术	含肝活检术；指各肝段切除		次		2906. 80	甲类	手术费
5562	50. 2200x008	肝Ⅶ段切除术	四级	手术	G	331005013	肝部分切除术	含肝活检术；指各肝段切除		次		2906. 80	甲类	手术费
5563	50. 2200x009	肝Ⅷ段切除术	四级	手术	G	331005013	肝部分切除术	含肝活检术；指各肝段切除		次		2906. 80	甲类	手术费
5564	50. 2200x010	供体肝部分切取术		手术	G	331005015	半肝切除术	指左半肝或右半肝切除术		次		3718. 00	甲类	手术费
5565	50. 2201	肝楔形切除术	四级	手术	G	331005013	肝部分切除术	含肝活检术；指各肝段切除		次		2906. 80	甲类	手术费
5566	50. 2202	肝段切除术	四级	手术	G	331005013	肝部分切除术	含肝活检术；指各肝段切除		次		2906. 80	甲类	手术费
5567	50. 2203	腹腔镜下肝段切除术	四级	手术	G	331005013	肝部分切除术	含肝活检术；指各肝段切除		次		2906. 80	甲类	手术费
5568	50. 2203	腹腔镜下肝段切除术	四级	手术	G	330000000 – 8	术中使用腹腔镜加收			次		1420. 50	甲类	手术费
5569	50. 2204	腹腔镜下肝楔形切除术	四级	手术	G	331005013	肝部分切除术	含肝活检术；指各肝段切除		次		2906. 80	甲类	手术费
5570	50. 2204	腹腔镜下肝楔形切除术	四级	手术	G	330000000 – 8	术中使用腹腔镜加收			次		1420. 50	甲类	手术费
5571	50. 2205	腹腔镜下肝部分切除术	四级	手术	G	331005013	肝部分切除术	含肝活检术；指各肝段切除		次		2906. 80	甲类	手术费
5572	50. 2205	腹腔镜下肝部分切除术	四级	手术	G	330000000 – 8	术中使用腹腔镜加收			次		1420. 50	甲类	手术费
5573	50. 2206	腹腔镜下活体取肝术	四级	手术	G	331005015	半肝切除术	指左半肝或右半肝切除术		次		3718. 00	甲类	手术费
5574	50. 2300	肝病损或组织的直视消融术		手术	G	310905005 – 5	经皮穿刺肝肿物射频治疗		射频导管、动脉穿刺套针	次		2910. 30	甲类	治疗费
5575	50. 2301	肝病损微波消融术		手术	G	310905005 – 5	经皮穿刺肝肿物射频治疗		射频导管、动脉穿刺套针	次		2910. 30	甲类	治疗费

（续上表）

序号	手术操作诊断编码	手术操作名称	手术级别	操作类型	财务分类	编码	项目名称	项目内涵	除外内容	计价单位	说明	三级医疗服务价格（元）	医保结算类型	医疗收费项目类别
5576	50.2302	肝病损射频消融术		手术	G	310905005－5	经皮穿刺肝肿物射频治疗		射频导管、动脉穿刺套针	次		2910.30	甲类	治疗费
5577	50.2303	胆囊床病损射频消融术		手术	G	310905005－5/1	经皮穿刺各种实体肿瘤射频治疗		射频导管、动脉穿刺套针	次		2910.30	甲类	治疗费
5578	50.2500	肝病损或组织的腹腔镜下消融术	四级	手术	G	310905005－5	经皮穿刺肝肿物射频治疗		射频导管、动脉穿刺套针	次		2910.30	甲类	治疗费
5579	50.2501	腹腔镜下肝病损微波消融术	四级	手术	G	310905005－5	经皮穿刺肝肿物射频治疗		射频导管、动脉穿刺套针	次		2910.30	甲类	治疗费
5580	50.2501	腹腔镜下肝病损微波消融术	四级	手术	G	330000000－8	术中使用腹腔镜加收			次		1420.50	甲类	手术费
5581	50.2502	腹腔镜下肝病损射频消融术	四级	手术	G	310905005－5	经皮穿刺肝肿物射频治疗		射频导管、动脉穿刺套针	次		2910.30	甲类	治疗费
5582	50.2502	腹腔镜下肝病损射频消融术	四级	手术	G	330000000－8	术中使用腹腔镜加收			次		1420.50	甲类	手术费
5583	50.2503	腹腔镜超声引导下肝病损射频消融术	四级	手术	G	310905005－5	经皮穿刺肝肿物射频治疗		射频导管、动脉穿刺套针	次		2910.30	甲类	治疗费
5584	50.2503	腹腔镜超声引导下肝病损射频消融术	四级	手术	G	330000000－8	术中使用腹腔镜加收			次		1420.50	甲类	手术费
5585	50.2600	肝病损或组织的其他和未特指消融术		手术	G	310905005－5	经皮穿刺肝肿物射频治疗		射频导管、动脉穿刺套针	次		2910.30	甲类	治疗费
5586	50.2900	肝病损的其他破坏术		手术	G	310905005－5	经皮穿刺肝肿物射频治疗		射频导管、动脉穿刺套针	次		2910.30	甲类	治疗费
5587	50.2900x020	腹腔镜下肝内无水酒精注射术		手术	G	310905005－3	经皮穿刺肝肿物药物注射治疗			次		582.06	甲类	治疗费
5588	50.2900x020	腹腔镜下肝内无水酒精注射术		手术	G	330000000－8	术中使用腹腔镜加收			次		1420.50	甲类	手术费
5589	50.2900x021	腹腔镜下肝抽吸术		手术	G	331005006	肝内病灶清除术	含肝囊肿开窗、肝结核瘤切除术、其他肝良性肿瘤切除；不含肝包虫病手术		次		4732.00	甲类	手术费
5590	50.2900x021	腹腔镜下肝抽吸术		手术	G	330000000－8	术中使用腹腔镜加收			次		1420.50	甲类	手术费
5591	50.2901	肝病损氩氦刀治疗术		手术	G	310905005－6	经皮穿刺肝肿物冷冻治疗		冷冻电极	次		2846.27	甲类	治疗费
5592	50.2902	肝病损冷冻治疗术		手术	G	310905005－6	经皮穿刺肝肿物冷冻治疗		冷冻电极	次		2846.27	甲类	治疗费

（续上表）

序号	手术操作诊断编码	手术操作名称	手术级别	操作类型	财务分类	编码	项目名称	项目内涵	除外内容	计价单位	说明	三级医疗服务价格（元）	医保结算类型	医疗收费项目类别
5593	50. 2903	肝病损酒精固化治疗术		手术	G	310905005－3/1	经皮穿刺各种实体肿瘤药物注射治疗			次		582. 06	甲类	治疗费
5594	50. 2904	肝病损离体切除术	四级	手术	G	331005013	肝部分切除术	含肝活检术；指各肝段切除		次		2906. 80	甲类	手术费
5595	50. 2905	肝病损破坏术		手术	G	331005013	肝部分切除术	含肝活检术；指各肝段切除		次		2906. 80	甲类	手术费
5596	50. 2906	肝病损超声刀治疗		手术	G	310905005－2	经皮穿刺肝肿物微波治疗			次		1047. 71	甲类	治疗费
5597	50. 2907	肝病损微波治疗		手术	G	310905005－2	经皮穿刺肝肿物微波治疗			次		1047. 71	甲类	治疗费
5598	50. 2908	肝病损切除术		手术	G	331005013	肝部分切除术	含肝活检术；指各肝段切除		次		2906. 80	甲类	手术费
5599	50. 2909	腹腔镜下肝病损切除术	四级	手术	G	331005013	肝部分切除术	含肝活检术；指各肝段切除		次		2906. 80	甲类	手术费
5600	50. 2909	腹腔镜下肝病损切除术	四级	手术	G	330000000－8	术中使用腹腔镜加收			次		1420. 50	甲类	手术费
5601	50. 2910	腹腔镜下肝病损烧灼术	四级	手术	G	310905005－2	经皮穿刺肝肿物微波治疗			次		1047. 71	甲类	治疗费
5602	50. 2910	腹腔镜下肝病损烧灼术	四级	手术	G	330000000－8	术中使用腹腔镜加收			次		1420. 50	甲类	手术费
5603	50. 3x00	肝叶切除术	四级	手术	G	331005013	肝部分切除术	含肝活检术；指各肝段切除		次		2906. 80	甲类	手术费
5604	50. 3x01	右半肝切除术	四级	手术	G	331005015	半肝切除术	指左半肝或右半肝切除术		次		3718. 00	甲类	手术费
5605	50. 3x02	左半肝切除术	四级	手术	G	331005015	半肝切除术	指左半肝或右半肝切除术		次		3718. 00	甲类	手术费
5606	50. 3x03	肝叶部分切除术	四级	手术	G	331005013	肝部分切除术	含肝活检术；指各肝段切除		次		2906. 80	甲类	手术费
5607	50. 3x04	全肝叶切除术伴其他肝叶部分切除术	四级	手术	G	331005013	肝部分切除术	含肝活检术；指各肝段切除		次		2906. 80	甲类	手术费
5608	50. 3x05	腹腔镜下肝叶切除术	四级	手术	G	331005016	肝三叶切除术	指左三叶或右三叶切除术		次		3887. 00	甲类	手术费
5609	50. 3x05	腹腔镜下肝叶切除术	四级	手术	G	330000000－8	术中使用腹腔镜加收			次		1420. 50	甲类	手术费
5610	50. 3x06	腹腔镜下半肝切除术	四级	手术	G	331005015	半肝切除术	指左半肝或右半肝切除术		次		3718. 00	甲类	手术费
5611	50. 3x06	腹腔镜下半肝切除术	四级	手术	G	330000000－8	术中使用腹腔镜加收			次		1420. 50	甲类	手术费
5612	50. 4x00	全肝切除术	四级	手术	G	331005013	肝部分切除术	含肝活检术；指各肝段切除		次		2906. 80	甲类	手术费
5613	50. 5100	辅助肝移植		手术	G	331701002	肝脏移植术	含患者原位肝脏切除、移植肝脏术前或术中整复、移植肝脏植入，以及切开、吻合、关闭、缝合等手术步骤的人力资源和基本物质资源消耗		次		28000. 00	丙类	手术费
5614	50. 5100x001	同种异体原位肝移植术		手术	G	331701002	肝脏移植术	含患者原位肝脏切除、移植肝脏术前或术中整复、移植肝脏植入，以及切开、吻合、关闭、缝合等手术步骤的人力资源和基本物质资源消耗		次		28000. 00	丙类	手术费

（续上表）

序号	手术操作诊断编码	手术操作名称	手术级别	操作类型	财务分类	编码	项目名称	项目内涵	除外内容	计价单位	说明	三级医疗服务价格（元）	医保结算类型	医疗收费项目类别
5615	50. 5900	肝的其他移植术		手术	G	331701002	肝脏移植术	含患者原位肝脏切除、移植肝脏术前或术中整复、移植肝脏植入，以及切开、吻合、关闭、缝合等手术步骤的人力资源和基本物质资源消耗		次		28000. 00	丙类	手术费
5616	50. 5900x001	肝肾联合移植术		手术	G	331701002	肝脏移植术	含患者原位肝脏切除、移植肝脏术前或术中整复、移植肝脏植入，以及切开、吻合、关闭、缝合等手术步骤的人力资源和基本物质资源消耗		次		28000. 00	丙类	手术费
5617	50. 5900x001	肝肾联合移植术		手术	G	331701004	肾脏移植术	含患者原位肾脏切除、移植肾脏术前或术中整复、移植肾脏植入，以及切开、吻合、关闭、缝合等手术步骤的人力资源和基本物质资源消耗		次		4833. 40	甲类	手术费
5618	50. 5900x004	同种异体肝肾联合移植术		手术	G	331701002	肝脏移植术	含患者原位肝脏切除、移植肝脏术前或术中整复、移植肝脏植入，以及切开、吻合、关闭、缝合等手术步骤的人力资源和基本物质资源消耗		次		28000. 00	丙类	手术费
5619	50. 5900x004	同种异体肝肾联合移植术		手术	G	331701004	肾脏移植术	含患者原位肾脏切除、移植肾脏术前或术中整复、移植肾脏植入，以及切开、吻合、关闭、缝合等手术步骤的人力资源和基本物质资源消耗		次		4833. 40	甲类	手术费
5620	50. 5900x005	同种异体肝移植术		手术	G	331701002	肝脏移植术	含患者原位肝脏切除、移植肝脏术前或术中整复、移植肝脏植入，以及切开、吻合、关闭、缝合等手术步骤的人力资源和基本物质资源消耗		次		28000. 00	丙类	手术费

（续上表）

序号	手术操作诊断编码	手术操作名称	手术级别	操作类型	财务分类	编码	项目名称	项目内涵	除外内容	计价单位	说明	三级医疗服务价格（元）	医保结算类型	医疗收费项目类别
5621	50.5901	原位肝移植		手术	G	331701002	肝脏移植术	含患者原位肝脏切除、移植肝脏术前或术中整复、移植肝脏植入，以及切开、吻合、关闭、缝合等手术步骤的人力资源和基本物质资源消耗		次		28000.00	丙类	手术费
5622	50.5902	劈离式肝移植术		手术	G	331701002	肝脏移植术	含患者原位肝脏切除、移植肝脏术前或术中整复、移植肝脏植入，以及切开、吻合、关闭、缝合等手术步骤的人力资源和基本物质资源消耗		次		28000.00	丙类	手术费
5623	50.6100	肝裂伤闭合术		手术	G	331005001	肝损伤清创修补术	不含肝部分切除术		次		3380.00	甲类	手术费
5624	50.6101	肝破裂修补术		手术	G	331005001	肝损伤清创修补术	不含肝部分切除术		次		3380.00	甲类	手术费
5625	50.6900	肝其他修补术		手术	G	331005001	肝损伤清创修补术	不含肝部分切除术		次		3380.00	甲类	手术费
5626	50.6900x002	肝修补术		手术	G	331005001	肝损伤清创修补术	不含肝部分切除术		次		3380.00	甲类	手术费
5627	50.6900x003	供体肝修补术		手术	G	331005001	肝损伤清创修补术	不含肝部分切除术		次		3380.00	甲类	手术费
5628	50.9900x003	肝止血术		手术	G	331005001	肝损伤清创修补术	不含肝部分切除术		次		3380.00	甲类	手术费
5629	51.0200	套管胆囊造口术		手术	G	331006003	胆囊造瘘术			次		2568.80	甲类	手术费
5630	51.0300	其他胆囊造口术		手术	G	331006003	胆囊造瘘术			次		2568.80	甲类	手术费
5631	51.0300x002	胆囊造口术		手术	G	331006003	胆囊造瘘术			次		2568.80	甲类	手术费
5632	51.0301	腹腔镜下胆囊造口术		手术	G	331006003	胆囊造瘘术			次		2568.80	甲类	手术费
5633	51.0301	腹腔镜下胆囊造口术		手术	G	330000000－8	术中使用腹腔镜加收			次		1420.50	甲类	手术费
5634	51.0400	其他胆囊切开术		手术	G	331006002	胆囊切除术			次		2366.00	甲类	手术费
5635	51.0400x004	胆囊引流术		手术	G	310905008－2	胆汁穿刺引流术	不含超声定位引导		次		174.62	甲类	治疗费
5636	51.0400x005	腹腔镜下胆囊切开取石术		手术	G	331006020S	胆囊切开取石术	探查，胆囊切开，取石，置入导管，缝合，止血，置管引出固定，缝合切口	取石网篮	次		2694.00	甲类	手术费
5637	51.0400x005	腹腔镜下胆囊切开取石术		手术	G	330000000－8	术中使用腹腔镜加收			次		1420.50	甲类	手术费
5638	51.0400x006	浅式胆囊取石术		手术	G	331006020S	胆囊切开取石术	探查，胆囊切开，取石，置入导管，缝合，止血，置管引出固定，缝合切口	取石网篮	次		2694.00	甲类	手术费
5639	51.0400x008	胆道镜下碎石取石术		手术	G	310905014	经胆道镜胆道结石取出术	含插管引流	网篮、球囊扩张器	次		605.34	甲类	治疗费
5640	51.0401	胆囊切开取石术		手术	G	331006020S	胆囊切开取石术	探查，胆囊切开，取石，置入导管，缝合，止血，置管引出固定，缝合切口	取石网篮	次		2694.00	甲类	手术费

（续上表）

序号	手术操作诊断编码	手术操作名称	手术级别	操作类型	财务分类	编码	项目名称	项目内涵	除外内容	计价单位	说明	三级医疗服务价格（元）	医保结算类型	医疗收费项目类别
5641	51. 0402	胆囊切开引流术		手术	G	331006009	胆总管囊肿外引流术			次		2028. 00	甲类	手术费
5642	51. 0403	胆囊切开异物取出术		手术	G	310905011 – 1	经内镜胆管内支架取出术		支架、导管、导丝、球囊扩张器	次		650. 00	甲类	治疗费
5643	51. 0404	腹腔镜下胆囊切开引流术		手术	G	331006009	胆总管囊肿外引流术			次		2028. 00	甲类	手术费
5644	51. 0404	腹腔镜下胆囊切开引流术		手术	G	330000000 – 8	术中使用腹腔镜加收			次		1420. 50	甲类	手术费
5645	51. 1104	腹腔镜下胆总管探查术		手术	G	331006011	胆总管探查 T 管引流术	不含术中 B 超、术中胆道镜检查和术中胆道造影		次		3380. 00	甲类	手术费
5646	51. 1104	腹腔镜下胆总管探查术		手术	G	330000000 – 8	术中使用腹腔镜加收			次		1420. 50	甲类	手术费
5647	51. 1105	腹腔镜下胆道造影术		手术	D	210103022	经皮经肝胆道造影（PTC）			次		184. 00	甲类	检查费
5648	51. 1105	腹腔镜下胆道造影术		手术	G	330000000 – 8	术中使用腹腔镜加收			次		1420. 50	甲类	手术费
5649	51. 2100	部分胆囊切除术		手术	G	331006002	胆囊切除术			次		2366. 00	甲类	手术费
5650	51. 2101	胆囊病损切除术		手术	G	331006002	胆囊切除术			次		2366. 00	甲类	手术费
5651	51. 2200	胆囊切除术		手术	G	331006002	胆囊切除术			次		2366. 00	甲类	手术费
5652	51. 2200x004	胆囊扩大切除术		手术	G	331006002	胆囊切除术			次		2366. 00	甲类	手术费
5653	51. 2201	残余胆囊切除术		手术	G	331006002	胆囊切除术			次		2366. 00	甲类	手术费
5654	51. 2300	腹腔镜下胆囊切除术		手术	G	331006002	胆囊切除术			次		2366. 00	甲类	手术费
5655	51. 2300	腹腔镜下胆囊切除术		手术	G	330000000 – 8	术中使用腹腔镜加收			次		1420. 50	甲类	手术费
5656	51. 2301	腹腔镜下残余胆囊切除术		手术	G	331006002	胆囊切除术			次		2366. 00	甲类	手术费
5657	51. 2301	腹腔镜下残余胆囊切除术		手术	G	330000000 – 8	术中使用腹腔镜加收			次		1420. 50	甲类	手术费
5658	51. 2400	腹腔镜下部分胆囊切除术		手术	G	331006002	胆囊切除术			次		2366. 00	甲类	手术费
5659	51. 2400	腹腔镜下部分胆囊切除术		手术	G	330000000 – 8	术中使用腹腔镜加收			次		1420. 50	甲类	手术费
5660	51. 2401	腹腔镜下胆囊病损切除术		手术	G	331006002	胆囊切除术			次		2366. 00	甲类	手术费
5661	51. 2401	腹腔镜下胆囊病损切除术		手术	G	330000000 – 8	术中使用腹腔镜加收			次		1420. 50	甲类	手术费
5662	51. 3100	胆囊肝管吻合术	四级	手术	G	331006005	肝胆总管切开取石 + 空肠 Roux-y 吻合术	含空肠间置术、肝胆管、总胆管和空肠吻合术		次		4225. 00	甲类	手术费
5663	51. 3100x001	腹腔镜下胆囊肝管吻合术	四级	手术	G	331006005	肝胆总管切开取石 + 空肠 Roux-y 吻合术	含空肠间置术、肝胆管、总胆管和空肠吻合术		次		4225. 00	甲类	手术费
5664	51. 3100x001	腹腔镜下胆囊肝管吻合术	四级	手术	G	330000000 – 8	术中使用腹腔镜加收			次		1420. 50	甲类	手术费
5665	51. 3200	胆囊肠吻合术	四级	手术	G	331006001	胆囊肠吻合术	含 Roux-y 肠吻合术		次		2568. 80	甲类	手术费
5666	51. 3200x001	胆囊 – 结肠吻合术	四级	手术	G	331006001	胆囊肠吻合术	含 Roux-y 肠吻合术		次		2568. 80	甲类	手术费
5667	51. 3201	胆囊空肠吻合术	四级	手术	G	331006001	胆囊肠吻合术	含 Roux-y 肠吻合术		次		2568. 80	甲类	手术费
5668	51. 3202	胆囊十二指肠吻合术	四级	手术	G	331006001	胆囊肠吻合术	含 Roux-y 肠吻合术		次		2568. 80	甲类	手术费

（续上表）

序号	手术操作诊断编码	手术操作名称	手术级别	操作类型	财务分类	编码	项目名称	项目内涵	除外内容	计价单位	说明	三级医疗服务价格（元）	医保结算类型	医疗收费项目类别
5669	51.3203	腹腔镜下胆囊空肠吻合术	四级	手术	G	331006001	胆囊肠吻合术	含 Roux-y 肠吻合术		次		2568.80	甲类	手术费
5670	51.3203	腹腔镜下胆囊空肠吻合术	四级	手术	G	330000000－8	术中使用腹腔镜加收			次		1420.50	甲类	手术费
5671	51.3204	腹腔镜下胆囊十二指肠吻合术	四级	手术	G	331006001	胆囊肠吻合术	含 Roux-y 肠吻合术		次		2568.80	甲类	手术费
5672	51.3204	腹腔镜下胆囊十二指肠吻合术	四级	手术	G	330000000－8	术中使用腹腔镜加收			次		1420.50	甲类	手术费
5673	51.3300	胆囊胰腺吻合术	四级	手术	G	331007006	胰十二指肠切除术（Whipple 手术）	含各种胰管空肠吻合、胃空肠吻合术、胆管肠吻合术；不含脾切除术		次		6760.00	甲类	手术费
5674	51.3400	胆囊胃吻合术		手术	G	331006001	胆囊肠吻合术	含 Roux-y 肠吻合术		次		2568.80	甲类	手术费
5675	51.3500	其他胆囊吻合术		手术	G	331006001	胆囊肠吻合术	含 Roux-y 肠吻合术		次		2568.80	甲类	手术费
5676	51.3600	胆总管肠吻合术	四级	手术	G	331006005	肝胆总管切开取石＋空肠 Roux-y 吻合术	含空肠间置术、肝胆管、总胆管和空肠吻合术		次		4225.00	甲类	手术费
5677	51.3601	胆总管空肠吻合术	四级	手术	G	331006005	肝胆总管切开取石＋空肠 Roux-y 吻合术	含空肠间置术、肝胆管、总胆管和空肠吻合术		次		4225.00	甲类	手术费
5678	51.3602	胆总管十二指肠吻合术	四级	手术	G	331006005	肝胆总管切开取石＋空肠 Roux-y 吻合术	含空肠间置术、肝胆管、总胆管和空肠吻合术		次		4225.00	甲类	手术费
5679	51.3700	肝管胃肠道吻合术	四级	手术	G	331006005	肝胆总管切开取石＋空肠 Roux-y 吻合术	含空肠间置术、肝胆管、总胆管和空肠吻合术		次		4225.00	甲类	手术费
5680	51.3700x001	腹腔镜下肝门－空肠吻合术	四级	手术	G	331006005	肝胆总管切开取石＋空肠 Roux-y 吻合术	含空肠间置术、肝胆管、总胆管和空肠吻合术		次		4225.00	甲类	手术费
5681	51.3700x001	腹腔镜下肝门－空肠吻合术	四级	手术	G	330000000－8	术中使用腹腔镜加收			次		1420.50	甲类	手术费
5682	51.3700x002	腹腔镜下肝门－肠吻合术	四级	手术	G	331006005	肝胆总管切开取石＋空肠 Roux-y 吻合术	含空肠间置术、肝胆管、总胆管和空肠吻合术		次		4225.00	甲类	手术费
5683	51.3700x002	腹腔镜下肝门－肠吻合术	四级	手术	G	330000000－8	术中使用腹腔镜加收			次		1420.50	甲类	手术费
5684	51.3700x003	肝胆管－空肠吻合术	四级	手术	G	331006005	肝胆总管切开取石＋空肠 Roux-y 吻合术	含空肠间置术、肝胆管、总胆管和空肠吻合术		次		4225.00	甲类	手术费
5685	51.3700x007	肝门－空肠吻合术	四级	手术	G	331006005	肝胆总管切开取石＋空肠 Roux-y 吻合术	含空肠间置术、肝胆管、总胆管和空肠吻合术		次		4225.00	甲类	手术费
5686	51.3701	肝总管空肠吻合术	四级	手术	G	331006005	肝胆总管切开取石＋空肠 Roux-y 吻合术	含空肠间置术、肝胆管、总胆管和空肠吻合术		次		4225.00	甲类	手术费
5687	51.3702	肝管胃吻合术	四级	手术	G	331006005	肝胆总管切开取石＋空肠 Roux-y 吻合术	含空肠间置术、肝胆管、总胆管和空肠吻合术		次		4225.00	甲类	手术费
5688	51.3703	肝管十二指肠吻合术	四级	手术	G	331006005	肝胆总管切开取石＋空肠 Roux-y 吻合术	含空肠间置术、肝胆管、总胆管和空肠吻合术		次		4225.00	甲类	手术费
5689	51.3704	肝管空肠吻合术	四级	手术	G	331006005	肝胆总管切开取石＋空肠 Roux-y 吻合术	含空肠间置术、肝胆管、总胆管和空肠吻合术		次		4225.00	甲类	手术费
5690	51.3900x005	胆管吻合术	四级	手术	G	331006005	肝胆总管切开取石＋空肠 Roux-y 吻合术	含空肠间置术、肝胆管、总胆管和空肠吻合术		次		4225.00	甲类	手术费

（续上表）

序号	手术操作诊断编码	手术操作名称	手术级别	操作类型	财务分类	编码	项目名称	项目内涵	除外内容	计价单位	说明	三级医疗服务价格（元）	医保结算类型	医疗收费项目类别
5691	51.3900x008	胆管－胰吻合术	四级	手术	G	331006005	肝胆总管切开取石＋空肠 Roux-y 吻合术	含空肠间置术、肝胆管、总胆管和空肠吻合术		次		4225.00	甲类	手术费
5692	51.3901	胆管空肠吻合术	四级	手术	G	331006001	胆囊肠吻合术	含 Roux-y 肠吻合术		次		2568.80	甲类	手术费
5693	51.3902	胆管十二指肠吻合术	四级	手术	G	331006001	胆囊肠吻合术	含 Roux-y 肠吻合术		次		2568.80	甲类	手术费
5694	51.3903	胆总管胃空肠吻合术	四级	手术	G	331006005	肝胆总管切开取石＋空肠 Roux-y 吻合术	含空肠间置术、肝胆管、总胆管和空肠吻合术		次		4225.00	甲类	手术费
5695	51.3904	胆管肝管空肠吻合术	四级	手术	G	331006005	肝胆总管切开取石＋空肠 Roux-y 吻合术	含空肠间置术、肝胆管、总胆管和空肠吻合术		次		4225.00	甲类	手术费
5696	51.3905	胆总管胃吻合术	四级	手术	G	331006001	胆囊肠吻合术	含 Roux-y 肠吻合术		次		2568.80	甲类	手术费
5697	51.3906	胆管胃吻合术	四级	手术	G	331006001	胆囊肠吻合术	含 Roux-y 肠吻合术		次		2568.80	甲类	手术费
5698	51.3907	腹腔镜下胆管空肠吻合术	四级	手术	G	331006001	胆囊肠吻合术	含 Roux-y 肠吻合术		次		2568.80	甲类	手术费
5699	51.3907	腹腔镜下胆管空肠吻合术	四级	手术	G	330000000－8	术中使用腹腔镜加收			次		1420.50	甲类	手术费
5700	51.4100	胆总管探查术，用于去除结石		手术	G	331006011	胆总管探查 T 管引流术	不含术中 B 超、术中胆道镜检查和术中胆道造影		次		3380.00	甲类	手术费
5701	51.4100x001	胆总管切开取石术		手术	G	331006011－1	胆总管探查 T 管引流术＋取石、冲洗术			次		4056.00	甲类	手术费
5702	51.4200	胆总管探查术，用于解除其他梗阻		手术	G	331006011－1	胆总管探查 T 管引流术＋取石、冲洗术			次		4056.00	甲类	手术费
5703	51.4201	胆总管切开异物取出术		手术	G	331006011－1	胆总管探查 T 管引流术＋取石、冲洗术			次		4056.00	甲类	手术费
5704	51.4202	胆总管切开减压术		手术	G	331006011－1	胆总管探查 T 管引流术＋取石、冲洗术			次		4056.00	甲类	手术费
5705	51.4300	胆总管肝管的导管置入，用于减压术		手术	G	331006011－1	胆总管探查 T 管引流术＋取石、冲洗术			次		4056.00	甲类	手术费
5706	51.4301	肝胆总管吻合术	四级	手术	G	331006005	肝胆总管切开取石＋空肠 Roux-y 吻合术	含空肠间置术、肝胆管、总胆管和空肠吻合术		次		4225.00	甲类	手术费
5707	51.4302	肝管支架置入术	四级	手术	G	331005021	肝门部肿瘤支架管外引流术		支架、导管	次		3380.00	甲类	手术费
5708	51.4303	胆总管支架置入术	四级	手术	G	310905022	胆道支架置入术		支架	次		1164.12	甲类	治疗费
5709	51.4304	胆管支架置入术	四级	手术	G	310905020	经内镜胰胆管扩张术＋支架置入术	不含 X 线监视	支架、导管、导丝、球囊扩张器	次		1690.00	甲类	治疗费
5710	51.4900x002	胆管切开取石术		手术	G	331006005	肝胆总管切开取石＋空肠 Roux-y 吻合术	含空肠间置术、肝胆管、总胆管和空肠吻合术		次		4225.00	甲类	手术费
5711	51.4900x003	胆总管切开取栓术		手术	G	331006005	肝胆总管切开取石＋空肠 Roux-y 吻合术	含空肠间置术、肝胆管、总胆管和空肠吻合术		次		4225.00	甲类	手术费
5712	51.4901	肝管切开取石术		手术	G	331005024	肝实质切开取石术			次		3380.00	甲类	手术费
5713	51.4902	胆肠吻合口切开取石术		手术	G	331006005	肝胆总管切开取石＋空肠 Roux-y 吻合术	含空肠间置术、肝胆管、总胆管和空肠吻合术		次		4225.00	甲类	手术费

（续上表）

序号	手术操作诊断编码	手术操作名称	手术级别	操作类型	财务分类	编码	项目名称	项目内涵	除外内容	计价单位	说明	三级医疗服务价格（元）	医保结算类型	医疗收费项目类别
5714	51.4903	胆管切开取石术（伴T管引流）		手术	G	331006011－1	胆总管探查T管引流术＋取石、冲洗术			次		4056.00	甲类	手术费
5715	51.4904	肝总管切开取石术		手术	G	331005024	肝实质切开取石术			次		3380.00	甲类	手术费
5716	51.4905	胆管切开取栓术		手术	G	331006005	肝胆总管切开取石＋空肠Roux-y吻合术	含空肠间置术、肝胆管、总胆管和空肠吻合术		次		4225.00	甲类	手术费
5717	51.5100	胆总管探查术		手术	G	331006011	胆总管探查T管引流术	不含术中B超、术中胆道镜检查和术中胆道造影		次		3380.00	甲类	手术费
5718	51.5101	胆总管切开引流术		手术	G	331006011	胆总管探查T管引流术	不含术中B超、术中胆道镜检查和术中胆道造影		次		3380.00	甲类	手术费
5719	51.5102	胆总管切开支架取出术		手术	G	331006005	肝胆总管切开取石＋空肠Roux-y吻合术	含空肠间置术、肝胆管、总胆管和空肠吻合术		次		4225.00	甲类	手术费
5720	51.5900x005	胆管引流术		手术	G	331006011	胆总管探查T管引流术	不含术中B超、术中胆道镜检查和术中胆道造影		次		3380.00	甲类	手术费
5721	51.5900x006	腹腔镜下胆道探查术		手术	G	331006011	胆总管探查T管引流术	不含术中B超、术中胆道镜检查和术中胆道造影		次		3380.00	甲类	手术费
5722	51.5900x006	腹腔镜下胆道探查术		手术	G	330000000－8	术中使用腹腔镜加收			次		1420.50	甲类	手术费
5723	51.5900x008	肝内胆管引流术		手术	G	331006011	胆总管探查T管引流术	不含术中B超、术中胆道镜检查和术中胆道造影		次		3380.00	甲类	手术费
5724	51.5901	肝管切开引流术		手术	G	331006011	胆总管探查T管引流术	不含术中B超、术中胆道镜检查和术中胆道造影		次		3380.00	甲类	手术费
5725	51.5902	肝管切开探查术		手术	G	331006011	胆总管探查T管引流术	不含术中B超、术中胆道镜检查和术中胆道造影		次		3380.00	甲类	手术费
5726	51.5903	胆管切开探查术		手术	G	331006011	胆总管探查T管引流术	不含术中B超、术中胆道镜检查和术中胆道造影		次		3380.00	甲类	手术费
5727	51.5904	肝总管切开探查术		手术	G	331006011	胆总管探查T管引流术	不含术中B超、术中胆道镜检查和术中胆道造影		次		3380.00	甲类	手术费
5728	51.6100	胆囊管残端切除术		手术	G	331006002	胆囊切除术			次		2366.00	甲类	手术费
5729	51.6100x001	残余胆囊管切除术		手术	G	331006002	胆囊切除术			次		2366.00	甲类	手术费
5730	51.6100x002	腹腔镜下胆囊管残端切除术		手术	G	331006002	胆囊切除术			次		2366.00	甲类	手术费
5731	51.6100x002	腹腔镜下胆囊管残端切除术		手术	G	330000000－8	术中使用腹腔镜加收			次		1420.50	甲类	手术费
5732	51.6200	法特氏壶腹切除术（伴胆总管再植入）	四级	手术	G	331003003	壶腹部肿瘤局部切除术			次		4056.00	甲类	手术费
5733	51.6200x002	法特壶腹切除术	四级	手术	G	331003003	壶腹部肿瘤局部切除术			次		4056.00	甲类	手术费
5734	51.6201	法特氏壶腹病损切除术	四级	手术	G	331003003	壶腹部肿瘤局部切除术			次		4056.00	甲类	手术费
5735	51.6300x001	腹腔镜下胆总管病损切除术	四级	手术	G	331006006	肝门部胆管病变切除术	含胆总管囊肿、胆道闭锁；不含高位胆管癌切根治		次		5070.00	甲类	手术费
5736	51.6300x001	腹腔镜下胆总管病损切除术	四级	手术	G	330000000－8	术中使用腹腔镜加收			次		1420.50	甲类	手术费

（续上表）

序号	手术操作诊断编码	手术操作名称	手术级别	操作类型	财务分类	编码	项目名称	项目内涵	除外内容	计价单位	说明	三级医疗服务价格（元）	医保结算类型	医疗收费项目类别
5737	51.6301	胆总管病损切除术	四级	手术	G	331006005	肝胆总管切开取石＋空肠 Roux-y 吻合术	含空肠间置术、肝胆管、总胆管和空肠吻合术		次		4225.00	甲类	手术费
5738	51.6302	胆总管部分切除术	四级	手术	G	331006006	肝门部胆管病变切除术	含胆总管囊肿、胆道闭锁；不含高位胆管癌切根治		次		5070.00	甲类	手术费
5739	51.6303	胆总管切除术	四级	手术	G	331006006	肝门部胆管病变切除术	含胆总管囊肿、胆道闭锁；不含高位胆管癌切根治		次		5070.00	甲类	手术费
5740	51.6400	内镜下胆管或奥狄氏括约肌病损的切除术或破坏术	四级	手术	G	331006013	经十二指肠奥狄氏括约肌切开成形术			次		2873.00	甲类	手术费
5741	51.6400	内镜下胆管或奥狄氏括约肌病损的切除术或破坏术	四级	手术	G	330000000－13	术中使用其他内镜加收			次		354.00	甲类	手术费
5742	51.6900x007	肝胆管病损切除术	四级	手术	G	331006006	肝门部胆管病变切除术	含胆总管囊肿、胆道闭锁；不含高位胆管癌切根治		次		5070.00	甲类	手术费
5743	51.6900x008	肝胆管切除术	四级	手术	G	331006006	肝门部胆管病变切除术	含胆总管囊肿、胆道闭锁；不含高位胆管癌切根治		次		5070.00	甲类	手术费
5744	51.6900x012	肝总管切除术	四级	手术	G	331006006	肝门部胆管病变切除术	含胆总管囊肿、胆道闭锁；不含高位胆管癌切根治		次		5070.00	甲类	手术费
5745	51.6900x013	腹腔镜下胆管病损切除术	四级	手术	G	331006006	肝门部胆管病变切除术	含胆总管囊肿、胆道闭锁；不含高位胆管癌切根治		次		5070.00	甲类	手术费
5746	51.6900x013	腹腔镜下胆管病损切除术	四级	手术	G	330000000－8	术中使用腹腔镜加收			次		1420.50	甲类	手术费
5747	51.6901	胆管病损切除术	四级	手术	G	331006006	肝门部胆管病变切除术	含胆总管囊肿、胆道闭锁；不含高位胆管癌切根治		次		5070.00	甲类	手术费
5748	51.6902	胆管部分切除术	四级	手术	G	331006006	肝门部胆管病变切除术	含胆总管囊肿、胆道闭锁；不含高位胆管癌切根治		次		5070.00	甲类	手术费
5749	51.6903	肝管切除术	四级	手术	G	331006006	肝门部胆管病变切除术	含胆总管囊肿、胆道闭锁；不含高位胆管癌切根治		次		5070.00	甲类	手术费
5750	51.6904	肝管病损切除术	四级	手术	G	331006006	肝门部胆管病变切除术	含胆总管囊肿、胆道闭锁；不含高位胆管癌切根治		次		5070.00	甲类	手术费
5751	51.6905	肝总管部分切除术	四级	手术	G	331006006	肝门部胆管病变切除术	含胆总管囊肿、胆道闭锁；不含高位胆管癌切根治		次		5070.00	甲类	手术费
5752	51.7100	胆总管单纯缝合术		手术	G	331006008	胆管修补成形术			次		5070.00	甲类	手术费
5753	51.7101	胆总管裂伤缝合术		手术	G	331006008	胆管修补成形术			次		5070.00	甲类	手术费
5754	51.7200	胆总管成形术		手术	G	331006008	胆管修补成形术			次		5070.00	甲类	手术费
5755	51.7200x001	胆总管修补术	四级	手术	G	331006008	胆管修补成形术			次		5070.00	甲类	手术费
5756	51.7201	胆总管瘘修补术	四级	手术	G	331006008	胆管修补成形术			次		5070.00	甲类	手术费
5757	51.7203	胆总管球囊扩张术		手术	G	310905021	胆道球囊扩张术		球囊	次		931.30	甲类	治疗费
5758	51.7204	胆总管扩张术		手术	G	310905020	经内镜胰胆管扩张术＋支架置入术	不含 X 线监视	支架、导管、导丝、球囊扩张器	次		1690.00	甲类	治疗费

（续上表）

序号	手术操作诊断编码	手术操作名称	手术级别	操作类型	财务分类	编码	项目名称	项目内涵	除外内容	计价单位	说明	三级医疗服务价格（元）	医保结算类型	医疗收费项目类别
5759	51.7900x002	胆管成形术		手术	G	331006008	胆管修补成形术			次		5070.00	甲类	手术费
5760	51.7900x005	胆管修补术	四级	手术	G	331006008	胆管修补成形术			次		5070.00	甲类	手术费
5761	51.7900x006	胆总管损伤修补术	四级	手术	G	331006008	胆管修补成形术			次		5070.00	甲类	手术费
5762	51.7900x007	空肠代胆道术	四级	手术	G	331006005	肝胆总管切开取石＋空肠 Roux-y 吻合术	含空肠间置术、肝胆管、总胆管和空肠吻合术		次		4225.00	甲类	手术费
5763	51.7901	肝管成形术	四级	手术	G	331006008	胆管修补成形术			次		5070.00	甲类	手术费
5764	51.7902	胆管空肠吻合口闭合术	四级	手术	G	331006005	肝胆总管切开取石＋空肠 Roux-y 吻合术	含空肠间置术、肝胆管、总胆管和空肠吻合术		次		4225.00	甲类	手术费
5765	51.7903	带蒂肠片肝管成形术	四级	手术	G	331006008	胆管修补成形术			次		5070.00	甲类	手术费
5766	51.7904	胆管瘘修补术	四级	手术	G	331006008	胆管修补成形术			次		5070.00	甲类	手术费
5767	51.7905	胆管造口闭合术		手术	G	331006008	胆管修补成形术			次		5070.00	甲类	手术费
5768	51.7906	肝总管修补术		手术	G	331006008	胆管修补成形术			次		5070.00	甲类	手术费
5769	51.7907	胆管人工造口闭合术	四级	手术	G	331006008	胆管修补成形术			次		5070.00	甲类	手术费
5770	51.7909	腹腔镜下胆管瘘口修补术	四级	手术	G	331006008	胆管修补成形术			次		5070.00	甲类	手术费
5771	51.7909	腹腔镜下胆管瘘口修补术	四级	手术	G	330000000－8	术中使用腹腔镜加收			次		1420.50	甲类	手术费
5772	51.7910	腹腔镜下胆管修补术	四级	手术	G	331006008	胆管修补成形术			次		5070.00	甲类	手术费
5773	51.7910	腹腔镜下胆管修补术	四级	手术	G	330000000－8	术中使用腹腔镜加收			次		1420.50	甲类	手术费
5774	51.8100	奥狄氏括约肌扩张		手术	G	331006013	经十二指肠奥狄氏括约肌切开成形术			次		2873.00	甲类	手术费
5775	51.8101	法特氏壶腹扩张术		手术	G	331003003	壶腹部肿瘤局部切除术			次		4056.00	甲类	手术费
5776	51.8200	胰括约肌切开术	四级	手术	G	331006013－1	经十二指肠乳头括约肌切开术			次		2873.00	甲类	手术费
5777	51.8200x001	奥狄氏括约肌切开术	四级	手术	G	331006013	经十二指肠奥狄氏括约肌切开成形术			次		2873.00	甲类	手术费
5778	51.8200x002	经十二指肠壶腹括约肌切开术	四级	手术	G	331006013－1	经十二指肠乳头括约肌切开术			次		2873.00	甲类	手术费
5779	51.8200x003	胰管括约肌切开取石术	四级	手术	G	331006015	经内镜奥狄氏括约肌切开胰管取石术		切开刀、碎石器、网篮、气囊导管	次		3312.40	甲类	手术费
5780	51.8201	十二指肠乳头肌切开术	四级	手术	G	331006013－1	经十二指肠乳头括约肌切开术			次		2873.00	甲类	手术费
5781	51.8300	胰括约肌成形术	四级	手术	G	331006015	经内镜奥狄氏括约肌切开胰管取石术		切开刀、碎石器、网篮、气囊导管	次		3312.40	甲类	手术费

（续上表）

序号	手术操作诊断编码	手术操作名称	手术级别	操作类型	财务分类	编码	项目名称	项目内涵	除外内容	计价单位	说明	三级医疗服务价格（元）	医保结算类型	医疗收费项目类别
5782	51. 8300x003	胆总管－十二指肠后壁吻合术	四级	手术	G	331006005	肝胆总管切开取石＋空肠 Roux-y 吻合术	含空肠间置术、肝胆管、总胆管和空肠吻合术		次		4225. 00	甲类	手术费
5783	51. 8301	十二指肠括约肌成形术	四级	手术	G	331006013	经十二指肠奥狄氏括约肌切开成形术			次		2873. 00	甲类	手术费
5784	51. 8701	腹腔镜下胆总管 T 管引流术		手术	G	331006011	胆总管探查 T 管引流术	不含术中 B 超、术中胆道镜检查和术中胆道造影		次		3380. 00	甲类	手术费
5785	51. 8701	腹腔镜下胆总管 T 管引流术		手术	G	330000000－8	术中使用腹腔镜加收			次		1420. 50	甲类	手术费
5786	51. 8800x006	腹腔镜下胆道取石术		手术	G	310905013－1	经胆道镜肝内胆道取石术		网篮、球囊扩张器	次		605. 34	甲类	治疗费
5787	51. 8800x006	腹腔镜下胆道取石术		手术	G	330000000－8	术中使用腹腔镜加收			次		1420. 50	甲类	手术费
5788	51. 8803	腹腔镜下胆总管切开取石术		手术	G	331006005	肝胆总管切开取石＋空肠 Roux-y 吻合术	含空肠间置术、肝胆管、总胆管和空肠吻合术		次		4225. 00	甲类	手术费
5789	51. 8803	腹腔镜下胆总管切开取石术		手术	G	330000000－8	术中使用腹腔镜加收			次		1420. 50	甲类	手术费
5790	51. 8805	腹腔镜－胆道镜联合探查取石术		手术	G	310905014	经胆道镜胆道结石取出术	含插管引流	网篮、球囊扩张器	次		605. 34	甲类	治疗费
5791	51. 8805	腹腔镜－胆道镜联合探查取石术		手术	G	330000000－8	术中使用腹腔镜加收			次		1420. 50	甲类	手术费
5792	51. 8807	经胆囊管行胆总管取石术		手术	G	310905014	经胆道镜胆道结石取出术	含插管引流	网篮、球囊扩张器	次		605. 34	甲类	治疗费
5793	51. 8900	奥狄氏括约肌的其他手术		手术	G	331006014	经内镜奥狄氏括约肌切开取石术（ECT）		切开刀、碎石器、网篮、气囊导管	次		3312. 40	甲类	手术费
5794	51. 9100	胆囊裂伤的修补术		手术	G	331006008	胆管修补成形术			次		5070. 00	甲类	手术费
5795	51. 9101	腹腔镜下胆囊破裂修补术		手术	G	331006008	胆管修补成形术			次		5070. 00	甲类	手术费
5796	51. 9101	腹腔镜下胆囊破裂修补术		手术	G	330000000－8	术中使用腹腔镜加收			次		1420. 50	甲类	手术费
5797	51. 9200	胆囊造口闭合术		手术	G	331006003	胆囊造瘘术			次		2568. 80	甲类	手术费
5798	51. 9300x001	胆囊－空肠瘘切除术		手术	G	331006001	胆囊肠吻合术	含 Roux-y 肠吻合术		次		2568. 80	甲类	手术费
5799	51. 9301	胆囊瘘修补术		手术	G	331006003	胆囊造瘘术			次		2568. 80	甲类	手术费
5800	51. 9302	胆囊空肠瘘修补术		手术	G	331006001	胆囊肠吻合术	含 Roux-y 肠吻合术		次		2568. 80	甲类	手术费
5801	51. 9303	胆囊十二指肠瘘修补术		手术	G	331006001	胆囊肠吻合术	含 Roux-y 肠吻合术		次		2568. 80	甲类	手术费
5802	51. 9304	胆囊结肠瘘修补术		手术	G	331006001	胆囊肠吻合术	含 Roux-y 肠吻合术		次		2568. 80	甲类	手术费
5803	51. 9305	胆囊胃瘘修补术		手术	G	331006001	胆囊肠吻合术	含 Roux-y 肠吻合术		次		2568. 80	甲类	手术费

（续上表）

序号	手术操作诊断编码	手术操作名称	手术级别	操作类型	财务分类	编码	项目名称	项目内涵	除外内容	计价单位	说明	三级医疗服务价格（元）	医保结算类型	医疗收费项目类别
5804	51.9400	胆道吻合的修复术		手术	G	331006010	先天性胆总管囊肿切除胆道成形术	含胆囊、胆总管囊肿切除、空肠R-Y吻合、空肠间置代胆道、矩形黏膜瓣、人工乳头防反流、胆道引流支架、腹腔引流、胰腺探查；不含胆道测压、胆道造影、肝活检、阑尾切除、其他畸形、美克尔憩室切除	支架	次		5070.00	甲类	手术费
5805	51.9401	胆管吻合口重建术		手术	G	331006010	先天性胆总管囊肿切除胆道成形术	含胆囊、胆总管囊肿切除、空肠R-Y吻合、空肠间置代胆道、矩形黏膜瓣、人工乳头防反流、胆道引流支架、腹腔引流、胰腺探查；不含胆道测压、胆道造影、肝活检、阑尾切除、其他畸形、美克尔憩室切除	支架	次		5070.00	甲类	手术费
5806	51.9500	胆管假体装置去除		手术	G	310905011－1	经内镜胆管内支架取出术		支架、导管、导丝、球囊扩张器	次		650.00	甲类	治疗费
5807	51.9901	胆道内假体置换术		手术	G	310905011	经内镜胆管内引流术＋支架置入术	不含X线监视	支架、导管、导丝、球囊扩张器	次		1690.00	甲类	治疗费
5808	52.0100	胰囊肿导管引流术		手术	G	331007003	胰腺囊肿内引流术			次		3380.00	甲类	手术费
5809	52.0101	腹腔镜下胰腺周围脓肿外引流术	四级	手术	G	331007004	胰腺囊肿外引流术			次		2197.00	甲类	手术费
5810	52.0101	腹腔镜下胰腺周围脓肿外引流术	四级	手术	G	330000000－8	术中使用腹腔镜加收			次		1420.50	甲类	手术费
5811	52.0102	腹腔镜下胰腺囊肿外引流术	四级	手术	G	331007004	胰腺囊肿外引流术			次		2197.00	甲类	手术费
5812	52.0102	腹腔镜下胰腺囊肿外引流术	四级	手术	G	330000000－8	术中使用腹腔镜加收			次		1420.50	甲类	手术费
5813	52.0900x001	腹腔镜下胰腺脓肿引流术		手术	G	331008009	开腹腹腔内脓肿引流术	指后腹腔脓肿或实质脏器脓肿（如肝脓肿、脾脓肿、胰腺脓肿）的外引流		次		2535.00	甲类	手术费
5814	52.0900x001	腹腔镜下胰腺脓肿引流术		手术	G	330000000－8	术中使用腹腔镜加收			次		1420.50	甲类	手术费
5815	52.0901	胰腺切开探查术		手术	G	331008008	剖腹探查术	含活检、腹腔引流		次	仅独立开展本手术方可收费	2535.00	甲类	手术费

（续上表）

序号	手术操作诊断编码	手术操作名称	手术级别	操作类型	财务分类	编码	项目名称	项目内涵	除外内容	计价单位	说明	三级医疗服务价格（元）	医保结算类型	医疗收费项目类别
5816	52.0902	胰腺切开取石术	四级	手术	G	331007012－1	胰管切开取石内引流术	含切开、探查、取石、空肠R-Y吻合术、胰管－胃吻合内引流术；不含胰管造影		次		3380.00	甲类	手术费
5817	52.0903	胰腺切开引流术		手术	G	331007003	胰腺囊肿内引流术			次		3380.00	甲类	手术费
5818	52.0904	腹腔镜下胰腺切开引流术	四级	手术	G	331007003	胰腺囊肿内引流术			次		3380.00	甲类	手术费
5819	52.0904	腹腔镜下胰腺切开引流术	四级	手术	G	330000000－8	术中使用腹腔镜加收			次		1420.50	甲类	手术费
5820	52.1200	开放性胰腺活组织检查		手术	G	331008008	剖腹探查术	含活检、腹腔引流		次	仅独立开展本手术方可收费	2535.00	甲类	手术费
5821	52.1200x001	腹腔镜下胰腺活组织检查		手术	D	310905007	腹腔镜探查术	探查腹腔、腹盆腔或腹膜外。必要时于病变部位取活体组织，含活检。不含监护、病理学检查		次	仅独立开展本手术方可收费	520.00	甲类	检查费
5822	52.1302	腹腔镜下胰腺探查	四级	手术	G	331007001	胰腺穿刺术	含活检		次		1690.00	甲类	手术费
5823	52.1302	腹腔镜下胰腺探查	四级	手术	G	330000000－8	术中使用腹腔镜加收			次		1420.50	甲类	手术费
5824	52.4x00	胰囊肿内引流术		手术	G	331007012	胰腺假性囊肿内引流术	含囊肿切开、探查、空肠R-Y吻合术、囊肿－胃吻合内引流术；不含胰管造影		次		3380.00	甲类	手术费
5825	52.4x00x004	胰腺囊肿引流术		手术	G	331007003	胰腺囊肿内引流术			次		3380.00	甲类	手术费
5826	52.4x01	胰腺囊肿十二指肠吻合术	四级	手术	G	331007010	环状胰腺十二指肠侧侧吻合术			次		3380.00	甲类	手术费
5827	52.4x02	胰腺囊肿胃吻合术	四级	手术	G	331007003－1	胰腺囊肿胃吻合术			次		3380.00	甲类	手术费
5828	52.4x03	胰腺囊肿空肠吻合术	四级	手术	G	331007003－2	胰腺囊肿空肠吻合术			次		3380.00	甲类	手术费
5829	52.4x04	腹腔镜下胰腺囊肿胃肠吻合术	四级	手术	G	331007003－1	胰腺囊肿胃吻合术			次		3380.00	甲类	手术费
5830	52.4x04	腹腔镜下胰腺囊肿胃肠吻合术	四级	手术	G	330000000－8	术中使用腹腔镜加收			次		1420.50	甲类	手术费
5831	52.4x05	腹腔镜下胰腺囊肿十二指肠吻合术	四级	手术	G	331007012	胰腺假性囊肿内引流术	含囊肿切开、探查、空肠R-Y吻合术、囊肿－胃吻合内引流术；不含胰管造影		次		3380.00	甲类	手术费
5832	52.4x05	腹腔镜下胰腺囊肿十二指肠吻合术	四级	手术	G	330000000－8	术中使用腹腔镜加收			次		1420.50	甲类	手术费
5833	52.4x06	腹腔镜下胰腺囊肿空肠吻合术	四级	手术	G	331007003－2	胰腺囊肿空肠吻合术			次		3380.00	甲类	手术费
5834	52.4x06	腹腔镜下胰腺囊肿空肠吻合术	四级	手术	G	330000000－8	术中使用腹腔镜加收			次		1420.50	甲类	手术费
5835	52.4x07	腹腔镜下胰腺囊肿内引流术	四级	手术	G	331007012	胰腺假性囊肿内引流术	含囊肿切开、探查、空肠R-Y吻合术、囊肿－胃吻合内引流术；不含胰管造影		次		3380.00	甲类	手术费
5836	52.4x07	腹腔镜下胰腺囊肿内引流术	四级	手术	G	330000000－8	术中使用腹腔镜加收			次		1420.50	甲类	手术费

（续上表）

序号	手术操作诊断编码	手术操作名称	手术级别	操作类型	财务分类	编码	项目名称	项目内涵	除外内容	计价单位	说明	三级医疗服务价格（元）	医保结算类型	医疗收费项目类别
5837	52.5100	近端胰腺切除术	四级	手术	G	331007003－2	胰腺囊肿空肠吻合术			次		3380.00	甲类	手术费
5838	52.5100x001	胰近端切除伴十二指肠切除术	四级	手术	G	331007006	胰十二指肠切除术（Whipple 手术）	含各种胰管空肠吻合、胃空肠吻合术、胆管肠吻合术；不含脾切除术		次		6760.00	甲类	手术费
5839	52.5101	胰头切除术	四级	手术	G	331007007	胰体尾切除术	不含血管切除吻合术		次		3295.50	甲类	手术费
5840	52.5102	胰头伴部分胰体切除术	四级	手术	G	331007007	胰体尾切除术	不含血管切除吻合术		次		3295.50	甲类	手术费
5841	52.5103	胰头十二指肠切除术	四级	手术	G	331007006	胰十二指肠切除术（Whipple 手术）	含各种胰管空肠吻合、胃空肠吻合术、胆管肠吻合术；不含脾切除术		次		6760.00	甲类	手术费
5842	52.5104	胰头部分切除术	四级	手术	G	331007007	胰体尾切除术	不含血管切除吻合术		次		3295.50	甲类	手术费
5843	52.5200	远端胰腺切除术	四级	手术	G	331007007	胰体尾切除术	不含血管切除吻合术		次		3295.50	甲类	手术费
5844	52.5201	胰尾切除术	四级	手术	G	330900018－2	胰尾切除术	含修补术		次		2366.00	甲类	手术费
5845	52.5202	胰尾伴部分胰体切除术	四级	手术	G	331007007	胰体尾切除术	不含血管切除吻合术		次		3295.50	甲类	手术费
5846	52.5203	胰尾部分切除术	四级	手术	G	330900018－2	胰尾切除术	含修补术		次		2366.00	甲类	手术费
5847	52.5204	腹腔镜下胰尾切除术	四级	手术	G	330900018－2	胰尾切除术	含修补术		次		2366.00	甲类	手术费
5848	52.5204	腹腔镜下胰尾切除术	四级	手术	G	330000000－8	术中使用腹腔镜加收			次		1420.50	甲类	手术费
5849	52.5205	腹腔镜下胰尾伴部分胰体切除术	四级	手术	G	331007007	胰体尾切除术	不含血管切除吻合术		次		3295.50	甲类	手术费
5850	52.5205	腹腔镜下胰尾伴部分胰体切除术	四级	手术	G	330000000－8	术中使用腹腔镜加收			次		1420.50	甲类	手术费
5851	52.5206	腹腔镜下胰体胰尾病损切除术	四级	手术	G	331007007	胰体尾切除术	不含血管切除吻合术		次		3295.50	甲类	手术费
5852	52.5206	腹腔镜下胰体胰尾病损切除术	四级	手术	G	330000000－8	术中使用腹腔镜加收			次		1420.50	甲类	手术费
5853	52.5300	根治性胰腺次全切除术	四级	手术	G	331007007	胰体尾切除术	不含血管切除吻合术		次		3295.50	甲类	手术费
5854	52.5301	腹腔镜根治性胰体尾切除术	四级	手术	G	331007007	胰体尾切除术	不含血管切除吻合术		次		3295.50	甲类	手术费
5855	52.5301	腹腔镜根治性胰体尾切除术	四级	手术	G	330000000－8	术中使用腹腔镜加收			次		1420.50	甲类	手术费
5856	52.5901	胰腺部分切除术	四级	手术	G	330900018－2	胰尾切除术	含修补术		次		2366.00	甲类	手术费
5857	52.5902	胰腺十二指肠部分切除术	四级	手术	G	331007006	胰十二指肠切除术（Whipple 手术）	含各种胰管空肠吻合、胃空肠吻合术、胆管肠吻合术；不含脾切除术		次		6760.00	甲类	手术费
5858	52.5903	胰腺节段切除术	四级	手术	G	330900018－2	胰尾切除术	含修补术		次		2366.00	甲类	手术费
5859	52.5904	胰体尾切除术	四级	手术	G	331007007	胰体尾切除术	不含血管切除吻合术		次		3295.50	甲类	手术费
5860	52.5905	腹腔镜胰腺部分切除术	四级	手术	G	331007007	胰体尾切除术	不含血管切除吻合术		次		3295.50	甲类	手术费
5861	52.5905	腹腔镜胰腺部分切除术	四级	手术	G	330000000－8	术中使用腹腔镜加收			次		1420.50	甲类	手术费
5862	52.5906	腹腔镜胰腺中段切除术	四级	手术	G	331007007	胰体尾切除术	不含血管切除吻合术		次		3295.50	甲类	手术费
5863	52.5906	腹腔镜胰腺中段切除术	四级	手术	G	330000000－8	术中使用腹腔镜加收			次		1420.50	甲类	手术费

（续上表）

序号	手术操作诊断编码	手术操作名称	手术级别	操作类型	财务分类	编码	项目名称	项目内涵	除外内容	计价单位	说明	三级医疗服务价格（元）	医保结算类型	医疗收费项目类别
5864	52.6x00	全胰切除术	四级	手术	G	331007008	全胰腺切除术	不含血管切除吻合术、脾切除术		次		4867.20	甲类	手术费
5865	52.6x00x003	异位胰腺切除术	四级	手术	G	331007008	全胰腺切除术	不含血管切除吻合术、脾切除术		次		4867.20	甲类	手术费
5866	52.6x00x004	移植胰腺切除术		手术	G	331007008	全胰腺切除术	不含血管切除吻合术、脾切除术		次		4867.20	甲类	手术费
5867	52.6x01	胰腺全部切除伴十二指肠切除术	四级	手术	G	331007008	全胰腺切除术	不含血管切除吻合术、脾切除术		次		4867.20	甲类	手术费
5868	52.6x02	腹腔镜下全胰切除术	四级	手术	G	331007008	全胰腺切除术	不含血管切除吻合术、脾切除术		次		4867.20	甲类	手术费
5869	52.6x02	腹腔镜下全胰切除术	四级	手术	G	330000000－8	术中使用腹腔镜加收			次		1420.50	甲类	手术费
5870	52.6x03	腹腔镜下胰十二指肠切除术	四级	手术	G	331007006	胰十二指肠切除术（Whipple 手术）	含各种胰管空肠吻合、胃空肠吻合术、胆管肠吻合术；不含脾切除术		次		6760.00	甲类	手术费
5871	52.6x03	腹腔镜下胰十二指肠切除术	四级	手术	G	330000000－8	术中使用腹腔镜加收			次		1420.50	甲类	手术费
5872	52.7x00	根治性胰十二指肠切除术	四级	手术	G	331007006	胰十二指肠切除术（Whipple 手术）	含各种胰管空肠吻合、胃空肠吻合术、胆管肠吻合术；不含脾切除术		次		6760.00	甲类	手术费
5873	52.7x00x003	胰腺根治性切除术	四级	手术	G	331007006－1	胰体癌根治术			次		6760.00	甲类	手术费
5874	52.7x00x004	保留幽门的胰十二指肠切除术［PPPD 手术］	四级	手术	G	331007006	胰十二指肠切除术（Whipple 手术）	含各种胰管空肠吻合、胃空肠吻合术、胆管肠吻合术；不含脾切除术		次		6760.00	甲类	手术费
5875	52.7x01	腹腔镜下胰十二指肠根治术	四级	手术	G	331007006	胰十二指肠切除术（Whipple 手术）	含各种胰管空肠吻合、胃空肠吻合术、胆管肠吻合术；不含脾切除术		次		6760.00	甲类	手术费
5876	52.7x01	腹腔镜下胰十二指肠根治术	四级	手术	G	330000000－8	术中使用腹腔镜加收			次		1420.50	甲类	手术费
5877	52.8000	胰腺移植		手术	G	331701006	胰腺移植术	含患者原位胰腺切除、移植胰腺术前或术中整复、移植胰腺植入，以及切开、吻合、关闭、缝合等手术步骤的人力资源和基本物质资源消耗		次		6760.00	丙类	手术费
5878	52.8100	胰腺组织再植入	四级	手术	G	331007017	胰岛细胞移植术	含细胞制备		次		6760.00	丙类	手术费
5879	52.8200	胰腺同种移植		手术	G	331701006	胰腺移植术	含患者原位胰腺切除、移植胰腺术前或术中整复、移植胰腺植入，以及切开、吻合、关闭、缝合等手术步骤的人力资源和基本物质资源消耗		次		6760.00	丙类	手术费

（续上表）

序号	手术操作诊断编码	手术操作名称	手术级别	操作类型	财务分类	编码	项目名称	项目内涵	除外内容	计价单位	说明	三级医疗服务价格（元）	医保结算类型	医疗收费项目类别
5880	52.8300	胰腺异种移植		手术	G	331701006	胰腺移植术	含患者原位胰腺切除、移植胰腺术前或术中整复、移植胰腺植入，以及切开、吻合、关闭、缝合等手术步骤的人力资源和基本物质资源消耗		次		6760.00	丙类	手术费
5881	52.8400	朗格汉斯胰岛细胞自体移植		手术	G	331007017	胰岛细胞移植术	含细胞制备		次		6760.00	丙类	手术费
5882	52.8500	朗格汉斯胰岛细胞异体移植	四级	手术	G	331007017	胰岛细胞移植术	含细胞制备		次		6760.00	丙类	手术费
5883	52.8600	朗格汉斯胰岛细胞移植	四级	手术	G	331007017	胰岛细胞移植术	含细胞制备		次		6760.00	丙类	手术费
5884	52.9200	胰管套管置入术		手术	G	310905020－1	经内镜胰胆管扩张术＋支架置入术（胆管、胰管两管同时手术）	不含X线监视	支架、导管、导丝、球囊扩张器	次		2535.00	甲类	治疗费
5885	52.9201	胰管支架置入术	四级	手术	G	310905020－1	经内镜胰胆管扩张术＋支架置入术（胆管、胰管两管同时手术）	不含X线监视	支架、导管、导丝、球囊扩张器	次		2535.00	甲类	治疗费
5886	52.9301	腹腔镜下经十二指肠切开胰管开口整形支架引流术	四级	手术	G	310905020	经内镜胰胆管扩张术＋支架置入术	不含X线监视	支架、导管、导丝、球囊扩张器	次		1690.00	甲类	治疗费
5887	52.9301	腹腔镜下经十二指肠切开胰管开口整形支架引流术	四级	手术	G	330000000－8	术中使用腹腔镜加收			次		1420.50	甲类	手术费
5888	52.9500	胰腺的其他修补术	四级	手术	G	331007002	胰腺修补术	不含胰管空肠吻合术、胰尾切除术		次		2535.00	甲类	手术费
5889	52.9500x001	胰瘘管切除术	四级	手术	G	330900018－2	胰尾切除术	含修补术		次		2366.00	甲类	手术费
5890	52.9500x002	胰尾修补术	四级	手术	G	330900018－2	胰尾切除术	含修补术		次		2366.00	甲类	手术费
5891	52.9501	胰腺裂伤缝合术	四级	手术	G	331007002	胰腺修补术	不含胰管空肠吻合术、胰尾切除术		次		2535.00	甲类	手术费
5892	52.9502	胰管修补术	四级	手术	G	331007002	胰腺修补术	不含胰管空肠吻合术、胰尾切除术		次		2535.00	甲类	手术费
5893	52.9503	胰腺瘘修补术	四级	手术	G	331007002	胰腺修补术	不含胰管空肠吻合术、胰尾切除术		次		2535.00	甲类	手术费
5894	52.9504	胰腺修补术	四级	手术	G	331007002	胰腺修补术	不含胰管空肠吻合术、胰尾切除术		次		2535.00	甲类	手术费
5895	52.9600	胰腺吻合术	四级	手术	G	331007002	胰腺修补术	不含胰管空肠吻合术、胰尾切除术		次		2535.00	甲类	手术费
5896	52.9601	胰腺管空肠吻合术	四级	手术	G	331007011	胰管空肠吻合术			次		3278.60	甲类	手术费
5897	52.9602	胰腺管胃吻合术	四级	手术	G	331007011	胰管空肠吻合术			次		3278.60	甲类	手术费
5898	52.9603	胰腺管回肠吻合术	四级	手术	G	331007006	胰十二指肠切除术（Whipple手术）	含各种胰管空肠吻合、胃空肠吻合术、胆管肠吻合术；不含脾切除术		次		6760.00	甲类	手术费

（续上表）

序号	手术操作诊断编码	手术操作名称	手术级别	操作类型	财务分类	编码	项目名称	项目内涵	除外内容	计价单位	说明	三级医疗服务价格（元）	医保结算类型	医疗收费项目类别
5899	52.9604	胰腺管十二指肠吻合术	四级	手术	G	331007011	胰管空肠吻合术			次		3278.60	甲类	手术费
5900	52.9605	腹腔镜下胰胃吻合术	四级	手术	G	331007003－1	胰腺囊肿胃吻合术			次		3380.00	甲类	手术费
5901	52.9605	腹腔镜下胰胃吻合术	四级	手术	G	330000000－8	术中使用腹腔镜加收			次		1420.50	甲类	手术费
5902	52.9901	胰管扩张术		手术	G	310905020	经内镜胰胆管扩张术＋支架置入术	不含X线监视	支架、导管、导丝、球囊扩张器	次		1690.00	甲类	治疗费
5903	53.0000	腹股沟疝单侧修补术		手术	G	331008001	腹股沟疝修补术		补片	单侧		1690.00	甲类	手术费
5904	53.0001	单侧腹股沟疝修补术		手术	G	331008001	腹股沟疝修补术		补片	单侧		1690.00	甲类	手术费
5905	53.0002	腹腔镜下单侧腹股沟疝修补术		手术	G	331008001	腹股沟疝修补术		补片	单侧		1690.00	甲类	手术费
5906	53.0002	腹腔镜下单侧腹股沟疝修补术		手术	G	330000000－8	术中使用腹腔镜加收			次		1420.50	甲类	手术费
5907	53.0100	其他和开放性腹股沟直疝修补术		手术	G	331008001	腹股沟疝修补术		补片	单侧		1690.00	甲类	手术费
5908	53.0100x001	单侧腹股沟直疝疝囊高位结扎术		手术	G	331008031S	腹股沟疝囊高位结扎术	腹股沟疝（或股疝）切口，探查，寻找疝囊，疝囊高位结扎，止血，缝合		次		1690.00	甲类	手术费
5909	53.0101	单侧腹股沟直疝修补术		手术	G	331008001	腹股沟疝修补术		补片	单侧		1690.00	甲类	手术费
5910	53.0102	单侧腹股沟直疝斜疝修补术		手术	G	331008001	腹股沟疝修补术		补片	单侧		1690.00	甲类	手术费
5911	53.0200	其他和开放性腹股沟斜疝修补术		手术	G	331008001	腹股沟疝修补术		补片	单侧		1690.00	甲类	手术费
5912	53.0201	单侧腹股沟斜疝修补术		手术	G	331008001	腹股沟疝修补术		补片	单侧		1690.00	甲类	手术费
5913	53.0202	单侧腹股沟斜疝疝囊高位结扎术		手术	G	331008031S	腹股沟疝囊高位结扎术	腹股沟疝（或股疝）切口，探查，寻找疝囊，疝囊高位结扎，止血，缝合		次		1690.00	甲类	手术费
5914	53.0203	腹腔镜下单侧腹股沟斜疝修补术		手术	G	331008001	腹股沟疝修补术		补片	单侧		1690.00	甲类	手术费
5915	53.0203	腹腔镜下单侧腹股沟斜疝修补术		手术	G	330000000－8	术中使用腹腔镜加收			次		1420.50	甲类	手术费
5916	53.0204	腹腔镜下单侧腹股沟斜疝疝囊高位结扎术		手术	G	331008031S	腹股沟疝囊高位结扎术	腹股沟疝（或股疝）切口，探查，寻找疝囊，疝囊高位结扎，止血，缝合		次		1690.00	甲类	手术费
5917	53.0204	腹腔镜下单侧腹股沟斜疝疝囊高位结扎术		手术	G	330000000－8	术中使用腹腔镜加收			次		1420.50	甲类	手术费
5918	53.0300	用移植物或假体的其他和开放性腹股沟直疝修补术		手术	G	331008001	腹股沟疝修补术		补片	单侧		1690.00	甲类	手术费
5919	53.0301	单侧腹股沟直疝斜疝无张力修补术		手术	G	331008003	充填式无张力疝修补术		补片、填充物	单侧		1859.00	甲类	手术费
5920	53.0302	单侧腹股沟直疝无张力修补术		手术	G	331008003	充填式无张力疝修补术		补片、填充物	单侧		1859.00	甲类	手术费

（续上表）

序号	手术操作诊断编码	手术操作名称	手术级别	操作类型	财务分类	编码	项目名称	项目内涵	除外内容	计价单位	说明	三级医疗服务价格（元）	医保结算类型	医疗收费项目类别
5921	53.0400	用移植物或假体的其他和开放性腹股沟斜疝修补术		手术	G	331008001	腹股沟疝修补术		补片	单侧		1690.00	甲类	手术费
5922	53.0401	单侧腹股沟斜疝无张力修补术		手术	G	331008003	充填式无张力疝修补术		补片、填充物	单侧		1859.00	甲类	手术费
5923	53.0500	用移植物或假体的腹股沟疝修补术		手术	G	331008001	腹股沟疝修补术		补片	单侧		1690.00	甲类	手术费
5924	53.0501	单侧腹股沟疝无张力修补术		手术	G	331008003	充填式无张力疝修补术		补片、填充物	单侧		1859.00	甲类	手术费
5925	53.1000	双侧腹股沟疝修补术		手术	G	331008001	腹股沟疝修补术		补片	单侧		1690.00	甲类	手术费
5926	53.1100	其他和开放性双侧腹股沟直疝修补术		手术	G	331008001	腹股沟疝修补术		补片	单侧		1690.00	甲类	手术费
5927	53.1101	双侧腹股沟直疝修补术		手术	G	331008001	腹股沟疝修补术		补片	单侧		1690.00	甲类	手术费
5928	53.1200	其他和开放性双侧腹股沟斜疝修补术		手术	G	331008001	腹股沟疝修补术		补片	单侧		1690.00	甲类	手术费
5929	53.1200x001	腹腔镜下双侧腹股沟斜疝疝囊高位结扎术		手术	G	331008001	腹股沟疝修补术		补片	单侧		1690.00	甲类	手术费
5930	53.1200x001	腹腔镜下双侧腹股沟斜疝疝囊高位结扎术		手术	G	330000000－8	术中使用腹腔镜加收			次		1420.50	甲类	手术费
5931	53.1201	双侧腹股沟斜疝修补术		手术	G	331008001	腹股沟疝修补术		补片	单侧		1690.00	甲类	手术费
5932	53.1202	双侧腹股沟斜疝疝囊高位结扎术		手术	G	331008031S	腹股沟疝囊高位结扎术	腹股沟疝（或股疝）切口，探查，寻找疝囊，疝囊高位结扎，止血，缝合		次		1690.00	甲类	手术费
5933	53.1203	腹腔镜下双侧腹股沟斜疝修补术		手术	G	331008001	腹股沟疝修补术		补片	单侧		1690.00	甲类	手术费
5934	53.1203	腹腔镜下双侧腹股沟斜疝修补术		手术	G	330000000－8	术中使用腹腔镜加收			次		1420.50	甲类	手术费
5935	53.1300	其他和开放性双侧腹股沟疝修补术，一侧直疝和一侧斜疝		手术	G	331008001	腹股沟疝修补术		补片	单侧		1690.00	甲类	手术费
5936	53.1301	腹股沟疝修补术，一侧直疝一侧斜疝		手术	G	331008001	腹股沟疝修补术		补片	单侧		1690.00	甲类	手术费
5937	53.1400	用移植物或假体的其他和开放性双侧腹股沟直疝修补术		手术	G	331008001	腹股沟疝修补术		补片	单侧		1690.00	甲类	手术费
5938	53.1401	双侧腹股沟直疝无张力修补术		手术	G	331008003	充填式无张力疝修补术		补片、填充物	单侧		1859.00	甲类	手术费
5939	53.1500	用移植物或假体的其他和开放性双侧腹股沟斜疝修补术		手术	G	331008001	腹股沟疝修补术		补片	单侧		1690.00	甲类	手术费
5940	53.1501	双侧腹股沟斜疝无张力修补		手术	G	331008003	充填式无张力疝修补术		补片、填充物	单侧		1859.00	甲类	手术费
5941	53.1600	用移植物或假体的其他和开放性双侧腹股沟疝修补术，一侧直疝和一侧斜疝		手术	G	331008001	腹股沟疝修补术		补片	单侧		1690.00	甲类	手术费

（续上表）

序号	手术操作诊断编码	手术操作名称	手术级别	操作类型	财务分类	编码	项目名称	项目内涵	除外内容	计价单位	说明	三级医疗服务价格（元）	医保结算类型	医疗收费项目类别
5942	53.1601	腹股沟疝无张力修补术，一侧直疝，一侧斜疝		手术	G	331008003	充填式无张力疝修补术		补片、填充物	单侧		1859.00	甲类	手术费
5943	53.1700	用移植物或假体的双侧腹股沟疝修补术		手术	G	331008001	腹股沟疝修补术		补片	单侧		1690.00	甲类	手术费
5944	53.1701	双侧腹股沟疝无张力修补术		手术	G	331008003	充填式无张力疝修补术		补片、填充物	单侧		1859.00	甲类	手术费
5945	53.2100	用移植物或假体的单侧股疝修补术		手术	G	331008001	腹股沟疝修补术		补片	单侧		1690.00	甲类	手术费
5946	53.2100x001	腹腔镜下单侧股疝无张力修补术		手术	G	331008001	腹股沟疝修补术		补片	单侧		1690.00	甲类	手术费
5947	53.2100x001	腹腔镜下单侧股疝无张力修补术		手术	G	330000000－8	术中使用腹腔镜加收			次		1420.50	甲类	手术费
5948	53.2101	单侧股疝无张力修补术		手术	G	331008003	充填式无张力疝修补术		补片、填充物	单侧		1859.00	甲类	手术费
5949	53.2900	其他单侧股疝缝合术		手术	G	331008001	腹股沟疝修补术		补片	单侧		1690.00	甲类	手术费
5950	53.2900x001	腹腔镜下单侧股疝修补术		手术	G	331008001	腹股沟疝修补术		补片	单侧		1690.00	甲类	手术费
5951	53.2900x001	腹腔镜下单侧股疝修补术		手术	G	330000000－8	术中使用腹腔镜加收			次		1420.50	甲类	手术费
5952	53.2901	单侧股疝修补术		手术	G	331008001	腹股沟疝修补术		补片	单侧		1690.00	甲类	手术费
5953	53.3100	用移植物或假体的双侧股疝修补术		手术	G	331008001	腹股沟疝修补术		补片	单侧		1690.00	甲类	手术费
5954	53.3100x001	腹腔镜下双侧股疝无张力修补术		手术	G	331008003	充填式无张力疝修补术		补片、填充物	单侧		1859.00	甲类	手术费
5955	53.3100x001	腹腔镜下双侧股疝无张力修补术		手术	G	330000000－8	术中使用腹腔镜加收			次		1420.50	甲类	手术费
5956	53.3101	双侧股疝无张力修补术		手术	G	331008003	充填式无张力疝修补术		补片、填充物	单侧		1859.00	甲类	手术费
5957	53.3900	其他双侧股疝缝合术		手术	G	331008001	腹股沟疝修补术		补片	单侧		1690.00	甲类	手术费
5958	53.3901	双侧股疝修补术		手术	G	331008001	腹股沟疝修补术		补片	单侧		1690.00	甲类	手术费
5959	53.4100	其他和开放性脐疝修补术伴假体		手术	G	331008004	脐疝修补术		补片	次		1859.00	甲类	手术费
5960	53.4101	脐疝无张力修补术		手术	G	331008003	充填式无张力疝修补术		补片、填充物	单侧		1859.00	甲类	手术费
5961	53.4200	腹腔镜下脐疝移植物或假体修补术		手术	G	331008001	腹股沟疝修补术		补片	单侧		1690.00	甲类	手术费
5962	53.4200	腹腔镜下脐疝移植物或假体修补术		手术	G	330000000－8	术中使用腹腔镜加收			次		1420.50	甲类	手术费
5963	53.4201	腹腔镜下脐疝无张力修补术		手术	G	331008003	充填式无张力疝修补术		补片、填充物	单侧		1859.00	甲类	手术费
5964	53.4201	腹腔镜下脐疝无张力修补术		手术	G	330000000－8	术中使用腹腔镜加收			次		1420.50	甲类	手术费
5965	53.4300	其他腹腔镜脐疝修补术		手术	G	331008004	脐疝修补术		补片	次		1859.00	甲类	手术费
5966	53.4300	其他腹腔镜脐疝修补术		手术	G	330000000－8	术中使用腹腔镜加收			次		1420.50	甲类	手术费
5967	53.4301	腹腔镜下脐疝修补术		手术	G	331008004	脐疝修补术		补片	次		1859.00	甲类	手术费
5968	53.4301	腹腔镜下脐疝修补术		手术	G	330000000－8	术中使用腹腔镜加收			次		1420.50	甲类	手术费

（续上表）

序号	手术操作诊断编码	手术操作名称	手术级别	操作类型	财务分类	编码	项目名称	项目内涵	除外内容	计价单位	说明	三级医疗服务价格（元）	医保结算类型	医疗收费项目类别
5969	53.4900	其他开放性脐疝缝合术		手术	G	331008004	脐疝修补术		补片	次		1859.00	甲类	手术费
5970	53.4901	脐疝修补术		手术	G	331008004	脐疝修补术		补片	次		1859.00	甲类	手术费
5971	53.4902	脐重建术		手术	G	331008019	脐整形术			次		2535.00	甲类	手术费
5972	53.5100	切口疝修补术		手术	G	331008005	腹壁切口疝修补术		补片	次		1690.00	甲类	手术费
5973	53.5101	腹腔镜下切口疝修补术		手术	G	331008001	腹股沟疝修补术		补片	单侧		1690.00	甲类	手术费
5974	53.5101	腹腔镜下切口疝修补术		手术	G	330000000－8	术中使用腹腔镜加收			次		1420.50	甲类	手术费
5975	53.5900	其他前腹壁疝的修补术		手术	G	331008005	腹壁切口疝修补术		补片	次		1690.00	甲类	手术费
5976	53.5900x001	腹壁白线疝修补术		手术	G	331008005－1	腹白线疝修补术		补片	次		1690.00	甲类	手术费
5977	53.5901	腹壁疝修补术		手术	G	331008005	腹壁切口疝修补术		补片	次		1690.00	甲类	手术费
5978	53.5902	腹腔镜下腹壁疝修补术		手术	G	331008001	腹股沟疝修补术		补片	单侧		1690.00	甲类	手术费
5979	53.5902	腹腔镜下腹壁疝修补术		手术	G	330000000－8	术中使用腹腔镜加收			次		1420.50	甲类	手术费
5980	53.6100	其他开放性切口疝伴假体修补术		手术	G	331008005	腹壁切口疝修补术		补片	次		1690.00	甲类	手术费
5981	53.6101	腹壁切口疝无张力修补术		手术	G	331008005	腹壁切口疝修补术		补片	次		1690.00	甲类	手术费
5982	53.6200	腹腔镜下移植物或假体的脐切口疝修补术	四级	手术	G	331008005	腹壁切口疝修补术		补片	次		1690.00	甲类	手术费
5983	53.6200	腹腔镜下移植物或假体的脐切口疝修补术	四级	手术	G	330000000－8	术中使用腹腔镜加收			次		1420.50	甲类	手术费
5984	53.6301	腹腔镜下切口疝无张力修补术	四级	手术	G	331008003	充填式无张力疝修补术		补片、填充物	单侧		1859.00	甲类	手术费
5985	53.6301	腹腔镜下切口疝无张力修补术	四级	手术	G	330000000－8	术中使用腹腔镜加收			次		1420.50	甲类	手术费
5986	53.6302	腹腔镜下腹壁疝无张力修补术	四级	手术	G	331008003	充填式无张力疝修补术		补片、填充物	单侧		1859.00	甲类	手术费
5987	53.6302	腹腔镜下腹壁疝无张力修补术	四级	手术	G	330000000－8	术中使用腹腔镜加收			次		1420.50	甲类	手术费
5988	53.6900	其他和开放性前腹壁疝伴假体修补术		手术	G	331008001	腹股沟疝修补术		补片	单侧		1690.00	甲类	手术费
5989	53.6900x002	腹白线疝无张力修补术		手术	G	331008003	充填式无张力疝修补术		补片、填充物	单侧		1859.00	甲类	手术费
5990	53.6901	腹壁疝无张力修补术		手术	G	331008005	腹壁切口疝修补术		补片	次		1690.00	甲类	手术费
5991	53.7100	腹腔镜腹入路横隔疝修补术	四级	手术	G	330000000－8	术中使用腹腔镜加收			次		1420.50	甲类	手术费
5992	53.7100	腹腔镜腹入路横隔疝修补术	四级	手术	G	330703028－1	膈疝修补术	指急性、慢性膈疝修补术	特殊修补材料	次		5366.40	甲类	手术费
5993	53.7100x001	腹腔镜下食管裂孔疝补片修补术	四级	手术	G	330703034	食管裂孔疝修补术	指经腹、经胸各类修补术及抗返流手术		次		5803.20	甲类	手术费
5994	53.7100x001	腹腔镜下食管裂孔疝补片修补术	四级	手术	G	330000000－8	术中使用腹腔镜加收			次		1420.50	甲类	手术费
5995	53.7101	腹腔镜经腹食管裂孔疝修补术	四级	手术	G	330703034	食管裂孔疝修补术	指经腹、经胸各类修补术及抗返流手术		次		5803.20	甲类	手术费
5996	53.7101	腹腔镜经腹食管裂孔疝修补术	四级	手术	G	330000000－8	术中使用腹腔镜加收			次		1420.50	甲类	手术费

（续上表）

序号	手术操作诊断编码	手术操作名称	手术级别	操作类型	财务分类	编码	项目名称	项目内涵	除外内容	计价单位	说明	三级医疗服务价格（元）	医保结算类型	医疗收费项目类别
5997	53. 7200	其他和开放性腹入路横膈疝修补术	四级	手术	G	330703028－1	膈疝修补术	指急性、慢性膈疝修补术	特殊修补材料	次		5366. 40	甲类	手术费
5998	53. 7200x001	经腹膈疝补片修补术	四级	手术	G	330703028－1	膈疝修补术	指急性、慢性膈疝修补术	特殊修补材料	次		5366. 40	甲类	手术费
5999	53. 7201	经腹膈疝修补术	四级	手术	G	330703028－1	膈疝修补术	指急性、慢性膈疝修补术	特殊修补材料	次		5366. 40	甲类	手术费
6000	53. 7202	经腹食管裂孔疝修补术	四级	手术	G	330703034	食管裂孔疝修补术	指经腹、经胸各类修补术及抗返流手术		次		5803. 20	甲类	手术费
6001	53. 7500	腹入路横隔疝修补术	四级	手术	G	330703028－1	膈疝修补术	指急性、慢性膈疝修补术	特殊修补材料	次		5366. 40	甲类	手术费
6002	53. 8000	横膈疝修补术，经胸入路	四级	手术	G	330703028－1	膈疝修补术	指急性、慢性膈疝修补术	特殊修补材料	次		5366. 40	甲类	手术费
6003	53. 8000x001	经胸膈疝修补术	四级	手术	G	330703028－1	膈疝修补术	指急性、慢性膈疝修补术	特殊修补材料	次		5366. 40	甲类	手术费
6004	53. 8001	经胸食管裂孔疝修补术	四级	手术	G	330703034	食管裂孔疝修补术	指经腹、经胸各类修补术及抗返流手术		次		5803. 20	甲类	手术费
6005	53. 8002	经胸腹横膈疝修补术	四级	手术	G	330703028	膈肌修补术		特殊修补材料	次		5366. 40	甲类	手术费
6006	53. 8100	横膈折叠术	四级	手术	G	330703029	膈肌折叠术			次		5366. 40	甲类	手术费
6007	53. 8100x001	膈肌折叠术	四级	手术	G	330703029	膈肌折叠术			次		5366. 40	甲类	手术费
6008	53. 8100x002	经胸膈肌折叠术	四级	手术	G	330703029	膈肌折叠术			次		5366. 40	甲类	手术费
6009	53. 8100x003	经腹膈肌折叠术	四级	手术	G	330703029	膈肌折叠术			次		5366. 40	甲类	手术费
6010	53. 8100x004	胸腔镜膈肌折叠术	四级	手术	G	330703029	膈肌折叠术			次		5366. 40	甲类	手术费
6011	53. 8100x004	胸腔镜膈肌折叠术	四级	手术	G	330000000－5	术中使用胸腔镜加收			次		1420. 50	甲类	手术费
6012	53. 8200	胸骨旁疝修补术	四级	手术	G	330703028－1	膈疝修补术	指急性、慢性膈疝修补术	特殊修补材料	次		5366. 40	甲类	手术费
6013	53. 8300	腹腔镜横膈疝修补术，胸入路	四级	手术	G	330703028	膈肌修补术		特殊修补材料	次		5366. 40	甲类	手术费
6014	53. 8300	腹腔镜横膈疝修补术，胸入路	四级	手术	G	330000000－8	术中使用腹腔镜加收			次		1420. 50	甲类	手术费
6015	53. 8300x001	胸腔镜下膈疝修补术	四级	手术	G	330703028	膈肌修补术		特殊修补材料	次		5366. 40	甲类	手术费
6016	53. 8300x001	胸腔镜下膈疝修补术	四级	手术	G	330000000－5	术中使用胸腔镜加收			次		1420. 50	甲类	手术费
6017	53. 8301	胸腔镜下食管裂孔疝修补术	四级	手术	G	330703034	食管裂孔疝修补术	指经腹、经胸各类修补术及抗返流手术		次		5803. 20	甲类	手术费
6018	53. 8301	胸腔镜下食管裂孔疝修补术	四级	手术	G	330000000－5	术中使用胸腔镜加收			次		1420. 50	甲类	手术费
6019	53. 8400	其他和开放性横隔疝修补术，胸入路	四级	手术	G	330703028－1	膈疝修补术	指急性、慢性膈疝修补术	特殊修补材料	次		5366. 40	甲类	手术费
6020	53. 9x00x015	造口旁疝修补术		手术	G	331008005－3	造口旁疝原位修补术		补片	次		1690. 00	甲类	手术费

（续上表）

序号	手术操作诊断编码	手术操作名称	手术级别	操作类型	财务分类	编码	项目名称	项目内涵	除外内容	计价单位	说明	三级医疗服务价格（元）	医保结算类型	医疗收费项目类别
6021	53.9x00x016	会阴疝无张力修补术		手术	G	331008006	会阴疝修补术		补片	次		1859.00	甲类	手术费
6022	53.9x00x017	骶前疝修补术		手术	G	331008003	充填式无张力疝修补术		补片、填充物	单侧		1859.00	甲类	手术费
6023	53.9x00x018	腹内疝修补术		手术	G	331008002	嵌顿疝复位修补术	不含肠切除吻合	补片	单侧		2028.00	甲类	手术费
6024	53.9x00x019	腹内疝松解还纳术		手术	G	331008002	嵌顿疝复位修补术	不含肠切除吻合	补片	单侧		2028.00	甲类	手术费
6025	53.9x00x020	腹腔镜下闭孔疝修补术		手术	G	331008003	充填式无张力疝修补术		补片、填充物	单侧		1859.00	甲类	手术费
6026	53.9x00x020	腹腔镜下闭孔疝修补术		手术	G	330000000－8	术中使用腹腔镜加收			次		1420.50	甲类	手术费
6027	53.9x00x021	腹腔镜下闭孔疝无张力修补术		手术	G	331008003	充填式无张力疝修补术		补片、填充物	单侧		1859.00	甲类	手术费
6028	53.9x00x021	腹腔镜下闭孔疝无张力修补术		手术	G	330000000－8	术中使用腹腔镜加收			次		1420.50	甲类	手术费
6029	53.9x00x022	腹腔镜下腰疝无张力修补术		手术	G	331008005－2	腰疝修补术		补片	次		1690.00	甲类	手术费
6030	53.9x00x022	腹腔镜下腰疝无张力修补术		手术	G	330000000－8	术中使用腹腔镜加收			次		1420.50	甲类	手术费
6031	53.9x00x023	肠系膜裂孔疝修补术		手术	G	331008003	充填式无张力疝修补术		补片、填充物	单侧		1859.00	甲类	手术费
6032	53.9x01	坐骨孔疝修补术		手术	G	331008003	充填式无张力疝修补术		补片、填充物	单侧		1859.00	甲类	手术费
6033	53.9x02	腰疝修补术		手术	G	331008005－2	腰疝修补术		补片	次		1690.00	甲类	手术费
6034	53.9x03	闭孔疝修补术		手术	G	331008003	充填式无张力疝修补术		补片、填充物	单侧		1859.00	甲类	手术费
6035	53.9x04	坐骨直肠窝疝修补术		手术	G	331008003	充填式无张力疝修补术		补片、填充物	单侧		1859.00	甲类	手术费
6036	53.9x05	腹膜后疝修补术		手术	G	331008003	充填式无张力疝修补术		补片、填充物	单侧		1859.00	甲类	手术费
6037	53.9x06	网膜疝修补术		手术	G	331008003	充填式无张力疝修补术		补片、填充物	单侧		1859.00	甲类	手术费
6038	54.0x00x001	骶部脓肿切开引流术		手术	G	331602001	脓肿切开引流术	含体表、软组织感染化脓切开引流		次		253.50	甲类	手术费
6039	54.0x00x002	腹壁窦道切开引流术		手术	G	331602001	脓肿切开引流术	含体表、软组织感染化脓切开引流		次		253.50	甲类	手术费
6040	54.0x00x004	腹壁脓肿切开引流术		手术	G	331602001	脓肿切开引流术	含体表、软组织感染化脓切开引流		次		253.50	甲类	手术费
6041	54.0x00x006	腹膜外脓肿切开引流术		手术	G	331008009	开腹腹腔内脓肿引流术	指后腹腔脓肿或实质脏器脓肿（如肝脓肿、脾脓肿、胰腺脓肿）的外引流		次		2535.00	甲类	手术费
6042	54.0x00x010	腹壁血肿清除术		手术	G	331602001	脓肿切开引流术	含体表、软组织感染化脓切开引流		次		253.50	甲类	手术费
6043	54.0x00x013	腹股沟脓肿切开引流术		手术	G	331602001	脓肿切开引流术	含体表、软组织感染化脓切开引流		次		253.50	甲类	手术费
6044	54.0x00x018	腹膜后脓肿切开引流术		手术	G	331602001	脓肿切开引流术	含体表、软组织感染化脓切开引流		次		253.50	甲类	手术费
6045	54.0x00x021	腹膜外血肿清除术		手术	G	331602001	脓肿切开引流术	含体表、软组织感染化脓切开引流		次		253.50	甲类	手术费
6046	54.0x00x022	脐脓肿切开引流术		手术	G	331602001	脓肿切开引流术	含体表、软组织感染化脓切开引流		次		253.50	甲类	手术费

（续上表）

序号	手术操作诊断编码	手术操作名称	手术级别	操作类型	财务分类	编码	项目名称	项目内涵	除外内容	计价单位	说明	三级医疗服务价格（元）	医保结算类型	医疗收费项目类别
6047	54.0x00x023	髂窝积液清除术		手术	G	331602001	脓肿切开引流术	含体表、软组织感染化脓切开引流		次		253.50	甲类	手术费
6048	54.0x00x024	髂窝脓肿切开引流术		手术	G	331501017	髂窝脓肿切开引流术			次		1274.00	甲类	手术费
6049	54.0x00x025	髂窝血肿切开引流术		手术	G	331602001	脓肿切开引流术	含体表、软组织感染化脓切开引流		次		253.50	甲类	手术费
6050	54.0x00x026	腹股沟切开异物去除术		手术	G	331602002	体表异物取出术	不含X线定位		次		253.50	甲类	手术费
6051	54.0x00x027	腹股沟血肿清除术		手术	G	331602001	脓肿切开引流术	含体表、软组织感染化脓切开引流		次		253.50	甲类	手术费
6052	54.0x00x028	腹壁补片去除术		手术	G	331602002	体表异物取出术	不含X线定位		次		253.50	甲类	手术费
6053	54.0x02	腹壁切开引流术		手术	G	331602001	脓肿切开引流术	含体表、软组织感染化脓切开引流		次		253.50	甲类	手术费
6054	54.0x03	腹壁异物取出术		手术	G	331602002	体表异物取出术	不含X线定位		次		253.50	甲类	手术费
6055	54.0x04	腹股沟切开引流术		手术	G	331602001	脓肿切开引流术	含体表、软组织感染化脓切开引流		次		253.50	甲类	手术费
6056	54.0x05	脐切开引流术		手术	G	331602001	脓肿切开引流术	含体表、软组织感染化脓切开引流		次		253.50	甲类	手术费
6057	54.0x06	髂窝切开引流术		手术	G	331602001	脓肿切开引流术	含体表、软组织感染化脓切开引流		次		253.50	甲类	手术费
6058	54.0x07	腹膜外切开引流术		手术	G	331008009	开腹腹腔内脓肿引流术	指后腹腔脓肿或实质脏器脓肿（如肝脓肿、脾脓肿、胰腺脓肿）的外引流		次		2535.00	甲类	手术费
6059	54.0x08	腹膜后切开引流术		手术	G	331008009	开腹腹腔内脓肿引流术	指后腹腔脓肿或实质脏器脓肿（如肝脓肿、脾脓肿、胰腺脓肿）的外引流		次		2535.00	甲类	手术费
6060	54.1100	开腹探查术		手术	G	331008008	剖腹探查术	含活检、腹腔引流		次	仅独立开展本手术方可收费	2535.00	甲类	手术费
6061	54.1101	腹腔镜中转剖腹探查术		手术	G	331008008	剖腹探查术	含活检、腹腔引流		次	仅独立开展本手术方可收费	2535.00	甲类	手术费
6062	54.1101	腹腔镜中转剖腹探查术		手术	G	330000000－8	术中使用腹腔镜加收			次		1420.50	甲类	手术费
6063	54.1201	再开腹探查术		手术	G	331008008	剖腹探查术	含活检、腹腔引流		次	仅独立开展本手术方可收费	2535.00	甲类	手术费
6064	54.1202	近期开腹术后腹腔止血术		手术	G	331008008	剖腹探查术	含活检、腹腔引流		次	仅独立开展本手术方可收费	2535.00	甲类	手术费

（续上表）

序号	手术操作诊断编码	手术操作名称	手术级别	操作类型	财务分类	编码	项目名称	项目内涵	除外内容	计价单位	说明	三级医疗服务价格（元）	医保结算类型	医疗收费项目类别
6065	54.1900x001	腹部血肿去除术		手术	G	331008008	剖腹探查术	含活检、腹腔引流		次	仅独立开展本手术方可收费	2535.00	甲类	手术费
6066	54.1900x005	腹腔镜下腹腔积血清除术		手术	G	331008008	剖腹探查术	含活检、腹腔引流		次	仅独立开展本手术方可收费	2535.00	甲类	手术费
6067	54.1900x005	腹腔镜下腹腔积血清除术		手术	G	330000000－8	术中使用腹腔镜加收			次		1420.50	甲类	手术费
6068	54.1900x006	腹腔镜下男性盆腔脓肿切开引流术		手术	G	331008009	开腹腹腔内脓肿引流术	指后腹腔脓肿或实质脏器脓肿（如肝脓肿、脾脓肿、胰腺脓肿）的外引流		次		2535.00	甲类	手术费
6069	54.1900x006	腹腔镜下男性盆腔脓肿切开引流术		手术	G	330000000－8	术中使用腹腔镜加收			次		1420.50	甲类	手术费
6070	54.1900x010	腹腔脓肿切开引流术		手术	G	331008009	开腹腹腔内脓肿引流术	指后腹腔脓肿或实质脏器脓肿（如肝脓肿、脾脓肿、胰腺脓肿）的外引流		次		2535.00	甲类	手术费
6071	54.1900x011	腹腔血肿清除术		手术	G	331008008	剖腹探查术	含活检、腹腔引流		次	仅独立开展本手术方可收费	2535.00	甲类	手术费
6072	54.1900x020	男性盆腔脓肿切开引流术		手术	G	331008009	开腹腹腔内脓肿引流术	指后腹腔脓肿或实质脏器脓肿（如肝脓肿、脾脓肿、胰腺脓肿）的外引流		次		2535.00	甲类	手术费
6073	54.1900x023	男性盆腔血肿清除术		手术	G	331008009	开腹腹腔内脓肿引流术	指后腹腔脓肿或实质脏器脓肿（如肝脓肿、脾脓肿、胰腺脓肿）的外引流		次		2535.00	甲类	手术费
6074	54.1900x024	膈下脓肿切除术		手术	G	310905008	膈下脓肿穿刺引流术	不含超声定位引导		次		174.62	甲类	治疗费
6075	54.1900x025	骶前区切开引流术		手术	G	331501017	髂窝脓肿切开引流术			次		1274.00	甲类	手术费
6076	54.1901	腹膜后血肿清除术		手术	G	331008008	剖腹探查术	含活检、腹腔引流		次	仅独立开展本手术方可收费	2535.00	甲类	手术费
6077	54.1902	腹膜血肿清除术		手术	G	331008008	剖腹探查术	含活检、腹腔引流		次	仅独立开展本手术方可收费	2535.00	甲类	手术费
6078	54.1903	腹腔切开引流术		手术	G	331008009	开腹腹腔内脓肿引流术	指后腹腔脓肿或实质脏器脓肿（如肝脓肿、脾脓肿、胰腺脓肿）的外引流		次		2535.00	甲类	手术费
6079	54.1904	膈下脓肿切开引流术		手术	G	310905008	膈下脓肿穿刺引流术	不含超声定位引导		次		174.62	甲类	治疗费
6080	54.1905	男性盆腔切开引流术		手术	G	331008009	开腹腹腔内脓肿引流术	指后腹腔脓肿或实质脏器脓肿（如肝脓肿、脾脓肿、胰腺脓肿）的外引流		次		2535.00	甲类	手术费

（续上表）

序号	手术操作诊断编码	手术操作名称	手术级别	操作类型	财务分类	编码	项目名称	项目内涵	除外内容	计价单位	说明	三级医疗服务价格（元）	医保结算类型	医疗收费项目类别
6081①	54.1906	网膜切开术		手术	G	330804065－1	单纯大网膜切除术			次		1300.00	甲类	手术费
6082	54.1907	腹腔出血止血术		手术	G	331008008	剖腹探查术	含活检、腹腔引流		次	仅独立开展本手术方可收费	2535.00	甲类	手术费
6083	54.1908	膈下血肿清除术		手术	G	310905008	膈下脓肿穿刺引流术	不含超声定位引导		次		174.62	甲类	治疗费
6084	54.1909	肠系膜血肿清除术		手术	G	331008008	剖腹探查术	含活检、腹腔引流		次	仅独立开展本手术方可收费	2535.00	甲类	手术费
6085	54.2100	腹腔镜检查		手术	D	310905007	腹腔镜探查术	探查腹腔、腹盆腔或腹膜外。必要时于病变部位取活体组织，含活检。不含监护、病理学检查		次	仅独立开展本手术方可收费	520.00	甲类	检查费
6086	54.2100x005	经阴道腹腔镜检查		手术	D	310905007	腹腔镜探查术	探查腹腔、腹盆腔或腹膜外。必要时于病变部位取活体组织，含活检。不含监护、病理学检查		次	仅独立开展本手术方可收费	520.00	甲类	检查费
6087	54.2200	腹壁或脐的活组织检查		手术	G	330703021	胸膜活检术			次		1331.20	甲类	手术费
6088	54.2200x003	腹腔镜下腹壁活检术		手术	G	330703021	胸膜活检术			次		1331.20	甲类	手术费
6089	54.2200x003	腹腔镜下腹壁活检术		手术	G	330000000－8	术中使用腹腔镜加收			次		1420.50	甲类	手术费
6090	54.2201	腹壁活组织检查		手术	G	330703021	胸膜活检术			次		1331.20	甲类	手术费
6091	54.2300	腹膜活组织检查		手术	G	330703021－1	腹膜后淋巴结活检术			次		1331.20	甲类	手术费
6092	54.2300x003	腹膜后活检术		手术	G	330703021－1	腹膜后淋巴结活检术			次		1331.20	甲类	手术费
6093	54.3x00x004	腹壁窦道扩创术		手术	G	331602001	脓肿切开引流术	含体表、软组织感染化脓切开引流		次		253.50	甲类	手术费
6094	54.3x00x010	腹壁伤口扩创术		手术	G	331602001	脓肿切开引流术	含体表、软组织感染化脓切开引流		次		253.50	甲类	手术费
6095	54.3x00x011	腹壁伤口清创术		手术	G	331602001	脓肿切开引流术	含体表、软组织感染化脓切开引流		次		253.50	甲类	手术费
6096	54.3x00x027	脐病损切除术		手术	G	331008007	脐瘘切除＋修补术	含脐肠瘘切除术；不含脐尿管瘘切除术		次		1521.00	甲类	手术费
6097	54.3x00x028	脐肠瘘切除术		手术	G	331008007	脐瘘切除＋修补术	含脐肠瘘切除术；不含脐尿管瘘切除术		次		1521.00	甲类	手术费
6098	54.3x01	腹壁病损切除术		手术	G	331008022	腹壁缺损修复术	不含膀胱修补和植皮术	补片	次		2535.00	甲类	手术费
6099	54.3x02	腹腔镜下腹壁病损切除术		手术	G	331008022	腹壁缺损修复术	不含膀胱修补和植皮术	补片	次		2535.00	甲类	手术费
6100	54.3x02	腹腔镜下腹壁病损切除术		手术	G	330000000－8	术中使用腹腔镜加收			次		1420.50	甲类	手术费

① 限制范围：限治疗性自体移植

（续上表）

序号	手术操作诊断编码	手术操作名称	手术级别	操作类型	财务分类	编码	项目名称	项目内涵	除外内容	计价单位	说明	三级医疗服务价格（元）	医保结算类型	医疗收费项目类别
6101	54.3x04	脐切除术		手术	G	331008007	脐瘘切除＋修补术	含脐肠瘘切除术；不含脐尿管瘘切除术		次		1521.00	甲类	手术费
6102	54.3x06	腹壁清创术		手术	G	331602001	脓肿切开引流术	含体表、软组织感染化脓切开引流		次		253.50	甲类	手术费
6103	54.3x07	腹壁脐尿管囊肿切除术		手术	G	331008022	腹壁缺损修复术	不含膀胱修补和植皮术	补片	次		2535.00	甲类	手术费
6104	54.3x08	腹壁瘢痕切除术		手术	G	331603047	烧伤瘢痕切除缝合术			次		1638.00	甲类	手术费
6105	54.4x00	腹膜组织的切除术或破坏术		手术	G	331008022	腹壁缺损修复术	不含膀胱修补和植皮术	补片	次		2535.00	甲类	手术费
6106①	54.4x00x005	大网膜病损切除术		手术	G	330804065－1	单纯大网膜切除术			次		1300.00	甲类	手术费
6107②	54.4x00x006	大网膜部分切除术		手术	G	330804065－1	单纯大网膜切除术			次		1300.00	甲类	手术费
6108③	54.4x00x007	大网膜切除术		手术	G	330804065－1	单纯大网膜切除术			次		1300.00	甲类	手术费
6109	54.4x00x050	腹腔镜下直肠全系膜切除术［TME］	四级	手术	G	331004035S	经肛门腔镜直肠全系膜切除术（TATME）	指经肛门利用经肛微创外科或经肛内镜显微外科手术平台，联合或不联合腹腔镜，行直肠全系膜切除，直肠切除及肠吻合术，含保留肛门，区域淋巴结清扫；不含盆腔脏器切除		次		5460.00	甲类	手术费
6110	54.4x00x050	腹腔镜下直肠全系膜切除术［TME］	四级	手术	G	330000000－8	术中使用腹腔镜加收			次		1420.50	甲类	手术费
6111	54.4x00x051	直肠全系膜切除术	四级	手术	G	331004035S	经肛门腔镜直肠全系膜切除术（TATME）	指经肛门利用经肛微创外科或经肛内镜显微外科手术平台，联合或不联合腹腔镜，行直肠全系膜切除，直肠切除及肠吻合术，含保留肛门，区域淋巴结清扫；不含盆腔脏器切除		次		5460.00	甲类	手术费
6112④	54.4x00x052	腹腔镜下大网膜部分切除术		手术	G	330804065－1	单纯大网膜切除术			次		1300.00	甲类	手术费
6113	54.4x00x052	腹腔镜下大网膜部分切除术		手术	G	330000000－8	术中使用腹腔镜加收			次		1420.50	甲类	手术费
6114	54.4x00x053	腹腔镜下经肛全直肠系膜切除术（L－TaTME）	四级	手术	G	331004035S	经肛门腔镜直肠全系膜切除术（TATME）	指经肛门利用经肛微创外科或经肛内镜显微外科手术平台，联合或不联合腹腔镜，行直肠全系膜切除，直肠切除及肠吻合术，含保留肛门，区域淋巴结清扫；不含盆腔脏器切除		次		5460.00	甲类	手术费
6115	54.4x00x053	腹腔镜下经肛全直肠系膜切除术（L－TaTME）	四级	手术	G	330000000－8	术中使用腹腔镜加收			次		1420.50	甲类	手术费

①～④ 限制范围：限治疗性自体移植。

（续上表）

序号	手术操作诊断编码	手术操作名称	手术级别	操作类型	财务分类	编码	项目名称	项目内涵	除外内容	计价单位	说明	三级医疗服务价格（元）	医保结算类型	医疗收费项目类别
6116	54.4x00x054	经肛全直肠系膜切除术（TaTME）	四级	手术	G	331004035S	经肛门腔镜直肠全系膜切除术（TATME）	指经肛门利用经肛微创外科或经肛内镜显微外科手术平台，联合或不联合腹腔镜，行直肠全系膜切除，直肠切除及肠吻合术，含保留肛门，区域淋巴结清扫；不含盆腔脏器切除		次		5460.00	甲类	手术费
6117	54.4x01	腹膜病损切除术		手术	G	331008012	腹腔内肿物切除术	指系膜、腹膜、网膜等腹腔内肿物		次		1943.50	甲类	手术费
6118	54.4x02	腹膜后病损切除术	四级	手术	G	331008015	腹膜后肿瘤切除术	不含其他脏器切除术、血管切除吻合术		次		3092.70	甲类	手术费
6119①	54.4x03	网膜部分切除术		手术	G	330804065－1	单纯大网膜切除术			次		1300.00	甲类	手术费
6120②	54.4x04	网膜切除术		手术	G	330804065－1	单纯大网膜切除术			次		1300.00	甲类	手术费
6121	54.4x05	网膜病损切除术		手术	G	331008012	腹腔内肿物切除术	指系膜、腹膜、网膜等腹腔内肿物		次		1943.50	甲类	手术费
6122	54.4x06	肠系膜病损切除术		手术	G	331008012	腹腔内肿物切除术	指系膜、腹膜、网膜等腹腔内肿物		次		1943.50	甲类	手术费
6123	54.4x07	骶前病损切除术		手术	G	331501011	骶骨肿瘤骶骨部分切除术			次		5036.20	甲类	手术费
6124	54.4x08	盆腔腹膜切除术		手术	G	331008012	腹腔内肿物切除术	指系膜、腹膜、网膜等腹腔内肿物		次		1943.50	甲类	手术费
6125	54.4x09	经阴道腹膜后病损切除术		手术	G	331008012	腹腔内肿物切除术	指系膜、腹膜、网膜等腹腔内肿物		次		1943.50	甲类	手术费
6126	54.4x10	腹腔镜下盆腔腹膜病损切除术	四级	手术	G	331008012	腹腔内肿物切除术	指系膜、腹膜、网膜等腹腔内肿物		次		1943.50	甲类	手术费
6127	54.4x10	腹腔镜下盆腔腹膜病损切除术	四级	手术	G	330000000－8	术中使用腹腔镜加收			次		1420.50	甲类	手术费
6128	54.4x11	腹腔镜下腹膜病损切除术	四级	手术	G	331008012	腹腔内肿物切除术	指系膜、腹膜、网膜等腹腔内肿物		次		1943.50	甲类	手术费
6129	54.4x11	腹腔镜下腹膜病损切除术	四级	手术	G	330000000－8	术中使用腹腔镜加收			次		1420.50	甲类	手术费
6130	54.4x12	腹腔镜下网膜病损切除术	四级	手术	G	331008012	腹腔内肿物切除术	指系膜、腹膜、网膜等腹腔内肿物		次		1943.50	甲类	手术费
6131	54.4x12	腹腔镜下网膜病损切除术	四级	手术	G	330000000－8	术中使用腹腔镜加收			次		1420.50	甲类	手术费
6132	54.4x13	腹腔镜下肠系膜病损切除术	四级	手术	G	331008012	腹腔内肿物切除术	指系膜、腹膜、网膜等腹腔内肿物		次		1943.50	甲类	手术费
6133	54.4x13	腹腔镜下肠系膜病损切除术	四级	手术	G	330000000－8	术中使用腹腔镜加收			次		1420.50	甲类	手术费
6134③	54.4x14	腹腔镜下网膜部分切除术		手术	G	330804065－1	单纯大网膜切除术			次		1300.00	甲类	手术费
6135	54.4x14	腹腔镜下网膜部分切除术		手术	G	330000000－8	术中使用腹腔镜加收			次		1420.50	甲类	手术费

①～③ 限制范围：限治疗性自体移植。

（续上表）

序号	手术操作诊断编码	手术操作名称	手术级别	操作类型	财务分类	编码	项目名称	项目内涵	除外内容	计价单位	说明	三级医疗服务价格（元）	医保结算类型	医疗收费项目类别
6136	54.4x15	腹腔镜下腹膜后病损切除术	四级	手术	G	331008012	腹腔内肿物切除术	指系膜、腹膜、网膜等腹腔内肿物		次		1943.50	甲类	手术费
6137	54.4x15	腹腔镜下腹膜后病损切除术	四级	手术	G	330000000－8	术中使用腹腔镜加收			次		1420.50	甲类	手术费
6138①	54.4x16	腹腔镜下网膜切除术		手术	G	330804065－1	单纯大网膜切除术			次		1300.00	甲类	手术费
6139	54.4x16	腹腔镜下网膜切除术		手术	G	330000000－8	术中使用腹腔镜加收			次		1420.50	甲类	手术费
6140	54.5100	腹腔镜下腹膜粘连松解术		手术	G	331008030S	腹腔粘连松解术	将腹腔粘连组织分离，缝合剥离创面防止粘连发生		次		1904.00	甲类	手术费
6141	54.5100	腹腔镜下腹膜粘连松解术		手术	G	330000000－8	术中使用腹腔镜加收			次		1420.50	甲类	手术费
6142	54.5100x005	腹腔镜下腹腔粘连松解术		手术	G	331008030S	腹腔粘连松解术	将腹腔粘连组织分离，缝合剥离创面防止粘连发生		次		1904.00	甲类	手术费
6143	54.5100x005	腹腔镜下腹腔粘连松解术		手术	G	330000000－8	术中使用腹腔镜加收			次		1420.50	甲类	手术费
6144	54.5100x009	腹腔镜下盆腔粘连松解术		手术	G	331306002	经腹腔镜盆腔粘连分离术			次	不限性别；仅独立开展本手术方可收费	1950.00	甲类	手术费
6145	54.5101	腹腔镜下肠粘连松解术		手术	G	331003008	肠粘连松解术			次	仅独立开展本手术方可收费	1690.00	甲类	手术费
6146	54.5101	腹腔镜下肠粘连松解术		手术	G	330000000－8	术中使用腹腔镜加收			次		1420.50	甲类	手术费
6147	54.5102	腹腔镜下网膜粘连松解术		手术	G	331008030S	腹腔粘连松解术	将腹腔粘连组织分离，缝合剥离创面防止粘连发生		次		1904.00	甲类	手术费
6148	54.5102	腹腔镜下网膜粘连松解术		手术	G	330000000－8	术中使用腹腔镜加收			次		1420.50	甲类	手术费
6149	54.5103	腹腔镜下盆腔腹膜粘连松解术		手术	G	331306002	经腹腔镜盆腔粘连分离术			次	不限性别；仅独立开展本手术方可收费	1950.00	甲类	手术费
6150	54.5900	腹膜粘连的其他松解术		手术	G	331008030S	腹腔粘连松解术	将腹腔粘连组织分离，缝合剥离创面防止粘连发生		次		1904.00	甲类	手术费
6151	54.5900x007	盆腔腹膜粘连松解术		手术	G	331003008－1	盆腔粘连松解术			次	仅独立开展本手术方可收费	1690.00	甲类	手术费
6152	54.5901	腹腔粘连松解术		手术	G	331008030S	腹腔粘连松解术	将腹腔粘连组织分离，缝合剥离创面防止粘连发生		次		1904.00	甲类	手术费
6153	54.5902	腹膜粘连松解术		手术	G	331008030S	腹腔粘连松解术	将腹腔粘连组织分离，缝合剥离创面防止粘连发生		次		1904.00	甲类	手术费

① 限制范围：限治疗性自体移植。

（续上表）

序号	手术操作诊断编码	手术操作名称	手术级别	操作类型	财务分类	编码	项目名称	项目内涵	除外内容	计价单位	说明	三级医疗服务价格（元）	医保结算类型	医疗收费项目类别
6154	54. 5903	肠粘连松解术		手术	G	331003008	肠粘连松解术			次	仅独立开展本手术方可收费	1690. 00	甲类	手术费
6155	54. 5904	盆腔粘连松解术		手术	G	331003008－1	盆腔粘连松解术			次	仅独立开展本手术方可收费	1690. 00	甲类	手术费
6156	54. 5905	网膜粘连松解术		手术	G	331008030S	腹腔粘连松解术	将腹腔粘连组织分离，缝合剥离创面防止粘连发生		次		1904. 00	甲类	手术费
6157	54. 5906	阑尾周围粘连松解术		手术	G	331008030S	腹腔粘连松解术	将腹腔粘连组织分离，缝合剥离创面防止粘连发生		次		1904. 00	甲类	手术费
6158	54. 6100	腹壁手术后裂开再闭合术		手术	G	331008022	腹壁缺损修复术	不含膀胱修补和植皮术	补片	次		2535. 00	甲类	手术费
6159	54. 6101	腹壁切口裂开缝合术		手术	E	120500001－1	术后创口二期缝合术（大）			次	缝合 11 针以上	259. 00	甲类	治疗费
6160	54. 6200	肉芽性腹部伤口的延迟性闭合术		手术	G	331008022	腹壁缺损修复术	不含膀胱修补和植皮术	补片	次		2535. 00	甲类	手术费
6161	54. 6300	其他腹壁缝合术		手术	G	331008022	腹壁缺损修复术	不含膀胱修补和植皮术	补片	次		2535. 00	甲类	手术费
6162	54. 6301	腹壁裂伤缝合术		手术	E	120500001－1	术后创口二期缝合术（大）			次	缝合 11 针以上	259. 00	甲类	治疗费
6163	54. 6401	网膜裂伤缝合术		手术	G	331008022	腹壁缺损修复术	不含膀胱修补和植皮术	补片	次		2535. 00	甲类	手术费
6164	54. 7100	腹裂（畸形）修补术	四级	手术	G	331008018	腹壁整形术	不含脂肪抽吸术		次		1842. 10	甲类	手术费
6165	54. 7200	腹壁其他修补术		手术	G	331008022	腹壁缺损修复术	不含膀胱修补和植皮术	补片	次		2535. 00	甲类	手术费
6166	54. 7200x001	腹壁补片修补术		手术	G	331008022	腹壁缺损修复术	不含膀胱修补和植皮术	补片	次		2535. 00	甲类	手术费
6167	54. 7200x002	脐膨出修补术	四级	手术	G	331008020	先天性脐膨出修补术	不含已破溃内脏外露处理	补片	次		1690. 00	甲类	手术费
6168	54. 7200x003	脐膨出补片修补术	四级	手术	G	331008020	先天性脐膨出修补术	不含已破溃内脏外露处理	补片	次		1690. 00	甲类	手术费
6169	54. 7200x004	脐膨出腹壁牵引悬吊术	四级	手术	G	331008020	先天性脐膨出修补术	不含已破溃内脏外露处理	补片	次		1690. 00	甲类	手术费
6170①	54. 7400	网膜其他修补术		手术	G	330804065	大网膜游离移植术	含大网膜切除，指交通支结扎术将大网膜全部游离后与其他部位血管再做吻合，或原位经裁剪后游移到所需部位		次		3380. 00	甲类	手术费
6171②	54. 7400x001	大网膜包肝术		手术	G	330804065	大网膜游离移植术	含大网膜切除，指交通支结扎术将大网膜全部游离后与其他部位血管再做吻合，或原位经裁剪后游移到所需部位		次		3380. 00	甲类	手术费

①～②　限制范围：限治疗性自体移植。

（续上表）

序号	手术操作诊断编码	手术操作名称	手术级别	操作类型	财务分类	编码	项目名称	项目内涵	除外内容	计价单位	说明	三级医疗服务价格（元）	医保结算类型	医疗收费项目类别
6172①	54. 7400x002	大网膜包肾术		手术	G	330804065	大网膜游离移植术	含大网膜切除，指交通支结扎术将大网膜全部游离后与其他部位血管再做吻合，或原位经裁剪后游移到所需部位		次		3380. 00	甲类	手术费
6173②	54. 7400x003	大网膜还纳术		手术	G	330804065	大网膜游离移植术	含大网膜切除，指交通支结扎术将大网膜全部游离后与其他部位血管再做吻合，或原位经裁剪后游移到所需部位		次		3380. 00	甲类	手术费
6174③	54. 7400x004	大网膜内移植术	四级	手术	G	330804065	大网膜游离移植术	含大网膜切除，指交通支结扎术将大网膜全部游离后与其他部位血管再做吻合，或原位经裁剪后游移到所需部位		次		3380. 00	甲类	手术费
6175④	54. 7400x006	生物大网膜移植术	四级	手术	G	330804065	大网膜游离移植术	含大网膜切除，指交通支结扎术将大网膜全部游离后与其他部位血管再做吻合，或原位经裁剪后游移到所需部位		次		3380. 00	甲类	手术费
6176⑤	54. 7401	网膜固定术	四级	手术	G	330804065	大网膜游离移植术	含大网膜切除，指交通支结扎术将大网膜全部游离后与其他部位血管再做吻合，或原位经裁剪后游移到所需部位		次		3380. 00	甲类	手术费
6177⑥	54. 7402	网膜缝合术		手术	G	330804065	大网膜游离移植术	含大网膜切除，指交通支结扎术将大网膜全部游离后与其他部位血管再做吻合，或原位经裁剪后游移到所需部位		次		3380. 00	甲类	手术费
6178⑦	54. 7403	网膜移植术		手术	G	330804065	大网膜游离移植术	含大网膜切除，指交通支结扎术将大网膜全部游离后与其他部位血管再做吻合，或原位经裁剪后游移到所需部位		次		3380. 00	甲类	手术费
6179⑧	54. 7405	异体大网膜移植术	四级	手术	G	330804065	大网膜游离移植术	含大网膜切除，指交通支结扎术将大网膜全部游离后与其他部位血管再做吻合，或原位经裁剪后游移到所需部位		次		3380. 00	甲类	手术费

①~⑧ 限制范围：限治疗性自体移植。

（续上表）

序号	手术操作诊断编码	手术操作名称	手术级别	操作类型	财务分类	编码	项目名称	项目内涵	除外内容	计价单位	说明	三级医疗服务价格（元）	医保结算类型	医疗收费项目类别
6180	54.7501	肠系膜固定术		手术	G	331003013	肠排列术（固定术）			次		2704.00	甲类	手术费
6181	54.7502	肠系膜折叠术		手术	G	331003014	肠储存袋成形术			次		2974.40	甲类	手术费
6182	54.9200	腹腔异物去除		手术	G	331002001	胃肠切开取异物			次		3058.90	甲类	手术费
6183	54.9200	腹腔异物去除		手术	G	331005023	肝内异物取出术			次		3380.00	甲类	手术费
6184	54.9201	腹腔切开异物取出术		手术	G	331002001	胃肠切开取异物			次		3058.90	甲类	手术费
6185	54.9201	腹腔切开异物取出术		手术	G	331005023	肝内异物取出术			次		3380.00	甲类	手术费
6186	54.9202	腹腔镜下腹腔异物取出术		手术	G	331002001	胃肠切开取异物			次		3058.90	甲类	手术费
6187	54.9202	腹腔镜下腹腔异物取出术		手术	G	331005023	肝内异物取出术			次		3380.00	甲类	手术费
6188	54.9202	腹腔镜下腹腔异物取出术		手术	G	330000000－8	术中使用腹腔镜加收			次		1420.50	甲类	手术费
6189	54.9300x001	腹壁造口术		手术	G	331002009	胃肠造瘘术		一次性造瘘管	次		2197.00	甲类	手术费
6190	54.9300x003	腹膜透析导丝法置管术		手术	G	311000001	腹膜透析置管术	含局麻	管道、钛夹	次		480.60	乙类	治疗费
6191	54.9300x004	腹膜透析腹腔法置管术		手术	G	311000001	腹膜透析置管术	含局麻	管道、钛夹	次		480.60	乙类	治疗费
6192	54.9300x005	腹膜透析腹腔镜法置管术		手术	G	311000001	腹膜透析置管术	含局麻	管道、钛夹	次		480.60	乙类	治疗费
6193	54.9300x005	腹膜透析腹腔镜法置管术		手术	G	310000000－7	诊疗中使用腹腔镜加收			次		1420.50	甲类	治疗费
6194	54.9300x007	腹膜透析置管导丝法复位术		手术	E	311000044S	腹膜透析导管手术复位术	自原置管切口下方依层切开组织至腹腔，自切口取出腹透管腹内段将包裹腹透管的大网膜剥离并进行部分切除结扎，将腹透管腹内段末端重新放入盆腔。逐层关腹，覆盖敷料	管道、钛夹	次		448.00	甲类	治疗费
6195	54.9300x008	腹膜透析置管腹腔法复位术		手术	E	311000044S	腹膜透析导管手术复位术	自原置管切口下方依层切开组织至腹腔，自切口取出腹透管腹内段将包裹腹透管的大网膜剥离并进行部分切除结扎，将腹透管腹内段末端重新放入盆腔。逐层关腹，覆盖敷料	管道、钛夹	次		448.00	甲类	治疗费
6196	54.9300x009	腹膜透析置管腹腔镜法复位术		手术	E	311000044S	腹膜透析导管手术复位术	自原置管切口下方依层切开组织至腹腔，自切口取出腹透管腹内段将包裹腹透管的大网膜剥离并进行部分切除结扎，将腹透管腹内段末端重新放入盆腔。逐层关腹，覆盖敷料	管道、钛夹	次		448.00	甲类	治疗费
6197	54.9300x009	腹膜透析置管腹腔镜法复位术		手术	G	310000000－7	诊疗中使用腹腔镜加收			次		1420.50	甲类	治疗费

（续上表）

序号	手术操作诊断编码	手术操作名称	手术级别	操作类型	财务分类	编码	项目名称	项目内涵	除外内容	计价单位	说明	三级医疗服务价格（元）	医保结算类型	医疗收费项目类别
6198	54. 9400	腹腔血管分流术	四级	手术	G	330804037	下腔静脉肠系膜上静脉分流术			次		4225. 00	甲类	手术费
6199	54. 9400x002	腹腔－静脉转流泵管置入术		手术	G	331008028	腹水转流术	指腹腔－颈内静脉转流术、腹腔－股静脉转流术	转流泵	次		2028. 00	甲类	手术费
6200	54. 9400x003	腹腔－右心房分流术		手术	G	330201019－1	侧脑室－心房分流术	含分流管调整	分流管	次		4574. 70	甲类	手术费
6201	54. 9400x004	腹腔－锁骨下静脉分流术		手术	G	330804037	下腔静脉肠系膜上静脉分流术			次		4225. 00	甲类	手术费
6202	54. 9401	腹腔颈静脉分流术	四级	手术	G	330804037	下腔静脉肠系膜上静脉分流术			次		4225. 00	甲类	手术费
6203	54. 9402	腹腔静脉分流术	四级	手术	G	331008024	门脉高压症门体静脉分流术	含经网膜静脉门静脉测压术；不含人工血管搭桥分流术、脾切除术、肝活检术、各种断流术		次		5070. 00	甲类	手术费
6204	54. 9500x004	脑室－腹腔引流管腹腔端修正术		手术	G	330201065S	分流管调整术	对已行分流管体内分流术后患者分流效果不佳，进行分流管脑室端、腹腔端或分流泵的探查和调整或进行部分配件的更换	分流管	次		2220. 00	甲类	手术费
6205	54. 9500x005	腹腔镜下拉德手术（Ladd's）	四级	手术	G	331003004	肠回转不良矫治术（Lodd. s' 术）	含阑尾切除；不含肠扭转、肠坏死切除吻合及其他畸形矫治（憩室切除）		次		3718. 00	甲类	手术费
6206	54. 9500x005	腹腔镜下拉德手术（Ladd's）	四级	手术	G	330000000－8	术中使用腹腔镜加收			次		1420. 50	甲类	手术费
6207	54. 9501	拉德手术	四级	手术	G	331003004	肠回转不良矫治术（Lodd. s' 术）	含阑尾切除；不含肠扭转、肠坏死切除吻合及其他畸形矫治（憩室切除）		次		3718. 00	甲类	手术费
6208	54. 9502	脑室－腹腔分流修复术		手术	G	330201065S	分流管调整术	对已行分流管体内分流术后患者分流效果不佳，进行分流管脑室端、腹腔端或分流泵的探查和调整或进行部分配件的更换	分流管	次		2220. 00	甲类	手术费
6209	54. 9900	腹部的其他手术		手术	G	331002004	远端胃大部切除术	含胃、十二指肠吻合（Billroth Ⅰ式）、胃空肠吻合（Billroth Ⅱ式）或胃－空肠Roux-y 型吻合		次		3396. 90	甲类	手术费
6210	54. 9900x010	腹腔镜下盆腔病损切除术	四级	手术	G	331008012	腹腔内肿物切除术	指系膜、腹膜、网膜等腹腔内肿物		次		1943. 50	甲类	手术费
6211	54. 9900x010	腹腔镜下盆腔病损切除术	四级	手术	G	330000000－8	术中使用腹腔镜加收			次		1420. 50	甲类	手术费
6212	54. 9900x011	腹腔镜下盆腔内膜病损电凝术		手术	G	331303027	子宫内膜去除术	指热球、射频消融、电凝术等		次		1040. 00	甲类	手术费

（续上表）

序号	手术操作诊断编码	手术操作名称	手术级别	操作类型	财务分类	编码	项目名称	项目内涵	除外内容	计价单位	说明	三级医疗服务价格（元）	医保结算类型	医疗收费项目类别
6213	54.9900x011	腹腔镜下盆腔内膜病损电凝术		手术	G	330000000－8	术中使用腹腔镜加收			次		1420.50	甲类	手术费
6214	54.9900x017	盆腔补片术		手术	G	331306022S	全盆底重建术	指子宫脱垂、阴道前后壁脱垂等盆底支持组织的修复重建术		次		4817.00	甲类	手术费
6215	54.9901	盆腔病损切除术（男性）		手术	G	331201004	前列腺囊肿切除术			次		3380.00	甲类	手术费
6216	54.9901	盆腔病损切除术（男性）		手术	G	331201009	精囊肿物切除术			次		3380.00	甲类	手术费
6217	54.9902	腹腔病损切除术		手术	G	331008012	腹腔内肿物切除术	指系膜、腹膜、网膜等腹腔内肿物		次		1943.50	甲类	手术费
6218	54.9903	腹腔镜下盆腔病损切除术（男性）	四级	手术	G	331008012	腹腔内肿物切除术	指系膜、腹膜、网膜等腹腔内肿物		次		1943.50	甲类	手术费
6219	54.9903	腹腔镜下盆腔病损切除术（男性）	四级	手术	G	330000000－8	术中使用腹腔镜加收			次		1420.50	甲类	手术费
6220	54.9904	腹腔镜下腹腔病损切除术	四级	手术	G	331008012	腹腔内肿物切除术	指系膜、腹膜、网膜等腹腔内肿物		次		1943.50	甲类	手术费
6221	54.9904	腹腔镜下腹腔病损切除术	四级	手术	G	330000000－8	术中使用腹腔镜加收			次		1420.50	甲类	手术费
6222	55.0100x010	肾被膜下血肿清除术		手术	G	331101023	肾周血肿清除术			次		2704.00	甲类	手术费
6223	55.0101	肾探查术		手术	G	331101022	移植肾探查术			次	仅独立开展本手术方可收费	2873.00	甲类	手术费
6224	55.0102	肾切开取石术		手术	G	331101016	肾切开取石术			次		3380.00	甲类	手术费
6225	55.0103	肾切开异物取出术		手术	G	311000019－2	经皮肾盂镜取异物术			次		1746.18	甲类	治疗费
6226	55.0104	肾切开引流术		手术	G	311000017－1	肾周积液引流术			次		384.16	甲类	治疗费
6227	55.0105	肾囊肿去顶术		手术	G	331101014－1	肾囊肿去顶术			次		1859.00	甲类	手术费
6228	55.0106	腹腔镜下肾囊肿去顶术		手术	G	331101014	肾囊肿切除术			次		1859.00	甲类	手术费
6229	55.0106	腹腔镜下肾囊肿去顶术		手术	G	330000000－8	术中使用腹腔镜加收			次		1420.50	甲类	手术费
6230	55.0107	肾血肿清除术		手术	G	311000017－1	肾周积液引流术			次		384.16	甲类	治疗费
6231	55.0108	移植肾探查术		手术	G	331101022	移植肾探查术			次	仅独立开展本手术方可收费	2873.00	甲类	手术费
6232	55.0109	腹腔镜下肾探查术		手术	G	331101022	移植肾探查术			次	仅独立开展本手术方可收费	2873.00	甲类	手术费
6233	55.0109	腹腔镜下肾探查术		手术	G	330000000－8	术中使用腹腔镜加收			次		1420.50	甲类	手术费
6234	55.0110	腹腔镜下肾切开引流术		手术	G	331101013	肾实质切开造瘘术			次		2028.00	甲类	手术费
6235	55.0110	腹腔镜下肾切开引流术		手术	G	330000000－8	术中使用腹腔镜加收			次		1420.50	甲类	手术费
6236	55.0111	腹腔镜下肾切开取石术	四级	手术	G	331101016－1	肾盂切开取石术			次		3380.00	甲类	手术费

（续上表）

序号	手术操作诊断编码	手术操作名称	手术级别	操作类型	财务分类	编码	项目名称	项目内涵	除外内容	计价单位	说明	三级医疗服务价格（元）	医保结算类型	医疗收费项目类别
6237	55.0111	腹腔镜下肾切开取石术	四级	手术	G	330000000－8	术中使用腹腔镜加收			次		1420.50	甲类	手术费
6238	55.0200	肾造口术		手术	G	331101013	肾实质切开造瘘术			次		2028.00	甲类	手术费
6239	55.0201	腹腔镜下肾造口术		手术	G	331101013	肾实质切开造瘘术			次		2028.00	甲类	手术费
6240	55.0201	腹腔镜下肾造口术		手术	G	330000000－8	术中使用腹腔镜加收			次		1420.50	甲类	手术费
6241	55.0300	经皮肾造口术不伴碎裂术		手术	G	331101013	肾实质切开造瘘术			次		2028.00	甲类	手术费
6242	55.0300x002	经皮肾镜取石术（Ⅱ期）（再次住院）		手术	E	311000042S－1	经皮肾镜碎石＋取出术（气压弹道）		肾造瘘管	单侧		3492.36	甲类	治疗费
6243	55.0300x003	经皮肾镜取石术（Ⅰ期）		手术	G	311000019	经皮肾盂镜取石术			次		1746.18	甲类	治疗费
6244	55.0300x005	经皮肾造口术		手术	G	331101013	肾实质切开造瘘术			次		2028.00	甲类	手术费
6245	55.0300x006	经皮肾镜异物取出术		手术	G	311000019－2	经皮肾盂镜取异物术			次		1746.18	甲类	治疗费
6246	55.0300x007	经皮肾镜取石术（Ⅱ期）（同次住院）		手术	E	311000042S－1	经皮肾镜碎石＋取出术（气压弹道）		肾造瘘管	单侧		3492.36	甲类	治疗费
6247	55.0300x008	经皮肾镜肾盏扩张术		手术	G	311000019	经皮肾盂镜取石术			次		1746.18	甲类	治疗费
6248	55.0301	经皮肾盂造口取石术		手术	G	311000019	经皮肾盂镜取石术			次		1746.18	甲类	治疗费
6249	55.0302	经皮肾镜取石术		手术	G	311000019	经皮肾盂镜取石术			次		1746.18	甲类	治疗费
6250	55.0400	经皮肾造口术伴碎裂术		手术	G	311000015－1	肾造瘘术	不含影像学引导	穿刺针、肾造瘘管	单侧		349.24	甲类	治疗费
6251	55.0400x005	经皮肾镜超声碎石取石术（Ⅱ期）（再次住院）		手术	E	311000042S－3	经皮肾镜碎石＋取出术（超声）		肾造瘘管	单侧		4074.42	甲类	治疗费
6252	55.0400x006	经皮肾镜激光碎石取石术（Ⅱ期）（再次住院）		手术	E	311000042S－4	经皮肾镜碎石＋取出术（钬激光）		肾造瘘管	单侧		4656.48	甲类	治疗费
6253	55.0400x007	经皮肾镜气压弹道碎石取石术（Ⅱ期）（再次住院）		手术	E	311000042S－1	经皮肾镜碎石＋取出术（气压弹道）		肾造瘘管	单侧		3492.36	甲类	治疗费
6254	55.0400x008	经皮肾镜超声碎石取石术（Ⅱ期）（同次住院）		手术	E	311000042S－3	经皮肾镜碎石＋取出术（超声）		肾造瘘管	单侧		4074.42	甲类	治疗费
6255	55.0400x009	经皮肾镜激光碎石取石术（Ⅱ期）（同次住院）		手术	E	311000042S－3	经皮肾镜碎石＋取出术（超声）		肾造瘘管	单侧		4074.42	甲类	治疗费
6256	55.0400x010	经皮肾镜气压弹道碎石取石术（Ⅱ期）（同次住院）		手术	E	311000042S－1	经皮肾镜碎石＋取出术（气压弹道）		肾造瘘管	单侧		3492.36	甲类	治疗费
6257	55.0401	经皮肾镜气压弹道碎石术		手术	E	311000042S－1	经皮肾镜碎石＋取出术（气压弹道）		肾造瘘管	单侧		3492.36	甲类	治疗费
6258	55.0402	经皮肾镜碎石术（PCNL）		手术	E	311000042S－1	经皮肾镜碎石＋取出术（气压弹道）		肾造瘘管	单侧		3492.36	甲类	治疗费
6259	55.0403	经皮肾镜超声碎石术		手术	E	311000042S－3	经皮肾镜碎石＋取出术（超声）		肾造瘘管	单侧		4074.42	甲类	治疗费
6260	55.0404	经皮肾镜激光碎石术		手术	E	311000042S－4	经皮肾镜碎石＋取出术（钬激光）		肾造瘘管	单侧		4656.48	甲类	治疗费

（续上表）

序号	手术操作诊断编码	手术操作名称	手术级别	操作类型	财务分类	编码	项目名称	项目内涵	除外内容	计价单位	说明	三级医疗服务价格（元）	医保结算类型	医疗收费项目类别
6261	55.0405	经肾造口碎石术		手术	G	311000019	经皮肾盂镜取石术			次		1746.18	甲类	治疗费
6262	55.1100	肾盂切开术		手术	G	331102003	经皮肾镜或输尿管镜内切开成形术			次		3042.00	甲类	手术费
6263	55.1100x002	输尿管镜下肾盂旁囊肿切开引流术		手术	G	311000017－1	肾周积液引流术			次		384.16	甲类	治疗费
6264	55.1101	肾盂切开取石术		手术	G	331101016－1	肾盂切开取石术			次		3380.00	甲类	手术费
6265	55.1102	肾盂切开引流术		手术	G	311000017－1	肾周积液引流术			次		384.16	甲类	治疗费
6266	55.1103	肾盂造口结石切除术		手术	G	331101016－1	肾盂切开取石术			次		3380.00	甲类	手术费
6267	55.1104	肾窦切开取石术		手术	G	331101016－1	肾盂切开取石术			次		3380.00	甲类	手术费
6268	55.1105	肾盏切开取石术		手术	G	331101016－1	肾盂切开取石术			次		3380.00	甲类	手术费
6269	55.1106	肾盏切开探查术		手术	G	331101016－1	肾盂切开取石术			次		3380.00	甲类	手术费
6270	55.1107	肾盂囊肿开窗术		手术	G	331101014	肾囊肿切除术			次		1859.00	甲类	手术费
6271	55.1108	腹腔镜下肾盂旁囊肿去顶术		手术	G	331101014－1	肾囊肿去顶术			次		1859.00	甲类	手术费
6272	55.1108	腹腔镜下肾盂旁囊肿去顶术		手术	G	330000000－8	术中使用腹腔镜加收			次		1420.50	甲类	手术费
6273	55.1109	腹腔镜下肾盂切开取石术	四级	手术	G	331101016－1	肾盂切开取石术			次		3380.00	甲类	手术费
6274	55.1109	腹腔镜下肾盂切开取石术	四级	手术	G	330000000－8	术中使用腹腔镜加收			次		1420.50	甲类	手术费
6275	55.1200	肾盂造口术		手术	G	331101013	肾实质切开造瘘术			次		2028.00	甲类	手术费
6276	55.1200x001	肾盂内T管引流术		手术	G	311000017－1	肾周积液引流术			次		384.16	甲类	治疗费
6277	55.2400	开放性肾活组织检查		手术	G	311000015	肾穿刺术	含活检；不含影像学引导	穿刺针、肾造瘘管	单侧		349.24	甲类	治疗费
6278	55.3200	肾病损或组织的开放性消融术		手术	G	310905005－5/1	经皮穿刺各种实体肿瘤射频治疗		射频导管、动脉穿刺套针	次		2910.30	甲类	治疗费
6279	55.3200x001	肾病损射频消融术		手术	G	310905005－5/1	经皮穿刺各种实体肿瘤射频治疗		射频导管、动脉穿刺套针	次		2910.30	甲类	治疗费
6280	55.3400	肾病损或组织的腹腔镜下消融术		手术	G	310905005－5/1	经皮穿刺各种实体肿瘤射频治疗		射频导管、动脉穿刺套针	次		2910.30	甲类	治疗费
6281	55.3400	肾病损或组织的腹腔镜下消融术		手术	G	330000000－8	术中使用腹腔镜加收			次		1420.50	甲类	手术费
6282	55.3400x001	腹腔镜下肾病损射频消融术	四级	手术	G	310905005－5/1	经皮穿刺各种实体肿瘤射频治疗		射频导管、动脉穿刺套针	次		2910.30	甲类	治疗费
6283	55.3400x001	腹腔镜下肾病损射频消融术	四级	手术	G	330000000－8	术中使用腹腔镜加收			次		1420.50	甲类	手术费

（续上表）

序号	手术操作诊断编码	手术操作名称	手术级别	操作类型	财务分类	编码	项目名称	项目内涵	除外内容	计价单位	说明	三级医疗服务价格（元）	医保结算类型	医疗收费项目类别
6284	55.3500	肾病损或组织的其他和未特指消融术		手术	G	310905005－5/1	经皮穿刺各种实体肿瘤射频治疗		射频导管、动脉穿刺套针	次		2910.30	甲类	治疗费
6285	55.3501	输尿管镜下肾病损消融术	四级	手术	G	310905005－5/1	经皮穿刺各种实体肿瘤射频治疗		射频导管、动脉穿刺套针	次		2910.30	甲类	治疗费
6286	55.3501	输尿管镜下肾病损消融术	四级	手术	G	330000000－13	术中使用其他内镜加收			次		354.00	甲类	手术费
6287	55.3900	肾病损或组织的其他局部破坏术或切除术		手术	G	331101008	肾切除术		肾网袋	次		3380.00	甲类	手术费
6288	55.3900x001	副肾切除术		手术	G	331101008	肾切除术		肾网袋	次		3380.00	甲类	手术费
6289	55.3900x003	肾病损切除术		手术	G	331101008	肾切除术		肾网袋	次		3380.00	甲类	手术费
6290	55.3900x004	腹腔镜下肾病损切除术	四级	手术	G	331101008	肾切除术		肾网袋	次		3380.00	甲类	手术费
6291	55.3900x004	腹腔镜下肾病损切除术	四级	手术	G	330000000－8	术中使用腹腔镜加收			次		1420.50	甲类	手术费
6292	55.3902	经尿道输尿管镜肾病损激光切除术		手术	G	331102003－1	经皮肾镜或输尿管镜内激光纤维切开成形术			次		4342.00	甲类	手术费
6293	55.3903	经皮肾镜肾盂病损电切术	四级	手术	G	331101008	肾切除术		肾网袋	次		3380.00	甲类	手术费
6294	55.3903	经皮肾镜肾盂病损电切术	四级	手术	G	310000000－5	诊疗中使用经皮肾镜加收			次		1420.50	甲类	治疗费
6295	55.4x00	部分肾切除术	四级	手术	G	331101008	肾切除术		肾网袋	次		3380.00	甲类	手术费
6296	55.4x01	肾楔形切除术	四级	手术	G	331101009	肾部分切除术			次		4225.00	甲类	手术费
6297	55.4x02	肾盂部分切除术	四级	手术	G	331101009	肾部分切除术			次		4225.00	甲类	手术费
6298	55.4x03	腹腔镜下肾部分切除术	四级	手术	G	331101009	肾部分切除术			次		4225.00	甲类	手术费
6299	55.4x03	腹腔镜下肾部分切除术	四级	手术	G	330000000－8	术中使用腹腔镜加收			次		1420.50	甲类	手术费
6300	55.4x04	肾盂切除术	四级	手术	G	331101009	肾部分切除术			次		4225.00	甲类	手术费
6301	55.4x05	肾盏切除术	四级	手术	G	331101009	肾部分切除术			次		4225.00	甲类	手术费
6302	55.4x06	肾部分切除伴部分肾上腺切除术	四级	手术	G	330300021	肾上腺切除术	含腺瘤切除		单侧		3109.60	甲类	手术费
6303	55.5100	肾输尿管切除术	四级	手术	G	331101011	重复肾重复输尿管切除术			次		4225.00	甲类	手术费
6304	55.5101	单侧肾切除术	四级	手术	G	331101008	肾切除术		肾网袋	次		3380.00	甲类	手术费
6305	55.5102	供肾取肾术	四级	手术	G	331701004	肾脏移植术	含患者原位肾脏切除、移植肾脏术前或术中整复、移植肾脏植入，以及切开、吻合、关闭、缝合等手术步骤的人力资源和基本物质资源消耗		次		4833.40	甲类	手术费
6306	55.5103	腹腔镜下单侧肾切除术	四级	手术	G	331101008	肾切除术		肾网袋	次		3380.00	甲类	手术费
6307	55.5103	腹腔镜下单侧肾切除术	四级	手术	G	330000000－8	术中使用腹腔镜加收			次		1420.50	甲类	手术费

（续上表）

序号	手术操作诊断编码	手术操作名称	手术级别	操作类型	财务分类	编码	项目名称	项目内涵	除外内容	计价单位	说明	三级医疗服务价格（元）	医保结算类型	医疗收费项目类别
6308	55.5104	腹腔镜下单侧肾输尿管切除术	四级	手术	G	331102011	输尿管残端切除术			次		1690.00	甲类	手术费
6309	55.5104	腹腔镜下单侧肾输尿管切除术	四级	手术	G	331101008	肾切除术		肾网袋	次		3380.00	甲类	手术费
6310	55.5104	腹腔镜下单侧肾输尿管切除术	四级	手术	G	330000000－8	术中使用腹腔镜加收			次		1420.50	甲类	手术费
6311	55.5105	腹腔镜供肾取肾术	四级	手术	G	331701002	肝脏移植术	含患者原位肝脏切除、移植肝脏术前或术中整复、移植肝脏植入，以及切开、吻合、关闭、缝合等手术步骤的人力资源和基本物质资源消耗		次		28000.00	丙类	手术费
6312	55.5106	腹腔镜膀胱镜下肾输尿管切除术	四级	手术	G	331102011	输尿管残端切除术			次		1690.00	甲类	手术费
6313	55.5106	腹腔镜膀胱镜下肾输尿管切除术	四级	手术	G	331101008	肾切除术		肾网袋	次		3380.00	甲类	手术费
6314	55.5106	腹腔镜膀胱镜下肾输尿管切除术	四级	手术	G	330000000－8	术中使用腹腔镜加收			次		1420.50	甲类	手术费
6315	55.5200	残留肾切除术		手术	G	331101008	肾切除术		肾网袋	次		3380.00	甲类	手术费
6316	55.5201	孤立肾切除术	四级	手术	G	331101008	肾切除术		肾网袋	次		3380.00	甲类	手术费
6317	55.5300	移植或排斥肾的切除	四级	手术	G	331101009	肾部分切除术			次		4225.00	甲类	手术费
6318	55.5300x001	移植肾切除术	四级	手术	G	331101008	肾切除术		肾网袋	次		3380.00	甲类	手术费
6319	55.5400	双侧肾切除术	四级	手术	G	331101008	肾切除术		肾网袋	次		3380.00	甲类	手术费
6320	55.5401	腹腔镜下双侧肾切除术	四级	手术	G	331101008	肾切除术		肾网袋	次		3380.00	甲类	手术费
6321	55.5401	腹腔镜下双侧肾切除术	四级	手术	G	330000000－8	术中使用腹腔镜加收			次		1420.50	甲类	手术费
6322	55.6100	自体肾移植术		手术	G	331101018	自体肾移植术			次		3954.60	甲类	手术费
6323	55.6900	其他肾移植术		手术	G	331101018	自体肾移植术			次		3954.60	甲类	手术费
6324	55.6901	肾异体移植术		手术	G	331701004	肾脏移植术	含患者原位肾脏切除、移植肾脏术前或术中整复、移植肾脏植入，以及切开、吻合、关闭、缝合等手术步骤的人力资源和基本物质资源消耗		次		4833.40	甲类	手术费
6325	55.7x00	肾固定术	四级	手术	G	331101002	肾固定术			次		2011.10	甲类	手术费
6326	55.7x01	腹腔镜下肾固定术	四级	手术	G	331101002	肾固定术			次		2011.10	甲类	手术费
6327	55.7x01	腹腔镜下肾固定术	四级	手术	G	330000000－8	术中使用腹腔镜加收			次		1420.50	甲类	手术费
6328	55.8100	肾裂伤缝合术	四级	手术	G	331101001	肾破裂修补术			次		3380.00	甲类	手术费
6329	55.8101	肾裂伤修补术	四级	手术	G	331101001	肾破裂修补术			次		3380.00	甲类	手术费
6330	55.8102	移植肾破裂修补术	四级	手术	G	331101001	肾破裂修补术			次		3380.00	甲类	手术费
6331	55.8300	其他肾瘘管闭合术		手术	G	331101001	肾破裂修补术			次		3380.00	甲类	手术费

（续上表）

序号	手术操作诊断编码	手术操作名称	手术级别	操作类型	财务分类	编码	项目名称	项目内涵	除外内容	计价单位	说明	三级医疗服务价格（元）	医保结算类型	医疗收费项目类别
6332	55.8301	肾瘘修补术		手术	G	331101001	肾破裂修补术			次		3380.00	甲类	手术费
6333	55.8400	肾带蒂扭转的复位术		手术	G	331101002	肾固定术			次		2011.10	甲类	手术费
6334	55.8500	马蹄形肾联合部切开术		手术	G	331101008	肾切除术		肾网袋	次		3380.00	甲类	手术费
6335	55.8501	腹腔镜马蹄肾峡部分离术	四级	手术	G	331101001	肾破裂修补术			次		3380.00	甲类	手术费
6336	55.8501	腹腔镜马蹄肾峡部分离术	四级	手术	G	330000000－8	术中使用腹腔镜加收			次		1420.50	甲类	手术费
6337	55.8600	肾吻合术	四级	手术	G	331101001	肾破裂修补术			次		3380.00	甲类	手术费
6338	55.8600x006	腹腔镜下肾盏－输尿管吻合术	四级	手术	G	331102002	肾盂成形肾盂输尿管再吻合术			次		4225.00	甲类	手术费
6339	55.8600x006	腹腔镜下肾盏－输尿管吻合术	四级	手术	G	330000000－8	术中使用腹腔镜加收			次		1420.50	甲类	手术费
6340	55.8601	移植肾输尿管膀胱吻合术	四级	手术	G	331102002	肾盂成形肾盂输尿管再吻合术			次		4225.00	甲类	手术费
6341	55.8602	肾盂输尿管吻合术	四级	手术	G	331102002	肾盂成形肾盂输尿管再吻合术			次		4225.00	甲类	手术费
6342	55.8603	肾盏输尿管吻合术	四级	手术	G	331102002	肾盂成形肾盂输尿管再吻合术			次		4225.00	甲类	手术费
6343	55.8604	移植肾肾盂输尿管吻合术	四级	手术	G	331102002	肾盂成形肾盂输尿管再吻合术			次		4225.00	甲类	手术费
6344	55.8605	肾盂输尿管膀胱吻合术	四级	手术	G	331102002	肾盂成形肾盂输尿管再吻合术			次		4225.00	甲类	手术费
6345	55.8606	腹腔镜下肾盂输尿管吻合术	四级	手术	G	331102002	肾盂成形肾盂输尿管再吻合术			次		4225.00	甲类	手术费
6346	55.8606	腹腔镜下肾盂输尿管吻合术	四级	手术	G	330000000－8	术中使用腹腔镜加收			次		1420.50	甲类	手术费
6347	55.8700	输尿管肾盂接合处矫正术	四级	手术	G	331102002	肾盂成形肾盂输尿管再吻合术			次		4225.00	甲类	手术费
6348	55.8701	肾盂成形术	四级	手术	G	331102002	肾盂成形肾盂输尿管再吻合术			次		4225.00	甲类	手术费
6349	55.8702	肾盂输尿管成形术	四级	手术	G	331102005	肾盂输尿管成形术			次		2535.00	甲类	手术费
6350	55.8703	腹腔镜下肾盂输尿管成形术	四级	手术	G	331102002	肾盂成形肾盂输尿管再吻合术			次		4225.00	甲类	手术费
6351	55.8703	腹腔镜下肾盂输尿管成形术	四级	手术	G	330000000－8	术中使用腹腔镜加收			次		1420.50	甲类	手术费
6352	55.8704	腹腔镜下肾盂成形术	四级	手术	G	331102002	肾盂成形肾盂输尿管再吻合术			次		4225.00	甲类	手术费
6353	55.8704	腹腔镜下肾盂成形术	四级	手术	G	330000000－8	术中使用腹腔镜加收			次		1420.50	甲类	手术费
6354	55.8900	肾的其他修补术		手术	G	331101001	肾破裂修补术			次		3380.00	甲类	手术费

（续上表）

序号	手术操作诊断编码	手术操作名称	手术级别	操作类型	财务分类	编码	项目名称	项目内涵	除外内容	计价单位	说明	三级医疗服务价格（元）	医保结算类型	医疗收费项目类别
6355	55.8900x002	供体肾修整术	四级	手术	G	331701002	肝脏移植术	含患者原位肝脏切除、移植肝脏术前或术中整复、移植肝脏植入，以及切开、吻合、关闭、缝合等手术步骤的人力资源和基本物质资源消耗		次		28000.00	丙类	手术费
6356	55.8900x003	腹腔镜下融合肾离断术	四级	手术	G	331101008	肾切除术		肾网袋	次		3380.00	甲类	手术费
6357	55.8900x003	腹腔镜下融合肾离断术	四级	手术	G	330000000-8	术中使用腹腔镜加收			次		1420.50	甲类	手术费
6358	55.8900x004	融合肾离断术		手术	G	331101012	融合肾分解术			次		3549.00	甲类	手术费
6359	55.8901	肾修补术	四级	手术	G	331101001	肾破裂修补术			次		3380.00	甲类	手术费
6360	55.8902	移植肾修补术	四级	手术	G	331101001	肾破裂修补术			次		3380.00	甲类	手术费
6361	55.8903	肾成形术	四级	手术	G	331101001	肾破裂修补术			次		3380.00	甲类	手术费
6362	55.9100	肾包膜剥脱术		手术	G	331101004	肾包膜剥脱术			次		2264.60	甲类	手术费
6363	55.9100x003	肾囊肿切除术		手术	G	331101014	肾囊肿切除术			次		1859.00	甲类	手术费
6364	55.9100x004	肾盂囊肿切除术		手术	G	331101014	肾囊肿切除术			次		1859.00	甲类	手术费
6365	55.9100x005	肾盂旁囊肿切除术		手术	G	331101014	肾囊肿切除术			次		1859.00	甲类	手术费
6366	55.9900	肾的其他手术		手术	G	331101015	多囊肾去顶减压术			单侧		3380.00	甲类	手术费
6367	55.9901	肾折叠术		手术	G	331101003	肾折叠术			次		2011.10	甲类	手术费
6368	55.9902	肾蒂淋巴管离断术		手术	G	331101005	肾周围淋巴管剥脱术			次		3075.80	甲类	手术费
6369	55.9903	腹腔镜下肾折叠术	四级	手术	G	331101003	肾折叠术			次		2011.10	甲类	手术费
6370	55.9903	腹腔镜下肾折叠术	四级	手术	G	330000000-8	术中使用腹腔镜加收			次		1420.50	甲类	手术费
6371	56.0x00	经尿道输尿管和肾盂梗阻去除		手术	G	331102005	肾盂输尿管成形术			次		2535.00	甲类	手术费
6372	56.0x00	经尿道输尿管和肾盂梗阻去除		手术	G	331102005-1	双侧肾盂输尿管成形术			次		3802.50	甲类	手术费
6373	56.0x00x001	经尿道输尿管镜输尿管异物取出术		手术	D	311000020-1	经尿道输尿管镜取异物术			单侧		372.52	甲类	检查费
6374	56.0x00x002	经尿道输尿管镜肾盂异物取出术		手术	D	311000020-1	经尿道输尿管镜取异物术			单侧		372.52	甲类	检查费
6375	56.0x00x003	经尿道输尿管镜输尿管取石术		手术	G	311000026	经输尿管镜碎石取石术			次		3380.00	甲类	治疗费
6376	56.0x00x004	经尿道输尿管镜肾盂取石术		手术	G	311000026	经输尿管镜碎石取石术			次		3380.00	甲类	治疗费
6377	56.0x00x005	经尿道输尿管镜输尿管激光碎石术		手术	G	311000026-1	经输尿管镜使用激光纤维碎石取石术			次		4680.00	甲类	治疗费
6378	56.0x00x006	经尿道输尿管镜肾盂激光碎石术		手术	G	311000026-1	经输尿管镜使用激光纤维碎石取石术			次		4680.00	甲类	治疗费
6379	56.0x00x007	经尿道输尿管镜输尿管气压弹道碎石术		手术	G	331103027-1/1	经尿道膀胱碎石取石术-气压弹道	含血块取出		次		4225.00	甲类	手术费

（续上表）

序号	手术操作诊断编码	手术操作名称	手术级别	操作类型	财务分类	编码	项目名称	项目内涵	除外内容	计价单位	说明	三级医疗服务价格（元）	医保结算类型	医疗收费项目类别
6380	56.0x00x008	经尿道输尿管镜肾盂气压弹道碎石术		手术	G	331103027－1/1	经尿道膀胱碎石取石术－气压弹道	含血块取出		次		4225.00	甲类	手术费
6381	56.0x00x009	经尿道输尿管镜输尿管超声碎石术		手术	G	311000026	经输尿管镜碎石取石术			次		3380.00	甲类	治疗费
6382	56.0x00x010	经尿道输尿管镜肾盂超声碎石术		手术	G	311000026	经输尿管镜碎石取石术			次		3380.00	甲类	治疗费
6383	56.0x00x011	经尿道输尿管镜输尿管激光碎石取石术		手术	G	311000026－1	经输尿管镜使用激光纤维碎石取石术			次		4680.00	甲类	治疗费
6384	56.0x00x012	经尿道输尿管镜肾盂激光碎石取石术		手术	G	311000026－1	经输尿管镜使用激光纤维碎石取石术			次		4680.00	甲类	治疗费
6385	56.0x00x013	经尿道输尿管镜输尿管气压弹道碎石取石术		手术	G	331103027－1/1	经尿道膀胱碎石取石术－气压弹道	含血块取出		次		4225.00	甲类	手术费
6386	56.0x00x014	经尿道输尿管镜肾盂气压弹道碎石取石术		手术	G	311000026	经输尿管镜碎石取石术			次		3380.00	甲类	治疗费
6387	56.0x00x015	经尿道输尿管镜输尿管超声碎石取石术		手术	G	311000026	经输尿管镜碎石取石术			次		3380.00	甲类	治疗费
6388	56.0x00x016	经尿道输尿管镜肾盂超声碎石取石术		手术	G	311000026	经输尿管镜碎石取石术			次		3380.00	甲类	治疗费
6389	56.0x01	经尿道输尿管/肾盂异物取出术		手术	D	311000020－1	经尿道输尿管镜取异物术			单侧		372.52	甲类	检查费
6390	56.0x02	经尿道输尿管/肾盂取石术		手术	G	311000026	经输尿管镜碎石取石术			次		3380.00	甲类	治疗费
6391	56.0x02	经尿道输尿管/肾盂取石术		手术	G	311000019	经皮肾盂镜取石术			次		1746.18	甲类	治疗费
6392	56.0x03	经尿道输尿管/肾盂激光碎石术		手术	G	311000026－1	经输尿管镜使用激光纤维碎石取石术			次		4680.00	甲类	治疗费
6393	56.0x04	经尿道输尿管/肾盂气压弹道碎石术		手术	G	331103027－1/1	经尿道膀胱碎石取石术－气压弹道	含血块取出		次		4225.00	甲类	手术费
6394	56.0x05	经尿道输尿管/肾盂超声碎石术		手术	G	311000026－1	经输尿管镜使用激光纤维碎石取石术			次		4680.00	甲类	治疗费
6395	56.0x06	经尿道输尿管/肾盂激光碎石取石术		手术	G	311000026－1	经输尿管镜使用激光纤维碎石取石术			次		4680.00	甲类	治疗费
6396	56.0x07	经尿道输尿管/肾盂气压弹道碎石取石术		手术	G	331103027－1/1	经尿道膀胱碎石取石术－气压弹道	含血块取出		次		4225.00	甲类	手术费
6397	56.0x08	经尿道输尿管/肾盂超声碎石取石术		手术	G	311000026－1	经输尿管镜使用激光纤维碎石取石术			次		4680.00	甲类	治疗费
6398	56.2x00	输尿管切开术		手术	G	331102015	输尿管松解术			次		2366.00	甲类	手术费
6399	56.2x00x002	经皮肾镜输尿管内切开术		手术	G	331102003	经皮肾镜或输尿管镜内切开成形术			次		3042.00	甲类	手术费
6400	56.2x00x007	输尿管切开探查术		手术	G	331102015	输尿管松解术			次		2366.00	甲类	手术费
6401	56.2x01	输尿管切开取石术		手术	G	331102007	输尿管切开取石术			次		2535.00	甲类	手术费
6402	56.2x02	输尿管切开异物取出术		手术	G	331102007	输尿管切开取石术			次		2535.00	甲类	手术费

（续上表）

序号	手术操作诊断编码	手术操作名称	手术级别	操作类型	财务分类	编码	项目名称	项目内涵	除外内容	计价单位	说明	三级医疗服务价格（元）	医保结算类型	医疗收费项目类别
6403	56. 2x03	输尿管切开引流术		手术	G	311000017－1	肾周积液引流术			次		384. 16	甲类	治疗费
6404	56. 2x04	腹腔镜下输尿管切开取石术		手术	G	331102007	输尿管切开取石术			次		2535. 00	甲类	手术费
6405	56. 2x04	腹腔镜下输尿管切开取石术		手术	G	330000000－8	术中使用腹腔镜加收			次		1420. 50	甲类	手术费
6406	56. 2x05	输尿管镜下输尿管切开术		手术	G	331102015	输尿管松解术			次		2366. 00	甲类	手术费
6407	56. 3300x003	经皮肾镜输尿管活检术		手术	D	311000020	经尿道输尿管镜检查	含活检		单侧		372. 52	甲类	检查费
6408	56. 4000	输尿管切除术		手术	G	331102011	输尿管残端切除术			次		1690. 00	甲类	手术费
6409	56. 4000	输尿管切除术		手术	G	331102009	输尿管狭窄段切除再吻合术			次		2704. 00	甲类	手术费
6410	56. 4100	部分输尿管切除术		手术	G	331102011	输尿管残端切除术			次		1690. 00	甲类	手术费
6411	56. 4100	部分输尿管切除术		手术	G	331102009	输尿管狭窄段切除再吻合术			次		2704. 00	甲类	手术费
6412	56. 4100x008	膀胱镜下输尿管病损切除术		手术	G	331102011	输尿管残端切除术			次		1690. 00	甲类	手术费
6413	56. 4100x008	膀胱镜下输尿管病损切除术		手术	G	330000000－10	术中使用尿道、膀胱镜加收			次		354. 00	甲类	手术费
6414	56. 4100x009	腹腔镜下输尿管囊肿造口术		手术	G	331102013	输尿管皮肤造口术			次	单、双侧同价	2704. 00	甲类	手术费
6415	56. 4100x009	腹腔镜下输尿管囊肿造口术		手术	G	330000000－8	术中使用腹腔镜加收			次		1420. 50	甲类	手术费
6416	56. 4100x011	腹腔镜下输尿管残端切除术		手术	G	331102011	输尿管残端切除术			次		1690. 00	甲类	手术费
6417	56. 4100x011	腹腔镜下输尿管残端切除术		手术	G	330000000－8	术中使用腹腔镜加收			次		1420. 50	甲类	手术费
6418	56. 4100x012	经尿道输尿管病损激光切除术	四级	手术	G	331102003－1	经皮肾镜或输尿管镜内激光纤维切开成形术			次		4342. 00	甲类	手术费
6419	56. 4101	输尿管病损切除术		手术	G	331102011	输尿管残端切除术			次		1690. 00	甲类	手术费
6420	56. 4102	副输尿管切除术		手术	G	331102011	输尿管残端切除术			次		1690. 00	甲类	手术费
6421	56. 4103	输尿管口囊肿切除术		手术	G	331102010	输尿管开口囊肿切除术			次		2366. 00	甲类	手术费
6422	56. 4104	输尿管缩短伴再植术		手术	G	331102012	输尿管膀胱再植术			次		2366. 00	甲类	手术费
6423	56. 4105	腹腔镜下输尿管部分切除术	四级	手术	G	331102011	输尿管残端切除术			次		1690. 00	甲类	手术费
6424	56. 4106	内镜下输尿管病损切除术		手术	G	331102011	输尿管残端切除术			次		1690. 00	甲类	手术费
6425	56. 4107	内镜下输尿管部分切除术		手术	G	331102011	输尿管残端切除术			次		1690. 00	甲类	手术费
6426	56. 4200	输尿管全部切除术		手术	G	331102020S	输尿管癌根治术			次		5460. 00	甲类	手术费
6427	56. 4201	腹腔镜下输尿管切除术	四级	手术	G	331102011	输尿管残端切除术			次		1690. 00	甲类	手术费
6428	56. 4201	腹腔镜下输尿管切除术	四级	手术	G	330000000－8	术中使用腹腔镜加收			次		1420. 50	甲类	手术费
6429	56. 5100	建造皮肤的输尿管－回肠造口术		手术	G	331102013	输尿管皮肤造口术			次	单、双侧同价	2704. 00	甲类	手术费
6430	56. 5101	乙状结肠膀胱腹壁造口术		手术	G	331003017	结肠造瘘（Colostomy）术	含双口或单口造瘘		次		2535. 00	甲类	手术费
6431	56. 5102	回肠输尿管皮肤造口术		手术	G	331102013	输尿管皮肤造口术			次	单、双侧同价	2704. 00	甲类	手术费
6432	56. 5200x001	输尿管－回肠皮肤造口修正术		手术	G	331102013	输尿管皮肤造口术			次	单、双侧同价	2704. 00	甲类	手术费
6433	56. 6100	其他皮肤输尿管吻合口的建造		手术	G	331102013	输尿管皮肤造口术			次	单、双侧同价	2704. 00	甲类	手术费

（续上表）

序号	手术操作诊断编码	手术操作名称	手术级别	操作类型	财务分类	编码	项目名称	项目内涵	除外内容	计价单位	说明	三级医疗服务价格（元）	医保结算类型	医疗收费项目类别
6434	56.6100x001	输尿管－皮肤造口术		手术	G	331102013	输尿管皮肤造口术			次	单、双侧同价	2704.00	甲类	手术费
6435	56.6100x003	输尿管造口术	四级	手术	G	331102013	输尿管皮肤造口术			次	单、双侧同价	2704.00	甲类	手术费
6436	56.6100x004	腹腔镜下输尿管－皮肤造口术	四级	手术	G	331102013	输尿管皮肤造口术			次	单、双侧同价	2704.00	甲类	手术费
6437	56.6100x004	腹腔镜下输尿管－皮肤造口术	四级	手术	G	330000000－8	术中使用腹腔镜加收			次		1420.50	甲类	手术费
6438	56.6200	其他皮肤输尿管吻合的修复术		手术	G	331102013	输尿管皮肤造口术			次	单、双侧同价	2704.00	甲类	手术费
6439	56.6201	输尿管－腹壁造口修复术		手术	G	331102013	输尿管皮肤造口术			次	单、双侧同价	2704.00	甲类	手术费
6440	56.7100	尿路转流术至肠	四级	手术	G	330804011	胸腹主动脉瘤切除人工血管转流术	含大隐静脉取用；不含体外循环	人工血管	次		6760.00	甲类	手术费
6441	56.7100x002	输尿管－乙状结肠吻合术	四级	手术	G	331102014	输尿管乙状结肠吻合术			次		4225.00	甲类	手术费
6442	56.7100x004	腹腔镜下输尿管－乙状结肠吻合术	四级	手术	G	331102014	输尿管乙状结肠吻合术			次		4225.00	甲类	手术费
6443	56.7100x004	腹腔镜下输尿管－乙状结肠吻合术	四级	手术	G	330000000－8	术中使用腹腔镜加收			次		1420.50	甲类	手术费
6444	56.7101	输尿管－回肠吻合术	四级	手术	G	331103009	回肠膀胱术	含阑尾切除术		次		3380.00	甲类	手术费
6445	56.7102	输尿管－结肠吻合术	四级	手术	G	331103009－1	结肠膀胱术	含阑尾切除术		次		3380.00	甲类	手术费
6446	56.7103	输尿管－直肠吻合术	四级	手术	G	331103012	直肠膀胱术	含乙状结肠造瘘		次		3042.00	甲类	手术费
6447	56.7200	输尿管肠吻合术的修复术		手术	G	331102014	输尿管乙状结肠吻合术			次		4225.00	甲类	手术费
6448	56.7300	肾膀胱吻合术	四级	手术	G	331103008	膀胱再造术	含膀胱全切术		次		5915.00	甲类	手术费
6449	56.7400	输尿管膀胱吻合术		手术	G	331103008	膀胱再造术	含膀胱全切术		次		5915.00	甲类	手术费
6450	56.7401	用膀胱补片的输尿管置换术		手术	G	331102019	膀胱瓣代输尿管术			次		4225.00	甲类	手术费
6451	56.7402	腹腔镜下输尿管膀胱吻合术	四级	手术	G	330000000－8	术中使用腹腔镜加收			次		1420.50	甲类	手术费
6452	56.7402	腹腔镜下输尿管膀胱吻合术	四级	手术	G	331102012	输尿管膀胱再植术			次		2366.00	甲类	手术费
6453	56.7500	经输尿管输尿管吻合术		手术	G	331102004	肾下盏输尿管吻合术			次		4225.00	甲类	手术费
6454	56.7501	左右输尿管吻合术		手术	G	331102004	肾下盏输尿管吻合术			次		4225.00	甲类	手术费
6455	56.7900	输尿管其他吻合术或搭桥		手术	G	331102004	肾下盏输尿管吻合术			次		4225.00	甲类	手术费
6456	56.8100	输尿管管腔内粘连松解术		手术	G	331102015	输尿管松解术			次		2366.00	甲类	手术费
6457	56.8200	输尿管裂伤缝合术		手术	G	331102008	输尿管损伤修补术			次		2704.00	甲类	手术费
6458	56.8200x002	腹腔镜下输尿管损伤修复术		手术	G	331102008	输尿管损伤修补术			次		2704.00	甲类	手术费
6459	56.8200x002	腹腔镜下输尿管损伤修复术		手术	G	330000000－8	术中使用腹腔镜加收			次		1420.50	甲类	手术费
6460	56.8201	输尿管裂伤修补术		手术	G	331102008	输尿管损伤修补术			次		2704.00	甲类	手术费
6461	56.8300	输尿管造口闭合术		手术	G	331102016	输尿管整形术			次		3380.00	甲类	手术费
6462	56.8400	输尿管其他瘘管闭合术		手术	G	331102016	输尿管整形术			次		3380.00	甲类	手术费
6463	56.8400x001	输尿管瘘修补术	四级	手术	G	331102008	输尿管损伤修补术			次		2704.00	甲类	手术费

（续上表）

序号	手术操作诊断编码	手术操作名称	手术级别	操作类型	财务分类	编码	项目名称	项目内涵	除外内容	计价单位	说明	三级医疗服务价格（元）	医保结算类型	医疗收费项目类别
6464	56.8401	输尿管阴道瘘修补术	四级	手术	G	331102021S	输尿管阴道瘘修补术			次		3422.25	甲类	手术费
6465	56.8500	输尿管固定术	四级	手术	G	331102016	输尿管整形术			次		3380.00	甲类	手术费
6466	56.8600	输尿管结扎去除术		手术	G	331102015	输尿管松解术			次		2366.00	甲类	手术费
6467	56.8900	输尿管其他修补术		手术	G	331102008	输尿管损伤修补术			次		2704.00	甲类	手术费
6468	56.8900x001	肠管代输尿管术	四级	手术	G	331102018	肠管代输尿管术			次		5070.00	甲类	手术费
6469	56.8900x006	腹腔镜下肠管代输尿管术	四级	手术	G	331102018	肠管代输尿管术			次		5070.00	甲类	手术费
6470	56.8900x006	腹腔镜下肠管代输尿管术	四级	手术	G	330000000－8	术中使用腹腔镜加收			次		1420.50	甲类	手术费
6471	56.8901	输尿管成形术	四级	手术	G	331102005	肾盂输尿管成形术			次		2535.00	甲类	手术费
6472	56.8902	输尿管移植术	四级	手术	G	331102012	输尿管膀胱再植术			次		2366.00	甲类	手术费
6473	56.8903	输尿管延长术		手术	G	331102016	输尿管整形术			次		3380.00	甲类	手术费
6474	56.8904	输尿管复位术		手术	G	331102016	输尿管整形术			次		3380.00	甲类	手术费
6475	56.8905	空肠代输尿管术	四级	手术	G	331102018	肠管代输尿管术			次		5070.00	甲类	手术费
6476	56.8906	回肠代输尿管术	四级	手术	G	331102018	肠管代输尿管术			次		5070.00	甲类	手术费
6477	56.8907	膀胱瓣代输尿管术	四级	手术	G	331102019	膀胱瓣代输尿管术			次		4225.00	甲类	手术费
6478	56.8908	腹腔镜下输尿管成形术	四级	手术	G	331102005	肾盂输尿管成形术			次		2535.00	甲类	手术费
6479	56.8908	腹腔镜下输尿管成形术	四级	手术	G	330000000－8	术中使用腹腔镜加收			次		1420.50	甲类	手术费
6480	56.8909	腹腔镜下膀胱瓣代输尿管术	四级	手术	G	331102012	输尿管膀胱再植术			次		2366.00	甲类	手术费
6481	56.8909	腹腔镜下膀胱瓣代输尿管术	四级	手术	G	330000000－8	术中使用腹腔镜加收			次		1420.50	甲类	手术费
6482	56.9100	输尿管口扩张		手术	G	311000024	经膀胱镜输尿管扩张术			次		465.65	甲类	治疗费
6483	56.9101	膀胱镜下输尿管口扩张术		手术	G	311000024	经膀胱镜输尿管扩张术			次		465.65	甲类	治疗费
6484	56.9500x001	腹腔镜下输尿管结扎术		手术	G	330000000－8	术中使用腹腔镜加收			次		1420.50	甲类	手术费
6485	56.9900	输尿管其他手术		手术	G	331102003	经皮肾镜或输尿管镜内切开成形术			次		3042.00	甲类	手术费
6486	57.0x00	经尿道膀胱清除术		手术	G	331103027	经尿道膀胱碎石取石术	含血块取出		次		4225.00	甲类	手术费
6487	57.0x00x002	经尿道膀胱镜膀胱碎石钳碎石术		手术	G	331103027	经尿道膀胱碎石取石术	含血块取出		次		4225.00	甲类	手术费
6488	57.0x00x003	经尿道膀胱镜膀胱异物取出术		手术	D	311000034－1	膀胱镜尿道镜取异物术		无痛抑菌润滑剂	次	检查后即取异物或已明确诊断的，取异物时不能再次收取镜检费用	312.00	甲类	检查费
6489	57.0x00x005	经尿道膀胱镜膀胱取石术		手术	G	331103027	经尿道膀胱碎石取石术	含血块取出		次		4225.00	甲类	手术费
6490	57.0x00x006	经尿道膀胱镜膀胱血块清除术		手术	G	331103027－2	经尿道膀胱血块取出术			次		4225.00	甲类	手术费

（续上表）

序号	手术操作诊断编码	手术操作名称	手术级别	操作类型	财务分类	编码	项目名称	项目内涵	除外内容	计价单位	说明	三级医疗服务价格（元）	医保结算类型	医疗收费项目类别
6491	57.0x00x007	经尿道膀胱镜膀胱激光碎石术		手术	G	331103027	经尿道膀胱碎石取石术	含血块取出		次		4225.00	甲类	手术费
6492	57.0x00x008	经尿道膀胱镜膀胱超声碎石取石术		手术	G	331103027	经尿道膀胱碎石取石术	含血块取出		次		4225.00	甲类	手术费
6493	57.0x00x009	经尿道膀胱镜膀胱气压弹道碎石取石术		手术	G	331103027－1/1	经尿道膀胱碎石取石术－气压弹道	含血块取出		次		4225.00	甲类	手术费
6494	57.0x00x010	经尿道膀胱镜膀胱超声碎石术		手术	G	331103027	经尿道膀胱碎石取石术	含血块取出		次		4225.00	甲类	手术费
6495	57.0x00x011	经尿道膀胱镜膀胱气压弹道碎石术		手术	G	331103027－1/1	经尿道膀胱碎石取石术－气压弹道	含血块取出		次		4225.00	甲类	手术费
6496	57.0x00x012	经尿道膀胱镜膀胱激光碎石取石术		手术	G	331103027	经尿道膀胱碎石取石术	含血块取出		次		4225.00	甲类	手术费
6497	57.0x00x013	经尿道膀胱镜膀胱碎石钳碎石取石术		手术	G	331103027	经尿道膀胱碎石取石术	含血块取出		次		4225.00	甲类	手术费
6498	57.0x01	经尿道膀胱引流术		手术	G	331103005	膀胱切开造瘘术			次		1352.00	甲类	手术费
6499	57.0x02	经尿道膀胱异物取出术		手术	D	311000034－1	膀胱镜尿道镜取异物术		无痛抑菌润滑剂	次	检查后即取异物或已明确诊断的，取异物时不能再次收取镜检费用	312.00	甲类	检查费
6500	57.0x03	经尿道膀胱取石术		手术	G	331103027	经尿道膀胱碎石取石术	含血块取出		次		4225.00	甲类	手术费
6501	57.0x04	经尿道膀胱血块清除术		手术	D	311000034－1	膀胱镜尿道镜取异物术		无痛抑菌润滑剂	次	检查后即取异物或已明确诊断的，取异物时不能再次收取镜检费用	312.00	甲类	检查费
6502	57.0x05	经尿道膀胱超声碎石术		手术	G	331103027	经尿道膀胱碎石取石术	含血块取出		次		4225.00	甲类	手术费
6503	57.0x06	经尿道膀胱激光碎石术		手术	G	331103027	经尿道膀胱碎石取石术	含血块取出		次		4225.00	甲类	手术费
6504	57.0x07	经尿道膀胱气压弹道碎石术		手术	G	331103027－1/1	经尿道膀胱碎石取石术－气压弹道	含血块取出		次		4225.00	甲类	手术费
6505	57.0x08	经尿道膀胱碎石钳碎石取石术		手术	G	331103027	经尿道膀胱碎石取石术	含血块取出		次		4225.00	甲类	手术费
6506	57.1200	膀胱切开的膀胱腔内粘连松解术		手术	G	331003008－1	盆腔粘连松解术			次	仅独立开展本手术方可收费	1690.00	甲类	手术费
6507	57.1700	经皮膀胱造口术		手术	G	311000033	膀胱穿刺造瘘术			次		308.49	甲类	治疗费
6508	57.1700x002	经皮膀胱造口钬激光碎石取石术		手术	G	331103027－1/2	经尿道膀胱碎石取石术－钬激光	含血块取出		次		6825.00	甲类	手术费
6509	57.1800	其他耻骨上膀胱造口术		手术	G	311000033	膀胱穿刺造瘘术			次		308.49	甲类	治疗费

（续上表）

序号	手术操作诊断编码	手术操作名称	手术级别	操作类型	财务分类	编码	项目名称	项目内涵	除外内容	计价单位	说明	三级医疗服务价格（元）	医保结算类型	医疗收费项目类别
6510	57.1900	其他膀胱切开术		手术	G	331103003	膀胱部分切除术			次		3042.00	甲类	手术费
6511	57.1901	膀胱探查术		手术	G	331008008	剖腹探查术	含活检、腹腔引流		次	仅独立开展本手术方可收费	2535.00	甲类	手术费
6512	57.1902	膀胱切开取石术		手术	G	331103001	膀胱切开取石术			次		1808.30	甲类	手术费
6513	57.1903	膀胱切开异物取出术		手术	G	331103001	膀胱切开取石术			次		1808.30	甲类	手术费
6514	57.1904	膀胱切开引流术		手术	G	331103005	膀胱切开造瘘术			次		1352.00	甲类	手术费
6515	57.1905	膀胱切开血块清除术		手术	G	331103001	膀胱切开取石术			次		1808.30	甲类	手术费
6516	57.2100	膀胱造口术		手术	G	331103005	膀胱切开造瘘术			次		1352.00	甲类	手术费
6517	57.2200	膀胱造口修复术		手术	G	331103016	膀胱破裂修补术			次		2535.00	甲类	手术费
6518	57.3400x002	直视下膀胱活检术		手术	D	311000034	膀胱镜尿道镜检查	含活检	无痛抑菌润滑剂	次		312.00	甲类	检查费
6519	57.4100	经尿道管腔内粘连松解术		手术	G	331306006	经宫腔镜宫腔粘连分离术			次		1300.00	甲类	手术费
6520	57.4900	其他经尿道的膀胱病损或组织切除术或破坏术		手术	G	331103026	经尿道膀胱肿瘤特殊治疗			次		3025.10	甲类	手术费
6521	57.4900x001	经尿道膀胱病损电切术		手术	G	331103031S	经尿道膀胱黏膜切除术	内镜下经尿道烧灼或切除膀胱病变黏膜		次		3280.00	甲类	手术费
6522	57.4901	经尿道膀胱病损切除术		手术	G	331103031S	经尿道膀胱黏膜切除术	内镜下经尿道烧灼或切除膀胱病变黏膜		次		3280.00	甲类	手术费
6523	57.4902	经尿道膀胱颈电切术		手术	G	331103021	膀胱颈重建术			次		2535.00	甲类	手术费
6524	57.4903	经尿道膀胱病损激光烧灼术		手术	G	331103031S－1	经尿道膀胱黏膜激光切除术	内镜下经尿道激光切除膀胱病变黏膜		次		4264.00	甲类	手术费
6525	57.4904	经尿道膀胱部分切除术		手术	G	331103031S	经尿道膀胱黏膜切除术	内镜下经尿道烧灼或切除膀胱病变黏膜		次		3280.00	甲类	手术费
6526	57.5100	脐尿管切除术		手术	G	331103028－1	脐尿管恶性肿瘤切除术			次		3937.70	甲类	手术费
6527	57.5100	脐尿管切除术		手术	G	331103028－2	脐尿管良性肿瘤切除术			次		3413.80	甲类	手术费
6528	57.5100x001	脐尿管病损切除术		手术	G	331103028－1	脐尿管恶性肿瘤切除术			次		3937.70	甲类	手术费
6529	57.5100x001	脐尿管病损切除术		手术	G	331103028－2	脐尿管良性肿瘤切除术			次		3413.80	甲类	手术费
6530	57.5100x003	腹腔镜下脐尿管病损切除术		手术	G	331103028－1	脐尿管恶性肿瘤切除术			次		3937.70	甲类	手术费
6531	57.5100x003	腹腔镜下脐尿管病损切除术		手术	G	331103028－2	脐尿管良性肿瘤切除术			次		3413.80	甲类	手术费
6532	57.5100x003	腹腔镜下脐尿管病损切除术		手术	G	330000000－8	术中使用腹腔镜加收			次		1420.50	甲类	手术费
6533	57.5101	膀胱脐尿管瘘切除术		手术	G	331103024	脐尿管瘘切除术			次		1859.00	甲类	手术费
6534	57.5102	腹腔镜下脐尿管切除术		手术	G	331103024	脐尿管瘘切除术			次		1859.00	甲类	手术费
6535	57.5102	腹腔镜下脐尿管切除术		手术	G	330000000－8	术中使用腹腔镜加收			次		1420.50	甲类	手术费

（续上表）

序号	手术操作诊断编码	手术操作名称	手术级别	操作类型	财务分类	编码	项目名称	项目内涵	除外内容	计价单位	说明	三级医疗服务价格（元）	医保结算类型	医疗收费项目类别
6536	57.5900	膀胱其他病损或组织的开放性切除术或破坏术		手术	G	331103006	根治性膀胱全切除术	含盆腔淋巴结清扫术	钛夹	次		5070.00	甲类	手术费
6537	57.5900x001	膀胱病损激光切除术		手术	G	331103004	膀胱切开肿瘤烧灼术			次		3042.00	甲类	手术费
6538	57.5900x002	膀胱镜下膀胱病损切除术		手术	G	331103004	膀胱切开肿瘤烧灼术			次		3042.00	甲类	手术费
6539	57.5901	膀胱病损切除术		手术	G	331103003	膀胱部分切除术			次		3042.00	甲类	手术费
6540	57.5902	膀胱憩室切除术		手术	G	331103002	膀胱憩室切除术			次		3042.00	甲类	手术费
6541	57.5903	膀胱颈切除术		手术	G	331103003	膀胱部分切除术			次		3042.00	甲类	手术费
6542	57.5904	膀胱病损耻骨上切除术		手术	G	331103003	膀胱部分切除术			次		3042.00	甲类	手术费
6543	57.5905	膀胱内膜切除术		手术	G	331103003	膀胱部分切除术			次		3042.00	甲类	手术费
6544	57.5906	膀胱病损电灼术		手术	G	331103004	膀胱切开肿瘤烧灼术			次		3042.00	甲类	手术费
6545	57.6x00	部分膀胱切除术		手术	G	331103003	膀胱部分切除术			次		3042.00	甲类	手术费
6546	57.6x01	膀胱大部切除术		手术	G	331103003	膀胱部分切除术			次		3042.00	甲类	手术费
6547	57.6x02	膀胱穹隆切除术		手术	G	331103003	膀胱部分切除术			次		3042.00	甲类	手术费
6548	57.6x03	膀胱楔形切除术		手术	G	331103003	膀胱部分切除术			次		3042.00	甲类	手术费
6549	57.6x04	膀胱三角区切除术		手术	G	331103003	膀胱部分切除术			次		3042.00	甲类	手术费
6550	57.6x05	膀胱袖状切除术		手术	G	331103003	膀胱部分切除术			次		3042.00	甲类	手术费
6551	57.6x06	腹腔镜下膀胱部分切除术	四级	手术	G	331103003	膀胱部分切除术			次		3042.00	甲类	手术费
6552	57.6x06	腹腔镜下膀胱部分切除术	四级	手术	G	330000000－8	术中使用腹腔镜加收			次		1420.50	甲类	手术费
6553	57.7100	根治性膀胱切除术	四级	手术	G	331103006	根治性膀胱全切除术	含盆腔淋巴结清扫术	钛夹	次		5070.00	甲类	手术费
6554	57.7101	膀胱尿道全切除术	四级	手术	G	331103007	膀胱尿道全切除术			次		5070.00	甲类	手术费
6555	57.7102	男性盆腔脏器去除术	四级	手术	G	331201001	前列腺癌根治术	含淋巴结清扫和取活检		次		5460.00	甲类	手术费
6556	57.7103	腹腔镜下膀胱根治切除术	四级	手术	G	331103006	根治性膀胱全切除术	含盆腔淋巴结清扫术	钛夹	次		5070.00	甲类	手术费
6557	57.7103	腹腔镜下膀胱根治切除术	四级	手术	G	330000000－8	术中使用腹腔镜加收			次		1420.50	甲类	手术费
6558	57.7900	其他全部膀胱切除术	四级	手术	G	331103006	根治性膀胱全切除术	含盆腔淋巴结清扫术	钛夹	次		5070.00	甲类	手术费
6559	57.7900x001	膀胱全切除术	四级	手术	G	331103006	根治性膀胱全切除术	含盆腔淋巴结清扫术	钛夹	次		5070.00	甲类	手术费
6560	57.7901	腹腔镜下全膀胱切除术	四级	手术	G	331103006	根治性膀胱全切除术	含盆腔淋巴结清扫术	钛夹	次		5070.00	甲类	手术费
6561	57.7901	腹腔镜下全膀胱切除术	四级	手术	G	330000000－8	术中使用腹腔镜加收			次		1420.50	甲类	手术费
6562	57.8100	膀胱裂伤缝合术		手术	G	331103016	膀胱破裂修补术			次		2535.00	甲类	手术费
6563	57.8200	膀胱造口闭合术		手术	G	311000032	膀胱区封闭			次		58.21	甲类	治疗费
6564	57.8300	膀胱肠瘘修补术		手术	G	331103015	膀胱瘘管切除术			次		1690.00	甲类	手术费
6565	57.8301	膀胱回肠瘘修补术		手术	G	331103015	膀胱瘘管切除术			次		1690.00	甲类	手术费
6566	57.8302	膀胱乙状结肠瘘修补术		手术	G	331103015	膀胱瘘管切除术			次		1690.00	甲类	手术费

（续上表）

序号	手术操作诊断编码	手术操作名称	手术级别	操作类型	财务分类	编码	项目名称	项目内涵	除外内容	计价单位	说明	三级医疗服务价格（元）	医保结算类型	医疗收费项目类别
6567	57.8303	膀胱结肠瘘修补术		手术	G	331103015	膀胱瘘管切除术			次		1690.00	甲类	手术费
6568	57.8304	膀胱直肠瘘修补术		手术	G	331103015	膀胱瘘管切除术			次		1690.00	甲类	手术费
6569	57.8305	膀胱阴道直肠瘘修补术		手术	G	331103015	膀胱瘘管切除术			次		1690.00	甲类	手术费
6570	57.8400	膀胱其他瘘管修补术		手术	G	331103015	膀胱瘘管切除术			次		1690.00	甲类	手术费
6571	57.8400x004	腹腔镜下膀胱－阴道瘘修补术		手术	G	331103019	膀胱阴道瘘修补术			次		3380.00	甲类	手术费
6572	57.8400x004	腹腔镜下膀胱－阴道瘘修补术		手术	G	330000000－8	术中使用腹腔镜加收			次		1420.50	甲类	手术费
6573	57.8400x005	经阴道膀胱－阴道瘘修补术		手术	G	331103019	膀胱阴道瘘修补术			次		3380.00	甲类	手术费
6574	57.8401	膀胱瘘修补术		手术	G	331103015	膀胱瘘管切除术			次		1690.00	甲类	手术费
6575	57.8402	膀胱阴道瘘修补术		手术	G	331103019	膀胱阴道瘘修补术			次		3380.00	甲类	手术费
6576	57.8403	膀胱会阴瘘修补术		手术	G	331103015	膀胱瘘管切除术			次		1690.00	甲类	手术费
6577	57.8404	膀胱子宫瘘修补术		手术	G	331103015	膀胱瘘管切除术			次		1690.00	甲类	手术费
6578	57.8405	膀胱尿道阴道瘘修补术		手术	G	331103019	膀胱阴道瘘修补术			次		3380.00	甲类	手术费
6579	57.8500	膀胱颈的膀胱尿道成形术和整形修补术		手术	G	331104013	尿道重建术	含尿道全切		次		3380.00	甲类	手术费
6580	57.8500x002	膀胱颈重建术		手术	G	331103021	膀胱颈重建术			次		2535.00	甲类	手术费
6581	57.8501	膀胱颈成形术		手术	G	331103021	膀胱颈重建术			次		2535.00	甲类	手术费
6582	57.8502	膀胱颈 V-Y 型成形术		手术	G	331103020	膀胱颈部 V-Y 成形术			次		2535.00	甲类	手术费
6583	57.8600	膀胱外翻修补术		手术	G	331103018	膀胱外翻成形术	含修补术		次		4225.00	甲类	手术费
6584	57.8700	膀胱重建术		手术	G	331103021	膀胱颈重建术			次		2535.00	甲类	手术费
6585	57.8700x005	腹腔镜下回肠代膀胱术		手术	G	331103009	回肠膀胱术	含阑尾切除术		次		3380.00	甲类	手术费
6586	57.8700x005	腹腔镜下回肠代膀胱术		手术	G	330000000－8	术中使用腹腔镜加收			次		1420.50	甲类	手术费
6587	57.8700x006	腹腔镜下可控性肠代膀胱术		手术	G	331103010	可控性回肠膀胱术	含阑尾切除术		次		5070.00	甲类	手术费
6588	57.8700x006	腹腔镜下可控性肠代膀胱术		手术	G	330000000－8	术中使用腹腔镜加收			次		1420.50	甲类	手术费
6589	57.8700x006	腹腔镜下可控性肠代膀胱术		手术	G	331103010－1	可控性结肠膀胱术	含阑尾切除术		次		5070.00	甲类	手术费
6590	57.8700x007	腹腔镜下胃代膀胱术		手术	G	331103013	胃代膀胱术			次		4225.00	甲类	手术费
6591	57.8700x007	腹腔镜下胃代膀胱术		手术	G	330000000－8	术中使用腹腔镜加收			次		1420.50	甲类	手术费
6592	57.8700x008	腹腔镜下直肠代膀胱术		手术	G	331103012	直肠膀胱术	含乙状结肠造瘘		次		3042.00	甲类	手术费
6593	57.8700x008	腹腔镜下直肠代膀胱术		手术	G	330000000－8	术中使用腹腔镜加收			次		1420.50	甲类	手术费
6594	57.8700x009	胃代膀胱术		手术	G	331103013	胃代膀胱术			次		4225.00	甲类	手术费
6595	57.8700x010	回肠浆肌层膀胱扩大术		手术	G	331103009	回肠膀胱术	含阑尾切除术		次		3380.00	甲类	手术费
6596	57.8701	回肠代膀胱术		手术	G	331103009	回肠膀胱术	含阑尾切除术		次		3380.00	甲类	手术费
6597	57.8702	可控回肠膀胱术		手术	G	331103009	回肠膀胱术	含阑尾切除术		次		3380.00	甲类	手术费

（续上表）

序号	手术操作诊断编码	手术操作名称	手术级别	操作类型	财务分类	编码	项目名称	项目内涵	除外内容	计价单位	说明	三级医疗服务价格（元）	医保结算类型	医疗收费项目类别
6598	57.8703	结肠代膀胱术		手术	G	331103009－1	结肠膀胱术	含阑尾切除术		次		3380.00	甲类	手术费
6599	57.8704	直肠代膀胱术		手术	G	331103012	直肠膀胱术	含乙状结肠造瘘		次		3042.00	甲类	手术费
6600	57.8705	膀胱扩大术		手术	G	331103011－1	结肠扩大膀胱术			次		3042.00	甲类	手术费
6601	57.8706	乙状结肠代膀胱术		手术	G	331103011－1	结肠扩大膀胱术			次		3042.00	甲类	手术费
6602	57.8707	乙状结肠膀胱扩大术		手术	G	331103011－1	结肠扩大膀胱术			次		3042.00	甲类	手术费
6603	57.8801	膀胱肠管吻合术		手术	G	331103009	回肠膀胱术	含阑尾切除术		次		3380.00	甲类	手术费
6604	57.8802	膀胱结肠吻合术		手术	G	331103009－1	结肠膀胱术	含阑尾切除术		次		3380.00	甲类	手术费
6605	57.8900	膀胱其他修补术		手术	G	331103016	膀胱破裂修补术			次		2535.00	甲类	手术费
6606	57.8900x001	膀胱修补术		手术	G	331103016	膀胱破裂修补术			次		2535.00	甲类	手术费
6607	57.8900x003	腹腔镜下膀胱颈悬吊术		手术	G	331103022	膀胱颈悬吊术		悬吊带	次		2535.00	甲类	手术费
6608	57.8900x003	腹腔镜下膀胱颈悬吊术		手术	G	330000000－8	术中使用腹腔镜加收			次		1420.50	甲类	手术费
6609	57.8900x004	膀胱颈悬吊术		手术	G	331103022	膀胱颈悬吊术		悬吊带	次		2535.00	甲类	手术费
6610	57.8901	膀胱固定术		手术	G	331103022	膀胱颈悬吊术		悬吊带	次		2535.00	甲类	手术费
6611	57.8902	陈旧性膀胱产科裂伤修补术		手术	G	331103016	膀胱破裂修补术			次		2535.00	甲类	手术费
6612	57.8903	膀胱悬吊术		手术	G	331103022	膀胱颈悬吊术		悬吊带	次		2535.00	甲类	手术费
6613	57.8904	膀胱疝修补术		手术	G	331103016	膀胱破裂修补术			次		2535.00	甲类	手术费
6614	57.8905	腹腔镜下膀胱修补术		手术	G	331103016	膀胱破裂修补术			次		2535.00	甲类	手术费
6615	57.8905	腹腔镜下膀胱修补术		手术	G	330000000－8	术中使用腹腔镜加收			次		1420.50	甲类	手术费
6616	57.9101	经尿道膀胱颈切开术		手术	G	331103025	经膀胱镜膀胱颈电切术			次		1521.00	甲类	手术费
6617	57.9102	经尿道膀胱颈切断术		手术	G	331103025	经膀胱镜膀胱颈电切术			次		1521.00	甲类	手术费
6618	57.9103	膀胱颈切断术		手术	G	331103025	经膀胱镜膀胱颈电切术			次		1521.00	甲类	手术费
6619	57.9200	膀胱颈扩张		手术	G	331103025	经膀胱镜膀胱颈电切术			次		1521.00	甲类	手术费
6620	57.9201	经尿道膀胱颈扩张术		手术	G	331103025	经膀胱镜膀胱颈电切术			次		1521.00	甲类	手术费
6621	57.9301	经尿道膀胱电凝止血术		手术	G	331104029S	经尿道内镜止血术	指下尿路手术术后继发出血或创伤导致出血的止血术		次		1100.00	甲类	手术费
6622	57.9900	膀胱其他手术		手术	G	331103018	膀胱外翻成形术	含修补术		次		4225.00	甲类	手术费
6623	58.0x00x004	膀胱镜下尿道狭窄切开术		手术	G	331104007	尿道狭窄瘢痕切除术			次		1859.00	甲类	手术费
6624	58.0x00x004	膀胱镜下尿道狭窄切开术		手术	G	330000000－10	术中使用尿道、膀胱镜加收			次		354.00	甲类	手术费
6625	58.0x01	尿道切开取石术		手术	G	331104005	尿道切开取石术			次		2366.00	甲类	手术费
6626	58.0x02	尿道会阴造口术		手术	G	331104017	尿道会阴造口术			次		3380.00	甲类	手术费
6627	58.0x03	尿道切开异物取出术		手术	G	331104005－1	尿道切开取异物术			次		2366.00	甲类	手术费
6628	58.0x04	尿道阴道造口术		手术	G	331104017	尿道会阴造口术			次		3380.00	甲类	手术费

（续上表）

序号	手术操作诊断编码	手术操作名称	手术级别	操作类型	财务分类	编码	项目名称	项目内涵	除外内容	计价单位	说明	三级医疗服务价格（元）	医保结算类型	医疗收费项目类别
6629	58. 0x05	尿道隔膜切除术		手术	G	331104019	尿道瓣膜切除成形术			次		1690. 00	甲类	手术费
6630	58. 1x00	尿道口切开术		手术	G	331104021	尿道外口整形术			次		1183. 00	甲类	手术费
6631	58. 1x01	尿道外口切开术		手术	G	331104021	尿道外口整形术			次		1183. 00	甲类	手术费
6632	58. 3100	内镜下尿道病损或组织切除术或破坏术		手术	G	331104006	尿道瓣膜电切术			次		1859. 00	甲类	手术费
6633	58. 3100x001	膀胱镜下后尿道瓣膜电切术		手术	G	331104006	尿道瓣膜电切术			次		1859. 00	甲类	手术费
6634	58. 3100x001	膀胱镜下后尿道瓣膜电切术		手术	G	330000000－10	术中使用尿道、膀胱镜加收			次		354. 00	甲类	手术费
6635	58. 3101	经尿道尿道病损电切术		手术	G	331104006	尿道瓣膜电切术			次		1859. 00	甲类	手术费
6636	58. 3102	经尿道精阜电切术		手术	G	331104006	尿道瓣膜电切术			次		1859. 00	甲类	手术费
6637	58. 3103	经尿道尿道狭窄电切术		手术	G	331104007	尿道狭窄瘢痕切除术			次		1859. 00	甲类	手术费
6638	58. 3900	尿道病损或组织的其他局部切除术或破坏术		手术	G	331104006	尿道瓣膜电切术			次		1859. 00	甲类	手术费
6639	58. 3901	尿道病损切除术		手术	G	331104006	尿道瓣膜电切术			次		1859. 00	甲类	手术费
6640	58. 3902	尿道瓣膜切除术		手术	G	331104006	尿道瓣膜电切术			次		1859. 00	甲类	手术费
6641	58. 3903	尿道切除术		手术	G	331104013	尿道重建术	含尿道全切		次		3380. 00	甲类	手术费
6642	58. 3904	尿道部分切除术		手术	G	331104013	尿道重建术	含尿道全切		次		3380. 00	甲类	手术费
6643	58. 3905	尿道狭窄切除术		手术	G	331104013	尿道重建术	含尿道全切		次		3380. 00	甲类	手术费
6644	58. 3906	尿道口病损切除术		手术	G	331104013	尿道重建术	含尿道全切		次		3380. 00	甲类	手术费
6645	58. 4100	尿道裂伤缝合术		手术	G	331104018	尿道瘘修补术	含耻骨膀胱造瘘		次		3380. 00	甲类	手术费
6646	58. 4200	尿道造口闭合术		手术	G	331104021	尿道外口整形术			次		1183. 00	甲类	手术费
6647	58. 4300	尿道其他瘘管闭合术		手术	G	331104018	尿道瘘修补术	含耻骨膀胱造瘘		次		3380. 00	甲类	手术费
6648	58. 4301	尿道瘘修补术		手术	G	331104018	尿道瘘修补术	含耻骨膀胱造瘘		次		3380. 00	甲类	手术费
6649	58. 4302	尿道阴道瘘修补术		手术	G	331104014	尿道阴道瘘修补术			次		3380. 00	甲类	手术费
6650	58. 4303	尿道直肠瘘修补术		手术	G	331104015	尿道直肠瘘修补术			次		3380. 00	甲类	手术费
6651	58. 4304	尿道会阴瘘修补术		手术	G	331104018	尿道瘘修补术	含耻骨膀胱造瘘		次		3380. 00	甲类	手术费
6652	58. 4305	腹腔镜下尿道瘘修补术		手术	G	331104018	尿道瘘修补术	含耻骨膀胱造瘘		次		3380. 00	甲类	手术费
6653	58. 4305	腹腔镜下尿道瘘修补术		手术	G	330000000－8	术中使用腹腔镜加收			次		1420. 50	甲类	手术费
6654	58. 4400	尿道再吻合术		手术	G	331104004	前尿道吻合术			次		3380. 00	甲类	手术费
6655	58. 4400x001	尿道拖入术		手术	G	331104004	前尿道吻合术			次		3380. 00	甲类	手术费
6656	58. 4401	尿道吻合术		手术	G	331104004	前尿道吻合术			次		3380. 00	甲类	手术费
6657	58. 4500	尿道下裂或尿道上裂修补术		手术	G	331104027	尿道上裂修复术	指各型尿道上裂；不含造瘘术和腹壁缺损修补和膀胱外翻修复与阴茎矫直		次		5070. 00	甲类	手术费
6658	58. 4500x001	尿道下裂Ⅰ期成形术		手术	G	331104023	尿道下裂Ⅰ期成形术			次		2704. 00	甲类	手术费

（续上表）

序号	手术操作诊断编码	手术操作名称	手术级别	操作类型	财务分类	编码	项目名称	项目内涵	除外内容	计价单位	说明	三级医疗服务价格（元）	医保结算类型	医疗收费项目类别
6659	58.4500x002	尿道下裂Ⅱ期成形术		手术	G	331104024	尿道下裂Ⅱ期成形术			次		3042.00	甲类	手术费
6660	58.4501	尿道上裂修补术		手术	G	331104027	尿道上裂修复术	指各型尿道上裂；不含造瘘术和腹壁缺损修补和膀胱外翻修复与阴茎矫直		次		5070.00	甲类	手术费
6661	58.4502	尿道下裂修补术		手术	G	331104026	尿道下裂修复术	指尿瘘修补和各型尿道下裂修复；不含造瘘术和阴茎矫直术		次		4056.00	甲类	手术费
6662	58.4503	阴茎皮条法尿道成形术		手术	G	331104016	会阴阴囊皮瓣尿道成型术			次		3380.00	甲类	手术费
6663	58.4600	尿道其他重建术		手术	G	331104013	尿道重建术	含尿道全切		次		3380.00	甲类	手术费
6664	58.4600x001	膀胱黏膜瓣代尿道成形术		手术	G	331104013	尿道重建术	含尿道全切		次		3380.00	甲类	手术费
6665	58.4600x002	颊黏膜代尿道成形术		手术	G	331104013	尿道重建术	含尿道全切		次		3380.00	甲类	手术费
6666	58.4600x003	结肠黏膜代尿道成形术		手术	G	331104013	尿道重建术	含尿道全切		次		3380.00	甲类	手术费
6667	58.4600x004	回肠黏膜代尿道成形术		手术	G	331104013	尿道重建术	含尿道全切		次		3380.00	甲类	手术费
6668	58.4600x005	阴唇皮瓣代尿道成形术		手术	G	331104013	尿道重建术	含尿道全切		次		3380.00	甲类	手术费
6669	58.4600x006	包皮皮肤代尿道成形术		手术	G	331104013	尿道重建术	含尿道全切		次		3380.00	甲类	手术费
6670	58.4600x007	舌黏膜代尿道成形术		手术	G	331104013	尿道重建术	含尿道全切		次		3380.00	甲类	手术费
6671	58.4600x008	唇黏膜代尿道成形术		手术	G	331104013	尿道重建术	含尿道全切		次		3380.00	甲类	手术费
6672	58.4600x009	阑尾代尿道成形术		手术	G	331104013	尿道重建术	含尿道全切		次		3380.00	甲类	手术费
6673	58.4601	尿道建造术		手术	G	331104013	尿道重建术	含尿道全切		次		3380.00	甲类	手术费
6674	58.4700	尿道口成形术		手术	G	331104021	尿道外口整形术			次		1183.00	甲类	手术费
6675	58.4701	尿道口紧缩术		手术	G	331104021	尿道外口整形术			次		1183.00	甲类	手术费
6676	58.4702	腹腔镜下尿道口紧缩术		手术	G	331104021	尿道外口整形术			次		1183.00	甲类	手术费
6677	58.4702	腹腔镜下尿道口紧缩术		手术	G	330000000－8	术中使用腹腔镜加收			次		1420.50	甲类	手术费
6678	58.4900	尿道其他修补术		手术	G	331104018	尿道瘘修补术	含耻骨膀胱造瘘		次		3380.00	甲类	手术费
6679	58.4900x003	尿道修补术		手术	G	331104001	尿道修补术	指经会阴、耻骨劈开、尿道套入、内植皮		次		4225.00	甲类	手术费
6680	58.4900x005	会阴阴囊皮瓣尿道成形术		手术	G	331104016	会阴阴囊皮瓣尿道成型术			次		3380.00	甲类	手术费
6681	58.4900x006	后尿道成形术		手术	G	331104013	尿道重建术	含尿道全切		次		3380.00	甲类	手术费
6682	58.4901	尿道成形术		手术	G	331104013	尿道重建术	含尿道全切		次		3380.00	甲类	手术费
6683	58.4902	尿道折叠术		手术	G	331104002	尿道折叠术			次		3042.00	甲类	手术费
6684	58.5x00	尿道狭窄松解术		手术	G	331104007	尿道狭窄瘢痕切除术			次		1859.00	甲类	手术费
6685	58.5x02	内镜下尿道内口切开术		手术	G	331104013	尿道重建术	含尿道全切		次		3380.00	甲类	手术费
6686	58.5x02	内镜下尿道内口切开术		手术	G	310000000－12	诊疗中使用其他内镜加收			次		354.00	甲类	治疗费
6687	58.5x03	尿道内口切开术		手术	G	331104013	尿道重建术	含尿道全切		次		3380.00	甲类	手术费

（续上表）

序号	手术操作诊断编码	手术操作名称	手术级别	操作类型	财务分类	编码	项目名称	项目内涵	除外内容	计价单位	说明	三级医疗服务价格（元）	医保结算类型	医疗收费项目类别
6688	58.6x00	尿道扩张		手术	G	311000036	尿道狭窄扩张术		丝状探条	次		232.82	甲类	治疗费
6689	58.6x00x001	尿道－膀胱连接处扩张术		手术	G	311000036	尿道狭窄扩张术		丝状探条	次		232.82	甲类	治疗费
6690	58.6x00x003	经内镜尿道结石取出术		手术	G	331103027	经尿道膀胱碎石取石术	含血块取出		次		4225.00	甲类	手术费
6691	58.6x00x004	经内镜尿道异物取出术		手术	D	311000020－1	经尿道输尿管镜取异物术			单侧		372.52	甲类	检查费
6692	58.6x00x004	经内镜尿道异物取出术		手术	D	311000034－1	膀胱镜尿道镜取异物术		无痛抑菌润滑剂	次	检查后即取异物或已明确诊断的，取异物时不能再次收取镜检费用	312.00	甲类	检查费
6693	58.6x01	尿道会师术		手术	G	331104003	尿道会师术			次		3380.00	甲类	手术费
6694	58.6x03	前列腺尿道记忆金属支架置入术		手术	G	331201008	经尿道前列腺支架置入术		支架	次		3380.00	甲类	手术费
6695	58.9200x002	尿道旁腺病损切除术		手术	G	331104010	尿道旁腺囊肿摘除术			次		2197.00	甲类	手术费
6696	58.9201	尿道旁病损切除术		手术	G	331104010	尿道旁腺囊肿摘除术			次		2197.00	甲类	手术费
6697	58.9300x001	尿道金属支架置入术		手术	G	311000041S	尿道狭窄支架置入术			次		1066.34	甲类	治疗费
6698	58.9900	尿道和尿道周围组织的其他手术		手术	G	331104010	尿道旁腺囊肿摘除术			次		2197.00	甲类	手术费
6699	59.0000	腹膜后清扫术	四级	手术	G	331008033S	腹膜后淋巴结清扫术	暴露腹膜后淋巴组织并切除。含淋巴结活检术		次		3646.00	甲类	手术费
6700	59.0200	肾周或输尿管周围粘连的其他松解术		手术	G	331101006	肾周围粘连分解术			次	仅独立开展本手术方可收费	2028.00	甲类	手术费
6701	59.0200x007	肾周围淋巴管剥脱术	四级	手术	G	331101005	肾周围淋巴管剥脱术			次		3075.80	甲类	手术费
6702	59.0201	输尿管狭窄松解术		手术	G	331102009	输尿管狭窄段切除再吻合术			次		2704.00	甲类	手术费
6703	59.0202	输尿管周围粘连松解术		手术	G	331101006	肾周围粘连分解术			次	仅独立开展本手术方可收费	2028.00	甲类	手术费
6704	59.0203	肾周围粘连松解术		手术	G	331101006	肾周围粘连分解术			次	仅独立开展本手术方可收费	2028.00	甲类	手术费
6705	59.0300	腹腔镜下肾周或输尿管周围粘连的松解术		手术	G	331101006	肾周围粘连分解术			次	仅独立开展本手术方可收费	2028.00	甲类	手术费
6706	59.0300	腹腔镜下肾周或输尿管周围粘连的松解术		手术	G	330000000－8	术中使用腹腔镜加收			次		1420.50	甲类	手术费
6707	59.0300x002	腹腔镜下肾周围淋巴管剥脱术	四级	手术	G	331101005	肾周围淋巴管剥脱术			次		3075.80	甲类	手术费
6708	59.0300x002	腹腔镜下肾周围淋巴管剥脱术	四级	手术	G	330000000－8	术中使用腹腔镜加收			次		1420.50	甲类	手术费

（续上表）

序号	手术操作诊断编码	手术操作名称	手术级别	操作类型	财务分类	编码	项目名称	项目内涵	除外内容	计价单位	说明	三级医疗服务价格（元）	医保结算类型	医疗收费项目类别
6709	59. 0301	腹腔镜下输尿管狭窄松解术	四级	手术	G	331102009	输尿管狭窄段切除再吻合术			次		2704. 00	甲类	手术费
6710	59. 0301	腹腔镜下输尿管狭窄松解术	四级	手术	G	330000000 – 8	术中使用腹腔镜加收			次		1420. 50	甲类	手术费
6711	59. 0302	腹腔镜下肾周粘连松解术	四级	手术	G	331101006	肾周围粘连分解术			次	仅独立开展本手术方可收费	2028. 00	甲类	手术费
6712	59. 0302	腹腔镜下肾周粘连松解术	四级	手术	G	330000000 – 8	术中使用腹腔镜加收			次		1420. 50	甲类	手术费
6713	59. 0303	腹腔镜下输尿管周围粘连松解术		手术	G	331102015	输尿管松解术			次		2366. 00	甲类	手术费
6714	59. 0303	腹腔镜下输尿管周围粘连松解术		手术	G	330000000 – 8	术中使用腹腔镜加收			次		1420. 50	甲类	手术费
6715	59. 0900	肾周或输尿管周围组织的其他切开术		手术	G	331101005	肾周围淋巴管剥脱术			次		3075. 80	甲类	手术费
6716	59. 0901	肾周切开引流术		手术	G	311000017	肾周脓肿引流术			次		384. 16	甲类	治疗费
6717	59. 0902	肾周血肿清除术		手术	G	331101023	肾周血肿清除术			次		2704. 00	甲类	手术费
6718	59. 0903	肾周区域探查术		手术	G	311000017	肾周脓肿引流术			次		384. 16	甲类	治疗费
6719	59. 0904	腹腔镜下肾周切开引流术		手术	G	311000017	肾周脓肿引流术			次		384. 16	甲类	治疗费
6720	59. 0904	腹腔镜下肾周切开引流术		手术	G	330000000 – 8	术中使用腹腔镜加收			次		1420. 50	甲类	手术费
6721	59. 1100	膀胱周围粘连的其他松解术		手术	G	331003008 – 1	盆腔粘连松解术			次	仅独立开展本手术方可收费	1690. 00	甲类	手术费
6722	59. 1100x001	膀胱周围粘连松解术		手术	G	331003008 – 1	盆腔粘连松解术			次	仅独立开展本手术方可收费	1690. 00	甲类	手术费
6723	59. 1200	腹腔镜下膀胱周围粘连松解术		手术	G	331003008 – 1	盆腔粘连松解术			次	仅独立开展本手术方可收费	1690. 00	甲类	手术费
6724	59. 1200	腹腔镜下膀胱周围粘连松解术		手术	G	330000000 – 8	术中使用腹腔镜加收			次		1420. 50	甲类	手术费
6725	59. 1900	膀胱周围组织其他切开术		手术	G	331004014 – 1	膀胱癌术后复发盆腔脏器切除术			次		5239. 00	甲类	手术费
6726	59. 1902	耻骨后探查术		手术	G	331008008	剖腹探查术	含活检、腹腔引流		次	仅独立开展本手术方可收费	2535. 00	甲类	手术费
6727	59. 3x00	尿道膀胱连接处的折叠术		手术	G	331104002	尿道折叠术			次		3042. 00	甲类	手术费
6728	59. 4x00	耻骨上尿道膀胱悬吊术	四级	手术	G	331103022	膀胱颈悬吊术		悬吊带	次		2535. 00	甲类	手术费
6729	59. 4x01	戈 – 弗 – 斯氏尿道膀胱悬吊术	四级	手术	G	331103022	膀胱颈悬吊术		悬吊带	次		2535. 00	甲类	手术费
6730	59. 4x02	米林 – 里德氏尿道膀胱悬吊术	四级	手术	G	331103022	膀胱颈悬吊术		悬吊带	次		2535. 00	甲类	手术费
6731	59. 4x03	奥克斯福德尿失禁手术［OXFORD 手术］	四级	手术	G	331104022	尿道悬吊延长术		特殊穿刺针、悬吊器	次		2535. 00	甲类	手术费

（续上表）

序号	手术操作诊断编码	手术操作名称	手术级别	操作类型	财务分类	编码	项目名称	项目内涵	除外内容	计价单位	说明	三级医疗服务价格（元）	医保结算类型	医疗收费项目类别
6732	59.4x04	经耻骨上膀胱尿道悬吊术(SPARC)	四级	手术	G	331104022	尿道悬吊延长术		特殊穿刺针、悬吊器	次		2535.00	甲类	手术费
6733	59.4x05	斯塔米膀胱颈悬吊术	四级	手术	G	331103022	膀胱颈悬吊术		悬吊带	次		2535.00	甲类	手术费
6734	59.5x00	耻骨后尿道悬吊术	四级	手术	G	331104022	尿道悬吊延长术		特殊穿刺针、悬吊器	次		2535.00	甲类	手术费
6735	59.5x02	腹腔镜下尿道悬吊术	四级	手术	G	331104022	尿道悬吊延长术		特殊穿刺针、悬吊器	次		2535.00	甲类	手术费
6736	59.5x02	腹腔镜下尿道悬吊术	四级	手术	G	330000000－8	术中使用腹腔镜加收			次		1420.50	甲类	手术费
6737	59.6x00	尿道旁悬吊术	四级	手术	G	331104022	尿道悬吊延长术		特殊穿刺针、悬吊器	次		2535.00	甲类	手术费
6738	59.7100	提肌手术，用于尿道膀胱悬吊术		手术	G	331103022	膀胱颈悬吊术		悬吊带	次		2535.00	甲类	手术费
6739	59.7101	膀胱尿道提肌悬吊固定术		手术	G	331103022	膀胱颈悬吊术		悬吊带	次		2535.00	甲类	手术费
6740	59.7200	置入物注入尿道和（或）膀胱颈		手术	G	311000031	膀胱灌注			次		29.10	甲类	治疗费
6741	59.7900	压迫性尿失禁的其他修补术		手术	G	331304011	阴道前后壁修补术			次		1690.00	甲类	手术费
6742	59.7900x001	前尿道支架固定术		手术	G	311000041S	尿道狭窄支架置入术			次		1066.34	甲类	治疗费
6743	59.7900x002	经阴道无张力尿道悬吊术(TVT)	四级	手术	G	331104022	尿道悬吊延长术		特殊穿刺针、悬吊器	次		2535.00	甲类	手术费
6744	59.7901	前尿道固定术		手术	G	331104022	尿道悬吊延长术		特殊穿刺针、悬吊器	次		2535.00	甲类	手术费
6745	59.7902	压迫性尿失禁修补术		手术	G	331104001	尿道修补术	指经会阴、耻骨劈开、尿道套入、内植皮		次		4225.00	甲类	手术费
6746	59.7903	经阴道闭孔无张力尿道中段悬吊术（TVT-O）		手术	G	331104022	尿道悬吊延长术		特殊穿刺针、悬吊器	次		2535.00	甲类	手术费
6747	59.7904	单切口经阴道闭孔无张力尿道中段悬吊术（TVT-S）		手术	G	331104022	尿道悬吊延长术		特殊穿刺针、悬吊器	次		2535.00	甲类	手术费
6748	59.8x00x001	膀胱镜下输尿管扩张术		手术	G	311000024	经膀胱镜输尿管扩张术			次		465.65	甲类	治疗费
6749	59.8x00x007	直视下输尿管支架置入		手术	G	311000028	经输尿管镜支架置入术	含镜检	支架	次		1164.12	甲类	治疗费
6750	59.8x04	经皮肾镜输尿管支架置入术		手术	G	311000027	经膀胱镜输尿管支架置入术	含镜检	支架	次		931.30	甲类	治疗费
6751	59.8x05	输尿管膀胱口扩张术		手术	G	311000025	经输尿管镜输尿管扩张术			次		1862.59	甲类	治疗费
6752	59.9100	肾周或膀胱周围组织切除术		手术	G	331103003	膀胱部分切除术			次		3042.00	甲类	手术费
6753	59.9101	肾周病损切除术		手术	G	331101014	肾囊肿切除术			次		1859.00	甲类	手术费
6754	59.9200	肾周或膀胱周围组织的其他手术		手术	G	331103003	膀胱部分切除术			次		3042.00	甲类	手术费
6755	60.0x00	前列腺切开术		手术	G	331201005	前列腺脓肿切开术			次		2028.00	甲类	手术费
6756	60.0x00x001	经尿道前列腺切开术［TUI-P］		手术	G	331201005	前列腺脓肿切开术			次		2028.00	甲类	手术费
6757	60.0x00x003	前列腺脓肿引流术		手术	G	331201005	前列腺脓肿切开术			次		2028.00	甲类	手术费

（续上表）

序号	手术操作诊断编码	手术操作名称	手术级别	操作类型	财务分类	编码	项目名称	项目内涵	除外内容	计价单位	说明	三级医疗服务价格（元）	医保结算类型	医疗收费项目类别
6758	60. 0x01	前列腺切开引流术		手术	G	331201005	前列腺脓肿切开术			次		2028. 00	甲类	手术费
6759	60. 0x02	前列腺切开取石术		手术	G	331201005	前列腺脓肿切开术			次		2028. 00	甲类	手术费
6760	60. 0x03	前列腺被膜切开术		手术	G	331201005	前列腺脓肿切开术			次		2028. 00	甲类	手术费
6761	60. 1200	开放性前列腺活组织检查		手术	D	311100014	前列腺针吸细胞学活检术			次		89. 71	甲类	治疗费
6762	60. 1400	开放性精囊活组织检查		手术	D	331201011S－1	经尿道精囊镜检查术（特殊治疗操作）	特殊治疗操作含碎石、止血、活检		次		1300. 00	甲类	手术费
6763	60. 2100	经尿道（超声）激光诱导前列腺切除术（TULIP）	四级	手术	G	331201006－1	经尿道前列腺电切术（激光法）	含激光纤维		次		5525. 00	甲类	手术费
6764	60. 2100x001	经尿道前列腺激光切除术［TULIP 手术］		手术	G	331201006－1	经尿道前列腺电切术（激光法）	含激光纤维		次		5525. 00	甲类	手术费
6765	60. 2100x002	经尿道钬激光前列腺切除术［HOLEP］		手术	G	331201006－1	经尿道前列腺电切术（激光法）	含激光纤维		次		5525. 00	甲类	手术费
6766	60. 2900	其他经尿道前列腺切除术		手术	G	331201006－1	经尿道前列腺电切术（激光法）	含激光纤维		次		5525. 00	甲类	手术费
6767	60. 2900x003	经尿道前列腺绿激光汽化术（PVP）		手术	G	331201006－1	经尿道前列腺电切术（激光法）	含激光纤维		次		5525. 00	甲类	手术费
6768	60. 2900x004	经尿道前列腺等离子电切术		手术	G	331201006－2	经尿道前列腺电切术（电切法）			次		5070. 00	甲类	手术费
6769	60. 2900x004	经尿道前列腺等离子电切术		手术	G	300000000－11	使用等离子刀加收（基准项目价格在 2500 元以上）			次	基准项目不含三大类和 31、32、33 大类加收及麻醉项目	1776. 00	甲类	治疗费
6770	60. 2901	经尿道前列腺气化电切术［TEVAP 手术］		手术	G	331201006－1	经尿道前列腺电切术（激光法）	含激光纤维		次		5525. 00	甲类	手术费
6771	60. 2902	经尿道前列腺切除术（TURP）		手术	G	331201006－1	经尿道前列腺电切术（激光法）	含激光纤维		次		5525. 00	甲类	手术费
6772	60. 3x00	耻骨上前列腺切除术		手术	G	331201002	耻骨上前列腺切除术			次		3380. 00	甲类	手术费
6773	60. 3x01	耻骨上经膀胱前列腺切除术		手术	G	331201002	耻骨上前列腺切除术			次		3380. 00	甲类	手术费
6774	60. 4x00	耻骨后前列腺切除术		手术	G	331201003	耻骨后前列腺切除术			次		3380. 00	甲类	手术费
6775	60. 4x01	耻骨后经膀胱前列腺切除术		手术	G	331201003	耻骨后前列腺切除术			次		3380. 00	甲类	手术费
6776	60. 5x00	根治性前列腺切除术	四级	手术	G	331201001	前列腺癌根治术	含淋巴结清扫和取活检		次		5460. 00	甲类	手术费
6777	60. 5x01	前列腺精囊切除术	四级	手术	G	331201002	耻骨上前列腺切除术			次		3380. 00	甲类	手术费
6778	60. 5x02	腹腔镜下前列腺根治性切除术	四级	手术	G	331201001	前列腺癌根治术	含淋巴结清扫和取活检		次		5460. 00	甲类	手术费
6779	60. 5x02	腹腔镜下前列腺根治性切除术	四级	手术	G	330000000－8	术中使用腹腔镜加收			次		1420. 50	甲类	手术费
6780	60. 6100	前列腺病损局部切除术		手术	G	331201004	前列腺囊肿切除术			次		3380. 00	甲类	手术费

（续上表）

序号	手术操作诊断编码	手术操作名称	手术级别	操作类型	财务分类	编码	项目名称	项目内涵	除外内容	计价单位	说明	三级医疗服务价格（元）	医保结算类型	医疗收费项目类别
6781	60.6100x001	前列腺病损切除术		手术	G	331201004	前列腺囊肿切除术			次		3380.00	甲类	手术费
6782	60.6100x002	前列腺部分切除术	四级	手术	G	331201004	前列腺囊肿切除术			次		3380.00	甲类	手术费
6783	60.6101	腹腔镜下前列腺病损切除术	四级	手术	G	331201004	前列腺囊肿切除术			次		3380.00	甲类	手术费
6784	60.6101	腹腔镜下前列腺病损切除术	四级	手术	G	330000000－8	术中使用腹腔镜加收			次		1420.50	甲类	手术费
6785	60.6200	经会阴前列腺切除术		手术	G	331201003－1	经会阴前列腺切除术			次		3380.00	甲类	手术费
6786	60.6201	经会阴前列腺冷冻切除术		手术	G	331201003－1	经会阴前列腺切除术			次		3380.00	甲类	手术费
6787	60.6900	其他前列腺切除术		手术	G	331201002	耻骨上前列腺切除术			次		3380.00	甲类	手术费
6788	60.6900x001	前列腺切除术		手术	G	331201002	耻骨上前列腺切除术			次		3380.00	甲类	手术费
6789	60.6900x002	腹腔镜下前列腺切除术	四级	手术	G	331201002	耻骨上前列腺切除术			次		3380.00	甲类	手术费
6790	60.6900x002	腹腔镜下前列腺切除术	四级	手术	G	330000000－8	术中使用腹腔镜加收			次		1420.50	甲类	手术费
6791	60.7200x002	经尿道精囊镜精囊碎石取石术	四级	手术	G	331103027	经尿道膀胱碎石取石术	含血块取出		次		4225.00	甲类	手术费
6792	60.7300	精囊切除术	四级	手术	G	331201009	精囊肿物切除术			次		3380.00	甲类	手术费
6793	60.7300x003	腹腔镜下副中肾管［苗勒管］囊肿切除术	四级	手术	G	331101014	肾囊肿切除术			次		1859.00	甲类	手术费
6794	60.7300x003	腹腔镜下副中肾管［苗勒管］囊肿切除术	四级	手术	G	330000000－8	术中使用腹腔镜加收			次		1420.50	甲类	手术费
6795	60.7300x004	腹腔镜下精囊切除术	四级	手术	G	331201009	精囊肿物切除术			次		3380.00	甲类	手术费
6796	60.7300x004	腹腔镜下精囊切除术	四级	手术	G	330000000－8	术中使用腹腔镜加收			次		1420.50	甲类	手术费
6797	60.7301	苗勒管（副中肾管）囊肿切除术		手术	G	331101014	肾囊肿切除术			次		1859.00	甲类	手术费
6798	60.7900	精囊其他手术		手术	D	331201011S－1	经尿道精囊镜检查术（特殊治疗操作）	特殊治疗操作含碎石、止血、活检		次		1300.00	甲类	手术费
6799	60.7900x002	经尿道精囊镜精阜电切术		手术	D	331201011S－1	经尿道精囊镜检查术（特殊治疗操作）	特殊治疗操作含碎石、止血、活检		次		1300.00	甲类	手术费
6800	60.7900x003	精囊镜下精囊冲洗术		手术	D	331201011S－1	经尿道精囊镜检查术（特殊治疗操作）	特殊治疗操作含碎石、止血、活检		次		1300.00	甲类	手术费
6801	60.7900x004	精囊镜下精囊血肿清除术		手术	D	331201011S－1	经尿道精囊镜检查术（特殊治疗操作）	特殊治疗操作含碎石、止血、活检		次		1300.00	甲类	手术费
6802	60.7901	精囊囊肿切除术		手术	G	331201009	精囊肿物切除术			次		3380.00	甲类	手术费
6803	60.8100	前列腺周围组织切开术		手术	G	331201002	耻骨上前列腺切除术			次		3380.00	甲类	手术费
6804	60.8100x001	前列腺周围切开引流术		手术	G	331201005	前列腺脓肿切开术			次		2028.00	甲类	手术费
6805	60.8101	前列腺周围脓肿引流术		手术	G	331201005	前列腺脓肿切开术			次		2028.00	甲类	手术费
6806	60.8200	前列腺周围组织切除术		手术	G	331201005	前列腺脓肿切开术			次		2028.00	甲类	手术费
6807	60.8201	前列腺周围组织病损切除术		手术	G	331201002	耻骨上前列腺切除术			次		3380.00	甲类	手术费
6808	60.9500	经尿道球囊前列腺尿道扩张		手术	G	331201007	经尿道前列腺气囊扩张术		气囊导管	次		845.00	甲类	手术费

（续上表）

序号	手术操作诊断编码	手术操作名称	手术级别	操作类型	财务分类	编码	项目名称	项目内涵	除外内容	计价单位	说明	三级医疗服务价格（元）	医保结算类型	医疗收费项目类别
6809	60.9500x001	经尿道前列腺球囊扩张术		手术	G	331201007	经尿道前列腺气囊扩张术		气囊导管	次		845.00	甲类	手术费
6810	60.9900	前列腺的其他手术		手术	G	331201001	前列腺癌根治术	含淋巴结清扫和取活检		次		5460.00	甲类	手术费
6811	61.0x00	阴囊和睾丸鞘膜切开引流术		手术	G	311100006－1	睾丸阴茎海绵体切开术	含活检、取精		次		168.21	甲类	治疗费
6812	61.0x00x003	阴囊切开探查术		手术	G	331202001	阴囊坏死扩创术			次		1014.00	甲类	手术费
6813	61.0x01	睾丸鞘膜切开引流术		手术	G	311100006－1	睾丸阴茎海绵体切开术	含活检、取精		次		168.21	甲类	治疗费
6814	61.0x02	阴囊切开引流术		手术	G	331202001	阴囊坏死扩创术			次		1014.00	甲类	手术费
6815	61.0x03	阴囊血肿清除术		手术	G	331202002－1	阴囊血肿清除引流术			次		1014.00	甲类	手术费
6816	61.0x04	阴囊异物取出术		手术	G	331202002－1	阴囊血肿清除引流术			次		1014.00	甲类	手术费
6817	61.2x00	睾丸鞘膜积液切除术		手术	G	331202007	交通性鞘膜积液修补术			单侧		1859.00	甲类	手术费
6818	61.2x01	睾丸鞘膜部分切除术		手术	G	331202011	睾丸切除术			单侧		1216.80	甲类	手术费
6819	61.2x02	睾丸鞘膜切除术		手术	G	331202011	睾丸切除术			单侧		1216.80	甲类	手术费
6820	61.3x00	阴囊病损或阴囊组织切除术或破坏术		手术	G	331202004	阴囊肿物切除术			次		1690.00	甲类	手术费
6821	61.3x00x005	阴囊皮肤和皮下坏死组织切除清创术		手术	G	331202001	阴囊坏死扩创术			次		1014.00	甲类	手术费
6822	61.3x00x007	阴囊切除术		手术	G	331202004	阴囊肿物切除术			次		1690.00	甲类	手术费
6823	61.3x01	阴囊病损电灼术		手术	G	311100010	阴茎赘生物电灼术			次		112.14	甲类	治疗费
6824	61.3x02	阴囊部分切除术		手术	G	331202004	阴囊肿物切除术			次		1690.00	甲类	手术费
6825	61.3x03	阴囊病损切除术		手术	G	331202004	阴囊肿物切除术			次		1690.00	甲类	手术费
6826	61.3x04	阴囊象皮病复位术		手术	G	331202003	阴囊成形术			次		1352.00	甲类	手术费
6827	61.4100	阴囊和睾丸鞘膜裂伤缝合术		手术	G	331202009	睾丸破裂修补术			次		2028.00	甲类	手术费
6828	61.4101	睾丸鞘膜裂伤缝合术		手术	G	331202009	睾丸破裂修补术			次		2028.00	甲类	手术费
6829	61.4102	阴囊裂伤缝合术		手术	G	331202003	阴囊成形术			次		1352.00	甲类	手术费
6830	61.4200	阴囊瘘管修补术		手术	G	331202003	阴囊成形术			次		1352.00	甲类	手术费
6831	61.4201	阴囊输精管瘘修补术		手术	G	331203002	输精管附睾吻合术			单侧		1875.90	甲类	手术费
6832	61.4202	阴囊皮肤瘘修补术		手术	G	331202003	阴囊成形术			次		1352.00	甲类	手术费
6833	61.4900	阴囊和睾丸鞘膜的其他修补术		手术	G	331202009	睾丸破裂修补术			次		2028.00	甲类	手术费
6834	61.4900x002	鞘膜高位结扎术		手术	G	331202010	睾丸固定术	含疝囊高位结扎术		单侧		1690.00	甲类	手术费
6835	61.4901	睾丸鞘状突高位结扎术		手术	G	331202010	睾丸固定术	含疝囊高位结扎术		单侧		1690.00	甲类	手术费
6836	61.4902	阴囊修补术		手术	G	331202003	阴囊成形术			次		1352.00	甲类	手术费
6837	61.4903	阴囊再造术		手术	G	331204015	阴茎阴囊移位整形术			次		2197.00	甲类	手术费
6838	61.4904	睾丸鞘膜翻转术		手术	G	331202006	睾丸鞘膜翻转术			单侧		1690.00	甲类	手术费
6839	61.4905	腹腔镜下鞘状突高位结扎术		手术	G	331202010	睾丸固定术	含疝囊高位结扎术		单侧		1690.00	甲类	手术费
6840	61.4905	腹腔镜下鞘状突高位结扎术		手术	G	330000000－8	术中使用腹腔镜加收			次		1420.50	甲类	手术费

（续上表）

序号	手术操作诊断编码	手术操作名称	手术级别	操作类型	财务分类	编码	项目名称	项目内涵	除外内容	计价单位	说明	三级医疗服务价格（元）	医保结算类型	医疗收费项目类别
6841	61.9200	睾丸鞘膜病损切除术，除外水囊肿		手术	G	331202007	交通性鞘膜积液修补术			单侧		1859.00	甲类	手术费
6842	61.9200x001	鞘膜囊肿切除术		手术	G	331202007	交通性鞘膜积液修补术			单侧		1859.00	甲类	手术费
6843	61.9900	阴囊和睾丸鞘膜的其他手术		手术	G	331202007	交通性鞘膜积液修补术			单侧		1859.00	甲类	手术费
6844	62.0x00	睾丸切开术		手术	G	331202008	睾丸附件扭转探查术	含睾丸扭转复位术		单侧	仅独立开展本手术方可收费	1859.00	甲类	手术费
6845	62.0x00x001	睾丸切开探查术		手术	G	331202008	睾丸附件扭转探查术	含睾丸扭转复位术		单侧	仅独立开展本手术方可收费	1859.00	甲类	手术费
6846	62.0x01	腹腔镜下隐睾探查术		手术	G	331202008	睾丸附件扭转探查术	含睾丸扭转复位术		单侧	仅独立开展本手术方可收费	1859.00	甲类	手术费
6847	62.0x01	腹腔镜下隐睾探查术		手术	G	330000000－8	术中使用腹腔镜加收			次		1420.50	甲类	手术费
6848	62.0x02	睾丸切开引流术		手术	G	311100006－1	睾丸阴茎海绵体切开术	含活检、取精		次		168.21	甲类	治疗费
6849	62.0x03	睾丸切开异物取出术		手术	G	311100006－1	睾丸阴茎海绵体切开术	含活检、取精		次		168.21	甲类	治疗费
6850	62.1200	开放性睾丸活组织检查		手术	G	311100006－1	睾丸阴茎海绵体切开术	含活检、取精		次		168.21	甲类	治疗费
6851	62.2x00	睾丸病损切除术或破坏术		手术	G	331202017S	睾丸肿瘤切除术	指切除睾丸肿瘤，保留正常睾丸		次		2600.00	甲类	手术费
6852	62.2x00x002	睾丸附件切除术		手术	G	331202011	睾丸切除术			单侧		1216.80	甲类	手术费
6853	62.2x00x003	腹腔镜下单侧睾丸切除术		手术	G	331202011	睾丸切除术			单侧		1216.80	甲类	手术费
6854	62.2x00x003	腹腔镜下单侧睾丸切除术		手术	G	330000000－8	术中使用腹腔镜加收			次		1420.50	甲类	手术费
6855	62.2x01	睾丸病损切除术		手术	G	331202017S	睾丸肿瘤切除术	指切除睾丸肿瘤，保留正常睾丸		次		2600.00	甲类	手术费
6856	62.3x00	单侧睾丸切除术		手术	G	331202011	睾丸切除术			单侧		1216.80	甲类	手术费
6857	62.3x01	单侧睾丸附睾切除术		手术	G	331202011	睾丸切除术			单侧		1216.80	甲类	手术费
6858	62.3x01	单侧睾丸附睾切除术		手术	G	331203001－1	附睾肿物切除术			次		1267.50	甲类	手术费
6859	62.3x02	单侧睾丸部分切除术		手术	G	331202017S	睾丸肿瘤切除术	指切除睾丸肿瘤，保留正常睾丸		次		2600.00	甲类	手术费
6860	62.3x03	单侧隐睾切除术		手术	G	331202011	睾丸切除术			单侧		1216.80	甲类	手术费
6861	62.3x04	腹腔镜下单侧隐睾切除术		手术	G	331202011	睾丸切除术			单侧		1216.80	甲类	手术费
6862	62.3x04	腹腔镜下单侧隐睾切除术		手术	G	330000000－8	术中使用腹腔镜加收			次		1420.50	甲类	手术费
6863	62.4100	同一次手术中去除双侧睾丸		手术	G	331202011	睾丸切除术			单侧		1216.80	甲类	手术费
6864	62.4100x004	双侧睾丸切除术		手术	G	331202011	睾丸切除术			单侧		1216.80	甲类	手术费
6865	62.4101	双侧睾丸附睾切除术		手术	G	331202011	睾丸切除术			单侧		1216.80	甲类	手术费

（续上表）

序号	手术操作诊断编码	手术操作名称	手术级别	操作类型	财务分类	编码	项目名称	项目内涵	除外内容	计价单位	说明	三级医疗服务价格（元）	医保结算类型	医疗收费项目类别
6866	62.4101	双侧睾丸附睾切除术		手术	G	331203001-1	附睾肿物切除术			次		1267.50	甲类	手术费
6867	62.4102	双侧睾丸根治性切除术		手术	G	331202016S	睾丸肿瘤根治术	仰卧位，左下腹横切口，游离精索，从精索远端分离睾丸，切断睾丸引带，打开睾丸鞘膜，分离睾丸和精索到腹膜后脂肪处，切断精索，切除睾丸肿瘤，精索断端用丝线缝扎。含淋巴结清扫		次		3637.00	甲类	手术费
6868	62.4103	腹腔镜下双侧睾丸切除术		手术	G	331202011	睾丸切除术			单侧		1216.80	甲类	手术费
6869	62.4103	腹腔镜下双侧睾丸切除术		手术	G	330000000-8	术中使用腹腔镜加收			次		1420.50	甲类	手术费
6870	62.4104	双侧隐睾切除术		手术	G	331202011	睾丸切除术			单侧		1216.80	甲类	手术费
6871	62.4105	腹腔镜下双侧隐睾切除术		手术	G	331202011	睾丸切除术			单侧		1216.80	甲类	手术费
6872	62.4105	腹腔镜下双侧隐睾切除术		手术	G	330000000-8	术中使用腹腔镜加收			次		1420.50	甲类	手术费
6873	62.4200	残留睾丸去除		手术	G	331202011	睾丸切除术			单侧		1216.80	甲类	手术费
6874	62.5x00	睾丸固定术		手术	G	331202010	睾丸固定术	含疝囊高位结扎术		单侧		1690.00	甲类	手术费
6875	62.5x01	腹腔镜睾丸固定术		手术	G	331202010	睾丸固定术	含疝囊高位结扎术		单侧		1690.00	甲类	手术费
6876	62.5x01	腹腔镜睾丸固定术		手术	G	330000000-8	术中使用腹腔镜加收			次		1420.50	甲类	手术费
6877	62.5x02	睾丸复位术		手术	G	331202008	睾丸附件扭转探查术	含睾丸扭转复位术		单侧	仅独立开展本手术方可收费	1859.00	甲类	手术费
6878	62.6100	睾丸裂伤缝合术		手术	G	331202009	睾丸破裂修补术			次		2028.00	甲类	手术费
6879	62.6900	睾丸其他修补术		手术	G	331202009	睾丸破裂修补术			次		2028.00	甲类	手术费
6880	62.6900x001	睾丸修补术		手术	G	331202009	睾丸破裂修补术			次		2028.00	甲类	手术费
6881	62.6901	睾丸移植术		手术	G	331202013	自体睾丸移植术			次		3887.00	甲类	手术费
6882	62.7x00	睾丸假体置入		手术	G	331204012	阴茎假体置放术		假体	次		1690.00	丙类	手术费
6883	62.9900	睾丸其他手术		手术	G	331202006	睾丸鞘膜翻转术			单侧		1690.00	甲类	手术费
6884	62.9900x001	显微镜下睾丸切开取精术		手术	G	311100006-1	睾丸阴茎海绵体切开术	含活检、取精		次		168.21	甲类	治疗费
6885	62.9900x001	显微镜下睾丸切开取精术		手术	G	330000000-12	术中使用显微镜加收			次		709.50	甲类	手术费
6886	63.1x00	精索静脉曲张和精索积液切除术		手术	G	331202007	交通性鞘膜积液修补术			单侧		1859.00	甲类	手术费
6887	63.1x00	精索静脉曲张和精索积液切除术		手术	G	331203006	精索静脉曲张高位结扎术			单侧		1757.60	甲类	手术费
6888	63.1x00x003	精索鞘膜高位结扎术		手术	G	331203006	精索静脉曲张高位结扎术			单侧		1757.60	甲类	手术费
6889	63.1x00x004	显微镜下精索静脉高位结扎术		手术	G	331203006	精索静脉曲张高位结扎术			单侧		1757.60	甲类	手术费
6890	63.1x00x004	显微镜下精索静脉高位结扎术		手术	G	330000000-12	术中使用显微镜加收			次		709.50	甲类	手术费
6891	63.1x01	精索静脉高位结扎术		手术	G	331203006	精索静脉曲张高位结扎术			单侧		1757.60	甲类	手术费

（续上表）

序号	手术操作诊断编码	手术操作名称	手术级别	操作类型	财务分类	编码	项目名称	项目内涵	除外内容	计价单位	说明	三级医疗服务价格（元）	医保结算类型	医疗收费项目类别
6892	63. 1x02	精索鞘膜积液切除术		手术	G	331202007	交通性鞘膜积液修补术			单侧		1859. 00	甲类	手术费
6893	63. 1x03	腹腔镜精索静脉高位结扎术		手术	G	331203006	精索静脉曲张高位结扎术			单侧		1757. 60	甲类	手术费
6894	63. 1x03	腹腔镜精索静脉高位结扎术		手术	G	330000000 – 8	术中使用腹腔镜加收			次		1420. 50	甲类	手术费
6895	63. 2x00	附睾囊肿切除术		手术	G	331203001 – 1	附睾肿物切除术			次		1267. 50	甲类	手术费
6896	63. 3x00	精索和附睾的其他病损或组织切除术		手术	G	331203001 – 1	附睾肿物切除术			次		1267. 50	甲类	手术费
6897	63. 3x00	精索和附睾的其他病损或组织切除术		手术	G	331203004 – 1	精索肿物切除术			次		1352. 00	甲类	手术费
6898	63. 3x00x001	精索切除术		手术	G	331203004 – 1	精索肿物切除术			次		1352. 00	甲类	手术费
6899	63. 3x01	精索病损切除术		手术	G	331203004 – 1	精索肿物切除术			次		1352. 00	甲类	手术费
6900	63. 3x02	精索鞘膜囊肿切除术		手术	G	331203004 – 1	精索肿物切除术			次		1352. 00	甲类	手术费
6901	63. 3x03	附睾病损切除术		手术	G	331203001 – 1	附睾肿物切除术			次		1267. 50	甲类	手术费
6902	63. 4x00	附睾切除术		手术	G	331203001	附睾切除术			次		1267. 50	甲类	手术费
6903	63. 5100	精索和附睾裂伤缝合术		手术	G	331203002	输精管附睾吻合术			单侧		1875. 90	甲类	手术费
6904	63. 5200	睾丸或精索扭转的复位术		手术	G	331202008	睾丸附件扭转探查术	含睾丸扭转复位术		单侧	仅独立开展本手术方可收费	1859. 00	甲类	手术费
6905	63. 5200x001	附睾裂伤缝合术		手术	G	331203002	输精管附睾吻合术			单侧		1875. 90	甲类	手术费
6906	63. 5201	睾丸扭转复位术		手术	G	331202008	睾丸附件扭转探查术	含睾丸扭转复位术		单侧	仅独立开展本手术方可收费	1859. 00	甲类	手术费
6907	63. 5202	精索扭转复位术		手术	G	331203003	精索静脉转流术			次		2197. 00	甲类	手术费
6908	63. 5203	睾丸附件扭转复位术		手术	G	331202008	睾丸附件扭转探查术	含睾丸扭转复位术		单侧	仅独立开展本手术方可收费	1859. 00	甲类	手术费
6909	63. 5900	精索和附睾的其他修补术		手术	G	331203002	输精管附睾吻合术			单侧		1875. 90	甲类	手术费
6910	63. 6x00	输精管切开术		手术	G	331203010	输精管角性结节切除术			次		1183. 00	甲类	手术费
6911	63. 6x00x001	输精管探查术		手术	G	331203010	输精管角性结节切除术			次		1183. 00	甲类	手术费
6912	63. 6x00x002	尿道镜下射精管口取石术		手术	G	331203013	经尿道射精管切开术			次		1352. 00	甲类	手术费
6913	63. 6x00x003	显微镜下输精管探查术		手术	G	331203010	输精管角性结节切除术			次		1183. 00	甲类	手术费
6914	63. 6x00x003	显微镜下输精管探查术		手术	G	330000000 – 12	术中使用显微镜加收			次		709. 50	甲类	手术费
6915	63. 6x00x004	精囊镜下射精管疏通术		手术	G	331203008 – 1	输精管复通术			次	计生项目收费价格按各地市文件执行	按穗计生发〔2003〕27号文执行	丙类	手术费

（续上表）

序号	手术操作诊断编码	手术操作名称	手术级别	操作类型	财务分类	编码	项目名称	项目内涵	除外内容	计价单位	说明	三级医疗服务价格（元）	医保结算类型	医疗收费项目类别
6916	63.6x00x005	腹腔镜下输精管切开节育器去除术		手术	G	330000000－8	术中使用腹腔镜加收			次		1420.50	甲类	手术费
6917	63.6x00x005	腹腔镜下输精管切开节育器去除术		手术	G	331203008－1	输精管复通术			次	计生项目收费价格按各地市文件执行	按穗计生发〔2003〕27号文执行	丙类	手术费
6918	63.7000	其他男性绝育术		手术	G	331203008	输精管结扎术			次		按穗计生发〔2003〕27号文执行	丙类	手术费
6919	63.7000x001	男性绝育术		手术	G	331203008	输精管结扎术			次		按穗计生发〔2003〕27号文执行	丙类	手术费
6920	63.7100	输精管结扎术		手术	G	331203008	输精管结扎术			次		按穗计生发〔2003〕27号文执行	丙类	手术费
6921	63.7101	输精管切断术		手术	G	331203010	输精管角性结节切除术			次		1183.00	甲类	手术费
6922	63.7200	精索结扎术		手术	G	331203008	输精管结扎术			次		按穗计生发〔2003〕27号文执行	丙类	手术费
6923	63.7300	输精管切除术		手术	G	331203010	输精管角性结节切除术			次		1183.00	甲类	手术费
6924	63.7300x003	输精管病损切除术		手术	G	331203010	输精管角性结节切除术			次		1183.00	甲类	手术费
6925	63.7301	输精管部分切除术		手术	G	331203010	输精管角性结节切除术			次		1183.00	甲类	手术费
6926	63.8100	输精管和附睾裂伤的缝合术		手术	G	331203002	输精管附睾吻合术			单侧		1875.90	甲类	手术费
6927	63.8101	输精管裂伤的缝合术		手术	G	331203011	输精管吻合术			单侧		1875.90	丙类	手术费
6928	63.8102	附睾裂伤的缝合术		手术	G	331203002	输精管附睾吻合术			单侧		1875.90	甲类	手术费
6929	63.8200	手术切断的输精管重建术		手术	G	331203011	输精管吻合术			单侧		1875.90	丙类	手术费
6930	63.8200x001	输精管吻合术		手术	G	331203011	输精管吻合术			单侧		1875.90	丙类	手术费
6931	63.8200x002	显微镜下输精管吻合术		手术	G	331203011	输精管吻合术			单侧		1875.90	丙类	手术费
6932	63.8200x002	显微镜下输精管吻合术		手术	G	330000000－12	术中使用显微镜加收			次		709.50	甲类	手术费
6933	63.8300	附睾输精管吻合术		手术	G	331203002	输精管附睾吻合术			单侧		1875.90	甲类	手术费
6934	63.8300x001	显微镜下附睾输精管吻合术		手术	G	331203002	输精管附睾吻合术			单侧		1875.90	甲类	手术费
6935	63.8300x001	显微镜下附睾输精管吻合术		手术	G	330000000－12	术中使用显微镜加收			次		709.50	甲类	手术费

（续上表）

序号	手术操作诊断编码	手术操作名称	手术级别	操作类型	财务分类	编码	项目名称	项目内涵	除外内容	计价单位	说明	三级医疗服务价格（元）	医保结算类型	医疗收费项目类别
6936	63.8400	输精管结扎去除		手术	G	331203008	输精管结扎术			次		按穗计生发〔2003〕27号文执行	丙类	手术费
6937	63.8500	输精管瓣膜去除		手术	G	331203010	输精管角性结节切除术			次		1183.00	甲类	手术费
6938	63.8900	输精管和附睾的其他修补术		手术	G	331203002	输精管附睾吻合术			单侧		1875.90	甲类	手术费
6939	63.9200	附睾切开术		手术	G	331203001	附睾切除术			次		1267.50	甲类	手术费
6940	63.9200x001	附睾切开探查术		手术	G	331203001	附睾切除术			次		1267.50	甲类	手术费
6941	63.9200x002	显微镜下附睾探查术		手术	G	331203001	附睾切除术			次		1267.50	甲类	手术费
6942	63.9200x002	显微镜下附睾探查术		手术	G	330000000－12	术中使用显微镜加收			次		709.50	甲类	手术费
6943	63.9400	精索粘连松解术		手术	G	331003008－1	盆腔粘连松解术			次	仅独立开展本手术方可收费	1690.00	甲类	手术费
6944	63.9500	输精管瓣膜置入		手术	G	331203007	输精管插管术		导管	次		1352.00	甲类	手术费
6945	63.9900	精索、附睾和输精管的其他手术		手术	G	331203002	输精管附睾吻合术			单侧		1875.90	甲类	手术费
6946	63.9900x001	经尿道精囊镜输精管梗阻疏通术		手术	G	331203008－1	输精管复通术			次	计生项目收费价格按各地市文件执行	按穗计生发〔2003〕27号文执行	丙类	手术费
6947	63.9900x002	经尿道射精管切开术		手术	G	331203013	经尿道射精管切开术			次		1352.00	甲类	手术费
6948	63.9901	附睾穿刺取精子		手术	G	311100007	附睾抽吸精子分离术			次		392.49	丙类	治疗费
6949	64.0x00	包皮环切术		手术	G	331204002	包皮环切术			次		371.80	甲类	手术费
6950	64.2x00	阴茎病损的局部切除术或破坏术		手术	G	331204006－1	阴茎硬结切除术	指切开阴茎皮肤，切除硬结，修复白膜，缝合切口		次		1098.50	甲类	手术费
6951	64.2x00x001	包皮瘢痕切除术		手术	G	331204006－1	阴茎硬结切除术	指切开阴茎皮肤，切除硬结，修复白膜，缝合切口		次		1098.50	甲类	手术费
6952	64.2x00x002	包皮病损切除术		手术	G	331204004	阴茎外伤清创术			次		507.00	甲类	手术费
6953	64.2x00x003	阴茎瘢痕切除术		手术	G	331204013	阴茎畸形整形术			次		2535.00	丙类	手术费
6954	64.2x00x006	阴茎皮肤和皮下坏死组织切除清创术		手术	G	331204004	阴茎外伤清创术			次		507.00	甲类	手术费
6955	64.2x00x008	龟头病损切除术		手术	G	331204006－1	阴茎硬结切除术	指切开阴茎皮肤，切除硬结，修复白膜，缝合切口		次		1098.50	甲类	手术费
6956	64.2x01	阴茎病损切除术		手术	G	331204006－1	阴茎硬结切除术	指切开阴茎皮肤，切除硬结，修复白膜，缝合切口		次		1098.50	甲类	手术费
6957	64.3x00	阴茎截断术		手术	G	331204008	阴茎全切术			次		3380.00	甲类	手术费
6958	64.3x01	阴茎部分切除术		手术	G	331204007	阴茎部分切除术			次		1859.00	甲类	手术费

（续上表）

序号	手术操作诊断编码	手术操作名称	手术级别	操作类型	财务分类	编码	项目名称	项目内涵	除外内容	计价单位	说明	三级医疗服务价格（元）	医保结算类型	医疗收费项目类别
6959	64. 3x02	阴茎全部切除术		手术	G	331204008	阴茎全切术			次		3380. 00	甲类	手术费
6960	64. 4100	阴茎裂伤缝合术		手术	G	331204004	阴茎外伤清创术			次		507. 00	甲类	手术费
6961	64. 4200	阴茎痛性勃起松解术		手术	G	331204004	阴茎外伤清创术			次		507. 00	甲类	手术费
6962	64. 4300	阴茎建造术		手术	G	331204011	阴茎再造术	含龟头再造和假体置放	假体	次		3380. 00	甲类	手术费
6963	64. 4400	阴茎重建术		手术	G	331204010	阴茎重建成形术	含假体置放术	假体	次		4732. 00	甲类	手术费
6964	64. 4500	阴茎再植术		手术	G	331204005	阴茎再植术			次		3380. 00	甲类	手术费
6965	64. 4500x002	阴茎海绵体断裂修补术		手术	G	331204010	阴茎重建成形术	含假体置放术	假体	次		4732. 00	甲类	手术费
6966	64. 4900	阴茎的其他修补术		手术	G	331204013－1	阴茎弯曲矫正术			次		2535. 00	丙类	手术费
6967	64. 4901	阴茎矫直术		手术	G	331204013－1	阴茎弯曲矫正术			次		2535. 00	丙类	手术费
6968	64. 4902	阴茎延长术		手术	G	331204014	阴茎延长术		假体	次		2535. 00	丙类	手术费
6969	64. 4903	阴茎增粗术		手术	G	331204014－1	阴茎加粗术		假体	次		2535. 00	丙类	手术费
6970	64. 4904	阴茎海绵体白膜修补术		手术	G	331204013	阴茎畸形整形术			次		2535. 00	丙类	手术费
6971	64. 4905	转移皮瓣阴茎修补术		手术	G	331204013	阴茎畸形整形术			次		2535. 00	丙类	手术费
6972	64. 5x00	性转变手术		手术	G	331305017	变性术	含器官切除、器官再造		次	不限性别	3900. 00	丙类	手术费
6973	64. 5x00x001	变性手术（男变女）		手术	G	331305017	变性术	含器官切除、器官再造		次	不限性别	3900. 00	丙类	手术费
6974	64. 9100	阴茎背侧或外侧包皮切开		手术	G	331204013－1	阴茎弯曲矫正术			次		2535. 00	丙类	手术费
6975	64. 9100x002	阴茎瘢痕松解术		手术	G	331204013	阴茎畸形整形术			次		2535. 00	丙类	手术费
6976	64. 9100x003	包皮粘连分离术		手术	G	331204001－2	包皮粘连松解术			次	仅独立开展本手术方可收费	65. 00	甲类	手术费
6977	64. 9101	包皮切开术		手术	G	331204001－2	包皮粘连松解术			次	仅独立开展本手术方可收费	65. 00	甲类	手术费
6978	64. 9200	阴茎切开术		手术	G	311100006－1	睾丸阴茎海绵体切开术	含活检、取精		次		168. 21	甲类	治疗费
6979	64. 9300	阴茎粘连切断		手术	G	331204001－2	包皮粘连松解术			次	仅独立开展本手术方可收费	65. 00	甲类	手术费
6980	64. 9300x001	阴茎粘连松解术		手术	G	331204001－2	包皮粘连松解术			次	仅独立开展本手术方可收费	65. 00	甲类	手术费
6981	64. 9400	阴茎外部假体装配		手术	G	331204012	阴茎假体置放术		假体	次		1690. 00	丙类	手术费
6982	64. 9500	非可膨胀性阴茎假体的置入或置换		手术	G	331204012	阴茎假体置放术		假体	次		1690. 00	丙类	手术费
6983	64. 9501	非可膨胀性阴茎假体置入术		手术	G	331204012	阴茎假体置放术		假体	次		1690. 00	丙类	手术费
6984	64. 9502	非可膨胀性阴茎假体置换术		手术	G	331204012	阴茎假体置放术		假体	次		1690. 00	丙类	手术费
6985	64. 9700	膨胀性阴茎假体置入或置换		手术	G	331204012	阴茎假体置放术		假体	次		1690. 00	丙类	手术费

（续上表）

序号	手术操作诊断编码	手术操作名称	手术级别	操作类型	财务分类	编码	项目名称	项目内涵	除外内容	计价单位	说明	三级医疗服务价格（元）	医保结算类型	医疗收费项目类别
6986	64.9701	膨胀性阴茎假体置入术		手术	G	331204012	阴茎假体置放术		假体	次		1690.00	丙类	手术费
6987	64.9702	膨胀性阴茎假体置换术		手术	G	331204012	阴茎假体置放术		假体	次		1690.00	丙类	手术费
6988	64.9800	阴茎的其他手术		手术	G	331204008－1	阴茎癌根治术			次		3380.00	甲类	手术费
6989	64.9801	阴茎海绵体分流术		手术	G	331204016	尿道阴茎海绵体分流术			次		1690.00	甲类	手术费
6990	64.9802	阴茎海绵体冲洗术		手术	G	331204004	阴茎外伤清创术			次		507.00	甲类	手术费
6991	64.9900	男性生殖器官的其他手术		手术	G	331202010	睾丸固定术	含疝囊高位结扎术		单侧		1690.00	甲类	手术费
6992	65.0100	腹腔镜卵巢切开术		手术	G	330000000－8	术中使用腹腔镜加收			次		1420.50	甲类	手术费
6993	65.0100	腹腔镜卵巢切开术		手术	G	331301004－1	卵巢切开探查术	含必要时取卵巢组织活检或切除部分卵巢		单侧	仅独立开展本手术方可收费	1950.00	甲类	手术费
6994	65.0100x002	腹腔镜下卵巢切开探查术		手术	G	330000000－8	术中使用腹腔镜加收			次		1420.50	甲类	手术费
6995	65.0100x002	腹腔镜下卵巢切开探查术		手术	G	331301004－1	卵巢切开探查术	含必要时取卵巢组织活检或切除部分卵巢		单侧	仅独立开展本手术方可收费	1950.00	甲类	手术费
6996	65.0100x003	腹腔镜下卵巢切开引流术		手术	G	331301001	经阴道盆腔穿刺术	含肿物、脓肿、积液等穿刺及引流。含活检		次		1300.00	甲类	手术费
6997	65.0100x003	腹腔镜下卵巢切开引流术		手术	G	330000000－8	术中使用腹腔镜加收			次		1420.50	甲类	手术费
6998	65.0101	腹腔镜输卵管卵巢探查术		手术	G	330000000－8	术中使用腹腔镜加收			次		1420.50	甲类	手术费
6999	65.0101	腹腔镜输卵管卵巢探查术		手术	G	331301004－1	卵巢切开探查术	含必要时取卵巢组织活检或切除部分卵巢		单侧	仅独立开展本手术方可收费	1950.00	甲类	手术费
7000	65.0102	腹腔镜卵巢造口术		手术	G	330000000－8	术中使用腹腔镜加收			次		1420.50	甲类	手术费
7001	65.0102	腹腔镜卵巢造口术		手术	G	331301004－2	多囊卵巢打孔术			单侧		1950.00	甲类	手术费
7002	65.0103	腹腔镜卵巢脓肿切开引流术		手术	G	330000000－8	术中使用腹腔镜加收			次		1420.50	甲类	手术费
7003	65.0103	腹腔镜卵巢脓肿切开引流术		手术	G	331301004－2	多囊卵巢打孔术			单侧		1950.00	甲类	手术费
7004	65.0104	腹腔镜卵巢妊娠切开清除术		手术	G	330000000－8	术中使用腹腔镜加收			次		1420.50	甲类	手术费
7005	65.0104	腹腔镜卵巢妊娠切开清除术		手术	G	331302004－1	宫外孕的各类手术			次		1950.00	甲类	手术费
7006	65.0105	腹腔镜卵巢囊肿开窗术		手术	G	330000000－8	术中使用腹腔镜加收			次		1420.50	甲类	手术费
7007	65.0105	腹腔镜卵巢囊肿开窗术		手术	G	331301004－2	多囊卵巢打孔术			单侧		1950.00	甲类	手术费
7008	65.0900	其他卵巢切开术		手术	G	331301004－1	卵巢切开探查术	含必要时取卵巢组织活检或切除部分卵巢		单侧	仅独立开展本手术方可收费	1950.00	甲类	手术费
7009	65.0900x003	卵巢切开探查术		手术	G	331301004－1	卵巢切开探查术	含必要时取卵巢组织活检或切除部分卵巢		单侧	仅独立开展本手术方可收费	1950.00	甲类	手术费

（续上表）

序号	手术操作诊断编码	手术操作名称	手术级别	操作类型	财务分类	编码	项目名称	项目内涵	除外内容	计价单位	说明	三级医疗服务价格（元）	医保结算类型	医疗收费项目类别
7010	65.0900x004	卵巢切开血肿清除术		手术	G	331301004－1	卵巢切开探查术	含必要时取卵巢组织活检或切除部分卵巢		单侧	仅独立开展本手术方可收费	1950.00	甲类	手术费
7011	65.0900x005	卵巢切开引流术		手术	G	331301004－1	卵巢切开探查术	含必要时取卵巢组织活检或切除部分卵巢		单侧	仅独立开展本手术方可收费	1950.00	甲类	手术费
7012	65.0901	输卵管卵巢切开探查术		手术	G	331301004－1	卵巢切开探查术	含必要时取卵巢组织活检或切除部分卵巢		单侧	仅独立开展本手术方可收费	1950.00	甲类	手术费
7013	65.0902	卵巢造口术		手术	G	331301004－2	多囊卵巢打孔术			单侧		1950.00	甲类	手术费
7014	65.0903	卵巢脓肿切开引流术		手术	G	331301004－1	卵巢切开探查术	含必要时取卵巢组织活检或切除部分卵巢		单侧	仅独立开展本手术方可收费	1950.00	甲类	手术费
7015	65.0905	卵巢囊肿开窗术		手术	G	331301004－2	多囊卵巢打孔术			单侧		1950.00	甲类	手术费
7016	65.1200x001	直视下卵巢活检术		手术	G	331301004－1	卵巢切开探查术	含必要时取卵巢组织活检或切除部分卵巢		单侧	仅独立开展本手术方可收费	1950.00	甲类	手术费
7017	65.1300	腹腔镜卵巢活组织检查		手术	G	330000000－8	术中使用腹腔镜加收			次		1420.50	甲类	手术费
7018	65.1300	腹腔镜卵巢活组织检查		手术	G	331301004－1	卵巢切开探查术	含必要时取卵巢组织活检或切除部分卵巢		单侧	仅独立开展本手术方可收费	1950.00	甲类	手术费
7019	65.1400	腹腔镜卵巢的其他诊断性操作		手术	G	330000000－8	术中使用腹腔镜加收			次		1420.50	甲类	手术费
7020	65.1400	腹腔镜卵巢的其他诊断性操作		手术	G	331301004－1	卵巢切开探查术	含必要时取卵巢组织活检或切除部分卵巢		单侧	仅独立开展本手术方可收费	1950.00	甲类	手术费
7021	65.2100	卵巢囊肿袋形缝合术［造袋术］		手术	G	331301004－2	多囊卵巢打孔术			单侧		1950.00	甲类	手术费
7022	65.2200	卵巢楔形切除术		手术	G	331301004	卵巢楔形切除术			单侧		1950.00	甲类	手术费
7023	65.2300	腹腔镜卵巢囊肿袋形缝合术［造袋术］		手术	G	330000000－8	术中使用腹腔镜加收			次		1420.50	甲类	手术费
7024	65.2300	腹腔镜卵巢囊肿袋形缝合术［造袋术］		手术	G	331301003	卵巢修补术	含活检		单侧	仅独立开展本手术方可收费	1950.00	甲类	手术费
7025	65.2400	腹腔镜卵巢楔形部分切除术		手术	G	331301004	卵巢楔形切除术			单侧		1950.00	甲类	手术费
7026	65.2400	腹腔镜卵巢楔形部分切除术		手术	G	330000000－8	术中使用腹腔镜加收			次		1420.50	甲类	手术费
7027	65.2500	其他腹腔镜卵巢局部切除术或破坏术		手术	G	331301005	卵巢切除术			单侧		1950.00	甲类	手术费
7028	65.2500	其他腹腔镜卵巢局部切除术或破坏术		手术	G	330000000－8	术中使用腹腔镜加收			次		1420.50	甲类	手术费

（续上表）

序号	手术操作诊断编码	手术操作名称	手术级别	操作类型	财务分类	编码	项目名称	项目内涵	除外内容	计价单位	说明	三级医疗服务价格（元）	医保结算类型	医疗收费项目类别
7029	65. 2500x003	腹腔镜下卵巢病损烧灼术		手术	G	331301002－1	卵巢囊肿烧灼术			单侧		1950. 00	甲类	手术费
7030	65. 2500x003	腹腔镜下卵巢病损烧灼术		手术	G	330000000－8	术中使用腹腔镜加收			次		1420. 50	甲类	手术费
7031	65. 2500x005	腹腔镜下卵巢囊肿穿刺术		手术	G	330000000－8	术中使用腹腔镜加收			次		1420. 50	甲类	手术费
7032	65. 2500x005	腹腔镜下卵巢囊肿穿刺术		手术	G	331301001	经阴道盆腔穿刺术	含肿物、脓肿、积液等穿刺及引流。含活检		次		1300. 00	甲类	手术费
7033	65. 2500x011	腹腔镜下卵巢电凝术		手术	G	330000000－8	术中使用腹腔镜加收			次		1420. 50	甲类	手术费
7034	65. 2500x011	腹腔镜下卵巢电凝术		手术	G	331301002－1	卵巢囊肿烧灼术			单侧		1950. 00	甲类	手术费
7035	65. 2501	腹腔镜卵巢病损切除术		手术	G	331301002	卵巢囊肿剔除术			单侧		1950. 00	甲类	手术费
7036	65. 2501	腹腔镜卵巢病损切除术		手术	G	330000000－8	术中使用腹腔镜加收			次		1420. 50	甲类	手术费
7037	65. 2502	腹腔镜卵巢病损破坏术		手术	G	331301002－1	卵巢囊肿烧灼术			单侧		1950. 00	甲类	手术费
7038	65. 2502	腹腔镜卵巢病损破坏术		手术	G	330000000－8	术中使用腹腔镜加收			次		1420. 50	甲类	手术费
7039	65. 2503	腹腔镜卵巢黄体切除术		手术	G	331301005	卵巢切除术			单侧		1950. 00	甲类	手术费
7040	65. 2503	腹腔镜卵巢黄体切除术		手术	G	330000000－8	术中使用腹腔镜加收			次		1420. 50	甲类	手术费
7041	65. 2504	腹腔镜卵巢黄体破坏术		手术	G	331301005	卵巢切除术			单侧		1950. 00	甲类	手术费
7042	65. 2504	腹腔镜卵巢黄体破坏术		手术	G	330000000－8	术中使用腹腔镜加收			次		1420. 50	甲类	手术费
7043	65. 2505	腹腔镜卵巢部分切除术		手术	G	331301005	卵巢切除术			单侧		1950. 00	甲类	手术费
7044	65. 2505	腹腔镜卵巢部分切除术		手术	G	330000000－8	术中使用腹腔镜加收			次		1420. 50	甲类	手术费
7045	65. 2900	卵巢的其他局部切除术或破坏术		手术	G	331301005	卵巢切除术			单侧		1950. 00	甲类	手术费
7046	65. 2900x001	卵巢病损烧灼术		手术	G	331301002－1	卵巢囊肿烧灼术			单侧		1950. 00	甲类	手术费
7047	65. 2900x007	卵巢黄体血肿清除术		手术	G	331301004－1	卵巢切开探查术	含必要时取卵巢组织活检或切除部分卵巢		单侧	仅独立开展本手术方可收费	1950. 00	甲类	手术费
7048	65. 2900x011	卵巢囊肿穿刺术		手术	G	331301001	经阴道盆腔穿刺术	含肿物、脓肿、积液等穿刺及引流。含活检		次		1300. 00	甲类	手术费
7049	65. 2900x023	卵巢黄体切除术		手术	G	331301005	卵巢切除术			单侧		1950. 00	甲类	手术费
7050	65. 2901	卵巢病损切除术		手术	G	331301002	卵巢囊肿剔除术			单侧		1950. 00	甲类	手术费
7051	65. 2902	卵巢病损破坏术		手术	G	331301005	卵巢切除术			单侧		1950. 00	甲类	手术费
7052	65. 2903	经阴道卵巢病损切除术		手术	G	331301002	卵巢囊肿剔除术			单侧		1950. 00	甲类	手术费
7053	65. 2904	经阴道卵巢病损破坏术		手术	G	331301002－1	卵巢囊肿烧灼术			单侧		1950. 00	甲类	手术费
7054	65. 2906	卵巢部分切除术		手术	G	331301005	卵巢切除术			单侧		1950. 00	甲类	手术费
7055	65. 3100	腹腔镜单侧卵巢切除术		手术	G	331301005	卵巢切除术			单侧		1950. 00	甲类	手术费
7056	65. 3100	腹腔镜单侧卵巢切除术		手术	G	330000000－8	术中使用腹腔镜加收			次		1420. 50	甲类	手术费
7057	65. 3900	单侧卵巢的其他切除术		手术	G	331301005	卵巢切除术			单侧		1950. 00	甲类	手术费

（续上表）

序号	手术操作诊断编码	手术操作名称	手术级别	操作类型	财务分类	编码	项目名称	项目内涵	除外内容	计价单位	说明	三级医疗服务价格（元）	医保结算类型	医疗收费项目类别
7058	65. 3900x001	单侧卵巢切除术		手术	G	331301005	卵巢切除术			单侧		1950. 00	甲类	手术费
7059	65. 3900x002	经阴道单侧卵巢切除术		手术	G	331301005	卵巢切除术			单侧		1950. 00	甲类	手术费
7060	65. 4100	腹腔镜单侧输卵管－卵巢切除术		手术	G	331301008	卵巢输卵管切除术			单侧		1950. 00	甲类	手术费
7061	65. 4100	腹腔镜单侧输卵管－卵巢切除术		手术	G	330000000－8	术中使用腹腔镜加收			次		1420. 50	甲类	手术费
7062	65. 4900	单侧输卵管－卵巢的其他切除术		手术	G	331301008	卵巢输卵管切除术			单侧		1950. 00	甲类	手术费
7063	65. 4900x001	单侧输卵管－卵巢切除术		手术	G	331301008	卵巢输卵管切除术			单侧		1950. 00	甲类	手术费
7064	65. 4901	经阴道单侧输卵管卵巢切除术		手术	G	331301008	卵巢输卵管切除术			单侧		1950. 00	甲类	手术费
7065	65. 5100	双侧卵巢切除术		手术	G	331301005	卵巢切除术			单侧		1950. 00	甲类	手术费
7066	65. 5100x001	女性去势术		手术	G	331301005	卵巢切除术			单侧		1950. 00	甲类	手术费
7067	65. 5100x003	经阴道双侧卵巢切除术		手术	G	331301005	卵巢切除术			单侧		1950. 00	甲类	手术费
7068	65. 5200	残留卵巢其他切除		手术	G	331301005	卵巢切除术			单侧		1950. 00	甲类	手术费
7069	65. 5200x001	残留卵巢切除术		手术	G	331301005	卵巢切除术			单侧		1950. 00	甲类	手术费
7070	65. 5300	腹腔镜双侧卵巢切除术		手术	G	331301005	卵巢切除术			单侧		1950. 00	甲类	手术费
7071	65. 5300	腹腔镜双侧卵巢切除术		手术	G	330000000－8	术中使用腹腔镜加收			次		1420. 50	甲类	手术费
7072	65. 5400	腹腔镜残留卵巢切除术		手术	G	331301005	卵巢切除术			单侧		1950. 00	甲类	手术费
7073	65. 5400	腹腔镜残留卵巢切除术		手术	G	330000000－8	术中使用腹腔镜加收			次		1420. 50	甲类	手术费
7074	65. 6100	双侧输卵管卵巢切除术		手术	G	331301008	卵巢输卵管切除术			单侧		1950. 00	甲类	手术费
7075	65. 6101	经阴道双侧输卵管卵巢切除术		手术	G	331301008	卵巢输卵管切除术			单侧		1950. 00	甲类	手术费
7076	65. 6200	其他残留卵巢和输卵管切除术		手术	G	331301008	卵巢输卵管切除术			单侧		1950. 00	甲类	手术费
7077	65. 6200x001	残留输卵管－卵巢切除术		手术	G	331301008	卵巢输卵管切除术			单侧		1950. 00	甲类	手术费
7078	65. 6300	腹腔镜双侧卵巢和输卵管切除术		手术	G	331301008	卵巢输卵管切除术			单侧		1950. 00	甲类	手术费
7079	65. 6300	腹腔镜双侧卵巢和输卵管切除术		手术	G	330000000－8	术中使用腹腔镜加收			次		1420. 50	甲类	手术费
7080	65. 6300x001	腹腔镜下经阴道双侧卵巢和输卵管切除术		手术	G	331301008	卵巢输卵管切除术			单侧		1950. 00	甲类	手术费
7081	65. 6300x001	腹腔镜下经阴道双侧卵巢和输卵管切除术		手术	G	330000000－8	术中使用腹腔镜加收			次		1420. 50	甲类	手术费
7082	65. 6400	腹腔镜残留卵巢和输卵管切除术		手术	G	331301008	卵巢输卵管切除术			单侧		1950. 00	甲类	手术费
7083	65. 6400	腹腔镜残留卵巢和输卵管切除术		手术	G	330000000－8	术中使用腹腔镜加收			次		1420. 50	甲类	手术费
7084	65. 7100	其他单纯卵巢缝合术		手术	G	331301003	卵巢修补术	含活检		单侧	仅独立开展本手术方可收费	1950. 00	甲类	手术费
7085	65. 7100x001	卵巢单纯缝合术		手术	G	331301003	卵巢修补术	含活检		单侧	仅独立开展本手术方可收费	1950. 00	甲类	手术费

（续上表）

序号	手术操作诊断编码	手术操作名称	手术级别	操作类型	财务分类	编码	项目名称	项目内涵	除外内容	计价单位	说明	三级医疗服务价格（元）	医保结算类型	医疗收费项目类别
7086	65.7200	其他卵巢再植入术		手术	G	331301010	卵巢移植术		供体	单侧		3250.00	丙类	手术费
7087	65.7200x001	卵巢再植入术		手术	G	331301010	卵巢移植术		供体	单侧		3250.00	丙类	手术费
7088	65.7300	其他输卵管卵巢成形术		手术	G	331301003	卵巢修补术	含活检		单侧	仅独立开展本手术方可收费	1950.00	甲类	手术费
7089	65.7300x001	输卵管－卵巢成形术		手术	G	331301003	卵巢修补术	含活检		单侧	仅独立开展本手术方可收费	1950.00	甲类	手术费
7090	65.7400	腹腔镜卵巢单纯缝合术		手术	G	331301003	卵巢修补术	含活检		单侧	仅独立开展本手术方可收费	1950.00	甲类	手术费
7091	65.7400	腹腔镜卵巢单纯缝合术		手术	G	330000000－8	术中使用腹腔镜加收			次		1420.50	甲类	手术费
7092	65.7500	腹腔镜卵巢再植入	四级	手术	G	331301010	卵巢移植术		供体	单侧		3250.00	丙类	手术费
7093	65.7500	腹腔镜卵巢再植入	四级	手术	G	330000000－8	术中使用腹腔镜加收			次		1420.50	甲类	手术费
7094	65.7600	腹腔镜输卵管卵巢成形术		手术	G	331301008	卵巢输卵管切除术			单侧		1950.00	甲类	手术费
7095	65.7600	腹腔镜输卵管卵巢成形术		手术	G	330000000－8	术中使用腹腔镜加收			次		1420.50	甲类	手术费
7096	65.7900	卵巢其他修补术		手术	G	331301003	卵巢修补术	含活检		单侧	仅独立开展本手术方可收费	1950.00	甲类	手术费
7097	65.7900x008	腹腔镜下卵巢破裂修补术		手术	G	331301003	卵巢修补术	含活检		单侧	仅独立开展本手术方可收费	1950.00	甲类	手术费
7098	65.7900x008	腹腔镜下卵巢破裂修补术		手术	G	330000000－8	术中使用腹腔镜加收			次		1420.50	甲类	手术费
7099	65.7900x009	腹腔镜下卵巢破裂止血术		手术	G	331301003	卵巢修补术	含活检		单侧	仅独立开展本手术方可收费	1950.00	甲类	手术费
7100	65.7900x009	腹腔镜下卵巢破裂止血术		手术	G	330000000－8	术中使用腹腔镜加收			次		1420.50	甲类	手术费
7101	65.7900x010	卵巢重建术		手术	G	331301003	卵巢修补术	含活检		单侧	仅独立开展本手术方可收费	1950.00	甲类	手术费
7102	65.7901	卵巢成形术		手术	G	331301003	卵巢修补术	含活检		单侧	仅独立开展本手术方可收费	1950.00	甲类	手术费
7103	65.7902	卵巢固定术		手术	G	331301003	卵巢修补术	含活检		单侧	仅独立开展本手术方可收费	1950.00	甲类	手术费

（续上表）

序号	手术操作诊断编码	手术操作名称	手术级别	操作类型	财务分类	编码	项目名称	项目内涵	除外内容	计价单位	说明	三级医疗服务价格（元）	医保结算类型	医疗收费项目类别
7104	65.7903	卵巢悬吊术		手术	G	331301003	卵巢修补术	含活检		单侧	仅独立开展本手术方可收费	1950.00	甲类	手术费
7105	65.7904	腹腔镜卵巢悬吊术		手术	G	331303023	子宫悬吊术		吊带	次		1300.00	甲类	手术费
7106	65.7904	腹腔镜卵巢悬吊术		手术	G	330000000－8	术中使用腹腔镜加收			次		1420.50	甲类	手术费
7107	65.7905	腹腔镜卵巢成形术		手术	G	331301003	卵巢修补术	含活检		单侧	仅独立开展本手术方可收费	1950.00	甲类	手术费
7108	65.7905	腹腔镜卵巢成形术		手术	G	330000000－8	术中使用腹腔镜加收			次		1420.50	甲类	手术费
7109	65.8100	腹腔镜卵巢和输卵管粘连松解术		手术	G	330000000－8	术中使用腹腔镜加收			次		1420.50	甲类	手术费
7110	65.8100	腹腔镜卵巢和输卵管粘连松解术		手术	G	331003008－1	盆腔粘连松解术			次	仅独立开展本手术方可收费	1690.00	甲类	手术费
7111	65.8101	腹腔镜卵巢粘连松解术		手术	G	330000000－8	术中使用腹腔镜加收			次		1420.50	甲类	手术费
7112	65.8101	腹腔镜卵巢粘连松解术		手术	G	331003008－1	盆腔粘连松解术			次	仅独立开展本手术方可收费	1690.00	甲类	手术费
7113	65.8102	腹腔镜输卵管粘连松解术		手术	G	331003008－1	盆腔粘连松解术			次	仅独立开展本手术方可收费	1690.00	甲类	手术费
7114	65.8102	腹腔镜输卵管粘连松解术		手术	G	330000000－8	术中使用腹腔镜加收			次		1420.50	甲类	手术费
7115	65.8900	卵巢和输卵管粘连的其他松解术		手术	G	331003008－1	盆腔粘连松解术			次	仅独立开展本手术方可收费	1690.00	甲类	手术费
7116	65.8900x001	输卵管－卵巢粘连松解术		手术	G	331003008－1	盆腔粘连松解术			次	仅独立开展本手术方可收费	1690.00	甲类	手术费
7117	65.8901	卵巢粘连松解术		手术	G	331003008－1	盆腔粘连松解术			次	仅独立开展本手术方可收费	1690.00	甲类	手术费
7118	65.8902	输卵管粘连松解术		手术	G	331003008－1	盆腔粘连松解术			次	仅独立开展本手术方可收费	1690.00	甲类	手术费
7119	65.9100	卵巢抽吸术		手术	G	311201037	B超下采卵术			次		1500.00	丙类	治疗费
7120	65.9101	腹腔镜卵巢穿刺抽吸术		手术	G	331301001	经阴道盆腔穿刺术	含肿物、脓肿、积液等穿刺及引流。含活检		次		1300.00	甲类	手术费
7121	65.9101	腹腔镜卵巢穿刺抽吸术		手术	G	330000000－8	术中使用腹腔镜加收			次		1420.50	甲类	手术费

（续上表）

序号	手术操作诊断编码	手术操作名称	手术级别	操作类型	财务分类	编码	项目名称	项目内涵	除外内容	计价单位	说明	三级医疗服务价格（元）	医保结算类型	医疗收费项目类别
7122	65.9200	卵巢移植术	四级	手术	G	331301010	卵巢移植术		供体	单侧		3250.00	丙类	手术费
7123	65.9300	卵巢囊肿手法破裂术		手术	G	331301001	经阴道盆腔穿刺术	含肿物、脓肿、积液等穿刺及引流。含活检		次		1300.00	甲类	手术费
7124	65.9300	卵巢囊肿手法破裂术		手术	G	331301002	卵巢囊肿剔除术			单侧		1950.00	甲类	手术费
7125	65.9300	卵巢囊肿手法破裂术		手术	G	331301002－1	卵巢囊肿烧灼术			单侧		1950.00	甲类	手术费
7126	65.9900	卵巢其他手术		手术	G	331301009	卵巢移位术			单侧		1950.00	甲类	手术费
7127	65.9900	卵巢其他手术		手术	G	331301004－1	卵巢切开探查术	含必要时取卵巢组织活检或切除部分卵巢		单侧	仅独立开展本手术方可收费	1950.00	甲类	手术费
7128	65.9900x005	卵巢卵泡穿刺术		手术	G	311201037	B超下采卵术			次		1500.00	丙类	治疗费
7129	65.9900x006	腹腔镜下卵巢穿刺取卵术		手术	G	331306001	经腹腔镜取卵术			次		1508.00	丙类	手术费
7130	65.9900x007	性腺切除术		手术	G	331301005	卵巢切除术			单侧		1950.00	甲类	手术费
7131	65.9900x007	性腺切除术		手术	G	331202011	睾丸切除术			单侧		1216.80	甲类	手术费
7132	65.9901	卵巢打孔术		手术	G	331301004－2	多囊卵巢打孔术			单侧		1950.00	甲类	手术费
7133	65.9902	腹腔镜卵巢打孔术		手术	G	331301004－2	多囊卵巢打孔术			单侧		1950.00	甲类	手术费
7134	65.9902	腹腔镜卵巢打孔术		手术	G	330000000－8	术中使用腹腔镜加收			次		1420.50	甲类	手术费
7135	66.0100	输卵管切开术		手术	G	331302003－2	输卵管开窗术			次		2600.00	丙类	手术费
7136	66.0100x006	输卵管切开妊娠物去除术		手术	G	331302004－1	宫外孕的各类手术			次		1950.00	甲类	手术费
7137	66.0100x008	输卵管切开探查术		手术	G	331302003－2	输卵管开窗术			次		2600.00	丙类	手术费
7138	66.0102	腹腔镜输卵管切开术		手术	G	331302003－2	输卵管开窗术			次		2600.00	丙类	手术费
7139	66.0102	腹腔镜输卵管切开术		手术	G	330000000－8	术中使用腹腔镜加收			次		1420.50	甲类	手术费
7140	66.0103	腹腔镜输卵管妊娠切开去除术		手术	G	331302004－1	宫外孕的各类手术			次		1950.00	甲类	手术费
7141	66.0103	腹腔镜输卵管妊娠切开去除术		手术	G	330000000－8	术中使用腹腔镜加收			次		1420.50	甲类	手术费
7142	66.0200	输卵管造口术		手术	G	331302003－1	输卵管造口术			次		2600.00	丙类	手术费
7143	66.0201	输卵管造口去除输卵管妊娠术		手术	G	331302004－1	宫外孕的各类手术			次		1950.00	甲类	手术费
7144	66.0202	腹腔镜输卵管造口术		手术	G	331302003－1	输卵管造口术			次		2600.00	丙类	手术费
7145	66.0202	腹腔镜输卵管造口术		手术	G	330000000－8	术中使用腹腔镜加收			次		1420.50	甲类	手术费
7146	66.0203	腹腔镜输卵管造口去除输卵管妊娠术		手术	G	331302004－1	宫外孕的各类手术			次		1950.00	甲类	手术费
7147	66.1101	腹腔镜输卵管活组织检查		手术	G	330000000－8	术中使用腹腔镜加收			次		1420.50	甲类	手术费
7148	66.2100	内镜下双侧输卵管结扎术和挤压术		手术	G	331302001	输卵管结扎术	指传统术式、经阴道术式等	银夹	次		按穗计生发〔2003〕27号文执行	丙类	手术费
7149	66.2100	内镜下双侧输卵管结扎术和挤压术		手术	G	330000000－8	术中使用腹腔镜加收			次		1420.50	甲类	手术费

（续上表）

序号	手术操作诊断编码	手术操作名称	手术级别	操作类型	财务分类	编码	项目名称	项目内涵	除外内容	计价单位	说明	三级医疗服务价格（元）	医保结算类型	医疗收费项目类别
7150	66. 2101	腹腔镜双侧输卵管挤压术		手术	G	331302001	输卵管结扎术	指传统术式、经阴道术式等	银夹	次		按穗计生发〔2003〕27号文执行	丙类	手术费
7151	66. 2101	腹腔镜双侧输卵管挤压术		手术	G	330000000－8	术中使用腹腔镜加收			次		1420. 50	甲类	手术费
7152	66. 2102	腹腔镜双侧输卵管结扎和挤压术		手术	G	331302001	输卵管结扎术	指传统术式、经阴道术式等	银夹	次		按穗计生发〔2003〕27号文执行	丙类	手术费
7153	66. 2102	腹腔镜双侧输卵管结扎和挤压术		手术	G	330000000－8	术中使用腹腔镜加收			次		1420. 50	甲类	手术费
7154	66. 2200	双侧输卵管内镜下结扎术和切断术		手术	G	331302001	输卵管结扎术	指传统术式、经阴道术式等	银夹	次		按穗计生发〔2003〕27号文执行	丙类	手术费
7155	66. 2200	双侧输卵管内镜下结扎术和切断术		手术	G	330000000－8	术中使用腹腔镜加收			次		1420. 50	甲类	手术费
7156	66. 2200x001	腹腔镜下双侧输卵管切断术		手术	G	331302001	输卵管结扎术	指传统术式、经阴道术式等	银夹	次		按穗计生发〔2003〕27号文执行	丙类	手术费
7157	66. 2200x001	腹腔镜下双侧输卵管切断术		手术	G	330000000－8	术中使用腹腔镜加收			次		1420. 50	甲类	手术费
7158	66. 2201	腹腔镜双侧输卵管结扎和切断术		手术	G	331302001	输卵管结扎术	指传统术式、经阴道术式等	银夹	次		按穗计生发〔2003〕27号文执行	丙类	手术费
7159	66. 2201	腹腔镜双侧输卵管结扎和切断术		手术	G	330000000－8	术中使用腹腔镜加收			次		1420. 50	甲类	手术费
7160	66. 2900	双侧输卵管内镜下其他破坏术或闭合术		手术	G	331302001	输卵管结扎术	指传统术式、经阴道术式等	银夹	次		按穗计生发〔2003〕27号文执行	丙类	手术费
7161	66. 2900x001	腹腔镜下双侧输卵管电凝术		手术	G	331302002	显微外科输卵管吻合术			次		1326. 00	甲类	手术费
7162	66. 2900x003	宫腔镜下输卵管栓塞术		手术	G	331302010	输卵管介入治疗			次		2600. 00	甲类	手术费
7163	66. 2900x003	宫腔镜下输卵管栓塞术		手术	G	330000000－9	术中使用宫腔镜加收			次		709. 50	甲类	手术费
7164	66. 2901	腹腔镜输卵管绝育术		手术	G	311201047	输卵管绝育术	指药物粘堵法		次		按穗计生发〔2003〕27号文执行	丙类	治疗费
7165	66. 2902	腹腔镜输卵管激光绝育术		手术	G	311201047	输卵管绝育术	指药物粘堵法		次		按穗计生发〔2003〕27号文执行	丙类	治疗费

（续上表）

序号	手术操作诊断编码	手术操作名称	手术级别	操作类型	财务分类	编码	项目名称	项目内涵	除外内容	计价单位	说明	三级医疗服务价格（元）	医保结算类型	医疗收费项目类别
7166	66. 2903	腹腔镜双侧输卵管结扎术		手术	G	331302001	输卵管结扎术	指传统术式、经阴道术式等	银夹	次		按穗计生发〔2003〕27号文执行	丙类	手术费
7167	66. 3100	双侧输卵管其他结扎术和挤压术		手术	G	331302001	输卵管结扎术	指传统术式、经阴道术式等	银夹	次		按穗计生发〔2003〕27号文执行	丙类	手术费
7168	66. 3200	双侧输卵管其他结扎术和切断术		手术	G	331302001	输卵管结扎术	指传统术式、经阴道术式等	银夹	次		按穗计生发〔2003〕27号文执行	丙类	手术费
7169	66. 3200x001	双侧输卵管切断术		手术	G	331302001	输卵管结扎术	指传统术式、经阴道术式等	银夹	次		按穗计生发〔2003〕27号文执行	丙类	手术费
7170	66. 3200x002	波罗伊手术［Pomeroy 手术］		手术	G	331302001	输卵管结扎术	指传统术式、经阴道术式等	银夹	次		按穗计生发〔2003〕27号文执行	丙类	手术费
7171	66. 3201	双侧输卵管抽芯包埋术		手术	G	331302001	输卵管结扎术	指传统术式、经阴道术式等	银夹	次		按穗计生发〔2003〕27号文执行	丙类	手术费
7172	66. 3900	双侧输卵管其他破坏术或闭合		手术	G	331302001	输卵管结扎术	指传统术式、经阴道术式等	银夹	次		按穗计生发〔2003〕27号文执行	丙类	手术费
7173	66. 3900x001	输卵管绝育术		手术	G	311201047	输卵管绝育术	指药物粘堵法		次		按穗计生发〔2003〕27号文执行	丙类	治疗费
7174	66. 3900x004	双侧输卵管结扎术		手术	G	311201047	输卵管绝育术	指药物粘堵法		次		按穗计生发〔2003〕27号文执行	丙类	治疗费
7175	66. 3901	双侧输卵管粘堵术		手术	G	311201047	输卵管绝育术	指药物粘堵法		次		按穗计生发〔2003〕27号文执行	丙类	治疗费
7176	66. 3902	双侧输卵管套环绝育术		手术	G	311201047	输卵管绝育术	指药物粘堵法		次		按穗计生发〔2003〕27号文执行	丙类	治疗费
7177	66. 4x00	单侧输卵管全部切除术		手术	G	331302004	输卵管切除术			次		1950. 00	甲类	手术费
7178	66. 4x01	经阴道单侧输卵管切除术		手术	G	331302004	输卵管切除术			次		1950. 00	甲类	手术费
7179	66. 4x02	腹腔镜单侧输卵管切除术		手术	G	331302004	输卵管切除术			次		1950. 00	甲类	手术费

（续上表）

序号	手术操作诊断编码	手术操作名称	手术级别	操作类型	财务分类	编码	项目名称	项目内涵	除外内容	计价单位	说明	三级医疗服务价格（元）	医保结算类型	医疗收费项目类别
7180	66.5100	双侧输卵管切除术		手术	G	331302004	输卵管切除术			次		1950.00	甲类	手术费
7181	66.5101	经阴道双侧输卵管切除术		手术	G	331302004	输卵管切除术			次		1950.00	甲类	手术费
7182	66.5102	腹腔镜双侧输卵管切除术		手术	G	331302004	输卵管切除术			次		1950.00	甲类	手术费
7183	66.5200	残留输卵管切除术		手术	G	331302004	输卵管切除术			次		1950.00	甲类	手术费
7184	66.5201	腹腔镜残留输卵管切除术		手术	G	331302004	输卵管切除术			次		1950.00	甲类	手术费
7185	66.6100	输卵管病损切除术或破坏术		手术	G	331302004	输卵管切除术			次		1950.00	甲类	手术费
7186	66.6100x001	经阴道输卵管病损切除术		手术	G	331302004－2	输卵管系膜囊肿剥除术			次		1950.00	甲类	手术费
7187	66.6100x003	腹腔镜下泡状附件切除术		手术	G	331302004－2	输卵管系膜囊肿剥除术			次		1950.00	甲类	手术费
7188	66.6100x007	腹腔镜下输卵管系膜病损切除术		手术	G	331302004－2	输卵管系膜囊肿剥除术			次		1950.00	甲类	手术费
7189	66.6100x008	泡状附件切除术		手术	G	331302004－2	输卵管系膜囊肿剥除术			次		1950.00	甲类	手术费
7190	66.6100x012	输卵管系膜病损切除术		手术	G	331302004－2	输卵管系膜囊肿剥除术			次		1950.00	甲类	手术费
7191	66.6101	输卵管病损破坏术		手术	G	331302004－2	输卵管系膜囊肿剥除术			次		1950.00	甲类	手术费
7192	66.6102	输卵管病损切除术		手术	G	331302004－2	输卵管系膜囊肿剥除术			次		1950.00	甲类	手术费
7193	66.6103	腹腔镜输卵管病损破坏术		手术	G	331302004－2	输卵管系膜囊肿剥除术			次		1950.00	甲类	手术费
7194	66.6103	腹腔镜输卵管病损破坏术		手术	G	330000000－8	术中使用腹腔镜加收			次		1420.50	甲类	手术费
7195	66.6104	腹腔镜输卵管病损切除术		手术	G	331302004－2	输卵管系膜囊肿剥除术			次		1950.00	甲类	手术费
7196	66.6104	腹腔镜输卵管病损切除术		手术	G	330000000－8	术中使用腹腔镜加收			次		1420.50	甲类	手术费
7197	66.6200	输卵管切除术伴去除输卵管妊娠		手术	G	331302004－1	宫外孕的各类手术			次		1950.00	甲类	手术费
7198	66.6200x003	输卵管部分切除伴输卵管妊娠物去除术		手术	G	331302004－1	宫外孕的各类手术			次		1950.00	甲类	手术费
7199	66.6200x004	腹腔镜下输卵管部分切除伴输卵管妊娠物去除术		手术	G	331302004－1	宫外孕的各类手术			次		1950.00	甲类	手术费
7200	66.6200x004	腹腔镜下输卵管部分切除伴输卵管妊娠物去除术		手术	G	330000000－8	术中使用腹腔镜加收			次		1420.50	甲类	手术费
7201	66.6201	腹腔镜输卵管切除伴输卵管妊娠去除术		手术	G	331302004－1	宫外孕的各类手术			次		1950.00	甲类	手术费
7202	66.6201	腹腔镜输卵管切除伴输卵管妊娠去除术		手术	G	330000000－8	术中使用腹腔镜加收			次		1420.50	甲类	手术费
7203	66.6300	双侧输卵管部分切除术		手术	G	331302004	输卵管切除术			次		1950.00	甲类	手术费
7204	66.6301	腹腔镜双侧输卵管部分切除术		手术	G	331302004	输卵管切除术			次		1950.00	甲类	手术费
7205	66.6301	腹腔镜双侧输卵管部分切除术		手术	G	330000000－8	术中使用腹腔镜加收			次		1420.50	甲类	手术费
7206	66.6900	其他部分输卵管切除术		手术	G	331302004	输卵管切除术			次		1950.00	甲类	手术费
7207	66.6901	单侧输卵管部分切除术		手术	G	331302004	输卵管切除术			次		1950.00	甲类	手术费
7208	66.6902	腹腔镜单侧输卵管部分切除术		手术	G	331302004	输卵管切除术			次		1950.00	甲类	手术费

（续上表）

序号	手术操作诊断编码	手术操作名称	手术级别	操作类型	财务分类	编码	项目名称	项目内涵	除外内容	计价单位	说明	三级医疗服务价格（元）	医保结算类型	医疗收费项目类别
7209	66.6902	腹腔镜单侧输卵管部分切除术		手术	G	330000000－8	术中使用腹腔镜加收			次		1420.50	甲类	手术费
7210	66.69x001	输卵管伞切除术		手术	G	331302004	输卵管切除术			次		1950.00	甲类	手术费
7211	66.69x002	腹腔镜下输卵管伞切除术		手术	G	331302004	输卵管切除术			次		1950.00	甲类	手术费
7212	66.69x002	腹腔镜下输卵管伞切除术		手术	G	330000000－8	术中使用腹腔镜加收			次		1420.50	甲类	手术费
7213	66.7100	单纯输卵管缝合术		手术	G	331302003	输卵管修复整形术	含输卵管吻合、再通、整形		次		2600.00	丙类	手术费
7214	66.7100x002	腹腔镜下输卵管单纯缝合术		手术	G	331302003	输卵管修复整形术	含输卵管吻合、再通、整形		次		2600.00	丙类	手术费
7215	66.7100x002	腹腔镜下输卵管单纯缝合术		手术	G	330000000－8	术中使用腹腔镜加收			次		1420.50	甲类	手术费
7216	66.7200	输卵管卵巢吻合术		手术	G	331302002	显微外科输卵管吻合术			次		1326.00	甲类	手术费
7217	66.7300	输卵管输卵管吻合术		手术	G	331302002	显微外科输卵管吻合术			次		1326.00	甲类	手术费
7218	66.7301	腹腔镜输卵管输卵管吻合术	四级	手术	G	331302002	显微外科输卵管吻合术			次		1326.00	甲类	手术费
7219	66.7301	腹腔镜输卵管输卵管吻合术	四级	手术	G	330000000－8	术中使用腹腔镜加收			次		1420.50	甲类	手术费
7220	66.7400	输卵管子宫吻合术		手术	G	331302002	显微外科输卵管吻合术			次		1326.00	甲类	手术费
7221	66.7401	输卵管子宫角植入术		手术	G	331302009	输卵管宫角植入术			次		2600.00	甲类	手术费
7222	66.7900	输卵管其他修补术		手术	G	331302003	输卵管修复整形术	含输卵管吻合、再通、整形		次		2600.00	丙类	手术费
7223	66.7900x004	输卵管结扎再通术		手术	G	331302003	输卵管修复整形术	含输卵管吻合、再通、整形		次		2600.00	丙类	手术费
7224	66.7900x008	腹腔镜下输卵管导丝复通术		手术	G	331302003	输卵管修复整形术	含输卵管吻合、再通、整形		次		2600.00	丙类	手术费
7225	66.7900x009	腹腔镜下输卵管复位术		手术	G	331302003	输卵管修复整形术	含输卵管吻合、再通、整形		次		2600.00	丙类	手术费
7226	66.7900x009	腹腔镜下输卵管复位术		手术	G	330000000－8	术中使用腹腔镜加收			次		1420.50	甲类	手术费
7227	66.7900x010	输卵管复位术		手术	G	331302003	输卵管修复整形术	含输卵管吻合、再通、整形		次		2600.00	丙类	手术费
7228	66.7901	输卵管成形术		手术	G	331302003	输卵管修复整形术	含输卵管吻合、再通、整形		次		2600.00	丙类	手术费
7229	66.7902	输卵管移植术	四级	手术	G	331302005	输卵管移植术		供体	次		1339.00	丙类	手术费
7230	66.7903	输卵管结扎去除术		手术	G	331302003	输卵管修复整形术	含输卵管吻合、再通、整形		次		2600.00	丙类	手术费
7231	66.7904	输卵管切断再通术		手术	G	331302003	输卵管修复整形术	含输卵管吻合、再通、整形		次		2600.00	丙类	手术费
7232	66.7905	腹腔镜输卵管成形术		手术	G	331302003	输卵管修复整形术	含输卵管吻合、再通、整形		次		2600.00	丙类	手术费
7233	66.7905	腹腔镜输卵管成形术		手术	G	330000000－8	术中使用腹腔镜加收			次		1420.50	甲类	手术费
7234	66.7906	腹腔镜输卵管伞端成形术		手术	G	331302003	输卵管修复整形术	含输卵管吻合、再通、整形		次		2600.00	丙类	手术费
7235	66.7906	腹腔镜输卵管伞端成形术		手术	G	330000000－8	术中使用腹腔镜加收			次		1420.50	甲类	手术费
7236	66.8x02	腹腔镜输卵管通液术		手术	G	311201015	子宫输卵管通液术	含通气、注药		次		88.00	甲类	治疗费
7237	66.8x02	腹腔镜输卵管通液术		手术	G	330000000－8	术中使用腹腔镜加收			次		1420.50	甲类	手术费
7238	66.9100x003	腹腔镜下输卵管穿刺引流术		手术	G	331302010－1	输卵管积水穿刺术			次		2600.00	甲类	手术费
7239	66.9100x003	腹腔镜下输卵管穿刺引流术		手术	G	330000000－8	术中使用腹腔镜加收			次		1420.50	甲类	手术费

（续上表）

序号	手术操作诊断编码	手术操作名称	手术级别	操作类型	财务分类	编码	项目名称	项目内涵	除外内容	计价单位	说明	三级医疗服务价格（元）	医保结算类型	医疗收费项目类别
7240	66.9200	单侧输卵管破坏或闭合		手术	G	331302001	输卵管结扎术	指传统术式、经阴道术式等	银夹	次		按穗计生发〔2003〕27号文执行	丙类	手术费
7241	66.9200x001	阴道式输卵管结扎术		手术	G	331302001	输卵管结扎术	指传统术式、经阴道术式等	银夹	次		按穗计生发〔2003〕27号文执行	丙类	手术费
7242	66.9201	单侧输卵管挤压术		手术	G	331302007	输卵管选择性插管术			次		390.00	甲类	手术费
7243	66.9202	单侧输卵管结扎术		手术	G	331302001	输卵管结扎术	指传统术式、经阴道术式等	银夹	次		按穗计生发〔2003〕27号文执行	丙类	手术费
7244	66.9203	腹腔镜单侧输卵管结扎术		手术	G	331302001	输卵管结扎术	指传统术式、经阴道术式等	银夹	次		按穗计生发〔2003〕27号文执行	丙类	手术费
7245	66.9203	腹腔镜单侧输卵管结扎术		手术	G	330000000－8	术中使用腹腔镜加收			次		1420.50	甲类	手术费
7246	66.9204	腹腔镜单侧输卵管切断术		手术	G	331302004	输卵管切除术			次		1950.00	甲类	手术费
7247	66.9204	腹腔镜单侧输卵管切断术		手术	G	330000000－8	术中使用腹腔镜加收			次		1420.50	甲类	手术费
7248	66.9205	腹腔镜单侧输卵管破坏术		手术	G	331302004	输卵管切除术			次		1950.00	甲类	手术费
7249	66.9205	腹腔镜单侧输卵管破坏术		手术	G	330000000－8	术中使用腹腔镜加收			次		1420.50	甲类	手术费
7250	66.9300	输卵管假体置入或置换		手术	G	331302009	输卵管宫角植入术			次		2600.00	甲类	手术费
7251	66.9301	输卵管假体置入术		手术	G	331302009	输卵管宫角植入术			次		2600.00	甲类	手术费
7252	66.9500x001	腹腔镜下输卵管甲氨蝶呤注射术［MTX 注射术］		手术	G	331302010	输卵管介入治疗			次		2600.00	甲类	手术费
7253	66.9500x001	腹腔镜下输卵管甲氨蝶呤注射术［MTX 注射术］		手术	G	330000000－8	术中使用腹腔镜加收			次		1420.50	甲类	手术费
7254	66.9502	腹腔镜输卵管注药术		手术	G	331302010	输卵管介入治疗			次		2600.00	甲类	手术费
7255	66.9502	腹腔镜输卵管注药术		手术	G	330000000－8	术中使用腹腔镜加收			次		1420.50	甲类	手术费
7256	66.9600	输卵管扩张术		手术	G	331302006	经输卵管镜插管通水术			次		585.00	甲类	手术费
7257	66.9600	输卵管扩张术		手术	G	331302007	输卵管选择性插管术			次		390.00	甲类	手术费
7258	66.9600x002	腹腔镜下输卵管扩张术		手术	G	331302006	经输卵管镜插管通水术			次		585.00	甲类	手术费
7259	66.9600x002	腹腔镜下输卵管扩张术		手术	G	331302007	输卵管选择性插管术			次		390.00	甲类	手术费
7260	66.9600x002	腹腔镜下输卵管扩张术		手术	G	330000000－8	术中使用腹腔镜加收			次		1420.50	甲类	手术费
7261	66.9700	输卵管伞埋入子宫壁		手术	G	331302004－1	宫外孕的各类手术			次		1950.00	甲类	手术费
7262	66.9900	输卵管的其他手术		手术	G	331302003－2	输卵管开窗术			次		2600.00	丙类	手术费
7263	67.0x00x002	子宫颈粘连松解术		手术	G	331306006	经宫腔镜宫腔粘连分离术			次		1300.00	甲类	手术费

（续上表）

序号	手术操作诊断编码	手术操作名称	手术级别	操作类型	财务分类	编码	项目名称	项目内涵	除外内容	计价单位	说明	三级医疗服务价格（元）	医保结算类型	医疗收费项目类别
7264	67.2x00	子宫颈锥形切除术		手术	G	331303004	宫颈锥形切除术			次		1300.00	甲类	手术费
7265	67.2x01	宫腔镜子宫颈锥形切除术		手术	G	331303004	宫颈锥形切除术			次		1300.00	甲类	手术费
7266	67.3200	子宫颈病损烧灼破坏术		手术	G	331303032S	宫颈、外阴射频治疗			次		520.00	乙类	手术费
7267	67.3200x012	子宫颈转化区大环形切除术［LLETZ］		手术	G	331303005	宫颈环形电切术			次		1300.00	甲类	手术费
7268	67.3200x012	子宫颈转化区大环形切除术［LLETZ］		手术	G	331303005－1	宫颈环形电切术（使用Leep刀）			次		1560.00	甲类	手术费
7269	67.3201	子宫颈环形电切术		手术	G	331303005	宫颈环形电切术			次		1300.00	甲类	手术费
7270	67.3202	子宫颈锥形电切术		手术	G	331303004	宫颈锥形切除术			次		1300.00	甲类	手术费
7271	67.3203	宫腔镜子宫颈病损电切术		手术	G	331303001	宫颈息肉切除术			次		312.00	甲类	手术费
7272	67.3203	宫腔镜子宫颈病损电切术		手术	G	331303002	宫颈肌瘤剔除术	指经腹手术		次		1300.00	甲类	手术费
7273	67.3203	宫腔镜子宫颈病损电切术		手术	G	331303039S－1	宫颈子宫内膜异位病灶清除术			次		1849.00	甲类	手术费
7274	67.3203	宫腔镜子宫颈病损电切术		手术	G	330000000－9	术中使用宫腔镜加收			次		709.50	甲类	手术费
7275	67.3300	子宫颈病损冷冻破坏术		手术	G	311201020	妇科特殊治疗	指外阴、阴道、宫颈等疾患	宫颈抗菌膜、蓝氧一次性冲洗管、一次性阴道抑菌吸附器	每部位		35.00	甲类	治疗费
7276	67.3301	子宫颈冷冻治疗术		手术	G	311201020	妇科特殊治疗	指外阴、阴道、宫颈等疾患	宫颈抗菌膜、蓝氧一次性冲洗管、一次性阴道抑菌吸附器	每部位		35.00	甲类	治疗费
7277	67.3302	子宫颈冷冻锥形切除术		手术	G	331303004	宫颈锥形切除术			次		1300.00	甲类	手术费
7278	67.3900	子宫颈病损或组织的其他切除术或破坏术		手术	G	331303004	宫颈锥形切除术			次		1300.00	甲类	手术费
7279	67.3900x001	经阴道子宫颈病损切除术		手术	G	331303028－1	经阴道根治性宫颈切除术			次		6500.00	甲类	手术费
7280	67.3901	子宫颈内膜旋切术		手术	G	331306009	经宫腔镜子宫内膜剥离术	不含术中B超监视		次		2080.00	甲类	手术费
7281	67.3901	子宫颈内膜旋切术		手术	G	330000000－9	术中使用宫腔镜加收			次		709.50	甲类	手术费
7282	67.3902	宫腔镜子宫颈病损切除术		手术	G	331303028－2	经腹根治性宫颈切除术			次		5200.00	甲类	手术费
7283	67.3903	腹腔镜子宫颈病损切除术		手术	G	331303028－2	经腹根治性宫颈切除术			次		5200.00	甲类	手术费
7284	67.3904	子宫颈病损切除术		手术	G	331303028－1	经阴道根治性宫颈切除术			次		6500.00	甲类	手术费
7285	67.3904	子宫颈病损切除术		手术	G	331303028－2	经腹根治性宫颈切除术			次		5200.00	甲类	手术费

（续上表）

序号	手术操作诊断编码	手术操作名称	手术级别	操作类型	财务分类	编码	项目名称	项目内涵	除外内容	计价单位	说明	三级医疗服务价格（元）	医保结算类型	医疗收费项目类别
7286	67.3904	子宫颈病损切除术		手术	G	331303028－3	经腹膜外根治性宫颈切除术			次		5200.00	甲类	手术费
7287	67.3905	子宫颈肌瘤切除术		手术	G	331303002	宫颈肌瘤剔除术	指经腹手术		次		1300.00	甲类	手术费
7288	67.4x00	子宫颈截断术		手术	G	331303009	子宫颈截除术			次		1950.00	甲类	手术费
7289	67.4x00x002	子宫颈广泛性切除术	四级	手术	G	331303009	子宫颈截除术			次		1950.00	甲类	手术费
7290	67.4x00x005	子宫颈切除术		手术	G	331303009	子宫颈截除术			次		1950.00	甲类	手术费
7291	67.4x00x006	子宫颈部分切除术（阴式）［曼氏手术］		手术	G	331303008	曼氏手术	含宫颈部分切除＋主韧带缩短＋阴道前后壁修补术		次		1950.00	甲类	手术费
7292	67.4x01	子宫颈部分切除术		手术	G	331303009	子宫颈截除术			次		1950.00	甲类	手术费
7293	67.4x02	残余子宫颈切除术		手术	G	331303009	子宫颈截除术			次		1950.00	甲类	手术费
7294	67.4x03	经阴道子宫颈切除术		手术	G	331303009	子宫颈截除术			次		1950.00	甲类	手术费
7295	67.4x04	子宫颈切除伴阴道缝合术		手术	G	331303009	子宫颈截除术			次		1950.00	甲类	手术费
7296	67.4x05	腹腔镜子宫颈切除术		手术	G	331303009	子宫颈截除术			次		1950.00	甲类	手术费
7297	67.4x05	腹腔镜子宫颈切除术		手术	G	330000000－8	术中使用腹腔镜加收			次		1420.50	甲类	手术费
7298	67.4x06	腹腔镜残余子宫颈切除术		手术	G	331303009	子宫颈截除术			次		1950.00	甲类	手术费
7299	67.4x06	腹腔镜残余子宫颈切除术		手术	G	330000000－8	术中使用腹腔镜加收			次		1420.50	甲类	手术费
7300	67.4x07	腹腔镜阴式子宫颈切除术		手术	G	331303009	子宫颈截除术			次		1950.00	甲类	手术费
7301	67.4x07	腹腔镜阴式子宫颈切除术		手术	G	330000000－8	术中使用腹腔镜加收			次		1420.50	甲类	手术费
7302	67.4x08	宫腔镜子宫颈切除术		手术	G	331303009	子宫颈截除术			次		1950.00	甲类	手术费
7303	67.4x08	宫腔镜子宫颈切除术		手术	G	330000000－9	术中使用宫腔镜加收			次		709.50	甲类	手术费
7304	67.5100	经腹子宫颈环扎术		手术	G	331400019	子宫颈管环扎术（Mc-Donald）	指孕期手术		次		260.00	甲类	手术费
7305	67.5101	腹腔镜子宫颈环扎术		手术	G	331400019	子宫颈管环扎术（Mc-Donald）	指孕期手术		次		260.00	甲类	手术费
7306	67.5101	腹腔镜子宫颈环扎术		手术	G	330000000－8	术中使用腹腔镜加收			次		1420.50	甲类	手术费
7307	67.5900	子宫颈内口的其他修补术		手术	G	331303006	非孕期子宫内口矫正术			次		650.00	甲类	手术费
7308	67.5900x001	希罗德卡手术［Shirodkar］		手术	G	331303007	孕期子宫内口缝合术			次		1040.00	甲类	手术费
7309	67.5900x002	子宫峡部环扎术		手术	G	331400019	子宫颈管环扎术（Mc-Donald）	指孕期手术		次		260.00	甲类	手术费
7310	67.5900x003	子宫颈环扎术［McDonald手术］		手术	G	331400019	子宫颈管环扎术（Mc-Donald）	指孕期手术		次		260.00	甲类	手术费
7311	67.5901	经阴道子宫颈环扎术		手术	G	331400019	子宫颈管环扎术（Mc-Donald）	指孕期手术		次		260.00	甲类	手术费
7312	67.6100	子宫颈裂伤缝合术		手术	G	331400018	子宫颈裂伤修补术	指产时宫颈裂伤		次		260.00	甲类	手术费
7313	67.6201	子宫颈阴道瘘修补术		手术	G	331103019	膀胱阴道瘘修补术			次		3380.00	甲类	手术费

（续上表）

序号	手术操作诊断编码	手术操作名称	手术级别	操作类型	财务分类	编码	项目名称	项目内涵	除外内容	计价单位	说明	三级医疗服务价格（元）	医保结算类型	医疗收费项目类别
7314	67.6900	子宫颈的其他修补术		手术	G	331400018	子宫颈裂伤修补术	指产时宫颈裂伤		次		260.00	甲类	手术费
7315	67.6901	子宫颈成形术		手术	G	311201010	宫颈扩张术	含宫颈插管		次		88.00	甲类	治疗费
7316	67.6902	子宫颈陈旧性产科裂伤修补术		手术	G	331400018	子宫颈裂伤修补术	指产时宫颈裂伤		次		260.00	甲类	手术费
7317	68.0x00	子宫切开术		手术	G	331400012	剖宫产术	指古典式、子宫下段及腹膜外剖宫取胎术等		次		949.00	丙类	手术费
7318	68.0x00x004	子宫切开探查术		手术	G	331008008	剖腹探查术	含活检、腹腔引流		次	仅独立开展本手术方可收费	2535.00	甲类	手术费
7319	68.0x00x005	子宫切开异物取出术		手术	G	331303001－1	子宫内膜息肉切除术			次		312.00	甲类	手术费
7320	68.0x00x006	腹腔镜下子宫切开异物取出术		手术	G	331303011	经腹子宫肌瘤剔除术			次		1950.00	甲类	手术费
7321	68.0x00x006	腹腔镜下子宫切开异物取出术		手术	G	330000000－8	术中使用腹腔镜加收			次		1420.50	甲类	手术费
7322	68.0x00x007	子宫切开葡萄胎去除术		手术	G	311201052	葡萄胎刮宫术			次		250.00	甲类	治疗费
7323	68.1300	开放性子宫活组织检查		手术	D	331306003	宫腔镜检查	含活检；不含宫旁阻滞麻醉		次		520.00	甲类	手术费
7324	68.1400	开放性子宫韧带活组织检查		手术	D	311201008	宫颈活检术			次		65.00	甲类	治疗费
7325	68.1501	腹腔镜子宫韧带活组织检查		手术	D	311201008	宫颈活检术			次		65.00	甲类	治疗费
7326	68.1601	腹腔镜子宫活组织检查		手术	D	331306003	宫腔镜检查	含活检；不含宫旁阻滞麻醉		次		520.00	甲类	手术费
7327	68.2100	子宫内膜粘连切断术		手术	G	331303027	子宫内膜去除术	指热球、射频消融、电凝术等		次		1040.00	甲类	手术费
7328	68.2100x002	子宫内膜粘连松解术		手术	G	331003008－1	盆腔粘连松解术			次	仅独立开展本手术方可收费	1690.00	甲类	手术费
7329	68.2101	宫腔镜子宫内膜粘连松解术		手术	G	331306006	经宫腔镜宫腔粘连分离术			次		1300.00	甲类	手术费
7330	68.2201	子宫隔膜切开术		手术	G	331306007	经宫腔镜子宫纵隔切除术	不含术中B超监视		次		1950.00	甲类	手术费
7331	68.2202	子宫隔膜切除术		手术	G	331306007	经宫腔镜子宫纵隔切除术	不含术中B超监视		次		1950.00	甲类	手术费
7332	68.2204	宫腔镜子宫隔膜切开术		手术	G	331306007	经宫腔镜子宫纵隔切除术	不含术中B超监视		次		1950.00	甲类	手术费
7333	68.2205	腹腔镜子宫隔膜切除术		手术	G	331306007	经宫腔镜子宫纵隔切除术	不含术中B超监视		次		1950.00	甲类	手术费
7334	68.2206	宫腔镜子宫隔膜切除术		手术	G	331306007	经宫腔镜子宫纵隔切除术	不含术中B超监视		次		1950.00	甲类	手术费
7335	68.2300	子宫内膜切除术		手术	G	331303027	子宫内膜去除术	指热球、射频消融、电凝术等		次		1040.00	甲类	手术费
7336	68.2300x005	宫腔镜下子宫内膜热球去除术		手术	G	331303027	子宫内膜去除术	指热球、射频消融、电凝术等		次		1040.00	甲类	手术费
7337	68.2300x005	宫腔镜下子宫内膜热球去除术		手术	G	330000000－9	术中使用宫腔镜加收			次		709.50	甲类	手术费
7338	68.2301	子宫内膜射频消融术		手术	G	331303027	子宫内膜去除术	指热球、射频消融、电凝术等		次		1040.00	甲类	手术费

（续上表）

序号	手术操作诊断编码	手术操作名称	手术级别	操作类型	财务分类	编码	项目名称	项目内涵	除外内容	计价单位	说明	三级医疗服务价格（元）	医保结算类型	医疗收费项目类别
7339	68. 2302	宫腔镜子宫内膜切除术		手术	G	331303027	子宫内膜去除术	指热球、射频消融、电凝术等		次		1040. 00	甲类	手术费
7340	68. 2302	宫腔镜子宫内膜切除术		手术	G	330000000－9	术中使用宫腔镜加收			次		709. 50	甲类	手术费
7341	68. 2401	腹腔镜子宫动脉弹簧圈栓塞［UAE］		手术	G	320200007	经皮动脉栓塞术			次		1716. 00	乙类	治疗费
7342	68. 2401	腹腔镜子宫动脉弹簧圈栓塞［UAE］		手术	G	330000000－8	术中使用腹腔镜加收			次		1420. 50	甲类	手术费
7343	68. 2501	腹腔镜子宫动脉栓塞术		手术	G	320200007	经皮动脉栓塞术			次		1716. 00	乙类	治疗费
7344	68. 2501	腹腔镜子宫动脉栓塞术		手术	G	330000000－8	术中使用腹腔镜加收			次		1420. 50	甲类	手术费
7345	68. 2900	子宫病损的其他切除术或破坏术		手术	G	331303012	子宫次全切除术			次		1950. 00	甲类	手术费
7346	68. 2900x028	子宫病损烧灼术		手术	G	311201020	妇科特殊治疗	指外阴、阴道、宫颈等疾患	宫颈抗菌膜、蓝氧一次性冲洗管、一次性阴道抑菌吸附器	每部位		35. 00	甲类	治疗费
7347	68. 2900x031	子宫病损电凝术		手术	G	331303019	子宫整形术	含纵隔切除、残角子宫切除、畸形子宫矫治、双角子宫融合等；不含术中B超监视		次	仅独立开展本手术方可收费	1560. 00	甲类	手术费
7348	68. 2900x035	子宫角部分切除术		手术	G	331303019	子宫整形术	含纵隔切除、残角子宫切除、畸形子宫矫治、双角子宫融合等；不含术中B超监视		次	仅独立开展本手术方可收费	1560. 00	甲类	手术费
7349	68. 2900x037	子宫角楔形切除术		手术	G	331303019	子宫整形术	含纵隔切除、残角子宫切除、畸形子宫矫治、双角子宫融合等；不含术中B超监视		次	仅独立开展本手术方可收费	1560. 00	甲类	手术费
7350	68. 2900x038	子宫内膜病损烧灼术		手术	G	331303027	子宫内膜去除术	指热球、射频消融、电凝术等		次		1040. 00	甲类	手术费
7351	68. 2901	子宫肌瘤切除术		手术	G	331306008	经宫腔镜子宫肌瘤切除术	不含术中B超监视		次		2080. 00	甲类	手术费
7352	68. 2902	子宫内膜病损破坏术		手术	G	331303027	子宫内膜去除术	指热球、射频消融、电凝术等		次		1040. 00	甲类	手术费
7353	68. 2903	子宫内膜病损切除术		手术	G	331303027	子宫内膜去除术	指热球、射频消融、电凝术等		次		1040. 00	甲类	手术费
7354	68. 2904	子宫病损破坏术		手术	G	331303012	子宫次全切除术			次		1950. 00	甲类	手术费
7355	68. 2905	子宫病损射频消融术		手术	G	331303027	子宫内膜去除术	指热球、射频消融、电凝术等		次		1040. 00	甲类	手术费

（续上表）

序号	手术操作诊断编码	手术操作名称	手术级别	操作类型	财务分类	编码	项目名称	项目内涵	除外内容	计价单位	说明	三级医疗服务价格（元）	医保结算类型	医疗收费项目类别
7356	68.2906	子宫病损切除术		手术	G	331303012	子宫次全切除术			次		1950.00	甲类	手术费
7357	68.2907	经阴道子宫病损切除术		手术	G	331303013	阴式全子宫切除术			次		2600.00	甲类	手术费
7358	68.2909	腹腔镜子宫病损电凝术		手术	G	331303027	子宫内膜去除术	指热球、射频消融、电凝术等		次		1040.00	甲类	手术费
7359	68.2909	腹腔镜子宫病损电凝术		手术	G	330000000－8	术中使用腹腔镜加收			次		1420.50	甲类	手术费
7360	68.2910	腹腔镜子宫病损射频消融术		手术	G	331303027	子宫内膜去除术	指热球、射频消融、电凝术等		次		1040.00	甲类	手术费
7361	68.2910	腹腔镜子宫病损射频消融术		手术	G	330000000－8	术中使用腹腔镜加收			次		1420.50	甲类	手术费
7362	68.2912	腹腔镜子宫病损切除术		手术	G	331303011	经腹子宫肌瘤剔除术			次		1950.00	甲类	手术费
7363	68.2912	腹腔镜子宫病损切除术		手术	G	330000000－8	术中使用腹腔镜加收			次		1420.50	甲类	手术费
7364	68.2913	宫腔镜子宫病损电切术		手术	G	331303005	宫颈环形电切术			次		1300.00	甲类	手术费
7365	68.2913	宫腔镜子宫病损电切术		手术	G	331303005－1	宫颈环形电切术（使用Leep 刀）			次		1560.00	甲类	手术费
7366	68.2913	宫腔镜子宫病损电切术		手术	G	330000000－9	术中使用宫腔镜加收			次		709.50	甲类	手术费
7367	68.2914	宫腔镜子宫病损射频消融术		手术	G	331303027	子宫内膜去除术	指热球、射频消融、电凝术等		次		1040.00	甲类	手术费
7368	68.2914	宫腔镜子宫病损射频消融术		手术	G	330000000－9	术中使用宫腔镜加收			次		709.50	甲类	手术费
7369	68.2915	宫腔镜子宫内膜病损切除术		手术	G	331303027	子宫内膜去除术	指热球、射频消融、电凝术等		次		1040.00	甲类	手术费
7370	68.2915	宫腔镜子宫内膜病损切除术		手术	G	330000000－9	术中使用宫腔镜加收			次		709.50	甲类	手术费
7371	68.2916	宫腔镜子宫内膜成形术		手术	G	331303027	子宫内膜去除术	指热球、射频消融、电凝术等		次		1040.00	甲类	手术费
7372	68.2916	宫腔镜子宫内膜成形术		手术	G	330000000－9	术中使用宫腔镜加收			次		709.50	甲类	手术费
7373	68.2917	宫腔镜子宫病损切除术		手术	G	331303029－1	黏膜下子宫肌瘤摘除术			次		2177.50	甲类	手术费
7374	68.2917	宫腔镜子宫病损切除术		手术	G	331303039S－1	宫颈子宫内膜异位病灶清除术			次		1849.00	甲类	手术费
7375	68.2917	宫腔镜子宫病损切除术		手术	G	331303038S	子宫疤痕憩室修复术	暴露子宫下段疤痕部位，切除疤痕组织，修复疤痕部位		次		1610.00	甲类	手术费
7376	68.2917	宫腔镜子宫病损切除术		手术	G	331303036S	子宫腺肌病灶切除术	明确腺肌瘤部位，切除腺肌瘤病灶，缝合，止血，冲洗盆腹腔，酌情放置盆腔引流		次		1950.00	甲类	手术费
7377	68.2917	宫腔镜子宫病损切除术		手术	G	330000000－9	术中使用宫腔镜加收			次		709.50	甲类	手术费
7378	68.2918	腹腔镜辅助经阴道子宫病损切除术		手术	G	331303034S	经阴道子宫肌瘤切除术	经阴道，暴露子宫肌瘤，切除，逐层缝合止血		次		1950.00	甲类	手术费

（续上表）

序号	手术操作诊断编码	手术操作名称	手术级别	操作类型	财务分类	编码	项目名称	项目内涵	除外内容	计价单位	说明	三级医疗服务价格（元）	医保结算类型	医疗收费项目类别
7379	68.2918	腹腔镜辅助经阴道子宫病损切除术		手术	G	331303038S－1	经阴道子宫疤痕憩室修复术	暴露子宫下段疤痕部位，切除疤痕组织，修复疤痕部位		次		1932.00	甲类	手术费
7380	68.2918	腹腔镜辅助经阴道子宫病损切除术		手术	G	331303039S	阴道子宫内膜异位病灶清除术			次		1849.00	甲类	手术费
7381	68.2918	腹腔镜辅助经阴道子宫病损切除术		手术	G	330000000－8	术中使用腹腔镜加收			次		1420.50	甲类	手术费
7382	68.3100	腹腔镜子宫颈上子宫切除术[LSH]		手术	G	331303014	腹式全子宫切除术			次		2600.00	甲类	手术费
7383	68.3100	腹腔镜子宫颈上子宫切除术[LSH]		手术	G	330000000－8	术中使用腹腔镜加收			次		1420.50	甲类	手术费
7384	68.3100x002	筋膜内子宫切除术［CISH手术］		手术	G	331303014	腹式全子宫切除术			次		2600.00	甲类	手术费
7385	68.3100x002	筋膜内子宫切除术［CISH手术］		手术	G	330000000－8	术中使用腹腔镜加收			次		1420.50	甲类	手术费
7386	68.3101	标准子宫筋膜内子宫切除术		手术	G	331303014	腹式全子宫切除术			次		2600.00	甲类	手术费
7387	68.3102	腹腔镜子宫次全切除术		手术	G	331303012	子宫次全切除术			次		1950.00	甲类	手术费
7388	68.3102	腹腔镜子宫次全切除术		手术	G	330000000－8	术中使用腹腔镜加收			次		1420.50	甲类	手术费
7389	68.3103	腹腔镜子宫楔形切除术		手术	G	331303014	腹式全子宫切除术			次		2600.00	甲类	手术费
7390	68.3103	腹腔镜子宫楔形切除术		手术	G	330000000－8	术中使用腹腔镜加收			次		1420.50	甲类	手术费
7391	68.3104	腹腔镜残角子宫切除术		手术	G	331303019	子宫整形术	含纵隔切除、残角子宫切除、畸形子宫矫治、双角子宫融合等；不含术中B超监视		次	仅独立开展本手术方可收费	1560.00	甲类	手术费
7392	68.3104	腹腔镜残角子宫切除术		手术	G	330000000－8	术中使用腹腔镜加收			次		1420.50	甲类	手术费
7393	68.3105	腹腔镜双子宫单侧切除术		手术	G	331303014	腹式全子宫切除术			次		2600.00	甲类	手术费
7394	68.3105	腹腔镜双子宫单侧切除术		手术	G	330000000－8	术中使用腹腔镜加收			次		1420.50	甲类	手术费
7395	68.3106	腹腔镜辅助子宫颈上子宫切除术		手术	G	331303012	子宫次全切除术			次		1950.00	甲类	手术费
7396	68.3106	腹腔镜辅助子宫颈上子宫切除术		手术	G	330000000－8	术中使用腹腔镜加收			次		1420.50	甲类	手术费
7397	68.3900	其他和未特指的腹部次全子宫切除术		手术	G	331303012	子宫次全切除术			次		1950.00	甲类	手术费
7398	68.3900x003	子宫颈上子宫切除术		手术	G	331303012	子宫次全切除术			次		1950.00	甲类	手术费
7399	68.3901	子宫次全切除术		手术	G	331303012	子宫次全切除术			次		1950.00	甲类	手术费
7400	68.3902	子宫部分切除术		手术	G	331303012	子宫次全切除术			次		1950.00	甲类	手术费
7401	68.3903	子宫角切除术		手术	G	331303016－1	广泛性子宫切除术	含双附件切除		次		3250.00	甲类	手术费
7402	68.3904	子宫楔形切除术		手术	G	331303016－1	广泛性子宫切除术	含双附件切除		次		3250.00	甲类	手术费

（续上表）

序号	手术操作诊断编码	手术操作名称	手术级别	操作类型	财务分类	编码	项目名称	项目内涵	除外内容	计价单位	说明	三级医疗服务价格（元）	医保结算类型	医疗收费项目类别
7403	68. 3905	残角子宫切除术		手术	G	331303016－1	广泛性子宫切除术	含双附件切除		次		3250. 00	甲类	手术费
7404	68. 3906	双子宫单侧切除术		手术	G	331303016－1	广泛性子宫切除术	含双附件切除		次		3250. 00	甲类	手术费
7405	68. 3907	双角子宫切除术		手术	G	331303016－1	广泛性子宫切除术	含双附件切除		次		3250. 00	甲类	手术费
7406	68. 4100	腹腔镜经腹全子宫切除术	四级	手术	G	331303014	腹式全子宫切除术			次		2600. 00	甲类	手术费
7407	68. 4100	腹腔镜经腹全子宫切除术	四级	手术	G	330000000－8	术中使用腹腔镜加收			次		1420. 50	甲类	手术费
7408	68. 4101	腹腔镜经腹子宫扩大切除术	四级	手术	G	331303016－1	广泛性子宫切除术	含双附件切除		次		3250. 00	甲类	手术费
7409	68. 4101	腹腔镜经腹子宫扩大切除术	四级	手术	G	330000000－8	术中使用腹腔镜加收			次		1420. 50	甲类	手术费
7410	68. 4102	腹腔镜经腹筋膜外子宫切除术		手术	G	331303014	腹式全子宫切除术			次		2600. 00	甲类	手术费
7411	68. 4102	腹腔镜经腹筋膜外子宫切除术		手术	G	330000000－8	术中使用腹腔镜加收			次		1420. 50	甲类	手术费
7412	68. 4103	腹腔镜经腹始基子宫切除术		手术	G	331303014	腹式全子宫切除术			次		2600. 00	甲类	手术费
7413	68. 4102	腹腔镜经腹筋膜外子宫切除术		手术	G	330000000－8	术中使用腹腔镜加收			次		1420. 50	甲类	手术费
7414	68. 4104	腹腔镜经腹双子宫切除术		手术	G	331303014	腹式全子宫切除术			次		2600. 00	甲类	手术费
7415	68. 4102	腹腔镜经腹筋膜外子宫切除术		手术	G	330000000－8	术中使用腹腔镜加收			次		1420. 50	甲类	手术费
7416	68. 4900	其他和未特指的腹式全子宫切除术		手术	G	331303014	腹式全子宫切除术			次		2600. 00	甲类	手术费
7417	68. 4900x004	始基子宫切除术		手术	G	331303013	阴式全子宫切除术			次		2600. 00	甲类	手术费
7418	68. 4901	经腹全子宫切除术	四级	手术	G	331303014	腹式全子宫切除术			次		2600. 00	甲类	手术费
7419	68. 4902	经腹筋膜外全子宫切除术	四级	手术	G	331303028－3	经腹膜外根治性宫颈切除术			次		5200. 00	甲类	手术费
7420	68. 4903	经腹扩大性全子宫切除术	四级	手术	G	331303016－1	广泛性子宫切除术	含双附件切除		次		3250. 00	甲类	手术费
7421	68. 4905	经腹双子宫切除术		手术	G	331303014	腹式全子宫切除术			次		2600. 00	甲类	手术费
7422	68. 5100	腹腔镜辅助阴道子宫切除术（LAVH）		手术	G	331303018	经腹阴道联合子宫切除术			次		2600. 00	甲类	手术费
7423	68. 5100	腹腔镜辅助阴道子宫切除术（LAVH）		手术	G	330000000－8	术中使用腹腔镜加收			次		1420. 50	甲类	手术费
7424	68. 5100x004	腹腔镜辅助经阴道始基子宫切除术		手术	G	331303018	经腹阴道联合子宫切除术			次		2600. 00	甲类	手术费
7425	68. 5100x004	腹腔镜辅助经阴道始基子宫切除术		手术	G	330000000－8	术中使用腹腔镜加收			次		1420. 50	甲类	手术费
7426	68. 5100x005	腹腔镜辅助经阴道子宫次全切除术	四级	手术	G	331303018	经腹阴道联合子宫切除术			次		2600. 00	甲类	手术费
7427	68. 5100x005	腹腔镜辅助经阴道子宫次全切除术	四级	手术	G	330000000－8	术中使用腹腔镜加收			次		1420. 50	甲类	手术费
7428	68. 5101	腹腔镜辅助经阴道子宫扩大切除术	四级	手术	G	331303018	经腹阴道联合子宫切除术			次		2600. 00	甲类	手术费

（续上表）

序号	手术操作诊断编码	手术操作名称	手术级别	操作类型	财务分类	编码	项目名称	项目内涵	除外内容	计价单位	说明	三级医疗服务价格（元）	医保结算类型	医疗收费项目类别
7429	68. 5101	腹腔镜辅助经阴道子宫扩大切除术	四级	手术	G	330000000－8	术中使用腹腔镜加收			次		1420. 50	甲类	手术费
7430	68. 5102	腹腔镜辅助经阴道筋膜内子宫切除术		手术	G	331303018	经腹阴道联合子宫切除术			次		2600. 00	甲类	手术费
7431	68. 5102	腹腔镜辅助经阴道筋膜内子宫切除术		手术	G	330000000－8	术中使用腹腔镜加收			次		1420. 50	甲类	手术费
7432	68. 5103	腹腔镜辅助经阴道子宫部分切除术		手术	G	331303018	经腹阴道联合子宫切除术			次		2600. 00	甲类	手术费
7433	68. 5103	腹腔镜辅助经阴道子宫部分切除术		手术	G	330000000－8	术中使用腹腔镜加收			次		1420. 50	甲类	手术费
7434	68. 5900	其他和未特指的阴道子宫切除术		手术	G	331303013	阴式全子宫切除术			次		2600. 00	甲类	手术费
7435	68. 5900x002	经阴道子宫次全切除术		手术	G	331303013	阴式全子宫切除术			次		2600. 00	甲类	手术费
7436	68. 5900x003	经阴道筋膜外全子宫切除术		手术	G	331303013	阴式全子宫切除术			次		2600. 00	甲类	手术费
7437	68. 5901	经阴道子宫切除术		手术	G	331303013	阴式全子宫切除术			次		2600. 00	甲类	手术费
7438	68. 5902	经阴道子宫部分切除术		手术	G	331303013	阴式全子宫切除术			次		2600. 00	甲类	手术费
7439	68. 6100	腹腔镜根治性腹的子宫切除术	四级	手术	G	331303028－2	经腹根治性宫颈切除术			次		5200. 00	甲类	手术费
7440	68. 6100	腹腔镜根治性腹的子宫切除术	四级	手术	G	330000000－8	术中使用腹腔镜加收			次		1420. 50	甲类	手术费
7441	68. 6100x001	腹腔镜下子宫广泛性切除术	四级	手术	G	331303016－1	广泛性子宫切除术	含双附件切除		次		3250. 00	甲类	手术费
7442	68. 6100x001	腹腔镜下子宫广泛性切除术	四级	手术	G	330000000－8	术中使用腹腔镜加收			次		1420. 50	甲类	手术费
7443	68. 6100x002	腹腔镜下子宫改良广泛性切除术	四级	手术	G	331303016－1	广泛性子宫切除术	含双附件切除		次		3250. 00	甲类	手术费
7444	68. 6100x002	腹腔镜下子宫改良广泛性切除术	四级	手术	G	330000000－8	术中使用腹腔镜加收			次		1420. 50	甲类	手术费
7445	68. 6101	腹腔镜改良根治性子宫切除术	四级	手术	G	331303028－2	经腹根治性宫颈切除术			次		5200. 00	甲类	手术费
7446	68. 6101	腹腔镜改良根治性子宫切除术	四级	手术	G	330000000－8	术中使用腹腔镜加收			次		1420. 50	甲类	手术费
7447	68. 6900	其他和未特指的腹式根治性子宫切除术	四级	手术	G	331303028－2	经腹根治性宫颈切除术			次		5200. 00	甲类	手术费
7448	68. 6900x001	子宫广泛性切除术	四级	手术	G	331303016－1	广泛性子宫切除术	含双附件切除		次		3250. 00	甲类	手术费
7449	68. 6900x002	子宫改良广泛性切除术	四级	手术	G	331303016－1	广泛性子宫切除术	含双附件切除		次		3250. 00	甲类	手术费
7450	68. 6900x003	子宫次广泛切除术	四级	手术	G	331303016	次广泛子宫切除术	含双附件切除		次		2353. 00	甲类	手术费
7451	68. 6901	子宫根治性切除术	四级	手术	G	331303028－1	经阴道根治性宫颈切除术			次		6500. 00	甲类	手术费
7452	68. 6901	子宫根治性切除术	四级	手术	G	331303028－2	经腹根治性宫颈切除术			次		5200. 00	甲类	手术费
7453	68. 6901	子宫根治性切除术	四级	手术	G	331303028－3	经腹膜外根治性宫颈切除术			次		5200. 00	甲类	手术费
7454	68. 6902	子宫改良根治性切除术	四级	手术	G	331303028－1	经阴道根治性宫颈切除术			次		6500. 00	甲类	手术费
7455	68. 6902	子宫改良根治性切除术	四级	手术	G	331303028－2	经腹根治性宫颈切除术			次		5200. 00	甲类	手术费
7456	68. 6902	子宫改良根治性切除术	四级	手术	G	331303028－3	经腹膜外根治性宫颈切除术			次		5200. 00	甲类	手术费

（续上表）

序号	手术操作诊断编码	手术操作名称	手术级别	操作类型	财务分类	编码	项目名称	项目内涵	除外内容	计价单位	说明	三级医疗服务价格（元）	医保结算类型	医疗收费项目类别
7457	68.7100	腹腔镜根治性阴道的子宫切除术［LRVH］	四级	手术	G	331303014	腹式全子宫切除术			次		2600.00	甲类	手术费
7458	68.7100	腹腔镜根治性阴道的子宫切除术［LRVH］	四级	手术	G	330000000－8	术中使用腹腔镜加收			次		1420.50	甲类	手术费
7459	68.7100x001	腹腔镜辅助经阴道子宫广泛性切除术	四级	手术	G	331303014	腹式全子宫切除术			次		2600.00	甲类	手术费
7460	68.7100x001	腹腔镜辅助经阴道子宫广泛性切除术	四级	手术	G	330000000－8	术中使用腹腔镜加收			次		1420.50	甲类	手术费
7461	68.7900	其他和未特指的根治性阴道子宫切除术	四级	手术	G	331303013	阴式全子宫切除术			次		2600.00	甲类	手术费
7462	68.7900x003	经阴道子宫广泛性切除术	四级	手术	G	331303013	阴式全子宫切除术			次		2600.00	甲类	手术费
7463	68.7901	经阴道子宫根治性切除术	四级	手术	G	331303013	阴式全子宫切除术			次		2600.00	甲类	手术费
7464	68.8x00	盆腔脏器去除术	四级	手术	G	331303017	广泛性子宫切除＋盆腹腔淋巴结清除术			次		7280.00	甲类	手术费
7465	68.8x01	女性盆腔廓清术	四级	手术	G	331303017	广泛性子宫切除＋盆腹腔淋巴结清除术			次		7280.00	甲类	手术费
7466	68.9x00	其他和未特指子宫切除术		手术	G	331303012	子宫次全切除术			次		1950.00	甲类	手术费
7467	69.1900	子宫和支持结构的其他切除术或破坏术		手术	G	331303015	全子宫＋双附件切除术			次		3250.00	甲类	手术费
7468	69.1900x022	腹腔镜下阔韧带病损切除术		手术	G	331303035S	筋膜外全子宫切除术	常规处理圆韧带、阔韧带，推开膀胱后，于宫颈筋膜外侧切断主骶韧带及子宫血管		次		2968.00	甲类	手术费
7469	69.1902	子宫骶韧带切除术		手术	G	331303035S	筋膜外全子宫切除术	常规处理圆韧带、阔韧带，推开膀胱后，于宫颈筋膜外侧切断主骶韧带及子宫血管		次		2968.00	甲类	手术费
7470	69.1903	阔韧带病损切除术		手术	G	331303035S	筋膜外全子宫切除术	常规处理圆韧带、阔韧带，推开膀胱后，于宫颈筋膜外侧切断主骶韧带及子宫血管		次		2968.00	甲类	手术费
7471	69.1904	子宫韧带病损切除术		手术	G	331303035S	筋膜外全子宫切除术	常规处理圆韧带、阔韧带，推开膀胱后，于宫颈筋膜外侧切断主骶韧带及子宫血管		次		2968.00	甲类	手术费
7472	69.1905	圆韧带病损切除术		手术	G	331303035S	筋膜外全子宫切除术	常规处理圆韧带、阔韧带，推开膀胱后，于宫颈筋膜外侧切断主骶韧带及子宫血管		次		2968.00	甲类	手术费

（续上表）

序号	手术操作诊断编码	手术操作名称	手术级别	操作类型	财务分类	编码	项目名称	项目内涵	除外内容	计价单位	说明	三级医疗服务价格（元）	医保结算类型	医疗收费项目类别
7473	69. 1907	腹腔镜子宫韧带病损切除术		手术	G	331303035S	筋膜外全子宫切除术	常规处理圆韧带、阔韧带，推开膀胱后，于宫颈筋膜外侧切断主骶韧带及子宫血管		次		2968. 00	甲类	手术费
7474	69. 1908	腹腔镜骶韧带部分切除术		手术	G	331303035S	筋膜外全子宫切除术	常规处理圆韧带、阔韧带，推开膀胱后，于宫颈筋膜外侧切断主骶韧带及子宫血管		次		2968. 00	甲类	手术费
7475	69. 1908	腹腔镜骶韧带部分切除术		手术	G	330000000－8	术中使用腹腔镜加收			次		1420. 50	甲类	手术费
7476	69. 2101	沃特金斯手术		手术	G	331306025S	全盆悬吊重建术	指对盆腔脱垂组织和器官进行悬吊重建		次		3775. 00	甲类	手术费
7477	69. 2101	沃特金斯手术		手术	G	331306025S－1	前盆悬吊重建术	指对盆腔脱垂组织和器官进行悬吊重建		次		1887. 50	甲类	手术费
7478	69. 2101	沃特金斯手术		手术	G	331306025S－2	后盆悬吊重建术	指对盆腔脱垂组织和器官进行悬吊重建		次		1887. 50	甲类	手术费
7479	69. 2200	其他子宫悬吊术		手术	G	331303023	子宫悬吊术		吊带	次		1300. 00	甲类	手术费
7480	69. 2200x006	子宫韧带悬吊术		手术	G	331303023	子宫悬吊术		吊带	次		1300. 00	甲类	手术费
7481	69. 2200x007	腹腔镜下子宫－骶韧带高位悬吊术	四级	手术	G	331303023	子宫悬吊术		吊带	次		1300. 00	甲类	手术费
7482	69. 2200x007	腹腔镜下子宫－骶韧带高位悬吊术	四级	手术	G	330000000－8	术中使用腹腔镜加收			次		1420. 50	甲类	手术费
7483	69. 2200x008	腹腔镜下子宫－骶棘韧带固定术	四级	手术	G	331303023	子宫悬吊术		吊带	次		1300. 00	甲类	手术费
7484	69. 2200x008	腹腔镜下子宫－骶棘韧带固定术	四级	手术	G	330000000－8	术中使用腹腔镜加收			次		1420. 50	甲类	手术费
7485	69. 2200x009	腹腔镜下子宫－骶前固定术	四级	手术	G	331303033S	阴道骶骨固定术	打开阴道膀胱间隙及直肠间隙，将 Y 型网片的 3 条短臂经阴道膀胱间隙、阴道直肠间隙固定于阴道前后壁；打开骶骨岬表面腹膜，调整好网片张力后，将 Y 型网片的长臂固定于骶骨前方的前纵韧带无血管区		次		1590. 00	甲类	手术费
7486	69. 2200x009	腹腔镜下子宫－骶前固定术	四级	手术	G	330000000－8	术中使用腹腔镜加收			次		1420. 50	甲类	手术费
7487	69. 2200x010	经阴道子宫－骶棘韧带固定术	四级	手术	G	331303023－1	阴道吊带术		吊带	次		1300. 00	甲类	手术费
7488	69. 2200x010	经阴道子宫－骶棘韧带固定术	四级	手术	G	331303023－2	阴道残端悬吊术		吊带	次		1300. 00	甲类	手术费

（续上表）

序号	手术操作诊断编码	手术操作名称	手术级别	操作类型	财务分类	编码	项目名称	项目内涵	除外内容	计价单位	说明	三级医疗服务价格（元）	医保结算类型	医疗收费项目类别
7489	69.2200x011	经阴道子宫－骶前固定术	四级	手术	G	331303033S	阴道骶骨固定术	打开阴道膀胱间隙及直肠间隙，将Y型网片的3条短臂经阴道膀胱间隙、阴道直肠间隙固定于阴道前后壁；打开骶骨岬表面腹膜，调整好网片张力后，将Y型网片的长臂固定于骶骨前方的前纵韧带无血管区		次		1590.00	甲类	手术费
7490	69.2200x012	经阴道子宫－骶韧带高位悬吊术	四级	手术	G	331303023	子宫悬吊术		吊带	次		1300.00	甲类	手术费
7491	69.2200x013	子宫－骶棘韧带固定术	四级	手术	G	331303023	子宫悬吊术		吊带	次		1300.00	甲类	手术费
7492	69.2200x014	子宫－骶前固定术	四级	手术	G	331303033S	阴道骶骨固定术	打开阴道膀胱间隙及直肠间隙，将Y型网片的3条短臂经阴道膀胱间隙、阴道直肠间隙固定于阴道前后壁；打开骶骨岬表面腹膜，调整好网片张力后，将Y型网片的长臂固定于骶骨前方的前纵韧带无血管区		次		1590.00	甲类	手术费
7493	69.2200x015	子宫－骶韧带高位悬吊术	四级	手术	G	331303023	子宫悬吊术		吊带	次		1300.00	甲类	手术费
7494	69.2200x016	腹腔镜下阴道－骶韧带高位悬吊术	四级	手术	G	331303023－2	阴道残端悬吊术		吊带	次		1300.00	甲类	手术费
7495	69.2200x016	腹腔镜下阴道－骶韧带高位悬吊术	四级	手术	G	330000000－8	术中使用腹腔镜加收			次		1420.50	甲类	手术费
7496	69.2200x017	腹腔镜下阴道－骶棘韧带固定术	四级	手术	G	331303023－1	阴道吊带术		吊带	次		1300.00	甲类	手术费
7497	69.2200x017	腹腔镜下阴道－骶棘韧带固定术	四级	手术	G	330000000－8	术中使用腹腔镜加收			次		1420.50	甲类	手术费
7498	69.2200x018	腹腔镜下阴道－骶前固定术	四级	手术	G	331303033S	阴道骶骨固定术	打开阴道膀胱间隙及直肠间隙，将Y型网片的3条短臂经阴道膀胱间隙、阴道直肠间隙固定于阴道前后壁；打开骶骨岬表面腹膜，调整好网片张力后，将Y型网片的长臂固定于骶骨前方的前纵韧带无血管区		次		1590.00	甲类	手术费
7499	69.2200x018	腹腔镜下阴道－骶前固定术	四级	手术	G	330000000－8	术中使用腹腔镜加收			次		1420.50	甲类	手术费
7500	69.2200x019	经阴道阴道－骶棘韧带固定术	四级	手术	G	331303023－1	阴道吊带术		吊带	次		1300.00	甲类	手术费

（续上表）

序号	手术操作诊断编码	手术操作名称	手术级别	操作类型	财务分类	编码	项目名称	项目内涵	除外内容	计价单位	说明	三级医疗服务价格（元）	医保结算类型	医疗收费项目类别
7501	69. 2200x020	经阴道阴道－骶前固定术	四级	手术	G	331303033S	阴道骶骨固定术	打开阴道膀胱间隙及直肠间隙，将Y型网片的3条短臂经阴道膀胱间隙、阴道直肠间隙固定于阴道前后壁；打开骶骨岬表面腹膜，调整好网片张力后，将Y型网片的长臂固定于骶骨前方的前纵韧带无血管区		次		1590. 00	甲类	手术费
7502	69. 2200x021	经阴道阴道－骶韧带高位悬吊术	四级	手术	G	331303023－2	阴道残端悬吊术		吊带	次		1300. 00	甲类	手术费
7503	69. 2200x022	阴道－骶棘韧带固定术	四级	手术	G	331303023－1	阴道吊带术		吊带	次		1300. 00	甲类	手术费
7504	69. 2200x023	阴道骶前固定术	四级	手术	G	331303033S	阴道骶骨固定术	打开阴道膀胱间隙及直肠间隙，将Y型网片的3条短臂经阴道膀胱间隙、阴道直肠间隙固定于阴道前后壁；打开骶骨岬表面腹膜，调整好网片张力后，将Y型网片的长臂固定于骶骨前方的前纵韧带无血管区		次		1590. 00	甲类	手术费
7505	69. 2200x024	阴道－骶韧带高位悬吊术	四级	手术	G	331303023－2	阴道残端悬吊术		吊带	次		1300. 00	甲类	手术费
7506	69. 2200x025	骶韧带缩短术		手术	G	331303008	曼氏手术	含宫颈部分切除＋主韧带缩短＋阴道前后壁修补术		次		1950. 00	甲类	手术费
7507	69. 2200x030	主韧带缩短术		手术	G	331303008	曼氏手术	含宫颈部分切除＋主韧带缩短＋阴道前后壁修补术		次		1950. 00	甲类	手术费
7508	69. 2200x031	子宫阔韧带缩短术		手术	G	331303008	曼氏手术	含宫颈部分切除＋主韧带缩短＋阴道前后壁修补术		次		1950. 00	甲类	手术费
7509	69. 2201	曼彻斯特手术		手术	G	331303008	曼氏手术	含宫颈部分切除＋主韧带缩短＋阴道前后壁修补术		次		1950. 00	甲类	手术费
7510	69. 2202	子宫颈悬吊术		手术	G	331303030	宫颈悬吊术	含离断、固定术	悬吊材料	次		1482. 00	甲类	手术费
7511	69. 2203	子宫脱垂复位术		手术	G	331306022S	全盆底重建术	指子宫脱垂、阴道前后壁脱垂等盆底支持组织的修复重建术		次		4817. 00	甲类	手术费
7512	69. 2204	主韧带悬吊术		手术	G	331303023	子宫悬吊术		吊带	次		1300. 00	甲类	手术费
7513	69. 2205	圆韧带悬吊术		手术	G	331303023	子宫悬吊术		吊带	次		1300. 00	甲类	手术费
7514	69. 2206	子宫骶韧带悬吊术		手术	G	331303023	子宫悬吊术		吊带	次		1300. 00	甲类	手术费
7515	69. 2207	圆韧带缩短术		手术	G	331306022S	全盆底重建术	指子宫脱垂、阴道前后壁脱垂等盆底支持组织的修复重建术		次		4817. 00	甲类	手术费

（续上表）

序号	手术操作诊断编码	手术操作名称	手术级别	操作类型	财务分类	编码	项目名称	项目内涵	除外内容	计价单位	说明	三级医疗服务价格（元）	医保结算类型	医疗收费项目类别
7516	69.2208	腹腔镜圆韧带缩短术		手术	G	331306022S	全盆底重建术	指子宫脱垂、阴道前后壁脱垂等盆底支持组织的修复重建术		次		4817.00	甲类	手术费
7517	69.2208	腹腔镜圆韧带缩短术		手术	G	330000000－8	术中使用腹腔镜加收			次		1420.50	甲类	手术费
7518	69.2209	腹腔镜宫骶韧带缩短术		手术	G	331306022S	全盆底重建术	指子宫脱垂、阴道前后壁脱垂等盆底支持组织的修复重建术		次		4817.00	甲类	手术费
7519	69.2209	腹腔镜宫骶韧带缩短术		手术	G	330000000－8	术中使用腹腔镜加收			次		1420.50	甲类	手术费
7520	69.2210	腹腔镜高位宫骶韧带悬吊术		手术	G	331303023	子宫悬吊术		吊带	次		1300.00	甲类	手术费
7521	69.2210	腹腔镜高位宫骶韧带悬吊术		手术	G	330000000－8	术中使用腹腔镜加收			次		1420.50	甲类	手术费
7522	69.2212	腹腔镜子宫悬吊术		手术	G	331303023	子宫悬吊术		吊带	次		1300.00	甲类	手术费
7523	69.2212	腹腔镜子宫悬吊术		手术	G	330000000－8	术中使用腹腔镜加收			次		1420.50	甲类	手术费
7524	69.2300	经阴道慢性子宫内翻修补术		手术	G	331303010	子宫修补术			次	仅独立开展本手术方可收费	1560.00	甲类	手术费
7525	69.2900	子宫和支持结构的其他修补术		手术	G	331303010	子宫修补术			次	仅独立开展本手术方可收费	1560.00	甲类	手术费
7526	69.2901	子宫韧带修补术		手术	G	331303010	子宫修补术			次	仅独立开展本手术方可收费	1560.00	甲类	手术费
7527	69.3x01	子宫骶韧带切断术		手术	G	331303014	腹式全子宫切除术			次		2600.00	甲类	手术费
7528	69.3x02	腹腔镜子宫骶韧带切断术		手术	G	331303014	腹式全子宫切除术			次		2600.00	甲类	手术费
7529	69.3x02	腹腔镜子宫骶韧带切断术		手术	G	330000000－8	术中使用腹腔镜加收			次		1420.50	甲类	手术费
7530	69.4100	子宫裂伤缝合术		手术	G	331303010	子宫修补术			次	仅独立开展本手术方可收费	1560.00	甲类	手术费
7531	69.4900	子宫的其他修补术		手术	G	331303010	子宫修补术			次	仅独立开展本手术方可收费	1560.00	甲类	手术费
7532	69.4900x005	子宫修补术		手术	G	331303010	子宫修补术			次	仅独立开展本手术方可收费	1560.00	甲类	手术费
7533	69.4900x006	宫腔镜下子宫修补术		手术	G	331303010	子宫修补术			次	仅独立开展本手术方可收费	1560.00	甲类	手术费
7534	69.4900x006	宫腔镜下子宫修补术		手术	G	330000000－9	术中使用宫腔镜加收			次		709.50	甲类	手术费

（续上表）

序号	手术操作诊断编码	手术操作名称	手术级别	操作类型	财务分类	编码	项目名称	项目内涵	除外内容	计价单位	说明	三级医疗服务价格（元）	医保结算类型	医疗收费项目类别
7535	69.4901	子宫陈旧性产科裂伤修补术		手术	G	331303010	子宫修补术			次	仅独立开展本手术方可收费	1560.00	甲类	手术费
7536	69.4902	腹腔镜子宫陈旧性产科裂伤修补术		手术	G	331303010	子宫修补术			次	仅独立开展本手术方可收费	1560.00	甲类	手术费
7537	69.4902	腹腔镜子宫陈旧性产科裂伤修补术		手术	G	330000000－8	术中使用腹腔镜加收			次		1420.50	甲类	手术费
7538	69.4903	腹腔镜子宫修补术		手术	G	331303010	子宫修补术			次	仅独立开展本手术方可收费	1560.00	甲类	手术费
7539	69.4903	腹腔镜子宫修补术		手术	G	330000000－8	术中使用腹腔镜加收			次		1420.50	甲类	手术费
7540	69.4904	宫腔镜子宫陈旧性产科裂伤修补术		手术	G	331303010	子宫修补术			次	仅独立开展本手术方可收费	1560.00	甲类	手术费
7541	69.4904	宫腔镜子宫陈旧性产科裂伤修补术		手术	G	330000000－9	术中使用宫腔镜加收			次		709.50	甲类	手术费
7542	69.9800	子宫支持结构的其他手术		手术	G	331303009	子宫颈截除术			次		1950.00	甲类	手术费
7543	69.9900	子宫颈和子宫的其他手术		手术	G	331400018	子宫颈裂伤修补术	指产时宫颈裂伤		次		260.00	甲类	手术费
7544	69.9900	子宫颈和子宫的其他手术		手术	G	331303015	全子宫＋双附件切除术			次		3250.00	甲类	手术费
7545	70.1100	处女膜切开术		手术	G	331305014	处女膜切开术			次		351.00	甲类	手术费
7546	70.1200	直肠子宫陷凹切开术		手术	G	331004005	直肠后间隙切开术			次		1690.00	甲类	手术费
7547	70.1200x001	后穹窿切开引流术		手术	G	331304013－1	阴道后穹窿切开引流术			次		910.00	甲类	手术费
7548	70.1200x002	腹腔镜女性盆腔血肿引流术		手术	G	310905040	经皮腹盆腔穿刺术	指肿物、液性包块、脓肿、囊肿、包裹性积液等。含穿刺及引流，不含影像引导		次		535.00	甲类	手术费
7549	70.1200x002	腹腔镜女性盆腔血肿引流术		手术	G	330000000－8	术中使用腹腔镜加收			次		1420.50	甲类	手术费
7550	70.1201	女性盆腔脓肿引流术		手术	G	310905040	经皮腹盆腔穿刺术	指肿物、液性包块、脓肿、囊肿、包裹性积液等。含穿刺及引流，不含影像引导		次		535.00	甲类	手术费
7551	70.1202	腹腔镜女性盆腔脓肿引流术		手术	G	310905040	经皮腹盆腔穿刺术	指肿物、液性包块、脓肿、囊肿、包裹性积液等。含穿刺及引流，不含影像引导		次		535.00	甲类	手术费
7552	70.1202	腹腔镜女性盆腔脓肿引流术		手术	G	330000000－8	术中使用腹腔镜加收			次		1420.50	甲类	手术费

（续上表）

序号	手术操作诊断编码	手术操作名称	手术级别	操作类型	财务分类	编码	项目名称	项目内涵	除外内容	计价单位	说明	三级医疗服务价格（元）	医保结算类型	医疗收费项目类别
7553	70.1300	阴道管腔内粘连松解术		手术	E	331304018S	阴道粘连松解术	用于阴道纵膈切开后、锥切术后，老年性阴道炎以及放疗并发症等各种原因导致粘连需要手术分离恢复阴道形态功能		次		1701.00	甲类	手术费
7554	70.1400	阴道其他切开术		手术	G	331304005	阴道横纵膈切开术			次		1300.00	甲类	手术费
7555	70.1400x002	腹腔镜下阴道纵隔切开术		手术	G	331304005	阴道横纵膈切开术			次		1300.00	甲类	手术费
7556	70.1400x002	腹腔镜下阴道纵隔切开术		手术	G	330000000－8	术中使用腹腔镜加收			次		1420.50	甲类	手术费
7557	70.1400x007	阴道切开术		手术	G	331304006	阴道闭锁切开术	不含植皮	扩张用模具	次		910.00	甲类	手术费
7558	70.1400x011	阴道血肿切开引流术		手术	G	331304010	阴道壁血肿切开术			次		1040.00	甲类	手术费
7559	70.1400x012	阴道纵隔切除术		手术	G	331304005	阴道横纵膈切开术			次		1300.00	甲类	手术费
7560	70.1401	阴道隔切断术		手术	G	331304005	阴道横纵膈切开术			次		1300.00	甲类	手术费
7561	70.1402	阴道狭窄切开术		手术	G	331304006	阴道闭锁切开术	不含植皮	扩张用模具	次		910.00	甲类	手术费
7562	70.1403	阴道侧壁切开术		手术	G	331304006	阴道闭锁切开术	不含植皮	扩张用模具	次		910.00	甲类	手术费
7563	70.1404	阴道闭锁切开术		手术	G	331304006	阴道闭锁切开术	不含植皮	扩张用模具	次		910.00	甲类	手术费
7564	70.1405	阴道切开异物取出术		手术	G	331304001	阴道异物取出术			次		260.00	甲类	手术费
7565	70.1406	阴道切开引流术		手术	G	331304010	阴道壁血肿切开术			次		1040.00	甲类	手术费
7566	70.1406	阴道切开引流术		手术	G	331304013－1	阴道后穹窿切开引流术			次		910.00	甲类	手术费
7567	70.1407	腹腔镜阴道隔切断术		手术	G	331304005	阴道横纵膈切开术			次		1300.00	甲类	手术费
7568	70.1407	腹腔镜阴道隔切断术		手术	G	330000000－8	术中使用腹腔镜加收			次		1420.50	甲类	手术费
7569	70.1408	宫腔镜阴道隔切断术		手术	G	331304005	阴道横纵膈切开术			次		1300.00	甲类	手术费
7570	70.1408	宫腔镜阴道隔切断术		手术	G	330000000－9	术中使用宫腔镜加收			次		709.50	甲类	手术费
7571	70.3100	处女膜切除术		手术	G	331305014	处女膜切开术			次		351.00	甲类	手术费
7572	70.3101	处女膜部分切除术		手术	G	331305014	处女膜切开术			次		351.00	甲类	手术费
7573	70.3200	直肠子宫陷凹病损切除术或破坏术		手术	G	331306020S	腹壁子宫内膜异位症病灶切除术			次		1911.00	甲类	手术费
7574	70.3200x002	直肠子宫陷凹病损切除术		手术	G	331306020S	腹壁子宫内膜异位症病灶切除术			次		1911.00	甲类	手术费
7575	70.3201	腹腔镜直肠子宫陷凹病损切除术		手术	G	331306020S	腹壁子宫内膜异位症病灶切除术			次		1911.00	甲类	手术费
7576	70.3201	腹腔镜直肠子宫陷凹病损切除术		手术	G	330000000－8	术中使用腹腔镜加收			次		1420.50	甲类	手术费
7577	70.3300	阴道病损切除术或破坏术		手术	G	331304007－2	阴道囊肿切除术			次		1040.00	甲类	手术费
7578	70.3300	阴道病损切除术或破坏术		手术	G	331304007	阴道良性肿物切除术			次		1040.00	甲类	手术费
7579	70.3300	阴道病损切除术或破坏术		手术	G	331304007－1	阴道结节切除术			次		1040.00	甲类	手术费

（续上表）

序号	手术操作诊断编码	手术操作名称	手术级别	操作类型	财务分类	编码	项目名称	项目内涵	除外内容	计价单位	说明	三级医疗服务价格（元）	医保结算类型	医疗收费项目类别
7580	70.3300	阴道病损切除术或破坏术		手术	G	331304016S	阴道恶性肿物切除术			次		1924.00	甲类	手术费
7581	70.3300x003	阴道病损电切术		手术	G	331304007－2	阴道囊肿切除术			次		1040.00	甲类	手术费
7582	70.3300x003	阴道病损电切术		手术	G	331304007	阴道良性肿物切除术			次		1040.00	甲类	手术费
7583	70.3300x003	阴道病损电切术		手术	G	331304007－1	阴道结节切除术			次		1040.00	甲类	手术费
7584	70.3300x003	阴道病损电切术		手术	G	331304016S	阴道恶性肿物切除术			次		1924.00	甲类	手术费
7585	70.3301	阴道病损切除术		手术	G	331304007－2	阴道囊肿切除术			次		1040.00	甲类	手术费
7586	70.3301	阴道病损切除术		手术	G	331304007	阴道良性肿物切除术			次		1040.00	甲类	手术费
7587	70.3301	阴道病损切除术		手术	G	331304007－1	阴道结节切除术			次		1040.00	甲类	手术费
7588	70.3301	阴道病损切除术		手术	G	331304016S	阴道恶性肿物切除术			次		1924.00	甲类	手术费
7589	70.3302	阴道病损破坏术		手术	G	331304007－2	阴道囊肿切除术			次		1040.00	甲类	手术费
7590	70.3302	阴道病损破坏术		手术	G	331304007	阴道良性肿物切除术			次		1040.00	甲类	手术费
7591	70.3302	阴道病损破坏术		手术	G	331304007－1	阴道结节切除术			次		1040.00	甲类	手术费
7592	70.3302	阴道病损破坏术		手术	G	331304016S	阴道恶性肿物切除术			次		1924.00	甲类	手术费
7593	70.3304	处女膜病损切除术		手术	G	331305014	处女膜切开术			次		351.00	甲类	手术费
7594	70.3305	腹腔镜阴道病损切除术		手术	G	331304007－2	阴道囊肿切除术			次		1040.00	甲类	手术费
7595	70.3305	腹腔镜阴道病损切除术		手术	G	331304007	阴道良性肿物切除术			次		1040.00	甲类	手术费
7596	70.3305	腹腔镜阴道病损切除术		手术	G	331304007－1	阴道结节切除术			次		1040.00	甲类	手术费
7597	70.3305	腹腔镜阴道病损切除术		手术	G	331304016S	阴道恶性肿物切除术			次		1924.00	甲类	手术费
7598	70.3305	腹腔镜阴道病损切除术		手术	G	330000000－8	术中使用腹腔镜加收			次		1420.50	甲类	手术费
7599	70.4x00	阴道封闭术和全部切除术		手术	G	331304015	阴道切除术	指部分阴道切除术或全阴道切除术		次		3471.00	甲类	手术费
7600	70.4x00x001	腹腔镜辅助人工阴道切除术		手术	G	331304015	阴道切除术	指部分阴道切除术或全阴道切除术		次		3471.00	甲类	手术费
7601	70.4x00x001	腹腔镜辅助人工阴道切除术		手术	G	330000000－8	术中使用腹腔镜加收			次		1420.50	甲类	手术费
7602	70.4x01	阴道切除术		手术	G	331304015	阴道切除术	指部分阴道切除术或全阴道切除术		次		3471.00	甲类	手术费
7603	70.4x02	阴道部分切除术		手术	G	331304015	阴道切除术	指部分阴道切除术或全阴道切除术		次		3471.00	甲类	手术费
7604	70.4x03	阴道闭合术		手术	G	331304019S	阴道闭合术	不含子宫切除及阴道前后壁修补		次		1128.00	甲类	手术费
7605	70.4x04	阴道部分闭合术		手术	G	331304019S	阴道闭合术	不含子宫切除及阴道前后壁修补		次		1128.00	甲类	手术费
7606	70.4x05	腹腔镜辅助阴道切除术		手术	G	331304015	阴道切除术	指部分阴道切除术或全阴道切除术		次		3471.00	甲类	手术费
7607	70.4x05	腹腔镜辅助阴道切除术		手术	G	330000000－8	术中使用腹腔镜加收			次		1420.50	甲类	手术费

（续上表）

序号	手术操作诊断编码	手术操作名称	手术级别	操作类型	财务分类	编码	项目名称	项目内涵	除外内容	计价单位	说明	三级医疗服务价格（元）	医保结算类型	医疗收费项目类别
7608	70. 5000	膀胱膨出和直肠膨出修补术		手术	G	331103017	膀胱膨出修补术			次		2535. 00	甲类	手术费
7609	70. 5001	阴道前后壁修补术		手术	G	331304011	阴道前后壁修补术			次		1690. 00	甲类	手术费
7610	70. 5002	腹腔镜阴道前后壁修补术		手术	G	331304011	阴道前后壁修补术			次		1690. 00	甲类	手术费
7611	70. 5002	腹腔镜阴道前后壁修补术		手术	G	330000000－8	术中使用腹腔镜加收			次		1420. 50	甲类	手术费
7612	70. 5100	膀胱膨出修补术		手术	G	331103017	膀胱膨出修补术			次		2535. 00	甲类	手术费
7613	70. 5101	阴道前壁修补术		手术	G	331304011	阴道前后壁修补术			次		1690. 00	甲类	手术费
7614	70. 5102	腹腔镜阴道前壁修补术		手术	G	331304011	阴道前后壁修补术			次		1690. 00	甲类	手术费
7615	70. 5102	腹腔镜阴道前壁修补术		手术	G	330000000－8	术中使用腹腔镜加收			次		1420. 50	甲类	手术费
7616	70. 5201	阴道后壁修补术		手术	G	331304011	阴道前后壁修补术			次		1690. 00	甲类	手术费
7617	70. 5202	腹腔镜阴道后壁修补术		手术	G	331304011	阴道前后壁修补术			次		1690. 00	甲类	手术费
7618	70. 5202	腹腔镜阴道后壁修补术		手术	G	330000000－8	术中使用腹腔镜加收			次		1420. 50	甲类	手术费
7619	70. 5300	用移植物或假体的膀胱膨出和直肠膨出修补术		手术	G	331103017	膀胱膨出修补术			次		2535. 00	甲类	手术费
7620	70. 5300x001	阴道前后壁修补术伴生物补片植入		手术	G	331304011	阴道前后壁修补术			次		1690. 00	甲类	手术费
7621	70. 5300x002	阴道前后壁修补术伴人工补片置入		手术	G	331304011	阴道前后壁修补术			次		1690. 00	甲类	手术费
7622	70. 5301	PROSIMA 全盆底重建术	四级	手术	G	331306022S	全盆底重建术	指子宫脱垂、阴道前后壁脱垂等盆底支持组织的修复重建术		次		4817. 00	甲类	手术费
7623	70. 5302	PROLIFT 全盆底重建术	四级	手术	G	331306022S	全盆底重建术	指子宫脱垂、阴道前后壁脱垂等盆底支持组织的修复重建术		次		4817. 00	甲类	手术费
7624	70. 5303	AVAULTA 全盆底重建术	四级	手术	G	331306022S	全盆底重建术	指子宫脱垂、阴道前后壁脱垂等盆底支持组织的修复重建术		次		4817. 00	甲类	手术费
7625	70. 5304	改良性全盆底重建术	四级	手术	G	331306022S	全盆底重建术	指子宫脱垂、阴道前后壁脱垂等盆底支持组织的修复重建术		次		4817. 00	甲类	手术费
7626	70. 5305	全盆底重建术	四级	手术	G	331306022S	全盆底重建术	指子宫脱垂、阴道前后壁脱垂等盆底支持组织的修复重建术		次		4817. 00	甲类	手术费
7627	70. 5400	用移植物或假体的膀胱膨出修补术		手术	G	331103017	膀胱膨出修补术			次		2535. 00	甲类	手术费
7628	70. 5400x001	阴道前壁修补术伴生物补片植入		手术	G	331304011	阴道前后壁修补术			次		1690. 00	甲类	手术费
7629	70. 5400x002	阴道前壁修补术伴人工补片置入		手术	G	331304011	阴道前后壁修补术			次		1690. 00	甲类	手术费
7630	70. 5500x001	阴道后壁修补术伴生物补片植入		手术	G	331304011	阴道前后壁修补术			次		1690. 00	甲类	手术费

（续上表）

序号	手术操作诊断编码	手术操作名称	手术级别	操作类型	财务分类	编码	项目名称	项目内涵	除外内容	计价单位	说明	三级医疗服务价格（元）	医保结算类型	医疗收费项目类别
7631	70.5500x002	阴道后壁修补术伴人工补片置入		手术	G	331304011	阴道前后壁修补术			次		1690.00	甲类	手术费
7632	70.6100	阴道建造术		手术	G	331304008	阴道成形术	不含植皮、取乙状结肠（代阴道）等所有组织瓣切取		次		2600.00	甲类	手术费
7633	70.6101	腹腔镜阴道建造术	四级	手术	G	331304008	阴道成形术	不含植皮、取乙状结肠（代阴道）等所有组织瓣切取		次		2600.00	甲类	手术费
7634	70.6101	腹腔镜阴道建造术	四级	手术	G	330000000－8	术中使用腹腔镜加收			次		1420.50	甲类	手术费
7635	70.6200	阴道重建术	四级	手术	G	331304008	阴道成形术	不含植皮、取乙状结肠（代阴道）等所有组织瓣切取		次		2600.00	甲类	手术费
7636	70.6200x001	人工阴道成形术	四级	手术	G	331304008	阴道成形术	不含植皮、取乙状结肠（代阴道）等所有组织瓣切取		次		2600.00	甲类	手术费
7637	70.6200x002	阴道成形术	四级	手术	G	331304008	阴道成形术	不含植皮、取乙状结肠（代阴道）等所有组织瓣切取		次		2600.00	甲类	手术费
7638	70.6300	用移植物或假体的阴道建造术	四级	手术	G	331304008	阴道成形术	不含植皮、取乙状结肠（代阴道）等所有组织瓣切取		次		2600.00	甲类	手术费
7639	70.6300x001	腹腔镜下腹膜代阴道术	四级	手术	G	331304008	阴道成形术	不含植皮、取乙状结肠（代阴道）等所有组织瓣切取		次		2600.00	甲类	手术费
7640	70.6300x001	腹腔镜下腹膜代阴道术	四级	手术	G	330000000－8	术中使用腹腔镜加收			次		1420.50	甲类	手术费
7641	70.6300x002	腹腔镜下回肠代阴道术	四级	手术	G	331304008	阴道成形术	不含植皮、取乙状结肠（代阴道）等所有组织瓣切取		次		2600.00	甲类	手术费
7642	70.6300x002	腹腔镜下回肠代阴道术	四级	手术	G	330000000－8	术中使用腹腔镜加收			次		1420.50	甲类	手术费
7643	70.6300x003	腹腔镜下乙状结肠代阴道术	四级	手术	G	331304008	阴道成形术	不含植皮、取乙状结肠（代阴道）等所有组织瓣切取		次		2600.00	甲类	手术费
7644	70.6300x003	腹腔镜下乙状结肠代阴道术	四级	手术	G	330000000－8	术中使用腹腔镜加收			次		1420.50	甲类	手术费
7645	70.6301	生物补片的阴道建造术	四级	手术	G	331304008	阴道成形术	不含植皮、取乙状结肠（代阴道）等所有组织瓣切取		次		2600.00	甲类	手术费
7646	70.6400	用移植物或假体的阴道重建术	四级	手术	G	331304008	阴道成形术	不含植皮、取乙状结肠（代阴道）等所有组织瓣切取		次		2600.00	甲类	手术费
7647	70.6400x001	人工阴道重建术	四级	手术	G	331304008	阴道成形术	不含植皮、取乙状结肠（代阴道）等所有组织瓣切取		次		2600.00	甲类	手术费
7648	70.7100	阴道裂伤缝合术		手术	G	331304002	阴道裂伤缝合术			次		910.00	甲类	手术费
7649	70.7101	后穹窿裂伤缝合术		手术	G	331304002	阴道裂伤缝合术			次		910.00	甲类	手术费
7650	70.7300	直肠阴道瘘修补术		手术	G	331304009	阴道直肠瘘修补术			次		1950.00	甲类	手术费
7651	70.7400	其他阴道肠瘘的修补术		手术	G	331304009	阴道直肠瘘修补术			次		1950.00	甲类	手术费
7652	70.7400x001	小肠－阴道瘘修补术		手术	G	331304009	阴道直肠瘘修补术			次		1950.00	甲类	手术费
7653	70.7401	小肠－阴道瘘切除术		手术	G	331304009	阴道直肠瘘修补术			次		1950.00	甲类	手术费
7654	70.7500	阴道其他瘘管的修补术		手术	G	331102021S	输尿管阴道瘘修补术			次		3422.25	甲类	手术费
7655	70.7501	阴道瘘修补术		手术	G	331304009	阴道直肠瘘修补术			次		1950.00	甲类	手术费

（续上表）

序号	手术操作诊断编码	手术操作名称	手术级别	操作类型	财务分类	编码	项目名称	项目内涵	除外内容	计价单位	说明	三级医疗服务价格（元）	医保结算类型	医疗收费项目类别
7656	70. 7600	处女膜缝合术		手术	G	331305015	处女膜修复术			次		1040. 00	丙类	手术费
7657	70. 7700	阴道悬吊术和固定术		手术	G	331303023 – 1	阴道吊带术		吊带	次		1300. 00	甲类	手术费
7658	70. 7700x004	腹腔镜下阴道悬吊术	四级	手术	G	331303023 – 1	阴道吊带术		吊带	次		1300. 00	甲类	手术费
7659	70. 7700x004	腹腔镜下阴道悬吊术	四级	手术	G	330000000 – 8	术中使用腹腔镜加收			次		1420. 50	甲类	手术费
7660	70. 7701	阴道悬吊术		手术	G	331303023 – 1	阴道吊带术		吊带	次		1300. 00	甲类	手术费
7661	70. 7701	阴道悬吊术		手术	G	331303023 – 2	阴道残端悬吊术		吊带	次		1300. 00	甲类	手术费
7662	70. 7702	骶棘韧带悬吊术		手术	G	331303023	子宫悬吊术		吊带	次		1300. 00	甲类	手术费
7663	70. 7703	耻骨梳韧带悬吊术		手术	G	331303023	子宫悬吊术		吊带	次		1300. 00	甲类	手术费
7664	70. 7800	用移植物或假体的阴道悬吊和固定术		手术	G	331303023	子宫悬吊术		吊带	次		1300. 00	甲类	手术费
7665	70. 7800x001	阴道固定术（使用移植物或假体）		手术	G	331303033S	阴道骶骨固定术	打开阴道膀胱间隙及直肠间隙，将Y型网片的3条短臂经阴道膀胱间隙、阴道直肠间隙固定于阴道前后壁；打开骶骨岬表面腹膜，调整好网片张力后，将Y型网片的长臂固定于骶骨前方的前纵韧带无血管区		次		1590. 00	甲类	手术费
7666	70. 7800x002	阴道悬吊术（使用移植物或假体）		手术	G	331303023 – 1	阴道吊带术		吊带	次		1300. 00	甲类	手术费
7667	70. 7801	阴道移植物固定术		手术	G	331303033S	阴道骶骨固定术	打开阴道膀胱间隙及直肠间隙，将Y型网片的3条短臂经阴道膀胱间隙、阴道直肠间隙固定于阴道前后壁；打开骶骨岬表面腹膜，调整好网片张力后，将Y型网片的长臂固定于骶骨前方的前纵韧带无血管区		次		1590. 00	甲类	手术费
7668	70. 7802	腹腔镜阴道移植物固定术	四级	手术	G	331303033S	阴道骶骨固定术	打开阴道膀胱间隙及直肠间隙，将Y型网片的3条短臂经阴道膀胱间隙、阴道直肠间隙固定于阴道前后壁；打开骶骨岬表面腹膜，调整好网片张力后，将Y型网片的长臂固定于骶骨前方的前纵韧带无血管区		次		1590. 00	甲类	手术费
7669	70. 7802	腹腔镜阴道移植物固定术	四级	手术	G	330000000 – 8	术中使用腹腔镜加收			次		1420. 50	甲类	手术费
7670	70. 7900	阴道的其他修补术		手术	G	331304011	阴道前后壁修补术			次		1690. 00	甲类	手术费

（续上表）

序号	手术操作诊断编码	手术操作名称	手术级别	操作类型	财务分类	编码	项目名称	项目内涵	除外内容	计价单位	说明	三级医疗服务价格（元）	医保结算类型	医疗收费项目类别
7671	70. 7900x005	阴道断蒂缝合术		手术	G	331304002	阴道裂伤缝合术			次		910. 00	甲类	手术费
7672	70. 7901	阴道延长术		手术	G	331304008	阴道成形术	不含植皮、取乙状结肠（代阴道）等所有组织瓣切取		次		2600. 00	甲类	手术费
7673	70. 7902	阴道扩张术		手术	G	331304003	阴道扩张术		扩张用模具	次		634. 40	甲类	手术费
7674	70. 7903	阴道缩窄术		手术	G	331304014	阴道缩紧术			次		1950. 00	丙类	手术费
7675	70. 7904	阴道断蒂术		手术	G	331304008	阴道成形术	不含植皮、取乙状结肠（代阴道）等所有组织瓣切取		次		2600. 00	甲类	手术费
7676	70. 7906	阴道会阴成形术		手术	G	331304008	阴道成形术	不含植皮、取乙状结肠（代阴道）等所有组织瓣切取		次		2600. 00	甲类	手术费
7677	70. 7907	阴道穹窿修补术		手术	G	331304011	阴道前后壁修补术			次		1690. 00	甲类	手术费
7678	70. 7908	阴道陈旧性产科裂伤修补术		手术	G	331304011	阴道前后壁修补术			次		1690. 00	甲类	手术费
7679	70. 7909	腹腔镜阴道会阴成形术		手术	G	331304008	阴道成形术	不含植皮、取乙状结肠（代阴道）等所有组织瓣切取		次		2600. 00	甲类	手术费
7680	70. 7909	腹腔镜阴道会阴成形术		手术	G	330000000 – 8	术中使用腹腔镜加收			次		1420. 50	甲类	手术费
7681	70. 8x00	阴道穹隆封闭术		手术	G	311201014	子宫直肠凹封闭术			次		50. 00	甲类	治疗费
7682	70. 9200	直肠子宫陷凹的其他手术		手术	G	311201014	子宫直肠凹封闭术			次		50. 00	甲类	治疗费
7683	70. 9200x001	阴道后疝修补术		手术	G	331008006	会阴疝修补术		补片	次		1859. 00	甲类	手术费
7684	70. 9201	直肠子宫陷凹封闭术		手术	G	311201014	子宫直肠凹封闭术			次		50. 00	甲类	治疗费
7685	70. 9400x001	膀胱/直肠/阴道同种异体补片植入		手术	G	331004028	尾路肛门成形术	含直肠直肠尿道瘘修补、直肠阴道瘘修补；不含膀胱造瘘	支架	次		2653. 30	甲类	手术费
7686	70. 9400x002	膀胱/直肠/阴道自体补片植入		手术	G	331304011	阴道前后壁修补术			次		1690. 00	甲类	手术费
7687	70. 9400x003	膀胱/直肠/阴道异种补片植入		手术	G	331304008	阴道成形术	不含植皮、取乙状结肠（代阴道）等所有组织瓣切取		次		2600. 00	甲类	手术费
7688	70. 9500x001	膀胱/直肠/阴道人工补片置入		手术	G	331303023 – 1	阴道吊带术		吊带	次		1300. 00	甲类	手术费
7689	70. 9500x001	膀胱/直肠/阴道人工补片置入		手术	G	331303023 – 2	阴道残端悬吊术		吊带	次		1300. 00	甲类	手术费
7690	71. 0100	外阴粘连松解术		手术	G	331305001	外阴损伤缝合术	含小阴唇粘连分离术		次		754. 00	甲类	手术费
7691	71. 0100x002	小阴唇粘连松解术		手术	G	331305001	外阴损伤缝合术	含小阴唇粘连分离术		次		754. 00	甲类	手术费
7692	71. 0900	外阴和会阴的其他切开术		手术	G	331305008	单纯性外阴切除术			次		1300. 00	甲类	手术费
7693	71. 0900	外阴和会阴的其他切开术		手术	G	331305009	外阴局部扩大切除术			次		1300. 00	甲类	手术费
7694	71. 0900	外阴和会阴的其他切开术		手术	G	331305010	外阴广泛切除 + 淋巴结清除术	含腹股沟淋巴、股深淋巴、盆、腹腔淋巴结清除术；不含特殊引流		次		4550. 00	甲类	手术费
7695	71. 0900x004	外阴血肿清除术		手术	G	331305004 – 1	外阴血肿切开引流术			次	不限性别	754. 00	甲类	手术费

（续上表）

序号	手术操作诊断编码	手术操作名称	手术级别	操作类型	财务分类	编码	项目名称	项目内涵	除外内容	计价单位	说明	三级医疗服务价格（元）	医保结算类型	医疗收费项目类别
7696	71.0901	阴道入口切开扩大术		手术	G	331304003	阴道扩张术		扩张用模具	次		634.40	甲类	手术费
7697	71.0902	外阴切开引流术		手术	G	331305004	外阴脓肿切开引流术			次	不限性别	754.00	甲类	手术费
7698	71.0903	会阴造口术		手术	G	331104017	尿道会阴造口术			次		3380.00	甲类	手术费
7699	71.0905	会阴切开异物取出术		手术	G	331304001	阴道异物取出术			次		260.00	甲类	手术费
7700	71.2300	巴多林腺（囊肿）袋形合缝术［造袋术］		手术	G	331305012	前庭大腺囊肿造口术	含脓肿切开引流术		次		910.00	甲类	手术费
7701	71.2300x001	前庭大腺造袋术		手术	G	331305012	前庭大腺囊肿造口术	含脓肿切开引流术		次		910.00	甲类	手术费
7702	71.2400	巴多林腺（囊肿）切除术或其他破坏术		手术	G	331305013	前庭大腺囊肿切除术			次		910.00	甲类	手术费
7703	71.2400x001	前庭大腺病损切除术		手术	G	331305013	前庭大腺囊肿切除术			次		910.00	甲类	手术费
7704	71.2400x003	前庭大腺切除术		手术	G	331305013	前庭大腺囊肿切除术			次		910.00	甲类	手术费
7705	71.2900x001	前庭大腺瘘管切除术		手术	G	331305013	前庭大腺囊肿切除术			次		910.00	甲类	手术费
7706	71.2900x002	前庭大腺造口术		手术	G	331305012	前庭大腺囊肿造口术	含脓肿切开引流术		次		910.00	甲类	手术费
7707	71.3x00	外阴和会阴的其他局部切除术或破坏术		手术	G	331305009	外阴局部扩大切除术			次		1300.00	甲类	手术费
7708	71.3x00x001	大阴唇病损切除术		手术	G	331305018S	阴唇修整术			次		1742.00	丙类	手术费
7709	71.3x00x011	外阴病损烧灼术		手术	E	311400059S	尖锐湿疣灼除治疗			部位	计价部位分为：①外生殖器；②阴道；③宫颈；④会阴；⑤肛周；⑥肛管；⑦其他	375.00	甲类	治疗费
7710	71.3x00x013	外阴窦道切除术		手术	G	331305009	外阴局部扩大切除术			次		1300.00	甲类	手术费
7711	71.3x00x021	女性会阴皮肤和皮下坏死组织切除清创术		手术	E	120500003－2	清创不缝合（小）			次	伤口长度小于等于5cm	51.80	甲类	治疗费
7712	71.3x00x023	女性外阴皮肤和皮下坏死组织切除清创术		手术	E	120500003－2	清创不缝合（小）			次	伤口长度小于等于5cm	51.80	甲类	治疗费
7713	71.3x00x025	小阴唇病损切除术		手术	G	331305018S	阴唇修整术			次		1742.00	丙类	手术费
7714	71.3x01	会阴病损切除术		手术	G	331305005	外阴良性肿物切除术	指肿瘤、囊肿、赘生物等		次		650.00	甲类	手术费
7715	71.3x02	会阴部异物取出术		手术	G	331602002	体表异物取出术	不含X线定位		次		253.50	甲类	手术费
7716	71.3x03	外阴部分切除术		手术	G	331305009	外阴局部扩大切除术			次		1300.00	甲类	手术费
7717	71.3x04	外阴病损切除术		手术	G	331305009	外阴局部扩大切除术			次		1300.00	甲类	手术费
7718	71.3x05	外阴病损破坏术		手术	G	331305005	外阴良性肿物切除术	指肿瘤、囊肿、赘生物等		次		650.00	甲类	手术费

（续上表）

序号	手术操作诊断编码	手术操作名称	手术级别	操作类型	财务分类	编码	项目名称	项目内涵	除外内容	计价单位	说明	三级医疗服务价格（元）	医保结算类型	医疗收费项目类别
7719	71.4x00	阴蒂手术		手术	G	331305019S	阴蒂成形术	指切除部分肥大的阴蒂体及多余皮肤，重塑会阴部外形		次		1625.00	丙类	手术费
7720	71.4x01	阴蒂病损切除术		手术	G	331305019S	阴蒂成形术	指切除部分肥大的阴蒂体及多余皮肤，重塑会阴部外形		次		1625.00	丙类	手术费
7721	71.4x02	阴蒂切除术		手术	G	331305019S	阴蒂成形术	指切除部分肥大的阴蒂体及多余皮肤，重塑会阴部外形		次		1625.00	丙类	手术费
7722	71.4x03	阴蒂部分切除术		手术	G	331305019S	阴蒂成形术	指切除部分肥大的阴蒂体及多余皮肤，重塑会阴部外形		次		1625.00	丙类	手术费
7723	71.4x04	阴蒂成形术		手术	G	331305019S	阴蒂成形术	指切除部分肥大的阴蒂体及多余皮肤，重塑会阴部外形		次		1625.00	丙类	手术费
7724	71.5x00	根治性外阴切除术	四级	手术	G	331305009	外阴局部扩大切除术			次		1300.00	甲类	手术费
7725	71.5x00x001	外阴广泛性切除术	四级	手术	G	331305010	外阴广泛切除 + 淋巴结清除术	含腹股沟淋巴、股深淋巴、盆、腹腔淋巴结清除术；不含特殊引流		次		4550.00	甲类	手术费
7726	71.5x00x003	外阴根治性局部扩大切除术	四级	手术	G	331305009	外阴局部扩大切除术			次		1300.00	甲类	手术费
7727	71.5x00x004	外阴根治性局部切除术	四级	手术	G	331305009	外阴局部扩大切除术			次		1300.00	甲类	手术费
7728	71.6100	单侧外阴切除术		手术	G	331305009	外阴局部扩大切除术			次		1300.00	甲类	手术费
7729	71.6200	双侧外阴切除术		手术	G	331305009	外阴局部扩大切除术			次		1300.00	甲类	手术费
7730	71.6200x002	外阴单纯切除术		手术	G	331305008	单纯性外阴切除术			次		1300.00	甲类	手术费
7731	71.7100	外阴或会阴裂伤缝合术		手术	G	331305001	外阴损伤缝合术	含小阴唇粘连分离术		次		754.00	甲类	手术费
7732	71.7101	外阴裂伤缝合术		手术	G	331305001	外阴损伤缝合术	含小阴唇粘连分离术		次		754.00	甲类	手术费
7733	71.7102	会阴裂伤缝合术		手术	G	331305002	陈旧性会阴裂伤修补术			次	不限性别	1040.00	甲类	手术费
7734	71.7200	外阴或会阴瘘修补术		手术	G	331008006	会阴疝修补术		补片	次		1859.00	甲类	手术费
7735	71.7201	外阴瘘修补术		手术	G	331305001	外阴损伤缝合术	含小阴唇粘连分离术		次		754.00	甲类	手术费
7736	71.7202	会阴瘘修补术		手术	G	331008006	会阴疝修补术		补片	次		1859.00	甲类	手术费
7737	71.7900x001	会阴陈旧性产科裂伤修补术		手术	G	331305002	陈旧性会阴裂伤修补术			次	不限性别	1040.00	甲类	手术费
7738	71.7900x008	小阴唇成形术		手术	G	331305018S	阴唇修整术			次		1742.00	丙类	手术费
7739	71.7900x009	大阴唇成形术		手术	G	331305018S	阴唇修整术			次		1742.00	丙类	手术费
7740	71.7900x010	后盆底重建术	四级	手术	G	331306022S－1	后盆底重建术	指子宫脱垂、阴道前后壁脱垂等盆底支持组织的修复重建术		次		2408.50	甲类	手术费
7741	71.7900x011	前盆底重建术	四级	手术	G	331306022S－2	前盆底重建术	指子宫脱垂、阴道前后壁脱垂等盆底支持组织的修复重建术		次		2408.50	甲类	手术费
7742	71.7900x012	阴唇黏膜游离移植术	四级	手术	G	331305001	外阴损伤缝合术	含小阴唇粘连分离术		次		754.00	甲类	手术费
7743	71.7900x013	阴唇成形术		手术	G	331305018S	阴唇修整术			次		1742.00	丙类	手术费

（续上表）

序号	手术操作诊断编码	手术操作名称	手术级别	操作类型	财务分类	编码	项目名称	项目内涵	除外内容	计价单位	说明	三级医疗服务价格（元）	医保结算类型	医疗收费项目类别
7744	71. 7901	外阴成形术		手术	G	331305011	外阴整形术	不含取皮瓣		次	不限性别	1300. 00	丙类	手术费
7745	71. 7902	外阴陈旧性产科裂伤修补术		手术	G	331305002	陈旧性会阴裂伤修补术			次	不限性别	1040. 00	甲类	手术费
7746	71. 7903	会阴成形术		手术	G	331004029	会阴肛门成形术	不含女婴会阴体成形、肛门后移		次		1690. 00	甲类	手术费
7747	71. 7904	会阴陈旧性裂伤修补术		手术	G	331305002	陈旧性会阴裂伤修补术			次	不限性别	1040. 00	甲类	手术费
7748	72. 1x00	低位产钳手术伴外阴切开术		手术	G	331400007	难产接生	指臀位助产、臀位牵引、胎头吸引、胎头旋转、产钳助产等。含产程观察，阴道或肛门检查，胎心监测及脐带处理，会阴裂伤修补及侧切		次	难产接生失败后立即进行剖宫产接生，可同时收取难产接生和剖宫产术两项目费用	1170. 00	丙类	手术费
7749	72. 2100	中位产钳手术伴外阴切开术		手术	G	331400007	难产接生	指臀位助产、臀位牵引、胎头吸引、胎头旋转、产钳助产等。含产程观察，阴道或肛门检查，胎心监测及脐带处理，会阴裂伤修补及侧切		次	难产接生失败后立即进行剖宫产接生，可同时收取难产接生和剖宫产术两项目费用	1170. 00	丙类	手术费
7750	72. 3100	高位产钳手术伴外阴切开术		手术	G	331400007	难产接生	指臀位助产、臀位牵引、胎头吸引、胎头旋转、产钳助产等。含产程观察，阴道或肛门检查，胎心监测及脐带处理，会阴裂伤修补及侧切		次	难产接生失败后立即进行剖宫产接生，可同时收取难产接生和剖宫产术两项目费用	1170. 00	丙类	手术费
7751	72. 7100	真空吸引术伴外阴切开术		手术	G	331400007	难产接生	指臀位助产、臀位牵引、胎头吸引、胎头旋转、产钳助产等。含产程观察，阴道或肛门检查，胎心监测及脐带处理，会阴裂伤修补及侧切		次	难产接生失败后立即进行剖宫产接生，可同时收取难产接生和剖宫产术两项目费用	1170. 00	丙类	手术费

（续上表）

序号	手术操作诊断编码	手术操作名称	手术级别	操作类型	财务分类	编码	项目名称	项目内涵	除外内容	计价单位	说明	三级医疗服务价格（元）	医保结算类型	医疗收费项目类别
7752	72. 7100x001	胎头吸引伴会阴切开术		手术	G	331400007	难产接生	指臀位助产、臀位牵引、胎头吸引、胎头旋转、产钳助产等。含产程观察，阴道或肛门检查，胎心监测及脐带处理，会阴裂伤修补及侧切		次	难产接生失败后立即进行剖宫产接生，可同时收取难产接生和剖宫产术 两 项 目费用	1170. 00	丙类	手术费
7753	73. 6x00	外阴切开术		手术	G	331305004	外阴脓肿切开引流术			次	不限性别	754. 00	甲类	手术费
7754	73. 6x00x002	会阴中切缝合术		手术	G	331304002	阴道裂伤缝合术			次		910. 00	甲类	手术费
7755	73. 6x01	会阴侧切缝合术		手术	G	331304002	阴道裂伤缝合术			次		910. 00	甲类	手术费
7756	73. 6x02	会阴直切缝合术		手术	G	331304002	阴道裂伤缝合术			次		910. 00	甲类	手术费
7757	73. 9300	子宫颈切开助产		手术	G	331400007	难产接生	指臀位助产、臀位牵引、胎头吸引、胎头旋转、产钳助产等。含产程观察，阴道或肛门检查，胎心监测及脐带处理，会阴裂伤修补及侧切		次	难产接生失败后立即进行剖宫产接生，可同时收取难产接生和剖宫产术 两 项 目费用	1170. 00	丙类	手术费
7758	73. 9400	耻骨切开助产		手术	G	331400007	难产接生	指臀位助产、臀位牵引、胎头吸引、胎头旋转、产钳助产等。含产程观察，阴道或肛门检查，胎心监测及脐带处理，会阴裂伤修补及侧切		次	难产接生失败后立即进行剖宫产接生，可同时收取难产接生和剖宫产术 两 项 目费用	1170. 00	丙类	手术费
7759	74. 0x00	古典式剖宫产		手术	G	331400012	剖宫产术	指古典式、子宫下段及腹膜外剖宫取胎术等		次		949. 00	丙类	手术费
7760	74. 0x00x001	子宫体剖宫产		手术	G	331400012	剖宫产术	指古典式、子宫下段及腹膜外剖宫取胎术等		次		949. 00	丙类	手术费
7761	74. 0x00x002	子宫上段剖宫产		手术	G	331400012	剖宫产术	指古典式、子宫下段及腹膜外剖宫取胎术等		次		949. 00	丙类	手术费
7762	74. 1x00	低位子宫下段剖宫产		手术	G	331400012	剖宫产术	指古典式、子宫下段及腹膜外剖宫取胎术等		次		949. 00	丙类	手术费
7763	74. 1x01	剖宫产术，子宫下段横切口		手术	G	331400012	剖宫产术	指古典式、子宫下段及腹膜外剖宫取胎术等		次		949. 00	丙类	手术费
7764	74. 1x02	剖宫产术，子宫下段直切口		手术	G	331400012	剖宫产术	指古典式、子宫下段及腹膜外剖宫取胎术等		次		949. 00	丙类	手术费

（续上表）

序号	手术操作诊断编码	手术操作名称	手术级别	操作类型	财务分类	编码	项目名称	项目内涵	除外内容	计价单位	说明	三级医疗服务价格（元）	医保结算类型	医疗收费项目类别
7765	74. 2x00	腹膜外剖宫产		手术	G	331400012	剖宫产术	指古典式、子宫下段及腹膜外剖宫取胎术等		次		949. 00	丙类	手术费
7766	74. 3x00	输卵管外异位妊娠清除术		手术	G	331303037S	疤痕妊娠病灶清除术	水压分离疤痕妊娠患者膀胱宫颈间隙，切开子宫浆肌层，清除妊娠物，切除疤痕组织，缝合切口		次	二次剖宫产不可同时收取此项费用	2093. 00	甲类	手术费
7767	74. 3x00x014	腹腔镜下子宫韧带妊娠清除术		手术	G	331303037S	疤痕妊娠病灶清除术	水压分离疤痕妊娠患者膀胱宫颈间隙，切开子宫浆肌层，清除妊娠物，切除疤痕组织，缝合切口		次	二次剖宫产不可同时收取此项费用	2093. 00	甲类	手术费
7768	74. 3x00x014	腹腔镜下子宫韧带妊娠清除术		手术	G	330000000－8	术中使用腹腔镜加收			次		1420. 50	甲类	手术费
7769	74. 3x00x015	腹腔镜下残角子宫妊娠清除术		手术	G	331303037S	疤痕妊娠病灶清除术	水压分离疤痕妊娠患者膀胱宫颈间隙，切开子宫浆肌层，清除妊娠物，切除疤痕组织，缝合切口		次	二次剖宫产不可同时收取此项费用	2093. 00	甲类	手术费
7770	74. 3x00x015	腹腔镜下残角子宫妊娠清除术		手术	G	330000000－8	术中使用腹腔镜加收			次		1420. 50	甲类	手术费
7771	74. 3x00x016	宫腔镜下子宫颈娠清除术		手术	G	331303037S	疤痕妊娠病灶清除术	水压分离疤痕妊娠患者膀胱宫颈间隙，切开子宫浆肌层，清除妊娠物，切除疤痕组织，缝合切口		次	二次剖宫产不可同时收取此项费用	2093. 00	甲类	手术费
7772	74. 3x00x016	宫腔镜下子宫颈娠清除术		手术	G	330000000－9	术中使用宫腔镜加收			次		709. 50	甲类	手术费
7773	74. 3x00x017	宫腔镜下子宫角妊娠清除术		手术	G	331303037S	疤痕妊娠病灶清除术	水压分离疤痕妊娠患者膀胱宫颈间隙，切开子宫浆肌层，清除妊娠物，切除疤痕组织，缝合切口		次	二次剖宫产不可同时收取此项费用	2093. 00	甲类	手术费
7774	74. 3x00x017	宫腔镜下子宫角妊娠清除术		手术	G	330000000－9	术中使用宫腔镜加收			次		709. 50	甲类	手术费
7775	74. 3x00x018	宫腔镜下子宫瘢痕妊娠清除术		手术	G	331303037S	疤痕妊娠病灶清除术	水压分离疤痕妊娠患者膀胱宫颈间隙，切开子宫浆肌层，清除妊娠物，切除疤痕组织，缝合切口		次	二次剖宫产不可同时收取此项费用	2093. 00	甲类	手术费
7776	74. 3x00x018	宫腔镜下子宫瘢痕妊娠清除术		手术	G	330000000－9	术中使用宫腔镜加收			次		709. 50	甲类	手术费
7777	74. 3x00x019	经阴道子宫瘢痕妊娠切除术		手术	G	331303037S	疤痕妊娠病灶清除术	水压分离疤痕妊娠患者膀胱宫颈间隙，切开子宫浆肌层，清除妊娠物，切除疤痕组织，缝合切口		次	二次剖宫产不可同时收取此项费用	2093. 00	甲类	手术费
7778	74. 3x01	腹腔妊娠清除术		手术	G	331303037S	疤痕妊娠病灶清除术	水压分离疤痕妊娠患者膀胱宫颈间隙，切开子宫浆肌层，清除妊娠物，切除疤痕组织，缝合切口		次	二次剖宫产不可同时收取此项费用	2093. 00	甲类	手术费

（续上表）

序号	手术操作诊断编码	手术操作名称	手术级别	操作类型	财务分类	编码	项目名称	项目内涵	除外内容	计价单位	说明	三级医疗服务价格（元）	医保结算类型	医疗收费项目类别
7779	74. 3x01	腹腔妊娠清除术		手术	G	330000000－8	术中使用腹腔镜加收			次		1420. 50	甲类	手术费
7780	74. 3x02	子宫角妊娠清除术		手术	G	331303037S	疤痕妊娠病灶清除术	水压分离疤痕妊娠患者膀胱宫颈间隙，切开子宫浆肌层，清除妊娠物，切除疤痕组织，缝合切口		次	二次剖宫产不可同时收取此项费用	2093. 00	甲类	手术费
7781	74. 3x03	子宫颈妊娠清除术		手术	G	331303037S	疤痕妊娠病灶清除术	水压分离疤痕妊娠患者膀胱宫颈间隙，切开子宫浆肌层，清除妊娠物，切除疤痕组织，缝合切口		次	二次剖宫产不可同时收取此项费用	2093. 00	甲类	手术费
7782	74. 3x04	子宫瘢痕妊娠清除术		手术	G	331303037S	疤痕妊娠病灶清除术	水压分离疤痕妊娠患者膀胱宫颈间隙，切开子宫浆肌层，清除妊娠物，切除疤痕组织，缝合切口		次	二次剖宫产不可同时收取此项费用	2093. 00	甲类	手术费
7783	74. 3x05	腹腔镜腹腔妊娠清除术		手术	G	331303037S	疤痕妊娠病灶清除术	水压分离疤痕妊娠患者膀胱宫颈间隙，切开子宫浆肌层，清除妊娠物，切除疤痕组织，缝合切口		次	二次剖宫产不可同时收取此项费用	2093. 00	甲类	手术费
7784	74. 3x05	腹腔镜腹腔妊娠清除术		手术	G	330000000－8	术中使用腹腔镜加收			次		1420. 50	甲类	手术费
7785	74. 3x06	腹腔镜子宫角妊娠清除术		手术	G	331303037S	疤痕妊娠病灶清除术	水压分离疤痕妊娠患者膀胱宫颈间隙，切开子宫浆肌层，清除妊娠物，切除疤痕组织，缝合切口		次	二次剖宫产不可同时收取此项费用	2093. 00	甲类	手术费
7786	74. 3x06	腹腔镜子宫角妊娠清除术		手术	G	330000000－8	术中使用腹腔镜加收			次		1420. 50	甲类	手术费
7787	74. 3x07	腹腔镜子宫肌壁间妊娠清除术		手术	G	331303037S	疤痕妊娠病灶清除术	水压分离疤痕妊娠患者膀胱宫颈间隙，切开子宫浆肌层，清除妊娠物，切除疤痕组织，缝合切口		次	二次剖宫产不可同时收取此项费用	2093. 00	甲类	手术费
7788	74. 3x07	腹腔镜子宫肌壁间妊娠清除术		手术	G	330000000－8	术中使用腹腔镜加收			次		1420. 50	甲类	手术费
7789	74. 3x08	腹腔镜子宫瘢痕妊娠清除术		手术	G	331303037S	疤痕妊娠病灶清除术	水压分离疤痕妊娠患者膀胱宫颈间隙，切开子宫浆肌层，清除妊娠物，切除疤痕组织，缝合切口		次	二次剖宫产不可同时收取此项费用	2093. 00	甲类	手术费
7790	74. 3x08	腹腔镜子宫瘢痕妊娠清除术		手术	G	330000000－8	术中使用腹腔镜加收			次		1420. 50	甲类	手术费
7791	74. 3x09	宫腔镜子宫肌壁间妊娠清除术		手术	G	331303037S	疤痕妊娠病灶清除术	水压分离疤痕妊娠患者膀胱宫颈间隙，切开子宫浆肌层，清除妊娠物，切除疤痕组织，缝合切口		次	二次剖宫产不可同时收取此项费用	2093. 00	甲类	手术费
7792	74. 3x09	宫腔镜子宫肌壁间妊娠清除术		手术	G	330000000－9	术中使用宫腔镜加收			次		709. 50	甲类	手术费

（续上表）

序号	手术操作诊断编码	手术操作名称	手术级别	操作类型	财务分类	编码	项目名称	项目内涵	除外内容	计价单位	说明	三级医疗服务价格（元）	医保结算类型	医疗收费项目类别
7793	74.4x00	其他特指类型的剖宫产		手术	G	331400012	剖宫产术	指古典式、子宫下段及腹膜外剖宫取胎术等		次		949.00	丙类	手术费
7794	74.4x01	腹腔妊娠剖宫产术		手术	G	331400012	剖宫产术	指古典式、子宫下段及腹膜外剖宫取胎术等		次		949.00	丙类	手术费
7795	74.9100	子宫切开终止妊娠		手术	G	331400012	剖宫产术	指古典式、子宫下段及腹膜外剖宫取胎术等		次		949.00	丙类	手术费
7796	74.9100x001	腹腔镜下子宫切开的治疗性流产		手术	G	331400012	剖宫产术	指古典式、子宫下段及腹膜外剖宫取胎术等		次		949.00	丙类	手术费
7797	74.9100x001	腹腔镜下子宫切开的治疗性流产		手术	G	330000000－8	术中使用腹腔镜加收			次		1420.50	甲类	手术费
7798	74.9101	腹腔镜子宫切开终止妊娠		手术	G	331400012	剖宫产术	指古典式、子宫下段及腹膜外剖宫取胎术等		次		949.00	丙类	手术费
7799	74.9101	腹腔镜子宫切开终止妊娠		手术	G	330000000－8	术中使用腹腔镜加收			次		1420.50	甲类	手术费
7800	74.9900	其他剖宫产		手术	G	331400012	剖宫产术	指古典式、子宫下段及腹膜外剖宫取胎术等		次		949.00	丙类	手术费
7801	75.5000	子宫近期产科裂伤修补术		手术	G	331400018	子宫颈裂伤修补术	指产时宫颈裂伤		次		260.00	甲类	手术费
7802	75.5100	子宫颈近期产科裂伤修补术		手术	G	331400018	子宫颈裂伤修补术	指产时宫颈裂伤		次		260.00	甲类	手术费
7803	75.5200	子宫体近期产科裂伤修补术		手术	G	331400018	子宫颈裂伤修补术	指产时宫颈裂伤		次		260.00	甲类	手术费
7804	75.6100	膀胱和尿道近期产科裂伤修补术		手术	G	331103016	膀胱破裂修补术			次		2535.00	甲类	手术费
7805	75.6101	膀胱近期产科裂伤修补术		手术	G	331103016	膀胱破裂修补术			次		2535.00	甲类	手术费
7806	75.6102	尿道近期产科裂伤修补术		手术	G	331104001	尿道修补术	指经会阴、耻骨劈开、尿道套入、内植皮		次		4225.00	甲类	手术费
7807	75.6200	直肠和肛门括约肌近期产科裂伤修补术		手术	G	331305003	陈旧性会阴Ⅲ度裂伤缝合术	含肛门括约肌及直肠裂伤		次	不限性别	1950.00	甲类	手术费
7808	75.6201	直肠近期产科裂伤修补术		手术	G	331305003	陈旧性会阴Ⅲ度裂伤缝合术	含肛门括约肌及直肠裂伤		次	不限性别	1950.00	甲类	手术费
7809	75.6202	肛门括约肌近期产科裂伤修补术		手术	G	331305003	陈旧性会阴Ⅲ度裂伤缝合术	含肛门括约肌及直肠裂伤		次	不限性别	1950.00	甲类	手术费
7810	75.6900	其他近期产科裂伤修补术		手术	G	331400018	子宫颈裂伤修补术	指产时宫颈裂伤		次		260.00	甲类	手术费
7811	75.6900x003	近期产科阴道裂伤修补术		手术	G	331304002	阴道裂伤缝合术			次		910.00	甲类	手术费
7812	75.6901	近期产科盆底裂伤修补术		手术	G	331400018	子宫颈裂伤修补术	指产时宫颈裂伤		次		260.00	甲类	手术费
7813	75.6902	近期产科会阴裂伤修补术		手术	G	331305002	陈旧性会阴裂伤修补术			次	不限性别	1040.00	甲类	手术费
7814	75.6903	近期产科外阴裂伤修补术		手术	G	331305001	外阴损伤缝合术	含小阴唇粘连分离术		次		754.00	甲类	手术费
7815	75.6904	近期产科外阴切开Ⅱ期缝合术		手术	G	331305001	外阴损伤缝合术	含小阴唇粘连分离术		次		754.00	甲类	手术费
7816	75.9200	外阴或阴道的其他血肿排除术		手术	G	331304010	阴道壁血肿切开术			次		1040.00	甲类	手术费

（续上表）

序号	手术操作诊断编码	手术操作名称	手术级别	操作类型	财务分类	编码	项目名称	项目内涵	除外内容	计价单位	说明	三级医疗服务价格（元）	医保结算类型	医疗收费项目类别
7817	75.9200x001	产科外阴血肿去除术		手术	G	331305004－1	外阴血肿切开引流术			次	不限性别	754.00	甲类	手术费
7818	75.9200x002	产科阴道血肿去除术		手术	G	331304010	阴道壁血肿切开术			次		1040.00	甲类	手术费
7819	75.9201	外阴产科血肿排除术		手术	G	331305004－1	外阴血肿切开引流术			次	不限性别	754.00	甲类	手术费
7820	75.9202	阴道产科血肿排除术		手术	G	331304010	阴道壁血肿切开术			次		1040.00	甲类	手术费
7821	75.9300	内翻子宫的手术矫正术		手术	G	311201016	子宫内翻复位术	指手法复位		次		150.00	甲类	治疗费
7822	75.9900x006	宫颈提拉式缝合术		手术	G	331400018	子宫颈裂伤修补术	指产时宫颈裂伤		次		260.00	甲类	手术费
7823	75.9900x007	子宫缝合术		手术	G	331303010	子宫修补术			次	仅独立开展本手术方可收费	1560.00	甲类	手术费
7824	76.0101	下颌骨死骨切除术		手术	G	330605005	下颌骨部分切除术	含下颌骨方块及区段切除；不含颌骨缺损修复	特殊材料	次		1870.00	甲类	手术费
7825	76.0102	上颌骨死骨切除术		手术	G	330605009	上颌骨部分切除术	含牙槽突水平以内上颌骨及其邻近软组织区域性切除	腭护板、特殊材料	次		1408.00	甲类	手术费
7826	76.0900x003	下颌骨劈开术		手术	G	330609004	骨劈开术	含牙槽骨劈开		次		520.00	丙类	手术费
7827	76.0900x005	眶骨切开引流术		手术	G	330409022	眼眶减压术			单眼		1447.10	甲类	手术费
7828	76.0904	颌骨囊肿开窗引流术		手术	G	330604024－1	颌骨囊肿开窗治疗术			次		1680.00	甲类	手术费
7829	76.1100	面骨活组织检查		手术	G	311300012	骨穿刺术	含活检、加压包扎及弹性绷带		次		302.67	甲类	治疗费
7830	76.1101	颌骨活组织检查术		手术	G	311300012	骨穿刺术	含活检、加压包扎及弹性绷带		次		302.67	甲类	治疗费
7831	76.1901	关节镜颞颌关节检查术		手术	D	310506002	颞颌关节镜检查			次		423.90	甲类	检查费
7832	76.2x00	面骨病损的局部切除术或破坏术		手术	G	330604020	颌骨病灶刮除术			次		420.00	甲类	手术费
7833	76.2x00x014	面骨病损局部切除术		手术	G	330604020	颌骨病灶刮除术			次		420.00	甲类	手术费
7834	76.2x01	下颌骨病损切除术		手术	G	330605013	颌骨良性病变切除术	指上、下颌骨骨髓炎，良性肿瘤、瘤样病变及各类囊肿的切除术（含刮治术）；不含松质骨或骨替代物的植入	特殊材料	次		1650.00	甲类	手术费
7835	76.2x02	上颌骨病损切除术		手术	G	330605013	颌骨良性病变切除术	指上、下颌骨骨髓炎，良性肿瘤、瘤样病变及各类囊肿的切除术（含刮治术）；不含松质骨或骨替代物的植入	特殊材料	次		1650.00	甲类	手术费
7836	76.2x03	面骨骨折清创术		手术	E	120500002－2	清创不缝合（中）			次	伤口长度5～10(含)cm	97.13	甲类	治疗费

（续上表）

序号	手术操作诊断编码	手术操作名称	手术级别	操作类型	财务分类	编码	项目名称	项目内涵	除外内容	计价单位	说明	三级医疗服务价格（元）	医保结算类型	医疗收费项目类别
7837	76.2x04	颌骨囊肿摘除术		手术	G	330604024	颌骨囊肿摘除术	不含拔牙、上颌窦根治术		次		1680.00	甲类	手术费
7838	76.3100	部分下颌骨切除术		手术	G	330605005	下颌骨部分切除术	含下颌骨方块及区段切除；不含颌骨缺损修复	特殊材料	次		1870.00	甲类	手术费
7839	76.3100x001	下颌骨部分切除术伴植骨术		手术	G	330605005	下颌骨部分切除术	含下颌骨方块及区段切除；不含颌骨缺损修复	特殊材料	次		1870.00	甲类	手术费
7840	76.3100x009	髁突高位切除术		手术	G	330605024	髁状突肿物切除术	含肿物切除及髁突修整；不含人造关节植入	特殊材料	次		1650.00	甲类	手术费
7841	76.3100x010	髁突摘除术		手术	G	330605024	髁状突肿物切除术	含肿物切除及髁突修整；不含人造关节植入	特殊材料	次		1650.00	甲类	手术费
7842	76.3100x011	下颌骨部分切除术		手术	G	330605005	下颌骨部分切除术	含下颌骨方块及区段切除；不含颌骨缺损修复	特殊材料	次		1870.00	甲类	手术费
7843	76.3100x012	鼻内镜下下颌骨部分切除术		手术	G	330605005	下颌骨部分切除术	含下颌骨方块及区段切除；不含颌骨缺损修复	特殊材料	次		1870.00	甲类	手术费
7844	76.3100x012	鼻内镜下下颌骨部分切除术		手术	G	330000000－4	术中使用鼻内窥镜加收			次		709.50	甲类	手术费
7845	76.3101	下颌骨次全切除术		手术	G	330605007	下颌骨扩大切除术	含大部分下颌骨或全下颌骨及邻近软组织切除；不含颌骨缺损修复	斜面导板、特殊材料	次		2530.00	甲类	手术费
7846	76.3102	半下颌骨切除术		手术	G	330605006	下颌骨半侧切除术	不含颌骨缺损修复	斜面导板、特殊材料	次		2200.00	甲类	手术费
7847	76.3103	下颌骨角切骨术		手术	G	330605005	下颌骨部分切除术	含下颌骨方块及区段切除；不含颌骨缺损修复	特殊材料	次		1870.00	甲类	手术费
7848	76.3104	下颌骨体切骨术		手术	G	330605005	下颌骨部分切除术	含下颌骨方块及区段切除；不含颌骨缺损修复	特殊材料	次		1870.00	甲类	手术费
7849	76.3900x003	鼻内窥镜下上颌骨部分切除术		手术	G	330605009	上颌骨部分切除术	含牙槽突水平以内上颌骨及其邻近软组织区域性切除	腭护板、特殊材料	次		1408.00	甲类	手术费
7850	76.3900x003	鼻内窥镜下上颌骨部分切除术		手术	G	330000000－4	术中使用鼻内窥镜加收			次		709.50	甲类	手术费
7851	76.3900x014	上颌骨部分切除伴人工骨置入术		手术	G	330605009	上颌骨部分切除术	含牙槽突水平以内上颌骨及其邻近软组织区域性切除	腭护板、特殊材料	次		1408.00	甲类	手术费
7852	76.3900x016	上颌骨次全切除术		手术	G	330605010	上颌骨次全切除术	含牙槽突以上至鼻棘底以下上颌骨及其邻近软组织切除与植皮；不含取皮术	腭护板、特殊材料	次		2530.00	甲类	手术费
7853	76.3901	上颌骨部分切除伴植骨术		手术	G	330605009	上颌骨部分切除术	含牙槽突水平以内上颌骨及其邻近软组织区域性切除	腭护板、特殊材料	次		1408.00	甲类	手术费
7854	76.3902	上颌骨部分切除术		手术	G	330605009	上颌骨部分切除术	含牙槽突水平以内上颌骨及其邻近软组织区域性切除	腭护板、特殊材料	次		1408.00	甲类	手术费

（续上表）

序号	手术操作诊断编码	手术操作名称	手术级别	操作类型	财务分类	编码	项目名称	项目内涵	除外内容	计价单位	说明	三级医疗服务价格（元）	医保结算类型	医疗收费项目类别
7855	76. 3904	上颌骨部分切除伴假体置入术		手术	G	330605009	上颌骨部分切除术	含牙槽突水平以内上颌骨及其邻近软组织区域性切除	腭护板、特殊材料	次		1408. 00	甲类	手术费
7856	76. 3905	上颌骨切骨术		手术	G	330605009	上颌骨部分切除术	含牙槽突水平以内上颌骨及其邻近软组织区域性切除	腭护板、特殊材料	次		1408. 00	甲类	手术费
7857	76. 4100	下颌骨全部切除术同时伴重建术	四级	手术	G	330605007	下颌骨扩大切除术	含大部分下颌骨或全下颌骨及邻近软组织切除；不含颌骨缺损修复	斜面导板、特殊材料	次		2530. 00	甲类	手术费
7858	76. 4100	下颌骨全部切除术同时伴重建术	四级	手术	G	330605008	下颌骨缺损钛板即刻植入术	含骨断端准备、钛板植入及固定	钛板及钛钉特殊材料	次		1430. 00	甲类	手术费
7859	76. 4200	其他下颌骨全部切除术		手术	G	330605007	下颌骨扩大切除术	含大部分下颌骨或全下颌骨及邻近软组织切除；不含颌骨缺损修复	斜面导板、特殊材料	次		2530. 00	甲类	手术费
7860	76. 4200x002	下颌骨全部切除术		手术	G	330605007	下颌骨扩大切除术	含大部分下颌骨或全下颌骨及邻近软组织切除；不含颌骨缺损修复	斜面导板、特殊材料	次		2530. 00	甲类	手术费
7861	76. 4300	下颌骨其他重建术		手术	G	330608024	下颌骨缺损钛板重建术	含颌间固定和邻位皮瓣修复	重建代用品	单颌		1620. 00	甲类	手术费
7862	76. 4300x003	下颌骨重建术		手术	G	330608024	下颌骨缺损钛板重建术	含颌间固定和邻位皮瓣修复	重建代用品	单颌		1620. 00	甲类	手术费
7863	76. 4301	下颌骨缺损修复术		手术	G	330608024	下颌骨缺损钛板重建术	含颌间固定和邻位皮瓣修复	重建代用品	单颌		1620. 00	甲类	手术费
7864	76. 4400x003	上颌骨全部切除伴重建术	四级	手术	G	330605011	上颌骨全切术	含整个上颌骨及邻近软组织切除与植皮；不含取皮术	腭护板、特殊材料	次		2860. 00	甲类	手术费
7865	76. 4400x003	上颌骨全部切除伴重建术	四级	手术	G	330608026	上颌骨缺损植骨修复术	含颌间固定和邻位皮瓣修复，自体骨、异体骨、异种骨移植	供骨材料	单颌		2160. 00	甲类	手术费
7866	76. 4502	上颌骨全部切除术		手术	G	330605011	上颌骨全切术	含整个上颌骨及邻近软组织切除与植皮；不含取皮术	腭护板、特殊材料	次		2860. 00	甲类	手术费
7867	76. 4600x001	额骨重建术		手术	G	331604004	隆额术		植入假体	次		1430. 00	丙类	手术费
7868	76. 4600x004	眉弓重建术		手术	G	330409026	隆眉弓术			双侧		1497. 00	丙类	手术费
7869①	76. 4600x005	颧骨重建术		手术	G	330607014	颧骨颧弓成型术	含矫正颧骨颧弓过宽或过窄畸形的截骨、骨内坚固内固定术、植骨术；不含骨切取	特殊材料	单侧		1620. 00	甲类	手术费

① 限制范围：限外伤导致颧骨颧弓畸形。

（续上表）

序号	手术操作诊断编码	手术操作名称	手术级别	操作类型	财务分类	编码	项目名称	项目内涵	除外内容	计价单位	说明	三级医疗服务价格（元）	医保结算类型	医疗收费项目类别
7870	76.4600x007	上颌骨重建术		手术	G	330608026	上颌骨缺损植骨修复术	含颌间固定和邻位皮瓣修复，自体骨、异体骨、异种骨移植	供骨材料	单颌		2160.00	甲类	手术费
7871	76.5x00	颞下颌关节成形术		手术	G	330607017	颞下颌关节成形术	指骨球截除术、喙突截除术、植骨床制备术、骨及代用品植入术；不含骨切取及颌间结扎术	骨代用品及特殊材料	单侧		1404.00	丙类	手术费
7872	76.5x00x001	关节镜下颞颌关节成形术		手术	G	330607017	颞下颌关节成形术	指骨球截除术、喙突截除术、植骨床制备术、骨及代用品植入术；不含骨切取及颌间结扎术	骨代用品及特殊材料	单侧		1404.00	丙类	手术费
7873	76.5x00x001	关节镜下颞颌关节成形术		手术	G	330000000－11	术中使用关节镜加收			次		709.50	甲类	手术费
7874	76.6400	下颌骨的其他颌骨矫形手术		手术	G	330608020	下颌骨缺损植骨修复术	含颌间固定和邻位皮瓣修复，自体骨、异体骨、异种骨移植；不含小血管吻合术及骨瓣切取	供骨材料	单颌		1836.00	甲类	手术费
7875	76.6400x002	下颌下缘去骨成形术		手术	G	330607008	下颌下缘去骨成形术			次		1512.00	丙类	手术费
7876	76.6400x008	下颌角成形术		手术	G	330607010	下颌角嚼肌肥大畸形矫正术	含：①下颌角的三角形去骨术或改良下颌升支矢状劈开去骨术；②嚼肌部分切除术		单侧		2268.00	丙类	手术费
7877①	76.6400x016	下颌根尖下截骨成形术		手术	G	330607007	下颌根尖下截骨术	含下颌后部根尖下截骨术、骨内坚固内固定术、植骨术；不含骨切取	特殊材料	次		2376.00	甲类	手术费
7878	76.6401	下颌骨成形术		手术	G	330607008	下颌下缘去骨成形术			次		1512.00	丙类	手术费
7879②	76.6402	下颌骨截骨成形术		手术	G	330607011	截骨颏成形术	含各种不同改良的颏部截骨术、骨内坚固内固定术、植骨术；不含骨切取	特殊材料	次		2268.00	甲类	手术费
7880③	76.6404	下颌前徙术		手术	G	330607012	颏部截骨前徙舌骨悬吊术	含颏部各种类型的截骨前徙、舌骨下肌群切断、舌骨阔筋膜悬吊术、骨内坚固内固定术、植骨术；不含骨切取、取阔筋膜术	特殊材料	次		1620.00	甲类	手术费

①～② 限制范围：基本医疗保险限上颌骨陈旧性骨折、阻塞性睡眠呼吸暂停低通气综合征。

③ 限制范围：限基本医疗保险。限阻塞性睡眠呼吸暂停综合征（OSAHS）。

（续上表）

序号	手术操作诊断编码	手术操作名称	手术级别	操作类型	财务分类	编码	项目名称	项目内涵	除外内容	计价单位	说明	三级医疗服务价格（元）	医保结算类型	医疗收费项目类别
7881①	76.6500x006	上颌 LeFort Ⅰ型分块截骨成形术		手术	G	330607001－1	上颌雷弗特Ⅰ型（Le-Fort）分块截骨术	指骨内坚固内固定术、植骨术；不含骨切取	特殊材料	单颌		4147.20	甲类	手术费
7882	76.6500x008	上颌 LeFort Ⅱ型分块截骨成形术		手术	G	330607002	上颌雷弗特Ⅱ型截骨术（LeFort）	含骨截开、骨内坚固内固定术、植骨术；不含骨切取	特殊材料	单颌		4320.00	甲类	手术费
7883	76.6500x009	上颌 Lefort Ⅲ型截骨成形术		手术	G	330607003	上颌雷弗特Ⅲ型截骨术（LeFort）	含骨截开、骨内坚固内固定术、植骨术；不含骨切取	特殊材料	单颌		5184.00	甲类	手术费
7884②	76.6502	上颌 Lefort Ⅰ型截骨成形术		手术	G	330607001	上颌雷弗特Ⅰ型截骨术（LeFort）	指骨内坚固内固定术、植骨术；不含骨切取	特殊材料	单颌		3456.00	甲类	手术费
7885	76.6503	上颌 Lefort Ⅱ型截骨成形术		手术	G	330607002	上颌雷弗特Ⅱ型截骨术（LeFort）	含骨截开、骨内坚固内固定术、植骨术；不含骨切取	特殊材料	单颌		4320.00	甲类	手术费
7886③	76.6700	颏缩小成形术		手术	G	330607011	截骨颏成形术	含各种不同改良的颏部截骨术、骨内坚固内固定术、植骨术；不含骨切取	特殊材料	次		2268.00	甲类	手术费
7887④	76.6800	增大性颏成形术		手术	G	330607011	截骨颏成形术	含各种不同改良的颏部截骨术、骨内坚固内固定术、植骨术；不含骨切取	特殊材料	次		2268.00	甲类	手术费
7888⑤	76.6800x002	颏成形术		手术	G	330607011	截骨颏成形术	含各种不同改良的颏部截骨术、骨内坚固内固定术、植骨术；不含骨切取	特殊材料	次		2268.00	甲类	手术费
7889⑥	76.6800x003	颏增大成形术		手术	G	330607011	截骨颏成形术	含各种不同改良的颏部截骨术、骨内坚固内固定术、植骨术；不含骨切取	特殊材料	次		2268.00	甲类	手术费
7890	76.6801	颏硅胶植入增大成形术		手术	G	331604008	隆颏术	不含截骨术	植入材料	次		1558.70	丙类	手术费
7891	76.6802	隆颏术		手术	G	331604008	隆颏术	不含截骨术	植入材料	次		1558.70	丙类	手术费
7892⑦	76.6900x003	颧弓降低术		手术	G	330607014	颧骨颧弓成型术	含矫正颧骨颧弓过宽或过窄畸形的截骨、骨内坚固内固定术、植骨术；不含骨切取	特殊材料	单侧		1620.00	甲类	手术费
7893	76.6900x004	髁突成形术		手术	G	330605024	髁状突肿物切除术	含肿物切除及髁突修整；不含人造关节植入	特殊材料	次		1650.00	甲类	手术费
7894	76.6901	颌骨修整术		手术	G	330604012	颌骨隆突修整术			次		157.50	甲类	手术费

①～② 限制范围：基本医疗保险限阻塞性呼吸睡眠暂停综合征（OSAS）、外伤导致上下颌骨畸形、陈旧性上颌骨骨折。
③～⑥ 限制范围：基本医疗保险限上颌骨陈旧性骨折、阻塞性睡眠呼吸暂停低通气综合征。
⑦ 限制范围：限外伤导致颧骨颧弓畸形。

（续上表）

序号	手术操作诊断编码	手术操作名称	手术级别	操作类型	财务分类	编码	项目名称	项目内涵	除外内容	计价单位	说明	三级医疗服务价格（元）	医保结算类型	医疗收费项目类别
7895①	76.6903	颧骨成形术		手术	G	330607014	颧骨颧弓成型术	含矫正颧骨颧弓过宽或过窄畸形的截骨、骨内坚固内固定术、植骨术；不含骨切取	特殊材料	单侧		1620.00	甲类	手术费
7896②	76.6904	颧弓成形术		手术	G	330607014	颧骨颧弓成型术	含矫正颧骨颧弓过宽或过窄畸形的截骨、骨内坚固内固定术、植骨术；不含骨切取	特殊材料	单侧		1620.00	甲类	手术费
7897	76.7000	面骨骨折复位术		手术	G	330608005	颌骨骨折颌间固定术	含复位	牙弓夹板	单颌		388.80	甲类	手术费
7898	76.7100	颧骨骨折闭合性复位术		手术	G	330608006－1	颧骨骨折复位外固定术		特殊材料	单侧		518.40	甲类	手术费
7899	76.7200	颧骨骨折开放性复位术		手术	G	330608011	颧骨骨折切开复位内固定术	含眶底探查和修复	特殊材料	单侧		1620.00	甲类	手术费
7900	76.7200x001	颧弓骨折切开复位术		手术	G	330608011－1	颧弓骨折切开复位内固定术			单侧		1620.00	甲类	手术费
7901	76.7201	颧骨骨折切开复位内固定术		手术	G	330608011	颧骨骨折切开复位内固定术	含眶底探查和修复	特殊材料	单侧		1620.00	甲类	手术费
7902	76.7300x001	鼻内窥镜下上颌骨骨折闭合复位术		手术	G	330608010	上颌骨骨折切开复位内固定术	含颌间固定	特殊材料	单颌		1620.00	甲类	手术费
7903	76.7300x001	鼻内窥镜下上颌骨骨折闭合复位术		手术	G	330000000－4	术中使用鼻内窥镜加收			次		709.50	甲类	手术费
7904	76.7400	上颌骨骨折开放性复位术		手术	G	330608010	上颌骨骨折切开复位内固定术	含颌间固定	特殊材料	单颌		1620.00	甲类	手术费
7905	76.7401	上颌骨骨折切开复位内固定术		手术	G	330608010	上颌骨骨折切开复位内固定术	含颌间固定	特殊材料	单颌		1620.00	甲类	手术费
7906	76.7600	下颌骨骨折开放性复位术		手术	G	330608009	下颌骨骨折切开复位内固定术	指颌间固定、坚固内固定术	特殊材料	单颌		1620.00	甲类	手术费
7907	76.7601	髁状突骨折切开复位内固定术		手术	G	330608007	髁状突陈旧性骨折整复术	含颌间固定；含髁状突摘除或复位、内固定、升支截骨和关节成形	特殊器械	单侧		1620.00	甲类	手术费
7908	76.7601	髁状突骨折切开复位内固定术		手术	G	330608008	髁状突骨折切开复位内固定术	含颌间固定	特殊材料	单侧		1620.00	甲类	手术费
7909	76.7602	下颌骨骨折切开复位内固定术		手术	G	330608009	下颌骨骨折切开复位内固定术	指颌间固定、坚固内固定术	特殊材料	单颌		1620.00	甲类	手术费
7910	76.7700	牙槽骨折开放性复位术		手术	G	330604019	牙槽突骨折固定术	指结扎固定或牵引复位固定。含复位、固定、调颌	结扎固定材料	次		525.00	甲类	手术费
7911	76.7701	牙槽骨折切开复位内固定术		手术	G	330604019	牙槽突骨折固定术	指结扎固定或牵引复位固定。含复位、固定、调颌	结扎固定材料	次		525.00	甲类	手术费

①～② 限制范围：限外伤导致颧骨颧弓畸形。

（续上表）

序号	手术操作诊断编码	手术操作名称	手术级别	操作类型	财务分类	编码	项目名称	项目内涵	除外内容	计价单位	说明	三级医疗服务价格（元）	医保结算类型	医疗收费项目类别
7912	76.7702	牙槽骨骨折切开复位伴牙齿栓结术		手术	G	330604019	牙槽突骨折固定术	指结扎固定或牵引复位固定。含复位、固定、调颌	结扎固定材料	次		525.00	甲类	手术费
7913	76.7800x003	齿槽骨折闭合复位内固定术		手术	G	330604019	牙槽突骨折固定术	指结扎固定或牵引复位固定。含复位、固定、调颌	结扎固定材料	次		525.00	甲类	手术费
7914	76.7800x004	齿槽骨折闭合复位术		手术	G	330604019	牙槽突骨折固定术	指结扎固定或牵引复位固定。含复位、固定、调颌	结扎固定材料	次		525.00	甲类	手术费
7915	76.7801	眶骨骨折闭合复位术		手术	G	330409019	眼眶壁骨折整复术	含外侧开眶钛钉、钛板固定术	硅胶板、羟基磷灰石板、特殊填充材料	次		1506.98	甲类	手术费
7916	76.7802	内镜下眶壁骨折整复术		手术	G	330409019	眼眶壁骨折整复术	含外侧开眶钛钉、钛板固定术	硅胶板、羟基磷灰石板、特殊填充材料	次		1506.98	甲类	手术费
7917	76.7802	内镜下眶壁骨折整复术		手术	G	310000000－2	诊疗中使用眼内窥镜加收			次		1776.00	甲类	治疗费
7918	76.7900x001	眶壁骨折切开复位术		手术	G	330409019	眼眶壁骨折整复术	含外侧开眶钛钉、钛板固定术	硅胶板、羟基磷灰石板、特殊填充材料	次		1506.98	甲类	手术费
7919	76.7900x006	面骨骨折切开复位术		手术	G	330608009	下颌骨骨折切开复位内固定术	指颌间固定、坚固内固定术	特殊材料	单颌		1620.00	甲类	手术费
7920	76.7900x006	面骨骨折切开复位术		手术	G	330608010	上颌骨骨折切开复位内固定术	含颌间固定	特殊材料	单颌		1620.00	甲类	手术费
7921	76.7900x006	面骨骨折切开复位术		手术	G	330608011	颧骨骨折切开复位内固定术	含眶底探查和修复	特殊材料	单侧		1620.00	甲类	手术费
7922	76.7900x006	面骨骨折切开复位术		手术	G	330608011－1	颧弓骨折切开复位内固定术			单侧		1620.00	甲类	手术费
7923	76.7900x006	面骨骨折切开复位术		手术	G	330608013	颧骨上颌骨复合骨折切开复位内固定术	含颌间固定、眶底探查和修复		单侧		1620.00	甲类	手术费
7924	76.7900x006	面骨骨折切开复位术		手术	G	330608013－1/1	双侧颧骨上颌骨复合骨折切开复位内固定术	含颌间固定、眶底探查和修复		次		2430.00	甲类	手术费
7925	76.7900x006	面骨骨折切开复位术		手术	G	330608013－2	颧弓上颌骨复合骨折切开复位内固定术	含颌间固定、眶底探查和修复		单侧		1620.00	甲类	手术费
7926	76.7900x006	面骨骨折切开复位术		手术	G	330608013－2/1	双侧颧弓上颌骨复合骨折切开复位内固定术	含颌间固定、眶底探查和修复		次		2430.00	甲类	手术费
7927	76.7900x013	髁突骨折切开复位内固定术		手术	G	330608008	髁状突骨折切开复位内固定术	含颌间固定	特殊材料	单侧		1620.00	甲类	手术费
7928	76.7900x014	鼻内镜下眶骨骨折切开复位术		手术	G	330409019	眼眶壁骨折整复术	含外侧开眶钛钉、钛板固定术	硅胶板、羟基磷灰石板、特殊填充材料	次		1506.98	甲类	手术费

（续上表）

序号	手术操作诊断编码	手术操作名称	手术级别	操作类型	财务分类	编码	项目名称	项目内涵	除外内容	计价单位	说明	三级医疗服务价格（元）	医保结算类型	医疗收费项目类别
7929	76.7900x014	鼻内镜下眶骨骨折切开复位术		手术	G	310000000－3	诊疗中使用鼻内窥镜加收			次		709.50	甲类	治疗费
7930	76.7901	面骨骨折切开复位内固定术		手术	G	330608009	下颌骨骨折切开复位内固定术	指颌间固定、坚固内固定术	特殊材料	单颌		1620.00	甲类	手术费
7931	76.7901	面骨骨折切开复位内固定术		手术	G	330608010	上颌骨骨折切开复位内固定术	含颌间固定	特殊材料	单颌		1620.00	甲类	手术费
7932	76.7901	面骨骨折切开复位内固定术		手术	G	330608011	颧骨骨折切开复位内固定术	含眶底探查和修复	特殊材料	单侧		1620.00	甲类	手术费
7933	76.7901	面骨骨折切开复位内固定术		手术	G	330608011－1	颧弓骨折切开复位内固定术			单侧		1620.00	甲类	手术费
7934	76.7901	面骨骨折切开复位内固定术		手术	G	330608013	颧骨上颌骨复合骨折切开复位内固定术	含颌间固定、眶底探查和修复		单侧		1620.00	甲类	手术费
7935	76.7901	面骨骨折切开复位内固定术		手术	G	330608013－1/1	双侧颧骨上颌骨复合骨折切开复位内固定术	含颌间固定、眶底探查和修复		次		2430.00	甲类	手术费
7936	76.7901	面骨骨折切开复位内固定术		手术	G	330608013－2	颧弓上颌骨复合骨折切开复位内固定术	含颌间固定、眶底探查和修复		单侧		1620.00	甲类	手术费
7937	76.7901	面骨骨折切开复位内固定术		手术	G	330608013－2/1	双侧颧弓上颌骨复合骨折切开复位内固定术	含颌间固定、眶底探查和修复		次		2430.00	甲类	手术费
7938	76.7902	眶骨骨折切开复位术		手术	G	330409019	眼眶壁骨折整复术	含外侧开眶钛钉、钛板固定术	硅胶板、羟基磷灰石板、特殊填充材料	次		1506.98	甲类	手术费
7939	76.7903	眶骨骨折切开复位内固定术		手术	G	330409019	眼眶壁骨折整复术	含外侧开眶钛钉、钛板固定术	硅胶板、羟基磷灰石板、特殊填充材料	次		1506.98	甲类	手术费
7940	76.9100	面骨骨移植		手术	G	330608016	颧骨陈旧性骨折植骨矫治术	含自体植骨；不含取骨术		单侧		1620.00	甲类	手术费
7941	76.9100x002	面骨自体骨植入术		手术	G	330608020	下颌骨缺损植骨修复术	含颌间固定和邻位皮瓣修复，自体骨、异体骨、异种骨移植；不含小血管吻合术及骨瓣切取	供骨材料	单颌		1836.00	甲类	手术费
7942	76.9100x002	面骨自体骨植入术		手术	G	330608021	下颌骨缺损网托碎骨移植术	含颌间固定和邻位皮瓣修复	金属网材料、供骨材料	单颌		2160.00	甲类	手术费
7943	76.9100x002	面骨自体骨植入术		手术	G	330608022	下颌骨缺损带蒂骨移植术	含颌间固定和邻位皮瓣修复；不含取骨及制备术		单颌		2160.00	甲类	手术费
7944	76.9100x002	面骨自体骨植入术		手术	G	330608023	下颌骨缺损带血管蒂游离复合瓣移植术	含颌间固定和邻位皮瓣修复；不含组织瓣制备术		单颌		3240.00	甲类	手术费

（续上表）

序号	手术操作诊断编码	手术操作名称	手术级别	操作类型	财务分类	编码	项目名称	项目内涵	除外内容	计价单位	说明	三级医疗服务价格（元）	医保结算类型	医疗收费项目类别
7945	76.9100x004	上颌骨自体骨植入术		手术	G	330608029	上颌骨缺损带蒂骨移植术	含颌间固定和邻位皮瓣修复；不含带蒂骨制取		单颌		2592.00	甲类	手术费
7946	76.9100x007	下颌骨自体骨植入术		手术	G	330608021	下颌骨缺损网托碎骨移植术	含颌间固定和邻位皮瓣修复	金属网材料、供骨材料	单颌		2160.00	甲类	手术费
7947	76.9100x007	下颌骨自体骨植入术		手术	G	330608022	下颌骨缺损带蒂骨移植术	含颌间固定和邻位皮瓣修复；不含取骨及制备术		单颌		2160.00	甲类	手术费
7948	76.9100x008	眼眶骨片垫高术		手术	G	330409020	眶骨缺损修复术		羟基磷灰石板、特殊填充材料	次		1506.98	甲类	手术费
7949	76.9100x009	眶骨缺损修复术		手术	G	330409020	眶骨缺损修复术		羟基磷灰石板、特殊填充材料	次		1506.98	甲类	手术费
7950	76.9101	下颌骨骨移植术		手术	G	330608021	下颌骨缺损网托碎骨移植术	含颌间固定和邻位皮瓣修复	金属网材料、供骨材料	单颌		2160.00	甲类	手术费
7951	76.9101	下颌骨骨移植术		手术	G	330608022	下颌骨缺损带蒂骨移植术	含颌间固定和邻位皮瓣修复；不含取骨及制备术		单颌		2160.00	甲类	手术费
7952	76.9102	上颌骨骨移植术		手术	G	330608029	上颌骨缺损带蒂骨移植术	含颌间固定和邻位皮瓣修复；不含带蒂骨制取		单颌		2592.00	甲类	手术费
7953	76.9200x004	下颌骨钛板置入术		手术	G	330605008	下颌骨缺损钛板即刻植入术	含骨断端准备、钛板植入及固定	钛板及钛钉特殊材料	次		1430.00	甲类	手术费
7954	76.9200x011	上颌骨钛板置入术		手术	G	330608010	上颌骨骨折切开复位内固定术	含颌间固定	特殊材料	单颌		1620.00	甲类	手术费
7955	76.9200x012	上颌骨人工假体置入术		手术	G	330608026	上颌骨缺损植骨修复术	含颌间固定和邻位皮瓣修复，自体骨、异体骨、异种骨移植	供骨材料	单颌		2160.00	甲类	手术费
7956	76.9200x013	下颌骨人工假体置入术		手术	G	330608020	下颌骨缺损植骨修复术	含颌间固定和邻位皮瓣修复，自体骨、异体骨、异种骨移植；不含小血管吻合术及骨瓣切取	供骨材料	单颌		1836.00	甲类	手术费
7957	76.9201	上颌骨合成物植入术		手术	G	330608026	上颌骨缺损植骨修复术	含颌间固定和邻位皮瓣修复，自体骨、异体骨、异种骨移植	供骨材料	单颌		2160.00	甲类	手术费
7958	76.9202	下颌骨合成物植入术		手术	G	330608020	下颌骨缺损植骨修复术	含颌间固定和邻位皮瓣修复，自体骨、异体骨、异种骨移植；不含小血管吻合术及骨瓣切取	供骨材料	单颌		1836.00	甲类	手术费

（续上表）

序号	手术操作诊断编码	手术操作名称	手术级别	操作类型	财务分类	编码	项目名称	项目内涵	除外内容	计价单位	说明	三级医疗服务价格（元）	医保结算类型	医疗收费项目类别
7959	76.9400	颞下颌脱位开放性复位术		手术	E	310522025	颞下颌关节病正畸治疗	指颞下颌关节的弹响、疼痛、关节盘移位等的正畸治疗。使用活动矫治器或固定矫治器治疗		双颌		2257.45	丙类	治疗费
7960	76.9500	颞下颌关节的其他操作		手术	G	330607017	颞下颌关节成形术	指骨球截除术、喙突截除术、植骨床制备术、骨及代用品植入术；不含骨切取及颌间结扎术	骨代用品及特殊材料	单侧		1404.00	丙类	手术费
7961	76.9500x003	颞下颌关节病损切除术		手术	G	330604020	颌骨病灶刮除术			次		420.00	甲类	手术费
7962	76.9500x005	颞颌关节盘切除术		手术	G	330607015	颞下颌关节盘手术	指颞下颌关节盘摘除术、颞下颌关节盘复位固定术、颞肌瓣或其他生物性材料植入修复术等；不含颞肌瓣制备	特殊缝线、生物性材料	单侧		1944.00	丙类	手术费
7963	76.9500x006	颞颌髁突切除术		手术	G	330607016	髁状突高位切除术	含髁状突关节面磨光术	特殊缝线	单侧		1944.00	甲类	手术费
7964	76.9500x007	颞颌关节盘固定术		手术	G	330607015	颞下颌关节盘手术	指颞下颌关节盘摘除术、颞下颌关节盘复位固定术、颞肌瓣或其他生物性材料植入修复术等；不含颞肌瓣制备	特殊缝线、生物性材料	单侧		1944.00	丙类	手术费
7965	76.9501	颞下颌关节松解术		手术	G	330607017	颞下颌关节成形术	指骨球截除术、喙突截除术、植骨床制备术、骨及代用品植入术；不含骨切取及颌间结扎术	骨代用品及特殊材料	单侧		1404.00	丙类	手术费
7966	76.9700	去除面骨内固定装置		手术	G	330608019	骨内固定植入物取出术			单颌		324.00	甲类	手术费
7967	76.9700x001	眶骨内固定装置取出术		手术	G	330608019	骨内固定植入物取出术			单颌		324.00	甲类	手术费
7968	76.9700x002	颧骨内固定装置取出术		手术	G	330608019	骨内固定植入物取出术			单颌		324.00	甲类	手术费
7969	76.9701	下颌骨内固定装置取出术		手术	G	330608019	骨内固定植入物取出术			单颌		324.00	甲类	手术费
7970	76.9702	上颌骨内固定装置取出术		手术	G	330608019	骨内固定植入物取出术			单颌		324.00	甲类	手术费
7971	76.9900	面骨和关节的其他手术		手术	G	330608018	颌间固定拆除术			单颌		129.60	甲类	手术费
7972	76.9901	面骨假体取出术		手术	G	330608019	骨内固定植入物取出术			单颌		324.00	甲类	手术费
7973	77.0103	肋骨死骨去除术		手术	G	330703006	肋骨切除术	不含开胸手术		次		3120.00	甲类	手术费
7974	77.0300	桡骨和尺骨死骨去除术		手术	G	331509001	尺骨头桡骨茎突切除术			次		1352.00	甲类	手术费
7975	77.0400	腕骨和掌骨死骨去除术		手术	G	331518003	近排腕骨切除术			次		2197.00	甲类	手术费
7976	77. 0401	腕骨死骨去除术		手术	G	331518003	近排腕骨切除术			次		2197. 00	甲类	手术费
7977	77. 0402	掌骨死骨去除术		手术	G	331510003	掌骨截骨矫形术			次		2247. 70	甲类	手术费

（续上表）

序号	手术操作诊断编码	手术操作名称	手术级别	操作类型	财务分类	编码	项目名称	项目内涵	除外内容	计价单位	说明	三级医疗服务价格（元）	医保结算类型	医疗收费项目类别
7978	77. 0600	髌骨死骨去除术		手术	G	331509003	髌骨切除 + 股四头肌修补术			次		1859. 00	甲类	手术费
7979	77. 0800	跗骨和跖骨死骨去除术		手术	G	331510003 – 2	跖跗截骨术			次		2247. 70	甲类	手术费
7980	77. 0800x001	跟骨死骨切除术		手术	G	331510009	跟骨截骨术			次		2366. 00	甲类	手术费
7981	77. 0800x002	距骨死骨切除术		手术	G	331509009	距骨切除术			次		1521. 00	甲类	手术费
7982	77. 0801	跗骨死骨去除术		手术	G	331510003 – 2	跖跗截骨术			次		2247. 70	甲类	手术费
7983	77. 0802	跖骨死骨去除术		手术	G	331510003 – 2	跖跗截骨术			次		2247. 70	甲类	手术费
7984	77. 0900	其他死骨去除术		手术	G	331509009	距骨切除术			次		1521. 00	甲类	手术费
7985	77. 1001	骨切开引流术		手术	G	331504011	骨髓炎切开引流灌洗术			次		2197. 00	甲类	手术费
7986	77. 1003	骨钻孔减压术		手术	G	331603049S	骨外露钻孔术	利用骨科钻孔器械，行外露骨钻孔治疗，至骨面有新鲜渗血即可，覆盖出血创面，培育新鲜肉芽组织		次		337. 00	甲类	手术费
7987	77. 1102	锁骨切开术不伴切断术		手术	G	331512007 – 4	锁骨延长术			次		2450. 50	甲类	手术费
7988	77. 1200	肱骨其他切开术不伴切断术		手术	G	331512007 – 1	肱骨延长术			次		2450. 50	甲类	手术费
7989	77. 1300	桡骨和尺骨其他切开术不伴切断术		手术	G	331505025	尺桡骨骨折不愈合切开植骨内固定术			次		2535. 00	甲类	手术费
7990	77. 1300	桡骨和尺骨其他切开术不伴切断术		手术	G	331509001	尺骨头桡骨茎突切除术			次		1352. 00	甲类	手术费
7991	77. 1301	桡骨切开术不伴切断术		手术	G	331505007	桡骨头切除术			次		2197. 00	甲类	手术费
7992	77. 1302	尺骨切开术不伴切断术		手术	E	331505030	尺骨上 1/3 骨折畸形愈合 + 桡骨小头脱位矫正术			次		3042. 00	甲类	手术费
7993	77. 1500	股骨其他切开术不伴切断术		手术	G	331510006	股骨头钻孔及植骨术			次		3211. 00	甲类	手术费
7994	77. 1500	股骨其他切开术不伴切断术		手术	G	331510006 – 1	股骨头单纯钻孔减压术			次		3211. 00	甲类	手术费
7995	77. 1500x006	股骨钻孔减压术		手术	G	331510006 – 1	股骨头单纯钻孔减压术			次		3211. 00	甲类	手术费
7996	77. 1501	股骨切开引流术		手术	G	331602001	脓肿切开引流术	含体表、软组织感染化脓切开引流		次		253. 50	甲类	手术费
7997	77. 1502	股骨减压术		手术	G	331510006 – 1	股骨头单纯钻孔减压术			次		3211. 00	甲类	手术费
7998	77. 1600	髌骨其他切开术不伴切断术		手术	G	331506009	髌骨半脱位外侧切开松解术			次		2349. 10	甲类	手术费
7999	77. 1600	髌骨其他切开术不伴切断术		手术	G	331506010	髌骨脱位成形术			次		2873. 00	甲类	手术费
8000	77. 1701	胫骨切开引流术		手术	G	331602001	脓肿切开引流术	含体表、软组织感染化脓切开引流		次		253. 50	甲类	手术费
8001	77. 1703	腓骨切开引流术		手术	G	331602001	脓肿切开引流术	含体表、软组织感染化脓切开引流		次		253. 50	甲类	手术费

（续上表）

序号	手术操作诊断编码	手术操作名称	手术级别	操作类型	财务分类	编码	项目名称	项目内涵	除外内容	计价单位	说明	三级医疗服务价格（元）	医保结算类型	医疗收费项目类别
8002	77.1800	跗骨和跖骨其他切开术不伴切断术		手术	G	331512016	第二跖骨头修整成形术			次		1149.20	甲类	手术费
8003	77.1801	跗骨切开引流术		手术	G	331602001	脓肿切开引流术	含体表、软组织感染化脓切开引流		次		253.50	甲类	手术费
8004	77.1803	跖骨切开引流术		手术	G	331602001	脓肿切开引流术	含体表、软组织感染化脓切开引流		次		253.50	甲类	手术费
8005	77.1902	指骨切开引流术		手术	G	331602001	脓肿切开引流术	含体表、软组织感染化脓切开引流		次		253.50	甲类	手术费
8006	77.1903	趾骨切开引流术		手术	G	331602001	脓肿切开引流术	含体表、软组织感染化脓切开引流		次		253.50	甲类	手术费
8007	77.2100x001	肩胛骨截骨术		手术	G	331522019S	肩胛骨整形术	通过手术降低上移的肩胛骨，改善患肢功能		次		2961.00	甲类	手术费
8008	77.2103	肋骨楔形截骨术		手术	G	330703006	肋骨切除术	不含开胸手术		次		3120.00	甲类	手术费
8009	77.2200x001	肱骨截骨术		手术	G	331505029	肱骨髁上骨折畸形愈合截骨矫形术			次		2535.00	甲类	手术费
8010	77.2200x003	肱骨髁上截骨术		手术	G	331505029	肱骨髁上骨折畸形愈合截骨矫形术			次		2535.00	甲类	手术费
8011	77.2400	腕骨和掌骨楔形骨切开术		手术	G	331510002	腕关节截骨术			次		2247.70	甲类	手术费
8012	77.2400x002	掌骨截骨术		手术	G	331510003	掌骨截骨矫形术			次		2247.70	甲类	手术费
8013	77.2401	腕骨楔形截骨术		手术	G	331510002	腕关节截骨术			次		2247.70	甲类	手术费
8014	77.2402	掌骨楔形截骨术		手术	G	331510003	掌骨截骨矫形术			次		2247.70	甲类	手术费
8015	77.2500	股骨楔形骨切开术		手术	G	331510005	股骨颈楔形截骨术			次		3211.00	甲类	手术费
8016	77.2500x001	股骨截骨术		手术	G	331510007	股骨下端截骨术			次		3853.20	甲类	手术费
8017	77.2500x002	股骨上端截骨术		手术	G	331510005	股骨颈楔形截骨术			次		3211.00	甲类	手术费
8018	77.2500x003	股骨粗隆间截骨术		手术	G	331510005	股骨颈楔形截骨术			次		3211.00	甲类	手术费
8019	77.2500x004	股骨粗隆下截骨术		手术	G	331510005	股骨颈楔形截骨术			次		3211.00	甲类	手术费
8020	77.2500x005	股骨麦氏截骨术		手术	G	331510005	股骨颈楔形截骨术			次		3211.00	甲类	手术费
8021	77.2500x006	股骨髁上截骨术		手术	G	331510007	股骨下端截骨术			次		3853.20	甲类	手术费
8022	77.2500x007	股骨下端截骨术		手术	G	331510007	股骨下端截骨术			次		3853.20	甲类	手术费
8023	77.2500x008	股骨粗隆部旋转截骨术		手术	G	331510005	股骨颈楔形截骨术			次		3211.00	甲类	手术费
8024	77.2500x009	股骨粗隆下内收截骨术		手术	G	331510005	股骨颈楔形截骨术			次		3211.00	甲类	手术费
8025	77.2700	胫骨和腓骨楔形骨切开术		手术	G	331505033	胫腓骨骨折畸形愈合截骨矫形术			次		3042.00	甲类	手术费
8026	77.2700x001	腓骨截骨术		手术	G	331505033	胫腓骨骨折畸形愈合截骨矫形术			次		3042.00	甲类	手术费
8027	77.2700x003	胫骨截骨术		手术	G	331510008	胫骨高位截骨术			次		3853.20	甲类	手术费

（续上表）

序号	手术操作诊断编码	手术操作名称	手术级别	操作类型	财务分类	编码	项目名称	项目内涵	除外内容	计价单位	说明	三级医疗服务价格（元）	医保结算类型	医疗收费项目类别
8028	77.2701	胫骨楔形截骨术		手术	G	331510008	胫骨高位截骨术			次		3853.20	甲类	手术费
8029	77.2702	胫骨上端高位截骨术		手术	G	331510008	胫骨高位截骨术			次		3853.20	甲类	手术费
8030	77.2703	腓骨楔形截骨术		手术	G	331505033	胫腓骨骨折畸形愈合截骨矫形术			次		3042.00	甲类	手术费
8031	77.2800x001	跗骨截骨术		手术	G	331510003－2	跖跗截骨术			次		2247.70	甲类	手术费
8032	77.2800x002	跖骨截骨术		手术	G	331510003－2	跖跗截骨术			次		2247.70	甲类	手术费
8033	77.2800x003	舟骨截骨术		手术	G	331518004	舟骨近端切除术			次		1014.00	甲类	手术费
8034	77.2800x006	跟骨截骨术		手术	G	331510009	跟骨截骨术			次		2366.00	甲类	手术费
8035	77.2802	跖骨楔形截骨术		手术	G	331510003－2	跖跗截骨术			次		2247.70	甲类	手术费
8036	77.2900x001	骨盆截骨术	四级	手术	G	331506007	先天性髋关节脱位切开复位骨盆截骨内固定术			次		4022.20	甲类	手术费
8037	77.2900x001	骨盆截骨术	四级	手术	G	331506008	先天性髋关节脱位切开复位骨盆截骨股骨上端截骨内固定术			次		3042.00	甲类	手术费
8038	77.2900x003	指骨截骨术		手术	G	331510003－1	指（趾）骨截骨矫形术			次		2247.70	甲类	手术费
8039	77.2900x004	椎骨截骨术	四级	手术	G	331501021	颈椎体次全切除植骨融合术			每节椎骨		4698.20	甲类	手术费
8040	77.2900x004	椎骨截骨术	四级	手术	G	331501029	胸椎融合术	含前入路开胸、植骨		每节椎骨		3767.40	甲类	手术费
8041	77.2900x004	椎骨截骨术	四级	手术	G	331501053	脊柱半椎体切除术			次		4563.00	甲类	手术费
8042	77.2900x004	椎骨截骨术	四级	手术	G	331501059	经皮椎体成形术			每椎体		3276.00	甲类	手术费
8043	77.2900x005	趾骨截骨术		手术	G	331510003－1	指（趾）骨截骨矫形术			次		2247.70	甲类	手术费
8044	77.2900x007	髋脱位髋骨截骨术		手术	G	331506007	先天性髋关节脱位切开复位骨盆截骨内固定术			次		4022.20	甲类	手术费
8045	77.2900x008	髂骨截骨术		手术	G	331509005	髂骨取骨术			次		1318.20	甲类	手术费
8046	77.2901	骨盆楔形截骨术	四级	手术	G	331506007	先天性髋关节脱位切开复位骨盆截骨内固定术			次		4022.20	甲类	手术费
8047	77.2901	骨盆楔形截骨术	四级	手术	G	331506008	先天性髋关节脱位切开复位骨盆截骨股骨上端截骨内固定术			次		3042.00	甲类	手术费
8048	77.2902	指骨楔形截骨术		手术	G	331510003－1	指（趾）骨截骨矫形术			次		2247.70	甲类	手术费
8049	77.2903	趾骨楔形截骨术		手术	G	331510003－1	指（趾）骨截骨矫形术			次		2247.70	甲类	手术费
8050	77.3300	桡骨和尺骨切断术		手术	G	331512006	桡骨短缩术			次		2332.20	甲类	手术费
8051	77.3300	桡骨和尺骨切断术		手术	G	331512004	尺骨短缩术			次		2332.20	甲类	手术费
8052	77.3301	桡骨切断术		手术	G	331512006	桡骨短缩术			次		2332.20	甲类	手术费
8053	77.3302	尺骨切断术		手术	G	331512004	尺骨短缩术			次		2332.20	甲类	手术费

（续上表）

序号	手术操作诊断编码	手术操作名称	手术级别	操作类型	财务分类	编码	项目名称	项目内涵	除外内容	计价单位	说明	三级医疗服务价格（元）	医保结算类型	医疗收费项目类别
8054	77.3800	跗骨和跖骨切断术		手术	G	331510003－2	跖跗截骨术			次		2247.70	甲类	手术费
8055	77.3801	跗骨切断术		手术	G	331510003－2	跖跗截骨术			次		2247.70	甲类	手术费
8056	77.3802	跖骨切断术		手术	G	331510003－2	跖跗截骨术			次		2247.70	甲类	手术费
8057	77.3906	指骨切断术		手术	G	331519008	多指切除术			次		929.50	甲类	手术费
8058	77.3907	趾骨切断术		手术	G	331519008	多指切除术			次		929.50	甲类	手术费
8059	77.4000	骨活组织检查		手术	G	311300012	骨穿刺术	含活检、加压包扎及弹性绷带		次		302.67	甲类	治疗费
8060	77.4100	肩胛骨，锁骨和胸廓［肋骨和胸骨］活组织检查		手术	G	311300012	骨穿刺术	含活检、加压包扎及弹性绷带		次		302.67	甲类	治疗费
8061	77.4101	肩胛骨活组织检查		手术	G	331522001	骨骼肌软组织肿瘤切除术			次		2535.00	甲类	手术费
8062	77.4101	肩胛骨活组织检查		手术	H	270300003	局部切除组织活检检查与诊断	指切除组织、咬取组织、切除肿块部分组织的活检		每个部位	以2个蜡块为基价	138.00	甲类	化验费
8063	77.4101	肩胛骨活组织检查		手术	H	270300003－1	局部切除组织活检检查与诊断加收（超过2个蜡块）			每个蜡块		30.00	甲类	化验费
8064	77.4102	锁骨活组织检查		手术	G	331522001	骨骼肌软组织肿瘤切除术			次		2535.00	甲类	手术费
8065	77.4102	锁骨活组织检查		手术	H	270300003	局部切除组织活检检查与诊断	指切除组织、咬取组织、切除肿块部分组织的活检		每个部位	以2个蜡块为基价	138.00	甲类	化验费
8066	77.4102	锁骨活组织检查		手术	H	270300003－1	局部切除组织活检检查与诊断加收（超过2个蜡块）			每个蜡块		30.00	甲类	化验费
8067	77.4103	肋骨活组织检查		手术	G	331522001	骨骼肌软组织肿瘤切除术			次		2535.00	甲类	手术费
8068	77.4103	肋骨活组织检查		手术	H	270300003	局部切除组织活检检查与诊断	指切除组织、咬取组织、切除肿块部分组织的活检		每个部位	以2个蜡块为基价	138.00	甲类	化验费
8069	77.4103	肋骨活组织检查		手术	H	270300003－1	局部切除组织活检检查与诊断加收（超过2个蜡块）			每个蜡块		30.00	甲类	化验费
8070	77.4104	胸骨活组织检查		手术	G	331522001	骨骼肌软组织肿瘤切除术			次		2535.00	甲类	手术费
8071	77.4104	胸骨活组织检查		手术	H	270300003	局部切除组织活检检查与诊断	指切除组织、咬取组织、切除肿块部分组织的活检		每个部位	以2个蜡块为基价	138.00	甲类	化验费
8072	77.4104	胸骨活组织检查		手术	H	270300003－1	局部切除组织活检检查与诊断加收（超过2个蜡块）			每个蜡块		30.00	甲类	化验费
8073	77.4200	肱骨活组织检查		手术	G	331522001	骨骼肌软组织肿瘤切除术			次		2535.00	甲类	手术费
8074	77.4200	肱骨活组织检查		手术	H	270300003	局部切除组织活检检查与诊断	指切除组织、咬取组织、切除肿块部分组织的活检		每个部位	以2个蜡块为基价	138.00	甲类	化验费

（续上表）

序号	手术操作诊断编码	手术操作名称	手术级别	操作类型	财务分类	编码	项目名称	项目内涵	除外内容	计价单位	说明	三级医疗服务价格（元）	医保结算类型	医疗收费项目类别
8075	77.4200	肱骨活组织检查		手术	H	270300003－1	局部切除组织活检检查与诊断加收（超过2个蜡块）			每个蜡块		30.00	甲类	化验费
8076	77.4300	桡骨和尺骨活组织检查		手术	G	331522001	骨骼肌软组织肿瘤切除术			次		2535.00	甲类	手术费
8077	77.4300	桡骨和尺骨活组织检查		手术	H	270300003	局部切除组织活检检查与诊断	指切除组织、咬取组织、切除肿块部分组织的活检		每个部位	以2个蜡块为基价	138.00	甲类	化验费
8078	77.4300	桡骨和尺骨活组织检查		手术	H	270300003－1	局部切除组织活检检查与诊断加收（超过2个蜡块）			每个蜡块		30.00	甲类	化验费
8079	77.4301	桡骨活组织检查		手术	G	331522001	骨骼肌软组织肿瘤切除术			次		2535.00	甲类	手术费
8080	77.4301	桡骨活组织检查		手术	H	270300003	局部切除组织活检检查与诊断	指切除组织、咬取组织、切除肿块部分组织的活检		每个部位	以2个蜡块为基价	138.00	甲类	化验费
8081	77.4301	桡骨活组织检查		手术	H	270300003－1	局部切除组织活检检查与诊断加收（超过2个蜡块）			每个蜡块		30.00	甲类	化验费
8082	77.4302	尺骨活组织检查		手术	G	331522001	骨骼肌软组织肿瘤切除术			次		2535.00	甲类	手术费
8083	77.4302	尺骨活组织检查		手术	H	270300003	局部切除组织活检检查与诊断	指切除组织、咬取组织、切除肿块部分组织的活检		每个部位	以2个蜡块为基价	138.00	甲类	化验费
8084	77.4302	尺骨活组织检查		手术	H	270300003－1	局部切除组织活检检查与诊断加收（超过2个蜡块）			每个蜡块		30.00	甲类	化验费
8085	77.4400	腕骨和掌骨活组织检查		手术	G	331522001	骨骼肌软组织肿瘤切除术			次		2535.00	甲类	手术费
8086	77.4400	腕骨和掌骨活组织检查		手术	H	270300003	局部切除组织活检检查与诊断	指切除组织、咬取组织、切除肿块部分组织的活检		每个部位	以2个蜡块为基价	138.00	甲类	化验费
8087	77.4400	腕骨和掌骨活组织检查		手术	H	270300003－1	局部切除组织活检检查与诊断加收（超过2个蜡块）			每个蜡块		30.00	甲类	化验费
8088	77.4401	腕骨活组织检查		手术	G	331522001	骨骼肌软组织肿瘤切除术			次		2535.00	甲类	手术费
8089	77.4401	腕骨活组织检查		手术	H	270300003	局部切除组织活检检查与诊断	指切除组织、咬取组织、切除肿块部分组织的活检		每个部位	以2个蜡块为基价	138.00	甲类	化验费
8090	77.4401	腕骨活组织检查		手术	H	270300003－1	局部切除组织活检检查与诊断加收（超过2个蜡块）			每个蜡块		30.00	甲类	化验费
8091	77.4402	掌骨活组织检查		手术	G	331522001	骨骼肌软组织肿瘤切除术			次		2535.00	甲类	手术费
8092	77.4402	掌骨活组织检查		手术	H	270300003	局部切除组织活检检查与诊断	指切除组织、咬取组织、切除肿块部分组织的活检		每个部位	以2个蜡块为基价	138.00	甲类	化验费
8093	77.4402	掌骨活组织检查		手术	H	270300003－1	局部切除组织活检检查与诊断加收（超过2个蜡块）			每个蜡块		30.00	甲类	化验费

（续上表）

序号	手术操作诊断编码	手术操作名称	手术级别	操作类型	财务分类	编码	项目名称	项目内涵	除外内容	计价单位	说明	三级医疗服务价格（元）	医保结算类型	医疗收费项目类别
8094	77.4500	股骨活组织检查		手术	G	331522001	骨骼肌软组织肿瘤切除术			次		2535.00	甲类	手术费
8095	77.4500	股骨活组织检查		手术	H	270300003	局部切除组织活检检查与诊断	指切除组织、咬取组织、切除肿块部分组织的活检		每个部位	以2个蜡块为基价	138.00	甲类	化验费
8096	77.4500	股骨活组织检查		手术	H	270300003－1	局部切除组织活检检查与诊断加收（超过2个蜡块）			每个蜡块		30.00	甲类	化验费
8097	77.4600	髌骨活组织检查		手术	G	331522001	骨骼肌软组织肿瘤切除术			次		2535.00	甲类	手术费
8098	77.4600	髌骨活组织检查		手术	H	270300003	局部切除组织活检检查与诊断	指切除组织、咬取组织、切除肿块部分组织的活检		每个部位	以2个蜡块为基价	138.00	甲类	化验费
8099	77.4600	髌骨活组织检查		手术	H	270300003－1	局部切除组织活检检查与诊断加收（超过2个蜡块）			每个蜡块		30.00	甲类	化验费
8100	77.4700	胫骨和腓骨活组织检查		手术	G	331522001	骨骼肌软组织肿瘤切除术			次		2535.00	甲类	手术费
8101	77.4700	胫骨和腓骨活组织检查		手术	H	270300003	局部切除组织活检检查与诊断	指切除组织、咬取组织、切除肿块部分组织的活检		每个部位	以2个蜡块为基价	138.00	甲类	化验费
8102	77.4700	胫骨和腓骨活组织检查		手术	H	270300003－1	局部切除组织活检检查与诊断加收（超过2个蜡块）			每个蜡块		30.00	甲类	化验费
8103	77.4701	胫骨活组织检查		手术	G	331522001	骨骼肌软组织肿瘤切除术			次		2535.00	甲类	手术费
8104	77.4701	胫骨活组织检查		手术	H	270300003	局部切除组织活检检查与诊断	指切除组织、咬取组织、切除肿块部分组织的活检		每个部位	以2个蜡块为基价	138.00	甲类	化验费
8105	77.4701	胫骨活组织检查		手术	H	270300003－1	局部切除组织活检检查与诊断加收（超过2个蜡块）			每个蜡块		30.00	甲类	化验费
8106	77.4702	腓骨活组织检查		手术	G	331522001	骨骼肌软组织肿瘤切除术			次		2535.00	甲类	手术费
8107	77.4702	腓骨活组织检查		手术	H	270300003	局部切除组织活检检查与诊断	指切除组织、咬取组织、切除肿块部分组织的活检		每个部位	以2个蜡块为基价	138.00	甲类	化验费
8108	77.4702	腓骨活组织检查		手术	H	270300003－1	局部切除组织活检检查与诊断加收（超过2个蜡块）			每个蜡块		30.00	甲类	化验费
8109	77.4800	跗骨和跖骨活组织检查		手术	G	331522001	骨骼肌软组织肿瘤切除术			次		2535.00	甲类	手术费
8110	77.4800	跗骨和跖骨活组织检查		手术	H	270300003	局部切除组织活检检查与诊断	指切除组织、咬取组织、切除肿块部分组织的活检		每个部位	以2个蜡块为基价	138.00	甲类	化验费
8111	77.4800	跗骨和跖骨活组织检查		手术	H	270300003－1	局部切除组织活检检查与诊断加收（超过2个蜡块）			每个蜡块		30.00	甲类	化验费
8112	77.4800x001	距骨活检术		手术	G	311300012	骨穿刺术	含活检、加压包扎及弹性绷带		次		302.67	甲类	治疗费
8113	77.4800x002	跟骨活检术		手术	G	311300012	骨穿刺术	含活检、加压包扎及弹性绷带		次		302.67	甲类	治疗费
8114	77.4800x003	楔骨活检术		手术	G	311300012	骨穿刺术	含活检、加压包扎及弹性绷带		次		302.67	甲类	治疗费
8115	77.4801	跗骨活组织检查		手术	G	331522001	骨骼肌软组织肿瘤切除术			次		2535.00	甲类	手术费

（续上表）

序号	手术操作诊断编码	手术操作名称	手术级别	操作类型	财务分类	编码	项目名称	项目内涵	除外内容	计价单位	说明	三级医疗服务价格（元）	医保结算类型	医疗收费项目类别
8116	77.4801	跗骨活组织检查		手术	H	270300003	局部切除组织活检检查与诊断	指切除组织、咬取组织、切除肿块部分组织的活检		每个部位	以2个蜡块为基价	138.00	甲类	化验费
8117	77.4801	跗骨活组织检查		手术	H	270300003－1	局部切除组织活检检查与诊断加收（超过2个蜡块）			每个蜡块		30.00	甲类	化验费
8118	77.4802	跖骨活组织检查		手术	G	331522001	骨骼肌软组织肿瘤切除术			次		2535.00	甲类	手术费
8119	77.4802	跖骨活组织检查		手术	H	270300003	局部切除组织活检检查与诊断	指切除组织、咬取组织、切除肿块部分组织的活检		每个部位	以2个蜡块为基价	138.00	甲类	化验费
8120	77.4802	跖骨活组织检查		手术	H	270300003－1	局部切除组织活检检查与诊断加收（超过2个蜡块）			每个蜡块		30.00	甲类	化验费
8121	77.4900	其他骨活组织检查		手术	G	331522001	骨骼肌软组织肿瘤切除术			次		2535.00	甲类	手术费
8122	77.4900	其他骨活组织检查		手术	H	270300003	局部切除组织活检检查与诊断	指切除组织、咬取组织、切除肿块部分组织的活检		每个部位	以2个蜡块为基价	138.00	甲类	化验费
8123	77.4900	其他骨活组织检查		手术	H	270300003－1	局部切除组织活检检查与诊断加收（超过2个蜡块）			每个蜡块		30.00	甲类	化验费
8124	77.4900x007	髂骨活检术		手术	G	311300012	骨穿刺术	含活检、加压包扎及弹性绷带		次		302.67	甲类	治疗费
8125	77.4901	骨盆活组织检查		手术	G	331522001	骨骼肌软组织肿瘤切除术			次		2535.00	甲类	手术费
8126	77.4901	骨盆活组织检查		手术	H	270300003	局部切除组织活检检查与诊断	指切除组织、咬取组织、切除肿块部分组织的活检		每个部位	以2个蜡块为基价	138.00	甲类	化验费
8127	77.4901	骨盆活组织检查		手术	H	270300003－1	局部切除组织活检检查与诊断加收（超过2个蜡块）			每个蜡块		30.00	甲类	化验费
8128	77.4902	指骨活组织检查		手术	G	331522001	骨骼肌软组织肿瘤切除术			次		2535.00	甲类	手术费
8129	77.4902	指骨活组织检查		手术	H	270300003	局部切除组织活检检查与诊断	指切除组织、咬取组织、切除肿块部分组织的活检		每个部位	以2个蜡块为基价	138.00	甲类	化验费
8130	77.4902	指骨活组织检查		手术	H	270300003－1	局部切除组织活检检查与诊断加收（超过2个蜡块）			每个蜡块		30.00	甲类	化验费
8131	77.4903	趾骨活组织检查		手术	G	331522001	骨骼肌软组织肿瘤切除术			次		2535.00	甲类	手术费
8132	77.4903	趾骨活组织检查		手术	H	270300003	局部切除组织活检检查与诊断	指切除组织、咬取组织、切除肿块部分组织的活检		每个部位	以2个蜡块为基价	138.00	甲类	化验费
8133	77.4903	趾骨活组织检查		手术	H	270300003－1	局部切除组织活检检查与诊断加收（超过2个蜡块）			每个蜡块		30.00	甲类	化验费
8134	77.4904	椎骨活组织检查		手术	G	331522001	骨骼肌软组织肿瘤切除术			次		2535.00	甲类	手术费
8135	77.4904	椎骨活组织检查		手术	H	270300003	局部切除组织活检检查与诊断	指切除组织、咬取组织、切除肿块部分组织的活检		每个部位	以2个蜡块为基价	138.00	甲类	化验费
8136	77.4904	椎骨活组织检查		手术	H	270300003－1	局部切除组织活检检查与诊断加收（超过2个蜡块）			每个蜡块		30.00	甲类	化验费
8137	77.5100	蹞囊肿切除术伴软组织矫正术和第一跖骨切开术		手术	G	331521017	腱鞘囊肿切除术			次		997.10	甲类	手术费

（续上表）

序号	手术操作诊断编码	手术操作名称	手术级别	操作类型	财务分类	编码	项目名称	项目内涵	除外内容	计价单位	说明	三级医疗服务价格（元）	医保结算类型	医疗收费项目类别
8138	77.5400	小趾囊肿切除术或矫正术		手术	G	331518002－1	跖、趾结核病灶清除术			次		1014.00	甲类	手术费
8139	77.5400x001	小趾囊肿切除矫正术		手术	G	331518002－1	跖、趾结核病灶清除术			次		1014.00	甲类	手术费
8140	77.5600	锤状趾修补术		手术	G	331519012－1	趾关节成形术			每趾		1690.00	甲类	手术费
8141	77.5600x002	锤状趾矫正术		手术	G	331521014	屈指（趾）功能重建术	含切取肌腱重建屈腕/踝、屈指/趾等		次		2095.60	甲类	手术费
8142	77.5700	爪形趾修补术		手术	G	331519012－1	趾关节成形术			每趾		1690.00	甲类	手术费
8143	77.5700x001	爪形趾矫正术		手术	G	331521014	屈指（趾）功能重建术	含切取肌腱重建屈腕/踝、屈指/趾等		次		2095.60	甲类	手术费
8144	77.5800	趾的其他切除术、融合和修补术		手术	G	331518002－1	跖、趾结核病灶清除术			次		1014.00	甲类	手术费
8145	77.5800	趾的其他切除术、融合和修补术		手术	G	331519017－1	跖趾关节成形术			次		2197.00	甲类	手术费
8146	77.5800x007	巨趾矫正术	四级	手术	G	331510003－1	指（趾）骨截骨矫形术			次		2247.70	甲类	手术费
8147	77.5800x008	裂趾成形术		手术	G	331510003－1	指（趾）骨截骨矫形术			次		2247.70	甲类	手术费
8148	77.5801	翘趾修补术		手术	G	331510003－1	指（趾）骨截骨矫形术			次		2247.70	甲类	手术费
8149	77.5802	叠交趾修补术		手术	G	331510003－1	指（趾）骨截骨矫形术			次		2247.70	甲类	手术费
8150	77.5900x002	凯勒手术（Keller 术）		手术	G	331512015	踇外翻矫形术			次		1605.50	甲类	手术费
8151	77.6100x008	胸廓骨病损切除术		手术	G	330703008	胸壁结核病灶清除术	含病灶窦道、死骨、肋骨切除、肌肉瓣充填		次		2837.50	甲类	手术费
8152	77.6101	肩胛骨病损切除术		手术	G	331503001	肩胛骨肿瘤肩胛骨全切除重建术		人工关节	次		5239.00	甲类	手术费
8153	77.6102	锁骨病损切除术		手术	G	331503002	锁骨肿瘤锁骨全切除术			次		4056.00	甲类	手术费
8154	77.6103	肋骨病损切除术		手术	G	330703008	胸壁结核病灶清除术	含病灶窦道、死骨、肋骨切除、肌肉瓣充填		次		2837.50	甲类	手术费
8155	77.6104	胸骨病损切除术		手术	G	330703008	胸壁结核病灶清除术	含病灶窦道、死骨、肋骨切除、肌肉瓣充填		次		2837.50	甲类	手术费
8156	77.6200	肱骨病损或组织的局部切除术		手术	G	331503003－1	肱骨肿瘤切除及骨重建术（瘤体浸润周围组织）		人工关节	次		3346.20	甲类	手术费
8157	77.6201	肱骨病损切除术		手术	G	331503003	肱骨肿瘤切除及骨重建术		人工关节	次		3042.00	甲类	手术费
8158	77.6300	桡骨和尺骨病损或组织的局部切除术		手术	G	331503004	尺、桡骨肿瘤切除及骨重建术		骨水泥、接骨板	次		2873.00	甲类	手术费
8159	77.6300	桡骨和尺骨病损或组织的局部切除术		手术	G	331503004－1	尺、桡骨肿瘤切除及骨重建术（瘤体浸润周围组织）		骨水泥、接骨板	次		3160.30	甲类	手术费
8160	77.6301	桡骨病损切除术		手术	G	331503004	尺、桡骨肿瘤切除及骨重建术		骨水泥、接骨板	次		2873.00	甲类	手术费

（续上表）

序号	手术操作诊断编码	手术操作名称	手术级别	操作类型	财务分类	编码	项目名称	项目内涵	除外内容	计价单位	说明	三级医疗服务价格（元）	医保结算类型	医疗收费项目类别
8161	77.6301	桡骨病损切除术		手术	G	331503004－1	尺、桡骨肿瘤切除及骨重建术（瘤体浸润周围组织）		骨水泥、接骨板	次		3160.30	甲类	手术费
8162	77.6302	尺骨病损切除术		手术	G	331503004	尺、桡骨肿瘤切除及骨重建术		骨水泥、接骨板	次		2873.00	甲类	手术费
8163	77.6302	尺骨病损切除术		手术	G	331503004－1	尺、桡骨肿瘤切除及骨重建术（瘤体浸润周围组织）		骨水泥、接骨板	次		3160.30	甲类	手术费
8164	77.6400	腕骨和掌骨病损或组织的局部切除术		手术	G	331518003	近排腕骨切除术			次		2197.00	甲类	手术费
8165	77.6401	腕骨病损切除术		手术	G	331518003	近排腕骨切除术			次		2197.00	甲类	手术费
8166	77.6402	掌骨病损切除术		手术	G	331518002	掌指结核病灶清除术			次		1014.00	甲类	手术费
8167	77.6500	股骨病损或组织的局部切除术		手术	G	331503009	股骨上端肿瘤切除人工股骨头置换术		人工股骨头	次		3954.60	甲类	手术费
8168	77.6501	股骨病损切除术		手术	G	331503011	股骨干肿瘤段切除与重建术			次		2957.50	甲类	手术费
8169	77.6501	股骨病损切除术		手术	G	331503012	股骨下段肿瘤刮除骨腔灭活植骨术		异体骨（灭活）	次		4056.00	甲类	手术费
8170	77.6501	股骨病损切除术		手术	G	331503013	股骨下段肿瘤切除术			次		2957.50	甲类	手术费
8171	77.6600	髌骨病损或组织的局部切除术		手术	G	331503016	骨病灶活检术	确定病灶位置，穿刺或切取部分病灶送活检。不含影像学引导、病理学检查		次		1521.00	甲类	手术费
8172	77.6601	髌骨病损切除术		手术	G	331503016	骨病灶活检术	确定病灶位置，穿刺或切取部分病灶送活检。不含影像学引导、病理学检查		次		1521.00	甲类	手术费
8173	77.6700	胫骨和腓骨病损或组织的局部切除术		手术	G	331503017	胫、腓骨肿瘤切除＋重建术			次		2535.00	甲类	手术费
8174	77.6701	胫骨病损切除术		手术	G	331503015	胫骨上段肿瘤刮除＋植骨术		异体骨（灭活）	次		3194.10	甲类	手术费
8175	77.6702	腓骨病损切除术		手术	G	331503017	胫、腓骨肿瘤切除＋重建术			次		2535.00	甲类	手术费
8176	77.6800	跗骨和跖骨病损或组织的局部切除术		手术	G	331518002－1	跖、趾结核病灶清除术			次		1014.00	甲类	手术费
8177	77.6800x001	距骨病损切除术		手术	G	331503016	骨病灶活检术	确定病灶位置，穿刺或切取部分病灶送活检。不含影像学引导、病理学检查		次		1521.00	甲类	手术费
8178	77.6800x002	跟骨病损切除术		手术	G	331503018	跟骨肿瘤病灶刮除术			次		1352.00	甲类	手术费

（续上表）

序号	手术操作诊断编码	手术操作名称	手术级别	操作类型	财务分类	编码	项目名称	项目内涵	除外内容	计价单位	说明	三级医疗服务价格（元）	医保结算类型	医疗收费项目类别
8179	77.6801	跗骨病损切除术		手术	G	331503016	骨病灶活检术	确定病灶位置，穿刺或切取部分病灶送活检。不含影像学引导、病理学检查		次		1521.00	甲类	手术费
8180	77.6802	跖骨病损切除术		手术	G	331503016	骨病灶活检术	确定病灶位置，穿刺或切取部分病灶送活检。不含影像学引导、病理学检查		次		1521.00	甲类	手术费
8181	77.6900	其他骨病损或组织的局部切除术		手术	G	331503016	骨病灶活检术	确定病灶位置，穿刺或切取部分病灶送活检。不含影像学引导、病理学检查		次		1521.00	甲类	手术费
8182	77.6900x001	趾骨病损切除术		手术	G	331503016	骨病灶活检术	确定病灶位置，穿刺或切取部分病灶送活检。不含影像学引导、病理学检查		次		1521.00	甲类	手术费
8183	77.6900x004	骶骨病损切除术		手术	G	331503017	胫、腓骨肿瘤切除＋重建术			次		2535.00	甲类	手术费
8184	77.6900x013	踝骨病损切除术		手术	G	331503018	跟骨肿瘤病灶刮除术			次		1352.00	甲类	手术费
8185	77.6900x025	髂骨病损切除术		手术	G	331504002	骶髂关节结核病灶清除术			次		3042.00	甲类	手术费
8186	77.6900x032	胸椎病损切除术	四级	手术	G	331501004	胸椎肿瘤切除术	不含植骨		次		5239.00	甲类	手术费
8187	77.6900x039	腰椎病损切除术	四级	手术	G	331501006	前路腰椎肿瘤切除术	不含植骨		次		4495.40	甲类	手术费
8188	77.6900x047	足骨病损切除术		手术	G	331503019	内生软骨瘤切除术			次		1352.00	甲类	手术费
8189	77.6900x057	髋臼病损切除术		手术	G	331503005	髋臼肿瘤切除及髋关节融合术	含成形术		次		3549.00	甲类	手术费
8190	77.6900x058	坐骨病损切除术		手术	G	331503020	坐骨结节囊肿摘除术			次		2585.70	甲类	手术费
8191	77.6900x058	坐骨病损切除术		手术	G	331503016	骨病灶活检术	确定病灶位置，穿刺或切取部分病灶送活检。不含影像学引导、病理学检查		次		1521.00	甲类	手术费
8192	77.6902	指骨病损切除术		手术	G	331518002	掌指结核病灶清除术			次		1014.00	甲类	手术费
8193	77.6903	趾骨病损切除术		手术	G	331518002－1	跖、趾结核病灶清除术			次		1014.00	甲类	手术费
8194	77.6904	椎骨病损切除术	四级	手术	G	331504006	脊椎结核病灶清除术			次		2275.00	甲类	手术费
8195	77.6905	内镜下脊柱病灶清除术	四级	手术	G	331504006	脊椎结核病灶清除术			次		2275.00	甲类	手术费
8196	77.6905	内镜下脊柱病灶清除术	四级	手术	G	330000000－15	术中使用脊柱内镜（含微创通道）辅助加收			次		1420.00	甲类	手术费
8197	77.6906	内镜下椎间隙病灶清除引流术	四级	手术	G	331504006	脊椎结核病灶清除术			次		2275.00	甲类	手术费
8198	77.6906	内镜下椎间隙病灶清除引流术	四级	手术	G	330000000－15	术中使用脊柱内镜（含微创通道）辅助加收			次		1420.00	甲类	手术费
8199	77.7000	骨切除术用作移植物		手术	G	331509004	移植取骨术			次		1690.00	甲类	手术费
8200	77.7100	肩胛骨，锁骨和胸廓［肋骨和胸骨］切除术用作移植物		手术	G	331509004	移植取骨术			次		1690.00	甲类	手术费

（续上表）

序号	手术操作诊断编码	手术操作名称	手术级别	操作类型	财务分类	编码	项目名称	项目内涵	除外内容	计价单位	说明	三级医疗服务价格（元）	医保结算类型	医疗收费项目类别
8201	77.7101	肩胛骨切除术用作移植物		手术	G	331509004	移植取骨术			次		1690.00	甲类	手术费
8202	77.7102	肋骨切除术用作移植物		手术	G	330703007	肋软骨取骨术	含肋软骨制备		次		3120.00	甲类	手术费
8203	77.7200	肱骨切除术用作移植物		手术	G	331509004	移植取骨术			次		1690.00	甲类	手术费
8204	77.7300	桡骨和尺骨切除术用作移植物		手术	G	331509004	移植取骨术			次		1690.00	甲类	手术费
8205	77.7301	桡骨切除术用作移植物		手术	G	331509004	移植取骨术			次		1690.00	甲类	手术费
8206	77.7302	尺骨切除术用作移植物		手术	G	331509004	移植取骨术			次		1690.00	甲类	手术费
8207	77.7400	腕骨和掌骨切除术用作移植物		手术	G	331509004	移植取骨术			次		1690.00	甲类	手术费
8208	77.7500	股骨切除术用作移植物		手术	G	331509004	移植取骨术			次		1690.00	甲类	手术费
8209	77.7600	髌骨切除术用作移植物		手术	G	331509004	移植取骨术			次		1690.00	甲类	手术费
8210	77.7700	胫骨和腓骨切除术用作移植物		手术	G	331509004	移植取骨术			次		1690.00	甲类	手术费
8211	77.7701	胫骨切除术用作移植物		手术	G	331509004	移植取骨术			次		1690.00	甲类	手术费
8212	77.7702	腓骨切除术用作移植物		手术	G	331509004	移植取骨术			次		1690.00	甲类	手术费
8213	77.7800	跗骨和跖骨切除术用作移植物		手术	G	331509004	移植取骨术			次		1690.00	甲类	手术费
8214	77.7800x001	跟骨取骨术		手术	G	331509004	移植取骨术			次		1690.00	甲类	手术费
8215	77.7900	其他骨切除术用作移植物		手术	G	331509004	移植取骨术			次		1690.00	甲类	手术费
8216	77.7900x005	椎骨取骨术	四级	手术	G	331509004	移植取骨术			次		1690.00	甲类	手术费
8217	77.7900x006	趾骨取骨术		手术	G	331509004	移植取骨术			次		1690.00	甲类	手术费
8218	77.7901	髂骨切除术用作移植物		手术	G	331509005	髂骨取骨术			次		1318.20	甲类	手术费
8219	77.8000	骨部分切除术		手术	G	331503016	骨病灶活检术	确定病灶位置，穿刺或切取部分病灶送活检。不含影像学引导、病理学检查		次		1521.00	甲类	手术费
8220	77.8100	肩胛骨，锁骨和胸廓［肋骨和胸骨］部分骨切除术		手术	G	331503016	骨病灶活检术	确定病灶位置，穿刺或切取部分病灶送活检。不含影像学引导、病理学检查		次		1521.00	甲类	手术费
8221	77.8100x007	第一肋骨部分切除术		手术	G	330703006	肋骨切除术	不含开胸手术		次		3120.00	甲类	手术费
8222	77.8100x009	多根肋骨切除术		手术	G	330703006	肋骨切除术	不含开胸手术		次		3120.00	甲类	手术费
8223	77.8101	肩胛骨部分切除术	四级	手术	G	331503017	胫、腓骨肿瘤切除＋重建术			次		2535.00	甲类	手术费
8224	77.8103	肋骨部分切除术		手术	G	330703006	肋骨切除术	不含开胸手术		次		3120.00	甲类	手术费
8225	77.8104	锁骨部分切除术		手术	G	331503018	跟骨肿瘤病灶刮除术			次		1352.00	甲类	手术费
8226	77.8105	锁骨头切除术		手术	G	331503019	内生软骨瘤切除术			次		1352.00	甲类	手术费
8227	77.8106	胸骨部分切除术		手术	G	331503020	坐骨结节囊肿摘除术			次		2585.70	甲类	手术费
8228	77.8200	肱骨部分骨切除术		手术	G	331503003	肱骨肿瘤切除及骨重建术		人工关节	次		3042.00	甲类	手术费
8229	77.8200x002	肱骨髁部分切除术		手术	G	331503003－1	肱骨肿瘤切除及骨重建术（瘤体浸润周围组织）		人工关节	次		3346.20	甲类	手术费

（续上表）

序号	手术操作诊断编码	手术操作名称	手术级别	操作类型	财务分类	编码	项目名称	项目内涵	除外内容	计价单位	说明	三级医疗服务价格（元）	医保结算类型	医疗收费项目类别
8230	77. 8300	桡骨和尺骨部分骨切除术		手术	G	331509001	尺骨头桡骨茎突切除术			次		1352. 00	甲类	手术费
8231	77. 8300x002	尺骨头切除术		手术	G	331509001	尺骨头桡骨茎突切除术			次		1352. 00	甲类	手术费
8232	77. 8300x005	桡骨茎突切除术		手术	G	331505007	桡骨头切除术			次		2197. 00	甲类	手术费
8233	77. 8300x006	桡骨小头切除术		手术	G	331505007	桡骨头切除术			次		2197. 00	甲类	手术费
8234	77. 8300x007	关节镜下桡骨小头切除术		手术	G	331503004	尺、桡骨肿瘤切除及骨重建术		骨水泥、接骨板	次		2873. 00	甲类	手术费
8235	77. 8300x007	关节镜下桡骨小头切除术		手术	G	330000000 – 11	术中使用关节镜加收			次		709. 50	甲类	手术费
8236	77. 8301	桡骨部分切除术		手术	G	331505007	桡骨头切除术			次		2197. 00	甲类	手术费
8237	77. 8302	桡骨头切除术		手术	G	331505007	桡骨头切除术			次		2197. 00	甲类	手术费
8238	77. 8303	尺骨部分切除术		手术	G	331509001	尺骨头桡骨茎突切除术			次		1352. 00	甲类	手术费
8239	77. 8400	腕骨和掌骨部分骨切除术		手术	G	331518003	近排腕骨切除术			次		2197. 00	甲类	手术费
8240	77. 8400	腕骨和掌骨部分骨切除术		手术	G	331510003	掌骨截骨矫形术			次		2247. 70	甲类	手术费
8241	77. 8400x001	月骨切除术		手术	G	331518005	月骨摘除术			次		1014. 00	甲类	手术费
8242	77. 8401	腕骨部分切除术		手术	G	331518003	近排腕骨切除术			次		2197. 00	甲类	手术费
8243	77. 8402	掌骨部分切除术		手术	G	331510003	掌骨截骨矫形术			次		2247. 70	甲类	手术费
8244	77. 8500	股骨部分骨切除术		手术	G	331510007	股骨下端截骨术			次		3853. 20	甲类	手术费
8245	77. 8501	股骨头颈切除术		手术	G	331510005	股骨颈楔形截骨术			次		3211. 00	甲类	手术费
8246	77. 8502	髋臼部分切除术		手术	G	331510004	髋臼旋转截骨术	不含植骨		次		4039. 10	甲类	手术费
8247	77. 8600	髌骨部分骨切除术		手术	G	331509003	髌骨切除 + 股四头肌修补术			次		1859. 00	甲类	手术费
8248	77. 8700	胫骨和腓骨部分骨切除术		手术	G	331510008	胫骨高位截骨术			次		3853. 20	甲类	手术费
8249	77. 8700	胫骨和腓骨部分骨切除术		手术	G	331509006	取腓骨术	指不带血管		次		1352. 00	甲类	手术费
8250	77. 8700x003	腓骨小头切除术		手术	G	331509006	取腓骨术	指不带血管		次		1352. 00	甲类	手术费
8251	77. 8700x004	关节镜下胫骨部分切除术		手术	G	331510008	胫骨高位截骨术			次		3853. 20	甲类	手术费
8252	77. 8700x004	关节镜下胫骨部分切除术		手术	G	330000000 – 11	术中使用关节镜加收			次		709. 50	甲类	手术费
8253	77. 8701	胫骨部分切除术		手术	G	331510008	胫骨高位截骨术			次		3853. 20	甲类	手术费
8254	77. 8702	腓骨部分切除术		手术	G	331509006	取腓骨术	指不带血管		次		1352. 00	甲类	手术费
8255	77. 8800	跗骨和跖骨部分骨切除术		手术	G	331510003 – 2	跖跗截骨术			次		2247. 70	甲类	手术费
8256	77. 8800x001	跟骨部分切除术		手术	G	331510009	跟骨截骨术			次		2366. 00	甲类	手术费
8257	77. 8800x002	副舟骨切除术		手术	G	331503016	骨病灶活检术	确定病灶位置，穿刺或切取部分病灶送活检。不含影像学引导、病理学检查		次		1521. 00	甲类	手术费
8258	77. 8801	跗骨部分切除术		手术	G	331510003 – 2	跖跗截骨术			次		2247. 70	甲类	手术费
8259	77. 8802	跖骨部分切除术		手术	G	331510003 – 2	跖跗截骨术			次		2247. 70	甲类	手术费

（续上表）

序号	手术操作诊断编码	手术操作名称	手术级别	操作类型	财务分类	编码	项目名称	项目内涵	除外内容	计价单位	说明	三级医疗服务价格（元）	医保结算类型	医疗收费项目类别
8260	77.8900	其他骨部分骨切除术		手术	G	331522001	骨骼肌软组织肿瘤切除术			次		2535.00	甲类	手术费
8261	77.8900x002	耻骨部分切除术		手术	G	331503008	耻骨与坐骨肿瘤切除术			次		4563.00	甲类	手术费
8262	77.8900x004	骨盆部分切除术	四级	手术	G	331501015	半骨盆切除术			次		3599.70	甲类	手术费
8263	77.8900x005	髋臼周围截骨术	四级	手术	G	331510004	髋臼旋转截骨术	不含植骨		次		4039.10	甲类	手术费
8264	77.8900x008	脊椎后弓切除术	四级	手术	G	331501053	脊柱半椎体切除术			次		4563.00	甲类	手术费
8265	77.8900x013	椎体部分切除术	四级	手术	G	331501053	脊柱半椎体切除术			次		4563.00	甲类	手术费
8266	77.8900x017	髂骨部分切除术	四级	手术	G	331509005	髂骨取骨术			次		1318.20	甲类	手术费
8267	77.8900x026	足骨部分切除术		手术	G	331510003－2	跖跗截骨术			次		2247.70	甲类	手术费
8268	77.8900x026	足骨部分切除术		手术	G	331510003－1	指（趾）骨截骨矫形术			次		2247.70	甲类	手术费
8269	77.8901	坐骨部分切除术	四级	手术	G	331503008	耻骨与坐骨肿瘤切除术			次		4563.00	甲类	手术费
8270	77.8902	骶骨部分切除术	四级	手术	G	331501011	骶骨肿瘤骶骨部分切除术			次		5036.20	甲类	手术费
8271	77.8903	指骨部分切除术		手术	G	331510003－1	指（趾）骨截骨矫形术			次		2247.70	甲类	手术费
8272	77.8904	趾骨部分切除术		手术	G	331510003－1	指（趾）骨截骨矫形术			次		2247.70	甲类	手术费
8273	77.8905	椎骨部分切除术	四级	手术	G	331503016	骨病灶活检术	确定病灶位置，穿刺或切取部分病灶送活检。不含影像学引导、病理学检查		次		1521.00	甲类	手术费
8274	77.8908	尾骨部分切除术		手术	G	331501014－1	骶尾部畸胎瘤切除术			次		5036.20	甲类	手术费
8275	77.8909	经口咽入路齿状突磨除术	四级	手术	G	330201054	经口齿状突切除术			次		6851.00	甲类	手术费
8276	77.9000	骨全部切除术		手术	G	331512017	骨移植术		异体骨、煅烧骨、人造骨	次		946.40	甲类	手术费
8277	77.9101	肩胛骨全部切除术		手术	G	331503001	肩胛骨肿瘤肩胛骨全切除重建术		人工关节	次		5239.00	甲类	手术费
8278	77.9102	锁骨全部切除术		手术	G	331503002	锁骨肿瘤锁骨全切除术			次		4056.00	甲类	手术费
8279	77.9103	肋骨骨全部切除术		手术	G	330703006	肋骨切除术	不含开胸手术		次		3120.00	甲类	手术费
8280	77.9104	肋骨椎骨横突切除术		手术	G	330703006	肋骨切除术	不含开胸手术		次		3120.00	甲类	手术费
8281	77.9105	颈肋切除术		手术	G	330703006	肋骨切除术	不含开胸手术		次		3120.00	甲类	手术费
8282	77.9106	胸骨全部切除术		手术	G	330703009	胸廓成形术	不含分期手术		次		6656.00	甲类	手术费
8283	77.9106	胸骨全部切除术		手术	G	330703012	胸壁肿瘤切除术	指胸壁软组织、肋骨、胸骨的肿瘤切除		次		6011.20	甲类	手术费
8284	77.9200	肱骨全部切除术		手术	G	331503003	肱骨肿瘤切除及骨重建术		人工关节	次		3042.00	甲类	手术费
8285	77.9200	肱骨全部切除术		手术	G	331503003－1	肱骨肿瘤切除及骨重建术（瘤体浸润周围组织）		人工关节	次		3346.20	甲类	手术费
8286	77.9300	桡骨和尺骨全部切除术		手术	G	331510010	成骨不全多段截骨术			次		2704.00	甲类	手术费

（续上表）

序号	手术操作诊断编码	手术操作名称	手术级别	操作类型	财务分类	编码	项目名称	项目内涵	除外内容	计价单位	说明	三级医疗服务价格（元）	医保结算类型	医疗收费项目类别
8287	77.9301	桡骨全部切除术		手术	G	331510010	成骨不全多段截骨术			次		2704.00	甲类	手术费
8288	77.9302	尺骨全部切除术		手术	G	331512004	尺骨短缩术			次		2332.20	甲类	手术费
8289	77.9401	腕骨切除术		手术	G	331518003	近排腕骨切除术			次		2197.00	甲类	手术费
8290	77.9402	掌骨全部切除术		手术	G	331510003	掌骨截骨矫形术			次		2247.70	甲类	手术费
8291	77.9500	股骨全部切除术		手术	G	331503010	股骨干肿瘤全股骨切除人工股骨置换术		人工股骨	次		4292.60	甲类	手术费
8292	77.9600	髌骨全部切除术		手术	G	331503007	髌骨肿瘤截除术			次		1284.40	甲类	手术费
8293	77.9700	胫骨和腓骨全部切除术		手术	G	331510008	胫骨高位截骨术			次		3853.20	甲类	手术费
8294	77.9700	胫骨和腓骨全部切除术		手术	G	331509006	取腓骨术	指不带血管		次		1352.00	甲类	手术费
8295	77.9701	胫骨全部切除术		手术	G	331510008	胫骨高位截骨术			次		3853.20	甲类	手术费
8296	77.9702	腓骨全部切除术		手术	G	331509006	取腓骨术	指不带血管		次		1352.00	甲类	手术费
8297	77.9800	跗骨和跖骨全部切除术		手术	G	331510003－2	跖跗截骨术			次		2247.70	甲类	手术费
8298	77.9801	跗骨切除术		手术	G	331510003－2	跖跗截骨术			次		2247.70	甲类	手术费
8299	77.9802	距骨切除术		手术	G	331509009	距骨切除术			次		1521.00	甲类	手术费
8300	77.9804	跖骨切除术		手术	G	331510003－2	跖跗截骨术			次		2247.70	甲类	手术费
8301	77.9900	其他骨全部切除术		手术	G	331510010	成骨不全多段截骨术			次		2704.00	甲类	手术费
8302	77.9900x003	骨盆切除术		手术	G	331501015	半骨盆切除术			次		3599.70	甲类	手术费
8303	77.9900x004	前入路胸椎椎体切除术		手术	G	331501029－1	胸椎融合术（行椎体后缘减压术）	含前入路开胸、植骨		每节椎骨		4897.62	甲类	手术费
8304	77.9901	坐骨全部切除术		手术	G	331501015	半骨盆切除术			次		3599.70	甲类	手术费
8305	77.9902	指骨全部切除术		手术	G	331510010	成骨不全多段截骨术			次		2704.00	甲类	手术费
8306	77.9903	趾骨全部切除术		手术	G	331510010	成骨不全多段截骨术			次		2704.00	甲类	手术费
8307	77.9905	骶骨全部切除术		手术	G	331501013	骶骨肿瘤骶骨全切除及骶骨重建术			次		5543.20	甲类	手术费
8308	77.9906	尾骨全部切除术		手术	G	331501011	骶骨肿瘤骶骨部分切除术			次		5036.20	甲类	手术费
8309	78.0000	骨移植术		手术	G	331512017	骨移植术		异体骨、煅烧骨、人造骨	次		946.40	甲类	手术费
8310	78.0000x003	同种异体骨植骨术		手术	G	331512017	骨移植术		异体骨、煅烧骨、人造骨	次		946.40	甲类	手术费
8311	78.0100	肩胛骨，锁骨和胸廓［肋骨和胸骨］移植术		手术	G	331512017	骨移植术		异体骨、煅烧骨、人造骨	次		946.40	甲类	手术费

（续上表）

序号	手术操作诊断编码	手术操作名称	手术级别	操作类型	财务分类	编码	项目名称	项目内涵	除外内容	计价单位	说明	三级医疗服务价格（元）	医保结算类型	医疗收费项目类别
8312	78.0100x002	锁骨人工骨植骨术		手术	G	331512017	骨移植术		异体骨、煅烧骨、人造骨	次		946.40	甲类	手术费
8313	78.0101	肩胛骨植骨术		手术	G	331512017	骨移植术		异体骨、煅烧骨、人造骨	次		946.40	甲类	手术费
8314	78.0102	锁骨植骨术		手术	G	331512017	骨移植术		异体骨、煅烧骨、人造骨	次		946.40	甲类	手术费
8315	78.0103	肋骨植骨术		手术	G	331512017	骨移植术		异体骨、煅烧骨、人造骨	次		946.40	甲类	手术费
8316	78.0104	胸骨植骨术		手术	G	331512017	骨移植术		异体骨、煅烧骨、人造骨	次		946.40	甲类	手术费
8317	78.0200	肱骨移植术		手术	G	331512017	骨移植术		异体骨、煅烧骨、人造骨	次		946.40	甲类	手术费
8318	78.0200x001	肱骨植骨术		手术	G	331512017	骨移植术		异体骨、煅烧骨、人造骨	次		946.40	甲类	手术费
8319	78.0200x002	肱骨人工骨植骨术		手术	G	331512017	骨移植术		异体骨、煅烧骨、人造骨	次		946.40	甲类	手术费
8320	78.0300	桡骨和尺骨移植术		手术	G	331512017	骨移植术		异体骨、煅烧骨、人造骨	次		946.40	甲类	手术费
8321	78.0300x004	尺骨人工骨植骨术		手术	G	331512017	骨移植术		异体骨、煅烧骨、人造骨	次		946.40	甲类	手术费
8322	78.0300x005	桡骨人工骨植骨术		手术	G	331512017	骨移植术		异体骨、煅烧骨、人造骨	次		946.40	甲类	手术费
8323	78.0301	桡骨植骨术		手术	G	331512017	骨移植术		异体骨、煅烧骨、人造骨	次		946.40	甲类	手术费
8324	78.0302	尺骨植骨术		手术	G	331512017	骨移植术		异体骨、煅烧骨、人造骨	次		946.40	甲类	手术费

（续上表）

序号	手术操作诊断编码	手术操作名称	手术级别	操作类型	财务分类	编码	项目名称	项目内涵	除外内容	计价单位	说明	三级医疗服务价格（元）	医保结算类型	医疗收费项目类别
8325	78. 0400	腕骨和掌骨移植术		手术	G	331512017	骨移植术		异体骨、煅烧骨、人造骨	次		946. 40	甲类	手术费
8326	78. 0400x001	掌骨人工骨植骨术		手术	G	331512017	骨移植术		异体骨、煅烧骨、人造骨	次		946. 40	甲类	手术费
8327	78. 0401	腕骨植骨术		手术	G	331512017	骨移植术		异体骨、煅烧骨、人造骨	次		946. 40	甲类	手术费
8328	78. 0402	舟状骨植骨术		手术	G	331512017	骨移植术		异体骨、煅烧骨、人造骨	次		946. 40	甲类	手术费
8329	78. 0403	掌骨植骨术		手术	G	331512017	骨移植术		异体骨、煅烧骨、人造骨	次		946. 40	甲类	手术费
8330	78. 0500	股骨移植术		手术	G	331512017	骨移植术		异体骨、煅烧骨、人造骨	次		946. 40	甲类	手术费
8331	78. 0500x001	股骨植骨术		手术	G	331512017	骨移植术		异体骨、煅烧骨、人造骨	次		946. 40	甲类	手术费
8332	78. 0500x002	股骨人工骨植骨术		手术	G	331512017	骨移植术		异体骨、煅烧骨、人造骨	次		946. 40	甲类	手术费
8333	78. 0501	股骨颈骨折骨栓植入术		手术	G	331512017	骨移植术		异体骨、煅烧骨、人造骨	次		946. 40	甲类	手术费
8334	78. 0600	髌骨移植术		手术	G	331512017	骨移植术		异体骨、煅烧骨、人造骨	次		946. 40	甲类	手术费
8335	78. 0600x001	髌骨植骨术		手术	G	331512017	骨移植术		异体骨、煅烧骨、人造骨	次		946. 40	甲类	手术费
8336	78. 0600x003	髌骨人工骨植骨术		手术	G	331512017	骨移植术		异体骨、煅烧骨、人造骨	次		946. 40	甲类	手术费
8337	78. 0700	胫骨和腓骨移植术		手术	G	331512017	骨移植术		异体骨、煅烧骨、人造骨	次		946. 40	甲类	手术费

（续上表）

序号	手术操作诊断编码	手术操作名称	手术级别	操作类型	财务分类	编码	项目名称	项目内涵	除外内容	计价单位	说明	三级医疗服务价格（元）	医保结算类型	医疗收费项目类别
8338	78. 0700x004	胫骨人工骨植骨术		手术	G	331512017	骨移植术		异体骨、煅烧骨、人造骨	次		946. 40	甲类	手术费
8339	78. 0700x005	带血管蒂腓骨移植术		手术	G	331512017	骨移植术		异体骨、煅烧骨、人造骨	次		946. 40	甲类	手术费
8340	78. 0700x006	腓骨人工骨植骨术		手术	G	331512017	骨移植术		异体骨、煅烧骨、人造骨	次		946. 40	甲类	手术费
8341	78. 0701	胫骨植骨术		手术	G	331512017	骨移植术		异体骨、煅烧骨、人造骨	次		946. 40	甲类	手术费
8342	78. 0702	腓骨植骨术		手术	G	331512017	骨移植术		异体骨、煅烧骨、人造骨	次		946. 40	甲类	手术费
8343	78. 0800	跗骨和跖骨移植术		手术	G	331512017	骨移植术		异体骨、煅烧骨、人造骨	次		946. 40	甲类	手术费
8344	78. 0800x001	距骨植骨术		手术	G	331512017	骨移植术		异体骨、煅烧骨、人造骨	次		946. 40	甲类	手术费
8345	78. 0800x002	距骨人工骨植骨术		手术	G	331512017	骨移植术		异体骨、煅烧骨、人造骨	次		946. 40	甲类	手术费
8346	78. 0800x003	跟骨植骨术		手术	G	331512017	骨移植术		异体骨、煅烧骨、人造骨	次		946. 40	甲类	手术费
8347	78. 0800x004	跟骨人工骨植骨术		手术	G	331512017	骨移植术		异体骨、煅烧骨、人造骨	次		946. 40	甲类	手术费
8348	78. 0801	跗骨植骨术		手术	G	331512017	骨移植术		异体骨、煅烧骨、人造骨	次		946. 40	甲类	手术费
8349	78. 0802	跖骨植骨术		手术	G	331512017	骨移植术		异体骨、煅烧骨、人造骨	次		946. 40	甲类	手术费
8350	78. 0900	其他骨移植术		手术	G	331512017	骨移植术		异体骨、煅烧骨、人造骨	次		946. 40	甲类	手术费

（续上表）

序号	手术操作诊断编码	手术操作名称	手术级别	操作类型	财务分类	编码	项目名称	项目内涵	除外内容	计价单位	说明	三级医疗服务价格（元）	医保结算类型	医疗收费项目类别
8351	78. 0900x008	颈椎植骨术		手术	G	331512017	骨移植术		异体骨、煅烧骨、人造骨	次		946. 40	甲类	手术费
8352	78. 0900x009	胸椎植骨术		手术	G	331512017	骨移植术		异体骨、煅烧骨、人造骨	次		946. 40	甲类	手术费
8353	78. 0900x010	腰椎植骨术		手术	G	331512017	骨移植术		异体骨、煅烧骨、人造骨	次		946. 40	甲类	手术费
8354	78. 0900x011	骶椎植骨术		手术	G	331512017	骨移植术		异体骨、煅烧骨、人造骨	次		946. 40	甲类	手术费
8355	78. 0900x012	髋骨植骨术		手术	G	331512017	骨移植术		异体骨、煅烧骨、人造骨	次		946. 40	甲类	手术费
8356	78. 0900x013	骶椎人工骨植骨术		手术	G	331512017	骨移植术		异体骨、煅烧骨、人造骨	次		946. 40	甲类	手术费
8357	78. 0900x015	颈椎人工骨植骨术		手术	G	331512017	骨移植术		异体骨、煅烧骨、人造骨	次		946. 40	甲类	手术费
8358	78. 0900x016	髋骨人工骨植骨术		手术	G	331512017	骨移植术		异体骨、煅烧骨、人造骨	次		946. 40	甲类	手术费
8359	78. 0900x017	髂骨人工骨植骨术		手术	G	331512017	骨移植术		异体骨、煅烧骨、人造骨	次		946. 40	甲类	手术费
8360	78. 0900x018	胸椎人工骨植骨术		手术	G	331512017	骨移植术		异体骨、煅烧骨、人造骨	次		946. 40	甲类	手术费
8361	78. 0900x019	腰椎人工骨植骨术		手术	G	331512017	骨移植术		异体骨、煅烧骨、人造骨	次		946. 40	甲类	手术费
8362	78. 0900x020	指骨人工骨植骨术		手术	G	331512017	骨移植术		异体骨、煅烧骨、人造骨	次		946. 40	甲类	手术费
8363	78. 0900x021	趾骨人工骨植骨术		手术	G	331512017	骨移植术		异体骨、煅烧骨、人造骨	次		946. 40	甲类	手术费

（续上表）

序号	手术操作诊断编码	手术操作名称	手术级别	操作类型	财务分类	编码	项目名称	项目内涵	除外内容	计价单位	说明	三级医疗服务价格（元）	医保结算类型	医疗收费项目类别
8364	78. 0900x022	髂骨植骨术		手术	G	331512017	骨移植术		异体骨、煅烧骨、人造骨	次		946. 40	甲类	手术费
8365	78. 0900x023	耻骨植骨术		手术	G	331512017	骨移植术		异体骨、煅烧骨、人造骨	次		946. 40	甲类	手术费
8366	78. 0900x024	坐骨植骨术		手术	G	331512017	骨移植术		异体骨、煅烧骨、人造骨	次		946. 40	甲类	手术费
8367	78. 0901	骨盆植骨术		手术	G	331512017	骨移植术		异体骨、煅烧骨、人造骨	次		946. 40	甲类	手术费
8368	78. 0902	指骨植骨术		手术	G	331512017	骨移植术		异体骨、煅烧骨、人造骨	次		946. 40	甲类	手术费
8369	78. 0903	趾骨植骨术		手术	G	331512017	骨移植术		异体骨、煅烧骨、人造骨	次		946. 40	甲类	手术费
8370	78. 0904	椎骨植骨术		手术	G	331512017	骨移植术		异体骨、煅烧骨、人造骨	次		946. 40	甲类	手术费
8371	78. 1000	使用外固定装置		手术	E	420000010	外固定架使用			次		暂不定价	甲类	治疗费
8372	78. 1100	肩胛骨，锁骨和胸廓［肋骨和胸骨］使用外固定装置		手术	E	420000006	骨折外固定架固定术	含整复固定	外固定材料	次		500. 50	甲类	治疗费
8373	78. 1101	肩胛骨外固定架固定术		手术	E	420000006	骨折外固定架固定术	含整复固定	外固定材料	次		500. 50	甲类	治疗费
8374	78. 1102	锁骨外固定术		手术	E	420000006	骨折外固定架固定术	含整复固定	外固定材料	次		500. 50	甲类	治疗费
8375	78. 1103	肋骨外固定架固定术		手术	E	420000001－1/3	肋骨骨折外固定术			次		220. 00	甲类	治疗费
8376	78. 1103	肋骨外固定架固定术		手术	E	420000001－1/4	肋骨骨折外固定术加收（陈旧性骨折）			次		220. 00	甲类	治疗费
8377	78. 1103	肋骨外固定架固定术		手术	E	420000001－1/5	肋骨骨折外固定术加收（骨折合并脱位）			次		110. 00	甲类	治疗费
8378	78. 1104	胸骨外固定架固定术		手术	E	420000006	骨折外固定架固定术	含整复固定	外固定材料	次		500. 50	甲类	治疗费
8379	78. 1200	肱骨使用外固定装置		手术	E	420000010	外固定架使用			次		暂不定价	甲类	治疗费
8380	78. 1201	肱骨外固定术		手术	E	420000006	骨折外固定架固定术	含整复固定	外固定材料	次		500. 50	甲类	治疗费
8381	78. 1300	桡骨和尺骨使用外固定装置		手术	E	420000010	外固定架使用			次		暂不定价	甲类	治疗费
8382	78. 1301	桡骨外固定术		手术	E	420000006	骨折外固定架固定术	含整复固定	外固定材料	次		500. 50	甲类	治疗费
8383	78. 1302	尺骨外固定术		手术	E	420000006	骨折外固定架固定术	含整复固定	外固定材料	次		500. 50	甲类	治疗费

（续上表）

序号	手术操作诊断编码	手术操作名称	手术级别	操作类型	财务分类	编码	项目名称	项目内涵	除外内容	计价单位	说明	三级医疗服务价格（元）	医保结算类型	医疗收费项目类别
8384	78.1400	腕骨和掌骨使用外固定装置		手术	E	420000010	外固定架使用			次		暂不定价	甲类	治疗费
8385	78.1401	腕骨外固定术		手术	E	420000006	骨折外固定架固定术	含整复固定	外固定材料	次		500.50	甲类	治疗费
8386	78.1402	掌骨外固定术		手术	E	420000006	骨折外固定架固定术	含整复固定	外固定材料	次		500.50	甲类	治疗费
8387	78.1500	股骨使用外固定装置		手术	E	420000010	外固定架使用			次		暂不定价	甲类	治疗费
8388	78.1501	股骨外固定术		手术	E	420000006	骨折外固定架固定术	含整复固定	外固定材料	次		500.50	甲类	治疗费
8389	78.1600	髌骨使用外固定装置		手术	E	420000010	外固定架使用			次		暂不定价	甲类	治疗费
8390	78.1601	髌骨外固定术		手术	E	420000006	骨折外固定架固定术	含整复固定	外固定材料	次		500.50	甲类	治疗费
8391	78.1700	胫骨和腓骨使用外固定装置		手术	E	420000010	外固定架使用			次		暂不定价	甲类	治疗费
8392	78.1701	胫骨外固定术		手术	E	420000006	骨折外固定架固定术	含整复固定	外固定材料	次		500.50	甲类	治疗费
8393	78.1702	腓骨外固定术		手术	E	420000006	骨折外固定架固定术	含整复固定	外固定材料	次		500.50	甲类	治疗费
8394	78.1800	跗骨和跖骨使用外固定装置		手术	E	420000010	外固定架使用			次		暂不定价	甲类	治疗费
8395	78.1801	跗骨外固定术		手术	E	420000006	骨折外固定架固定术	含整复固定	外固定材料	次		500.50	甲类	治疗费
8396	78.1802	跖骨外固定术		手术	E	420000006	骨折外固定架固定术	含整复固定	外固定材料	次		500.50	甲类	治疗费
8397	78.1900	其他骨使用外固定装置		手术	E	420000010	外固定架使用			次		暂不定价	甲类	治疗费
8398	78.1900x004	椎骨外固定架固定术		手术	E	420000006	骨折外固定架固定术	含整复固定	外固定材料	次		500.50	甲类	治疗费
8399	78.1901	盆骨外固定术		手术	E	420000006	骨折外固定架固定术	含整复固定	外固定材料	次		500.50	甲类	治疗费
8400	78.1902	指骨外固定术		手术	E	420000006	骨折外固定架固定术	含整复固定	外固定材料	次		500.50	甲类	治疗费
8401	78.1903	趾骨外固定术		手术	E	420000006	骨折外固定架固定术	含整复固定	外固定材料	次		500.50	甲类	治疗费
8402	78.2000	肢体缩短手术		手术	G	331512006	桡骨短缩术			次		2332.20	甲类	手术费
8403	78.2000	肢体缩短手术		手术	G	331512004	尺骨短缩术			次		2332.20	甲类	手术费
8404	78.2001	骨骺固定术		手术	G	331508003	骨骺固定术			次		2399.80	甲类	手术费
8405	78.2002	开放性骨骺骨干固定术		手术	G	331508003	骨骺固定术			次		2399.80	甲类	手术费
8406	78.2003	经皮骨骺骨干固定术		手术	G	331508003	骨骺固定术			次		2399.80	甲类	手术费
8407	78.2200	肱骨缩短手术		手术	G	331510010	成骨不全多段截骨术			次		2704.00	甲类	手术费
8408	78.2300	桡骨和尺骨缩短手术		手术	G	331512006	桡骨短缩术			次		2332.20	甲类	手术费
8409	78.2300	桡骨和尺骨缩短手术		手术	G	331512004	尺骨短缩术			次		2332.20	甲类	手术费
8410	78.2300x001	关节镜下尺骨短缩术		手术	G	330000000－11	术中使用关节镜加收			次		709.50	甲类	手术费
8411	78.2300x001	关节镜下尺骨短缩术		手术	G	331512004	尺骨短缩术			次		2332.20	甲类	手术费
8412	78.2301	桡骨缩短术		手术	G	331512006	桡骨短缩术			次		2332.20	甲类	手术费
8413	78.2302	尺骨缩短术		手术	G	331512004	尺骨短缩术			次		2332.20	甲类	手术费
8414	78.2400	腕骨和掌骨缩短手术		手术	G	331510002	腕关节截骨术			次		2247.70	甲类	手术费
8415	78.2400	腕骨和掌骨缩短手术		手术	G	331510003	掌骨截骨矫形术			次		2247.70	甲类	手术费

（续上表）

序号	手术操作诊断编码	手术操作名称	手术级别	操作类型	财务分类	编码	项目名称	项目内涵	除外内容	计价单位	说明	三级医疗服务价格（元）	医保结算类型	医疗收费项目类别
8416	78. 2500	股骨缩短术		手术	G	331510007	股骨下端截骨术			次		3853. 20	甲类	手术费
8417	78. 2501	布朗特手术		手术	G	331510008	胫骨高位截骨术			次		3853. 20	甲类	手术费
8418	78. 2501	布朗特手术		手术	G	331508003	骨骺固定术			次		2399. 80	甲类	手术费
8419	78. 2700	胫骨和腓骨缩短术		手术	G	331505033	胫腓骨骨折畸形愈合截骨矫形术			次		3042. 00	甲类	手术费
8420	78. 2701	胫骨缩短术		手术	G	331510008	胫骨高位截骨术			次		3853. 20	甲类	手术费
8421	78. 2702	腓骨缩短术		手术	G	331510010	成骨不全多段截骨术			次		2704. 00	甲类	手术费
8422	78. 2800	跗骨和跖骨缩短术		手术	G	331510003－2	跖跗截骨术			次		2247. 70	甲类	手术费
8423	78. 2900	其他骨缩短术		手术	G	331510010	成骨不全多段截骨术			次		2704. 00	甲类	手术费
8424	78. 2901	指骨短缩术		手术	G	331510003－1	指（趾）骨截骨矫形术			次		2247. 70	甲类	手术费
8425	78. 2902	趾骨短缩术		手术	G	331510003－1	指（趾）骨截骨矫形术			次		2247. 70	甲类	手术费
8426	78. 2903	巨指畸形骨骺阻滞术	四级	手术	G	331508003	骨骺固定术			次		2399. 80	甲类	手术费
8427	78. 3000	肢体延伸术		手术	G	331512003	尺骨延长术			次		2095. 60	甲类	手术费
8428	78. 3000	肢体延伸术		手术	G	331512005	桡骨延长术			次		2366. 00	甲类	手术费
8429	78. 3000	肢体延伸术		手术	G	331512007	股骨延长术			次		2450. 50	甲类	手术费
8430	78. 3000	肢体延伸术		手术	G	331512007－1	肱骨延长术			次		2450. 50	甲类	手术费
8431	78. 3000	肢体延伸术		手术	G	331512007－2	腓骨延长术			次		2450. 50	甲类	手术费
8432	78. 3000	肢体延伸术		手术	G	331512007－3	手足部骨延长术			次		2450. 50	甲类	手术费
8433	78. 3000	肢体延伸术		手术	G	331512018	胫骨延长术			次		2289. 95	甲类	手术费
8434	78. 3200	肱骨延伸术		手术	G	331512007－1	肱骨延长术			次		2450. 50	甲类	手术费
8435	78. 3200x001	肱骨延长术		手术	G	331512007－1	肱骨延长术			次		2450. 50	甲类	手术费
8436	78. 3300	桡骨和尺骨延伸术		手术	G	331512005	桡骨延长术			次		2366. 00	甲类	手术费
8437	78. 3300	桡骨和尺骨延伸术		手术	G	331512003	尺骨延长术			次		2095. 60	甲类	手术费
8438	78. 3301	桡骨延长术		手术	G	331512005	桡骨延长术			次		2366. 00	甲类	手术费
8439	78. 3302	尺骨延长术		手术	G	331512003	尺骨延长术			次		2095. 60	甲类	手术费
8440	78. 3400	腕骨和掌骨延伸术		手术	G	331512007－3	手足部骨延长术			次		2450. 50	甲类	手术费
8441	78. 3400x001	腕骨延长术		手术	G	331512007－3	手足部骨延长术			次		2450. 50	甲类	手术费
8442	78. 3401	掌骨延长术		手术	G	331512007－3	手足部骨延长术			次		2450. 50	甲类	手术费
8443	78. 3500	股骨延伸术		手术	G	331512007	股骨延长术			次		2450. 50	甲类	手术费
8444	78. 3500x001	股骨延长术		手术	G	331512007	股骨延长术			次		2450. 50	甲类	手术费
8445	78. 3700	胫骨和腓骨延伸术		手术	G	331512018	胫骨延长术			次		2289. 95	甲类	手术费
8446	78. 3700	胫骨和腓骨延伸术		手术	G	331512007－2	腓骨延长术			次		2450. 50	甲类	手术费

（续上表）

序号	手术操作诊断编码	手术操作名称	手术级别	操作类型	财务分类	编码	项目名称	项目内涵	除外内容	计价单位	说明	三级医疗服务价格（元）	医保结算类型	医疗收费项目类别
8447	78. 3701	胫骨延长术		手术	G	331512018	胫骨延长术			次		2289. 95	甲类	手术费
8448	78. 3702	腓骨延长术		手术	G	331512007－2	腓骨延长术			次		2450. 50	甲类	手术费
8449	78. 3800	跗骨和跖骨延伸术		手术	G	331512007－3	手足部骨延长术			次		2450. 50	甲类	手术费
8450	78. 3800x001	跗骨延长术		手术	G	331512007－3	手足部骨延长术			次		2450. 50	甲类	手术费
8451	78. 3800x002	跖骨延长术		手术	G	331512007－3	手足部骨延长术			次		2450. 50	甲类	手术费
8452	78. 3900	其他骨的延长术		手术	G	331512007－4	锁骨延长术			次		2450. 50	甲类	手术费
8453	78. 3900x001	指骨延长术		手术	G	331512007－3	手足部骨延长术			次		2450. 50	甲类	手术费
8454	78. 4101	肩胛骨成形术	四级	手术	G	331522019S	肩胛骨整形术	通过手术降低上移的肩胛骨，改善患肢功能		次		2961. 00	甲类	手术费
8455	78. 4101	肩胛骨成形术	四级	手术	G	331522019S－1	高肩胛症成形术			次		2961. 00	甲类	手术费
8456	78. 4102	肩胛固定术		手术	G	331505041S	肩胛骨骨折复位内固定术	将分离、移位、成角的肩胛骨骨折块进行复位内固定		次		2781. 00	甲类	手术费
8457	78. 4103	锁骨成形术		手术	G	331506001－1	肩锁关节成形术	含韧带重建术		次		2704. 00	甲类	手术费
8458	78. 4104	肋骨成形术		手术	G	330703009	胸廓成形术	不含分期手术		次		6656. 00	甲类	手术费
8459	78. 4105	胸骨成形术		手术	G	330703009	胸廓成形术	不含分期手术		次		6656. 00	甲类	手术费
8460	78. 4106	胸骨缺损修补术		手术	G	330703013	胸壁缺损修复术	含胸大肌缺损	缺损修补材料	单侧		5824. 00	甲类	手术费
8461	78. 4200	肱骨其他修补术或整形术		手术	G	331503003	肱骨肿瘤切除及骨重建术		人工关节	次		3042. 00	甲类	手术费
8462	78. 4201	肱骨成形术		手术	G	331503003	肱骨肿瘤切除及骨重建术		人工关节	次		3042. 00	甲类	手术费
8463	78. 4300	桡骨和尺骨其他修补术或整形术		手术	G	331503004	尺、桡骨肿瘤切除及骨重建术		骨水泥、接骨板	次		2873. 00	甲类	手术费
8464	78. 4301	桡骨成形术		手术	G	331504009	桡骨远端切除腓骨移植成形术			次		3684. 20	甲类	手术费
8465	78. 4302	尺骨成形术		手术	G	331503004	尺、桡骨肿瘤切除及骨重建术		骨水泥、接骨板	次		2873. 00	甲类	手术费
8466	78. 4400	腕骨和掌骨其他修补术或整形术		手术	G	331520001	腕关节韧带修补术			次		1064. 70	甲类	手术费
8467	78. 4402	掌骨成形术		手术	G	331519017	掌指关节成形术			次		2197. 00	甲类	手术费
8468	78. 4501	股骨成形术		手术	G	331503011	股骨干肿瘤段切除与重建术			次		2957. 50	甲类	手术费
8469	78. 4600	髌骨其他修补术或整形术		手术	G	331506010	髌骨脱位成形术			次		2873. 00	甲类	手术费
8470	78. 4600x002	髌骨成形术		手术	G	331506010	髌骨脱位成形术			次		2873. 00	甲类	手术费
8471	78. 4600x003	膝关节镜下髌骨成形术	四级	手术	G	330000000－11	术中使用关节镜加收			次		709. 50	甲类	手术费
8472	78. 4600x003	膝关节镜下髌骨成形术	四级	手术	G	331506010	髌骨脱位成形术			次		2873. 00	甲类	手术费
8473	78. 4700	胫骨和腓骨其他修补术或整形术		手术	G	331503017	胫、腓骨肿瘤切除＋重建术			次		2535. 00	甲类	手术费

（续上表）

序号	手术操作诊断编码	手术操作名称	手术级别	操作类型	财务分类	编码	项目名称	项目内涵	除外内容	计价单位	说明	三级医疗服务价格（元）	医保结算类型	医疗收费项目类别
8474	78. 4700	胫骨和腓骨其他修补术或整形术		手术	G	331505033	胫腓骨骨折畸形愈合截骨矫形术			次		3042. 00	甲类	手术费
8475	78. 4701	胫骨成形术		手术	G	331503015	胫骨上段肿瘤刮除＋植骨术		异体骨（灭活）	次		3194. 10	甲类	手术费
8476	78. 4702	腓骨成形术		手术	G	331503017	胫、腓骨肿瘤切除＋重建术			次		2535. 00	甲类	手术费
8477	78. 4800x001	跟骨修补术		手术	E	420000001－18	跟骨骨折整复术			次		181. 50	甲类	治疗费
8478	78. 4800x001	跟骨修补术		手术	E	420000001－18/1	跟骨骨折整复术加收（陈旧性骨折）			次		181. 50	甲类	治疗费
8479	78. 4802	跖骨成形术		手术	G	331512016	第二跖骨头修整成形术			次		1149. 20	甲类	手术费
8480	78. 4900x005	指骨修补术		手术	G	331519012	指关节成形术	含侧副韧带切除、关节融合		每指		1690. 00	甲类	手术费
8481	78. 4900x006	趾骨矫正术		手术	G	331519012－1	趾关节成形术			每趾		1690. 00	甲类	手术费
8482	78. 4902	指骨成形术		手术	G	331519012	指关节成形术	含侧副韧带切除、关节融合		每指		1690. 00	甲类	手术费
8483	78. 4903	趾骨成形术		手术	G	331519012－1	趾关节成形术			每趾		1690. 00	甲类	手术费
8484	78. 4904	椎骨成形术	四级	手术	G	331501059	经皮椎体成形术			每椎体		3276. 00	甲类	手术费
8485	78. 4904	椎骨成形术	四级	手术	G	331501059－1	经皮椎体成形术加收（每增加一椎体）			每椎体		1638. 00	甲类	手术费
8486	78. 5000	骨内固定不伴骨折复位术		手术	G	331505028	开放折骨术	不含植骨		次		2197. 00	甲类	手术费
8487	78. 5100	肩胛骨，锁骨和胸廓［肋骨和胸骨］内固定不伴骨折复位术		手术	G	331505041S	肩胛骨骨折复位内固定术	将分离、移位、成角的肩胛骨骨折块进行复位内固定		次		2781. 00	甲类	手术费
8488①	78. 5100x003	胸骨内固定装置再置入术		手术	G	330703014	胸廓畸形矫正术			次		5907. 20	甲类	手术费
8489	78. 5100x004	锁骨髓内针内固定术		手术	G	331505001	锁骨骨折切开复位内固定术			次		1622. 40	甲类	手术费
8490	78. 5100x005	胸骨钢板内固定术		手术	G	330703035S	胸骨骨折内固定术	暴露胸骨，对骨折复位内固定		次		2800. 00	甲类	手术费
8491	78. 5100x006	胸骨钢针内固定术		手术	G	330703035S	胸骨骨折内固定术	暴露胸骨，对骨折复位内固定		次		2800. 00	甲类	手术费
8492	78. 5100x007	胸骨螺钉内固定术		手术	G	330703035S	胸骨骨折内固定术	暴露胸骨，对骨折复位内固定		次		2800. 00	甲类	手术费
8493	78. 5100x009	肋骨钢板内固定术		手术	G	330703011－1	肋骨骨折固定术			次		2808. 00	甲类	手术费
8494	78. 5100x010	肋骨钢针内固定术		手术	G	330703011－1	肋骨骨折固定术			次		2808. 00	甲类	手术费
8495	78. 5100x011	肋骨螺钉内固定术		手术	G	330703011－1	肋骨骨折固定术			次		2808. 00	甲类	手术费
8496	78. 5100x012	肋骨髓内针内固定术		手术	G	330703011－1	肋骨骨折固定术			次		2808. 00	甲类	手术费
8497	78. 5100x013	肩胛骨钢板内固定术		手术	G	331505041S	肩胛骨骨折复位内固定术	将分离、移位、成角的肩胛骨骨折块进行复位内固定		次		2781. 00	甲类	手术费

① 限制范围：限中重度胸廓畸形。

（续上表）

序号	手术操作诊断编码	手术操作名称	手术级别	操作类型	财务分类	编码	项目名称	项目内涵	除外内容	计价单位	说明	三级医疗服务价格（元）	医保结算类型	医疗收费项目类别
8498	78. 5100x014	肩胛骨钢针内固定术		手术	G	331505041S	肩胛骨骨折复位内固定术	将分离、移位、成角的肩胛骨骨折块进行复位内固定		次		2781. 00	甲类	手术费
8499	78. 5100x015	肩胛骨螺钉内固定术		手术	G	331505041S	肩胛骨骨折复位内固定术	将分离、移位、成角的肩胛骨骨折块进行复位内固定		次		2781. 00	甲类	手术费
8500	78. 5100x016	锁骨钢板内固定术		手术	G	331505001	锁骨骨折切开复位内固定术			次		1622. 40	甲类	手术费
8501	78. 5100x017	锁骨钢针内固定术		手术	G	331505001	锁骨骨折切开复位内固定术			次		1622. 40	甲类	手术费
8502	78. 5100x018	锁骨螺钉内固定术		手术	G	331505001	锁骨骨折切开复位内固定术			次		1622. 40	甲类	手术费
8503	78. 5101	肩胛骨内固定术		手术	G	331505041S	肩胛骨骨折复位内固定术	将分离、移位、成角的肩胛骨骨折块进行复位内固定		次		2781. 00	甲类	手术费
8504	78. 5102	锁骨内固定术		手术	G	331505001	锁骨骨折切开复位内固定术			次		1622. 40	甲类	手术费
8505	78. 5103	胸骨内固定术		手术	G	330703035S	胸骨骨折内固定术	暴露胸骨，对骨折复位内固定		次		2800. 00	甲类	手术费
8506	78. 5104	肋骨内固定术		手术	G	330703011 – 1	肋骨骨折固定术			次		2808. 00	甲类	手术费
8507	78. 5200x003	肱骨螺钉内固定术		手术	G	331505002	肱骨近端骨折切开复位内固定术			次		1774. 50	甲类	手术费
8508	78. 5200x003	肱骨螺钉内固定术		手术	G	331505003	肱骨干骨折切开复位内固定术			次		1774. 50	甲类	手术费
8509	78. 5200x003	肱骨螺钉内固定术		手术	G	331505004	肱骨髁上、髁间骨折切开复位内固定术			次		1774. 50	甲类	手术费
8510	78. 5200x003	肱骨螺钉内固定术		手术	G	331505005	肱骨内外髁骨折切开复位内固定术			次		2247. 70	甲类	手术费
8511	78. 5200x003	肱骨螺钉内固定术		手术	G	331505005 – 1	肱骨小头骨折切开复位内固定术			次		2247. 70	甲类	手术费
8512	78. 5200x004	肱骨髓内针内固定术		手术	G	331505002	肱骨近端骨折切开复位内固定术			次		1774. 50	甲类	手术费
8513	78. 5200x004	肱骨髓内针内固定术		手术	G	331505003	肱骨干骨折切开复位内固定术			次		1774. 50	甲类	手术费
8514	78. 5200x004	肱骨髓内针内固定术		手术	G	331505004	肱骨髁上、髁间骨折切开复位内固定术			次		1774. 50	甲类	手术费
8515	78. 5200x004	肱骨髓内针内固定术		手术	G	331505005	肱骨内外髁骨折切开复位内固定术			次		2247. 70	甲类	手术费
8516	78. 5200x004	肱骨髓内针内固定术		手术	G	331505005 – 1	肱骨小头骨折切开复位内固定术			次		2247. 70	甲类	手术费
8517	78. 5200x005	肱骨钢板内固定术		手术	G	331505002	肱骨近端骨折切开复位内固定术			次		1774. 50	甲类	手术费

（续上表）

序号	手术操作诊断编码	手术操作名称	手术级别	操作类型	财务分类	编码	项目名称	项目内涵	除外内容	计价单位	说明	三级医疗服务价格（元）	医保结算类型	医疗收费项目类别
8518	78.5200x005	肱骨钢板内固定术		手术	G	331505003	肱骨干骨折切开复位内固定术			次		1774.50	甲类	手术费
8519	78.5200x005	肱骨钢板内固定术		手术	G	331505004	肱骨髁上、髁间骨折切开复位内固定术			次		1774.50	甲类	手术费
8520	78.5200x005	肱骨钢板内固定术		手术	G	331505005	肱骨内外髁骨折切开复位内固定术			次		2247.70	甲类	手术费
8521	78.5200x005	肱骨钢板内固定术		手术	G	331505005－1	肱骨小头骨折切开复位内固定术			次		2247.70	甲类	手术费
8522	78.5200x006	肱骨钢针内固定术		手术	G	331505002	肱骨近端骨折切开复位内固定术			次		1774.50	甲类	手术费
8523	78.5200x006	肱骨钢针内固定术		手术	G	331505003	肱骨干骨折切开复位内固定术			次		1774.50	甲类	手术费
8524	78.5200x006	肱骨钢针内固定术		手术	G	331505004	肱骨髁上、髁间骨折切开复位内固定术			次		1774.50	甲类	手术费
8525	78.5200x006	肱骨钢针内固定术		手术	G	331505005	肱骨内外髁骨折切开复位内固定术			次		2247.70	甲类	手术费
8526	78.5200x006	肱骨钢针内固定术		手术	G	331505005－1	肱骨小头骨折切开复位内固定术			次		2247.70	甲类	手术费
8527	78.5201	肱骨内固定术		手术	G	331505002	肱骨近端骨折切开复位内固定术			次		1774.50	甲类	手术费
8528	78.5201	肱骨内固定术		手术	G	331505003	肱骨干骨折切开复位内固定术			次		1774.50	甲类	手术费
8529	78.5201	肱骨内固定术		手术	G	331505004	肱骨髁上、髁间骨折切开复位内固定术			次		1774.50	甲类	手术费
8530	78.5201	肱骨内固定术		手术	G	331505005	肱骨内外髁骨折切开复位内固定术			次		2247.70	甲类	手术费
8531	78.5201	肱骨内固定术		手术	G	331505005－1	肱骨小头骨折切开复位内固定术			次		2247.70	甲类	手术费
8532	78.5300x002	尺骨钢针内固定术		手术	G	331505010	桡尺骨干骨折切开复位内固定术			次		2873.00	甲类	手术费
8533	78.5300x003	尺骨螺钉内固定术		手术	G	331505010	桡尺骨干骨折切开复位内固定术			次		2873.00	甲类	手术费
8534	78.5300x004	尺骨髓内针内固定术		手术	G	331505010	桡尺骨干骨折切开复位内固定术			次		2873.00	甲类	手术费
8535	78.5300x005	桡骨钢板内固定术		手术	G	331505010	桡尺骨干骨折切开复位内固定术			次		2873.00	甲类	手术费
8536	78.5300x006	桡骨钢针内固定术		手术	G	331505010	桡尺骨干骨折切开复位内固定术			次		2873.00	甲类	手术费
8537	78.5300x007	桡骨螺钉内固定术		手术	G	331505010	桡尺骨干骨折切开复位内固定术			次		2873.00	甲类	手术费

（续上表）

序号	手术操作诊断编码	手术操作名称	手术级别	操作类型	财务分类	编码	项目名称	项目内涵	除外内容	计价单位	说明	三级医疗服务价格（元）	医保结算类型	医疗收费项目类别
8538	78.5300x008	桡骨髓内针内固定术		手术	G	331505010	桡尺骨干骨折切开复位内固定术			次		2873.00	甲类	手术费
8539	78.5300x009	尺骨钢板内固定术		手术	G	331505010	桡尺骨干骨折切开复位内固定术			次		2873.00	甲类	手术费
8540	78.5301	桡骨内固定术		手术	G	331505010	桡尺骨干骨折切开复位内固定术			次		2873.00	甲类	手术费
8541	78.5302	尺骨内固定术		手术	G	331505010	桡尺骨干骨折切开复位内固定术			次		2873.00	甲类	手术费
8542	78.5400	腕骨和掌骨内固定不伴骨折复位术		手术	G	331515004	腕骨骨折切开复位内固定术			次		2450.50	甲类	手术费
8543	78.5400x003	腕骨螺钉内固定术		手术	G	331515004	腕骨骨折切开复位内固定术			次		2450.50	甲类	手术费
8544	78.5400x004	腕骨空心钉内固定术		手术	G	331515004	腕骨骨折切开复位内固定术			次		2450.50	甲类	手术费
8545	78.5400x005	掌骨钢板内固定术		手术	G	331515001	手部掌指骨骨折切开复位内固定术			次		2281.50	甲类	手术费
8546	78.5400x006	掌骨钢针内固定术		手术	G	331515001	手部掌指骨骨折切开复位内固定术			次		2281.50	甲类	手术费
8547	78.5400x007	掌骨螺钉内固定术		手术	G	331515001	手部掌指骨骨折切开复位内固定术			次		2281.50	甲类	手术费
8548	78.5400x008	掌骨髓内针内固定术		手术	G	331515001	手部掌指骨骨折切开复位内固定术			次		2281.50	甲类	手术费
8549	78.5400x009	腕骨钢板内固定术		手术	G	331515004	腕骨骨折切开复位内固定术			次		2450.50	甲类	手术费
8550	78.5400x010	腕骨钢针内固定术		手术	G	331515004	腕骨骨折切开复位内固定术			次		2450.50	甲类	手术费
8551	78.5400x011	掌骨钢丝内固定术		手术	G	331515001	手部掌指骨骨折切开复位内固定术			次		2281.50	甲类	手术费
8552	78.5400x012	腕关节镜下舟骨骨折固定术	四级	手术	G	331515005	舟骨骨折切开复位内固定术			次		2450.50	甲类	手术费
8553	78.5401	腕骨内固定术		手术	G	331515004	腕骨骨折切开复位内固定术			次		2450.50	甲类	手术费
8554	78.5402	掌骨内固定术		手术	G	331515001	手部掌指骨骨折切开复位内固定术			次		2281.50	甲类	手术费
8555	78.5500x003	股骨髓内针内固定术		手术	G	331505018	股骨髁间骨折切开复位内固定术			次		2687.10	甲类	手术费
8556	78.5500x005	股骨钢板内固定术		手术	G	331505017	股骨干骨折切开复位内固定术			次		2687.10	甲类	手术费
8557	78.5500x006	股骨钢针内固定术		手术	G	331505017	股骨干骨折切开复位内固定术			次		2687.10	甲类	手术费

（续上表）

序号	手术操作诊断编码	手术操作名称	手术级别	操作类型	财务分类	编码	项目名称	项目内涵	除外内容	计价单位	说明	三级医疗服务价格（元）	医保结算类型	医疗收费项目类别
8558	78.5500x007	股骨螺钉内固定术		手术	G	331505017	股骨干骨折切开复位内固定术			次		2687.10	甲类	手术费
8559	78.5501	股骨内固定术		手术	G	331505017	股骨干骨折切开复位内固定术			次		2687.10	甲类	手术费
8560	78.5600	髌骨内固定不伴骨折复位术		手术	G	331505019	髌骨骨折切开复位内固定术			次		2061.80	甲类	手术费
8561	78.5600x001	髌骨钢板内固定术		手术	G	331505019	髌骨骨折切开复位内固定术			次		2061.80	甲类	手术费
8562	78.5600x002	髌骨钢针内固定术		手术	G	331505019	髌骨骨折切开复位内固定术			次		2061.80	甲类	手术费
8563	78.5600x003	髌骨螺钉内固定术		手术	G	331505019	髌骨骨折切开复位内固定术			次		2061.80	甲类	手术费
8564	78.5601	髌骨内固定术		手术	G	331505019	髌骨骨折切开复位内固定术			次		2061.80	甲类	手术费
8565	78.5700	胫骨和腓骨内固定不伴骨折复位术		手术	G	331505027	胫腓骨骨折不愈合切开植骨内固定术			次		3042.00	甲类	手术费
8566	78.5700x003	腓骨螺钉内固定术		手术	G	331505039	腓骨骨折切开复位内固定术			次		2678.65	甲类	手术费
8567	78.5700x004	腓骨髓内针内固定术		手术	G	331505039	腓骨骨折切开复位内固定术			次		2678.65	甲类	手术费
8568	78.5700x005	胫骨钢板内固定术		手术	G	331505021	胫骨干骨折切开复位内固定术			次		1690.00	甲类	手术费
8569	78.5700x006	胫骨钢针内固定术		手术	G	331505021	胫骨干骨折切开复位内固定术			次		1690.00	甲类	手术费
8570	78.5700x007	胫骨螺钉内固定术		手术	G	331505021	胫骨干骨折切开复位内固定术			次		1690.00	甲类	手术费
8571	78.5700x008	胫骨髓内针内固定术		手术	G	331505021	胫骨干骨折切开复位内固定术			次		1690.00	甲类	手术费
8572	78.5700x009	腓骨钢板内固定术		手术	G	331505039	腓骨骨折切开复位内固定术			次		2678.65	甲类	手术费
8573	78.5700x010	腓骨钢针内固定术		手术	G	331505039	腓骨骨折切开复位内固定术			次		2678.65	甲类	手术费
8574	78.5700x012	膝关节镜下胫骨髁间棘骨折固定术		手术	G	331505020	胫骨髁间骨折切开复位内固定术			次		3042.00	甲类	手术费
8575	78.5700x012	膝关节镜下胫骨髁间棘骨折固定术		手术	G	330000000－11	术中使用关节镜加收			次		709.50	甲类	手术费
8576	78.5700x013	关节镜下胫骨钢丝内固定术		手术	G	331505020－1	胫骨平台骨折切开复位内固定术			次		3042.00	甲类	手术费
8577	78.5700x013	关节镜下胫骨钢丝内固定术		手术	G	330000000－11	术中使用关节镜加收			次		709.50	甲类	手术费

（续上表）

序号	手术操作诊断编码	手术操作名称	手术级别	操作类型	财务分类	编码	项目名称	项目内涵	除外内容	计价单位	说明	三级医疗服务价格（元）	医保结算类型	医疗收费项目类别
8578	78. 5701	胫骨内固定术		手术	G	331505021	胫骨干骨折切开复位内固定术			次		1690. 00	甲类	手术费
8579	78. 5702	腓骨内固定术		手术	G	331505039	腓骨骨折切开复位内固定术			次		2678. 65	甲类	手术费
8580	78. 5800	跗骨和跖骨内固定不伴骨折复位术		手术	G	331505022	单踝或双踝骨折切开复位内固定术	根据骨折类型，选择适合入路切开，保护周围血管神经组织，保护骨折端血供，显露骨折，准确复位单踝或双踝骨折，选择相应内固定物进行骨折固定，冲洗伤口，放置引流，缝合伤口		次		2197. 00	甲类	手术费
8581	78. 5800x002	跗骨钢针内固定术		手术	G	331505038	足部骨骨折切开复位内固定术			次		2737. 80	甲类	手术费
8582	78. 5800x003	跗骨螺钉内固定术		手术	G	331505038	足部骨骨折切开复位内固定术			次		2737. 80	甲类	手术费
8583	78. 5800x005	跖骨钢板内固定术		手术	G	331505038	足部骨骨折切开复位内固定术			次		2737. 80	甲类	手术费
8584	78. 5800x006	跖骨钢针内固定术		手术	G	331505038	足部骨骨折切开复位内固定术			次		2737. 80	甲类	手术费
8585	78. 5800x007	跖骨螺钉内固定术		手术	G	331505038	足部骨骨折切开复位内固定术			次		2737. 80	甲类	手术费
8586	78. 5800x008	跖骨髓内针内固定术		手术	G	331505038	足部骨骨折切开复位内固定术			次		2737. 80	甲类	手术费
8587	78. 5800x009	跗骨钢板内固定术		手术	G	331505038	足部骨骨折切开复位内固定术			次		2737. 80	甲类	手术费
8588	78. 5801	跗骨内固定术		手术	G	331505038	足部骨骨折切开复位内固定术			次		2737. 80	甲类	手术费
8589	78. 5802	跖骨内固定术		手术	G	331505038	足部骨骨折切开复位内固定术			次		2737. 80	甲类	手术费
8590	78. 5900	其他骨内固定不伴骨折复位术		手术	G	331505028	开放折骨术	不含植骨		次		2197. 00	甲类	手术费
8591	78. 5900x019	指骨钢板内固定术		手术	G	331515001	手部掌指骨骨折切开复位内固定术			次		2281. 50	甲类	手术费
8592	78. 5900x020	趾骨钢板内固定术		手术	G	331505038	足部骨骨折切开复位内固定术			次		2737. 80	甲类	手术费
8593	78. 5900x022	椎弓根钉内固定术	四级	手术	G	331501055	滑板椎弓根钉复位植骨内固定术			次		3767. 40	甲类	手术费
8594	78. 5900x025	椎骨内固定修正术	四级	手术	G	331501032	胸腰椎骨折切开复位内固定术	后方入路切口		每节椎骨		3599. 70	甲类	手术费

（续上表）

序号	手术操作诊断编码	手术操作名称	手术级别	操作类型	财务分类	编码	项目名称	项目内涵	除外内容	计价单位	说明	三级医疗服务价格（元）	医保结算类型	医疗收费项目类别
8595	78. 5900x027	骨盆钢板内固定术		手术	G	331501046	骨盆骨折切开复位内固定术			次		3039. 40	甲类	手术费
8596	78. 5900x028	骨盆钢针内固定术		手术	G	331501046	骨盆骨折切开复位内固定术			次		3039. 40	甲类	手术费
8597	78. 5900x029	骨盆螺钉内固定术		手术	G	331501046	骨盆骨折切开复位内固定术			次		3039. 40	甲类	手术费
8598	78. 5900x030	骨盆髓内针内固定术		手术	G	331501046	骨盆骨折切开复位内固定术			次		3039. 40	甲类	手术费
8599	78. 5900x031	指骨钢针内固定术		手术	G	331515001	手部掌指骨骨折切开复位内固定术			次		2281. 50	甲类	手术费
8600	78. 5900x032	指骨螺钉内固定术		手术	G	331515001	手部掌指骨骨折切开复位内固定术			次		2281. 50	甲类	手术费
8601	78. 5900x033	指骨髓内针内固定术		手术	G	331515001	手部掌指骨骨折切开复位内固定术			次		2281. 50	甲类	手术费
8602	78. 5900x034	趾骨钢针内固定术		手术	G	331505038	足部骨骨折切开复位内固定术			次		2737. 80	甲类	手术费
8603	78. 5900x035	趾骨螺钉内固定术		手术	G	331505038	足部骨骨折切开复位内固定术			次		2737. 80	甲类	手术费
8604	78. 5900x036	趾骨髓内针内固定术		手术	G	331505038	足部骨骨折切开复位内固定术			次		2737. 80	甲类	手术费
8605	78. 5901	骨盆内固定术		手术	G	331501046	骨盆骨折切开复位内固定术			次		3039. 40	甲类	手术费
8606	78. 5902	指骨内固定术		手术	G	331515001	手部掌指骨骨折切开复位内固定术			次		2281. 50	甲类	手术费
8607	78. 5903	趾骨内固定术		手术	G	331505038	足部骨骨折切开复位内固定术			次		2737. 80	甲类	手术费
8608	78. 5904	椎骨内固定术		手术	G	331501032	胸腰椎骨折切开复位内固定术	后方入路切口		每节椎骨		3599. 70	甲类	手术费
8609	78. 6000	骨置入装置去除		手术	G	331505037	骨内固定装置取出术	指克氏针、三叶钉、钢板等各部位内固定装置		次	克氏针外露于体表消毒后直接取出时，按该项目3%收费	1487. 20	甲类	手术费
8610	78. 6100	肩胛骨，锁骨和胸廓［肋骨和胸骨］置入装置去除		手术	G	331505037	骨内固定装置取出术	指克氏针、三叶钉、钢板等各部位内固定装置		次	克氏针外露于体表消毒后直接取出时，按该项目3%收费	1487. 20	甲类	手术费

（续上表）

序号	手术操作诊断编码	手术操作名称	手术级别	操作类型	财务分类	编码	项目名称	项目内涵	除外内容	计价单位	说明	三级医疗服务价格（元）	医保结算类型	医疗收费项目类别
8611	78.6100x004	肩锁关节内固定物取出术		手术	G	331505037	骨内固定装置取出术	指克氏针、三叶钉、钢板等各部位内固定装置		次	克氏针外露于体表消毒后直接取出时，按该项目3%收费	1487.20	甲类	手术费
8612	78.6101	肩胛骨内固定装置去除术		手术	G	331505037	骨内固定装置取出术	指克氏针、三叶钉、钢板等各部位内固定装置		次	克氏针外露于体表消毒后直接取出时，按该项目3%收费	1487.20	甲类	手术费
8613	78.6102	肩胛骨外固定装置去除术		手术	E	420000014	外固定架拆除术	含器械使用		次		71.50	甲类	治疗费
8614	78.6103	锁骨内固定装置去除术		手术	G	331505037	骨内固定装置取出术	指克氏针、三叶钉、钢板等各部位内固定装置		次	克氏针外露于体表消毒后直接取出时，按该项目3%收费	1487.20	甲类	手术费
8615	78.6104	锁骨外固定装置去除术		手术	E	420000014	外固定架拆除术	含器械使用		次		71.50	甲类	治疗费
8616	78.6105	肋骨内固定装置去除术		手术	G	331505037	骨内固定装置取出术	指克氏针、三叶钉、钢板等各部位内固定装置		次	克氏针外露于体表消毒后直接取出时，按该项目3%收费	1487.20	甲类	手术费
8617	78.6106	肋骨外固定装置去除术		手术	E	420000014	外固定架拆除术	含器械使用		次		71.50	甲类	治疗费
8618	78.6107	胸骨内固定装置去除术		手术	G	331505037	骨内固定装置取出术	指克氏针、三叶钉、钢板等各部位内固定装置		次	克氏针外露于体表消毒后直接取出时，按该项目3%收费	1487.20	甲类	手术费
8619	78.6108	胸骨外固定装置去除术		手术	E	420000014	外固定架拆除术	含器械使用		次		71.50	甲类	治疗费
8620	78.6200	肱骨置入装置去除		手术	G	331505037	骨内固定装置取出术	指克氏针、三叶钉、钢板等各部位内固定装置		次	克氏针外露于体表消毒后直接取出时，按该项目3%收费	1487.20	甲类	手术费
8621	78.6201	肱骨内固定装置去除术		手术	G	331505037	骨内固定装置取出术	指克氏针、三叶钉、钢板等各部位内固定装置		次	克氏针外露于体表消毒后直接取出时，按该项目3%收费	1487.20	甲类	手术费

（续上表）

序号	手术操作诊断编码	手术操作名称	手术级别	操作类型	财务分类	编码	项目名称	项目内涵	除外内容	计价单位	说明	三级医疗服务价格（元）	医保结算类型	医疗收费项目类别
8622	78.6202	肱骨外固定装置去除术		手术	E	420000014	外固定架拆除术	含器械使用		次		71.50	甲类	治疗费
8623	78.6300	桡骨和尺骨置入装置去除		手术	G	331505037	骨内固定装置取出术	指克氏针、三叶钉、钢板等各部位内固定装置		次	克氏针外露于体表消毒后直接取出时，按该项目3%收费	1487.20	甲类	手术费
8624	78.6301	桡骨内固定装置去除术		手术	G	331505037	骨内固定装置取出术	指克氏针、三叶钉、钢板等各部位内固定装置		次	克氏针外露于体表消毒后直接取出时，按该项目3%收费	1487.20	甲类	手术费
8625	78.6302	桡骨外固定装置去除术		手术	E	420000014	外固定架拆除术	含器械使用		次		71.50	甲类	治疗费
8626	78.6303	尺骨内固定装置去除术		手术	G	331505037	骨内固定装置取出术	指克氏针、三叶钉、钢板等各部位内固定装置		次	克氏针外露于体表消毒后直接取出时，按该项目3%收费	1487.20	甲类	手术费
8627	78.6304	尺骨外固定装置去除术		手术	E	420000014	外固定架拆除术	含器械使用		次		71.50	甲类	治疗费
8628	78.6400	腕骨和掌骨置入装置去除		手术	G	331505037	骨内固定装置取出术	指克氏针、三叶钉、钢板等各部位内固定装置		次	克氏针外露于体表消毒后直接取出时，按该项目3%收费	1487.20	甲类	手术费
8629	78.6401	腕骨内固定装置去除术		手术	G	331505037	骨内固定装置取出术	指克氏针、三叶钉、钢板等各部位内固定装置		次	克氏针外露于体表消毒后直接取出时，按该项目3%收费	1487.20	甲类	手术费
8630	78.6402	腕骨外固定装置去除术		手术	E	420000014	外固定架拆除术	含器械使用		次		71.50	甲类	治疗费
8631	78.6403	掌骨内固定装置去除术		手术	G	331505037	骨内固定装置取出术	指克氏针、三叶钉、钢板等各部位内固定装置		次	克氏针外露于体表消毒后直接取出时，按该项目3%收费	1487.20	甲类	手术费
8632	78.6404	掌骨外固定装置去除术		手术	E	420000014	外固定架拆除术	含器械使用		次		71.50	甲类	治疗费
8633	78.6500	股骨置入装置去除		手术	G	331505037	骨内固定装置取出术	指克氏针、三叶钉、钢板等各部位内固定装置		次	克氏针外露于体表消毒后直接取出时，按该项目3%收费	1487.20	甲类	手术费

（续上表）

序号	手术操作诊断编码	手术操作名称	手术级别	操作类型	财务分类	编码	项目名称	项目内涵	除外内容	计价单位	说明	三级医疗服务价格（元）	医保结算类型	医疗收费项目类别
8634	78.6501	股骨内固定装置去除术		手术	G	331505037	骨内固定装置取出术	指克氏针、三叶钉、钢板等各部位内固定装置		次	克氏针外露于体表消毒后直接取出时，按该项目3%收费	1487.20	甲类	手术费
8635	78.6502	股骨外固定装置去除术		手术	E	420000014	外固定架拆除术	含器械使用		次		71.50	甲类	治疗费
8636	78.6600	髌骨置入装置去除		手术	G	331505037	骨内固定装置取出术	指克氏针、三叶钉、钢板等各部位内固定装置		次	克氏针外露于体表消毒后直接取出时，按该项目3%收费	1487.20	甲类	手术费
8637	78.6600x002	膝关节内固定物取出术		手术	G	331505037	骨内固定装置取出术	指克氏针、三叶钉、钢板等各部位内固定装置		次	克氏针外露于体表消毒后直接取出时，按该项目3%收费	1487.20	甲类	手术费
8638	78.6600x003	膝关节镜下内固定物取出术		手术	G	331505037	骨内固定装置取出术	指克氏针、三叶钉、钢板等各部位内固定装置		次	克氏针外露于体表消毒后直接取出时，按该项目3%收费	1487.20	甲类	手术费
8639	78.6600x003	膝关节镜下内固定物取出术		手术	G	330000000－11	术中使用关节镜加收			次		709.50	甲类	手术费
8640	78.6601	髌骨内固定装置去除术		手术	G	331505037	骨内固定装置取出术	指克氏针、三叶钉、钢板等各部位内固定装置		次	克氏针外露于体表消毒后直接取出时，按该项目3%收费	1487.20	甲类	手术费
8641	78.6602	髌骨外固定装置去除术		手术	E	420000014	外固定架拆除术	含器械使用		次		71.50	甲类	治疗费
8642	78.6700	胫骨和腓骨置入装置去除		手术	G	331505037	骨内固定装置取出术	指克氏针、三叶钉、钢板等各部位内固定装置		次	克氏针外露于体表消毒后直接取出时，按该项目3%收费	1487.20	甲类	手术费
8643	78.6701	胫骨内固定装置去除术		手术	G	331505037	骨内固定装置取出术	指克氏针、三叶钉、钢板等各部位内固定装置		次	克氏针外露于体表消毒后直接取出时，按该项目3%收费	1487.20	甲类	手术费
8644	78.6702	胫骨外固定装置去除术		手术	E	420000014	外固定架拆除术	含器械使用		次		71.50	甲类	治疗费

（续上表）

序号	手术操作诊断编码	手术操作名称	手术级别	操作类型	财务分类	编码	项目名称	项目内涵	除外内容	计价单位	说明	三级医疗服务价格（元）	医保结算类型	医疗收费项目类别
8645	78.6703	腓骨内固定装置去除术		手术	G	331505037	骨内固定装置取出术	指克氏针、三叶钉、钢板等各部位内固定装置		次	克氏针外露于体表消毒后直接取出时，按该项目3%收费	1487.20	甲类	手术费
8646	78.6704	腓骨外固定装置去除术		手术	E	420000014	外固定架拆除术	含器械使用		次		71.50	甲类	治疗费
8647	78.6705	踝关节内固定装置去除术		手术	G	331505037	骨内固定装置取出术	指克氏针、三叶钉、钢板等各部位内固定装置		次	克氏针外露于体表消毒后直接取出时，按该项目3%收费	1487.20	甲类	手术费
8648	78.6706	踝关节外固定装置去除术		手术	E	420000014	外固定架拆除术	含器械使用		次		71.50	甲类	治疗费
8649	78.6800	跗骨和跖骨置入装置去除		手术	G	331505037	骨内固定装置取出术	指克氏针、三叶钉、钢板等各部位内固定装置		次	克氏针外露于体表消毒后直接取出时，按该项目3%收费	1487.20	甲类	手术费
8650	78.6800x005	楔骨内固定物取出术		手术	G	331505037	骨内固定装置取出术	指克氏针、三叶钉、钢板等各部位内固定装置		次	克氏针外露于体表消毒后直接取出时，按该项目3%收费	1487.20	甲类	手术费
8651	78.6800x006	跟骨内固定物取出术		手术	G	331505037	骨内固定装置取出术	指克氏针、三叶钉、钢板等各部位内固定装置		次	克氏针外露于体表消毒后直接取出时，按该项目3%收费	1487.20	甲类	手术费
8652	78.6801	跗骨内固定装置去除术		手术	G	331505037	骨内固定装置取出术	指克氏针、三叶钉、钢板等各部位内固定装置		次	克氏针外露于体表消毒后直接取出时，按该项目3%收费	1487.20	甲类	手术费
8653	78.6802	跗骨外固定装置去除术		手术	E	420000014	外固定架拆除术	含器械使用		次		71.50	甲类	治疗费
8654	78.6803	跖骨内固定装置去除术		手术	G	331505037	骨内固定装置取出术	指克氏针、三叶钉、钢板等各部位内固定装置		次	克氏针外露于体表消毒后直接取出时，按该项目3%收费	1487.20	甲类	手术费
8655	78.6804	跖骨外固定装置去除术		手术	E	420000014	外固定架拆除术	含器械使用		次		71.50	甲类	治疗费

（续上表）

序号	手术操作诊断编码	手术操作名称	手术级别	操作类型	财务分类	编码	项目名称	项目内涵	除外内容	计价单位	说明	三级医疗服务价格（元）	医保结算类型	医疗收费项目类别
8656	78.6900	其他骨置入装置去除		手术	G	331505037	骨内固定装置取出术	指克氏针、三叶钉、钢板等各部位内固定装置		次	克氏针外露于体表消毒后直接取出时，按该项目3%收费	1487.20	甲类	手术费
8657	78.6900x008	髋关节内固定物取出术		手术	G	331505037	骨内固定装置取出术	指克氏针、三叶钉、钢板等各部位内固定装置		次	克氏针外露于体表消毒后直接取出时，按该项目3%收费	1487.20	甲类	手术费
8658	78.6900x010	椎骨内固定物取出术		手术	G	331501054	脊柱内固定物取出术			次		3021.20	甲类	手术费
8659	78.6900x016	椎骨外固定架去除术		手术	E	420000014	外固定架拆除术	含器械使用		次		71.50	甲类	治疗费
8660	78.6900x017	髂骨内固定装置去除术		手术	G	331505037	骨内固定装置取出术	指克氏针、三叶钉、钢板等各部位内固定装置		次	克氏针外露于体表消毒后直接取出时，按该项目3%收费	1487.20	甲类	手术费
8661	78.6901	骨盆内固定装置去除术		手术	G	331505037	骨内固定装置取出术	指克氏针、三叶钉、钢板等各部位内固定装置		次	克氏针外露于体表消毒后直接取出时，按该项目3%收费	1487.20	甲类	手术费
8662	78.6902	骨盆外固定装置去除术		手术	E	420000014	外固定架拆除术	含器械使用		次		71.50	甲类	治疗费
8663	78.6903	指骨内固定装置去除术		手术	G	331505037	骨内固定装置取出术	指克氏针、三叶钉、钢板等各部位内固定装置		次	克氏针外露于体表消毒后直接取出时，按该项目3%收费	1487.20	甲类	手术费
8664	78.6904	指骨外固定装置去除术		手术	E	420000014	外固定架拆除术	含器械使用		次		71.50	甲类	治疗费
8665	78.6905	趾骨内固定装置去除术		手术	G	331505037	骨内固定装置取出术	指克氏针、三叶钉、钢板等各部位内固定装置		次	克氏针外露于体表消毒后直接取出时，按该项目3%收费	1487.20	甲类	手术费
8666	78.6906	趾骨外固定装置去除术		手术	E	420000014	外固定架拆除术	含器械使用		次		71.50	甲类	治疗费
8667	78.6907	脊柱内固定装置去除术		手术	G	331501054	脊柱内固定物取出术			次		3021.20	甲类	手术费
8668	78.6908	脊柱外固定装置去除术		手术	E	420000014	外固定架拆除术	含器械使用		次		71.50	甲类	治疗费
8669	78.7000	折骨术		手术	G	331505028	开放折骨术	不含植骨		次		2197.00	甲类	手术费

（续上表）

序号	手术操作诊断编码	手术操作名称	手术级别	操作类型	财务分类	编码	项目名称	项目内涵	除外内容	计价单位	说明	三级医疗服务价格（元）	医保结算类型	医疗收费项目类别
8670	78.7000	折骨术		手术	E	420000016	骨折畸形愈合手法折骨术	含折骨过程、重新整复及固定过程	固定物	次		264.00	甲类	治疗费
8671	78.7100	肩胛骨，锁骨和胸廓［肋骨和胸骨］折骨术		手术	G	331505028	开放折骨术	不含植骨		次		2197.00	甲类	手术费
8672	78.7100	肩胛骨，锁骨和胸廓［肋骨和胸骨］折骨术		手术	E	420000016	骨折畸形愈合手法折骨术	含折骨过程、重新整复及固定过程	固定物	次		264.00	甲类	治疗费
8673	78.7101	肩胛骨折骨术		手术	G	331505028	开放折骨术	不含植骨		次		2197.00	甲类	手术费
8674	78.7101	肩胛骨折骨术		手术	E	420000016	骨折畸形愈合手法折骨术	含折骨过程、重新整复及固定过程	固定物	次		264.00	甲类	治疗费
8675	78.7102	锁骨折骨术		手术	G	331505028	开放折骨术	不含植骨		次		2197.00	甲类	手术费
8676	78.7102	锁骨折骨术		手术	E	420000016	骨折畸形愈合手法折骨术	含折骨过程、重新整复及固定过程	固定物	次		264.00	甲类	治疗费
8677	78.7103	肋骨折骨术		手术	G	331505028	开放折骨术	不含植骨		次		2197.00	甲类	手术费
8678	78.7103	肋骨折骨术		手术	E	420000016	骨折畸形愈合手法折骨术	含折骨过程、重新整复及固定过程	固定物	次		264.00	甲类	治疗费
8679	78.7104	胸骨折骨术		手术	G	331505028	开放折骨术	不含植骨		次		2197.00	甲类	手术费
8680	78.7104	胸骨折骨术		手术	E	420000016	骨折畸形愈合手法折骨术	含折骨过程、重新整复及固定过程	固定物	次		264.00	甲类	治疗费
8681	78.7200	肱骨折骨术		手术	G	331505028	开放折骨术	不含植骨		次		2197.00	甲类	手术费
8682	78.7200	肱骨折骨术		手术	E	420000016	骨折畸形愈合手法折骨术	含折骨过程、重新整复及固定过程	固定物	次		264.00	甲类	治疗费
8683	78.7300	桡骨和尺骨折骨术		手术	G	331505028	开放折骨术	不含植骨		次		2197.00	甲类	手术费
8684	78.7300	桡骨和尺骨折骨术		手术	E	420000016	骨折畸形愈合手法折骨术	含折骨过程、重新整复及固定过程	固定物	次		264.00	甲类	治疗费
8685	78.7301	桡骨折骨术		手术	G	331505028	开放折骨术	不含植骨		次		2197.00	甲类	手术费
8686	78.7301	桡骨折骨术		手术	E	420000016	骨折畸形愈合手法折骨术	含折骨过程、重新整复及固定过程	固定物	次		264.00	甲类	治疗费
8687	78.7302	尺骨折骨术		手术	G	331505028	开放折骨术	不含植骨		次		2197.00	甲类	手术费
8688	78.7302	尺骨折骨术		手术	E	420000016	骨折畸形愈合手法折骨术	含折骨过程、重新整复及固定过程	固定物	次		264.00	甲类	治疗费
8689	78.7400	腕骨和掌骨折骨术		手术	G	331505028	开放折骨术	不含植骨		次		2197.00	甲类	手术费
8690	78.7400	腕骨和掌骨折骨术		手术	E	420000016	骨折畸形愈合手法折骨术	含折骨过程、重新整复及固定过程	固定物	次		264.00	甲类	治疗费
8691	78.7401	腕骨折骨术		手术	G	331505028	开放折骨术	不含植骨		次		2197.00	甲类	手术费
8692	78.7401	腕骨折骨术		手术	E	420000016	骨折畸形愈合手法折骨术	含折骨过程、重新整复及固定过程	固定物	次		264.00	甲类	治疗费
8693	78.7402	掌骨折骨术		手术	G	331505028	开放折骨术	不含植骨		次		2197.00	甲类	手术费

（续上表）

序号	手术操作诊断编码	手术操作名称	手术级别	操作类型	财务分类	编码	项目名称	项目内涵	除外内容	计价单位	说明	三级医疗服务价格（元）	医保结算类型	医疗收费项目类别
8694	78.7402	掌骨折骨术		手术	E	420000016	骨折畸形愈合手法折骨术	含折骨过程、重新整复及固定过程	固定物	次		264.00	甲类	治疗费
8695	78.7500	股骨折骨术		手术	G	331505028	开放折骨术	不含植骨		次		2197.00	甲类	手术费
8696	78.7500	股骨折骨术		手术	E	420000016	骨折畸形愈合手法折骨术	含折骨过程、重新整复及固定过程	固定物	次		264.00	甲类	治疗费
8697	78.7600	髌骨折骨术		手术	G	331505028	开放折骨术	不含植骨		次		2197.00	甲类	手术费
8698	78.7600	髌骨折骨术		手术	E	420000016	骨折畸形愈合手法折骨术	含折骨过程、重新整复及固定过程	固定物	次		264.00	甲类	治疗费
8699	78.7700	胫骨和腓骨折骨术		手术	G	331505028	开放折骨术	不含植骨		次		2197.00	甲类	手术费
8700	78.7700	胫骨和腓骨折骨术		手术	E	420000016	骨折畸形愈合手法折骨术	含折骨过程、重新整复及固定过程	固定物	次		264.00	甲类	治疗费
8701	78.7701	胫骨折骨术		手术	G	331505028	开放折骨术	不含植骨		次		2197.00	甲类	手术费
8702	78.7701	胫骨折骨术		手术	E	420000016	骨折畸形愈合手法折骨术	含折骨过程、重新整复及固定过程	固定物	次		264.00	甲类	治疗费
8703	78.7702	腓骨折骨术		手术	G	331505028	开放折骨术	不含植骨		次		2197.00	甲类	手术费
8704	78.7702	腓骨折骨术		手术	E	420000016	骨折畸形愈合手法折骨术	含折骨过程、重新整复及固定过程	固定物	次		264.00	甲类	治疗费
8705	78.7800	跗骨和跖骨折骨术		手术	G	331505028	开放折骨术	不含植骨		次		2197.00	甲类	手术费
8706	78.7800	跗骨和跖骨折骨术		手术	E	420000016	骨折畸形愈合手法折骨术	含折骨过程、重新整复及固定过程	固定物	次		264.00	甲类	治疗费
8707	78.7801	跗骨折骨术		手术	G	331505028	开放折骨术	不含植骨		次		2197.00	甲类	手术费
8708	78.7801	跗骨折骨术		手术	E	420000016	骨折畸形愈合手法折骨术	含折骨过程、重新整复及固定过程	固定物	次		264.00	甲类	治疗费
8709	78.7802	跖骨折骨术		手术	G	331505028	开放折骨术	不含植骨		次		2197.00	甲类	手术费
8710	78.7802	跖骨折骨术		手术	E	420000016	骨折畸形愈合手法折骨术	含折骨过程、重新整复及固定过程	固定物	次		264.00	甲类	治疗费
8711	78.7900	其他骨折骨术		手术	G	331505028	开放折骨术	不含植骨		次		2197.00	甲类	手术费
8712	78.7900	其他骨折骨术		手术	E	420000016	骨折畸形愈合手法折骨术	含折骨过程、重新整复及固定过程	固定物	次		264.00	甲类	治疗费
8713	78.7901	骨盆折骨术		手术	G	331505028	开放折骨术	不含植骨		次		2197.00	甲类	手术费
8714	78.7901	骨盆折骨术		手术	E	420000016	骨折畸形愈合手法折骨术	含折骨过程、重新整复及固定过程	固定物	次		264.00	甲类	治疗费
8715	78.7902	指骨折骨术		手术	G	331505028	开放折骨术	不含植骨		次		2197.00	甲类	手术费
8716	78.7902	指骨折骨术		手术	E	420000016	骨折畸形愈合手法折骨术	含折骨过程、重新整复及固定过程	固定物	次		264.00	甲类	治疗费
8717	78.7903	趾骨折骨术		手术	G	331505028	开放折骨术	不含植骨		次		2197.00	甲类	手术费

（续上表）

序号	手术操作诊断编码	手术操作名称	手术级别	操作类型	财务分类	编码	项目名称	项目内涵	除外内容	计价单位	说明	三级医疗服务价格（元）	医保结算类型	医疗收费项目类别
8718	78.7903	趾骨折骨术		手术	E	420000016	骨折畸形愈合手法折骨术	含折骨过程、重新整复及固定过程	固定物	次		264.00	甲类	治疗费
8719	78.7904	椎骨折骨术		手术	G	331505028	开放折骨术	不含植骨		次		2197.00	甲类	手术费
8720	78.7904	椎骨折骨术		手术	E	420000016	骨折畸形愈合手法折骨术	含折骨过程、重新整复及固定过程	固定物	次		264.00	甲类	治疗费
8721	78.9900x001	骨牵拉延长器置入术		手术	G	331523003	骨骼牵引术			次		338.00	甲类	手术费
8722	79.1000	骨折闭合性复位术伴内固定		手术	G	420000004	骨折闭合复位经皮穿刺（钉）内固定术	含手法复位、穿针固定		次		770.00	甲类	治疗费
8723	79.1100	肱骨骨折闭合性复位术伴内固定		手术	G	420000004	骨折闭合复位经皮穿刺（钉）内固定术	含手法复位、穿针固定		次		770.00	甲类	治疗费
8724	79.1100	肱骨骨折闭合性复位术伴内固定		手术	G	420000004－1	骨折闭合复位经皮穿刺（钉）内固定术加收（四肢长骨干）			次		385.00	甲类	治疗费
8725	79.1100x002	肱骨骨折闭合复位钢针内固定术		手术	G	420000004	骨折闭合复位经皮穿刺（钉）内固定术	含手法复位、穿针固定		次		770.00	甲类	治疗费
8726	79.1100x002	肱骨骨折闭合复位钢针内固定术		手术	G	420000004－1	骨折闭合复位经皮穿刺（钉）内固定术加收（四肢长骨干）			次		385.00	甲类	治疗费
8727	79.1100x003	肱骨骨折闭合复位螺钉内固定术		手术	G	420000004	骨折闭合复位经皮穿刺（钉）内固定术	含手法复位、穿针固定		次		770.00	甲类	治疗费
8728	79.1100x003	肱骨骨折闭合复位螺钉内固定术		手术	G	420000004－1	骨折闭合复位经皮穿刺（钉）内固定术加收（四肢长骨干）			次		385.00	甲类	治疗费
8729	79.1100x004	肱骨骨折闭合复位髓内针内固定术		手术	G	420000004	骨折闭合复位经皮穿刺（钉）内固定术	含手法复位、穿针固定		次		770.00	甲类	治疗费
8730	79.1100x004	肱骨骨折闭合复位髓内针内固定术		手术	G	420000004－1	骨折闭合复位经皮穿刺（钉）内固定术加收（四肢长骨干）			次		385.00	甲类	治疗费
8731	79.1100x005	肱骨骨折闭合复位钢板内固定术		手术	G	420000004	骨折闭合复位经皮穿刺（钉）内固定术	含手法复位、穿针固定		次		770.00	甲类	治疗费
8732	79.1100x005	肱骨骨折闭合复位钢板内固定术		手术	G	420000004－1	骨折闭合复位经皮穿刺（钉）内固定术加收（四肢长骨干）			次		385.00	甲类	治疗费
8733	79.1200	桡骨和尺骨骨折闭合性复位术伴内固定		手术	G	420000004	骨折闭合复位经皮穿刺（钉）内固定术	含手法复位、穿针固定		次		770.00	甲类	治疗费
8734	79.1200	桡骨和尺骨骨折闭合性复位术伴内固定		手术	G	420000004－1	骨折闭合复位经皮穿刺（钉）内固定术加收（四肢长骨干）			次		385.00	甲类	治疗费
8735	79.1200x003	尺骨骨折闭合复位钢针内固定术		手术	G	420000004	骨折闭合复位经皮穿刺（钉）内固定术	含手法复位、穿针固定		次		770.00	甲类	治疗费

（续上表）

序号	手术操作诊断编码	手术操作名称	手术级别	操作类型	财务分类	编码	项目名称	项目内涵	除外内容	计价单位	说明	三级医疗服务价格（元）	医保结算类型	医疗收费项目类别
8736	79.1200x003	尺骨骨折闭合复位钢针内固定术		手术	G	420000004－1	骨折闭合复位经皮穿刺（钉）内固定术加收（四肢长骨干）			次		385.00	甲类	治疗费
8737	79.1200x004	桡骨骨折闭合复位钢针内固定术		手术	G	420000004	骨折闭合复位经皮穿刺（钉）内固定术	含手法复位、穿针固定		次		770.00	甲类	治疗费
8738	79.1200x004	桡骨骨折闭合复位钢针内固定术		手术	G	420000004－1	骨折闭合复位经皮穿刺（钉）内固定术加收（四肢长骨干）			次		385.00	甲类	治疗费
8739	79.1200x005	尺骨骨折闭合复位螺钉内固定术		手术	G	420000004	骨折闭合复位经皮穿刺（钉）内固定术	含手法复位、穿针固定		次		770.00	甲类	治疗费
8740	79.1200x005	尺骨骨折闭合复位螺钉内固定术		手术	G	420000004－1	骨折闭合复位经皮穿刺（钉）内固定术加收（四肢长骨干）			次		385.00	甲类	治疗费
8741	79.1200x006	桡骨骨折闭合复位螺钉内固定术		手术	G	420000004	骨折闭合复位经皮穿刺（钉）内固定术	含手法复位、穿针固定		次		770.00	甲类	治疗费
8742	79.1200x006	桡骨骨折闭合复位螺钉内固定术		手术	G	420000004－1	骨折闭合复位经皮穿刺（钉）内固定术加收（四肢长骨干）			次		385.00	甲类	治疗费
8743	79.1200x007	尺骨骨折闭合复位髓内针内固定术		手术	G	420000004	骨折闭合复位经皮穿刺（钉）内固定术	含手法复位、穿针固定		次		770.00	甲类	治疗费
8744	79.1200x007	尺骨骨折闭合复位髓内针内固定术		手术	G	420000004－1	骨折闭合复位经皮穿刺（钉）内固定术加收（四肢长骨干）			次		385.00	甲类	治疗费
8745	79.1200x008	桡骨骨折闭合复位髓内针内固定术		手术	G	420000004	骨折闭合复位经皮穿刺（钉）内固定术	含手法复位、穿针固定		次		770.00	甲类	治疗费
8746	79.1200x008	桡骨骨折闭合复位髓内针内固定术		手术	G	420000004－1	骨折闭合复位经皮穿刺（钉）内固定术加收（四肢长骨干）			次		385.00	甲类	治疗费
8747	79.1200x009	尺骨骨折闭合复位钢板内固定术		手术	G	420000004	骨折闭合复位经皮穿刺（钉）内固定术	含手法复位、穿针固定		次		770.00	甲类	治疗费
8748	79.1200x009	尺骨骨折闭合复位钢板内固定术		手术	G	420000004－1	骨折闭合复位经皮穿刺（钉）内固定术加收（四肢长骨干）			次		385.00	甲类	治疗费
8749	79.1200x010	桡骨骨折闭合复位钢板内固定术		手术	G	420000004	骨折闭合复位经皮穿刺（钉）内固定术	含手法复位、穿针固定		次		770.00	甲类	治疗费
8750	79.1200x010	桡骨骨折闭合复位钢板内固定术		手术	G	420000004－1	骨折闭合复位经皮穿刺（钉）内固定术加收（四肢长骨干）			次		385.00	甲类	治疗费
8751	79.1201	桡骨骨折闭合复位内固定术		手术	G	420000004	骨折闭合复位经皮穿刺（钉）内固定术	含手法复位、穿针固定		次		770.00	甲类	治疗费

（续上表）

序号	手术操作诊断编码	手术操作名称	手术级别	操作类型	财务分类	编码	项目名称	项目内涵	除外内容	计价单位	说明	三级医疗服务价格（元）	医保结算类型	医疗收费项目类别
8752	79.1201	桡骨骨折闭合复位内固定术		手术	G	420000004－1	骨折闭合复位经皮穿刺（钉）内固定术加收（四肢长骨干）			次		385.00	甲类	治疗费
8753	79.1202	尺骨骨折闭合复位内固定术		手术	G	420000004	骨折闭合复位经皮穿刺（钉）内固定术	含手法复位、穿针固定		次		770.00	甲类	治疗费
8754	79.1202	尺骨骨折闭合复位内固定术		手术	G	420000004－1	骨折闭合复位经皮穿刺（钉）内固定术加收（四肢长骨干）			次		385.00	甲类	治疗费
8755	79.1300	腕骨和掌骨骨折闭合性复位术伴内固定		手术	G	420000004	骨折闭合复位经皮穿刺（钉）内固定术	含手法复位、穿针固定		次		770.00	甲类	治疗费
8756	79.1300x003	腕骨骨折闭合复位钢针内固定术		手术	G	420000004	骨折闭合复位经皮穿刺（钉）内固定术	含手法复位、穿针固定		次		770.00	甲类	治疗费
8757	79.1300x003	腕骨骨折闭合复位钢针内固定术		手术	G	420000004－2	骨折闭合复位经皮穿刺（钉）内固定术加收（近关节）			次		385.00	甲类	治疗费
8758	79.1300x004	掌骨骨折闭合复位钢针内固定术		手术	G	420000004	骨折闭合复位经皮穿刺（钉）内固定术	含手法复位、穿针固定		次		770.00	甲类	治疗费
8759	79.1300x004	掌骨骨折闭合复位钢针内固定术		手术	G	420000004－1	骨折闭合复位经皮穿刺（钉）内固定术加收（四肢长骨干）			次		385.00	甲类	治疗费
8760	79.1300x005	腕骨骨折闭合复位螺钉内固定术		手术	G	420000004	骨折闭合复位经皮穿刺（钉）内固定术	含手法复位、穿针固定		次		770.00	甲类	治疗费
8761	79.1300x005	腕骨骨折闭合复位螺钉内固定术		手术	G	420000004－2	骨折闭合复位经皮穿刺（钉）内固定术加收（近关节）			次		385.00	甲类	治疗费
8762	79.1300x006	掌骨骨折闭合复位螺钉内固定术		手术	G	420000004	骨折闭合复位经皮穿刺（钉）内固定术	含手法复位、穿针固定		次		770.00	甲类	治疗费
8763	79.1300x006	掌骨骨折闭合复位螺钉内固定术		手术	G	420000004－1	骨折闭合复位经皮穿刺（钉）内固定术加收（四肢长骨干）			次		385.00	甲类	治疗费
8764	79.1300x007	腕骨骨折闭合复位空心钉内固定术		手术	G	420000004	骨折闭合复位经皮穿刺（钉）内固定术	含手法复位、穿针固定		次		770.00	甲类	治疗费
8765	79.1300x007	腕骨骨折闭合复位空心钉内固定术		手术	G	420000004－2	骨折闭合复位经皮穿刺（钉）内固定术加收（近关节）			次		385.00	甲类	治疗费
8766	79.1300x008	掌骨骨折闭合复位髓内针内固定术		手术	G	420000004	骨折闭合复位经皮穿刺（钉）内固定术	含手法复位、穿针固定		次		770.00	甲类	治疗费
8767	79.1300x008	掌骨骨折闭合复位髓内针内固定术		手术	G	420000004－1	骨折闭合复位经皮穿刺（钉）内固定术加收（四肢长骨干）			次		385.00	甲类	治疗费

（续上表）

序号	手术操作诊断编码	手术操作名称	手术级别	操作类型	财务分类	编码	项目名称	项目内涵	除外内容	计价单位	说明	三级医疗服务价格（元）	医保结算类型	医疗收费项目类别
8768	79.1300x009	掌骨骨折闭合复位钢板内固定术		手术	G	420000004	骨折闭合复位经皮穿刺（钉）内固定术	含手法复位、穿针固定		次		770.00	甲类	治疗费
8769	79.1300x009	掌骨骨折闭合复位钢板内固定术		手术	G	420000004－1	骨折闭合复位经皮穿刺（钉）内固定术加收（四肢长骨干）			次		385.00	甲类	治疗费
8770	79.1301	腕骨骨折闭合复位内固定术		手术	G	420000004	骨折闭合复位经皮穿刺（钉）内固定术	含手法复位、穿针固定		次		770.00	甲类	治疗费
8771	79.1301	腕骨骨折闭合复位内固定术		手术	G	420000004－2	骨折闭合复位经皮穿刺（钉）内固定术加收（近关节）			次		385.00	甲类	治疗费
8772	79.1302	掌骨骨折闭合复位内固定术		手术	G	420000004	骨折闭合复位经皮穿刺（钉）内固定术	含手法复位、穿针固定		次		770.00	甲类	治疗费
8773	79.1302	掌骨骨折闭合复位内固定术		手术	G	420000004－1	骨折闭合复位经皮穿刺（钉）内固定术加收（四肢长骨干）			次		385.00	甲类	治疗费
8774	79.1400	手指骨折闭合性复位术伴内固定		手术	G	420000004	骨折闭合复位经皮穿刺（钉）内固定术	含手法复位、穿针固定		次		770.00	甲类	治疗费
8775	79.1400	手指骨折闭合性复位术伴内固定		手术	G	420000004－1	骨折闭合复位经皮穿刺（钉）内固定术加收（四肢长骨干）			次		385.00	甲类	治疗费
8776	79.1400x002	指骨骨折闭合复位钢针内固定术		手术	G	420000004	骨折闭合复位经皮穿刺（钉）内固定术	含手法复位、穿针固定		次		770.00	甲类	治疗费
8777	79.1400x002	指骨骨折闭合复位钢针内固定术		手术	G	420000004－1	骨折闭合复位经皮穿刺（钉）内固定术加收（四肢长骨干）			次		385.00	甲类	治疗费
8778	79.1400x003	指骨骨折闭合复位螺钉内固定术		手术	G	420000004	骨折闭合复位经皮穿刺（钉）内固定术	含手法复位、穿针固定		次		770.00	甲类	治疗费
8779	79.1400x003	指骨骨折闭合复位螺钉内固定术		手术	G	420000004－1	骨折闭合复位经皮穿刺（钉）内固定术加收（四肢长骨干）			次		385.00	甲类	治疗费
8780	79.1400x004	指骨骨折闭合复位髓内针内固定术		手术	G	420000004	骨折闭合复位经皮穿刺（钉）内固定术	含手法复位、穿针固定		次		770.00	甲类	治疗费
8781	79.1400x004	指骨骨折闭合复位髓内针内固定术		手术	G	420000004－1	骨折闭合复位经皮穿刺（钉）内固定术加收（四肢长骨干）			次		385.00	甲类	治疗费
8782	79.1500	股骨骨折闭合性复位术伴内固定		手术	G	420000004	骨折闭合复位经皮穿刺（钉）内固定术	含手法复位、穿针固定		次		770.00	甲类	治疗费
8783	79.1500	股骨骨折闭合性复位术伴内固定		手术	G	420000004－1	骨折闭合复位经皮穿刺（钉）内固定术加收（四肢长骨干）			次		385.00	甲类	治疗费

（续上表）

序号	手术操作诊断编码	手术操作名称	手术级别	操作类型	财务分类	编码	项目名称	项目内涵	除外内容	计价单位	说明	三级医疗服务价格（元）	医保结算类型	医疗收费项目类别
8784	79.1500x006	股骨骨折闭合复位髓内针内固定术		手术	G	420000004	骨折闭合复位经皮穿刺（钉）内固定术	含手法复位、穿针固定		次		770.00	甲类	治疗费
8785	79.1500x006	股骨骨折闭合复位髓内针内固定术		手术	G	420000004－1	骨折闭合复位经皮穿刺（钉）内固定术加收（四肢长骨干）			次		385.00	甲类	治疗费
8786	79.1500x007	股骨骨折闭合复位钢针内固定术		手术	G	420000004	骨折闭合复位经皮穿刺（钉）内固定术	含手法复位、穿针固定		次		770.00	甲类	治疗费
8787	79.1500x007	股骨骨折闭合复位钢针内固定术		手术	G	420000004－1	骨折闭合复位经皮穿刺（钉）内固定术加收（四肢长骨干）			次		385.00	甲类	治疗费
8788	79.1500x008	股骨骨折闭合复位螺钉内固定术		手术	G	420000004	骨折闭合复位经皮穿刺（钉）内固定术	含手法复位、穿针固定		次		770.00	甲类	治疗费
8789	79.1500x008	股骨骨折闭合复位螺钉内固定术		手术	G	420000004－1	骨折闭合复位经皮穿刺（钉）内固定术加收（四肢长骨干）			次		385.00	甲类	治疗费
8790	79.1600	胫骨和腓骨骨折闭合性复位术伴内固定		手术	G	420000004	骨折闭合复位经皮穿刺（钉）内固定术	含手法复位、穿针固定		次		770.00	甲类	治疗费
8791	79.1600	胫骨和腓骨骨折闭合性复位术伴内固定		手术	G	420000004－1	骨折闭合复位经皮穿刺（钉）内固定术加收（四肢长骨干）			次		385.00	甲类	治疗费
8792	79.1600x004	胫骨骨折闭合复位髓内针内固定术		手术	G	420000004	骨折闭合复位经皮穿刺（钉）内固定术	含手法复位、穿针固定		次		770.00	甲类	治疗费
8793	79.1600x004	胫骨骨折闭合复位髓内针内固定术		手术	G	420000004－1	骨折闭合复位经皮穿刺（钉）内固定术加收（四肢长骨干）			次		385.00	甲类	治疗费
8794	79.1600x006	胫骨骨折闭合复位螺钉内固定术		手术	G	420000004	骨折闭合复位经皮穿刺（钉）内固定术	含手法复位、穿针固定		次		770.00	甲类	治疗费
8795	79.1600x006	胫骨骨折闭合复位螺钉内固定术		手术	G	420000004－1	骨折闭合复位经皮穿刺（钉）内固定术加收（四肢长骨干）			次		385.00	甲类	治疗费
8796	79.1600x007	踝关节骨折闭合复位髓内针内固定术		手术	G	420000004	骨折闭合复位经皮穿刺（钉）内固定术	含手法复位、穿针固定		次		770.00	甲类	治疗费
8797	79.1600x007	踝关节骨折闭合复位髓内针内固定术		手术	G	420000004－2	骨折闭合复位经皮穿刺（钉）内固定术加收（近关节）			次		385.00	甲类	治疗费
8798	79.1600x008	踝关节骨折闭合复位钢针内固定术		手术	G	420000004	骨折闭合复位经皮穿刺（钉）内固定术	含手法复位、穿针固定		次		770.00	甲类	治疗费
8799	79.1600x008	踝关节骨折闭合复位钢针内固定术		手术	G	420000004－2	骨折闭合复位经皮穿刺（钉）内固定术加收（近关节）			次		385.00	甲类	治疗费

（续上表）

序号	手术操作诊断编码	手术操作名称	手术级别	操作类型	财务分类	编码	项目名称	项目内涵	除外内容	计价单位	说明	三级医疗服务价格（元）	医保结算类型	医疗收费项目类别
8800	79.1600x009	腓骨骨折闭合复位髓内针内固定术		手术	G	420000004	骨折闭合复位经皮穿刺（钉）内固定术	含手法复位、穿针固定		次		770.00	甲类	治疗费
8801	79.1600x009	腓骨骨折闭合复位髓内针内固定术		手术	G	420000004－1	骨折闭合复位经皮穿刺（钉）内固定术加收（四肢长骨干）			次		385.00	甲类	治疗费
8802	79.1600x010	腓骨骨折闭合复位钢针内固定术		手术	G	420000004	骨折闭合复位经皮穿刺（钉）内固定术	含手法复位、穿针固定		次		770.00	甲类	治疗费
8803	79.1600x010	腓骨骨折闭合复位钢针内固定术		手术	G	420000004－1	骨折闭合复位经皮穿刺（钉）内固定术加收（四肢长骨干）			次		385.00	甲类	治疗费
8804	79.1600x011	腓骨骨折闭合复位螺钉内固定术		手术	G	420000004	骨折闭合复位经皮穿刺（钉）内固定术	含手法复位、穿针固定		次		770.00	甲类	治疗费
8805	79.1600x011	腓骨骨折闭合复位螺钉内固定术		手术	G	420000004－1	骨折闭合复位经皮穿刺（钉）内固定术加收（四肢长骨干）			次		385.00	甲类	治疗费
8806	79.1600x012	胫骨骨折闭合复位钢板内固定术		手术	G	420000004	骨折闭合复位经皮穿刺（钉）内固定术	含手法复位、穿针固定		次		770.00	甲类	治疗费
8807	79.1600x012	胫骨骨折闭合复位钢板内固定术		手术	G	420000004－1	骨折闭合复位经皮穿刺（钉）内固定术加收（四肢长骨干）			次		385.00	甲类	治疗费
8808	79.1600x013	踝关节骨折闭合复位螺钉内固定术		手术	G	420000004	骨折闭合复位经皮穿刺（钉）内固定术	含手法复位、穿针固定		次		770.00	甲类	治疗费
8809	79.1600x013	踝关节骨折闭合复位螺钉内固定术		手术	G	420000004－2	骨折闭合复位经皮穿刺（钉）内固定术加收（近关节）			次		385.00	甲类	治疗费
8810	79.1600x014	腓骨骨折闭合复位钢板内固定术		手术	G	420000004	骨折闭合复位经皮穿刺（钉）内固定术	含手法复位、穿针固定		次		770.00	甲类	治疗费
8811	79.1600x014	腓骨骨折闭合复位钢板内固定术		手术	G	420000004－1	骨折闭合复位经皮穿刺（钉）内固定术加收（四肢长骨干）			次		385.00	甲类	治疗费
8812	79.1601	胫骨骨折闭合复位内固定术		手术	G	420000004	骨折闭合复位经皮穿刺（钉）内固定术	含手法复位、穿针固定		次		770.00	甲类	治疗费
8813	79.1601	胫骨骨折闭合复位内固定术		手术	G	420000004－1	骨折闭合复位经皮穿刺（钉）内固定术加收（四肢长骨干）			次		385.00	甲类	治疗费
8814	79.1602	腓骨骨折闭合复位内固定术		手术	G	420000004	骨折闭合复位经皮穿刺（钉）内固定术	含手法复位、穿针固定		次		770.00	甲类	治疗费
8815	79.1602	腓骨骨折闭合复位内固定术		手术	G	420000004－1	骨折闭合复位经皮穿刺（钉）内固定术加收（四肢长骨干）			次		385.00	甲类	治疗费

（续上表）

序号	手术操作诊断编码	手术操作名称	手术级别	操作类型	财务分类	编码	项目名称	项目内涵	除外内容	计价单位	说明	三级医疗服务价格（元）	医保结算类型	医疗收费项目类别
8816	79.1603	踝关节骨折闭合复位内固定术		手术	G	420000004	骨折闭合复位经皮穿刺（钉）内固定术	含手法复位、穿针固定		次		770.00	甲类	治疗费
8817	79.1603	踝关节骨折闭合复位内固定术		手术	G	420000004－2	骨折闭合复位经皮穿刺（钉）内固定术加收（近关节）			次		385.00	甲类	治疗费
8818	79.1700	跗骨和跖骨骨折闭合性复位术伴内固定		手术	G	420000004	骨折闭合复位经皮穿刺（钉）内固定术	含手法复位、穿针固定		次		770.00	甲类	治疗费
8819	79.1700x005	跖骨骨折闭合复位钢针内固定术		手术	G	420000004	骨折闭合复位经皮穿刺（钉）内固定术	含手法复位、穿针固定		次		770.00	甲类	治疗费
8820	79.1700x005	跖骨骨折闭合复位钢针内固定术		手术	G	420000004－1	骨折闭合复位经皮穿刺（钉）内固定术加收（四肢长骨干）			次		385.00	甲类	治疗费
8821	79.1700x006	跖骨骨折闭合复位螺钉内固定术		手术	G	420000004	骨折闭合复位经皮穿刺（钉）内固定术	含手法复位、穿针固定		次		770.00	甲类	治疗费
8822	79.1700x006	跖骨骨折闭合复位螺钉内固定术		手术	G	420000004－1	骨折闭合复位经皮穿刺（钉）内固定术加收（四肢长骨干）			次		385.00	甲类	治疗费
8823	79.1700x007	跗骨骨折闭合复位螺钉内固定术		手术	G	420000004	骨折闭合复位经皮穿刺（钉）内固定术	含手法复位、穿针固定		次		770.00	甲类	治疗费
8824	79.1700x009	跟骨骨折闭合复位钢针内固定术		手术	G	420000004	骨折闭合复位经皮穿刺（钉）内固定术	含手法复位、穿针固定		次		770.00	甲类	治疗费
8825	79.1700x010	跟骨骨折闭合复位螺钉内固定术		手术	G	420000004	骨折闭合复位经皮穿刺（钉）内固定术	含手法复位、穿针固定		次		770.00	甲类	治疗费
8826	79.1700x011	跖骨骨折闭合复位髓内针内固定术		手术	G	420000004	骨折闭合复位经皮穿刺（钉）内固定术	含手法复位、穿针固定		次		770.00	甲类	治疗费
8827	79.1700x011	跖骨骨折闭合复位髓内针内固定术		手术	G	420000004－1	骨折闭合复位经皮穿刺（钉）内固定术加收（四肢长骨干）			次		385.00	甲类	治疗费
8828	79.1700x012	跗骨骨折闭合复位钢针内固定术		手术	G	420000004	骨折闭合复位经皮穿刺（钉）内固定术	含手法复位、穿针固定		次		770.00	甲类	治疗费
8829	79.1700x013	跟骨骨折闭合复位内固定术		手术	G	420000004	骨折闭合复位经皮穿刺（钉）内固定术	含手法复位、穿针固定		次		770.00	甲类	治疗费
8830	79.1701	跗骨骨折闭合复位内固定术		手术	G	420000004	骨折闭合复位经皮穿刺（钉）内固定术	含手法复位、穿针固定		次		770.00	甲类	治疗费
8831	79.1702	跖骨骨折闭合复位内固定术		手术	G	420000004	骨折闭合复位经皮穿刺（钉）内固定术	含手法复位、穿针固定		次		770.00	甲类	治疗费
8832	79.1702	跖骨骨折闭合复位内固定术		手术	G	420000004－1	骨折闭合复位经皮穿刺（钉）内固定术加收（四肢长骨干）			次		385.00	甲类	治疗费

（续上表）

序号	手术操作诊断编码	手术操作名称	手术级别	操作类型	财务分类	编码	项目名称	项目内涵	除外内容	计价单位	说明	三级医疗服务价格（元）	医保结算类型	医疗收费项目类别
8833	79.1800	趾骨骨折闭合性复位术伴内固定		手术	G	420000004	骨折闭合复位经皮穿刺（钉）内固定术	含手法复位、穿针固定		次		770.00	甲类	治疗费
8834	79.1800	趾骨骨折闭合性复位术伴内固定		手术	G	420000004－1	骨折闭合复位经皮穿刺（钉）内固定术加收（四肢长骨干）			次		385.00	甲类	治疗费
8835	79.1800x002	趾骨骨折闭合复位钢针内固定术		手术	G	420000004	骨折闭合复位经皮穿刺（钉）内固定术	含手法复位、穿针固定		次		770.00	甲类	治疗费
8836	79.1800x002	趾骨骨折闭合复位钢针内固定术		手术	G	420000004－1	骨折闭合复位经皮穿刺（钉）内固定术加收（四肢长骨干）			次		385.00	甲类	治疗费
8837	79.1800x003	趾骨骨折闭合复位髓内针内固定术		手术	G	420000004	骨折闭合复位经皮穿刺（钉）内固定术	含手法复位、穿针固定		次		770.00	甲类	治疗费
8838	79.1800x003	趾骨骨折闭合复位髓内针内固定术		手术	G	420000004－1	骨折闭合复位经皮穿刺（钉）内固定术加收（四肢长骨干）			次		385.00	甲类	治疗费
8839	79.1900	其他骨骨折闭合性复位术伴内固定		手术	G	420000004	骨折闭合复位经皮穿刺（钉）内固定术	含手法复位、穿针固定		次		770.00	甲类	治疗费
8840	79.1900x005	髌骨骨折闭合复位空心钉内固定术		手术	G	420000004	骨折闭合复位经皮穿刺（钉）内固定术	含手法复位、穿针固定		次		770.00	甲类	治疗费
8841	79.1900x006	锁骨骨折闭合复位钢板内固定术		手术	G	420000004	骨折闭合复位经皮穿刺（钉）内固定术	含手法复位、穿针固定		次		770.00	甲类	治疗费
8842	79.1900x007	锁骨骨折闭合复位钢针内固定术		手术	G	420000004	骨折闭合复位经皮穿刺（钉）内固定术	含手法复位、穿针固定		次		770.00	甲类	治疗费
8843	79.1900x008	锁骨骨折闭合复位螺钉内固定术		手术	G	420000004	骨折闭合复位经皮穿刺（钉）内固定术	含手法复位、穿针固定		次		770.00	甲类	治疗费
8844	79.1900x009	锁骨骨折闭合复位髓内针内固定术		手术	G	420000004	骨折闭合复位经皮穿刺（钉）内固定术	含手法复位、穿针固定		次		770.00	甲类	治疗费
8845	79.1901	肋骨骨折闭合复位内固定术		手术	G	420000004	骨折闭合复位经皮穿刺（钉）内固定术	含手法复位、穿针固定		次		770.00	甲类	治疗费
8846	79.1902	锁骨骨折闭合复位内固定术		手术	G	420000004	骨折闭合复位经皮穿刺（钉）内固定术	含手法复位、穿针固定		次		770.00	甲类	治疗费
8847	79.1903	骨盆骨折闭合复位内固定术		手术	G	420000004	骨折闭合复位经皮穿刺（钉）内固定术	含手法复位、穿针固定		次		770.00	甲类	治疗费
8848	79.2000	骨折开放性复位术不伴内固定		手术	G	331505028	开放折骨术	不含植骨		次		2197.00	甲类	手术费
8849	79.2900	其他骨骨折开放性复位术不伴内固定		手术	G	331505028	开放折骨术	不含植骨		次		2197.00	甲类	手术费
8850	79.3100	肱骨骨折开放性复位术伴内固定		手术	G	331505002	肱骨近端骨折切开复位内固定术			次		1774.50	甲类	手术费
8851	79.3100	肱骨骨折开放性复位术伴内固定		手术	G	331505003	肱骨干骨折切开复位内固定术			次		1774.50	甲类	手术费

（续上表）

序号	手术操作诊断编码	手术操作名称	手术级别	操作类型	财务分类	编码	项目名称	项目内涵	除外内容	计价单位	说明	三级医疗服务价格（元）	医保结算类型	医疗收费项目类别
8852	79.3100	肱骨骨折开放性复位术伴内固定		手术	G	331505004	肱骨髁上、髁间骨折切开复位内固定术			次		1774.50	甲类	手术费
8853	79.3100	肱骨骨折开放性复位术伴内固定		手术	G	331505005	肱骨内外髁骨折切开复位内固定术			次		2247.70	甲类	手术费
8854	79.3100	肱骨骨折开放性复位术伴内固定		手术	G	331505005－1	肱骨小头骨折切开复位内固定术			次		2247.70	甲类	手术费
8855	79.3100x004	肱骨骨折切开复位钢针内固定术		手术	G	331505002	肱骨近端骨折切开复位内固定术			次		1774.50	甲类	手术费
8856	79.3100x004	肱骨骨折切开复位钢针内固定术		手术	G	331505003	肱骨干骨折切开复位内固定术			次		1774.50	甲类	手术费
8857	79.3100x004	肱骨骨折切开复位钢针内固定术		手术	G	331505004	肱骨髁上、髁间骨折切开复位内固定术			次		1774.50	甲类	手术费
8858	79.3100x004	肱骨骨折切开复位钢针内固定术		手术	G	331505005	肱骨内外髁骨折切开复位内固定术			次		2247.70	甲类	手术费
8859	79.3100x004	肱骨骨折切开复位钢针内固定术		手术	G	331505005－1	肱骨小头骨折切开复位内固定术			次		2247.70	甲类	手术费
8860	79.3100x005	肱骨骨折切开复位钢板内固定术		手术	G	331505002	肱骨近端骨折切开复位内固定术			次		1774.50	甲类	手术费
8861	79.3100x005	肱骨骨折切开复位钢板内固定术		手术	G	331505003	肱骨干骨折切开复位内固定术			次		1774.50	甲类	手术费
8862	79.3100x005	肱骨骨折切开复位钢板内固定术		手术	G	331505004	肱骨髁上、髁间骨折切开复位内固定术			次		1774.50	甲类	手术费
8863	79.3100x005	肱骨骨折切开复位钢板内固定术		手术	G	331505005	肱骨内外髁骨折切开复位内固定术			次		2247.70	甲类	手术费
8864	79.3100x005	肱骨骨折切开复位钢板内固定术		手术	G	331505005－1	肱骨小头骨折切开复位内固定术			次		2247.70	甲类	手术费
8865	79.3100x006	肱骨骨折切开复位螺钉内固定术		手术	G	331505002	肱骨近端骨折切开复位内固定术			次		1774.50	甲类	手术费
8866	79.3100x006	肱骨骨折切开复位螺钉内固定术		手术	G	331505003	肱骨干骨折切开复位内固定术			次		1774.50	甲类	手术费
8867	79.3100x006	肱骨骨折切开复位螺钉内固定术		手术	G	331505004	肱骨髁上、髁间骨折切开复位内固定术			次		1774.50	甲类	手术费
8868	79.3100x006	肱骨骨折切开复位螺钉内固定术		手术	G	331505005	肱骨内外髁骨折切开复位内固定术			次		2247.70	甲类	手术费
8869	79.3100x006	肱骨骨折切开复位螺钉内固定术		手术	G	331505005－1	肱骨小头骨折切开复位内固定术			次		2247.70	甲类	手术费
8870	79.3100x007	肱骨骨折切开复位髓内针内固定术		手术	G	331505002	肱骨近端骨折切开复位内固定术			次		1774.50	甲类	手术费
8871	79.3100x007	肱骨骨折切开复位髓内针内固定术		手术	G	331505003	肱骨干骨折切开复位内固定术			次		1774.50	甲类	手术费

（续上表）

序号	手术操作诊断编码	手术操作名称	手术级别	操作类型	财务分类	编码	项目名称	项目内涵	除外内容	计价单位	说明	三级医疗服务价格（元）	医保结算类型	医疗收费项目类别
8872	79.3100x007	肱骨骨折切开复位髓内针内固定术		手术	G	331505004	肱骨髁上、髁间骨折切开复位内固定术			次		1774.50	甲类	手术费
8873	79.3100x007	肱骨骨折切开复位髓内针内固定术		手术	G	331505005	肱骨内外髁骨折切开复位内固定术			次		2247.70	甲类	手术费
8874	79.3100x007	肱骨骨折切开复位髓内针内固定术		手术	G	331505005－1	肱骨小头骨折切开复位内固定术			次		2247.70	甲类	手术费
8875	79.3100x008	肱骨骨折切开复位空心钉内固定术		手术	G	331505002	肱骨近端骨折切开复位内固定术			次		1774.50	甲类	手术费
8876	79.3100x008	肱骨骨折切开复位空心钉内固定术		手术	G	331505003	肱骨干骨折切开复位内固定术			次		1774.50	甲类	手术费
8877	79.3100x008	肱骨骨折切开复位空心钉内固定术		手术	G	331505004	肱骨髁上、髁间骨折切开复位内固定术			次		1774.50	甲类	手术费
8878	79.3100x008	肱骨骨折切开复位空心钉内固定术		手术	G	331505005	肱骨内外髁骨折切开复位内固定术			次		2247.70	甲类	手术费
8879	79.3100x008	肱骨骨折切开复位空心钉内固定术		手术	G	331505005－1	肱骨小头骨折切开复位内固定术			次		2247.70	甲类	手术费
8880	79.3100x009	肱骨骨折切开复位 TiNi 环抱器内固定术		手术	G	331505002	肱骨近端骨折切开复位内固定术			次		1774.50	甲类	手术费
8881	79.3100x009	肱骨骨折切开复位 TiNi 环抱器内固定术		手术	G	331505003	肱骨干骨折切开复位内固定术			次		1774.50	甲类	手术费
8882	79.3100x009	肱骨骨折切开复位 TiNi 环抱器内固定术		手术	G	331505004	肱骨髁上、髁间骨折切开复位内固定术			次		1774.50	甲类	手术费
8883	79.3100x009	肱骨骨折切开复位 TiNi 环抱器内固定术		手术	G	331505005	肱骨内外髁骨折切开复位内固定术			次		2247.70	甲类	手术费
8884	79.3100x009	肱骨骨折切开复位 TiNi 环抱器内固定术		手术	G	331505005－1	肱骨小头骨折切开复位内固定术			次		2247.70	甲类	手术费
8885	79.3101	肱骨骨折切开复位内固定术		手术	G	331505002	肱骨近端骨折切开复位内固定术			次		1774.50	甲类	手术费
8886	79.3101	肱骨骨折切开复位内固定术		手术	G	331505003	肱骨干骨折切开复位内固定术			次		1774.50	甲类	手术费
8887	79.3101	肱骨骨折切开复位内固定术		手术	G	331505004	肱骨髁上、髁间骨折切开复位内固定术			次		1774.50	甲类	手术费
8888	79.3101	肱骨骨折切开复位内固定术		手术	G	331505005	肱骨内外髁骨折切开复位内固定术			次		2247.70	甲类	手术费
8889	79.3101	肱骨骨折切开复位内固定术		手术	G	331505005－1	肱骨小头骨折切开复位内固定术			次		2247.70	甲类	手术费
8890	79.3200	桡骨和尺骨骨折开放性复位术伴内固定		手术	G	331505010	桡尺骨干骨折切开复位内固定术			次		2873.00	甲类	手术费
8891	79.3200	桡骨和尺骨骨折开放性复位术伴内固定		手术	G	331505009	孟氏骨折切开复位内固定术			次		2467.40	甲类	手术费

（续上表）

序号	手术操作诊断编码	手术操作名称	手术级别	操作类型	财务分类	编码	项目名称	项目内涵	除外内容	计价单位	说明	三级医疗服务价格（元）	医保结算类型	医疗收费项目类别
8892	79.3200x001	尺骨骨折切开复位钢板内固定术		手术	G	331505006	尺骨鹰嘴骨折切开复位内固定术			次		1774.50	甲类	手术费
8893	79.3200x002	尺骨骨折切开复位髓内针内固定术		手术	G	331505006	尺骨鹰嘴骨折切开复位内固定术			次		1774.50	甲类	手术费
8894	79.3200x009	尺骨骨折切开复位螺钉内固定术		手术	G	331505006	尺骨鹰嘴骨折切开复位内固定术			次		1774.50	甲类	手术费
8895	79.3200x010	尺骨骨折切开复位钢针内固定术		手术	G	331505006	尺骨鹰嘴骨折切开复位内固定术			次		1774.50	甲类	手术费
8896	79.3200x011	桡骨骨折切开复位钢板内固定术		手术	G	331505008	桡骨头骨折切开复位内固定术			次		2535.00	甲类	手术费
8897	79.3200x011	桡骨骨折切开复位钢板内固定术		手术	G	331505008－1	桡骨颈部骨折切开复位内固定术			次		2535.00	甲类	手术费
8898	79.3200x011	桡骨骨折切开复位钢板内固定术		手术	G	331505011	科雷氏骨折切开复位内固定术			次		2197.00	甲类	手术费
8899	79.3200x011	桡骨骨折切开复位钢板内固定术		手术	G	331505011－1	史密斯骨折切开复位内固定术			次		2197.00	甲类	手术费
8900	79.3200x011	桡骨骨折切开复位钢板内固定术		手术	G	331505011－2	巴顿骨折切开复位内固定术			次		2197.00	甲类	手术费
8901	79.3200x012	桡骨骨折切开复位螺钉内固定术		手术	G	331505008	桡骨头骨折切开复位内固定术			次		2535.00	甲类	手术费
8902	79.3200x012	桡骨骨折切开复位螺钉内固定术		手术	G	331505008－1	桡骨颈部骨折切开复位内固定术			次		2535.00	甲类	手术费
8903	79.3200x012	桡骨骨折切开复位螺钉内固定术		手术	G	331505011	科雷氏骨折切开复位内固定术			次		2197.00	甲类	手术费
8904	79.3200x012	桡骨骨折切开复位螺钉内固定术		手术	G	331505011－1	史密斯骨折切开复位内固定术			次		2197.00	甲类	手术费
8905	79.3200x012	桡骨骨折切开复位螺钉内固定术		手术	G	331505011－2	巴顿骨折切开复位内固定术			次		2197.00	甲类	手术费
8906	79.3200x013	桡骨骨折切开复位髓内针内固定术		手术	G	331505008	桡骨头骨折切开复位内固定术			次		2535.00	甲类	手术费
8907	79.3200x013	桡骨骨折切开复位髓内针内固定术		手术	G	331505008－1	桡骨颈部骨折切开复位内固定术			次		2535.00	甲类	手术费
8908	79.3200x013	桡骨骨折切开复位髓内针内固定术		手术	G	331505011	科雷氏骨折切开复位内固定术			次		2197.00	甲类	手术费
8909	79.3200x013	桡骨骨折切开复位髓内针内固定术		手术	G	331505011－1	史密斯骨折切开复位内固定术			次		2197.00	甲类	手术费
8910	79.3200x013	桡骨骨折切开复位髓内针内固定术		手术	G	331505011－2	巴顿骨折切开复位内固定术			次		2197.00	甲类	手术费
8911	79.3200x014	桡骨骨折切开复位钢针内固定术		手术	G	331505008	桡骨头骨折切开复位内固定术			次		2535.00	甲类	手术费

（续上表）

序号	手术操作诊断编码	手术操作名称	手术级别	操作类型	财务分类	编码	项目名称	项目内涵	除外内容	计价单位	说明	三级医疗服务价格（元）	医保结算类型	医疗收费项目类别
8912	79. 3200x014	桡骨骨折切开复位钢针内固定术		手术	G	331505008 – 1	桡骨颈部骨折切开复位内固定术			次		2535. 00	甲类	手术费
8913	79. 3200x014	桡骨骨折切开复位钢针内固定术		手术	G	331505011	科雷氏骨折切开复位内固定术			次		2197. 00	甲类	手术费
8914	79. 3200x014	桡骨骨折切开复位钢针内固定术		手术	G	331505011 – 1	史密斯骨折切开复位内固定术			次		2197. 00	甲类	手术费
8915	79. 3200x014	桡骨骨折切开复位钢针内固定术		手术	G	331505011 – 2	巴顿骨折切开复位内固定术			次		2197. 00	甲类	手术费
8916	79. 3201	桡骨骨折切开复位内固定术		手术	G	331505008	桡骨头骨折切开复位内固定术			次		2535. 00	甲类	手术费
8917	79. 3201	桡骨骨折切开复位内固定术		手术	G	331505008 – 1	桡骨颈部骨折切开复位内固定术			次		2535. 00	甲类	手术费
8918	79. 3201	桡骨骨折切开复位内固定术		手术	G	331505011	科雷氏骨折切开复位内固定术			次		2197. 00	甲类	手术费
8919	79. 3201	桡骨骨折切开复位内固定术		手术	G	331505011 – 1	史密斯骨折切开复位内固定术			次		2197. 00	甲类	手术费
8920	79. 3201	桡骨骨折切开复位内固定术		手术	G	331505011 – 2	巴顿骨折切开复位内固定术			次		2197. 00	甲类	手术费
8921	79. 3202	尺骨骨折切开复位内固定术		手术	G	331505006	尺骨鹰嘴骨折切开复位内固定术			次		1774. 50	甲类	手术费
8922	79. 3300	腕骨和掌骨骨折开放性复位术伴内固定		手术	G	331515004	腕骨骨折切开复位内固定术			次		2450. 50	甲类	手术费
8923	79. 3300	腕骨和掌骨骨折开放性复位术伴内固定		手术	G	331515003	本氏（Bennet）骨折切开复位内固定术			次		2197. 00	甲类	手术费
8924	79. 3300	腕骨和掌骨骨折开放性复位术伴内固定		手术	G	331515001	手部掌指骨骨折切开复位内固定术			次		2281. 50	甲类	手术费
8925	79. 3300	腕骨和掌骨骨折开放性复位术伴内固定		手术	G	331515005	舟骨骨折切开复位内固定术			次		2450. 50	甲类	手术费
8926	79. 3300	腕骨和掌骨骨折开放性复位术伴内固定		手术	G	331515008	月骨骨折切开复位内固定术			次		2366. 00	甲类	手术费
8927	79. 3300x005	掌骨骨折切开复位钢板内固定术		手术	G	331515003	本氏（Bennet）骨折切开复位内固定术			次		2197. 00	甲类	手术费
8928	79. 3300x005	掌骨骨折切开复位钢板内固定术		手术	G	331515001	手部掌指骨骨折切开复位内固定术			次		2281. 50	甲类	手术费
8929	79. 3300x006	掌骨骨折切开复位螺钉内固定术		手术	G	331515003	本氏（Bennet）骨折切开复位内固定术			次		2197. 00	甲类	手术费
8930	79. 3300x006	掌骨骨折切开复位螺钉内固定术		手术	G	331515001	手部掌指骨骨折切开复位内固定术			次		2281. 50	甲类	手术费
8931	79. 3300x007	掌骨骨折切开复位髓内针内固定术		手术	G	331515003	本氏（Bennet）骨折切开复位内固定术			次		2197. 00	甲类	手术费

（续上表）

序号	手术操作诊断编码	手术操作名称	手术级别	操作类型	财务分类	编码	项目名称	项目内涵	除外内容	计价单位	说明	三级医疗服务价格（元）	医保结算类型	医疗收费项目类别
8932	79.3300x007	掌骨骨折切开复位髓内针内固定术		手术	G	331515001	手部掌指骨骨折切开复位内固定术			次		2281.50	甲类	手术费
8933	79.3300x008	掌骨骨折切开复位钢针内固定术		手术	G	331515003	本氏（Bennet）骨折切开复位内固定术			次		2197.00	甲类	手术费
8934	79.3300x008	掌骨骨折切开复位钢针内固定术		手术	G	331515001	手部掌指骨骨折切开复位内固定术			次		2281.50	甲类	手术费
8935	79.3300x009	腕骨骨折切开复位钢板内固定术		手术	G	331515004	腕骨骨折切开复位内固定术			次		2450.50	甲类	手术费
8936	79.3300x009	腕骨骨折切开复位钢板内固定术		手术	G	331515005	舟骨骨折切开复位内固定术			次		2450.50	甲类	手术费
8937	79.3300x009	腕骨骨折切开复位钢板内固定术		手术	G	331515008	月骨骨折切开复位内固定术			次		2366.00	甲类	手术费
8938	79.3300x010	腕骨骨折切开复位螺钉内固定术		手术	G	331515004	腕骨骨折切开复位内固定术			次		2450.50	甲类	手术费
8939	79.3300x010	腕骨骨折切开复位螺钉内固定术		手术	G	331515005	舟骨骨折切开复位内固定术			次		2450.50	甲类	手术费
8940	79.3300x010	腕骨骨折切开复位螺钉内固定术		手术	G	331515008	月骨骨折切开复位内固定术			次		2366.00	甲类	手术费
8941	79.3300x012	腕骨骨折切开复位钢针内固定术		手术	G	331515004	腕骨骨折切开复位内固定术			次		2450.50	甲类	手术费
8942	79.3300x012	腕骨骨折切开复位钢针内固定术		手术	G	331515005	舟骨骨折切开复位内固定术			次		2450.50	甲类	手术费
8943	79.3300x012	腕骨骨折切开复位钢针内固定术		手术	G	331515008	月骨骨折切开复位内固定术			次		2366.00	甲类	手术费
8944	79.3300x013	腕骨骨折切开复位空心钉内固定术		手术	G	331515004	腕骨骨折切开复位内固定术			次		2450.50	甲类	手术费
8945	79.3300x013	腕骨骨折切开复位空心钉内固定术		手术	G	331515005	舟骨骨折切开复位内固定术			次		2450.50	甲类	手术费
8946	79.3300x013	腕骨骨折切开复位空心钉内固定术		手术	G	331515008	月骨骨折切开复位内固定术			次		2366.00	甲类	手术费
8947	79.3301	腕骨骨折切开复位内固定术		手术	G	331515004	腕骨骨折切开复位内固定术			次		2450.50	甲类	手术费
8948	79.3301	腕骨骨折切开复位内固定术		手术	G	331515005	舟骨骨折切开复位内固定术			次		2450.50	甲类	手术费
8949	79.3301	腕骨骨折切开复位内固定术		手术	G	331515008	月骨骨折切开复位内固定术			次		2366.00	甲类	手术费
8950	79.3302	掌骨骨折切开复位内固定术		手术	G	331515003	本氏（Bennet）骨折切开复位内固定术			次		2197.00	甲类	手术费
8951	79.3302	掌骨骨折切开复位内固定术		手术	G	331515001	手部掌指骨骨折切开复位内固定术			次		2281.50	甲类	手术费
8952	79.3400	手指骨折开放性复位术伴内固定		手术	G	331515001	手部掌指骨骨折切开复位内固定术			次		2281.50	甲类	手术费
8953	79.3400x002	指骨骨折切开复位螺钉内固定术		手术	G	331515001	手部掌指骨骨折切开复位内固定术			次		2281.50	甲类	手术费
8954	79.3400x003	指骨骨折切开复位髓内针内固定术		手术	G	331515001	手部掌指骨骨折切开复位内固定术			次		2281.50	甲类	手术费
8955	79.3400x004	指骨骨折切开复位钢针内固定术		手术	G	331515001	手部掌指骨骨折切开复位内固定术			次		2281.50	甲类	手术费

（续上表）

序号	手术操作诊断编码	手术操作名称	手术级别	操作类型	财务分类	编码	项目名称	项目内涵	除外内容	计价单位	说明	三级医疗服务价格（元）	医保结算类型	医疗收费项目类别
8956	79. 3400x005	指骨骨折切开复位钢板内固定术		手术	G	331515001	手部掌指骨骨折切开复位内固定术			次		2281. 50	甲类	手术费
8957	79. 3400x006	指关节骨折切开复位内固定术（腕掌关节、掌指关节、指间关节）		手术	G	331515002	手部关节内骨折切开复位内固定术			次		2450. 50	甲类	手术费
8958	79. 3401	指骨骨折切开复位内固定术		手术	G	331515001	手部掌指骨骨折切开复位内固定术			次		2281. 50	甲类	手术费
8959	79. 3500	股骨骨折开放性复位术伴内固定		手术	G	331505014	股骨颈骨折切开复位内固定术			次		2788. 50	甲类	手术费
8960	79. 3500	股骨骨折开放性复位术伴内固定		手术	G	331505017	股骨干骨折切开复位内固定术			次		2687. 10	甲类	手术费
8961	79. 3500	股骨骨折开放性复位术伴内固定		手术	G	331505018	股骨髁间骨折切开复位内固定术			次		2687. 10	甲类	手术费
8962	79. 3500x016	股骨骨折切开复位钢板内固定术		手术	G	331505014	股骨颈骨折切开复位内固定术			次		2788. 50	甲类	手术费
8963	79. 3500x016	股骨骨折切开复位钢板内固定术		手术	G	331505017	股骨干骨折切开复位内固定术			次		2687. 10	甲类	手术费
8964	79. 3500x016	股骨骨折切开复位钢板内固定术		手术	G	331505018	股骨髁间骨折切开复位内固定术			次		2687. 10	甲类	手术费
8965	79. 3500x017	股骨骨折切开复位螺钉内固定术		手术	G	331505014	股骨颈骨折切开复位内固定术			次		2788. 50	甲类	手术费
8966	79. 3500x017	股骨骨折切开复位螺钉内固定术		手术	G	331505017	股骨干骨折切开复位内固定术			次		2687. 10	甲类	手术费
8967	79. 3500x017	股骨骨折切开复位螺钉内固定术		手术	G	331505018	股骨髁间骨折切开复位内固定术			次		2687. 10	甲类	手术费
8968	79. 3500x018	股骨骨折切开复位髓内针内固定术		手术	G	331505014	股骨颈骨折切开复位内固定术			次		2788. 50	甲类	手术费
8969	79. 3500x018	股骨骨折切开复位髓内针内固定术		手术	G	331505017	股骨干骨折切开复位内固定术			次		2687. 10	甲类	手术费
8970	79. 3500x018	股骨骨折切开复位髓内针内固定术		手术	G	331505018	股骨髁间骨折切开复位内固定术			次		2687. 10	甲类	手术费
8971	79. 3500x019	股骨骨折切开复位钢针内固定术		手术	G	331505014	股骨颈骨折切开复位内固定术			次		2788. 50	甲类	手术费
8972	79. 3500x019	股骨骨折切开复位钢针内固定术		手术	G	331505017	股骨干骨折切开复位内固定术			次		2687. 10	甲类	手术费
8973	79. 3500x019	股骨骨折切开复位钢针内固定术		手术	G	331505018	股骨髁间骨折切开复位内固定术			次		2687. 10	甲类	手术费
8974	79. 3500x020	股骨骨折切开复位钢丝内固定术		手术	G	331505014	股骨颈骨折切开复位内固定术			次		2788. 50	甲类	手术费

（续上表）

序号	手术操作诊断编码	手术操作名称	手术级别	操作类型	财务分类	编码	项目名称	项目内涵	除外内容	计价单位	说明	三级医疗服务价格（元）	医保结算类型	医疗收费项目类别
8975	79.3500x020	股骨骨折切开复位钢丝内固定术		手术	G	331505017	股骨干骨折切开复位内固定术			次		2687.10	甲类	手术费
8976	79.3500x020	股骨骨折切开复位钢丝内固定术		手术	G	331505018	股骨髁间骨折切开复位内固定术			次		2687.10	甲类	手术费
8977	79.3501	股骨骨折切开复位内固定术		手术	G	331505014	股骨颈骨折切开复位内固定术			次		2788.50	甲类	手术费
8978	79.3501	股骨骨折切开复位内固定术		手术	G	331505017	股骨干骨折切开复位内固定术			次		2687.10	甲类	手术费
8979	79.3501	股骨骨折切开复位内固定术		手术	G	331505018	股骨髁间骨折切开复位内固定术			次		2687.10	甲类	手术费
8980	79.3600	胫骨和腓骨骨折开放性复位术伴内固定		手术	G	331505020	胫骨髁间骨折切开复位内固定术			次		3042.00	甲类	手术费
8981	79.3600	胫骨和腓骨骨折开放性复位术伴内固定		手术	G	331505020－1	胫骨平台骨折切开复位内固定术			次		3042.00	甲类	手术费
8982	79.3600	胫骨和腓骨骨折开放性复位术伴内固定		手术	G	331505021	胫骨干骨折切开复位内固定术			次		1690.00	甲类	手术费
8983	79.3600	胫骨和腓骨骨折开放性复位术伴内固定		手术	G	331505039	腓骨骨折切开复位内固定术			次		2678.65	甲类	手术费
8984	79.3600x008	腓骨骨折切开复位钢针内固定术		手术	G	331505039	腓骨骨折切开复位内固定术			次		2678.65	甲类	手术费
8985	79.3600x009	踝关节骨折切开复位钢板内固定术		手术	G	331505022	单踝或双踝骨折切开复位内固定术	根据骨折类型，选择适合入路切开，保护周围血管神经组织，保护骨折端血供，显露骨折，准确复位单踝或双踝骨折，选择相应内固定物进行骨折固定，冲洗伤口，放置引流，缝合伤口		次		2197.00	甲类	手术费
8986	79.3600x009	踝关节骨折切开复位钢板内固定术		手术	G	331505023	三踝骨折切开复位内固定术	根据骨折类型，选择适合入路切开，保护周围血管神经组织，保护骨折端血供，显露骨折，准确复位骨折端，选择相应内固定物进行骨折固定，冲洗伤口，放置引流，缝合伤口		次	多于三踝骨折按照此项目收费	3042.00	甲类	手术费

（续上表）

序号	手术操作诊断编码	手术操作名称	手术级别	操作类型	财务分类	编码	项目名称	项目内涵	除外内容	计价单位	说明	三级医疗服务价格（元）	医保结算类型	医疗收费项目类别
8987	79.3600x010	踝关节骨折切开复位螺钉内固定术		手术	G	331505022	单踝或双踝骨折切开复位内固定术	根据骨折类型，选择适合入路切开，保护周围血管神经组织，保护骨折端血供，显露骨折，准确复位单踝或双踝骨折，选择相应内固定物进行骨折固定，冲洗伤口，放置引流，缝合伤口		次		2197.00	甲类	手术费
8988	79.3600x010	踝关节骨折切开复位螺钉内固定术		手术	G	331505023	三踝骨折切开复位内固定术	根据骨折类型，选择适合入路切开，保护周围血管神经组织，保护骨折端血供，显露骨折，准确复位骨折端，选择相应内固定物进行骨折固定，冲洗伤口，放置引流，缝合伤口		次	多于三踝骨折按照此项目收费	3042.00	甲类	手术费
8989	79.3600x011	踝关节骨折切开复位髓内针内固定术		手术	G	331505022	单踝或双踝骨折切开复位内固定术	根据骨折类型，选择适合入路切开，保护周围血管神经组织，保护骨折端血供，显露骨折，准确复位单踝或双踝骨折，选择相应内固定物进行骨折固定，冲洗伤口，放置引流，缝合伤口		次		2197.00	甲类	手术费
8990	79.3600x011	踝关节骨折切开复位髓内针内固定术		手术	G	331505023	三踝骨折切开复位内固定术	根据骨折类型，选择适合入路切开，保护周围血管神经组织，保护骨折端血供，显露骨折，准确复位骨折端，选择相应内固定物进行骨折固定，冲洗伤口，放置引流，缝合伤口		次	多于三踝骨折按照此项目收费	3042.00	甲类	手术费
8991	79.3600x012	踝关节骨折切开复位钢针内固定术		手术	G	331505022	单踝或双踝骨折切开复位内固定术	根据骨折类型，选择适合入路切开，保护周围血管神经组织，保护骨折端血供，显露骨折，准确复位单踝或双踝骨折，选择相应内固定物进行骨折固定，冲洗伤口，放置引流，缝合伤口		次		2197.00	甲类	手术费

（续上表）

序号	手术操作诊断编码	手术操作名称	手术级别	操作类型	财务分类	编码	项目名称	项目内涵	除外内容	计价单位	说明	三级医疗服务价格（元）	医保结算类型	医疗收费项目类别
8992	79.3600x012	踝关节骨折切开复位钢针内固定术		手术	G	331505023	三踝骨折切开复位内固定术	根据骨折类型，选择适合入路切开，保护周围血管神经组织，保护骨折端血供，显露骨折，准确复位骨折端，选择相应内固定物进行骨折固定，冲洗伤口，放置引流，缝合伤口		次	多于三踝骨折按照此项目收费	3042.00	甲类	手术费
8993	79.3600x013	胫骨骨折切开复位钢板内固定术		手术	G	331505020	胫骨髁间骨折切开复位内固定术			次		3042.00	甲类	手术费
8994	79.3600x013	胫骨骨折切开复位钢板内固定术		手术	G	331505020－1	胫骨平台骨折切开复位内固定术			次		3042.00	甲类	手术费
8995	79.3600x013	胫骨骨折切开复位钢板内固定术		手术	G	331505021	胫骨干骨折切开复位内固定术			次		1690.00	甲类	手术费
8996	79.3600x014	胫骨骨折切开复位螺钉内固定术		手术	G	331505020	胫骨髁间骨折切开复位内固定术			次		3042.00	甲类	手术费
8997	79.3600x014	胫骨骨折切开复位螺钉内固定术		手术	G	331505020－1	胫骨平台骨折切开复位内固定术			次		3042.00	甲类	手术费
8998	79.3600x014	胫骨骨折切开复位螺钉内固定术		手术	G	331505021	胫骨干骨折切开复位内固定术			次		1690.00	甲类	手术费
8999	79.3600x015	胫骨骨折切开复位髓内针内固定术		手术	G	331505020	胫骨髁间骨折切开复位内固定术			次		3042.00	甲类	手术费
9000	79.3600x015	胫骨骨折切开复位髓内针内固定术		手术	G	331505020－1	胫骨平台骨折切开复位内固定术			次		3042.00	甲类	手术费
9001	79.3600x015	胫骨骨折切开复位髓内针内固定术		手术	G	331505021	胫骨干骨折切开复位内固定术			次		1690.00	甲类	手术费
9002	79.3600x016	胫骨骨折切开复位钢针内固定术		手术	G	331505020	胫骨髁间骨折切开复位内固定术			次		3042.00	甲类	手术费
9003	79.3600x016	胫骨骨折切开复位钢针内固定术		手术	G	331505020－1	胫骨平台骨折切开复位内固定术			次		3042.00	甲类	手术费
9004	79.3600x016	胫骨骨折切开复位钢针内固定术		手术	G	331505021	胫骨干骨折切开复位内固定术			次		1690.00	甲类	手术费
9005	79.3600x017	腓骨骨折切开复位钢板内固定术		手术	G	331505039	腓骨骨折切开复位内固定术			次		2678.65	甲类	手术费
9006	79.3600x018	腓骨骨折切开复位螺钉内固定术		手术	G	331505039	腓骨骨折切开复位内固定术			次		2678.65	甲类	手术费
9007	79.3600x019	腓骨骨折切开复位髓内针内固定术		手术	G	331505039	腓骨骨折切开复位内固定术			次		2678.65	甲类	手术费
9008	79.3600x020	膝关节镜下前交叉韧带止点撕脱骨折复位固定术		手术	G	331506012	膝关节陈旧性前十字韧带重建术			次		2433.60	甲类	手术费
9009	79.3600x020	膝关节镜下前交叉韧带止点撕脱骨折复位固定术		手术	G	330000000－11	术中使用关节镜加收			次		709.50	甲类	手术费

（续上表）

序号	手术操作诊断编码	手术操作名称	手术级别	操作类型	财务分类	编码	项目名称	项目内涵	除外内容	计价单位	说明	三级医疗服务价格（元）	医保结算类型	医疗收费项目类别
9010	79.3600x021	膝关节镜下后交叉韧带止点撕脱骨折复位固定术		手术	G	331506011	急性膝关节前后十字韧带破裂修补术			次		2433.60	甲类	手术费
9011	79.3600x021	膝关节镜下后交叉韧带止点撕脱骨折复位固定术		手术	G	331506013	膝关节陈旧性后十字韧带重建术			次		2433.60	甲类	手术费
9012	79.3600x021	膝关节镜下后交叉韧带止点撕脱骨折复位固定术		手术	G	330000000－11	术中使用关节镜加收			次		709.50	甲类	手术费
9013	79.3600x022	关节镜胫骨骨折切开复位内固定术		手术	G	330000000－11	术中使用关节镜加收			次		709.50	甲类	手术费
9014	79.3600x022	关节镜胫骨骨折切开复位内固定术		手术	G	331505020	胫骨髁间骨折切开复位内固定术			次		3042.00	甲类	手术费
9015	79.3600x022	关节镜胫骨骨折切开复位内固定术		手术	G	331505020－1	胫骨平台骨折切开复位内固定术			次		3042.00	甲类	手术费
9016	79.3600x022	关节镜胫骨骨折切开复位内固定术		手术	G	331505021	胫骨干骨折切开复位内固定术			次		1690.00	甲类	手术费
9017	79.3601	胫骨骨折切开复位内固定术		手术	G	331505020	胫骨髁间骨折切开复位内固定术			次		3042.00	甲类	手术费
9018	79.3601	胫骨骨折切开复位内固定术		手术	G	331505020－1	胫骨平台骨折切开复位内固定术			次		3042.00	甲类	手术费
9019	79.3601	胫骨骨折切开复位内固定术		手术	G	331505021	胫骨干骨折切开复位内固定术			次		1690.00	甲类	手术费
9020	79.3602	腓骨骨折切开复位内固定术		手术	G	331505039	腓骨骨折切开复位内固定术			次		2678.65	甲类	手术费
9021	79.3603	踝关节骨折切开复位内固定术		手术	G	331505022	单踝或双踝骨折切开复位内固定术	根据骨折类型，选择适合入路切开，保护周围血管神经组织，保护骨折端血供，显露骨折，准确复位单踝或双踝骨折，选择相应内固定物进行骨折固定，冲洗伤口，放置引流，缝合伤口		次		2197.00	甲类	手术费
9022	79.3603	踝关节骨折切开复位内固定术		手术	G	331505023	三踝骨折切开复位内固定术	根据骨折类型，选择适合入路切开，保护周围血管神经组织，保护骨折端血供，显露骨折，准确复位骨折端，选择相应内固定物进行骨折固定，冲洗伤口，放置引流，缝合伤口		次	多于三踝骨折按照此项目收费	3042.00	甲类	手术费
9023	79.3604	髌骨骨折切开复位内固定术		手术	G	331505019	髌骨骨折切开复位内固定术			次		2061.80	甲类	手术费
9024	79.3700	跗骨和跖骨骨折开放性复位术伴内固定		手术	G	331505038	足部骨骨折切开复位内固定术			次		2737.80	甲类	手术费

（续上表）

序号	手术操作诊断编码	手术操作名称	手术级别	操作类型	财务分类	编码	项目名称	项目内涵	除外内容	计价单位	说明	三级医疗服务价格（元）	医保结算类型	医疗收费项目类别
9025	79.3700x010	跗骨骨折切开复位螺钉内固定术		手术	G	331505038	足部骨骨折切开复位内固定术			次		2737.80	甲类	手术费
9026	79.3700x011	跗骨骨折切开复位髓内针内固定术		手术	G	331505038	足部骨骨折切开复位内固定术			次		2737.80	甲类	手术费
9027	79.3700x012	跗骨骨折切开复位钢针内固定术		手术	G	331505038	足部骨骨折切开复位内固定术			次		2737.80	甲类	手术费
9028	79.3700x013	跟骨骨折切开复位钢板内固定术		手术	G	331505038	足部骨骨折切开复位内固定术			次		2737.80	甲类	手术费
9029	79.3700x014	跟骨骨折切开复位螺钉内固定术		手术	G	331505038	足部骨骨折切开复位内固定术			次		2737.80	甲类	手术费
9030	79.3700x015	跖骨骨折切开复位螺钉内固定术		手术	G	331505038	足部骨骨折切开复位内固定术			次		2737.80	甲类	手术费
9031	79.3700x016	跖骨骨折切开复位髓内针内固定术		手术	G	331505038	足部骨骨折切开复位内固定术			次		2737.80	甲类	手术费
9032	79.3700x017	跖骨骨折切开复位钢针内固定术		手术	G	331505038	足部骨骨折切开复位内固定术			次		2737.80	甲类	手术费
9033	79.3700x018	跟骨骨折切开复位钢针内固定术		手术	G	331505038	足部骨骨折切开复位内固定术			次		2737.80	甲类	手术费
9034	79.3700x019	跖骨骨折切开复位钢板内固定术		手术	G	331505038	足部骨骨折切开复位内固定术			次		2737.80	甲类	手术费
9035	79.3700x020	楔骨骨折切开复位螺钉内固定术		手术	G	331505038	足部骨骨折切开复位内固定术			次		2737.80	甲类	手术费
9036	79.3700x021	跟骨骨折切开复位内固定术		手术	G	331505038	足部骨骨折切开复位内固定术			次		2737.80	甲类	手术费
9037	79.3700x022	楔骨骨折切开复位内固定术		手术	G	331505038	足部骨骨折切开复位内固定术			次		2737.80	甲类	手术费
9038	79.3700x023	舟状骨骨折切开复位内固定术		手术	G	331505038	足部骨骨折切开复位内固定术			次		2737.80	甲类	手术费
9039	79.3700x024	骰骨骨折切开复位内固定术		手术	G	331505038	足部骨骨折切开复位内固定术			次		2737.80	甲类	手术费
9040	79.3700x025	距骨骨折切开复位螺钉内固定术		手术	G	331505038	足部骨骨折切开复位内固定术			次		2737.80	甲类	手术费
9041	79.3700x026	距骨骨折切开复位钢针内固定术		手术	G	331505038	足部骨骨折切开复位内固定术			次		2737.80	甲类	手术费
9042	79.3700x027	距骨骨折切开复位钢板内固定术		手术	G	331505038	足部骨骨折切开复位内固定术			次		2737.80	甲类	手术费
9043	79.3701	跗骨骨折切开复位内固定术		手术	G	331505038	足部骨骨折切开复位内固定术			次		2737.80	甲类	手术费
9044	79.3702	跖骨骨折切开复位内固定术		手术	G	331505038	足部骨骨折切开复位内固定术			次		2737.80	甲类	手术费

（续上表）

序号	手术操作诊断编码	手术操作名称	手术级别	操作类型	财务分类	编码	项目名称	项目内涵	除外内容	计价单位	说明	三级医疗服务价格（元）	医保结算类型	医疗收费项目类别
9045	79.3800	趾骨骨折开放性复位术伴内固定		手术	G	331505038	足部骨骨折切开复位内固定术			次		2737.80	甲类	手术费
9046	79.3800x002	趾骨骨折切开复位螺钉内固定术		手术	G	331505038	足部骨骨折切开复位内固定术			次		2737.80	甲类	手术费
9047	79.3800x003	趾骨骨折切开复位髓内针内固定术		手术	G	331505038	足部骨骨折切开复位内固定术			次		2737.80	甲类	手术费
9048	79.3800x004	趾骨骨折切开复位钢针内固定术		手术	G	331505038	足部骨骨折切开复位内固定术			次		2737.80	甲类	手术费
9049	79.3800x005	趾骨骨折切开复位钢板内固定术		手术	G	331505038	足部骨骨折切开复位内固定术			次		2737.80	甲类	手术费
9050	79.3900x001	髌骨骨折切开复位张力带钢丝内固定术		手术	G	331505019	髌骨骨折切开复位内固定术			次		2061.80	甲类	手术费
9051	79.3900x002	髌骨骨折切开复位螺钉内固定术		手术	G	331505019	髌骨骨折切开复位内固定术			次		2061.80	甲类	手术费
9052	79.3900x025	骨盆骨折切开复位螺钉内固定术		手术	G	331501046	骨盆骨折切开复位内固定术			次		3039.40	甲类	手术费
9053	79.3900x026	骨盆骨折切开复位髓内针内固定术		手术	G	331501046	骨盆骨折切开复位内固定术			次		3039.40	甲类	手术费
9054	79.3900x027	骨盆骨折切开复位钢针内固定术		手术	G	331501046	骨盆骨折切开复位内固定术			次		3039.40	甲类	手术费
9055	79.3900x028	肩胛骨骨折切开复位螺钉内固定术		手术	G	331505041S	肩胛骨骨折复位内固定术	将分离、移位、成角的肩胛骨骨折块进行复位内固定		次		2781.00	甲类	手术费
9056	79.3900x030	肩胛骨骨折切开复位钢针内固定术		手术	G	331505041S	肩胛骨骨折复位内固定术	将分离、移位、成角的肩胛骨骨折块进行复位内固定		次		2781.00	甲类	手术费
9057	79.3900x034	肋骨骨折切开复位螺钉内固定术		手术	G	330703011－1	肋骨骨折固定术			次		2808.00	甲类	手术费
9058	79.3900x036	肋骨骨折切开复位钢针内固定术		手术	G	330703011－1	肋骨骨折固定术			次		2808.00	甲类	手术费
9059	79.3900x037	髂骨骨折切开复位螺钉内固定术		手术	G	331505012	髋臼骨折切开复位内固定术			次		3042.00	甲类	手术费
9060	79.3900x039	髂骨骨折切开复位钢针内固定术		手术	G	331505012	髋臼骨折切开复位内固定术			次		3042.00	甲类	手术费
9061	79.3900x040	锁骨骨折切开复位螺钉内固定术		手术	G	331505001	锁骨骨折切开复位内固定术			次		1622.40	甲类	手术费
9062	79.3900x041	锁骨骨折切开复位髓内针内固定术		手术	G	331505001	锁骨骨折切开复位内固定术			次		1622.40	甲类	手术费
9063	79.3900x042	锁骨骨折切开复位钢针内固定术		手术	G	331505001	锁骨骨折切开复位内固定术			次		1622.40	甲类	手术费
9064	79.3900x043	骨盆骨折切开复位钢板内固定术		手术	G	331501046	骨盆骨折切开复位内固定术			次		3039.40	甲类	手术费
9065	79.3900x044	肩胛骨骨折切开复位钢板内固定术		手术	G	331505041S	肩胛骨骨折复位内固定术	将分离、移位、成角的肩胛骨骨折块进行复位内固定		次		2781.00	甲类	手术费

（续上表）

序号	手术操作诊断编码	手术操作名称	手术级别	操作类型	财务分类	编码	项目名称	项目内涵	除外内容	计价单位	说明	三级医疗服务价格（元）	医保结算类型	医疗收费项目类别
9066	79.3900x045	髋骨骨折切开复位钢板内固定术		手术	G	331505012	髋臼骨折切开复位内固定术			次		3042.00	甲类	手术费
9067	79.3900x046	髋骨骨折切开复位螺钉内固定术		手术	G	331505012	髋臼骨折切开复位内固定术			次		3042.00	甲类	手术费
9068	79.3900x048	髋骨骨折切开复位钢针内固定术		手术	G	331505012	髋臼骨折切开复位内固定术			次		3042.00	甲类	手术费
9069	79.3900x049	肋骨骨折切开复位钢板内固定术		手术	G	330703011－1	肋骨骨折固定术			次		2808.00	甲类	手术费
9070	79.3900x050	髂骨骨折切开复位钢板内固定术		手术	G	331505012	髋臼骨折切开复位内固定术			次		3042.00	甲类	手术费
9071	79.3900x051	锁骨骨折切开复位钢板内固定术		手术	G	331505001	锁骨骨折切开复位内固定术			次		1622.40	甲类	手术费
9072	79.3900x052	髌骨骨折切开复位聚髌器内固定术		手术	G	331505019	髌骨骨折切开复位内固定术			次		2061.80	甲类	手术费
9073	79.3900x053	胸骨骨折切开复位钢板内固定术		手术	G	330703035S	胸骨骨折内固定术	暴露胸骨，对骨折复位内固定		次		2800.00	甲类	手术费
9074	79.3900x054	胸骨骨折切开复位螺钉内固定术		手术	G	330703035S	胸骨骨折内固定术	暴露胸骨，对骨折复位内固定		次		2800.00	甲类	手术费
9075	79.3900x056	髂骨骨折切开复位内固定术		手术	G	331505012	髋臼骨折切开复位内固定术			次		3042.00	甲类	手术费
9076	79.3900x057	耻骨骨折切开复位内固定术		手术	G	331501046	骨盆骨折切开复位内固定术			次		3039.40	甲类	手术费
9077	79.3900x058	骶骨骨折切开复位内固定术		手术	G	331501071S	骶骨骨折复位内固定术	复位骶骨骨折后进行固定，对骶丛神经进行探查，解除骨块卡压		次		3343.00	甲类	手术费
9078	79.3901	盆骨骨折切开复位内固定术		手术	G	331501046	骨盆骨折切开复位内固定术			次		3039.40	甲类	手术费
9079	79.3902	肩胛骨骨折切开复位内固定术		手术	G	331505041S	肩胛骨骨折复位内固定术	将分离、移位、成角的肩胛骨骨折块进行复位内固定		次		2781.00	甲类	手术费
9080	79.3903	肋骨骨折切开复位内固定术		手术	G	330703011－1	肋骨骨折固定术			次		2808.00	甲类	手术费
9081	79.3904	锁骨骨折切开复位内固定术		手术	G	331505001	锁骨骨折切开复位内固定术			次		1622.40	甲类	手术费
9082	79.3905	胸骨骨折切开复位内固定术		手术	G	330703035S	胸骨骨折内固定术	暴露胸骨，对骨折复位内固定		次		2800.00	甲类	手术费
9083	79.4000	骨骺分离的闭合性复位术		手术	G	420000004	骨折闭合复位经皮穿刺（钉）内固定术	含手法复位、穿针固定		次		770.00	甲类	治疗费
9084	79.4100	肱骨骨骺分离的闭合性复位术		手术	G	420000004	骨折闭合复位经皮穿刺（钉）内固定术	含手法复位、穿针固定		次		770.00	甲类	治疗费
9085	79.4100	肱骨骨骺分离的闭合性复位术		手术	G	420000004－1	骨折闭合复位经皮穿刺（钉）内固定术加收（四肢长骨干）			次		385.00	甲类	治疗费
9086	79.4101	肱骨骨骺分离闭合复位术		手术	G	420000004	骨折闭合复位经皮穿刺（钉）内固定术	含手法复位、穿针固定		次		770.00	甲类	治疗费

（续上表）

序号	手术操作诊断编码	手术操作名称	手术级别	操作类型	财务分类	编码	项目名称	项目内涵	除外内容	计价单位	说明	三级医疗服务价格（元）	医保结算类型	医疗收费项目类别
9087	79.4101	肱骨骨骺分离闭合复位术		手术	G	420000004－1	骨折闭合复位经皮穿刺（钉）内固定术加收（四肢长骨干）			次		385.00	甲类	治疗费
9088	79.4200	桡骨和尺骨骨骺分离的闭合性复位术		手术	G	420000004	骨折闭合复位经皮穿刺（钉）内固定术	含手法复位、穿针固定		次		770.00	甲类	治疗费
9089	79.4200	桡骨和尺骨骨骺分离的闭合性复位术		手术	G	420000004－1	骨折闭合复位经皮穿刺（钉）内固定术加收（四肢长骨干）			次		385.00	甲类	治疗费
9090	79.4201	桡骨骨骺分离闭合复位术		手术	G	420000004	骨折闭合复位经皮穿刺（钉）内固定术	含手法复位、穿针固定		次		770.00	甲类	治疗费
9091	79.4201	桡骨骨骺分离闭合复位术		手术	G	420000004－1	骨折闭合复位经皮穿刺（钉）内固定术加收（四肢长骨干）			次		385.00	甲类	治疗费
9092	79.4202	尺骨骨骺分离闭合复位术		手术	G	420000004	骨折闭合复位经皮穿刺（钉）内固定术	含手法复位、穿针固定		次		770.00	甲类	治疗费
9093	79.4202	尺骨骨骺分离闭合复位术		手术	G	420000004－1	骨折闭合复位经皮穿刺（钉）内固定术加收（四肢长骨干）			次		385.00	甲类	治疗费
9094	79.4500	股骨骨骺分离的闭合性复位术		手术	G	331508004	股骨头骨骺滑脱牵引复位内固定术			次		3549.00	甲类	手术费
9095	79.4501	股骨骨骺分离闭合复位术		手术	G	331508004	股骨头骨骺滑脱牵引复位内固定术			次		3549.00	甲类	手术费
9096	79.4600	胫骨和腓骨骨骺分离的闭合性复位术		手术	G	420000004	骨折闭合复位经皮穿刺（钉）内固定术	含手法复位、穿针固定		次		770.00	甲类	治疗费
9097	79.4600	胫骨和腓骨骨骺分离的闭合性复位术		手术	G	420000004－1	骨折闭合复位经皮穿刺（钉）内固定术加收（四肢长骨干）			次		385.00	甲类	治疗费
9098	79.4601	胫骨骨骺分离闭合复位术		手术	G	420000004	骨折闭合复位经皮穿刺（钉）内固定术	含手法复位、穿针固定		次		770.00	甲类	治疗费
9099	79.4601	胫骨骨骺分离闭合复位术		手术	G	420000004－1	骨折闭合复位经皮穿刺（钉）内固定术加收（四肢长骨干）			次		385.00	甲类	治疗费
9100	79.4602	腓骨骨骺分离闭合复位术		手术	G	420000004	骨折闭合复位经皮穿刺（钉）内固定术	含手法复位、穿针固定		次		770.00	甲类	治疗费
9101	79.4602	腓骨骨骺分离闭合复位术		手术	G	420000004－1	骨折闭合复位经皮穿刺（钉）内固定术加收（四肢长骨干）			次		385.00	甲类	治疗费
9102	79.4900	其他骨骨骺分离的闭合性复位术		手术	G	420000004	骨折闭合复位经皮穿刺（钉）内固定术	含手法复位、穿针固定		次		770.00	甲类	治疗费
9103	79.5000	骨骺分离的开放性复位术		手术	G	331508003	骨骺固定术			次		2399.80	甲类	手术费

（续上表）

序号	手术操作诊断编码	手术操作名称	手术级别	操作类型	财务分类	编码	项目名称	项目内涵	除外内容	计价单位	说明	三级医疗服务价格（元）	医保结算类型	医疗收费项目类别
9104	79.5100	肱骨骨骺分离的开放性复位术		手术	G	331508003	骨骺固定术			次		2399.80	甲类	手术费
9105	79.5200	桡骨和尺骨骨骺分离的开放性复位术		手术	G	331508003	骨骺固定术			次		2399.80	甲类	手术费
9106	79.5201	桡骨骨骺分离切开复位术		手术	G	331508003	骨骺固定术			次		2399.80	甲类	手术费
9107	79.5202	尺骨骨骺分离切开复位术		手术	G	331508003	骨骺固定术			次		2399.80	甲类	手术费
9108	79.5500	股骨骨骺分离的开放性复位术		手术	G	331508004	股骨头骨骺滑脱牵引复位内固定术			次		3549.00	甲类	手术费
9109	79.5501	股骨骨骺分离切开复位术		手术	G	331508004	股骨头骨骺滑脱牵引复位内固定术			次		3549.00	甲类	手术费
9110	79.5600	胫骨和腓骨骨骺分离的开放性复位术		手术	G	331508003	骨骺固定术			次		2399.80	甲类	手术费
9111	79.5601	胫骨骨骺分离切开复位术		手术	G	331508003	骨骺固定术			次		2399.80	甲类	手术费
9112	79.5602	腓骨骨骺分离切开复位术		手术	G	331508003	骨骺固定术			次		2399.80	甲类	手术费
9113	79.5900	其他骨骨骺分离的开放性复位术		手术	G	331508003	骨骺固定术			次		2399.80	甲类	手术费
9114	79.6300	腕骨和掌骨开放性骨折部位的清创术		手术	G	331521008	手外伤清创术			每指		253.50	甲类	手术费
9115	79.6300	腕骨和掌骨开放性骨折部位的清创术		手术	G	331521008－1/2	手外伤清创术加收（手掌背）			次		126.75	甲类	手术费
9116	79.6301	腕骨开放性骨折清创术		手术	G	331521008	手外伤清创术			每指		253.50	甲类	手术费
9117	79.6301	腕骨开放性骨折清创术		手术	G	331521008－1/2	手外伤清创术加收（手掌背）			次		126.75	甲类	手术费
9118	79.6302	掌骨开放性骨折清创术		手术	G	331521008	手外伤清创术			每指		253.50	甲类	手术费
9119	79.6302	掌骨开放性骨折清创术		手术	G	331521008－1/2	手外伤清创术加收（手掌背）			次		126.75	甲类	手术费
9120	79.6400	手指开放性骨折部位的清创术		手术	G	331521008	手外伤清创术			每指		253.50	甲类	手术费
9121	79.6400	手指开放性骨折部位的清创术		手术	G	331521008－1/1	手外伤清创术加收（每增1指）			每指		76.05	甲类	手术费
9122	79.6700	跗骨和跖骨开放性骨折部位的清创术		手术	G	331521008－2	足外伤清创术			每趾		253.50	甲类	手术费
9123	79.6700	跗骨和跖骨开放性骨折部位的清创术		手术	G	331521008－2/2	足外伤清创术加收（足背）			次		126.75	甲类	手术费
9124	79.6701	跗骨开放性骨折清创术		手术	G	331521008－2	足外伤清创术			每趾		253.50	甲类	手术费
9125	79.6701	跗骨开放性骨折清创术		手术	G	331521008－2/2	足外伤清创术加收（足背）			次		126.75	甲类	手术费
9126	79.6702	跖骨开放性骨折清创术		手术	G	331521008－2	足外伤清创术			每趾		253.50	甲类	手术费
9127	79.6702	跖骨开放性骨折清创术		手术	G	331521008－2/2	足外伤清创术加收（足背）			次		126.75	甲类	手术费
9128	79.6800	趾开放性骨折部位的清创术		手术	G	331521008－2	足外伤清创术			每趾		253.50	甲类	手术费

（续上表）

序号	手术操作诊断编码	手术操作名称	手术级别	操作类型	财务分类	编码	项目名称	项目内涵	除外内容	计价单位	说明	三级医疗服务价格（元）	医保结算类型	医疗收费项目类别
9129	79.6800	趾开放性骨折部位的清创术		手术	G	331521008－2/1	足外伤外伤清创术加收（每增1趾）			每趾		76.05	甲类	手术费
9130	79.8100	肩脱位开放性复位术		手术	G	331506002	肩关节脱位切开复位术			次		2197.00	甲类	手术费
9131	79.8100	肩脱位开放性复位术		手术	G	331506002－1	肩关节陈旧性脱位切开复位术			次		2856.10	甲类	手术费
9132	79.8100x003	肩关节脱位切开复位内固定术		手术	G	331506002	肩关节脱位切开复位术			次		2197.00	甲类	手术费
9133	79.8100x004	肩锁关节脱位切开复位术		手术	G	331506002	肩关节脱位切开复位术			次		2197.00	甲类	手术费
9134	79.8100x006	肩锁关节脱位切开复位内固定术		手术	G	331506001	肩锁关节脱位切开复位内固定术	含韧带重建术		次		2704.00	甲类	手术费
9135	79.8200	肘脱位开放性复位术		手术	G	331506003	陈旧性肘关节前脱位切开复位术			次		2535.00	甲类	手术费
9136	79.8200x001	肘关节脱位切开复位内固定术		手术	G	331506003	陈旧性肘关节前脱位切开复位术			次		2535.00	甲类	手术费
9137	79.8201	桡骨头脱位切开复位术		手术	G	331506003－1	陈旧性桡骨小头脱位切开复位术			次		2535.00	甲类	手术费
9138	79.8300	腕脱位开放性复位术		手术	G	331516001	手部关节脱位切开复位内固定术	指腕掌关节、掌指关节、指间关节等手部关节脱位		每关节		1352.00	甲类	手术费
9139	79.8300x001	腕关节脱位切开复位内固定术		手术	G	331516001	手部关节脱位切开复位内固定术	指腕掌关节、掌指关节、指间关节等手部关节脱位		每关节		1352.00	甲类	手术费
9140	79.8301	腕掌关节脱位切开复位术		手术	G	331516001	手部关节脱位切开复位内固定术	指腕掌关节、掌指关节、指间关节等手部关节脱位		每关节		1352.00	甲类	手术费
9141	79.8400	手和指脱位开放性复位术		手术	G	331516001	手部关节脱位切开复位内固定术	指腕掌关节、掌指关节、指间关节等手部关节脱位		每关节		1352.00	甲类	手术费
9142	79.8401	指关节脱位切开复位术		手术	G	331516001	手部关节脱位切开复位内固定术	指腕掌关节、掌指关节、指间关节等手部关节脱位		每关节		1352.00	甲类	手术费
9143	79.8402	掌指关节脱位切开复位术		手术	G	331516001	手部关节脱位切开复位内固定术	指腕掌关节、掌指关节、指间关节等手部关节脱位		每关节		1352.00	甲类	手术费
9144	79.8500	髋脱位开放性复位术		手术	G	331506004	髋关节脱位切开复位术			次		2028.00	甲类	手术费
9145	79.8500x001	髋关节脱位切开复位内固定术		手术	G	331506007	先天性髋关节脱位切开复位骨盆截骨内固定术			次		4022.20	甲类	手术费
9146	79.8500x001	髋关节脱位切开复位内固定术		手术	G	331506008	先天性髋关节脱位切开复位骨盆截骨股骨上端截骨内固定术			次		3042.00	甲类	手术费
9147	79.8900x001	尺桡关节脱位切开复位术		手术	G	331516001	手部关节脱位切开复位内固定术	指腕掌关节、掌指关节、指间关节等手部关节脱位		每关节		1352.00	甲类	手术费
9148	79.8900x005	腕掌关节切开复位内固定术		手术	G	331516001	手部关节脱位切开复位内固定术	指腕掌关节、掌指关节、指间关节等手部关节脱位		每关节		1352.00	甲类	手术费

（续上表）

序号	手术操作诊断编码	手术操作名称	手术级别	操作类型	财务分类	编码	项目名称	项目内涵	除外内容	计价单位	说明	三级医疗服务价格（元）	医保结算类型	医疗收费项目类别
9149	79.8904	颈后入路寰枢椎复位内固定术	四级	手术	G	331501064S	颈后路椎弓根螺钉复位内固定术			每椎骨		4174.30	甲类	手术费
9150	79.8904	颈后入路寰枢椎复位内固定术	四级	手术	G	331501064S－1	颈后路椎弓根螺钉复位内固定术加收（每增加1椎体）			每节椎体		2087.15	甲类	手术费
9151	79.9100	肱骨损伤的手术		手术	G	331505002	肱骨近端骨折切开复位内固定术			次		1774.50	甲类	手术费
9152	79.9100	肱骨损伤的手术		手术	G	331505003	肱骨干骨折切开复位内固定术			次		1774.50	甲类	手术费
9153	79.9100	肱骨损伤的手术		手术	G	331505004	肱骨髁上、髁间骨折切开复位内固定术			次		1774.50	甲类	手术费
9154	79.9100	肱骨损伤的手术		手术	G	331505005	肱骨内外髁骨折切开复位内固定术			次		2247.70	甲类	手术费
9155	79.9200	桡骨和尺骨损伤的手术		手术	G	331505010	桡尺骨干骨折切开复位内固定术			次		2873.00	甲类	手术费
9156	79.9200	桡骨和尺骨损伤的手术		手术	G	331505008	桡骨头骨折切开复位内固定术			次		2535.00	甲类	手术费
9157	79.9200	桡骨和尺骨损伤的手术		手术	G	331505008－1	桡骨颈部骨折切开复位内固定术			次		2535.00	甲类	手术费
9158	79.9200	桡骨和尺骨损伤的手术		手术	G	331505006	尺骨鹰嘴骨折切开复位内固定术			次		1774.50	甲类	手术费
9159	79.9300	腕骨和掌骨损伤的手术		手术	G	331515004	腕骨骨折切开复位内固定术			次		2450.50	甲类	手术费
9160	79.9300	腕骨和掌骨损伤的手术		手术	G	331515001	手部掌指骨骨折切开复位内固定术			次		2281.50	甲类	手术费
9161	79.9300	腕骨和掌骨损伤的手术		手术	G	331515002	手部关节内骨折切开复位内固定术			次		2450.50	甲类	手术费
9162	79.9400	手指骨损伤的手术		手术	G	331515001	手部掌指骨骨折切开复位内固定术			次		2281.50	甲类	手术费
9163	79.9500	股骨损伤的手术		手术	G	331512007	股骨延长术			次		2450.50	甲类	手术费
9164	79.9500	股骨损伤的手术		手术	G	331505013	股骨颈骨折闭合复位内固定术			次		2585.70	甲类	手术费
9165	79.9500	股骨损伤的手术		手术	G	331505014	股骨颈骨折切开复位内固定术			次		2788.50	甲类	手术费
9166	79.9500	股骨损伤的手术		手术	G	331505015	股骨颈骨折切开复位内固定＋带血管蒂或肌蒂骨移植术			次		3768.70	甲类	手术费
9167	79.9600	胫骨和腓骨损伤的手术		手术	G	331512007－2	腓骨延长术			次		2450.50	甲类	手术费
9168	79.9600	胫骨和腓骨损伤的手术		手术	G	331505027	胫腓骨骨折不愈合切开植骨内固定术			次		3042.00	甲类	手术费

（续上表）

序号	手术操作诊断编码	手术操作名称	手术级别	操作类型	财务分类	编码	项目名称	项目内涵	除外内容	计价单位	说明	三级医疗服务价格（元）	医保结算类型	医疗收费项目类别
9169	79.9700	跗骨和跖骨损伤的手术		手术	G	331521008－2	足外伤清创术			每趾		253.50	甲类	手术费
9170	79.9700	跗骨和跖骨损伤的手术		手术	G	331521008－2/1	足外伤外伤清创术加收（每增1趾）			每趾		76.05	甲类	手术费
9171	79.9700	跗骨和跖骨损伤的手术		手术	G	331505038	足部骨骨折切开复位内固定术			次		2737.80	甲类	手术费
9172	79.9800	趾骨损伤的手术		手术	G	331521008－2	足外伤清创术			每趾		253.50	甲类	手术费
9173	79.9800	趾骨损伤的手术		手术	G	331521008－2/1	足外伤外伤清创术加收（每增1趾）			每趾		76.05	甲类	手术费
9174	79.9800	趾骨损伤的手术		手术	G	331505038	足部骨骨折切开复位内固定术			次		2737.80	甲类	手术费
9175	80.0000	关节切开术用于去除假体不伴置换		手术	G	331507011	人工关节取出术			次		2416.70	甲类	手术费
9176	80.0100	肩关节切开术用于去除假体不伴置换		手术	G	331507011	人工关节取出术			次		2416.70	甲类	手术费
9177	80.0100x001	肩关节假体取出术		手术	G	331507011	人工关节取出术			次		2416.70	甲类	手术费
9178	80.0100x002	肩关节旷置术		手术	G	331507016S	骨关节感染旷置术	含人工假体、植入物取出术		次		2213.00	甲类	手术费
9179	80.0101	肩关节切开假体去除关节旷置术		手术	G	331507016S	骨关节感染旷置术	含人工假体、植入物取出术		次		2213.00	甲类	手术费
9180	80.0200	肘关节切开术用于去除假体不伴置换		手术	G	331507011	人工关节取出术			次		2416.70	甲类	手术费
9181	80.0200x001	肘关节假体取出术		手术	G	331507011	人工关节取出术			次		2416.70	甲类	手术费
9182	80.0200x002	肘关节旷置术		手术	G	331507016S	骨关节感染旷置术	含人工假体、植入物取出术		次		2213.00	甲类	手术费
9183	80.0201	肘关节切开假体去除关节旷置术		手术	G	331507016S	骨关节感染旷置术	含人工假体、植入物取出术		次		2213.00	甲类	手术费
9184	80.0300	腕关节切开术用于去除假体不伴置换		手术	G	331507011	人工关节取出术			次		2416.70	甲类	手术费
9185	80.0300x001	腕关节假体取出术		手术	G	331507011	人工关节取出术			次		2416.70	甲类	手术费
9186	80.0300x002	腕关节旷置术		手术	G	331507016S	骨关节感染旷置术	含人工假体、植入物取出术		次		2213.00	甲类	手术费
9187	80.0301	腕关节切开假体去除关节旷置术		手术	G	331507016S	骨关节感染旷置术	含人工假体、植入物取出术		次		2213.00	甲类	手术费
9188	80.0400	手和指关节切开术用于去除假体不伴置换		手术	G	331507011	人工关节取出术			次		2416.70	甲类	手术费
9189	80.0400x001	指关节假体取出术		手术	G	331507011	人工关节取出术			次		2416.70	甲类	手术费
9190	80.0400x002	指关节旷置术		手术	G	331507016S	骨关节感染旷置术	含人工假体、植入物取出术		次		2213.00	甲类	手术费
9191	80.0401	指关节切开假体去除关节旷置术		手术	G	331507011	人工关节取出术			次		2416.70	甲类	手术费
9192	80.0500	髋关节切开术用于去除假体不伴置换		手术	G	331507011	人工关节取出术			次		2416.70	甲类	手术费
9193	80.0500x001	髋关节假体取出术		手术	G	331507011	人工关节取出术			次		2416.70	甲类	手术费

（续上表）

序号	手术操作诊断编码	手术操作名称	手术级别	操作类型	财务分类	编码	项目名称	项目内涵	除外内容	计价单位	说明	三级医疗服务价格（元）	医保结算类型	医疗收费项目类别
9194	80. 0500x003	髋关节旷置术		手术	G	331507016S	骨关节感染旷置术	含人工假体、植入物取出术		次		2213. 00	甲类	手术费
9195	80. 0501	髋关节切开假体去除关节旷置术		手术	G	331507016S	骨关节感染旷置术	含人工假体、植入物取出术		次		2213. 00	甲类	手术费
9196	80. 0600	膝关节切开术用于去除假体不伴置换		手术	G	331507011	人工关节取出术			次		2416. 70	甲类	手术费
9197	80. 0600x001	膝关节假体取出术		手术	G	331507011	人工关节取出术			次		2416. 70	甲类	手术费
9198	80. 0600x002	膝关节旷置术		手术	G	331507016S	骨关节感染旷置术	含人工假体、植入物取出术		次		2213. 00	甲类	手术费
9199	80. 0601	膝关节切开假体去除关节旷置术		手术	G	331507016S	骨关节感染旷置术	含人工假体、植入物取出术		次		2213. 00	甲类	手术费
9200	80. 0700	踝关节切开术用于去除假体不伴置换		手术	G	331507011	人工关节取出术			次		2416. 70	甲类	手术费
9201	80. 0700x001	踝关节假体取出术		手术	G	331507011	人工关节取出术			次		2416. 70	甲类	手术费
9202	80. 0700x002	踝关节旷置术		手术	G	331507016S	骨关节感染旷置术	含人工假体、植入物取出术		次		2213. 00	甲类	手术费
9203	80. 0701	踝关节切开假体去除关节旷置术		手术	G	331507016S	骨关节感染旷置术	含人工假体、植入物取出术		次		2213. 00	甲类	手术费
9204	80. 0800	足和趾关节切开术用于去除假体不伴置换		手术	G	331507011	人工关节取出术			次		2416. 70	甲类	手术费
9205	80. 0800x001	趾关节假体取出术		手术	G	331507011	人工关节取出术			次		2416. 70	甲类	手术费
9206	80. 0800x002	趾关节旷置术		手术	G	331507016S	骨关节感染旷置术	含人工假体、植入物取出术		次		2213. 00	甲类	手术费
9207	80. 0801	趾关节切开假体去除关节旷置术		手术	G	331507016S	骨关节感染旷置术	含人工假体、植入物取出术		次		2213. 00	甲类	手术费
9208	80. 0900	其他特指部位关节切开术用于去除假体不伴置换		手术	G	331507011	人工关节取出术			次		2416. 70	甲类	手术费
9209	80. 0900x001	人工椎体取出术		手术	G	331507011	人工关节取出术			次		2416. 70	甲类	手术费
9210	80. 1201	关节镜肘关节游离体取出术		手术	G	331506020	关节清理术	含滑膜切除、软骨下骨修整、游离体摘除、骨质增生清除，指膝、踝、肩、肘、髋、足、手、腕等关节		每关节	单纯游离体摘除术、单纯关节滑膜切除术不得按该项目收费	2197. 00	甲类	手术费
9211	80. 1201	关节镜肘关节游离体取出术		手术	G	330000000－11	术中使用关节镜加收			次		709. 50	甲类	手术费
9212	80. 2000	关节镜检查		手术	D	311300001	关节镜检查	含活检		次		478. 40	甲类	检查费
9213	80. 2100	关节镜肩关节检查		手术	D	311300001	关节镜检查	含活检		次		478. 40	甲类	检查费
9214	80. 2200	关节镜肘关节检查		手术	D	311300001	关节镜检查	含活检		次		478. 40	甲类	检查费
9215	80. 2300	关节镜腕关节检查		手术	D	311300001	关节镜检查	含活检		次		478. 40	甲类	检查费
9216	80. 2400	关节镜手和指关节检查		手术	D	311300001	关节镜检查	含活检		次		478. 40	甲类	检查费

（续上表）

序号	手术操作诊断编码	手术操作名称	手术级别	操作类型	财务分类	编码	项目名称	项目内涵	除外内容	计价单位	说明	三级医疗服务价格（元）	医保结算类型	医疗收费项目类别
9217	80. 2401	关节镜指关节检查		手术	D	311300001	关节镜检查	含活检		次		478. 40	甲类	检查费
9218	80. 2500	关节镜髋关节检查		手术	D	311300001	关节镜检查	含活检		次		478. 40	甲类	检查费
9219	80. 2600	关节镜膝关节检查		手术	D	311300001	关节镜检查	含活检		次		478. 40	甲类	检查费
9220	80. 2700	关节镜踝关节检查		手术	D	311300001	关节镜检查	含活检		次		478. 40	甲类	检查费
9221	80. 2800	关节镜足和趾关节检查		手术	D	311300001	关节镜检查	含活检		次		478. 40	甲类	检查费
9222	80. 2801	关节镜趾关节检查		手术	D	311300001	关节镜检查	含活检		次		478. 40	甲类	检查费
9223	80. 2900	关节镜其他特指关节检查		手术	D	311300001	关节镜检查	含活检		次		478. 40	甲类	检查费
9224	80. 4000	关节切断关节囊、韧带或软骨		手术	G	331506020	关节清理术	含滑膜切除、软骨下骨修整、游离体摘除、骨质增生清除，指膝、踝、肩、肘、髋、足、手、腕等关节		每关节	单纯游离体摘除术、单纯关节滑膜切除术不得按该项目收费	2197. 00	甲类	手术费
9225	80. 4100	肩关节切断关节囊、韧带或软骨		手术	G	331506020	关节清理术	含滑膜切除、软骨下骨修整、游离体摘除、骨质增生清除，指膝、踝、肩、肘、髋、足、手、腕等关节		每关节	单纯游离体摘除术、单纯关节滑膜切除术不得按该项目收费	2197. 00	甲类	手术费
9226	80. 4101	肩关节松解术		手术	G	331512019	上肢关节松解术	指肩、肘、腕关节		每关节		2670. 20	甲类	手术费
9227	80. 4102	关节镜肩关节松解术		手术	G	331512019	上肢关节松解术	指肩、肘、腕关节		每关节		2670. 20	甲类	手术费
9228	80. 4102	关节镜肩关节松解术		手术	G	330000000－11	术中使用关节镜加收			次		709. 50	甲类	手术费
9229	80. 4200	肘关节切断关节囊、韧带或软骨		手术	G	331506020	关节清理术	含滑膜切除、软骨下骨修整、游离体摘除、骨质增生清除，指膝、踝、肩、肘、髋、足、手、腕等关节		每关节	单纯游离体摘除术、单纯关节滑膜切除术不得按该项目收费	2197. 00	甲类	手术费
9230	80. 4201	肘关节松解术		手术	G	331512019	上肢关节松解术	指肩、肘、腕关节		每关节		2670. 20	甲类	手术费
9231	80. 4202	关节镜肘关节松解术		手术	G	331512019	上肢关节松解术	指肩、肘、腕关节		每关节		2670. 20	甲类	手术费
9232	80. 4202	关节镜肘关节松解术		手术	G	330000000－11	术中使用关节镜加收			次		709. 50	甲类	手术费
9233	80. 4300	腕关节切断关节囊、韧带或软骨		手术	G	331506020	关节清理术	含滑膜切除、软骨下骨修整、游离体摘除、骨质增生清除，指膝、踝、肩、肘、髋、足、手、腕等关节		每关节	单纯游离体摘除术、单纯关节滑膜切除术不得按该项目收费	2197. 00	甲类	手术费
9234	80. 4300x001	腕关节松解术		手术	G	331512019	上肢关节松解术	指肩、肘、腕关节		每关节		2670. 20	甲类	手术费

（续上表）

序号	手术操作诊断编码	手术操作名称	手术级别	操作类型	财务分类	编码	项目名称	项目内涵	除外内容	计价单位	说明	三级医疗服务价格（元）	医保结算类型	医疗收费项目类别
9235	80.4301	关节镜腕关节松解术		手术	G	331512019	上肢关节松解术	指肩、肘、腕关节		每关节		2670.20	甲类	手术费
9236	80.4301	关节镜腕关节松解术		手术	G	330000000－11	术中使用关节镜加收			次		709.50	甲类	手术费
9237	80.4302	腕韧带松解术		手术	G	331519016	手部关节松解术			每个关节		1521.00	甲类	手术费
9238	80.4400	手和指关节切断关节囊、韧带或软骨		手术	G	331506020	关节清理术	含滑膜切除、软骨下骨修整、游离体摘除、骨质增生清除，指膝、踝、肩、肘、髋、足、手、腕等关节		每关节	单纯游离体摘除术、单纯关节滑膜切除术不得按该项目收费	2197.00	甲类	手术费
9239	80.4400x001	指关节囊松解术		手术	G	331519016	手部关节松解术			每个关节		1521.00	甲类	手术费
9240	80.4400x004	掌指关节侧副韧带松解术		手术	G	331519016	手部关节松解术			每个关节		1521.00	甲类	手术费
9241	80.4400x005	关节镜下指关节松解术		手术	G	331519016	手部关节松解术			每个关节		1521.00	甲类	手术费
9242	80.4400x005	关节镜下指关节松解术		手术	G	330000000－11	术中使用关节镜加收			次		709.50	甲类	手术费
9243	80.4401	指关节松解术		手术	G	331519016	手部关节松解术			每个关节		1521.00	甲类	手术费
9244	80.4402	指韧带松解术		手术	G	331519016	手部关节松解术			每个关节		1521.00	甲类	手术费
9245	80.4500	髋关节切断关节囊、韧带或软骨		手术	G	331506020	关节清理术	含滑膜切除、软骨下骨修整、游离体摘除、骨质增生清除，指膝、踝、肩、肘、髋、足、手、腕等关节		每关节	单纯游离体摘除术、单纯关节滑膜切除术不得按该项目收费	2197.00	甲类	手术费
9246	80.4500x001	髋关节囊松解术		手术	G	331512020	下肢关节松解术	指髋、膝、踝、足关节		每关节		3177.20	甲类	手术费
9247	80.4501	髋关节松解术		手术	G	331512020	下肢关节松解术	指髋、膝、踝、足关节		每关节		3177.20	甲类	手术费
9248	80.4502	关节镜髋关节松解术		手术	G	331512020	下肢关节松解术	指髋、膝、踝、足关节		每关节		3177.20	甲类	手术费
9249	80.4502	关节镜髋关节松解术		手术	G	330000000－11	术中使用关节镜加收			次		709.50	甲类	手术费
9250	80.4600	膝关节切断关节囊、韧带或软骨		手术	G	331506020	关节清理术	含滑膜切除、软骨下骨修整、游离体摘除、骨质增生清除，指膝、踝、肩、肘、髋、足、手、腕等关节		每关节	单纯游离体摘除术、单纯关节滑膜切除术不得按该项目收费	2197.00	甲类	手术费
9251	80.4601	膝关节松解术		手术	G	331512020	下肢关节松解术	指髋、膝、踝、足关节		每关节		3177.20	甲类	手术费
9252	80.4602	髌韧带松解术		手术	G	331506009－1	髌韧带挛缩松解术			次		2349.10	甲类	手术费
9253	80.4603	关节镜膝关节松解术		手术	G	331512020	下肢关节松解术	指髋、膝、踝、足关节		每关节		3177.20	甲类	手术费
9254	80.4603	关节镜膝关节松解术		手术	G	330000000－11	术中使用关节镜加收			次		709.50	甲类	手术费

（续上表）

序号	手术操作诊断编码	手术操作名称	手术级别	操作类型	财务分类	编码	项目名称	项目内涵	除外内容	计价单位	说明	三级医疗服务价格（元）	医保结算类型	医疗收费项目类别
9255	80.4700	踝关节切断关节囊、韧带或软骨		手术	G	331506020	关节清理术	含滑膜切除、软骨下骨修整、游离体摘除、骨质增生清除，指膝、踝、肩、肘、髋、足、手、腕等关节		每关节	单纯游离体摘除术、单纯关节滑膜切除术不得按该项目收费	2197.00	甲类	手术费
9256	80.4700x002	踝关节囊松解术		手术	G	331512020	下肢关节松解术	指髋、膝、踝、足关节		每关节		3177.20	甲类	手术费
9257	80.4701	踝关节松解术		手术	G	331512020	下肢关节松解术	指髋、膝、踝、足关节		每关节		3177.20	甲类	手术费
9258	80.4702	关节镜踝关节松解术		手术	G	331512020	下肢关节松解术	指髋、膝、踝、足关节		每关节		3177.20	甲类	手术费
9259	80.4702	关节镜踝关节松解术		手术	G	330000000－11	术中使用关节镜加收			次		709.50	甲类	手术费
9260	80.4800	足和趾关节切断关节囊、韧带或软骨		手术	G	331506020	关节清理术	含滑膜切除、软骨下骨修整、游离体摘除、骨质增生清除，指膝、踝、肩、肘、髋、足、手、腕等关节		每关节	单纯游离体摘除术、单纯关节滑膜切除术不得按该项目收费	2197.00	甲类	手术费
9261	80.4800x002	（足母）趾关节松解术		手术	G	331512020	下肢关节松解术	指髋、膝、踝、足关节		每关节		3177.20	甲类	手术费
9262	80.4800x005	距下关节囊松解术		手术	G	331512020	下肢关节松解术	指髋、膝、踝、足关节		每关节		3177.20	甲类	手术费
9263	80.4801	跖关节松解术		手术	G	331512020	下肢关节松解术	指髋、膝、踝、足关节		每关节		3177.20	甲类	手术费
9264	80.4802	趾关节松解术		手术	G	331512020	下肢关节松解术	指髋、膝、踝、足关节		每关节		3177.20	甲类	手术费
9265	80.4803	关节镜趾关节松解术		手术	G	331512020	下肢关节松解术	指髋、膝、踝、足关节		每关节		3177.20	甲类	手术费
9266	80.4803	关节镜趾关节松解术		手术	G	330000000－11	术中使用关节镜加收			次		709.50	甲类	手术费
9267	80.4804	足韧带松解术		手术	G	331512020	下肢关节松解术	指髋、膝、踝、足关节		每关节		3177.20	甲类	手术费
9268	80.4900	其他特指部位关节切断关节囊、韧带或软骨		手术	G	331506020	关节清理术	含滑膜切除、软骨下骨修整、游离体摘除、骨质增生清除，指膝、踝、肩、肘、髋、足、手、腕等关节		每关节	单纯游离体摘除术、单纯关节滑膜切除术不得按该项目收费	2197.00	甲类	手术费
9269	80.4900x002	脊柱关节松解术		手术	G	331501049	前路脊柱松解融合术			次		4022.20	甲类	手术费
9270	80.5000	椎间盘切除术或破坏术		手术	G	331501019	颈椎间盘切除术			次		2923.70	甲类	手术费
9271	80.5000	椎间盘切除术或破坏术		手术	G	331501056	经皮穿刺颈腰椎间盘切除术	含造影、超声定位		每节间盘		3458.00	甲类	手术费
9272	80.5000	椎间盘切除术或破坏术		手术	G	331501033	经胸腹联合切口胸椎间盘切除术			每节间盘		4004.00	甲类	手术费
9273	80.5000	椎间盘切除术或破坏术		手术	G	331501038	腰椎间盘突出摘除术	含椎板开窗间盘切除；不含极外侧突出		每节间盘		3039.40	甲类	手术费
9274	80.5000	椎间盘切除术或破坏术		手术	G	331501039	经皮激光腰椎间盘治疗术	含激光摘除、激光修复		次		2912.00	甲类	手术费

（续上表）

序号	手术操作诊断编码	手术操作名称	手术级别	操作类型	财务分类	编码	项目名称	项目内涵	除外内容	计价单位	说明	三级医疗服务价格（元）	医保结算类型	医疗收费项目类别
9275	80.5100	椎间盘切除术	四级	手术	G	331501019	颈椎间盘切除术			次		2923.70	甲类	手术费
9276	80.5100	椎间盘切除术	四级	手术	G	331501038	腰椎间盘突出摘除术	含椎板开窗间盘切除；不含极外侧突出		每节间盘		3039.40	甲类	手术费
9277	80.5100x008	前入路颈椎间盘切除术	四级	手术	G	331501019	颈椎间盘切除术			次		2923.70	甲类	手术费
9278	80.5100x011	后入路胸椎间盘切除术	四级	手术	G	331501033	经胸腹联合切口胸椎间盘切除术			每节间盘		4004.00	甲类	手术费
9279	80.5100x013	后入路腰椎间盘切除术	四级	手术	G	331501038	腰椎间盘突出摘除术	含椎板开窗间盘切除；不含极外侧突出		每节间盘		3039.40	甲类	手术费
9280	80.5100x023	颈椎间盘切除伴椎板切除术	四级	手术	G	331501019	颈椎间盘切除术			次		2923.70	甲类	手术费
9281	80.5100x024	颈椎间盘切除伴半椎板切除术	四级	手术	G	331501019	颈椎间盘切除术			次		2923.70	甲类	手术费
9282	80.5100x025	颈椎间盘髓核切除术	四级	手术	G	331501019	颈椎间盘切除术			次		2923.70	甲类	手术费
9283	80.5100x026	椎间盘镜下后入路颈椎间盘切除术	四级	手术	G	331501019	颈椎间盘切除术			次		2923.70	甲类	手术费
9284	80.5100x026	椎间盘镜下后入路颈椎间盘切除术	四级	手术	G	330000000－13	术中使用其他内镜加收			次		354.00	甲类	手术费
9285	80.5100x027	胸椎间盘切除伴椎板切除术	四级	手术	G	331501033	经胸腹联合切口胸椎间盘切除术			每节间盘		4004.00	甲类	手术费
9286	80.5100x028	胸椎间盘切除伴半椎板切除术	四级	手术	G	331501053	脊柱半椎体切除术			次		4563.00	甲类	手术费
9287	80.5100x029	胸椎间盘髓核切除术	四级	手术	G	331501033	经胸腹联合切口胸椎间盘切除术			每节间盘		4004.00	甲类	手术费
9288	80.5100x030	椎间盘镜下后入路胸椎间盘切除术	四级	手术	G	331501033	经胸腹联合切口胸椎间盘切除术			每节间盘		4004.00	甲类	手术费
9289	80.5100x030	椎间盘镜下后入路胸椎间盘切除术	四级	手术	G	330000000－13	术中使用其他内镜加收			次		354.00	甲类	手术费
9290	80.5100x031	椎间盘镜下前入路胸椎间盘切除术	四级	手术	G	331501033	经胸腹联合切口胸椎间盘切除术			每节间盘		4004.00	甲类	手术费
9291	80.5100x031	椎间盘镜下前入路胸椎间盘切除术	四级	手术	G	330000000－13	术中使用其他内镜加收			次		354.00	甲类	手术费
9292	80.5100x032	椎间盘镜下前入路颈椎间盘切除术	四级	手术	G	331501019	颈椎间盘切除术			次		2923.70	甲类	手术费
9293	80.5100x032	椎间盘镜下前入路颈椎间盘切除术	四级	手术	G	330000000－13	术中使用其他内镜加收			次		354.00	甲类	手术费
9294	80.5100x033	椎间盘镜下后入路腰椎间盘切除术	四级	手术	G	331501038	腰椎间盘突出摘除术	含椎板开窗间盘切除；不含极外侧突出		每节间盘		3039.40	甲类	手术费
9295	80.5100x033	椎间盘镜下后入路腰椎间盘切除术	四级	手术	G	330000000－13	术中使用其他内镜加收			次		354.00	甲类	手术费
9296	80.5100x034	椎间盘镜下前入路腰椎间盘切除术	四级	手术	G	331501038	腰椎间盘突出摘除术	含椎板开窗间盘切除；不含极外侧突出		每节间盘		3039.40	甲类	手术费

（续上表）

序号	手术操作诊断编码	手术操作名称	手术级别	操作类型	财务分类	编码	项目名称	项目内涵	除外内容	计价单位	说明	三级医疗服务价格（元）	医保结算类型	医疗收费项目类别
9297	80.5100x034	椎间盘镜下前入路腰椎间盘切除术	四级	手术	G	330000000－13	术中使用其他内镜加收			次		354.00	甲类	手术费
9298	80.5100x035	腰椎间盘切除伴椎板切除术	四级	手术	G	331501038	腰椎间盘突出摘除术	含椎板开窗间盘切除；不含极外侧突出		每节间盘		3039.40	甲类	手术费
9299	80.5100x036	腰椎间盘切除伴半椎板切除术	四级	手术	G	331501038	腰椎间盘突出摘除术	含椎板开窗间盘切除；不含极外侧突出		每节间盘		3039.40	甲类	手术费
9300	80.5100x037	经皮腰椎间盘髓核切吸术	四级	手术	G	331501035	经皮椎间盘吸引术			次		3039.40	甲类	手术费
9301	80.5100x038	腰椎间盘髓核切除伴椎板切除术	四级	手术	G	331501069S	椎间孔镜下腰椎间盘髓核摘除术	插入内窥镜，摘除髓核		每节间盘		5960.00	甲类	手术费
9302	80.5100x038	腰椎间盘髓核切除伴椎板切除术	四级	手术	G	331501040	后路腰椎间盘镜椎间盘髓核摘除术（MED）			每间盘		5460.00	甲类	手术费
9303	80.5100x039	前外侧入路腰椎间盘切除术	四级	手术	G	331501038	腰椎间盘突出摘除术	含椎板开窗间盘切除；不含极外侧突出		每节间盘		3039.40	甲类	手术费
9304	80.5101	颈椎间盘切除术	四级	手术	G	331501019	颈椎间盘切除术			次		2923.70	甲类	手术费
9305	80.5102	颈椎间盘切除伴椎管减压术	四级	手术	G	331501019	颈椎间盘切除术			次		2923.70	甲类	手术费
9306	80.5103	内镜下颈椎间盘切除术	四级	手术	G	331501019	颈椎间盘切除术			次		2923.70	甲类	手术费
9307	80.5103	内镜下颈椎间盘切除术	四级	手术	G	330000000－13	术中使用其他内镜加收			次		354.00	甲类	手术费
9308	80.5104	胸椎间盘切除术	四级	手术	G	331501033	经胸腹联合切口胸椎间盘切除术			每节间盘		4004.00	甲类	手术费
9309	80.5105	胸椎间盘切除伴椎管减压术	四级	手术	G	331501033	经胸腹联合切口胸椎间盘切除术			每节间盘		4004.00	甲类	手术费
9310	80.5106	内镜下胸椎间盘切除术	四级	手术	G	331501033	经胸腹联合切口胸椎间盘切除术			每节间盘		4004.00	甲类	手术费
9311	80.5106	内镜下胸椎间盘切除术	四级	手术	G	330000000－13	术中使用其他内镜加收			次		354.00	甲类	手术费
9312	80.5107	腰椎间盘切除术	四级	手术	G	331501038	腰椎间盘突出摘除术	含椎板开窗间盘切除；不含极外侧突出		每节间盘		3039.40	甲类	手术费
9313	80.5108	腰椎间盘切除伴椎管减压术	四级	手术	G	331501038	腰椎间盘突出摘除术	含椎板开窗间盘切除；不含极外侧突出		每节间盘		3039.40	甲类	手术费
9314	80.5109	腰椎髓核切除术	四级	手术	G	331501069S	椎间孔镜下腰椎间盘髓核摘除术	插入内窥镜，摘除髓核		每节间盘		5960.00	甲类	手术费
9315	80.5109	腰椎髓核切除术	四级	手术	G	331501040	后路腰椎间盘镜椎间盘髓核摘除术（MED）			每间盘		5460.00	甲类	手术费
9316	80.5110	内镜下腰椎间盘切除术	四级	手术	G	331501038	腰椎间盘突出摘除术	含椎板开窗间盘切除；不含极外侧突出		每节间盘		3039.40	甲类	手术费
9317	80.5110	内镜下腰椎间盘切除术	四级	手术	G	330000000－15	术中使用脊柱内镜（含微创通道）辅助加收			次		1420.00	甲类	手术费
9318	80.5110	内镜下腰椎间盘切除术	四级	手术	G	330000000－13	术中使用其他内镜加收			次		354.00	甲类	手术费

（续上表）

序号	手术操作诊断编码	手术操作名称	手术级别	操作类型	财务分类	编码	项目名称	项目内涵	除外内容	计价单位	说明	三级医疗服务价格（元）	医保结算类型	医疗收费项目类别
9319	80.5111	内镜下腰椎髓核切除术	四级	手术	G	331501069S	椎间孔镜下腰椎间盘髓核摘除术	插入内窥镜，摘除髓核		每节间盘		5960.00	甲类	手术费
9320	80.5111	内镜下腰椎髓核切除术	四级	手术	G	331501040	后路腰椎间盘镜椎间盘髓核摘除术（MED）			每间盘		5460.00	甲类	手术费
9321	80.5200	椎间盘化学溶解术	四级	手术	G	331501058－7	腰椎间盘酶溶术			每间盘		2202.20	甲类	手术费
9322	80.5200	椎间盘化学溶解术	四级	手术	G	331501058－7/1	腰椎间盘酶溶术加收（每增加一间盘）			每间盘		1101.10	甲类	手术费
9323	80.5200	椎间盘化学溶解术	四级	手术	G	331501058－7/2	腰椎间盘酶溶术加收（盘内外联合法）			每间盘		1101.10	甲类	手术费
9324	80.5200	椎间盘化学溶解术	四级	手术	G	331501058－8	颈椎间盘酶溶术			每间盘		2642.64	甲类	手术费
9325	80.5200	椎间盘化学溶解术	四级	手术	G	331501058－8/1	颈椎间盘酶溶术加收（每增加一间盘）			每间盘		1321.32	甲类	手术费
9326	80.5200	椎间盘化学溶解术	四级	手术	G	331501058－8/2	颈椎间盘酶溶术加收（盘内外联合法）			每间盘		1321.32	甲类	手术费
9327	80.5900	椎间盘的其他破坏术		手术	G	331501058－1	腰椎间盘等离子消融术		一次性等离子刀	每间盘	不得同时收取使用等离子刀加收费用	2384.20	甲类	手术费
9328	80.5900	椎间盘的其他破坏术		手术	G	331501058－1/1	腰椎间盘等离子消融术加收（每增加一间盘）			每间盘		1192.10	甲类	手术费
9329	80.5900	椎间盘的其他破坏术		手术	G	331501058－2	颈椎间盘等离子消融术		一次性等离子刀	每间盘	不得同时收取使用等离子刀加收费用	2861.04	甲类	手术费
9330	80.5900	椎间盘的其他破坏术		手术	G	331501058－2/1	颈椎间盘等离子消融术加收（每增加一间盘）			每间盘		1430.52	甲类	手术费
9331	80.5900	椎间盘的其他破坏术		手术	G	331501058－3	腰椎间盘臭氧消融术			每间盘		2693.60	甲类	手术费
9332	80.5900	椎间盘的其他破坏术		手术	G	331501058－3/1	腰椎间盘臭氧消融术加收（每增加一间盘）			每间盘		1346.80	甲类	手术费
9333	80.5900	椎间盘的其他破坏术		手术	G	331501058－4	颈椎间盘臭氧消融术			每间盘		3232.32	甲类	手术费
9334	80.5900	椎间盘的其他破坏术		手术	G	331501058－4/1	颈椎间盘臭氧消融术加收（每增加一间盘）			每间盘		1616.16	甲类	手术费
9335	80.5900	椎间盘的其他破坏术		手术	G	331501058－5	腰椎间盘电热疗消融术			每间盘		2730.00	甲类	手术费
9336	80.5900	椎间盘的其他破坏术		手术	G	331501058－5/1	腰椎间盘电热疗消融术加收（每增加一间盘）			每间盘		1365.00	甲类	手术费
9337	80.5900	椎间盘的其他破坏术		手术	G	331501058－5/2	腰椎间盘电热疗消融术加收（双极射频）			每间盘		546.00	甲类	手术费
9338	80.5900	椎间盘的其他破坏术		手术	G	331501058－6	颈椎间盘电热疗消融术			每间盘		3276.00	甲类	手术费

（续上表）

序号	手术操作诊断编码	手术操作名称	手术级别	操作类型	财务分类	编码	项目名称	项目内涵	除外内容	计价单位	说明	三级医疗服务价格（元）	医保结算类型	医疗收费项目类别
9339	80.5900	椎间盘的其他破坏术		手术	G	331501058－6/1	颈椎间盘电热疗消融术加收（每增加一间盘）			每间盘		1638.00	甲类	手术费
9340	80.5900	椎间盘的其他破坏术		手术	G	331501058－6/2	颈椎间盘电热疗消融术加收（双极射频）			每间盘		655.20	甲类	手术费
9341	80.5900	椎间盘的其他破坏术		手术	G	331501058－7	腰椎间盘酶溶术			每间盘		2202.20	甲类	手术费
9342	80.5900	椎间盘的其他破坏术		手术	G	331501058－7/1	腰椎间盘酶溶术加收（每增加一间盘）			每间盘		1101.10	甲类	手术费
9343	80.5900	椎间盘的其他破坏术		手术	G	331501058－7/2	腰椎间盘酶溶术加收（盘内外联合法）			每间盘		1101.10	甲类	手术费
9344	80.5900	椎间盘的其他破坏术		手术	G	331501058－8	颈椎间盘酶溶术			每间盘		2642.64	甲类	手术费
9345	80.5900	椎间盘的其他破坏术		手术	G	331501058－8/1	颈椎间盘酶溶术加收（每增加一间盘）			每间盘		1321.32	甲类	手术费
9346	80.5900	椎间盘的其他破坏术		手术	G	331501058－8/2	颈椎间盘酶溶术加收（盘内外联合法）			每间盘		1321.32	甲类	手术费
9347	80.5900	椎间盘的其他破坏术		手术	G	331501058－9	腰椎间盘射频消融术	含射频电极		每间盘		2730.00	甲类	手术费
9348	80.5900	椎间盘的其他破坏术		手术	G	331501058－9/1	腰椎间盘射频消融术加收（每增加一间盘）			每间盘		1365.00	甲类	手术费
9349	80.5900	椎间盘的其他破坏术		手术	G	331501058－9/2	腰椎间盘射频消融术加收（双极射频）			每间盘		546.00	甲类	手术费
9350	80.5900	椎间盘的其他破坏术		手术	G	331501058－10	颈椎间盘射频消融术	含射频电极		每间盘		3276.00	甲类	手术费
9351	80.5900	椎间盘的其他破坏术		手术	G	331501058－10/1	颈椎间盘射频消融术加收（每增加一间盘）			每间盘		1638.00	甲类	手术费
9352	80.5900	椎间盘的其他破坏术		手术	G	331501058－10/2	颈椎间盘射频消融术加收（双极射频）			每间盘		655.20	甲类	手术费
9353	80.5900x001	椎间盘射频消融术		手术	G	331501058－9	腰椎间盘射频消融术	含射频电极		每间盘		2730.00	甲类	手术费
9354	80.5900x001	椎间盘射频消融术		手术	G	331501058－10	颈椎间盘射频消融术	含射频电极		每间盘		3276.00	甲类	手术费
9355	80.6x00	膝半月软骨切除术		手术	G	331506019	半月板切除术			次		2095.60	甲类	手术费
9356	80.6x00x002	膝半月板切除术		手术	G	331506019	半月板切除术			次		2095.60	甲类	手术费
9357	80.6x00x010	膝关节镜下外侧半月板切除术		手术	G	331506019	半月板切除术			次		2095.60	甲类	手术费
9358	80.6x00x010	膝关节镜下外侧半月板切除术		手术	G	330000000－11	术中使用关节镜加收			次		709.50	甲类	手术费
9359	80.6x00x011	膝关节镜下内侧半月板切除术		手术	G	331506019	半月板切除术			次		2095.60	甲类	手术费
9360	80.6x00x011	膝关节镜下内侧半月板切除术		手术	G	330000000－11	术中使用关节镜加收			次		709.50	甲类	手术费
9361	80.6x01	膝内侧半月板切除术		手术	G	331506019	半月板切除术			次		2095.60	甲类	手术费
9362	80.6x02	膝外侧半月板切除术		手术	G	331506019	半月板切除术			次		2095.60	甲类	手术费
9363	80.6x03	膝半月板部分切除术		手术	G	331506019	半月板切除术			次		2095.60	甲类	手术费
9364	80.6x04	膝盘状半月板切除术		手术	G	331506019	半月板切除术			次		2095.60	甲类	手术费

（续上表）

序号	手术操作诊断编码	手术操作名称	手术级别	操作类型	财务分类	编码	项目名称	项目内涵	除外内容	计价单位	说明	三级医疗服务价格（元）	医保结算类型	医疗收费项目类别
9365	80.6x05	关节镜膝关节半月板切除术		手术	G	331506019	半月板切除术			次		2095.60	甲类	手术费
9366	80.6x05	关节镜膝关节半月板切除术		手术	G	330000000－11	术中使用关节镜加收			次		709.50	甲类	手术费
9367	80.6x06	关节镜膝关节半月板部分切除术		手术	G	331506019	半月板切除术			次		2095.60	甲类	手术费
9368	80.6x06	关节镜膝关节半月板部分切除术		手术	G	330000000－11	术中使用关节镜加收			次		709.50	甲类	手术费
9369	80.6x07	关节镜膝内侧半月板部分切除术		手术	G	331506019	半月板切除术			次		2095.60	甲类	手术费
9370	80.6x07	关节镜膝内侧半月板部分切除术		手术	G	330000000－11	术中使用关节镜加收			次		709.50	甲类	手术费
9371	80.6x08	关节镜膝外侧半月板部分切除术		手术	G	331506019	半月板切除术			次		2095.60	甲类	手术费
9372	80.6x08	关节镜膝外侧半月板部分切除术		手术	G	330000000－11	术中使用关节镜加收			次		709.50	甲类	手术费
9373	80.7000	关节滑膜切除术		手术	G	331506016	关节滑膜切除术（大）	指膝、肩、髋关节		每关节		2349.10	甲类	手术费
9374	80.7000	关节滑膜切除术		手术	G	331506017	关节滑膜切除术（中）	指肘、腕、踝关节		每关节		1859.00	甲类	手术费
9375	80.7000	关节滑膜切除术		手术	G	331506018	关节滑膜切除术（小）	指掌指、指间、趾间关节		每关节		1521.00	甲类	手术费
9376	80.7100	肩关节滑膜切除术		手术	G	331506016	关节滑膜切除术（大）	指膝、肩、髋关节		每关节		2349.10	甲类	手术费
9377	80.7101	关节镜肩关节滑膜切除术		手术	G	331506016	关节滑膜切除术（大）	指膝、肩、髋关节		每关节		2349.10	甲类	手术费
9378	80.7101	关节镜肩关节滑膜切除术		手术	G	330000000－11	术中使用关节镜加收			次		709.50	甲类	手术费
9379	80.7200	肘关节滑膜切除术		手术	G	331506017	关节滑膜切除术（中）	指肘、腕、踝关节		每关节		1859.00	甲类	手术费
9380	80.7201	关节镜肘关节滑膜切除术		手术	G	331506017	关节滑膜切除术（中）	指肘、腕、踝关节		每关节		1859.00	甲类	手术费
9381	80.7201	关节镜肘关节滑膜切除术		手术	G	330000000－11	术中使用关节镜加收			次		709.50	甲类	手术费
9382	80.7300	腕关节滑膜切除术		手术	G	331506017	关节滑膜切除术（中）	指肘、腕、踝关节		每关节		1859.00	甲类	手术费
9383	80.7301	关节镜腕关节滑膜切除术		手术	G	331506017	关节滑膜切除术（中）	指肘、腕、踝关节		每关节		1859.00	甲类	手术费
9384	80.7301	关节镜腕关节滑膜切除术		手术	G	330000000－11	术中使用关节镜加收			次		709.50	甲类	手术费
9385	80.7400	手和指关节滑膜切除术		手术	G	331506018	关节滑膜切除术（小）	指掌指、指间、趾间关节		每关节		1521.00	甲类	手术费
9386	80.7401	关节镜指关节滑膜切除术		手术	G	331506018	关节滑膜切除术（小）	指掌指、指间、趾间关节		每关节		1521.00	甲类	手术费
9387	80.7401	关节镜指关节滑膜切除术		手术	G	330000000－11	术中使用关节镜加收			次		709.50	甲类	手术费
9388	80.7500	髋关节滑膜切除术		手术	G	331506016	关节滑膜切除术（大）	指膝、肩、髋关节		每关节		2349.10	甲类	手术费
9389	80.7501	关节镜髋关节滑膜切除术		手术	G	331506016	关节滑膜切除术（大）	指膝、肩、髋关节		每关节		2349.10	甲类	手术费
9390	80.7501	关节镜髋关节滑膜切除术		手术	G	330000000－11	术中使用关节镜加收			次		709.50	甲类	手术费
9391	80.7600	膝关节滑膜切除术		手术	G	331506016	关节滑膜切除术（大）	指膝、肩、髋关节		每关节		2349.10	甲类	手术费
9392	80.7601	关节镜膝关节滑膜切除术		手术	G	331506016	关节滑膜切除术（大）	指膝、肩、髋关节		每关节		2349.10	甲类	手术费
9393	80.7601	关节镜膝关节滑膜切除术		手术	G	330000000－11	术中使用关节镜加收			次		709.50	甲类	手术费
9394	80.7700	踝关节滑膜切除术		手术	G	331506017	关节滑膜切除术（中）	指肘、腕、踝关节		每关节		1859.00	甲类	手术费
9395	80.7701	关节镜踝关节滑膜切除术		手术	G	331506017	关节滑膜切除术（中）	指肘、腕、踝关节		每关节		1859.00	甲类	手术费
9396	80.7701	关节镜踝关节滑膜切除术		手术	G	330000000－11	术中使用关节镜加收			次		709.50	甲类	手术费

（续上表）

序号	手术操作诊断编码	手术操作名称	手术级别	操作类型	财务分类	编码	项目名称	项目内涵	除外内容	计价单位	说明	三级医疗服务价格（元）	医保结算类型	医疗收费项目类别
9397	80.7800	足和趾关节滑膜切除术		手术	G	331506018	关节滑膜切除术（小）	指掌指、指间、趾间关节		每关节		1521.00	甲类	手术费
9398	80.7800x002	跖关节镜下跖关节滑膜切除术		手术	G	331506018	关节滑膜切除术（小）	指掌指、指间、趾间关节		每关节		1521.00	甲类	手术费
9399	80.7800x002	跖关节镜下跖关节滑膜切除术		手术	G	330000000-11	术中使用关节镜加收			次		709.50	甲类	手术费
9400	80.7801	关节镜趾关节滑膜切除术		手术	G	331506018	关节滑膜切除术（小）	指掌指、指间、趾间关节		每关节		1521.00	甲类	手术费
9401	80.7801	关节镜趾关节滑膜切除术		手术	G	330000000-11	术中使用关节镜加收			次		709.50	甲类	手术费
9402	80.8000	关节病损的其他局部切除术或破坏术		手术	G	331506020	关节清理术	含滑膜切除、软骨下骨修整、游离体摘除、骨质增生清除，指膝、踝、肩、肘、髋、足、手、腕等关节		每关节	单纯游离体摘除术、单纯关节滑膜切除术不得按该项目收费	2197.00	甲类	手术费
9403	80.8100	肩关节病损的其他局部切除术或破坏术		手术	G	331506020	关节清理术	含滑膜切除、软骨下骨修整、游离体摘除、骨质增生清除，指膝、踝、肩、肘、髋、足、手、腕等关节		每关节	单纯游离体摘除术、单纯关节滑膜切除术不得按该项目收费	2197.00	甲类	手术费
9404	80.8101	肩关节病损切除术		手术	G	331503001	肩胛骨肿瘤肩胛骨全切除重建术		人工关节	次		5239.00	甲类	手术费
9405	80.8102	关节镜肩关节病损切除术		手术	G	331503001	肩胛骨肿瘤肩胛骨全切除重建术		人工关节	次		5239.00	甲类	手术费
9406	80.8102	关节镜肩关节病损切除术		手术	G	330000000-11	术中使用关节镜加收			次		709.50	甲类	手术费
9407	80.8200	肘关节病损的其他局部切除术或破坏术		手术	G	331506020	关节清理术	含滑膜切除、软骨下骨修整、游离体摘除、骨质增生清除，指膝、踝、肩、肘、髋、足、手、腕等关节		每关节	单纯游离体摘除术、单纯关节滑膜切除术不得按该项目收费	2197.00	甲类	手术费
9408	80.8200x003	肘关节镜下微骨折术		手术	G	331506024	关节骨软骨损伤修复术	指骨软骨移植、骨膜移植、微骨折术		每关节		3016.65	甲类	手术费
9409	80.8200x003	肘关节镜下微骨折术		手术	G	330000000-11	术中使用关节镜加收			次		709.50	甲类	手术费
9410	80.8201	肘关节病损切除术		手术	G	331504001	肘、腕关节结核病灶清除术	含游离体摘除、关节松解、关节软骨钻孔		次		3042.00	甲类	手术费
9411	80.8202	关节镜肘关节病损切除术		手术	G	331504001	肘、腕关节结核病灶清除术	含游离体摘除、关节松解、关节软骨钻孔		次		3042.00	甲类	手术费
9412	80.8202	关节镜肘关节病损切除术		手术	G	330000000-11	术中使用关节镜加收			次		709.50	甲类	手术费

（续上表）

序号	手术操作诊断编码	手术操作名称	手术级别	操作类型	财务分类	编码	项目名称	项目内涵	除外内容	计价单位	说明	三级医疗服务价格（元）	医保结算类型	医疗收费项目类别
9413	80.8300	腕关节病损的其他局部切除术或破坏术		手术	G	331506020	关节清理术	含滑膜切除、软骨下骨修整、游离体摘除、骨质增生清除，指膝、踝、肩、肘、髋、足、手、腕等关节		每关节	单纯游离体摘除术、单纯关节滑膜切除术不得按该项目收费	2197.00	甲类	手术费
9414	80.8301	腕关节病损切除术		手术	G	331504001	肘、腕关节结核病灶清除术	含游离体摘除、关节松解、关节软骨钻孔		次		3042.00	甲类	手术费
9415	80.8302	关节镜腕关节病损切除术		手术	G	331504001	肘、腕关节结核病灶清除术	含游离体摘除、关节松解、关节软骨钻孔		次		3042.00	甲类	手术费
9416	80.8302	关节镜腕关节病损切除术		手术	G	330000000－11	术中使用关节镜加收			次		709.50	甲类	手术费
9417	80.8400	手和指关节病损的其他局部切除术或破坏术		手术	G	331506020	关节清理术	含滑膜切除、软骨下骨修整、游离体摘除、骨质增生清除，指膝、踝、肩、肘、髋、足、手、腕等关节		每关节	单纯游离体摘除术、单纯关节滑膜切除术不得按该项目收费	2197.00	甲类	手术费
9418	80.8401	指关节病损切除术		手术	G	331506020	关节清理术	含滑膜切除、软骨下骨修整、游离体摘除、骨质增生清除，指膝、踝、肩、肘、髋、足、手、腕等关节		每关节	单纯游离体摘除术、单纯关节滑膜切除术不得按该项目收费	2197.00	甲类	手术费
9419	80.8402	关节镜指关节病损切除术		手术	G	331506020	关节清理术	含滑膜切除、软骨下骨修整、游离体摘除、骨质增生清除，指膝、踝、肩、肘、髋、足、手、腕等关节		每关节	单纯游离体摘除术、单纯关节滑膜切除术不得按该项目收费	2197.00	甲类	手术费
9420	80.8402	关节镜指关节病损切除术		手术	G	330000000－11	术中使用关节镜加收			次		709.50	甲类	手术费
9421	80.8500	髋关节病损的其他局部切除术或破坏术		手术	G	331506020	关节清理术	含滑膜切除、软骨下骨修整、游离体摘除、骨质增生清除，指膝、踝、肩、肘、髋、足、手、腕等关节		每关节	单纯游离体摘除术、单纯关节滑膜切除术不得按该项目收费	2197.00	甲类	手术费
9422	80.8501	髋关节病损切除术		手术	G	331506020	关节清理术	含滑膜切除、软骨下骨修整、游离体摘除、骨质增生清除，指膝、踝、肩、肘、髋、足、手、腕等关节		每关节	单纯游离体摘除术、单纯关节滑膜切除术不得按该项目收费	2197.00	甲类	手术费

（续上表）

序号	手术操作诊断编码	手术操作名称	手术级别	操作类型	财务分类	编码	项目名称	项目内涵	除外内容	计价单位	说明	三级医疗服务价格（元）	医保结算类型	医疗收费项目类别
9423	80.8502	关节镜髋关节病损切除术	四级	手术	G	331506020	关节清理术	含滑膜切除、软骨下骨修整、游离体摘除、骨质增生清除，指膝、踝、肩、肘、髋、足、手、腕等关节		每关节	单纯游离体摘除术、单纯关节滑膜切除术不得按该项目收费	2197.00	甲类	手术费
9424	80.8502	关节镜髋关节病损切除术	四级	手术	G	330000000－11	术中使用关节镜加收			次		709.50	甲类	手术费
9425	80.8600	膝关节病损的其他局部切除术或破坏术		手术	G	331506020	关节清理术	含滑膜切除、软骨下骨修整、游离体摘除、骨质增生清除，指膝、踝、肩、肘、髋、足、手、腕等关节		每关节	单纯游离体摘除术、单纯关节滑膜切除术不得按该项目收费	2197.00	甲类	手术费
9426	80.8600x009	膝关节镜下微骨折术		手术	G	331506024	关节骨软骨损伤修复术	指骨软骨移植、骨膜移植、微骨折术		每关节		3016.65	甲类	手术费
9427	80.8600x009	膝关节镜下微骨折术		手术	G	330000000－11	术中使用关节镜加收			次		709.50	甲类	手术费
9428	80.8601	膝关节病损切除术		手术	G	331506020	关节清理术	含滑膜切除、软骨下骨修整、游离体摘除、骨质增生清除，指膝、踝、肩、肘、髋、足、手、腕等关节		每关节	单纯游离体摘除术、单纯关节滑膜切除术不得按该项目收费	2197.00	甲类	手术费
9429	80.8602	关节镜膝关节病损切除术		手术	G	331506020	关节清理术	含滑膜切除、软骨下骨修整、游离体摘除、骨质增生清除，指膝、踝、肩、肘、髋、足、手、腕等关节		每关节	单纯游离体摘除术、单纯关节滑膜切除术不得按该项目收费	2197.00	甲类	手术费
9430	80.8602	关节镜膝关节病损切除术		手术	G	330000000－11	术中使用关节镜加收			次		709.50	甲类	手术费
9431	80.8700	踝关节病损的其他局部切除术或破坏术		手术	G	331506020	关节清理术	含滑膜切除、软骨下骨修整、游离体摘除、骨质增生清除，指膝、踝、肩、肘、髋、足、手、腕等关节		每关节	单纯游离体摘除术、单纯关节滑膜切除术不得按该项目收费	2197.00	甲类	手术费
9432	80.8700x007	踝关节镜下微骨折术		手术	G	331506024	关节骨软骨损伤修复术	指骨软骨移植、骨膜移植、微骨折术		每关节		3016.65	甲类	手术费
9433	80.8700x007	踝关节镜下微骨折术		手术	G	330000000－11	术中使用关节镜加收			次		709.50	甲类	手术费

（续上表）

序号	手术操作诊断编码	手术操作名称	手术级别	操作类型	财务分类	编码	项目名称	项目内涵	除外内容	计价单位	说明	三级医疗服务价格（元）	医保结算类型	医疗收费项目类别
9434	80. 8701	踝关节病损切除术		手术	G	331506020	关节清理术	含滑膜切除、软骨下骨修整、游离体摘除、骨质增生清除，指膝、踝、肩、肘、髋、足、手、腕等关节		每关节	单纯游离体摘除术、单纯关节滑膜切除术不得按该项目收费	2197. 00	甲类	手术费
9435	80. 8702	关节镜踝关节病损切除术		手术	G	331506020	关节清理术	含滑膜切除、软骨下骨修整、游离体摘除、骨质增生清除，指膝、踝、肩、肘、髋、足、手、腕等关节		每关节	单纯游离体摘除术、单纯关节滑膜切除术不得按该项目收费	2197. 00	甲类	手术费
9436	80. 8702	关节镜踝关节病损切除术		手术	G	330000000－11	术中使用关节镜加收			次		709. 50	甲类	手术费
9437	80. 8800	足和趾关节病损的其他局部切除术或破坏术		手术	G	331506020	关节清理术	含滑膜切除、软骨下骨修整、游离体摘除、骨质增生清除，指膝、踝、肩、肘、髋、足、手、腕等关节		每关节	单纯游离体摘除术、单纯关节滑膜切除术不得按该项目收费	2197. 00	甲类	手术费
9438	80. 8800x003	（足母）囊病损切除术		手术	G	331506020	关节清理术	含滑膜切除、软骨下骨修整、游离体摘除、骨质增生清除，指膝、踝、肩、肘、髋、足、手、腕等关节		每关节	单纯游离体摘除术、单纯关节滑膜切除术不得按该项目收费	2197. 00	甲类	手术费
9439	80. 8800x004	跖趾关节镜下病损切除术		手术	G	331506020	关节清理术	含滑膜切除、软骨下骨修整、游离体摘除、骨质增生清除，指膝、踝、肩、肘、髋、足、手、腕等关节		每关节	单纯游离体摘除术、单纯关节滑膜切除术不得按该项目收费	2197. 00	甲类	手术费
9440	80. 8800x004	跖趾关节镜下病损切除术		手术	G	330000000－11	术中使用关节镜加收			次		709. 50	甲类	手术费
9441	80. 8801	趾关节病损切除术		手术	G	331506020	关节清理术	含滑膜切除、软骨下骨修整、游离体摘除、骨质增生清除，指膝、踝、肩、肘、髋、足、手、腕等关节		每关节	单纯游离体摘除术、单纯关节滑膜切除术不得按该项目收费	2197. 00	甲类	手术费

（续上表）

序号	手术操作诊断编码	手术操作名称	手术级别	操作类型	财务分类	编码	项目名称	项目内涵	除外内容	计价单位	说明	三级医疗服务价格（元）	医保结算类型	医疗收费项目类别
9442	80. 8802	关节镜趾关节病损切除术		手术	G	331506020	关节清理术	含滑膜切除、软骨下骨修整、游离体摘除、骨质增生清除，指膝、踝、肩、肘、髋、足、手、腕等关节		每关节	单纯游离体摘除术、单纯关节滑膜切除术不得按该项目收费	2197. 00	甲类	手术费
9443	80. 8802	关节镜趾关节病损切除术		手术	G	330000000 – 11	术中使用关节镜加收			次		709. 50	甲类	手术费
9444	80. 8900	其他特指部位关节病损的其他局部切除术或破坏术		手术	G	331506020	关节清理术	含滑膜切除、软骨下骨修整、游离体摘除、骨质增生清除，指膝、踝、肩、肘、髋、足、手、腕等关节		每关节	单纯游离体摘除术、单纯关节滑膜切除术不得按该项目收费	2197. 00	甲类	手术费
9445	80. 8900x001	骶髂关节病损切除术		手术	G	331506020	关节清理术	含滑膜切除、软骨下骨修整、游离体摘除、骨质增生清除，指膝、踝、肩、肘、髋、足、手、腕等关节		每关节	单纯游离体摘除术、单纯关节滑膜切除术不得按该项目收费	2197. 00	甲类	手术费
9446	80. 9000	关节的其他切除术		手术	G	331506020	关节清理术	含滑膜切除、软骨下骨修整、游离体摘除、骨质增生清除，指膝、踝、肩、肘、髋、足、手、腕等关节		每关节	单纯游离体摘除术、单纯关节滑膜切除术不得按该项目收费	2197. 00	甲类	手术费
9447	80. 9100	肩关节的其他切除术		手术	G	331506020	关节清理术	含滑膜切除、软骨下骨修整、游离体摘除、骨质增生清除，指膝、踝、肩、肘、髋、足、手、腕等关节		每关节	单纯游离体摘除术、单纯关节滑膜切除术不得按该项目收费	2197. 00	甲类	手术费
9448	80. 9200	肘关节的其他切除术		手术	G	331506020	关节清理术	含滑膜切除、软骨下骨修整、游离体摘除、骨质增生清除，指膝、踝、肩、肘、髋、足、手、腕等关节		每关节	单纯游离体摘除术、单纯关节滑膜切除术不得按该项目收费	2197. 00	甲类	手术费

（续上表）

序号	手术操作诊断编码	手术操作名称	手术级别	操作类型	财务分类	编码	项目名称	项目内涵	除外内容	计价单位	说明	三级医疗服务价格（元）	医保结算类型	医疗收费项目类别
9449	80.9300	腕关节的其他切除术		手术	G	331506020	关节清理术	含滑膜切除、软骨下骨修整、游离体摘除、骨质增生清除，指膝、踝、肩、肘、髋、足、手、腕等关节		每关节	单纯游离体摘除术、单纯关节滑膜切除术不得按该项目收费	2197.00	甲类	手术费
9450	80.9400	手和指关节的其他切除术		手术	G	331506020	关节清理术	含滑膜切除、软骨下骨修整、游离体摘除、骨质增生清除，指膝、踝、肩、肘、髋、足、手、腕等关节		每关节	单纯游离体摘除术、单纯关节滑膜切除术不得按该项目收费	2197.00	甲类	手术费
9451	80.9500	髋关节的其他切除术		手术	G	331506020	关节清理术	含滑膜切除、软骨下骨修整、游离体摘除、骨质增生清除，指膝、踝、肩、肘、髋、足、手、腕等关节		每关节	单纯游离体摘除术、单纯关节滑膜切除术不得按该项目收费	2197.00	甲类	手术费
9452	80.9600	膝关节的其他切除术		手术	G	331506020	关节清理术	含滑膜切除、软骨下骨修整、游离体摘除、骨质增生清除，指膝、踝、肩、肘、髋、足、手、腕等关节		每关节	单纯游离体摘除术、单纯关节滑膜切除术不得按该项目收费	2197.00	甲类	手术费
9453	80.9700	踝关节的其他切除术		手术	G	331506020	关节清理术	含滑膜切除、软骨下骨修整、游离体摘除、骨质增生清除，指膝、踝、肩、肘、髋、足、手、腕等关节		每关节	单纯游离体摘除术、单纯关节滑膜切除术不得按该项目收费	2197.00	甲类	手术费
9454	80.9800	足和趾关节的其他切除术		手术	G	331506020	关节清理术	含滑膜切除、软骨下骨修整、游离体摘除、骨质增生清除，指膝、踝、肩、肘、髋、足、手、腕等关节		每关节	单纯游离体摘除术、单纯关节滑膜切除术不得按该项目收费	2197.00	甲类	手术费
9455	80.9800x001	跖趾关节切除术		手术	G	331506020	关节清理术	含滑膜切除、软骨下骨修整、游离体摘除、骨质增生清除，指膝、踝、肩、肘、髋、足、手、腕等关节		每关节	单纯游离体摘除术、单纯关节滑膜切除术不得按该项目收费	2197.00	甲类	手术费

（续上表）

序号	手术操作诊断编码	手术操作名称	手术级别	操作类型	财务分类	编码	项目名称	项目内涵	除外内容	计价单位	说明	三级医疗服务价格（元）	医保结算类型	医疗收费项目类别
9456	80.9900x001	黄韧带部分切除术	四级	手术	G	330204008－5	脊髓硬膜外黄韧带增厚切除术			次		6240.00	甲类	手术费
9457	80.9900x002	假关节切除术		手术	G	331509007	先天性锁骨假关节切除植骨内固定术			次		2873.00	甲类	手术费
9458	80.9900x002	假关节切除术		手术	G	331509008	先天性胫骨假关节切除带血管腓骨移植术			次		3380.00	甲类	手术费
9459	80.9900x003	颈椎后路小关节切除术	四级	手术	G	331501022	颈椎钩椎关节切除术	不含植骨		每节椎骨		4292.60	甲类	手术费
9460	80.9900x004	肋软骨切除术		手术	G	330703007	肋软骨取骨术	含肋软骨制备		次		3120.00	甲类	手术费
9461	80.9900x006	颈椎前路小关节切除术	四级	手术	G	331501022	颈椎钩椎关节切除术	不含植骨		每节椎骨		4292.60	甲类	手术费
9462	80.9901	椎体切除术伴椎间盘切除术	四级	手术	G	331501019	颈椎间盘切除术			次		2923.70	甲类	手术费
9463	80.9901	椎体切除术伴椎间盘切除术	四级	手术	G	331501056	经皮穿刺颈腰椎间盘切除术	含造影、超声定位		每节间盘		3458.00	甲类	手术费
9464	80.9901	椎体切除术伴椎间盘切除术	四级	手术	G	331501033	经胸腹联合切口胸椎间盘切除术			每节间盘		4004.00	甲类	手术费
9465	80.9902	椎体部分切除伴椎间盘切除术	四级	手术	G	331501053	脊柱半椎体切除术			次		4563.00	甲类	手术费
9466	80.9902	椎体部分切除伴椎间盘切除术	四级	手术	G	331501019	颈椎间盘切除术			次		2923.70	甲类	手术费
9467	80.9903	椎体次全切除伴椎间盘切除术	四级	手术	G	331501019	颈椎间盘切除术			次		2923.70	甲类	手术费
9468	80.9903	椎体次全切除伴椎间盘切除术	四级	手术	G	331501056	经皮穿刺颈腰椎间盘切除术	含造影、超声定位		每节间盘		3458.00	甲类	手术费
9469	80.9903	椎体次全切除伴椎间盘切除术	四级	手术	G	331501033	经胸腹联合切口胸椎间盘切除术			每节间盘		4004.00	甲类	手术费
9470	81.0000	脊柱融合	四级	手术	G	331501042	腰椎滑脱椎弓根螺钉内固定植骨融合术			次		4394.00	甲类	手术费
9471	81.0100	寰－枢脊柱融合	四级	手术	G	331501024	后入路环枢椎植骨融合术	不含取骨		次		4732.00	甲类	手术费
9472	81.0100x001	前入路寰－枢椎融合术	四级	手术	G	331501027	环枢椎侧块螺钉内固定术			次		4732.00	甲类	手术费
9473	81.0101	寰－枢椎融合术，经口	四级	手术	G	331501001	经口咽部环枢椎肿瘤切除术	不含植骨		次		6422.00	甲类	手术费
9474	81.0102	寰－枢椎融合术，后入路	四级	手术	G	331501024	后入路环枢椎植骨融合术	不含取骨		次		4732.00	甲类	手术费
9475	81.0103	枕－颈融合术，前入路	四级	手术	G	331501026	后入路枢环枕融合植骨固定术	不含枕骨大孔扩大及环椎后弓减压		次		5239.00	甲类	手术费
9476	81.0105	枕－颈融合术，后入路	四级	手术	G	331501026	后入路枢环枕融合植骨固定术	不含枕骨大孔扩大及环椎后弓减压		次		5239.00	甲类	手术费
9477	81.0200	前柱其他颈融合，前路法	四级	手术	G	331501021	颈椎体次全切除植骨融合术			每节椎骨		4698.20	甲类	手术费
9478	81.0200	前柱其他颈融合，前路法	四级	手术	G	331501020	颈椎间盘切除椎间植骨融合术			每节间盘		4275.70	甲类	手术费
9479	81.0200x001	前入路颈椎融合术	四级	手术	G	331501021	颈椎体次全切除植骨融合术			每节椎骨		4698.20	甲类	手术费
9480	81.0200x001	前入路颈椎融合术	四级	手术	G	331501020	颈椎间盘切除椎间植骨融合术			每节间盘		4275.70	甲类	手术费
9481	81.0200x002	前外侧入路颈椎融合术	四级	手术	G	331501021	颈椎体次全切除植骨融合术			每节椎骨		4698.20	甲类	手术费
9482	81.0200x002	前外侧入路颈椎融合术	四级	手术	G	331501020	颈椎间盘切除椎间植骨融合术			每节间盘		4275.70	甲类	手术费

（续上表）

序号	手术操作诊断编码	手术操作名称	手术级别	操作类型	财务分类	编码	项目名称	项目内涵	除外内容	计价单位	说明	三级医疗服务价格（元）	医保结算类型	医疗收费项目类别
9483	81.0300	后柱其他颈融合，后路法	四级	手术	G	331501064S	颈后路椎弓根螺钉复位内固定术			每椎骨		4174.30	甲类	手术费
9484	81.0300	后柱其他颈融合，后路法	四级	手术	G	331501064S－1	颈后路椎弓根螺钉复位内固定术加收（每增加1椎体）			每节椎体		2087.15	甲类	手术费
9485	81.0300x001	后入路颈椎融合术	四级	手术	G	331501064S	颈后路椎弓根螺钉复位内固定术			每椎骨		4174.30	甲类	手术费
9486	81.0300x001	后入路颈椎融合术	四级	手术	G	331501064S－1	颈后路椎弓根螺钉复位内固定术加收（每增加1椎体）			每节椎体		2087.15	甲类	手术费
9487	81.0300x002	后外侧入路颈椎融合术	四级	手术	G	331501064S	颈后路椎弓根螺钉复位内固定术			每椎骨		4174.30	甲类	手术费
9488	81.0300x002	后外侧入路颈椎融合术	四级	手术	G	331501064S－1	颈后路椎弓根螺钉复位内固定术加收（每增加1椎体）			每节椎体		2087.15	甲类	手术费
9489	81.0400x004	前外侧入路胸椎融合术	四级	手术	G	331501029	胸椎融合术	含前入路开胸、植骨		每节椎骨		3767.40	甲类	手术费
9490	81.0400x005	前外侧入路胸腰椎融合术	四级	手术	G	331501052	脊柱椎间融合器植入植骨融合术	含脊髓神经根松解、椎板切除减压、脊髓探查、骨折切开复位		次		3734.90	甲类	手术费
9491	81.0401	胸椎椎体间融合术，前入路	四级	手术	G	331501029	胸椎融合术	含前入路开胸、植骨		每节椎骨		3767.40	甲类	手术费
9492	81.0402	胸腰椎椎体间融合术，前入路	四级	手术	G	331501052	脊柱椎间融合器植入植骨融合术	含脊髓神经根松解、椎板切除减压、脊髓探查、骨折切开复位		次		3734.90	甲类	手术费
9493	81.0500x005	后外侧入路胸椎融合术	四级	手术	G	331501029	胸椎融合术	含前入路开胸、植骨		每节椎骨		3767.40	甲类	手术费
9494	81.0500x006	后外侧入路胸腰椎融合术	四级	手术	G	331501052	脊柱椎间融合器植入植骨融合术	含脊髓神经根松解、椎板切除减压、脊髓探查、骨折切开复位		次		3734.90	甲类	手术费
9495	81.0501	胸椎融合术，后入路	四级	手术	G	331501029	胸椎融合术	含前入路开胸、植骨		每节椎骨		3767.40	甲类	手术费
9496	81.0502	胸腰椎融合术，后入路	四级	手术	G	331501029－1	胸椎融合术（行椎体后缘减压术）	含前入路开胸、植骨		每节椎骨		4897.62	甲类	手术费
9497	81.0600	前柱腰和腰骶部融合，前路法	四级	手术	G	331501052	脊柱椎间融合器植入植骨融合术	含脊髓神经根松解、椎板切除减压、脊髓探查、骨折切开复位		次		3734.90	甲类	手术费
9498	81.0600x005	前外侧入路腰椎融合术	四级	手术	G	331501072S	侧入路腰椎椎间融合术	定位相应节段，完成神经减压、融合、内固定等		每节间盘		4134.00	甲类	手术费
9499	81.0600x006	前外侧入路腰骶椎融合术	四级	手术	G	331501052	脊柱椎间融合器植入植骨融合术	含脊髓神经根松解、椎板切除减压、脊髓探查、骨折切开复位		次		3734.90	甲类	手术费

（续上表）

序号	手术操作诊断编码	手术操作名称	手术级别	操作类型	财务分类	编码	项目名称	项目内涵	除外内容	计价单位	说明	三级医疗服务价格（元）	医保结算类型	医疗收费项目类别
9500	81.0601	腰椎椎体间融合术，前入路	四级	手术	G	331501072S	侧入路腰椎椎间融合术	定位相应节段，完成神经减压、融合、内固定等		每节间盘		4134.00	甲类	手术费
9501	81.0602	腰骶椎椎体间融合术，前入路	四级	手术	G	331501072S	侧入路腰椎椎间融合术	定位相应节段，完成神经减压、融合、内固定等		每节间盘		4134.00	甲类	手术费
9502	81.0700	后柱腰和腰骶部融合，后路法	四级	手术	G	331501052	脊柱椎间融合器植入植骨融合术	含脊髓神经根松解、椎板切除减压、脊髓探查、骨折切开复位		次		3734.90	甲类	手术费
9503	81.0700x002	腰骶外侧横突融合术	四级	手术	G	331501052	脊柱椎间融合器植入植骨融合术	含脊髓神经根松解、椎板切除减压、脊髓探查、骨折切开复位		次		3734.90	甲类	手术费
9504	81.0701	腰椎后柱融合术，后入路	四级	手术	G	331501041	腰椎滑脱植骨融合术	含前入路植骨融合		次		3476.20	甲类	手术费
9505	81.0702	腰骶椎后柱融合术，后入路	四级	手术	G	331501052	脊柱椎间融合器植入植骨融合术	含脊髓神经根松解、椎板切除减压、脊髓探查、骨折切开复位		次		3734.90	甲类	手术费
9506	81.0800	前柱腰和腰骶部融合，后路法	四级	手术	G	331501052	脊柱椎间融合器植入植骨融合术	含脊髓神经根松解、椎板切除减压、脊髓探查、骨折切开复位		次		3734.90	甲类	手术费
9507	81.0800x016	后外侧入路腰椎融合术	四级	手术	G	331501072S	侧入路腰椎椎间融合术	定位相应节段，完成神经减压、融合、内固定等		每节间盘		4134.00	甲类	手术费
9508	81.0800x017	后外侧入路腰骶椎融合术	四级	手术	G	331501072S	侧入路腰椎椎间融合术	定位相应节段，完成神经减压、融合、内固定等		每节间盘		4134.00	甲类	手术费
9509	81.0800x018	经椎间孔入路腰椎体融合术	四级	手术	G	331501042	腰椎滑脱椎弓根螺钉内固定植骨融合术			次		4394.00	甲类	手术费
9510	81.0801	腰椎椎体间融合术，后入路	四级	手术	G	331501042	腰椎滑脱椎弓根螺钉内固定植骨融合术			次		4394.00	甲类	手术费
9511	81.0802	腰骶椎椎体间融合术，后入路	四级	手术	G	331501042	腰椎滑脱椎弓根螺钉内固定植骨融合术			次		4394.00	甲类	手术费
9512	81.1100	踝融合术		手术	G	331511003	踝关节融合手术			次		2163.20	甲类	手术费
9513	81.1100x003	踝关节镜下踝关节融合术		手术	G	331511003	踝关节融合手术			次		2163.20	甲类	手术费
9514	81.1100x003	踝关节镜下踝关节融合术		手术	G	330000000－11	术中使用关节镜加收			次		709.50	甲类	手术费
9515	81.1101	胫距关节融合术		手术	G	331511003－2	胫、距关节融合术			次		2163.20	甲类	手术费
9516	81.1200	三关节固定术		手术	G	331505023	三踝骨折切开复位内固定术	根据骨折类型，选择适合入路切开，保护周围血管神经组织，保护骨折端血供，显露骨折，准确复位骨折端，选择相应内固定物进行骨折固定，冲洗伤口，放置引流，缝合伤口		次	多于三踝骨折按照此项目收费	3042.00	甲类	手术费

（续上表）

序号	手术操作诊断编码	手术操作名称	手术级别	操作类型	财务分类	编码	项目名称	项目内涵	除外内容	计价单位	说明	三级医疗服务价格（元）	医保结算类型	医疗收费项目类别
9517	81. 1200x001	足三关节融合术		手术	G	331511003－1	三关节融合手术			次		2163. 20	甲类	手术费
9518	81. 1300	距骨下融合术		手术	G	331511003－2	胫、距关节融合术			次		2163. 20	甲类	手术费
9519	81. 1300x003	距下关节融合术		手术	G	331511003－2	胫、距关节融合术			次		2163. 20	甲类	手术费
9520	81. 1300x004	踝关节镜下距下关节融合术		手术	G	331511003－2	胫、距关节融合术			次		2163. 20	甲类	手术费
9521	81. 1300x004	踝关节镜下距下关节融合术		手术	G	330000000－11	术中使用关节镜加收			次		709. 50	甲类	手术费
9522	81. 1400	跗骨间融合术		手术	G	331511005	近侧趾间关节融合术			次		1166. 10	甲类	手术费
9523	81. 1400x002	足外侧柱延长术		手术	G	331512007－3	手足部骨延长术			次		2450. 50	甲类	手术费
9524	81. 1401	跟骰关节融合术		手术	G	331511004	跟骰关节融合术			次		1521. 00	甲类	手术费
9525	81. 1500	跗跖融合术		手术	G	331511003	踝关节融合手术			次		2163. 20	甲类	手术费
9526	81. 1500x001	跖楔关节融合术		手术	G	331511003	踝关节融合手术			次		2163. 20	甲类	手术费
9527	81. 1600	跖趾融合术		手术	G	331511003	踝关节融合手术			次		2163. 20	甲类	手术费
9528	81. 1700	足的其他融合术		手术	G	331511003	踝关节融合手术			次		2163. 20	甲类	手术费
9529	81. 1700x001	跟骨关节融合术		手术	G	331511004	跟骰关节融合术			次		1521. 00	甲类	手术费
9530	81. 1700x003	趾关节融合术		手术	G	331511005	近侧趾间关节融合术			次		1166. 10	甲类	手术费
9531	81. 1800	距下关节关节制动术		手术	G	331511003－2	胫、距关节融合术			次		2163. 20	甲类	手术费
9532	81. 2000	关节固定术		手术	G	331506001	肩锁关节脱位切开复位内固定术	含韧带重建术		次		2704. 00	甲类	手术费
9533	81. 2100	髋关节固定术		手术	G	331506006	先天性髋关节脱位切开复位石膏固定术			次		2366. 00	甲类	手术费
9534	81. 2101	髋关节融合术		手术	G	331503005	髋臼肿瘤切除及髋关节融合术	含成形术		次		3549. 00	甲类	手术费
9535	81. 2200	膝关节固定术		手术	G	331508003	骨骺固定术			次		2399. 80	甲类	手术费
9536	81. 2201	膝关节融合术		手术	G	331511002	先天性胫骨缺如胫骨上端膝关节融合术			次		2873. 00	甲类	手术费
9537	81. 2300	肩关节固定术		手术	G	331505041S	肩胛骨骨折复位内固定术	将分离、移位、成角的肩胛骨骨折块进行复位内固定		次		2781. 00	甲类	手术费
9538	81. 2300x002	肩关节喙突截骨移位固定术［Latajet 手术］	四级	手术	G	331506001	肩锁关节脱位切开复位内固定术	含韧带重建术		次		2704. 00	甲类	手术费
9539	81. 2300x004	肩关节镜下盂唇固定术	四级	手术	G	330000000－11	术中使用关节镜加收			次		709. 50	甲类	手术费
9540	81. 2301	肩关节融合术		手术	G	331512019	上肢关节松解术	指肩、肘、腕关节		每关节		2670. 20	甲类	手术费
9541	81. 2400	肘关节固定术		手术	G	331506023	肘关节稳定术			次		3177. 20	甲类	手术费
9542	81. 2401	肘关节融合术		手术	G	331511001	肘关节融合术			次		2095. 60	甲类	手术费
9543	81. 2500	腕桡融合术		手术	G	331517002	腕关节融合术			次		1723. 80	甲类	手术费
9544	81. 2500x002	全腕关节融合术		手术	G	331517002	腕关节融合术			次		1723. 80	甲类	手术费
9545	81. 2500x003	腕骨间融合术		手术	G	331517001	局限性腕骨融合术			次		2197. 00	甲类	手术费
9546	81. 2500x004	腕中关节融合术		手术	G	331517002	腕关节融合术			次		1723. 80	甲类	手术费

（续上表）

序号	手术操作诊断编码	手术操作名称	手术级别	操作类型	财务分类	编码	项目名称	项目内涵	除外内容	计价单位	说明	三级医疗服务价格（元）	医保结算类型	医疗收费项目类别
9547	81.2501	腕桡关节固定术		手术	G	331515004	腕骨骨折切开复位内固定术			次		2450.50	甲类	手术费
9548	81.2600	掌腕融合术		手术	G	331517002	腕关节融合术			次		1723.80	甲类	手术费
9549	81.2601	掌腕关节固定术		手术	G	331515004	腕骨骨折切开复位内固定术			次		2450.50	甲类	手术费
9550	81.2700	掌指融合术		手术	G	331517003	指间关节融合术			次		1352.00	甲类	手术费
9551	81.2701	掌指关节固定术		手术	G	331516001	手部关节脱位切开复位内固定术	指腕掌关节、掌指关节、指间关节等手部关节脱位		每关节		1352.00	甲类	手术费
9552	81.2800	指间融合术		手术	G	331517003	指间关节融合术			次		1352.00	甲类	手术费
9553	81.2801	指间关节固定术		手术	G	331516001	手部关节脱位切开复位内固定术	指腕掌关节、掌指关节、指间关节等手部关节脱位		每关节		1352.00	甲类	手术费
9554	81.2900	其他特指关节的关节固定术		手术	G	331516001	手部关节脱位切开复位内固定术	指腕掌关节、掌指关节、指间关节等手部关节脱位		每关节		1352.00	甲类	手术费
9555	81.2901	骶髂关节融合术		手术	G	331501052	脊柱椎间融合器植入植骨融合术	含脊髓神经根松解、椎板切除减压、脊髓探查、骨折切开复位		次		3734.90	甲类	手术费
9556	81.2902	胸锁关节融合术		手术	G	331501047	强直性脊柱炎截骨矫正术	含植骨融合		次		4360.20	甲类	手术费
9557	81.3000	脊柱再融合术	四级	手术	G	331501052	脊柱椎间融合器植入植骨融合术	含脊髓神经根松解、椎板切除减压、脊髓探查、骨折切开复位		次		3734.90	甲类	手术费
9558	81.3100	寰－枢脊柱再融合术	四级	手术	G	331501024	后入路环枢椎植骨融合术	不含取骨		次		4732.00	甲类	手术费
9559	81.3101	寰－枢椎再融合术，前入路	四级	手术	G	331501027	环枢椎侧块螺钉内固定术			次		4732.00	甲类	手术费
9560	81.3102	寰－枢椎再融合术，经口	四级	手术	G	331501001	经口咽部环枢椎肿瘤切除术	不含植骨		次		6422.00	甲类	手术费
9561	81.3103	寰－枢椎再融合术，后入路	四级	手术	G	331501024	后入路环枢椎植骨融合术	不含取骨		次		4732.00	甲类	手术费
9562	81.3104	枕－颈再融合术，前入路	四级	手术	G	331501027	环枢椎侧块螺钉内固定术			次		4732.00	甲类	手术费
9563	81.3106	枕－颈再融合术，后入路	四级	手术	G	331501024	后入路环枢椎植骨融合术	不含取骨		次		4732.00	甲类	手术费
9564	81.3200	其他颈椎再融合，前柱，前路法	四级	手术	G	331501021	颈椎体次全切除植骨融合术			每节椎骨		4698.20	甲类	手术费
9565	81.3200x001	前入路颈椎翻修术	四级	手术	G	331501047	强直性脊柱炎截骨矫正术	含植骨融合		次		4360.20	甲类	手术费
9566	81.3200x002	前外侧入路颈椎翻修术	四级	手术	G	331501047	强直性脊柱炎截骨矫正术	含植骨融合		次		4360.20	甲类	手术费
9567	81.3400	背和背腰椎再融合，前柱，前路法	四级	手术	G	331501049	前路脊柱松解融合术			次		4022.20	甲类	手术费
9568	81.3401	胸椎椎体间再融合术，前入路	四级	手术	G	331501052	脊柱椎间融合器植入植骨融合术	含脊髓神经根松解、椎板切除减压、脊髓探查、骨折切开复位		次		3734.90	甲类	手术费
9569	81.3402	胸腰椎椎体间再融合术，前入路	四级	手术	G	331501052	脊柱椎间融合器植入植骨融合术	含脊髓神经根松解、椎板切除减压、脊髓探查、骨折切开复位		次		3734.90	甲类	手术费
9570	81.3500	背和背腰椎再融合，后路法	四级	手术	G	331501072S	侧入路腰椎椎间融合术	定位相应节段，完成神经减压、融合、内固定等		每节间盘		4134.00	甲类	手术费

（续上表）

序号	手术操作诊断编码	手术操作名称	手术级别	操作类型	财务分类	编码	项目名称	项目内涵	除外内容	计价单位	说明	三级医疗服务价格（元）	医保结算类型	医疗收费项目类别
9571	81.3501	胸椎再融合术，后入路	四级	手术	G	331501029	胸椎融合术	含前入路开胸、植骨		每节椎骨		3767.40	甲类	手术费
9572	81.3502	胸腰椎再融合术，后入路	四级	手术	G	331501072S	侧入路腰椎椎间融合术	定位相应节段，完成神经减压、融合、内固定等		每节间盘		4134.00	甲类	手术费
9573	81.3600	腰和腰骶部脊椎再融合，前柱，前路法	四级	手术	G	331501049	前路脊柱松解融合术			次		4022.20	甲类	手术费
9574	81.3601	腰椎椎体间再融合术，前入路	四级	手术	G	331501072S	侧入路腰椎椎间融合术	定位相应节段，完成神经减压、融合、内固定等		每节间盘		4134.00	甲类	手术费
9575	81.3602	腰骶椎椎体间再融合术，前入路	四级	手术	G	331501052	脊柱椎间融合器植入植骨融合术	含脊髓神经根松解、椎板切除减压、脊髓探查、骨折切开复位		次		3734.90	甲类	手术费
9576	81.3700	腰和腰骶部脊椎再融合，后柱，后路法	四级	手术	G	331501052	脊柱椎间融合器植入植骨融合术	含脊髓神经根松解、椎板切除减压、脊髓探查、骨折切开复位		次		3734.90	甲类	手术费
9577	81.3700x001	腰椎外侧横突翻修术	四级	手术	G	331501043	腰椎横突间融合术			次		4056.00	甲类	手术费
9578	81.3700x002	腰骶外侧横突翻修术	四级	手术	G	331501043	腰椎横突间融合术			次		4056.00	甲类	手术费
9579	81.3701	腰椎后柱再融合术，后入路	四级	手术	G	331501042	腰椎滑脱椎弓根螺钉内固定植骨融合术			次		4394.00	甲类	手术费
9580	81.3702	腰骶椎后柱再融合术，后入路	四级	手术	G	331501052	脊柱椎间融合器植入植骨融合术	含脊髓神经根松解、椎板切除减压、脊髓探查、骨折切开复位		次		3734.90	甲类	手术费
9581	81.3800	腰和腰骶部脊椎再融合，前柱，后路法	四级	手术	G	331501052	脊柱椎间融合器植入植骨融合术	含脊髓神经根松解、椎板切除减压、脊髓探查、骨折切开复位		次		3734.90	甲类	手术费
9582	81.3800x003	后外侧入路腰椎翻修术	四级	手术	G	331501072S	侧入路腰椎椎间融合术	定位相应节段，完成神经减压、融合、内固定等		每节间盘		4134.00	甲类	手术费
9583	81.3800x004	后外侧入路腰骶椎翻修术	四级	手术	G	331501072S	侧入路腰椎椎间融合术	定位相应节段，完成神经减压、融合、内固定等		每节间盘		4134.00	甲类	手术费
9584	81.3801	腰椎椎体间再融合术，后入路	四级	手术	G	331501052	脊柱椎间融合器植入植骨融合术	含脊髓神经根松解、椎板切除减压、脊髓探查、骨折切开复位		次		3734.90	甲类	手术费
9585	81.3802	腰骶椎椎体间再融合术，后入路	四级	手术	G	331501052	脊柱椎间融合器植入植骨融合术	含脊髓神经根松解、椎板切除减压、脊髓探查、骨折切开复位		次		3734.90	甲类	手术费
9586	81.3900	脊柱其他部位再融合术	四级	手术	G	331504007	脊椎结核病灶清除 + 植骨融合术			次		2500.00	甲类	手术费
9587	81.4000	髋修补术	四级	手术	G	331506004	髋关节脱位切开复位术			次		2028.00	甲类	手术费
9588	81.4000x004	髋关节镜下髋关节成形术	四级	手术	G	331506004	髋关节脱位切开复位术			次		2028.00	甲类	手术费
9589	81.4000x004	髋关节镜下髋关节成形术	四级	手术	G	330000000－11	术中使用关节镜加收			次		709.50	甲类	手术费

（续上表）

序号	手术操作诊断编码	手术操作名称	手术级别	操作类型	财务分类	编码	项目名称	项目内涵	除外内容	计价单位	说明	三级医疗服务价格（元）	医保结算类型	医疗收费项目类别
9590	81.4000x006	髋关节镜下软骨成形术	四级	手术	G	331506024	关节骨软骨损伤修复术	指骨软骨移植、骨膜移植、微骨折术		每关节		3016.65	甲类	手术费
9591	81.4001	髋臼成形术	四级	手术	G	331512008	髋臼造盖成形术			次		1859.00	甲类	手术费
9592	81.4200	膝五合一修补术		手术	G	331505019	髌骨骨折切开复位内固定术			次		2061.80	甲类	手术费
9593	81.4300	膝关节三联修补术		手术	G	331506011	急性膝关节前后十字韧带破裂修补术			次		2433.60	甲类	手术费
9594	81.4400	髌骨稳定术		手术	G	331506025S	髌骨内侧支持带缝合紧缩术	含滑膜清除术		次		2673.00	甲类	手术费
9595	81.4401	关节镜髌骨稳定术		手术	G	331506025S	髌骨内侧支持带缝合紧缩术	含滑膜清除术		次		2673.00	甲类	手术费
9596	81.4401	关节镜髌骨稳定术		手术	G	330000000－11	术中使用关节镜加收			次		709.50	甲类	手术费
9597	81.4402	髌骨支持带外侧松解，内侧紧缩术		手术	G	331506009	髌骨半脱位外侧切开松解术			次		2349.10	甲类	手术费
9598	81.4403	髌骨习惯性脱位韧带成形术		手术	G	331506010	髌骨脱位成形术			次		2873.00	甲类	手术费
9599	81.4501	膝关节前交叉韧带重建术		手术	G	331506029S	前交叉韧带重建翻修术	含原有植入物取出、原有植入物清理、骨隧道清理和重建、前交叉韧带重建		次		2700.00	甲类	手术费
9600	81.4502	膝关节后交叉韧带重建术		手术	G	331506013	膝关节陈旧性后十字韧带重建术			次		2433.60	甲类	手术费
9601	81.4503	关节镜膝关节交叉韧带重建术		手术	G	331506029S	前交叉韧带重建翻修术	含原有植入物取出、原有植入物清理、骨隧道清理和重建、前交叉韧带重建		次		2700.00	甲类	手术费
9602	81.4503	关节镜膝关节交叉韧带重建术		手术	G	330000000－11	术中使用关节镜加收			次		709.50	甲类	手术费
9603	81.4504	关节镜膝关节前交叉韧带重建术		手术	G	331506029S	前交叉韧带重建翻修术	含原有植入物取出、原有植入物清理、骨隧道清理和重建、前交叉韧带重建		次		2700.00	甲类	手术费
9604	81.4504	关节镜膝关节前交叉韧带重建术		手术	G	330000000－11	术中使用关节镜加收			次		709.50	甲类	手术费
9605	81.4505	关节镜膝关节后交叉韧带重建术		手术	G	331506013	膝关节陈旧性后十字韧带重建术			次		2433.60	甲类	手术费
9606	81.4505	关节镜膝关节后交叉韧带重建术		手术	G	330000000－11	术中使用关节镜加收			次		709.50	甲类	手术费
9607	81.4600	副韧带的其他修补术		手术	G	331506014	膝关节陈旧性内外侧副韧带重建术			次		2433.60	甲类	手术费
9608	81.4600x001	副韧带修补术		手术	G	331506014	膝关节陈旧性内外侧副韧带重建术			次		2433.60	甲类	手术费
9609	81.4601	关节镜膝关节副韧带修补术		手术	G	331506014	膝关节陈旧性内外侧副韧带重建术			次		2433.60	甲类	手术费
9610	81.4601	关节镜膝关节副韧带修补术		手术	G	330000000－11	术中使用关节镜加收			次		709.50	甲类	手术费
9611	81.4700x001	膝关节半月板成形术		手术	G	331506028S	关节镜下盘状半月板修整术	关节镜探查，盘状半月板修整，不含软骨修复、髁间窝成形		次		3219.00	甲类	手术费

（续上表）

序号	手术操作诊断编码	手术操作名称	手术级别	操作类型	财务分类	编码	项目名称	项目内涵	除外内容	计价单位	说明	三级医疗服务价格（元）	医保结算类型	医疗收费项目类别
9612	81.4700x005	膝关节镜下半月板成形术		手术	G	331506028S	关节镜下盘状半月板修整术	关节镜探查，盘状半月板修整，不含软骨修复、髁间窝成形		次		3219.00	甲类	手术费
9613	81.4700x005	膝关节镜下半月板成形术		手术	G	330000000－11	术中使用关节镜加收			次		709.50	甲类	手术费
9614	81.4700x012	膝关节镜下异体外侧半月板移植术		手术	G	331506019	半月板切除术			次		2095.60	甲类	手术费
9615	81.4700x012	膝关节镜下异体外侧半月板移植术		手术	G	330000000－11	术中使用关节镜加收			次		709.50	甲类	手术费
9616	81.4700x013	膝关节镜下半月板缝合术		手术	G	331506019－2	半月板缝合术			次		2095.60	甲类	手术费
9617	81.4700x013	膝关节镜下半月板缝合术		手术	G	330000000－11	术中使用关节镜加收			次		709.50	甲类	手术费
9618	81.4700x014	膝关节镜下半月板移植术		手术	G	331506019	半月板切除术			次		2095.60	甲类	手术费
9619	81.4700x014	膝关节镜下半月板移植术		手术	G	330000000－11	术中使用关节镜加收			次		709.50	甲类	手术费
9620	81.4700x015	膝关节镜下软骨成形术		手术	G	331506024	关节骨软骨损伤修复术	指骨软骨移植、骨膜移植、微骨折术		每关节		3016.65	甲类	手术费
9621	81.4700x015	膝关节镜下软骨成形术		手术	G	330000000－11	术中使用关节镜加收			次		709.50	甲类	手术费
9622	81.4700x016	膝关节镜下软骨细胞移植术		手术	G	331506024	关节骨软骨损伤修复术	指骨软骨移植、骨膜移植、微骨折术		每关节		3016.65	甲类	手术费
9623	81.4700x016	膝关节镜下软骨细胞移植术		手术	G	330000000－11	术中使用关节镜加收			次		709.50	甲类	手术费
9624	81.4700x017	膝关节镜下软骨修复术		手术	G	331506024	关节骨软骨损伤修复术	指骨软骨移植、骨膜移植、微骨折术		每关节		3016.65	甲类	手术费
9625	81.4700x017	膝关节镜下软骨修复术		手术	G	330000000－11	术中使用关节镜加收			次		709.50	甲类	手术费
9626	81.4700x018	膝关节镜下异体骨软骨移植术		手术	G	331506024	关节骨软骨损伤修复术	指骨软骨移植、骨膜移植、微骨折术		每关节		3016.65	甲类	手术费
9627	81.4700x018	膝关节镜下异体骨软骨移植术		手术	G	330000000－11	术中使用关节镜加收			次		709.50	甲类	手术费
9628	81.4700x019	膝关节镜下自体骨软骨移植术		手术	G	331506024	关节骨软骨损伤修复术	指骨软骨移植、骨膜移植、微骨折术		每关节		3016.65	甲类	手术费
9629	81.4701	鹅足转移术		手术	G	331505034	踝部骨折畸形愈合矫形术			次		2382.90	甲类	手术费
9630	81.4900x001	踝关节修补术		手术	G	331520001－1	踝关节韧带修补术			次		1064.70	甲类	手术费
9631	81.4900x002	踝关节镜下软骨成形术		手术	G	331506024	关节骨软骨损伤修复术	指骨软骨移植、骨膜移植、微骨折术		每关节		3016.65	甲类	手术费
9632	81.4900x002	踝关节镜下软骨成形术		手术	G	330000000－11	术中使用关节镜加收			次		709.50	甲类	手术费
9633	81.4900x003	踝关节镜下软骨修复术		手术	G	331506024	关节骨软骨损伤修复术	指骨软骨移植、骨膜移植、微骨折术		每关节		3016.65	甲类	手术费
9634	81.4900x003	踝关节镜下软骨修复术		手术	G	330000000－11	术中使用关节镜加收			次		709.50	甲类	手术费
9635	81.4900x004	踝关节镜下异体骨软骨移植术		手术	G	331506024	关节骨软骨损伤修复术	指骨软骨移植、骨膜移植、微骨折术		每关节		3016.65	甲类	手术费
9636	81.4900x004	踝关节镜下异体骨软骨移植术		手术	G	330000000－11	术中使用关节镜加收			次		709.50	甲类	手术费

（续上表）

序号	手术操作诊断编码	手术操作名称	手术级别	操作类型	财务分类	编码	项目名称	项目内涵	除外内容	计价单位	说明	三级医疗服务价格（元）	医保结算类型	医疗收费项目类别
9637	81.4900x005	踝关节镜下自体骨软骨移植术		手术	G	331506024	关节骨软骨损伤修复术	指骨软骨移植、骨膜移植、微骨折术		每关节		3016.65	甲类	手术费
9638	81.4900x005	踝关节镜下自体骨软骨移植术		手术	G	330000000-11	术中使用关节镜加收			次		709.50	甲类	手术费
9639	81.4900x006	踝关节软骨镜下软骨细胞移植术		手术	G	331506024	关节骨软骨损伤修复术	指骨软骨移植、骨膜移植、微骨折术		每关节		3016.65	甲类	手术费
9640	81.4900x006	踝关节软骨镜下软骨细胞移植术		手术	G	330000000-11	术中使用关节镜加收			次		709.50	甲类	手术费
9641	81.4901	踝关节内侧韧带修补术		手术	G	331520001-1	踝关节韧带修补术			次		1064.70	甲类	手术费
9642	81.4902	踝关节外侧韧带修补术		手术	G	331520001-1	踝关节韧带修补术			次		1064.70	甲类	手术费
9643	81.5100	全髋关节置换	四级	手术	G	331507005	人工全髋关节置换术			次		3900.00	甲类	手术费
9644	81.5200	髋关节部分置换		手术	G	331507012	髋关节表面置换术			次		4095.00	甲类	手术费
9645	81.5200x004	人工双动股骨头置换术	四级	手术	G	331507006	人工股骨头置换术	不含关节滑膜切除术		次		3666.00	甲类	手术费
9646	81.5201	人工股骨头置换术	四级	手术	G	331507006	人工股骨头置换术	不含关节滑膜切除术		次		3666.00	甲类	手术费
9647	81.5202	人工髋臼置换术	四级	手术	G	331507005	人工全髋关节置换术			次		3900.00	甲类	手术费
9648	81.5300	髋关节置换修正术	四级	手术	G	331507005	人工全髋关节置换术			次		3900.00	甲类	手术费
9649	81.5400	全部膝关节置换	四级	手术	G	331507007	人工膝关节表面置换术	不含关节滑膜切除术		次		4056.00	甲类	手术费
9650	81.5400x004	膝关节单髁表面置换术	四级	手术	G	331507015S	膝关节单髁置换术	显露病变的膝关节，安放假体。不含术中 X 线透视、导航		次		4292.00	甲类	手术费
9651	81.5400x005	膝关节髌股表面置换术	四级	手术	G	331507007	人工膝关节表面置换术	不含关节滑膜切除术		次		4056.00	甲类	手术费
9652	81.5400x007	膝关节双间室置换术	四级	手术	G	331507007	人工膝关节表面置换术	不含关节滑膜切除术		次		4056.00	甲类	手术费
9653	81.5400x008	铰链式人工膝关节置换术	四级	手术	G	331507008	人工膝关节铰链式置换术			次		4056.00	甲类	手术费
9654	81.5401	部分膝关节置换术	四级	手术	G	331507007	人工膝关节表面置换术	不含关节滑膜切除术		次		4056.00	甲类	手术费
9655	81.5500	膝关节置换修正术	四级	手术	G	331507007-1	人工膝关节表面再置换术			次		5272.80	甲类	手术费
9656	81.5600	踝关节全部置换	四级	手术	G	331507009	人工踝关节置换术			次		4732.00	甲类	手术费
9657	81.5700	足和趾关节置换	四级	手术	G	331507013	人工跖趾关节置换术		人工关节	次		2577.25	甲类	手术费
9658	81.5700x001	跖趾关节置换术	四级	手术	G	331507013-1	人工趾间关节置换术		人工关节	次		2577.25	甲类	手术费
9659	81.5700x002	趾关节置换术	四级	手术	G	331507013	人工跖趾关节置换术		人工关节	次		2577.25	甲类	手术费
9660	81.5900	下肢关节置换修复术	四级	手术	G	331507010	人工髌股关节置换术	含髌骨和股骨滑车表面置换手术、不含关节滑膜切除术		次		4394.00	甲类	手术费
9661	81.6200	2～3 个椎骨融合或再融合		手术	G	331501029	胸椎融合术	含前入路开胸、植骨		每节椎骨		3767.40	甲类	手术费
9662	81.6300	4～8 个椎骨融合或再融合		手术	G	331501029	胸椎融合术	含前入路开胸、植骨		每节椎骨		3767.40	甲类	手术费
9663	81.6400	9 个或更多椎骨的融合或再融合		手术	G	331501029	胸椎融合术	含前入路开胸、植骨		每节椎骨		3767.40	甲类	手术费
9664	81.6400x003	多块椎骨融合		手术	G	331501029	胸椎融合术	含前入路开胸、植骨		每节椎骨		3767.40	甲类	手术费
9665	81.6500	经皮椎骨成形术	四级	手术	G	331501059	经皮椎体成形术			每椎体		3276.00	甲类	手术费
9666	81.6600	经皮椎体增强	四级	手术	G	331501059	经皮椎体成形术			每椎体		3276.00	甲类	手术费
9667	81.6600x001	经皮穿刺脊柱后凸成形术	四级	手术	G	331501059	经皮椎体成形术			每椎体		3276.00	甲类	手术费

（续上表）

序号	手术操作诊断编码	手术操作名称	手术级别	操作类型	财务分类	编码	项目名称	项目内涵	除外内容	计价单位	说明	三级医疗服务价格（元）	医保结算类型	医疗收费项目类别
9668	81.6600x002	腰椎骨折球囊扩张成形术	四级	手术	G	331501042－1/1	腰椎滑脱椎弓根螺钉内固定植骨融合术＋行椎板切除减压间盘摘除			次		5272.80	甲类	手术费
9669	81.6600x003	胸椎骨折球囊扩张成形术	四级	手术	G	331501032	胸腰椎骨折切开复位内固定术	后方入路切口		每节椎骨		3599.70	甲类	手术费
9670	81.6601	经皮椎体球囊扩张成形术	四级	手术	G	331501059	经皮椎体成形术			每椎体		3276.00	甲类	手术费
9671	81.7100	掌指关节和指间关节成形术伴植入		手术	G	331519017	掌指关节成形术			次		2197.00	甲类	手术费
9672	81.7100x001	掌指关节成形术伴植入		手术	G	331519017	掌指关节成形术			次		2197.00	甲类	手术费
9673	81.7100x002	人工指关节置换术		手术	G	331517004	手部人工关节置换术	指指间关节、掌指、腕掌关节等手部关节		每关节		2484.30	甲类	手术费
9674	81.7100x003	指间关节成形术伴植入		手术	G	331519012	指关节成形术	含侧副韧带切除、关节融合		每指		1690.00	甲类	手术费
9675	81.7100x004	异体指关节游离移植术		手术	G	331519012	指关节成形术	含侧副韧带切除、关节融合		每指		1690.00	甲类	手术费
9676	81.7100x005	人工掌指关节置换术		手术	G	331517004	手部人工关节置换术	指指间关节、掌指、腕掌关节等手部关节		每关节		2484.30	甲类	手术费
9677	81.7200	掌指关节和指间关节成形术不伴植入		手术	G	331519017	掌指关节成形术			次		2197.00	甲类	手术费
9678	81.7200x002	掌指关节成形术		手术	G	331519017	掌指关节成形术			次		2197.00	甲类	手术费
9679	81.7200x003	指间关节成形术		手术	G	331519012	指关节成形术	含侧副韧带切除、关节融合		每指		1690.00	甲类	手术费
9680	81.7200x004	掌板紧缩术		手术	G	331519011	手部瘢痕挛缩整形术	含掌侧和背侧；不含指关节成形术		每部位或每侧		3549.00	甲类	手术费
9681	81.7200x005	掌板修复术		手术	G	331519011	手部瘢痕挛缩整形术	含掌侧和背侧；不含指关节成形术		每部位或每侧		3549.00	甲类	手术费
9682	81.7200x006	指关节软骨重建术		手术	G	331506024	关节骨软骨损伤修复术	指骨软骨移植、骨膜移植、微骨折术		每关节		3016.65	甲类	手术费
9683	81.7300	腕关节全部置换		手术	G	331507004	人工腕关节置换术			次		3887.00	甲类	手术费
9684	81.7300x001	人工腕关节置换术		手术	G	331507004	人工腕关节置换术			次		3887.00	甲类	手术费
9685	81.7400	腕腕关节或腕掌关节成形术伴植入		手术	G	331519017	掌指关节成形术			次		2197.00	甲类	手术费
9686	81.7400x001	腕关节成形术伴植入		手术	G	331519017	掌指关节成形术			次		2197.00	甲类	手术费
9687	81.7400x002	腕掌关节成形术伴植入		手术	G	331519017	掌指关节成形术			次		2197.00	甲类	手术费
9688	81.7500	腕腕关节或腕掌关节成形术不伴植入		手术	G	331519017	掌指关节成形术			次		2197.00	甲类	手术费
9689	81.7500x001	腕关节成形术		手术	G	331519017	掌指关节成形术			次		2197.00	甲类	手术费
9690	81.7500x002	腕掌关节成形术		手术	G	331519017	掌指关节成形术			次		2197.00	甲类	手术费
9691	81.7500x003	腕关节镜下 TFCC 成形术		手术	G	331519017	掌指关节成形术			次		2197.00	甲类	手术费

（续上表）

序号	手术操作诊断编码	手术操作名称	手术级别	操作类型	财务分类	编码	项目名称	项目内涵	除外内容	计价单位	说明	三级医疗服务价格（元）	医保结算类型	医疗收费项目类别
9692	81.7500x003	腕关节镜下 TFCC 成形术		手术	G	330000000－11	术中使用关节镜加收			次		709.50	甲类	手术费
9693	81.7500x004	腕关节镜下 TFCC 修补术		手术	G	331519017	掌指关节成形术			次		2197.00	甲类	手术费
9694	81.7500x004	腕关节镜下 TFCC 修补术		手术	G	330000000－11	术中使用关节镜加收			次		709.50	甲类	手术费
9695	81.7500x005	腕关节镜下软骨成形术		手术	G	331518007	腕关节三角软骨复合体重建术	含全切、部分切除		次		3227.90	甲类	手术费
9696	81.7500x005	腕关节镜下软骨成形术		手术	G	330000000－11	术中使用关节镜加收			次		709.50	甲类	手术费
9697	81.7900	手、指和腕关节的其他修补术		手术	G	331519011	手部瘢痕挛缩整形术	含掌侧和背侧；不含指关节成形术		每部位或每侧		3549.00	甲类	手术费
9698	81.8000	肩关节全部置换	四级	手术	G	331507001	人工全肩关节置换术	含肱骨头及肩胛骨部分		次		5265.00	甲类	手术费
9699	81.8000x003	肩关节表面置换术	四级	手术	G	331507001	人工全肩关节置换术	含肱骨头及肩胛骨部分		次		5265.00	甲类	手术费
9700	81.8100	肩关节部分置换	四级	手术	G	331507001	人工全肩关节置换术	含肱骨头及肩胛骨部分		次		5265.00	甲类	手术费
9701	81.8101	人工肱骨头置换术	四级	手术	G	331507002	人工肱骨头置换术			次		3900.00	甲类	手术费
9702	81.8200	复发性肩脱位的修补术		手术	G	331506002	肩关节脱位切开复位术			次		2197.00	甲类	手术费
9703	81.8201	关节镜习惯性肩关节脱位修补术		手术	G	331506002－1	肩关节陈旧性脱位切开复位术			次		2856.10	甲类	手术费
9704	81.8300x001	肩关节成形术		手术	G	331506001－1	肩锁关节成形术	含韧带重建术		次		2704.00	甲类	手术费
9705	81.8300x004	肩关节修补术		手术	G	331522008	肩袖破裂修补术			次		2366.00	甲类	手术费
9706	81.8300x006	肩袖修补术		手术	G	331522008	肩袖破裂修补术			次		2366.00	甲类	手术费
9707	81.8300x007	肩关节镜下关节囊热紧缩术		手术	G	331506002	肩关节脱位切开复位术			次		2197.00	甲类	手术费
9708	81.8300x007	肩关节镜下关节囊热紧缩术		手术	G	330000000－11	术中使用关节镜加收			次		709.50	甲类	手术费
9709	81.8300x008	肩关节镜下肩袖修补术	四级	手术	G	331522008	肩袖破裂修补术			次		2366.00	甲类	手术费
9710	81.8300x008	肩关节镜下肩袖修补术	四级	手术	G	330000000－11	术中使用关节镜加收			次		709.50	甲类	手术费
9711	81.8300x009	肩关节镜下盂唇修补术		手术	G	331522008－3	肩关节盂唇修复术			次		2366.00	甲类	手术费
9712	81.8300x009	肩关节镜下盂唇修补术		手术	G	330000000－11	术中使用关节镜加收			次		709.50	甲类	手术费
9713	81.8301	肩峰成形术		手术	G	331521010－2	肩峰成形术			次		3887.00	甲类	手术费
9714	81.8302	肩关节盂成形术		手术	G	331522008	肩袖破裂修补术			次		2366.00	甲类	手术费
9715	81.8303	肩锁关节修补术		手术	G	331506001－1	肩锁关节成形术	含韧带重建术		次		2704.00	甲类	手术费
9716	81.8304	高肩胛症松解术		手术	G	331522011	格林先天性高肩胛症手术			次		3211.00	甲类	手术费
9717	81.8305	肩关节成形翻修术		手术	G	331507001－1	人工全肩关节再置换术	含肱骨头及肩胛骨部分		次		6844.50	甲类	手术费
9718	81.8400	肘关节全部置换		手术	G	331507003	人工肘关节置换术			次		3900.00	甲类	手术费
9719	81.8400x002	人工桡骨头置换术		手术	G	331515010	人工桡骨头置换术			单侧		2501.20	甲类	手术费
9720	81.8401	肘关节部分置换术		手术	G	331507003	人工肘关节置换术			次		3900.00	甲类	手术费
9721	81.8500x001	肱骨髁间成形术		手术	G	331507003	人工肘关节置换术			次		3900.00	甲类	手术费
9722	81.8500x002	肘关节成形术		手术	G	331512001	肘关节叉状成形术			次		3042.00	甲类	手术费
9723	81.8500x004	肘关节镜下软骨成形术		手术	G	331506024	关节骨软骨损伤修复术	指骨软骨移植、骨膜移植、微骨折术		每关节		3016.65	甲类	手术费

（续上表）

序号	手术操作诊断编码	手术操作名称	手术级别	操作类型	财务分类	编码	项目名称	项目内涵	除外内容	计价单位	说明	三级医疗服务价格（元）	医保结算类型	医疗收费项目类别
9724	81.8500x004	肘关节镜下软骨成形术		手术	G	330000000－11	术中使用关节镜加收			次		709.50	甲类	手术费
9725	81.8500x005	肘关节镜下软骨修复术		手术	G	331506024	关节骨软骨损伤修复术	指骨软骨移植、骨膜移植、微骨折术		每关节		3016.65	甲类	手术费
9726	81.8500x005	肘关节镜下软骨修复术		手术	G	330000000－11	术中使用关节镜加收			次		709.50	甲类	手术费
9727	81.8500x006	肘关节镜下异体骨软骨移植术		手术	G	331506024	关节骨软骨损伤修复术	指骨软骨移植、骨膜移植、微骨折术		每关节		3016.65	甲类	手术费
9728	81.8500x006	肘关节镜下异体骨软骨移植术		手术	G	330000000－11	术中使用关节镜加收			次		709.50	甲类	手术费
9729	81.8500x007	肘关节镜下自体骨软骨移植术		手术	G	331506024	关节骨软骨损伤修复术	指骨软骨移植、骨膜移植、微骨折术		每关节		3016.65	甲类	手术费
9730	81.8500x007	肘关节镜下自体骨软骨移植术		手术	G	330000000－11	术中使用关节镜加收			次		709.50	甲类	手术费
9731	81.8500x008	肘关节镜下软骨细胞移植术		手术	G	331506024	关节骨软骨损伤修复术	指骨软骨移植、骨膜移植、微骨折术		每关节		3016.65	甲类	手术费
9732	81.8500x008	肘关节镜下软骨细胞移植术		手术	G	330000000－11	术中使用关节镜加收			次		709.50	甲类	手术费
9733	81.8800	反向全肩关节置换术	四级	手术	G	331507001	人工全肩关节置换术	含肱骨头及肩胛骨部分		次		5265.00	甲类	手术费
9734	81.9300	上肢关节囊或韧带缝合术		手术	G	331520002	指（趾）间或掌指（趾）关节侧副韧带修补术			次		1064.70	甲类	手术费
9735	81.9300x003	指间关节侧副韧带重建术		手术	G	331520002	指（趾）间或掌指（趾）关节侧副韧带修补术			次		1064.70	甲类	手术费
9736	81.9300x004	腕关节镜下韧带重建术		手术	G	331520001	腕关节韧带修补术			次		1064.70	甲类	手术费
9737	81.9300x004	腕关节镜下韧带重建术		手术	G	330000000－11	术中使用关节镜加收			次		709.50	甲类	手术费
9738	81.9300x005	腕关节韧带重建术		手术	G	331520001	腕关节韧带修补术			次		1064.70	甲类	手术费
9739	81.9300x006	腕关节韧带紧缩术		手术	G	331520001	腕关节韧带修补术			次		1064.70	甲类	手术费
9740	81.9300x007	指关节囊缝合术		手术	G	331520002－1	指（趾）间或掌指（趾）关节关节囊修补术			次		1064.70	甲类	手术费
9741	81.9300x008	指间关节侧副韧带缝合术		手术	G	331520002	指（趾）间或掌指（趾）关节侧副韧带修补术			次		1064.70	甲类	手术费
9742	81.9300x009	肘关节镜下韧带重建术		手术	G	331506017	关节滑膜切除术（中）	指肘、腕、踝关节		每关节		1859.00	甲类	手术费
9743	81.9300x010	肘关节韧带修补术		手术	G	331506017	关节滑膜切除术（中）	指肘、腕、踝关节		每关节		1859.00	甲类	手术费
9744	81.9301	上肢关节囊缝合术		手术	G	331512019	上肢关节松解术	指肩、肘、腕关节		每关节		2670.20	甲类	手术费
9745	81.9302	上肢韧带缝合术		手术	G	331512019	上肢关节松解术	指肩、肘、腕关节		每关节		2670.20	甲类	手术费
9746	81.9400	踝关节和足关节囊或韧带缝合术		手术	G	331520001－1	踝关节韧带修补术			次		1064.70	甲类	手术费
9747	81.9400x001	踝关节韧带修补术		手术	G	331520001－1	踝关节韧带修补术			次		1064.70	甲类	手术费
9748	81.9400x006	踝关节镜下韧带修补术		手术	G	331520001－1	踝关节韧带修补术			次		1064.70	甲类	手术费
9749	81.9400x007	踝关节镜下韧带重建术		手术	G	331520001－1	踝关节韧带修补术			次		1064.70	甲类	手术费
9750	81.9401	踝关节囊缝合术		手术	G	331520001－1	踝关节韧带修补术			次		1064.70	甲类	手术费
9751	81.9402	踝关节韧带缝合术		手术	G	331520001－1	踝关节韧带修补术			次		1064.70	甲类	手术费
9752	81.9403	足关节囊缝合术		手术	G	331520001－1	踝关节韧带修补术			次		1064.70	甲类	手术费

（续上表）

序号	手术操作诊断编码	手术操作名称	手术级别	操作类型	财务分类	编码	项目名称	项目内涵	除外内容	计价单位	说明	三级医疗服务价格（元）	医保结算类型	医疗收费项目类别
9753	81.9404	足韧带缝合术		手术	G	331520001－1	踝关节韧带修补术			次		1064.70	甲类	手术费
9754	81.9500	其他下肢关节囊或韧带缝合术		手术	G	331506014	膝关节陈旧性内外侧副韧带重建术			次		2433.60	甲类	手术费
9755	81.9500x001	髌韧带缝合术		手术	G	331512012	髌韧带成形术	含断裂直接缝合术、远方移位、止点移位、断裂重建术、人工髌腱成形术	人工髌腱	次		2704.00	甲类	手术费
9756	81.9501	下肢关节囊缝合术		手术	G	331512012	髌韧带成形术	含断裂直接缝合术、远方移位、止点移位、断裂重建术、人工髌腱成形术	人工髌腱	次		2704.00	甲类	手术费
9757	81.9502	下肢韧带缝合术		手术	G	331512012	髌韧带成形术	含断裂直接缝合术、远方移位、止点移位、断裂重建术、人工髌腱成形术	人工髌腱	次		2704.00	甲类	手术费
9758	81.9600x003	髌韧带重建术		手术	G	331512012	髌韧带成形术	含断裂直接缝合术、远方移位、止点移位、断裂重建术、人工髌腱成形术	人工髌腱	次		2704.00	甲类	手术费
9759	81.9600x009	关节软骨修复术		手术	G	331506024	关节骨软骨损伤修复术	指骨软骨移植、骨膜移植、微骨折术		每关节		3016.65	甲类	手术费
9760	81.9600x015	韧带修补术		手术	G	331520002	指（趾）间或掌指（趾）关节侧副韧带修补术			次		1064.70	甲类	手术费
9761	81.9600x017	跖趾关节镜下软骨成形术		手术	G	331506024	关节骨软骨损伤修复术	指骨软骨移植、骨膜移植、微骨折术		每关节		3016.65	甲类	手术费
9762	81.9600x018	跖趾关节镜下软骨修复术		手术	G	331506024	关节骨软骨损伤修复术	指骨软骨移植、骨膜移植、微骨折术		每关节		3016.65	甲类	手术费
9763	81.9600x019	足趾关节游离移植术		手术	G	331506024	关节骨软骨损伤修复术	指骨软骨移植、骨膜移植、微骨折术		每关节		3016.65	甲类	手术费
9764	81.9600x020	膝关节镜下膝关节后外侧角重建术		手术	G	331506014	膝关节陈旧性内外侧副韧带重建术			次		2433.60	甲类	手术费
9765	81.9600x021	膝关节后外侧角重建术		手术	G	331506014	膝关节陈旧性内外侧副韧带重建术			次		2433.60	甲类	手术费
9766	81.9600x022	膝关节镜下膝关节内侧髌股韧带重建术		手术	G	331512012	髌韧带成形术	含断裂直接缝合术、远方移位、止点移位、断裂重建术、人工髌腱成形术	人工髌腱	次		2704.00	甲类	手术费
9767	81.9600x023	膝关节内侧髌股韧带重建术		手术	G	331512012	髌韧带成形术	含断裂直接缝合术、远方移位、止点移位、断裂重建术、人工髌腱成形术	人工髌腱	次		2704.00	甲类	手术费
9768	81.9600x024	膝关节镜下膝后十字韧带再附着术		手术	G	331506013	膝关节陈旧性后十字韧带重建术			次		2433.60	甲类	手术费
9769	81.9600x025	膝后十字韧带再附着术		手术	G	331506013	膝关节陈旧性后十字韧带重建术			次		2433.60	甲类	手术费

（续上表）

序号	手术操作诊断编码	手术操作名称	手术级别	操作类型	财务分类	编码	项目名称	项目内涵	除外内容	计价单位	说明	三级医疗服务价格（元）	医保结算类型	医疗收费项目类别
9770	81.9600x026	膝关节镜下髌骨内侧支持带紧缩缝合术		手术	G	331506025S	髌骨内侧支持带缝合紧缩术	含滑膜清除术		次		2673.00	甲类	手术费
9771	81.9600x026	膝关节镜下髌骨内侧支持带紧缩缝合术		手术	G	330000000－11	术中使用关节镜加收			次		709.50	甲类	手术费
9772	81.9600x027	髌骨内侧支持带紧缩缝合术		手术	G	331506025S	髌骨内侧支持带缝合紧缩术	含滑膜清除术		次		2673.00	甲类	手术费
9773	81.9600x028	膝关节镜下髌韧带移位术		手术	G	331506009－2	髌骨前（后）交叉韧带紧缩术			次		2349.10	甲类	手术费
9774	81.9600x029	髌韧带移位术		手术	G	331512012	髌韧带成形术	含断裂直接缝合术、远方移位、止点移位、断裂重建术、人工髌腱成形术	人工髌腱	次		2704.00	甲类	手术费
9775	81.9600x030	膝关节镜下髌骨外侧支持带松解术		手术	G	331506009－1	髌韧带挛缩松解术			次		2349.10	甲类	手术费
9776	81.9600x031	髌骨外侧支持带松解术		手术	G	331506009－1	髌韧带挛缩松解术			次		2349.10	甲类	手术费
9777	81.9600x032	膝关节镜下髌韧带重建术		手术	G	331512012	髌韧带成形术	含断裂直接缝合术、远方移位、止点移位、断裂重建术、人工髌腱成形术	人工髌腱	次		2704.00	甲类	手术费
9778	81.9700	上肢关节置换修正术		手术	G	331507001	人工全肩关节置换术	含肱骨头及肩胛骨部分		次		5265.00	甲类	手术费
9779	81.9700x002	肘关节翻修术		手术	G	331507014	人工关节翻修术		人工关节	次		5070.00	甲类	手术费
9780	81.9701	肩关节置换修复术		手术	G	331507001	人工全肩关节置换术	含肱骨头及肩胛骨部分		次		5265.00	甲类	手术费
9781	81.9702	肘关节置换修复术		手术	G	331507003	人工肘关节置换术			次		3900.00	甲类	手术费
9782	81.9703	腕关节置换修复术		手术	G	331507004	人工腕关节置换术			次		3887.00	甲类	手术费
9783	81.9704	指关节置换修复术		手术	G	331517004	手部人工关节置换术	指指间关节、掌指、腕掌关节等手部关节		每关节		2484.30	甲类	手术费
9784	81.9800	关节结构的其他诊断性操作		手术	G	331506018	关节滑膜切除术（小）	指掌指、指间、趾间关节		每关节		1521.00	甲类	手术费
9785	82.0100	手腱鞘探查术		手术	G	331521028－1	肌腱探查术			每部位	仅独立开展本手术方可收费	1521.00	甲类	手术费
9786	82.0101	手部腱鞘松解术		手术	G	331521028	肌腱粘连松解术			每部位		1521.00	甲类	手术费
9787	82.0102	手腱鞘切开探查术		手术	G	331521028－1	肌腱探查术			每部位	仅独立开展本手术方可收费	1521.00	甲类	手术费
9788	82.0103	手部肌腱切开异物去除术		手术	G	331521008	手外伤清创术			每指		253.50	甲类	手术费
9789	82.0201	手部肌肉异物去除术		手术	G	331521008	手外伤清创术			每指		253.50	甲类	手术费
9790	82.0300	手黏液囊切开术		手术	G	331602001－1	经皮囊肿引流术			次		253.50	甲类	手术费
9791	82.0400	掌间隙或鱼际间隙切开引流术		手术	G	331602001	脓肿切开引流术	含体表、软组织感染化脓切开引流		次		253.50	甲类	手术费
9792	82.0401	掌间隙切开引流术		手术	G	331602001	脓肿切开引流术	含体表、软组织感染化脓切开引流		次		253.50	甲类	手术费

（续上表）

序号	手术操作诊断编码	手术操作名称	手术级别	操作类型	财务分类	编码	项目名称	项目内涵	除外内容	计价单位	说明	三级医疗服务价格（元）	医保结算类型	医疗收费项目类别
9793	82. 0402	鱼际间隙切开引流术		手术	G	331602001	脓肿切开引流术	含体表、软组织感染化脓切开引流		次		253. 50	甲类	手术费
9794	82. 0900	手软组织的其他切开术		手术	G	331521016	缩窄性腱鞘炎切开术			次		676. 00	甲类	手术费
9795	82. 0901	手部软组织切开术		手术	G	331521016	缩窄性腱鞘炎切开术			次		676. 00	甲类	手术费
9796	82. 0902	手部软组织切开异物去除术		手术	G	331521008	手外伤清创术			每指		253. 50	甲类	手术费
9797	82. 1100	手肌腱切开术		手术	G	331521020	小肌肉挛缩切断术			次		1352. 00	甲类	手术费
9798	82. 1100x002	侧腱束切断术		手术	G	331521020	小肌肉挛缩切断术			次		1352. 00	甲类	手术费
9799	82. 1101	手部肌腱切断术		手术	G	331521020	小肌肉挛缩切断术			次		1352. 00	甲类	手术费
9800	82. 1200	手筋膜切开术		手术	G	331521018	掌筋膜挛缩切除术			次		1352. 00	甲类	手术费
9801	82. 1200x002	掌筋膜切断术		手术	G	331521018	掌筋膜挛缩切除术			次		1352. 00	甲类	手术费
9802	82. 1201	手部筋膜切断术		手术	G	331521018	掌筋膜挛缩切除术			次		1352. 00	甲类	手术费
9803	82. 1202	手部筋膜粘连松解术		手术	G	331521028	肌腱粘连松解术			每部位		1521. 00	甲类	手术费
9804	82. 1900x002	手部肌肉松解术		手术	G	331521028	肌腱粘连松解术			每部位		1521. 00	甲类	手术费
9805	82. 1901	手部肌肉切断术		手术	G	331521020	小肌肉挛缩切断术			次		1352. 00	甲类	手术费
9806	82. 2100	手腱鞘病损切除术		手术	G	331521017	腱鞘囊肿切除术			次		997. 10	甲类	手术费
9807	82. 2101	手部腱鞘囊肿切除术		手术	G	331521017	腱鞘囊肿切除术			次		997. 10	甲类	手术费
9808①	82. 3200	手肌腱切除术用做移植物		手术	G	331521030	屈伸指（趾）肌腱游离移植术	显露肌腱，游离和切取肌腱，修正并缝合止血，缝合伤口，加压包扎		每根肌腱		2197. 00	甲类	手术费
9809	82. 3200x001	手肌腱切取术		手术	G	331604027	阔筋膜切取术			次		1158. 30	甲类	手术费
9810	82. 3300	手的其他肌腱切除术		手术	G	331521020	小肌肉挛缩切断术			次		1352. 00	甲类	手术费
9811	82. 3301	手部腱鞘切除术		手术	G	331521017	腱鞘囊肿切除术			次		997. 10	甲类	手术费
9812②	82. 3400	手肌或筋膜切除术用做移植物		手术	G	331521030	屈伸指（趾）肌腱游离移植术	显露肌腱，游离和切取肌腱，修正并缝合止血，缝合伤口，加压包扎		每根肌腱		2197. 00	甲类	手术费
9813	82. 3400x001	手肌肉切取术		手术	G	331521020	小肌肉挛缩切断术			次		1352. 00	甲类	手术费
9814③	82. 3400x002	手筋膜切除用于移植		手术	G	331603043	肌腱移植术		异体肌腱	次		2912. 00	甲类	手术费
9815	82. 3500	手的其他筋膜切除术		手术	G	331521018	掌筋膜挛缩切除术			次		1352. 00	甲类	手术费
9816	82. 3500x001	掌腱膜部分切除术		手术	G	331521018	掌筋膜挛缩切除术			次		1352. 00	甲类	手术费
9817	82. 3500x002	掌腱膜切除术		手术	G	331521018	掌筋膜挛缩切除术			次		1352. 00	甲类	手术费
9818	82. 3501	掌腱膜挛缩松解术		手术	G	331521018	掌筋膜挛缩切除术			次		1352. 00	甲类	手术费
9819	82. 3600	手的其他肌肉切除术		手术	G	331521020	小肌肉挛缩切断术			次		1352. 00	甲类	手术费
9820	82. 3600x001	手部肌肉切除术		手术	G	331521020	小肌肉挛缩切断术			次		1352. 00	甲类	手术费
9821	82. 3601	手部肌肉清创术		手术	G	331521008	手外伤清创术			每指		253. 50	甲类	手术费
9822	82. 3900	手软组织的其他切除术		手术	G	331521017	腱鞘囊肿切除术			次		997. 10	甲类	手术费

①～③ 限制范围：限治疗性自体移植。

（续上表）

序号	手术操作诊断编码	手术操作名称	手术级别	操作类型	财务分类	编码	项目名称	项目内涵	除外内容	计价单位	说明	三级医疗服务价格（元）	医保结算类型	医疗收费项目类别
9823	82.3900x001	手部软组织切除术		手术	G	331521017	腱鞘囊肿切除术			次		997.10	甲类	手术费
9824	82.4100	手腱鞘缝合术		手术	G	331521016	缩窄性腱鞘炎切开术			次		676.00	甲类	手术费
9825	82.4200	手屈肌腱延迟性缝合术		手术	G	331521029	屈伸指（趾）肌腱吻合术	切开皮肤，止血显露并缝合，屈伸指（趾）肌腱		每根肌腱		1183.00	甲类	手术费
9826	82.4300	手的其他肌腱延迟性缝合术		手术	G	331521029	屈伸指（趾）肌腱吻合术	切开皮肤，止血显露并缝合，屈伸指（趾）肌腱		每根肌腱		1183.00	甲类	手术费
9827	82.4301	手部伸肌腱延迟性缝合术		手术	G	331521029	屈伸指（趾）肌腱吻合术	切开皮肤，止血显露并缝合，屈伸指（趾）肌腱		每根肌腱		1183.00	甲类	手术费
9828	82.4400	手部屈肌腱的其他缝合术		手术	G	331521029	屈伸指（趾）肌腱吻合术	切开皮肤，止血显露并缝合，屈伸指（趾）肌腱		每根肌腱		1183.00	甲类	手术费
9829	82.4400x001	屈腕肌腱缝合术		手术	G	331521029	屈伸指（趾）肌腱吻合术	切开皮肤，止血显露并缝合，屈伸指（趾）肌腱		每根肌腱		1183.00	甲类	手术费
9830	82.4400x002	屈指肌腱缝合术		手术	G	331521029	屈伸指（趾）肌腱吻合术	切开皮肤，止血显露并缝合，屈伸指（趾）肌腱		每根肌腱		1183.00	甲类	手术费
9831	82.4500x001	拇长伸肌腱缝合术		手术	G	331521029	屈伸指（趾）肌腱吻合术	切开皮肤，止血显露并缝合，屈伸指（趾）肌腱		每根肌腱		1183.00	甲类	手术费
9832	82.4500x009	伸指总肌腱缝合术		手术	G	331521029	屈伸指（趾）肌腱吻合术	切开皮肤，止血显露并缝合，屈伸指（趾）肌腱		每根肌腱		1183.00	甲类	手术费
9833	82.4500x010	伸指肌腱侧束缝合术		手术	G	331521029	屈伸指（趾）肌腱吻合术	切开皮肤，止血显露并缝合，屈伸指（趾）肌腱		每根肌腱		1183.00	甲类	手术费
9834	82.4500x011	伸指肌腱中央束缝合术		手术	G	331521029	屈伸指（趾）肌腱吻合术	切开皮肤，止血显露并缝合，屈伸指（趾）肌腱		每根肌腱		1183.00	甲类	手术费
9835	82.4500x012	伸腕肌腱缝合术		手术	G	331521029	屈伸指（趾）肌腱吻合术	切开皮肤，止血显露并缝合，屈伸指（趾）肌腱		每根肌腱		1183.00	甲类	手术费
9836	82.4500x013	伸指肌腱缝合术		手术	G	331521029	屈伸指（趾）肌腱吻合术	切开皮肤，止血显露并缝合，屈伸指（趾）肌腱		每根肌腱		1183.00	甲类	手术费
9837	82.4501	手部伸肌腱缝合术		手术	G	331521029	屈伸指（趾）肌腱吻合术	切开皮肤，止血显露并缝合，屈伸指（趾）肌腱		每根肌腱		1183.00	甲类	手术费
9838	82.4600	手部肌肉或筋膜缝合术		手术	G	331604026	筋膜组织瓣形成术	含轴型、非轴型		每部位		1716.00	甲类	手术费
9839	82.4601	手部筋膜缝合术		手术	G	331521018	掌筋膜挛缩切除术			次		1352.00	甲类	手术费
9840	82.5100	手肌腱前徙术		手术	G	331521009	指固有伸（屈）肌腱移位功能重建术	指重建伸（屈）拇功能、重建手指外展功能等		次		1859.00	甲类	手术费
9841	82.5200	手肌腱后徙术		手术	G	331521009	指固有伸（屈）肌腱移位功能重建术	指重建伸（屈）拇功能、重建手指外展功能等		次		1859.00	甲类	手术费
9842	82.5300	手肌腱再附着		手术	G	331521013	伸指（趾）功能重建术	含切取肌腱重建伸腕/踝、伸指/趾等		次		2535.00	甲类	手术费
9843	82.5301	手部肌腱止点重建术		手术	G	331521029	屈伸指（趾）肌腱吻合术	切开皮肤，止血显露并缝合，屈伸指（趾）肌腱		每根肌腱		1183.00	甲类	手术费

（续上表）

序号	手术操作诊断编码	手术操作名称	手术级别	操作类型	财务分类	编码	项目名称	项目内涵	除外内容	计价单位	说明	三级医疗服务价格（元）	医保结算类型	医疗收费项目类别
9844①	82.5400	手肌肉再附着		手术	G	331603043	肌腱移植术		异体肌腱	次		2912.00	甲类	手术费
9845	82.5401	手部肌肉止点重建术		手术	G	331521013	伸指（趾）功能重建术	含切取肌腱重建伸腕/踝、伸指/趾等		次		2535.00	甲类	手术费
9846	82.5500	手肌或腱长度的其他改变		手术	G	331603044	烧伤后肌腱延长术			次		2912.00	甲类	手术费
9847	82.5501	手部肌腱延长术		手术	G	331603044	烧伤后肌腱延长术			次		2912.00	甲类	手术费
9848②	82.5600x002	手部自体肌腱移植术		手术	G	331603043	肌腱移植术		异体肌腱	次		2912.00	甲类	手术费
9849③	82.5600x003	手部异体肌腱移植术		手术	G	331603043	肌腱移植术		异体肌腱	次		2912.00	甲类	手术费
9850④	82.5600x004	手部带腱帽异体肌腱移植术		手术	G	331603043	肌腱移植术		异体肌腱	次		2912.00	甲类	手术费
9851⑤	82.5600x005	手部带鞘管异体肌腱移植术		手术	G	331603043	肌腱移植术		异体肌腱	次		2912.00	甲类	手术费
9852⑥	82.5601	手部肌腱移植术		手术	G	331603043	肌腱移植术		异体肌腱	次		2912.00	甲类	手术费
9853	82.5602	对掌肌成形术		手术	G	331521015	拇指对掌功能重建术	指掌长肌移位、屈指浅移位、伸腕肌移位、外展小指肌移位等		次		2095.60	甲类	手术费
9854	82.5700	其他手肌腱移位术		手术	G	331521015	拇指对掌功能重建术	指掌长肌移位、屈指浅移位、伸腕肌移位、外展小指肌移位等		次		2095.60	甲类	手术费
9855	82.5700x001	手部肌腱移位术		手术	G	331521015	拇指对掌功能重建术	指掌长肌移位、屈指浅移位、伸腕肌移位、外展小指肌移位等		次		2095.60	甲类	手术费
9856	82.6100	保留神经和血供应的拇指整复术		手术	G	331519007	拇指再造术Ⅵ型	含虎口加深重建拇指功能		次		2788.50	甲类	手术费
9857	82.6100x002	拇指整复术		手术	G	331521009	指固有伸（屈）肌腱移位功能重建术	指重建伸（屈）拇功能、重建手指外展功能等		次		1859.00	甲类	手术费
9858	82.6101	足趾转位代拇指术		手术	G	331519004	拇指再造术Ⅲ型	含第2足趾移植再造拇指；不含第2足趾切取		次		4732.00	甲类	手术费
9859	82.6102	手指转位代拇指术		手术	G	331519006	拇指再造术Ⅴ型	含食指或其他手指残指移位再造拇指		次		4225.00	甲类	手术费
9860	82.6900	拇指的其他重建术		手术	G	331519003	拇指再造术Ⅱ型	含拇甲瓣、再造拇指；不含拇甲瓣切取及髂骨取骨		次		4732.00	甲类	手术费
9861	82.6900x002	拇指重建术		手术	G	331519003	拇指再造术Ⅱ型	含拇甲瓣、再造拇指；不含拇甲瓣切取及髂骨取骨		次		4732.00	甲类	手术费
9862	82.6901	拇指残端拇化术		手术	G	331521009	指固有伸（屈）肌腱移位功能重建术	指重建伸（屈）拇功能、重建手指外展功能等		次		1859.00	甲类	手术费
9863	82.7100	手肌腱滑车重建术		手术	G	331521031	滑车重建术	不含肌腱切取		次		1352.00	甲类	手术费
9864	82.7100x001	拇外展功能重建术		手术	G	331521009	指固有伸（屈）肌腱移位功能重建术	指重建伸（屈）拇功能、重建手指外展功能等		次		1859.00	甲类	手术费

①~⑥ 限制范围：限治疗性自体移植。

（续上表）

序号	手术操作诊断编码	手术操作名称	手术级别	操作类型	财务分类	编码	项目名称	项目内涵	除外内容	计价单位	说明	三级医疗服务价格（元）	医保结算类型	医疗收费项目类别
9865	82.7100x002	指浅屈肌替代法屈肌腱滑车重建术		手术	G	331521031	滑车重建术	不含肌腱切取		次		1352.00	甲类	手术费
9866	82.7100x003	游离腱片法屈肌腱滑车重建术		手术	G	331521031	滑车重建术	不含肌腱切取		次		1352.00	甲类	手术费
9867	82.7100x004	腱环法屈肌腱滑车重建术		手术	G	331521031	滑车重建术	不含肌腱切取		次		1352.00	甲类	手术费
9868	82.7101	拇对掌肌功能重建术		手术	G	331521015	拇指对掌功能重建术	指掌长肌移位、屈指浅移位、伸腕肌移位、外展小指肌移位等		次		2095.60	甲类	手术费
9869①	82.7200	手肌肉或筋膜移植物的整形术		手术	G	331603043	肌腱移植术		异体肌腱	次		2912.00	甲类	手术费
9870②	82.7201	手肌肉移植物的整形术		手术	G	331603043	肌腱移植术		异体肌腱	次		2912.00	甲类	手术费
9871③	82.7900	手的其他移植物或置入物的整形术		手术	G	331603043	肌腱移植术		异体肌腱	次		2912.00	甲类	手术费
9872④	82.7900x001	手肌腱移植的整形术		手术	G	331603043	肌腱移植术		异体肌腱	次		2912.00	甲类	手术费
9873⑤	82.7901	手肌腱硅条成形术		手术	G	331603043	肌腱移植术		异体肌腱	次		2912.00	甲类	手术费
9874	82.8100	手指转移术，除外拇指		手术	G	331519009	其他指再造术	含部分再造和指延长术；不含假体植入和延长器应用		次		2873.00	甲类	手术费
9875	82.8100x001	手指移位术		手术	G	331514002	断指再植术			每指		2704.00	甲类	手术费
9876	82.8101	手指代手指再造术		手术	G	331519009	其他指再造术	含部分再造和指延长术；不含假体植入和延长器应用		次		2873.00	甲类	手术费
9877	82.8102	足趾代手指再造术		手术	G	331519009	其他指再造术	含部分再造和指延长术；不含假体植入和延长器应用		次		2873.00	甲类	手术费
9878	82.8201	裂指畸形修补术		手术	G	331519001	并指分离术	不含扩张器植入		每指蹼		1352.00	甲类	手术费
9879	82.8300	巨指畸形修补术		手术	G	331519001	并指分离术	不含扩张器植入		每指蹼		1352.00	甲类	手术费
9880	82.8300x001	巨指矫正术		手术	G	331519001	并指分离术	不含扩张器植入		每指蹼		1352.00	甲类	手术费
9881	82.8400	槌状指修补术		手术	G	331521032	锤状指修复术			次		1537.90	甲类	手术费
9882	82.8400x001	槌状指矫正术		手术	G	331521032	锤状指修复术			次		1537.90	甲类	手术费
9883	82.8500	手其他肌腱固定术		手术	G	331521034	“钮孔畸形”游离肌腱固定术			次		1352.00	甲类	手术费
9884	82.8500x001	手部肌腱固定术		手术	G	331521034	“钮孔畸形”游离肌腱固定术			次		1352.00	甲类	手术费
9885	82.8500x002	屈指浅肌腱近指间关节固定术		手术	G	331516001	手部关节脱位切开复位内固定术	指腕掌关节、掌指关节、指间关节等手部关节脱位		每关节		1352.00	甲类	手术费
9886	82.8600x001	手部肌腱成形术		手术	G	331521029	屈伸指（趾）肌腱吻合术	切开皮肤，止血显露并缝合，屈伸指（趾）肌腱		每根肌腱		1183.00	甲类	手术费
9887	82.8600x006	手指肌腱成形术		手术	G	331521029	屈伸指（趾）肌腱吻合术	切开皮肤，止血显露并缝合，屈伸指（趾）肌腱		每根肌腱		1183.00	甲类	手术费
9888	82.8600x010	指深－浅屈肌腱交叉延长术		手术	G	331603044	烧伤后肌腱延长术			次		2912.00	甲类	手术费

①～⑤ 限制范围：限治疗性自体移植。

（续上表）

序号	手术操作诊断编码	手术操作名称	手术级别	操作类型	财务分类	编码	项目名称	项目内涵	除外内容	计价单位	说明	三级医疗服务价格（元）	医保结算类型	医疗收费项目类别
9889	82.8600x011	伸指肌腱中央束重建术［Matev 法］		手术	G	331521029	屈伸指（趾）肌腱吻合术	切开皮肤，止血显露并缝合，屈伸指（趾）肌腱		每根肌腱		1183.00	甲类	手术费
9890	82.8600x012	伸指肌腱中央束重建术［Carroll 法］		手术	G	331521029	屈伸指（趾）肌腱吻合术	切开皮肤，止血显露并缝合，屈伸指（趾）肌腱		每根肌腱		1183.00	甲类	手术费
9891	82.8600x013	伸指肌腱中央束重建术［Fowler 法］		手术	G	331521029	屈伸指（趾）肌腱吻合术	切开皮肤，止血显露并缝合，屈伸指（趾）肌腱		每根肌腱		1183.00	甲类	手术费
9892	82.8900x003	缩窄环畸形矫正术		手术	G	331521018	掌筋膜挛缩切除术			次		1352.00	甲类	手术费
9893	82.8901	手筋膜疝修补术		手术	G	331521018	掌筋膜挛缩切除术			次		1352.00	甲类	手术费
9894	82.8902	手筋膜折叠术		手术	G	331521018	掌筋膜挛缩切除术			次		1352.00	甲类	手术费
9895	82.9100	手粘连松解		手术	G	331519016	手部关节松解术			每个关节		1521.00	甲类	手术费
9896	82.9100x004	手指肌腱松解术		手术	G	331521028	肌腱粘连松解术			每部位		1521.00	甲类	手术费
9897	82.9101	手部筋膜松解术		手术	G	331521018	掌筋膜挛缩切除术			次		1352.00	甲类	手术费
9898	82.9102	手部肌肉粘连松解术		手术	G	331521028	肌腱粘连松解术			每部位		1521.00	甲类	手术费
9899	82.9103	手部肌腱粘连松解术		手术	G	331521028	肌腱粘连松解术			每部位		1521.00	甲类	手术费
9900	83.0100	腱鞘探查术		手术	G	331521028－1	肌腱探查术			每部位	仅独立开展本手术方可收费	1521.00	甲类	手术费
9901	83.0100x001	肌腱探查术		手术	G	331521028－1	肌腱探查术			每部位	仅独立开展本手术方可收费	1521.00	甲类	手术费
9902	83.0101	腱鞘切开术		手术	G	331521016	缩窄性腱鞘炎切开术			次		676.00	甲类	手术费
9903	83.0102	腱鞘松解术		手术	G	331521028	肌腱粘连松解术			每部位		1521.00	甲类	手术费
9904	83.0103	腱鞘米粒样小体去除术		手术	G	331521017	腱鞘囊肿切除术			次		997.10	甲类	手术费
9905	83.0200	肌切开术		手术	G	331521020	小肌肉挛缩切断术			次		1352.00	甲类	手术费
9906	83.0200x005	前臂切开减压术		手术	G	331522005	上肢筋膜间室综合征切开减压术			次		1352.00	甲类	手术费
9907	83.0200x006	小腿减张术		手术	G	331522014	下肢筋膜间室综合征切开减压术			次		1487.20	甲类	手术费
9908	83.0201	肌肉筋膜切开减压术		手术	G	331522005	上肢筋膜间室综合征切开减压术			次		1352.00	甲类	手术费
9909	83.0203	肌肉切开异物取出术		手术	E	120500001	清创缝合（大）			次	缝合 11 针以上	259.00	甲类	治疗费
9910	83.0203	肌肉切开异物取出术		手术	E	120500002	清创缝合（中）			次	缝合6~10针	194.25	甲类	治疗费
9911	83.0203	肌肉切开异物取出术		手术	E	120500003	清创缝合（小）			次	缝合1~5针	103.60	甲类	治疗费
9912	83.0204	肌肉切开引流术		手术	G	331501018	髂腰肌脓肿切开引流术			次		1456.00	甲类	手术费
9913	83.0205	臀中肌综合症减压术		手术	G	331522012	臀大肌挛缩切除术			次		1521.00	甲类	手术费
9914	83.0300	黏液囊切开术		手术	G	331521017	腱鞘囊肿切除术			次		997.10	甲类	手术费

（续上表）

序号	手术操作诊断编码	手术操作名称	手术级别	操作类型	财务分类	编码	项目名称	项目内涵	除外内容	计价单位	说明	三级医疗服务价格（元）	医保结算类型	医疗收费项目类别
9915	83. 0301	去除黏液囊钙质沉积物		手术	G	331522007	岗上肌腱钙化沉淀物取出术			次		2197. 00	甲类	手术费
9916	83. 0900x003	筋膜间隙切开减压术		手术	G	331522005	上肢筋膜间室综合征切开减压术			次		1352. 00	甲类	手术费
9917	83. 0901	筋膜切开术		手术	G	331522005	上肢筋膜间室综合征切开减压术			次		1352. 00	甲类	手术费
9918	83. 0903	软组织切开异物取出术		手术	G	331521028	肌腱粘连松解术			每部位		1521. 00	甲类	手术费
9919	83. 0904	软组织切开引流术		手术	G	331602001	脓肿切开引流术	含体表、软组织感染化脓切开引流		次		253. 50	甲类	手术费
9920	83. 1100	跟腱切断术		手术	G	331522016	跟腱断裂修补术			次		1690. 00	甲类	手术费
9921	83. 1101	跟腱挛缩松解术		手术	G	331522016	跟腱断裂修补术			次		1690. 00	甲类	手术费
9922	83. 1200	髋部内收肌腱切断术		手术	G	331521020	小肌肉挛缩切断术			次		1352. 00	甲类	手术费
9923	83. 1201	股内收肌松解术		手术	G	331521028	肌腱粘连松解术			每部位		1521. 00	甲类	手术费
9924	83. 1202	臀大肌切断术		手术	G	331522012	臀大肌挛缩切除术			次		1521. 00	甲类	手术费
9925	83. 1300x001	腓肠肌腱膜松解术		手术	G	331521028	肌腱粘连松解术			每部位		1521. 00	甲类	手术费
9926	83. 1300x004	前臂肌腱松解术		手术	G	331521028	肌腱粘连松解术			每部位		1521. 00	甲类	手术费
9927	83. 1300x006	下肢肌腱松解术		手术	G	331521028	肌腱粘连松解术			每部位		1521. 00	甲类	手术费
9928	83. 1300x007	肌腱松解术		手术	G	331521028	肌腱粘连松解术			每部位		1521. 00	甲类	手术费
9929	83. 1300x008	跖腱膜切断术		手术	G	331522016	跟腱断裂修补术			次		1690. 00	甲类	手术费
9930	83. 1301	足部肌腱松解术		手术	G	331521028	肌腱粘连松解术			每部位		1521. 00	甲类	手术费
9931	83. 1302	髂腰肌腱切断术		手术	G	331521028	肌腱粘连松解术			每部位		1521. 00	甲类	手术费
9932	83. 1303	腕部屈肌腱松解术		手术	G	331521028	肌腱粘连松解术			每部位		1521. 00	甲类	手术费
9933	83. 1400	筋膜切断术		手术	G	331522005	上肢筋膜间室综合征切开减压术			次		1352. 00	甲类	手术费
9934	83. 1400x006	跖筋膜切断术		手术	G	331522016	跟腱断裂修补术			次		1690. 00	甲类	手术费
9935	83. 1400x007	福耳克曼挛缩松解伴筋膜切断术		手术	G	331521018	掌筋膜挛缩切除术			次		1352. 00	甲类	手术费
9936	83. 1400x008	趾筋膜切断术		手术	G	331522016	跟腱断裂修补术			次		1690. 00	甲类	手术费
9937	83. 1402	足筋膜切断术		手术	G	331522016	跟腱断裂修补术			次		1690. 00	甲类	手术费
9938	83. 1403	臀筋膜切断术		手术	G	331522013	髂胫束松解术			次		1352. 00	甲类	手术费
9939	83. 1404	腿筋膜松解术		手术	G	331522013	髂胫束松解术			次		1352. 00	甲类	手术费
9940	83. 1405	髂胫束切断术		手术	G	331522013	髂胫束松解术			次		1352. 00	甲类	手术费
9941	83. 1900x001	股内收肌切断术		手术	G	331512010	股四头肌成形术			次		2247. 70	甲类	手术费
9942	83. 1900x003	腘绳肌切断术		手术	G	331512010	股四头肌成形术			次		2247. 70	甲类	手术费
9943	83. 1900x008	肩胛提肌切断术		手术	G	331522011	格林先天性高肩胛症手术			次		3211. 00	甲类	手术费
9944	83. 1900x009	单侧内收肌和髂腰肌切断术		手术	G	331502012	闭孔神经内收肌切断术			次		2704. 00	甲类	手术费
9945	83. 1900x010	内收肌切断术		手术	G	331502012	闭孔神经内收肌切断术			次		2704. 00	甲类	手术费
9946	83. 1900x012	髂腰肌切断术		手术	G	331521028	肌腱粘连松解术			每部位		1521. 00	甲类	手术费

（续上表）

序号	手术操作诊断编码	手术操作名称	手术级别	操作类型	财务分类	编码	项目名称	项目内涵	除外内容	计价单位	说明	三级医疗服务价格（元）	医保结算类型	医疗收费项目类别
9947	83. 1900x013	前斜角肌切断术		手术	G	331522002	肌性斜颈矫正术			次		1352. 00	甲类	手术费
9948	83. 1900x017	臀肌切断术		手术	G	331522012	臀大肌挛缩切除术			次		1521. 00	甲类	手术费
9949	83. 1900x018	斜颈腱性条索切断术		手术	G	331522002	肌性斜颈矫正术			次		1352. 00	甲类	手术费
9950	83. 1900x019	胸腔镜下胸锁乳突肌切断术		手术	G	331522002	肌性斜颈矫正术			次		1352. 00	甲类	手术费
9951	83. 1900x019	胸腔镜下胸锁乳突肌切断术		手术	G	330000000－5	术中使用胸腔镜加收			次		1420. 50	甲类	手术费
9952	83. 1900x020	胸锁乳突肌部分切断术		手术	G	331522002	肌性斜颈矫正术			次		1352. 00	甲类	手术费
9953	83. 1900x023	髋关节镜下髂腰肌松解术		手术	G	331521028	肌腱粘连松解术			每部位		1521. 00	甲类	手术费
9954	83. 1900x023	髋关节镜下髂腰肌松解术		手术	G	330000000－11	术中使用关节镜加收			次		709. 50	甲类	手术费
9955	83. 1900x024	中、前斜角肌切断术		手术	G	331522002	肌性斜颈矫正术			次		1352. 00	甲类	手术费
9956	83. 1900x025	腓肠肌切断术		手术	G	331521020	小肌肉挛缩切断术			次		1352. 00	甲类	手术费
9957	83. 1900x026	缝匠肌切断术		手术	G	331521020	小肌肉挛缩切断术			次		1352. 00	甲类	手术费
9958	83. 1900x027	股四头肌切断术		手术	G	331512010	股四头肌成形术			次		2247. 70	甲类	手术费
9959	83. 1900x028	股直肌切断术		手术	G	331512010	股四头肌成形术			次		2247. 70	甲类	手术费
9960	83. 1900x030	阔筋膜张肌切断术		手术	G	331522012	臀大肌挛缩切除术			次		1521. 00	甲类	手术费
9961	83. 1900x031	胸小肌切断术		手术	G	331521020	小肌肉挛缩切断术			次		1352. 00	甲类	手术费
9962	83. 1901	肌肉松解术		手术	G	331521028	肌腱粘连松解术			每部位		1521. 00	甲类	手术费
9963	83. 1902	肌肉切断术		手术	G	331521020	小肌肉挛缩切断术			次		1352. 00	甲类	手术费
9964	83. 1903	胸锁乳突肌切断术		手术	G	331522002	肌性斜颈矫正术			次		1352. 00	甲类	手术费
9965	83. 1904	胸腔出口综合症减压术		手术	G	331522005	上肢筋膜间室综合征切开减压术			次		1352. 00	甲类	手术费
9966	83. 2100	软组织活组织检查		手术	D	310510012－1	口腔软组织活检			次		98. 20	甲类	治疗费
9967	83. 2900x001	肌腱、血管、神经探查术		手术	G	331521028－1	肌腱探查术			每部位	仅独立开展本手术方可收费	1521. 00	甲类	手术费
9968	83. 2900x001	肌腱、血管、神经探查术		手术	G	330804044	上肢血管探查术			次	仅独立开展本手术方可收费	3380. 00	甲类	手术费
9969	83. 2900x001	肌腱、血管、神经探查术		手术	G	330804044－1	下肢血管探查术			次	仅独立开展本手术方可收费	3380. 00	甲类	手术费
9970	83. 2900x001	肌腱、血管、神经探查术		手术	G	330804044－2	体腔内血管探查术			次	仅独立开展本手术方可收费	3380. 00	甲类	手术费
9971	83. 2900x001	肌腱、血管、神经探查术		手术	G	330804044－3	颈部血管探查术			次	仅独立开展本手术方可收费	3380. 00	甲类	手术费

（续上表）

序号	手术操作诊断编码	手术操作名称	手术级别	操作类型	财务分类	编码	项目名称	项目内涵	除外内容	计价单位	说明	三级医疗服务价格（元）	医保结算类型	医疗收费项目类别
9972	83.2900x001	肌腱、血管、神经探查术		手术	G	330202019S	面神经探查术	切开，乳突根治，探查面神经垂直段，鼓室探查，探查面神经水平段。鼓膜复位（或修补），填塞，包扎		次	仅独立开展本手术方可收费	2417.00	甲类	手术费
9973	83.2900x001	肌腱、血管、神经探查术		手术	G	330300017	喉返神经探查术			次	仅独立开展本手术方可收费	2535.00	甲类	手术费
9974	83.2900x002	手肌腱、血管、神经探查术		手术	G	331521028－1	肌腱探查术			每部位	仅独立开展本手术方可收费	1521.00	甲类	手术费
9975	83.2900x002	手肌腱、血管、神经探查术		手术	G	330804044	上肢血管探查术			次	仅独立开展本手术方可收费	3380.00	甲类	手术费
9976	83.2900x003	足血管、神经、肌腱探查术		手术	G	331521028－1	肌腱探查术			每部位	仅独立开展本手术方可收费	1521.00	甲类	手术费
9977	83.2900x003	足血管、神经、肌腱探查术		手术	G	330804044－1	下肢血管探查术			次	仅独立开展本手术方可收费	3380.00	甲类	手术费
9978	83.3101	腱鞘囊肿切除术		手术	G	331521017	腱鞘囊肿切除术			次		997.10	甲类	手术费
9979	83.3902	腘窝囊肿切除术		手术	G	331506022	腘窝囊肿切除术			次		1419.60	甲类	手术费
9980	83.4100x001	肌腱切取术		手术	G	331521020	小肌肉挛缩切断术			次		1352.00	甲类	手术费
9981	83.4200	其他腱切除术		手术	G	331521020	小肌肉挛缩切断术			次		1352.00	甲类	手术费
9982	83.4200x002	腱膜切除术		手术	G	331521020	小肌肉挛缩切断术			次		1352.00	甲类	手术费
9983	83.4201	肌腱切除术		手术	G	331521020	小肌肉挛缩切断术			次		1352.00	甲类	手术费
9984	83.4202	腱鞘切除术		手术	G	331521016	缩窄性腱鞘炎切开术			次		676.00	甲类	手术费
9985	83.4300	肌或筋膜切除术用作移植物		手术	G	331604027	阔筋膜切取术			次		1158.30	甲类	手术费
9986	83.4300x001	肌肉切取术		手术	G	331521020	小肌肉挛缩切断术			次		1352.00	甲类	手术费
9987	83.4301	肌肉切取用做移植物		手术	G	331521020	小肌肉挛缩切断术			次		1352.00	甲类	手术费
9988	83.4302	筋膜切取用做移植物		手术	G	331604027	阔筋膜切取术			次		1158.30	甲类	手术费
9989	83.4400	其他筋膜切除术		手术	G	331604027	阔筋膜切取术			次		1158.30	甲类	手术费
9990	83.4400x001	筋膜切除术		手术	G	331522013	髂胫束松解术			次		1352.00	甲类	手术费
9991	83.4400x002	阔筋膜部分切除术		手术	G	331604027	阔筋膜切取术			次		1158.30	甲类	手术费
9992	83.4500x004	颈伸肌部分切除术		手术	G	331522002	肌性斜颈矫正术			次		1352.00	甲类	手术费
9993	83.4500x005	前斜角肌切除术		手术	G	331522002	肌性斜颈矫正术			次		1352.00	甲类	手术费

（续上表）

序号	手术操作诊断编码	手术操作名称	手术级别	操作类型	财务分类	编码	项目名称	项目内涵	除外内容	计价单位	说明	三级医疗服务价格（元）	医保结算类型	医疗收费项目类别
9994	83.4500x006	咬肌部分切除术		手术	G	330607010	下颌角嚼肌肥大畸形矫正术	含：①下颌角的三角形去骨术或改良下颌升支矢状劈开去骨术；②嚼肌部分切除术		单侧		2268.00	丙类	手术费
9995	83.4500x007	中斜角肌部分切除术		手术	G	331522002	肌性斜颈矫正术			次		1352.00	甲类	手术费
9996	83.4500x008	耻骨直肠肌部分切除术		手术	G	331004017	耻骨直肠肌松解术			次		2535.00	甲类	手术费
9997	83.4500x013	肌肉部分切除术		手术	G	331522012	臀大肌挛缩切除术			次		1521.00	甲类	手术费
9998	83.4501	肌肉清创术		手术	E	120500001	清创缝合（大）			次	缝合11针以上	259.00	甲类	治疗费
9999	83.4501	肌肉清创术		手术	E	120500002	清创缝合（中）			次	缝合6~10针	194.25	甲类	治疗费
10000	83.4501	肌肉清创术		手术	E	120500003	清创缝合（小）			次	缝合1~5针	103.60	甲类	治疗费
10001	83.4502	斜角肌切除术		手术	G	331522002	肌性斜颈矫正术			次		1352.00	甲类	手术费
10002	83.4900	软组织的其他切除术		手术	G	331522001	骨骼肌软组织肿瘤切除术			次		2535.00	甲类	手术费
10003	83.5x00	黏液囊切除术		手术	G	331521017	腱鞘囊肿切除术			次		997.10	甲类	手术费
10004	83.6301	冈上肌修补术		手术	G	331522008	肩袖破裂修补术			次		2366.00	甲类	手术费
10005	83.6500x002	肱二头肌缝合术		手术	G	331522006	肱二头肌腱断裂修补术			次		2197.00	甲类	手术费
10006	83.6500x002	肱二头肌缝合术		手术	G	331522010	肱二头肌长头腱脱位修复术			次		2197.00	甲类	手术费
10007	83.6500x003	肱三头肌缝合术		手术	G	331522006－1	肱三头肌腱断裂修补术			次		2197.00	甲类	手术费
10008	83.6500x003	肱三头肌缝合术		手术	G	331522010－1	肱三头肌长头腱脱位修补术			次		2197.00	甲类	手术费
10009①	83.6503	腹直肌分离修补术		手术	G	331603043	肌腱移植术		异体肌腱	次		2912.00	甲类	手术费
10010②	83.7100	腱前徙术		手术	G	331603043	肌腱移植术		异体肌腱	次		2912.00	甲类	手术费
10011③	83.7200	腱后徙术		手术	G	331603043	肌腱移植术		异体肌腱	次		2912.00	甲类	手术费
10012④	83.7300	腱再附着		手术	G	331603043	肌腱移植术		异体肌腱	次		2912.00	甲类	手术费
10013⑤	83.7300x002	肌腱再接术		手术	G	331603043	肌腱移植术		异体肌腱	次		2912.00	甲类	手术费
10014⑥	83.7400	肌再附着		手术	G	331603043	肌腱移植术		异体肌腱	次		2912.00	甲类	手术费
10015⑦	83.7400x001	肌肉再接术		手术	G	331603043	肌腱移植术		异体肌腱	次		2912.00	甲类	手术费
10016⑧	83.7500	腱转移或移植术		手术	G	331603043	肌腱移植术		异体肌腱	次		2912.00	甲类	手术费
10017⑨	83.7500x003	前臂肌腱移位术		手术	G	331603043	肌腱移植术		异体肌腱	次		2912.00	甲类	手术费
10018⑩	83.7500x004	跟腱异体肌腱移植修补术		手术	G	331603043	肌腱移植术		异体肌腱	次		2912.00	甲类	手术费
10019⑪	83.7500x005	跟腱带蒂腱膜转移修补术		手术	G	331603043	肌腱移植术		异体肌腱	次		2912.00	甲类	手术费
10020⑫	83.7501	肌腱转移术		手术	G	331603043	肌腱移植术		异体肌腱	次		2912.00	甲类	手术费
10021⑬	83.7600x002	胫前肌腱移位术		手术	G	331603043	肌腱移植术		异体肌腱	次		2912.00	甲类	手术费
10022⑭	83.7600x003	髂胫束移位术		手术	G	331603043	肌腱移植术		异体肌腱	次		2912.00	甲类	手术费
10023⑮	83.7600x005	足趾肌腱移位术		手术	G	331603043	肌腱移植术		异体肌腱	次		2912.00	甲类	手术费

①~⑮　限制范围：限治疗性自体移植。

（续上表）

序号	手术操作诊断编码	手术操作名称	手术级别	操作类型	财务分类	编码	项目名称	项目内涵	除外内容	计价单位	说明	三级医疗服务价格（元）	医保结算类型	医疗收费项目类别
10024①	83.7600x006	腓骨短肌腱移位术		手术	G	331603043	肌腱移植术		异体肌腱	次		2912.00	甲类	手术费
10025②	83.7600x007	肱桡肌腱移位术		手术	G	331603043	肌腱移植术		异体肌腱	次		2912.00	甲类	手术费
10026③	83.7600x008	股方肌腱移位术		手术	G	331603043	肌腱移植术		异体肌腱	次		2912.00	甲类	手术费
10027④	83.7600x009	屈腕肌腱移位术		手术	G	331603043	肌腱移植术		异体肌腱	次		2912.00	甲类	手术费
10028⑤	83.7600x010	屈指肌腱移位术		手术	G	331603043	肌腱移植术		异体肌腱	次		2912.00	甲类	手术费
10029⑥	83.7600x011	伸腕肌腱移位术		手术	G	331603043	肌腱移植术		异体肌腱	次		2912.00	甲类	手术费
10030⑦	83.7600x012	旋前圆肌腱移位术		手术	G	331603043	肌腱移植术		异体肌腱	次		2912.00	甲类	手术费
10031⑧	83.7600x013	掌长肌腱移位术		手术	G	331603043	肌腱移植术		异体肌腱	次		2912.00	甲类	手术费
10032	83.7700x004	福耳克曼挛缩松解伴肌游离移植术		手术	G	331521020	小肌肉挛缩切断术			次		1352.00	甲类	手术费
10033	83.7700x005	肩内收功能重建伴肌移位术		手术	G	331521010	肩外展功能重建术	含二头、三头肌，斜方肌；不含阔筋膜切取		次		3887.00	甲类	手术费
10034	83.7700x006	上肢肌拇内收功能重建伴肌移位术		手术	G	331521015	拇指对掌功能重建术	指掌长肌移位、屈指浅移位、伸腕肌移位、外展小指肌移位等		次		2095.60	甲类	手术费
10035	83.7700x007	上肢肌拇外展功能重建伴肌移位术		手术	G	331521009	指固有伸（屈）肌腱移位功能重建术	指重建伸（屈）拇功能、重建手指外展功能等		次		1859.00	甲类	手术费
10036	83.7700x008	上肢肌屈拇功能重建伴肌移位术		手术	G	331521015	拇指对掌功能重建术	指掌长肌移位、屈指浅移位、伸腕肌移位、外展小指肌移位等		次		2095.60	甲类	手术费
10037	83.7700x009	上肢肌屈拇功能重建伴肌游离移植术		手术	G	331521015	拇指对掌功能重建术	指掌长肌移位、屈指浅移位、伸腕肌移位、外展小指肌移位等		次		2095.60	甲类	手术费
10038	83.7700x010	上肢肌屈腕功能重建伴肌移位术		手术	G	331521014	屈指（趾）功能重建术	含切取肌腱重建屈腕/踝、屈指/趾等		次		2095.60	甲类	手术费
10039	83.7700x011	上肢肌屈腕功能重建伴肌游离移植术		手术	G	331521014	屈指（趾）功能重建术	含切取肌腱重建屈腕/踝、屈指/趾等		次		2095.60	甲类	手术费
10040	83.7700x012	上肢肌屈指功能重建伴肌移位术		手术	G	331521015	拇指对掌功能重建术	指掌长肌移位、屈指浅移位、伸腕肌移位、外展小指肌移位等		次		2095.60	甲类	手术费
10041	83.7700x013	上肢肌屈指功能重建伴肌游离移植术		手术	G	331521015	拇指对掌功能重建术	指掌长肌移位、屈指浅移位、伸腕肌移位、外展小指肌移位等		次		2095.60	甲类	手术费
10042	83.7700x014	上肢肌屈肘功能重建伴肌移位术		手术	G	331521011	屈肘功能重建术	含尺侧腕屈肌及屈指浅切取		次		3887.00	甲类	手术费

①~⑧ 限制范围：限治疗性自体移植。

（续上表）

序号	手术操作诊断编码	手术操作名称	手术级别	操作类型	财务分类	编码	项目名称	项目内涵	除外内容	计价单位	说明	三级医疗服务价格（元）	医保结算类型	医疗收费项目类别
10043	83.7700x015	上肢肌屈肘功能重建伴肌游离移植术		手术	G	331521011	屈肘功能重建术	含尺侧腕屈肌及屈指浅切取		次		3887.00	甲类	手术费
10044	83.7700x016	上肢肌伸拇功能重建伴肌移位术		手术	G	331521009	指固有伸（屈）肌腱移位功能重建术	指重建伸（屈）拇功能、重建手指外展功能等		次		1859.00	甲类	手术费
10045	83.7700x017	上肢肌伸拇功能重建伴肌游离移植术		手术	G	331521009	指固有伸（屈）肌腱移位功能重建术	指重建伸（屈）拇功能、重建手指外展功能等		次		1859.00	甲类	手术费
10046	83.7700x018	上肢肌伸腕功能重建伴肌移位术		手术	G	331521012	伸腕功能重建术	含切取肌腱重建伸腕、伸指等		次		2535.00	甲类	手术费
10047	83.7700x019	上肢肌伸腕功能重建伴肌游离移植术		手术	G	331521012	伸腕功能重建术	含切取肌腱重建伸腕、伸指等		次		2535.00	甲类	手术费
10048	83.7700x020	上肢肌伸指功能重建伴肌移位术		手术	G	331521013	伸指（趾）功能重建术	含切取肌腱重建伸腕/踝、伸指/趾等		次		2535.00	甲类	手术费
10049	83.7700x021	上肢肌伸指功能重建伴肌游离移植术		手术	G	331521013	伸指（趾）功能重建术	含切取肌腱重建伸腕/踝、伸指/趾等		次		2535.00	甲类	手术费
10050	83.7700x022	上肢肌伸肘功能重建伴肌移位术		手术	G	331521011	屈肘功能重建术	含尺侧腕屈肌及屈指浅切取		次		3887.00	甲类	手术费
10051	83.7700x023	上肢肌伸肘功能重建伴肌游离移植术		手术	G	331521011	屈肘功能重建术	含尺侧腕屈肌及屈指浅切取		次		3887.00	甲类	手术费
10052	83.7700x029	下肢肌屈趾功能重建伴肌移位术		手术	G	331521014	屈指（趾）功能重建术	含切取肌腱重建屈腕/踝、屈指/趾等		次		2095.60	甲类	手术费
10053	83.7700x031	下肢肌伸踇功能重建伴肌移位术		手术	G	331521013	伸指（趾）功能重建术	含切取肌腱重建伸腕/踝、伸指/趾等		次		2535.00	甲类	手术费
10054	83.7700x033	下肢肌伸趾功能重建伴肌移位术		手术	G	331521013	伸指（趾）功能重建术	含切取肌腱重建伸腕/踝、伸指/趾等		次		2535.00	甲类	手术费
10055	83.7702	肌皮瓣转移术		手术	G	331604030	带蒂肌皮瓣切取移植术	深度烧伤的早期修复		次		2431.00	甲类	手术费
10056①	83.8100	肌腱移植		手术	G	331603043	肌腱移植术		异体肌腱	次		2912.00	甲类	手术费
10057②	83.8100x003	人工肌腱移植术		手术	G	331603043	肌腱移植术		异体肌腱	次		2912.00	甲类	手术费
10058③	83.8101	异体肌腱移植术		手术	G	331603043	肌腱移植术		异体肌腱	次		2912.00	甲类	手术费
10059	83.8200x005	颞筋膜移植术		手术	G	331604029	带蒂筋膜瓣切取移植术	深度烧伤的早期修复		次		2431.00	甲类	手术费
10060	83.8300	肌腱滑车重建术		手术	G	331521031	滑车重建术	不含肌腱切取		次		1352.00	甲类	手术费
10061	83.8400	畸形足松解术		手术	G	331512014	先天性马蹄内翻足松解术	指前路和后路		次		2197.00	甲类	手术费
10062	83.8500x001	腓骨长短肌腱延长术		手术	G	331512007－2	腓骨延长术			次		2450.50	甲类	手术费
10063	83.8500x003	跟腱延长术		手术	G	331522017S	跟腱延长术			次		2594.15	甲类	手术费
10064	83.8500x004	肱二头肌腱延长术		手术	G	331522004	脑瘫肌力肌张力调整术	指上下肢体肌腱松解、延长、切断、神经移位		单肢		3211.00	甲类	手术费
10065	83.8500x008	伸趾肌腱延长术		手术	G	331522004	脑瘫肌力肌张力调整术	指上下肢体肌腱松解、延长、切断、神经移位		单肢		3211.00	甲类	手术费

①～③ 限制范围：限治疗性自体移植。

（续上表）

序号	手术操作诊断编码	手术操作名称	手术级别	操作类型	财务分类	编码	项目名称	项目内涵	除外内容	计价单位	说明	三级医疗服务价格（元）	医保结算类型	医疗收费项目类别
10066	83.8500x009	足屈肌腱延长术		手术	G	331522004	脑瘫肌力肌张力调整术	指上下肢体肌腱松解、延长、切断、神经移位		单肢		3211.00	甲类	手术费
10067	83.8500x010	足伸肌腱延长术		手术	G	331522004	脑瘫肌力肌张力调整术	指上下肢体肌腱松解、延长、切断、神经移位		单肢		3211.00	甲类	手术费
10068	83.8500x011	半腱肌延长术		手术	G	331522004	脑瘫肌力肌张力调整术	指上下肢体肌腱松解、延长、切断、神经移位		单肢		3211.00	甲类	手术费
10069	83.8500x013	肱桡肌腱缩短术		手术	G	331522004	脑瘫肌力肌张力调整术	指上下肢体肌腱松解、延长、切断、神经移位		单肢		3211.00	甲类	手术费
10070	83.8500x014	肱桡肌腱延长术		手术	G	331522004	脑瘫肌力肌张力调整术	指上下肢体肌腱松解、延长、切断、神经移位		单肢		3211.00	甲类	手术费
10071	83.8500x015	肱三头肌腱缩短术		手术	G	331522004	脑瘫肌力肌张力调整术	指上下肢体肌腱松解、延长、切断、神经移位		单肢		3211.00	甲类	手术费
10072	83.8500x016	肱三头肌腱延长术		手术	G	331522004	脑瘫肌力肌张力调整术	指上下肢体肌腱松解、延长、切断、神经移位		单肢		3211.00	甲类	手术费
10073	83.8500x017	股二头肌腱缩短术		手术	G	331522004	脑瘫肌力肌张力调整术	指上下肢体肌腱松解、延长、切断、神经移位		单肢		3211.00	甲类	手术费
10074	83.8500x018	股二头肌腱延长术		手术	G	331522004	脑瘫肌力肌张力调整术	指上下肢体肌腱松解、延长、切断、神经移位		单肢		3211.00	甲类	手术费
10075	83.8500x019	股内收肌腱缩短术		手术	G	331522004	脑瘫肌力肌张力调整术	指上下肢体肌腱松解、延长、切断、神经移位		单肢		3211.00	甲类	手术费
10076	83.8500x020	股内收肌腱延长术		手术	G	331522004	脑瘫肌力肌张力调整术	指上下肢体肌腱松解、延长、切断、神经移位		单肢		3211.00	甲类	手术费
10077	83.8500x021	股三头肌腱缩短术		手术	G	331522004	脑瘫肌力肌张力调整术	指上下肢体肌腱松解、延长、切断、神经移位		单肢		3211.00	甲类	手术费
10078	83.8500x022	股三头肌腱延长术		手术	G	331522004	脑瘫肌力肌张力调整术	指上下肢体肌腱松解、延长、切断、神经移位		单肢		3211.00	甲类	手术费
10079	83.8500x023	股四头肌腱缩短术		手术	G	331522004	脑瘫肌力肌张力调整术	指上下肢体肌腱松解、延长、切断、神经移位		单肢		3211.00	甲类	手术费
10080	83.8500x024	股四头肌腱延长术		手术	G	331522004	脑瘫肌力肌张力调整术	指上下肢体肌腱松解、延长、切断、神经移位		单肢		3211.00	甲类	手术费
10081	83.8500x025	股直肌腱缩短术		手术	G	331522004	脑瘫肌力肌张力调整术	指上下肢体肌腱松解、延长、切断、神经移位		单肢		3211.00	甲类	手术费
10082	83.8500x026	股直肌腱延长术		手术	G	331522004	脑瘫肌力肌张力调整术	指上下肢体肌腱松解、延长、切断、神经移位		单肢		3211.00	甲类	手术费
10083	83.8500x027	肩胛下肌延长术		手术	G	331522004	脑瘫肌力肌张力调整术	指上下肢体肌腱松解、延长、切断、神经移位		单肢		3211.00	甲类	手术费
10084	83.8500x028	胫后肌腱缩短术		手术	G	331522004	脑瘫肌力肌张力调整术	指上下肢体肌腱松解、延长、切断、神经移位		单肢		3211.00	甲类	手术费
10085	83.8500x029	胫后肌腱延长术		手术	G	331522004	脑瘫肌力肌张力调整术	指上下肢体肌腱松解、延长、切断、神经移位		单肢		3211.00	甲类	手术费

（续上表）

序号	手术操作诊断编码	手术操作名称	手术级别	操作类型	财务分类	编码	项目名称	项目内涵	除外内容	计价单位	说明	三级医疗服务价格（元）	医保结算类型	医疗收费项目类别
10086	83. 8500x030	胫前肌腱缩短术		手术	G	331522004	脑瘫肌力肌张力调整术	指上下肢体肌腱松解、延长、切断、神经移位		单肢		3211. 00	甲类	手术费
10087	83. 8500x031	胫前肌腱延长术		手术	G	331522004	脑瘫肌力肌张力调整术	指上下肢体肌腱松解、延长、切断、神经移位		单肢		3211. 00	甲类	手术费
10088	83. 8500x032	胫前肌延长术		手术	G	331522004	脑瘫肌力肌张力调整术	指上下肢体肌腱松解、延长、切断、神经移位		单肢		3211. 00	甲类	手术费
10089	83. 8500x033	足屈肌腱缩短术		手术	G	331522004	脑瘫肌力肌张力调整术	指上下肢体肌腱松解、延长、切断、神经移位		单肢		3211. 00	甲类	手术费
10090	83. 8500x034	足伸肌腱缩短术		手术	G	331522004	脑瘫肌力肌张力调整术	指上下肢体肌腱松解、延长、切断、神经移位		单肢		3211. 00	甲类	手术费
10091	83. 8500x037	肱二头肌腱缩短术		手术	G	331522004	脑瘫肌力肌张力调整术	指上下肢体肌腱松解、延长、切断、神经移位		单肢		3211. 00	甲类	手术费
10092	83. 8500x038	半腱肌缩短术		手术	G	331522004	脑瘫肌力肌张力调整术	指上下肢体肌腱松解、延长、切断、神经移位		单肢		3211. 00	甲类	手术费
10093	83. 8500x039	旋前圆肌延长术		手术	G	331522004	脑瘫肌力肌张力调整术	指上下肢体肌腱松解、延长、切断、神经移位		单肢		3211. 00	甲类	手术费
10094	83. 8500x040	旋前圆肌缩短术		手术	G	331522004	脑瘫肌力肌张力调整术	指上下肢体肌腱松解、延长、切断、神经移位		单肢		3211. 00	甲类	手术费
10095	83. 8500x041	腕伸肌腱延长术		手术	G	331522004	脑瘫肌力肌张力调整术	指上下肢体肌腱松解、延长、切断、神经移位		单肢		3211. 00	甲类	手术费
10096	83. 8500x042	腕伸肌腱缩短术		手术	G	331522004	脑瘫肌力肌张力调整术	指上下肢体肌腱松解、延长、切断、神经移位		单肢		3211. 00	甲类	手术费
10097	83. 8500x043	腕屈肌腱延长术		手术	G	331522004	脑瘫肌力肌张力调整术	指上下肢体肌腱松解、延长、切断、神经移位		单肢		3211. 00	甲类	手术费
10098	83. 8500x044	腕屈肌腱缩短术		手术	G	331522004	脑瘫肌力肌张力调整术	指上下肢体肌腱松解、延长、切断、神经移位		单肢		3211. 00	甲类	手术费
10099	83. 8500x045	拇长屈肌腱延长术		手术	G	331522004	脑瘫肌力肌张力调整术	指上下肢体肌腱松解、延长、切断、神经移位		单肢		3211. 00	甲类	手术费
10100	83. 8500x046	拇长屈肌腱缩短术		手术	G	331522004	脑瘫肌力肌张力调整术	指上下肢体肌腱松解、延长、切断、神经移位		单肢		3211. 00	甲类	手术费
10101	83. 8500x047	拇长伸肌腱延长术		手术	G	331522004	脑瘫肌力肌张力调整术	指上下肢体肌腱松解、延长、切断、神经移位		单肢		3211. 00	甲类	手术费
10102	83. 8500x048	拇长伸肌腱缩短术		手术	G	331522004	脑瘫肌力肌张力调整术	指上下肢体肌腱松解、延长、切断、神经移位		单肢		3211. 00	甲类	手术费
10103	83. 8500x049	拇长展肌腱延长术		手术	G	331522004	脑瘫肌力肌张力调整术	指上下肢体肌腱松解、延长、切断、神经移位		单肢		3211. 00	甲类	手术费
10104	83. 8500x050	拇长展肌腱缩短术		手术	G	331522004	脑瘫肌力肌张力调整术	指上下肢体肌腱松解、延长、切断、神经移位		单肢		3211. 00	甲类	手术费
10105	83. 8500x051	指伸肌腱延长术		手术	G	331522004	脑瘫肌力肌张力调整术	指上下肢体肌腱松解、延长、切断、神经移位		单肢		3211. 00	甲类	手术费

（续上表）

序号	手术操作诊断编码	手术操作名称	手术级别	操作类型	财务分类	编码	项目名称	项目内涵	除外内容	计价单位	说明	三级医疗服务价格（元）	医保结算类型	医疗收费项目类别
10106	83.8500x052	指伸肌腱缩短术		手术	G	331522004	脑瘫肌力肌张力调整术	指上下肢体肌腱松解、延长、切断、神经移位		单肢		3211.00	甲类	手术费
10107	83.8500x053	指屈肌腱延长术		手术	G	331522004	脑瘫肌力肌张力调整术	指上下肢体肌腱松解、延长、切断、神经移位		单肢		3211.00	甲类	手术费
10108	83.8500x054	指屈肌腱缩短术		手术	G	331522004	脑瘫肌力肌张力调整术	指上下肢体肌腱松解、延长、切断、神经移位		单肢		3211.00	甲类	手术费
10109	83.8500x055	腓骨长短肌腱缩短术		手术	G	331522004	脑瘫肌力肌张力调整术	指上下肢体肌腱松解、延长、切断、神经移位		单肢		3211.00	甲类	手术费
10110	83.8501	肌腱紧缩术		手术	G	331522004	脑瘫肌力肌张力调整术	指上下肢体肌腱松解、延长、切断、神经移位		单肢		3211.00	甲类	手术费
10111	83.8502	肌腱延长术		手术	G	331522004	脑瘫肌力肌张力调整术	指上下肢体肌腱松解、延长、切断、神经移位		单肢		3211.00	甲类	手术费
10112	83.8600	股四头肌成形术		手术	G	331512010	股四头肌成形术			次		2247.70	甲类	手术费
10113	83.8800x001	跟腱修补术		手术	G	331522016	跟腱断裂修补术			次		1690.00	甲类	手术费
10114	83.8800x010	距腓韧带缝合修补术		手术	G	331520001－1	踝关节韧带修补术			次		1064.70	甲类	手术费
10115	83.8800x014	肩关节镜下肱二头肌肌腱长头固定术		手术	G	331522010	肱二头肌长头腱脱位修复术			次		2197.00	甲类	手术费
10116	83.8800x015	冈上肌腱修补术		手术	G	331522008	肩袖破裂修补术			次		2366.00	甲类	手术费
10117	83.8803	肌腱修补术		手术	G	331522006	肱二头肌腱断裂修补术			次		2197.00	甲类	手术费
10118	83.8803	肌腱修补术		手术	G	331522006－1	肱三头肌腱断裂修补术			次		2197.00	甲类	手术费
10119	83.9100x001	关节镜下臀肌挛缩松解术		手术	G	331522012	臀大肌挛缩切除术			次		1521.00	甲类	手术费
10120	83.9100x001	关节镜下臀肌挛缩松解术		手术	G	330000000－11	术中使用关节镜加收			次		709.50	甲类	手术费
10121	83.9100x005	上肢肌腱粘连松解术		手术	G	331521028	肌腱粘连松解术			每部位		1521.00	甲类	手术费
10122	83.9100x007	臀肌粘连松解术		手术	G	331521028	肌腱粘连松解术			每部位		1521.00	甲类	手术费
10123	83.9100x008	下肢肌腱粘连松解术		手术	G	331521028	肌腱粘连松解术			每部位		1521.00	甲类	手术费
10124	83.9101	肌腱粘连松解术		手术	G	331521028	肌腱粘连松解术			每部位		1521.00	甲类	手术费
10125	83.9102	肌肉粘连松解术		手术	G	331521028	肌腱粘连松解术			每部位		1521.00	甲类	手术费
10126	84.0000	上肢截断术		手术	G	331513004	上肢截肢术			次		1690.00	甲类	手术费
10127	84.0100	手指截断术和手指关节离断术		手术	G	331513009	截指术			次		1014.00	甲类	手术费
10128	84.0100x001	多指截指术		手术	G	331519008	多指切除术			次		929.50	甲类	手术费
10129	84.0100x002	手指关节离断术		手术	G	331513009	截指术			次		1014.00	甲类	手术费
10130	84.0100x004	手指离断术		手术	G	331513009	截指术			次		1014.00	甲类	手术费
10131	84.0101	指关节离断术		手术	G	331513009	截指术			次		1014.00	甲类	手术费
10132	84.0102	手指截断术，拇指除外		手术	G	331513009	截指术			次		1014.00	甲类	手术费
10133	84.0103	掌指关节离断术		手术	G	331513009	截指术			次		1014.00	甲类	手术费

（续上表）

序号	手术操作诊断编码	手术操作名称	手术级别	操作类型	财务分类	编码	项目名称	项目内涵	除外内容	计价单位	说明	三级医疗服务价格（元）	医保结算类型	医疗收费项目类别
10134	84. 0200	拇指截断术和拇指关节离断术		手术	G	331513009	截指术			次		1014. 00	甲类	手术费
10135	84. 0201	拇指截断术		手术	G	331513009	截指术			次		1014. 00	甲类	手术费
10136	84. 0202	拇指关节离断术		手术	G	331513009	截指术			次		1014. 00	甲类	手术费
10137	84. 0300	经手截断术		手术	G	331513004	上肢截肢术			次		1690. 00	甲类	手术费
10138	84. 0301	手截断术		手术	G	331513004	上肢截肢术			次		1690. 00	甲类	手术费
10139	84. 0302	掌截断术		手术	G	331513004	上肢截肢术			次		1690. 00	甲类	手术费
10140	84. 0400	腕关节离断术		手术	G	331513004	上肢截肢术			次		1690. 00	甲类	手术费
10141	84. 0500	经前臂截断术		手术	G	331513004	上肢截肢术			次		1690. 00	甲类	手术费
10142	84. 0600	肘关节离断术		手术	G	331513004	上肢截肢术			次		1690. 00	甲类	手术费
10143	84. 0700	经肱骨截断术		手术	G	331513004	上肢截肢术			次		1690. 00	甲类	手术费
10144	84. 0701	上臂截断术		手术	G	331513004	上肢截肢术			次		1690. 00	甲类	手术费
10145	84. 0800	肩关节离断术		手术	G	331513001	肩关节离断术			次		2247. 70	甲类	手术费
10146	84. 0900	胸肩胛骨截断术		手术	G	331513002	肩胛胸部间离断术			次		2805. 40	甲类	手术费
10147	84. 0900x001	肩胛带离断术		手术	G	331513001	肩关节离断术			次		2247. 70	甲类	手术费
10148	84. 1000	下肢截断术		手术	G	331513006	大腿截肢术			次		1909. 70	甲类	手术费
10149	84. 1000	下肢截断术		手术	G	331513007	小腿截肢术			次		1690. 00	甲类	手术费
10150	84. 1000	下肢截断术		手术	G	331513008	足踝部截肢术			次		1690. 00	甲类	手术费
10151	84. 1100	趾截断术		手术	G	331513009－1	截趾术			次		1014. 00	甲类	手术费
10152	84. 1102	多趾截除术		手术	G	331513009－1	截趾术			次		1014. 00	甲类	手术费
10153	84. 1103	跖骨头截断术		手术	G	331510003－2	跖跗截骨术			次		2247. 70	甲类	手术费
10154	84. 1200	经足截断术		手术	G	331513008	足踝部截肢术			次		1690. 00	甲类	手术费
10155	84. 1400	经胫骨和腓骨踝部的踝截断术		手术	G	331513008	足踝部截肢术			次		1690. 00	甲类	手术费
10156	84. 1500	膝关节下的其他截断术		手术	G	331513007	小腿截肢术			次		1690. 00	甲类	手术费
10157	84. 1500	膝关节下的其他截断术		手术	G	331513008	足踝部截肢术			次		1690. 00	甲类	手术费
10158	84. 1500x002	经胫骨和腓骨的小腿离断术		手术	G	331513007	小腿截肢术			次		1690. 00	甲类	手术费
10159	84. 1501	小腿截断术		手术	G	331513007	小腿截肢术			次		1690. 00	甲类	手术费
10160	84. 1700	膝上截断术		手术	G	331513006	大腿截肢术			次		1909. 70	甲类	手术费
10161	84. 1701	大腿截断术		手术	G	331513006	大腿截肢术			次		1909. 70	甲类	手术费
10162	84. 1800	髋关节离断术		手术	G	331513005	髋关节离断术			次		3227. 90	甲类	手术费
10163	84. 1900	腹骨盆截断术		手术	G	331513005	髋关节离断术			次		3227. 90	甲类	手术费
10164	84. 1901	半侧骨盆截断术		手术	G	331513005	髋关节离断术			次		3227. 90	甲类	手术费
10165	84. 2100	拇指再附着		手术	G	331514002	断指再植术			每指		2704. 00	甲类	手术费

（续上表）

序号	手术操作诊断编码	手术操作名称	手术级别	操作类型	财务分类	编码	项目名称	项目内涵	除外内容	计价单位	说明	三级医疗服务价格（元）	医保结算类型	医疗收费项目类别
10166	84. 2101	拇指断指再植术		手术	G	331514002	断指再植术			每指		2704. 00	甲类	手术费
10167	84. 2200	手指再附着		手术	G	331514002	断指再植术			每指		2704. 00	甲类	手术费
10168	84. 2201	手指断指再植术		手术	G	331514002	断指再植术			每指		2704. 00	甲类	手术费
10169	84. 2300	前臂、腕或手的再附着		手术	G	331514001	断肢再植术			每肢		3278. 60	甲类	手术费
10170	84. 2301	前臂断肢再植术		手术	G	331514001	断肢再植术			每肢		3278. 60	甲类	手术费
10171	84. 2302	断手再植术		手术	G	331514001	断肢再植术			每肢		3278. 60	甲类	手术费
10172	84. 2303	断腕再植术		手术	G	331514001	断肢再植术			每肢		3278. 60	甲类	手术费
10173	84. 2304	断掌再植术		手术	G	331514001	断肢再植术			每肢		3278. 60	甲类	手术费
10174	84. 2400	上臂再附着		手术	G	331514001	断肢再植术			每肢		3278. 60	甲类	手术费
10175	84. 2401	上臂断肢再植术		手术	G	331514001	断肢再植术			每肢		3278. 60	甲类	手术费
10176	84. 2500	趾再附着		手术	G	331514002－1	断趾再植术			每趾		2704. 00	甲类	手术费
10177	84. 2501	断趾再植术		手术	G	331514002－1	断趾再植术			每趾		2704. 00	甲类	手术费
10178	84. 2600	足再附着		手术	G	331514001	断肢再植术			每肢		3278. 60	甲类	手术费
10179	84. 2601	断足再植术		手术	G	331514001	断肢再植术			每肢		3278. 60	甲类	手术费
10180	84. 2700	小腿或踝的再附着		手术	G	331514001	断肢再植术			每肢		3278. 60	甲类	手术费
10181	84. 2701	小腿断肢再植术		手术	G	331514001	断肢再植术			每肢		3278. 60	甲类	手术费
10182	84. 2800	大腿再附着		手术	G	331514001	断肢再植术			每肢		3278. 60	甲类	手术费
10183	84. 2801	大腿断肢再植术		手术	G	331514001	断肢再植术			每肢		3278. 60	甲类	手术费
10184	84. 2901	断肢再植术		手术	G	331514001	断肢再植术			每肢		3278. 60	甲类	手术费
10185	84. 3x00	截断残端的修复术		手术	G	331513003	残端修整术			次		1047. 80	甲类	手术费
10186	84. 5100	椎体脊椎融合装置的置入		手术	G	331501052	脊柱椎间融合器植入植骨融合术	含脊髓神经根松解、椎板切除减压、脊髓探查、骨折切开复位		次		3734. 90	甲类	手术费
10187	84. 5100x002	碳纤维脊椎融合物置入术		手术	G	331501052	脊柱椎间融合器植入植骨融合术	含脊髓神经根松解、椎板切除减压、脊髓探查、骨折切开复位		次		3734. 90	甲类	手术费
10188	84. 5100x003	陶瓷脊椎融合物置入术		手术	G	331501052	脊柱椎间融合器植入植骨融合术	含脊髓神经根松解、椎板切除减压、脊髓探查、骨折切开复位		次		3734. 90	甲类	手术费
10189	84. 5100x004	金属脊椎融合物置入术		手术	G	331501052	脊柱椎间融合器植入植骨融合术	含脊髓神经根松解、椎板切除减压、脊髓探查、骨折切开复位		次		3734. 90	甲类	手术费
10190	84. 5100x005	塑胶脊椎融合物置入术		手术	G	331501052	脊柱椎间融合器植入植骨融合术	含脊髓神经根松解、椎板切除减压、脊髓探查、骨折切开复位		次		3734. 90	甲类	手术费

（续上表）

序号	手术操作诊断编码	手术操作名称	手术级别	操作类型	财务分类	编码	项目名称	项目内涵	除外内容	计价单位	说明	三级医疗服务价格（元）	医保结算类型	医疗收费项目类别
10191	84. 5100x006	钛合金脊椎融合物置入术		手术	G	331501052	脊柱椎间融合器植入植骨融合术	含脊髓神经根松解、椎板切除减压、脊髓探查、骨折切开复位		次		3734. 90	甲类	手术费
10192	84. 5100x007	3D 打印脊椎融合物置入术		手术	G	331501052	脊柱椎间融合器植入植骨融合术	含脊髓神经根松解、椎板切除减压、脊髓探查、骨折切开复位		次		3734. 90	甲类	手术费
10193	84. 5900x002	椎体间减压装置置入术		手术	G	331501062S	颈前路减压内固定术			次		3042. 00	甲类	手术费
10194	84. 6000	椎间盘假体置入		手术	G	331501057	人工椎间盘植入术		人工椎间盘	次		4225. 00	甲类	手术费
10195	84. 6001	人工椎间盘置换		手术	G	331501057	人工椎间盘植入术		人工椎间盘	次		4225. 00	甲类	手术费
10196	84. 6100	颈部分椎间盘假体置入		手术	G	331501057	人工椎间盘植入术		人工椎间盘	次		4225. 00	甲类	手术费
10197	84. 6101	颈部分椎间盘置换		手术	G	331501057	人工椎间盘植入术		人工椎间盘	次		4225. 00	甲类	手术费
10198	84. 6200	颈全椎间盘假体置入		手术	G	331501057	人工椎间盘植入术		人工椎间盘	次		4225. 00	甲类	手术费
10199	84. 6201	颈全椎间盘假体置换		手术	G	331501057	人工椎间盘植入术		人工椎间盘	次		4225. 00	甲类	手术费
10200	84. 6300	胸椎间盘假体置入		手术	G	331501057	人工椎间盘植入术		人工椎间盘	次		4225. 00	甲类	手术费
10201	84. 6300x002	胸椎全部间盘假体置入术		手术	G	331501057	人工椎间盘植入术		人工椎间盘	次		4225. 00	甲类	手术费
10202	84. 6300x003	胸椎部分间盘假体置入术		手术	G	331501057	人工椎间盘植入术		人工椎间盘	次		4225. 00	甲类	手术费
10203	84. 6301	胸椎间盘假体置换		手术	G	331501057	人工椎间盘植入术		人工椎间盘	次		4225. 00	甲类	手术费
10204	84. 6400	腰骶部分椎间盘假体置入		手术	G	331501057	人工椎间盘植入术		人工椎间盘	次		4225. 00	甲类	手术费
10205	84. 6400x001	腰椎部分间盘假体置入术		手术	G	331501057	人工椎间盘植入术		人工椎间盘	次		4225. 00	甲类	手术费
10206	84. 6401	腰骶部分椎间盘假体置换		手术	G	331501057	人工椎间盘植入术		人工椎间盘	次		4225. 00	甲类	手术费
10207	84. 6500	腰骶全椎间盘假体置入		手术	G	331501057	人工椎间盘植入术		人工椎间盘	次		4225. 00	甲类	手术费
10208	84. 6501	腹腔镜辅助下腰椎前路椎间盘置换术		手术	G	331501057	人工椎间盘植入术		人工椎间盘	次		4225. 00	甲类	手术费
10209	84. 6501	腹腔镜辅助下腰椎前路椎间盘置换术		手术	G	330000000－8	术中使用腹腔镜加收			次		1420. 50	甲类	手术费
10210	84. 6600	颈人工椎间盘修复术或假体置换		手术	G	331501057	人工椎间盘植入术		人工椎间盘	次		4225. 00	甲类	手术费
10211	84. 6601	颈人工椎间盘假体置换术		手术	G	331501057	人工椎间盘植入术		人工椎间盘	次		4225. 00	甲类	手术费
10212	84. 6700	胸人工椎间盘修复术或假体置换		手术	G	331501057	人工椎间盘植入术		人工椎间盘	次		4225. 00	甲类	手术费
10213	84. 6701	胸人工椎间盘假体置换术		手术	G	331501057	人工椎间盘植入术		人工椎间盘	次		4225. 00	甲类	手术费
10214	84. 6800	腰骶部人工椎间盘修复术或假体置换		手术	G	331501057	人工椎间盘植入术		人工椎间盘	次		4225. 00	甲类	手术费
10215	84. 6801	腰人工椎间盘假体置换术		手术	G	331501057	人工椎间盘植入术		人工椎间盘	次		4225. 00	甲类	手术费
10216	84. 6900	人工椎间盘假体的修复术或置换		手术	G	331501057	人工椎间盘植入术		人工椎间盘	次		4225. 00	甲类	手术费

（续上表）

序号	手术操作诊断编码	手术操作名称	手术级别	操作类型	财务分类	编码	项目名称	项目内涵	除外内容	计价单位	说明	三级医疗服务价格（元）	医保结算类型	医疗收费项目类别
10217	84.8200	椎弓根动力稳定装置的置入或置换术		手术	G	331501042	腰椎滑脱椎弓根螺钉内固定植骨融合术			次		4394.00	甲类	手术费
10218	84.8200	椎弓根动力稳定装置的置入或置换术		手术	G	331501054	脊柱内固定物取出术			次		3021.20	甲类	手术费
10219	84.8200	椎弓根动力稳定装置的置入或置换术		手术	G	331501055	滑板椎弓根钉复位植骨内固定术			次		3767.40	甲类	手术费
10220	84.8200	椎弓根动力稳定装置的置入或置换术		手术	G	331501054	脊柱内固定物取出术			次		3021.20	甲类	手术费
10221	84.8200	椎弓根动力稳定装置的置入或置换术		手术	G	331501064S	颈后路椎弓根螺钉复位内固定术			每椎骨		4174.30	甲类	手术费
10222	84.8200	椎弓根动力稳定装置的置入或置换术		手术	G	331501064S－1	颈后路椎弓根螺钉复位内固定术加收（每增加1椎体）			每节椎体		2087.15	甲类	手术费
10223	84.8200	椎弓根动力稳定装置的置入或置换术		手术	G	331501054	脊柱内固定物取出术			次		3021.20	甲类	手术费
10224	84.8201	椎弓根动力稳定装置置入术		手术	G	331501042	腰椎滑脱椎弓根螺钉内固定植骨融合术			次		4394.00	甲类	手术费
10225	84.8201	椎弓根动力稳定装置置入术		手术	G	331501055	滑板椎弓根钉复位植骨内固定术			次		3767.40	甲类	手术费
10226	84.8201	椎弓根动力稳定装置置入术		手术	G	331501064S	颈后路椎弓根螺钉复位内固定术			每椎骨		4174.30	甲类	手术费
10227	84.8201	椎弓根动力稳定装置置入术		手术	G	331501064S－1	颈后路椎弓根螺钉复位内固定术加收（每增加1椎体）			每节椎体		2087.15	甲类	手术费
10228	84.8202	椎弓根动力稳定装置置换术		手术	G	331501042	腰椎滑脱椎弓根螺钉内固定植骨融合术			次		4394.00	甲类	手术费
10229	84.8202	椎弓根动力稳定装置置换术		手术	G	331501054	脊柱内固定物取出术			次		3021.20	甲类	手术费
10230	84.8202	椎弓根动力稳定装置置换术		手术	G	331501055	滑板椎弓根钉复位植骨内固定术			次		3767.40	甲类	手术费
10231	84.8202	椎弓根动力稳定装置置换术		手术	G	331501054	脊柱内固定物取出术			次		3021.20	甲类	手术费
10232	84.8202	椎弓根动力稳定装置置换术		手术	G	331501064S	颈后路椎弓根螺钉复位内固定术			每椎骨		4174.30	甲类	手术费
10233	84.8202	椎弓根动力稳定装置置换术		手术	G	331501064S－1	颈后路椎弓根螺钉复位内固定术加收（每增加1椎体）			每节椎体		2087.15	甲类	手术费
10234	84.8202	椎弓根动力稳定装置置换术		手术	G	331501054	脊柱内固定物取出术			次		3021.20	甲类	手术费
10235	84.8400	椎骨关节面置换装置的置入或置换术		手术	G	331501060	人工椎体置换术	指颈、胸、腰椎体置换	人工椎体	每椎体		4495.40	甲类	手术费

（续上表）

序号	手术操作诊断编码	手术操作名称	手术级别	操作类型	财务分类	编码	项目名称	项目内涵	除外内容	计价单位	说明	三级医疗服务价格（元）	医保结算类型	医疗收费项目类别
10236	84.8400	椎骨关节面置换装置的置入或置换术		手术	G	331501054	脊柱内固定物取出术			次		3021.20	甲类	手术费
10237	84.8401	椎骨关节面置换装置的置入		手术	G	331501060	人工椎体置换术	指颈、胸、腰椎体置换	人工椎体	每椎体		4495.40	甲类	手术费
10238	84.8402	椎骨关节面置换装置的置换		手术	G	331501060	人工椎体置换术	指颈、胸、腰椎体置换	人工椎体	每椎体		4495.40	甲类	手术费
10239	84.9100	截断术		手术	G	331513001	肩关节离断术			次		2247.70	甲类	手术费
10240	84.9100	截断术		手术	G	331513002	肩胛胸部间离断术			次		2805.40	甲类	手术费
10241	84.9100	截断术		手术	G	331513004	上肢截肢术			次		1690.00	甲类	手术费
10242	84.9100	截断术		手术	G	331513005	髋关节离断术			次		3227.90	甲类	手术费
10243	84.9100	截断术		手术	G	331513006	大腿截肢术			次		1909.70	甲类	手术费
10244	84.9100	截断术		手术	G	331513007	小腿截肢术			次		1690.00	甲类	手术费
10245	84.9100	截断术		手术	G	331513008	足踝部截肢术			次		1690.00	甲类	手术费
10246	84.9100	截断术		手术	G	331513009	截指术			次		1014.00	甲类	手术费
10247	84.9100	截断术		手术	G	331513009 - 1	截趾术			次		1014.00	甲类	手术费
10248	85.0x00x002	乳房切开引流术		手术	G	331602001	脓肿切开引流术	含体表、软组织感染化脓切开引流		次		253.50	甲类	手术费
10249	85.0x01	乳房皮肤切开引流术		手术	G	331602001	脓肿切开引流术	含体表、软组织感染化脓切开引流		次		253.50	甲类	手术费
10250	85.0x02	乳腺导管切开引流术		手术	G	331602001	脓肿切开引流术	含体表、软组织感染化脓切开引流		次		253.50	甲类	手术费
10251	85.1200x001	乳腺活检术		手术	G	331601001	乳腺肿物穿刺术	含活检		次		135.20	甲类	手术费
10252	85.1200x001	乳腺活检术		手术	G	331601001 - 1	立体定位下乳腺肿物穿刺术	含活检		次		175.76	甲类	手术费
10253	85.2000x001	乳房皮肤和皮下坏死组织切除清创术		手术	G	311400027	皮肤溃疡清创术			5cm²/每创面		64.08	甲类	治疗费
10254	85.2100	乳房病损局部切除术		手术	G	331601002	乳腺肿物切除术	指乳头状瘤、小叶、象限切除		单侧		1023.75	甲类	手术费
10255	85.2100	乳房病损局部切除术		手术	G	331601002 - 1	乳腺窦道切除术			单侧		1023.75	甲类	手术费
10256	85.2100x004	乳房病损微创旋切术		手术	G	331601002	乳腺肿物切除术	指乳头状瘤、小叶、象限切除		单侧		1023.75	甲类	手术费
10257	85.2100x019	乳房腺体区段切除术		手术	G	331601002	乳腺肿物切除术	指乳头状瘤、小叶、象限切除		单侧		1023.75	甲类	手术费
10258	85.2100x019	乳房腺体区段切除术		手术	G	331601002 - 1	乳腺窦道切除术			单侧		1023.75	甲类	手术费
10259	85.2100x021	乳腺导管选择性切除术（单根）		手术	G	331601004	单纯乳房切除术			单侧		1402.70	甲类	手术费
10260	85.2100x023	腔镜下乳房腺体区段切除术		手术	G	331601002	乳腺肿物切除术	指乳头状瘤、小叶、象限切除		单侧		1023.75	甲类	手术费
10261	85.2200	乳房象限切除术		手术	G	331601002	乳腺肿物切除术	指乳头状瘤、小叶、象限切除		单侧		1023.75	甲类	手术费

（续上表）

序号	手术操作诊断编码	手术操作名称	手术级别	操作类型	财务分类	编码	项目名称	项目内涵	除外内容	计价单位	说明	三级医疗服务价格（元）	医保结算类型	医疗收费项目类别
10262	85. 2300	乳房次全切除术		手术	G	331601002	乳腺肿物切除术	指乳头状瘤、小叶、象限切除		单侧		1023. 75	甲类	手术费
10263	85. 2300x001	乳腺局部扩大切除术		手术	G	331601002	乳腺肿物切除术	指乳头状瘤、小叶、象限切除		单侧		1023. 75	甲类	手术费
10264	85. 2301	乳腺部分切除术		手术	G	331601002	乳腺肿物切除术	指乳头状瘤、小叶、象限切除		单侧		1023. 75	甲类	手术费
10265	85. 2400	异位乳房组织切除术		手术	G	331601003	副乳切除术			单侧		1352. 00	甲类	手术费
10266	85. 2400x004	腔镜下双侧副乳切除术		手术	G	331601003	副乳切除术			单侧		1352. 00	甲类	手术费
10267	85. 2400x005	腔镜下单侧副乳切除术		手术	G	331601003	副乳切除术			单侧		1352. 00	甲类	手术费
10268	85. 2400x006	副乳病损切除术		手术	G	331601003	副乳切除术			单侧		1352. 00	甲类	手术费
10269	85. 2401	副乳腺切除术		手术	G	331601003	副乳切除术			单侧		1352. 00	甲类	手术费
10270	85. 2402	副乳头切除术		手术	G	331601003	副乳切除术			单侧		1352. 00	甲类	手术费
10271	85. 3100	单侧缩小性乳房成形术		手术	G	331601014	巨乳缩小整形术			单侧		2129. 40	丙类	手术费
10272	85. 3200	双侧缩小性乳房成形术		手术	G	331601014	巨乳缩小整形术			单侧		2129. 40	丙类	手术费
10273	85. 3300	单侧皮下乳房切除术伴同时植入术		手术	G	331601008	乳腺癌根治+乳房再造术	含Ⅰ期乳房再造；不含带血管蒂的肌皮组织移植、Ⅱ期乳房再造		单侧		5070. 00	甲类	手术费
10274	85. 3300x001	单侧乳房腺体切除伴假体置入术		手术	G	331601008	乳腺癌根治+乳房再造术	含Ⅰ期乳房再造；不含带血管蒂的肌皮组织移植、Ⅱ期乳房再造		单侧		5070. 00	甲类	手术费
10275	85. 3400	其他单侧皮下乳房切除术		手术	G	331601004	单纯乳房切除术			单侧		1402. 70	甲类	手术费
10276	85. 3400x002	单侧皮下乳房切除术		手术	G	331601004	单纯乳房切除术			单侧		1402. 70	甲类	手术费
10277	85. 3401	保留乳头的单侧皮下乳房切除术		手术	G	331601016S	保留乳头乳晕的全乳房腺体切除术	通过乳腺皮肤切口，保留乳头乳晕，切除皮下腺体，必要时切除胸大肌表面筋膜		次		4733. 00	甲类	手术费
10278	85. 3500	双侧皮下乳房切除术伴同时植入术		手术	G	331601008	乳腺癌根治+乳房再造术	含Ⅰ期乳房再造；不含带血管蒂的肌皮组织移植、Ⅱ期乳房再造		单侧		5070. 00	甲类	手术费
10279	85. 3500x001	双侧皮下乳房切除伴假体置入术		手术	G	331601008	乳腺癌根治+乳房再造术	含Ⅰ期乳房再造；不含带血管蒂的肌皮组织移植、Ⅱ期乳房再造		单侧		5070. 00	甲类	手术费

（续上表）

序号	手术操作诊断编码	手术操作名称	手术级别	操作类型	财务分类	编码	项目名称	项目内涵	除外内容	计价单位	说明	三级医疗服务价格（元）	医保结算类型	医疗收费项目类别
10280	85. 3600	其他双侧皮下乳房切除术		手术	G	331601004	单纯乳房切除术			单侧		1402. 70	甲类	手术费
10281	85. 3600x001	双侧皮下乳房切除术		手术	G	331601004	单纯乳房切除术			单侧		1402. 70	甲类	手术费
10282	85. 3601	保留乳头的双侧皮下乳房切除术		手术	G	331601016S	保留乳头乳晕的全乳房腺体切除术	通过乳腺皮肤切口，保留乳头乳晕，切除皮下腺体，必要时切除胸大肌表面筋膜		次		4733. 00	甲类	手术费
10283	85. 4100	单侧单纯乳房切除术		手术	G	331601004	单纯乳房切除术			单侧		1402. 70	甲类	手术费
10284	85. 4100x001	单侧乳房切除术		手术	G	331601004	单纯乳房切除术			单侧		1402. 70	甲类	手术费
10285	85. 4200	双侧单纯乳房切除术		手术	G	331601004	单纯乳房切除术			单侧		1402. 70	甲类	手术费
10286	85. 4200x001	双侧乳房切除术		手术	G	331601004	单纯乳房切除术			单侧		1402. 70	甲类	手术费
10287	85. 4200x003	腔镜下双侧乳房切除术		手术	G	331601004	单纯乳房切除术			单侧		1402. 70	甲类	手术费
10288	85. 4300	单侧扩大的单纯乳房切除术		手术	G	331601005	乳腺癌根治术	指传统与改良根治两种方式		单侧		3640. 00	甲类	手术费
10289	85. 4300x003	单侧乳房切除伴同侧腋窝淋巴结活检术		手术	G	331601005	乳腺癌根治术	指传统与改良根治两种方式		单侧		3640. 00	甲类	手术费
10290	85. 4300x004	腔镜下单侧乳房改良根治术		手术	G	331601005	乳腺癌根治术	指传统与改良根治两种方式		单侧		3640. 00	甲类	手术费
10291	85. 4301	单侧乳腺改良根治术		手术	G	331601005	乳腺癌根治术	指传统与改良根治两种方式		单侧		3640. 00	甲类	手术费
10292	85. 4302	单侧保乳乳腺改良根治术		手术	G	331601015S－1	乳腺癌保乳手术＋腋窝淋巴结清扫术			单侧		3261. 00	甲类	手术费
10293	85. 4303	单侧单纯乳房切除术伴区域性淋巴结切除术		手术	G	331601005	乳腺癌根治术	指传统与改良根治两种方式		单侧		3640. 00	甲类	手术费
10294	85. 4400	双侧扩大的单纯乳房切除术		手术	G	331601005	乳腺癌根治术	指传统与改良根治两种方式		单侧		3640. 00	甲类	手术费
10295	85. 4401	双侧乳腺改良根治术		手术	G	331601005	乳腺癌根治术	指传统与改良根治两种方式		单侧		3640. 00	甲类	手术费
10296	85. 4402	双侧保乳乳腺改良根治术		手术	G	331601015S－1	乳腺癌保乳手术＋腋窝淋巴结清扫术			单侧		3261. 00	甲类	手术费
10297	85. 4403	双侧单纯乳房切除术伴区域性淋巴结切除术		手术	G	331601005	乳腺癌根治术	指传统与改良根治两种方式		单侧		3640. 00	甲类	手术费
10298	85. 4500	单侧根治性乳房切除术	四级	手术	G	331601005	乳腺癌根治术	指传统与改良根治两种方式		单侧		3640. 00	甲类	手术费
10299	85. 4500x001	单侧乳房根治性切除伴同侧腋窝前哨淋巴结活检术	四级	手术	G	331601005	乳腺癌根治术	指传统与改良根治两种方式		单侧		3640. 00	甲类	手术费
10300	85. 4500x003	腔镜下单侧乳房根治性切除伴同侧腋窝前哨淋巴结活检术	四级	手术	G	331601005	乳腺癌根治术	指传统与改良根治两种方式		单侧		3640. 00	甲类	手术费
10301	85. 4501	腔镜单侧乳腺根治性切术	四级	手术	G	331601005	乳腺癌根治术	指传统与改良根治两种方式		单侧		3640. 00	甲类	手术费
10302	85. 4600	双侧根治性乳房切除术	四级	手术	G	331601005	乳腺癌根治术	指传统与改良根治两种方式		单侧		3640. 00	甲类	手术费
10303	85. 4700	单侧扩大根治性乳房切除术	四级	手术	G	331601006	乳腺癌扩大根治术	含保留胸肌的术式		单侧		4186. 00	甲类	手术费
10304	85. 4800	双侧扩大根治性乳房切除术	四级	手术	G	331601006	乳腺癌扩大根治术	含保留胸肌的术式		单侧		4186. 00	甲类	手术费
10305	85. 5000	增大性乳房成形术		手术	G	331601011	隆乳术	不含吸脂术	假体	单侧		2028. 00	丙类	手术费
10306	85. 5300	单侧乳房植入术		手术	G	331601011	隆乳术	不含吸脂术	假体	单侧		2028. 00	丙类	手术费

（续上表）

序号	手术操作诊断编码	手术操作名称	手术级别	操作类型	财务分类	编码	项目名称	项目内涵	除外内容	计价单位	说明	三级医疗服务价格（元）	医保结算类型	医疗收费项目类别
10307	85.5300x001	单侧乳房假体置入术		手术	G	331601011	隆乳术	不含吸脂术	假体	单侧		2028.00	丙类	手术费
10308	85.5400	双侧乳房植入术		手术	G	331601011	隆乳术	不含吸脂术	假体	单侧		2028.00	丙类	手术费
10309	85.5400x001	双侧乳房假体置入术		手术	G	331601011	隆乳术	不含吸脂术	假体	单侧		2028.00	丙类	手术费
10310	85.7000	乳房全部再造术		手术	G	331601009	乳房再造术Ⅱ期	含乳头乳晕重建	假体	单侧		3549.00	丙类	手术费
10311	85.7000x001	乳房重建术		手术	G	331601009	乳房再造术Ⅱ期	含乳头乳晕重建	假体	单侧		3549.00	丙类	手术费
10312	85.7100	背阔肌肌皮瓣全乳房重建术		手术	G	331601017S	背阔肌乳房修复术	背阔肌胸背血管神经蒂分离，背阔肌的分离，乳房缺损修复		次		3109.00	甲类	手术费
10313	85.7100x001	乳房重建术应用背阔肌肌皮瓣		手术	G	331601017S	背阔肌乳房修复术	背阔肌胸背血管神经蒂分离，背阔肌的分离，乳房缺损修复		次		3109.00	甲类	手术费
10314	85.7200	横行腹直肌肌皮（TRAM）瓣，带蒂的，全乳房重建术		手术	G	331601009－1	乳房再造术Ⅱ期（带血管蒂的肌皮组织移植）		假体	单侧		3549.00	丙类	手术费
10315	85.7200x001	乳房重建术应用带蒂横向腹直肌（TRAM）肌皮瓣		手术	G	331601009－1	乳房再造术Ⅱ期（带血管蒂的肌皮组织移植）		假体	单侧		3549.00	丙类	手术费
10316	85.7300	横行腹直肌肌皮（TRAM）瓣，游离的，全乳房重建术		手术	G	331601009－1	乳房再造术Ⅱ期（带血管蒂的肌皮组织移植）		假体	单侧		3549.00	丙类	手术费
10317	85.7300x001	乳房重建术应用游离横向腹直肌（TRAM）肌皮瓣		手术	G	331601009－1	乳房再造术Ⅱ期（带血管蒂的肌皮组织移植）		假体	单侧		3549.00	丙类	手术费
10318	85.7400	腹壁下动脉穿支（DIEP）皮瓣，游离的，全乳房重建术		手术	G	331601009－1	乳房再造术Ⅱ期（带血管蒂的肌皮组织移植）		假体	单侧		3549.00	丙类	手术费
10319	85.7400x001	乳房重建术应用游离腹壁下动脉穿支（DIEP）皮瓣		手术	G	331601009－1	乳房再造术Ⅱ期（带血管蒂的肌皮组织移植）		假体	单侧		3549.00	丙类	手术费
10320	85.7500	下腹壁浅动脉（SIEA）皮瓣，游离的，全乳房重建术		手术	G	331601009－1	乳房再造术Ⅱ期（带血管蒂的肌皮组织移植）		假体	单侧		3549.00	丙类	手术费
10321	85.7500x001	乳房重建术应用游离腹壁下浅动脉（SIEA）皮瓣		手术	G	331601009－1	乳房再造术Ⅱ期（带血管蒂的肌皮组织移植）		假体	单侧		3549.00	丙类	手术费
10322	85.7600	臀动脉穿支（GAP）皮瓣，游离的，全乳房重建术		手术	G	331601009－1	乳房再造术Ⅱ期（带血管蒂的肌皮组织移植）		假体	单侧		3549.00	丙类	手术费
10323	85.7600x001	乳房重建术应用游离臀动脉穿支（GAP）皮瓣		手术	G	331601009－1	乳房再造术Ⅱ期（带血管蒂的肌皮组织移植）		假体	单侧		3549.00	丙类	手术费
10324	85.7900	其他全乳房再造术		手术	G	331601009－1	乳房再造术Ⅱ期（带血管蒂的肌皮组织移植）		假体	单侧		3549.00	丙类	手术费
10325	85.7900x001	乳房重建术应用游离胸大肌		手术	G	331601009－1	乳房再造术Ⅱ期（带血管蒂的肌皮组织移植）		假体	单侧		3549.00	丙类	手术费
10326	85.8100	乳房裂伤缝合术		手术	E	120500001	清创缝合（大）			次	缝合11针以上	259.00	甲类	治疗费
10327	85.8100	乳房裂伤缝合术		手术	E	120500002	清创缝合（中）			次	缝合6～10针	194.25	甲类	治疗费

（续上表）

序号	手术操作诊断编码	手术操作名称	手术级别	操作类型	财务分类	编码	项目名称	项目内涵	除外内容	计价单位	说明	三级医疗服务价格（元）	医保结算类型	医疗收费项目类别
10328	85. 8100	乳房裂伤缝合术		手术	E	120500003	清创缝合（小）			次	缝合 1～5 针	103. 60	甲类	治疗费
10329	85. 8200	中厚皮片移植至乳房		手术	G	331603030	游离皮片移植术	指刃厚、中厚、全厚、瘢痕皮、反鼓取皮		1% 体表面积		1960. 00	甲类	手术费
10330	85. 8300	全层皮片移植至乳房		手术	G	331603030	游离皮片移植术	指刃厚、中厚、全厚、瘢痕皮、反鼓取皮		1% 体表面积		1960. 00	甲类	手术费
10331	85. 8400	带蒂皮瓣移植至乳房		手术	G	331604024－1	各种带蒂皮瓣形成术	不含岛状皮瓣		每部位		1040. 00	甲类	手术费
10332	85. 8500	肌瓣移植至乳房		手术	G	331604024－1	各种带蒂皮瓣形成术	不含岛状皮瓣		每部位		1040. 00	甲类	手术费
10333	85. 8600	乳头移位术		手术	G	331601014－1	垂乳畸形矫正术			单侧		2129. 40	丙类	手术费
10334	85. 8601	乳头乳晕移位术		手术	G	331601014－1	垂乳畸形矫正术			单侧		2129. 40	丙类	手术费
10335	85. 8701	乳头成形术		手术	G	331601010	乳头乳晕整形术	含乳头内陷畸形、乳头乳晕再造		单侧		1419. 60	丙类	手术费
10336	85. 8702	乳头重建术		手术	G	331601010	乳头乳晕整形术	含乳头内陷畸形、乳头乳晕再造		单侧		1419. 60	丙类	手术费
10337	85. 8900x005	乳晕再造术		手术	G	331601010	乳头乳晕整形术	含乳头内陷畸形、乳头乳晕再造		单侧		1419. 60	丙类	手术费
10338	85. 8900x006	乳房下垂矫正术		手术	G	331601014－1	垂乳畸形矫正术			单侧		2129. 40	丙类	手术费
10339	85. 8900x007	乳房瘢痕松解术		手术	G	331604001	瘢痕畸形矫正术	含疤痕松解术；不含面部		$100cm^2$	不足 $100cm^2$ 按 $100cm^2$ 计价	1300. 00	甲类	手术费
10340	85. 8901	乳晕缩小术		手术	G	331601010	乳头乳晕整形术	含乳头内陷畸形、乳头乳晕再造		单侧		1419. 60	丙类	手术费
10341	85. 9400	去除乳房植入物		手术	G	331601013	乳腺假体取出术			单侧		676. 00	丙类	手术费
10342	85. 9500	乳房组织扩张器置入		手术	G	331603045	皮肤扩张器或支撑物置入术	含注液	扩张器	次		1765. 40	甲类	手术费
10343	85. 9600	乳房组织扩张器去除		手术	G	331603045－1	皮肤扩张器或支撑物取出术			次		1765. 40	甲类	手术费
10344	86. 0400	皮肤和皮下组织的其他切开术伴引流术		手术	G	331602001	脓肿切开引流术	含体表、软组织感染化脓切开引流		次		253. 50	甲类	手术费
10345	86. 0400x011	皮肤和皮下组织切开引流术		手术	G	331602001	脓肿切开引流术	含体表、软组织感染化脓切开引流		次		253. 50	甲类	手术费
10346	86. 0402	男性会阴切开引流术		手术	G	331305004	外阴脓肿切开引流术			次	不限性别	754. 00	甲类	手术费
10347	86. 0500	皮肤和皮下组织切开术伴异物或装置去除		手术	G	331602002	体表异物取出术	不含 X 线定位		次		253. 50	甲类	手术费
10348	86. 0500	皮肤和皮下组织切开术伴异物或装置去除		手术	G	331603045－1	皮肤扩张器或支撑物取出术			次		1765. 40	甲类	手术费
10349	86. 0500x009	脊髓神经刺激器去除术		手术	G	330100021S－3	脊髓神经电刺激系统取出术			次		650. 00	甲类	手术费
10350	86. 0500x010	骶神经电刺激器取出术		手术	G	330100021S－3	脊髓神经电刺激系统取出术			次		650. 00	甲类	手术费
10351	86. 0502	皮肤和皮下组织异物切开取出术		手术	G	331602002	体表异物取出术	不含 X 线定位		次		253. 50	甲类	手术费
10352	86. 0503	皮肤组织扩张器取出术		手术	G	331603045－1	皮肤扩张器或支撑物取出术			次		1765. 40	甲类	手术费

（续上表）

序号	手术操作诊断编码	手术操作名称	手术级别	操作类型	财务分类	编码	项目名称	项目内涵	除外内容	计价单位	说明	三级医疗服务价格（元）	医保结算类型	医疗收费项目类别
10353	86.0901	皮肤焦痂切开术		手术	G	331603001	烧伤焦痂切开减张术	指颈、胸腹、上下肢、腕、手指、踝足部等		每部位		910.00	甲类	手术费
10354	86.1100	皮肤和皮下组织的活组织检查		手术	G	311400057	皮下组织穿刺术	含活检		次		128.16	甲类	治疗费
10355	86.2201	皮肤伤口切除性清创术		手术	G	311400027	皮肤溃疡清创术			$5cm^2$/每创面		64.08	甲类	治疗费
10356	86.2202	焦痂切除术		手术	G	331603009	切痂术	不含植皮		1%体表面积		109.20	甲类	手术费
10357	86.2203	中医化腐清创术		手术	E	410000002	中药化腐清创术	含药物调配		每个创面		57.20	甲类	治疗费
10358	86.2601	多余指切除术		手术	G	331519008	多指切除术			次		929.50	甲类	手术费
10359	86.2602	多余趾切除术		手术	G	331513009－1	截趾术			次		1014.00	甲类	手术费
10360	86.2700	指（趾）甲、指（趾）甲床或指（趾）甲褶清创术		手术	E	120500003－2	清创不缝合（小）			次	伤口长度小于等于5cm	51.80	甲类	治疗费
10361	86.2701	甲床清创术		手术	E	120500003－2	清创不缝合（小）			次	伤口长度小于等于5cm	51.80	甲类	治疗费
10362	86.3x01	皮肤瘢痕切除术		手术	G	331604015	面部瘢痕切除整形术		扩张器	$2cm^2$		858.00	甲类	手术费
10363	86.3x01	皮肤瘢痕切除术		手术	G	331604015－1	面部瘢痕切除整形术加收（大于$2cm^2$）			$1cm^2$		257.40	甲类	手术费
10364	86.3x01	皮肤瘢痕切除术		手术	G	331603047	烧伤瘢痕切除缝合术			次		1638.00	甲类	手术费
10365	86.3x05	腋臭切除术		手术	G	331602011	腋臭切除术			单侧		676.00	丙类	手术费
10366	86.3x10x038	腋下汗腺切除术		手术	G	331602011	腋臭切除术			单侧		676.00	丙类	手术费
10367	86.3x10x067	腔镜下皮下组织病损切除术		手术	G	331602004	浅表肿物切除术	指全身各部位皮肤和皮下组织新生物，如皮脂腺囊肿、痣、疣、脂肪瘤、纤维瘤等；不含乳腺肿物和淋巴结切除		每个肿物		208.00	甲类	手术费
10368	86.3x10x068	指赘切除术		手术	G	331519008	多指切除术			次		929.50	甲类	手术费
10369	86.3x10x069	趾赘切除术		手术	G	331513009－1	截趾术			次		1014.00	甲类	手术费
10370	86.3x14	皮肤色素痣切除术		手术	G	331602004	浅表肿物切除术	指全身各部位皮肤和皮下组织新生物，如皮脂腺囊肿、痣、疣、脂肪瘤、纤维瘤等；不含乳腺肿物和淋巴结切除		每个肿物		208.00	甲类	手术费
10371	86.3x15	皮肤及皮下血管瘤切除术		手术	G	331602005－2	体表血管瘤切除术（大）	指面积＞$10cm^2$达到肢体一周及超过肢体1/4长度。不含皮瓣或组织移植		次		1808.30	甲类	手术费

（续上表）

序号	手术操作诊断编码	手术操作名称	手术级别	操作类型	财务分类	编码	项目名称	项目内涵	除外内容	计价单位	说明	三级医疗服务价格（元）	医保结算类型	医疗收费项目类别
10372	86.3x15	皮肤及皮下血管瘤切除术		手术	G	331602006－2	体表血管瘤切除术（中）	指面积 $3cm^2$（不含）～$10cm^2$（含），未达肢体一周及肢体1/4长度；不含皮瓣或组织移植		次		1250.60	甲类	手术费
10373	86.3x15	皮肤及皮下血管瘤切除术		手术	G	331602007－2	体表血管瘤切除术（小）	指面积在 $3cm^2$ 以下，位于躯干、四肢体表、侵犯皮肤脂肪层、浅筋膜未达深筋膜。不含皮瓣或组织移植		次		574.60	甲类	手术费
10374	86.5100	头皮再植术		手术	G	331604021－2	头皮游离移植			每根		7.15	丙类	手术费
10375	86.5901	伤口裂开缝合术		手术	E	120500001－1	术后创口二期缝合术（大）			次	缝合11针以上	259.00	甲类	治疗费
10376	86.5901	伤口裂开缝合术		手术	E	120500002－1	术后创口二期缝合术（中）			次	缝合6~10针	194.25	甲类	治疗费
10377	86.5901	伤口裂开缝合术		手术	E	120500003－1	术后创口二期缝合术（小）			次	缝合1~5针	103.60	甲类	治疗费
10378	86.6000	游离皮肤移植		手术	G	331603030	游离皮片移植术	指刃厚、中厚、全厚、瘢痕皮、反鼓取皮		1%体表面积		1960.00	甲类	手术费
10379	86.6100	手的全层皮肤移植		手术	G	331603030	游离皮片移植术	指刃厚、中厚、全厚、瘢痕皮、反鼓取皮		1%体表面积		1960.00	甲类	手术费
10380	86.6101	手全厚皮片游离移植术		手术	G	331603030	游离皮片移植术	指刃厚、中厚、全厚、瘢痕皮、反鼓取皮		1%体表面积		1960.00	甲类	手术费
10381	86.6200	手的其他皮肤移植		手术	G	331603030	游离皮片移植术	指刃厚、中厚、全厚、瘢痕皮、反鼓取皮		1%体表面积		1960.00	甲类	手术费
10382	86.6200x002	指皮肤游离移植术		手术	G	331603030	游离皮片移植术	指刃厚、中厚、全厚、瘢痕皮、反鼓取皮		1%体表面积		1960.00	甲类	手术费
10383	86.6201	手中厚皮片游离移植术		手术	G	331603030	游离皮片移植术	指刃厚、中厚、全厚、瘢痕皮、反鼓取皮		1%体表面积		1960.00	甲类	手术费
10384	86.6202	手刃厚皮片游离移植术		手术	G	331603030	游离皮片移植术	指刃厚、中厚、全厚、瘢痕皮、反鼓取皮		1%体表面积		1960.00	甲类	手术费
10385	86.6300x001	腹部全厚皮片移植术		手术	G	331603030	游离皮片移植术	指刃厚、中厚、全厚、瘢痕皮、反鼓取皮		1%体表面积		1960.00	甲类	手术费
10386	86.6301	头面颈全厚皮片移植术		手术	G	331603030	游离皮片移植术	指刃厚、中厚、全厚、瘢痕皮、反鼓取皮		1%体表面积		1960.00	甲类	手术费
10387	86.6302	躯干全厚皮片移植术		手术	G	331603030	游离皮片移植术	指刃厚、中厚、全厚、瘢痕皮、反鼓取皮		1%体表面积		1960.00	甲类	手术费
10388	86.6303	上肢全厚皮片移植术		手术	G	331603030	游离皮片移植术	指刃厚、中厚、全厚、瘢痕皮、反鼓取皮		1%体表面积		1960.00	甲类	手术费
10389	86.6304	下肢全厚皮片移植术		手术	G	331603030	游离皮片移植术	指刃厚、中厚、全厚、瘢痕皮、反鼓取皮		1%体表面积		1960.00	甲类	手术费

第二部分　介入治疗

序号	介入治疗操作诊断编码	介入治疗名称	介入治疗级别	操作类型	财务分类	编码	项目名称	项目内涵	除外内容	计价单位	说明	三级医疗服务价格（元）	医保结算类型	医疗收费项目类别
1	00.5500	其他周围血管药物洗脱支架置入		介入治疗	G	320100006	经皮静脉内支架置入术	含球囊扩张、支架置入		次		4290.00	乙类	治疗费
2	00.5500	其他周围血管药物洗脱支架置入		介入治疗	G	320200010	经皮动脉支架置入术			次		2431.00	乙类	治疗费
3	00.5500x008	经皮降主动脉药物洗脱支架置入术		介入治疗	G	320200010	经皮动脉支架置入术			次		2431.00	乙类	治疗费
4	00.5500x009	经皮周围动脉药物洗脱支架置入术		介入治疗	G	320200010	经皮动脉支架置入术			次		2431.00	乙类	治疗费
5	00.5500x010	经皮周围静脉药物洗脱支架置入术		介入治疗	G	320100006	经皮静脉内支架置入术	含球囊扩张、支架置入		次		4290.00	乙类	治疗费
6	00.5500x011	经皮尺动脉药物洗脱支架置入术		介入治疗	G	320200010－1	经皮肢体动脉支架置入术			次		2431.00	乙类	治疗费
7	00.5500x012	经皮腓动脉药物洗脱支架置入术		介入治疗	G	320200010－1	经皮肢体动脉支架置入术			次		2431.00	乙类	治疗费
8	00.5500x013	经皮肱动脉药物洗脱支架置入术		介入治疗	G	320200010－1	经皮肢体动脉支架置入术			次		2431.00	乙类	治疗费
9	00.5500x014	经皮桡动脉药物洗脱支架置入术		介入治疗	G	320200010－1	经皮肢体动脉支架置入术			次		2431.00	乙类	治疗费
10	00.5500x015	经皮上肢静脉药物洗脱支架置入术		介入治疗	G	320100006	经皮静脉内支架置入术	含球囊扩张、支架置入		次		4290.00	乙类	治疗费
11	00.5500x016	经皮头臂静脉药物洗脱支架置入术		介入治疗	G	320100006	经皮静脉内支架置入术	含球囊扩张、支架置入		次		4290.00	乙类	治疗费
12	00.5500x017	经皮外周动脉可降解支架置入术		介入治疗	G	320200010	经皮动脉支架置入术			次		2431.00	乙类	治疗费
13	00.5501	锁骨下动脉药物洗脱支架置入术		介入治疗	G	320200010	经皮动脉支架置入术			次		2431.00	乙类	治疗费
14	00.5502	股总动脉药物洗脱支架置入术		介入治疗	G	320200010	经皮动脉支架置入术			次		2431.00	乙类	治疗费
15	00.6000	表浅股动脉药物洗脱支架置入		介入治疗	G	320200010－1	经皮肢体动脉支架置入术			次		2431.00	乙类	治疗费
16	00.6000x001	经皮股动脉药物洗脱支架置入术		介入治疗	G	320200010－1	经皮肢体动脉支架置入术			次		2431.00	乙类	治疗费
17	00.6100	颅外血管经皮血管成形术		介入治疗	G	320600003	经皮穿刺脑血管腔内球囊成形术			次		2145.00	乙类	治疗费
18	00.6100x008	经皮颈总动脉球囊扩张成形术		介入治疗	G	320200009	经皮动脉内球囊扩张术	不含脑血管及冠状动脉		次		2359.50	乙类	治疗费
19	00.6100x012	经皮颈静脉球囊扩张成形术		介入治疗	G	320100004	经皮静脉球囊扩张术			次		2860.00	乙类	治疗费
20	00.6101	经皮颈动脉球囊扩张成形术		介入治疗	G	320200009	经皮动脉内球囊扩张术	不含脑血管及冠状动脉		次		2359.50	乙类	治疗费
21	00.6102	经皮椎动脉球囊扩张成形术	四级	介入治疗	G	320600003	经皮穿刺脑血管腔内球囊成形术			次		2145.00	乙类	治疗费
22	00.6200	颅内血管经皮血管成形术		介入治疗	G	320600003	经皮穿刺脑血管腔内球囊成形术			次		2145.00	乙类	治疗费
23	00.6200x005	经皮大脑中动脉球囊扩张成形术	四级	介入治疗	G	320600003	经皮穿刺脑血管腔内球囊成形术			次		2145.00	乙类	治疗费
24	00.6200x006	经皮大脑前动脉球囊扩张成形术	四级	介入治疗	G	320600003	经皮穿刺脑血管腔内球囊成形术			次		2145.00	乙类	治疗费

（续上表）

序号	介入治疗操作诊断编码	介入治疗名称	介入治疗级别	操作类型	财务分类	编码	项目名称	项目内涵	除外内容	计价单位	说明	三级医疗服务价格（元）	医保结算类型	医疗收费项目类别
25	00. 6200x007	经皮大脑后动脉球囊扩张成形术	四级	介入治疗	G	320600003	经皮穿刺脑血管腔内球囊成形术			次		2145. 00	乙类	治疗费
26	00. 6200x008	经皮椎动脉颅内段球囊扩张成形术	四级	介入治疗	G	320600003	经皮穿刺脑血管腔内球囊成形术			次		2145. 00	乙类	治疗费
27	00. 6200x009	经皮颈内动脉颅内段球囊扩张成形术	四级	介入治疗	G	320600003	经皮穿刺脑血管腔内球囊成形术			次		2145. 00	乙类	治疗费
28	00. 6201	经皮基底动脉球囊扩张成形术	四级	介入治疗	G	320600003	经皮穿刺脑血管腔内球囊成形术			次		2145. 00	乙类	治疗费
29	00. 6202	经皮交通动脉血管球囊扩张成形术	四级	介入治疗	G	320600003	经皮穿刺脑血管腔内球囊成形术			次		2145. 00	乙类	治疗费
30	00. 6300	颈动脉支架经皮置入术		介入治疗	G	320200010 – 2	经皮颈动脉支架置入术			次		2431. 00	乙类	治疗费
31	00. 6300x005	经皮颈动脉远端保护装置置入术		介入治疗	G	320200010 – 2	经皮颈动脉支架置入术			次		2431. 00	乙类	治疗费
32	00. 6300x006	经皮颈动脉覆膜支架置入术		介入治疗	G	320200010 – 2	经皮颈动脉支架置入术			次		2431. 00	乙类	治疗费
33	00. 6300x007	经皮颈动脉药物洗脱支架置入术		介入治疗	G	320200010 – 2	经皮颈动脉支架置入术			次		2431. 00	乙类	治疗费
34	00. 6301	脑保护伞下颈动脉支架置入术		介入治疗	G	320200010 – 2	经皮颈动脉支架置入术			次		2431. 00	乙类	治疗费
35	00. 6400	其他颅外动脉支架经皮置入		介入治疗	G	320200010	经皮动脉支架置入术			次		2431. 00	乙类	治疗费
36	00. 6400x007	经皮基底动脉支架置入术	四级	介入治疗	G	320600004	经皮穿刺脑血管腔内支架置入术			次		3120. 00	乙类	治疗费
37	00. 6400x009	经皮椎动脉支架置入术	四级	介入治疗	G	320600004	经皮穿刺脑血管腔内支架置入术			次		3120. 00	乙类	治疗费
38	00. 6400x012	经皮颅外动脉远端保护装置置入术		介入治疗	G	320600004	经皮穿刺脑血管腔内支架置入术			次		3120. 00	乙类	治疗费
39	00. 6400x013	经皮椎动脉药物洗脱支架置入术	四级	介入治疗	G	320600004	经皮穿刺脑血管腔内支架置入术			次		3120. 00	乙类	治疗费
40	00. 6400x014	经皮椎动脉覆膜支架置入术	四级	介入治疗	G	320600004	经皮穿刺脑血管腔内支架置入术			次		3120. 00	乙类	治疗费
41	00. 6401	经皮椎动脉非药物洗脱支架置入术	四级	介入治疗	G	320600004	经皮穿刺脑血管腔内支架置入术			次		3120. 00	乙类	治疗费
42	00. 6500	颅内血管支架经皮置入		介入治疗	G	320600004	经皮穿刺脑血管腔内支架置入术			次		3120. 00	乙类	治疗费
43	00. 6500x008	经皮颅内动脉支架置入术	四级	介入治疗	G	320600004	经皮穿刺脑血管腔内支架置入术			次		3120. 00	乙类	治疗费

（续上表）

序号	介入治疗操作诊断编码	介入治疗名称	介入治疗级别	操作类型	财务分类	编码	项目名称	项目内涵	除外内容	计价单位	说明	三级医疗服务价格（元）	医保结算类型	医疗收费项目类别
44	00.6500x010	经皮颅内动脉远端保护装置置入术	四级	介入治疗	G	320600004	经皮穿刺脑血管腔内支架置入术			次		3120.00	乙类	治疗费
45	00.6500x011	经皮颅内静脉窦支架置入术	四级	介入治疗	G	320600004	经皮穿刺脑血管腔内支架置入术			次		3120.00	乙类	治疗费
46	00.6500x012	经皮大脑前动脉支架置入术	四级	介入治疗	G	320600004	经皮穿刺脑血管腔内支架置入术			次		3120.00	乙类	治疗费
47	00.6500x013	经皮大脑后动脉支架置入术	四级	介入治疗	G	320600004	经皮穿刺脑血管腔内支架置入术			次		3120.00	乙类	治疗费
48	00.6500x014	经皮大脑中动脉支架置入术	四级	介入治疗	G	320600004	经皮穿刺脑血管腔内支架置入术			次		3120.00	乙类	治疗费
49	00.6600	经皮冠状动脉腔内血管成形术［PTCA］		介入治疗	G	320500002	经皮冠状动脉腔内成形术（PTCA）	含PTCA前的靶血管造影		次	若冠状动脉造影术后立即进行PTCA术，应视作二次手术分别计价	2860.00	乙类	治疗费
50	00.6600x004	经皮冠状动脉球囊扩张成形术		介入治疗	G	320500002	经皮冠状动脉腔内成形术（PTCA）	含PTCA前的靶血管造影		次	若冠状动脉造影术后立即进行PTCA术，应视作二次手术分别计价	2860.00	乙类	治疗费
51	00.6600x008	经皮冠状动脉药物球囊扩张成形术		介入治疗	G	320500002	经皮冠状动脉腔内成形术（PTCA）	含PTCA前的靶血管造影		次	若冠状动脉造影术后立即进行PTCA术，应视作二次手术分别计价	2860.00	乙类	治疗费
52	17.5300	经皮颅外血管粥样硬化切除术		介入治疗	G	320200005	经皮动脉斑块旋切术	不含脑血管及冠状动脉		次		暂不定价	乙类	治疗费
53	17.5301	经皮颈动脉粥样斑块切除术		介入治疗	G	320200005	经皮动脉斑块旋切术	不含脑血管及冠状动脉		次		暂不定价	乙类	治疗费
54	17.5500	经管腔冠状动脉粥样硬化切除术		介入治疗	G	320500006	定向冠脉内膜旋切术	含术前的靶血管造影		次	若冠状动脉造影术后立即进行旋切术，应视作二次手术分别计价	3575.00	乙类	治疗费

（续上表）

序号	介入治疗操作诊断编码	介入治疗名称	介入治疗级别	操作类型	财务分类	编码	项目名称	项目内涵	除外内容	计价单位	说明	三级医疗服务价格（元）	医保结算类型	医疗收费项目类别
55	17.5500x002	经皮冠状动脉粥样斑块切除术		介入治疗	G	320500006	定向冠脉内膜旋切术	含术前的靶血管造影		次	若冠状动脉造影术后立即进行旋切术，应视作二次手术分别计价	3575.00	乙类	治疗费
56	17.5500x003	经皮冠状动脉血栓抽吸术		介入治疗	E	320500019S	冠状动脉内血栓抽吸术	使用抽吸装置对冠状动脉内血栓进行抽吸	动脉鞘	次		3575.00	乙类	手术费
57	17.5501	经皮冠状动脉旋磨术		介入治疗	G	320500005	高速冠状动脉内膜旋磨术	含旋磨后球囊扩张和/或支架置入及术前的靶血管造影		次	若冠状动脉造影术后立即进行旋磨术，应视作二次手术分别计价	3575.00	乙类	治疗费
58	17.5600	其他非冠状血管粥样硬化切除术		介入治疗	G	320200005	经皮动脉斑块旋切术	不含脑血管及冠状动脉		次		暂不定价	乙类	治疗费
59	17.5600x001	经皮周围血管动脉粥样斑块切除术		介入治疗	G	320200005	经皮动脉斑块旋切术	不含脑血管及冠状动脉		次		暂不定价	乙类	治疗费
60	17.6100	诱导下脑组织或脑损害的激光间质热疗法［LITT］		介入治疗	G	310905005－1/1	经皮穿刺各种实体肿瘤激光治疗			次		暂不定价	甲类	治疗费
61	17.6100	诱导下脑组织或脑损害的激光间质热疗法［LITT］		介入治疗	G	310905005－1/2	经皮穿刺单个肿瘤激光治疗加收（3cm 以上）			次		暂不定价	甲类	治疗费
62	17.6100	诱导下脑组织或脑损害的激光间质热疗法［LITT］		介入治疗	G	310905005－1/3	经皮穿刺多发肿瘤激光治疗加收（每增加 1 个）			个		暂不定价	甲类	治疗费
63	17.6100x001	脑病损激光间质热疗法［LITT］		介入治疗	G	310905005－1/1	经皮穿刺各种实体肿瘤激光治疗			次		暂不定价	甲类	治疗费
64	17.6100x001	脑病损激光间质热疗法［LITT］		介入治疗	G	310905005－1/2	经皮穿刺单个肿瘤激光治疗加收（3cm 以上）			次		暂不定价	甲类	治疗费
65	17.6100x001	脑病损激光间质热疗法［LITT］		介入治疗	G	310905005－1/3	经皮穿刺多发肿瘤激光治疗加收（每增加 1 个）			个		暂不定价	甲类	治疗费
66	17.6200	头和颈部损害或组织在诱导下的激光间质热疗法［LITT］		介入治疗	G	310905005－1/1	经皮穿刺各种实体肿瘤激光治疗			次		暂不定价	甲类	治疗费
67	17.6200	头和颈部损害或组织在诱导下的激光间质热疗法［LITT］		介入治疗	G	310905005－1/2	经皮穿刺单个肿瘤激光治疗加收（3cm 以上）			次		暂不定价	甲类	治疗费
68	17.6200	头和颈部损害或组织在诱导下的激光间质热疗法［LITT］		介入治疗	G	310905005－1/3	经皮穿刺多发肿瘤激光治疗加收（每增加 1 个）			个		暂不定价	甲类	治疗费
69	17.6200x001	头颈部病损的激光质热疗法［LITT］		介入治疗	G	310905005－1/1	经皮穿刺各种实体肿瘤激光治疗			次		暂不定价	甲类	治疗费
70	17.6200x001	头颈部病损的激光质热疗法［LITT］		介入治疗	G	310905005－1/2	经皮穿刺单个肿瘤激光治疗加收（3cm 以上）			次		暂不定价	甲类	治疗费

（续上表）

序号	介入治疗操作诊断编码	介入治疗名称	介入治疗级别	操作类型	财务分类	编码	项目名称	项目内涵	除外内容	计价单位	说明	三级医疗服务价格（元）	医保结算类型	医疗收费项目类别
71	17.6200x001	头颈部病损的激光质热疗法［LITT］		介入治疗	G	310905005－1/3	经皮穿刺多发肿瘤激光治疗加收（每增加1个）			个		暂不定价	甲类	治疗费
72	17.6300	诱导下肝组织或肝损害的激光间质热疗法［LITT］		介入治疗	G	310905005－1	经皮穿刺肝肿物激光治疗			次		暂不定价	甲类	治疗费
73	17.6300	诱导下肝组织或肝损害的激光间质热疗法［LITT］		介入治疗	G	310905005－1/2	经皮穿刺单个肿瘤激光治疗加收（3cm以上）			次		暂不定价	甲类	治疗费
74	17.6300	诱导下肝组织或肝损害的激光间质热疗法［LITT］		介入治疗	G	310905005－1/3	经皮穿刺多发肿瘤激光治疗加收（每增加1个）			个		暂不定价	甲类	治疗费
75	17.6300x001	肝病损激光间质热疗法［LITT］		介入治疗	G	310905005－1	经皮穿刺肝肿物激光治疗			次		暂不定价	甲类	治疗费
76	17.6300x001	肝病损激光间质热疗法［LITT］		介入治疗	G	310905005－1/2	经皮穿刺单个肿瘤激光治疗加收（3cm以上）			次		暂不定价	甲类	治疗费
77	17.6300x001	肝病损激光间质热疗法［LITT］		介入治疗	G	310905005－1/3	经皮穿刺多发肿瘤激光治疗加收（每增加1个）			个		暂不定价	甲类	治疗费
78	17.6900	诱导下其他和未特指部位组织或部位损害的激光间质热疗法［LITT］		介入治疗	G	310905005－1/1	经皮穿刺各种实体肿瘤激光治疗			次		暂不定价	甲类	治疗费
79	17.6900	诱导下其他和未特指部位组织或部位损害的激光间质热疗法［LITT］		介入治疗	G	310905005－1/2	经皮穿刺单个肿瘤激光治疗加收（3cm以上）			次		暂不定价	甲类	治疗费
80	17.6900	诱导下其他和未特指部位组织或部位损害的激光间质热疗法［LITT］		介入治疗	G	310905005－1/3	经皮穿刺多发肿瘤激光治疗加收（每增加1个）			个		暂不定价	甲类	治疗费
81	17.6900x001	其他部位激光间质热疗法［LITT］		介入治疗	G	310905005－1/1	经皮穿刺各种实体肿瘤激光治疗			次		暂不定价	甲类	治疗费
82	17.6900x001	其他部位激光间质热疗法［LITT］		介入治疗	G	310905005－1/2	经皮穿刺单个肿瘤激光治疗加收（3cm以上）			次		暂不定价	甲类	治疗费
83	17.6900x001	其他部位激光间质热疗法［LITT］		介入治疗	G	310905005－1/3	经皮穿刺多发肿瘤激光治疗加收（每增加1个）			个		暂不定价	甲类	治疗费
84	35.3900x002	经皮主动脉窦瘤封堵术	四级	介入治疗	G	330802028	主动脉窦瘤破裂修补术	指窦破到心脏各腔室的处理		次		9652.50	甲类	手术费
85	35.4200x003	经皮房间隔造口术		介入治疗	G	330801017－4	房间隔开窗术			次		8580.00	甲类	手术费
86	35.5100x005	经胸卵圆孔未闭闭式封堵术	四级	介入治疗	G	330801021	卵圆孔修补术			次		8580.00	甲类	手术费
87	35.5200x001	经皮房间隔缺损封堵术		介入治疗	G	320400003－2	房间隔缺损介入治疗			次		5408.00	乙类	治疗费
88	35.5200x002	经皮卵圆孔未闭封堵术		介入治疗	G	320400003	先心病介入治疗			次		5408.00	乙类	治疗费
89	35.5201	房间隔缺损闭式封堵术		介入治疗	G	320400003－2	房间隔缺损介入治疗			次		5408.00	乙类	治疗费
90	35.5500x001	经皮室间隔缺损封堵术	四级	介入治疗	G	320400003－3	室间隔缺损介入治疗			次		5408.00	乙类	治疗费
91	35.8300x006	经皮主动脉肺动脉窗封堵术	四级	介入治疗	G	320400003	先心病介入治疗			次		5408.00	乙类	治疗费
92	35.9500x006	经皮肺动脉瓣瓣周漏修补术	四级	介入治疗	G	330801015	瓣周漏修补术			次		10296.00	甲类	手术费
93	35.9500x009	经皮主动脉瓣瓣周漏封堵术		介入治疗	G	330801015	瓣周漏修补术			次		10296.00	甲类	手术费

（续上表）

序号	介入治疗操作诊断编码	介入治疗名称	介入治疗级别	操作类型	财务分类	编码	项目名称	项目内涵	除外内容	计价单位	说明	三级医疗服务价格（元）	医保结算类型	医疗收费项目类别
94	35. 9500x010	经皮二尖瓣瓣周漏封堵术		介入治疗	G	330801015	瓣周漏修补术			次		10296. 00	甲类	手术费
95	35. 9500x011	经胸二尖瓣瓣周漏封堵术		介入治疗	G	330801015	瓣周漏修补术			次		10296. 00	甲类	手术费
96	35. 9600	经皮球囊瓣膜成形术		介入治疗	G	320400001	经皮瓣膜球囊成形术	指二尖瓣、三尖瓣、主动脉瓣、肺动脉瓣球囊成形术，含房间隔穿刺术		每个瓣膜		4004. 00	乙类	治疗费
97	35. 9601	经导管肺动脉瓣球囊扩张成形术		介入治疗	G	320400001	经皮瓣膜球囊成形术	指二尖瓣、三尖瓣、主动脉瓣、肺动脉瓣球囊成形术，含房间隔穿刺术				4004. 00	乙类	治疗费
98	35. 9602	经导管主动脉瓣球囊扩张成形术	四级	介入治疗	G	320400001	经皮瓣膜球囊成形术	指二尖瓣、三尖瓣、主动脉瓣、肺动脉瓣球囊成形术，含房间隔穿刺术				4004. 00	乙类	治疗费
99	35. 9603	经导管三尖瓣球囊扩张成形术		介入治疗	G	320400001	经皮瓣膜球囊成形术	指二尖瓣、三尖瓣、主动脉瓣、肺动脉瓣球囊成形术，含房间隔穿刺术				4004. 00	乙类	治疗费
100	35. 9604	经导管二尖瓣球囊扩张成形术		介入治疗	G	320400001	经皮瓣膜球囊成形术	指二尖瓣、三尖瓣、主动脉瓣、肺动脉瓣球囊成形术，含房间隔穿刺术				4004. 00	乙类	治疗费
101	36. 0400	冠状动脉内血栓溶解药输注		介入治疗	G	320500011	经皮冠状动脉内溶栓术	含冠脉造影		次		3575. 00	乙类	治疗费
102	36. 0600	非－药物洗脱冠状动脉支架置入		介入治疗	G	320500003	经皮冠状动脉内支架置入术（STENT）	含为放置冠脉内支架而进行的球囊预扩张和支架打开后的支架内球囊高压扩张		次	若冠状动脉造影术后立即进行STENT术，应视作二次手术分别计价	3575. 00	乙类	治疗费
103	36. 0601	冠状动脉药物涂层支架置入术		介入治疗	G	320500003	经皮冠状动脉内支架置入术（STENT）	含为放置冠脉内支架而进行的球囊预扩张和支架打开后的支架内球囊高压扩张		次	若冠状动脉造影术后立即进行STENT术，应视作二次手术分别计价	3575. 00	乙类	治疗费
104	36. 0602	冠状动脉裸支架置入术		介入治疗	G	320500003	经皮冠状动脉内支架置入术（STENT）	含为放置冠脉内支架而进行的球囊预扩张和支架打开后的支架内球囊高压扩张		次	若冠状动脉造影术后立即进行STENT术，应视作二次手术分别计价	3575. 00	乙类	治疗费

（续上表）

序号	介入治疗操作诊断编码	介入治疗名称	介入治疗级别	操作类型	财务分类	编码	项目名称	项目内涵	除外内容	计价单位	说明	三级医疗服务价格（元）	医保结算类型	医疗收费项目类别
105	36.0700	药物洗脱冠状动脉支架置入		介入治疗	G	320500003	经皮冠状动脉内支架置入术（STENT）	含为放置冠脉内支架而进行的球囊预扩张和支架打开后的支架内球囊高压扩张		次	若冠状动脉造影术后立即进行STENT术，应视作二次手术分别计价	3575.00	乙类	治疗费
106	36.0700x004	经皮冠状动脉覆膜支架置入术		介入治疗	G	320500003	经皮冠状动脉内支架置入术（STENT）	含为放置冠脉内支架而进行的球囊预扩张和支架打开后的支架内球囊高压扩张		次	若冠状动脉造影术后立即进行STENT术，应视作二次手术分别计价	3575.00	乙类	治疗费
107	36.0701	冠状动脉生物可吸收支架置入术		介入治疗	G	320500003	经皮冠状动脉内支架置入术（STENT）	含为放置冠脉内支架而进行的球囊预扩张和支架打开后的支架内球囊高压扩张		次	若冠状动脉造影术后立即进行STENT术，应视作二次手术分别计价	3575.00	乙类	治疗费
108	36.3400	经皮经心肌血管再形成术	四级	介入治疗	G	320500012	经皮激光心肌血管重建术（PMR）	含冠脉造影		次		3575.00	乙类	治疗费
109	36.9900x005	经皮冠状动脉－右房瘘封堵术	四级	介入治疗	G	320400003－2	房间隔缺损介入治疗			次		5408.00	乙类	治疗费
110	36.9900x011	经皮冠状动脉瘘栓塞术	四级	介入治疗	G	330802001	冠状动静脉瘘修补术	含冠状动脉到各个心脏部位瘘的闭合手术		次		9360.00	甲类	手术费
111	36.9900x012	经皮冠状动脉瘘封堵术	四级	介入治疗	G	330802001	冠状动静脉瘘修补术	含冠状动脉到各个心脏部位瘘的闭合手术		次		9360.00	甲类	手术费
112	37.3400x001	经皮环肺静脉电隔离术		介入治疗	G	310702004	射频消融术	含X光影相，不含房间隔穿刺	导管、动脉穿刺套针	次		4074.42	乙类	治疗费
113	37.3400x002	经皮室间隔心肌消融术（PTSMA）		介入治疗	G	320500016	肥厚型心肌病化学消融术			次		3575.00	乙类	治疗费
114	37.3500x004	经皮左心室减容重塑（伞样）装置置入术	四级	介入治疗	G	330803014	左室减容术（Batista 手术）			次		8320.00	甲类	手术费
115	37.4900x008	经皮心室重建术	四级	介入治疗	G	320400003－3	室间隔缺损介入治疗			次		5408.00	乙类	治疗费
116	37.4900x017	经皮室壁瘤封堵术		介入治疗	G	330803011	室壁瘤切除术	含缝合	贴片材料	次		8320.00	甲类	手术费
117	37.4900x018	经胸室壁瘤封堵术	四级	介入治疗	G	330803011	室壁瘤切除术	含缝合	贴片材料	次		8320.00	甲类	手术费

（续上表）

序号	介入治疗操作诊断编码	介入治疗名称	介入治疗级别	操作类型	财务分类	编码	项目名称	项目内涵	除外内容	计价单位	说明	三级医疗服务价格（元）	医保结算类型	医疗收费项目类别
118	37. 9000x001	经皮左心耳封堵术	四级	介入治疗	E	320400004S	经导管心耳封堵术	经静脉放置鞘管，行房间隔穿刺术，行心耳造影显示左心耳大小、位置及形态学特征，放置并释放封堵器，堵闭心耳开口，预防房颤患者发生心源性栓塞。含左心耳造影		次		5329. 00	乙类	手术费
119	37. 9900x003	经皮右心耳封堵术	四级	介入治疗	G	330803039S	左（右）心耳封闭术	指对左（右）心耳缝闭、夹闭、结扎		次		8423. 00	甲类	手术费
120	38. 7x00x009	上腔静脉封堵术		介入治疗	G	330804014 – 1	腔静脉损伤修复术			次		3042. 00	甲类	手术费
121	38. 7x03	上腔静脉滤器置入术		介入治疗	G	330804035	腔静脉切开滤网置放术	指手术切开置放	滤网及输送器	次		2704. 00	甲类	手术费
122	38. 7x04	下腔静脉滤器置入术		介入治疗	G	330804035	腔静脉切开滤网置放术	指手术切开置放	滤网及输送器	次		2704. 00	甲类	手术费
123	38. 8900x001	下肢静脉滤器置入术		介入治疗	G	320100003	经皮静脉内滤网置入术			次		3503. 50	乙类	治疗费
124	39. 4900x008	肝动脉导管去除		介入治疗	G	320100010 – 1	经皮选择性静脉拔管术			次		865. 15	乙类	治疗费
125	39. 4900x010	肺动脉环缩去除		介入治疗	G	330802012	肺动脉环缩术	指体外		次		8320. 00	甲类	手术费
126	39. 4900x011	封堵器取出术		介入治疗	G	330803008	心内异物取出术	指心脏各部位异物		次		7488. 00	甲类	手术费
127	39. 4900x012	经皮导管抓捕术		介入治疗	G	320200015S	经皮穿刺动脉内异物取出术	穿刺置管，造影摄片，异物抓取，拔管，穿刺点压迫包扎		次		2850. 00	乙类	手术费
128	39. 4901	上腔静脉滤器取出术		介入治疗	G	320100003 – 1	经皮静脉内滤网取出术			次		3503. 50	乙类	治疗费
129	39. 4902	下腔静脉滤器取出术		介入治疗	G	320100003 – 1	经皮静脉内滤网取出术			次		3503. 50	乙类	治疗费
130	39. 5000x011	下腔静脉球囊扩张成形术		介入治疗	G	320100004	经皮静脉球囊扩张术			次		2860. 00	乙类	治疗费
131	39. 5000x013	锁骨下静脉球囊扩张成形术		介入治疗	G	320100004	经皮静脉球囊扩张术			次		2860. 00	乙类	治疗费
132	39. 5000x014	主动脉球囊扩张成形术	四级	介入治疗	G	320200009	经皮动脉内球囊扩张术	不含脑血管及冠状动脉		次		2359. 50	乙类	治疗费
133	39. 5000x015	肺动脉球囊扩张成形术		介入治疗	G	320200009	经皮动脉内球囊扩张术	不含脑血管及冠状动脉		次		2359. 50	乙类	治疗费
134	39. 5000x019	头臂静脉球囊扩张成形术		介入治疗	G	320100004	经皮静脉球囊扩张术			次		2860. 00	乙类	治疗费
135	39. 5000x021	上腔静脉球囊扩张成形术		介入治疗	G	320100004	经皮静脉球囊扩张术			次		2860. 00	乙类	治疗费
136	39. 5000x024	肝动脉球囊扩张成形术		介入治疗	G	320200009	经皮动脉内球囊扩张术	不含脑血管及冠状动脉		次		2359. 50	乙类	治疗费
137	39. 5000x025	上肢静脉球囊扩张成形术		介入治疗	G	320100004	经皮静脉球囊扩张术			次		2860. 00	乙类	治疗费
138	39. 5000x026	下肢静脉球囊扩张成形术		介入治疗	G	320100004	经皮静脉球囊扩张术			次		2860. 00	乙类	治疗费
139	39. 5000x027	肺动脉分支球囊扩张成形术		介入治疗	G	320200009	经皮动脉内球囊扩张术	不含脑血管及冠状动脉		次		2359. 50	乙类	治疗费
140	39. 5000x029	髂总动脉球囊扩张成形术		介入治疗	G	320200009	经皮动脉内球囊扩张术	不含脑血管及冠状动脉		次		2359. 50	乙类	治疗费
141	39. 5000x030	髂外动脉球囊扩张成形术		介入治疗	G	320200009	经皮动脉内球囊扩张术	不含脑血管及冠状动脉		次		2359. 50	乙类	治疗费
142	39. 5000x031	下肢动脉球囊扩张成形术		介入治疗	G	320200009	经皮动脉内球囊扩张术	不含脑血管及冠状动脉		次		2359. 50	乙类	治疗费
143	39. 5000x032	动静脉造瘘后球囊扩张（用于肾透析）		介入治疗	G	320200009	经皮动脉内球囊扩张术	不含脑血管及冠状动脉		次		2359. 50	乙类	治疗费

（续上表）

序号	介入治疗操作诊断编码	介入治疗名称	介入治疗级别	操作类型	财务分类	编码	项目名称	项目内涵	除外内容	计价单位	说明	三级医疗服务价格（元）	医保结算类型	医疗收费项目类别
144	39.5000x033	肺静脉球囊扩张成形术		介入治疗	G	320100004	经皮静脉球囊扩张术			次		2860.00	乙类	治疗费
145	39.5000x034	经皮腹腔干动脉球囊扩张成形术		介入治疗	G	320200009	经皮动脉内球囊扩张术	不含脑血管及冠状动脉		次		2359.50	乙类	治疗费
146	39.5000x035	经皮腹腔动脉球囊扩张成形术		介入治疗	G	320200009	经皮动脉内球囊扩张术	不含脑血管及冠状动脉		次		2359.50	乙类	治疗费
147	39.5000x036	经皮胃左动脉球囊扩张成形术		介入治疗	G	320200009	经皮动脉内球囊扩张术	不含脑血管及冠状动脉		次		2359.50	乙类	治疗费
148	39.5000x037	经皮肠系膜动脉球囊扩张成形术		介入治疗	G	320200009	经皮动脉内球囊扩张术	不含脑血管及冠状动脉		次		2359.50	乙类	治疗费
149	39.5000x038	经皮肩峰动脉球囊扩张成形术		介入治疗	G	320200009	经皮动脉内球囊扩张术	不含脑血管及冠状动脉		次		2359.50	乙类	治疗费
150	39.5000x039	经皮乳内动脉球囊扩张成形术		介入治疗	G	320200009	经皮动脉内球囊扩张术	不含脑血管及冠状动脉		次		2359.50	乙类	治疗费
151	39.5000x040	经皮胫腓干动脉球囊成形术		介入治疗	G	320200009	经皮动脉内球囊扩张术	不含脑血管及冠状动脉		次		2359.50	乙类	治疗费
152	39.5000x041	经皮足背动脉球囊扩张成形术		介入治疗	G	320200009	经皮动脉内球囊扩张术	不含脑血管及冠状动脉		次		2359.50	乙类	治疗费
153	39.5001	锁骨下动脉球囊血管成形术		介入治疗	G	320200009	经皮动脉内球囊扩张术	不含脑血管及冠状动脉		次		2359.50	乙类	治疗费
154	39.5002	肾动脉球囊血管成形术		介入治疗	G	320200009	经皮动脉内球囊扩张术	不含脑血管及冠状动脉		次		2359.50	乙类	治疗费
155	39.5003	升主动脉球囊血管成形术	四级	介入治疗	G	330803023	主动脉内球囊反搏置管术	指切开法；含主动脉内球囊及导管撤离术	球囊反搏导管人造血管	次		3120.00	甲类	手术费
156	39.5004	股动脉球囊血管成形术		介入治疗	G	320200009	经皮动脉内球囊扩张术	不含脑血管及冠状动脉		次		2359.50	乙类	治疗费
157	39.5005	髂动脉球囊血管成形术		介入治疗	G	320200009	经皮动脉内球囊扩张术	不含脑血管及冠状动脉		次		2359.50	乙类	治疗费
158	39.5006	肝静脉球囊血管成形术		介入治疗	G	320100004	经皮静脉球囊扩张术			次		2860.00	乙类	治疗费
159	39.5007	髂静脉球囊血管成形术		介入治疗	G	320100004	经皮静脉球囊扩张术			次		2860.00	乙类	治疗费
160	39.5008	无名动脉球囊血管成形术		介入治疗	G	320200009	经皮动脉内球囊扩张术	不含脑血管及冠状动脉		次		2359.50	乙类	治疗费
161	39.5009	腘动脉球囊血管成形术		介入治疗	G	320200009	经皮动脉内球囊扩张术	不含脑血管及冠状动脉		次		2359.50	乙类	治疗费
162	39.5010	腹主动脉球囊血管成形术	四级	介入治疗	G	330803023	主动脉内球囊反搏置管术	指切开法；含主动脉内球囊及导管撤离术	球囊反搏导管人造血管	次		3120.00	甲类	手术费
163	39.5011	胫动脉球囊血管成形术		介入治疗	G	320200009	经皮动脉内球囊扩张术	不含脑血管及冠状动脉		次		2359.50	乙类	治疗费
164	39.5012	腔静脉球囊血管成形术		介入治疗	G	320200009	经皮动脉内球囊扩张术	不含脑血管及冠状动脉		次		2359.50	乙类	治疗费
165	39.5013	桡动脉球囊血管成形术		介入治疗	G	320200009	经皮动脉内球囊扩张术	不含脑血管及冠状动脉		次		2359.50	乙类	治疗费
166	39.5014	腋动脉球囊血管成形术		介入治疗	G	320200009	经皮动脉内球囊扩张术	不含脑血管及冠状动脉		次		2359.50	乙类	治疗费
167	39.5015	腓动脉球囊血管成形术		介入治疗	G	320200009	经皮动脉内球囊扩张术	不含脑血管及冠状动脉		次		2359.50	乙类	治疗费
168	39.5016	肱动脉球囊血管成形术		介入治疗	G	320200009	经皮动脉内球囊扩张术	不含脑血管及冠状动脉		次		2359.50	乙类	治疗费
169	39.5017	门静脉球囊扩张成形术		介入治疗	G	320100004	经皮静脉球囊扩张术			次		2860.00	乙类	治疗费
170	39.5300x005	颈动静脉瘘栓塞术		介入治疗	G	320600007	颈内动脉海绵窦瘘栓塞术			次		2145.00	乙类	治疗费
171	39.5300x007	上肢动静脉瘘栓塞术		介入治疗	G	330804052	先天性动静脉瘘栓塞+切除术	含部分切除、缝扎	栓塞剂、导管	次		2873.00	甲类	手术费
172	39.5300x008	肺动静脉瘘栓塞术		介入治疗	G	320200014S	经皮肺动静脉瘘栓塞术			次		3174.60	乙类	治疗费
173	39.5300x009	下肢动静脉瘘栓塞术		介入治疗	G	330804052	先天性动静脉瘘栓塞+切除术	含部分切除、缝扎	栓塞剂、导管	次		2873.00	甲类	手术费
174	39.5300x010	下肢动静脉瘘电凝术		介入治疗	G	330804052	先天性动静脉瘘栓塞+切除术	含部分切除、缝扎	栓塞剂、导管	次		2873.00	甲类	手术费

（续上表）

序号	介入治疗操作诊断编码	介入治疗名称	介入治疗级别	操作类型	财务分类	编码	项目名称	项目内涵	除外内容	计价单位	说明	三级医疗服务价格（元）	医保结算类型	医疗收费项目类别
175	39.5300x014	躯干动静脉瘘栓塞术		介入治疗	G	330804052	先天性动静脉瘘栓塞+切除术	含部分切除、缝扎	栓塞剂、导管	次		2873.00	甲类	手术费
176	39.5300x026	硬脊膜动静脉瘘栓塞术		介入治疗	G	330804052	先天性动静脉瘘栓塞+切除术	含部分切除、缝扎	栓塞剂、导管	次		2873.00	甲类	手术费
177	39.5300x027	肝动脉－门静脉瘘栓塞术		介入治疗	G	331005027	开腹门静脉栓塞术			次		3380.00	甲类	手术费
178	39.5300x028	腹腔动脉－门静脉瘘栓塞术		介入治疗	G	331005027	开腹门静脉栓塞术			次		3380.00	甲类	手术费
179	39.5300x029	肾动静脉瘘栓塞术		介入治疗	G	330804052	先天性动静脉瘘栓塞+切除术	含部分切除、缝扎	栓塞剂、导管	次		2873.00	甲类	手术费
180	39.5300x030	头面部动静脉瘘栓塞术		介入治疗	G	330804052	先天性动静脉瘘栓塞+切除术	含部分切除、缝扎	栓塞剂、导管	次		2873.00	甲类	手术费
181	39.5300x031	阴茎动静脉瘘栓塞术		介入治疗	G	330804052	先天性动静脉瘘栓塞+切除术	含部分切除、缝扎	栓塞剂、导管	次		2873.00	甲类	手术费
182	39.5300x032	锁骨下动静脉瘘封堵术		介入治疗	G	330804052	先天性动静脉瘘栓塞+切除术	含部分切除、缝扎	栓塞剂、导管	次		2873.00	甲类	手术费
183	39.5301	动静脉瘘栓塞术		介入治疗	G	330804052	先天性动静脉瘘栓塞+切除术	含部分切除、缝扎	栓塞剂、导管	次		2873.00	甲类	手术费
184	39.7100x004	腹主动脉栓塞术	四级	介入治疗	G	320200001－1	经股动脉置管腹主动脉瘤修复术			次		3575.00	乙类	治疗费
185	39.7101	腹主动脉支架置入术	四级	介入治疗	G	320200001	经股动脉置管腹主动脉带簿网支架置入术			次		3575.00	乙类	治疗费
186	39.7102	腹主动脉覆膜支架腔内隔绝术	四级	介入治疗	G	320200001	经股动脉置管腹主动脉带簿网支架置入术			次		3575.00	乙类	治疗费
187	39.7103	腹主动脉分支覆膜支架置入术	四级	介入治疗	G	320200001	经股动脉置管腹主动脉带簿网支架置入术			次		3575.00	乙类	治疗费
188	39.7200	头和颈部血管内修补或闭合		介入治疗	G	320600004	经皮穿刺脑血管腔内支架置入术			次		3120.00	乙类	治疗费
189	39.7200x001	颈静脉支架置入术		介入治疗	G	320100006	经皮静脉内支架置入术	含球囊扩张、支架置入		次		4290.00	乙类	治疗费
190	39.7200x004	颈内动脉栓塞术	四级	介入治疗	G	330804004	颈动脉海绵窦栓塞+结扎术			次		2535.00	甲类	手术费
191	39.7200x005	颈动脉栓塞术	四级	介入治疗	G	330804004	颈动脉海绵窦栓塞+结扎术			次		2535.00	甲类	手术费
192	39.7200x006	大脑中动脉（MCA 分叉部）动脉瘤栓塞术（AN）	四级	介入治疗	G	320600009	脑及颅内血管畸形栓塞术			次		2145.00	乙类	治疗费
193	39.7200x007	硬脑膜动静脉瘘栓塞术（DAVF）	四级	介入治疗	G	320600002	单纯脑动静脉瘘栓塞术			次		4160.00	乙类	治疗费
194	39.7200x008	椎动静脉瘘栓塞术	四级	介入治疗	G	320200007	经皮动脉栓塞术			次		1716.00	乙类	治疗费
195	39.7200x009	颌动脉栓塞术		介入治疗	G	320200007	经皮动脉栓塞术			次		1716.00	乙类	治疗费

（续上表）

序号	介入治疗操作诊断编码	介入治疗名称	介入治疗级别	操作类型	财务分类	编码	项目名称	项目内涵	除外内容	计价单位	说明	三级医疗服务价格（元）	医保结算类型	医疗收费项目类别
196	39.7201	头部血管内修补或闭合术	四级	介入治疗	E	320600013S	头颈部高血运肿瘤血管内栓塞术	在DSA数字减影下，通过股动脉穿刺，在微导丝引导下将微导管送至肿瘤供血动脉内（经微导管超选造影证实，未向正常脑组织供血），再通过微导管注射栓塞剂栓塞肿瘤内的血运及供血动脉，控制返流和避免栓塞引流静脉		次		4256.00	乙类	手术费
197	39.7202	颈部血管内修补或闭合术		介入治疗	E	320600013S	头颈部高血运肿瘤血管内栓塞术	在DSA数字减影下，通过股动脉穿刺，在微导丝引导下将微导管送至肿瘤供血动脉内（经微导管超选造影证实，未向正常脑组织供血），再通过微导管注射栓塞剂栓塞肿瘤内的血运及供血动脉，控制返流和避免栓塞引流静脉		次		4256.00	乙类	手术费
198	39.7203	经导管颅内动脉瘤栓塞术	四级	介入治疗	G	320600008	颅内动脉瘤栓塞术			次		2145.00	乙类	治疗费
199	39.7204	经导管颅内动脉瘤弹簧圈栓塞术	四级	介入治疗	G	320600008	颅内动脉瘤栓塞术			次		2145.00	乙类	治疗费
200	39.7205	经导管颅内动脉瘤支架辅助栓塞术	四级	介入治疗	G	320600008	颅内动脉瘤栓塞术			次		2145.00	乙类	治疗费
201	39.7206	经导管颈动脉瘤栓塞术	四级	介入治疗	G	320200007－1	经皮动脉瘤栓塞术			次		1716.00	乙类	治疗费
202	39.7207	经导管颈动脉瘤弹簧圈栓塞术	四级	介入治疗	G	320200007－1	经皮动脉瘤栓塞术			次		1716.00	乙类	治疗费
203	39.7208	经导管颈动脉瘤支架辅助栓塞术	四级	介入治疗	G	320200007－1	经皮动脉瘤栓塞术			次		1716.00	乙类	治疗费
204	39.7209	经导管颅内血管栓塞术	四级	介入治疗	G	320600009	脑及颅内血管畸形栓塞术			次		2145.00	乙类	治疗费
205	39.7210	经导管颅内血管弹簧圈栓塞术	四级	介入治疗	G	320600009	脑及颅内血管畸形栓塞术			次		2145.00	乙类	治疗费
206	39.7211	经导管颈部血管栓塞术		介入治疗	G	320200007－1	经皮动脉瘤栓塞术			次		1716.00	乙类	治疗费
207	39.7212	经导管颈部血管弹簧圈栓塞术		介入治疗	G	320200007－1	经皮动脉瘤栓塞术			次		1716.00	乙类	治疗费
208	39.7213	经导管椎动脉栓塞术	四级	介入治疗	G	320200007－1	经皮动脉瘤栓塞术			次		1716.00	乙类	治疗费
209	39.7214	经导管椎动脉弹簧圈栓塞术	四级	介入治疗	G	320200007－1	经皮动脉瘤栓塞术			次		1716.00	乙类	治疗费
210	39.7215	经导管硬脑膜血管栓塞术	四级	介入治疗	G	320600009	脑及颅内血管畸形栓塞术			次		2145.00	乙类	治疗费
211	39.7216	经导管颈内动脉海绵窦瘘栓塞术	四级	介入治疗	G	320600007	颈内动脉海绵窦瘘栓塞术			次		2145.00	乙类	治疗费
212	39.7300	胸主动脉移植物的血管内植入术	四级	介入治疗	G	320200001－1	经股动脉置管腹主动脉瘤修复术			次		3575.00	乙类	治疗费
213	39.7300x003	主动脉覆膜支架腔内隔绝术	四级	介入治疗	G	330804071	夹层动脉瘤腔内隔绝术		人工血管、支架、抓捕器	次		4732.00	甲类	手术费

（续上表）

序号	介入治疗操作诊断编码	介入治疗名称	介入治疗级别	操作类型	财务分类	编码	项目名称	项目内涵	除外内容	计价单位	说明	三级医疗服务价格（元）	医保结算类型	医疗收费项目类别
214	39.7300x004	胸主动脉覆膜支架置入术（腋－腋、腋－颈、腋－腋－颈）［HYBRID 复合手术］	四级	介入治疗	G	320200001－3	经股动脉置管胸主动脉腔内修复术			次		3575.00	乙类	治疗费
215	39.7301	胸主动脉支架置入术	四级	介入治疗	G	320200001－3	经股动脉置管胸主动脉腔内修复术			次		3575.00	乙类	治疗费
216	39.7302	胸主动脉分支覆膜支架置入术	四级	介入治疗	G	320200001－3	经股动脉置管胸主动脉腔内修复术			次		3575.00	乙类	治疗费
217	39.7303	胸主动脉覆膜支架腔内隔绝术	四级	介入治疗	G	320200001－3	经股动脉置管胸主动脉腔内修复术			次		3575.00	乙类	治疗费
218	39.7400	头和颈部血管梗阻的血管内去除术		介入治疗	E	320600012S	急性缺血性脑卒中血栓取出术	适用于颅内大血管、颈动脉和椎动脉颅外段急性闭塞的急性脑梗塞，采用各类机械取栓法		次		4196.00	乙类	手术费
219	39.7400x001	经皮颅内静脉取栓术	四级	介入治疗	E	320600012S	急性缺血性脑卒中血栓取出术	适用于颅内大血管、颈动脉和椎动脉颅外段急性闭塞的急性脑梗塞，采用各类机械取栓法		次		4196.00	乙类	手术费
220	39.7400x002	经皮颅内动脉取栓术	四级	介入治疗	E	320600012S	急性缺血性脑卒中血栓取出术	适用于颅内大血管、颈动脉和椎动脉颅外段急性闭塞的急性脑梗塞，采用各类机械取栓法		次		4196.00	乙类	手术费
221	39.7400x003	经皮颈静脉取栓术		介入治疗	G	320100012－1	经皮静脉内血栓抽吸术			次		2838.55	乙类	治疗费
222	39.7400x004	经皮颈动脉取栓术		介入治疗	G	320200016S	经皮穿刺动脉内取栓术	不含冠状动脉、颅内动脉取栓		次		2850.00	乙类	手术费
223	39.7401	经导管颅内血管血栓去除术	四级	介入治疗	E	320600012S	急性缺血性脑卒中血栓取出术	适用于颅内大血管、颈动脉和椎动脉颅外段急性闭塞的急性脑梗塞，采用各类机械取栓法		次		4196.00	乙类	手术费
224	39.7402	经导管入脑前血管血栓去除术	四级	介入治疗	E	320600012S	急性缺血性脑卒中血栓取出术	适用于颅内大血管、颈动脉和椎动脉颅外段急性闭塞的急性脑梗塞，采用各类机械取栓法		次		4196.00	乙类	手术费
225	39.7500	头、颈部血管内裸弹簧圈栓塞或闭合	四级	介入治疗	E	320600013S	头颈部高血运肿瘤血管内栓塞术	在 DSA 数字减影下，通过股动脉穿刺，在微导丝引导下将微导管送至肿瘤供血动脉内（经微导管超选造影证实，未向正常脑组织供血），再通过微导管注射栓塞剂栓塞肿瘤内的血运及供血动脉，控制返流和避免栓塞引流静脉		次		4256.00	乙类	手术费

（续上表）

序号	介入治疗操作诊断编码	介入治疗名称	介入治疗级别	操作类型	财务分类	编码	项目名称	项目内涵	除外内容	计价单位	说明	三级医疗服务价格（元）	医保结算类型	医疗收费项目类别
226	39.7500x001	经导管颅内动脉瘤裸弹簧圈栓塞术	四级	介入治疗	G	320600009	脑及颅内血管畸形栓塞术			次		2145.00	乙类	治疗费
227	39.7500x002	经导管颈动脉瘤裸弹簧圈栓塞术	四级	介入治疗	G	320200007－1	经皮动脉瘤栓塞术			次		1716.00	乙类	治疗费
228	39.7500x003	经导管颈部血管裸弹簧圈栓塞术		介入治疗	G	320200007－1	经皮动脉瘤栓塞术			次		1716.00	乙类	治疗费
229	39.7500x004	经导管椎动脉裸弹簧圈栓塞术	四级	介入治疗	G	320200007－1	经皮动脉瘤栓塞术			次		1716.00	乙类	治疗费
230	39.7501	经导管颅内血管裸弹簧圈栓塞术	四级	介入治疗	G	320600009	脑及颅内血管畸形栓塞术			次		2145.00	乙类	治疗费
231	39.7502	经导管入脑前血管裸弹簧圈栓塞术	四级	介入治疗	G	320600009	脑及颅内血管畸形栓塞术			次		2145.00	乙类	治疗费
232	39.7600	头、颈部血管生物活性弹簧圈血管内栓塞或闭合	四级	介入治疗	E	320600013S	头颈部高血运肿瘤血管内栓塞术	在DSA数字减影下，通过股动脉穿刺，在微导丝引导下将微导管送至肿瘤供血动脉内（经微导管超选造影证实，未向正常脑组织供血），再通过微导管注射栓塞剂栓塞肿瘤内的血运及供血动脉，控制返流和避免栓塞引流静脉		次		4256.00	乙类	手术费
233	39.7600x001	经导管颅内血管生物活性弹簧圈栓塞术	四级	介入治疗	G	320600009	脑及颅内血管畸形栓塞术			次		2145.00	乙类	治疗费
234	39.7601	经导管颅内动脉瘤生物活性弹簧圈栓塞术	四级	介入治疗	E	320600013S	头颈部高血运肿瘤血管内栓塞术	在DSA数字减影下，通过股动脉穿刺，在微导丝引导下将微导管送至肿瘤供血动脉内（经微导管超选造影证实，未向正常脑组织供血），再通过微导管注射栓塞剂栓塞肿瘤内的血运及供血动脉，控制返流和避免栓塞引流静脉		次		4256.00	乙类	手术费
235	39.7602	经导管入脑前血管生物活性弹簧圈栓塞术	四级	介入治疗	G	320600009	脑及颅内血管畸形栓塞术			次		2145.00	乙类	治疗费
236	39.7603	经导管颈动脉瘤生物活性弹簧圈栓塞术	四级	介入治疗	G	320200007－1	经皮动脉瘤栓塞术			次		1716.00	乙类	治疗费
237	39.7604	经导管颈部血管生物活性弹簧圈栓塞术		介入治疗	G	320200007	经皮动脉栓塞术			次		1716.00	乙类	治疗费
238	39.7605	经导管椎动脉生物活性弹簧圈栓塞术	四级	介入治疗	G	320200007	经皮动脉栓塞术			次		1716.00	乙类	治疗费
239	39.7701	腹主动脉球囊阻断术	四级	介入治疗	G	330803023	主动脉内球囊反搏置管术	指切开法；含主动脉内球囊及导管撤离术	球囊反搏导管人造血管	次		3120.00	甲类	手术费
240	39.7800	主动脉分支的血管内植入或开窗式移植物	四级	介入治疗	G	320200001－1	经股动脉置管腹主动脉瘤修复术			次		3575.00	乙类	治疗费
241	39.7800x001	胸主动脉开窗分支覆膜支架置入术	四级	介入治疗	G	320200001－3	经股动脉置管胸主动脉腔内修复术			次		3575.00	乙类	治疗费

（续上表）

序号	介入治疗操作诊断编码	介入治疗名称	介入治疗级别	操作类型	财务分类	编码	项目名称	项目内涵	除外内容	计价单位	说明	三级医疗服务价格（元）	医保结算类型	医疗收费项目类别
242	39.7800x002	腹主动脉开窗分支覆膜支架置入术	四级	介入治疗	G	320200001	经股动脉置管腹主动脉带簿网支架置入术			次		3575.00	乙类	治疗费
243	39.7800x003	经皮半奇静脉封堵术		介入治疗	G	320100013S	经皮静脉栓塞术	穿刺进入目标静脉，超选进入静脉靶区进行栓塞		次		1716.00	乙类	手术费
244	39.7800x004	经皮垂直静脉封堵术		介入治疗	G	320100013S	经皮静脉栓塞术	穿刺进入目标静脉，超选进入静脉靶区进行栓塞		次		1716.00	乙类	手术费
245	39.7800x005	经皮乳内动脉封堵术		介入治疗	G	320200007	经皮动脉栓塞术			次		1716.00	乙类	治疗费
246	39.7900x003	主动脉瘤支架置入术	四级	介入治疗	G	320200007－1	经皮动脉瘤栓塞术			次		1716.00	乙类	治疗费
247	39.7900x007	髂动脉瘤覆膜支架置入术	四级	介入治疗	G	330804070S－1	髂动脉瘤腔内修复术			次		5315.05	甲类	手术费
248	39.7900x008	经皮动脉导管未闭封堵术		介入治疗	G	320400003－1	动脉导管未闭介入治疗			次		5408.00	乙类	治疗费
249	39.7900x009	甲状腺动脉栓塞术		介入治疗	G	320200007	经皮动脉栓塞术			次		1716.00	乙类	治疗费
250	39.7900x010	主动脉伞堵术	四级	介入治疗	G	320400003－1	动脉导管未闭介入治疗			次		5408.00	乙类	治疗费
251	39.7900x011	肺动脉栓塞术		介入治疗	G	320200007	经皮动脉栓塞术			次		1716.00	乙类	治疗费
252	39.7900x013	锁骨下动脉栓塞术		介入治疗	G	320200007	经皮动脉栓塞术			次		1716.00	乙类	治疗费
253	39.7900x014	体－肺动脉侧支封堵术	四级	介入治疗	G	320200007	经皮动脉栓塞术			次		1716.00	乙类	治疗费
254	39.7900x015	奇静脉封堵术		介入治疗	G	320100013S	经皮静脉栓塞术	穿刺进入目标静脉，超选进入静脉靶区进行栓塞		次		1716.00	乙类	手术费
255	39.7900x017	结肠动脉栓塞术		介入治疗	G	320200007	经皮动脉栓塞术			次		1716.00	乙类	治疗费
256	39.7900x019	髂动脉栓塞术		介入治疗	G	320200007	经皮动脉栓塞术			次		1716.00	乙类	治疗费
257	39.7900x020	肾动脉栓塞术		介入治疗	G	320200007	经皮动脉栓塞术			次		1716.00	乙类	治疗费
258	39.7900x021	腰动脉栓塞术		介入治疗	G	320200007	经皮动脉栓塞术			次		1716.00	乙类	治疗费
259	39.7900x022	精索静脉栓塞术		介入治疗	G	331203005	精索静脉曲张栓塞术			次		1690.00	甲类	手术费
260	39.7900x023	卵巢静脉栓塞术		介入治疗	G	320100013S	经皮静脉栓塞术	穿刺进入目标静脉，超选进入静脉靶区进行栓塞		次		1716.00	乙类	手术费
261	39.7900x024	盆腔静脉栓塞术		介入治疗	G	320100013S	经皮静脉栓塞术	穿刺进入目标静脉，超选进入静脉靶区进行栓塞		次		1716.00	乙类	手术费
262	39.7900x025	股动脉栓塞术		介入治疗	G	320200007	经皮动脉栓塞术			次		1716.00	乙类	治疗费
263	39.7900x027	臀下动脉栓塞术		介入治疗	G	320200007	经皮动脉栓塞术			次		1716.00	乙类	治疗费
264	39.7900x028	经皮肠系膜上动脉取栓术		介入治疗	G	330804013	肠系膜上动脉取栓＋移植术	含大隐静脉取用	取栓管	次		3042.00	甲类	手术费
265	39.7900x029	经皮肠系膜上静脉取栓术		介入治疗	G	320100012－1	经皮静脉内血栓抽吸术			次		2838.55	乙类	治疗费
266	39.7900x030	经皮肺动脉取栓术		介入治疗	G	320200016S	经皮穿刺动脉内取栓术	不含冠状动脉、颅内动脉取栓		次		2850.00	乙类	手术费
267	39.7900x031	经皮腹主动脉取栓术		介入治疗	G	320200016S	经皮穿刺动脉内取栓术	不含冠状动脉、颅内动脉取栓		次		2850.00	乙类	手术费
268	39.7900x032	经皮股动脉取栓术		介入治疗	G	320200016S	经皮穿刺动脉内取栓术	不含冠状动脉、颅内动脉取栓		次		2850.00	乙类	手术费
269	39.7900x033	经皮门静脉取栓术		介入治疗	G	320100012	经皮静脉内血管异物取出术			次		2838.55	乙类	治疗费

（续上表）

序号	介入治疗操作诊断编码	介入治疗名称	介入治疗级别	操作类型	财务分类	编码	项目名称	项目内涵	除外内容	计价单位	说明	三级医疗服务价格（元）	医保结算类型	医疗收费项目类别
270	39.7900x034	经皮髂动脉取栓术		介入治疗	G	320200016S	经皮穿刺动脉内取栓术	不含冠状动脉、颅内动脉取栓		次		2850.00	乙类	手术费
271	39.7900x035	经皮上腔静脉取栓术		介入治疗	G	320100012	经皮静脉内血管异物取出术			次		2838.55	乙类	治疗费
272	39.7900x036	经皮上肢动脉取栓术		介入治疗	G	320200016S	经皮穿刺动脉内取栓术	不含冠状动脉、颅内动脉取栓		次		2850.00	乙类	手术费
273	39.7900x037	经皮上肢静脉取栓术		介入治疗	G	320100012	经皮静脉内血管异物取出术			次		2838.55	乙类	治疗费
274	39.7900x038	经皮上肢人工血管取栓术		介入治疗	G	320100012	经皮静脉内血管异物取出术			次		2838.55	乙类	治疗费
275	39.7900x039	经皮肾静脉取栓术		介入治疗	G	320100012	经皮静脉内血管异物取出术			次		2838.55	乙类	治疗费
276	39.7900x040	经皮锁骨下动脉取栓术		介入治疗	G	320200016S	经皮穿刺动脉内取栓术	不含冠状动脉、颅内动脉取栓		次		2850.00	乙类	手术费
277	39.7900x041	经皮下腔静脉取栓术		介入治疗	G	320100012	经皮静脉内血管异物取出术			次		2838.55	乙类	治疗费
278	39.7900x042	经皮下肢动脉取栓术		介入治疗	G	320200016S	经皮穿刺动脉内取栓术	不含冠状动脉、颅内动脉取栓		次		2850.00	乙类	手术费
279	39.7900x043	经皮下肢静脉取栓术		介入治疗	G	320100012	经皮静脉内血管异物取出术			次		2838.55	乙类	治疗费
280	39.7900x044	经皮下肢人工血管取栓术		介入治疗	G	320100012	经皮静脉内血管异物取出术			次		2838.55	乙类	治疗费
281	39.7900x045	经皮周围动脉取栓术		介入治疗	G	320200016S	经皮穿刺动脉内取栓术	不含冠状动脉、颅内动脉取栓		次		2850.00	乙类	手术费
282	39.7900x046	经皮周围静脉取栓术		介入治疗	G	320100012	经皮静脉内血管异物取出术			次		2838.55	乙类	治疗费
283	39.7900x047	经皮下肢动脉弹簧圈栓塞术		介入治疗	G	320200007	经皮动脉栓塞术			次		1716.00	乙类	治疗费
284	39.7900x048	椎动脉栓塞术	四级	介入治疗	G	320200007	经皮动脉栓塞术			次		1716.00	乙类	治疗费
285	39.7900x049	动脉 NBCA 生物胶栓塞术		介入治疗	G	320200007	经皮动脉栓塞术			次		1716.00	乙类	治疗费
286	39.7900x050	经皮上肢动脉弹簧圈栓塞术		介入治疗	G	320200007	经皮动脉栓塞术			次		1716.00	乙类	治疗费
287	39.7900x051	经皮下肢动脉瘤腔内修补术		介入治疗	G	320200010－1	经皮肢体动脉支架置入术			次		2431.00	乙类	治疗费
288	39.7900x052	经皮肾动脉瘤腔内修补术		介入治疗	G	320200007	经皮动脉栓塞术			次		1716.00	乙类	治疗费
289	39.7900x053	经皮食管动脉栓塞术		介入治疗	G	320200007	经皮动脉栓塞术			次		1716.00	乙类	治疗费
290	39.7900x054	经皮肝固有动脉栓塞术		介入治疗	G	320200007	经皮动脉栓塞术			次		1716.00	乙类	治疗费
291	39.7900x055	经皮肾上腺动脉栓塞术		介入治疗	G	320200007	经皮动脉栓塞术			次		1716.00	乙类	治疗费
292	39.7900x056	经皮膈动脉栓塞术		介入治疗	G	320200007	经皮动脉栓塞术			次		1716.00	乙类	治疗费
293	39.7900x057	经皮膈下动脉栓塞术		介入治疗	G	320200007	经皮动脉栓塞术			次		1716.00	乙类	治疗费
294	39.7900x058	经皮肠系膜上动脉栓塞术		介入治疗	G	320200007	经皮动脉栓塞术			次		1716.00	乙类	治疗费
295	39.7900x059	经皮肠系膜下动脉栓塞术		介入治疗	G	320200007	经皮动脉栓塞术			次		1716.00	乙类	治疗费
296	39.7900x060	经皮胸廓内动脉栓塞术		介入治疗	G	320200007	经皮动脉栓塞术			次		1716.00	乙类	治疗费
297	39.7900x061	经皮肋间动脉栓塞术		介入治疗	G	320200007	经皮动脉栓塞术			次		1716.00	乙类	治疗费
298	39.7900x062	经皮骶正中动脉栓塞术		介入治疗	G	320200007	经皮动脉栓塞术			次		1716.00	乙类	治疗费
299	39.7900x063	经皮卵巢动脉栓塞术		介入治疗	G	320200007	经皮动脉栓塞术			次		1716.00	乙类	治疗费
300	39.7900x064	经皮阴道动脉栓塞术		介入治疗	G	320200007	经皮动脉栓塞术			次		1716.00	乙类	治疗费
301	39.7900x065	经皮会阴动脉栓塞术		介入治疗	G	320200007	经皮动脉栓塞术			次		1716.00	乙类	治疗费

（续上表）

序号	介入治疗操作诊断编码	介入治疗名称	介入治疗级别	操作类型	财务分类	编码	项目名称	项目内涵	除外内容	计价单位	说明	三级医疗服务价格（元）	医保结算类型	医疗收费项目类别
302	39. 7900x066	经皮膀胱动脉栓塞术		介入治疗	G	320200007	经皮动脉栓塞术			次		1716. 00	乙类	治疗费
303	39. 7900x067	经皮阴茎动脉栓塞术		介入治疗	G	320200007	经皮动脉栓塞术			次		1716. 00	乙类	治疗费
304	39. 7900x068	经皮前列腺动脉栓塞术		介入治疗	G	320200007	经皮动脉栓塞术			次		1716. 00	乙类	治疗费
305	39. 7900x069	经皮上肢动脉栓塞术		介入治疗	G	320200007	经皮动脉栓塞术			次		1716. 00	乙类	治疗费
306	39. 7900x070	经皮下肢动脉栓塞术		介入治疗	G	320200007	经皮动脉栓塞术			次		1716. 00	乙类	治疗费
307	39. 7900x071	经皮上肢静脉栓塞术		介入治疗	G	320100013S	经皮静脉栓塞术	穿刺进入目标静脉，超选进入静脉靶区进行栓塞		次		1716. 00	乙类	手术费
308	39. 7900x072	经皮下肢静脉栓塞术		介入治疗	G	320100013S	经皮静脉栓塞术	穿刺进入目标静脉，超选进入静脉靶区进行栓塞		次		1716. 00	乙类	手术费
309	39. 7900x073	经皮胃静脉栓塞术		介入治疗	G	320100013S	经皮静脉栓塞术	穿刺进入目标静脉，超选进入静脉靶区进行栓塞		次		1716. 00	乙类	手术费
310	39. 7900x074	经皮门静脉栓塞术		介入治疗	G	320100013S	经皮静脉栓塞术	穿刺进入目标静脉，超选进入静脉靶区进行栓塞		次		1716. 00	乙类	手术费
311	39. 7900x075	经皮肾动脉取栓术		介入治疗	G	320200016S	经皮穿刺动脉内取栓术	不含冠状动脉、颅内动脉取栓		次		2850. 00	乙类	手术费
312	39. 7901	经导管肾血管栓塞术		介入治疗	G	320200007	经皮动脉栓塞术			次		1716. 00	乙类	治疗费
313	39. 7902	经导管支气管动脉栓塞术		介入治疗	G	320200007	经皮动脉栓塞术			次		1716. 00	乙类	治疗费
314	39. 7903	经导管肝动脉栓塞术		介入治疗	G	331005011	开腹肝动脉栓塞术			次		3380. 00	甲类	手术费
315	39. 7904	经导管脾动脉栓塞术		介入治疗	G	320200007	经皮动脉栓塞术			次		1716. 00	乙类	治疗费
316	39. 7905	经导管下肢血管栓塞术		介入治疗	G	320200007	经皮动脉栓塞术			次		1716. 00	乙类	治疗费
317	39. 7905	经导管下肢血管栓塞术		介入治疗	G	320100013S	经皮静脉栓塞术	穿刺进入目标静脉，超选进入静脉靶区进行栓塞		次		1716. 00	乙类	手术费
318	39. 7906	经导管髂内动脉栓塞术		介入治疗	G	320200007	经皮动脉栓塞术			次		1716. 00	乙类	治疗费
319	39. 7907	经导管上肢血管栓塞术		介入治疗	G	320200007	经皮动脉栓塞术			次		1716. 00	乙类	治疗费
320	39. 7907	经导管上肢血管栓塞术		介入治疗	G	320100013S	经皮静脉栓塞术	穿刺进入目标静脉，超选进入静脉靶区进行栓塞		次		1716. 00	乙类	手术费
321	39. 7908	经导管硬脊膜血管栓塞术		介入治疗	G	320600011	脊髓血管畸形栓塞术			次		2145. 00	乙类	治疗费
322	39. 7909	经导管脊髓血管栓塞术		介入治疗	G	320600011	脊髓血管畸形栓塞术			次		2145. 00	乙类	治疗费
323	39. 7910	经导管动静脉畸形介入栓塞术		介入治疗	G	320600009	脑及颅内血管畸形栓塞术			次		2145. 00	乙类	治疗费
324	39. 9000	周围（非冠状的）血管非药物洗脱支架置入		介入治疗	G	320200010	经皮动脉支架置入术			次		2431. 00	乙类	治疗费
325	39. 9000x010	脾动脉支架置入术		介入治疗	G	320200010	经皮动脉支架置入术			次		2431. 00	乙类	治疗费
326	39. 9000x011	髂静脉支架置入术		介入治疗	G	320100006	经皮静脉内支架置入术	含球囊扩张、支架置入		次		4290. 00	乙类	治疗费
327	39. 9000x012	锁骨下静脉支架置入术		介入治疗	G	320100006	经皮静脉内支架置入术	含球囊扩张、支架置入		次		4290. 00	乙类	治疗费
328	39. 9000x016	下肢静脉支架置入术		介入治疗	G	320100006	经皮静脉内支架置入术	含球囊扩张、支架置入		次		4290. 00	乙类	治疗费
329	39. 9000x017	尺动脉支架置入术		介入治疗	G	320200010－1	经皮肢体动脉支架置入术			次		2431. 00	乙类	治疗费
330	39. 9000x019	股动脉覆膜支架置入术		介入治疗	G	320200010	经皮动脉支架置入术			次		2431. 00	乙类	治疗费

（续上表）

序号	介入治疗操作诊断编码	介入治疗名称	介入治疗级别	操作类型	财务分类	编码	项目名称	项目内涵	除外内容	计价单位	说明	三级医疗服务价格（元）	医保结算类型	医疗收费项目类别
331	39.9000x020	尺动脉非药物洗脱支架置入术		介入治疗	G	320200010－1	经皮肢体动脉支架置入术			次		2431.00	乙类	治疗费
332	39.9000x021	腓动脉非药物洗脱支架置入术		介入治疗	G	320200010－1	经皮肢体动脉支架置入术			次		2431.00	乙类	治疗费
333	39.9000x022	肺动脉支架置入术		介入治疗	G	320200010	经皮动脉支架置入术			次		2431.00	乙类	治疗费
334	39.9000x023	肱动脉非药物洗脱支架置入术		介入治疗	G	320200010－1	经皮肢体动脉支架置入术			次		2431.00	乙类	治疗费
335	39.9000x024	肱动脉支架置入术		介入治疗	G	320200010－1	经皮肢体动脉支架置入术			次		2431.00	乙类	治疗费
336	39.9000x025	腘动脉覆膜支架置入术		介入治疗	G	320200010	经皮动脉支架置入术			次		2431.00	乙类	治疗费
337	39.9000x026	动脉导管支架置入术		介入治疗	G	320200010	经皮动脉支架置入术			次		2431.00	乙类	治疗费
338	39.9000x027	肺动脉带瓣支架植入术		介入治疗	G	320200010	经皮动脉支架置入术			次		2431.00	乙类	治疗费
339	39.9000x028	髂动脉覆膜支架置入术		介入治疗	G	320200010	经皮动脉支架置入术			次		2431.00	乙类	治疗费
340	39.9000x029	桡动脉非药物洗脱支架置入术		介入治疗	G	320200010－1	经皮肢体动脉支架置入术			次		2431.00	乙类	治疗费
341	39.9000x030	桡动脉支架置入术		介入治疗	G	320200010－1	经皮肢体动脉支架置入术			次		2431.00	乙类	治疗费
342	39.9000x031	上肢动脉覆膜支架置入术		介入治疗	G	320200010－1	经皮肢体动脉支架置入术			次		2431.00	乙类	治疗费
343	39.9000x032	上肢静脉非药物洗脱支架置入术		介入治疗	G	320100006	经皮静脉内支架置入术	含球囊扩张、支架置入		次		4290.00	乙类	治疗费
344	39.9000x033	上肢静脉支架置入术		介入治疗	G	320100006	经皮静脉内支架置入术	含球囊扩张、支架置入		次		4290.00	乙类	治疗费
345	39.9000x034	锁骨下动脉覆膜支架置入术		介入治疗	G	320200010	经皮动脉支架置入术			次		2431.00	乙类	治疗费
346	39.9000x035	头臂静脉非药物洗脱支架置入术		介入治疗	G	320100006	经皮静脉内支架置入术	含球囊扩张、支架置入		次		4290.00	乙类	治疗费
347	39.9000x036	无名动脉覆膜支架置入术		介入治疗	G	320200010	经皮动脉支架置入术			次		2431.00	乙类	治疗费
348	39.9000x037	肺动脉分支支架置入术		介入治疗	G	320200010	经皮动脉支架置入术			次		2431.00	乙类	治疗费
349	39.9000x038	经皮肺静脉支架置入术		介入治疗	G	320100006	经皮静脉内支架置入术	含球囊扩张、支架置入		次		4290.00	乙类	治疗费
350	39.9000x039	经皮腋动脉支架置入术		介入治疗	G	320200010	经皮动脉支架置入术			次		2431.00	乙类	治疗费
351	39.9000x040	经皮胃左动脉支架置入术		介入治疗	G	320200010	经皮动脉支架置入术			次		2431.00	乙类	治疗费
352	39.9001	肠系膜上动脉支架置入术		介入治疗	G	320200010	经皮动脉支架置入术			次		2431.00	乙类	治疗费
353	39.9002	腹腔干动脉支架置入术		介入治疗	G	320200010	经皮动脉支架置入术			次		2431.00	乙类	治疗费
354	39.9003	门静脉支架置入术		介入治疗	G	320100006	经皮静脉内支架置入术	含球囊扩张、支架置入		次		4290.00	乙类	治疗费
355	39.9004	髂动脉支架置入术		介入治疗	G	320200010	经皮动脉支架置入术			次		2431.00	乙类	治疗费
356	39.9005	上腔静脉支架置入术		介入治疗	G	320100006	经皮静脉内支架置入术	含球囊扩张、支架置入		次		4290.00	乙类	治疗费
357	39.9006	肝静脉支架置入术		介入治疗	G	320100006	经皮静脉内支架置入术	含球囊扩张、支架置入		次		4290.00	乙类	治疗费
358	39.9007	无名动脉支架置入术		介入治疗	G	320200010	经皮动脉支架置入术			次		2431.00	乙类	治疗费
359	39.9008	锁骨下动脉支架置入术		介入治疗	G	320200010	经皮动脉支架置入术			次		2431.00	乙类	治疗费
360	39.9009	股动脉支架置入术		介入治疗	G	320200010	经皮动脉支架置入术			次		2431.00	乙类	治疗费
361	39.9010	下腔静脉支架置入术		介入治疗	G	320100006	经皮静脉内支架置入术	含球囊扩张、支架置入		次		4290.00	乙类	治疗费
362	39.9011	胫动脉支架置入术		介入治疗	G	320200010－1	经皮肢体动脉支架置入术			次		2431.00	乙类	治疗费
363	39.9012	肝动脉支架置入术		介入治疗	G	320200010	经皮动脉支架置入术			次		2431.00	乙类	治疗费
364	39.9013	腘动脉支架置入术		介入治疗	G	320200010－1	经皮肢体动脉支架置入术			次		2431.00	乙类	治疗费
365	39.9014	无名静脉支架置入术		介入治疗	G	320200010－1	经皮肢体动脉支架置入术			次		2431.00	乙类	治疗费
366	39.9015	腓动脉支架置入术		介入治疗	G	320200010－1	经皮肢体动脉支架置入术			次		2431.00	乙类	治疗费

（续上表）

序号	介入治疗操作诊断编码	介入治疗名称	介入治疗级别	操作类型	财务分类	编码	项目名称	项目内涵	除外内容	计价单位	说明	三级医疗服务价格（元）	医保结算类型	医疗收费项目类别
367	39.9016	肾动脉支架置入术		介入治疗	G	320200010－3	经皮肾动脉支架置入术			次		2431.00	乙类	治疗费
368	44.4400	经导管栓塞，用于胃或十二指肠出血		介入治疗	G	320100013S	经皮静脉栓塞术	穿刺进入目标静脉，超选进入静脉靶区进行栓塞		次		1716.00	乙类	手术费
369	44.4400x001	食管－胃底静脉栓塞术		介入治疗	G	331002012	胃冠状静脉栓塞术			次	经血管介入诊疗同时适用	4056.00	甲类	手术费
370	44.4400x005	胃十二指肠动脉栓塞术		介入治疗	G	320200007	经皮动脉栓塞术			次		1716.00	乙类	治疗费
371	44.4401	十二指肠动脉栓塞术		介入治疗	G	320200007	经皮动脉栓塞术			次		1716.00	乙类	治疗费
372	44.4402	经导管胃静脉栓塞术		介入治疗	G	331002012	胃冠状静脉栓塞术			次	经血管介入诊疗同时适用	4056.00	甲类	手术费
373	44.4403	经导管胃动脉栓塞术		介入治疗	G	320200007	经皮动脉栓塞术			次		1716.00	乙类	治疗费
374	68.2400	子宫动脉弹簧圈栓塞[UAE]		介入治疗	G	320200007	经皮动脉栓塞术			次		1716.00	乙类	治疗费
375	68.2500	子宫动脉栓塞［UAE］不伴弹簧圈		介入治疗	G	320200007	经皮动脉栓塞术			次		1716.00	乙类	治疗费
376	68.2500x001	子宫动脉栓塞术		介入治疗	G	320200007	经皮动脉栓塞术			次		1716.00	乙类	治疗费

第三部分　治疗性操作

序号	治疗性操作诊断编码	治疗性操作名称	操作类型	财务分类	编码	项目名称	项目内涵	除外内容	计价单位	说明	三级医疗服务价格（元）	医保结算类型	医疗收费项目类别
1	06.3100x001	经皮甲状腺病损射频消融术	治疗性操作	G	310905005－5	经皮穿刺肝肿物射频治疗		射频导管、动脉穿刺套针	次		2910.30	甲类	治疗费
2	06.3100x001	经皮甲状腺病损射频消融术	治疗性操作	G	310905005－5/1	经皮穿刺各种实体肿瘤射频治疗		射频导管、动脉穿刺套针	次		2910.30	甲类	治疗费
3	06.3100x001	经皮甲状腺病损射频消融术	治疗性操作	G	310905005－5/2	经皮穿刺单个肿瘤射频治疗加收（3cm 以上）			次		1455.15	甲类	治疗费
4	06.3100x001	经皮甲状腺病损射频消融术	治疗性操作	G	310905005－5/3	经皮穿刺多发肿瘤射频治疗加收（每增加1个）			个		1455.15	甲类	治疗费
5	54.9300x006	腹膜透析手工法置管术	治疗性操作	G	311000001	腹膜透析置管术	含局麻	管道、钛夹	次		480.60	乙类	治疗费
6	54.9300x010	腹膜透析置管手工法复位术	治疗性操作	E	311000044S	腹膜透析导管手术复位术	自原置管切口下方依层切开组织至腹腔，自切口取出腹透管腹内段将包裹腹透管的大网膜剥离并进行部分切除结扎，将腹透管腹内段末端重新放入盆腔。逐层关腹，覆盖敷料	管道、钛夹	次		448.00	甲类	治疗费
7	79.0100x001	肱骨骨折闭合复位术	治疗性操作	E	420000001－3	肱骨干骨折整复术			次		165.00	甲类	治疗费
8	79.0100x001	肱骨骨折闭合复位术	治疗性操作	E	420000001－3/1	肱骨干骨折整复术加收（陈旧性骨折）			次		165.00	甲类	治疗费
9	79.0100x001	肱骨骨折闭合复位术	治疗性操作	E	420000001－2	肱骨外科颈骨折整复术			次		113.30	甲类	治疗费
10	79.0100x001	肱骨骨折闭合复位术	治疗性操作	E	420000001－2/1	肱骨外科颈骨折整复术加收（陈旧性骨折）			次		113.30	甲类	治疗费
11	79.0100x001	肱骨骨折闭合复位术	治疗性操作	E	420000001－4	肱骨远端骨折整复术			次		176.00	甲类	治疗费
12	79.0100x001	肱骨骨折闭合复位术	治疗性操作	E	420000001－4/1	肱骨远端骨折整复术加收（陈旧性骨折）			次		176.00	甲类	治疗费
13	79.0400x004	指关节骨折闭合复位术（腕掌关节、掌指关节、指间关节）	治疗性操作	E	420000001－10	指或掌骨骨折整复术			次		88.00	甲类	治疗费
14	79.0400x004	指关节骨折闭合复位术（腕掌关节、掌指关节、指间关节）	治疗性操作	E	420000001－10/1	指或掌骨骨折整复术加收（陈旧性骨折）			次		88.00	甲类	治疗费
15	79.0400x004	指关节骨折闭合复位术（腕掌关节、掌指关节、指间关节）	治疗性操作	E	420000001－10/2	指或掌骨骨折整复术加收（骨折合并脱位）			次		44.00	甲类	治疗费
16	79.0400x004	指关节骨折闭合复位术（腕掌关节、掌指关节、指间关节）	治疗性操作	E	420000001－10/3	指或掌骨脱位整复术			次		44.00	甲类	治疗费

（续上表）

序号	治疗性操作诊断编码	治疗性操作名称	操作类型	财务分类	编码	项目名称	项目内涵	除外内容	计价单位	说明	三级医疗服务价格（元）	医保结算类型	医疗收费项目类别
17	79.0500x002	股骨骨折闭合复位术	治疗性操作	E	420000001－14	股骨上段骨折整复术			次		275.00	甲类	治疗费
18	79.0500x002	股骨骨折闭合复位术	治疗性操作	E	420000001－14/1	股骨上段骨折整复术加收（陈旧性骨折）			次		275.00	甲类	治疗费
19	79.0500x002	股骨骨折闭合复位术	治疗性操作	E	420000001－15	股骨中下段骨折整复术			次		308.00	甲类	治疗费
20	79.0500x002	股骨骨折闭合复位术	治疗性操作	E	420000001－15/1	股骨中下段骨折整复术加收（陈旧性骨折）			次		308.00	甲类	治疗费
21	79.0700x002	距骨骨折闭合复位术	治疗性操作	E	420000001－18	跟骨骨折整复术			次		181.50	甲类	治疗费
22	79.0700x002	距骨骨折闭合复位术	治疗性操作	E	420000001－18/1	跟骨骨折整复术加收（陈旧性骨折）			次		181.50	甲类	治疗费
23	79.0700x002	距骨骨折闭合复位术	治疗性操作	E	420000001－18/2	跟骨骨折整复术加收（骨折合并脱位）			次		90.75	甲类	治疗费
24	79.0700x005	跟骨骨折闭合复位术	治疗性操作	E	420000001－18	跟骨骨折整复术			次		181.50	甲类	治疗费
25	79.0700x005	跟骨骨折闭合复位术	治疗性操作	E	420000001－18/1	跟骨骨折整复术加收（陈旧性骨折）			次		181.50	甲类	治疗费
26	79.7600x001	髌骨脱位闭合复位术	治疗性操作	E	420000005－11	髌骨脱位整复术			次		181.50	甲类	治疗费
27	79.7600x001	髌骨脱位闭合复位术	治疗性操作	E	420000005－11/1	陈旧性髌骨脱位术			次		363.00	甲类	治疗费
28	79.7900x002	环杓关节脱位闭合复位术	治疗性操作	G	330701035	环杓关节复位术			次		1352.00	甲类	手术费
29	79.7900x005	桡尺关节脱位闭合复位术	治疗性操作	E	420000005－3	桡骨小头脱位整复术			次		18.70	甲类	治疗费
30	79.7900x005	桡尺关节脱位闭合复位术	治疗性操作	E	420000005－3/1	陈旧性桡骨小头脱位整复术			次		37.40	甲类	治疗费
31	79.7900x005	桡尺关节脱位闭合复位术	治疗性操作	E	420000005－4	桡骨小头骨折手法整复术			次		85.80	甲类	治疗费
32	79.7900x005	桡尺关节脱位闭合复位术	治疗性操作	E	420000005－4/1	陈旧性桡骨小头骨折手法整复术			次		171.60	甲类	治疗费
33	82.9300x001	手软组织抽吸术	治疗性操作	G	311400057	皮下组织穿刺术	含活检		次		128.16	甲类	治疗费
34	85.5100	单侧乳房注入，为了增大	治疗性操作	G	331601011	隆乳术	不含吸脂术	假体	单侧		2028.00	丙类	手术费
35	85.5200	双侧乳房注入，为了增大	治疗性操作	G	331601011	隆乳术	不含吸脂术	假体	单侧		2028.00	丙类	手术费
36	86.0100x002	皮肤和皮下组织脓肿抽吸术	治疗性操作	G	311400057－1	浅表脓肿穿刺术	含活检		次		128.16	甲类	治疗费
37	86.0100x003	皮肤和皮下组织血肿抽吸术	治疗性操作	G	311400057－3	浅表血肿穿刺术	含活检		次		128.16	甲类	治疗费
38	86.0100x004	甲下脓肿抽吸术	治疗性操作	G	311400057－1	浅表脓肿穿刺术	含活检		次		128.16	甲类	治疗费

（续上表）

序号	治疗性操作诊断编码	治疗性操作名称	操作类型	财务分类	编码	项目名称	项目内涵	除外内容	计价单位	说明	三级医疗服务价格（元）	医保结算类型	医疗收费项目类别
39	86.0401	创面封闭式负压引流术（VSD）	治疗性操作	E	121800001S－1	特大伤口负压辅助愈合治疗	应用指征：①创伤：大面积皮肤缺损、撕脱伤、脱套伤；②骨科：开放性骨折合并软组织缺损、肌腱外露或骨外露、慢性骨髓炎合并创面经久不愈合、骨筋膜室综合症；③普外科：乳腺癌根治术后创面引流、直肠癌Miles根治术后引流、会阴部创面的引流；④烧伤：一期缝合后无法植皮的烧伤创面；⑤其他：糖尿病性溃疡、褥疮 、植皮后对植皮区保护、其他外科手术后伤口严重感染、迁延不愈。伤口内的负压须实时监测。含慢性溃疡修复术、清创缝合、引流管引流、换药等	负压辅助愈合治疗系统耗材	次	创面 $400cm^2$（含）以上	1900.00	甲类	治疗费
40	86.0401	创面封闭式负压引流术（VSD）	治疗性操作	E	121800001S－2	大型伤口负压辅助愈合治疗	应用指征：①创伤：大面积皮肤缺损、撕脱伤、脱套伤；②骨科：开放性骨折合并软组织缺损、肌腱外露或骨外露、慢性骨髓炎合并创面经久不愈合、骨筋膜室综合症；③普外科：乳腺癌根治术后创面引流、直肠癌Miles根治术后引流、会阴部创面的引流；④烧伤：一期缝合后无法植皮的烧伤创面；⑤其他：糖尿病性溃疡、褥疮 、植皮后对植皮区保护、其他外科手术后伤口严重感染、迁延不愈。伤口内的负压须实时监测。含慢性溃疡修复术、清创缝合、引流管引流、换药等	负压辅助愈含治疗系统耗材	次	创面 $200cm^2$（含）~$400cm^2$	1400.00	甲类	治疗费

（续上表）

序号	治疗性操作诊断编码	治疗性操作名称	操作类型	财务分类	编码	项目名称	项目内涵	除外内容	计价单位	说明	三级医疗服务价格（元）	医保结算类型	医疗收费项目类别
41	86.0401	创面封闭式负压引流术（VSD）	治疗性操作	E	121800001S－3	中型伤口负压辅助愈合治疗	应用指征：①创伤：大面积皮肤缺损、撕脱伤、脱套伤；②骨科：开放性骨折合并软组织缺损、肌腱外露或骨外露、慢性骨髓炎合并创面经久不愈合、骨筋膜室综合症；③普外科：乳腺癌根治术后创面引流、直肠癌Miles根治术后引流、会阴部创面的引流；④烧伤：一期缝合后无法植皮的烧伤创面；⑤其他：糖尿病性溃疡、褥疮、植皮后对植皮区保护、其他外科手术后伤口严重感染、迁延不愈。伤口内的负压须实时监测。含慢性溃疡修复术、清创缝合、引流管引流、换药等	负压辅助愈合治疗系统耗材	次	创面$100cm^2$（含）~$200cm^2$	800.00	甲类	治疗费
42	86.0401	创面封闭式负压引流术（VSD）	治疗性操作	E	121800001S－4	小型伤口负压辅助愈合治疗	应用指征：①创伤：大面积皮肤缺损、撕脱伤、脱套伤；②骨科：开放性骨折合并软组织缺损、肌腱外露或骨外露、慢性骨髓炎合并创面经久不愈合、骨筋膜室综合症；③普外科：乳腺癌根治术后创面引流、直肠癌Miles根治术后引流、会阴部创面的引流；④烧伤：一期缝合后无法植皮的烧伤创面；⑤其他：糖尿病性溃疡、褥疮、植皮后对植皮区保护、其他外科手术后伤口严重感染、迁延不愈。伤口内的负压须实时监测。含慢性溃疡修复术、清创缝合、引流管引流、换药等	负压辅助愈合治疗系统耗材	次	创面$100cm^2$以下	600.00	甲类	治疗费
43	86.0600	完全可植入型的输注泵置入	治疗性操作	G	330100018－2	植入式给药装置置入术		植入式给药装置	次		1950.00	甲类	手术费
44	86.0601	输注泵置入术	治疗性操作	G	330100018－2	植入式给药装置置入术		植入式给药装置	次		1950.00	甲类	手术费

（续上表）

序号	治疗性操作诊断编码	治疗性操作名称	操作类型	财务分类	编码	项目名称	项目内涵	除外内容	计价单位	说明	三级医疗服务价格（元）	医保结算类型	医疗收费项目类别
45	86.0602	输注泵置换术	治疗性操作	G	330100018－2	植入式给药装置置入术		植入式给药装置	次		1950.00	甲类	手术费
46	86.0602	输注泵置换术	治疗性操作	G	330100018－2/1	植入式给药装置取出术			次		975.00	甲类	手术费
47	86.0603	化疗泵置入术	治疗性操作	G	330100018－3	化疗泵置入术		泵	次		1690.00	甲类	手术费
48	86.0700	完全可植入型血管通路装置的置入［VAD］	治疗性操作	G	330100018－2	植入式给药装置置入术		植入式给药装置	次		1950.00	甲类	手术费
49	86.0701	静脉输液港植入术	治疗性操作	G	330100018－2	植入式给药装置置入术		植入式给药装置	次		1950.00	甲类	手术费
50	86.1900	皮肤和皮下组织的其他诊断性操作	治疗性操作	G	311400057	皮下组织穿刺术	含活检		次		128.16	甲类	治疗费
51	86.2300	指（趾）甲、甲床或甲褶去除	治疗性操作	G	311400022	拔甲治疗			每个		83.30	甲类	治疗费
52	86.2300x001	甲床去除术	治疗性操作	G	311400022	拔甲治疗			每个		83.30	甲类	治疗费
53	86.2300x002	甲根部分去除术	治疗性操作	G	311400022	拔甲治疗			每个		83.30	甲类	治疗费
54	86.2300x003	甲褶去除术	治疗性操作	G	311400022	拔甲治疗			每个		83.30	甲类	治疗费
55	86.2301	指（趾）甲去除术	治疗性操作	G	311400022	拔甲治疗			每个		83.30	甲类	治疗费
56	86.2500	磨皮术	治疗性操作	G	331604022	磨削术			$50cm^2$	不足 $50cm^2$ 按 $50cm^2$ 计价	455.00	丙类	手术费
57	86.6400	毛发移植	治疗性操作	G	331604021	毛发移植术	指种发、头皮游离移植；不含头皮缺损修复术		每根		7.15	丙类	手术费
58	00.0100	头和颈部血管治疗性超声	治疗性操作	G	320100009	经皮静脉内超声血栓消融术			次		2860.00	乙类	治疗费
59	00.0100	头和颈部血管治疗性超声	治疗性操作	G	320200008	经皮动脉内超声血栓消融术			次		2145.00	乙类	治疗费
60	00.0101	头部血管治疗性超声	治疗性操作	G	320100009	经皮静脉内超声血栓消融术			次		2860.00	乙类	治疗费
61	00.0101	头部血管治疗性超声	治疗性操作	G	320200008	经皮动脉内超声血栓消融术			次		2145.00	乙类	治疗费
62	00.0102	颈部血管治疗性超声	治疗性操作	G	320100009	经皮静脉内超声血栓消融术			次		2860.00	乙类	治疗费
63	00.0102	颈部血管治疗性超声	治疗性操作	G	320200008	经皮动脉内超声血栓消融术			次		2145.00	乙类	治疗费
64	00.0200	心脏治疗性超声	治疗性操作	G	320500013	冠状动脉内超声溶栓术	含冠脉造影		次		3575.00	乙类	治疗费
65	00.0200x001	心脏血管治疗性超声	治疗性操作	G	320500013	冠状动脉内超声溶栓术	含冠脉造影		次		3575.00	乙类	治疗费
66	00.0300	周围血管治疗性超声	治疗性操作	G	320100009	经皮静脉内超声血栓消融术			次		2860.00	乙类	治疗费
67	00.0300	周围血管治疗性超声	治疗性操作	G	320200008	经皮动脉内超声血栓消融术			次		2145.00	乙类	治疗费
68	00.0900	其他治疗性超声	治疗性操作	E	240700002	高强度超声聚焦刀治疗	指各种实体性肿瘤治疗		次		3000.00	乙类	治疗费
69	00.0901	高强度聚焦超声治疗	治疗性操作	E	240700002	高强度超声聚焦刀治疗	指各种实体性肿瘤治疗		次		3000.00	乙类	治疗费
70	00.1000	化学治疗物质植入	治疗性操作	E	230600017－2	化疗药物粒子植入术		药物粒子	次		1282.50	甲类	治疗费
71	00.1100	重组人类活化C蛋白输注	治疗性操作	E	120400006－1	住院静脉输液			组		7.81	甲类	治疗费
72	00.1101	重组蛋白输注	治疗性操作	E	120400006－1	住院静脉输液			组		7.81	甲类	治疗费
73	00.1200	吸入一氧化氮管理	治疗性操作	E	310604007S	一氧化氮吸入治疗	含一氧化氮气体		小时		41.91	甲类	治疗费

（续上表）

序号	治疗性操作诊断编码	治疗性操作名称	操作类型	财务分类	编码	项目名称	项目内涵	除外内容	计价单位	说明	三级医疗服务价格（元）	医保结算类型	医疗收费项目类别
74	00.1201	一氧化氮疗法	治疗性操作	E	310604007S	一氧化氮吸入治疗	含一氧化氮气体		小时		41.91	甲类	治疗费
75	00.1300	奈西立肽注射或输注	治疗性操作	E	120400006－1	住院静脉输液			组		7.81	甲类	治疗费
76	00.1300	奈西立肽注射或输注	治疗性操作	E	120400006－2	门诊静脉输液			组		15.62	甲类	治疗费
77	00.1300	奈西立肽注射或输注	治疗性操作	E	120400002	静脉注射			次	留置静脉针使用透明敷贴另收	3.26	甲类	治疗费
78	00.1301	人类B型钠尿肽（hBNP）输注	治疗性操作	E	120400006－1	住院静脉输液			组		7.81	甲类	治疗费
79	00.1301	人类B型钠尿肽（hBNP）输注	治疗性操作	E	120400006－2	门诊静脉输液			组		15.62	甲类	治疗费
80	00.1400	噁唑烷酮类抗生素注射或输注	治疗性操作	E	120400006－1	住院静脉输液			组		7.81	甲类	治疗费
81	00.1400	噁唑烷酮类抗生素注射或输注	治疗性操作	E	120400006－2	门诊静脉输液			组		15.62	甲类	治疗费
82	00.1400	噁唑烷酮类抗生素注射或输注	治疗性操作	E	120400002	静脉注射			次	留置静脉针使用透明敷贴另收	3.26	甲类	治疗费
83	00.1400x001	注射噁唑烷酮类抗生素	治疗性操作	E	120400002	静脉注射			次	留置静脉针使用透明敷贴另收	3.26	甲类	治疗费
84	00.1400x002	输注噁唑烷酮类抗生素	治疗性操作	E	120400006－1	住院静脉输液			组		7.81	甲类	治疗费
85	00.1400x002	输注噁唑烷酮类抗生素	治疗性操作	E	120400006－2	门诊静脉输液			组		15.62	甲类	治疗费
86	00.1500	大剂量白细胞介素－2［IL-2］输注	治疗性操作	E	120400006－1	住院静脉输液			组		7.81	甲类	治疗费
87	00.1500	大剂量白细胞介素－2［IL-2］输注	治疗性操作	E	120400006－2	门诊静脉输液			组		15.62	甲类	治疗费
88	00.1500x001	输注白细胞介素	治疗性操作	E	120400006－1	住院静脉输液			组		7.81	甲类	治疗费
89	00.1500x001	输注白细胞介素	治疗性操作	E	120400006－2	门诊静脉输液			组		15.62	甲类	治疗费
90	00.1500x002	注射阿地白细胞介素	治疗性操作	E	120400001－1	皮下注射			次		1.95	甲类	治疗费
91	00.1700	血管加压剂灌注	治疗性操作	G	320300002－1	各脏器动脉插管灌注术		体内放置的投药泵（Port）	次		2431.00	乙类	治疗费
92	00.3100	CT/CTA的计算机辅助外科手术	治疗性操作	D	210300005	临床操作的CT引导			每半小时		160.00	乙类	检查费
93	00.3101	CT导航计算机辅助外科手术	治疗性操作	D	210300005	临床操作的CT引导			每半小时		160.00	乙类	检查费
94	00.3200	MR/MRA的计算机辅助外科手术	治疗性操作	D	210200008	临床操作的磁共振引导			每半小时		420.00	乙类	检查费
95	00.3200x001	MRA神经导航辅助外科	治疗性操作	D	210200008	临床操作的磁共振引导			每半小时		420.00	乙类	检查费
96	00.3201	MR神经导航计算机辅助外科手术	治疗性操作	D	210200008	临床操作的磁共振引导			每半小时		420.00	乙类	检查费

（续上表）

序号	治疗性操作诊断编码	治疗性操作名称	操作类型	财务分类	编码	项目名称	项目内涵	除外内容	计价单位	说明	三级医疗服务价格（元）	医保结算类型	医疗收费项目类别
97	00. 3300	荧光透视的计算机辅助外科手术	治疗性操作	G	300000000 – 24	使用荧光显影辅助操作加收			次		567. 00	甲类	治疗费
98	00. 4500	置入一根血管的支架	治疗性操作	G	320100006	经皮静脉内支架置入术	含球囊扩张、支架置入		次		4290. 00	乙类	治疗费
99	00. 4500	置入一根血管的支架	治疗性操作	G	320200010	经皮动脉支架置入术			次		2431. 00	乙类	治疗费
100	00. 5000	心脏再同步起搏器置入未提及去除心脏纤颤，全系统［CRT-P］	治疗性操作	G	310702007	永久起搏器安置术	含 X 光影像	起搏器、心导管、电极、动脉穿刺套针	次		2328. 24	甲类	治疗费
101	00. 5000x001	双心室起搏器置入术	治疗性操作	G	310702007	永久起搏器安置术	含 X 光影像	起搏器、心导管、电极、动脉穿刺套针	次		2328. 24	甲类	治疗费
102	00. 5001	心脏再同步起搏器置入术	治疗性操作	G	310702007	永久起搏器安置术	含 X 光影像	起搏器、心导管、电极、动脉穿刺套针	次		2328. 24	甲类	治疗费
103	00. 5002	心脏再同步起搏器置换术	治疗性操作	G	310702008	永久起搏器更换术	含 X 光影像	起搏器、心导管、电极、动脉穿刺套针	次		1746. 18	甲类	治疗费
104	00. 5100	心脏再同步除颤器置入，全系统［CRT-D］	治疗性操作	G	310702009	埋藏式心脏复律除颤器安置术	含 X 光影像	除颤器、心导管、电极、动脉穿刺套针	次		4016. 21	甲类	治疗费
105	00. 5100x001	双心室起搏伴心内除颤器置入术	治疗性操作	G	310702009	埋藏式心脏复律除颤器安置术	含 X 光影像	除颤器、心导管、电极、动脉穿刺套针	次		4016. 21	甲类	治疗费
106	00. 5101	心脏再同步除颤器置入术	治疗性操作	G	310702009	埋藏式心脏复律除颤器安置术	含 X 光影像	除颤器、心导管、电极、动脉穿刺套针	次		4016. 21	甲类	治疗费
107	00. 5102	心脏再同步除颤器置换术	治疗性操作	G	310702009	埋藏式心脏复律除颤器安置术	含 X 光影像	除颤器、心导管、电极、动脉穿刺套针	次		4016. 21	甲类	治疗费
108	00. 5300	仅置入或置换心脏再同步起搏器脉冲发生器［CRT-P］	治疗性操作	G	310702007	永久起搏器安置术	含 X 光影像	起搏器、心导管、电极、动脉穿刺套针	次		2328. 24	甲类	治疗费
109	00. 5301	心脏再同步起搏器脉冲发生器置入术	治疗性操作	G	310702007	永久起搏器安置术	含 X 光影像	起搏器、心导管、电极、动脉穿刺套针	次		2328. 24	甲类	治疗费
110	00. 5302	心脏再同步起搏器脉冲发生器置换术	治疗性操作	G	310702008	永久起搏器更换术	含 X 光影像	起搏器、心导管、电极、动脉穿刺套针	次		1746. 18	甲类	治疗费
111	00. 5302	心脏再同步起搏器脉冲发生器置换术	治疗性操作	G	310702008 – 1	永久起搏器取出术	含 X 光影像		次		1746. 18	甲类	治疗费

（续上表）

序号	治疗性操作诊断编码	治疗性操作名称	操作类型	财务分类	编码	项目名称	项目内涵	除外内容	计价单位	说明	三级医疗服务价格（元）	医保结算类型	医疗收费项目类别
112	00.5302	心脏再同步起搏器脉冲发生器置换术	治疗性操作	G	310702007	永久起搏器安置术	含X光影像	起搏器、心导管、电极、动脉穿刺套针	次		2328.24	甲类	治疗费
113	00.5400	仅置入或置换心脏再同步除颤器脉冲发生器装置[CRT-D]	治疗性操作	G	310702009	埋藏式心脏复律除颤器安置术	含X光影像	除颤器、心导管、电极、动脉穿刺套针	次		4016.21	甲类	治疗费
114	00.5401	心脏再同步除颤器脉冲发生器置入术	治疗性操作	G	310702009	埋藏式心脏复律除颤器安置术	含X光影像	除颤器、心导管、电极、动脉穿刺套针	次		4016.21	甲类	治疗费
115	00.5402	心脏再同步除颤器脉冲发生器置换术	治疗性操作	G	310702009	埋藏式心脏复律除颤器安置术	含X光影像	除颤器、心导管、电极、动脉穿刺套针	次		4016.21	甲类	治疗费
116	00.5600	置入或置换植入型压力传感器与导线，用于心内或大血管血液动力学监测	治疗性操作	D	310701023	心输出量测定		漂浮导管、温度传感器、漂浮导管置入套件	小时	同一天不可与心排血量测定同时收取	10.40	甲类	检查费
117	00.5600	置入或置换植入型压力传感器与导线，用于心内或大血管血液动力学监测	治疗性操作	D	310701025	动脉内压力监测		套管针、测压套件	小时		20.80	甲类	检查费
118	00.5601	植入型压力传感器与导线的置入，用于心内或大血管血液动力学监测	治疗性操作	D	310701023	心输出量测定		漂浮导管、温度传感器、漂浮导管置入套件	小时	同一天不可与心排血量测定同时收取	10.40	甲类	检查费
119	00.5601	植入型压力传感器与导线的置入，用于心内或大血管血液动力学监测	治疗性操作	D	310701025	动脉内压力监测		套管针、测压套件	小时		20.80	甲类	检查费
120	00.5602	植入型压力传感器与导线的置换，用于心内或大血管血液动力学监测	治疗性操作	D	310701023	心输出量测定		漂浮导管、温度传感器、漂浮导管置入套件	小时	同一天不可与心排血量测定同时收取	10.40	甲类	检查费
121	00.5602	植入型压力传感器与导线的置换，用于心内或大血管血液动力学监测	治疗性操作	D	310701025	动脉内压力监测		套管针、测压套件	小时		20.80	甲类	检查费
122	01.0100	脑池穿刺	治疗性操作	G	310100018	枕大池穿刺术			次		174.62	甲类	检查费
123	01.0100x002	小脑延髓池穿刺术	治疗性操作	G	310100018	枕大池穿刺术			次		174.62	甲类	检查费
124	01.0200	经以前植入导管的脑室穿刺	治疗性操作	G	310100017	侧脑室穿刺术	含引流、冲洗、注药	一次脑室引流装置	次		174.62	甲类	检查费
125	01.0200x001	经脑室分流导管脑室穿刺术	治疗性操作	G	310100017	侧脑室穿刺术	含引流、冲洗、注药	一次脑室引流装置	次		174.62	甲类	检查费

（续上表）

序号	治疗性操作诊断编码	治疗性操作名称	操作类型	财务分类	编码	项目名称	项目内涵	除外内容	计价单位	说明	三级医疗服务价格（元）	医保结算类型	医疗收费项目类别
126	01.0900	其他颅的穿刺	治疗性操作	G	310100017	侧脑室穿刺术	含引流、冲洗、注药	一次脑室引流装置	次		174.62	甲类	检查费
127	01.0900	其他颅的穿刺	治疗性操作	G	310100018	枕大池穿刺术			次		174.62	甲类	检查费
128	01.0900	其他颅的穿刺	治疗性操作	G	310100019	硬脑膜下穿刺术			次		174.62	甲类	检查费
129	01.0900x002	脑室穿刺术	治疗性操作	G	310100017	侧脑室穿刺术	含引流、冲洗、注药	一次脑室引流装置	次		174.62	甲类	检查费
130	01.0900x003	前囟门穿刺术	治疗性操作	G	311202013	新生儿囟门穿刺术			次		40.00	甲类	治疗费
131	01.0900x004	硬脑膜下腔穿刺抽吸术	治疗性操作	G	310100019	硬脑膜下穿刺术			次		174.62	甲类	检查费
132	01.0900x005	小脑穿刺术	治疗性操作	G	310100018	枕大池穿刺术			次		174.62	甲类	检查费
133	01.0901	颅内穿刺引流术	治疗性操作	G	310100017	侧脑室穿刺术	含引流、冲洗、注药	一次脑室引流装置	次		174.62	甲类	检查费
134	01.1600x001	脑氧分压监护探头置入术	治疗性操作	G	330201018	颅内压监护传感器置入术	指颅内硬膜下、硬膜外、脑内、脑室内置入	监护材料	次		3166.80	甲类	手术费
135	03.3100x001	腰大池引流术	治疗性操作	G	330204012	脊髓蛛网膜下腔腹腔分流术			次		3640.00	甲类	手术费
136	03.3100x001	腰大池引流术	治疗性操作	G	330204013	脊髓蛛网膜下腔输尿管分流术			次		2730.00	甲类	手术费
137	03.8x00	椎管内破坏性药物注射	治疗性操作	G	330100022S－1/1	椎管内程控灌注系统（泵药物灌注、调控）			次		390.00	甲类	手术费
138	03.8x01	椎管内无水酒精注射	治疗性操作	G	330100022S－1/1	椎管内程控灌注系统（泵药物灌注、调控）			次		390.00	甲类	手术费
139	03.9000	椎管的导管置入，为治疗性或姑息治疗性药物的输注	治疗性操作	G	330100022S	椎管内程控灌注系统植入术		灌注系统导管、泵	次		2067.00	甲类	手术费
140	03.9000	椎管的导管置入，为治疗性或姑息治疗性药物的输注	治疗性操作	G	330100022S－1/1	椎管内程控灌注系统（泵药物灌注、调控）			次		390.00	甲类	手术费
141	03.9000x001	连续硬膜外阻滞术	治疗性操作	G	330100010	硬膜外连续镇痛		镇痛装置	天		130.00	甲类	手术费
142	03.9000x001	连续硬膜外阻滞术	治疗性操作	G	330100003－3	硬膜外阻滞麻醉	含静脉麻醉	腰麻硬膜外联合套件、硬膜外套件	2小时	超过2小时，每增加1小时另计	585.00	甲类	手术费
143	03.9000x001	连续硬膜外阻滞术	治疗性操作	G	330100003－3/1	硬膜外阻滞麻醉加收（超过2小时）			小时		58.50	甲类	手术费
144	03.9100	为镇痛的椎管麻醉药注射	治疗性操作	G	330100003	椎管内麻醉		腰麻硬膜外联合套件、硬膜外套件	2小时	超过2小时，每增加1小时另计	585.00	甲类	手术费
145	03.9100	为镇痛的椎管麻醉药注射	治疗性操作	G	330100003－1/1	椎管内麻醉加收（超过2小时）			小时		58.50	甲类	手术费
146	03.9100x004	椎管内止痛剂注入术	治疗性操作	G	330100003	椎管内麻醉		腰麻硬膜外联合套件、硬膜外套件	2小时	超过2小时，每增加1小时另计	585.00	甲类	手术费

（续上表）

序号	治疗性操作诊断编码	治疗性操作名称	操作类型	财务分类	编码	项目名称	项目内涵	除外内容	计价单位	说明	三级医疗服务价格（元）	医保结算类型	医疗收费项目类别
147	03.9100x004	椎管内止痛剂注入术	治疗性操作	G	330100003－1/1	椎管内麻醉加收（超过2小时）			小时		58.50	甲类	手术费
148	03.9101	椎管内置管止痛术	治疗性操作	G	330100011	椎管内置管术			次		156.00	甲类	手术费
149	03.9101	椎管内置管止痛术	治疗性操作	G	330100003	椎管内麻醉		腰麻硬膜外联合套件、硬膜外套件	2小时	超过2小时，每增加1小时另计	585.00	甲类	手术费
150	03.9101	椎管内置管止痛术	治疗性操作	G	330100003－1/1	椎管内麻醉加收（超过2小时）			小时		58.50	甲类	手术费
151	03.9102	脊神经根阻滞术	治疗性操作	G	330100024S－3	选择性脊神经根阻滞术			每神经支		1003.60	乙类	手术费
152	03.9200	椎管其他药物的注射	治疗性操作	G	330100022S－1/1	椎管内程控灌注系统（泵药物灌注、调控）			次		390.00	甲类	手术费
153	03.9200x001	椎管内注射封闭	治疗性操作	G	330100022S－1/1	椎管内程控灌注系统（泵药物灌注、调控）			次		390.00	甲类	手术费
154	03.9200x002	椎管内注射化疗药物	治疗性操作	G	330100022S－1/1	椎管内程控灌注系统（泵药物灌注、调控）			次		390.00	甲类	手术费
155	03.9200x003	椎管内注射药物治疗	治疗性操作	G	330100022S－1/1	椎管内程控灌注系统（泵药物灌注、调控）			次		390.00	甲类	手术费
156	03.9202	脊髓鞘内注射	治疗性操作	G	330100022S－2/1	鞘内灌注系统（泵药物灌注、调控）			次		390.00	甲类	手术费
157	04.2x00x015	经皮肾动脉去交感神经射频消融术	治疗性操作	G	310100034－1	交感神经节射频毁损术			次		641.00	甲类	治疗费
158	04.2x00x017	内囊前肢毁损术	治疗性操作	G	330201060	立体定向脑深部核团毁损术（1个靶点）	指治疗帕金森氏病、舞蹈病、扭转痉挛、癫痫等		次		9503.00	乙类	手术费
159	04.2x00x017	内囊前肢毁损术	治疗性操作	G	330201060－1/1	立体定向脑深部核团毁损术（2个以上靶点）	指治疗帕金森氏病、舞蹈病、扭转痉挛、癫痫等		次		10803.00	乙类	手术费
160	04.2x00x017	内囊前肢毁损术	治疗性操作	G	330201060－2	立体定向脑深部核团毁损术（射频治疗）	指治疗帕金森氏病、舞蹈病、扭转痉挛、癫痫等		靶点	2个以上靶点另计	9503.00	乙类	手术费
161	04.2x00x017	内囊前肢毁损术	治疗性操作	G	330201060－2/1	立体定向脑深部核团毁损术（射频治疗2个以上靶点）	指治疗帕金森氏病、舞蹈病、扭转痉挛、癫痫等		次		10803.00	乙类	手术费
162	04.2x00x017	内囊前肢毁损术	治疗性操作	G	330201060－3	立体定向脑深部核团毁损术（细胞刀治疗）	指治疗帕金森氏病、舞蹈病、扭转痉挛、癫痫等		靶点	2个以上靶点另计	9503.00	乙类	手术费
163	04.2x00x017	内囊前肢毁损术	治疗性操作	G	330201060－3/1	立体定向脑深部核团毁损术（细胞刀治疗2个以上靶点）	指治疗帕金森氏病、舞蹈病、扭转痉挛、癫痫等		次		10803.00	乙类	手术费
164	04.2x00x018	经皮穿刺颈交感神经节毁损术	治疗性操作	G	310100034	交感神经节毁损术	指颈、腰交感神经节穿刺及注射，含神经穿刺及注射		次		483.11	甲类	治疗费
165	04.2x00x019	经皮穿刺腰交感神经节毁损术	治疗性操作	G	310100034	交感神经节毁损术	指颈、腰交感神经节穿刺及注射，含神经穿刺及注射		次		483.11	甲类	治疗费

（续上表）

序号	治疗性操作诊断编码	治疗性操作名称	操作类型	财务分类	编码	项目名称	项目内涵	除外内容	计价单位	说明	三级医疗服务价格（元）	医保结算类型	医疗收费项目类别
166	04. 2x00x020	经皮穿刺腹腔神经丛毁损术	治疗性操作	G	330100020S	腹腔神经丛化学毁损术			次		1046. 50	甲类	手术费
167	04. 2x00x021	CT 引导下腰交感神经射频消融术	治疗性操作	G	310100034	交感神经节毁损术	指颈、腰交感神经节穿刺及注射，含神经穿刺及注射		次		483. 11	甲类	治疗费
168	04. 2x00x021	CT 引导下腰交感神经射频消融术	治疗性操作	D	210300005	临床操作的 CT 引导			每半小时		160. 00	乙类	检查费
169	04. 8000	周围神经注射	治疗性操作	G	310100028	经皮穿刺三叉神经半月节注射治疗术	含 CT 定位、神经感觉定位、注射药物、测定疗效范围、局部加压；不含术中影像学检查		次		582. 06	甲类	治疗费
170	04. 8000	周围神经注射	治疗性操作	G	310100030	经皮穿刺三叉神经干注射术	含 CT 定位、神经感觉定位、注射药物、测定疗效范围、局部加压；不含术中影像学检查		次		349. 24	甲类	治疗费
171	04. 8000	周围神经注射	治疗性操作	G	330202004	三叉神经干鞘膜内注射术			每神经支		928. 20	甲类	手术费
172	04. 8100	周围神经麻醉药注射，为了镇痛	治疗性操作	G	311300008	周围神经封闭术			次		58. 21	甲类	治疗费
173	04. 8100	周围神经麻醉药注射，为了镇痛	治疗性操作	G	330100002	神经阻滞麻醉	指颈丛、臂丛、星状神经和侧隐窝等部位神经阻滞		2 小时	超过 2 小时，每增加 1 小时另计	520. 00	甲类	手术费
174	04. 8100	周围神经麻醉药注射，为了镇痛	治疗性操作	G	330100002 – 1	侧隐窝臭氧注射			次		520. 00	甲类	手术费
175	04. 8100	周围神经麻醉药注射，为了镇痛	治疗性操作	G	330100002 – 2	神经阻滞麻醉加收（超过 2 小时）			小时		65. 00	甲类	手术费
176	04. 8100	周围神经麻醉药注射，为了镇痛	治疗性操作	G	330100002 – 3	小治疗中使用神经阻滞麻醉			次		19. 50	甲类	手术费
177	04. 8100x003	周围神经麻醉止痛	治疗性操作	G	311300008	周围神经封闭术			次		58. 21	甲类	治疗费
178	04. 8100x003	周围神经麻醉止痛	治疗性操作	G	311300009	神经丛封闭术			次		81. 49	甲类	治疗费
179	04. 8100x003	周围神经麻醉止痛	治疗性操作	G	330100002	神经阻滞麻醉	指颈丛、臂丛、星状神经和侧隐窝等部位神经阻滞		2 小时	超过 2 小时，每增加 1 小时另计	520. 00	甲类	手术费
180	04. 8100x003	周围神经麻醉止痛	治疗性操作	G	330100002 – 1	侧隐窝臭氧注射			次		520. 00	甲类	手术费
181	04. 8100x003	周围神经麻醉止痛	治疗性操作	G	330100002 – 2	神经阻滞麻醉加收（超过 2 小时）			小时		65. 00	甲类	手术费
182	04. 8100x003	周围神经麻醉止痛	治疗性操作	G	330100002 – 3	小治疗中使用神经阻滞麻醉			次		19. 50	甲类	手术费
183	04. 8101	周围神经阻滞术	治疗性操作	G	311300008	周围神经封闭术			次		58. 21	甲类	治疗费
184	04. 8102	三叉神经阻滞术	治疗性操作	G	310100027	神经阻滞治疗			次		93. 13	甲类	治疗费

（续上表）

序号	治疗性操作诊断编码	治疗性操作名称	操作类型	财务分类	编码	项目名称	项目内涵	除外内容	计价单位	说明	三级医疗服务价格（元）	医保结算类型	医疗收费项目类别
185	04. 8103	下颌神经阻滞术	治疗性操作	G	310100033	周围神经毁损术	含神经穿刺及注射		次		483. 11	甲类	治疗费
186	04. 8104	肋间神经阻滞术	治疗性操作	G	310100033	周围神经毁损术	含神经穿刺及注射		次		483. 11	甲类	治疗费
187	04. 8105	腹腔神经阻滞术	治疗性操作	G	310100033	周围神经毁损术	含神经穿刺及注射		次		483. 11	甲类	治疗费
188	04. 8106	股神经阻滞术	治疗性操作	G	310100033	周围神经毁损术	含神经穿刺及注射		次		483. 11	甲类	治疗费
189	04. 9201x001	周围神经刺激器导线置入术	治疗性操作	G	330100023S	外周神经电刺激系统植入术		电极、刺激器、患者控制器	次		1950. 00	甲类	手术费
190	04. 9201x001	周围神经刺激器导线置入术	治疗性操作	G	330100023S－1	外周神经电刺激系统（2 根及以上电极）植入术		电极、刺激器、患者控制器	次		2925. 00	甲类	手术费
191	04. 9201x002	周围神经刺激器导线置换术	治疗性操作	G	330201066S	神经脉冲发生器置换术	适用于已行神经调控手术患者，因电池耗竭或发生故障的神经脉冲发生器，需更换后连接植入电极再次发挥脉冲发生器刺激作用	颅内神经电刺激系统、电极	次		2867. 00	甲类	手术费
192	04. 9201x003	骶神经神经刺激器导线置入术	治疗性操作	G	331103029S	骶神经调节膀胱起搏器Ⅰ期植入术	采用经皮穿刺方法临时性将刺激电极置入骶神经根周围进行电刺激	神经刺激电极、电极传送鞘管	次		2046. 00	甲类	手术费
193	04. 9201x003	骶神经神经刺激器导线置入术	治疗性操作	G	331103030S	骶神经调节膀胱起搏器Ⅱ期植入术	采用经皮穿刺方法永久性将刺激电极置入骶神经根周围进行电刺激	神经刺激器	次		2565. 00	甲类	手术费
194	05. 3100	麻醉药交感神经注射，为了镇痛	治疗性操作	G	310100027	神经阻滞治疗			次		93. 13	甲类	治疗费
195	05. 3100	麻醉药交感神经注射，为了镇痛	治疗性操作	G	311300009	神经丛封闭术			次		81. 49	甲类	治疗费
196	05. 3100	麻醉药交感神经注射，为了镇痛	治疗性操作	G	330100002	神经阻滞麻醉	指颈丛、臂丛、星状神经和侧隐窝等部位神经阻滞		2 小时	超过 2 小时，每增加 1 小时另计	520. 00	甲类	手术费
197	05. 3100	麻醉药交感神经注射，为了镇痛	治疗性操作	G	330100002－1	侧隐窝臭氧注射			次		520. 00	甲类	手术费
198	05. 3100	麻醉药交感神经注射，为了镇痛	治疗性操作	G	330100002－2	神经阻滞麻醉加收（超过 2 小时）			小时		65. 00	甲类	手术费
199	05. 3100	麻醉药交感神经注射，为了镇痛	治疗性操作	G	330100002－3	小治疗中使用神经阻滞麻醉			次		19. 50	甲类	手术费
200	05. 3100x006	星状神经节阻滞术	治疗性操作	G	330100002	神经阻滞麻醉	指颈丛、臂丛、星状神经和侧隐窝等部位神经阻滞		2 小时	超过 2 小时，每增加 1 小时另计	520. 00	甲类	手术费
201	05. 3100x006	星状神经节阻滞术	治疗性操作	G	330100002－2	神经阻滞麻醉加收（超过 2 小时）			小时		65. 00	甲类	手术费

（续上表）

序号	治疗性操作诊断编码	治疗性操作名称	操作类型	财务分类	编码	项目名称	项目内涵	除外内容	计价单位	说明	三级医疗服务价格（元）	医保结算类型	医疗收费项目类别
202	05. 3100x007	腹腔神经节阻滞术	治疗性操作	G	330100002	神经阻滞麻醉	指颈丛、臂丛、星状神经和侧隐窝等部位神经阻滞		2 小时	超过 2 小时，每增加 1 小时另计	520. 00	甲类	手术费
203	05. 3100x007	腹腔神经节阻滞术	治疗性操作	G	330100002 –2	神经阻滞麻醉加收（超过 2 小时）			小时		65. 00	甲类	手术费
204	05. 3100x008	内窥镜下腹腔神经节阻滞术	治疗性操作	G	330100002	神经阻滞麻醉	指颈丛、臂丛、星状神经和侧隐窝等部位神经阻滞		2 小时	超过 2 小时，每增加 1 小时另计	520. 00	甲类	手术费
205	05. 3100x008	内窥镜下腹腔神经节阻滞术	治疗性操作	G	330100002 –2	神经阻滞麻醉加收（超过 2 小时）			小时		65. 00	甲类	手术费
206	05. 3100x008	内窥镜下腹腔神经节阻滞术	治疗性操作	G	330000000 –13	术中使用其他内镜加收			次		354. 00	甲类	手术费
207	05. 3100x009	腹膜后神经丛阻滞术	治疗性操作	G	330100002	神经阻滞麻醉	指颈丛、臂丛、星状神经和侧隐窝等部位神经阻滞		2 小时	超过 2 小时，每增加 1 小时另计	520. 00	甲类	手术费
208	05. 3100x009	腹膜后神经丛阻滞术	治疗性操作	G	330100002 –2	神经阻滞麻醉加收（超过 2 小时）			小时		65. 00	甲类	手术费
209	05. 3100x010	脊神经丛阻滞术	治疗性操作	G	330100024S –3	选择性脊神经根阻滞术			每神经支		1003. 60	乙类	手术费
210	05. 3100x010	脊神经丛阻滞术	治疗性操作	G	330100024S –3/1	选择性脊神经根阻滞术加收（每增加 1 神经支）			每神经支		501. 80	乙类	手术费
211	05. 3101	腹腔无水酒精神经阻滞术	治疗性操作	G	330100002	神经阻滞麻醉	指颈丛、臂丛、星状神经和侧隐窝等部位神经阻滞		2 小时	超过 2 小时，每增加 1 小时另计	520. 00	甲类	手术费
212	05. 3101	腹腔无水酒精神经阻滞术	治疗性操作	G	330100002 –2	神经阻滞麻醉加收（超过 2 小时）			小时		65. 00	甲类	手术费
213	05. 3200	神经破坏药交感神经注射	治疗性操作	G	310100034	交感神经节毁损术	指颈、腰交感神经节穿刺及注射，含神经穿刺及注射		次		483. 11	甲类	治疗费
214	05. 3200x001	交感神经注射破坏剂	治疗性操作	G	310100034	交感神经节毁损术	指颈、腰交感神经节穿刺及注射，含神经穿刺及注射		次		483. 11	甲类	治疗费
215	05. 3900	交感神经或神经节的其他注射	治疗性操作	G	310100034	交感神经节毁损术	指颈、腰交感神经节穿刺及注射，含神经穿刺及注射		次		483. 11	甲类	治疗费
216	06. 0100	甲状腺区抽吸	治疗性操作	D	330300007	甲状腺穿刺活检术	含注射、抽液；不含 B 超引导		次		98. 02	甲类	手术费
217	06. 0100x001	甲状腺区抽吸引流术	治疗性操作	D	330300007	甲状腺穿刺活检术	含注射、抽液；不含 B 超引导		次		98. 02	甲类	手术费
218	06. 9900x002	经皮甲状旁腺病损射频消融术	治疗性操作	G	310905005 –5/1	经皮穿刺各种实体肿瘤射频治疗		射频导管、动脉穿刺套针	次		2910. 30	甲类	治疗费
219	06. 9900x002	经皮甲状旁腺病损射频消融术	治疗性操作	D	220302012	临床操作的彩色多普勒超声引导			每半小时	不可同时收取超声检查费	120. 00	乙类	检查费
220	07. 2101	经皮肾上腺病损射频消融术	治疗性操作	G	310905005 –5/1	经皮穿刺各种实体肿瘤射频治疗		射频导管、动脉穿刺套针	次		2910. 30	甲类	治疗费

（续上表）

序号	治疗性操作诊断编码	治疗性操作名称	操作类型	财务分类	编码	项目名称	项目内涵	除外内容	计价单位	说明	三级医疗服务价格（元）	医保结算类型	医疗收费项目类别
221	07. 4900x001	超声引导下肾上腺囊肿穿刺术	治疗性操作	G	311000015 – 3	肾上腺穿刺术	含活检，不含影像学引导	穿刺针、肾造瘘管	单侧		349. 24	甲类	治疗费
222	07. 4900x001	超声引导下肾上腺囊肿穿刺术	治疗性操作	D	220302012	临床操作的彩色多普勒超声引导			每半小时	不可同时收取超声检查费	120. 00	乙类	检查费
223	07. 8100x009	CT 引导下胸腺病损射频消融术	治疗性操作	G	310905005 – 5/1	经皮穿刺各种实体肿瘤射频治疗		射频导管、动脉穿刺套针	次		2910. 30	甲类	治疗费
224	07. 8100x009	CT 引导下胸腺病损射频消融术	治疗性操作	D	210300005	临床操作的 CT 引导			每半小时		160. 00	乙类	检查费
225	08. 9100	电子外科眼睑拔睫毛术	治疗性操作	G	310300085 – 1	拔倒睫			次/只		14. 00	甲类	治疗费
226	08. 9100x001	睫毛电解术	治疗性操作	G	310300085	电解倒睫			次/只		14. 00	甲类	治疗费
227	08. 9200	冷冻外科眼睑拔睫毛术	治疗性操作	G	310300085 – 1	拔倒睫			次/只		14. 00	甲类	治疗费
228	08. 9300x001	眼睑拔睫毛术	治疗性操作	G	310300085 – 1	拔倒睫			次/只		14. 00	甲类	治疗费
229	09. 4100	泪点探通术	治疗性操作	G	310300106	泪道探通术			次/只		26. 00	甲类	治疗费
230	09. 4100x001	泪点扩张术	治疗性操作	G	310300105	泪小点扩张			次/只		7. 40	甲类	治疗费
231	09. 4200	泪小管探通术	治疗性操作	G	310300106	泪道探通术			次/只		26. 00	甲类	治疗费
232	09. 4300	鼻泪管探通术	治疗性操作	G	310300106	泪道探通术			次/只		26. 00	甲类	治疗费
233	09. 4300x001	鼻内镜下鼻泪管探通术	治疗性操作	G	310300106	泪道探通术			次/只		26. 00	甲类	治疗费
234	09. 4300x001	鼻内镜下鼻泪管探通术	治疗性操作	G	310000000 – 3	诊疗中使用鼻内窥镜加收			次		709. 50	甲类	治疗费
235	09. 4400	鼻泪管插管术	治疗性操作	G	330402012S	泪道植管（支架植入）术	含支架或支撑管植入	植入管	次/只		765. 47	甲类	手术费
236	09. 4401	鼻泪管支架植入术	治疗性操作	G	330402012S	泪道植管（支架植入）术	含支架或支撑管植入	植入管	次/只		765. 47	甲类	手术费
237	09. 4402	鼻泪管激光探通插管术	治疗性操作	G	310300106 – 1	泪道激光探通术			次/只		126. 00	甲类	治疗费
238	09. 4403	鼻泪道扩张模置入术	治疗性操作	G	330402012S	泪道植管（支架植入）术	含支架或支撑管植入	植入管	次/只		765. 47	甲类	手术费
239	09. 4404	人工泪管置入术	治疗性操作	G	330402012S	泪道植管（支架植入）术	含支架或支撑管植入	植入管	次/只		765. 47	甲类	手术费
240	09. 4405	泪小管穿线插管术	治疗性操作	G	330402008	鼻泪道再通术	采用穿线或义管植入	硅胶管或金属管	次		1117. 76	甲类	手术费
241	09. 9100	泪点封闭术	治疗性操作	G	330402010 – 1	泪小管封闭术		填塞材料	单眼		329. 34	甲类	手术费
242	10. 3200	结膜病损破坏术	治疗性操作	G	330403002	结膜肿物切除术		羊膜	次		668. 66	甲类	手术费
243	10. 3200	结膜病损破坏术	治疗性操作	G	330403002 – 1	结膜色素痣切除术		羊膜	次		668. 66	甲类	手术费
244	10. 3200	结膜病损破坏术	治疗性操作	G	330403002 – 2	恶性结膜肿物切除术		羊膜	次		1337. 32	甲类	手术费
245	10. 3200	结膜病损破坏术	治疗性操作	G	330403003	结膜淋巴管积液清除术			次		668. 66	甲类	手术费
246	10. 3300x002	结膜结石取出术	治疗性操作	G	310300091	取结膜结石			次/只		25. 00	甲类	治疗费
247	10. 3302	沙眼摩擦挤压术	治疗性操作	E	310300092	沙眼磨擦压挤术			次/只		23. 00	甲类	治疗费
248	10. 9100	结膜下注射	治疗性操作	G	310300094	球结膜下注射			次/只		25. 16	甲类	治疗费
249	11. 0x00	磁吸法去除嵌入角膜异物	治疗性操作	G	310300102	角膜异物剔除术			次		38. 00	甲类	治疗费

（续上表）

序号	治疗性操作诊断编码	治疗性操作名称	操作类型	财务分类	编码	项目名称	项目内涵	除外内容	计价单位	说明	三级医疗服务价格（元）	医保结算类型	医疗收费项目类别
250	11. 7200x005	准分子激光屈光性角膜切削术［PRK］	治疗性操作	G	310300078	准分子激光屈光性角膜矫正术（PRK）			次/只		2000. 00	丙类	治疗费
251	11. 7500	放射性角膜切开术	治疗性操作	G	330404002	近视性放射状角膜切开术		粘弹剂	次		1566. 86	丙类	手术费
252	11. 9900x003	板层角膜间冲洗术	治疗性操作	G	310300100－1	前房冲洗术			次		868. 00	甲类	治疗费
253	11. 9900x005	角膜针刺术	治疗性操作	E	470000004	眼结膜囊穴位注射	含穴位针刺		单眼		38. 50	甲类	治疗费
254	12. 5100	眼前房角穿刺不伴眼前房角切开	治疗性操作	G	310300100	前房穿刺术	含注药、放液		次		868. 00	甲类	治疗费
255	12. 5100x001	前房角穿刺术	治疗性操作	G	310300100	前房穿刺术	含注药、放液		次		868. 00	甲类	治疗费
256	12. 6700x002	硅管调整术	治疗性操作	G	330201065S	分流管调整术	对已行分流管体内分流术后患者分流效果不佳，进行分流管脑室端、腹腔端或分流泵的探查和调整或进行部分配件的更换	分流管	次		2220. 00	甲类	手术费
257	12. 6700x004	硅管置入术	治疗性操作	G	330405017	青光眼引流物植入术		引流物、青光眼阀巩膜片、粘弹剂	次		1447. 10	甲类	手术费
258	12. 7100	睫状体透热凝固术	治疗性操作	G	330405010－3	睫状体透热法治疗			单侧		898. 20	甲类	手术费
259	12. 7200	睫状体冷冻疗法	治疗性操作	G	330405010－2	睫状体冷凝法治疗			单侧		898. 20	甲类	手术费
260	12. 7300	睫状体光凝固法	治疗性操作	G	330405010－1	睫状体光凝法治疗			单侧		1497. 00	甲类	手术费
261	12. 9100	前房治疗性排空术	治疗性操作	G	330405011－2	前房积血清除术		粘弹剂	次		1197. 60	甲类	手术费
262	12. 9100	前房治疗性排空术	治疗性操作	G	330405011－2/1	前房积血清除术［使用特殊仪器加收（前房角镜等）］			次		119. 76	甲类	手术费
263	12. 9100x004	睫状体放液术	治疗性操作	G	330405009	睫状体及脉络膜上腔放液术		特殊缝线粘弹剂	次		1297. 40	甲类	手术费
264	12. 9100x006	前房抽吸术	治疗性操作	G	310300100	前房穿刺术	含注药、放液		次		868. 00	甲类	治疗费
265	12. 9101	前房穿刺术	治疗性操作	G	310300100	前房穿刺术	含注药、放液		次		868. 00	甲类	治疗费
266	12. 9102	前房冲洗术	治疗性操作	G	310300100－1	前房冲洗术			次		868. 00	甲类	治疗费
267	12. 9201	前房注气术	治疗性操作	G	310300101	前房注气术			次		1034. 00	甲类	治疗费
268	14. 7201	玻璃体抽吸术	治疗性操作	G	330407001	玻璃体穿刺术	含玻璃体注气、注液、注药、抽液	气交管	次		1037. 92	甲类	手术费
269	14. 7500	注射玻璃体替代物	治疗性操作	G	330407001	玻璃体穿刺术	含玻璃体注气、注液、注药、抽液	气交管	次		1037. 92	甲类	手术费
270	14. 7500x001	玻璃体腔内替代物注射术	治疗性操作	G	330407001	玻璃体穿刺术	含玻璃体注气、注液、注药、抽液	气交管	次		1037. 92	甲类	手术费
271	14. 7500x002	玻璃体自体血清注入术	治疗性操作	G	330407001	玻璃体穿刺术	含玻璃体注气、注液、注药、抽液	气交管	次		1037. 92	甲类	手术费

（续上表）

序号	治疗性操作诊断编码	治疗性操作名称	操作类型	财务分类	编码	项目名称	项目内涵	除外内容	计价单位	说明	三级医疗服务价格（元）	医保结算类型	医疗收费项目类别
272	14.7903	玻璃体药物注射术	治疗性操作	G	330407001	玻璃体穿刺术	含玻璃体注气、注液、注药、抽液	气交管	次		1037.92	甲类	手术费
273	16.9100	球后注射治疗性药物	治疗性操作	G	310300095	球后注射			次/只		22.00	甲类	治疗费
274	16.9100x001	球后注射无水乙醇	治疗性操作	G	310300095	球后注射			次/只		22.00	甲类	治疗费
275	16.9100x002	眼球内注气术	治疗性操作	G	310300095	球后注射			次/只		22.00	甲类	治疗费
276	16.9100x003	眼眶内注射治疗性药物	治疗性操作	G	310300095	球后注射			次/只		22.00	甲类	治疗费
277	16.9800x002	眼眶内穿刺引流术	治疗性操作	G	330409013	眶内血肿穿刺术			单侧		598.80	甲类	手术费
278	17.9200x001	颈椎病推拿治疗	治疗性操作	E	450000002	颈椎病推拿治疗			次		44.00	甲类	治疗费
279	17.9200x002	第三腰椎横突综合征推拿治疗	治疗性操作	E	450000006	腰椎间盘突出推拿治疗			次		55.00	甲类	治疗费
280	17.9200x003	中风后遗症推拿治疗	治疗性操作	E	450000009	其他推拿治疗			次	每次20分钟	24.20	甲类	治疗费
281	17.9200x003	中风后遗症推拿治疗	治疗性操作	E	450000009－1	其他推拿治疗加收（超过20分钟）			每10分钟		12.10	甲类	治疗费
282	17.9200x004	头痛推拿治疗	治疗性操作	E	450000009	其他推拿治疗			次	每次20分钟	24.20	甲类	治疗费
283	17.9200x004	头痛推拿治疗	治疗性操作	E	450000009－1	其他推拿治疗加收（超过20分钟）			每10分钟		12.10	甲类	治疗费
284	17.9200x005	眩晕推拿治疗	治疗性操作	E	450000009	其他推拿治疗			次	每次20分钟	24.20	甲类	治疗费
285	17.9200x005	眩晕推拿治疗	治疗性操作	E	450000009－1	其他推拿治疗加收（超过20分钟）			每10分钟		12.10	甲类	治疗费
286	17.9200x006	失眠推拿治疗	治疗性操作	E	450000008－1	内科疾病推拿治疗	指Ⅱ型糖尿病、慢性胃病、便秘、腹泻、胃下垂、失眠等内科疾病		次		55.00	甲类	治疗费
287	17.9200x007	感冒推拿治疗	治疗性操作	E	450000009	其他推拿治疗			次	每次20分钟	24.20	甲类	治疗费
288	17.9200x007	感冒推拿治疗	治疗性操作	E	450000009－1	其他推拿治疗加收（超过20分钟）			每10分钟		12.10	甲类	治疗费
289	17.9200x008	咳喘推拿治疗	治疗性操作	E	450000009	其他推拿治疗			次	每次20分钟	24.20	甲类	治疗费
290	17.9200x008	咳喘推拿治疗	治疗性操作	E	450000009－1	其他推拿治疗加收（超过20分钟）			每10分钟		12.10	甲类	治疗费
291	17.9200x009	心悸推拿治疗	治疗性操作	E	450000009	其他推拿治疗			次	每次20分钟	24.20	甲类	治疗费
292	17.9200x009	心悸推拿治疗	治疗性操作	E	450000009－1	其他推拿治疗加收（超过20分钟）			每10分钟		12.10	甲类	治疗费
293	17.9200x010	消渴推拿治疗	治疗性操作	E	450000009	其他推拿治疗			次	每次20分钟	24.20	甲类	治疗费
294	17.9200x010	消渴推拿治疗	治疗性操作	E	450000009－1	其他推拿治疗加收（超过20分钟）			每10分钟		12.10	甲类	治疗费
295	17.9200x011	面瘫推拿治疗	治疗性操作	E	450000009	其他推拿治疗			次	每次20分钟	24.20	甲类	治疗费
296	17.9200x011	面瘫推拿治疗	治疗性操作	E	450000009－1	其他推拿治疗加收（超过20分钟）			每10分钟		12.10	甲类	治疗费

（续上表）

序号	治疗性操作诊断编码	治疗性操作名称	操作类型	财务分类	编码	项目名称	项目内涵	除外内容	计价单位	说明	三级医疗服务价格（元）	医保结算类型	医疗收费项目类别
297	17.9200x012	近视推拿治疗	治疗性操作	E	450000009	其他推拿治疗			次	每次20分钟	24.20	甲类	治疗费
298	17.9200x012	近视推拿治疗	治疗性操作	E	450000009－1	其他推拿治疗加收（超过20分钟）			每10分钟		12.10	甲类	治疗费
299	17.9200x013	痛经推拿治疗	治疗性操作	E	450000008－2	妇科疾病推拿治疗	指月经不调、痛经等妇科疾病推拿治疗		次		55.00	甲类	治疗费
300	17.9200x014	月经不调推拿治疗	治疗性操作	E	450000008－2	妇科疾病推拿治疗	指月经不调、痛经等妇科疾病推拿治疗		次		55.00	甲类	治疗费
301	17.9200x015	胃脘痛推拿治疗	治疗性操作	E	450000008－1	内科疾病推拿治疗	指Ⅱ型糖尿病、慢性胃病、便秘、腹泻、胃下垂、失眠等内科疾病		次		55.00	甲类	治疗费
302	17.9200x016	慢性胆囊炎推拿治疗	治疗性操作	E	450000009	其他推拿治疗			次	每次20分钟	24.20	甲类	治疗费
303	17.9200x016	慢性胆囊炎推拿治疗	治疗性操作	E	450000009－1	其他推拿治疗加收（超过20分钟）			每10分钟		12.10	甲类	治疗费
304	17.9200x017	呃逆推拿治疗	治疗性操作	E	450000009	其他推拿治疗			次	每次20分钟	24.20	甲类	治疗费
305	17.9200x017	呃逆推拿治疗	治疗性操作	E	450000009－1	其他推拿治疗加收（超过20分钟）			每10分钟		12.10	甲类	治疗费
306	17.9200x018	腹泻推拿治疗	治疗性操作	E	450000008－1	内科疾病推拿治疗	指Ⅱ型糖尿病、慢性胃病、便秘、腹泻、胃下垂、失眠等内科疾病		次		55.00	甲类	治疗费
307	17.9200x019	便秘推拿治疗	治疗性操作	E	450000008－1	内科疾病推拿治疗	指Ⅱ型糖尿病、慢性胃病、便秘、腹泻、胃下垂、失眠等内科疾病		次		55.00	甲类	治疗费
308	17.9200x020	癃闭推拿治疗	治疗性操作	E	450000009	其他推拿治疗			次	每次20分钟	24.20	甲类	治疗费
309	17.9200x020	癃闭推拿治疗	治疗性操作	E	450000009－1	其他推拿治疗加收（超过20分钟）			每10分钟		12.10	甲类	治疗费
310	17.9200x021	乳蛾推拿治疗	治疗性操作	E	450000009	其他推拿治疗			次	每次20分钟	24.20	甲类	治疗费
311	17.9200x021	乳蛾推拿治疗	治疗性操作	E	450000009－1	其他推拿治疗加收（超过20分钟）			每10分钟		12.10	甲类	治疗费
312	17.9200x022	运动关节手法推拿治疗	治疗性操作	E	450000009	其他推拿治疗			次	每次20分钟	24.20	甲类	治疗费
313	17.9200x022	运动关节手法推拿治疗	治疗性操作	E	450000009－1	其他推拿治疗加收（超过20分钟）			每10分钟		12.10	甲类	治疗费
314	17.9200x023	导引手法推拿治疗	治疗性操作	E	450000009	其他推拿治疗			次	每次20分钟	24.20	甲类	治疗费
315	17.9200x023	导引手法推拿治疗	治疗性操作	E	450000009－1	其他推拿治疗加收（超过20分钟）			每10分钟		12.10	甲类	治疗费
316	17.9200x024	基本手法推拿治疗	治疗性操作	E	450000009	其他推拿治疗			次	每次20分钟	24.20	甲类	治疗费
317	17.9200x024	基本手法推拿治疗	治疗性操作	E	450000009－1	其他推拿治疗加收（超过20分钟）			每10分钟		12.10	甲类	治疗费

（续上表）

序号	治疗性操作诊断编码	治疗性操作名称	操作类型	财务分类	编码	项目名称	项目内涵	除外内容	计价单位	说明	三级医疗服务价格（元）	医保结算类型	医疗收费项目类别
318	17. 9200x025	寰枢关节失稳推拿治疗	治疗性操作	E	450000012	脊柱小关节紊乱推拿治疗	含手法理筋治疗和手法调整关节		每部位		55. 00	甲类	治疗费
319	17. 9200x026	颈椎小关节紊乱推拿治疗	治疗性操作	E	450000012	脊柱小关节紊乱推拿治疗	含手法理筋治疗和手法调整关节		每部位		55. 00	甲类	治疗费
320	17. 9200x027	胸椎小关节紊乱推拿治疗	治疗性操作	E	450000012	脊柱小关节紊乱推拿治疗	含手法理筋治疗和手法调整关节		每部位		55. 00	甲类	治疗费
321	17. 9200x028	腰椎小关节紊乱推拿治疗	治疗性操作	E	450000012	脊柱小关节紊乱推拿治疗	含手法理筋治疗和手法调整关节		每部位		55. 00	甲类	治疗费
322	17. 9200x029	腰椎间盘突出推拿治疗	治疗性操作	E	450000006	腰椎间盘突出推拿治疗			次		55. 00	甲类	治疗费
323	17. 9200x030	骶髂关节紊乱症推拿治疗	治疗性操作	E	450000009	其他推拿治疗			次	每次20分钟	24. 20	甲类	治疗费
324	17. 9200x030	骶髂关节紊乱症推拿治疗	治疗性操作	E	450000009 – 1	其他推拿治疗加收（超过20分钟）			每10分钟		12. 10	甲类	治疗费
325	17. 9200x031	强直性脊柱炎推拿治疗	治疗性操作	E	450000009	其他推拿治疗			次	每次20分钟	24. 20	甲类	治疗费
326	17. 9200x031	强直性脊柱炎推拿治疗	治疗性操作	E	450000009 – 1	其他推拿治疗加收（超过20分钟）			每10分钟		12. 10	甲类	治疗费
327	17. 9200x032	落枕推拿治疗	治疗性操作	E	450000001	落枕推拿治疗			次		31. 90	甲类	治疗费
328	17. 9200x033	四肢关节错缝推拿治疗	治疗性操作	E	450000009	其他推拿治疗			次	每次20分钟	24. 20	甲类	治疗费
329	17. 9200x033	四肢关节错缝推拿治疗	治疗性操作	E	450000009 – 1	其他推拿治疗加收（超过20分钟）			每10分钟		12. 10	甲类	治疗费
330	17. 9200x034	小儿肌性斜颈推拿治疗	治疗性操作	E	450000013	小儿斜颈推拿治疗	含手法理筋治疗和手法调整关节		次		44. 00	甲类	治疗费
331	17. 9200x035	小儿发热推拿治疗	治疗性操作	E	450000009	其他推拿治疗			次	每次20分钟	24. 20	甲类	治疗费
332	17. 9200x035	小儿发热推拿治疗	治疗性操作	E	450000009 – 1	其他推拿治疗加收（超过20分钟）			每10分钟		12. 10	甲类	治疗费
333	17. 9200x036	小儿腹泻推拿治疗	治疗性操作	E	450000008 – 1	内科疾病推拿治疗	指Ⅱ型糖尿病、慢性胃病、便秘、腹泻、胃下垂、失眠等内科疾病		次		55. 00	甲类	治疗费
334	17. 9200x037	小儿咳嗽推拿治疗	治疗性操作	E	450000009	其他推拿治疗			次	每次20分钟	24. 20	甲类	治疗费
335	17. 9200x037	小儿咳嗽推拿治疗	治疗性操作	E	450000009 – 1	其他推拿治疗加收（超过20分钟）			每10分钟		12. 10	甲类	治疗费
336	17. 9200x038	小儿捏脊治疗	治疗性操作	E	450000010	小儿捏脊治疗			次		30. 80	甲类	治疗费
337	17. 9200x039	小儿流涎症推拿治疗	治疗性操作	E	450000009	其他推拿治疗			次	每次20分钟	24. 20	甲类	治疗费
338	17. 9200x039	小儿流涎症推拿治疗	治疗性操作	E	450000009 – 1	其他推拿治疗加收（超过20分钟）			每10分钟		12. 10	甲类	治疗费
339	17. 9200x040	小儿腹痛推拿治疗	治疗性操作	E	450000009	其他推拿治疗			次	每次20分钟	24. 20	甲类	治疗费
340	17. 9200x040	小儿腹痛推拿治疗	治疗性操作	E	450000009 – 1	其他推拿治疗加收（超过20分钟）			每10分钟		12. 10	甲类	治疗费

（续上表）

序号	治疗性操作诊断编码	治疗性操作名称	操作类型	财务分类	编码	项目名称	项目内涵	除外内容	计价单位	说明	三级医疗服务价格（元）	医保结算类型	医疗收费项目类别
341	17.9200x041	小儿夜啼推拿治疗	治疗性操作	E	450000009	其他推拿治疗			次	每次20分钟	24.20	甲类	治疗费
342	17.9200x041	小儿夜啼推拿治疗	治疗性操作	E	450000009－1	其他推拿治疗加收（超过20分钟）			每10分钟		12.10	甲类	治疗费
343	17.9200x042	小儿厌食推拿治疗	治疗性操作	E	450000009	其他推拿治疗			次	每次20分钟	24.20	甲类	治疗费
344	17.9200x042	小儿厌食推拿治疗	治疗性操作	E	450000009－1	其他推拿治疗加收（超过20分钟）			每10分钟		12.10	甲类	治疗费
345	17.9200x043	小儿呕吐推拿治疗	治疗性操作	E	450000009	其他推拿治疗			次	每次20分钟	24.20	甲类	治疗费
346	17.9200x043	小儿呕吐推拿治疗	治疗性操作	E	450000009－1	其他推拿治疗加收（超过20分钟）			每10分钟		12.10	甲类	治疗费
347	17.9200x044	小儿便秘推拿治疗	治疗性操作	E	450000008－1	内科疾病推拿治疗	指Ⅱ型糖尿病、慢性胃病、便秘、腹泻、胃下垂、失眠等内科疾病		次		55.00	甲类	治疗费
348	17.9200x045	小儿遗尿推拿治疗	治疗性操作	E	450000009	其他推拿治疗			次	每次20分钟	24.20	甲类	治疗费
349	17.9200x045	小儿遗尿推拿治疗	治疗性操作	E	450000009－1	其他推拿治疗加收（超过20分钟）			每10分钟		12.10	甲类	治疗费
350	17.9200x046	小儿脱肛推拿治疗	治疗性操作	E	450000009	其他推拿治疗			次	每次20分钟	24.20	甲类	治疗费
351	17.9200x046	小儿脱肛推拿治疗	治疗性操作	E	450000009－1	其他推拿治疗加收（超过20分钟）			每10分钟		12.10	甲类	治疗费
352	17.9200x047	小儿疳积推拿治疗	治疗性操作	E	450000009	其他推拿治疗			次	每次20分钟	24.20	甲类	治疗费
353	17.9200x047	小儿疳积推拿治疗	治疗性操作	E	450000009－1	其他推拿治疗加收（超过20分钟）			每10分钟		12.10	甲类	治疗费
354	17.9200x048	器械辅助推拿治疗	治疗性操作	E	450000009	其他推拿治疗			次	每次20分钟	24.20	甲类	治疗费
355	17.9200x048	器械辅助推拿治疗	治疗性操作	E	450000009－1	其他推拿治疗加收（超过20分钟）			每10分钟		12.10	甲类	治疗费
356	17.9200x050	揉抓排乳治疗	治疗性操作	E	311201057	乳房按摩			次		6.00	丙类	治疗费
357	17.9200x050	揉抓排乳治疗	治疗性操作	E	450000008－2	妇科疾病推拿治疗	指月经不调、痛经等妇科疾病推拿治疗		次		55.00	甲类	治疗费
358	17.9300x001	刮痧治疗	治疗性操作	E	470000012	刮痧治疗			每部位		22.00	甲类	治疗费
359	17.9300x004	砭石治疗	治疗性操作	E	470000013	烫熨治疗	指砭石热敷、药枕疗法		每部位		11.00	甲类	治疗费
360	17.9400x001	拔罐治疗	治疗性操作	E	440000004	拔罐疗法	指火罐、电火罐、闪罐、着罐、电罐、磁疗罐、真空拔罐、吸杯等		3罐		6.60	甲类	治疗费
361	17.9400x001	拔罐治疗	治疗性操作	E	440000004－1	拔罐疗法加收（3罐以上）			每罐		2.20	甲类	治疗费
362	17.9400x002	药罐治疗	治疗性操作	E	440000005	药物罐			单罐		8.80	甲类	治疗费
363	17.9400x003	刺络拔罐治疗	治疗性操作	E	440000004	拔罐疗法	指火罐、电火罐、闪罐、着罐、电罐、磁疗罐、真空拔罐、吸杯等		3罐		6.60	甲类	治疗费

（续上表）

序号	治疗性操作诊断编码	治疗性操作名称	操作类型	财务分类	编码	项目名称	项目内涵	除外内容	计价单位	说明	三级医疗服务价格（元）	医保结算类型	医疗收费项目类别
364	17. 9400x004	针罐治疗	治疗性操作	E	440000004	拔罐疗法	指火罐、电火罐、闪罐、着罐、电罐、磁疗罐、真空拔罐、吸杯等		3 罐		6. 60	甲类	治疗费
365	17. 9500x001	贴敷治疗（小）	治疗性操作	E	410000001	贴敷疗法	含药物调配		每个创面		14. 30	甲类	治疗费
366	17. 9500x002	贴敷治疗（中）	治疗性操作	E	410000001	贴敷疗法	含药物调配		每个创面		14. 30	甲类	治疗费
367	17. 9500x003	贴敷治疗（大）	治疗性操作	E	410000001	贴敷疗法	含药物调配		每个创面		14. 30	甲类	治疗费
368	17. 9500x004	贴敷治疗（特大）	治疗性操作	E	410000001	贴敷疗法	含药物调配		每个创面		14. 30	甲类	治疗费
369	17. 9500x005	穴位贴敷治疗	治疗性操作	E	430000023	穴位贴敷治疗	含药物调配及各种纳米、红外等穴位贴敷材料		每个穴位		5. 50	甲类	治疗费
370	17. 9500x006	烫熨治疗（小）	治疗性操作	E	470000013	烫熨治疗	指砭石热敷、药枕疗法		每部位		11. 00	甲类	治疗费
371	17. 9500x007	烫熨治疗（中）	治疗性操作	E	470000013	烫熨治疗	指砭石热敷、药枕疗法		每部位		11. 00	甲类	治疗费
372	17. 9500x008	烫熨治疗（大）	治疗性操作	E	470000013	烫熨治疗	指砭石热敷、药枕疗法		每部位		11. 00	甲类	治疗费
373	17. 9500x009	烫熨治疗（特大）	治疗性操作	E	470000013	烫熨治疗	指砭石热敷、药枕疗法		每部位		11. 00	甲类	治疗费
374	17. 9500x010	冷敷治疗	治疗性操作	E	121300001	冷热湿敷		药物	次		3. 24	甲类	治疗费
375	17. 9500x011	中药蒸汽浴治疗	治疗性操作	E	410000007	中药蒸汽浴治疗	含药物调配		次	每次30 分钟	55. 00	丙类	治疗费
376	17. 9500x011	中药蒸汽浴治疗	治疗性操作	E	410000007 – 1	中药蒸汽浴治疗加收（超过 30 分钟）			次		11. 00	丙类	治疗费
377	17. 9500x012	中药熏药治疗	治疗性操作	E	410000009	中药熏药治疗	含药物调配		次		66. 00	甲类	治疗费
378	17. 9500x013	中药硬膏热贴敷治疗	治疗性操作	E	470000010	中药硬膏热贴敷治疗		药物	次		15. 20	甲类	治疗费
379	17. 9500x014	中药局部熏洗治疗	治疗性操作	E	410000006 – 1	中药熏洗治疗（局部）	含药物调配		次		22. 00	甲类	治疗费
380	17. 9500x015	中药半身熏洗治疗	治疗性操作	E	410000006 – 2	中药熏洗治疗（半身）	含药物调配		次		44. 00	甲类	治疗费
381	17. 9500x016	中药全身熏洗治疗	治疗性操作	E	410000006 – 3	中药熏洗治疗（全身）	含药物调配		次		66. 00	甲类	治疗费
382	17. 9500x017	中药淋洗治疗	治疗性操作	E	410000006 – 1	中药熏洗治疗（局部）	含药物调配		次		22. 00	甲类	治疗费
383	17. 9500x017	中药淋洗治疗	治疗性操作	E	410000006 – 2	中药熏洗治疗（半身）	含药物调配		次		44. 00	甲类	治疗费
384	17. 9500x017	中药淋洗治疗	治疗性操作	E	410000006 – 3	中药熏洗治疗（全身）	含药物调配		次		66. 00	甲类	治疗费
385	17. 9500x018	中药塌渍治疗	治疗性操作	E	410000008	中药塌渍治疗	含药物调配		10% 体表面积		暂不定价	甲类	治疗费
386	17. 9500x018	中药塌渍治疗	治疗性操作	E	410000008 – 1	中药塌渍治疗加收（大于全身体表面积 10%）			10% 体表面积		暂不定价	甲类	治疗费
387	17. 9500x019	中药湿热敷治疗	治疗性操作	E	121300001	冷热湿敷		药物	次		3. 24	甲类	治疗费
388	17. 9500x020	烙治法治疗慢性扁桃体炎治疗	治疗性操作	E	470000007	扁桃体烙法治疗			次		132. 00	甲类	治疗费

（续上表）

序号	治疗性操作诊断编码	治疗性操作名称	操作类型	财务分类	编码	项目名称	项目内涵	除外内容	计价单位	说明	三级医疗服务价格（元）	医保结算类型	医疗收费项目类别
389	17.9500x021	脐疗法治疗	治疗性操作	E	440000002	隔物灸法	指隔姜灸、药饼灸、隔盐灸等太乙神针、雷火针、节气灸	药物	2个穴位		22.00	甲类	治疗费
390	17.9500x022	埋线治疗	治疗性操作	E	430000011－2	穴位埋线		药物	每个穴位		24.20	甲类	治疗费
391	17.9700x001	脱位合并撕脱骨折手法整复术	治疗性操作	E	331523001	手法牵引复位术			次		304.20	甲类	手术费
392	17.9700x002	颞颌关节脱位手法整复术	治疗性操作	E	420000005－12	下颌关节脱位术			次		93.50	甲类	治疗费
393	17.9700x003	肩锁关节脱位手法整复术	治疗性操作	E	420000005－1	肩关节脱位整复术			次		126.50	甲类	治疗费
394	17.9700x005	肩关节脱位手法整复术	治疗性操作	E	420000005－1	肩关节脱位整复术			次		126.50	甲类	治疗费
395	17.9700x006	肘关节脱位手法整复术	治疗性操作	E	420000005－2	肘关节脱位整复术			次		50.60	甲类	治疗费
396	17.9700x007	桡骨头半脱位手法整复术	治疗性操作	E	420000005－3	桡骨小头脱位整复术			次		18.70	甲类	治疗费
397	17.9700x008	桡骨头脱位手法整复术	治疗性操作	E	420000005－3	桡骨小头脱位整复术			次		18.70	甲类	治疗费
398	17.9700x009	下桡尺关节脱位手法整复术	治疗性操作	E	420000005－5	腕关节脱臼整复术			次		93.50	甲类	治疗费
399	17.9700x010	桡腕关节脱位手法整复术	治疗性操作	E	420000005－5	腕关节脱臼整复术			次		93.50	甲类	治疗费
400	17.9700x011	手腕部脱位手法整复术	治疗性操作	E	420000005－5	腕关节脱臼整复术			次		93.50	甲类	治疗费
401	17.9700x011	手腕部脱位手法整复术	治疗性操作	E	420000005－10	月骨周围性脱位术			次		74.80	甲类	治疗费
402	17.9700x012	髋关节脱位手法整复术	治疗性操作	E	420000005－6	髋关节脱臼整复术			次		126.50	甲类	治疗费
403	17.9700x013	髌骨脱位手法整复术	治疗性操作	E	420000005－11	髌骨脱位整复术			次		181.50	甲类	治疗费
404	17.9700x014	足部关节脱位手法整复术	治疗性操作	E	420000005－8	趾跗关节脱位整复术			次		36.30	甲类	治疗费
405	17.9700x014	足部关节脱位手法整复术	治疗性操作	E	420000005－9	踝关节脱臼整复术			次		105.60	甲类	治疗费
406	17.9700x015	经皮穿刺关节骨折闭合复位内固定术	治疗性操作	G	420000004	骨折闭合复位经皮穿刺（钉）内固定术	含手法复位、穿针固定		次		770.00	甲类	治疗费
407	17.9700x015	经皮穿刺关节骨折闭合复位内固定术	治疗性操作	G	420000004－1	骨折闭合复位经皮穿刺（钉）内固定术加收（四肢长骨干）			次		385.00	甲类	治疗费
408	17.9700x015	经皮穿刺关节骨折闭合复位内固定术	治疗性操作	G	420000004－2	骨折闭合复位经皮穿刺（钉）内固定术加收（近关节）			次		385.00	甲类	治疗费
409	17.9700x016	锁骨骨折手法整复术	治疗性操作	E	420000001－1	锁骨骨折整复术			次		220.00	甲类	治疗费
410	17.9700x016	锁骨骨折手法整复术	治疗性操作	E	420000001－1/1	锁骨骨折整复术加收（陈旧性骨折）			次		220.00	甲类	治疗费
411	17.9700x016	锁骨骨折手法整复术	治疗性操作	E	420000001－1/2	锁骨骨折整复术加收（骨折合并脱位）			次		110.00	甲类	治疗费
412	17.9700x017	肱骨外科颈骨折手法整复术	治疗性操作	E	420000001－2	肱骨外科颈骨折整复术			次		113.30	甲类	治疗费
413	17.9700x017	肱骨外科颈骨折手法整复术	治疗性操作	E	420000001－2/1	肱骨外科颈骨折整复术加收（陈旧性骨折）			次		113.30	甲类	治疗费

（续上表）

序号	治疗性操作诊断编码	治疗性操作名称	操作类型	财务分类	编码	项目名称	项目内涵	除外内容	计价单位	说明	三级医疗服务价格（元）	医保结算类型	医疗收费项目类别
414	17. 9700x017	肱骨外科颈骨折手法整复术	治疗性操作	E	420000001－2/2	肱骨外科颈骨折整复术加收（骨折合并脱位）			次		56. 65	甲类	治疗费
415	17. 9700x018	肱骨大结节骨折手法整复术	治疗性操作	E	420000001－2	肱骨外科颈骨折整复术			次		113. 30	甲类	治疗费
416	17. 9700x018	肱骨大结节骨折手法整复术	治疗性操作	E	420000001－2/1	肱骨外科颈骨折整复术加收（陈旧性骨折）			次		113. 30	甲类	治疗费
417	17. 9700x018	肱骨大结节骨折手法整复术	治疗性操作	E	420000001－2/2	肱骨外科颈骨折整复术加收（骨折合并脱位）			次		56. 65	甲类	治疗费
418	17. 9700x019	肱骨干骨折手法整复术	治疗性操作	E	420000001－3	肱骨干骨折整复术			次		165. 00	甲类	治疗费
419	17. 9700x019	肱骨干骨折手法整复术	治疗性操作	E	420000001－3/1	肱骨干骨折整复术加收（陈旧性骨折）			次		165. 00	甲类	治疗费
420	17. 9700x019	肱骨干骨折手法整复术	治疗性操作	E	420000001－3/2	肱骨干骨折整复术加收（骨折合并脱位）			次		82. 50	甲类	治疗费
421	17. 9700x020	肱骨髁上骨折手法整复术	治疗性操作	E	420000001－4	肱骨远端骨折整复术			次		176. 00	甲类	治疗费
422	17. 9700x020	肱骨髁上骨折手法整复术	治疗性操作	E	420000001－4/1	肱骨远端骨折整复术加收（陈旧性骨折）			次		176. 00	甲类	治疗费
423	17. 9700x020	肱骨髁上骨折手法整复术	治疗性操作	E	420000001－4/2	肱骨远端骨折整复术加收（骨折合并脱位）			次		88. 00	甲类	治疗费
424	17. 9700x021	肱骨髁间骨折手法整复术	治疗性操作	E	420000001－4	肱骨远端骨折整复术			次		176. 00	甲类	治疗费
425	17. 9700x021	肱骨髁间骨折手法整复术	治疗性操作	E	420000001－4/1	肱骨远端骨折整复术加收（陈旧性骨折）			次		176. 00	甲类	治疗费
426	17. 9700x021	肱骨髁间骨折手法整复术	治疗性操作	E	420000001－4/2	肱骨远端骨折整复术加收（骨折合并脱位）			次		88. 00	甲类	治疗费
427	17. 9700x022	肱骨内外髁骨折手法整复术	治疗性操作	E	420000001－4	肱骨远端骨折整复术			次		176. 00	甲类	治疗费
428	17. 9700x022	肱骨内外髁骨折手法整复术	治疗性操作	E	420000001－4/1	肱骨远端骨折整复术加收（陈旧性骨折）			次		176. 00	甲类	治疗费
429	17. 9700x022	肱骨内外髁骨折手法整复术	治疗性操作	E	420000001－4/2	肱骨远端骨折整复术加收（骨折合并脱位）			次		88. 00	甲类	治疗费
430	17. 9700x023	尺骨鹰嘴骨折手法整复术	治疗性操作	E	420000001－8	前臂单一骨折整复术			次		165. 00	甲类	治疗费
431	17. 9700x023	尺骨鹰嘴骨折手法整复术	治疗性操作	E	420000001－8/1	前臂单一骨折整复术加收（陈旧性骨折）			次		165. 00	甲类	治疗费
432	17. 9700x023	尺骨鹰嘴骨折手法整复术	治疗性操作	E	420000001－8/2	前臂单一骨折整复术加收（骨折合并脱位）			次		82. 50	甲类	治疗费
433	17. 9700x024	桡骨头骨折手法整复术	治疗性操作	E	420000001－8	前臂单一骨折整复术			次		165. 00	甲类	治疗费
434	17. 9700x024	桡骨头骨折手法整复术	治疗性操作	E	420000001－8/1	前臂单一骨折整复术加收（陈旧性骨折）			次		165. 00	甲类	治疗费
435	17. 9700x024	桡骨头骨折手法整复术	治疗性操作	E	420000001－8/2	前臂单一骨折整复术加收（骨折合并脱位）			次		82. 50	甲类	治疗费
436	17. 9700x025	桡尺骨干双骨折手法整复术	治疗性操作	E	420000001－5	前臂中上段骨折整复术			次		242. 00	甲类	治疗费

（续上表）

序号	治疗性操作诊断编码	治疗性操作名称	操作类型	财务分类	编码	项目名称	项目内涵	除外内容	计价单位	说明	三级医疗服务价格（元）	医保结算类型	医疗收费项目类别
437	17.9700x025	桡尺骨干双骨折手法整复术	治疗性操作	E	420000001 －5/1	前臂中上段骨折整复术加收（陈旧性骨折）			次		242.00	甲类	治疗费
438	17.9700x025	桡尺骨干双骨折手法整复术	治疗性操作	E	420000001 －5/2	前臂中上段骨折整复术加收（骨折合并脱位）			次		121.00	甲类	治疗费
439	17.9700x026	桡尺骨干单骨折手法整复术	治疗性操作	E	420000001 －5	前臂中上段骨折整复术			次		242.00	甲类	治疗费
440	17.9700x026	桡尺骨干单骨折手法整复术	治疗性操作	E	420000001 －5/1	前臂中上段骨折整复术加收（陈旧性骨折）			次		242.00	甲类	治疗费
441	17.9700x026	桡尺骨干单骨折手法整复术	治疗性操作	E	420000001 －5/2	前臂中上段骨折整复术加收（骨折合并脱位）			次		121.00	甲类	治疗费
442	17.9700x027	尺骨上1/3骨折合并桡骨头脱位手法整复术	治疗性操作	E	420000001 －5	前臂中上段骨折整复术			次		242.00	甲类	治疗费
443	17.9700x027	尺骨上1/3骨折合并桡骨头脱位手法整复术	治疗性操作	E	420000001 －5/1	前臂中上段骨折整复术加收（陈旧性骨折）			次		242.00	甲类	治疗费
444	17.9700x027	尺骨上1/3骨折合并桡骨头脱位手法整复术	治疗性操作	E	420000001 －5/2	前臂中上段骨折整复术加收（骨折合并脱位）			次		121.00	甲类	治疗费
445	17.9700x028	桡骨下1/3骨折合并下尺桡关节脱位手法整复术	治疗性操作	E	420000001 －6	前臂下段双骨骨折整复术			次		223.30	甲类	治疗费
446	17.9700x028	桡骨下1/3骨折合并下尺桡关节脱位手法整复术	治疗性操作	E	420000001 －6/1	前臂下段双骨骨折整复术加收（陈旧性骨折）			次		223.30	甲类	治疗费
447	17.9700x028	桡骨下1/3骨折合并下尺桡关节脱位手法整复术	治疗性操作	E	420000001 －6/2	前臂下段双骨骨折整复术加收（骨折合并脱位）			次		111.65	甲类	治疗费
448	17.9700x029	桡骨下端骨折手法整复术	治疗性操作	E	420000001 －6	前臂下段双骨骨折整复术			次		223.30	甲类	治疗费
449	17.9700x029	桡骨下端骨折手法整复术	治疗性操作	E	420000001 －6/1	前臂下段双骨骨折整复术加收（陈旧性骨折）			次		223.30	甲类	治疗费
450	17.9700x029	桡骨下端骨折手法整复术	治疗性操作	E	420000001 －6/2	前臂下段双骨骨折整复术加收（骨折合并脱位）			次		111.65	甲类	治疗费
451	17.9700x030	腕舟骨骨折手法整复术	治疗性操作	E	420000001 －10	指或掌骨骨折整复术			次		88.00	甲类	治疗费
452	17.9700x030	腕舟骨骨折手法整复术	治疗性操作	E	420000001 －10/1	指或掌骨骨折整复术加收（陈旧性骨折）			次		88.00	甲类	治疗费
453	17.9700x030	腕舟骨骨折手法整复术	治疗性操作	E	420000001 －10/2	指或掌骨骨折整复术加收（骨折合并脱位）			次		44.00	甲类	治疗费
454	17.9700x031	掌指骨骨折手法整复术	治疗性操作	E	420000001 －10	指或掌骨骨折整复术			次		88.00	甲类	治疗费
455	17.9700x031	掌指骨骨折手法整复术	治疗性操作	E	420000001 －10/1	指或掌骨骨折整复术加收（陈旧性骨折）			次		88.00	甲类	治疗费
456	17.9700x031	掌指骨骨折手法整复术	治疗性操作	E	420000001 －10/2	指或掌骨骨折整复术加收（骨折合并脱位）			次		44.00	甲类	治疗费
457	17.9700x032	股骨颈/股骨转子间骨折手法整复术	治疗性操作	E	420000001 －14	股骨上段骨折整复术			次		275.00	甲类	治疗费

（续上表）

序号	治疗性操作诊断编码	治疗性操作名称	操作类型	财务分类	编码	项目名称	项目内涵	除外内容	计价单位	说明	三级医疗服务价格（元）	医保结算类型	医疗收费项目类别
458	17.9700x032	股骨颈/股骨转子间骨折手法整复术	治疗性操作	E	420000001－14/1	股骨上段骨折整复术加收（陈旧性骨折）			次		275.00	甲类	治疗费
459	17.9700x032	股骨颈/股骨转子间骨折手法整复术	治疗性操作	E	420000001－14/2	股骨上段骨折整复术加收（骨折合并脱位）			次		137.50	甲类	治疗费
460	17.9700x033	股骨干骨折手法整复术	治疗性操作	E	420000001－14	股骨上段骨折整复术			次		275.00	甲类	治疗费
461	17.9700x033	股骨干骨折手法整复术	治疗性操作	E	420000001－14/1	股骨上段骨折整复术加收（陈旧性骨折）			次		275.00	甲类	治疗费
462	17.9700x033	股骨干骨折手法整复术	治疗性操作	E	420000001－14/2	股骨上段骨折整复术加收（骨折合并脱位）			次		137.50	甲类	治疗费
463	17.9700x033	股骨干骨折手法整复术	治疗性操作	E	420000001－15	股骨中下段骨折整复术			次		308.00	甲类	治疗费
464	17.9700x033	股骨干骨折手法整复术	治疗性操作	E	420000001－15/1	股骨中下段骨折整复术加收（陈旧性骨折）			次		308.00	甲类	治疗费
465	17.9700x033	股骨干骨折手法整复术	治疗性操作	E	420000001－15/2	股骨中下段骨折整复术加收（骨折合并脱位）			次		154.00	甲类	治疗费
466	17.9700x034	股骨髁上骨折手法整复术	治疗性操作	E	420000001－15	股骨中下段骨折整复术			次		308.00	甲类	治疗费
467	17.9700x034	股骨髁上骨折手法整复术	治疗性操作	E	420000001－15/1	股骨中下段骨折整复术加收（陈旧性骨折）			次		308.00	甲类	治疗费
468	17.9700x034	股骨髁上骨折手法整复术	治疗性操作	E	420000001－15/2	股骨中下段骨折整复术加收（骨折合并脱位）			次		154.00	甲类	治疗费
469	17.9700x035	髌骨骨折手法整复术	治疗性操作	E	331523001	手法牵引复位术			次		304.20	甲类	手术费
470	17.9700x036	胫骨髁骨折手法整复术	治疗性操作	E	420000001－16	胫腓骨骨折整复术			次		220.00	甲类	治疗费
471	17.9700x036	胫骨髁骨折手法整复术	治疗性操作	E	420000001－16/1	胫腓骨骨折整复术加收（陈旧性骨折）			次		220.00	甲类	治疗费
472	17.9700x036	胫骨髁骨折手法整复术	治疗性操作	E	420000001－16/2	胫腓骨骨折整复术加收（骨折合并脱位）			次		110.00	甲类	治疗费
473	17.9700x037	胫腓骨干骨折手法整复术	治疗性操作	E	420000001－16	胫腓骨骨折整复术			次		220.00	甲类	治疗费
474	17.9700x037	胫腓骨干骨折手法整复术	治疗性操作	E	420000001－16/1	胫腓骨骨折整复术加收（陈旧性骨折）			次		220.00	甲类	治疗费
475	17.9700x037	胫腓骨干骨折手法整复术	治疗性操作	E	420000001－16/2	胫腓骨骨折整复术加收（骨折合并脱位）			次		110.00	甲类	治疗费
476	17.9700x038	踝关节单踝骨折手法整复术	治疗性操作	E	420000001－17	踝部骨折整复术			次		165.00	甲类	治疗费
477	17.9700x038	踝关节单踝骨折手法整复术	治疗性操作	E	420000001－17/1	踝部骨折整复术加收（陈旧性骨折）			次		165.00	甲类	治疗费
478	17.9700x038	踝关节单踝骨折手法整复术	治疗性操作	E	420000001－17/2	踝部骨折整复术加收（骨折合并脱位）			次		82.50	甲类	治疗费
479	17.9700x039	踝关节骨折脱位手法整复术	治疗性操作	E	420000001－17	踝部骨折整复术			次		165.00	甲类	治疗费
480	17.9700x039	踝关节骨折脱位手法整复术	治疗性操作	E	420000001－17/1	踝部骨折整复术加收（陈旧性骨折）			次		165.00	甲类	治疗费

（续上表）

序号	治疗性操作诊断编码	治疗性操作名称	操作类型	财务分类	编码	项目名称	项目内涵	除外内容	计价单位	说明	三级医疗服务价格（元）	医保结算类型	医疗收费项目类别
481	17.9700x039	踝关节骨折脱位手法整复术	治疗性操作	E	420000001－17/2	踝部骨折整复术加收（骨折合并脱位）			次		82.50	甲类	治疗费
482	17.9700x040	足部骨折手法整复术	治疗性操作	E	420000001－18	跟骨骨折整复术			次		181.50	甲类	治疗费
483	17.9700x040	足部骨折手法整复术	治疗性操作	E	420000001－18/1	跟骨骨折整复术加收（陈旧性骨折）			次		181.50	甲类	治疗费
484	17.9700x040	足部骨折手法整复术	治疗性操作	E	420000001－18/2	跟骨骨折整复术加收（骨折合并脱位）			次		90.75	甲类	治疗费
485	17.9700x040	足部骨折手法整复术	治疗性操作	E	420000001－19	趾或跖骨折整复术			次		60.50	甲类	治疗费
486	17.9700x040	足部骨折手法整复术	治疗性操作	E	420000001－19/1	趾或跖骨折整复术加收（陈旧性骨折）			次		60.50	甲类	治疗费
487	17.9700x040	足部骨折手法整复术	治疗性操作	E	420000001－19/2	趾或跖骨折整复术加收（骨折合并脱位）			次		30.25	甲类	治疗费
488	17.9700x040	足部骨折手法整复术	治疗性操作	E	420000001－19/3	趾或跖脱位整复术			次		30.25	甲类	治疗费
489	17.9700x041	脊柱骨折手法整复术	治疗性操作	E	420000001－11	脊椎骨折整复术			次		165.00	甲类	治疗费
490	17.9700x041	脊柱骨折手法整复术	治疗性操作	E	420000001－11/1	脊椎骨折整复术加收（陈旧性骨折）			次		165.00	甲类	治疗费
491	17.9700x041	脊柱骨折手法整复术	治疗性操作	E	420000001－11/2	脊椎骨折整复术加收（骨折合并脱位）			次		82.50	甲类	治疗费
492	17.9700x042	小夹板固定治疗	治疗性操作	E	420000007	骨折夹板外固定术	含整复固定	外固定材料	次		223.30	甲类	治疗费
493	17.9700x043	小夹板调整术	治疗性操作	E	420000012	外固定调整术	指骨折外固定架、外固定夹板调整		次		209.00	甲类	治疗费
494	17.9700x044	骨折超关节夹板外固定术	治疗性操作	E	420000012	外固定调整术	指骨折外固定架、外固定夹板调整		次		209.00	甲类	治疗费
495	17.9700x045	理筋手法治疗	治疗性操作	E	450000009	其他推拿治疗			次	每次20分钟	24.20	甲类	治疗费
496	17.9700x048	练功康复疗法	治疗性操作	E	470000014	医疗气功治疗			次		11.00	丙类	治疗费
497①	17.9900x001	五禽戏治疗	治疗性操作	E	340200020	运动疗法	指全身肌力训练、各关节活动度训练、徒手体操、器械训练、步态平衡功能训练、呼吸训练		45分钟/次		17.34	甲类	治疗费
498②	17.9900x002	六字诀治疗	治疗性操作	E	340200020	运动疗法	指全身肌力训练、各关节活动度训练、徒手体操、器械训练、步态平衡功能训练、呼吸训练		45分钟/次		17.34	甲类	治疗费
499③	17.9900x003	易筋经治疗	治疗性操作	E	340200020	运动疗法	指全身肌力训练、各关节活动度训练、徒手体操、器械训练、步态平衡功能训练、呼吸训练		45分钟/次		17.34	甲类	治疗费

①～③ 限制范围：限器质性病变导致的肌力、关节活动度和平衡功能障碍的患者，1个疾病过程支付不超过18天；每日支付不超过2次（包括项目合并计算）。与偏瘫、脑瘫或截瘫肢体综合训练同时使用时只支付其中1项。

（续上表）

序号	治疗性操作诊断编码	治疗性操作名称	操作类型	财务分类	编码	项目名称	项目内涵	除外内容	计价单位	说明	三级医疗服务价格（元）	医保结算类型	医疗收费项目类别
500①	17.9900x004	八段锦治疗	治疗性操作	E	340200020	运动疗法	指全身肌力训练、各关节活动度训练、徒手体操、器械训练、步态平衡功能训练、呼吸训练		45分钟/次		17.34	甲类	治疗费
501②	17.9900x005	五行掌治疗	治疗性操作	E	340200020	运动疗法	指全身肌力训练、各关节活动度训练、徒手体操、器械训练、步态平衡功能训练、呼吸训练		45分钟/次		17.34	甲类	治疗费
502	17.9900x006	保健功治疗	治疗性操作	E	470000014	医疗气功治疗			次		11.00	丙类	治疗费
503	17.9900x007	站桩功治疗	治疗性操作	E	470000014	医疗气功治疗			次		11.00	丙类	治疗费
504	17.9900x008	回春功治疗	治疗性操作	E	470000014	医疗气功治疗			次		11.00	丙类	治疗费
505	17.9900x009	放松功治疗	治疗性操作	E	470000014	医疗气功治疗			次		11.00	丙类	治疗费
506	17.9900x010	内养功治疗	治疗性操作	E	470000014	医疗气功治疗			次		11.00	丙类	治疗费
507	17.9900x011	强壮功治疗	治疗性操作	E	470000014	医疗气功治疗			次		11.00	丙类	治疗费
508	17.9900x012	真气运行法治疗	治疗性操作	E	470000014	医疗气功治疗			次		11.00	丙类	治疗费
509	17.9900x013	新气功疗法治疗	治疗性操作	E	470000014	医疗气功治疗			次		11.00	丙类	治疗费
510	17.9900x014	养气健目功治疗	治疗性操作	E	470000014	医疗气功治疗			次		11.00	丙类	治疗费
511	17.9900x015	龟息养生功治疗	治疗性操作	E	470000014	医疗气功治疗			次		11.00	丙类	治疗费
512	18.0101	耳廓造孔	治疗性操作	G	330501018	耳廓再造术	含部分再造；不含皮肤扩张术		次		2340.00	丙类	手术费
513	18.2900x017	耳廓皮肤和皮下组织非切除性清创	治疗性操作	G	330501001－1	耳廓脓肿切排清创术			次		546.00	甲类	手术费
514	18.2902	外耳病损烧灼术	治疗性操作	G	310401045	耳药物烧灼			次		13.97	甲类	治疗费
515	18.2903	外耳病损冷冻术	治疗性操作	G	310401049－4	耳部冷冻治疗			次		13.97	甲类	治疗费
516	18.2904	外耳病损刮除术	治疗性操作	G	330501001	耳廓软骨膜炎清创术			次		546.00	甲类	手术费
517	18.2905	外耳病损电凝术	治疗性操作	G	310401049－1	耳部射频治疗			次		136.21	甲类	治疗费
518	18.2906	外耳病损激光手术	治疗性操作	G	310401049－2	耳部激光治疗			次		130.39	甲类	治疗费
519	20.7200	内耳注射	治疗性操作	E	310401053S	耳后注射	适用于需要激素等药物治疗的内耳疾病		次		43.00	甲类	治疗费
520	21.0000	控制鼻出血	治疗性操作	E	310402023	后鼻孔填塞			次		69.85	甲类	治疗费
521	21.0100	控制鼻出血，用前鼻孔填塞	治疗性操作	E	310402022	前鼻孔填塞			次		27.94	甲类	治疗费
522	21.0200	控制鼻出血，用后鼻孔（和前鼻孔）填塞	治疗性操作	E	310402023	后鼻孔填塞			次		69.85	甲类	治疗费
523	21.0200	控制鼻出血，用后鼻孔（和前鼻孔）填塞	治疗性操作	E	310402022	前鼻孔填塞			次		27.94	甲类	治疗费

①～② 限制范围：限器质性病变导致的肌力、关节活动度和平衡功能障碍的患者，1个疾病过程支付不超过18天；每日支付不超过2次（包括项目合并计算）。与偏瘫、脑瘫或截瘫肢体综合训练同时使用时只支付其中1项。

（续上表）

序号	治疗性操作诊断编码	治疗性操作名称	操作类型	财务分类	编码	项目名称	项目内涵	除外内容	计价单位	说明	三级医疗服务价格（元）	医保结算类型	医疗收费项目类别
524	21.0200x001	蝶窦填塞止血术	治疗性操作	E	310402023	后鼻孔填塞			次		69.85	甲类	治疗费
525	21.0200x002	上颌窦填塞止血术	治疗性操作	E	310402023	后鼻孔填塞			次		69.85	甲类	治疗费
526	21.0300	控制鼻出血，用烧灼术（和填塞术）	治疗性操作	G	310402025－5	鼻部烧灼治疗			次		13.97	甲类	治疗费
527	21.0300	控制鼻出血，用烧灼术（和填塞术）	治疗性操作	E	310402023	后鼻孔填塞			次		69.85	甲类	治疗费
528	21.0300	控制鼻出血，用烧灼术（和填塞术）	治疗性操作	E	310402022	前鼻孔填塞			次		27.94	甲类	治疗费
529	21.0300x003	鼻内窥镜下鼻微波烧灼止血术	治疗性操作	G	310402025－3	鼻部微波治疗			次		186.26	甲类	治疗费
530	21.0300x003	鼻内窥镜下鼻微波烧灼止血术	治疗性操作	G	310000000－3	诊疗中使用鼻内窥镜加收			次		709.50	甲类	治疗费
531	21.0300x004	鼻内窥镜下电凝止血术	治疗性操作	G	310402025－5	鼻部烧灼治疗			次		13.97	甲类	治疗费
532	21.0300x004	鼻内窥镜下电凝止血术	治疗性操作	G	310000000－3	诊疗中使用鼻内窥镜加收			次		709.50	甲类	治疗费
533	21.0301	鼻出血激光烧灼术	治疗性操作	G	310402025－2	鼻部激光治疗			次		130.39	甲类	治疗费
534	21.0302	鼻出血电凝术	治疗性操作	G	310402025－5	鼻部烧灼治疗			次		13.97	甲类	治疗费
535	21.0900x001	鼻内镜下鼻射频止血术	治疗性操作	G	310402025－1	鼻部射频治疗			次		136.21	甲类	治疗费
536	21.0900x001	鼻内镜下鼻射频止血术	治疗性操作	G	310000000－3	诊疗中使用鼻内窥镜加收			次		709.50	甲类	治疗费
537	21.0901	鼻出血冷冻术	治疗性操作	G	310402025－4	鼻部冷冻治疗			次		13.97	甲类	治疗费
538	21.0903	内镜下颌内动脉栓塞（用于鼻衄）	治疗性操作	G	330602003	经上颌窦颌内动脉结扎术			次		1404.00	甲类	手术费
539	21.0903	内镜下颌内动脉栓塞（用于鼻衄）	治疗性操作	G	330000000－4	术中使用鼻内窥镜加收			次		709.50	甲类	手术费
540	21.3105	鼻内病损破坏术	治疗性操作	G	330601021	经鼻鼻腔鼻窦肿瘤切除术			次		1872.00	甲类	手术费
541	21.3106	内镜下鼻内病损破坏术	治疗性操作	G	330601030S	经鼻内镜鼻咽恶性肿瘤切除术			次		5367.44	甲类	手术费
542	21.3107	鼻息肉激光烧灼术	治疗性操作	G	310402025－2	鼻部激光治疗			次		130.39	甲类	治疗费
543	21.3108	鼻内病损激光烧灼术	治疗性操作	G	310402025－2	鼻部激光治疗			次		130.39	甲类	治疗费
544	21.3109	内镜下鼻内病损射频消融术	治疗性操作	G	310402025－7	鼻部等离子射频消融治疗			次		2020.00	甲类	治疗费
545	21.3109	内镜下鼻内病损射频消融术	治疗性操作	G	310000000－3	诊疗中使用鼻内窥镜加收			次		709.50	甲类	治疗费
546	21.3200x011	鼻皮肤和皮下组织非切除性清创	治疗性操作	G	330601001	鼻外伤清创缝合术			次		468.00	甲类	手术费
547	22.0000	鼻窦抽吸和灌洗	治疗性操作	E	310402015	鼻窦冲洗			次		34.92	甲类	治疗费
548	22.0100	鼻窦穿刺，为抽吸或灌洗	治疗性操作	E	310402012	鼻腔冲洗			次		15.13	甲类	治疗费
549	22.0100x003	上颌窦穿刺抽吸灌洗	治疗性操作	E	310402015	鼻窦冲洗			次		34.92	甲类	治疗费
550	22.0100x003	上颌窦穿刺抽吸灌洗	治疗性操作	G	310402014	上颌窦穿刺术			次		64.03	甲类	治疗费

（续上表）

序号	治疗性操作诊断编码	治疗性操作名称	操作类型	财务分类	编码	项目名称	项目内涵	除外内容	计价单位	说明	三级医疗服务价格（元）	医保结算类型	医疗收费项目类别
551	22.0101	鼻窦穿刺抽吸术	治疗性操作	G	310402014	上颌窦穿刺术			次		64.03	甲类	治疗费
552	22.0101	鼻窦穿刺抽吸术	治疗性操作	D	310402011	蝶窦穿刺活检术			次		52.00	甲类	治疗费
553	22.0102	鼻窦穿刺冲洗术	治疗性操作	E	310402015	鼻窦冲洗			次		34.92	甲类	治疗费
554	22.0102	鼻窦穿刺冲洗术	治疗性操作	G	310402014	上颌窦穿刺术			次		64.03	甲类	治疗费
555	22.0200	经自然孔的鼻窦抽吸或灌洗	治疗性操作	E	310402015	鼻窦冲洗			次		34.92	甲类	治疗费
556	23.0100	拔除乳牙	治疗性操作	G	330604001	乳牙拔除术			每牙		6.30	甲类	手术费
557	23.0900	拔除其他牙	治疗性操作	G	330604002	前牙拔除术	含该区段多生牙		每牙		15.75	甲类	手术费
558	23.0900	拔除其他牙	治疗性操作	G	330604003	前磨牙拔除术	含该区段多生牙		每牙		21.00	甲类	手术费
559	23.0900	拔除其他牙	治疗性操作	G	330604004	磨牙拔除术	含该区段多生牙		每牙		31.50	甲类	手术费
560	23.0900	拔除其他牙	治疗性操作	G	330604005	复杂牙拔除术	指正常位牙齿因解剖变异、死髓或牙体治疗后其脆性增加、局部慢性炎症刺激使牙槽骨发生致密性改变、牙－骨间骨性结合、与上颌窦关系密切、增龄性变化等所致的拔除困难		每牙		126.00	甲类	手术费
561	23.0900	拔除其他牙	治疗性操作	G	330604006	阻生牙拔除术	含低位阻生、完全骨阻生的牙及多生牙		每牙		84.00	甲类	手术费
562	23.0900x003	齿钳拔牙	治疗性操作	G	330604005	复杂牙拔除术	指正常位牙齿因解剖变异、死髓或牙体治疗后其脆性增加、局部慢性炎症刺激使牙槽骨发生致密性改变、牙－骨间骨性结合、与上颌窦关系密切、增龄性变化等所致的拔除困难		每牙		126.00	甲类	手术费
563	23.2x00	牙齿填充修复	治疗性操作	E	310511001	简单充填术	含备洞、垫底、洞型设计、国产充填材料；指Ⅰ、Ⅴ类洞的充填	特殊材料	每洞		29.45	甲类	治疗费
564	23.3x00x001	义齿修复	治疗性操作	E	310519011	义齿裂纹及折裂修理	含加固钢丝	各种材料	次		32.10	丙类	治疗费
565	23.4200	置入固定桥	治疗性操作	E	310517006	固定桥	含牙体预备和药线排龈，蜡合记录，测色，技工室制作固定桥支架，固定桥支架试戴修改、技工室制作完成固定桥，固定桥试戴修改，金属固位体电解蚀刻处理；指双端、单端固定桥		每牙		294.45	丙类	治疗费

（续上表）

序号	治疗性操作诊断编码	治疗性操作名称	操作类型	财务分类	编码	项目名称	项目内涵	除外内容	计价单位	说明	三级医疗服务价格（元）	医保结算类型	医疗收费项目类别
566	23.4300	置入活动桥	治疗性操作	E	310518001	活动桥	指普通弯制卡环、整体铸造卡环及支托活动桥		每牙		88.34	丙类	治疗费
567①	23.5x01	自体牙再植术	治疗性操作	G	330604009	牙移植术	指自体牙移植或异体牙移植；含准备受植区拔除供体牙、植入、缝合、固定；不含异体材料的保存、塑形及消毒、拔除异位供体牙	结扎固定材料	每牙		315.00	甲类	手术费
568	23.7000	根管治疗	治疗性操作	E	310511018	显微根管治疗术			每根管		196.30	甲类	治疗费
569	23.7000x001	牙神经摘除术	治疗性操作	E	310511012	牙髓失活术	含麻醉、开髓、备洞、封药		每牙		34.35	甲类	治疗费
570	23.7001	牙髓切除术	治疗性操作	E	310511015	牙髓摘除术	含揭髓顶、拔髓、荡洗根管		每根管		14.72	甲类	治疗费
571	23.7002	根管填充术	治疗性操作	E	310511017	根管充填术		特殊充填材料（如各种银尖、钛尖等）	每根管		49.08	甲类	治疗费
572	23.7100	根管治疗，冲洗术	治疗性操作	E	310511016	根管预备	含髓腔预备、根管预备、根管冲洗		每根管		39.26	甲类	治疗费
573	23.7100	根管治疗，冲洗术	治疗性操作	E	310511016－1	根管预备（使用特殊仪器）	含髓腔预备、根管预备、根管冲洗		每根管		49.06	甲类	治疗费
574	24.7x00	牙矫正器的应用	治疗性操作	E	310512007	制戴活动矫正器	含：乳牙列或混合牙列部分错颌畸形的矫治	印模、模型材料、特殊矫正装置	次		294.45	丙类	治疗费
575	24.7x01	安装牙齿矫正器	治疗性操作	E	310522008	替牙期牙性安氏Ⅱ类错颌固定矫治器正畸治疗	指简单固定矫正器和常规固定矫正器	口外弓、二下颌扩弓装置及其他附加装置	双颌		1766.70	丙类	治疗费
576	24.7x02	牙钢丝矫形术	治疗性操作	E	310522008	替牙期牙性安氏Ⅱ类错颌固定矫治器正畸治疗	指简单固定矫正器和常规固定矫正器	口外弓、二下颌扩弓装置及其他附加装置	双颌		1766.70	丙类	治疗费
577	24.7x03	安装牙齿弓形杆	治疗性操作	E	310522008	替牙期牙性安氏Ⅱ类错颌固定矫治器正畸治疗	指简单固定矫正器和常规固定矫正器	口外弓、上下颌扩弓装置及其他附加装置	双颌		1766.70	丙类	治疗费
578	24.7x04	安装牙周夹板矫形	治疗性操作	E	310522018	牙周病伴错颌畸形活动矫治器正畸治疗	指局部牙周炎的正畸治疗		双颌		1766.70	丙类	治疗费
579	24.8x00	其他牙矫形手术	治疗性操作	E	310522020	牙合创伤正畸治疗	指由咬合因素引起的颌创伤。使用活动矫治器或固定矫治器治疗		双颌		2355.60	丙类	治疗费
580	24.8x01	去除牙齿矫形器	治疗性操作	E	310510011	拆除固定装置	指去除由各种原因使用的口腔固定材料		每牙		4.91	甲类	治疗费

① 限制范围：限治疗性自体移植。

（续上表）

序号	治疗性操作诊断编码	治疗性操作名称	操作类型	财务分类	编码	项目名称	项目内涵	除外内容	计价单位	说明	三级医疗服务价格（元）	医保结算类型	医疗收费项目类别
581	24.8x02	咬合调整	治疗性操作	E	310517008	咬合重建	含全牙列固定修复咬合重建，改变原颌关系，升高垂直距离咬合分析，X线头影测量，研究模型设计与修整，牙体预备，转移面弓与上颌架；含复杂冠桥修复		次		588.90	丙类	治疗费
582	25.1x04	支撑喉镜下舌根部病损切除术	治疗性操作	G	330701025－3	经支撑喉镜激光舌根肿物切除术			次		2366.00	甲类	手术费
583	25.1x05	支撑喉镜下舌病损激光烧灼术	治疗性操作	G	330701025－3	经支撑喉镜激光舌根肿物切除术			次		2366.00	甲类	手术费
584	26.9100	涎腺管探通术	治疗性操作	E	310515004	涎腺导管扩大术			次		58.89	甲类	治疗费
585	26.9900x002	涎腺穿刺引流术	治疗性操作	G	310510009	口内脓肿切开引流术			每牙		29.45	甲类	治疗费
586	27.4300x011	唇部皮肤和皮下组织非切除性清创	治疗性操作	G	330608001	口腔颌面软组织清创术（大）	指伤及两个以上解剖区的多层次复合性或气管损伤的处理；含浅表异物清除、创面清洗、组织处理、止血、缝合、口腔颌面软组织裂伤缝合；不含植皮和邻位瓣修复、牙外伤和骨折处理、神经导管吻合、器官切除		次		1404.00	甲类	手术费
587	27.4302	唇病损激光烧灼术	治疗性操作	G	330606010	唇缺损修复术	指部分或全唇缺损；不含岛状组织瓣切取移转术		次		832.00	甲类	手术费
588	27.4908	口病损激光烧灼术	治疗性操作	G	310510008	激光口内治疗	指：①根管处置，②牙周处置，③各种斑、痣、小肿物、溃疡治疗		每部位		16.69	甲类	治疗费
589①	27.7301	二氧化碳激光双下甲咽侧索气化术	治疗性操作	E	311400033－1	二氧化碳激光治疗（5mm以下）	指体表良性增生物，如寻常疣、化脓性肉芽肿、脂溢性角化等		每个皮损		37.38	甲类	治疗费
590②	27.7301	二氧化碳激光双下甲咽侧索气化术	治疗性操作	E	311400033－2	二氧化碳激光治疗（6～10mm）	指体表良性增生物，如寻常疣、化脓性肉芽肿、脂溢性角化等		每个皮损		49.13	甲类	治疗费
591③	27.7301	二氧化碳激光双下甲咽侧索气化术	治疗性操作	E	311400033－3	二氧化碳激光治疗（10mm以上）	指体表良性增生物，如寻常疣、化脓性肉芽肿、脂溢性角化等		每个皮损		74.76	甲类	治疗费
592	27.9200	口切开术	治疗性操作	G	310905029S	经口内镜下肌切开术（POEM）	不含内镜检查		次		2759.00	甲类	治疗费
593	27.9201	口内切开引流术	治疗性操作	G	310510009	口内脓肿切开引流术			每牙		29.45	甲类	治疗费

①～③ 限制范围：限疾病治疗。

（续上表）

序号	治疗性操作诊断编码	治疗性操作名称	操作类型	财务分类	编码	项目名称	项目内涵	除外内容	计价单位	说明	三级医疗服务价格（元）	医保结算类型	医疗收费项目类别
594	28.0x00	扁桃体和扁桃体周围结构的切开引流术	治疗性操作	G	330610004	扁桃体周围脓肿切开引流术			次		405.60	甲类	手术费
595	28.0x00x003	扁桃体穿刺引流术	治疗性操作	G	330610004	扁桃体周围脓肿切开引流术			次		405.60	甲类	手术费
596	28.0x01	咽后组织切开引流术	治疗性操作	G	330611001	咽后壁脓肿切开引流术			次		624.00	甲类	手术费
597	28.0x02	扁桃体切开引流术	治疗性操作	G	330610004	扁桃体周围脓肿切开引流术			次		405.60	甲类	手术费
598	28.0x03	咽旁切开引流术	治疗性操作	G	330611001	咽后壁脓肿切开引流术			次		624.00	甲类	手术费
599	28.2x01	扁桃体射频消融术	治疗性操作	G	310905005－5/1	经皮穿刺各种实体肿瘤射频治疗		射频导管、动脉穿刺套针	次		2910.30	甲类	治疗费
600	28.2x02	扁桃体激光切除术	治疗性操作	G	310905005－1/1	经皮穿刺各种实体肿瘤激光治疗			次		暂不定价	甲类	治疗费
601	28.2x03	扁桃体等离子切除术	治疗性操作	G	330610001	扁桃体切除术	含双侧扁桃体		次		624.00	甲类	手术费
602	28.3x03	扁桃体伴腺样体等离子切除术	治疗性操作	G	330610001	扁桃体切除术	含双侧扁桃体		次		624.00	甲类	手术费
603	28.3x03	扁桃体伴腺样体等离子切除术	治疗性操作	G	330610002	腺样体刮除术			次		546.00	甲类	手术费
604	28.5x01	舌扁桃体激光消融术	治疗性操作	G	330610003	舌扁桃体切除术			次		624.00	甲类	手术费
605	28.5x03	舌扁桃体射频消融术	治疗性操作	G	330610003	舌扁桃体切除术			次		624.00	甲类	手术费
606	28.6x01	腺样体等离子切除术	治疗性操作	G	330610002	腺样体刮除术			次		546.00	甲类	手术费
607	29.0x00	咽切开术	治疗性操作	G	330611001	咽后壁脓肿切开引流术			次		624.00	甲类	手术费
608	29.0x01	咽囊引流术	治疗性操作	G	330611001	咽后壁脓肿切开引流术			次		624.00	甲类	手术费
609	29.3907	支撑喉镜下咽部病损射频消融术	治疗性操作	G	310403016－1	咽部射频治疗			次		136.21	甲类	治疗费
610	29.3907	支撑喉镜下咽部病损射频消融术	治疗性操作	G	310000000－12	诊疗中使用其他内镜加收			次		354.00	甲类	治疗费
611	31.0x00	喉注射	治疗性操作	G	310403015	喉上神经封闭术			次		17.46	甲类	治疗费
612	31.0x00x001	支撑喉镜下喉注射治疗	治疗性操作	G	310403015	喉上神经封闭术			次		17.46	甲类	治疗费
613	31.0x00x001	支撑喉镜下喉注射治疗	治疗性操作	G	310000000－12	诊疗中使用其他内镜加收			次		354.00	甲类	治疗费
614	31.0x01	声带注射	治疗性操作	G	330701030	声带内移术			次		2028.00	甲类	手术费
615	31.0x04	支撑喉镜下声带注射术	治疗性操作	G	330701030	声带内移术			次		2028.00	甲类	手术费
616	31.0x04	支撑喉镜下声带注射术	治疗性操作	G	330000000－13	术中使用其他内镜加收			次		354.00	甲类	手术费
617	31.1x00	暂时性气管造口术	治疗性操作	G	330701005	气管切开术		气管套管、经皮气管切开套装	次		388.70	甲类	手术费
618	31.1x00x005	暂时性气管切开术	治疗性操作	G	330701005	气管切开术		气管套管、经皮气管切开套装	次		388.70	甲类	手术费

（续上表）

序号	治疗性操作诊断编码	治疗性操作名称	操作类型	财务分类	编码	项目名称	项目内涵	除外内容	计价单位	说明	三级医疗服务价格（元）	医保结算类型	医疗收费项目类别
619	31.2100	纵隔气管造口术	治疗性操作	G	330701005	气管切开术		气管套管、经皮气管切开套装	次		388.70	甲类	手术费
620	31.2100x001	纵隔气管切开术	治疗性操作	G	330701005	气管切开术		气管套管、经皮气管切开套装	次		388.70	甲类	手术费
621	31.2900	其他永久性气管造口术	治疗性操作	G	330701005	气管切开术		气管套管、经皮气管切开套装	次		388.70	甲类	手术费
622	31.2900x001	永久性气管切开术	治疗性操作	G	330701005	气管切开术		气管套管、经皮气管切开套装	次		388.70	甲类	手术费
623	31.3x00	喉或气管的其他切开术	治疗性操作	G	330701005	气管切开术		气管套管、经皮气管切开套装	次		388.70	甲类	手术费
624	31.9400	气管注入局部作用的治疗性物质	治疗性操作	G	310605003	经纤支镜治疗	含经纤支镜痰吸引、滴药、止血、化疗	药物	次		260.00	甲类	治疗费
625	31.9804	喉支架调整术	治疗性操作	G	330701020	喉狭窄成形及T型管置入术		植入材料	次		2535.00	甲类	手术费
626	31.9805	喉支架取出术	治疗性操作	G	310605010－1	经纤支镜支架取出术			次		2535.00	甲类	治疗费
627	31.9806	喉模取出术	治疗性操作	G	310605010－1	经纤支镜支架取出术			次		2535.00	甲类	治疗费
628	31.9807	内镜下喉扩张术	治疗性操作	G	330701018	喉瘢痕狭窄扩张术			次		2535.00	甲类	手术费
629	31.9807	内镜下喉扩张术	治疗性操作	G	330701019	喉狭窄经口扩张及喉模置入术			次		2535.00	甲类	手术费
630	31.9807	内镜下喉扩张术	治疗性操作	G	330701020	喉狭窄成形及T型管置入术		植入材料	次		2535.00	甲类	手术费
631	31.9807	内镜下喉扩张术	治疗性操作	G	330000000－13	术中使用其他内镜加收			次		354.00	甲类	手术费
632	31.9900x001	内镜下气管支架取出术	治疗性操作	G	310605010－1	经纤支镜支架取出术			次		2535.00	甲类	治疗费
633	31.9902	气管扩张管去除术	治疗性操作	G	310605010－1	经纤支镜支架取出术			次		2535.00	甲类	治疗费
634	31.9903	气管球囊扩张术	治疗性操作	G	310605009	经内镜气管扩张术		球囊管	次		710.11	甲类	治疗费
635	32.0100x004	支气管镜下支气管病损冷冻术	治疗性操作	G	310605008	经纤支镜特殊治疗	指激光、微波、高频电、冷冻、氩气等治疗		次		582.06	甲类	治疗费
636	32.2400x001	经皮肺病损射频消融术	治疗性操作	G	310905005－5/1	经皮穿刺各种实体肿瘤射频治疗		射频导管、动脉穿刺套针	次		2910.30	甲类	治疗费
637	32.2400x001	经皮肺病损射频消融术	治疗性操作	G	310905005－5/2	经皮穿刺单个肿瘤射频治疗加收（3cm以上）			次		1455.15	甲类	治疗费
638	32.2400x001	经皮肺病损射频消融术	治疗性操作	G	310905005－5/3	经皮穿刺多发肿瘤射频治疗加收（每增加1个）			个		1455.15	甲类	治疗费
639	32.2400x002	经皮肺病损微波消融术	治疗性操作	G	310905005－2/1	经皮穿刺各种实体肿瘤微波治疗			次		1047.71	甲类	治疗费
640	32.2400x002	经皮肺病损微波消融术	治疗性操作	G	310905005－2/2	经皮穿刺单个肿瘤微波治疗加收（3cm以上）			次		523.86	甲类	治疗费

（续上表）

序号	治疗性操作诊断编码	治疗性操作名称	操作类型	财务分类	编码	项目名称	项目内涵	除外内容	计价单位	说明	三级医疗服务价格（元）	医保结算类型	医疗收费项目类别
641	32.2400x002	经皮肺病损微波消融术	治疗性操作	G	310905005－2/3	经皮穿刺多发肿瘤微波治疗加收（每增加1个）			个		523.86	甲类	治疗费
642	32.2400x003	经皮肺病损无水酒精注射术	治疗性操作	G	310905005－3/1	经皮穿刺各种实体肿瘤药物注射治疗			次		582.06	甲类	治疗费
643	32.2400x003	经皮肺病损无水酒精注射术	治疗性操作	G	310905005－3/2	经皮穿刺单个肿瘤药物注射治疗加收（3cm以上）			次		291.03	甲类	治疗费
644	32.2400x003	经皮肺病损无水酒精注射术	治疗性操作	G	310905005－3/3	经皮穿刺多发肿瘤药物注射治疗加收（每增加1个）			个		291.03	甲类	治疗费
645	32.2700x001	支气管镜下支气管热成形术	治疗性操作	G	310000000－12	诊疗中使用其他内镜加收			次		354.00	甲类	治疗费
646	33.7800	内镜下去除支气管装置或物质	治疗性操作	G	310605010－1	经纤支镜支架取出术			次		2535.00	甲类	治疗费
647	33.7800x001	内镜下支气管瓣膜取出术	治疗性操作	G	310605010－1	经纤支镜支架取出术			次		2535.00	甲类	治疗费
648	33.7802	气管镜支气管支架取出术	治疗性操作	G	310605010－1	经纤支镜支架取出术			次		2535.00	甲类	治疗费
649	33.7900	内镜下置入其他支气管装置或物质	治疗性操作	G	310605010－1	经纤支镜支架取出术			次		2535.00	甲类	治疗费
650	33.7900x001	支气管镜下支气管扩张术	治疗性操作	G	310605009	经内镜气管扩张术		球囊管	次		710.11	甲类	治疗费
651	33.7900x003	支气管镜下生物学肺容积减少术（BLVR）	治疗性操作	G	330702004	肺减容手术	含一侧或两侧肺手术（经侧胸切口或正中胸骨切口）		次		9126.00	甲类	手术费
652	33.7900x003	支气管镜下生物学肺容积减少术（BLVR）	治疗性操作	G	330000000－13	术中使用其他内镜加收			次		354.00	甲类	手术费
653	33.7900x004	支气管镜下主支气管支架置入术	治疗性操作	G	310605010	经纤支镜支架置入术		支架、导管、导丝	次		2535.00	甲类	治疗费
654	33.7901	气管镜支气管支架置入术	治疗性操作	G	310605010	经纤支镜支架置入术		支架、导管、导丝	次		2535.00	甲类	治疗费
655	33.9100	支气管扩张	治疗性操作	G	310605009	经内镜气管扩张术		球囊管	次		710.11	甲类	治疗费
656	33.9101	支气管球囊扩张术	治疗性操作	G	310605009	经内镜气管扩张术		球囊管	次		710.11	甲类	治疗费
657	33.9300	肺穿刺	治疗性操作	G	310604006	经皮穿刺肺活检术	不含CT、X线、B超引导		每处		232.82	甲类	治疗费
658	33.9300x001	经皮穿刺肺肿物金标置入术	治疗性操作	G	310606001	经内镜胸部疾病特殊治疗	指肿瘤、结核病或狭窄的治疗		次		2535.00	甲类	治疗费
659	33.9300x002	经皮穿刺肺肿物导丝置入术	治疗性操作	G	310606001	经内镜胸部疾病特殊治疗	指肿瘤、结核病或狭窄的治疗		次		2535.00	甲类	治疗费
660	33.9301	肺穿刺抽吸术	治疗性操作	G	310604005	胸腔穿刺术	含抽气、抽液、注药	药物、一次性引流装置	次		192.08	甲类	治疗费
661	33.9302	肺穿刺引流术	治疗性操作	G	330703017－2	胸（腹）腔穿刺置管术	含引流		次	仅独立开展本手术方可收费	447.20	甲类	手术费
662	33.9901	肺灌洗术	治疗性操作	E	310605015S	全肺灌洗术	在全麻下行双腔气管插管，通气侧予机械通气，灌洗侧连接灌洗装置进行一侧肺的全肺灌洗。含支气管镜检查术。不含麻醉及监护		单侧		2260.00	甲类	手术费

（续上表）

序号	治疗性操作诊断编码	治疗性操作名称	操作类型	财务分类	编码	项目名称	项目内涵	除外内容	计价单位	说明	三级医疗服务价格（元）	医保结算类型	医疗收费项目类别
663	33.9903	气管镜肺灌洗术	治疗性操作	E	310605015S	全肺灌洗术	在全麻下行双腔气管插管，通气侧予机械通气，灌洗侧连接灌洗装置进行一侧肺的全肺灌洗。含支气管镜检查术。不含麻醉及监护		单侧		2260.00	甲类	手术费
664	33.9903	气管镜肺灌洗术	治疗性操作	G	310000000－12	诊疗中使用其他内镜加收			次		354.00	甲类	治疗费
665	34.0400	肋间导管置入用于引流	治疗性操作	G	330703017	胸腔闭式引流术	含肋间引流或经肋床引流		次	仅独立开展本手术方可收费	447.20	甲类	手术费
666	34.0400x001	胸腔引流管置换术	治疗性操作	G	330703017－2	胸（腹）腔穿刺置管术	含引流		次	仅独立开展本手术方可收费	447.20	甲类	手术费
667	34.0401	胸腔闭式引流术	治疗性操作	G	330703017	胸腔闭式引流术	含肋间引流或经肋床引流		次	仅独立开展本手术方可收费	447.20	甲类	手术费
668	34.0402	胸腔闭式引流管调整术	治疗性操作	G	330201065S	分流管调整术	对已行分流管体内分流术后患者分流效果不佳，进行分流管脑室端、腹腔端或分流泵的探查和调整或进行部分配件的更换	分流管	次		2220.00	甲类	手术费
669	34.9100	胸腔穿刺术	治疗性操作	G	310604005	胸腔穿刺术	含抽气、抽液、注药	药物、一次性引流装置	次		192.08	甲类	治疗费
670	34.9100x001	经皮胸膜病损穿刺定位术	治疗性操作	G	310604006－1	经皮穿刺胸膜活检术			每处		232.82	甲类	治疗费
671	34.9101	胸腔穿刺抽液术	治疗性操作	G	310604005	胸腔穿刺术	含抽气、抽液、注药	药物、一次性引流装置	次		192.08	甲类	治疗费
672	34.9102	胸腔穿刺抽气术	治疗性操作	G	310604005	胸腔穿刺术	含抽气、抽液、注药	药物、一次性引流装置	次		192.08	甲类	治疗费
673	34.9103	超声引导下胸腔穿刺术	治疗性操作	G	310604005	胸腔穿刺术	含抽气、抽液、注药	药物、一次性引流装置	次		192.08	甲类	治疗费
674	34.9103	超声引导下胸腔穿刺术	治疗性操作	D	220302012	临床操作的彩色多普勒超声引导			每半小时	不可同时收取超声检查费	120.00	乙类	检查费
675	34.9103	超声引导下胸腔穿刺术	治疗性操作	D	220201009	临床操作的 B 超引导			每半小时	不可同时收取超声检查费	70.00	甲类	检查费
676	34.9104	CT 引导下胸腔穿刺术	治疗性操作	G	310604005	胸腔穿刺术	含抽气、抽液、注药	药物、一次性引流装置	次		192.08	甲类	治疗费
677	34.9104	CT 引导下胸腔穿刺术	治疗性操作	D	210300005	临床操作的 CT 引导			每半小时		160.00	乙类	检查费

（续上表）

序号	治疗性操作诊断编码	治疗性操作名称	操作类型	财务分类	编码	项目名称	项目内涵	除外内容	计价单位	说明	三级医疗服务价格（元）	医保结算类型	医疗收费项目类别
678	34.9200	胸腔内注射	治疗性操作	G	310604005－1	胸腔穿刺术后留置管抽气、抽液、注药	含胸腔穿刺术后留置管抽气、抽液、注药		次		53.40	甲类	治疗费
679	34.9201	化学胸膜固定术	治疗性操作	G	330703023	胸膜固定术		固定材料	次		4659.20	甲类	手术费
680	34.9202	胸膜腔药物注射治疗	治疗性操作	G	310604005－1	胸腔穿刺术后留置管抽气、抽液、注药	含胸腔穿刺术后留置管抽气、抽液、注药		次		53.40	甲类	治疗费
681	36.0900	冠状动脉梗阻的其他去除术	治疗性操作	G	320500013	冠状动脉内超声溶栓术	含冠脉造影		次		3575.00	乙类	治疗费
682	37.0x00	心包穿刺术	治疗性操作	G	310702022	心包穿刺术	含引流	引流导管	次		174.62	甲类	治疗费
683	37.0x00x002	心包穿刺引流术	治疗性操作	G	310702022	心包穿刺术	含引流	引流导管	次		174.62	甲类	治疗费
684	37.0x00x003	心脏穿刺异物去除术	治疗性操作	G	330803008	心内异物取出术	指心脏各部位异物		次		7488.00	甲类	手术费
685	37.0x01	超声引导下心包穿刺引流术	治疗性操作	G	330803005	心包开窗引流术			次		1664.00	甲类	手术费
686	37.0x01	超声引导下心包穿刺引流术	治疗性操作	D	220600005－1	术中动态超声心动图监测			半小时		298.00	甲类	检查费
687	37.6000	植入或置入双心室心脏外置式辅助系统	治疗性操作	G	330803022	左右心室辅助泵安装术（临时性插管）	含临时性插管	人工辅助泵	次		6240.00	甲类	手术费
688	37.6100	搏动性球囊置入	治疗性操作	G	330803023	主动脉内球囊反搏置管术	指切开法；含主动脉内球囊及导管撤离术	球囊反搏导管人造血管	次		3120.00	甲类	手术费
689	37.6101	主动脉球囊反搏置入术	治疗性操作	G	330803023	主动脉内球囊反搏置管术	指切开法；含主动脉内球囊及导管撤离术	球囊反搏导管人造血管	次		3120.00	甲类	手术费
690	37.6200	暂时性非植入型体外循环辅助系统的置入	治疗性操作	G	330803032S	体外膜肺氧合（ECMO）安装术	预充 ECMO 管路，经动静脉插管	膜肺、管道、插管	次		3000.00	甲类	手术费
691	37.6200x002	心脏辅助系统置入术	治疗性操作	G	330803022	左右心室辅助泵安装术（临时性插管）	含临时性插管	人工辅助泵	次		6240.00	甲类	手术费
692	37.6201	心脏泵置入术	治疗性操作	G	330803022	左右心室辅助泵安装术（临时性插管）	含临时性插管	人工辅助泵	次		6240.00	甲类	手术费
693	37.6300	心脏辅助系统修补术	治疗性操作	G	310702008	永久起搏器更换术	含 X 光影像	起搏器、心导管、电极、动脉穿刺套针	次		1746.18	甲类	治疗费
694	37.6301	心脏辅助系统置换术	治疗性操作	G	310702008	永久起搏器更换术	含 X 光影像	起搏器、心导管、电极、动脉穿刺套针	次		1746.18	甲类	治疗费
695	37.6400x001	心脏辅助系统去除术	治疗性操作	G	310702008－1	永久起搏器取出术	含 X 光影像		次		1746.18	甲类	治疗费
696	37.6500	单心室（体外）外置式心脏辅助系统置入	治疗性操作	G	310702007	永久起搏器安置术	含 X 光影像	起搏器、心导管、电极、动脉穿刺套针	次		2328.24	甲类	治疗费
697	37.6500x001	外置式心脏辅助系统置入术	治疗性操作	G	310702007	永久起搏器安置术	含 X 光影像	起搏器、心导管、电极、动脉穿刺套针	次		2328.24	甲类	治疗费

（续上表）

序号	治疗性操作诊断编码	治疗性操作名称	操作类型	财务分类	编码	项目名称	项目内涵	除外内容	计价单位	说明	三级医疗服务价格（元）	医保结算类型	医疗收费项目类别
698	37.6600	置入可植入型心脏的辅助系统	治疗性操作	G	310702007	永久起搏器安置术	含 X 光影像	起搏器、心导管、电极、动脉穿刺套针	次		2328.24	甲类	治疗费
699	37.6700	置入心脏刺激系统	治疗性操作	G	310702007	永久起搏器安置术	含 X 光影像	起搏器、心导管、电极、动脉穿刺套针	次		2328.24	甲类	治疗费
700	37.6800	经皮置入外部心脏辅助装置	治疗性操作	G	330803022	左右心室辅助泵安装术（临时性插管）	含临时性插管	人工辅助泵	次		6240.00	甲类	手术费
701	37.6800x001	经皮心脏辅助装置置换术	治疗性操作	G	330803022	左右心室辅助泵安装术（临时性插管）	含临时性插管	人工辅助泵	次		6240.00	甲类	手术费
702	37.6800x002	经皮心脏辅助装置置入术	治疗性操作	G	330803022	左右心室辅助泵安装术（临时性插管）	含临时性插管	人工辅助泵	次		6240.00	甲类	手术费
703	37.6800x003	经皮左心室辅助装置置入术［Impella 导管心室辅助系统置入］	治疗性操作	G	330803022	左右心室辅助泵安装术（临时性插管）	含临时性插管	人工辅助泵	次		6240.00	甲类	手术费
704	37.6800x004	经皮右心室辅助装置置入术［RVAD 置入术］	治疗性操作	G	330803022	左右心室辅助泵安装术（临时性插管）	含临时性插管	人工辅助泵	次		6240.00	甲类	手术费
705	37.6800x005	经皮左心室辅助装置置入术［LVAD 置入术］	治疗性操作	G	330803022	左右心室辅助泵安装术（临时性插管）	含临时性插管	人工辅助泵	次		6240.00	甲类	手术费
706	37.7000	首次置入导线［电极］	治疗性操作	G	310702007	永久起搏器安置术	含 X 光影像	起搏器、心导管、电极、动脉穿刺套针	次		2328.24	甲类	治疗费
707	37.7100	首次经静脉入心室置入导线［电极］	治疗性操作	G	310702007	永久起搏器安置术	含 X 光影像	起搏器、心导管、电极、动脉穿刺套针	次		2328.24	甲类	治疗费
708	37.7200	首次经静脉入心房和心室置入导线［电极］	治疗性操作	G	310702007	永久起搏器安置术	含 X 光影像	起搏器、心导管、电极、动脉穿刺套针	次		2328.24	甲类	治疗费
709	37.7300	首次经静脉入心房置入导线［电极］	治疗性操作	G	310702007	永久起搏器安置术	含 X 光影像	起搏器、心导管、电极、动脉穿刺套针	次		2328.24	甲类	治疗费
710	37.7400	置入或置换心外膜导线［电极］	治疗性操作	G	310702008	永久起搏器更换术	含 X 光影像	起搏器、心导管、电极、动脉穿刺套针	次		1746.18	甲类	治疗费
711	37.7401	心外膜电极置入术	治疗性操作	G	310702007	永久起搏器安置术	含 X 光影像	起搏器、心导管、电极、动脉穿刺套针	次		2328.24	甲类	治疗费

（续上表）

序号	治疗性操作诊断编码	治疗性操作名称	操作类型	财务分类	编码	项目名称	项目内涵	除外内容	计价单位	说明	三级医疗服务价格（元）	医保结算类型	医疗收费项目类别
712	37.7402	心外膜电极置换术	治疗性操作	G	310702024S	起搏器电极取出术	切开原伤口，分离皮下组织，暴露囊袋，监护仪监护及血管造影机 X 线引导下，在保障安全情况下取出原起搏器，分离起搏器和电极，利用电极拔除装置拔除电极，处理局部伤口，逐层缝合皮下组织和皮肤	锁定探针、圈套器	次	不另收起搏器取出术	3330.00	甲类	手术费
713	37.7402	心外膜电极置换术	治疗性操作	G	310702005	临时起搏器安置术	含 X 光影像	心导管、电极、动脉穿刺套针	次		873.09	甲类	治疗费
714	37.7402	心外膜电极置换术	治疗性操作	G	310702008	永久起搏器更换术	含 X 光影像	起搏器、心导管、电极、动脉穿刺套针	次		1746.18	甲类	治疗费
715	37.7501	心脏起搏器电极调整术	治疗性操作	G	310702008	永久起搏器更换术	含 X 光影像	起搏器、心导管、电极、动脉穿刺套针	次		1746.18	甲类	治疗费
716	37.7600	经静脉心房和（或）心室导线［电极］的置换	治疗性操作	G	310702024S	起搏器电极取出术	切开原伤口，分离皮下组织，暴露囊袋，监护仪监护及血管造影机 X 线引导下，在保障安全情况下取出原起搏器，分离起搏器和电极，利用电极拔除装置拔除电极，处理局部伤口，逐层缝合皮下组织和皮肤	锁定探针、圈套器	次	不另收起搏器取出术	3330.00	甲类	手术费
717	37.7600	经静脉心房和（或）心室导线［电极］的置换	治疗性操作	G	310702005	临时起搏器安置术	含 X 光影像	心导管、电极、动脉穿刺套针	次		873.09	甲类	治疗费
718	37.7600	经静脉心房和（或）心室导线［电极］的置换	治疗性操作	G	310702008	永久起搏器更换术	含 X 光影像	起搏器、心导管、电极、动脉穿刺套针	次		1746.18	甲类	治疗费
719	37.7600x002	导线［电极］置换术	治疗性操作	G	310702024S	起搏器电极取出术	切开原伤口，分离皮下组织，暴露囊袋，监护仪监护及血管造影机 X 线引导下，在保障安全情况下取出原起搏器，分离起搏器和电极，利用电极拔除装置拔除电极，处理局部伤口，逐层缝合皮下组织和皮肤	锁定探针、圈套器	次	不另收起搏器取出术	3330.00	甲类	手术费

（续上表）

序号	治疗性操作诊断编码	治疗性操作名称	操作类型	财务分类	编码	项目名称	项目内涵	除外内容	计价单位	说明	三级医疗服务价格（元）	医保结算类型	医疗收费项目类别
720	37.7600x002	导线［电极］置换术	治疗性操作	G	310702005	临时起搏器安置术	含X光影像	心导管、电极、动脉穿刺套针	次		873.09	甲类	治疗费
721	37.7600x002	导线［电极］置换术	治疗性操作	G	310702008	永久起搏器更换术	含X光影像	起搏器、心导管、电极、动脉穿刺套针	次		1746.18	甲类	治疗费
722	37.7700	去除导线［电极］，不伴置换	治疗性操作	G	310702024S	起搏器电极取出术	切开原伤口，分离皮下组织，暴露囊袋，监护仪监护及血管造影机X线引导下，在保障安全情况下取出原起搏器，分离起搏器和电极，利用电极拔除装置拔除电极，处理局部伤口，逐层缝合皮下组织和皮肤	锁定探针、圈套器	次	不另收起搏器取出术	3330.00	甲类	手术费
723	37.7701	心脏电极去除术	治疗性操作	G	310702024S	起搏器电极取出术	切开原伤口，分离皮下组织，暴露囊袋，监护仪监护及血管造影机X线引导下，在保障安全情况下取出原起搏器，分离起搏器和电极，利用电极拔除装置拔除电极，处理局部伤口，逐层缝合皮下组织和皮肤	锁定探针、圈套器	次	不另收起搏器取出术	3330.00	甲类	手术费
724	37.7800	暂时性经静脉起搏器系统的置入	治疗性操作	G	330803017	心脏表面临时起搏器安置术		起搏导线	次		624.00	甲类	手术费
725	37.7900	心脏装置的囊袋修复术或再定位术	治疗性操作	G	310702008	永久起搏器更换术	含X光影像	起搏器、心导管、电极、动脉穿刺套针	次		1746.18	甲类	治疗费
726	37.7900x003	脉冲发生器复位术	治疗性操作	G	330201066S	神经脉冲发生器置换术	适用于已行神经调控手术患者，因电池耗竭或发生故障的神经脉冲发生器，需更换后连接植入电极再次发挥脉冲发生器刺激作用	颅内神经电刺激系统、电极	次		2867.00	甲类	手术费
727	37.7900x004	循环记录器置入术（心电记录系统植入术）	治疗性操作	G	310702023S	植入式心脏事件监测设备安置术	皮肤清洁处理，在胸骨左缘和左锁骨中线、第1～4肋之间的范围内安放电极，记录不同组合的双极心电图，判断理想植入部位。根据选择的植入部位做切口，制备皮下囊袋，将监测设备放进皮下囊袋后，逐层缝合皮下组织及皮肤	植入式心脏（心电）事件监测器	次		1200.00	甲类	手术费

（续上表）

序号	治疗性操作诊断编码	治疗性操作名称	操作类型	财务分类	编码	项目名称	项目内涵	除外内容	计价单位	说明	三级医疗服务价格（元）	医保结算类型	医疗收费项目类别
728	37.7901	心脏起搏器囊袋清创术	治疗性操作	G	310702008	永久起搏器更换术	含X光影像	起搏器、心导管、电极、动脉穿刺套针	次		1746.18	甲类	治疗费
729	37.7902	心脏起搏器囊袋修补术	治疗性操作	G	310702008	永久起搏器更换术	含X光影像	起搏器、心导管、电极、动脉穿刺套针	次		1746.18	甲类	治疗费
730	37.8000	首次或置换永久起搏器置入	治疗性操作	G	310702007	永久起搏器安置术	含X光影像	起搏器、心导管、电极、动脉穿刺套针	次		2328.24	甲类	治疗费
731	37.8000x001	永久起搏器置入术	治疗性操作	G	310702007	永久起搏器安置术	含X光影像	起搏器、心导管、电极、动脉穿刺套针	次		2328.24	甲类	治疗费
732	37.8000x002	永久起搏器置换术	治疗性操作	G	310702008	永久起搏器更换术	含X光影像	起搏器、心导管、电极、动脉穿刺套针	次		1746.18	甲类	治疗费
733	37.8001	心脏起搏器置入术	治疗性操作	G	310702007	永久起搏器安置术	含X光影像	起搏器、心导管、电极、动脉穿刺套针	次		2328.24	甲类	治疗费
734	37.8100	首次单腔装置置入	治疗性操作	G	310702007	永久起搏器安置术	含X光影像	起搏器、心导管、电极、动脉穿刺套针	次		2328.24	甲类	治疗费
735	37.8101	单腔永久起搏器置入术	治疗性操作	G	310702007	永久起搏器安置术	含X光影像	起搏器、心导管、电极、动脉穿刺套针	次		2328.24	甲类	治疗费
736	37.8200	首次单腔装置置入，节律反应	治疗性操作	G	310702007	永久起搏器安置术	含X光影像	起搏器、心导管、电极、动脉穿刺套针	次		2328.24	甲类	治疗费
737	37.8201	频率应答单腔永久起搏器置入术	治疗性操作	G	310702007	永久起搏器安置术	含X光影像	起搏器、心导管、电极、动脉穿刺套针	次		2328.24	甲类	治疗费
738	37.8300	首次置入双腔装置	治疗性操作	G	310702007	永久起搏器安置术	含X光影像	起搏器、心导管、电极、动脉穿刺套针	次		2328.24	甲类	治疗费
739	37.8300x002	三腔永久起搏器置入术	治疗性操作	G	310702007	永久起搏器安置术	含X光影像	起搏器、心导管、电极、动脉穿刺套针	次		2328.24	甲类	治疗费
740	37.8301	双腔永久起搏器置入术	治疗性操作	G	310702007	永久起搏器安置术	含X光影像	起搏器、心导管、电极、动脉穿刺套针	次		2328.24	甲类	治疗费

（续上表）

序号	治疗性操作诊断编码	治疗性操作名称	操作类型	财务分类	编码	项目名称	项目内涵	除外内容	计价单位	说明	三级医疗服务价格（元）	医保结算类型	医疗收费项目类别
741	37.8500	置换任何类型的带有单腔装置的起搏装置	治疗性操作	G	310702007	永久起搏器安置术	含 X 光影像	起搏器、心导管、电极、动脉穿刺套针	次		2328.24	甲类	治疗费
742	37.8501	单腔永久起搏器置换术	治疗性操作	G	310702008	永久起搏器更换术	含 X 光影像	起搏器、心导管、电极、动脉穿刺套针	次		1746.18	甲类	治疗费
743	37.8600	置换任何类型带有单腔装置的起搏器装置，节律反应	治疗性操作	G	310702008	永久起搏器更换术	含 X 光影像	起搏器、心导管、电极、动脉穿刺套针	次		1746.18	甲类	治疗费
744	37.8601	频率应答单腔永久起搏器置换术	治疗性操作	G	310702008	永久起搏器更换术	含 X 光影像	起搏器、心导管、电极、动脉穿刺套针	次		1746.18	甲类	治疗费
745	37.8700	置换任何类型带有双腔装置的起搏器装置	治疗性操作	G	310702008	永久起搏器更换术	含 X 光影像	起搏器、心导管、电极、动脉穿刺套针	次		1746.18	甲类	治疗费
746	37.8700x002	三腔永久起搏器置换术	治疗性操作	G	310702008	永久起搏器更换术	含 X 光影像	起搏器、心导管、电极、动脉穿刺套针	次		1746.18	甲类	治疗费
747	37.8701	双腔永久起搏器置换术	治疗性操作	G	310702008	永久起搏器更换术	含 X 光影像	起搏器、心导管、电极、动脉穿刺套针	次		1746.18	甲类	治疗费
748	37.8900	起搏器装置的校正或去除	治疗性操作	G	310702008－1	永久起搏器取出术	含 X 光影像		次		1746.18	甲类	治疗费
749	37.8901	起搏器装置去除术	治疗性操作	G	310702008－1	永久起搏器取出术	含 X 光影像		次		1746.18	甲类	治疗费
750	37.8902	起搏器装置修复术	治疗性操作	G	310702008	永久起搏器更换术	含 X 光影像	起搏器、心导管、电极、动脉穿刺套针	次		1746.18	甲类	治疗费
751	37.8903	起搏器装置调整术	治疗性操作	G	310702008	永久起搏器更换术	含 X 光影像	起搏器、心导管、电极、动脉穿刺套针	次		1746.18	甲类	治疗费
752	37.9200	治疗性物质注入心脏	治疗性操作	G	120400003	心内注射			次		10.41	甲类	治疗费
753	37.9200x001	心脏注射治疗	治疗性操作	G	120400003	心内注射			次		10.41	甲类	治疗费
754	37.9300	治疗性物质注入心包	治疗性操作	G	310702022－1	心包穿刺术后留置管抽液、注药			次		53.40	甲类	治疗费
755	37.9300x001	心包局部灌注治疗	治疗性操作	G	310702022－1	心包穿刺术后留置管抽液、注药			次		53.40	甲类	治疗费
756	37.9400	自动心脏复律器或除颤器的置入或置换，全系统[AICD]	治疗性操作	G	310702009	埋藏式心脏复律除颤器安置术	含 X 光影像	除颤器、心导管、电极、动脉穿刺套针	次		4016.21	甲类	治疗费

（续上表）

序号	治疗性操作诊断编码	治疗性操作名称	操作类型	财务分类	编码	项目名称	项目内涵	除外内容	计价单位	说明	三级医疗服务价格（元）	医保结算类型	医疗收费项目类别
757	37.9400x001	单腔植入型心律转复除颤器置入术	治疗性操作	G	310702009	埋藏式心脏复律除颤器安置术	含X光影像	除颤器、心导管、电极、动脉穿刺套针	次		4016.21	甲类	治疗费
758	37.9400x002	双腔植入型心律转复除颤器置入术	治疗性操作	G	310702009	埋藏式心脏复律除颤器安置术	含X光影像	除颤器、心导管、电极、动脉穿刺套针	次		4016.21	甲类	治疗费
759	37.9401	心脏除颤器置入术	治疗性操作	G	310702009	埋藏式心脏复律除颤器安置术	含X光影像	除颤器、心导管、电极、动脉穿刺套针	次		4016.21	甲类	治疗费
760	37.9402	自动心脏复律器置入术	治疗性操作	G	310702009	埋藏式心脏复律除颤器安置术	含X光影像	除颤器、心导管、电极、动脉穿刺套针	次		4016.21	甲类	治疗费
761	37.9403	心脏除颤器置换术	治疗性操作	G	310702009	埋藏式心脏复律除颤器安置术	含X光影像	除颤器、心导管、电极、动脉穿刺套针	次		4016.21	甲类	治疗费
762	37.9404	自动心脏复律器置换术	治疗性操作	G	310702009	埋藏式心脏复律除颤器安置术	含X光影像	除颤器、心导管、电极、动脉穿刺套针	次		4016.21	甲类	治疗费
763	37.9500	仅自动心脏复律器或除颤器导线的置入术	治疗性操作	G	310702009	埋藏式心脏复律除颤器安置术	含X光影像	除颤器、心导管、电极、动脉穿刺套针	次		4016.21	甲类	治疗费
764	37.9500x001	心脏除颤器导线置入术	治疗性操作	G	310702009	埋藏式心脏复律除颤器安置术	含X光影像	除颤器、心导管、电极、动脉穿刺套针	次		4016.21	甲类	治疗费
765	37.9500x002	自动心脏复律器导线置入术	治疗性操作	G	310702009	埋藏式心脏复律除颤器安置术	含X光影像	除颤器、心导管、电极、动脉穿刺套针	次		4016.21	甲类	治疗费
766	37.9600	仅自动心脏复律器或除颤器脉冲发生器的置入术	治疗性操作	G	310702009	埋藏式心脏复律除颤器安置术	含X光影像	除颤器、心导管、电极、动脉穿刺套针	次		4016.21	甲类	治疗费
767	37.9600x001	自动心脏复律器脉冲发生器置入术	治疗性操作	G	310702009	埋藏式心脏复律除颤器安置术	含X光影像	除颤器、心导管、电极、动脉穿刺套针	次		4016.21	甲类	治疗费
768	37.9600x002	心脏除颤器脉冲发生器置入术	治疗性操作	G	310702009	埋藏式心脏复律除颤器安置术	含X光影像	除颤器、心导管、电极、动脉穿刺套针	次		4016.21	甲类	治疗费
769	37.9700	仅自动心脏复律器或除颤器导线的置换术	治疗性操作	G	310702009	埋藏式心脏复律除颤器安置术	含X光影像	除颤器、心导管、电极、动脉穿刺套针	次		4016.21	甲类	治疗费

（续上表）

序号	治疗性操作诊断编码	治疗性操作名称	操作类型	财务分类	编码	项目名称	项目内涵	除外内容	计价单位	说明	三级医疗服务价格（元）	医保结算类型	医疗收费项目类别
770	37.9700x001	自动心脏复律器导线置换术	治疗性操作	G	310702009	埋藏式心脏复律除颤器安置术	含 X 光影像	除颤器、心导管、电极、动脉穿刺套针	次		4016.21	甲类	治疗费
771	37.9700x002	心脏除颤器导线置换术	治疗性操作	G	310702009	埋藏式心脏复律除颤器安置术	含 X 光影像	除颤器、心导管、电极、动脉穿刺套针	次		4016.21	甲类	治疗费
772	37.9800	仅自动心脏复律器或除颤器脉冲发生器的置换	治疗性操作	G	310702009	埋藏式心脏复律除颤器安置术	含 X 光影像	除颤器、心导管、电极、动脉穿刺套针	次		4016.21	甲类	治疗费
773	37.9800x001	自动心脏复律器脉冲发生器置换术	治疗性操作	G	310702009	埋藏式心脏复律除颤器安置术	含 X 光影像	除颤器、心导管、电极、动脉穿刺套针	次		4016.21	甲类	治疗费
774	37.9800x002	心脏除颤器脉冲发生器置换术	治疗性操作	G	310702009	埋藏式心脏复律除颤器安置术	含 X 光影像	除颤器、心导管、电极、动脉穿刺套针	次		4016.21	甲类	治疗费
775	37.9800x003	单腔植入型心律转复除颤器更换术	治疗性操作	G	310702009	埋藏式心脏复律除颤器安置术	含 X 光影像	除颤器、心导管、电极、动脉穿刺套针	次		4016.21	甲类	治疗费
776	37.9800x004	双腔植入型心律转复除颤器更换术	治疗性操作	G	310702009	埋藏式心脏复律除颤器安置术	含 X 光影像	除颤器、心导管、电极、动脉穿刺套针	次		4016.21	甲类	治疗费
777	38.9100	动脉导管插入术	治疗性操作	G	320200004	经皮选择性动脉置管术	含各种药物治疗、栓塞、热灌注、鞘管拔出	栓塞剂、泵	次		1894.75	乙类	治疗费
778	38.9100x601	肝动脉插管术	治疗性操作	G	320300002	肝动脉插管灌注术		体内放置的投药泵（Port）	次		2431.00	乙类	治疗费
779	38.9100x602	髂内动脉插管术	治疗性操作	G	320200004	经皮选择性动脉置管术	含各种药物治疗、栓塞、热灌注、鞘管拔出	栓塞剂、泵	次		1894.75	乙类	治疗费
780	38.9200	脐静脉导管插入术	治疗性操作	G	311201031	经皮脐静脉穿刺术	不含超声引导		次		80.00	丙类	治疗费
781	38.9300	静脉导管插入术	治疗性操作	G	320100010	经皮选择性静脉置管术			次		1730.30	乙类	治疗费
782	38.9300x201	颈静脉插管术	治疗性操作	G	320100011	经颈静脉长期透析管植入术			次		858.00	乙类	治疗费
783	38.9300x202	经皮颈静脉肝内门静脉－腔静脉置管术	治疗性操作	G	310905004	经皮肝穿刺门静脉插管术			次		465.65	甲类	治疗费
784	38.9300x701	肝静脉插管术	治疗性操作	G	320100010	经皮选择性静脉置管术			次		1730.30	乙类	治疗费
785	38.9300x702	肾静脉插管术	治疗性操作	G	320100010	经皮选择性静脉置管术			次		1730.30	乙类	治疗费
786	38.9300x901	大隐静脉插管术	治疗性操作	G	320100010	经皮选择性静脉置管术			次		1730.30	乙类	治疗费
787	38.9301	经外周静脉穿刺中心静脉置管术	治疗性操作	E	120400010	静脉穿刺置管术	指使用 PICC 导管进行的外周静脉穿刺	导管、血管鞘	次		90.66	甲类	治疗费

（续上表）

序号	治疗性操作诊断编码	治疗性操作名称	操作类型	财务分类	编码	项目名称	项目内涵	除外内容	计价单位	说明	三级医疗服务价格（元）	医保结算类型	医疗收费项目类别
788	38.9302	颈内静脉穿刺中心静脉置管术	治疗性操作	E	120400011－1	中心静脉穿刺置管术		中心静脉套件、测压套件、透明敷贴	次		217.50	甲类	治疗费
789	38.9303	锁骨下静脉穿刺中心静脉置管术	治疗性操作	E	120400011－1	中心静脉穿刺置管术		中心静脉套件、测压套件、透明敷贴	次		217.50	甲类	治疗费
790	38.9304	股静脉穿刺置管术	治疗性操作	E	120400011－3	深静脉穿刺置管术		中心静脉套件、测压套件、透明敷贴	次		217.50	甲类	治疗费
791	38.9400	静脉缩短	治疗性操作	G	330804069S	大隐静脉抽剥＋股深静脉环缩术			单侧		2940.60	甲类	手术费
792	38.9500	静脉导管插入术，为肾透析	治疗性操作	G	320100011	经颈静脉长期透析管植入术			次		858.00	乙类	治疗费
793	38.9501	为肾透析半永久静脉插管术	治疗性操作	G	320100011	经颈静脉长期透析管植入术			次		858.00	乙类	治疗费
794	38.9502	为肾透析的临时静脉插管术	治疗性操作	G	320100011	经颈静脉长期透析管植入术			次		858.00	乙类	治疗费
795	38.9700	中心静脉导管置换伴有诱导	治疗性操作	E	120400011－1	中心静脉穿刺置管术		中心静脉套件、测压套件、透明敷贴	次		217.50	甲类	治疗费
796	38.9700x002	引导下中心静脉置管术	治疗性操作	E	120400011－1	中心静脉穿刺置管术		中心静脉套件、测压套件、透明敷贴	次		217.50	甲类	治疗费
797	38.9800	动脉其他穿刺	治疗性操作	G	120400012	动脉穿刺置管术		一次性特殊动脉穿刺针、透明敷贴	次		150.22	甲类	治疗费
798	38.9800x001	动脉穿刺术	治疗性操作	G	120400012	动脉穿刺置管术		一次性特殊动脉穿刺针、透明敷贴	次		150.22	甲类	治疗费
799	38.9800x801	股动脉穿刺术	治疗性操作	G	120400012	动脉穿刺置管术		一次性特殊动脉穿刺针、透明敷贴	次		150.22	甲类	治疗费
800	38.9900	静脉其他穿刺	治疗性操作	E	120400011－1	中心静脉穿刺置管术		中心静脉套件、测压套件、透明敷贴	次		217.50	甲类	治疗费
801	38.9900	静脉其他穿刺	治疗性操作	E	120400011－2	中心静脉测压			次		7.81	甲类	检查费
802	38.9900	静脉其他穿刺	治疗性操作	E	120400011－3	深静脉穿刺置管术		中心静脉套件、测压套件、透明敷贴	次		217.50	甲类	治疗费
803	38.9900x002	静脉穿刺术	治疗性操作	E	120400011－1	中心静脉穿刺置管术		中心静脉套件、测压套件、透明敷贴	次		217.50	甲类	治疗费

（续上表）

序号	治疗性操作诊断编码	治疗性操作名称	操作类型	财务分类	编码	项目名称	项目内涵	除外内容	计价单位	说明	三级医疗服务价格（元）	医保结算类型	医疗收费项目类别
804	38.9900x501	锁骨下静脉穿刺术	治疗性操作	E	120400011－1	中心静脉穿刺置管术		中心静脉套件、测压套件、透明敷贴	次		217.50	甲类	治疗费
805	38.9900x701	脐静脉穿刺术	治疗性操作	G	311201031	经皮脐静脉穿刺术	不含超声引导		次		80.00	丙类	治疗费
806	38.9900x901	股静脉穿刺术	治疗性操作	E	120400011－1	中心静脉穿刺置管术		中心静脉套件、测压套件、透明敷贴	次		217.50	甲类	治疗费
807	39.1x10	经颈静脉肝内门体静脉吻合术	治疗性操作	G	330804072S	门静脉吻合术			次		3261.70	甲类	手术费
808	39.4100x002	股动脉穿刺部位封堵术	治疗性操作	G	320200007	经皮动脉栓塞术			次		1716.00	乙类	治疗费
809	39.6400	手术中心脏起搏器	治疗性操作	G	330803017	心脏表面临时起搏器安置术		起搏导线	次		624.00	甲类	手术费
810	39.6500	体外膜肺氧合［ECMO］	治疗性操作	G	330803032S	体外膜肺氧合（ECMO）安装术	预充 ECMO 管路，经动静脉插管	膜肺、管道、插管	次		3000.00	甲类	手术费
811	39.6600	经皮心肺搭桥	治疗性操作	G	330802003	冠状动脉搭桥术	含搭桥血管材料的获取术	银夹、内窥镜血管采集系统	每支吻合血管		16640.00	乙类	手术费
812	39.9200	静脉注射硬化药	治疗性操作	G	311400031	血管瘤硬化剂注射治疗			每个注射点		32.04	甲类	治疗费
813	39.9500	血液透析	治疗性操作	E	311000006	血液透析	指碳酸液透析或醋酸液透析	透析器、管道	次		400.00	乙类	治疗费
814	39.9500x004	血浆置换	治疗性操作	E	310800008	机采血浆置换术			次		2910.30	甲类	治疗费
815	39.9500x004	血浆置换	治疗性操作	E	310800008－1	人工血浆置换术			2mL/单位		128.00	甲类	治疗费
816	39.9500x005	单膜血浆置换	治疗性操作	E	310800008	机采血浆置换术			次		2910.30	甲类	治疗费
817	39.9500x006	双膜血浆置换	治疗性操作	E	310800008	机采血浆置换术			次		2910.30	甲类	治疗费
818	39.9500x007	连续性肾脏替代治疗［CRRT］	治疗性操作	E	311000011	连续性血液净化	含透析液；指人工法、机器法	置换液、管道、滤器	小时		70.00	乙类	治疗费
819	39.9500x008	血液滤过	治疗性操作	E	311000007	血液滤过	含透析液、置换液	透析器、管道	次		298.00	乙类	治疗费
820	39.9600	全身灌注法	治疗性操作	E	311000010	血液灌流	指急性中毒的抢救以及需要清除一些大分子有害物质的治疗，可用常规血液透析机、连续性肾脏替代治疗设备或者独立的血泵对血液进行非特异性的吸附治疗	管道、血液灌流器	次	血液灌流同时联合血液透析或血液透析滤过治疗，血液灌流按5%计价	300.00	乙类	治疗费

（续上表）

序号	治疗性操作诊断编码	治疗性操作名称	操作类型	财务分类	编码	项目名称	项目内涵	除外内容	计价单位	说明	三级医疗服务价格（元）	医保结算类型	医疗收费项目类别
821	39.9600x002	血浆灌流	治疗性操作	E	311000010	血液灌流	指急性中毒的抢救以及需要清除一些大分子有害物质的治疗，可用常规血液透析机、连续性肾脏替代治疗设备或者独立的血泵对血液进行非特异性的吸附治疗	管道、血液灌流器	次	血液灌流同时联合血液透析或血液透析滤过治疗，血液灌流按5%计价	300.00	乙类	治疗费
822	39.9600x003	血液灌流	治疗性操作	E	311000010	血液灌流	指急性中毒的抢救以及需要清除一些大分子有害物质的治疗，可用常规血液透析机、连续性肾脏替代治疗设备或者独立的血泵对血液进行非特异性的吸附治疗	管道、血液灌流器	次	血液灌流同时联合血液透析或血液透析滤过治疗，血液灌流按5%计价	300.00	乙类	治疗费
823	39.9700x001	灌注治疗术	治疗性操作	E	310606002	恶性肿瘤腔内灌注治疗			次	其他部位恶性肿瘤腔内灌注治疗按此项收费	152.72	甲类	治疗费
824	41.0000	骨髓移植	治疗性操作	G	310800020	骨髓移植术	含严格无菌消毒隔离措施	供体	次		2328.24	甲类	治疗费
825	41.0200	异体骨髓移植伴净化	治疗性操作	E	310800015	骨髓或外周血干细胞体外净化	指严格无菌下体外细胞培养法		次		暂不定价	甲类	治疗费
826	41.0401	自体外周血干细胞移植术	治疗性操作	G	310800021	外周血干细胞移植术	含严格无菌消毒隔离措施	供体	次		2328.24	甲类	治疗费
827	41.0600	脐血干细胞移植	治疗性操作	E	310800023	脐血移植术	含严格无菌消毒隔离措施	脐血	次		2328.24	甲类	治疗费
828	41.0700	自体造血干细胞移植伴净化	治疗性操作	E	310800015	骨髓或外周血干细胞体外净化	指严格无菌下体外细胞培养法		次		暂不定价	甲类	治疗费
829	41.0701	自体外周血干细胞移植伴净化	治疗性操作	E	310800015	骨髓或外周血干细胞体外净化	指严格无菌下体外细胞培养法		次		暂不定价	甲类	治疗费
830	41.0800	异体造血干细胞移植	治疗性操作	G	310800021	外周血干细胞移植术	含严格无菌消毒隔离措施	供体	次		2328.24	甲类	治疗费
831	41.0800x001	异体造血干细胞移植伴净化	治疗性操作	E	310800015	骨髓或外周血干细胞体外净化	指严格无菌下体外细胞培养法		次		暂不定价	甲类	治疗费
832	41.0900	自体骨髓移植伴净化	治疗性操作	E	310800015	骨髓或外周血干细胞体外净化	指严格无菌下体外细胞培养法		次		暂不定价	甲类	治疗费
833	41.4200x003	经皮脾病损射频消融术	治疗性操作	G	310905005－5/1	经皮穿刺各种实体肿瘤射频治疗		射频导管、动脉穿刺套针	次		2910.30	甲类	治疗费
834	41.4200x004	脾病损硬化剂注射术	治疗性操作	G	310905009－1	体内各种器官囊肿硬化剂注射治疗	不含超声定位引导		次		465.65	甲类	治疗费

（续上表）

序号	治疗性操作诊断编码	治疗性操作名称	操作类型	财务分类	编码	项目名称	项目内涵	除外内容	计价单位	说明	三级医疗服务价格（元）	医保结算类型	医疗收费项目类别
835	41.9100	供者骨髓抽吸，为了移植	治疗性操作	G	310800012	骨髓采集术	含保存		2mL/单位		1396.94	甲类	治疗费
836	41.9100x001	供者骨髓采集术	治疗性操作	G	310800012	骨髓采集术	含保存		2mL/单位		1396.94	甲类	治疗费
837	41.9200	骨髓注入	治疗性操作	E	310800013	骨髓血回输	含骨髓复苏		次		232.82	甲类	治疗费
838	41.9201	肱骨断端骨髓注射术	治疗性操作	E	310800013	骨髓血回输	含骨髓复苏		次		232.82	甲类	治疗费
839	41.9202	股骨断端骨髓注射术	治疗性操作	E	310800013	骨髓血回输	含骨髓复苏		次		232.82	甲类	治疗费
840	41.9203	胫骨断端骨髓注射术	治疗性操作	E	310800013	骨髓血回输	含骨髓复苏		次		232.82	甲类	治疗费
841	41.9901	脾内无水酒精注入治疗术	治疗性操作	G	310905005－3/1	经皮穿刺各种实体肿瘤药物注射治疗			次		582.06	甲类	治疗费
842	42.3200x003	食管病损氩气刀治疗术	治疗性操作	G	310902006	经胃镜特殊治疗	含取异物、止血、息肉肿物切除等病变及内镜下胃食道返流治疗、药疗、化疗、硬化剂治疗	圈套器、钛夹	次		349.24	甲类	治疗费
843	42.3200x003	食管病损氩气刀治疗术	治疗性操作	G	310902006－5	经胃镜特殊治疗加收（氩气刀）			次		118.00	甲类	治疗费
844	42.3300x006	胃镜下食管病损电灼术	治疗性操作	G	310902006	经胃镜特殊治疗	含取异物、止血、息肉肿物切除等病变及内镜下胃食道返流治疗、药疗、化疗、硬化剂治疗	圈套器、钛夹	次		349.24	甲类	治疗费
845	42.3300x006	胃镜下食管病损电灼术	治疗性操作	G	310902006－3	经胃镜特殊治疗加收（电切）			次		118.00	甲类	治疗费
846	42.3300x007	内镜下食管病损射频消融术	治疗性操作	G	310902006	经胃镜特殊治疗	含取异物、止血、息肉肿物切除等病变及内镜下胃食道返流治疗、药疗、化疗、硬化剂治疗	圈套器、钛夹	次		349.24	甲类	治疗费
847	42.3300x007	内镜下食管病损射频消融术	治疗性操作	G	310902006－4	经胃镜特殊治疗加收（射频）			次		118.00	甲类	治疗费
848	42.3301	内镜食管病损切除术	治疗性操作	G	310902006	经胃镜特殊治疗	含取异物、止血、息肉肿物切除等病变及内镜下胃食道返流治疗、药疗、化疗、硬化剂治疗	圈套器、钛夹	次		349.24	甲类	治疗费
849	42.3302	内镜食管病损氩离子凝固术	治疗性操作	G	310902006	经胃镜特殊治疗	含取异物、止血、息肉肿物切除等病变及内镜下胃食道返流治疗、药疗、化疗、硬化剂治疗	圈套器、钛夹	次		349.24	甲类	治疗费
850	42.3302	内镜食管病损氩离子凝固术	治疗性操作	G	310902006－5	经胃镜特殊治疗加收（氩气刀）			次		118.00	甲类	治疗费

（续上表）

序号	治疗性操作诊断编码	治疗性操作名称	操作类型	财务分类	编码	项目名称	项目内涵	除外内容	计价单位	说明	三级医疗服务价格（元）	医保结算类型	医疗收费项目类别
851	42.3303	内镜黏膜下隧道食管病损切除术	治疗性操作	G	310902012S	经电子内镜消化道黏膜切除术（EMR）	指透明帽法、套扎器法、黏膜下注射切除法，经内镜用相关附件将消化道病变黏膜完全切除，止血或处理创面。不含内镜检查		次		1690.00	甲类	治疗费
852	42.3304	内镜食管息肉切除术	治疗性操作	G	310902006	经胃镜特殊治疗	含取异物、止血、息肉肿物切除等病变及内镜下胃食道返流治疗、药疗、化疗、硬化剂治疗	圈套器、钛夹	次		349.24	甲类	治疗费
853	42.3305	内镜食管黏膜下剥离术	治疗性操作	G	310903018S	经电子内镜消化道黏膜剥离术（ESD）	经内镜检查寻查肿物，于肿物基底部注射，抬举肿物，进行肿物剥离。不含内镜检查		次		2786.00	甲类	治疗费
854	42.3306	内镜食管黏膜切除术	治疗性操作	G	310902012S	经电子内镜消化道黏膜切除术（EMR）	指透明帽法、套扎器法、黏膜下注射切除法，经内镜用相关附件将消化道病变黏膜完全切除，止血或处理创面。不含内镜检查		次		1690.00	甲类	治疗费
855	42.3307	内镜食管静脉曲张结扎术	治疗性操作	G	310902006	经胃镜特殊治疗	含取异物、止血、息肉肿物切除等病变及内镜下胃食道返流治疗、药疗、化疗、硬化剂治疗	圈套器、钛夹	次		349.24	甲类	治疗费
856	42.3308	内镜食管静脉曲张硬化剂注射术	治疗性操作	G	310901007	经内镜上消化道静脉曲张治疗	含内镜检查；指对食管、胃、十二指肠的硬化、套扎、组织粘合治疗	套扎器、组织粘合胶	每个位点		488.93	甲类	治疗费
857	42.3309	内镜食管静脉曲张组织胶注射术	治疗性操作	G	310901007	经内镜上消化道静脉曲张治疗	含内镜检查；指对食管、胃、十二指肠的硬化、套扎、组织粘合治疗	套扎器、组织粘合胶	每个位点		488.93	甲类	治疗费
858	42.3310	内镜食管出血止血术	治疗性操作	G	310902006	经胃镜特殊治疗	含取异物、止血、息肉肿物切除等病变及内镜下胃食道返流治疗、药疗、化疗、硬化剂治疗	圈套器、钛夹	次		349.24	甲类	治疗费
859	42.8100	食管置入永久性管	治疗性操作	G	310901006	食管腔内支架置入术	指内镜下或透视下。含狭窄扩张	支架、导管、导丝	次	含X光照相及照片	698.47	甲类	治疗费
860	42.8101	内镜下食管支架置入术	治疗性操作	G	310901006	食管腔内支架置入术	指内镜下或透视下。含狭窄扩张	支架、导管、导丝	次	含X光照相及照片	698.47	甲类	治疗费
861	42.9200x006	内镜下食管球囊扩张成形术	治疗性操作	G	310901008	食管狭窄扩张术	指经内镜扩张、器械扩张、透视下气囊或水囊扩张、逆行扩张等方式扩张	气囊或水囊扩张导管	次	不得另收内镜使用费	523.85	甲类	治疗费
862	42.9200x007	内镜下贲门括约肌切开术（POEM）	治疗性操作	G	310905029S	经口内镜下肌切开术（POEM）	不含内镜检查		次		2759.00	甲类	治疗费

（续上表）

序号	治疗性操作诊断编码	治疗性操作名称	操作类型	财务分类	编码	项目名称	项目内涵	除外内容	计价单位	说明	三级医疗服务价格（元）	医保结算类型	医疗收费项目类别
863	42.9202	内镜下食管扩张术	治疗性操作	G	310901008	食管狭窄扩张术	指经内镜扩张、器械扩张、透视下气囊或水囊扩张、逆行扩张等方式扩张	气囊或水囊扩张导管	次	不得另收内镜使用费	523.85	甲类	治疗费
864	42.9900x001	内镜下食管支架调整术	治疗性操作	G	310901006	食管腔内支架置入术	指内镜下或透视下。含狭窄扩张	支架、导管、导丝	次	含X光照相及照片	698.47	甲类	治疗费
865	42.9901	食管支架调整术	治疗性操作	G	310901006	食管腔内支架置入术	指内镜下或透视下。含狭窄扩张	支架、导管、导丝	次	含X光照相及照片	698.47	甲类	治疗费
866	43.1100	经皮［内镜的］胃造口术［PEG］	治疗性操作	G	331002009	胃肠造瘘术		一次性造瘘管	次		2197.00	甲类	手术费
867	43.1100x001	内镜下经皮胃造瘘术	治疗性操作	G	331002009	胃肠造瘘术		一次性造瘘管	次		2197.00	甲类	手术费
868	43.1100x001	内镜下经皮胃造瘘术	治疗性操作	G	310000000－12	诊疗中使用其他内镜加收			次		354.00	甲类	治疗费
869	43.4100x011	胃镜下贲门病损切除术	治疗性操作	G	310902006	经胃镜特殊治疗	含取异物、止血、息肉肿物切除等病变及内镜下胃食道返流治疗、药疗、化疗、硬化剂治疗	圈套器、钛夹	次		349.24	甲类	治疗费
870	43.4100x013	胃镜下胃病损电切术	治疗性操作	G	310902006	经胃镜特殊治疗	含取异物、止血、息肉肿物切除等病变及内镜下胃食道返流治疗、药疗、化疗、硬化剂治疗	圈套器、钛夹	次		349.24	甲类	治疗费
871	43.4100x013	胃镜下胃病损电切术	治疗性操作	G	310902006－3	经胃镜特殊治疗加收（电切）			次		118.00	甲类	治疗费
872	43.4100x014	胃镜下胃病损切除术	治疗性操作	G	310902006	经胃镜特殊治疗	含取异物、止血、息肉肿物切除等病变及内镜下胃食道返流治疗、药疗、化疗、硬化剂治疗	圈套器、钛夹	次		349.24	甲类	治疗费
873	43.4100x015	胃镜下贲门病损电切术	治疗性操作	G	310902006	经胃镜特殊治疗	含取异物、止血、息肉肿物切除等病变及内镜下胃食道返流治疗、药疗、化疗、硬化剂治疗	圈套器、钛夹	次		349.24	甲类	治疗费
874	43.4100x015	胃镜下贲门病损电切术	治疗性操作	G	310902006－3	经胃镜特殊治疗加收（电切）			次		118.00	甲类	治疗费
875	43.4100x016	胃镜下胃病损硬化术	治疗性操作	G	310901007	经内镜上消化道静脉曲张治疗	含内镜检查；指对食管、胃、十二指肠的硬化、套扎、组织粘合治疗	套扎器、组织粘合胶	每个位点		488.93	甲类	治疗费
876	43.4100x020	内镜下胃底静脉曲张组织胶注射术	治疗性操作	G	310901007	经内镜上消化道静脉曲张治疗	含内镜检查；指对食管、胃、十二指肠的硬化、套扎、组织粘合治疗	套扎器、组织粘合胶	每个位点		488.93	甲类	治疗费
877	43.4100x021	内镜下胃全层切除术［EFTR］	治疗性操作	G	310905032S	内镜下全层切除术（EFR）	指在内镜下切除消化道管壁固有肌层，尤其是固有肌层深层来源的黏膜下肿瘤的内镜手术。不含内镜检查		次		2784.00	甲类	治疗费

（续上表）

序号	治疗性操作诊断编码	治疗性操作名称	操作类型	财务分类	编码	项目名称	项目内涵	除外内容	计价单位	说明	三级医疗服务价格（元）	医保结算类型	医疗收费项目类别
878	43.4101	内镜下胃病损氩离子凝固术	治疗性操作	G	310902006	经胃镜特殊治疗	含取异物、止血、息肉肿物切除等病变及内镜下胃食道返流治疗、药疗、化疗、硬化剂治疗	圈套器、钛夹	次		349.24	甲类	治疗费
879	43.4101	内镜下胃病损氩离子凝固术	治疗性操作	G	310902006－5	经胃镜特殊治疗加收（氩气刀）			次		118.00	甲类	治疗费
880	43.4102	内镜下胃病损套扎治疗术	治疗性操作	G	310901007	经内镜上消化道静脉曲张治疗	含内镜检查；指对食管、胃、十二指肠的硬化、套扎、组织粘合治疗	套扎器、组织粘合胶	每个位点		488.93	甲类	治疗费
881	43.4103	内镜下胃肠吻合口病损切除术	治疗性操作	G	310902006	经胃镜特殊治疗	含取异物、止血、息肉肿物切除等病变及内镜下胃食道返流治疗、药疗、化疗、硬化剂治疗	圈套器、钛夹	次		349.24	甲类	治疗费
882	43.4104	内镜下胃病损光动力疗法	治疗性操作	G	310902006	经胃镜特殊治疗	含取异物、止血、息肉肿物切除等病变及内镜下胃食道返流治疗、药疗、化疗、硬化剂治疗	圈套器、钛夹	次		349.24	甲类	治疗费
883	43.4105	内镜下胃息肉切除术	治疗性操作	G	310902006	经胃镜特殊治疗	含取异物、止血、息肉肿物切除等病变及内镜下胃食道返流治疗、药疗、化疗、硬化剂治疗	圈套器、钛夹	次		349.24	甲类	治疗费
884	43.4106	内镜下经黏膜下隧道胃病损切除术（STER）	治疗性操作	G	310905030S	经黏膜下隧道内镜切除术（STER）	指经内镜建立黏膜下隧道，显露肿物，完整剥离黏膜下肿物。不含内镜检查		次		2893.00	甲类	治疗费
885	43.4107	内镜下胃黏膜下剥离术［ESD］	治疗性操作	G	310903018S	经电子内镜消化道黏膜剥离术（ESD）	经内镜检查寻查肿物，于肿物基底部注射，抬举肿物，进行肿物剥离。不含内镜检查		次		2786.00	甲类	治疗费
886	43.4108	内镜下胃黏膜切除术［EMR］	治疗性操作	G	310902012S	经电子内镜消化道黏膜切除术（EMR）	指透明帽法、套扎器法、黏膜下注射切除法，经内镜用相关附件将消化道病变黏膜完全切除，止血或处理创面。不含内镜检查		次		1690.00	甲类	治疗费
887	43.4109	内镜下胃静脉曲张结扎术	治疗性操作	G	310901007	经内镜上消化道静脉曲张治疗	含内镜检查；指对食管、胃、十二指肠的硬化、套扎、组织粘合治疗	套扎器、组织粘合胶	每个位点		488.93	甲类	治疗费
888	43.4110	内镜下胃静脉曲张硬化术	治疗性操作	G	310901007	经内镜上消化道静脉曲张治疗	含内镜检查；指对食管、胃、十二指肠的硬化、套扎、组织粘合治疗	套扎器、组织粘合胶	每个位点		488.93	甲类	治疗费

（续上表）

序号	治疗性操作诊断编码	治疗性操作名称	操作类型	财务分类	编码	项目名称	项目内涵	除外内容	计价单位	说明	三级医疗服务价格（元）	医保结算类型	医疗收费项目类别
889	44.2200	内镜下幽门扩张	治疗性操作	G	310901008－2	幽门狭窄扩张术	指经内镜扩张、器械扩张、透视下气囊或水囊扩张、逆行扩张等方式扩张	气囊或水囊扩张导管	次	不得另收内镜使用费	523.85	甲类	治疗费
890	44.2200x001	胃镜下胃－肠吻合口扩张术	治疗性操作	G	310901008－2	幽门狭窄扩张术	指经内镜扩张、器械扩张、透视下气囊或水囊扩张、逆行扩张等方式扩张	气囊或水囊扩张导管	次	不得另收内镜使用费	523.85	甲类	治疗费
891	44.2201	内镜下幽门球囊扩张术	治疗性操作	G	310901008－2	幽门狭窄扩张术	指经内镜扩张、器械扩张、透视下气囊或水囊扩张、逆行扩张等方式扩张	气囊或水囊扩张导管	次	不得另收内镜使用费	523.85	甲类	治疗费
892	44.2202	内镜下幽门支架植入术	治疗性操作	G	310902007	经胃镜胃内支架置入术		支架	次		1014.00	甲类	治疗费
893	44.2900x002	幽门括约肌切开术	治疗性操作	G	310905029S	经口内镜下肌切开术（POEM）	不含内镜检查		次		2759.00	甲类	治疗费
894	44.3200	经皮［内镜的］胃空肠吻合术	治疗性操作	G	310000000－12	诊疗中使用其他内镜加收			次		354.00	甲类	治疗费
895	44.3200x001	内镜下经皮胃－空肠造瘘术	治疗性操作	G	331002009	胃肠造瘘术		一次性造瘘管	次		2197.00	甲类	手术费
896	44.3200x001	内镜下经皮胃－空肠造瘘术	治疗性操作	G	310000000－12	诊疗中使用其他内镜加收			次		354.00	甲类	治疗费
897	44.3201	内镜下胃空肠吻合术	治疗性操作	G	310000000－12	诊疗中使用其他内镜加收			次		354.00	甲类	治疗费
898	44.4100x009	胃镜下胃溃疡修补术	治疗性操作	G	331002011	胃肠穿孔修补术			次		2433.60	甲类	手术费
899	44.4100x009	胃镜下胃溃疡修补术	治疗性操作	G	310000000－12	诊疗中使用其他内镜加收			次		354.00	甲类	治疗费
900	44.4200x004	胃镜下十二指肠溃疡修补术	治疗性操作	G	331002011	胃肠穿孔修补术			次		2433.60	甲类	手术费
901	44.4200x004	胃镜下十二指肠溃疡修补术	治疗性操作	G	310000000－12	诊疗中使用其他内镜加收			次		354.00	甲类	治疗费
902	44.4300	内镜下胃或十二指肠出血控制	治疗性操作	G	310902006	经胃镜特殊治疗	含取异物、止血、息肉肿物切除等病变及内镜下胃食道返流治疗、药疗、化疗、硬化剂治疗	圈套器、钛夹	次		349.24	甲类	治疗费
903	44.4300x001	胃镜下十二指肠止血术	治疗性操作	G	310902006	经胃镜特殊治疗	含取异物、止血、息肉肿物切除等病变及内镜下胃食道返流治疗、药疗、化疗、硬化剂治疗	圈套器、钛夹	次		349.24	甲类	治疗费
904	44.4300x002	胃镜下胃出血止血术	治疗性操作	G	310902006	经胃镜特殊治疗	含取异物、止血、息肉肿物切除等病变及内镜下胃食道返流治疗、药疗、化疗、硬化剂治疗	圈套器、钛夹	次		349.24	甲类	治疗费
905	44.4300x003	胃镜下胃空肠吻合口出血止血术	治疗性操作	G	310902006	经胃镜特殊治疗	含取异物、止血、息肉肿物切除等病变及内镜下胃食道返流治疗、药疗、化疗、硬化剂治疗	圈套器、钛夹	次		349.24	甲类	治疗费

（续上表）

序号	治疗性操作诊断编码	治疗性操作名称	操作类型	财务分类	编码	项目名称	项目内涵	除外内容	计价单位	说明	三级医疗服务价格（元）	医保结算类型	医疗收费项目类别
906	44.4301	内镜下胃氩气刀止血术	治疗性操作	G	310902006	经胃镜特殊治疗	含取异物、止血、息肉肿物切除等病变及内镜下胃食道返流治疗、药疗、化疗、硬化剂治疗	圈套器、钛夹	次		349.24	甲类	治疗费
907	44.4301	内镜下胃氩气刀止血术	治疗性操作	G	310902006－5	经胃镜特殊治疗加收（氩气刀）			次		118.00	甲类	治疗费
908	44.4302	内镜下胃钛夹止血术	治疗性操作	G	310902006	经胃镜特殊治疗	含取异物、止血、息肉肿物切除等病变及内镜下胃食道返流治疗、药疗、化疗、硬化剂治疗	圈套器、钛夹	次		349.24	甲类	治疗费
909	44.4303	内镜下十二指肠钛夹止血术	治疗性操作	G	310902006	经胃镜特殊治疗	含取异物、止血、息肉肿物切除等病变及内镜下胃食道返流治疗、药疗、化疗、硬化剂治疗	圈套器、钛夹	次		349.24	甲类	治疗费
910	44.5x03	内镜下胃肠吻合口修补术	治疗性操作	G	331002015	胃肠短路术	逐层进腹，探查，胃－空肠侧侧吻合，止血，经腹壁另戳孔置管固定，冲洗腹腔，逐层关腹。含肠肠吻合术		次		3582.80	甲类	手术费
911	44.5x03	内镜下胃肠吻合口修补术	治疗性操作	G	310000000－12	诊疗中使用其他内镜加收			次		354.00	甲类	治疗费
912	44.5x04	内镜下胃肠吻合口扩张术	治疗性操作	G	310903007	肠道球囊扩张术		球囊	次		611.16	甲类	治疗费
913	44.5x04	内镜下胃肠吻合口扩张术	治疗性操作	G	310000000－12	诊疗中使用其他内镜加收			次		354.00	甲类	治疗费
914	44.5x05	内镜下食管胃吻合口扩张术	治疗性操作	G	310903007	肠道球囊扩张术		球囊	次		611.16	甲类	治疗费
915	44.5x05	内镜下食管胃吻合口扩张术	治疗性操作	G	310000000－12	诊疗中使用其他内镜加收			次		354.00	甲类	治疗费
916	44.5x06	内镜下胃肠吻合口支架植入术	治疗性操作	G	310902007－2	经胃镜十二指肠支架置入术		支架	次		1014.00	甲类	治疗费
917	44.5x07	内镜下胃咽吻合口扩张术	治疗性操作	G	310903007	肠道球囊扩张术		球囊	次		611.16	甲类	治疗费
918	44.5x07	内镜下胃咽吻合口扩张术	治疗性操作	G	310000000－12	诊疗中使用其他内镜加收			次		354.00	甲类	治疗费
919	44.9300	胃泡（球囊）置入	治疗性操作	G	310901008－1	贲门狭窄扩张术	指经内镜扩张、器械扩张、透视下气囊或水囊扩张、逆行扩张等方式扩张	气囊或水囊扩张导管	次	不得另收内镜使用费	523.85	甲类	治疗费
920	44.9400	胃泡（球囊）去除	治疗性操作	G	310901008－1	贲门狭窄扩张术	指经内镜扩张、器械扩张、透视下气囊或水囊扩张、逆行扩张等方式扩张	气囊或水囊扩张导管	次	不得另收内镜使用费	523.85	甲类	治疗费
921	44.9900x001	内镜下胃支架置入术	治疗性操作	G	310902007－1	经胃镜食管支架置入术		支架	次		1014.00	甲类	治疗费
922	45.1300x007	超声内镜下小肠检查	治疗性操作	D	310903015S	超声肠镜检查	含活检、刷检	超声水囊	次		624.00	甲类	检查费
923	45.3000	内镜下十二指肠病损切除术或破坏术	治疗性操作	G	310903010	经肠镜特殊治疗	含取异物、止血、息肉肿物切除等病变		次		582.06	甲类	治疗费

（续上表）

序号	治疗性操作诊断编码	治疗性操作名称	操作类型	财务分类	编码	项目名称	项目内涵	除外内容	计价单位	说明	三级医疗服务价格（元）	医保结算类型	医疗收费项目类别
924	45.3001	内镜下十二指肠病损切除术	治疗性操作	G	310903010	经肠镜特殊治疗	含取异物、止血、息肉肿物切除等病变		次		582.06	甲类	治疗费
925	45.3002	内镜下十二指肠病损氩离子凝固治疗术	治疗性操作	G	310903010	经肠镜特殊治疗	含取异物、止血、息肉肿物切除等病变		次		582.06	甲类	治疗费
926	45.3002	内镜下十二指肠病损氩离子凝固治疗术	治疗性操作	G	310903010－6	经肠镜特殊治疗加收（氩气刀）			次		118.00	甲类	治疗费
927	45.3004	内镜下十二指肠黏膜下剥离术（ESD）	治疗性操作	G	310903018S	经电子内镜消化道黏膜剥离术（ESD）	经内镜检查寻查肿物，于肿物基底部注射，抬举肿物，进行肿物剥离。不含内镜检查		次		2786.00	甲类	治疗费
928	45.3005	内镜下十二指肠黏膜切除术（EMR）	治疗性操作	G	310902012S	经电子内镜消化道黏膜切除术（EMR）	指透明帽法、套扎器法、黏膜下注射切除法，经内镜用相关附件将消化道病变黏膜完全切除，止血或处理创面。不含内镜检查		次		1690.00	甲类	治疗费
929	45.3006	内镜下十二指肠病损射频消融术	治疗性操作	G	310903010	经肠镜特殊治疗	含取异物、止血、息肉肿物切除等病变		次		582.06	甲类	治疗费
930	45.3006	内镜下十二指肠病损射频消融术	治疗性操作	G	310903010－5	经肠镜特殊治疗加收（射频）			次		118.00	甲类	治疗费
931	45.3007	内镜下经黏膜下隧道十二指肠病损切除术（STER）	治疗性操作	G	310905030S	经黏膜下隧道内镜切除术（STER）	指经内镜建立黏膜下隧道，显露肿物，完整剥离黏膜下肿物。不含内镜检查		次		2893.00	甲类	治疗费
932	45.3300x012	内镜下小肠黏膜切除术（EMR）	治疗性操作	G	310902012S	经电子内镜消化道黏膜切除术（EMR）	指透明帽法、套扎器法、黏膜下注射切除法，经内镜用相关附件将消化道病变黏膜完全切除，止血或处理创面。不含内镜检查		次		1690.00	甲类	治疗费
933	45.3300x013	内镜下小肠黏膜下剥离术（ESD）	治疗性操作	G	310903018S	经电子内镜消化道黏膜剥离术（ESD）	经内镜检查寻查肿物，于肿物基底部注射，抬举肿物，进行肿物剥离。不含内镜检查		次		2786.00	甲类	治疗费
934	45.3300x014	内镜下经黏膜下隧道小肠病损切除术（STER）	治疗性操作	G	310905030S	经黏膜下隧道内镜切除术（STER）	指经内镜建立黏膜下隧道，显露肿物，完整剥离黏膜下肿物。不含内镜检查		次		2893.00	甲类	治疗费
935	45.3400x001	内镜下小肠出血止血术	治疗性操作	G	310903010	经肠镜特殊治疗	含取异物、止血、息肉肿物切除等病变		次		582.06	甲类	治疗费
936	45.3401	内镜下空肠病损氩气刀治疗术（APC）	治疗性操作	G	310903010	经肠镜特殊治疗	含取异物、止血、息肉肿物切除等病变		次		582.06	甲类	治疗费
937	45.3401	内镜下空肠病损氩气刀治疗术（APC）	治疗性操作	G	310903010－6	经肠镜特殊治疗加收（氩气刀）			次		118.00	甲类	治疗费
938	45.3402	内镜下回肠病损氩气刀治疗术（APC）	治疗性操作	G	310903010	经肠镜特殊治疗	含取异物、止血、息肉肿物切除等病变		次		582.06	甲类	治疗费

（续上表）

序号	治疗性操作诊断编码	治疗性操作名称	操作类型	财务分类	编码	项目名称	项目内涵	除外内容	计价单位	说明	三级医疗服务价格（元）	医保结算类型	医疗收费项目类别
939	45. 3402	内镜下回肠病损氩气刀治疗术（APC）	治疗性操作	G	310903010－6	经肠镜特殊治疗加收（氩气刀）			次		118. 00	甲类	治疗费
940	45. 4200	内镜下大肠息肉切除术	治疗性操作	G	310903010	经肠镜特殊治疗	含取异物、止血、息肉肿物切除等病变		次		582. 06	甲类	治疗费
941	45. 4200x003	纤维结肠镜下结肠息肉切除术	治疗性操作	G	310903010	经肠镜特殊治疗	含取异物、止血、息肉肿物切除等病变		次		582. 06	甲类	治疗费
942	45. 4200x004	内镜下结肠息肉消融术	治疗性操作	G	310903010	经肠镜特殊治疗	含取异物、止血、息肉肿物切除等病变		次		582. 06	甲类	治疗费
943	45. 4200x004	内镜下结肠息肉消融术	治疗性操作	G	310903010－5	经肠镜特殊治疗加收（射频）			次		118. 00	甲类	治疗费
944	45. 4201	内镜下乙状结肠息肉切除术	治疗性操作	G	310903010	经肠镜特殊治疗	含取异物、止血、息肉肿物切除等病变		次		582. 06	甲类	治疗费
945	45. 4300	内镜下大肠其他病损或组织破坏术	治疗性操作	G	310903010	经肠镜特殊治疗	含取异物、止血、息肉肿物切除等病变		次		582. 06	甲类	治疗费
946	45. 4300x008	结肠镜下结肠病损电凝术	治疗性操作	G	310903010	经肠镜特殊治疗	含取异物、止血、息肉肿物切除等病变		次		582. 06	甲类	治疗费
947	45. 4300x008	结肠镜下结肠病损电凝术	治疗性操作	G	310903010－3	经肠镜特殊治疗加收（电凝）			次		118. 00	甲类	治疗费
948	45. 4300x009	内镜下结肠黏膜下剥离术（ESD）	治疗性操作	G	310903018S	经电子内镜消化道黏膜剥离术（ESD）	经内镜检查寻查肿物，于肿物基底部注射，抬举肿物，进行肿物剥离。不含内镜检查		次		2786. 00	甲类	治疗费
949	45. 4300x010	内镜下结肠黏膜切除术（EMR）	治疗性操作	G	310902012S	经电子内镜消化道黏膜切除术（EMR）	指透明帽法、套扎器法、黏膜下注射切除法，经内镜用相关附件将消化道病变黏膜完全切除，止血或处理创面。不含内镜检查		次		1690. 00	甲类	治疗费
950	45. 4300x012	内镜下经黏膜下隧道结肠病损切除术（STER）	治疗性操作	G	310905030S	经黏膜下隧道内镜切除术（STER）	指经内镜建立黏膜下隧道，显露肿物，完整剥离黏膜下肿物。不含内镜检查		次		2893. 00	甲类	治疗费
951	45. 4300x013	内镜下结肠病损氩气刀治疗术（APC）	治疗性操作	G	310903010	经肠镜特殊治疗	含取异物、止血、息肉肿物切除等病变		次		582. 06	甲类	治疗费
952	45. 4300x013	内镜下结肠病损氩气刀治疗术（APC）	治疗性操作	G	310903010－6	经肠镜特殊治疗加收（氩气刀）			次		118. 00	甲类	治疗费
953	45. 4301	内镜下乙状结肠病损切除术	治疗性操作	G	310903010	经肠镜特殊治疗	含取异物、止血、息肉肿物切除等病变		次		582. 06	甲类	治疗费
954	45. 4302	内镜下结肠病损切除术	治疗性操作	G	310903010	经肠镜特殊治疗	含取异物、止血、息肉肿物切除等病变		次		582. 06	甲类	治疗费
955	45. 4303	内镜下盲肠病损切除术	治疗性操作	G	310903010	经肠镜特殊治疗	含取异物、止血、息肉肿物切除等病变		次		582. 06	甲类	治疗费
956	45. 4304	内镜下结肠止血术	治疗性操作	G	310903010	经肠镜特殊治疗	含取异物、止血、息肉肿物切除等病变		次		582. 06	甲类	治疗费

（续上表）

序号	治疗性操作诊断编码	治疗性操作名称	操作类型	财务分类	编码	项目名称	项目内涵	除外内容	计价单位	说明	三级医疗服务价格（元）	医保结算类型	医疗收费项目类别
957	45.4305	内镜下直肠止血术	治疗性操作	G	310903010	经肠镜特殊治疗	含取异物、止血、息肉肿物切除等病变		次		582.06	甲类	治疗费
958	45.4306	内镜下直肠钛夹止血术	治疗性操作	G	310903010	经肠镜特殊治疗	含取异物、止血、息肉肿物切除等病变		次		582.06	甲类	治疗费
959	46.3200	经皮（内镜的）空肠造口术[PEJ]	治疗性操作	G	331002009	胃肠造瘘术		一次性造瘘管	次		2197.00	甲类	手术费
960	46.3200	经皮（内镜的）空肠造口术[PEJ]	治疗性操作	G	310000000－12	诊疗中使用其他内镜加收			次		354.00	甲类	治疗费
961	46.3200x002	内镜下经皮空肠造瘘术	治疗性操作	G	331002009	胃肠造瘘术		一次性造瘘管	次		2197.00	甲类	手术费
962	46.3200x002	内镜下经皮空肠造瘘术	治疗性操作	G	310000000－12	诊疗中使用其他内镜加收			次		354.00	甲类	治疗费
963	46.3201	空肠穿刺置管造口术	治疗性操作	G	331002017S	空肠置管手术	开腹或腹腔镜下将管路置入到小肠（十二指肠或空肠）	营养管	次	仅独立开展本手术方可收费	2040.00	甲类	手术费
964	46.8500	肠扩张	治疗性操作	G	310903007	肠道球囊扩张术		球囊	次		611.16	甲类	治疗费
965	46.8500x005	内镜下十二指肠支架置入术	治疗性操作	G	310902007－2	经胃镜十二指肠支架置入术		支架	次		1014.00	甲类	治疗费
966	46.8500x008	内镜下小肠球囊扩张术	治疗性操作	G	310903007	肠道球囊扩张术		球囊	次		611.16	甲类	治疗费
967	46.8500x008	内镜下小肠球囊扩张术	治疗性操作	G	310000000－12	诊疗中使用其他内镜加收			次		354.00	甲类	治疗费
968	46.8500x009	内镜下小肠支架置入术	治疗性操作	G	310903008	肠道支架置入术		支架	次		756.68	甲类	治疗费
969	46.8500x009	内镜下小肠支架置入术	治疗性操作	G	310000000－12	诊疗中使用其他内镜加收			次		354.00	甲类	治疗费
970	46.8501	十二指肠球囊扩张术	治疗性操作	G	310903007	肠道球囊扩张术		球囊	次		611.16	甲类	治疗费
971	46.8502	结肠球囊扩张术	治疗性操作	G	310903007	肠道球囊扩张术		球囊	次		611.16	甲类	治疗费
972	46.8503	十二指肠支架置入术	治疗性操作	G	310902007－2	经胃镜十二指肠支架置入术		支架	次		1014.00	甲类	治疗费
973	46.8504	直肠吻合口球囊扩张术	治疗性操作	G	310903007	肠道球囊扩张术		球囊	次		611.16	甲类	治疗费
974	46.8505	空肠支架置入术	治疗性操作	G	310903008	肠道支架置入术		支架	次		756.68	甲类	治疗费
975	46.8506	空肠吻合口球囊扩张术	治疗性操作	G	310903007	肠道球囊扩张术		球囊	次		611.16	甲类	治疗费
976	46.8507	小肠球囊扩张术	治疗性操作	G	310903007	肠道球囊扩张术		球囊	次		611.16	甲类	治疗费
977	46.8508	回肠支架植入术	治疗性操作	G	310903008	肠道支架置入术		支架	次		756.68	甲类	治疗费
978	46.8509	输入襻支架植入术	治疗性操作	G	310903008	肠道支架置入术		支架	次		756.68	甲类	治疗费
979	46.8510	内镜下十二指肠球囊扩张术	治疗性操作	G	310903007	肠道球囊扩张术		球囊	次		611.16	甲类	治疗费
980	46.8510	内镜下十二指肠球囊扩张术	治疗性操作	G	310000000－12	诊疗中使用其他内镜加收			次		354.00	甲类	治疗费
981	46.8511	内镜下结肠球囊扩张术	治疗性操作	G	310903007	肠道球囊扩张术		球囊	次		611.16	甲类	治疗费
982	46.8511	内镜下结肠球囊扩张术	治疗性操作	G	310000000－12	诊疗中使用其他内镜加收			次		354.00	甲类	治疗费
983	46.8600	内镜下结肠支架置入	治疗性操作	G	310903008	肠道支架置入术		支架	次		756.68	甲类	治疗费
984	46.8600	内镜下结肠支架置入	治疗性操作	G	310000000－12	诊疗中使用其他内镜加收			次		354.00	甲类	治疗费

（续上表）

序号	治疗性操作诊断编码	治疗性操作名称	操作类型	财务分类	编码	项目名称	项目内涵	除外内容	计价单位	说明	三级医疗服务价格（元）	医保结算类型	医疗收费项目类别
985	46.8600x001	内镜下阑尾支架置入术	治疗性操作	G	310903008	肠道支架置入术		支架	次		756.68	甲类	治疗费
986	46.8600x001	内镜下阑尾支架置入术	治疗性操作	G	310000000－12	诊疗中使用其他内镜加收			次		354.00	甲类	治疗费
987	46.8600x002	内镜下直肠支架置入术	治疗性操作	G	310903008	肠道支架置入术		支架	次		756.68	甲类	治疗费
988	46.8600x002	内镜下直肠支架置入术	治疗性操作	G	310000000－12	诊疗中使用其他内镜加收			次		354.00	甲类	治疗费
989	46.9500	小肠局部灌注	治疗性操作	E	120800001－2	注食、注药、十二指肠灌注		药物和一次性胃肠管、注食器、灌食器	日		11.89	甲类	治疗费
990	46.9501	小肠灌洗	治疗性操作	E	120800001－2	注食、注药、十二指肠灌注		药物和一次性胃肠管、注食器、灌食器	日		11.89	甲类	治疗费
991	46.9600	大肠局部灌注	治疗性操作	E	121500002	清洁灌肠	指经肛门清洁灌肠		次		38.85	甲类	治疗费
992	46.9600x001	内镜下逆行阑尾腔冲洗术	治疗性操作	G	310903009	经内镜结肠治疗	含液疗、药疗、取异物		次		582.06	甲类	治疗费
993	46.9601	空气灌肠复位术	治疗性操作	D	310903013	肠套叠充气造影及整复	含临床操作及注气设备使用		次		93.13	甲类	治疗费
994	46.9602	大肠灌洗	治疗性操作	E	121500002	清洁灌肠	指经肛门清洁灌肠		次		38.85	甲类	治疗费
995	47.9900x001	内镜下阑尾粪石取出术	治疗性操作	G	310903010	经肠镜特殊治疗	含取异物、止血、息肉肿物切除等病变		次		582.06	甲类	治疗费
996	48.3200x001	直肠－乙状结肠镜下直肠病损电切术	治疗性操作	G	310903010	经肠镜特殊治疗	含取异物、止血、息肉肿物切除等病变		次		582.06	甲类	治疗费
997	48.3200x001	直肠－乙状结肠镜下直肠病损电切术	治疗性操作	G	310903010－4	经肠镜特殊治疗加收（电切）			次		118.00	甲类	治疗费
998	48.3508	内镜下直肠病损切除术	治疗性操作	G	310905033S	经内镜黏膜下肿物切除术（ESE）	指在内镜下切除消化道管壁固有肌层内生型黏膜下肿物。不含内镜检查		次		2766.00	甲类	治疗费
999	48.3509	内镜下直肠黏膜下剥离术（ESD）	治疗性操作	G	310903018S	经电子内镜消化道黏膜剥离术（ESD）	经内镜检查寻查肿物，于肿物基底部注射，抬举肿物，进行肿物剥离。不含内镜检查		次		2786.00	甲类	治疗费
1000	48.3510	内镜下直肠黏膜切除术（EMR）	治疗性操作	G	310902012S	经电子内镜消化道黏膜切除术（EMR）	指透明帽法、套扎器法、黏膜下注射切除法，经内镜用相关附件将消化道病变黏膜完全切除，止血或处理创面。不含内镜检查		次		1690.00	甲类	治疗费
1001	48.3511	内镜下直肠病损光动力治疗术（PDT）	治疗性操作	G	310903010	经肠镜特殊治疗	含取异物、止血、息肉肿物切除等病变		次		582.06	甲类	治疗费
1002	48.3511	内镜下直肠病损光动力治疗术（PDT）	治疗性操作	G	310903010－2	经肠镜特殊治疗加收（激光）			次		118.00	甲类	治疗费
1003	48.3512	内镜下经黏膜下隧道直肠病损切除术（STER）	治疗性操作	G	310905030S	经黏膜下隧道内镜切除术（STER）	指经内镜建立黏膜下隧道，显露肿物，完整剥离黏膜下肿物。不含内镜检查		次		2893.00	甲类	治疗费

（续上表）

序号	治疗性操作诊断编码	治疗性操作名称	操作类型	财务分类	编码	项目名称	项目内涵	除外内容	计价单位	说明	三级医疗服务价格（元）	医保结算类型	医疗收费项目类别
1004	48. 3600	直肠［内镜的］息肉切除术	治疗性操作	G	310903010	经肠镜特殊治疗	含取异物、止血、息肉肿物切除等病变		次		582. 06	甲类	治疗费
1005	48. 3602	直肠－乙状结肠镜下直肠息肉切除术	治疗性操作	G	310903010	经肠镜特殊治疗	含取异物、止血、息肉肿物切除等病变		次		582. 06	甲类	治疗费
1006	48. 3603	内镜下直肠息肉氩离子凝固术（APC）	治疗性操作	G	310903010	经肠镜特殊治疗	含取异物、止血、息肉肿物切除等病变		次		582. 06	甲类	治疗费
1007	48. 3603	内镜下直肠息肉氩离子凝固术（APC）	治疗性操作	G	310903010－6	经肠镜特殊治疗加收（氩气刀）			次		118. 00	甲类	治疗费
1008	48. 7600x010	直肠前突出注射治疗	治疗性操作	E	460000021	直肠前突出注射术	指直肠前壁黏膜下层柱状注射	药物	次		110. 00	甲类	治疗费
1009	48. 7600x011	完全性直肠脱垂双层硬化剂注射治疗	治疗性操作	G	331004015	直肠脱垂悬吊术	含开腹、直肠悬吊固定于直肠周围组织、封闭直肠前凹陷、加固盆底筋膜		次		3042. 00	甲类	手术费
1010	48. 9900x001	复杂性高位肛周脓肿切开引流原发病灶清除挂线术	治疗性操作	E	460000016－1	复杂化脓性肛周大汗腺炎切开清创引流术	指以肛门为中心，炎症波及半径超过 3cm 以上。含合并肛门直肠周围脓肿清创引流		次		715. 00	甲类	治疗费
1011	48. 9900x002	肛肠术后紧线术	治疗性操作	E	460000004	高位复杂肛瘘挂线治疗			次		440. 00	甲类	治疗费
1012	48. 9900x003	肛门狭窄挂线术	治疗性操作	E	460000004	高位复杂肛瘘挂线治疗			次		440. 00	甲类	治疗费
1013	48. 9900x004	直肠狭窄挂线术	治疗性操作	E	460000004	高位复杂肛瘘挂线治疗			次		440. 00	甲类	治疗费
1014	48. 9900x005	内镜下直肠出血止血术	治疗性操作	G	331004020	肛周常见疾病手术治疗	指痔、肛裂、息肉、疣、肥大肛乳头、痣等切除或套扎及肛周肿物切除术；不含复杂肛瘘、高位肛瘘		次	每种疾病分别计价	878. 80	甲类	手术费
1015	49. 3100	内镜下肛门病损或组织切除术或破坏术	治疗性操作	G	331004020	肛周常见疾病手术治疗	指痔、肛裂、息肉、疣、肥大肛乳头、痣等切除或套扎及肛周肿物切除术；不含复杂肛瘘、高位肛瘘		次	每种疾病分别计价	878. 80	甲类	手术费
1016	49. 3100	内镜下肛门病损或组织切除术或破坏术	治疗性操作	G	310000000－12	诊疗中使用其他内镜加收			次		354. 00	甲类	治疗费
1017	49. 3101	内镜下肛门病损切除术	治疗性操作	G	331004020	肛周常见疾病手术治疗	指痔、肛裂、息肉、疣、肥大肛乳头、痣等切除或套扎及肛周肿物切除术；不含复杂肛瘘、高位肛瘘		次	每种疾病分别计价	878. 80	甲类	手术费
1018	49. 3101	内镜下肛门病损切除术	治疗性操作	G	310000000－12	诊疗中使用其他内镜加收			次		354. 00	甲类	治疗费
1019	49. 3900x016	肛门皮肤和皮下组织非切除性清创	治疗性操作	G	331004020	肛周常见疾病手术治疗	指痔、肛裂、息肉、疣、肥大肛乳头、痣等切除或套扎及肛周肿物切除术；不含复杂肛瘘、高位肛瘘		次	每种疾病分别计价	878. 80	甲类	手术费

（续上表）

序号	治疗性操作诊断编码	治疗性操作名称	操作类型	财务分类	编码	项目名称	项目内涵	除外内容	计价单位	说明	三级医疗服务价格（元）	医保结算类型	医疗收费项目类别
1020	49.4100	痔复位术	治疗性操作	G	331004023	混合痔嵌顿手法松解回纳术			次		1115.40	甲类	手术费
1021	49.4200	痔注射	治疗性操作	E	460000003	内痔硬化剂注射治疗（枯痔治疗）		药物	每个痔核		88.00	甲类	治疗费
1022	49.4200x001	枯痔注射治疗	治疗性操作	E	460000003	内痔硬化剂注射治疗（枯痔治疗）		药物	每个痔核		88.00	甲类	治疗费
1023	49.4200x002	消痔灵注射治疗	治疗性操作	E	460000003	内痔硬化剂注射治疗（枯痔治疗）		药物	每个痔核		88.00	甲类	治疗费
1024	49.4200x003	内痔硬化剂注射治疗	治疗性操作	E	460000003	内痔硬化剂注射治疗（枯痔治疗）		药物	每个痔核		88.00	甲类	治疗费
1025	49.4200x004	环状混合痔硬化剂注射治疗	治疗性操作	E	460000003	内痔硬化剂注射治疗（枯痔治疗）		药物	每个痔核		88.00	甲类	治疗费
1026	49.4500x002	混合痔外剥内扎治疗	治疗性操作	E	460000007	混合痔外剥内扎术			次		418.00	甲类	治疗费
1027	49.4500x003	经直肠多普勒痔动脉结扎治疗	治疗性操作	D	220201009	临床操作的B超引导			每半小时	不可同时收取超声检查费	70.00	甲类	检查费
1028	49.4500x003	经直肠多普勒痔动脉结扎治疗	治疗性操作	G	331004020	肛周常见疾病手术治疗	指痔、肛裂、息肉、疣、肥大肛乳头、痣等切除或套扎及肛周肿物切除术；不含复杂肛瘘、高位肛瘘		次	每种疾病分别计价	878.80	甲类	手术费
1029	49.4500x004	内镜下内痔套扎治疗	治疗性操作	G	331004020	肛周常见疾病手术治疗	指痔、肛裂、息肉、疣、肥大肛乳头、痣等切除或套扎及肛周肿物切除术；不含复杂肛瘘、高位肛瘘		次	每种疾病分别计价	878.80	甲类	手术费
1030	49.4500x004	内镜下内痔套扎治疗	治疗性操作	G	310000000－12	诊疗中使用其他内镜加收			次		354.00	甲类	治疗费
1031	50.2400	肝病损或组织的经皮消融术	治疗性操作	G	310905005－5	经皮穿刺肝肿物射频治疗		射频导管、动脉穿刺套针	次		2910.30	甲类	治疗费
1032	50.2401	CT引导下肝病损射频消融术	治疗性操作	G	310905005－5	经皮穿刺肝肿物射频治疗		射频导管、动脉穿刺套针	次		2910.30	甲类	治疗费
1033	50.2401	CT引导下肝病损射频消融术	治疗性操作	D	210300005	临床操作的CT引导			每半小时		160.00	乙类	检查费
1034	50.2402	CT引导下肝病损微波消融术	治疗性操作	G	310905005－5	经皮穿刺肝肿物射频治疗		射频导管、动脉穿刺套针	次		2910.30	甲类	治疗费
1035	50.2402	CT引导下肝病损微波消融术	治疗性操作	D	210300005	临床操作的CT引导			每半小时		160.00	乙类	检查费
1036	50.2403	超声引导下肝病损微波消融术	治疗性操作	G	310905005－5	经皮穿刺肝肿物射频治疗		射频导管、动脉穿刺套针	次		2910.30	甲类	治疗费
1037	50.2403	超声引导下肝病损微波消融术	治疗性操作	D	220302012	临床操作的彩色多普勒超声引导			每半小时	不可同时收取超声检查费	120.00	乙类	检查费

（续上表）

序号	治疗性操作诊断编码	治疗性操作名称	操作类型	财务分类	编码	项目名称	项目内涵	除外内容	计价单位	说明	三级医疗服务价格（元）	医保结算类型	医疗收费项目类别
1038	50.2404	超声引导下肝病损射频消融术	治疗性操作	G	310905005－5	经皮穿刺肝肿物射频治疗		射频导管、动脉穿刺套针	次		2910.30	甲类	治疗费
1039	50.2404	超声引导下肝病损射频消融术	治疗性操作	D	220302012	临床操作的彩色多普勒超声引导			每半小时	不可同时收取超声检查费	120.00	乙类	检查费
1040	50.2900x022	经皮肝病损无水酒精注射术	治疗性操作	G	310905005－3	经皮穿刺肝肿物药物注射治疗			次		582.06	甲类	治疗费
1041	50.2900x023	经皮肝病损冷冻消融术	治疗性操作	G	310905005－6	经皮穿刺肝肿物冷冻治疗		冷冻电极	次		2846.27	甲类	治疗费
1042	50.6900x004	经皮肝窦道填塞修补术	治疗性操作	G	331005001	肝损伤清创修补术	不含肝部分切除术		次		3380.00	甲类	手术费
1043	50.9100	经皮肝抽吸术	治疗性操作	G	331005006	肝内病灶清除术	含肝囊肿开窗、肝结核瘤切除术、其他肝良性肿瘤切除；不含肝包虫病手术		次		4732.00	甲类	手术费
1044	50.9101	经皮肝穿刺引流术	治疗性操作	G	331005028S	1～3 级肝管切开＋肝胆管盆式内引流术			次		3380.00	甲类	手术费
1045	50.9102	肝脓肿穿刺引流术	治疗性操作	G	331008009	开腹腹腔内脓肿引流术	指后腹腔脓肿或实质脏器脓肿（如肝脓肿、脾脓肿、胰腺脓肿）的外引流		次		2535.00	甲类	手术费
1046	50.9103	肝囊肿穿刺引流术	治疗性操作	G	331008009	开腹腹腔内脓肿引流术	指后腹腔脓肿或实质脏器脓肿（如肝脓肿、脾脓肿、胰腺脓肿）的外引流		次		2535.00	甲类	手术费
1047	50.9200	体外肝辅助	治疗性操作	E	310905023－2	人工肝机器血浆置换治疗法			次		3360.00	甲类	治疗费
1048	50.9200x001	肝透析［人工肝治疗］	治疗性操作	E	310905023－2	人工肝机器血浆置换治疗法			次		3360.00	甲类	治疗费
1049	50.9201	肝透析	治疗性操作	E	310905023－2	人工肝机器血浆置换治疗法			次		3360.00	甲类	治疗费
1050	50.9300	肝局部灌注	治疗性操作	G	320300002	肝动脉插管灌注术		体内放置的投药泵（Port）	次		2431.00	乙类	治疗费
1051	50.9400x005	肝病损药物注射治疗	治疗性操作	G	310905005－3	经皮穿刺肝肿物药物注射治疗			次		582.06	甲类	治疗费
1052	50.9401	肝内无水酒精注射术	治疗性操作	G	310905005－3	经皮穿刺肝肿物药物注射治疗			次		582.06	甲类	治疗费
1053	50.9402	肝囊肿硬化剂注射术	治疗性操作	G	310905009	肝囊肿硬化剂注射治疗	不含超声定位引导		次		465.65	甲类	治疗费
1054	51.0101	胆囊穿刺术	治疗性操作	G	310905008－2	胆汁穿刺引流术	不含超声定位引导		次		174.62	甲类	治疗费
1055	51.0102	经皮经肝胆囊置管引流术	治疗性操作	G	310905010	经皮肝穿胆道引流术（PTCD）	不含超声定位引导或 X 线引导	导管	次		582.06	甲类	治疗费
1056	51.0103	超声引导下胆囊穿刺引流术	治疗性操作	D	220302012	临床操作的彩色多普勒超声引导			每半小时	不可同时收取超声检查费	120.00	乙类	检查费
1057	51.0103	超声引导下胆囊穿刺引流术	治疗性操作	G	310905008－2	胆汁穿刺引流术	不含超声定位引导		次		174.62	甲类	治疗费

（续上表）

序号	治疗性操作诊断编码	治疗性操作名称	操作类型	财务分类	编码	项目名称	项目内涵	除外内容	计价单位	说明	三级医疗服务价格（元）	医保结算类型	医疗收费项目类别
1058	51.5900x001	超声引导下胆管穿刺引流术	治疗性操作	D	220302012	临床操作的彩色多普勒超声引导			每半小时	不可同时收取超声检查费	120.00	乙类	检查费
1059	51.5900x001	超声引导下胆管穿刺引流术	治疗性操作	G	331006011	胆总管探查T管引流术	不含术中B超、术中胆道镜检查和术中胆道造影		次		3380.00	甲类	手术费
1060	51.5900x009	内镜下胆道异物去除术	治疗性操作	G	310903003－1	经十二指肠镜胆道异物取出术		导管、导丝、取石网篮、气囊	次		1622.40	甲类	治疗费
1061	51.6400x002	内镜下胆总管病损切除术	治疗性操作	G	331006006	肝门部胆管病变切除术	含胆总管囊肿、胆道闭锁；不含高位胆管癌切根治		次		5070.00	甲类	手术费
1062	51.6400x002	内镜下胆总管病损切除术	治疗性操作	G	330000000－13	术中使用其他内镜加收			次		354.00	甲类	手术费
1063	51.8400	内镜下壶腹和胆管扩张术	治疗性操作	G	310905021	胆道球囊扩张术		球囊	次		931.30	甲类	治疗费
1064	51.8400	内镜下壶腹和胆管扩张术	治疗性操作	G	330000000－13	术中使用其他内镜加收			次		354.00	甲类	手术费
1065	51.8400x001	内镜下奥狄氏括约肌切开术	治疗性操作	G	331006013	经十二指肠奥狄氏括约肌切开成形术			次		2873.00	甲类	手术费
1066	51.8400x001	内镜下奥狄氏括约肌切开术	治疗性操作	G	330000000－13	术中使用其他内镜加收			次		354.00	甲类	手术费
1067	51.8401	内镜下肝管气囊扩张术	治疗性操作	G	310905021	胆道球囊扩张术		球囊	次		931.30	甲类	治疗费
1068	51.8401	内镜下肝管气囊扩张术	治疗性操作	G	330000000－13	术中使用其他内镜加收			次		354.00	甲类	手术费
1069	51.8402	内镜下胆管扩张术	治疗性操作	G	310905021	胆道球囊扩张术		球囊	次		931.30	甲类	治疗费
1070	51.8402	内镜下胆管扩张术	治疗性操作	G	330000000－13	术中使用其他内镜加收			次		354.00	甲类	手术费
1071	51.8403	内镜下奥狄氏括约肌扩张术	治疗性操作	G	331006013	经十二指肠奥狄氏括约肌切开成形术			次		2873.00	甲类	手术费
1072	51.8403	内镜下奥狄氏括约肌扩张术	治疗性操作	G	330000000－13	术中使用其他内镜加收			次		354.00	甲类	手术费
1073	51.8404	内镜下胆总管球囊扩张术	治疗性操作	G	310905021	胆道球囊扩张术		球囊	次		931.30	甲类	治疗费
1074	51.8404	内镜下胆总管球囊扩张术	治疗性操作	G	330000000－13	术中使用其他内镜加收			次		354.00	甲类	手术费
1075	51.8500	内镜括约肌切开术和十二指肠乳头切开术	治疗性操作	G	331006013－1	经十二指肠乳头括约肌切开术			次		2873.00	甲类	手术费
1076	51.8500	内镜括约肌切开术和十二指肠乳头切开术	治疗性操作	G	330000000－13	术中使用其他内镜加收			次		354.00	甲类	手术费
1077	51.8500x002	内镜下十二指肠乳头肌切开取石术	治疗性操作	G	331006013－1	经十二指肠乳头括约肌切开术			次		2873.00	甲类	手术费
1078	51.8500x002	内镜下十二指肠乳头肌切开取石术	治疗性操作	G	330000000－13	术中使用其他内镜加收			次		354.00	甲类	手术费
1079	51.8501	内镜下胰管括约肌切开术	治疗性操作	G	331006013－1	经十二指肠乳头括约肌切开术			次		2873.00	甲类	手术费
1080	51.8501	内镜下胰管括约肌切开术	治疗性操作	G	330000000－13	术中使用其他内镜加收			次		354.00	甲类	手术费
1081	51.8502	内镜下胆管括约肌切开术	治疗性操作	G	331006013－1	经十二指肠乳头括约肌切开术			次		2873.00	甲类	手术费

（续上表）

序号	治疗性操作诊断编码	治疗性操作名称	操作类型	财务分类	编码	项目名称	项目内涵	除外内容	计价单位	说明	三级医疗服务价格（元）	医保结算类型	医疗收费项目类别
1082	51.8502	内镜下胆管括约肌切开术	治疗性操作	G	330000000-13	术中使用其他内镜加收			次		354.00	甲类	手术费
1083	51.8503	内镜下十二指肠乳头肌切开术（EST）	治疗性操作	G	331006013-1	经十二指肠乳头括约肌切开术			次		2873.00	甲类	手术费
1084	51.8503	内镜下十二指肠乳头肌切开术（EST）	治疗性操作	G	330000000-13	术中使用其他内镜加收			次		354.00	甲类	手术费
1085	51.8600	内镜下鼻胆引流管置入	治疗性操作	G	310905012	经内镜鼻胆管引流术（ENBD）	不含X线监视	导管、导丝、球囊扩张器	次		523.85	甲类	治疗费
1086	51.8600x002	内镜下鼻胆管引流术	治疗性操作	G	310905012	经内镜鼻胆管引流术（ENBD）	不含X线监视	导管、导丝、球囊扩张器	次		523.85	甲类	治疗费
1087	51.8700	内镜支架（管）置入至胆管	治疗性操作	G	310905022	胆道支架置入术		支架	次		1164.12	甲类	治疗费
1088	51.8700	内镜支架（管）置入至胆管	治疗性操作	G	330000000-13	术中使用其他内镜加收			次		354.00	甲类	手术费
1089	51.8700x001	内镜下胆道内支架成形术	治疗性操作	G	310905020	经内镜胰胆管扩张术+支架置入术	不含X线监视	支架、导管、导丝、球囊扩张器	次		1690.00	甲类	治疗费
1090	51.8700x003	内镜下胆管支架置入术	治疗性操作	G	310905022	胆道支架置入术		支架	次		1164.12	甲类	治疗费
1091	51.8700x003	内镜下胆管支架置入术	治疗性操作	G	330000000-13	术中使用其他内镜加收			次		354.00	甲类	手术费
1092	51.8700x004	内镜下胆管置管引流术	治疗性操作	G	310905012	经内镜鼻胆管引流术（ENBD）	不含X线监视	导管、导丝、球囊扩张器	次		523.85	甲类	治疗费
1093	51.8700x005	内窥镜胆总管内置管术	治疗性操作	G	331006011	胆总管探查T管引流术	不含术中B超、术中胆道镜检查和术中胆道造影		次		3380.00	甲类	手术费
1094	51.8700x005	内窥镜胆总管内置管术	治疗性操作	G	310000000-12	诊疗中使用其他内镜加收			次		354.00	甲类	治疗费
1095	51.8702	内镜下肝管支架置入术	治疗性操作	G	331006011	胆总管探查T管引流术	不含术中B超、术中胆道镜检查和术中胆道造影		次		3380.00	甲类	手术费
1096	51.8702	内镜下肝管支架置入术	治疗性操作	G	310000000-12	诊疗中使用其他内镜加收			次		354.00	甲类	治疗费
1097	51.8800	内镜去除胆管结石	治疗性操作	G	331006014	经内镜奥狄氏括约肌切开取石术（ECT）		切开刀、碎石器、网篮、气囊导管	次		3312.40	甲类	手术费
1098	51.8800x009	内镜下胆管碎石取石术	治疗性操作	G	310903003	经十二指肠镜胆道结石取出术		导管、导丝、取石网篮、气囊	次		1622.40	甲类	治疗费
1099	51.8801	胆道镜下胆管取石术	治疗性操作	G	310905014	经胆道镜胆道结石取出术	含插管引流	网篮、球囊扩张器	次		605.34	甲类	治疗费
1100	51.8802	十二指肠镜下胆总管切开取石术	治疗性操作	G	310903003	经十二指肠镜胆道结石取出术		导管、导丝、取石网篮、气囊	次		1622.40	甲类	治疗费
1101	51.8804	胆道镜下肝内胆管结石取出术	治疗性操作	G	310905013-1	经胆道镜肝内胆道取石术		网篮、球囊扩张器	次		605.34	甲类	治疗费
1102	51.8806	胆道镜下胆管结石取出术	治疗性操作	G	310905014	经胆道镜胆道结石取出术	含插管引流	网篮、球囊扩张器	次		605.34	甲类	治疗费
1103	51.9501	经皮胆总管支架去除术	治疗性操作	G	310905011-1	经内镜胆管内支架取出术		支架、导管、导丝、球囊扩张器	次		650.00	甲类	治疗费

（续上表）

序号	治疗性操作诊断编码	治疗性操作名称	操作类型	财务分类	编码	项目名称	项目内涵	除外内容	计价单位	说明	三级医疗服务价格（元）	医保结算类型	医疗收费项目类别
1104	51.9600	经皮抽吸胆总管结石	治疗性操作	G	310903003	经十二指肠镜胆道结石取出术		导管、导丝、取石网篮、气囊	次		1622.40	甲类	治疗费
1105	51.9600x001	经皮胆总管结石取出术	治疗性操作	G	310905014	经胆道镜胆道结石取出术	含插管引流	网篮、球囊扩张器	次		605.34	甲类	治疗费
1106	51.9601	经T管胆道镜下胆总管取石术	治疗性操作	G	310905014	经胆道镜胆道结石取出术	含插管引流	网篮、球囊扩张器	次		605.34	甲类	治疗费
1107	51.9800x001	超声引导下经皮肝穿刺胆管引流术	治疗性操作	G	310905010	经皮肝穿胆道引流术（PTCD）	不含超声定位引导或X线引导	导管	次		582.06	甲类	治疗费
1108	51.9800x001	超声引导下经皮肝穿刺胆管引流术	治疗性操作	D	220302012	临床操作的彩色多普勒超声引导			每半小时	不可同时收取超声检查费	120.00	乙类	检查费
1109	51.9800x005	经皮胆道镜下取石术	治疗性操作	G	310905014	经胆道镜胆道结石取出术	含插管引流	网篮、球囊扩张器	次		605.34	甲类	治疗费
1110	51.9800x008	经皮胆管球囊扩张术	治疗性操作	G	310905021	胆道球囊扩张术		球囊	次		931.30	甲类	治疗费
1111	51.9800x009	经皮胆管引流术	治疗性操作	G	310905010	经皮肝穿胆道引流术（PTCD）	不含超声定位引导或X线引导	导管	次		582.06	甲类	治疗费
1112	51.9800x010	经皮胆管支架置入术	治疗性操作	G	310905011	经内镜胆管内引流术+支架置入术	不含X线监视	支架、导管、导丝、球囊扩张器	次		1690.00	甲类	治疗费
1113	51.9800x012	经皮肝穿刺胆管引流术	治疗性操作	G	310905010	经皮肝穿胆道引流术（PTCD）	不含超声定位引导或X线引导	导管	次		582.06	甲类	治疗费
1114	51.9800x013	经皮肝穿刺肝胆管引流术	治疗性操作	G	310905010	经皮肝穿胆道引流术（PTCD）	不含超声定位引导或X线引导	导管	次		582.06	甲类	治疗费
1115	51.9800x015	经皮肝穿刺胆总管支架置入术	治疗性操作	G	310905011	经内镜胆管内引流术+支架置入术	不含X线监视	支架、导管、导丝、球囊扩张器	次		1690.00	甲类	治疗费
1116	51.9801	经皮肝穿刺胆管支架植入术	治疗性操作	G	310905020	经内镜胰胆管扩张术+支架置入术	不含X线监视	支架、导管、导丝、球囊扩张器	次		1690.00	甲类	治疗费
1117	51.9803	经皮经肝胆管球囊扩张术	治疗性操作	G	310905021	胆道球囊扩张术		球囊	次		931.30	甲类	治疗费
1118	51.9804	经皮经肝胆管引流术	治疗性操作	G	310905010	经皮肝穿胆道引流术（PTCD）	不含超声定位引导或X线引导	导管	次		582.06	甲类	治疗费
1119	51.9805	经皮经肝肝管支架植入术	治疗性操作	G	310905011	经内镜胆管内引流术+支架置入术	不含X线监视	支架、导管、导丝、球囊扩张器	次		1690.00	甲类	治疗费
1120	51.9806	经皮胆管扩张术	治疗性操作	G	310905021	胆道球囊扩张术		球囊	次		931.30	甲类	治疗费
1121	51.9807	经胆道镜胆管扩张术	治疗性操作	G	310905021	胆道球囊扩张术		球囊	次		931.30	甲类	治疗费
1122	51.9807	经胆道镜胆管扩张术	治疗性操作	G	310000000－12	诊疗中使用其他内镜加收			次		354.00	甲类	治疗费
1123	51.9808	经T管胆道支架植入术	治疗性操作	G	310905022－1	胆道支架取出术			次		534.00	甲类	治疗费
1124	52.2102	超声内镜下胰腺无水酒精注射术	治疗性操作	G	310905005－3/1	经皮穿刺各种实体肿瘤药物注射治疗			次		582.06	甲类	治疗费

（续上表）

序号	治疗性操作诊断编码	治疗性操作名称	操作类型	财务分类	编码	项目名称	项目内涵	除外内容	计价单位	说明	三级医疗服务价格（元）	医保结算类型	医疗收费项目类别
1125	52.2102	超声内镜下胰腺无水酒精注射术	治疗性操作	G	310905005－3/3	经皮穿刺多发肿瘤药物注射治疗加收（每增加1个）			个		291.03	甲类	治疗费
1126	52.2102	超声内镜下胰腺无水酒精注射术	治疗性操作	G	310000000－12	诊疗中使用其他内镜加收			次		354.00	甲类	治疗费
1127	52.2200x001	胰腺病损硬化剂注射术	治疗性操作	G	310905009－1	体内各种器官囊肿硬化剂注射治疗	不含超声定位引导		次		465.65	甲类	治疗费
1128	52.2202	术中胰腺病损射频消融术	治疗性操作	G	310905005－5/1	经皮穿刺各种实体肿瘤射频治疗		射频导管、动脉穿刺套针	次		2910.30	甲类	治疗费
1129	52.2202	术中胰腺病损射频消融术	治疗性操作	G	310905005－5/3	经皮穿刺多发肿瘤射频治疗加收（每增加1个）			个		1455.15	甲类	治疗费
1130	52.4x00x007	超声内镜下胰腺囊肿－胃吻合术	治疗性操作	G	310000000－12	诊疗中使用其他内镜加收			次		354.00	甲类	治疗费
1131	52.4x00x007	超声内镜下胰腺囊肿－胃吻合术	治疗性操作	G	331007003－1	胰腺囊肿胃吻合术			次		3380.00	甲类	手术费
1132	52.4x00x008	超声内镜下胰腺囊肿－十二指肠吻合术	治疗性操作	G	310000000－12	诊疗中使用其他内镜加收			次		354.00	甲类	治疗费
1133	52.4x00x008	超声内镜下胰腺囊肿－十二指肠吻合术	治疗性操作	G	331007003－2	胰腺囊肿空肠吻合术			次		3380.00	甲类	手术费
1134	52.4x00x009	超声内镜下胰腺囊肿－胃吻合伴清创术	治疗性操作	G	310000000－12	诊疗中使用其他内镜加收			次		354.00	甲类	治疗费
1135	52.4x00x009	超声内镜下胰腺囊肿－胃吻合伴清创术	治疗性操作	G	331007003－1	胰腺囊肿胃吻合术			次		3380.00	甲类	手术费
1136	52.4x00x010	超声内镜下胰腺脓肿－十二指肠吻合伴清创术	治疗性操作	G	310000000－12	诊疗中使用其他内镜加收			次		354.00	甲类	治疗费
1137	52.4x00x010	超声内镜下胰腺脓肿－十二指肠吻合伴清创术	治疗性操作	G	331007003－2	胰腺囊肿空肠吻合术			次		3380.00	甲类	手术费
1138	52.4x00x011	超声内镜下胰腺囊肿穿刺引流术	治疗性操作	G	310905019－1	经内镜胰腺囊肿内引流术		支架、导管、导丝、球囊扩张器	次		337.59	甲类	治疗费
1139	52.4x00x012	CT引导下胰腺囊肿穿刺引流术	治疗性操作	D	210300005	临床操作的CT引导			每半小时		160.00	乙类	检查费
1140	52.4x00x012	CT引导下胰腺囊肿穿刺引流术	治疗性操作	G	310905019－1	经内镜胰腺囊肿内引流术		支架、导管、导丝、球囊扩张器	次		337.59	甲类	治疗费
1141	52.9200x001	经皮穿刺胰腺置管引流术	治疗性操作	G	331007003	胰腺囊肿内引流术			次		3380.00	甲类	手术费
1142	52.9300	内镜下胰管支架（管）置入	治疗性操作	G	310905020	经内镜胰胆管扩张术＋支架置入术	不含X线监视	支架、导管、导丝、球囊扩张器	次		1690.00	甲类	治疗费
1143	52.9300x002	内镜下胰管置管引流术	治疗性操作	G	310905019－1	经内镜胰腺囊肿内引流术		支架、导管、导丝、球囊扩张器	次		337.59	甲类	治疗费
1144	52.9400	内镜下胰管结石去除术	治疗性操作	G	331006015	经内镜奥狄氏括约肌切开胰管取石术		切开刀、碎石器、网篮、气囊导管	次		3312.40	甲类	手术费

（续上表）

序号	治疗性操作诊断编码	治疗性操作名称	操作类型	财务分类	编码	项目名称	项目内涵	除外内容	计价单位	说明	三级医疗服务价格（元）	医保结算类型	医疗收费项目类别
1145	52.9400x002	内镜下胰管碎石取石术	治疗性操作	G	331006015	经内镜奥狄氏括约肌切开胰管取石术		切开刀、碎石器、网篮、气囊导管	次		3312.40	甲类	手术费
1146	52.9700	内镜下鼻胰引流管置入	治疗性操作	G	310905011	经内镜胆管内引流术＋支架置入术	不含X线监视	支架、导管、导丝、球囊扩张器	次		1690.00	甲类	治疗费
1147	52.9800	内镜下胰管扩张	治疗性操作	G	310905020	经内镜胰胆管扩张术＋支架置入术	不含X线监视	支架、导管、导丝、球囊扩张器	次		1690.00	甲类	治疗费
1148	52.9800x001	内镜下胰管球囊扩张术［EOBD］	治疗性操作	G	310905020	经内镜胰胆管扩张术＋支架置入术	不含X线监视	支架、导管、导丝、球囊扩张器	次		1690.00	甲类	治疗费
1149	54.9100	经皮腹部引流术	治疗性操作	G	310905008－1	腹腔脓肿穿刺引流术	不含超声定位引导		次		174.62	甲类	治疗费
1150	54.9100x002	经腹盆腔穿刺引流术	治疗性操作	G	310905040	经皮腹盆腔穿刺术	指肿物、液性包块、脓肿、囊肿、包裹性积液等。含穿刺及引流，不含影像引导		次		535.00	甲类	手术费
1151	54.9100x009	超声引导下盆腔穿刺术	治疗性操作	G	310905040	经皮腹盆腔穿刺术	指肿物、液性包块、脓肿、囊肿、包裹性积液等。含穿刺及引流，不含影像引导		次		535.00	甲类	手术费
1152	54.9100x009	超声引导下盆腔穿刺术	治疗性操作	D	220302012	临床操作的彩色多普勒超声引导			每半小时	不可同时收取超声检查费	120.00	乙类	检查费
1153	54.9101	腹腔穿刺引流术	治疗性操作	G	310905008－1	腹腔脓肿穿刺引流术	不含超声定位引导		次		174.62	甲类	治疗费
1154	54.9102	盆腔穿刺引流术	治疗性操作	G	310905040	经皮腹盆腔穿刺术	指肿物、液性包块、脓肿、囊肿、包裹性积液等。含穿刺及引流，不含影像引导		次		535.00	甲类	手术费
1155	54.9103	髂窝穿刺引流术	治疗性操作	G	311400057	皮下组织穿刺术	含活检		次		128.16	甲类	治疗费
1156	54.9104	腹膜后穿刺引流术	治疗性操作	G	310905008－1	腹腔脓肿穿刺引流术	不含超声定位引导		次		174.62	甲类	治疗费
1157	54.9105	腹腔穿刺术	治疗性操作	G	310905001	腹腔穿刺术	含抽液、注药，诊断性腹穿		次		58.21	甲类	治疗费
1158	54.9106	盆腔穿刺术	治疗性操作	G	310905040	经皮腹盆腔穿刺术	指肿物、液性包块、脓肿、囊肿、包裹性积液等。含穿刺及引流，不含影像引导		次		535.00	甲类	手术费
1159	54.9300x011	腹膜透析管置入术	治疗性操作	G	311000001	腹膜透析置管术	含局麻	管道、钛夹	次		480.60	乙类	治疗费

（续上表）

序号	治疗性操作诊断编码	治疗性操作名称	操作类型	财务分类	编码	项目名称	项目内涵	除外内容	计价单位	说明	三级医疗服务价格（元）	医保结算类型	医疗收费项目类别
1160	54.9300x012	腹膜透析管调整	治疗性操作	E	311000044S	腹膜透析导管手术复位术	自原置管切口下方依层切开组织至腹腔，自切口取出腹透管腹内段将包裹腹透管的大网膜剥离并进行部分切除结扎，将腹透管腹内段末端重新放入盆腔。逐层关腹，覆盖敷料	管道、钛夹	次		448.00	甲类	治疗费
1161	54.9700	腹膜腔注入局部作用的治疗性物质	治疗性操作	G	310905001	腹腔穿刺术	含抽液、注药，诊断性腹穿		次		58.21	甲类	治疗费
1162	54.9700x001	腹水浓缩回输	治疗性操作	G	310905002－1	腹水超滤回输治疗			次		436.41	甲类	治疗费
1163	54.9701	腹腔内无水酒精注射	治疗性操作	G	310905001	腹腔穿刺术	含抽液、注药，诊断性腹穿		次		58.21	甲类	治疗费
1164	54.9702	腹腔穿刺药物注射	治疗性操作	G	310905001	腹腔穿刺术	含抽液、注药，诊断性腹穿		次		58.21	甲类	治疗费
1165	54.9703	腹腔镜下腹腔局部注射	治疗性操作	G	310905001	腹腔穿刺术	含抽液、注药，诊断性腹穿		次		58.21	甲类	治疗费
1166	54.9703	腹腔镜下腹腔局部注射	治疗性操作	G	310000000－7	诊疗中使用腹腔镜加收			次		1420.50	甲类	治疗费
1167	54.9800	腹膜透析	治疗性操作	E	311000002	腹透机自动腹膜透析		管道	小时		10.68	乙类	治疗费
1168	54.9800x005	全自动腹膜透析仪腹膜透析	治疗性操作	E	311000002	腹透机自动腹膜透析		管道	小时		10.68	乙类	治疗费
1169	54.9800x006	人工操作法腹膜透析	治疗性操作	E	311000046S	家庭腹膜透析治疗	向患者或家属提供操作培训（使用示范模具）环境、清洁及消毒换液操作、规范洗手、外出口换药护理、腹透液加药技术、淋浴技术、相关知识培训、透析原理、腹膜炎的预防，体重血压、血糖及透析液的测量，环境及物品的清洁，饮食及营养（用食物模型），水盐平衡，居家透析常见问题的处理，运动指导，透析液的加温和储藏，物品的订购。对患者定期随访（电话随访、门诊随访，必要时居家探访）。临床状况评估、出口处及隧道评估、导管相关并发症评估、腹膜炎危险因素评估、生存质量、营养及心理状态评估、透析处方和药物调整等。含碘伏帽	管道	月	包月期间不能同时收取“腹膜透析治疗指导”费用	425.00	甲类	治疗费

（续上表）

序号	治疗性操作诊断编码	治疗性操作名称	操作类型	财务分类	编码	项目名称	项目内涵	除外内容	计价单位	说明	三级医疗服务价格（元）	医保结算类型	医疗收费项目类别
1170	54.9800x007	人工腹膜透析	治疗性操作	E	311000046S	家庭腹膜透析治疗	向患者或家属提供操作培训（使用示范模具）环境、清洁及消毒换液操作、规范洗手、外出口换药护理、腹透液加药技术、淋浴技术、相关知识培训、透析原理、腹膜炎的预防，体重血压、血糖及透析液的测量，环境及物品的清洁，饮食及营养（用食物模型），水盐平衡，居家透析常见问题的处理，运动指导，透析液的加温和储藏，物品的订购。对患者定期随访（电话随访、门诊随访，必要时居家探访）。临床状况评估、出口处及隧道评估、导管相关并发症评估、腹膜炎危险因素评估、生存质量、营养及心理状态评估、透析处方和药物调整等。含碘伏帽	管道	月	包月期间不能同时收取“腹膜透析治疗指导”费用	425.00	甲类	治疗费
1171	54.9800x008	自动化腹膜透析	治疗性操作	E	311000002	腹透机自动腹膜透析		管道	小时		10.68	乙类	治疗费
1172	55.3300	肾病损或组织的经皮消融术	治疗性操作	G	310905005－5/1	经皮穿刺各种实体肿瘤射频治疗		射频导管、动脉穿刺套针	次		2910.30	甲类	治疗费
1173	55.3301	超声引导下肾病损射频消融术	治疗性操作	G	310905005－5/1	经皮穿刺各种实体肿瘤射频治疗		射频导管、动脉穿刺套针	次		2910.30	甲类	治疗费
1174	55.3301	超声引导下肾病损射频消融术	治疗性操作	D	220302012	临床操作的彩色多普勒超声引导			每半小时	不可同时收取超声检查费	120.00	乙类	检查费
1175	55.3302	经皮肾镜肾病损消融术	治疗性操作	G	310905005－5/1	经皮穿刺各种实体肿瘤射频治疗		射频导管、动脉穿刺套针	次		2910.30	甲类	治疗费
1176	55.3302	经皮肾镜肾病损消融术	治疗性操作	G	310000000－5	诊疗中使用经皮肾镜加收			次		1420.50	甲类	治疗费
1177	55.9200x002	经皮肾脓肿抽吸术	治疗性操作	G	311000017	肾周脓肿引流术			次		384.16	甲类	治疗费
1178	55.9200x006	经皮移植肾囊肿抽吸术	治疗性操作	G	311000017－1	肾周积液引流术			次		384.16	甲类	治疗费
1179	55.9200x007	经皮肾血肿抽吸术	治疗性操作	G	311000017－1	肾周积液引流术			次		384.16	甲类	治疗费
1180	55.9201	肾穿刺引流术	治疗性操作	G	311000017－1	肾周积液引流术			次		384.16	甲类	治疗费
1181	55.9202	肾包膜下积液穿刺引流术	治疗性操作	G	311000017－1	肾周积液引流术			次		384.16	甲类	治疗费
1182	55.9203	肾穿刺术	治疗性操作	G	311000015	肾穿刺术	含活检；不含影像学引导	穿刺针、肾造瘘管	单侧		349.24	甲类	治疗费

（续上表）

序号	治疗性操作诊断编码	治疗性操作名称	操作类型	财务分类	编码	项目名称	项目内涵	除外内容	计价单位	说明	三级医疗服务价格（元）	医保结算类型	医疗收费项目类别
1183	55. 9204	移植肾穿刺术	治疗性操作	G	311000015	肾穿刺术	含活检；不含影像学引导	穿刺针、肾造瘘管	单侧		349. 24	甲类	治疗费
1184	55. 9205	经皮肾周脓肿抽吸术	治疗性操作	G	311000017－1	肾周积液引流术			次		384. 16	甲类	治疗费
1185	55. 9206	经皮肾囊肿抽吸术	治疗性操作	G	311000015－2	肾囊肿硬化治疗	不含影像学引导	穿刺针、肾造瘘管	单侧		349. 24	甲类	治疗费
1186	55. 9300	肾造口导管置换	治疗性操作	G	311000015－1	肾造瘘术	不含影像学引导	穿刺针、肾造瘘管	单侧		349. 24	甲类	治疗费
1187	55. 9400	肾盂造口导管置换	治疗性操作	G	311000015－1	肾造瘘术	不含影像学引导	穿刺针、肾造瘘管	单侧		349. 24	甲类	治疗费
1188	55. 9600	其他治疗性物质注入肾	治疗性操作	G	311000015－2	肾囊肿硬化治疗	不含影像学引导	穿刺针、肾造瘘管	单侧		349. 24	甲类	治疗费
1189	55. 9601	肾囊肿硬化剂注射术	治疗性操作	G	311000015－2	肾囊肿硬化治疗	不含影像学引导	穿刺针、肾造瘘管	单侧		349. 24	甲类	治疗费
1190	56. 9200	电子输尿管刺激器置入	治疗性操作	G	331103029S	骶神经调节膀胱起搏器Ⅰ期植入术	采用经皮穿刺方法临时性将刺激电极置入骶神经根周围进行电刺激	神经刺激电极、电极传送鞘管	次		2046. 00	甲类	手术费
1191	57. 1101	膀胱穿刺术	治疗性操作	G	311000033	膀胱穿刺造瘘术			次		308. 49	甲类	治疗费
1192	57. 1700x001	超声引导下耻骨上膀胱造口导尿管插入术	治疗性操作	E	121600001－1	导尿		导尿包、尿管、尿套及尿袋	次		22. 46	甲类	治疗费
1193	57. 1700x001	超声引导下耻骨上膀胱造口导尿管插入术	治疗性操作	D	220302012	临床操作的彩色多普勒超声引导			每半小时	不可同时收取超声检查费	120. 00	乙类	检查费
1194	57. 1701	经皮耻骨上膀胱造口导尿管插入术	治疗性操作	E	121600001－1	导尿		导尿包、尿管、尿套及尿袋	次		22. 46	甲类	治疗费
1195	57. 1800x001	耻骨上膀胱造口导尿管插入术	治疗性操作	E	121600001－1	导尿		导尿包、尿管、尿套及尿袋	次		22. 46	甲类	治疗费
1196	57. 9400	留置导尿管的置入术	治疗性操作	E	121600001－1	导尿		导尿包、尿管、尿套及尿袋	次		22. 46	甲类	治疗费
1197	57. 9500	留置导尿管的置换术	治疗性操作	E	121600001－1	导尿		导尿包、尿管、尿套及尿袋	次		22. 46	甲类	治疗费
1198	57. 9600	电子膀胱刺激器置入术	治疗性操作	G	331103030S	骶神经调节膀胱起搏器Ⅱ期植入术	采用经皮穿刺方法永久性将刺激电极置入骶神经根周围进行电刺激	神经刺激器	次		2565. 00	甲类	手术费
1199	57. 9600	电子膀胱刺激器置入术	治疗性操作	G	331103029S	骶神经调节膀胱起搏器Ⅰ期植入术	采用经皮穿刺方法临时性将刺激电极置入骶神经根周围进行电刺激	神经刺激电极、电极传送鞘管	次		2046. 00	甲类	手术费
1200	57. 9700	电子膀胱刺激器置换术	治疗性操作	G	331103030S	骶神经调节膀胱起搏器Ⅱ期植入术	采用经皮穿刺方法永久性将刺激电极置入骶神经根周围进行电刺激	神经刺激器	次		2565. 00	甲类	手术费

（续上表）

序号	治疗性操作诊断编码	治疗性操作名称	操作类型	财务分类	编码	项目名称	项目内涵	除外内容	计价单位	说明	三级医疗服务价格（元）	医保结算类型	医疗收费项目类别
1201	57.9700	电子膀胱刺激器置换术	治疗性操作	G	331103029S	骶神经调节膀胱起搏器Ⅰ期植入术	采用经皮穿刺方法临时性将刺激电极置入骶神经根周围进行电刺激	神经刺激电极、电极传送鞘管	次		2046.00	甲类	手术费
1202	57.9900x001	膀胱封闭术	治疗性操作	G	311000032	膀胱区封闭			次		58.21	甲类	治疗费
1203	59.8x00	输尿管导管插入术	治疗性操作	G	311000021	经膀胱镜输尿管插管术			单侧		232.82	甲类	治疗费
1204	59.8x00x004	经尿道膀胱镜输尿管导管插入术	治疗性操作	G	311000021	经膀胱镜输尿管插管术			单侧		232.82	甲类	治疗费
1205	59.8x00x005	经尿道膀胱镜输尿管镜输尿管扩张术	治疗性操作	G	311000025	经输尿管镜输尿管扩张术			次		1862.59	甲类	治疗费
1206	59.8x00x006	经尿道膀胱镜输尿管扩张术	治疗性操作	G	311000024	经膀胱镜输尿管扩张术			次		465.65	甲类	治疗费
1207	59.8x01	输尿管扩张术	治疗性操作	G	311000024	经膀胱镜输尿管扩张术			次		465.65	甲类	治疗费
1208	59.8x02	肾导管引流术	治疗性操作	G	311000017	肾周脓肿引流术			次		384.16	甲类	治疗费
1209	59.8x03	经尿道输尿管支架置入术	治疗性操作	G	311000028	经输尿管镜支架置入术	含镜检	支架	次		1164.12	甲类	治疗费
1210	59.9201	肾周穿刺引流术	治疗性操作	G	311000017	肾周脓肿引流术			次		384.16	甲类	治疗费
1211	59.9300	输尿管造口导管置换术	治疗性操作	G	311000022	经皮输尿管内管置入术			次		1455.15	甲类	治疗费
1212	59.9400	膀胱造口导管置换	治疗性操作	E	121400001－3	引流管更换		一次性引流装置	次		19.82	甲类	治疗费
1213	59.9500	超声泌尿系结石碎裂术	治疗性操作	E	311000042S－3	经皮肾镜碎石＋取出术（超声）		肾造瘘管	单侧		4074.42	甲类	治疗费
1214	59.9501	尿道超声碎石术	治疗性操作	G	331103027	经尿道膀胱碎石取石术	含血块取出		次		4225.00	甲类	手术费
1215	59.9502	肾超声碎石术	治疗性操作	E	311000042S－3	经皮肾镜碎石＋取出术（超声）		肾造瘘管	单侧		4074.42	甲类	治疗费
1216	59.9900x002	输尿管支架取出术	治疗性操作	G	311000028－1	经输尿管镜支架取出术	含镜检		次		1164.12	甲类	治疗费
1217	59.9901	输尿管支架置换术	治疗性操作	G	311000028	经输尿管镜支架置入术	含镜检	支架	次		1164.12	甲类	治疗费
1218	59.9902	输尿管支架调整术	治疗性操作	G	311000028	经输尿管镜支架置入术	含镜检	支架	次		1164.12	甲类	治疗费
1219	59.9903	尿道悬吊带部分取出术	治疗性操作	G	331104022	尿道悬吊延长术		特殊穿刺针、悬吊器	次		2535.00	甲类	手术费
1220	60.7100	经皮精囊抽吸术	治疗性操作	D	331201011S	经尿道精囊镜检查术	从尿道外口置入精囊镜，找到精囊开口进入精囊检查治疗		次		1000.00	甲类	手术费
1221	60.9100	经皮前列腺抽吸术	治疗性操作	D	311100014	前列腺针吸细胞学活检术			次		89.71	甲类	治疗费
1222	60.9200	前列腺注射测试连接处	治疗性操作	G	311100016	前列腺注射			次		33.64	甲类	治疗费
1223	60.9201	前列腺药物注射	治疗性操作	G	311100016	前列腺注射			次		33.64	甲类	治疗费
1224	60.9600	经尿道前列腺组织破坏术，用微波热疗	治疗性操作	G	311100017－2	前列腺射频治疗－射频法			次		1248.00	甲类	治疗费
1225	60.9600x001	经尿道前列腺微波治疗	治疗性操作	G	311100017－1	前列腺微波治疗－微波法			次		25.79	甲类	治疗费
1226	60.9700	其他经尿道的前列腺组织破坏术，用其他热疗法	治疗性操作	G	311100017－2	前列腺射频治疗－射频法			次		1248.00	甲类	治疗费

（续上表）

序号	治疗性操作诊断编码	治疗性操作名称	操作类型	财务分类	编码	项目名称	项目内涵	除外内容	计价单位	说明	三级医疗服务价格（元）	医保结算类型	医疗收费项目类别
1227	60.9701	经尿道前列腺射频消融术	治疗性操作	G	311100017－2	前列腺射频治疗－射频法			次		1248.00	甲类	治疗费
1228	60.9702	经尿道前列腺针吸切除术	治疗性操作	D	311100014	前列腺针吸细胞学活检术			次		89.71	甲类	治疗费
1229	61.3x00x006	阴囊皮肤和皮下组织非切除性清创	治疗性操作	G	331202001	阴囊坏死扩创术			次		1014.00	甲类	手术费
1230	61.9100	经皮睾丸鞘膜抽吸术	治疗性操作	G	311100018	鞘膜积液穿刺抽液术		硬化剂	次		89.71	甲类	治疗费
1231	61.9101	睾丸鞘膜积液抽吸术	治疗性操作	G	311100018	鞘膜积液穿刺抽液术		硬化剂	次		89.71	甲类	治疗费
1232	62.9100	睾丸抽吸术	治疗性操作	D	311100006	睾丸阴茎海绵体穿刺术	含活检、取精		次		168.21	甲类	治疗费
1233	64.2x00x007	阴茎皮肤和皮下组织非切除性清创	治疗性操作	G	331204006－1	阴茎硬结切除术	指切开阴茎皮肤，切除硬结，修复白膜，缝合切口		次		1098.50	甲类	手术费
1234	65.2900x022	经阴道卵巢囊肿穿刺术	治疗性操作	G	331301001	经阴道盆腔穿刺术	含肿物、脓肿、积液等穿刺及引流。含活检		次		1300.00	甲类	手术费
1235	65.9900x008	超声引导下卵巢穿刺取卵术	治疗性操作	G	311201037	B超下采卵术			次		1500.00	丙类	治疗费
1236	66.8x00	输卵管鼓气法	治疗性操作	G	311201015	子宫输卵管通液术	含通气、注药		次		88.00	甲类	治疗费
1237	66.8x00x001	输卵管注气术	治疗性操作	G	311201015	子宫输卵管通液术	含通气、注药		次		88.00	甲类	治疗费
1238	66.8x00x007	超声引导下输卵管通液术	治疗性操作	G	311201015	子宫输卵管通液术	含通气、注药		次		88.00	甲类	治疗费
1239	66.8x00x007	超声引导下输卵管通液术	治疗性操作	D	220302012	临床操作的彩色多普勒超声引导			每半小时	不可同时收取超声检查费	120.00	乙类	检查费
1240	66.8x01	输卵管通液术	治疗性操作	G	311201015	子宫输卵管通液术	含通气、注药		次		88.00	甲类	治疗费
1241	66.8x03	宫腔镜输卵管通液术	治疗性操作	G	311201015	子宫输卵管通液术	含通气、注药		次		88.00	甲类	治疗费
1242	66.8x03	宫腔镜输卵管通液术	治疗性操作	G	330000000－9	术中使用宫腔镜加收			次		709.50	甲类	手术费
1243	66.9100	输卵管抽吸术	治疗性操作	G	331302010－1	输卵管积水穿刺术			次		2600.00	甲类	手术费
1244	66.9100x004	经阴道输卵管穿刺引流术	治疗性操作	G	331302010－1	输卵管积水穿刺术			次		2600.00	甲类	手术费
1245	66.9101	输卵管穿刺术	治疗性操作	G	331302010－1	输卵管积水穿刺术			次		2600.00	甲类	手术费
1246	66.9500	治疗性物质吹入输卵管	治疗性操作	G	331302010	输卵管介入治疗			次		2600.00	甲类	手术费
1247	66.9500x004	输卵管甲氨蝶呤注射术[MTX注射术]	治疗性操作	G	331302010	输卵管介入治疗			次		2600.00	甲类	手术费
1248	66.9501	输卵管注药术	治疗性操作	G	331302010	输卵管介入治疗			次		2600.00	甲类	手术费
1249	67.0x00	子宫颈管扩张	治疗性操作	G	311201010	宫颈扩张术	含宫颈插管		次		88.00	甲类	治疗费
1250	69.0100	扩张和刮宫术，用于终止妊娠	治疗性操作	G	311201050	刮宫术	指常规刮宫；不含产后刮宫、葡萄胎刮宫		次		150.00	甲类	治疗费
1251	69.0100x002	人工流产钳刮术	治疗性操作	G	311201053	人工流产术	含宫颈扩张	一次性宫腔组织吸管	次		按穗计生发〔2003〕27号文执行	丙类	治疗费
1252	69.0101	终止妊娠刮宫术	治疗性操作	G	311201050	刮宫术	指常规刮宫；不含产后刮宫、葡萄胎刮宫		次		150.00	甲类	治疗费

（续上表）

序号	治疗性操作诊断编码	治疗性操作名称	操作类型	财务分类	编码	项目名称	项目内涵	除外内容	计价单位	说明	三级医疗服务价格（元）	医保结算类型	医疗收费项目类别
1253	69.0200	分娩或流产后的扩张和刮宫术	治疗性操作	G	311201050	刮宫术	指常规刮宫；不含产后刮宫、葡萄胎刮宫		次		150.00	甲类	治疗费
1254	69.0200x003	流产后刮宫术	治疗性操作	G	311201050	刮宫术	指常规刮宫；不含产后刮宫、葡萄胎刮宫		次		150.00	甲类	治疗费
1255	69.0201	人工流产后刮宫术	治疗性操作	G	311201050	刮宫术	指常规刮宫；不含产后刮宫、葡萄胎刮宫		次		150.00	甲类	治疗费
1256	69.0202	分娩后刮宫术	治疗性操作	G	311201051	产后刮宫术			次		189.00	甲类	治疗费
1257	69.0900	其他扩张和刮宫术	治疗性操作	G	311201050	刮宫术	指常规刮宫；不含产后刮宫、葡萄胎刮宫		次		150.00	甲类	治疗费
1258	69.0902	宫腔镜诊断性刮宫术	治疗性操作	G	311201052	葡萄胎刮宫术			次		250.00	甲类	治疗费
1259	69.0902	宫腔镜诊断性刮宫术	治疗性操作	G	310000000－8	诊疗中使用宫腔镜加收			次		709.50	甲类	治疗费
1260	69.5100	抽吸刮宫术，用于终止妊娠	治疗性操作	G	311201050	刮宫术	指常规刮宫；不含产后刮宫、葡萄胎刮宫		次		150.00	甲类	治疗费
1261	69.5101	电吸人流术	治疗性操作	G	311201053	人工流产术	含宫颈扩张	一次性宫腔组织吸管	次		按穗计生发〔2003〕27号文执行	丙类	治疗费
1262	69.5102	超声引导下电吸人流术	治疗性操作	G	311201053	人工流产术	含宫颈扩张	一次性宫腔组织吸管	次		按穗计生发〔2003〕27号文执行	丙类	治疗费
1263	69.5102	超声引导下电吸人流术	治疗性操作	D	220302012	临床操作的彩色多普勒超声引导			每半小时	不可同时收取超声检查费	120.00	乙类	检查费
1264	69.5103	宫腔镜电吸人流术	治疗性操作	G	311201053	人工流产术	含宫颈扩张	一次性宫腔组织吸管	次		按穗计生发〔2003〕27号文执行	丙类	治疗费
1265	69.5103	宫腔镜电吸人流术	治疗性操作	G	310000000－8	诊疗中使用宫腔镜加收			次		709.50	甲类	治疗费
1266	69.5200	分娩或流产后抽吸刮宫术	治疗性操作	G	311201051	产后刮宫术			次		189.00	甲类	治疗费
1267	69.5201	分娩后电吸刮宫术	治疗性操作	G	311201051	产后刮宫术			次		189.00	甲类	治疗费
1268	69.5202	流产后电吸刮宫术	治疗性操作	G	311201051	产后刮宫术			次		189.00	甲类	治疗费
1269	69.5900	其他抽吸刮宫术	治疗性操作	G	311201050	刮宫术	指常规刮宫；不含产后刮宫、葡萄胎刮宫		次		150.00	甲类	治疗费
1270	69.5901	电吸刮宫术	治疗性操作	G	311201050	刮宫术	指常规刮宫；不含产后刮宫、葡萄胎刮宫		次		150.00	甲类	治疗费
1271	69.7x00	子宫内避孕装置置入	治疗性操作	G	311201048	宫内节育器放置术		宫内节育器	次		按穗计生发〔2003〕27号文执行	丙类	治疗费
1272	69.9100	子宫治疗性装置置入	治疗性操作	G	311201012	子宫托治疗	含配戴、指导	子宫托	次		40.00	甲类	治疗费
1273	69.9100	子宫治疗性装置置入	治疗性操作	D	311201017	宫腔吸片			次		30.00	甲类	治疗费

（续上表）

序号	治疗性操作诊断编码	治疗性操作名称	操作类型	财务分类	编码	项目名称	项目内涵	除外内容	计价单位	说明	三级医疗服务价格（元）	医保结算类型	医疗收费项目类别
1274	69.9100x001	宫腔引流术	治疗性操作	G	310905040	经皮腹盆腔穿刺术	指肿物、液性包块、脓肿、囊肿、包裹性积液等。含穿刺及引流，不含影像引导		次		535.00	甲类	手术费
1275	69.9100x002	子宫球囊放置术	治疗性操作	G	311201054	子宫内水囊引产术			次		按穗计生发〔2003〕27号文执行	丙类	治疗费
1276	69.9101	宫腔填塞止血术	治疗性操作	E	311201019	宫腔填塞			次		150.00	甲类	治疗费
1277	69.9201	卵巢穿刺取卵术	治疗性操作	G	331306001	经腹腔镜取卵术			次		1508.00	丙类	手术费
1278	69.9400	内翻子宫手法复位	治疗性操作	G	311201016	子宫内翻复位术	指手法复位		次		150.00	甲类	治疗费
1279	70.0x00	后穹隆穿刺术	治疗性操作	G	311201007	后穹窿穿刺术			次		65.00	甲类	治疗费
1280	70.0x00x002	后穹窿穿刺引流术	治疗性操作	G	311201007	后穹窿穿刺术			次		65.00	甲类	治疗费
1281	70.0x00x003	经阴道腹腔穿刺引流术	治疗性操作	E	311201066S	经阴道穿刺减腹水			次		241.00	甲类	治疗费
1282	71.0900x006	外阴脓肿穿刺术	治疗性操作	G	311400057－1	浅表脓肿穿刺术	含活检		次		128.16	甲类	治疗费
1283	71.2100	经皮巴多林腺（囊肿）抽吸术	治疗性操作	G	331305012	前庭大腺囊肿造口术	含脓肿切开引流术		次		910.00	甲类	手术费
1284	71.2100x001	前庭大腺囊肿抽吸术	治疗性操作	G	331305012	前庭大腺囊肿造口术	含脓肿切开引流术		次		910.00	甲类	手术费
1285	71.2200x001	前庭大腺囊肿切开术	治疗性操作	G	331305013	前庭大腺囊肿切除术			次		910.00	甲类	手术费
1286	71.2200x002	前庭大腺脓肿切开引流术	治疗性操作	G	331305012	前庭大腺囊肿造口术	含脓肿切开引流术		次		910.00	甲类	手术费
1287	71.3x00x022	女性会阴皮肤和皮下组织非切除性清创	治疗性操作	E	120500003－2	清创不缝合（小）			次	伤口长度小于等于5cm	51.80	甲类	治疗费
1288	71.3x00x024	女性外阴皮肤和皮下组织非切除性清创	治疗性操作	E	120500003－2	清创不缝合（小）			次	伤口长度小于等于5cm	51.80	甲类	治疗费
1289	72.0x00	低位产钳手术	治疗性操作	G	331400007	难产接生	指臀位助产、臀位牵引、胎头吸引、胎头旋转、产钳助产等。含产程观察，阴道或肛门检查，胎心监测及脐带处理，会阴裂伤修补及侧切		次	难产接生失败后立即进行剖宫产接生，可同时收取难产接生和剖宫产术两项目费用	1170.00	丙类	手术费

（续上表）

序号	治疗性操作诊断编码	治疗性操作名称	操作类型	财务分类	编码	项目名称	项目内涵	除外内容	计价单位	说明	三级医疗服务价格（元）	医保结算类型	医疗收费项目类别
1290	72. 2900	其他中位产钳手术	治疗性操作	G	331400007	难产接生	指臀位助产、臀位牵引、胎头吸引、胎头旋转、产钳助产等。含产程观察，阴道或肛门检查，胎心监测及脐带处理，会阴裂伤修补及侧切		次	难产接生失败后立即进行剖宫产接生，可同时收取难产接生和剖宫产术两项目费用	1170. 00	丙类	手术费
1291	72. 2900x001	中位产钳术	治疗性操作	G	331400007	难产接生	指臀位助产、臀位牵引、胎头吸引、胎头旋转、产钳助产等。含产程观察，阴道或肛门检查，胎心监测及脐带处理，会阴裂伤修补及侧切		次	难产接生失败后立即进行剖宫产接生，可同时收取难产接生和剖宫产术两项目费用	1170. 00	丙类	手术费
1292	72. 3900	其他高位产钳手术	治疗性操作	G	331400007	难产接生	指臀位助产、臀位牵引、胎头吸引、胎头旋转、产钳助产等。含产程观察，阴道或肛门检查，胎心监测及脐带处理，会阴裂伤修补及侧切		次	难产接生失败后立即进行剖宫产接生，可同时收取难产接生和剖宫产术两项目费用	1170. 00	丙类	手术费
1293	72. 3900x001	高位产钳术	治疗性操作	G	331400007	难产接生	指臀位助产、臀位牵引、胎头吸引、胎头旋转、产钳助产等。含产程观察，阴道或肛门检查，胎心监测及脐带处理，会阴裂伤修补及侧切		次	难产接生失败后立即进行剖宫产接生，可同时收取难产接生和剖宫产术两项目费用	1170. 00	丙类	手术费

（续上表）

序号	治疗性操作诊断编码	治疗性操作名称	操作类型	财务分类	编码	项目名称	项目内涵	除外内容	计价单位	说明	三级医疗服务价格（元）	医保结算类型	医疗收费项目类别
1294	72.4x00	产钳胎头旋转	治疗性操作	G	331400007	难产接生	指臀位助产、臀位牵引、胎头吸引、胎头旋转、产钳助产等。含产程观察，阴道或肛门检查，胎心监测及脐带处理，会阴裂伤修补及侧切		次	难产接生失败后立即进行剖宫产接生，可同时收取难产接生和剖宫产术两项目费用	1170.00	丙类	手术费
1295	72.5100	部分臀位牵引头后出产钳助产	治疗性操作	G	331400007	难产接生	指臀位助产、臀位牵引、胎头吸引、胎头旋转、产钳助产等。含产程观察，阴道或肛门检查，胎心监测及脐带处理，会阴裂伤修补及侧切		次	难产接生失败后立即进行剖宫产接生，可同时收取难产接生和剖宫产术两项目费用	1170.00	丙类	手术费
1296	72.5100x001	后出头产钳伴部分臀牵引术	治疗性操作	G	331400007	难产接生	指臀位助产、臀位牵引、胎头吸引、胎头旋转、产钳助产等。含产程观察，阴道或肛门检查，胎心监测及脐带处理，会阴裂伤修补及侧切		次	难产接生失败后立即进行剖宫产接生，可同时收取难产接生和剖宫产术两项目费用	1170.00	丙类	手术费
1297	72.5200	其他部分臀位牵引	治疗性操作	G	331400007	难产接生	指臀位助产、臀位牵引、胎头吸引、胎头旋转、产钳助产等。含产程观察，阴道或肛门检查，胎心监测及脐带处理，会阴裂伤修补及侧切		次	难产接生失败后立即进行剖宫产接生，可同时收取难产接生和剖宫产术两项目费用	1170.00	丙类	手术费

（续上表）

序号	治疗性操作诊断编码	治疗性操作名称	操作类型	财务分类	编码	项目名称	项目内涵	除外内容	计价单位	说明	三级医疗服务价格（元）	医保结算类型	医疗收费项目类别
1298	72.5200x001	部分臀位牵引术	治疗性操作	G	331400007	难产接生	指臀位助产、臀位牵引、胎头吸引、胎头旋转、产钳助产等。含产程观察，阴道或肛门检查，胎心监测及脐带处理，会阴裂伤修补及侧切		次	难产接生失败后立即进行剖宫产接生，可同时收取难产接生和剖宫产术两项目费用	1170.00	丙类	手术费
1299	72.5300	完全臀位牵引头后出产钳助产	治疗性操作	G	331400007	难产接生	指臀位助产、臀位牵引、胎头吸引、胎头旋转、产钳助产等。含产程观察，阴道或肛门检查，胎心监测及脐带处理，会阴裂伤修补及侧切		次	难产接生失败后立即进行剖宫产接生，可同时收取难产接生和剖宫产术两项目费用	1170.00	丙类	手术费
1300	72.5400	其他全部臀位牵引	治疗性操作	G	331400007	难产接生	指臀位助产、臀位牵引、胎头吸引、胎头旋转、产钳助产等。含产程观察，阴道或肛门检查，胎心监测及脐带处理，会阴裂伤修补及侧切		次	难产接生失败后立即进行剖宫产接生，可同时收取难产接生和剖宫产术两项目费用	1170.00	丙类	手术费
1301	72.5400x001	全部臀位牵引术	治疗性操作	G	331400007	难产接生	指臀位助产、臀位牵引、胎头吸引、胎头旋转、产钳助产等。含产程观察，阴道或肛门检查，胎心监测及脐带处理，会阴裂伤修补及侧切		次	难产接生失败后立即进行剖宫产接生，可同时收取难产接生和剖宫产术两项目费用	1170.00	丙类	手术费

（续上表）

序号	治疗性操作诊断编码	治疗性操作名称	操作类型	财务分类	编码	项目名称	项目内涵	除外内容	计价单位	说明	三级医疗服务价格（元）	医保结算类型	医疗收费项目类别
1302	72. 6x00	头后出产钳助产	治疗性操作	G	331400007	难产接生	指臀位助产、臀位牵引、胎头吸引、胎头旋转、产钳助产等。含产程观察，阴道或肛门检查，胎心监测及脐带处理，会阴裂伤修补及侧切		次	难产接生失败后立即进行剖宫产接生，可同时收取难产接生和剖宫产术两项目费用	1170. 00	丙类	手术费
1303	72. 7900x001	胎头吸引术	治疗性操作	G	331400007	难产接生	指臀位助产、臀位牵引、胎头吸引、胎头旋转、产钳助产等。含产程观察，阴道或肛门检查，胎心监测及脐带处理，会阴裂伤修补及侧切		次	难产接生失败后立即进行剖宫产接生，可同时收取难产接生和剖宫产术两项目费用	1170. 00	丙类	手术费
1304	73. 0100	人工破膜引产	治疗性操作	G	331400001	人工破膜术			次		78. 00	丙类	手术费
1305	73. 0900	其他人工破膜	治疗性操作	G	331400001	人工破膜术			次		78. 00	丙类	手术费
1306	73. 0900x001	分娩时人工破膜	治疗性操作	G	331400001	人工破膜术			次		78. 00	丙类	手术费
1307	73. 1x00x002	子宫颈扩张引产	治疗性操作	G	311201010	宫颈扩张术	含宫颈插管		次		88. 00	甲类	治疗费
1308	73. 1x01	水囊引产	治疗性操作	G	311201054	子宫内水囊引产术			次		按穗计生发〔2003〕27号文执行	丙类	治疗费
1309	73. 1x02	子宫颈扩张球囊引产	治疗性操作	G	311201054	子宫内水囊引产术			次		按穗计生发〔2003〕27号文执行	丙类	治疗费
1310	73. 2100	内倒转术与联合倒转术不伴牵引术	治疗性操作	G	331400009	内倒转术			次		455. 00	丙类	手术费
1311	73. 2100x001	内倒转助产	治疗性操作	G	331400009	内倒转术			次		455. 00	丙类	手术费
1312	73. 2200	内倒转术与联合倒转术伴牵引术	治疗性操作	G	331400009	内倒转术			次		455. 00	丙类	手术费

（续上表）

序号	治疗性操作诊断编码	治疗性操作名称	操作类型	财务分类	编码	项目名称	项目内涵	除外内容	计价单位	说明	三级医疗服务价格（元）	医保结算类型	医疗收费项目类别
1313	73.3x00	产钳助产失败	治疗性操作	G	331400007	难产接生	指臀位助产、臀位牵引、胎头吸引、胎头旋转、产钳助产等。含产程观察，阴道或肛门检查，胎心监测及脐带处理，会阴裂伤修补及侧切		次	难产接生失败后立即进行剖宫产接生，可同时收取难产接生和剖宫产术两项目费用	1170.00	丙类	手术费
1314	73.3x00x001	试用产钳	治疗性操作	G	331400007	难产接生	指臀位助产、臀位牵引、胎头吸引、胎头旋转、产钳助产等。含产程观察，阴道或肛门检查，胎心监测及脐带处理，会阴裂伤修补及侧切		次	难产接生失败后立即进行剖宫产接生，可同时收取难产接生和剖宫产术两项目费用	1170.00	丙类	手术费
1315	73.4x00	药物引产	治疗性操作	G	311201056	药物性引产处置术	含早孕及中孕；不含中孕接生		次		按穗计生发〔2003〕27号文执行	丙类	治疗费
1316	73.4x00x004	米非司酮＋米索引产	治疗性操作	G	311201056	药物性引产处置术	含早孕及中孕；不含中孕接生		次		按穗计生发〔2003〕27号文执行	丙类	治疗费
1317	73.4x00x008	前列腺素促子宫颈成熟［普贝生引产］	治疗性操作	G	311201055	催产素滴注引产术	含观察宫缩、产程	胎心检测	次		按穗计生发〔2003〕27号文执行	丙类	治疗费
1318	73.4x01	催产素引产	治疗性操作	G	311201055	催产素滴注引产术	含观察宫缩、产程	胎心检测	次		按穗计生发〔2003〕27号文执行	丙类	治疗费
1319	73.4x02	米索前列醇引产	治疗性操作	G	311201056	药物性引产处置术	含早孕及中孕；不含中孕接生		次		按穗计生发〔2003〕27号文执行	丙类	治疗费
1320	73.4x03	米非司酮引产	治疗性操作	G	311201056	药物性引产处置术	含早孕及中孕；不含中孕接生		次		按穗计生发〔2003〕27号文执行	丙类	治疗费
1321	73.4x04	前列腺素引产	治疗性操作	G	311201055	催产素滴注引产术	含观察宫缩、产程	胎心检测	次		按穗计生发〔2003〕27号文执行	丙类	治疗费

（续上表）

序号	治疗性操作诊断编码	治疗性操作名称	操作类型	财务分类	编码	项目名称	项目内涵	除外内容	计价单位	说明	三级医疗服务价格（元）	医保结算类型	医疗收费项目类别
1322	73. 5100	手法旋转胎头	治疗性操作	G	331400007	难产接生	指臀位助产、臀位牵引、胎头吸引、胎头旋转、产钳助产等。含产程观察，阴道或肛门检查，胎心监测及脐带处理，会阴裂伤修补及侧切		次	难产接生失败后立即进行剖宫产接生，可同时收取难产接生和剖宫产术两项目费用	1170. 00	丙类	手术费
1323	73. 5900	其他手法助产	治疗性操作	G	331400007	难产接生	指臀位助产、臀位牵引、胎头吸引、胎头旋转、产钳助产等。含产程观察，阴道或肛门检查，胎心监测及脐带处理，会阴裂伤修补及侧切		次	难产接生失败后立即进行剖宫产接生，可同时收取难产接生和剖宫产术两项目费用	1170. 00	丙类	手术费
1324	73. 5900x001	臀助产术	治疗性操作	G	331400007	难产接生	指臀位助产、臀位牵引、胎头吸引、胎头旋转、产钳助产等。含产程观察，阴道或肛门检查，胎心监测及脐带处理，会阴裂伤修补及侧切		次	难产接生失败后立即进行剖宫产接生，可同时收取难产接生和剖宫产术两项目费用	1170. 00	丙类	手术费
1325	73. 5900x002	头位阴道助产	治疗性操作	G	331400007	难产接生	指臀位助产、臀位牵引、胎头吸引、胎头旋转、产钳助产等。含产程观察，阴道或肛门检查，胎心监测及脐带处理，会阴裂伤修补及侧切		次	难产接生失败后立即进行剖宫产接生，可同时收取难产接生和剖宫产术两项目费用	1170. 00	丙类	手术费
1326	73. 8x00	对胎儿手术帮助分娩	治疗性操作	G	331400006	各种死胎分解术	含穿颅术、断头术、锁骨切断术、碎胎术、内脏挖出术、头皮牵引术等		次		455. 00	丙类	手术费

（续上表）

序号	治疗性操作诊断编码	治疗性操作名称	操作类型	财务分类	编码	项目名称	项目内涵	除外内容	计价单位	说明	三级医疗服务价格（元）	医保结算类型	医疗收费项目类别
1327	73.8x00x002	毁胎术	治疗性操作	G	331400006	各种死胎分解术	含穿颅术、断头术、锁骨切断术、碎胎术、内脏挖出术、头皮牵引术等		次		455.00	丙类	手术费
1328	73.8x00x003	钳夹术	治疗性操作	G	331400007	难产接生	指臀位助产、臀位牵引、胎头吸引、胎头旋转、产钳助产等。含产程观察，阴道或肛门检查，胎心监测及脐带处理，会阴裂伤修补及侧切		次	难产接生失败后立即进行剖宫产接生，可同时收取难产接生和剖宫产术两项目费用	1170.00	丙类	手术费
1329	73.8x00x006	胎儿锁骨切断助产术	治疗性操作	G	331400007	难产接生	指臀位助产、臀位牵引、胎头吸引、胎头旋转、产钳助产等。含产程观察，阴道或肛门检查，胎心监测及脐带处理，会阴裂伤修补及侧切		次	难产接生失败后立即进行剖宫产接生，可同时收取难产接生和剖宫产术两项目费用	1170.00	丙类	手术费
1330	73.8x02	碎胎术	治疗性操作	G	331400006	各种死胎分解术	含穿颅术、断头术、锁骨切断术、碎胎术、内脏挖出术、头皮牵引术等		次		455.00	丙类	手术费
1331	73.9100	胎位外倒转术	治疗性操作	G	331400008	外倒转术	含臀位及横位的外倒转		次		455.00	丙类	手术费
1332	73.9200	脐带脱垂复位	治疗性操作	G	331400011	脐带还纳术			次		130.00	丙类	手术费
1333	73.9900	其他助产手术	治疗性操作	G	331400007	难产接生	指臀位助产、臀位牵引、胎头吸引、胎头旋转、产钳助产等。含产程观察，阴道或肛门检查，胎心监测及脐带处理，会阴裂伤修补及侧切		次	难产接生失败后立即进行剖宫产接生，可同时收取难产接生和剖宫产术两项目费用	1170.00	丙类	手术费
1334	74.3x00x010	经阴道子宫颈妊娠物穿刺术	治疗性操作	G	331303037S	疤痕妊娠病灶清除术	水压分离疤痕妊娠患者膀胱宫颈间隙，切开子宫浆肌层，清除妊娠物，切除疤痕组织，缝合切口		次	二次剖宫产不可同时收取此项费用	2093.00	甲类	手术费

（续上表）

序号	治疗性操作诊断编码	治疗性操作名称	操作类型	财务分类	编码	项目名称	项目内涵	除外内容	计价单位	说明	三级医疗服务价格（元）	医保结算类型	医疗收费项目类别
1335	74.3x00x011	经阴道输卵管间质部妊娠物穿刺术	治疗性操作	G	331303037S	疤痕妊娠病灶清除术	水压分离疤痕妊娠患者膀胱宫颈间隙，切开子宫浆肌层，清除妊娠物，切除疤痕组织，缝合切口		次	二次剖宫产不可同时收取此项费用	2093.00	甲类	手术费
1336	75.0x00	羊膜腔内注射用于流产	治疗性操作	G	311201030－1	羊膜腔注药中期引产术	不含B超监测、羊水检查		次		70.00	丙类	治疗费
1337	75.0x01	前列腺素羊膜腔内注射终止妊娠	治疗性操作	G	311201030－1	羊膜腔注药中期引产术	不含B超监测、羊水检查		次		70.00	丙类	治疗费
1338	75.0x01x001	药物羊膜腔内注射终止妊娠	治疗性操作	G	311201030－1	羊膜腔注药中期引产术	不含B超监测、羊水检查		次		70.00	丙类	治疗费
1339	75.0x02	利凡诺羊膜腔内注射终止妊娠	治疗性操作	G	311201030－1	羊膜腔注药中期引产术	不含B超监测、羊水检查		次		70.00	丙类	治疗费
1340	75.0x03	黄芫花羊膜腔内注射终止妊娠	治疗性操作	G	311201030－1	羊膜腔注药中期引产术	不含B超监测、羊水检查		次		70.00	丙类	治疗费
1341	75.2x00	子宫内输血	治疗性操作	E	311201076S	胎儿宫内输血	含B超引导和监测		次		1800.00	甲类	治疗费
1342	75.2x00x001	胎儿宫内输血	治疗性操作	E	311201076S	胎儿宫内输血	含B超引导和监测		次		1800.00	甲类	治疗费
1343	75.3600x002	胎儿镜下胎盘交通血管激光凝固术	治疗性操作	E	311201075S	胎儿镜下激光血管凝固术			次		9000.00	甲类	治疗费
1344	75.3700	羊膜腔内灌注	治疗性操作	E	311201077S	宫内胎儿体腔羊膜腔引流术	含B超引导和监测		次		1700.00	甲类	治疗费
1345	75.4x00	手法取出滞留的胎盘	治疗性操作	G	331400010	手取胎盘术			次		156.00	丙类	手术费
1346	75.4x00x001	手取胎膜	治疗性操作	G	331400010	手取胎盘术			次		156.00	丙类	手术费
1347	75.4x00x002	手取胎盘	治疗性操作	G	331400010	手取胎盘术			次		156.00	丙类	手术费
1348	75.8x00	子宫或阴道产科填塞	治疗性操作	E	311201005	阴道填塞	含取阴道填塞物		次		30.00	甲类	治疗费
1349	75.8x00x001	子宫产科填塞	治疗性操作	E	311201019	宫腔填塞			次		150.00	甲类	治疗费
1350	75.8x00x002	阴道产科填塞	治疗性操作	E	311201005	阴道填塞	含取阴道填塞物		次		30.00	甲类	治疗费
1351	75.9400	内翻子宫手法复位（产后即刻）	治疗性操作	G	311201016	子宫内翻复位术	指手法复位		次		150.00	甲类	治疗费
1352	75.9400x001	产科内翻子宫手法复位	治疗性操作	G	311201016	子宫内翻复位术	指手法复位		次		150.00	甲类	治疗费
1353	75.9900x002	超声引导下羊水减量	治疗性操作	G	311201080S－1	羊水减量术	含羊膜腔穿刺，不含B超引导和监测		次		520.00	丙类	治疗费
1354	75.9900x002	超声引导下羊水减量	治疗性操作	D	220302012	临床操作的彩色多普勒超声引导			每半小时	不可同时收取超声检查费	120.00	乙类	检查费
1355	76.7300	上颌骨骨折闭合性复位术	治疗性操作	G	330608006	颌骨骨折外固定术	含复位，颌骨骨折悬吊固定术	特殊材料	单颌		518.40	甲类	手术费
1356	76.7301	上颌骨折闭合复位伴牙弓夹板结扎固定术	治疗性操作	G	330608004	颌骨骨折单颌牙弓夹板固定术	含复位	牙弓夹板	单颌		388.80	甲类	手术费
1357	76.7500	下颌骨骨折闭合性复位术	治疗性操作	G	330608006	颌骨骨折外固定术	含复位，颌骨骨折悬吊固定术	特殊材料	单颌		518.40	甲类	手术费
1358	76.7501	下颌骨骨折闭合复位伴牙弓夹板结扎固定术	治疗性操作	G	330608004	颌骨骨折单颌牙弓夹板固定术	含复位	牙弓夹板	单颌		388.80	甲类	手术费

（续上表）

序号	治疗性操作诊断编码	治疗性操作名称	操作类型	财务分类	编码	项目名称	项目内涵	除外内容	计价单位	说明	三级医疗服务价格（元）	医保结算类型	医疗收费项目类别
1359	76.9300	颞下颌脱位闭合性复位术	治疗性操作	E	310515001	颞下颌关节复位	指限制下颌运动的手法复位		次		34.35	甲类	治疗费
1360	76.9600	颞下颌关节治疗性物质注入	治疗性操作	G	310516001	颞颌关节腔内封闭治疗	含药物注射		单侧		49.08	甲类	治疗费
1361	76.9601	颞下颌关节腔的灌洗治疗	治疗性操作	G	310516002	颞颌关节腔灌洗治疗			单侧		98.15	甲类	治疗费
1362	79.0000	骨折闭合性复位术不伴内固定	治疗性操作	G	331523003	骨骼牵引术			次		338.00	甲类	手术费
1363	79.0100	肱骨骨折闭合性复位术不伴内固定	治疗性操作	E	420000001－3	肱骨干骨折整复术			次		165.00	甲类	治疗费
1364	79.0100	肱骨骨折闭合性复位术不伴内固定	治疗性操作	E	420000001－3/1	肱骨干骨折整复术加收（陈旧性骨折）			次		165.00	甲类	治疗费
1365	79.0100	肱骨骨折闭合性复位术不伴内固定	治疗性操作	E	420000001－2	肱骨外科颈骨折整复术			次		113.30	甲类	治疗费
1366	79.0100	肱骨骨折闭合性复位术不伴内固定	治疗性操作	E	420000001－2/1	肱骨外科颈骨折整复术加收（陈旧性骨折）			次		113.30	甲类	治疗费
1367	79.0100	肱骨骨折闭合性复位术不伴内固定	治疗性操作	E	420000001－4	肱骨远端骨折整复术			次		176.00	甲类	治疗费
1368	79.0100	肱骨骨折闭合性复位术不伴内固定	治疗性操作	E	420000001－4/1	肱骨远端骨折整复术加收（陈旧性骨折）			次		176.00	甲类	治疗费
1369	79.0200	桡骨和尺骨骨折闭合性复位术不伴内固定	治疗性操作	E	420000001－5	前臂中上段骨折整复术			次		242.00	甲类	治疗费
1370	79.0200	桡骨和尺骨骨折闭合性复位术不伴内固定	治疗性操作	E	420000001－5/1	前臂中上段骨折整复术加收（陈旧性骨折）			次		242.00	甲类	治疗费
1371	79.0200	桡骨和尺骨骨折闭合性复位术不伴内固定	治疗性操作	E	420000001－5/2	前臂中上段骨折整复术加收（骨折合并脱位）			次		121.00	甲类	治疗费
1372	79.0200	桡骨和尺骨骨折闭合性复位术不伴内固定	治疗性操作	E	420000001－8	前臂单一骨折整复术			次		165.00	甲类	治疗费
1373	79.0200	桡骨和尺骨骨折闭合性复位术不伴内固定	治疗性操作	E	420000001－8/1	前臂单一骨折整复术加收（陈旧性骨折）			次		165.00	甲类	治疗费
1374	79.0200	桡骨和尺骨骨折闭合性复位术不伴内固定	治疗性操作	E	420000001－8/2	前臂单一骨折整复术加收（骨折合并脱位）			次		82.50	甲类	治疗费
1375	79.0200	桡骨和尺骨骨折闭合性复位术不伴内固定	治疗性操作	E	420000001－9	前臂青枝骨折整复术			次		88.00	甲类	治疗费
1376	79.0200	桡骨和尺骨骨折闭合性复位术不伴内固定	治疗性操作	E	420000001－9/1	前臂青枝骨折整复术加收（陈旧性骨折）			次		88.00	甲类	治疗费
1377	79.0200	桡骨和尺骨骨折闭合性复位术不伴内固定	治疗性操作	E	420000001－9/2	前臂青枝骨折整复术加收（骨折合并脱位）			次		44.00	甲类	治疗费
1378	79.0201	桡骨骨折闭合性复位术	治疗性操作	E	420000005－4	桡骨小头骨折手法整复术			次		85.80	甲类	治疗费
1379	79.0201	桡骨骨折闭合性复位术	治疗性操作	E	420000005－4/1	陈旧性桡骨小头骨折手法整复术			次		171.60	甲类	治疗费
1380	79.0302	掌骨骨折闭合性复位术	治疗性操作	E	420000001－10	指或掌骨骨折整复术			次		88.00	甲类	治疗费

（续上表）

序号	治疗性操作诊断编码	治疗性操作名称	操作类型	财务分类	编码	项目名称	项目内涵	除外内容	计价单位	说明	三级医疗服务价格（元）	医保结算类型	医疗收费项目类别
1381	79.0302	掌骨骨折闭合性复位术	治疗性操作	E	420000001－10/1	指或掌骨骨折整复术加收（陈旧性骨折）			次		88.00	甲类	治疗费
1382	79.0400	手指骨折闭合性复位术不伴内固定	治疗性操作	E	420000001－10	指或掌骨骨折整复术			次		88.00	甲类	治疗费
1383	79.0400	手指骨折闭合性复位术不伴内固定	治疗性操作	E	420000001－10/1	指或掌骨骨折整复术加收（陈旧性骨折）			次		88.00	甲类	治疗费
1384	79.0401	指骨骨折闭合性复位术	治疗性操作	E	420000001－10	指或掌骨骨折整复术			次		88.00	甲类	治疗费
1385	79.0401	指骨骨折闭合性复位术	治疗性操作	E	420000001－10/1	指或掌骨骨折整复术加收（陈旧性骨折）			次		88.00	甲类	治疗费
1386	79.0500	股骨骨折闭合性复位术不伴内固定	治疗性操作	E	420000001－14	股骨上段骨折整复术			次		275.00	甲类	治疗费
1387	79.0500	股骨骨折闭合性复位术不伴内固定	治疗性操作	E	420000001－14/1	股骨上段骨折整复术加收（陈旧性骨折）			次		275.00	甲类	治疗费
1388	79.0500	股骨骨折闭合性复位术不伴内固定	治疗性操作	E	420000001－15	股骨中下段骨折整复术			次		308.00	甲类	治疗费
1389	79.0500	股骨骨折闭合性复位术不伴内固定	治疗性操作	E	420000001－15/1	股骨中下段骨折整复术加收（陈旧性骨折）			次		308.00	甲类	治疗费
1390	79.0600	胫骨和腓骨骨折闭合性复位术不伴内固定	治疗性操作	E	420000001－16	胫腓骨骨折整复术			次		220.00	甲类	治疗费
1391	79.0600	胫骨和腓骨骨折闭合性复位术不伴内固定	治疗性操作	E	420000001－16/1	胫腓骨骨折整复术加收（陈旧性骨折）			次		220.00	甲类	治疗费
1392	79.0601	胫骨骨折闭合性复位术	治疗性操作	E	420000001－16	胫腓骨骨折整复术			次		220.00	甲类	治疗费
1393	79.0601	胫骨骨折闭合性复位术	治疗性操作	E	420000001－16/1	胫腓骨骨折整复术加收（陈旧性骨折）			次		220.00	甲类	治疗费
1394	79.0602	腓骨骨折闭合性复位术	治疗性操作	E	420000001－16	胫腓骨骨折整复术			次		220.00	甲类	治疗费
1395	79.0602	腓骨骨折闭合性复位术	治疗性操作	E	420000001－16/1	胫腓骨骨折整复术加收（陈旧性骨折）			次		220.00	甲类	治疗费
1396	79.0603	踝关节骨折闭合性复位术	治疗性操作	E	420000001－17	踝部骨折整复术			次		165.00	甲类	治疗费
1397	79.0603	踝关节骨折闭合性复位术	治疗性操作	E	420000001－17/1	踝部骨折整复术加收（陈旧性骨折）			次		165.00	甲类	治疗费
1398	79.0702	跖骨骨折闭合性复位术	治疗性操作	E	420000001－19	趾或跖骨折整复术			次		60.50	甲类	治疗费
1399	79.0702	跖骨骨折闭合性复位术	治疗性操作	E	420000001－19/1	趾或跖骨折整复术加收（陈旧性骨折）			次		60.50	甲类	治疗费
1400	79.0800	趾骨骨折闭合性复位术不伴内固定	治疗性操作	E	420000001－19	趾或跖骨折整复术			次		60.50	甲类	治疗费
1401	79.0800	趾骨骨折闭合性复位术不伴内固定	治疗性操作	E	420000001－19/1	趾或跖骨折整复术加收（陈旧性骨折）			次		60.50	甲类	治疗费
1402	79.0801	趾骨骨折闭合性复位术	治疗性操作	E	420000001－19	趾或跖骨折整复术			次		60.50	甲类	治疗费

（续上表）

序号	治疗性操作诊断编码	治疗性操作名称	操作类型	财务分类	编码	项目名称	项目内涵	除外内容	计价单位	说明	三级医疗服务价格（元）	医保结算类型	医疗收费项目类别
1403	79.0801	趾骨骨折闭合性复位术	治疗性操作	E	420000001 －19/1	趾或跖骨折整复术加收（陈旧性骨折）			次		60.50	甲类	治疗费
1404	79.0901	锁骨骨折闭合性复位术	治疗性操作	E	420000001 －1	锁骨骨折整复术			次		220.00	甲类	治疗费
1405	79.0901	锁骨骨折闭合性复位术	治疗性操作	E	420000001 －1/1	锁骨骨折整复术加收（陈旧性骨折）			次		220.00	甲类	治疗费
1406	79.0902	骨盆骨折闭合性复位术	治疗性操作	E	420000001 －20	骨盆骨折脱位整复术			次		300.30	甲类	治疗费
1407	79.0902	骨盆骨折闭合性复位术	治疗性操作	E	420000001 －20/1	陈旧性骨盆骨折脱位整复术			次		600.60	甲类	治疗费
1408	79.7100	肩脱位闭合性复位术	治疗性操作	E	420000005 －1	肩关节脱位整复术			次		126.50	甲类	治疗费
1409	79.7100	肩脱位闭合性复位术	治疗性操作	E	420000005 －1/1	陈旧性肩关节脱位整复术			次		253.00	甲类	治疗费
1410	79.7200	肘脱位闭合性复位术	治疗性操作	E	420000005 －2	肘关节脱位整复术			次		50.60	甲类	治疗费
1411	79.7200	肘脱位闭合性复位术	治疗性操作	E	420000005 －2/1	陈旧性肘关节脱位整复术			次		101.20	甲类	治疗费
1412	79.7300	腕脱位闭合性复位术	治疗性操作	E	420000005 －5	腕关节脱臼整复术			次		93.50	甲类	治疗费
1413	79.7300	腕脱位闭合性复位术	治疗性操作	E	420000005 －5/1	陈旧性腕关节脱臼整复术			次		187.00	甲类	治疗费
1414	79.7400	手和指脱位的闭合性复位术	治疗性操作	E	420000001 －10/3	指或掌骨脱位整复术			次		44.00	甲类	治疗费
1415	79.7500	髋脱位闭合性复位术	治疗性操作	E	420000005 －6	髋关节脱臼整复术			次		126.50	甲类	治疗费
1416	79.7500	髋脱位闭合性复位术	治疗性操作	E	420000005 －6/1	陈旧性髋关节脱臼整复术			次		253.00	甲类	治疗费
1417	79.7600	膝脱位闭合性复位术	治疗性操作	E	420000005 －7	膝关节脱臼整复术			次		50.60	甲类	治疗费
1418	79.7600	膝脱位闭合性复位术	治疗性操作	E	420000005 －7/1	陈旧性膝关节脱臼整复术			次		101.20	甲类	治疗费
1419	79.7700	踝脱位闭合性复位术	治疗性操作	E	420000005 －9	踝关节脱臼整复术			次		105.60	甲类	治疗费
1420	79.7700	踝脱位闭合性复位术	治疗性操作	E	420000005 －9/1	陈旧性踝关节脱臼整复术			次		211.20	甲类	治疗费
1421	79.7800	足和趾脱位的闭合性复位术	治疗性操作	E	420000001 －19/3	趾或跖脱位整复术			次		30.25	甲类	治疗费
1422	79.7801	跖关节脱位闭合复位术	治疗性操作	E	420000001 －19/3	趾或跖脱位整复术			次		30.25	甲类	治疗费
1423	79.7802	趾关节脱位闭合性复位术	治疗性操作	E	420000001 －19/3	趾或跖脱位整复术			次		30.25	甲类	治疗费
1424	79.7802	趾关节脱位闭合性复位术	治疗性操作	E	420000005 －8	趾跗关节脱位整复术			次		36.30	甲类	治疗费
1425	79.7802	趾关节脱位闭合性复位术	治疗性操作	E	420000005 －8/1	陈旧性趾跗关节脱位整复术			次		72.60	甲类	治疗费
1426	80.5400x001	经皮椎间盘电热纤维环成形术（IDET）	治疗性操作	G	331501067S －3	椎间盘内电热纤维环成形术			每节间盘		3585.40	乙类	手术费
1427	80.5400x001	经皮椎间盘电热纤维环成形术（IDET）	治疗性操作	G	331501067S －3/1	椎间盘内电热纤维环成形术加收（每增加1间盘）			每节间盘		1792.70	乙类	手术费
1428	81.9100	关节穿刺术	治疗性操作	G	311300002	关节穿刺术	含加压包扎		次		39.58	甲类	治疗费
1429	81.9101	关节抽吸术	治疗性操作	G	311300002 －1	关节腔减压术	含加压包扎		次		39.58	甲类	治疗费
1430	81.9200	关节或韧带治疗性药物注射	治疗性操作	G	311300003	关节腔灌注治疗			次		69.85	甲类	治疗费
1431	81.9201	关节治疗性物质注射	治疗性操作	G	311300003	关节腔灌注治疗			次		69.85	甲类	治疗费

（续上表）

序号	治疗性操作诊断编码	治疗性操作名称	操作类型	财务分类	编码	项目名称	项目内涵	除外内容	计价单位	说明	三级医疗服务价格（元）	医保结算类型	医疗收费项目类别
1432	81. 9202	韧带治疗性物质注射	治疗性操作	G	311300006	软组织内封闭术	含各种肌肉软组织、筋膜、肌腱		次		17. 09	甲类	治疗费
1433	82. 9200	手黏液囊抽吸术	治疗性操作	G	311400057 – 2	浅表囊肿穿刺术	含活检		次		128. 16	甲类	治疗费
1434	82. 9300	手其他软组织抽吸术	治疗性操作	G	311400057	皮下组织穿刺术	含活检		次		128. 16	甲类	治疗费
1435	82. 9400	手黏液囊治疗性药物注入	治疗性操作	G	311300006	软组织内封闭术	含各种肌肉软组织、筋膜、肌腱		次		17. 09	甲类	治疗费
1436	82. 9500	手肌腱治疗性药物注入	治疗性操作	G	311300006	软组织内封闭术	含各种肌肉软组织、筋膜、肌腱		次		17. 09	甲类	治疗费
1437	82. 9501	手部腱鞘封闭术	治疗性操作	G	311300010 – 1	鞘内封闭			次		58. 21	甲类	治疗费
1438	82. 9600	手软组织局部作用治疗性物质的其他注入	治疗性操作	G	311300006	软组织内封闭术	含各种肌肉软组织、筋膜、肌腱		次		17. 09	甲类	治疗费
1439	83. 9600	黏液囊治疗性药物注入	治疗性操作	G	311400057	皮下组织穿刺术	含活检		次		128. 16	甲类	治疗费
1440	83. 9800	其他软组织局部作用治疗性药物注入	治疗性操作	E	120400001 – 1	皮下注射			次		1. 95	甲类	治疗费
1441	83. 9800x001	软组织治疗性药物局部注射	治疗性操作	E	120400001 – 1	皮下注射			次		1. 95	甲类	治疗费
1442	85. 2000x002	乳房皮肤和皮下组织非切除性清创	治疗性操作	G	311400027	皮肤溃疡清创术			$5cm^2$/每创面		64. 08	甲类	治疗费
1443	85. 5100x001	单侧乳房注射隆胸术	治疗性操作	G	331601011	隆乳术	不含吸脂术	假体	单侧		2028. 00	丙类	手术费
1444	85. 5200x001	双侧乳房注射隆胸术	治疗性操作	G	331601011	隆乳术	不含吸脂术	假体	单侧		2028. 00	丙类	手术费
1445	85. 9100	乳房抽吸术	治疗性操作	G	331602008	脂肪抽吸术	不含脂肪注射		每毫升		8. 45	丙类	手术费
1446	86. 0100	皮肤和皮下组织抽吸术	治疗性操作	G	311400057	皮下组织穿刺术	含活检		次		128. 16	甲类	治疗费
1447	86. 0100x005	疱液抽取术	治疗性操作	G	311400026	疱液抽取术			每个		10. 68	甲类	治疗费
1448	86. 0101	帽状腱膜下血肿穿刺吸引术	治疗性操作	G	311400057 – 3	浅表血肿穿刺术	含活检		次		128. 16	甲类	治疗费
1449	86. 0200	皮肤病损或缺损注射或文身	治疗性操作	G	311400028	皮损内注射			每个皮损		5. 34	甲类	治疗费
1450	86. 0201	文身	治疗性操作	G	331604023	纹饰美容术	指纹眉、纹眼线、唇线等		每部位		286. 00	丙类	手术费
1451	86. 0500x008	皮下植入装置取出术	治疗性操作	G	331603045 – 1	皮肤扩张器或支撑物取出术			次		1765. 40	甲类	手术费
1452	86. 0600x004	药物治疗泵置入	治疗性操作	G	330100018 – 2	植入式给药装置置入术		植入式给药装置	次		1950. 00	甲类	手术费
1453	86. 0900x006	化疗泵管位置调整	治疗性操作	G	330100018 – 2/2	植入式给药装置调整术			次		585. 00	甲类	手术费
1454	86. 2300x005	拔甲术	治疗性操作	G	311400022	拔甲治疗			每个		83. 30	甲类	治疗费
1455	86. 2800	伤口、感染或烧伤的非切除性清创术	治疗性操作	E	120500001 – 2	清创不缝合（大）			次	伤口长度大于 10cm	129. 50	甲类	治疗费
1456	86. 2800	伤口、感染或烧伤的非切除性清创术	治疗性操作	E	120500002 – 2	清创不缝合（中）			次	伤口长度 5 ~ 10(含) cm	97. 13	甲类	治疗费

（续上表）

序号	治疗性操作诊断编码	治疗性操作名称	操作类型	财务分类	编码	项目名称	项目内涵	除外内容	计价单位	说明	三级医疗服务价格（元）	医保结算类型	医疗收费项目类别
1457	86.2800	伤口、感染或烧伤的非切除性清创术	治疗性操作	E	120500003－2	清创不缝合（小）			次	伤口长度小于等于5cm	51.80	甲类	治疗费
1458	86.2800x012	皮肤和皮下组织非切除性清创	治疗性操作	G	311400027	皮肤溃疡清创术			$5cm^2$/每创面		64.08	甲类	治疗费
1459①	86.3x09	皮肤病损冷冻治疗	治疗性操作	G	311400039	液氮冷冻治疗			每个皮损		12.82	甲类	治疗费
1460②	86.3x11	皮肤病损电灼治疗	治疗性操作	G	311400014	皮肤赘生物电烧治疗			每个皮损		12.82	甲类	治疗费
1461③	86.3x12	皮肤病损激光治疗	治疗性操作	E	311400033－1	二氧化碳激光治疗（5mm以下）	指体表良性增生物，如寻常疣、化脓性肉芽肿、脂溢性角化等		每个皮损		37.38	甲类	治疗费
1462④	86.3x12	皮肤病损激光治疗	治疗性操作	E	311400033－2	二氧化碳激光治疗（6～10mm）	指体表良性增生物，如寻常疣、化脓性肉芽肿、脂溢性角化等		每个皮损		49.13	甲类	治疗费
1463⑤	86.3x12	皮肤病损激光治疗	治疗性操作	E	311400033－3	二氧化碳激光治疗（10mm以上）	指体表良性增生物，如寻常疣、化脓性肉芽肿、脂溢性角化等		每个皮损		74.76	甲类	治疗费
1464	86.3x12	皮肤病损激光治疗	治疗性操作	E	311400037	氩激光治疗			每个皮损		21.36	甲类	治疗费
1465	86.6400x002	毛发种植术	治疗性操作	G	331604021－1	种发			每根		7.15	丙类	手术费
1466	86.6400x003	毛囊种植术	治疗性操作	G	331604021－1	种发			每根		7.15	丙类	手术费
1467	86.9200x002	皮肤电解除毛术	治疗性操作	G	311400013	电解脱毛治疗			每根毛囊		1.07	丙类	治疗费
1468	86.9201	除毛术	治疗性操作	G	311400013	电解脱毛治疗			每根毛囊		1.07	丙类	治疗费
1469	86.9201	除毛术	治疗性操作	E	311400034	激光脱毛术			每个光斑		32.04	丙类	治疗费
1470	89.5900x004	经食道心脏调搏术	治疗性操作	G	310702015	经食管心脏调搏术	指超速抑制心动过速治疗		次		116.41	甲类	治疗费
1471	92.2000	短程放射性核素治疗的液体输注	治疗性操作	E	120400002	静脉注射			次	留置静脉针使用透明敷贴另收	3.26	甲类	治疗费
1472	92.2001	碘－125放射性同位素近距离治疗	治疗性操作	E	230600017	组织间粒子植入术		放射性粒子、药物粒子	次		1282.50	甲类	治疗费
1473	92.2001	碘－125放射性同位素近距离治疗	治疗性操作	E	230600017－1	放射性粒子植入术		放射性粒子	次		1282.50	甲类	治疗费
1474	92.2100	表浅放射治疗	治疗性操作	E	240400001	浅表部位后装治疗			次		350.00	甲类	治疗费

①～⑤ 限制范围：限疾病治疗。

（续上表）

序号	治疗性操作诊断编码	治疗性操作名称	操作类型	财务分类	编码	项目名称	项目内涵	除外内容	计价单位	说明	三级医疗服务价格（元）	医保结算类型	医疗收费项目类别
1475	92. 2201	深部放射治疗	治疗性操作	E	240300001	深部 X 线照射			每照射野		35. 00	甲类	治疗费
1476	92. 2300	放射性核素远距离放射疗法	治疗性操作	E	240300000－1	外照射治疗加收（使用心电门控设备）			次		100. 00	甲类	治疗费
1477	92. 2300	放射性核素远距离放射疗法	治疗性操作	E	240300000－2	外照射治疗加收（使用呼吸门控设备）			次		100. 00	甲类	治疗费
1478	92. 2300	放射性核素远距离放射疗法	治疗性操作	E	240300002	^{60}钴外照射（固定照射）			每照射野		40. 00	甲类	治疗费
1479	92. 2300	放射性核素远距离放射疗法	治疗性操作	E	240300003	^{60}钴外照射（特殊照射）			每照射野		55. 00	甲类	治疗费
1480	92. 2300	放射性核素远距离放射疗法	治疗性操作	E	240300003－1	^{60}钴外照射（特殊照射）（加 30°楔形板）			每照射野		70. 00	甲类	治疗费
1481	92. 2300	放射性核素远距离放射疗法	治疗性操作	E	240300003－2	^{60}钴外照射（特殊照射）（加 45°楔形板）			每照射野		90. 00	甲类	治疗费
1482	92. 2300	放射性核素远距离放射疗法	治疗性操作	E	240300003－3	^{60}钴外照射（特殊照射）（加 60°楔形板）			每照射野		110. 00	甲类	治疗费
1483	92. 2301	碘－125 放射性同位素远距离治疗	治疗性操作	E	240300004	直线加速器放疗（固定照射）			每照射野		80. 00	乙类	治疗费
1484	92. 2301	碘－125 放射性同位素远距离治疗	治疗性操作	E	240300005	直线加速器放疗（特殊照射）			每照射野		95. 00	乙类	治疗费
1485	92. 2301	碘－125 放射性同位素远距离治疗	治疗性操作	E	240300005－1	直线加速器放疗（特殊照射）（加 30°楔形板）			每照射野		120. 00	乙类	治疗费
1486	92. 2301	碘－125 放射性同位素远距离治疗	治疗性操作	E	240300005－2	直线加速器放疗（特殊照射）（加 45°楔形板）			每照射野		160. 00	乙类	治疗费
1487	92. 2301	碘－125 放射性同位素远距离治疗	治疗性操作	E	240300005－3	直线加速器放疗（特殊照射）（加 60°楔形板）			每照射野		190. 00	乙类	治疗费
1488	92. 2302	放射性铯远距离治疗	治疗性操作	E	240300004	直线加速器放疗（固定照射）			每照射野		80. 00	乙类	治疗费
1489	92. 2302	放射性铯远距离治疗	治疗性操作	E	240300005	直线加速器放疗（特殊照射）			每照射野		95. 00	乙类	治疗费
1490	92. 2302	放射性铯远距离治疗	治疗性操作	E	240300005－1	直线加速器放疗（特殊照射）（加 30°楔形板）			每照射野		120. 00	乙类	治疗费
1491	92. 2302	放射性铯远距离治疗	治疗性操作	E	240300005－2	直线加速器放疗（特殊照射）（加 45°楔形板）			每照射野		160. 00	乙类	治疗费
1492	92. 2302	放射性铯远距离治疗	治疗性操作	E	240300005－3	直线加速器放疗（特殊照射）（加 60°楔形板）			每照射野		190. 00	乙类	治疗费

（续上表）

序号	治疗性操作诊断编码	治疗性操作名称	操作类型	财务分类	编码	项目名称	项目内涵	除外内容	计价单位	说明	三级医疗服务价格（元）	医保结算类型	医疗收费项目类别
1493	92.2303	钴－60放射性同位素远距离治疗	治疗性操作	E	240300002	^{60}钴外照射（固定照射）			每照射野		40.00	甲类	治疗费
1494	92.2303	钴－60放射性同位素远距离治疗	治疗性操作	E	240300003	^{60}钴外照射（特殊照射）			每照射野		55.00	甲类	治疗费
1495	92.2303	钴－60放射性同位素远距离治疗	治疗性操作	E	240300003－1	^{60}钴外照射（特殊照射）（加30°楔形板）			每照射野		70.00	甲类	治疗费
1496	92.2303	钴－60放射性同位素远距离治疗	治疗性操作	E	240300003－2	^{60}钴外照射（特殊照射）（加45°楔形板）			每照射野		90.00	甲类	治疗费
1497	92.2303	钴－60放射性同位素远距离治疗	治疗性操作	E	240300003－3	^{60}钴外照射（特殊照射）（加60°楔形板）			每照射野		110.00	甲类	治疗费
1498	92.2303	钴－60放射性同位素远距离治疗	治疗性操作	E	240300010	半身照射	指^{6}钴、加速器等照射，含治疗计划、模拟定位、治疗、模具等		每照射野		1000.00	乙类	治疗费
1499	92.2303	钴－60放射性同位素远距离治疗	治疗性操作	E	240300011	全身^{60}钴照射	含治疗计划、模拟定位、治疗、模具等		疗程		1500.00	乙类	治疗费
1500	92.2400	光子远距离放射疗法	治疗性操作	E	240700004S－1	恶性肿瘤光动力治疗	含光敏剂、激光源		次		3052.00	乙类	治疗费
1501	92.2400	光子远距离放射疗法	治疗性操作	E	240700004S－2	良性病变光动力治疗	含激光源		次	体被肿物3个肿物以内（含3个）为一次	308.00	乙类	治疗费
1502	92.2400	光子远距离放射疗法	治疗性操作	E	240700004S－2/1	良性病变光动力治疗加收（超过3个肿物）			每个肿物		50.00	乙类	治疗费
1503	92.2400	光子远距离放射疗法	治疗性操作	E	240700004S－1	恶性肿瘤光动力治疗	含光敏剂、激光源		次		3052.00	乙类	治疗费
1504	92.2400	光子远距离放射疗法	治疗性操作	E	240700004S－2	良性病变光动力治疗	含激光源		次	体被肿物3个肿物以内（含3个）为一次	308.00	乙类	治疗费
1505	92.2400	光子远距离放射疗法	治疗性操作	E	240700004S－2/1	良性病变光动力治疗加收（超过3个肿物）			每个肿物		50.00	乙类	治疗费
1506	92.2400x002	三维适形放射治疗［3D－CRT］	治疗性操作	E	240100006S	计算机正向适形调强治疗计划设计	含CT图像的输入、靶区勾画、正常组织勾画、布野、正向计划系统优化、剂量计算、计划输出、计划打印，不含CT扫描、治疗计划的验证、模拟摆位、剂量验证		疗程		2800.00	甲类	治疗费

（续上表）

序号	治疗性操作诊断编码	治疗性操作名称	操作类型	财务分类	编码	项目名称	项目内涵	除外内容	计价单位	说明	三级医疗服务价格（元）	医保结算类型	医疗收费项目类别
1507	92. 2400x002	三维适形放射治疗［3D - CRT］	治疗性操作	E	240100006S - 1	计算机适形调强 4D 治疗计划设计	含 CT 图像的输入、靶区勾画、正常组织勾画、布野、正向或逆向计划系统优化、剂量计算、计划输出、计划打印，不含 CT 扫描、治疗计划的验证、模拟摆位、剂量验证		疗程		3330. 00	甲类	治疗费
1508	92. 2400x002	三维适形放射治疗［3D - CRT］	治疗性操作	E	240100006S - 2	计算机适形调强治疗计划设计加收（疗程中修改计划）			疗程		1400. 00	甲类	治疗费
1509	92. 2400x002	三维适形放射治疗［3D - CRT］	治疗性操作	E	240100006S - 3	计算机适形调强 4D 治疗计划设计加收（疗程中修改计划）			疗程		1665. 00	甲类	治疗费
1510	92. 2400x002	三维适形放射治疗［3D - CRT］	治疗性操作	D	240100007S	照射野验证照片	含照射野验证照片和二维处理过程		每照射野		250. 00	甲类	治疗费
1511	92. 2400x002	三维适形放射治疗［3D - CRT］	治疗性操作	D	240100007S - 1	照射野验证照片加收（三维射野验证）			每照射野		100. 00	甲类	治疗费
1512	92. 2400x003	调强适形放射治疗［IMRT］	治疗性操作	E	240300015	适形调强放射治疗（IMRT）	不含适形治疗照射		次		500. 00	乙类	治疗费
1513	92. 2400x004	体部立体定向放射治疗［SBRT］	治疗性操作	E	240300007	X 刀治疗			疗程		6000. 00	乙类	治疗费
1514	92. 2400x004	体部立体定向放射治疗［SBRT］	治疗性操作	E	240300007 - 1	X 刀治疗（第 2 次起）			疗程		3000. 00	乙类	治疗费
1515	92. 2400x004	体部立体定向放射治疗［SBRT］	治疗性操作	E	240300008	伽玛刀治疗（不超过 5 个聚焦扇区）	指肿瘤和血管疾病的治疗，含 CT、MRI 定位，含特定计算机治疗计划系统，含体架、头架，含 5 个聚焦扇区		次	①每个旋转源按 1 个聚焦扇区计价；②体刀治疗从第二次开始每次治疗按 5% 计价；③未获得大型医用设备配置许可证的，不得收费	7500. 00	乙类	治疗费

（续上表）

序号	治疗性操作诊断编码	治疗性操作名称	操作类型	财务分类	编码	项目名称	项目内涵	除外内容	计价单位	说明	三级医疗服务价格（元）	医保结算类型	医疗收费项目类别
1516	92.2400x004	体部立体定向放射治疗[SBRT]	治疗性操作	E	240300008－1	伽玛刀治疗加收（超过5个聚焦扇区）			每聚焦扇区	①每个旋转源按1个聚焦扇区计价；②加收不超过3个聚焦扇区	300.00	乙类	治疗费
1517	92.2400x006	影像引导调强适形放射治疗[IGRT]	治疗性操作	E	240300015	适形调强放射治疗（IMRT）	不含适形治疗照射		次		500.00	乙类	治疗费
1518	92.2400x007	螺旋断层放射治疗［TOMO］	治疗性操作	E	240300006－2	螺旋断层放疗系统实施螺旋动态治疗			次		3800.00	乙类	治疗费
1519	92.2500	电子远距离放射疗法	治疗性操作	E	240300013	全身电子线照射	指用于皮肤恶性淋巴瘤治疗，含治疗计划、模拟定位、治疗、模具等		每照射野		630.00	乙类	治疗费
1520	92.2501	β－粒子放疗	治疗性操作	E	230600017－1	放射性粒子植入术		放射性粒子	次		1282.50	甲类	治疗费
1521	92.2600	其他粒子辐射的远距离放射疗法	治疗性操作	E	240300016	快中子外照射	含治疗计划、模拟定位、治疗、模具等		次		暂不定价	乙类	治疗费
1522	92.2602	中子远距离放射治疗	治疗性操作	E	240300016	快中子外照射	含治疗计划、模拟定位、治疗、模具等		次		暂不定价	乙类	治疗费
1523	92.2700	放射性元素的植入或置入	治疗性操作	E	230600017－1	放射性粒子植入术		放射性粒子	次		1282.50	甲类	治疗费
1524	92.2700x002	放射性粒子植入放射治疗	治疗性操作	E	230600017－1	放射性粒子植入术		放射性粒子	次		1282.50	甲类	治疗费
1525	92.2700x004	腔内近距离放射治疗	治疗性操作	E	230600013	核素组织间介入治疗			次		800.00	甲类	治疗费
1526	92.2701	血管内近距离放射治疗	治疗性操作	E	230600014	核素血管内介入治疗			次		800.00	甲类	治疗费
1527	92.2702	前列腺放射性粒子植入术	治疗性操作	E	230600017－1	放射性粒子植入术		放射性粒子	次		1282.50	甲类	治疗费
1528	92.2703	食管放射性粒子植入术	治疗性操作	E	230600017－1	放射性粒子植入术		放射性粒子	次		1282.50	甲类	治疗费
1529	92.2704	甲状腺放射性粒子植入术	治疗性操作	E	230600017－1	放射性粒子植入术		放射性粒子	次		1282.50	甲类	治疗费
1530	92.2704	甲状腺放射性粒子植入术	治疗性操作	E	230600001	^{131}碘－甲亢治疗			次		500.00	甲类	治疗费
1531	92.2704	甲状腺放射性粒子植入术	治疗性操作	E	230600002	^{131}碘－功能自主性甲状腺瘤治疗			次		460.00	甲类	治疗费
1532	92.2704	甲状腺放射性粒子植入术	治疗性操作	E	230600003	^{131}碘－甲状腺癌转移灶治疗			次		670.00	甲类	治疗费
1533	92.2704	甲状腺放射性粒子植入术	治疗性操作	E	230600004	^{131}碘－肿瘤抗体放免治疗			次		670.00	甲类	治疗费
1534	92.2705	鼻咽放射性粒子植入术	治疗性操作	E	230600017－1	放射性粒子植入术		放射性粒子	次		1282.50	甲类	治疗费
1535	92.2706	肺放射性粒子植入术	治疗性操作	E	230600017－1	放射性粒子植入术		放射性粒子	次		1282.50	甲类	治疗费
1536	92.2800	放射性核素注射或滴入	治疗性操作	E	120400002	静脉注射			次	留置静脉针使用透明敷贴另收	3.26	甲类	治疗费

（续上表）

序号	治疗性操作诊断编码	治疗性操作名称	操作类型	财务分类	编码	项目名称	项目内涵	除外内容	计价单位	说明	三级医疗服务价格（元）	医保结算类型	医疗收费项目类别
1537	92.2801	碘－131 放射性同位素注射治疗	治疗性操作	E	230600001	^{131}碘－甲亢治疗			次		500.00	甲类	治疗费
1538	92.2801	碘－131 放射性同位素注射治疗	治疗性操作	E	230600002	^{131}碘－功能自主性甲状腺瘤治疗			次		460.00	甲类	治疗费
1539	92.2801	碘－131 放射性同位素注射治疗	治疗性操作	E	230600003	^{131}碘－甲状腺癌转移灶治疗			次		670.00	甲类	治疗费
1540	92.2801	碘－131 放射性同位素注射治疗	治疗性操作	E	230600004	^{131}碘－肿瘤抗体放免治疗			次		670.00	甲类	治疗费
1541	92.2900x001	放射治疗	治疗性操作	E	240100001	人工制定治疗计划（简单）	含剂量计算		疗程		100.00	甲类	治疗费
1542	92.2900x001	放射治疗	治疗性操作	E	240100001－1	人工制定治疗计划（简单）加收（疗程中修改计划）			疗程		50.00	甲类	治疗费
1543	92.2900x001	放射治疗	治疗性操作	E	240100002	人工制定治疗计划（复杂）	含治疗计划与剂量计算		疗程		280.00	甲类	治疗费
1544	92.2900x001	放射治疗	治疗性操作	E	240100002－1	人工制定治疗计划（复杂）加收（疗程中修改计划）			疗程		140.00	甲类	治疗费
1545	92.2900x001	放射治疗	治疗性操作	E	240100003	计算机治疗计划系统（TPS）	指二维 TPS		疗程		460.00	甲类	治疗费
1546	92.2900x001	放射治疗	治疗性操作	E	240100003－1	计算机治疗计划系统（TPS）加收（疗程中修改计划）			疗程		230.00	甲类	治疗费
1547	92.2900x001	放射治疗	治疗性操作	E	240100004	特定计算机治疗计划系统	指加速器适形、伽玛刀、X 刀之 TPS、逆向调强 TPS 及优化		疗程		1000.00	甲类	治疗费
1548	92.2900x001	放射治疗	治疗性操作	E	240100004－1	特定计算机治疗计划系统加收（疗程中修改计划）			疗程		500.00	甲类	治疗费
1549	92.2900x001	放射治疗	治疗性操作	E	240100005	放射治疗的适时监控			次		50.00	甲类	治疗费
1550	92.2900x001	放射治疗	治疗性操作	E	240100006S	计算机正向适形调强治疗计划设计	含 CT 图像的输入、靶区勾画、正常组织勾画、布野、正向计划系统优化、剂量计算、计划输出、计划打印，不含 CT 扫描、治疗计划的验证、模拟摆位、剂量验证		疗程		2800.00	甲类	治疗费
1551	92.2900x001	放射治疗	治疗性操作	E	240100006S－1	计算机适形调强 4D 治疗计划设计	含 CT 图像的输入、靶区勾画、正常组织勾画、布野、正向或逆向计划系统优化、剂量计算、计划输出、计划打印，不含 CT 扫描、治疗计划的验证、模拟摆位、剂量验证		疗程		3330.00	甲类	治疗费

（续上表）

序号	治疗性操作诊断编码	治疗性操作名称	操作类型	财务分类	编码	项目名称	项目内涵	除外内容	计价单位	说明	三级医疗服务价格（元）	医保结算类型	医疗收费项目类别
1552	92.2900x001	放射治疗	治疗性操作	E	240100006S－2	计算机适形调强治疗计划设计加收（疗程中修改计划）			疗程		1400.00	甲类	治疗费
1553	92.2900x001	放射治疗	治疗性操作	E	240100006S－3	计算机适形调强4D治疗计划设计加收（疗程中修改计划）			疗程		1665.00	甲类	治疗费
1554	92.2900x001	放射治疗	治疗性操作	D	240100007S	照射野验证照片	含照射野验证照片和二维处理过程		每照射野		250.00	甲类	治疗费
1555	92.2900x001	放射治疗	治疗性操作	D	240100007S－1	照射野验证照片加收（三维射野验证）			每照射野		100.00	甲类	治疗费
1556	92.2900x001	放射治疗	治疗性操作	E	240100008S	实时剂量验证	指以热释光、剂量胶片、半导体或非晶硅、EPID等方式实时监测剂量，和利用治疗加速器进行探测器校准。含治疗过程中的以辐射探测技术实测患者接受的吸收剂量		每照射野		400.00	甲类	治疗费
1557	92.2900x001	放射治疗	治疗性操作	E	240100009S	全身照射剂量测量和数据处理	含根据患者的病况及医生制订的治疗方案，进行个体化的全身照射剂量测量和数据处理		疗程		3100.00	甲类	治疗费
1558	92.2900x001	放射治疗	治疗性操作	E	240100010S	适形调强治疗剂量验证	指通过验证模体、剂量胶片、二维探测器阵列等对患者放疗计划进行一个平面治疗剂量验证。含剂量测量及处理过程		次		2620.00	甲类	治疗费
1559	92.2900x001	放射治疗	治疗性操作	E	240100010S－1	适形调强治疗剂量验证加收（每增加1个平面）			每平面		524.00	甲类	治疗费
1560	92.2900x001	放射治疗	治疗性操作	E	240200001	简易定位	指使用非专用定位机之定位；含X线机、B超或CT等		疗程		69.00	甲类	治疗费
1561	92.2900x001	放射治疗	治疗性操作	E	240200001－1	简易定位加收（疗程中修改定位）			疗程		34.50	甲类	治疗费
1562	92.2900x001	放射治疗	治疗性操作	E	240200001－2	简易定位加收（疗程中定位验证）			疗程		34.50	甲类	治疗费
1563	92.2900x001	放射治疗	治疗性操作	E	240200002	专用X线机模拟定位			疗程		150.00	甲类	治疗费
1564	92.2900x001	放射治疗	治疗性操作	E	240200002－1	专用X线机模拟定位加收（疗程中修改定位）			疗程		75.00	甲类	治疗费
1565	92.2900x001	放射治疗	治疗性操作	E	240200002－2	专用X线机模拟定位加收（疗程中定位验证）			疗程		75.00	甲类	治疗费

（续上表）

序号	治疗性操作诊断编码	治疗性操作名称	操作类型	财务分类	编码	项目名称	项目内涵	除外内容	计价单位	说明	三级医疗服务价格（元）	医保结算类型	医疗收费项目类别
1566	92. 2900x001	放射治疗	治疗性操作	E	240200003	专用 X 线机复杂模拟定位	指非共面 4 野以上之定位		疗程	MRI、CT、PET 等影像扫描除外	450. 00	甲类	治疗费
1567	92. 2900x001	放射治疗	治疗性操作	E	240200003 －1/1	专用 X 线机复杂模拟定位加收（疗程中修改定位）			疗程		225. 00	甲类	治疗费
1568	92. 2900x001	放射治疗	治疗性操作	E	240200003 －1/2	专用 X 线机复杂模拟定位加收（疗程中定位验证）			疗程		225. 00	甲类	治疗费
1569	92. 2900x001	放射治疗	治疗性操作	E	240200003 －2	CT 机复杂模拟定位			疗程	MRI、CT、PET 等影像扫描除外	450. 00	甲类	治疗费
1570	92. 2900x001	放射治疗	治疗性操作	E	240200003 －2/1	CT 机复杂模拟定位加收（疗程中定位验证）			疗程		225. 00	甲类	治疗费
1571	92. 2900x001	放射治疗	治疗性操作	E	240200003 －2/2	CT 机复杂模拟定位加收（疗程中修改定位）			疗程		225. 00	甲类	治疗费
1572	92. 2900x001	放射治疗	治疗性操作	E	240300000 －1	外照射治疗加收（使用心电门控设备）			次		100. 00	甲类	治疗费
1573	92. 2900x001	放射治疗	治疗性操作	E	240300000 －2	外照射治疗加收（使用呼吸门控设备）			次		100. 00	甲类	治疗费
1574	92. 2900x001	放射治疗	治疗性操作	E	240300001	深部 X 线照射			每照射野		35. 00	甲类	治疗费
1575	92. 2900x001	放射治疗	治疗性操作	E	240300002	^{60}钴外照射（固定照射）			每照射野		40. 00	甲类	治疗费
1576	92. 2900x001	放射治疗	治疗性操作	E	240300003	^{60}钴外照射（特殊照射）			每照射野		55. 00	甲类	治疗费
1577	92. 2900x001	放射治疗	治疗性操作	E	240300003 －1	^{60}钴外照射（特殊照射）（加 30°楔形板）			每照射野		70. 00	甲类	治疗费
1578	92. 2900x001	放射治疗	治疗性操作	E	240300003 －2	^{60}钴外照射（特殊照射）（加 45°楔形板）			每照射野		90. 00	甲类	治疗费
1579	92. 2900x001	放射治疗	治疗性操作	E	240300003 －3	^{60}钴外照射（特殊照射）（加 60°楔形板）			每照射野		110. 00	甲类	治疗费
1580	92. 2900x001	放射治疗	治疗性操作	E	240300004	直线加速器放疗（固定照射）			每照射野		80. 00	乙类	治疗费
1581	92. 2900x001	放射治疗	治疗性操作	E	240300005	直线加速器放疗（特殊照射）			每照射野		95. 00	乙类	治疗费
1582	92. 2900x001	放射治疗	治疗性操作	E	240300005 －1	直线加速器放疗（特殊照射）（加 30°楔形板）			每照射野		120. 00	乙类	治疗费
1583	92. 2900x001	放射治疗	治疗性操作	E	240300005 －2	直线加速器放疗（特殊照射）（加 45°楔形板）			每照射野		160. 00	乙类	治疗费
1584	92. 2900x001	放射治疗	治疗性操作	E	240300005 －3	直线加速器放疗（特殊照射）（加 60°楔形板）			每照射野		190. 00	乙类	治疗费

（续上表）

序号	治疗性操作诊断编码	治疗性操作名称	操作类型	财务分类	编码	项目名称	项目内涵	除外内容	计价单位	说明	三级医疗服务价格（元）	医保结算类型	医疗收费项目类别
1585	92.2900x001	放射治疗	治疗性操作	E	240300006	直线加速器适形治疗	指多野（4 野及以上）放疗或旋转动态照射；含多叶准直器（MLC）不规则射野放疗		每照射野	每次剂量 200（含）cGy 以下的，4～9 野按实际野数计算，超过 9 野及旋转动态照射按 9 野计算	180.00	乙类	治疗费
1586	92.2900x001	放射治疗	治疗性操作	E	240300006－1	直线加速器适形治疗加收（剂量 200cGy 以上）			2cGy，每照射野	以剂量 200cGy/次为基准，每次剂量超过 200cGy 的，不足 2cGy 的，按 2cGy 计价，加收最高不超过 200cGy	1.80	乙类	治疗费
1587	92.2900x001	放射治疗	治疗性操作	E	240300006－2	螺旋断层放疗系统实施螺旋动态治疗			次		3800.00	乙类	治疗费
1588	92.2900x001	放射治疗	治疗性操作	E	240300006－2	螺旋断层放疗系统实施螺旋动态治疗			次		3800.00	乙类	治疗费
1589	92.2900x001	放射治疗	治疗性操作	E	240300007	X 刀治疗			疗程		6000.00	乙类	治疗费
1590	92.2900x001	放射治疗	治疗性操作	E	240300007－1	X 刀治疗（第 2 次起）			疗程		3000.00	乙类	治疗费
1591	92.2900x001	放射治疗	治疗性操作	E	240300008	伽玛刀治疗（不超过 5 个聚焦扇区）	指肿瘤和血管疾病的治疗，含 CT、MRI 定位，含特定计算机治疗计划系统，含体架、头架，含 5 个聚焦扇区		次	①每个旋转源按 1 个聚焦扇区计价；②体刀治疗从第二次开始每次治疗按 50%计价；③未获得大型医用设备配置许可证的，不得收费	7500.00	乙类	治疗费

（续上表）

序号	治疗性操作诊断编码	治疗性操作名称	操作类型	财务分类	编码	项目名称	项目内涵	除外内容	计价单位	说明	三级医疗服务价格（元）	医保结算类型	医疗收费项目类别
1592	92. 2900x001	放射治疗	治疗性操作	E	240300008 – 1	伽玛刀治疗加收（超过5个聚焦扇区）			每聚焦扇区	①每个旋转源按1个聚焦扇区计价；②加收不超过30个聚焦扇区	300. 00	乙类	治疗费
1593	92. 2900x001	放射治疗	治疗性操作	E	240300009	不规则野大面积照射			每照射野		500. 00	乙类	治疗费
1594	92. 2900x001	放射治疗	治疗性操作	E	240300010	半身照射	指^{60}钴、加速器等照射，含治疗计划、模拟定位、治疗、模具等		每照射野		1000. 00	乙类	治疗费
1595	92. 2900x001	放射治疗	治疗性操作	E	240300011	全身^{60}钴照射	含治疗计划、模拟定位、治疗、模具等		疗程		1500. 00	乙类	治疗费
1596	92. 2900x001	放射治疗	治疗性操作	E	240300012	全身X线照射	指用于骨髓移植，含治疗计划、模拟定位、治疗、模具等		疗程		6000. 00	乙类	治疗费
1597	92. 2900x001	放射治疗	治疗性操作	E	240300012 – 1	全身X线照射（第2次起）			疗程		3000. 00	乙类	治疗费
1598	92. 2900x001	放射治疗	治疗性操作	E	240300013	全身电子线照射	指用于皮肤恶性淋巴瘤治疗，含治疗计划、模拟定位、治疗、模具等		每照射野		630. 00	乙类	治疗费
1599	92. 2900x001	放射治疗	治疗性操作	E	240300014	术中放疗	含铅档制作、个体化照射野筒制作、监控，含治疗计划、模拟定位、治疗、模具等		次		3000. 00	乙类	治疗费
1600	92. 2900x001	放射治疗	治疗性操作	E	240300015	适形调强放射治疗（IMRT）	不含适形治疗照射		次		500. 00	乙类	治疗费
1601	92. 2900x001	放射治疗	治疗性操作	E	240300016	快中子外照射	含治疗计划、模拟定位、治疗、模具等		次		暂不定价	乙类	治疗费
1602	92. 2900x001	放射治疗	治疗性操作	E	240300017S	^{60}钴适形治疗	指按适形照射临床要求进行摆位和体位固定、以多个外置的适形挡块或多叶准直器形成适形照射野，进行三维多野（4野及以上）适形照射。不含CT影像扫描、三维治疗计划设计	体位固定装置和适形射野挡块制作及外置多叶准直器	每照射野		100. 00	甲类	治疗费
1603	92. 2900x002	后装组织间放射治疗	治疗性操作	E	240400003	组织间插置放疗			次		600. 00	甲类	治疗费
1604	92. 2900x003	后装腔内放射治疗	治疗性操作	E	240400002	腔内后装放疗			次		500. 00	甲类	治疗费
1605	92. 3000	立体定向放射外科	治疗性操作	E	240300007	X刀治疗			疗程		6000. 00	乙类	治疗费
1606	92. 3000	立体定向放射外科	治疗性操作	E	240300007 – 1	X刀治疗（第2次起）			疗程		3000. 00	乙类	治疗费

（续上表）

序号	治疗性操作诊断编码	治疗性操作名称	操作类型	财务分类	编码	项目名称	项目内涵	除外内容	计价单位	说明	三级医疗服务价格（元）	医保结算类型	医疗收费项目类别
1607	92.3000	立体定向放射外科	治疗性操作	E	240300008	伽玛刀治疗（不超过5个聚焦扇区）	指肿瘤和血管疾病的治疗，含CT、MRI定位，含特定计算机治疗计划系统，含体架、头架，含5个聚焦扇区		次	①每个旋转源按1个聚焦扇区计价；②体刀治疗从第二次开始每次治疗按50%计价；③未获得大型医用设备配置许可证的，不得收费	7500.00	乙类	治疗费
1608	92.3000	立体定向放射外科	治疗性操作	E	240300008－1	伽玛刀治疗加收（超过5个聚焦扇区）			每聚焦扇区	①每个旋转源按1个聚焦扇区计价；②加收不超过30个聚焦扇区	300.00	乙类	治疗费
1609	92.3001	脑立体定向双侧扣带回毁损术	治疗性操作	E	240300008	伽玛刀治疗（不超过5个聚焦扇区）	指肿瘤和血管疾病的治疗，含CT、MRI定位，含特定计算机治疗计划系统，含体架、头架，含5个聚焦扇区		次	①每个旋转源按1个聚焦扇区计价；②体刀治疗从第二次开始每次治疗按50%计价；③未获得大型医用设备配置许可证的，不得收费	7500.00	乙类	治疗费
1610	92.3001	脑立体定向双侧扣带回毁损术	治疗性操作	E	240300008－1	伽玛刀治疗加收（超过5个聚焦扇区）			每聚焦扇区	①每个旋转源按1个聚焦扇区计价；②加收不超过30个聚焦扇区	300.00	乙类	治疗费

（续上表）

序号	治疗性操作诊断编码	治疗性操作名称	操作类型	财务分类	编码	项目名称	项目内涵	除外内容	计价单位	说明	三级医疗服务价格（元）	医保结算类型	医疗收费项目类别
1611	92.3002	脑立体定向药瘾戒断术	治疗性操作	E	240300008	伽玛刀治疗（不超过5个聚焦扇区）	指肿瘤和血管疾病的治疗，含CT、MRI定位，含特定计算机治疗计划系统，含体架、头架，含5个聚焦扇区		次	①每个旋转源按1个聚焦扇区计价；②体刀治疗从第二次开始每次治疗按50%计价；③未获得大型医用设备配置许可证的，不得收费	7500.00	乙类	治疗费
1612	92.3002	脑立体定向药瘾戒断术	治疗性操作	E	240300008－1	伽玛刀治疗加收（超过5个聚焦扇区）			每聚焦扇区	①每个旋转源按1个聚焦扇区计价；②加收不超过30个聚焦扇区	300.00	乙类	治疗费
1613	92.3101	直线加速器放射治疗	治疗性操作	E	240300006	直线加速器适形治疗	指多野（4野及以上）放疗或旋转动态照射；含多叶准直器（MLC）不规则射野放疗		每照射野	每次剂量200（含）cGy以下的，4～9野按实际野数计算，超过9野及旋转动态照射按9野计算	180.00	乙类	治疗费
1614	92.3101	直线加速器放射治疗	治疗性操作	E	240300006－1	直线加速器适形治疗加收（剂量200cGy以上）			2cGy，每照射野	以剂量200cGy/次为基准，每次剂量超过200cGy的，不足2cGy的，按2cGy计价，加收最高不超过200cGy	1.80	乙类	治疗费

（续上表）

序号	治疗性操作诊断编码	治疗性操作名称	操作类型	财务分类	编码	项目名称	项目内涵	除外内容	计价单位	说明	三级医疗服务价格（元）	医保结算类型	医疗收费项目类别
1615	92.3101	直线加速器放射治疗	治疗性操作	E	240300006－2	螺旋断层放疗系统实施螺旋动态治疗			次		3800.00	乙类	治疗费
1616	92.3102	X 刀放射治疗	治疗性操作	E	240300007	X 刀治疗			疗程		6000.00	乙类	治疗费
1617	92.3102	X 刀放射治疗	治疗性操作	E	240300007－1	X 刀治疗（第 2 次起）			疗程		3000.00	乙类	治疗费
1618	92.3200x001	伽马刀放射外科治疗	治疗性操作	E	240300008	伽玛刀治疗（不超过 5 个聚焦扇区）	指肿瘤和血管疾病的治疗，含 CT、MRI 定位，含特定计算机治疗计划系统，含体架、头架，含 5 个聚焦扇区		次	①每个旋转源按 1 个聚焦扇区计价；②体刀治疗从第二次开始每次治疗按 50% 计价；③未获得大型医用设备配置许可证的，不得收费	7500.00	乙类	治疗费
1619	92.3200x001	伽马刀放射外科治疗	治疗性操作	E	240300008－1	伽玛刀治疗加收（超过 5 个聚焦扇区）			每聚焦扇区	①每个旋转源按 1 个聚焦扇区计价；②加收不超过 30 个聚焦扇区	300.00	乙类	治疗费
1620	92.3201	立体定向 γ 放射治疗	治疗性操作	E	240300008	伽玛刀治疗（不超过 5 个聚焦扇区）	指肿瘤和血管疾病的治疗，含 CT、MRI 定位，含特定计算机治疗计划系统，含体架、头架，含 5 个聚焦扇区		次	①每个旋转源按 1 个聚焦扇区计价；②体刀治疗从第二次开始每次治疗按 50% 计价；③未获得大型医用设备配置许可证的，不得收费	7500.00	乙类	治疗费

（续上表）

序号	治疗性操作诊断编码	治疗性操作名称	操作类型	财务分类	编码	项目名称	项目内涵	除外内容	计价单位	说明	三级医疗服务价格（元）	医保结算类型	医疗收费项目类别
1621	92.3201	立体定向γ放射治疗	治疗性操作	E	240300008－1	伽玛刀治疗加收（超过5个聚焦扇区）			每聚焦扇区	①每个旋转源按1个聚焦扇区计价；②加收不超过30个聚焦扇区	300.00	乙类	治疗费
1622	92.3202	钴－60放射治疗	治疗性操作	E	240300011	全身^{60}钴照射	含治疗计划、模拟定位、治疗、模具等		疗程		1500.00	乙类	治疗费
1623	92.3300	粒子放射外科	治疗性操作	E	230600017－1	放射性粒子植入术		放射性粒子	次		1282.50	甲类	治疗费
1624	92.4100	手术中电子放射治疗	治疗性操作	E	240300014	术中放疗	含铅档制作、个体化照射野筒制作、监控，含治疗计划、模拟定位、治疗、模具等		次		3000.00	乙类	治疗费
1625①	93.1100	辅助运动训练	治疗性操作	E	340200020	运动疗法	指全身肌力训练、各关节活动度训练、徒手体操、器械训练、步态平衡功能训练、呼吸训练		45分钟/次		17.34	甲类	治疗费
1626	93.1101	悬吊治疗	治疗性操作	E	340100023－3	悬吊治疗			次		20.40	甲类	治疗费
1627②	93.1102	电动起立床训练	治疗性操作	E	340200023	电动起立床训练			45分钟/次		30.60	甲类	治疗费
1628③	93.1103	减重支持系统训练	治疗性操作	E	340200021	减重支持系统训练	利用减重支持技术进行训练		4分钟/次		30.60	甲类	治疗费
1629④	93.1200	其他活动肌肉骨骼的运动训练	治疗性操作	E	340200020	运动疗法	指全身肌力训练、各关节活动度训练、徒手体操、器械训练、步态平衡功能训练、呼吸训练		45分钟/次		17.34	甲类	治疗费
1630⑤	93.1200x001	肌肉骨骼运动训练	治疗性操作	E	340200020	运动疗法	指全身肌力训练、各关节活动度训练、徒手体操、器械训练、步态平衡功能训练、呼吸训练		45分钟/次		17.34	甲类	治疗费
1631⑥	93.1300	对抗阻力的辅助运动训练	治疗性操作	E	340200020	运动疗法	指全身肌力训练、各关节活动度训练、徒手体操、器械训练、步态平衡功能训练、呼吸训练		45分钟/次		17.34	甲类	治疗费

① 限制范围：限器质性病变导致的肌力、关节活动度和平衡功能障碍的患者，1个疾病过程支付不超过18天；每日支付不超过2次（包括项目合并计算）。与偏瘫、脑瘫或截瘫肢体综合训练同时使用时只支付其中1项。

② 限制范围：住院期间，以减少卧床并发症为治疗目的或者以直立行动为康复目标，支付不超过9天。

③ 限制范围：由神经、肌肉、骨骼疾患导致的独立行走障碍患者，支付不超过9天。

④~⑥ 限制范围：限器质性病变导致的肌力、关节活动度和平衡功能障碍的患者，1个疾病过程支付不超过18天；每日支付不超过2次（包括项目合并计算）。与偏瘫、脑瘫或截瘫肢体综合训练同时使用时只支付其中1项。

（续上表）

序号	治疗性操作诊断编码	治疗性操作名称	操作类型	财务分类	编码	项目名称	项目内涵	除外内容	计价单位	说明	三级医疗服务价格（元）	医保结算类型	医疗收费项目类别
1632①	93.1300x001	对抗阻力辅助运动训练	治疗性操作	E	340200020	运动疗法	指全身肌力训练、各关节活动度训练、徒手体操、器械训练、步态平衡功能训练、呼吸训练		45分钟/次		17.34	甲类	治疗费
1633	93.1301	等速肌力训练	治疗性操作	E	340200030	等速肌力训练			次		20.40	丙类	治疗费
1634	93.1400	关节运动训练	治疗性操作	E	340200026-3	小关节（指关节）松动训练			每20分钟		30.60	丙类	治疗费
1635②	93.1400	关节运动训练	治疗性操作	E	340200026-4	大关节松动训练			每20分钟		30.60	甲类	治疗费
1636	93.1500	脊柱松动法	治疗性操作	E	340200026-3	小关节（指关节）松动训练			每20分钟		30.60	丙类	治疗费
1637③	93.1500	脊柱松动法	治疗性操作	E	340200026-4	大关节松动训练			每20分钟		30.60	甲类	治疗费
1638	93.1600	其他关节松动法	治疗性操作	E	340200026-3	小关节（指关节）松动训练			每20分钟		30.60	丙类	治疗费
1639④	93.1600	其他关节松动法	治疗性操作	E	340200026-4	大关节松动训练			每20分钟		30.60	甲类	治疗费
1640	93.1600x001	关节松动法	治疗性操作	E	340200026-3	小关节（指关节）松动训练			每20分钟		30.60	丙类	治疗费
1641⑤	93.1600x001	关节松动法	治疗性操作	E	340200026-4	大关节松动训练			每20分钟		30.60	甲类	治疗费
1642⑥	93.1700	其他被动性肌肉骨骼的运动训练	治疗性操作	E	340200020	运动疗法	指全身肌力训练、各关节活动度训练、徒手体操、器械训练、步态平衡功能训练、呼吸训练		45分钟/次		17.34	甲类	治疗费
1643⑦	93.1700x001	被动性肌肉骨骼运动训练	治疗性操作	E	340200020	运动疗法	指全身肌力训练、各关节活动度训练、徒手体操、器械训练、步态平衡功能训练、呼吸训练		45分钟/次		17.34	甲类	治疗费
1644⑧	93.1800	呼吸训练	治疗性操作	E	340200020	运动疗法	指全身肌力训练、各关节活动度训练、徒手体操、器械训练、步态平衡功能训练、呼吸训练		45分钟/次		17.34	甲类	治疗费
1645⑨	93.1900x001	运动训练	治疗性操作	E	340200020	运动疗法	指全身肌力训练、各关节活动度训练、徒手体操、器械训练、步态平衡功能训练、呼吸训练		45分钟/次		17.34	甲类	治疗费

① 限制范围：限器质性病变导致的肌力、关节活动度和平衡功能障碍的患者，1个疾病过程支付不超过18天；每日支付不超过2次（包括项目合并计算）。与偏瘫、脑瘫或截瘫肢体综合训练同时使用时只支付其中1项。

②~⑤ 限制范围：有明确的关节活动障碍，一个疾病过程支付不超过9天。

⑥~⑨ 限制范围：限器质性病变导致的肌力、关节活动度和平衡功能障碍的患者，1个疾病过程支付不超过18天；每日支付不超过2次（包括项目合并计算）。与偏瘫、脑瘫或截瘫肢体综合训练同时使用时只支付其中1项。

（续上表）

序号	治疗性操作诊断编码	治疗性操作名称	操作类型	财务分类	编码	项目名称	项目内涵	除外内容	计价单位	说明	三级医疗服务价格（元）	医保结算类型	医疗收费项目类别
1646	93.2100	手法和机械性牵引	治疗性操作	E	340100023－1	颈椎牵引			次		20.40	甲类	治疗费
1647	93.2100	手法和机械性牵引	治疗性操作	E	340100023－2	腰椎牵引			次		20.40	甲类	治疗费
1648	93.2100	手法和机械性牵引	治疗性操作	E	340100023－3	悬吊治疗			次		20.40	甲类	治疗费
1649	93.2100	手法和机械性牵引	治疗性操作	E	340100023－4	脊柱矫正治疗			次		20.40	甲类	治疗费
1650	93.2100	手法和机械性牵引	治疗性操作	E	340100023－5	抗痉挛治疗			次		20.40	甲类	治疗费
1651	93.2200	行走和步态训练	治疗性操作	D	340200007－2	步态训练			次		25.50	丙类	治疗费
1652①	93.2400	使用假体或矫形装置的训练	治疗性操作	E	340200031	作业疗法	含日常生活动作训练	自助具	45分钟/次	限器质性病变导致的生活、工作能力障碍患者	20.40	甲类	治疗费
1653②	93.2400x002	假肢功能训练	治疗性操作	E	340200031	作业疗法	含日常生活动作训练	自助具	45分钟/次	限器质性病变导致的生活、工作能力障碍患者	20.40	甲类	治疗费
1654③	93.2400x003	矫形器功能训练	治疗性操作	E	340200031	作业疗法	含日常生活动作训练	自助具	45分钟/次	限器质性病变导致的生活、工作能力障碍患者	20.40	甲类	治疗费
1655④	93.2401	用拐行走训练	治疗性操作	E	340200031	作业疗法	含日常生活动作训练	自助具	45分钟/次	限器质性病变导致的生活、工作能力障碍患者	20.40	甲类	治疗费
1656⑤	93.2500	肢体强迫伸展	治疗性操作	E	340200020	运动疗法	指全身肌力训练、各关节活动度训练、徒手体操、器械训练、步态平衡功能训练、呼吸训练		45分钟/次		17.34	甲类	治疗费
1657	93.2600	关节粘连的手法破裂	治疗性操作	E	420000011	关节粘连传统松解术			次		111.00	甲类	治疗费
1658	93.2600x001	关节粘连手法松解术	治疗性操作	E	420000011	关节粘连传统松解术			次		111.00	甲类	治疗费
1659	93.2600x002	大关节粘连手法松解术	治疗性操作	E	420000011	关节粘连传统松解术			次		111.00	甲类	治疗费
1660	93.2700	肌或腱伸展	治疗性操作	E	340200030	等速肌力训练			次		20.40	丙类	治疗费

①～④ 限制范围：限一个疾病过程支付不超过18天；每日支付不超过1次。

⑤ 限制范围：限器质性病变导致的肌力、关节活动度和平衡功能障碍的患者，1个疾病过程支付不超过18天；每日支付不超过2次（包括项目合并计算）。与偏瘫、脑瘫或截瘫肢体综合训练同时使用时只支付其中1项。

（续上表）

序号	治疗性操作诊断编码	治疗性操作名称	操作类型	财务分类	编码	项目名称	项目内涵	除外内容	计价单位	说明	三级医疗服务价格（元）	医保结算类型	医疗收费项目类别
1661	93.2700x001	肌腱伸展训练	治疗性操作	E	340200030	等速肌力训练			次		20.40	丙类	治疗费
1662	93.2800	筋膜伸展	治疗性操作	E	340200030	等速肌力训练			次		20.40	丙类	治疗费
1663	93.2900	畸形的其他强制性矫正	治疗性操作	E	420000016	骨折畸形愈合手法折骨术	含折骨过程、重新整复及固定过程	固定物	次		264.00	甲类	治疗费
1664	93.2900x001	畸形强制性矫正训练	治疗性操作	E	340200026－1	关节被动活动训练			每20分钟		30.60	丙类	治疗费
1665	93.2901	畸形足手法矫正	治疗性操作	E	420000016	骨折畸形愈合手法折骨术	含折骨过程、重新整复及固定过程	固定物	次		264.00	甲类	治疗费
1666	93.3100	水池中辅助训练	治疗性操作	E	340100020	水疗	指药物浸浴、气泡浴、哈伯特槽浴（8字槽）、旋涡浴（分上肢、下肢）		每20分钟		35.70	丙类	治疗费
1667	93.3200	漩涡内运动治疗	治疗性操作	E	340100020	水疗	指药物浸浴、气泡浴、哈伯特槽浴（8字槽）、旋涡浴（分上肢、下肢）		每20分钟		35.70	丙类	治疗费
1668	93.3300	其他水疗	治疗性操作	E	340100020	水疗	指药物浸浴、气泡浴、哈伯特槽浴（8字槽）、旋涡浴（分上肢、下肢）		每20分钟		35.70	丙类	治疗费
1669	93.3300x001	水疗	治疗性操作	E	340100020	水疗	指药物浸浴、气泡浴、哈伯特槽浴（8字槽）、旋涡浴（分上肢、下肢）		每20分钟		35.70	丙类	治疗费
1670	93.3400	透热疗法	治疗性操作	E	430000020	磁热疗法	选用热磁器，通过其温热效应和强磁穿割作用于特定的穴位，进行治疗和保健，根据病情选定磁力强度和治疗时间		2个穴位		22.00	甲类	治疗费
1671	93.3400x002	前列腺微波热疗	治疗性操作	E	340100013	微波治疗	指分米波、厘米波、毫米波、微波组织凝固、体腔治疗		每部位		14.28	甲类	治疗费
1672	93.3500x004	热疗	治疗性操作	E	430000020	磁热疗法	选用热磁器，通过其温热效应和强磁穿割作用于特定的穴位，进行治疗和保健，根据病情选定磁力强度和治疗时间		2个穴位		22.00	甲类	治疗费
1673	93.3500x004	热疗	治疗性操作	E	430000020－1	磁热疗法加收（2个穴位以上）			每个穴位		11.00	甲类	治疗费
1674	93.3500x005	艾灸	治疗性操作	E	440000001	灸法	指艾条灸、艾炷灸、艾箱灸、天灸、瘢痕灸、热敏灸等		2个穴位		22.00	甲类	治疗费
1675	93.3500x005	艾灸	治疗性操作	E	440000001－1	灸法加收（2个穴位以上）			每个穴位		5.50	甲类	治疗费
1676	93.3500x006	针灸伴艾灸	治疗性操作	E	440000001	灸法	指艾条灸、艾炷灸、艾箱灸、天灸、瘢痕灸、热敏灸等		2个穴位		22.00	甲类	治疗费

（续上表）

序号	治疗性操作诊断编码	治疗性操作名称	操作类型	财务分类	编码	项目名称	项目内涵	除外内容	计价单位	说明	三级医疗服务价格（元）	医保结算类型	医疗收费项目类别
1677	93.3500x006	针灸伴艾灸	治疗性操作	E	440000001-1	灸法加收（2个穴位以上）			每个穴位		5.50	甲类	治疗费
1678	93.3500x008	激光照射治疗	治疗性操作	E	340100005	激光疗法	含原光束、散焦激光疗法		每个照射区		30.60	甲类	治疗费
1679	93.3500x009	麦粒灸治疗	治疗性操作	E	440000001	灸法	指艾条灸、艾炷灸、艾箱灸、天灸、瘢痕灸、热敏灸等		2个穴位		22.00	甲类	治疗费
1680	93.3500x009	麦粒灸治疗	治疗性操作	E	440000001-1	灸法加收（2个穴位以上）			每个穴位		5.50	甲类	治疗费
1681	93.3500x010	隔物灸治疗	治疗性操作	E	440000002	隔物灸法	指隔姜灸、药饼灸、隔盐灸等太乙神针、雷火针、节气灸	药物	2个穴位		22.00	甲类	治疗费
1682	93.3500x010	隔物灸治疗	治疗性操作	E	440000002-1	隔物灸法加收（2个穴位以上）			每个穴位		6.60	甲类	治疗费
1683	93.3500x011	悬灸治疗	治疗性操作	E	440000001	灸法	指艾条灸、艾炷灸、艾箱灸、天灸、瘢痕灸、热敏灸等		2个穴位		22.00	甲类	治疗费
1684	93.3500x011	悬灸治疗	治疗性操作	E	440000001-1	灸法加收（2个穴位以上）			每个穴位		5.50	甲类	治疗费
1685	93.3500x012	三伏天灸治疗	治疗性操作	E	440000001	灸法	指艾条灸、艾炷灸、艾箱灸、天灸、瘢痕灸、热敏灸等		2个穴位		22.00	甲类	治疗费
1686	93.3500x012	三伏天灸治疗	治疗性操作	E	440000001-1	灸法加收（2个穴位以上）			每个穴位		5.50	甲类	治疗费
1687	93.3500x013	温针灸治疗	治疗性操作	E	430000002	温针针刺		艾条	5个穴位		33.00	甲类	治疗费
1688	93.3500x013	温针灸治疗	治疗性操作	E	430000002-1	温针针刺加收（5个穴位以上）			每个穴位		3.30	甲类	治疗费
1689	93.3500x013	温针灸治疗	治疗性操作	E	440000001	灸法	指艾条灸、艾炷灸、艾箱灸、天灸、瘢痕灸、热敏灸等		2个穴位		22.00	甲类	治疗费
1690	93.3500x013	温针灸治疗	治疗性操作	E	440000001-1	灸法加收（2个穴位以上）			每个穴位		5.50	甲类	治疗费
1691	93.3500x014	热敏灸治疗	治疗性操作	E	440000001	灸法	指艾条灸、艾炷灸、艾箱灸、天灸、瘢痕灸、热敏灸等		2个穴位		22.00	甲类	治疗费
1692	93.3500x014	热敏灸治疗	治疗性操作	E	440000001-1	灸法加收（2个穴位以上）			每个穴位		5.50	甲类	治疗费
1693	93.3500x015	雷火灸治疗	治疗性操作	E	440000008	雷火灸			每部位		22.00	甲类	治疗费
1694	93.3500x016	超声波联合治疗	治疗性操作	E	340100017	超声波治疗	指使用超声波治疗仪治疗		每5分钟		14.28	甲类	治疗费
1695	93.3501	超声疗法	治疗性操作	E	340100017	超声波治疗	指使用超声波治疗仪治疗		每5分钟		14.28	甲类	治疗费
1696	93.3502	超短波短波疗法	治疗性操作	E	340100012	超短波短波治疗	指小功率超短波和短波、大功率超短波和短波、脉冲超短波和短波、体腔治疗		每部位		12.24	甲类	治疗费

（续上表）

序号	治疗性操作诊断编码	治疗性操作名称	操作类型	财务分类	编码	项目名称	项目内涵	除外内容	计价单位	说明	三级医疗服务价格（元）	医保结算类型	医疗收费项目类别
1697	93.3503	红外线照射	治疗性操作	E	340100001	红外线治疗	指远、近红外线：TDP、近红外线气功治疗、红外线真空拔罐治疗、红外线光浴治疗、远红外医疗舱治疗		每个照射区	每区照射20分钟	12.24	甲类	治疗费
1698	93.3504	微波疗法	治疗性操作	E	340100013	微波治疗	指分米波、厘米波、毫米波、微波组织凝固、体腔治疗		每部位		14.28	甲类	治疗费
1699	93.3505	磁热疗	治疗性操作	E	430000020	磁热疗法	选用热磁器，通过其温热效应和强磁穿割作用于特定的穴位，进行治疗和保健，根据病情选定磁力强度和治疗时间		2个穴位		22.00	甲类	治疗费
1700	93.3505	磁热疗	治疗性操作	E	430000020－1	磁热疗法加收（2个穴位以上）			每个穴位		11.00	甲类	治疗费
1701	93.3506	蜡疗	治疗性操作	E	340100021	蜡疗	指浸蜡、刷蜡、蜡敷		每部位		12.24	丙类	治疗费
1702	93.3507	石蜡浴	治疗性操作	E	340100021	蜡疗	指浸蜡、刷蜡、蜡敷		每部位		12.24	丙类	治疗费
1703	93.3508	热敷	治疗性操作	E	470000013	烫熨治疗	指砭石热敷、药枕疗法		每部位		11.00	甲类	治疗费
1704	93.3509	子宫内膜热疗术	治疗性操作	E	430000020	磁热疗法	选用热磁器，通过其温热效应和强磁穿割作用于特定的穴位，进行治疗和保健，根据病情选定磁力强度和治疗时间		2个穴位		22.00	甲类	治疗费
1705	93.3509	子宫内膜热疗术	治疗性操作	E	430000020－1	磁热疗法加收（2个穴位以上）			每个穴位		11.00	甲类	治疗费
1706	93.3510	针灸	治疗性操作	E	430000001	普通针刺	指体针、快速针、磁针、金针、姜针、药针等银针、神经干刺激疗法		5个穴位		16.50	甲类	治疗费
1707	93.3510	针灸	治疗性操作	E	430000001－1	普通针刺加收（5个穴位以上）			每个穴位		3.30	甲类	治疗费
1708	93.3510	针灸	治疗性操作	E	430000002	温针针刺		艾条	5个穴位		33.00	甲类	治疗费
1709	93.3510	针灸	治疗性操作	E	430000002－1	温针针刺加收（5个穴位以上）			每个穴位		3.30	甲类	治疗费
1710	93.3510	针灸	治疗性操作	E	430000004	馋针针刺			每部位		22.00	甲类	治疗费
1711	93.3510	针灸	治疗性操作	E	430000005	微针针刺	指舌针、鼻针、腹针、腕踝针、手针、面针、口针、项针、夹脊针、脊俞针、足针、唇针、平衡针对应点针法，第二掌骨疗法、手象针，足象针，人中针、颊针		2个穴位		18.70	甲类	治疗费

（续上表）

序号	治疗性操作诊断编码	治疗性操作名称	操作类型	财务分类	编码	项目名称	项目内涵	除外内容	计价单位	说明	三级医疗服务价格（元）	医保结算类型	医疗收费项目类别
1712	93.3510	针灸	治疗性操作	E	430000005－1	微针针刺加收（2个穴位以上）			每个穴位		3.30	甲类	治疗费
1713	93.3510	针灸	治疗性操作	E	430000006	锋钩针			次		13.20	甲类	治疗费
1714	93.3510	针灸	治疗性操作	E	430000007	头皮针			次		18.70	甲类	治疗费
1715	93.3510	针灸	治疗性操作	E	430000008	眼针			眼/次		16.50	甲类	治疗费
1716	93.3510	针灸	治疗性操作	E	430000009	梅花针			次		22.00	甲类	治疗费
1717	93.3510	针灸	治疗性操作	E	430000009－1	磁圆针			次		22.00	甲类	治疗费
1718	93.3510	针灸	治疗性操作	E	430000010	火针			3个穴位		16.50	甲类	治疗费
1719	93.3510	针灸	治疗性操作	E	430000010－1/1	火针加收（3个穴位以上）			每个穴位		5.50	甲类	治疗费
1720	93.3510	针灸	治疗性操作	E	430000010－2	电火针			3个穴位		16.50	甲类	治疗费
1721	93.3510	针灸	治疗性操作	E	430000010－2/1	电火针加收（3个穴位以上）			每个穴位		5.50	甲类	治疗费
1722	93.3510	针灸	治疗性操作	E	430000011－5	皮内针		药物	每个穴位		24.20	甲类	治疗费
1723	93.3510	针灸	治疗性操作	E	430000012	耳针			单耳		16.50	甲类	治疗费
1724	93.3510	针灸	治疗性操作	E	430000012－3	磁珠压耳穴			单耳		16.50	甲类	治疗费
1725	93.3510	针灸	治疗性操作	E	430000013	芒针			每个穴位		16.50	甲类	治疗费
1726	93.3510	针灸	治疗性操作	E	430000016－1	普通电针	指普通电热针灸、电冷针灸		2个穴位		15.75	甲类	治疗费
1727	93.3510	针灸	治疗性操作	E	430000016－1/1	普通电针加收（2个穴位以上）			每对穴位		10.50	甲类	治疗费
1728	93.3510	针灸	治疗性操作	E	430000016－2	恒温电热针治疗	指通过恒温电热针针尖在穴位内部发热，改善经络中的气血运行状态。每次留针40分钟。含专用恒温电热针		次		84.00	甲类	治疗费
1729	93.3510	针灸	治疗性操作	E	430000017	浮针			每个穴位		16.50	甲类	治疗费
1730	93.3510	针灸	治疗性操作	E	430000018	微波针			2个穴位		33.00	甲类	治疗费
1731	93.3510	针灸	治疗性操作	E	430000018－1	微波针加收（2个穴位以上）			每个穴位		16.50	甲类	治疗费

（续上表）

序号	治疗性操作诊断编码	治疗性操作名称	操作类型	财务分类	编码	项目名称	项目内涵	除外内容	计价单位	说明	三级医疗服务价格（元）	医保结算类型	医疗收费项目类别
1732	93. 3510	针灸	治疗性操作	E	430000019	激光针	含激光穴位照射	一次性光纤针	2个穴位		22. 00	甲类	治疗费
1733	93. 3510	针灸	治疗性操作	E	430000019－1	激光针加收（2个穴位以上）			每个穴位		11. 00	甲类	治疗费
1734	93. 3510	针灸	治疗性操作	E	430000027	滚针			次		22. 00	甲类	治疗费
1735	93. 3510	针灸	治疗性操作	E	430000027－1	电滚针			次		24. 20	甲类	治疗费
1736	93. 3510	针灸	治疗性操作	E	430000028	杵针			每个穴位		8. 80	甲类	治疗费
1737	93. 3510	针灸	治疗性操作	E	430000028－1	圆针			每个穴位		8. 80	甲类	治疗费
1738	93. 3511	直接灸	治疗性操作	E	440000001	灸法	指艾条灸、艾炷灸、艾箱灸、天灸、瘢痕灸、热敏灸等		2个穴位		22. 00	甲类	治疗费
1739	93. 3511	直接灸	治疗性操作	E	440000001－1	灸法加收（2个穴位以上）			每个穴位		5. 50	甲类	治疗费
1740	93. 3512	隔物灸	治疗性操作	E	440000002	隔物灸法	指隔姜灸、药饼灸、隔盐灸等太乙神针、雷火针、节气灸	药物	2个穴位		22. 00	甲类	治疗费
1741	93. 3512	隔物灸	治疗性操作	E	440000002－1	隔物灸法加收（2个穴位以上）			每个穴位		6. 60	甲类	治疗费
1742	93. 3513	悬灸	治疗性操作	E	440000001	灸法	指艾条灸、艾炷灸、艾箱灸、天灸、瘢痕灸、热敏灸等		2个穴位		22. 00	甲类	治疗费
1743	93. 3513	悬灸	治疗性操作	E	440000001－1	灸法加收（2个穴位以上）			每个穴位		5. 50	甲类	治疗费
1744	93. 3514	热敏灸	治疗性操作	E	440000001	灸法	指艾条灸、艾炷灸、艾箱灸、天灸、瘢痕灸、热敏灸等		2个穴位		22. 00	甲类	治疗费
1745	93. 3514	热敏灸	治疗性操作	E	440000001－1	灸法加收（2个穴位以上）			每个穴位		5. 50	甲类	治疗费
1746	93. 3515	火针	治疗性操作	E	430000010	火针			3个穴位		16. 50	甲类	治疗费
1747	93. 3515	火针	治疗性操作	E	430000010－1/1	火针加收（3个穴位以上）			每个穴位		5. 50	甲类	治疗费
1748	93. 3515	火针	治疗性操作	E	430000010－2	电火针			3个穴位		16. 50	甲类	治疗费
1749	93. 3515	火针	治疗性操作	E	430000010－2/1	电火针加收（3个穴位以上）			每个穴位		5. 50	甲类	治疗费
1750	93. 3516	火针烙法	治疗性操作	E	430000010	火针			3个穴位		16. 50	甲类	治疗费
1751	93. 3516	火针烙法	治疗性操作	E	430000010－1/1	火针加收（3个穴位以上）			每个穴位		5. 50	甲类	治疗费
1752	93. 3516	火针烙法	治疗性操作	E	430000010－2	电火针			3个穴位		16. 50	甲类	治疗费

（续上表）

序号	治疗性操作诊断编码	治疗性操作名称	操作类型	财务分类	编码	项目名称	项目内涵	除外内容	计价单位	说明	三级医疗服务价格（元）	医保结算类型	医疗收费项目类别
1753	93.3516	火针烙法	治疗性操作	E	430000010－2/1	电火针加收（3个穴位以上）			每个穴位		5.50	甲类	治疗费
1754	93.3517	中药热敷疗法	治疗性操作	E	410000004	中药热奄包治疗	含药物调配		每部位		18.70	甲类	治疗费
1755	93.3517	中药热敷疗法	治疗性操作	E	470000010	中药硬膏热贴敷治疗		药物	次		15.20	甲类	治疗费
1756	93.3518	中药热湿敷	治疗性操作	E	410000004	中药热奄包治疗	含药物调配		每部位		18.70	甲类	治疗费
1757	93.3518	中药热湿敷	治疗性操作	E	470000010	中药硬膏热贴敷治疗		药物	次		15.20	甲类	治疗费
1758	93.3519	火罐治疗	治疗性操作	E	440000004	拔罐疗法	指火罐、电火罐、闪罐、着罐、电罐、磁疗罐、真空拔罐、吸杯等		3罐		6.60	甲类	治疗费
1759	93.3519	火罐治疗	治疗性操作	E	440000004－1	拔罐疗法加收（3罐以上）			每罐		2.20	甲类	治疗费
1760	93.3520	中药泡洗	治疗性操作	E	410000006－1	中药熏洗治疗（局部）	含药物调配		次		22.00	甲类	治疗费
1761	93.3520	中药泡洗	治疗性操作	E	410000006－2	中药熏洗治疗（半身）	含药物调配		次		44.00	甲类	治疗费
1762	93.3520	中药泡洗	治疗性操作	E	410000006－3	中药熏洗治疗（全身）	含药物调配		次		66.00	甲类	治疗费
1763	93.3520	中药泡洗	治疗性操作	E	410000007	中药蒸汽浴治疗	含药物调配		次	每次30分钟	55.00	丙类	治疗费
1764	93.3521	中药坐浴	治疗性操作	E	121200001	坐浴		药物	次		3.24	甲类	治疗费
1765	93.3522	中药浸浴	治疗性操作	E	340100020	水疗	指药物浸浴、气泡浴、哈伯特槽浴（8字槽）、旋涡浴（分上肢、下肢）		每20分钟		35.70	丙类	治疗费
1766	93.3523	中药熏治	治疗性操作	E	410000009	中药熏药治疗	含药物调配		次		66.00	甲类	治疗费
1767①	93.3801	脑瘫肢体综合训练	治疗性操作	E	340200041	脑瘫肢体综合训练	含关节活动度训练、调整异常肌张力训练、诱发患者主动活动能力训练、协调性功能训练、平衡功能训练、日常生活动作能力综合训练及运动发育的诱发和感觉统合训练		40分钟/次		61.20	甲类	治疗费
1768②	93.3802	偏瘫肢体综合训练	治疗性操作	E	340200040	偏瘫肢体综合训练	对患者进行身体关节活动度训练，调整异常肌张力训练，诱发患者主动活动能力训练，协调性功能训练，平衡功能训练，日常生活动作能力综合训练		40分钟/次		61.20	甲类	治疗费

① 限制范围：基本医疗保险限儿童，3岁以前，每年支付不超过12个月；3岁以后，每年支付不超过6个月。支付总年限不超过7年。与运动疗法同时使用时只支付其中1项。工伤保险限因外伤或职业病引起的功能障碍

② 限制范围：1个疾病过程支付不超过18天。与运动疗法同时使用时只支付其中1项。

（续上表）

序号	治疗性操作诊断编码	治疗性操作名称	操作类型	财务分类	编码	项目名称	项目内涵	除外内容	计价单位	说明	三级医疗服务价格（元）	医保结算类型	医疗收费项目类别
1769①	93.3803	平衡功能训练	治疗性操作	E	340200024	平衡训练	康复专业人员根据患者当前平衡状态，通过姿势变换的方式锻炼患者的平衡能力，同时保护受试者安全		次		15.30	甲类	治疗费
1770②	93.3804	截瘫肢体综合训练	治疗性操作	E	340200042	截瘫肢体综合训练	对患者躯干及双侧下肢进行关节活动度训练，调整异常肌张力训练，提高患者残存肌力训练，转移动作训练，平衡功能训练，步行能力训练，日常生活动作能力综合训练		40分钟/次		61.20	甲类	治疗费
1771	93.3900x001	物理疗法	治疗性操作	E	340100001	红外线治疗	指远、近红外线：TDP、近红外线气功治疗、红外线真空拔罐治疗、红外线光浴治疗、远红外医疗舱治疗		每个照射区	每区照射20分钟	12.24	甲类	治疗费
1772	93.3900x001	物理疗法	治疗性操作	E	340100002	可见光治疗	指红光照射、蓝光照射、蓝紫光照射、太阳灯照射		每个照射区		11.22	甲类	治疗费
1773	93.3900x001	物理疗法	治疗性操作	E	340100003	偏振光照射			每个照射区		12.24	甲类	治疗费
1774	93.3900x001	物理疗法	治疗性操作	E	340100004	紫外线治疗	指长、中、短波紫外线，低压紫外线，高压紫外线，水冷式，导子紫外线、光化学疗法		每个照射区		12.24	甲类	治疗费
1775	93.3900x001	物理疗法	治疗性操作	D	340100004－1	紫外线生物剂量测定			每个照射区		12.24	甲类	检查费
1776	93.3900x001	物理疗法	治疗性操作	E	340100005	激光疗法	含原光束、散焦激光疗法		每个照射区		30.60	甲类	治疗费
1777	93.3900x001	物理疗法	治疗性操作	E	340100006	光敏疗法	含紫外线、激光		每个照射区		15.30	甲类	治疗费
1778	93.3900x001	物理疗法	治疗性操作	E	340100007	电诊断	指直流电检查、感应电检查、直流－感应电检查、时值检查、强度－频率曲线检查、中频脉冲电检查		每块肌肉或每条神经		30.60	甲类	治疗费
1779	93.3900x001	物理疗法	治疗性操作	E	340100008	直流电治疗	指单纯直流电治疗、直流电药物离子导入治疗、直流电水浴治疗（单、双、四槽浴）、电化学疗法		每部位		15.30	甲类	治疗费

① 限制范围：1个疾病过程支付不超过18天

② 限制范围：1个疾病过程支付不超过3个月。与运动疗法同时使用时只支付其中1项。

（续上表）

序号	治疗性操作诊断编码	治疗性操作名称	操作类型	财务分类	编码	项目名称	项目内涵	除外内容	计价单位	说明	三级医疗服务价格（元）	医保结算类型	医疗收费项目类别
1780	93. 3900x001	物理疗法	治疗性操作	E	340100009	低频脉冲电治疗	指感应电治疗、神经肌肉电刺激治疗、间动电疗、经皮神经电刺激治疗、功能性电刺激治疗、温热电脉冲治疗、微机功能性电刺激治疗、银棘状刺激疗法（SSP）		每部位		20. 40	甲类	治疗费
1781	93. 3900x001	物理疗法	治疗性操作	E	340100010	中频脉冲电治疗	指中频脉冲电治疗、音频电治疗、干扰电治疗、动态干扰电治疗、立体动态干扰电治疗、调制中频电治疗、电脑中频电治疗		每部位		17. 65	甲类	治疗费
1782	93. 3900x001	物理疗法	治疗性操作	E	340100011	共鸣火花治疗			每5分钟		18. 77	甲类	治疗费
1783	93. 3900x001	物理疗法	治疗性操作	E	340100012	超短波短波治疗	指小功率超短波和短波、大功率超短波和短波、脉冲超短波和短波、体腔治疗		每部位		12. 24	甲类	治疗费
1784	93. 3900x001	物理疗法	治疗性操作	E	340100013	微波治疗	指分米波、厘米波、毫米波、微波组织凝固、体腔治疗		每部位		14. 28	甲类	治疗费
1785	93. 3900x001	物理疗法	治疗性操作	E	340100014	射频电疗	指大功率短波、分米波、厘米波		次		20. 70	甲类	治疗费
1786	93. 3900x001	物理疗法	治疗性操作	E	340100015	静电治疗	指低压、高压静电治疗，高电位治疗		每20分钟		12. 24	甲类	治疗费
1787	93. 3900x001	物理疗法	治疗性操作	E	340100016	空气负离子治疗	指使用空气负离子治疗仪治疗		每30分钟		2. 04	甲类	治疗费
1788	93. 3900x001	物理疗法	治疗性操作	E	340100017	超声波治疗	指使用超声波治疗仪治疗		每5分钟		14. 28	甲类	治疗费
1789	93. 3900x001	物理疗法	治疗性操作	E	340100018	电子生物反馈疗法	含肌电、皮温、皮电、脑电、心率各种生物反馈		次		35. 70	甲类	治疗费
1790	93. 3900x001	物理疗法	治疗性操作	E	340100019	磁疗	指脉冲式、交变等不同机型又分低频磁、高频磁及热点磁、强磁场刺激、热磁振		每20分钟		6. 12	丙类	治疗费
1791	93. 3900x001	物理疗法	治疗性操作	E	340100020	水疗	指药物浸浴、气泡浴、哈伯特槽浴（8字槽）、旋涡浴（分上肢、下肢）		每20分钟		35. 70	丙类	治疗费
1792	93. 3900x001	物理疗法	治疗性操作	E	340100021	蜡疗	指浸蜡、刷蜡、蜡敷		每部位		12. 24	丙类	治疗费
1793	93. 3900x001	物理疗法	治疗性操作	E	340100022	泥疗	指电泥疗、泥敷		每部位		6. 12	丙类	治疗费
1794	93. 3900x001	物理疗法	治疗性操作	E	340100022－1	全身泥疗			次		18. 36	丙类	治疗费
1795	93. 3900x001	物理疗法	治疗性操作	E	340100023	牵引			次		20. 40	甲类	治疗费

（续上表）

序号	治疗性操作诊断编码	治疗性操作名称	操作类型	财务分类	编码	项目名称	项目内涵	除外内容	计价单位	说明	三级医疗服务价格（元）	医保结算类型	医疗收费项目类别
1796	93.3900x001	物理疗法	治疗性操作	E	340100023－1	颈椎牵引			次		20.40	甲类	治疗费
1797	93.3900x001	物理疗法	治疗性操作	E	340100023－2	腰椎牵引			次		20.40	甲类	治疗费
1798	93.3900x001	物理疗法	治疗性操作	E	340100023－3	悬吊治疗			次		20.40	甲类	治疗费
1799	93.3900x001	物理疗法	治疗性操作	E	340100023－4	脊柱矫正治疗			次		20.40	甲类	治疗费
1800	93.3900x001	物理疗法	治疗性操作	E	340100023－5	抗痉挛治疗			次		20.40	甲类	治疗费
1801	93.3900x001	物理疗法	治疗性操作	E	340100024	气压治疗	指肢体气压治疗、肢体正负压治疗		单肢		20.40	丙类	治疗费
1802	93.3900x001	物理疗法	治疗性操作	E	340100025	冷疗			每部位		15.30	丙类	治疗费
1803	93.3900x001	物理疗法	治疗性操作	E	340100026	电按摩	指电动按摩、电热按摩、局部电按摩		每20分钟		12.24	丙类	治疗费
1804	93.3900x001	物理疗法	治疗性操作	E	340100027	场效应治疗			每部位		5.10	丙类	治疗费
1805	93.3900x001	物理疗法	治疗性操作	E	340100028S	骨骼肌肉疼痛冲击波治疗			次		199.92	甲类	治疗费
1806	93.3900x001	物理疗法	治疗性操作	E	340100029S	超激光疼痛治疗			次		43.86	甲类	治疗费
1807	93.3900x003	按摩手法治疗	治疗性操作	E	450000009	其他推拿治疗			次	每次20分钟	24.20	甲类	治疗费
1808	93.3900x003	按摩手法治疗	治疗性操作	E	450000009－1	其他推拿治疗加收（超过20分钟）			每10分钟		12.10	甲类	治疗费
1809	93.3900x003	按摩手法治疗	治疗性操作	E	450000001	落枕推拿治疗			次		31.90	甲类	治疗费
1810	93.3900x003	按摩手法治疗	治疗性操作	E	450000002	颈椎病推拿治疗			次		44.00	甲类	治疗费
1811	93.3900x003	按摩手法治疗	治疗性操作	E	450000003	肩周炎推拿治疗			次		44.00	甲类	治疗费
1812	93.3900x003	按摩手法治疗	治疗性操作	E	450000003－1	肩周疾病推拿治疗			次		44.00	甲类	治疗费
1813	93.3900x003	按摩手法治疗	治疗性操作	E	450000004	网球肘推拿治疗			次		33.00	甲类	治疗费
1814	93.3900x003	按摩手法治疗	治疗性操作	E	450000005	急性腰扭伤推拿治疗			次		55.00	甲类	治疗费
1815	93.3900x003	按摩手法治疗	治疗性操作	E	450000006	腰椎间盘突出推拿治疗			次		55.00	甲类	治疗费
1816	93.3900x003	按摩手法治疗	治疗性操作	E	450000006－1	腰部疾病推拿治疗			次		55.00	甲类	治疗费
1817	93.3900x003	按摩手法治疗	治疗性操作	E	450000007	膝关节骨性关节炎推拿治疗			次		33.00	甲类	治疗费
1818	93.3900x003	按摩手法治疗	治疗性操作	E	450000008－1	内科疾病推拿治疗	指Ⅱ型糖尿病、慢性胃病、便秘、腹泻、胃下垂、失眠等内科疾病		次		55.00	甲类	治疗费
1819	93.3900x003	按摩手法治疗	治疗性操作	E	450000008－2	妇科疾病推拿治疗	指月经不调、痛经等妇科疾病推拿治疗		次		55.00	甲类	治疗费

（续上表）

序号	治疗性操作诊断编码	治疗性操作名称	操作类型	财务分类	编码	项目名称	项目内涵	除外内容	计价单位	说明	三级医疗服务价格（元）	医保结算类型	医疗收费项目类别
1820	93. 3900x003	按摩手法治疗	治疗性操作	E	450000010	小儿捏脊治疗			次		30. 80	甲类	治疗费
1821	93. 3900x003	按摩手法治疗	治疗性操作	E	450000012	脊柱小关节紊乱推拿治疗	含手法理筋治疗和手法调整关节		每部位		55. 00	甲类	治疗费
1822	93. 3900x003	按摩手法治疗	治疗性操作	E	450000013	小儿斜颈推拿治疗	含手法理筋治疗和手法调整关节		次		44. 00	甲类	治疗费
1823	93. 3900x003	按摩手法治疗	治疗性操作	E	450000014	环枢关节半脱位推拿治疗	含手法理筋治疗和手法调整关节		次		88. 00	甲类	治疗费
1824	93. 3900x003	按摩手法治疗	治疗性操作	E	450000014－1	颈椎关节半脱位推拿治疗	含手法理筋治疗和手法调整关节		次		88. 00	甲类	治疗费
1825	93. 3900x003	按摩手法治疗	治疗性操作	E	450000014－2	胸椎关节半脱位推拿治疗	含手法理筋治疗和手法调整关节		次		88. 00	甲类	治疗费
1826	93. 3900x003	按摩手法治疗	治疗性操作	E	450000014－3	腰椎关节半脱位推拿治疗	含手法理筋治疗和手法调整关节		次		88. 00	甲类	治疗费
1827	93. 3900x004	冷喷治疗	治疗性操作	E	340100025	冷疗			每部位		15. 30	丙类	治疗费
1828	93. 3900x005	冲击波治疗	治疗性操作	E	340100028S	骨骼肌肉疼痛冲击波治疗			次		199. 92	甲类	治疗费
1829	93. 3902	低频脉冲电治疗	治疗性操作	E	340100009	低频脉冲电治疗	指感应电治疗、神经肌肉电刺激治疗、间动电疗、经皮神经电刺激治疗、功能性电刺激治疗、温热电脉冲治疗、微机功能性电刺激治疗、银棘状刺激疗法（SSP）		每部位		20. 40	甲类	治疗费
1830	93. 3904	场效应治疗	治疗性操作	E	340100027	场效应治疗			每部位		5. 10	丙类	治疗费
1831	93. 3905	小儿捏脊	治疗性操作	E	450000010	小儿捏脊治疗			次		30. 80	甲类	治疗费
1832	93. 3906	小儿推拿按摩	治疗性操作	E	450000009	其他推拿治疗			次	每次 20 分钟	24. 20	甲类	治疗费
1833	93. 3906	小儿推拿按摩	治疗性操作	E	450000009－1	其他推拿治疗加收（超过20 分钟）			每 10 分钟		12. 10	甲类	治疗费
1834	93. 3907	中医按摩手法治疗	治疗性操作	E	450000009	其他推拿治疗			次	每次 20 分钟	24. 20	甲类	治疗费
1835	93. 3907	中医按摩手法治疗	治疗性操作	E	450000009－1	其他推拿治疗加收（超过20 分钟）			每 10 分钟		12. 10	甲类	治疗费
1836	93. 3907	中医按摩手法治疗	治疗性操作	E	450000012	脊柱小关节紊乱推拿治疗	含手法理筋治疗和手法调整关节		每部位		55. 00	甲类	治疗费
1837	93. 3907	中医按摩手法治疗	治疗性操作	E	450000013	小儿斜颈推拿治疗	含手法理筋治疗和手法调整关节		次		44. 00	甲类	治疗费
1838	93. 3907	中医按摩手法治疗	治疗性操作	E	450000014	环枢关节半脱位推拿治疗	含手法理筋治疗和手法调整关节		次		88. 00	甲类	治疗费
1839	93. 3907	中医按摩手法治疗	治疗性操作	E	450000014－1	颈椎关节半脱位推拿治疗	含手法理筋治疗和手法调整关节		次		88. 00	甲类	治疗费

（续上表）

序号	治疗性操作诊断编码	治疗性操作名称	操作类型	财务分类	编码	项目名称	项目内涵	除外内容	计价单位	说明	三级医疗服务价格（元）	医保结算类型	医疗收费项目类别
1840	93. 3907	中医按摩手法治疗	治疗性操作	E	450000014－2	胸椎关节半脱位推拿治疗	含手法理筋治疗和手法调整关节		次		88. 00	甲类	治疗费
1841	93. 3907	中医按摩手法治疗	治疗性操作	E	450000014－3	腰椎关节半脱位推拿治疗	含手法理筋治疗和手法调整关节		次		88. 00	甲类	治疗费
1842	93. 3908	中药贴敷	治疗性操作	E	410000001	贴敷疗法	含药物调配		每个创面		14. 30	甲类	治疗费
1843	93. 3909	中药冷湿敷	治疗性操作	E	121300001	冷热湿敷		药物	次		3. 24	甲类	治疗费
1844	93. 3910	穴位贴敷	治疗性操作	E	430000023	穴位贴敷治疗	含药物调配及各种纳米、红外等穴位贴敷材料		每个穴位		5. 50	甲类	治疗费
1845	93. 3911	三九贴	治疗性操作	E	430000023	穴位贴敷治疗	含药物调配及各种纳米、红外等穴位贴敷材料		每个穴位		5. 50	甲类	治疗费
1846	93. 3912	三伏贴	治疗性操作	E	430000023	穴位贴敷治疗	含药物调配及各种纳米、红外等穴位贴敷材料		每个穴位		5. 50	甲类	治疗费
1847	93. 4100	用颅骨装置的脊柱牵引	治疗性操作	G	331523005	颅骨头环牵引术			次		845. 00	甲类	手术费
1848	93. 4100x001	头颅环牵引	治疗性操作	G	331523005	颅骨头环牵引术			次		845. 00	甲类	手术费
1849	93. 4101	头颅骨盆环牵引术	治疗性操作	G	331523005	颅骨头环牵引术			次		845. 00	甲类	手术费
1850	93. 4102	颅骨牵引术	治疗性操作	G	331523004	颅骨牵引术			次		507. 00	甲类	手术费
1851	93. 4200	其他脊柱牵引	治疗性操作	E	340100023－4	脊柱矫正治疗			次		20. 40	甲类	治疗费
1852	93. 4200x004	脊柱牵引	治疗性操作	E	340100023－4	脊柱矫正治疗			次		20. 40	甲类	治疗费
1853	93. 4201	颈椎牵引术	治疗性操作	E	340100023－1	颈椎牵引			次		20. 40	甲类	治疗费
1854	93. 4202	Halo-Vest 架外固定术	治疗性操作	E	420000006	骨折外固定架固定术	含整复固定	外固定材料	次		500. 50	甲类	治疗费
1855	93. 4300	间歇性骨骼牵引	治疗性操作	G	331523003	骨骼牵引术			次		338. 00	甲类	手术费
1856	93. 4400	其他骨骼牵引	治疗性操作	G	331523003	骨骼牵引术			次		338. 00	甲类	手术费
1857	93. 4400x003	股骨牵引	治疗性操作	G	331523003	骨骼牵引术			次		338. 00	甲类	手术费
1858	93. 4400x009	颅颌牵引	治疗性操作	G	331523004	颅骨牵引术			次		507. 00	甲类	手术费
1859	93. 4400x011	尺骨牵引	治疗性操作	G	331523003	骨骼牵引术			次		338. 00	甲类	手术费
1860	93. 4401	经尺骨鹰嘴骨牵引术	治疗性操作	G	331523003	骨骼牵引术			次		338. 00	甲类	手术费
1861	93. 4402	骨盆带牵引术	治疗性操作	G	331523003	骨骼牵引术			次		338. 00	甲类	手术费
1862	93. 4403	骨盆悬吊	治疗性操作	E	340100023－3	悬吊治疗			次		20. 40	甲类	治疗费
1863	93. 4404	股骨髁上牵引	治疗性操作	G	331523003	骨骼牵引术			次		338. 00	甲类	手术费
1864	93. 4405	髌骨牵引	治疗性操作	G	331523003	骨骼牵引术			次		338. 00	甲类	手术费
1865	93. 4406	胫骨结节牵引	治疗性操作	G	331523003	骨骼牵引术			次		338. 00	甲类	手术费
1866	93. 4407	跟骨牵引术	治疗性操作	G	331523003	骨骼牵引术			次		338. 00	甲类	手术费
1867	93. 4500	托马斯夹板牵引	治疗性操作	G	331523003	骨骼牵引术			次		338. 00	甲类	手术费

（续上表）

序号	治疗性操作诊断编码	治疗性操作名称	操作类型	财务分类	编码	项目名称	项目内涵	除外内容	计价单位	说明	三级医疗服务价格（元）	医保结算类型	医疗收费项目类别
1868	93.4600	肢体的其他皮肤牵引	治疗性操作	E	331523002	皮肤牵引术			次		169.00	甲类	手术费
1869	93.4600x001	皮牵引	治疗性操作	E	331523002	皮肤牵引术			次		169.00	甲类	手术费
1870	93.5100	石膏背心应用	治疗性操作	E	331523007	石膏固定术（大）	指下肢管型石膏、胸肩石膏、石膏背心		次		692.90	甲类	手术费
1871	93.5100x001	石膏背心固定	治疗性操作	E	331523007	石膏固定术（大）	指下肢管型石膏、胸肩石膏、石膏背心		次		692.90	甲类	手术费
1872	93.5300	其他石膏管型的应用	治疗性操作	E	331523007	石膏固定术（大）	指下肢管型石膏、胸肩石膏、石膏背心		次		692.90	甲类	手术费
1873	93.5300	其他石膏管型的应用	治疗性操作	E	331523008	石膏固定术（中）	指石膏托、上肢管型石膏		次		574.60	甲类	手术费
1874	93.5300	其他石膏管型的应用	治疗性操作	E	331523009	石膏固定术（小）	指前臂石膏托、管型及小腿U型石膏		次		422.50	甲类	手术费
1875	93.5300x001	石膏绷带固定	治疗性操作	E	331523006	石膏固定术（特大）	指髋人字石膏、石膏床		次		929.50	甲类	手术费
1876	93.5300x001	石膏绷带固定	治疗性操作	E	331523007	石膏固定术（大）	指下肢管型石膏、胸肩石膏、石膏背心		次		692.90	甲类	手术费
1877	93.5300x001	石膏绷带固定	治疗性操作	E	331523008	石膏固定术（中）	指石膏托、上肢管型石膏		次		574.60	甲类	手术费
1878	93.5300x001	石膏绷带固定	治疗性操作	E	331523009	石膏固定术（小）	指前臂石膏托、管型及小腿U型石膏		次		422.50	甲类	手术费
1879	93.5400	夹板应用	治疗性操作	E	420000007	骨折夹板外固定术	含整复固定	外固定材料	次		223.30	甲类	治疗费
1880	93.5400x001	夹板外固定	治疗性操作	E	420000007	骨折夹板外固定术	含整复固定	外固定材料	次		223.30	甲类	治疗费
1881	93.5401	石膏夹板固定	治疗性操作	E	331523006	石膏固定术（特大）	指髋人字石膏、石膏床		次		929.50	甲类	手术费
1882	93.5401	石膏夹板固定	治疗性操作	E	331523007	石膏固定术（大）	指下肢管型石膏、胸肩石膏、石膏背心		次		692.90	甲类	手术费
1883	93.5401	石膏夹板固定	治疗性操作	E	331523008	石膏固定术（中）	指石膏托、上肢管型石膏		次		574.60	甲类	手术费
1884	93.5401	石膏夹板固定	治疗性操作	E	331523009	石膏固定术（小）	指前臂石膏托、管型及小腿U型石膏		次		422.50	甲类	手术费
1885	93.5402	石膏托固定术	治疗性操作	E	331523006	石膏固定术（特大）	指髋人字石膏、石膏床		次		929.50	甲类	手术费
1886	93.5402	石膏托固定术	治疗性操作	E	331523007	石膏固定术（大）	指下肢管型石膏、胸肩石膏、石膏背心		次		692.90	甲类	手术费
1887	93.5402	石膏托固定术	治疗性操作	E	331523008	石膏固定术（中）	指石膏托、上肢管型石膏		次		574.60	甲类	手术费
1888	93.5402	石膏托固定术	治疗性操作	E	331523009	石膏固定术（小）	指前臂石膏托、管型及小腿“U”型石膏		次		422.50	甲类	手术费
1889	93.5403	肢体夹板固定术	治疗性操作	E	420000007	骨折夹板外固定术	含整复固定	外固定材料	次		223.30	甲类	治疗费
1890	93.5404	肢体支具固定术	治疗性操作	E	420000012	外固定调整术	指骨折外固定架、外固定夹板调整		次		209.00	甲类	治疗费
1891	93.5405	中医小夹板固定术	治疗性操作	E	420000007	骨折夹板外固定术	含整复固定	外固定材料	次		223.30	甲类	治疗费

（续上表）

序号	治疗性操作诊断编码	治疗性操作名称	操作类型	财务分类	编码	项目名称	项目内涵	除外内容	计价单位	说明	三级医疗服务价格（元）	医保结算类型	医疗收费项目类别
1892	93.5500	牙栓结术	治疗性操作	G	310510010	牙外伤结扎固定术	含局麻、复位、结扎固定及调颌；指牙根折、挫伤、脱位治疗。不含根管治疗	特殊结扎固定材料	每牙		49.08	甲类	治疗费
1893	93.5500x001	颌间结扎	治疗性操作	G	310510010	牙外伤结扎固定术	含局麻、复位、结扎固定及调颌；指牙根折、挫伤、脱位治疗。不含根管治疗	特殊结扎固定材料	每牙		49.08	甲类	治疗费
1894	93.5600	压力敷料应用	治疗性操作	F	120100016S	压疮护理	指使用压疮评估表确定压疮分级及危险因素，对存在的压疮隐患患者或压疮患者给予相应处理措施，不含换药	长效抗菌材料	次	每天收费不超过12次	10.10	甲类	护理费
1895	93.5900x002	外固定架固定	治疗性操作	E	420000010	外固定架使用			次		暂不定价	甲类	治疗费
1896	93.5900x005	头部立体定向框架固定	治疗性操作	E	420000010	外固定架使用			次		暂不定价	甲类	治疗费
1897	93.5901	伤口高压氧治疗	治疗性操作	E	310607001	高压氧舱治疗	含治疗压力为1个大气压以上2.5个大气压（不含2.5）以下（超高压除外），舱内吸氧用面罩、头罩和安全防护措施，舱内医护人员监护和指导；不含舱内心电、呼吸监护和药物雾化吸入等		次		150.00	乙类	治疗费
1898	93.5901	伤口高压氧治疗	治疗性操作	E	310607001－1	超高压氧舱治疗	含压力为2.5个大气压（含2.5）以上，舱内吸氧用面罩、头罩和安全防护措施，舱内医护人员监护和指导；不含舱内心电、呼吸监护和药物雾化吸入等		次		450.00	乙类	治疗费
1899	93.5901	伤口高压氧治疗	治疗性操作	E	310607002	单人舱治疗			次		102.53	乙类	治疗费
1900	93.5901	伤口高压氧治疗	治疗性操作	E	310607003	婴儿氧舱治疗			次		76.90	乙类	治疗费
1901	93.5901	伤口高压氧治疗	治疗性操作	E	310607004	急救单独开舱治疗			次		640.80	乙类	治疗费
1902	93.5901	伤口高压氧治疗	治疗性操作	E	310607005	舱内抢救			次		128.16	乙类	治疗费
1903	93.5901	伤口高压氧治疗	治疗性操作	E	310607006	舱外高流量吸氧		一次性面罩、一次性吸氧管	小时		7.69	乙类	治疗费
1904	93.5905	立体定向头部框架固定	治疗性操作	E	420000010	外固定架使用			次		暂不定价	甲类	治疗费
1905	93.6100	全身松动的整骨推拿疗法	治疗性操作	E	450000009	其他推拿治疗			次	每次20分钟	24.20	甲类	治疗费
1906	93.6100	全身松动的整骨推拿疗法	治疗性操作	E	450000009－1	其他推拿治疗加收（超过20分钟）			每10分钟		12.10	甲类	治疗费
1907	93.6200	用高速、低幅力的整骨推拿疗法	治疗性操作	E	450000009	其他推拿治疗			次	每次20分钟	24.20	甲类	治疗费
1908	93.6200	用高速、低幅力的整骨推拿疗法	治疗性操作	E	450000009－1	其他推拿治疗加收（超过20分钟）			每10分钟		12.10	甲类	治疗费

（续上表）

序号	治疗性操作诊断编码	治疗性操作名称	操作类型	财务分类	编码	项目名称	项目内涵	除外内容	计价单位	说明	三级医疗服务价格（元）	医保结算类型	医疗收费项目类别
1909	93.6300	用低速、高幅力的整骨推拿疗法	治疗性操作	E	450000009	其他推拿治疗			次	每次20分钟	24.20	甲类	治疗费
1910	93.6300	用低速、高幅力的整骨推拿疗法	治疗性操作	E	450000009－1	其他推拿治疗加收（超过20分钟）			每10分钟		12.10	甲类	治疗费
1911	93.6400	用等张、同样大小力的整骨推拿疗法	治疗性操作	E	450000009	其他推拿治疗			次	每次20分钟	24.20	甲类	治疗费
1912	93.6400	用等张、同样大小力的整骨推拿疗法	治疗性操作	E	450000009－1	其他推拿治疗加收（超过20分钟）			每10分钟		12.10	甲类	治疗费
1913	93.6500	用间接力的整骨推拿疗法	治疗性操作	E	450000009	其他推拿治疗			次	每次20分钟	24.20	甲类	治疗费
1914	93.6500	用间接力的整骨推拿疗法	治疗性操作	E	450000009－1	其他推拿治疗加收（超过20分钟）			每10分钟		12.10	甲类	治疗费
1915	93.6600	移动组织液的整骨推拿疗法	治疗性操作	E	450000009	其他推拿治疗			次	每次20分钟	24.20	甲类	治疗费
1916	93.6600	移动组织液的整骨推拿疗法	治疗性操作	E	450000009－1	其他推拿治疗加收（超过20分钟）			每10分钟		12.10	甲类	治疗费
1917	93.6700	其他特指的整骨推拿疗法	治疗性操作	E	450000009	其他推拿治疗			次	每次20分钟	24.20	甲类	治疗费
1918	93.6700	其他特指的整骨推拿疗法	治疗性操作	E	450000009－1	其他推拿治疗加收（超过20分钟）			每10分钟		12.10	甲类	治疗费
1919	93.6701	骨病手法治疗	治疗性操作	E	450000012	脊柱小关节紊乱推拿治疗	含手法理筋治疗和手法调整关节		每部位		55.00	甲类	治疗费
1920	93.6701	骨病手法治疗	治疗性操作	E	450000013	小儿斜颈推拿治疗	含手法理筋治疗和手法调整关节		次		44.00	甲类	治疗费
1921	93.6701	骨病手法治疗	治疗性操作	E	450000014	环枢关节半脱位推拿治疗	含手法理筋治疗和手法调整关节		次		88.00	甲类	治疗费
1922	93.6701	骨病手法治疗	治疗性操作	E	450000014－1	颈椎关节半脱位推拿治疗	含手法理筋治疗和手法调整关节		次		88.00	甲类	治疗费
1923	93.6701	骨病手法治疗	治疗性操作	E	450000014－2	胸椎关节半脱位推拿治疗	含手法理筋治疗和手法调整关节		次		88.00	甲类	治疗费
1924	93.6701	骨病手法治疗	治疗性操作	E	450000014－3	腰椎关节半脱位推拿治疗	含手法理筋治疗和手法调整关节		次		88.00	甲类	治疗费
1925①	93.7100	诵读训练	治疗性操作	E	340200034	言语训练			每30分钟		51.00	甲类	治疗费
1926	93.7200	语言障碍训练	治疗性操作	E	340200033	口吃训练			每30分钟		51.00	丙类	治疗费
1927	93.7200	语言障碍训练	治疗性操作	E	340200036	构音障碍训练			次		40.80	丙类	治疗费
1928②	93.7300	食管说话训练	治疗性操作	E	340200034	言语训练			每30分钟		51.00	甲类	治疗费
1929③	93.7400	语言缺损训练	治疗性操作	E	340200034	言语训练			每30分钟		51.00	甲类	治疗费

①～③　限制范围：限器质性病变导致的中、重度语言障碍。1个疾病过程支付不超过3个月；每日支付不超过1次。

（续上表）

序号	治疗性操作诊断编码	治疗性操作名称	操作类型	财务分类	编码	项目名称	项目内涵	除外内容	计价单位	说明	三级医疗服务价格（元）	医保结算类型	医疗收费项目类别
1930①	93.7500	其他语言训练和治疗	治疗性操作	E	340200034	言语训练			每30分钟		51.00	甲类	治疗费
1931	93.7500	其他语言训练和治疗	治疗性操作	E	340200033	口吃训练			每30分钟		51.00	丙类	治疗费
1932	93.7500	其他语言训练和治疗	治疗性操作	E	340200035	儿童听力障碍语言训练			每30分钟		51.00	甲类	治疗费
1933	93.7500	其他语言训练和治疗	治疗性操作	E	340200036	构音障碍训练			次		40.80	丙类	治疗费
1934②	93.7500x001	语言治疗	治疗性操作	E	340200034	言语训练			每30分钟		51.00	甲类	治疗费
1935③	93.7600	训练盲人使用导盲犬	治疗性操作	E	340200031	作业疗法	含日常生活动作训练	自助具	45分钟/次	限器质性病变导致的生活、工作能力障碍患者	20.40	甲类	治疗费
1936④	93.7700	盲文或穆恩盲读训练	治疗性操作	E	340200031	作业疗法	含日常生活动作训练	自助具	45分钟/次	限器质性病变导致的生活、工作能力障碍患者	20.40	甲类	治疗费
1937⑤	93.7701	盲文阅读训练	治疗性操作	E	340200031	作业疗法	含日常生活动作训练	自助具	45分钟/次	限器质性病变导致的生活、工作能力障碍患者	20.40	甲类	治疗费
1938⑥	93.7800	盲人的其他康复疗法	治疗性操作	E	340200031	作业疗法	含日常生活动作训练	自助具	45分钟/次	限器质性病变导致的生活、工作能力障碍患者	20.40	甲类	治疗费
1939	93.8100	娱乐治疗	治疗性操作	E	311503016	工娱治疗			日		5.00	甲类	治疗费
1940	93.8100	娱乐治疗	治疗性操作	E	311503017	特殊工娱治疗			次		30.00	甲类	治疗费
1941	93.8200	教育治疗	治疗性操作	E	340200029	引导式教育训练	指对智力、行为有障碍的患者进行注意力、操作能力、模仿能力康复训练		次		30.60	丙类	治疗费

①~② 限制范围：限器质性病变导致的中、重度语言障碍。1个疾病过程支付不超过3个月；每日支付不超过1次。
③~⑥ 限制范围：限1个疾病过程支付不超过18天；每日支付不超过1次。

（续上表）

序号	治疗性操作诊断编码	治疗性操作名称	操作类型	财务分类	编码	项目名称	项目内涵	除外内容	计价单位	说明	三级医疗服务价格（元）	医保结算类型	医疗收费项目类别
1942①	93.8300	职业治疗	治疗性操作	E	340200032	职业功能训练			45分钟/次		30.60	甲类	治疗费
1943	93.8300x001	文体活动疗法	治疗性操作	E	340200028	文体训练			45分钟/次		6.12	丙类	治疗费
1944②	93.8300x002	日常生活动作训练	治疗性操作	E	340200031	作业疗法	含日常生活动作训练	自助具	45分钟/次	限器质性病变导致的生活、工作能力障碍患者	20.40	甲类	治疗费
1945③	93.8301	作业疗法	治疗性操作	E	340200031	作业疗法	含日常生活动作训练	自助具	45分钟/次	限器质性病变导致的生活、工作能力障碍患者	20.40	甲类	治疗费
1946	93.8400	音乐治疗	治疗性操作	E	311503018	音乐治疗			次	指专设的音乐室	12.00	丙类	治疗费
1947④	93.8500	职业康复	治疗性操作	E	340200032	职业功能训练			45分钟/次		30.60	甲类	治疗费
1948	93.8900x002	特殊工娱治疗	治疗性操作	E	311503017	特殊工娱治疗			次		30.00	甲类	治疗费
1949	93.9000	无创机械性通气	治疗性操作	E	310603002	无创呼吸机辅助通气	指持续气道正压（CPAP）、双水平气道正压（BIPAP）	一次性呼吸机回路、螺旋接头、人工鼻、一次性面罩	小时		23.28	甲类	治疗费
1950	93.9000x002	无创呼吸机辅助通气（双水平气道正压［BiPAP］）	治疗性操作	E	310603002	无创呼吸机辅助通气	指持续气道正压（CPAP）、双水平气道正压（BIPAP）	一次性呼吸机回路、螺旋接头、人工鼻、一次性面罩	小时		23.28	甲类	治疗费
1951	93.9000x003	无创呼吸机辅助通气（高频通气［HFPPV］）	治疗性操作	E	310603002	无创呼吸机辅助通气	指持续气道正压（CPAP）、双水平气道正压（BIPAP）	一次性呼吸机回路、螺旋接头、人工鼻、一次性面罩	小时		23.28	甲类	治疗费
1952	93.9001	持续性气道正压通气（CPAP）	治疗性操作	E	310603002	无创呼吸机辅助通气	指持续气道正压（CPAP）、双水平气道正压（BIPAP）	一次性呼吸机回路、螺旋接头、人工鼻、一次性面罩	小时		23.28	甲类	治疗费

① 限制范围：法定就业年龄段且有就业意愿，经过 PARQ 医学筛查适合进行职业功能训练的患者，支付不超过 9 天。

②~③ 限制范围：限 1 个疾病过程支付不超过 18 天；每日支付不超过 1 次。

④ 限制范围：法定就业年龄段且有就业意愿，经过 PARQ 医学筛查适合进行职业功能训练的患者，支付不超过 9 天。

（续上表）

序号	治疗性操作诊断编码	治疗性操作名称	操作类型	财务分类	编码	项目名称	项目内涵	除外内容	计价单位	说明	三级医疗服务价格（元）	医保结算类型	医疗收费项目类别
1953	93.9300	非机械性方法复苏	治疗性操作	G	330100012	心肺复苏术	不含开胸复苏和特殊气管插管术		次		110.50	甲类	手术费
1954	93.9301	人工呼吸	治疗性操作	G	330100012	心肺复苏术	不含开胸复苏和特殊气管插管术		次		110.50	甲类	手术费
1955	93.9400	喷雾法给予呼吸药物	治疗性操作	E	120700001 -3	氧气雾化吸入		药物、一次性雾化器	次		11.67	甲类	治疗费
1956	93.9400	喷雾法给予呼吸药物	治疗性操作	E	120700001 -1	超声雾化吸入		药物、一次性雾化器	次		7.77	甲类	治疗费
1957	93.9401	雾化吸入	治疗性操作	E	120700001	雾化吸入		药物、一次性雾化器	次		7.77	甲类	治疗费
1958	93.9401	雾化吸入	治疗性操作	E	120700001 -1	超声雾化吸入		药物、一次性雾化器	次		7.77	甲类	治疗费
1959	93.9401	雾化吸入	治疗性操作	E	120700001 -2	高压泵雾化吸入		药物、一次性雾化器	次		7.77	甲类	治疗费
1960	93.9401	雾化吸入	治疗性操作	E	120700001 -3	氧气雾化吸入		药物、一次性雾化器	次		11.67	甲类	治疗费
1961	93.9401	雾化吸入	治疗性操作	E	120700001 -4	蒸汽雾化吸入		药物、一次性雾化器	次		7.77	甲类	治疗费
1962	93.9401	雾化吸入	治疗性操作	E	120700001 -5	机械通气经呼吸机管道雾化给药		药物、一次性雾化器	次		7.77	甲类	治疗费
1963	93.9500	高压给氧	治疗性操作	E	120300001 -5	加压给氧加收			小时		5.00	甲类	治疗费
1964	93.9600	其他富氧疗法	治疗性操作	E	310607001	高压氧舱治疗	含治疗压力为1个大气压以上2.5个大气压（不含2.5）以下（超高压除外），舱内吸氧用面罩、头罩和安全防护措施，舱内医护人员监护和指导；不含舱内心电、呼吸监护和药物雾化吸入等		次		150.00	乙类	治疗费
1965	93.9600	其他富氧疗法	治疗性操作	E	310607001 -1	超高压氧舱治疗	含压力为2.5个大气压（含2.5）以上，舱内吸氧用面罩、头罩和安全防护措施，舱内医护人员监护和指导；不含舱内心电、呼吸监护和药物雾化吸入等		次		450.00	乙类	治疗费
1966	93.9601	吸氧	治疗性操作	E	120300001 -1	低流量给氧		一次性鼻导管、鼻塞、面罩	小时		4.00	甲类	治疗费

（续上表）

序号	治疗性操作诊断编码	治疗性操作名称	操作类型	财务分类	编码	项目名称	项目内涵	除外内容	计价单位	说明	三级医疗服务价格（元）	医保结算类型	医疗收费项目类别
1967	93.9601	吸氧	治疗性操作	E	120300001－2	中流量给氧		一次性鼻导管、鼻塞、面罩	小时		5.00	甲类	治疗费
1968	93.9601	吸氧	治疗性操作	E	120300001－3	高流量给氧		一次性鼻导管、鼻塞、面罩	小时		6.00	甲类	治疗费
1969	93.9601	吸氧	治疗性操作	E	120300001－4	氧气创面治疗		一次性鼻导管、鼻塞、面罩	小时		6.00	甲类	治疗费
1970	93.9601	吸氧	治疗性操作	E	120300001－5	加压给氧加收			小时		5.00	甲类	治疗费
1971	94.2100	麻醉分析法	治疗性操作	E	311503025	麻醉分析			次		115.00	甲类	治疗费
1972	94.2101	麻醉综合法	治疗性操作	E	311503005	多参数监护无抽搐电休克治疗			次		210.00	甲类	治疗费
1973	94.2200	锂治疗	治疗性操作	D	311503001	抗精神病药物治疗监测			日		14.00	甲类	治疗费
1974	94.2300x001	常温人工冬眠治疗	治疗性操作	D	311503002	常温冬眠治疗监测			次		暂不定价	甲类	治疗费
1975	94.2300x002	抗精神病药物治疗	治疗性操作	D	311503001	抗精神病药物治疗监测			日		14.00	甲类	治疗费
1976	94.2300x003	氟哌啶醇快速治疗	治疗性操作	D	311503001	抗精神病药物治疗监测			日		14.00	甲类	治疗费
1977	94.2301	精神安定剂治疗	治疗性操作	D	311503001	抗精神病药物治疗监测			日		14.00	甲类	治疗费
1978	94.2500	其他精神病学药物治疗	治疗性操作	D	311503001	抗精神病药物治疗监测			日		14.00	甲类	治疗费
1979	94.2600	亚抽搐电休克治疗	治疗性操作	E	311503004	电休克治疗			次		45.00	甲类	治疗费
1980	94.2700	其他电休克治疗	治疗性操作	E	311503005	多参数监护无抽搐电休克治疗			次		210.00	甲类	治疗费
1981	94.2701	电抽搐治疗［ECT］	治疗性操作	E	311503004	电休克治疗			次		45.00	甲类	治疗费
1982	94.2702	电休克疗法［EST］	治疗性操作	E	311503004	电休克治疗			次		45.00	甲类	治疗费
1983	94.2900x002	脑循环功能治疗［CVFT］	治疗性操作	D	311503011－1	经颅重复磁刺激治疗	用于特定疾病的中枢治疗。在胫前肌或小指展肌等部位安置记录表面电极，地线置于踝部，对侧额叶皮层刺激，观察肌肉动作电位波形，判断运动阈值。据此判断最佳刺激部位并根据阈值设置刺激强度。根据病情需要设置刺激的参数，含强度、频率、间隔时间和总时程，对病人进行治疗。治疗中，观察病人反应并随时调整。治疗后，记录治疗反应		次		125.00	甲类	治疗费

（续上表）

序号	治疗性操作诊断编码	治疗性操作名称	操作类型	财务分类	编码	项目名称	项目内涵	除外内容	计价单位	说明	三级医疗服务价格（元）	医保结算类型	医疗收费项目类别
1984	94.2901	重复经颅磁刺激［RTMS］	治疗性操作	D	311503011－1	经颅重复磁刺激治疗	用于特定疾病的中枢治疗。在胫前肌或小指展肌等部位安置记录表面电极，地线置于踝部，对侧额叶皮层刺激，观察肌肉动作电位波形，判断运动阈值。据此判断最佳刺激部位并根据阈值设置刺激强度。根据病情需要设置刺激的参数，含强度、频率、间隔时间和总时程，对病人进行治疗。治疗中，观察病人反应并随时调整。治疗后，记录治疗反应		次		125.00	甲类	治疗费
1985	94.3100	精神分析	治疗性操作	D	311501002－2	慢性精神病标准化评定量表			次		12.00	甲类	检查费
1986	94.3200	催眠疗法	治疗性操作	E	311503026	催眠治疗			次		50.00	甲类	治疗费
1987	94.3300	行为治疗	治疗性操作	E	311503028	行为矫正治疗			日		30.00	甲类	治疗费
1988	94.3301	行为矫正治疗	治疗性操作	E	311503028	行为矫正治疗			日		30.00	甲类	治疗费
1989	94.3302	行为脱敏治疗	治疗性操作	E	311503030	脱瘾治疗			疗程	自愿或强迫治疗	暂不定价	甲类	治疗费
1990	94.3500x001	危机干预	治疗性操作	E	311503009	冲动行为干预治疗			次		35.00	甲类	治疗费
1991	94.3901	生物反馈治疗	治疗性操作	E	340100018	电子生物反馈疗法	含肌电、皮温、皮电、脑电、心率各种生物反馈		次		35.70	甲类	治疗费
1992	94.3902	森田治疗	治疗性操作	E	311503027	森田疗法			次		25.00	甲类	治疗费
1993	94.3903	工娱治疗	治疗性操作	E	311503016	工娱治疗			日		5.00	甲类	治疗费
1994	94.3903	工娱治疗	治疗性操作	E	311503017	特殊工娱治疗			次		30.00	甲类	治疗费
1995	94.4400	其他团体治疗	治疗性操作	E	311503033S	正念训练	在固定的治疗室或治疗场所进行，在有资质的技术人员导入语引导下发挥想象，感受内心，进入冥想状态，反馈内心感受，改善自我感悟能力		次	每日收费不超过1次，每次不少于30分钟	62.00	甲类	治疗费
1996	94.4900	其他咨询	治疗性操作	I	130900001	健康咨询	指个体健康咨询		次	住院病人不得收取	6.48	丙类	诊察费
1997	94.6100	乙醇康复	治疗性操作	E	340200039	康复评定	含咨询		次	康复医学科执业医师或具备康复治疗师资质的人员方可开展	40.80	丙类	检查费

（续上表）

序号	治疗性操作诊断编码	治疗性操作名称	操作类型	财务分类	编码	项目名称	项目内涵	除外内容	计价单位	说明	三级医疗服务价格（元）	医保结算类型	医疗收费项目类别
1998	94.6101	酒精康复疗法	治疗性操作	E	340200039	康复评定	含咨询		次	康复医学科执业医师或具备康复治疗师资质的人员方可开展	40.80	丙类	检查费
1999	94.6200	乙醇脱瘾疗法	治疗性操作	E	311503030	脱瘾治疗			疗程	自愿或强迫治疗	暂不定价	甲类	治疗费
2000	94.6300	乙醇康复和脱瘾疗法	治疗性操作	E	311503030	脱瘾治疗			疗程	自愿或强迫治疗	暂不定价	甲类	治疗费
2001	94.6400	药物康复	治疗性操作	E	340200039	康复评定	含咨询		次	康复医学科执业医师或具备康复治疗师资质的人员方可开展	40.80	丙类	检查费
2002	94.6500	药物脱瘾疗法	治疗性操作	E	311503030	脱瘾治疗			疗程	自愿或强迫治疗	暂不定价	甲类	治疗费
2003	94.6600	药物康复和脱瘾疗法	治疗性操作	E	311503030	脱瘾治疗			疗程	自愿或强迫治疗	暂不定价	甲类	治疗费
2004	94.6700	乙醇和药物联合的康复	治疗性操作	E	340200039	康复评定	含咨询		次	康复医学科执业医师或具备康复治疗师资质的人员方可开展	40.80	丙类	检查费
2005	94.6800	乙醇和药物联合的脱瘾疗法	治疗性操作	E	311503030	脱瘾治疗			疗程	自愿或强迫治疗	暂不定价	甲类	治疗费
2006	94.6900	乙醇和药物联合的康复及脱瘾疗法	治疗性操作	E	311503030	脱瘾治疗			疗程	自愿或强迫治疗	暂不定价	甲类	治疗费
2007	95.3100	眼镜安装和配备	治疗性操作	E	310300009	隐形眼镜配置	含验光、角膜曲率测量、泪液分泌功能（Schirmer）测定		次		80.00	丙类	检查费
2008	95.3101	配镜	治疗性操作	E	310300009	隐形眼镜配置	含验光、角膜曲率测量、泪液分泌功能（Schirmer）测定		次		80.00	丙类	检查费
2009	95.3200	接触（隐形）镜片的处方、安装和配备	治疗性操作	E	310300009	隐形眼镜配置	含验光、角膜曲率测量、泪液分泌功能（Schirmer）测定		次		80.00	丙类	检查费
2010	95.3200x001	角膜接触镜配镜	治疗性操作	E	310300009	隐形眼镜配置	含验光、角膜曲率测量、泪液分泌功能（Schirmer）测定		次		80.00	丙类	检查费
2011	95.3300	其他视力低下辅助器的配备	治疗性操作	E	310300032	低视力助视器试验			次/只		30.00	甲类	检查费
2012	95.3400	眼假体	治疗性操作	G	330409010	义眼安装			次		179.64	甲类	手术费

（续上表）

序号	治疗性操作诊断编码	治疗性操作名称	操作类型	财务分类	编码	项目名称	项目内涵	除外内容	计价单位	说明	三级医疗服务价格（元）	医保结算类型	医疗收费项目类别
2013	95.3500	视轴矫正训练	治疗性操作	E	310300108	弱视训练			次/只		10.00	甲类	治疗费
2014	95.4800	助听器安装	治疗性操作	E	310401028	助听器选配试验	含程控编程		次		104.00	甲类	检查费
2015	95.4900x001	人工耳蜗调试	治疗性操作	E	310401029	电子耳蜗编程			次		104.00	甲类	检查费
2016	96.0100	鼻咽导气管的置入	治疗性操作	E	310401044	导管法咽鼓管吹张			次		13.97	甲类	治疗费
2017	96.0200	口咽导气管置入	治疗性操作	E	310401044	导管法咽鼓管吹张			次		13.97	甲类	治疗费
2018	96.0300	食管阻塞导气管置入	治疗性操作	G	310901006	食管腔内支架置入术	指内镜下或透视下。含狭窄扩张	支架、导管、导丝	次	含X光照相及照片	698.47	甲类	治疗费
2019	96.0400	气管内插管	治疗性操作	G	330100013	气管插管术	指经口插管	气管插管联合套件、加强型气管导管	次		130.00	甲类	手术费
2020	96.0400	气管内插管	治疗性操作	G	330100013－1	气管插管术加收（使用喉罩）			次		195.00	甲类	手术费
2021	96.0400	气管内插管	治疗性操作	G	330100013－2	气管插管术加收（使用观察用内窥镜）			次		325.00	甲类	手术费
2022	96.0400	气管内插管	治疗性操作	G	330100014	特殊方法气管插管术	指经鼻腔、经口盲探、逆行法	气管插管联合套件、加强型气管导管	次		260.00	甲类	手术费
2023	96.0400	气管内插管	治疗性操作	G	330100014－1	特殊方法气管插管术加收（使用喉罩）			次		195.00	甲类	手术费
2024	96.0500	呼吸道的其他插管术	治疗性操作	G	330100013	气管插管术	指经口插管	气管插管联合套件、加强型气管导管	次		130.00	甲类	手术费
2025	96.0500	呼吸道的其他插管术	治疗性操作	G	330100013－1	气管插管术加收（使用喉罩）			次		195.00	甲类	手术费
2026	96.0500	呼吸道的其他插管术	治疗性操作	G	330100013－2	气管插管术加收（使用观察用内窥镜）			次		325.00	甲类	手术费
2027	96.0500	呼吸道的其他插管术	治疗性操作	G	330100014	特殊方法气管插管术	指经鼻腔、经口盲探、逆行法	气管插管联合套件、加强型气管导管	次		260.00	甲类	手术费
2028	96.0500	呼吸道的其他插管术	治疗性操作	G	330100014－1	特殊方法气管插管术加收（使用喉罩）			次		195.00	甲类	手术费
2029	96.0500x001	气管支架置入	治疗性操作	G	310605010	经纤支镜支架置入术		支架、导管、导丝	次		2535.00	甲类	治疗费
2030	96.0500x002	喉罩插入	治疗性操作	G	330100013－1	气管插管术加收（使用喉罩）			次		195.00	甲类	手术费
2031	96.0500x002	喉罩插入	治疗性操作	G	330100014－1	特殊方法气管插管术加收（使用喉罩）			次		195.00	甲类	手术费
2032	96.0501	支气管支架置入术	治疗性操作	G	310605010	经纤支镜支架置入术		支架、导管、导丝	次		2535.00	甲类	治疗费

（续上表）

序号	治疗性操作诊断编码	治疗性操作名称	操作类型	财务分类	编码	项目名称	项目内涵	除外内容	计价单位	说明	三级医疗服务价格（元）	医保结算类型	医疗收费项目类别
2033	96.0502	主支气管支架置入术	治疗性操作	G	310605010	经纤支镜支架置入术		支架、导管、导丝	次		2535.00	甲类	治疗费
2034	96.0601	三腔二囊管插管术	治疗性操作	G	310901009	三腔管安置术		三腔管	次		232.82	甲类	治疗费
2035	96.0700	其他（鼻－）胃管置入	治疗性操作	G	310903001	经胃镜胃肠置管术			次		669.37	甲类	治疗费
2036	96.0700x001	胃插管减压	治疗性操作	E	120900001	胃肠减压	含留置胃管抽胃液及间断减压	一次性胃管	日		13.21	甲类	治疗费
2037	96.0800	（鼻－）肠管置入	治疗性操作	E	120800001－1	鼻饲管置管		药物和一次性胃肠管	次		15.85	甲类	治疗费
2038	96.0800	（鼻－）肠管置入	治疗性操作	G	310905035S	经鼻十二指肠/空肠置管术	经鼻或口将管路置入到小肠（十二指肠或空肠）。不含DSA或内镜引导	鼻肠管、一次性引流袋	次		200.00	甲类	治疗费
2039	96.0800x001	肠插管减压	治疗性操作	E	120900001	胃肠减压	含留置胃管抽胃液及间断减压	一次性胃管	日		13.21	甲类	治疗费
2040	96.1400	阴道填塞	治疗性操作	E	311201005	阴道填塞	含取阴道填塞物		次		30.00	甲类	治疗费
2041	96.1600	其他阴道扩张	治疗性操作	G	331304003	阴道扩张术		扩张用模具	次		634.40	甲类	手术费
2042	96.1600x001	阴道扩张	治疗性操作	G	331304003	阴道扩张术		扩张用模具	次		634.40	甲类	手术费
2043	96.1601	阴道口手法扩张术	治疗性操作	G	331304003	阴道扩张术		扩张用模具	次		634.40	甲类	手术费
2044	96.1800	其他阴道子宫托置入	治疗性操作	G	311201012	子宫托治疗	含配戴、指导	子宫托	次		40.00	甲类	治疗费
2045	96.1800x001	子宫颈托放置	治疗性操作	G	311201012	子宫托治疗	含配戴、指导	子宫托	次		40.00	甲类	治疗费
2046	96.1900	直肠填塞	治疗性操作	E	460000011	肛瘘封堵术			次		暂不定价	甲类	治疗费
2047	96.2100	额鼻管扩张	治疗性操作	G	330602006	鼻额管扩张术			次		936.00	甲类	手术费
2048	96.2200	直肠扩张	治疗性操作	G	331004004	直肠狭窄扩张术			次		1014.00	甲类	手术费
2049	96.2300	肛门括约肌扩张	治疗性操作	E	460000015	人工扩肛治疗			次		55.00	甲类	治疗费
2050	96.2300	肛门括约肌扩张	治疗性操作	E	460000015－1	器械扩肛治疗			次		55.00	甲类	治疗费
2051	96.2600	直肠脱垂手法复位术	治疗性操作	E	460000001	直肠脱出复位治疗			次		55.00	甲类	治疗费
2052	96.2600	直肠脱垂手法复位术	治疗性操作	E	460000001－1	三度直肠脱垂复位治疗			次		82.50	甲类	治疗费
2053	96.2700	疝手法复位术	治疗性操作	E	310903017S	疝气手法复位			次		116.41	甲类	治疗费
2054	96.2900	消化道肠套迭复位术	治疗性操作	E	310903012	肠套叠手法复位			次		232.82	甲类	治疗费
2055	96.3300	胃灌洗	治疗性操作	E	121000001	洗胃	含插胃管及冲洗	药物、一次性胃管、一次性胃食道插管导引管	次		56.98	甲类	治疗费
2056	96.3300	胃灌洗	治疗性操作	E	121000001－1	洗胃机洗胃	含插胃管及冲洗	药物、一次性胃管、一次性胃食道插管导引管	次		72.48	甲类	治疗费

（续上表）

序号	治疗性操作诊断编码	治疗性操作名称	操作类型	财务分类	编码	项目名称	项目内涵	除外内容	计价单位	说明	三级医疗服务价格（元）	医保结算类型	医疗收费项目类别
2057	96.3400	（鼻－）胃管的其他冲洗	治疗性操作	E	121000001	洗胃	含插胃管及冲洗	药物、一次性胃管、一次性胃食道插管导引管	次		56.98	甲类	治疗费
2058	96.3400	（鼻－）胃管的其他冲洗	治疗性操作	E	121000001－1	洗胃机洗胃	含插胃管及冲洗	药物、一次性胃管、一次性胃食道插管导引管	次		72.48	甲类	治疗费
2059	96.3400x001	鼻－胃管冲洗	治疗性操作	E	121000001	洗胃	含插胃管及冲洗	药物、一次性胃管、一次性胃食道插管导引管	次		56.98	甲类	治疗费
2060	96.3500	胃强饲法（胃管）	治疗性操作	E	120800001－1	鼻饲管置管		药物和一次性胃肠管	次		15.85	甲类	治疗费
2061	96.3500x001	鼻饲	治疗性操作	E	120800001－1	鼻饲管置管		药物和一次性胃肠管	次		15.85	甲类	治疗费
2062	96.3600	胃造口或肠造口的冲洗	治疗性操作	E	121400001－2	结肠造瘘冲洗		一次性引流瓶(袋) 次			15.85	甲类	治疗费
2063	96.3601	胃造口冲洗	治疗性操作	F	120100012	造瘘护理		一次性造瘘管、造口袋	次		19.43	甲类	护理费
2064	96.3602	肠造口冲洗	治疗性操作	E	121400001－2	结肠造瘘冲洗		一次性引流瓶(袋) 次			15.85	甲类	治疗费
2065	96.3700	直肠滴注法	治疗性操作	E	470000011	中药直肠滴入治疗	含药物调配	药物	次		暂不定价	甲类	治疗费
2066	96.3700x002	结肠水疗	治疗性操作	E	460000012	结肠水疗	含结肠灌洗治疗和肠腔内给药	药物、一次性结肠透析管	次		132.00	甲类	治疗费
2067	96.3700x003	经直肠中药滴入治疗	治疗性操作	E	470000011	中药直肠滴入治疗	含药物调配	药物	次		暂不定价	甲类	治疗费
2068	96.3700x004	肛周药物注射封闭治疗	治疗性操作	E	460000013	肛周药物注射封闭术	指肛周皮下封闭、穴位封闭	药物	次		22.00	甲类	治疗费
2069	96.3700x005	肛周穴位药物注射封闭治疗	治疗性操作	E	460000013	肛周药物注射封闭术	指肛周皮下封闭、穴位封闭	药物	次		22.00	甲类	治疗费
2070	96.3701	中药直肠滴入	治疗性操作	E	470000011	中药直肠滴入治疗	含药物调配	药物	次		暂不定价	甲类	治疗费
2071	96.3900	其他经肛门灌肠	治疗性操作	E	121500001－1	一般灌肠			次		19.43	甲类	治疗费
2072	96.3900	其他经肛门灌肠	治疗性操作	E	121500001－2	保留灌肠			次		19.43	甲类	治疗费
2073	96.3900	其他经肛门灌肠	治疗性操作	E	121500001－3	三通氧气灌肠			次		19.43	甲类	治疗费
2074	96.3900	其他经肛门灌肠	治疗性操作	E	121500002	清洁灌肠	指经肛门清洁灌肠		次		38.85	甲类	治疗费
2075	96.3900	其他经肛门灌肠	治疗性操作	E	121500002－1	回流灌肠			次	不得同时收取清洁灌肠费	58.25	甲类	治疗费

（续上表）

序号	治疗性操作诊断编码	治疗性操作名称	操作类型	财务分类	编码	项目名称	项目内涵	除外内容	计价单位	说明	三级医疗服务价格（元）	医保结算类型	医疗收费项目类别
2076	96.3901	直肠冲洗	治疗性操作	E	121500001－1	一般灌肠			次		19.43	甲类	治疗费
2077	96.3901	直肠冲洗	治疗性操作	E	121500001－2	保留灌肠			次		19.43	甲类	治疗费
2078	96.3901	直肠冲洗	治疗性操作	E	121500001－3	三通氧气灌肠			次		19.43	甲类	治疗费
2079	96.3901	直肠冲洗	治疗性操作	E	121500002	清洁灌肠	指经肛门清洁灌肠		次		38.85	甲类	治疗费
2080	96.3901	直肠冲洗	治疗性操作	E	121500002－1	回流灌肠			次	不得同时收取清洁灌肠费	58.25	甲类	治疗费
2081	96.3902	中药结肠透析	治疗性操作	E	460000012	结肠水疗	含结肠灌洗治疗和肠腔内给药	药物、一次性结肠透析管	次		132.00	甲类	治疗费
2082	96.3903	小儿中药灌肠退热术	治疗性操作	E	121500001－1	一般灌肠			次		19.43	甲类	治疗费
2083	96.3904	中药保留灌肠	治疗性操作	E	121500001－2	保留灌肠			次		19.43	甲类	治疗费
2084	96.4100	胆囊造口和其他胆管冲洗术	治疗性操作	E	121400001－1	引流管冲洗		一次性引流瓶(袋) 次			15.85	甲类	治疗费
2085	96.4101	胆囊造口冲洗	治疗性操作	F	120100012－1	造口护理		一次性造瘘管、造口袋	次		19.43	甲类	护理费
2086	96.4400	阴道冲洗	治疗性操作	F	120100014－2	会阴冲洗		一次性扩阴器、一次性冲洗器	次		7.85	甲类	护理费
2087	96.4500	肾造口和肾盂造口冲洗术	治疗性操作	F	120100012－1	造口护理		一次性造瘘管、造口袋	次		19.43	甲类	护理费
2088	96.4501	肾造口冲洗	治疗性操作	F	120100012－1	造口护理		一次性造瘘管、造口袋	次		19.43	甲类	护理费
2089	96.4502	肾盂造口冲洗	治疗性操作	F	120100012－1	造口护理		一次性造瘘管、造口袋	次		19.43	甲类	护理费
2090	96.4600	输尿管造口和输尿管导管的冲洗术	治疗性操作	E	121400001－1	引流管冲洗		一次性引流瓶（袋）	次		15.85	甲类	治疗费
2091	96.4600	输尿管造口和输尿管导管的冲洗术	治疗性操作	E	121400001－2	结肠造瘘冲洗		一次性引流瓶(袋) 次			15.85	甲类	治疗费
2092	96.4600	输尿管造口和输尿管导管的冲洗术	治疗性操作	E	121400001－3	引流管更换		一次性引流装置	次		19.82	甲类	治疗费
2093	96.4600	输尿管造口和输尿管导管的冲洗术	治疗性操作	E	121400001－3/1	拔除引流管			次		9.91	甲类	治疗费
2094	96.4600	输尿管造口和输尿管导管的冲洗术	治疗性操作	E	121400001－4	更换引流装置	含更换各类无菌引流袋、引流瓶等引流装置	一次性引流装置	次		9.91	甲类	治疗费
2095	96.4601	输尿管造口冲洗	治疗性操作	E	121400001－1	引流管冲洗		一次性引流瓶(袋) 次			15.85	甲类	治疗费
2096	96.4602	输尿管导管冲洗	治疗性操作	E	121400001－1	引流管冲洗		一次性引流瓶(袋) 次			15.85	甲类	治疗费
2097	96.4602	输尿管导管冲洗	治疗性操作	E	121400001－2	结肠造瘘冲洗		一次性引流瓶(袋) 次			15.85	甲类	治疗费

（续上表）

序号	治疗性操作诊断编码	治疗性操作名称	操作类型	财务分类	编码	项目名称	项目内涵	除外内容	计价单位	说明	三级医疗服务价格（元）	医保结算类型	医疗收费项目类别
2098	96.4602	输尿管导管冲洗	治疗性操作	E	121400001 －3	引流管更换		一次性引流装置	次		19.82	甲类	治疗费
2099	96.4602	输尿管导管冲洗	治疗性操作	E	121400001 －3/1	拔除引流管			次		9.91	甲类	治疗费
2100	96.4602	输尿管导管冲洗	治疗性操作	E	121400001 －4	更换引流装置	含更换各类无菌引流袋、引流瓶等引流装置	一次性引流装置	次		9.91	甲类	治疗费
2101	96.4700	膀胱造口冲洗术	治疗性操作	E	121600003	膀胱冲洗		一次性膀胱冲洗材料	次		15.85	甲类	治疗费
2102	96.4800	其他留置的泌尿系导管冲洗术	治疗性操作	E	121400001 －1	引流管冲洗		一次性引流瓶（袋）次			15.85	甲类	治疗费
2103	96.4800	其他留置的泌尿系导管冲洗术	治疗性操作	E	121400001 －2	结肠造瘘冲洗		一次性引流瓶（袋）次			15.85	甲类	治疗费
2104	96.4800	其他留置的泌尿系导管冲洗术	治疗性操作	E	121400001 －3	引流管更换		一次性引流装置	次		19.82	甲类	治疗费
2105	96.4800	其他留置的泌尿系导管冲洗术	治疗性操作	E	121400001 －3/1	拔除引流管			次		9.91	甲类	治疗费
2106	96.4800	其他留置的泌尿系导管冲洗术	治疗性操作	E	121400001 －4	更换引流装置	含更换各类无菌引流袋、引流瓶等引流装置	一次性引流装置	次		9.91	甲类	治疗费
2107	96.4801	导尿管冲洗	治疗性操作	E	121400001 －1	引流管冲洗		一次性引流瓶（袋）次			15.85	甲类	治疗费
2108	96.4801	导尿管冲洗	治疗性操作	E	121400001 －2	结肠造瘘冲洗		一次性引流瓶（袋）次			15.85	甲类	治疗费
2109	96.4801	导尿管冲洗	治疗性操作	E	121400001 －3	引流管更换		一次性引流装置	次		19.82	甲类	治疗费
2110	96.4801	导尿管冲洗	治疗性操作	E	121400001 －3/1	拔除引流管			次		9.91	甲类	治疗费
2111	96.4801	导尿管冲洗	治疗性操作	E	121400001 －4	更换引流装置	含更换各类无菌引流袋、引流瓶等引流装置	一次性引流装置	次		9.91	甲类	治疗费
2112	96.4901	膀胱灌注	治疗性操作	G	311000031	膀胱灌注			次		29.10	甲类	治疗费
2113	96.4902	前列腺素栓剂置入，用于流产	治疗性操作	G	311201056	药物性引产处置术	含早孕及中孕；不含中孕接生		次		按穗计生发〔2003〕27号文执行	丙类	治疗费
2114	96.5100	眼冲洗术	治疗性操作	E	310300036	泪道冲洗			次/只		16.90	甲类	检查费
2115	96.5200	耳冲洗术	治疗性操作	E	310401041 －1	耳道冲洗			次/侧		13.97	甲类	治疗费
2116	96.5200x001	耳耵聍去除	治疗性操作	E	310401041	耵聍冲洗			次/侧		13.97	甲类	治疗费
2117	96.5200x002	外耳道冲洗	治疗性操作	E	310401041 －1	耳道冲洗			次/侧		13.97	甲类	治疗费
2118	96.5201	耵聍冲洗术	治疗性操作	E	310401041	耵聍冲洗			次/侧		13.97	甲类	治疗费
2119	96.5300	鼻道冲洗术	治疗性操作	E	310402012	鼻腔冲洗			次		15.13	甲类	治疗费
2120	96.5300	鼻道冲洗术	治疗性操作	E	310402015	鼻窦冲洗			次		34.92	甲类	治疗费

（续上表）

序号	治疗性操作诊断编码	治疗性操作名称	操作类型	财务分类	编码	项目名称	项目内涵	除外内容	计价单位	说明	三级医疗服务价格（元）	医保结算类型	医疗收费项目类别
2121	96.5400	洁牙、牙磨光和除垢	治疗性操作	E	310513001	洁治	指超声洁治或手工洁治；不含洁治后抛光		每牙		3.93	丙类	治疗费
2122	96.5400x001	洁牙	治疗性操作	E	310513001	洁治	指超声洁治或手工洁治；不含洁治后抛光		每牙		3.93	丙类	治疗费
2123	96.5400x002	龈下刮治术	治疗性操作	E	310513002	龈下刮治	指龈下超声刮治或手工刮治		每牙		9.82	甲类	治疗费
2124	96.5400x002	龈下刮治术	治疗性操作	E	310513002－1	龈下刮治（后牙）	指龈下超声刮治或手工刮治		每牙		11.82	甲类	治疗费
2125	96.5401	超声洁牙术	治疗性操作	E	310513001	洁治	指超声洁治或手工洁治；不含洁治后抛光		每牙		3.93	丙类	治疗费
2126	96.5500	气管造口洗涤	治疗性操作	F	120100012	造瘘护理		一次性造瘘管、造口袋	次		19.43	甲类	护理费
2127	96.5600	支气管和气管的其他灌洗	治疗性操作	G	310605006	经纤支镜肺泡灌洗诊疗术	含生理盐水		每个肺段		582.06	甲类	治疗费
2128	96.5601	支气管灌洗	治疗性操作	G	310605006	经纤支镜肺泡灌洗诊疗术	含生理盐水		每个肺段		582.06	甲类	治疗费
2129	96.5602	气管灌洗术	治疗性操作	G	310605006	经纤支镜肺泡灌洗诊疗术	含生理盐水		每个肺段		582.06	甲类	治疗费
2130	96.5700	血管导管冲洗术	治疗性操作	E	121400001－1	引流管冲洗		一次性引流瓶（袋）次			15.85	甲类	治疗费
2131	96.5700	血管导管冲洗术	治疗性操作	E	121400001－2	结肠造瘘冲洗		一次性引流瓶（袋）次			15.85	甲类	治疗费
2132	96.5700	血管导管冲洗术	治疗性操作	E	121400001－3	引流管更换		一次性引流装置	次		19.82	甲类	治疗费
2133	96.5700	血管导管冲洗术	治疗性操作	E	121400001－3/1	拔除引流管			次		9.91	甲类	治疗费
2134	96.5700	血管导管冲洗术	治疗性操作	E	121400001－4	更换引流装置	含更换各类无菌引流袋、引流瓶等引流装置	一次性引流装置	次		9.91	甲类	治疗费
2135	96.5800	伤口导管冲洗术	治疗性操作	E	121400001－1	引流管冲洗		一次性引流瓶（袋）次			15.85	甲类	治疗费
2136	96.5800	伤口导管冲洗术	治疗性操作	E	121400001－2	结肠造瘘冲洗		一次性引流瓶（袋）次			15.85	甲类	治疗费
2137	96.5800	伤口导管冲洗术	治疗性操作	E	121400001－3	引流管更换		一次性引流装置	次		19.82	甲类	治疗费
2138	96.5800	伤口导管冲洗术	治疗性操作	E	121400001－3/1	拔除引流管			次		9.91	甲类	治疗费
2139	96.5800	伤口导管冲洗术	治疗性操作	E	121400001－4	更换引流装置	含更换各类无菌引流袋、引流瓶等引流装置	一次性引流装置	次		9.91	甲类	治疗费
2140	96.5900	伤口的其他冲洗术	治疗性操作	E	121400001－1	引流管冲洗		一次性引流瓶（袋）次			15.85	甲类	治疗费
2141	96.6x00	浓缩营养物的肠内输注	治疗性操作	E	120800002	肠内营养治疗	指经腹部造瘘置管或经鼻空肠置管，含肠内营养液配置。限不能进食的病人	营养泵管	日		46.24	甲类	治疗费

（续上表）

序号	治疗性操作诊断编码	治疗性操作名称	操作类型	财务分类	编码	项目名称	项目内涵	除外内容	计价单位	说明	三级医疗服务价格（元）	医保结算类型	医疗收费项目类别
2142	96.6x00	浓缩营养物的肠内输注	治疗性操作	E	120800001－2	注食、注药、十二指肠灌注		药物和一次性胃肠管、注食器、灌食器	日		11.89	甲类	治疗费
2143	96.6x00	浓缩营养物的肠内输注	治疗性操作	E	120800001－2/1	注食、注药、十二指肠灌注加收（使用各种泵）			每小时		1.30	甲类	治疗费
2144	96.6x01	肠内高营养	治疗性操作	E	120800002	肠内营养治疗	指经腹部造瘘置管或经鼻空肠置管，含肠内营养液配置。限不能进食的病人	营养泵管	日		46.24	甲类	治疗费
2145	96.6x02	胃肠内高营养	治疗性操作	E	120800002	肠内营养治疗	指经腹部造瘘置管或经鼻空肠置管，含肠内营养液配置。限不能进食的病人	营养泵管	日		46.24	甲类	治疗费
2146	96.6x03	鼻空肠营养管置入术	治疗性操作	G	310905035S	经鼻十二指肠/空肠置管术	经鼻或口将管路置入到小肠（十二指肠或空肠）。不含DSA或内镜引导	鼻肠管、一次性引流袋	次		200.00	甲类	治疗费
2147	96.6x04	鼻十二指肠营养管置入术	治疗性操作	G	310905035S	经鼻十二指肠/空肠置管术	经鼻或口将管路置入到小肠（十二指肠或空肠）。不含DSA或内镜引导	鼻肠管、一次性引流袋	次		200.00	甲类	治疗费
2148	96.6x05	经鼻肠营养管置入术	治疗性操作	G	310905035S	经鼻十二指肠/空肠置管术	经鼻或口将管路置入到小肠（十二指肠或空肠）。不含DSA或内镜引导	鼻肠管、一次性引流袋	次		200.00	甲类	治疗费
2149	96.7000	未特指时间的持续性侵入性机械性通气	治疗性操作	E	310603001	呼吸机辅助呼吸	含高频喷射通气呼吸机；不含CO_2监测、肺功能监测		小时		26.77	甲类	治疗费
2150	96.7100	少于96小时连续的持续性侵入性机械性通气	治疗性操作	E	310603001	呼吸机辅助呼吸	含高频喷射通气呼吸机；不含CO_2监测、肺功能监测		小时		26.77	甲类	治疗费
2151	96.7101	呼吸机治疗［小于96小时］	治疗性操作	E	310603001	呼吸机辅助呼吸	含高频喷射通气呼吸机；不含CO_2监测、肺功能监测		小时		26.77	甲类	治疗费
2152	96.7200	等于或大于96小时连续的持续性侵入性机械性通气	治疗性操作	E	310603001	呼吸机辅助呼吸	含高频喷射通气呼吸机；不含CO_2监测、肺功能监测		小时		26.77	甲类	治疗费
2153	96.7201	呼吸机治疗［大于等于96小时］	治疗性操作	E	310603001	呼吸机辅助呼吸	含高频喷射通气呼吸机；不含CO_2监测、肺功能监测		小时		26.77	甲类	治疗费
2154	97.0100	（鼻－）胃或食管造口术导管置换	治疗性操作	E	121400001－4	更换引流装置	含更换各类无菌引流袋、引流瓶等引流装置	一次性引流装置	次		9.91	甲类	治疗费
2155	97.0101	鼻－胃管置换	治疗性操作	E	121400001－4	更换引流装置	含更换各类无菌引流袋、引流瓶等引流装置	一次性引流装置	次		9.91	甲类	治疗费
2156	97.0200	胃造口导管置换	治疗性操作	E	121400001－4	更换引流装置	含更换各类无菌引流袋、引流瓶等引流装置	一次性引流装置	次		9.91	甲类	治疗费
2157	97.0300	小肠导管或肠造口术装置置换	治疗性操作	G	310905025	消化道造瘘管换管术		造瘘管	次		116.41	甲类	治疗费
2158	97.0301	小肠造口导管置换	治疗性操作	G	310905025	消化道造瘘管换管术		造瘘管	次		116.41	甲类	治疗费
2159	97.0302	空肠造口管置换术	治疗性操作	G	310905025	消化道造瘘管换管术		造瘘管	次		116.41	甲类	治疗费

（续上表）

序号	治疗性操作诊断编码	治疗性操作名称	操作类型	财务分类	编码	项目名称	项目内涵	除外内容	计价单位	说明	三级医疗服务价格（元）	医保结算类型	医疗收费项目类别
2160	97.0400	大肠导管或肠造口术装置置换	治疗性操作	G	310905025	消化道造瘘管换管术		造瘘管	次		116.41	甲类	治疗费
2161	97.0401	大肠造口导管置换	治疗性操作	G	310905025	消化道造瘘管换管术		造瘘管	次		116.41	甲类	治疗费
2162	97.0500	胆管或胰管内支架（管）的置换	治疗性操作	G	310905025	消化道造瘘管换管术		造瘘管	次		116.41	甲类	治疗费
2163	97.0500	胆管或胰管内支架（管）的置换	治疗性操作	G	310905025－1	胆道造瘘管换管术		造瘘管	次		116.41	甲类	治疗费
2164	97.0501	胆管引流管置换术	治疗性操作	G	310905025－1	胆道造瘘管换管术		造瘘管	次		116.41	甲类	治疗费
2165	97.0502	胆管支架置换术	治疗性操作	G	310905020	经内镜胰胆管扩张术＋支架置入术	不含 X 线监视	支架、导管、导丝、球囊扩张器	次		1690.00	甲类	治疗费
2166	97.0502	胆管支架置换术	治疗性操作	G	310905020－2	经内镜胰胆管支架取出术	不含 X 线监视	支架、导管、导丝、球囊扩张器	次		845.00	甲类	治疗费
2167	97.0503	胰管套管置换	治疗性操作	G	310905025	消化道造瘘管换管术		造瘘管	次		116.41	甲类	治疗费
2168	97.0504	胆囊引流管置换术	治疗性操作	G	310905025－1	胆道造瘘管换管术		造瘘管	次		116.41	甲类	治疗费
2169	97.1100	置换上肢石膏管型	治疗性操作	E	331523008	石膏固定术（中）	指石膏托、上肢管型石膏		次		574.60	甲类	手术费
2170	97.1100	置换上肢石膏管型	治疗性操作	E	331523010	石膏拆除术			次		67.60	甲类	手术费
2171	97.1200	置换下肢石膏管型	治疗性操作	E	331523007	石膏固定术（大）	指下肢管型石膏、胸肩石膏、石膏背心		次		692.90	甲类	手术费
2172	97.1200	置换下肢石膏管型	治疗性操作	E	331523009	石膏固定术（小）	指前臂石膏托、管型及小腿U型石膏		次		422.50	甲类	手术费
2173	97.1200	置换下肢石膏管型	治疗性操作	E	331523010	石膏拆除术			次		67.60	甲类	手术费
2174	97.1300	置换其他石膏管型	治疗性操作	E	331523006	石膏固定术（特大）	指髋人字石膏、石膏床		次		929.50	甲类	手术费
2175	97.1300	置换其他石膏管型	治疗性操作	E	331523007	石膏固定术（大）	指下肢管型石膏、胸肩石膏、石膏背心		次		692.90	甲类	手术费
2176	97.1300	置换其他石膏管型	治疗性操作	E	331523008	石膏固定术（中）	指石膏托、上肢管型石膏		次		574.60	甲类	手术费
2177	97.1300	置换其他石膏管型	治疗性操作	E	331523009	石膏固定术（小）	指前臂石膏托、管型及小腿U型石膏		次		422.50	甲类	手术费
2178	97.1300	置换其他石膏管型	治疗性操作	E	331523010	石膏拆除术			次		67.60	甲类	手术费
2179	97.1300x001	石膏置换	治疗性操作	E	331523006	石膏固定术（特大）	指髋人字石膏、石膏床		次		929.50	甲类	手术费
2180	97.1300x001	石膏置换	治疗性操作	E	331523007	石膏固定术（大）	指下肢管型石膏、胸肩石膏、石膏背心		次		692.90	甲类	手术费
2181	97.1300x001	石膏置换	治疗性操作	E	331523008	石膏固定术（中）	指石膏托、上肢管型石膏		次		574.60	甲类	手术费
2182	97.1300x001	石膏置换	治疗性操作	E	331523009	石膏固定术（小）	指前臂石膏托、管型及小腿U型石膏		次		422.50	甲类	手术费
2183	97.1300x001	石膏置换	治疗性操作	E	331523010	石膏拆除术			次		67.60	甲类	手术费
2184	97.1400	置换肌肉骨骼固定的其他装置	治疗性操作	E	420000006	骨折外固定架固定术	含整复固定	外固定材料	次		500.50	甲类	治疗费
2185	97.1400	置换肌肉骨骼固定的其他装置	治疗性操作	E	420000014	外固定架拆除术	含器械使用		次		71.50	甲类	治疗费

（续上表）

序号	治疗性操作诊断编码	治疗性操作名称	操作类型	财务分类	编码	项目名称	项目内涵	除外内容	计价单位	说明	三级医疗服务价格（元）	医保结算类型	医疗收费项目类别
2186	97.1400x001	外固定置换	治疗性操作	E	420000006	骨折外固定架固定术	含整复固定	外固定材料	次		500.50	甲类	治疗费
2187	97.1400x001	外固定置换	治疗性操作	E	420000014	外固定架拆除术	含器械使用		次		71.50	甲类	治疗费
2188	97.1500	置换伤口引流管	治疗性操作	E	121400001－3	引流管更换		一次性引流装置	次		19.82	甲类	治疗费
2189	97.1600	置换伤口填塞或引流物	治疗性操作	E	121400001－3	引流管更换		一次性引流装置	次		19.82	甲类	治疗费
2190	97.1600x001	伤口填塞物置换	治疗性操作	E	120600003	换药（中）		药物、引流管	次	创面15（不含）～30（含）cm^2或长度10（不含）～15（含）cm	22.02	甲类	治疗费
2191	97.1600x001	伤口填塞物置换	治疗性操作	E	120600002	换药（大）		药物、引流管	次	创面30（不含）～50（含）cm^2或长度15（不含）～25（含）cm	29.79	甲类	治疗费
2192	97.1600x001	伤口填塞物置换	治疗性操作	E	120600004	换药（小）		药物、引流管	次	创面15（含）cm^2以下或长度10（含）cm以下	15.54	甲类	治疗费
2193	97.1600x002	伤口引流条置换	治疗性操作	E	121400001－3	引流管更换		一次性引流装置	次		19.82	甲类	治疗费
2194	97.2100	鼻填塞物的置换	治疗性操作	E	310402022	前鼻孔填塞			次		27.94	甲类	治疗费
2195	97.2100	鼻填塞物的置换	治疗性操作	E	310402023	后鼻孔填塞			次		69.85	甲类	治疗费
2196	97.2100	鼻填塞物的置换	治疗性操作	G	310402024	鼻异物取出			次		40.74	甲类	治疗费
2197	97.2200	牙填塞物的置换	治疗性操作	E	310511021	根管再治疗术	含取根管内充物、疑难根管口的定位、不通根管的扩通	特殊仪器及器械	每根管		58.89	甲类	治疗费
2198	97.2200	牙填塞物的置换	治疗性操作	E	310511021－1/1	根管再治疗术（使用特殊仪器）	特殊仪器指显微镜、超声仪等		每根管		88.39	甲类	治疗费
2199	97.2300	气管造口导管的置换	治疗性操作	F	120100010	气管切开护理	含吸痰、药物滴入、定时消毒、更换套管及纱布	一次性引流管、一次性气管套管、一次性吸痰管、人工鼻（湿热交换器）、一次性吸引瓶内胆	日	不可同时收取吸痰护理费。不含级别护理费	101.01	甲类	护理费

（续上表）

序号	治疗性操作诊断编码	治疗性操作名称	操作类型	财务分类	编码	项目名称	项目内涵	除外内容	计价单位	说明	三级医疗服务价格（元）	医保结算类型	医疗收费项目类别
2200	97.2301	气管套管置换术	治疗性操作	F	120100010	气管切开护理	含吸痰、药物滴入、定时消毒、更换套管及纱布	一次性引流管、一次性气管套管、一次性吸痰管、人工鼻(湿热交换器)、一次性吸引瓶内胆	日	不可同时收取吸痰护理费。不含级别护理费	101.01	甲类	护理费
2201	97.2301	气管套管置换术	治疗性操作	F	120100010－1	气管插管护理	含吸痰、药物滴入、定时消毒、更换套管及纱布	一次性引流管、一次性气管套管、一次性吸痰管、人工鼻(湿热交换器)、一次性吸引瓶内胆	日	不可同时收取吸痰护理费。不含级别护理费	101.01	甲类	护理费
2202	97.2400	阴道隔膜置换和再装	治疗性操作	E	311201005	阴道填塞	含取阴道填塞物		次		30.00	甲类	治疗费
2203	97.2400x001	阴道隔膜置换	治疗性操作	E	311201005	阴道填塞	含取阴道填塞物		次		30.00	甲类	治疗费
2204	97.2500	其他阴道子宫托的置换	治疗性操作	G	311201012	子宫托治疗	含配戴、指导	子宫托	次		40.00	甲类	治疗费
2205	97.2500x001	子宫托置换	治疗性操作	G	311201012	子宫托治疗	含配戴、指导	子宫托	次		40.00	甲类	治疗费
2206	97.2600	阴道或外阴填塞或引流物的置换	治疗性操作	E	121400001－3	引流管更换		一次性引流装置	次		19.82	甲类	治疗费
2207	97.2601	阴道填塞物置换	治疗性操作	E	311201005	阴道填塞	含取阴道填塞物		次		30.00	甲类	治疗费
2208	97.2602	阴道引流物置换	治疗性操作	E	121400001－3	引流管更换		一次性引流装置	次		19.82	甲类	治疗费
2209	97.2900x001	耳内填塞物置换	治疗性操作	E	120600004	换药（小）		药物、引流管	次	创面15（含）cm^2以下或长度10（含）cm以下	15.54	甲类	治疗费
2210	97.3100	去除眼假体	治疗性操作	E	310521002－7	义眼修复		义眼等专用材料	次/只		641.90	甲类	治疗费
2211	97.3200	去除鼻填塞物	治疗性操作	G	310402024	鼻异物取出			次		40.74	甲类	治疗费
2212	97.3300	去除牙钢丝栓结术	治疗性操作	G	310510010	牙外伤结扎固定术	含局麻、复位、结扎固定及调颌；指牙根折、挫伤、脱位治疗。不含根管治疗	特殊结扎固定材料	每牙		49.08	甲类	治疗费
2213	97.3300x001	颌间结扎去除	治疗性操作	E	310510011	拆除固定装置	指去除由各种原因使用的口腔固定材料		每牙		4.91	甲类	治疗费
2214	97.3400	去除牙填塞物	治疗性操作	E	310510005－1	不良充填体拆除			每牙		19.63	甲类	治疗费
2215	97.3500	去除牙假体	治疗性操作	E	310510005	不良修复体拆除			每牙		19.63	甲类	治疗费

（续上表）

序号	治疗性操作诊断编码	治疗性操作名称	操作类型	财务分类	编码	项目名称	项目内涵	除外内容	计价单位	说明	三级医疗服务价格（元）	医保结算类型	医疗收费项目类别
2216	97.3600	去除其他下颌骨外部固定装置	治疗性操作	E	310510011	拆除固定装置	指去除由各种原因使用的口腔固定材料		每牙		4.91	甲类	治疗费
2217	97.3600x002	颌骨外固定去除	治疗性操作	E	310510011	拆除固定装置	指去除由各种原因使用的口腔固定材料		每牙		4.91	甲类	治疗费
2218	97.3601	颌骨牵引器去除	治疗性操作	E	310510011	拆除固定装置	指去除由各种原因使用的口腔固定材料		每牙		4.91	甲类	治疗费
2219	97.3700	去除气管造口导管	治疗性操作	F	120100010	气管切开护理	含吸痰、药物滴入、定时消毒、更换套管及纱布	一次性引流管、一次性气管套管、一次性吸痰管、人工鼻（湿热交换器）、一次性吸引瓶内胆	日	不可同时收取吸痰护理费。不含级别护理费	101.01	甲类	护理费
2220	97.3700x001	气管插管去除	治疗性操作	F	120100010－1	气管插管护理	含吸痰、药物滴入、定时消毒、更换套管及纱布	一次性引流管、一次性气管套管、一次性吸痰管、人工鼻（湿热交换器）、一次性吸引瓶内胆	日	不可同时收取吸痰护理费。不含级别护理费	101.01	甲类	护理费
2221	97.3800	去除头和颈部缝线	治疗性操作	E	120600001－1	门诊拆线（特大）		药物、引流管	次	创面50（不含）cm^2以上或长度25（不含）cm以上	59.57	甲类	治疗费
2222	97.3800	去除头和颈部缝线	治疗性操作	E	120600002－1	门诊拆线（大）		药物、引流管	次	创面30（不含）～50（含）cm^2或长度15（不含）～25（含）cm	29.79	甲类	治疗费
2223	97.3800	去除头和颈部缝线	治疗性操作	E	120600003－1	门诊拆线（中）		药物、引流管	次	创面15（不含）～30（含）cm^2或长度10（不含）～15（含）cm	22.02	甲类	治疗费

（续上表）

序号	治疗性操作诊断编码	治疗性操作名称	操作类型	财务分类	编码	项目名称	项目内涵	除外内容	计价单位	说明	三级医疗服务价格（元）	医保结算类型	医疗收费项目类别
2224	97.3800	去除头和颈部缝线	治疗性操作	E	120600004－1	门诊拆线（小）		药物、引流管	次	创面15（含）cm^2以下或长度10（含）cm以下	15.54	甲类	治疗费
2225	97.3800x001	口腔缝线去除	治疗性操作	E	120600001－1	门诊拆线（特大）		药物、引流管	次	创面50（不含）cm^2以上或长度25（不含）cm以上	59.57	甲类	治疗费
2226	97.3800x001	口腔缝线去除	治疗性操作	E	120600002－1	门诊拆线（大）		药物、引流管	次	创面30（不含）～50（含）cm^2或长度15（不含）～25（含）cm	29.79	甲类	治疗费
2227	97.3800x001	口腔缝线去除	治疗性操作	E	120600003－1	门诊拆线（中）		药物、引流管	次	创面15（不含）～30（含）cm^2或长度10（不含）～15（含）cm	22.02	甲类	治疗费
2228	97.3800x001	口腔缝线去除	治疗性操作	E	120600004－1	门诊拆线（小）		药物、引流管	次	创面15（含）cm^2以下或长度10（含）cm以下	15.54	甲类	治疗费
2229	97.3801	角膜缝线去除	治疗性操作	G	330404004	角膜拆线	指显微镜下		次		169.66	甲类	手术费
2230	97.3802	结膜缝线去除	治疗性操作	E	120600001－1	门诊拆线（特大）		药物、引流管	次	创面50（不含）cm^2以上或长度25（不含）cm以上	59.57	甲类	治疗费

（续上表）

序号	治疗性操作诊断编码	治疗性操作名称	操作类型	财务分类	编码	项目名称	项目内涵	除外内容	计价单位	说明	三级医疗服务价格（元）	医保结算类型	医疗收费项目类别
2231	97.3802	结膜缝线去除	治疗性操作	E	120600002－1	门诊拆线（大）		药物、引流管	次	创面30(不含)～50(含)cm^2或长度15(不含)～25(含)cm	29.79	甲类	治疗费
2232	97.3802	结膜缝线去除	治疗性操作	E	120600003－1	门诊拆线(中)		药物、引流管	次	创面15(不含)～30(含)cm^2或长度10(不含)～15(含)cm	22.02	甲类	治疗费
2233	97.3802	结膜缝线去除	治疗性操作	E	120600004－1	门诊拆线（小）		药物、引流管	次	创面15(含)cm^2以下或长度10(含)cm以下	15.54	甲类	治疗费
2234	97.3803	眼部缝线去除	治疗性操作	E	120600001－1	门诊拆线（特大）		药物、引流管	次	创面50(不含)cm^2以上或长度25(不含)cm以上	59.57	甲类	治疗费
2235	97.3803	眼部缝线去除	治疗性操作	E	120600002－1	门诊拆线（大）		药物、引流管	次	创面30(不含)～50(含)cm^2或长度15(不含)～25(含)cm	29.79	甲类	治疗费
2236	97.3803	眼部缝线去除	治疗性操作	E	120600003－1	门诊拆线（中）		药物、引流管	次	创面15(不含)～30(含)cm^2或长度10(不含)～15(含)cm	22.02	甲类	治疗费

（续上表）

序号	治疗性操作诊断编码	治疗性操作名称	操作类型	财务分类	编码	项目名称	项目内涵	除外内容	计价单位	说明	三级医疗服务价格（元）	医保结算类型	医疗收费项目类别
2237	97.3803	眼部缝线去除	治疗性操作	E	120600004－1	门诊拆线（小）		药物、引流管	次	创面15（含）cm^2以下或长度10（含）cm以下	15.54	甲类	治疗费
2238	97.3804	头部缝线去除	治疗性操作	E	120600001－1	门诊拆线（特大）		药物、引流管	次	创面50（不含）cm^2以上或长度25（不含）cm以上	59.57	甲类	治疗费
2239	97.3804	头部缝线去除	治疗性操作	E	120600002－1	门诊拆线（大）		药物、引流管	次	创面30（不含）～50（含）cm^2或长度15（不含）～25（含）cm	29.79	甲类	治疗费
2240	97.3804	头部缝线去除	治疗性操作	E	120600003－1	门诊拆线（中）		药物、引流管	次	创面15（不含）～30（含）cm^2或长度10（不含）～15（含）cm	22.02	甲类	治疗费
2241	97.3804	头部缝线去除	治疗性操作	E	120600004－1	门诊拆线（小）		药物、引流管	次	创面15（含）cm^2以下或长度10（含）cm以下	15.54	甲类	治疗费
2242	97.3805	颈部缝线去除	治疗性操作	E	120600001－1	门诊拆线（特大）		药物、引流管	次	创面50（不含）cm^2以上或长度25（不含）cm以上	59.57	甲类	治疗费
2243	97.3805	颈部缝线去除	治疗性操作	E	120600002－1	门诊拆线（大）		药物、引流管	次	创面30（不含）～50（含）cm^2或长度15（不含）～25（含）cm	29.79	甲类	治疗费

（续上表）

序号	治疗性操作诊断编码	治疗性操作名称	操作类型	财务分类	编码	项目名称	项目内涵	除外内容	计价单位	说明	三级医疗服务价格（元）	医保结算类型	医疗收费项目类别
2244	97.3805	颈部缝线去除	治疗性操作	E	120600003－1	门诊拆线（中）		药物、引流管	次	创面15（不含）～30（含）cm^2或长度10（不含）～15（含）cm	22.02	甲类	治疗费
2245	97.3805	颈部缝线去除	治疗性操作	E	120600004－1	门诊拆线（小）		药物、引流管	次	创面15（含）cm^2以下或长度10（含）cm以下	15.54	甲类	治疗费
2246	97.3806	腭部缝线去除	治疗性操作	E	120600001－1	门诊拆线（特大）		药物、引流管	次	创面50（不含）cm^2以上或长度25（不含）cm以上	59.57	甲类	治疗费
2247	97.3806	腭部缝线去除	治疗性操作	E	120600002－1	门诊拆线（大）		药物、引流管	次	创面30（不含）～50（含）cm^2或长度15（不含）～25（含）cm	29.79	甲类	治疗费
2248	97.3806	腭部缝线去除	治疗性操作	E	120600003－1	门诊拆线（中）		药物、引流管	次	创面15（不含）～30（含）cm^2或长度10（不含）～15（含）cm	22.02	甲类	治疗费
2249	97.3806	腭部缝线去除	治疗性操作	E	120600004－1	门诊拆线（小）		药物、引流管	次	创面15（含）cm^2以下或长度10（含）cm以下	15.54	甲类	治疗费
2250	97.3903	鼻后孔成形管取出术	治疗性操作	G	310402024	鼻异物取出			次		40.74	甲类	治疗费
2251	97.3904	头盆环牵引去除	治疗性操作	E	420000014	外固定架拆除术	含器械使用		次		71.50	甲类	治疗费

（续上表）

序号	治疗性操作诊断编码	治疗性操作名称	操作类型	财务分类	编码	项目名称	项目内涵	除外内容	计价单位	说明	三级医疗服务价格（元）	医保结算类型	医疗收费项目类别
2252	97.3905	鼻泪管支架取出术	治疗性操作	G	310402024	鼻异物取出			次		40.74	甲类	治疗费
2253	97.4100	去除胸廓切开导管或胸膜腔引流物	治疗性操作	E	121400001－3	引流管更换		一次性引流装置	次		19.82	甲类	治疗费
2254	97.4101	胸腔引流管取出术	治疗性操作	E	121400001－3/1	拔除引流管			次		9.91	甲类	治疗费
2255	97.4200	去除纵隔引流物	治疗性操作	E	121400001－3/1	拔除引流管			次		9.91	甲类	治疗费
2256	97.4300	去除胸缝线	治疗性操作	E	120600001－1	门诊拆线（特大）		药物、引流管	次	创面50（不含）cm^2以上或长度25（不含）cm以上	59.57	甲类	治疗费
2257	97.4300	去除胸缝线	治疗性操作	E	120600002－1	门诊拆线（大）		药物、引流管	次	创面30（不含）～50（含）cm^2或长度15（不含）～25（含）cm	29.79	甲类	治疗费
2258	97.4300	去除胸缝线	治疗性操作	E	120600003－1	门诊拆线（中）		药物、引流管	次	创面15（不含）～30（含）cm^2或长度10（不含）～15（含）cm	22.02	甲类	治疗费
2259	97.4300	去除胸缝线	治疗性操作	E	120600004－1	门诊拆线（小）		药物、引流管	次	创面15（含）cm^2以下或长度10（含）cm以下	15.54	甲类	治疗费
2260	97.4400x003	主动脉球囊反搏装置去除[IABP装置去除]	治疗性操作	G	320500009	经皮主动脉气囊反搏动术（IABP）	含反搏动治疗、气囊取出；不含心电、压力连续示波监护		小时		114.40	乙类	治疗费
2261	97.4401	循环辅助装置去除	治疗性操作	G	330803032S－2	体外膜肺氧合（ECMO）撤除术			次		3000.00	甲类	手术费
2262	97.4402	心脏辅助装置去除	治疗性操作	G	310702008－1	永久起搏器取出术	含X光影像		次		1746.18	甲类	治疗费
2263	97.5100	去除胃造口导管	治疗性操作	G	310905025	消化道造瘘管换管术		造瘘管	次		116.41	甲类	治疗费
2264	97.5101	内镜下胃造瘘管取出术	治疗性操作	G	310905025	消化道造瘘管换管术		造瘘管	次		116.41	甲类	治疗费
2265	97.5200	去除小肠导管	治疗性操作	G	310905025	消化道造瘘管换管术		造瘘管	次		116.41	甲类	治疗费
2266	97.5201	内镜下空肠造瘘管取出术	治疗性操作	G	310905025	消化道造瘘管换管术		造瘘管	次		116.41	甲类	治疗费

（续上表）

序号	治疗性操作诊断编码	治疗性操作名称	操作类型	财务分类	编码	项目名称	项目内涵	除外内容	计价单位	说明	三级医疗服务价格（元）	医保结算类型	医疗收费项目类别
2267	97.5300	去除大肠或阑尾导管	治疗性操作	G	310905025	消化道造瘘管换管术		造瘘管	次		116.41	甲类	治疗费
2268	97.5301	直肠导管去除	治疗性操作	G	310905025	消化道造瘘管换管术		造瘘管	次		116.41	甲类	治疗费
2269	97.5400	去除胆囊造口导管	治疗性操作	G	310905025－1	胆道造瘘管换管术		造瘘管	次		116.41	甲类	治疗费
2270	97.5500	去除T型管、其他胆管导管或肝导管	治疗性操作	G	310905025－1	胆道造瘘管换管术		造瘘管	次		116.41	甲类	治疗费
2271	97.5501	去除胆管支架	治疗性操作	G	310905011－1	经内镜胆管内支架取出术		支架、导管、导丝、球囊扩张器	次		650.00	甲类	治疗费
2272	97.5502	胆管引流管取出术	治疗性操作	G	310905025－1	胆道造瘘管换管术		造瘘管	次		116.41	甲类	治疗费
2273	97.5503	去除T型管术	治疗性操作	G	310905025－1	胆道造瘘管换管术		造瘘管	次		116.41	甲类	治疗费
2274	97.5504	肝引流管取出术	治疗性操作	E	121400001－3/1	拔除引流管			次		9.91	甲类	治疗费
2275	97.5505	经皮胆总管支架取出术	治疗性操作	G	310905011－1	经内镜胆管内支架取出术		支架、导管、导丝、球囊扩张器	次		650.00	甲类	治疗费
2276	97.5506	内镜下胆管支架取出术	治疗性操作	G	310905011－1	经内镜胆管内支架取出术		支架、导管、导丝、球囊扩张器	次		650.00	甲类	治疗费
2277	97.5600	去除胰腺导管或引流管	治疗性操作	G	310905025	消化道造瘘管换管术		造瘘管	次		116.41	甲类	治疗费
2278	97.5601	内镜下胰管支架去除	治疗性操作	G	310905020－2	经内镜胰胆管支架取出术	不含X线监视	支架、导管、导丝、球囊扩张器	次		845.00	甲类	治疗费
2279	97.5602	胰腺引流管去除	治疗性操作	G	310905025	消化道造瘘管换管术		造瘘管	次		116.41	甲类	治疗费
2280	97.5603	去除胰腺导管	治疗性操作	G	310905025	消化道造瘘管换管术		造瘘管	次		116.41	甲类	治疗费
2281	97.5900	去除消化系统其他装置	治疗性操作	G	310905020－2	经内镜胰胆管支架取出术	不含X线监视	支架、导管、导丝、球囊扩张器	次		845.00	甲类	治疗费
2282	97.5900	去除消化系统其他装置	治疗性操作	G	310905020－3	经内镜胰胆管支架取出术（胆管、胰管两管同时手术）	不含X线监视	支架、导管、导丝、球囊扩张器	次		1267.50	甲类	治疗费
2283	97.5900	去除消化系统其他装置	治疗性操作	G	310905022－1	胆道支架取出术			次		534.00	甲类	治疗费
2284	97.5900	去除消化系统其他装置	治疗性操作	G	310903008－1	肠道支架取出术			次		756.68	甲类	治疗费
2285	97.5900	去除消化系统其他装置	治疗性操作	G	310905020－2	经内镜胰胆管支架取出术	不含X线监视	支架、导管、导丝、球囊扩张器	次		845.00	甲类	治疗费
2286	97.5900x001	内镜下结肠支架取出术	治疗性操作	G	310903008－1	肠道支架取出术			次		756.68	甲类	治疗费
2287	97.5900x002	内镜下十二指肠支架取出术	治疗性操作	G	310903008－1	肠道支架取出术			次		756.68	甲类	治疗费
2288	97.5901	食道扩张支架去除	治疗性操作	G	310901006－1	食管腔内支架取出术	指内镜或透视下。含狭窄扩张		次	含X光照相及照片	698.47	甲类	治疗费
2289	97.5902	内镜下食管支架取出术	治疗性操作	G	310902007－4	经胃镜食管支架取出术		支架	次		1014.00	甲类	治疗费
2290	97.5903	内镜下胃支架取出术	治疗性操作	G	310902007－3	经胃镜胃内支架取出术		支架	次		1014.00	甲类	治疗费
2291	97.6100	去除肾盂造口和肾造口导管	治疗性操作	G	311000028－1	经输尿管镜支架取出术	含镜检		次		1164.12	甲类	治疗费

（续上表）

序号	治疗性操作诊断编码	治疗性操作名称	操作类型	财务分类	编码	项目名称	项目内涵	除外内容	计价单位	说明	三级医疗服务价格（元）	医保结算类型	医疗收费项目类别
2292	97.6101	肾造口导管取出术	治疗性操作	G	311000028－1	经输尿管镜支架取出术	含镜检		次		1164.12	甲类	治疗费
2293	97.6102	肾盂造口导管取出术	治疗性操作	G	311000028－1	经输尿管镜支架取出术	含镜检		次		1164.12	甲类	治疗费
2294	97.6200	去除输尿管造口导管和输尿管导管	治疗性操作	G	311000028－1	经输尿管镜支架取出术	含镜检		次		1164.12	甲类	治疗费
2295	97.6201	输尿管导管去除	治疗性操作	G	311000028－1	经输尿管镜支架取出术	含镜检		次		1164.12	甲类	治疗费
2296	97.6202	输尿管造口导管去除	治疗性操作	G	311000028－1	经输尿管镜支架取出术	含镜检		次		1164.12	甲类	治疗费
2297	97.6203	输尿管双“J”管取出术	治疗性操作	G	311000028－1	经输尿管镜支架取出术	含镜检		次		1164.12	甲类	治疗费
2298	97.6203	输尿管双“J”管取出术	治疗性操作	G	311000027－1	经膀胱镜输尿管支架取出术	含镜检		次		931.30	甲类	治疗费
2299	97.6204	输尿管镜输尿管支架取出术	治疗性操作	G	311000028－1	经输尿管镜支架取出术	含镜检		次		1164.12	甲类	治疗费
2300	97.6205	膀胱镜输尿管支架取出术	治疗性操作	G	311000027－1	经膀胱镜输尿管支架取出术	含镜检		次		931.30	甲类	治疗费
2301	97.6300	去除膀胱造口导管	治疗性操作	G	311000028－1	经输尿管镜支架取出术	含镜检		次		1164.12	甲类	治疗费
2302	97.6400	去除其他泌尿系统引流装置	治疗性操作	E	121400001－3/1	拔除引流管			次		9.91	甲类	治疗费
2303	97.6400x001	导尿管去除	治疗性操作	E	121400001－3/1	拔除引流管			次		9.91	甲类	治疗费
2304	97.6401	去除留置的泌尿系统导管	治疗性操作	E	121400001－3/1	拔除引流管			次		9.91	甲类	治疗费
2305	97.6402	膀胱镜 D-J 管取出术	治疗性操作	G	311000028－1	经输尿管镜支架取出术	含镜检		次		1164.12	甲类	治疗费
2306	97.6500	去除尿道支架	治疗性操作	G	311000028－1	经输尿管镜支架取出术	含镜检		次		1164.12	甲类	治疗费
2307	97.6500	去除尿道支架	治疗性操作	D	311000020－1	经尿道输尿管镜取异物术			单侧		372.52	甲类	检查费
2308	97.6501	去除尿道支撑物	治疗性操作	D	311000020－1	经尿道输尿管镜取异物术			单侧		372.52	甲类	检查费
2309	97.6900	去除泌尿系统其他装置	治疗性操作	D	311000020－1	经尿道输尿管镜取异物术			单侧		372.52	甲类	检查费
2310	97.6901	膀胱支架去除	治疗性操作	D	311000034－1	膀胱镜尿道镜取异物术		无痛抑菌润滑剂	次	检查后即取异物或已明确诊断的,取异物时不能再次收取镜检费用	312.00	甲类	检查费
2311	97.6902	前列腺支架去除	治疗性操作	G	311000027－1	经膀胱镜输尿管支架取出术	含镜检		次		931.30	甲类	治疗费
2312	97.7100	取出子宫内避孕装置	治疗性操作	G	311201048－1	宫内节育器取出术			次		按穗计生发〔2003〕27号文执行	丙类	治疗费
2313	97.7101	子宫内避孕器取出术	治疗性操作	G	311201048－1	宫内节育器取出术			次		按穗计生发〔2003〕27号文执行	丙类	治疗费

(续上表)

序号	治疗性操作诊断编码	治疗性操作名称	操作类型	财务分类	编码	项目名称	项目内涵	除外内容	计价单位	说明	三级医疗服务价格(元)	医保结算类型	医疗收费项目类别
2314	97.7102	宫腔镜子宫内避孕器取出术	治疗性操作	G	311201048－1	宫内节育器取出术			次		按穗计生发〔2003〕27号文执行	丙类	治疗费
2315	97.7200	取出子宫内填塞物	治疗性操作	E	311201019－1	宫腔填塞物取出			次		75.00	甲类	治疗费
2316	97.7300	取出阴道隔膜	治疗性操作	G	331304001	阴道异物取出术			次		260.00	甲类	手术费
2317	97.7400	取出其他阴道子宫托	治疗性操作	G	331304001	阴道异物取出术			次		260.00	甲类	手术费
2318	97.7400x001	子宫托去除	治疗性操作	G	331304001	阴道异物取出术			次		260.00	甲类	手术费
2319	97.7500	取出阴道或外阴填塞物	治疗性操作	E	311201005	阴道填塞	含取阴道填塞物		次		30.00	甲类	治疗费
2320	97.7500x001	阴道填塞物去除	治疗性操作	E	311201005	阴道填塞	含取阴道填塞物		次		30.00	甲类	治疗费
2321	97.7900	取出生殖道其他装置	治疗性操作	G	331304001	阴道异物取出术			次		260.00	甲类	手术费
2322	97.7900x003	外阴缝线去除	治疗性操作	E	120600001－1	门诊拆线(特大)		药物、引流管	次	创面50(不含)cm^2以上或长度25(不含)cm以上	59.57	甲类	治疗费
2323	97.7900x003	外阴缝线去除	治疗性操作	E	120600002－1	门诊拆线(大)		药物、引流管	次	创面30(不含)～50(含)cm^2或长度15(不含)～25(含)cm	29.79	甲类	治疗费
2324	97.7900x003	外阴缝线去除	治疗性操作	E	120600003－1	门诊拆线(中)		药物、引流管	次	创面15(不含)～30(含)cm^2或长度10(不含)～15(含)cm	22.02	甲类	治疗费
2325	97.7900x003	外阴缝线去除	治疗性操作	E	120600004－1	门诊拆线(小)		药物、引流管	次	创面15(含)cm^2以下或长度10(含)cm以下	15.54	甲类	治疗费
2326	97.7900x004	阴茎缝线去除	治疗性操作	E	120600001－1	门诊拆线(特大)		药物、引流管	次	创面50(不含)cm^2以上或长度25(不含)cm以上	59.57	甲类	治疗费

（续上表）

序号	治疗性操作诊断编码	治疗性操作名称	操作类型	财务分类	编码	项目名称	项目内涵	除外内容	计价单位	说明	三级医疗服务价格（元）	医保结算类型	医疗收费项目类别
2327	97.7900x004	阴茎缝线去除	治疗性操作	E	120600002－1	门诊拆线（大）		药物、引流管	次	创面30（不含）～50（含）cm^2或长度15（不含）～25（含）cm	29.79	甲类	治疗费
2328	97.7900x004	阴茎缝线去除	治疗性操作	E	120600003－1	门诊拆线（中）		药物、引流管	次	创面15（不含）～30（含）cm^2或长度10（不含）～15（含）cm	22.02	甲类	治疗费
2329	97.7900x004	阴茎缝线去除	治疗性操作	E	120600004－1	门诊拆线（小）		药物、引流管	次	创面15（含）cm^2以下或长度10（含）cm以下	15.54	甲类	治疗费
2330	97.7901	阴道缝线去除	治疗性操作	E	120600001－1	门诊拆线（特大）		药物、引流管	次	创面50（不含）cm^2以上或长度25（不含）cm以上	59.57	甲类	治疗费
2331	97.7901	阴道缝线去除	治疗性操作	E	120600002－1	门诊拆线（大）		药物、引流管	次	创面30（不含）～50（含）cm^2或长度15（不含）～25（含）cm	29.79	甲类	治疗费
2332	97.7901	阴道缝线去除	治疗性操作	E	120600003－1	门诊拆线（中）		药物、引流管	次	创面15（不含）～30（含）cm^2或长度10（不含）～15（含）cm	22.02	甲类	治疗费
2333	97.7901	阴道缝线去除	治疗性操作	E	120600004－1	门诊拆线（小）		药物、引流管	次	创面15（含）cm^2以下或长度10（含）cm以下	15.54	甲类	治疗费

（续上表）

序号	治疗性操作诊断编码	治疗性操作名称	操作类型	财务分类	编码	项目名称	项目内涵	除外内容	计价单位	说明	三级医疗服务价格（元）	医保结算类型	医疗收费项目类别
2334	97.7902	宫颈缝线去除	治疗性操作	E	120600001－1	门诊拆线（特大）		药物、引流管	次	创面50（不含）cm^2 以上或长度25（不含）cm 以上	59.57	甲类	治疗费
2335	97.7902	宫颈缝线去除	治疗性操作	E	120600002－1	门诊拆线（大）		药物、引流管	次	创面30（不含）～50（含）cm^2 或长度15（不含）～25（含）cm	29.79	甲类	治疗费
2336	97.7902	宫颈缝线去除	治疗性操作	E	120600003－1	门诊拆线（中）		药物、引流管	次	创面15（不含）～30（含）cm^2 或长度10（不含）～15（含）cm	22.02	甲类	治疗费
2337	97.7902	宫颈缝线去除	治疗性操作	E	120600004－1	门诊拆线（小）		药物、引流管	次	创面15（含）cm^2 以下或长度10（含）cm 以下	15.54	甲类	治疗费
2338	97.7903	宫颈管支架取出术	治疗性操作	E	311201019－1	宫腔填塞物取出			次		75.00	甲类	治疗费
2339	97.7904	宫腔支架取出术	治疗性操作	E	311201019－1	宫腔填塞物取出			次		75.00	甲类	治疗费
2340	97.8100	去除腹膜后引流装置	治疗性操作	E	121400001－3/1	拔除引流管			次		9.91	甲类	治疗费
2341	97.8200	去除腹膜引流装置	治疗性操作	E	121400001－3/1	拔除引流管			次		9.91	甲类	治疗费
2342	97.8300	去除腹壁缝线	治疗性操作	E	120600001－1	门诊拆线（特大）		药物、引流管	次	创面50（不含）cm^2 以上或长度25（不含）cm 以上	59.57	甲类	治疗费
2343	97.8300	去除腹壁缝线	治疗性操作	E	120600002－1	门诊拆线（大）		药物、引流管	次	创面30（不含）～50（含）cm^2 或长度15（不含）～25（含）cm	29.79	甲类	治疗费

（续上表）

序号	治疗性操作诊断编码	治疗性操作名称	操作类型	财务分类	编码	项目名称	项目内涵	除外内容	计价单位	说明	三级医疗服务价格（元）	医保结算类型	医疗收费项目类别
2344	97. 8300	去除腹壁缝线	治疗性操作	E	120600003 - 1	门诊拆线（中）		药物、引流管	次	创面15（不含）～30（含）cm^2或长度10（不含）～15（含）cm	22. 02	甲类	治疗费
2345	97. 8300	去除腹壁缝线	治疗性操作	E	120600004 - 1	门诊拆线（小）		药物、引流管	次	创面15（含）cm^2以下或长度10（含）cm以下	15. 54	甲类	治疗费
2346	97. 8400	去除躯干缝线	治疗性操作	E	120600001 - 1	门诊拆线（特大）		药物、引流管	次	创面50（不含）cm^2以上或长度25（不含）cm以上	59. 57	甲类	治疗费
2347	97. 8400	去除躯干缝线	治疗性操作	E	120600002 - 1	门诊拆线（大）		药物、引流管	次	创面30（不含）～50（含）cm^2或长度15（不含）～25（含）cm	29. 79	甲类	治疗费
2348	97. 8400	去除躯干缝线	治疗性操作	E	120600003 - 1	门诊拆线（中）		药物、引流管	次	创面15（不含）～30（含）cm^2或长度10（不含）～15（含）cm	22. 02	甲类	治疗费
2349	97. 8400	去除躯干缝线	治疗性操作	E	120600004 - 1	门诊拆线（小）		药物、引流管	次	创面15（含）cm^2以下或长度10（含）cm以下	15. 54	甲类	治疗费
2350	97. 8600x004	腹腔化疗泵去除	治疗性操作	G	330100018 - 3/1	化疗泵取出术			次		845. 00	甲类	手术费
2351	97. 8600x006	盆腔化疗泵去除	治疗性操作	G	330100018 - 3/1	化疗泵取出术			次		845. 00	甲类	手术费
2352	97. 8600x007	腹膜透析导丝法拔管	治疗性操作	G	311000001 - 1	腹膜透析拔管术	含局麻	管道、钛夹	次		240. 30	乙类	治疗费
2353	97. 8600x008	腹膜透析腹腔法拔管	治疗性操作	G	311000001 - 1	腹膜透析拔管术	含局麻	管道、钛夹	次		240. 30	乙类	治疗费

（续上表）

序号	治疗性操作诊断编码	治疗性操作名称	操作类型	财务分类	编码	项目名称	项目内涵	除外内容	计价单位	说明	三级医疗服务价格（元）	医保结算类型	医疗收费项目类别
2354	97.8600x009	腹膜透析手工法拔管	治疗性操作	G	311000001－1	腹膜透析拔管术	含局麻	管道、钛夹	次		240.30	乙类	治疗费
2355	97.8601	腹膜透析管去除	治疗性操作	G	311000001－1	腹膜透析拔管术	含局麻	管道、钛夹	次		240.30	乙类	治疗费
2356	97.8602	腹腔 DDS 泵取出术	治疗性操作	G	330100018－3/1	化疗泵取出术			次		845.00	甲类	手术费
2357	97.8603	肝动脉泵取出术	治疗性操作	G	330100018－3/1	化疗泵取出术			次		845.00	甲类	手术费
2358	97.8801	外固定装置取出术	治疗性操作	E	420000014	外固定架拆除术	含器械使用		次		71.50	甲类	治疗费
2359	97.8802	石膏外固定去除	治疗性操作	E	331523010	石膏拆除术			次		67.60	甲类	手术费
2360	97.8900x003	肢体缝线去除	治疗性操作	E	120600001－1	门诊拆线（特大）		药物、引流管	次	创面50（不含）cm^2以上或长度25（不含）cm以上	59.57	甲类	治疗费
2361	97.8900x003	肢体缝线去除	治疗性操作	E	120600002－1	门诊拆线（大）		药物、引流管	次	创面30（不含）～50（含）cm^2或长度15（不含）～25（含）cm	29.79	甲类	治疗费
2362	97.8900x003	肢体缝线去除	治疗性操作	E	120600003－1	门诊拆线（中）		药物、引流管	次	创面15（不含）～30（含）cm^2或长度10（不含）～15（含）cm	22.02	甲类	治疗费
2363	97.8900x003	肢体缝线去除	治疗性操作	E	120600004－1	门诊拆线（小）		药物、引流管	次	创面15（含）cm^2以下或长度10（含）cm以下	15.54	甲类	治疗费
2364	97.8900x004	为肾透析的半永久静脉导管拔管	治疗性操作	G	311000001－1	腹膜透析拔管术	含局麻	管道、钛夹	次		240.30	乙类	治疗费
2365	97.8900x005	为肾透析的临时静脉导管拔管	治疗性操作	G	311000001－1	腹膜透析拔管术	含局麻	管道、钛夹	次		240.30	乙类	治疗费
2366	97.8901	皮肤扩张器取出术	治疗性操作	G	331603045－1	皮肤扩张器或支撑物取出术			次		1765.40	甲类	手术费
2367	97.8902	输注泵取出术	治疗性操作	G	330100018－2/1	植入式给药装置取出术			次		975.00	甲类	手术费
2368	97.8903	化疗泵取出术	治疗性操作	G	330100018－3/1	化疗泵取出术			次		845.00	甲类	手术费

（续上表）

序号	治疗性操作诊断编码	治疗性操作名称	操作类型	财务分类	编码	项目名称	项目内涵	除外内容	计价单位	说明	三级医疗服务价格（元）	医保结算类型	医疗收费项目类别
2369	97.8904	缝线去除	治疗性操作	E	120600001－1	门诊拆线(特大)		药物、引流管	次	创面50(不含)cm^2以上或长度25(不含)cm以上	59.57	甲类	治疗费
2370	97.8904	缝线去除	治疗性操作	E	120600002－1	门诊拆线(大)		药物、引流管	次	创面30(不含)～50(含)cm^2或长度15(不含)～25(含)cm	29.79	甲类	治疗费
2371	97.8904	缝线去除	治疗性操作	E	120600003－1	门诊拆线(中)		药物、引流管	次	创面15(不含)～30(含)cm^2或长度10(不含)～15(含)cm	22.02	甲类	治疗费
2372	97.8904	缝线去除	治疗性操作	E	120600004－1	门诊拆线(小)		药物、引流管	次	创面15(含)cm^2以下或长度10(含)cm以下	15.54	甲类	治疗费
2373	97.8905	PICC管去除	治疗性操作	F	120100013	动静脉置管护理	仅限于静脉切开置管、静脉穿刺置管、中心静脉穿刺置管术、深静脉穿刺置管、动脉置管项目。含换药、封管、拔管	三通管、肝素锁、无针密闭输液接头、透明敷贴、预充式导管冲洗器	次		6.54	甲类	护理费
2374	98.0100	口腔内异物的不切开去除	治疗性操作	G	310403016－5	口咽部取异物			次		24.60	甲类	治疗费
2375	98.0101	口腔异物取出术	治疗性操作	G	310403016－5	口咽部取异物			次		24.60	甲类	治疗费
2376	98.0200	食管管腔内异物的不切开去除	治疗性操作	G	310901005	经食管镜取异物	不含止血等治疗		次		301.60	甲类	治疗费
2377	98.0200	食管管腔内异物的不切开去除	治疗性操作	G	310901005－1	经电子食管镜取异物	不含止血等治疗		次		353.60	甲类	治疗费
2378	98.0200x001	食管内异物去除	治疗性操作	G	310901005	经食管镜取异物	不含止血等治疗		次		301.60	甲类	治疗费
2379	98.0200x001	食管内异物去除	治疗性操作	G	310901005－1	经电子食管镜取异物	不含止血等治疗		次		353.60	甲类	治疗费
2380	98.0201	食管镜食管异物取出术	治疗性操作	G	310901005	经食管镜取异物	不含止血等治疗		次		301.60	甲类	治疗费
2381	98.0201	食管镜食管异物取出术	治疗性操作	G	310901005－1	经电子食管镜取异物	不含止血等治疗		次		353.60	甲类	治疗费

（续上表）

序号	治疗性操作诊断编码	治疗性操作名称	操作类型	财务分类	编码	项目名称	项目内涵	除外内容	计价单位	说明	三级医疗服务价格（元）	医保结算类型	医疗收费项目类别
2382	98.0300	胃和小肠管腔内异物的不切开去除	治疗性操作	G	310902006	经胃镜特殊治疗	含取异物、止血、息肉肿物切除等病变及内镜下胃食道返流治疗、药疗、化疗、硬化剂治疗	圈套器、钛夹	次		349.24	甲类	治疗费
2383	98.0301	内镜下胃内异物去除	治疗性操作	G	310902006	经胃镜特殊治疗	含取异物、止血、息肉肿物切除等病变及内镜下胃食道返流治疗、药疗、化疗、硬化剂治疗	圈套器、钛夹	次		349.24	甲类	治疗费
2384	98.0302	内镜下十二指肠内异物去除	治疗性操作	G	310903010	经肠镜特殊治疗	含取异物、止血、息肉肿物切除等病变		次		582.06	甲类	治疗费
2385	98.0303	内镜下小肠内异物取出术	治疗性操作	G	310903010	经肠镜特殊治疗	含取异物、止血、息肉肿物切除等病变		次		582.06	甲类	治疗费
2386	98.0400	大肠管腔内异物的不切开去除	治疗性操作	G	310903010	经肠镜特殊治疗	含取异物、止血、息肉肿物切除等病变		次		582.06	甲类	治疗费
2387	98.0401	内镜下大肠内异物去除	治疗性操作	G	310903010	经肠镜特殊治疗	含取异物、止血、息肉肿物切除等病变		次		582.06	甲类	治疗费
2388	98.0500	直肠和肛门管腔内异物的不切开去除	治疗性操作	G	310903010	经肠镜特殊治疗	含取异物、止血、息肉肿物切除等病变		次		582.06	甲类	治疗费
2389	98.0500x003	内镜下直肠内异物去除	治疗性操作	G	310903010	经肠镜特殊治疗	含取异物、止血、息肉肿物切除等病变		次		582.06	甲类	治疗费
2390	98.0501	肛管内异物的不切开去除	治疗性操作	G	310903010	经肠镜特殊治疗	含取异物、止血、息肉肿物切除等病变		次		582.06	甲类	治疗费
2391	98.0502	直肠异物的不切开去除	治疗性操作	G	310903010	经肠镜特殊治疗	含取异物、止血、息肉肿物切除等病变		次		582.06	甲类	治疗费
2392	98.1100	耳腔内异物的不切开去除	治疗性操作	G	330501002	耳道异物取出术			次		234.00	甲类	手术费
2393	98.1100x001	耳内异物去除	治疗性操作	G	330501002	耳道异物取出术			次		234.00	甲类	手术费
2394	98.1200	鼻腔内异物的不切开去除	治疗性操作	G	330601007	鼻腔异物取出术			次		54.60	甲类	手术费
2395	98.1200x001	鼻腔内异物去除	治疗性操作	G	330601007	鼻腔异物取出术			次		54.60	甲类	手术费
2396	98.1201	内镜下鼻腔异物取出术	治疗性操作	G	330601007	鼻腔异物取出术			次		54.60	甲类	手术费
2397	98.1201	内镜下鼻腔异物取出术	治疗性操作	G	310000000－3	诊疗中使用鼻内窥镜加收			次		709.50	甲类	治疗费
2398	98.1300	咽管腔内异物的不切开去除	治疗性操作	G	310403016－6	喉咽部取异物			次		24.60	甲类	治疗费
2399	98.1300x001	咽内异物去除	治疗性操作	G	310403016－6	喉咽部取异物			次		24.60	甲类	治疗费
2400	98.1400	喉管腔内异物的不切开去除	治疗性操作	G	310403016－6	喉咽部取异物			次		24.60	甲类	治疗费
2401	98.1400x001	喉内异物去除	治疗性操作	G	310403016－6	喉咽部取异物			次		24.60	甲类	治疗费
2402	98.1400x002	内镜下喉模去除	治疗性操作	G	330701001－2	经直达喉镜咽喉异物取出术			次		760.50	甲类	手术费
2403	98.1500	气管和支气管管腔内异物的不切开去除	治疗性操作	G	310605003－1	经纤支镜取异物	含经纤支镜痰吸引、滴药、止血、化疗		次		364.00	甲类	治疗费

（续上表）

序号	治疗性操作诊断编码	治疗性操作名称	操作类型	财务分类	编码	项目名称	项目内涵	除外内容	计价单位	说明	三级医疗服务价格（元）	医保结算类型	医疗收费项目类别
2404	98.1501	非切开气管异物取出术	治疗性操作	G	310605003－1	经纤支镜取异物	含经纤支镜痰吸引、滴药、止血、化疗		次		364.00	甲类	治疗费
2405	98.1502	非切开支气管异物取出术	治疗性操作	G	310605003－1	经纤支镜取异物	含经纤支镜痰吸引、滴药、止血、化疗		次		364.00	甲类	治疗费
2406	98.1503	气管镜支气管异物取出术	治疗性操作	G	310605003－1	经纤支镜取异物	含经纤支镜痰吸引、滴药、止血、化疗		次		364.00	甲类	治疗费
2407	98.1504	气管镜气管异物取出术	治疗性操作	G	310605003－1	经纤支镜取异物	含经纤支镜痰吸引、滴药、止血、化疗		次		364.00	甲类	治疗费
2408	98.1600	子宫管腔内异物的不切开去除	治疗性操作	G	311201048－1	宫内节育器取出术			次		按穗计生发〔2003〕27号文执行	丙类	治疗费
2409	98.1600x001	子宫内异物去除	治疗性操作	E	311201019－1	宫腔填塞物取出			次		75.00	甲类	治疗费
2410	98.1600x002	宫腔镜下子宫内异物去除	治疗性操作	E	311201019－1	宫腔填塞物取出			次		75.00	甲类	治疗费
2411	98.1600x002	宫腔镜下子宫内异物去除	治疗性操作	G	310000000－8	诊疗中使用宫腔镜加收			次		709.50	甲类	治疗费
2412	98.1601	非切开宫颈异物取出术	治疗性操作	E	311201019－1	宫腔填塞物取出			次		75.00	甲类	治疗费
2413	98.1700	阴道内异物的不切开去除	治疗性操作	G	331304001	阴道异物取出术			次		260.00	甲类	手术费
2414	98.1700x001	阴道内异物去除	治疗性操作	G	331304001	阴道异物取出术			次		260.00	甲类	手术费
2415	98.1900	尿道管内异物的不切开去除	治疗性操作	D	311000034－1	膀胱镜尿道镜取异物术		无痛抑菌润滑剂	次	检查后即取异物或已明确诊断的，取异物时不能再次收取镜检费用	312.00	甲类	检查费
2416	98.1900x001	尿道内异物去除	治疗性操作	D	311000034－1	膀胱镜尿道镜取异物术		无痛抑菌润滑剂	次	检查后即取异物或已明确诊断的，取异物时不能再次收取镜检费用	312.00	甲类	检查费
2417	98.1900x001	尿道内异物去除	治疗性操作	G	331104005－1	尿道切开取异物术			次		2366.00	甲类	手术费
2418	98.2100	眼表浅异物的不切开去除	治疗性操作	G	310300102	角膜异物剔除术			次		38.00	甲类	治疗费
2419	98.2100	眼表浅异物的不切开去除	治疗性操作	G	310300102－1	结膜异物剔除术			次		38.00	甲类	治疗费
2420	98.2100x001	眼表浅异物去除	治疗性操作	G	310300102	角膜异物剔除术			次		38.00	甲类	治疗费
2421	98.2100x001	眼表浅异物去除	治疗性操作	G	310300102－1	结膜异物剔除术			次		38.00	甲类	治疗费
2422	98.2101	眶内表浅异物去除	治疗性操作	G	310300102	角膜异物剔除术			次		38.00	甲类	治疗费

（续上表）

序号	治疗性操作诊断编码	治疗性操作名称	操作类型	财务分类	编码	项目名称	项目内涵	除外内容	计价单位	说明	三级医疗服务价格（元）	医保结算类型	医疗收费项目类别
2423	98. 2101	眶内表浅异物去除	治疗性操作	G	330409004	眶内异物取出术			次		1357. 28	甲类	手术费
2424	98. 2200	头和颈部其他异物的不切开去除	治疗性操作	G	331602002	体表异物取出术	不含 X 线定位		次		253. 50	甲类	手术费
2425	98. 2200x001	结膜嵌入异物去除	治疗性操作	G	310300102 – 1	结膜异物剔除术			次		38. 00	甲类	治疗费
2426	98. 2200x004	眼睑嵌入异物去除	治疗性操作	G	331602002	体表异物取出术	不含 X 线定位		次		253. 50	甲类	手术费
2427	98. 2200x005	角膜嵌入异物去除	治疗性操作	G	310300102	角膜异物剔除术			次		38. 00	甲类	治疗费
2428	98. 2201	非切开头皮异物去除	治疗性操作	E	120500001	清创缝合（大）			次	缝合 11 针以上	259. 00	甲类	治疗费
2429	98. 2201	非切开头皮异物去除	治疗性操作	E	120500001 – 2	清创不缝合（大）			次	伤口长度大于 10cm	129. 50	甲类	治疗费
2430	98. 2201	非切开头皮异物去除	治疗性操作	E	120500002	清创缝合（中）			次	缝合 6 ~ 10 针	194. 25	甲类	治疗费
2431	98. 2201	非切开头皮异物去除	治疗性操作	E	120500002 – 2	清创不缝合（中）			次	伤口长度 5 ~ 10(含)cm	97. 13	甲类	治疗费
2432	98. 2201	非切开头皮异物去除	治疗性操作	E	120500003	清创缝合（小）			次	缝合 1 ~ 5 针	103. 60	甲类	治疗费
2433	98. 2201	非切开头皮异物去除	治疗性操作	E	120500003 – 2	清创不缝合（小）			次	伤口长度小于等于 5cm	51. 80	甲类	治疗费
2434	98. 2201	非切开头皮异物去除	治疗性操作	E	120500004S	超声清创术	指超声清创机清创，含清创后创面包扎		$10cm^2$	不足 $10cm^2$ 按 $10cm^2$ 计价	70. 00	甲类	治疗费
2435	98. 2201	非切开头皮异物去除	治疗性操作	E	120500004S – 1	超声清创术加收（超 $10cm^2$）			$1cm^2$		7. 00	甲类	治疗费
2436	98. 2202	非切开眼睑异物取出术	治疗性操作	E	120500001	清创缝合（大）			次	缝合 11 针以上	259. 00	甲类	治疗费
2437	98. 2202	非切开眼睑异物取出术	治疗性操作	E	120500001 – 2	清创不缝合（大）			次	伤口长度大于 10cm	129. 50	甲类	治疗费
2438	98. 2202	非切开眼睑异物取出术	治疗性操作	E	120500002	清创缝合（中）			次	缝合 6 ~ 10 针	194. 25	甲类	治疗费
2439	98. 2202	非切开眼睑异物取出术	治疗性操作	E	120500002 – 2	清创不缝合（中）			次	伤口长度 5 ~ 10(含)cm	97. 13	甲类	治疗费
2440	98. 2202	非切开眼睑异物取出术	治疗性操作	E	120500003	清创缝合（小）			次	缝合 1 ~ 5 针	103. 60	甲类	治疗费
2441	98. 2202	非切开眼睑异物取出术	治疗性操作	E	120500003 – 2	清创不缝合（小）			次	伤口长度小于等于 5cm	51. 80	甲类	治疗费
2442	98. 2202	非切开眼睑异物取出术	治疗性操作	E	120500004S	超声清创术	指超声清创机清创，含清创后创面包扎		$10cm^2$	不足 $10cm^2$ 按 $10cm^2$ 计价	70. 00	甲类	治疗费

（续上表）

序号	治疗性操作诊断编码	治疗性操作名称	操作类型	财务分类	编码	项目名称	项目内涵	除外内容	计价单位	说明	三级医疗服务价格（元）	医保结算类型	医疗收费项目类别
2443	98. 2202	非切开眼睑异物取出术	治疗性操作	E	120500004S－1	超声清创术加收（超 $10cm^2$）			$1cm^2$		7. 00	甲类	治疗费
2444	98. 2203	非切开结膜异物取出术	治疗性操作	G	310300102－1	结膜异物剔除术			次		38. 00	甲类	治疗费
2445	98. 2203	非切开结膜异物取出术	治疗性操作	E	120500001	清创缝合（大）			次	缝合 11 针以上	259. 00	甲类	治疗费
2446	98. 2203	非切开结膜异物取出术	治疗性操作	E	120500001－2	清创不缝合（大）			次	伤口长度大于 10cm	129. 50	甲类	治疗费
2447	98. 2203	非切开结膜异物取出术	治疗性操作	E	120500002	清创缝合（中）			次	缝合 6～10 针	194. 25	甲类	治疗费
2448	98. 2203	非切开结膜异物取出术	治疗性操作	E	120500002－2	清创不缝合（中）			次	伤口长度 5～10（含）cm	97. 13	甲类	治疗费
2449	98. 2203	非切开结膜异物取出术	治疗性操作	E	120500003	清创缝合（小）			次	缝合 1～5 针	103. 60	甲类	治疗费
2450	98. 2203	非切开结膜异物取出术	治疗性操作	E	120500003－2	清创不缝合（小）			次	伤口长度小于等于 5cm	51. 80	甲类	治疗费
2451	98. 2203	非切开结膜异物取出术	治疗性操作	E	120500004S	超声清创术	指超声清创机清创，含清创后创面包扎		$10cm^2$	不足 $10cm^2$ 按 $10cm^2$ 计价	70. 00	甲类	治疗费
2452	98. 2203	非切开结膜异物取出术	治疗性操作	E	120500004S－1	超声清创术加收（超 $10cm^2$）			$1cm^2$		7. 00	甲类	治疗费
2453	98. 2204	非切开颈部异物去除	治疗性操作	E	120500001	清创缝合（大）			次	缝合 11 针以上	259. 00	甲类	治疗费
2454	98. 2204	非切开颈部异物去除	治疗性操作	E	120500001－2	清创不缝合（大）			次	伤口长度大于 10cm	129. 50	甲类	治疗费
2455	98. 2204	非切开颈部异物去除	治疗性操作	E	120500002	清创缝合（中）			次	缝合 6～10 针	194. 25	甲类	治疗费
2456	98. 2204	非切开颈部异物去除	治疗性操作	E	120500002－2	清创不缝合（中）			次	伤口长度 5～10（含）cm	97. 13	甲类	治疗费
2457	98. 2204	非切开颈部异物去除	治疗性操作	E	120500003	清创缝合（小）			次	缝合 1～5 针	103. 60	甲类	治疗费
2458	98. 2204	非切开颈部异物去除	治疗性操作	E	120500003－2	清创不缝合（小）			次	伤口长度小于等于 5cm	51. 80	甲类	治疗费
2459	98. 2204	非切开颈部异物去除	治疗性操作	E	120500004S	超声清创术	指超声清创机清创，含清创后创面包扎		$10cm^2$	不足 $10cm^2$ 按 $10cm^2$ 计价	70. 00	甲类	治疗费
2460	98. 2204	非切开颈部异物去除	治疗性操作	E	120500004S－1	超声清创术加收（超 $10cm^2$）			$1cm^2$		7. 00	甲类	治疗费
2461	98. 2300	外阴异物的不切开去除	治疗性操作	E	120500001	清创缝合（大）			次	缝合 11 针以上	259. 00	甲类	治疗费

（续上表）

序号	治疗性操作诊断编码	治疗性操作名称	操作类型	财务分类	编码	项目名称	项目内涵	除外内容	计价单位	说明	三级医疗服务价格（元）	医保结算类型	医疗收费项目类别
2462	98.2204	非切开颈部异物去除	治疗性操作	E	120500001－2	清创不缝合（大）			次	伤口长度大于10cm	129.50	甲类	治疗费
2463	98.2204	非切开颈部异物去除	治疗性操作	E	120500002	清创缝合（中）			次	缝合6~10针	194.25	甲类	治疗费
2464	98.2204	非切开颈部异物去除	治疗性操作	E	120500002－2	清创不缝合（中）			次	伤口长度5~10(含)cm	97.13	甲类	治疗费
2465	98.2204	非切开颈部异物去除	治疗性操作	E	120500003	清创缝合（小）			次	缝合1~5针	103.60	甲类	治疗费
2466	98.2204	非切开颈部异物去除	治疗性操作	E	120500003－2	清创不缝合（小）			次	伤口长度小于等于5cm	51.80	甲类	治疗费
2467	98.2204	非切开颈部异物去除	治疗性操作	E	120500004S	超声清创术	指超声清创机清创，含清创后创面包扎		$10cm^2$	不足$10cm^2$按$10cm^2$计价	70.00	甲类	治疗费
2468	98.2300x001	外阴异物去除	治疗性操作	E	120500004S－1	超声清创术加收（超$10cm^2$）			$1cm^2$		7.00	甲类	治疗费
2469	98.2400	阴囊或阴茎异物的不切开去除	治疗性操作	E	120500001－2	清创不缝合（大）			次	伤口长度大于10cm	129.50	甲类	治疗费
2470	98.2400	阴囊或阴茎异物的不切开去除	治疗性操作	E	120500002	清创缝合（中）			次	缝合6~10针	194.25	甲类	治疗费
2471	98.2400	阴囊或阴茎异物的不切开去除	治疗性操作	E	120500002－2	清创不缝合（中）			次	伤口长度5~10(含)cm	97.13	甲类	治疗费
2472	98.2400	阴囊或阴茎异物的不切开去除	治疗性操作	E	120500003	清创缝合（小）			次	缝合1~5针	103.60	甲类	治疗费
2473	98.2400	阴囊或阴茎异物的不切开去除	治疗性操作	E	120500003－2	清创不缝合（小）			次	伤口长度小于等于5cm	51.80	甲类	治疗费
2474	98.2400	阴囊或阴茎异物的不切开去除	治疗性操作	E	120500004S	超声清创术	指超声清创机清创，含清创后创面包扎		$10cm^2$	不足$10cm^2$按$10cm^2$计价	70.00	甲类	治疗费
2475	98.2400	阴囊或阴茎异物的不切开去除	治疗性操作	E	120500004S－1	超声清创术加收（超$10cm^2$）			$1cm^2$		7.00	甲类	治疗费
2476	98.2401	阴茎异物去除	治疗性操作	G	331602002	体表异物取出术	不含X线定位		次		253.50	甲类	手术费
2477	98.2402	阴囊异物去除	治疗性操作	G	331602002	体表异物取出术	不含X线定位		次		253.50	甲类	手术费
2478	98.2500	躯干其他异物不切开去除，除外阴囊，阴茎或外阴	治疗性操作	E	120500001－2	清创不缝合（大）			次	伤口长度大于10cm	129.50	甲类	治疗费
2479	98.2500	躯干其他异物不切开去除，除外阴囊，阴茎或外阴	治疗性操作	E	120500002	清创缝合（中）			次	缝合6~10针	194.25	甲类	治疗费
2480	98.2500	躯干其他异物不切开去除，除外阴囊，阴茎或外阴	治疗性操作	E	120500002－2	清创不缝合（中）			次	伤口长度5~10(含)cm	97.13	甲类	治疗费

（续上表）

序号	治疗性操作诊断编码	治疗性操作名称	操作类型	财务分类	编码	项目名称	项目内涵	除外内容	计价单位	说明	三级医疗服务价格（元）	医保结算类型	医疗收费项目类别
2481	98.2500	躯干其他异物不切开去除，除外阴囊，阴茎或外阴	治疗性操作	E	120500003	清创缝合（小）			次	缝合1~5针	103.60	甲类	治疗费
2482	98.2500	躯干其他异物不切开去除，除外阴囊，阴茎或外阴	治疗性操作	E	120500003－2	清创不缝合（小）			次	伤口长度小于等于5cm	51.80	甲类	治疗费
2483	98.2500	躯干其他异物不切开去除，除外阴囊，阴茎或外阴	治疗性操作	E	120500004S	超声清创术	指超声清创机清创，含清创后创面包扎		$10cm^2$	不足$10cm^2$按$10cm^2$计价	70.00	甲类	治疗费
2484	98.2500	躯干其他异物不切开去除，除外阴囊，阴茎或外阴	治疗性操作	E	120500004S－1	超声清创术加收（超$10cm^2$）			$1cm^2$		7.00	甲类	治疗费
2485	98.2501	非切开躯干异物取出术	治疗性操作	E	120500001－2	清创不缝合（大）			次	伤口长度大于10cm	129.50	甲类	治疗费
2486	98.2501	非切开躯干异物取出术	治疗性操作	E	120500002	清创缝合（中）			次	缝合6~10针	194.25	甲类	治疗费
2487	98.2501	非切开躯干异物取出术	治疗性操作	E	120500002－2	清创不缝合（中）			次	伤口长度5~10(含)cm	97.13	甲类	治疗费
2488	98.2501	非切开躯干异物取出术	治疗性操作	E	120500003	清创缝合（小）			次	缝合1~5针	103.60	甲类	治疗费
2489	98.2501	非切开躯干异物取出术	治疗性操作	E	120500003－2	清创不缝合（小）			次	伤口长度小于等于5cm	51.80	甲类	治疗费
2490	98.2501	非切开躯干异物取出术	治疗性操作	E	120500004S	超声清创术	指超声清创机清创，含清创后创面包扎		$10cm^2$	不足$10cm^2$按$10cm^2$计价	70.00	甲类	治疗费
2491	98.2501	非切开躯干异物取出术	治疗性操作	E	120500004S－1	超声清创术加收（超$10cm^2$）			$1cm^2$		7.00	甲类	治疗费
2492	98.2600	手异物的不切开去除	治疗性操作	E	120500001－2	清创不缝合（大）			次	伤口长度大于10cm	129.50	甲类	治疗费
2493	98.2600	手异物的不切开去除	治疗性操作	E	120500002	清创缝合（中）			次	缝合6~10针	194.25	甲类	治疗费
2494	98.2600	手异物的不切开去除	治疗性操作	E	120500002－2	清创不缝合（中）			次	伤口长度5~10(含)cm	97.13	甲类	治疗费
2495	98.2600	手异物的不切开去除	治疗性操作	E	120500003	清创缝合（小）			次	缝合1~5针	103.60	甲类	治疗费
2496	98.2600	手异物的不切开去除	治疗性操作	E	120500003－2	清创不缝合（小）			次	伤口长度小于等于5cm	51.80	甲类	治疗费
2497	98.2600	手异物的不切开去除	治疗性操作	E	120500004S	超声清创术	指超声清创机清创，含清创后创面包扎		$10cm^2$	不足$10cm^2$按$10cm^2$计价	70.00	甲类	治疗费

（续上表）

序号	治疗性操作诊断编码	治疗性操作名称	操作类型	财务分类	编码	项目名称	项目内涵	除外内容	计价单位	说明	三级医疗服务价格（元）	医保结算类型	医疗收费项目类别
2498	98.2600	手异物的不切开去除	治疗性操作	E	120500004S－1	超声清创术加收（超 $10cm^2$）			$1cm^2$		7.00	甲类	治疗费
2499	98.2600x001	手异物去除	治疗性操作	G	331602002	体表异物取出术	不含 X 线定位		次		253.50	甲类	手术费
2500	98.2700	上肢异物的不切开去除，除外手	治疗性操作	E	120500001－2	清创不缝合（大）			次	伤口长度大于 10cm	129.50	甲类	治疗费
2501	98.2700	上肢异物的不切开去除，除外手	治疗性操作	E	120500002	清创缝合（中）			次	缝合 6～10 针	194.25	甲类	治疗费
2502	98.2700	上肢异物的不切开去除，除外手	治疗性操作	E	120500002－2	清创不缝合（中）			次	伤口长度 5～10(含) cm	97.13	甲类	治疗费
2503	98.2700	上肢异物的不切开去除，除外手	治疗性操作	E	120500003	清创缝合（小）			次	缝合 1～5 针	103.60	甲类	治疗费
2504	98.2700	上肢异物的不切开去除，除外手	治疗性操作	E	120500003－2	清创不缝合（小）			次	伤口长度小于等于 5cm	51.80	甲类	治疗费
2505	98.2700	上肢异物的不切开去除，除外手	治疗性操作	E	120500004S	超声清创术	指超声清创机清创，含清创后创面包扎		$10cm^2$	不足 $10cm^2$ 按 $10cm^2$ 计价	70.00	甲类	治疗费
2506	98.2700	上肢异物的不切开去除，除外手	治疗性操作	E	120500004S－1	超声清创术加收（超 $10cm^2$）			$1cm^2$		7.00	甲类	治疗费
2507	98.2700x001	上肢异物去除	治疗性操作	G	331602002	体表异物取出术	不含 X 线定位		次		253.50	甲类	手术费
2508	98.2800	足异物的不切开去除	治疗性操作	E	120500001－2	清创不缝合（大）			次	伤口长度大于 10cm	129.50	甲类	治疗费
2509	98.2800	足异物的不切开去除	治疗性操作	E	120500002	清创缝合（中）			次	缝合 6～10 针	194.25	甲类	治疗费
2510	98.2800	足异物的不切开去除	治疗性操作	E	120500002－2	清创不缝合（中）			次	伤口长度 5～10(含) cm	97.13	甲类	治疗费
2511	98.2800	足异物的不切开去除	治疗性操作	E	120500003	清创缝合（小）			次	缝合 1～5 针	103.60	甲类	治疗费
2512	98.2800	足异物的不切开去除	治疗性操作	E	120500003－2	清创不缝合（小）			次	伤口长度小于等于 5cm	51.80	甲类	治疗费
2513	98.2800	足异物的不切开去除	治疗性操作	E	120500004S	超声清创术	指超声清创机清创，含清创后创面包扎		$10cm^2$	不足 $10cm^2$ 按 $10cm^2$ 计价	70.00	甲类	治疗费
2514	98.2800	足异物的不切开去除	治疗性操作	E	120500004S－1	超声清创术加收（超 $10cm^2$）			$1cm^2$		7.00	甲类	治疗费
2515	98.2800x001	足异物去除	治疗性操作	G	331602002	体表异物取出术	不含 X 线定位		次		253.50	甲类	手术费

（续上表）

序号	治疗性操作诊断编码	治疗性操作名称	操作类型	财务分类	编码	项目名称	项目内涵	除外内容	计价单位	说明	三级医疗服务价格（元）	医保结算类型	医疗收费项目类别
2516	98.2900	下肢异物的不切开去除，除外足	治疗性操作	E	120500001－2	清创不缝合（大）			次	伤口长度大于10cm	129.50	甲类	治疗费
2517	98.2900	下肢异物的不切开去除，除外足	治疗性操作	E	120500002	清创缝合（中）			次	缝合6～10针	194.25	甲类	治疗费
2518	98.2900	下肢异物的不切开去除，除外足	治疗性操作	E	120500002－2	清创不缝合（中）			次	伤口长度5～10(含)cm	97.13	甲类	治疗费
2519	98.2900	下肢异物的不切开去除，除外足	治疗性操作	E	120500003	清创缝合（小）			次	缝合1～5针	103.60	甲类	治疗费
2520	98.2900	下肢异物的不切开去除，除外足	治疗性操作	E	120500003－2	清创不缝合（小）			次	伤口长度小于等于5cm	51.80	甲类	治疗费
2521	98.2900	下肢异物的不切开去除，除外足	治疗性操作	E	120500004S	超声清创术	指超声清创机清创，含清创后创面包扎		$10cm^2$	不足$10cm^2$按$10cm^2$计价	70.00	甲类	治疗费
2522	98.2900	下肢异物的不切开去除，除外足	治疗性操作	E	120500004S－1	超声清创术加收（超$10cm^2$）			$1cm^2$		7.00	甲类	治疗费
2523	98.2900x001	下肢异物去除	治疗性操作	G	331602002	体表异物取出术	不含X线定位		次		253.50	甲类	手术费
2524	98.5100	肾、输尿管和（或）膀胱体外休克波碎石［ESWL］	治疗性操作	E	311000040	体外冲击波碎石	含影像学监测；不含摄片		次		774.14	乙类	治疗费
2525	98.5101	肾体外冲击波碎石术	治疗性操作	E	311000040	体外冲击波碎石	含影像学监测；不含摄片		次		774.14	乙类	治疗费
2526	98.5102	膀胱体外冲击波碎石术	治疗性操作	E	311000040	体外冲击波碎石	含影像学监测；不含摄片		次		774.14	乙类	治疗费
2527	98.5103	输尿管体外冲击波碎石术	治疗性操作	E	311000040	体外冲击波碎石	含影像学监测；不含摄片		次		774.14	乙类	治疗费
2528	98.5104	肾盂体外冲击波碎石术	治疗性操作	E	311000040	体外冲击波碎石	含影像学监测；不含摄片		次		774.14	乙类	治疗费
2529	98.5200	胆囊和（或）胆管体外休克波碎石［ESWL］	治疗性操作	E	311000040	体外冲击波碎石	含影像学监测；不含摄片		次		774.14	乙类	治疗费
2530	98.5201	胆管体外冲击波碎石	治疗性操作	E	311000040	体外冲击波碎石	含影像学监测；不含摄片		次		774.14	乙类	治疗费
2531	98.5202	胆囊体外冲击波碎石术	治疗性操作	E	311000040	体外冲击波碎石	含影像学监测；不含摄片		次		774.14	乙类	治疗费
2532	98.5900	其他部位体外休克波碎石	治疗性操作	E	311000040	体外冲击波碎石	含影像学监测；不含摄片		次		774.14	乙类	治疗费
2533	98.5900x002	子宫结石体外冲击波碎石	治疗性操作	E	311000040	体外冲击波碎石	含影像学监测；不含摄片		次		774.14	乙类	治疗费
2534	98.5900x003	胰腺结石体外冲击波碎石	治疗性操作	E	311000040	体外冲击波碎石	含影像学监测；不含摄片		次		774.14	乙类	治疗费
2535	99.0000	围手术期自体输全血或血成分	治疗性操作	E	310800011	血液光量子自体血回输治疗	含输氧、采血、紫外线照射及回输		次		133.87	甲类	治疗费
2536	99.0000x002	自体血回输（术中）	治疗性操作	E	310800007－1	术中自体血回输	指术中使用专用机器或手工法自体血回输	回收罐	次		232.82	甲类	治疗费
2537	99.0001	自体血液回输	治疗性操作	E	310800011	血液光量子自体血回输治疗	含输氧、采血、紫外线照射及回输		次		133.87	甲类	治疗费

（续上表）

序号	治疗性操作诊断编码	治疗性操作名称	操作类型	财务分类	编码	项目名称	项目内涵	除外内容	计价单位	说明	三级医疗服务价格（元）	医保结算类型	医疗收费项目类别
2538	99. 0100	交换输血	治疗性操作	E	120400006 – 1/1	住院输血			组		7. 81	甲类	治疗费
2539	99. 0100	交换输血	治疗性操作	E	120400006 – 2/1	门诊输血			组		15. 62	甲类	治疗费
2540	99. 0100x001	供者采血	治疗性操作	E	120400002 – 1	静脉采血			次	留置静脉针使用透明敷贴另收	3. 26	甲类	治疗费
2541	99. 0100x003	全血置换	治疗性操作	E	310800008	机采血浆置换术			次		2910. 30	甲类	治疗费
2542	99. 0101	动脉输血术	治疗性操作	E	120400006 – 1/1	住院输血			组		7. 81	甲类	治疗费
2543	99. 0101	动脉输血术	治疗性操作	E	120400006 – 2/1	门诊输血			组		15. 62	甲类	治疗费
2544	99. 0102	换血术	治疗性操作	E	311202010	新生儿/儿童换血术	含脐静脉插管术	血液	次		400. 00	甲类	治疗费
2545	99. 0200	输以前收集的自体血	治疗性操作	E	310800014	外周血干细胞回输			次		331. 08	甲类	治疗费
2546	99. 0200x001	自体血回输	治疗性操作	E	310800007 – 1	术中自体血回输	指术中使用专用机器或手工法自体血回输	回收罐	次		232. 82	甲类	治疗费
2547	99. 0300	全血的其他输入	治疗性操作	E	120400006 – 1/1	住院输血			组		7. 81	甲类	治疗费
2548	99. 0300	全血的其他输入	治疗性操作	E	120400006 – 2/1	门诊输血			组		15. 62	甲类	治疗费
2549	99. 0301	输血	治疗性操作	E	120400006 – 1/1	住院输血			组		7. 81	甲类	治疗费
2550	99. 0400	血细胞压积输入	治疗性操作	E	120400006 – 1/1	住院输血			组		7. 81	甲类	治疗费
2551	99. 0400	血细胞压积输入	治疗性操作	E	120400006 – 2/1	门诊输血			组		15. 62	甲类	治疗费
2552	99. 0400x001	成份血细胞输入	治疗性操作	E	120400006 – 1/1	住院输血			组		7. 81	甲类	治疗费
2553	99. 0400x001	成份血细胞输入	治疗性操作	E	120400006 – 2/1	门诊输血			组		15. 62	甲类	治疗费
2554	99. 0401	红细胞输入	治疗性操作	E	120400006 – 1/1	住院输血			组		7. 81	甲类	治疗费
2555	99. 0401	红细胞输入	治疗性操作	E	120400006 – 2/1	门诊输血			组		15. 62	甲类	治疗费
2556	99. 0500	输入血小板	治疗性操作	E	120400006 – 1/1	住院输血			组		7. 81	甲类	治疗费
2557	99. 0500	输入血小板	治疗性操作	E	120400006 – 2/1	门诊输血			组		15. 62	甲类	治疗费
2558	99. 0600	输入凝血因子	治疗性操作	E	120400006 – 1/1	住院输血			组		7. 81	甲类	治疗费
2559	99. 0600	输入凝血因子	治疗性操作	E	120400006 – 2/1	门诊输血			组		15. 62	甲类	治疗费
2560	99. 0601	输入抗血友病因子	治疗性操作	E	120400006 – 1/1	住院输血			组		7. 81	甲类	治疗费
2561	99. 0601	输入抗血友病因子	治疗性操作	E	120400006 – 2/1	门诊输血			组		15. 62	甲类	治疗费
2562	99. 0700	输入其他血清	治疗性操作	E	120400006 – 1/1	住院输血			组		7. 81	甲类	治疗费
2563	99. 0700	输入其他血清	治疗性操作	E	120400006 – 2/1	门诊输血			组		15. 62	甲类	治疗费
2564	99. 0701	血浆输入	治疗性操作	E	120400006 – 1/1	住院输血			组		7. 81	甲类	治疗费
2565	99. 0701	血浆输入	治疗性操作	E	120400006 – 2/1	门诊输血			组		15. 62	甲类	治疗费
2566	99. 0800	血容量扩充药的输入	治疗性操作	E	120400006 – 1	住院静脉输液			组		7. 81	甲类	治疗费

（续上表）

序号	治疗性操作诊断编码	治疗性操作名称	操作类型	财务分类	编码	项目名称	项目内涵	除外内容	计价单位	说明	三级医疗服务价格（元）	医保结算类型	医疗收费项目类别
2567	99.0800	血容量扩充药的输入	治疗性操作	E	120400006－2	门诊静脉输液			组		15.62	甲类	治疗费
2568	99.0900	输入其他物质	治疗性操作	E	120400006－1	住院静脉输液			组		7.81	甲类	治疗费
2569	99.0900	输入其他物质	治疗性操作	E	120400006－2	门诊静脉输液			组		15.62	甲类	治疗费
2570	99.0900x001	间充质干细胞回输	治疗性操作	E	310800014	外周血干细胞回输			次		331.08	甲类	治疗费
2571	99.0901	人造血浆输入	治疗性操作	E	120400006－2/1	门诊输血			组		15.62	甲类	治疗费
2572	99.0901	人造血浆输入	治疗性操作	E	120400006－1/1	住院输血			组		7.81	甲类	治疗费
2573	99.1000	血栓溶解药的注射或输注	治疗性操作	G	320100008－1	经皮动脉内溶栓术			次		2145.00	乙类	治疗费
2574	99.1000	血栓溶解药的注射或输注	治疗性操作	G	320100008	经皮静脉内溶栓术			次		2145.00	乙类	治疗费
2575	99.1000x006	腹主动脉导管溶栓	治疗性操作	G	320100008－1	经皮动脉内溶栓术			次		2145.00	乙类	治疗费
2576	99.1000x007	髂动脉导管溶栓	治疗性操作	G	320100008－1	经皮动脉内溶栓术			次		2145.00	乙类	治疗费
2577	99.1000x008	髂静脉导管溶栓	治疗性操作	G	320100008	经皮静脉内溶栓术			次		2145.00	乙类	治疗费
2578	99.1000x009	上肢动脉导管溶栓	治疗性操作	G	320100008－1	经皮动脉内溶栓术			次		2145.00	乙类	治疗费
2579	99.1000x010	上肢静脉导管溶栓	治疗性操作	G	320100008	经皮静脉内溶栓术			次		2145.00	乙类	治疗费
2580	99.1000x011	下腔静脉导管溶栓	治疗性操作	G	320100008	经皮静脉内溶栓术			次		2145.00	乙类	治疗费
2581	99.1001	下肢动脉溶栓术	治疗性操作	G	320100008－1	经皮动脉内溶栓术			次		2145.00	乙类	治疗费
2582	99.1002	股动脉置管溶栓术	治疗性操作	G	320100008－1	经皮动脉内溶栓术			次		2145.00	乙类	治疗费
2583	99.1003	下肢静脉置管溶栓术	治疗性操作	G	320100008	经皮静脉内溶栓术			次		2145.00	乙类	治疗费
2584	99.1004	肾动脉血栓溶解剂灌注	治疗性操作	G	320100008－1	经皮动脉内溶栓术			次		2145.00	乙类	治疗费
2585	99.1005	脑动脉血栓溶解剂灌注	治疗性操作	G	320600005	经皮穿刺脑血管腔内溶栓术			次		1072.50	乙类	治疗费
2586	99.1006	颈动脉血栓溶解剂灌注	治疗性操作	G	320100008－1	经皮动脉内溶栓术			次		2145.00	乙类	治疗费
2587	99.1007	肺动脉血栓溶解剂灌注	治疗性操作	G	320100008－1	经皮动脉内溶栓术			次		2145.00	乙类	治疗费
2588	99.1008	脑动脉内溶栓术	治疗性操作	G	320600005	经皮穿刺脑血管腔内溶栓术			次		1072.50	乙类	治疗费
2589	99.1009	脑静脉窦溶栓术	治疗性操作	G	320600005	经皮穿刺脑血管腔内溶栓术			次		1072.50	乙类	治疗费
2590	99.1100	注射 Rh 免疫球蛋白	治疗性操作	E	120400006－1	住院静脉输液			组		7.81	甲类	治疗费
2591	99.1200	变态反应免疫接种	治疗性操作	E	310402020	脱敏治疗			次		9.31	甲类	治疗费
2592	99.1201	脱敏疗法	治疗性操作	E	310402020	脱敏治疗			次		9.31	甲类	治疗费
2593	99.1300	自体免疫病的免疫接种	治疗性操作	E	310402020	脱敏治疗			次		9.31	甲类	治疗费
2594	99.1300	自体免疫病的免疫接种	治疗性操作	E	310402021	快速脱敏治疗			次		23.28	甲类	治疗费
2595	99.1400	丙球蛋白注射或输注	治疗性操作	E	120400006－1	住院静脉输液			组		7.81	甲类	治疗费
2596	99.1401	免疫血清注射	治疗性操作	E	310402020	脱敏治疗			次		9.31	甲类	治疗费
2597	99.1401	免疫血清注射	治疗性操作	E	310402021	快速脱敏治疗			次		23.28	甲类	治疗费

（续上表）

序号	治疗性操作诊断编码	治疗性操作名称	操作类型	财务分类	编码	项目名称	项目内涵	除外内容	计价单位	说明	三级医疗服务价格（元）	医保结算类型	医疗收费项目类别
2598	99.1500	胃肠外输注浓缩营养物质	治疗性操作	E	120800002	肠内营养治疗	指经腹部造瘘置管或经鼻空肠置管，含肠内营养液配置。限不能进食的病人	营养泵管	日		46.24	甲类	治疗费
2599	99.1501	全部胃肠外营养	治疗性操作	E	120800002	肠内营养治疗	指经腹部造瘘置管或经鼻空肠置管，含肠内营养液配置。限不能进食的病人	营养泵管	日		46.24	甲类	治疗费
2600	99.1502	周围胃肠外营养	治疗性操作	E	120800002	肠内营养治疗	指经腹部造瘘置管或经鼻空肠置管，含肠内营养液配置。限不能进食的病人	营养泵管	日		46.24	甲类	治疗费
2601	99.1600	解毒药注射	治疗性操作	E	120400001	肌肉注射			次		1.95	甲类	治疗费
2602	99.1601	抗蛇毒素注射	治疗性操作	E	120400001	肌肉注射			次		1.95	甲类	治疗费
2603	99.1602	重金属拮抗剂注射	治疗性操作	E	120400001	肌肉注射			次		1.95	甲类	治疗费
2604	99.1700	注射胰岛素	治疗性操作	G	310208001－1	胰岛素泵持续皮下注射－首日			日		186.26	甲类	治疗费
2605	99.1700	注射胰岛素	治疗性操作	G	310208001－2	胰岛素泵持续皮下注射－继日		胰岛素泵管道	日		69.85	甲类	治疗费
2606	99.1700	注射胰岛素	治疗性操作	E	120400001－1	皮下注射			次		1.95	甲类	治疗费
2607	99.1800	注射或输注电解质	治疗性操作	E	120400001	肌肉注射			次		1.95	甲类	治疗费
2608	99.1800	注射或输注电解质	治疗性操作	E	120400006－1	住院静脉输液			组		7.81	甲类	治疗费
2609	99.1800	注射或输注电解质	治疗性操作	E	120400006－2	门诊静脉输液			组		15.62	甲类	治疗费
2610	99.1800x001	电解质制剂注射	治疗性操作	E	120400001	肌肉注射			次		1.95	甲类	治疗费
2611	99.1800x001	电解质制剂注射	治疗性操作	E	120400002	静脉注射			次	留置静脉针使用透明敷贴另收	3.26	甲类	治疗费
2612	99.1800x002	电解质制剂输注	治疗性操作	E	120400006－1	住院静脉输液			组		7.81	甲类	治疗费
2613	99.1800x002	电解质制剂输注	治疗性操作	E	120400006－2	门诊静脉输液			组		15.62	甲类	治疗费
2614	99.1900	注射凝血药	治疗性操作	E	120400001	肌肉注射			次		1.95	甲类	治疗费
2615	99.1900	注射凝血药	治疗性操作	E	120400002	静脉注射			次	留置静脉针使用透明敷贴另收	3.26	甲类	治疗费
2616	99.1900x001	注射抗凝血药	治疗性操作	E	120400001	肌肉注射			次		1.95	甲类	治疗费
2617	99.1900x001	注射抗凝血药	治疗性操作	E	120400002	静脉注射			次	留置静脉针使用透明敷贴另收	3.26	甲类	治疗费
2618	99.2000	血小板抑制药的注射或输注	治疗性操作	E	120400002	静脉注射			次	留置静脉针使用透明敷贴另收	3.26	甲类	治疗费

（续上表）

序号	治疗性操作诊断编码	治疗性操作名称	操作类型	财务分类	编码	项目名称	项目内涵	除外内容	计价单位	说明	三级医疗服务价格（元）	医保结算类型	医疗收费项目类别
2619	99. 2000	血小板抑制药的注射或输注	治疗性操作	E	120400006－1	住院静脉输液			组		7. 81	甲类	治疗费
2620	99. 2000	血小板抑制药的注射或输注	治疗性操作	E	120400006－2	门诊静脉输液			组		15. 62	甲类	治疗费
2621	99. 2000x001	血小板抑制剂注射	治疗性操作	E	120400002	静脉注射			次	留置静脉针使用透明敷贴另收	3. 26	甲类	治疗费
2622	99. 2000x002	血小板抑制剂输注	治疗性操作	E	120400006－1	住院静脉输液			组		7. 81	甲类	治疗费
2623	99. 2000x002	血小板抑制剂输注	治疗性操作	E	120400006－2	门诊静脉输液			组		15. 62	甲类	治疗费
2624	99. 2100	注射抗生素	治疗性操作	E	120400002	静脉注射			次	留置静脉针使用透明敷贴另收	3. 26	甲类	治疗费
2625	99. 2200	注射其他抗感染药物	治疗性操作	E	120400002	静脉注射			次	留置静脉针使用透明敷贴另收	3. 26	甲类	治疗费
2626	99. 2200x001	抗感染药物注射	治疗性操作	E	120400002	静脉注射			次	留置静脉针使用透明敷贴另收	3. 26	甲类	治疗费
2627	99. 2300	类固醇注射	治疗性操作	E	120400002	静脉注射			次	留置静脉针使用透明敷贴另收	3. 26	甲类	治疗费
2628	99. 2400	其他激素注射	治疗性操作	E	120400002	静脉注射			次	留置静脉针使用透明敷贴另收	3. 26	甲类	治疗费
2629	99. 2400x001	肾上腺皮质激素类药物注射	治疗性操作	E	120400002	静脉注射			次	留置静脉针使用透明敷贴另收	3. 26	甲类	治疗费
2630	99. 2400x001	肾上腺皮质激素类药物注射	治疗性操作	G	120400003	心内注射			次		10. 41	甲类	治疗费
2631	99. 2400x001	肾上腺皮质激素类药物注射	治疗性操作	E	120400001－1	皮下注射			次		1. 95	甲类	治疗费
2632	99. 2401	骨囊肿激素注射术	治疗性操作	G	311300005	骨膜封闭术			次		18. 63	甲类	治疗费
2633	99. 2500	注射或输注癌瘤化学治疗药物	治疗性操作	E	120400006－2	门诊静脉输液			组		15. 62	甲类	治疗费
2634	99. 2500	注射或输注癌瘤化学治疗药物	治疗性操作	E	120400006－1	住院静脉输液			组		7. 81	甲类	治疗费
2635	99. 2500	注射或输注癌瘤化学治疗药物	治疗性操作	E	120400006－4	持续化学药物治疗	指电脑控制多种药物时辰化疗		日		298. 00	甲类	治疗费
2636	99. 2500x017	化学物质栓塞	治疗性操作	G	320200007－2	经皮肿瘤栓塞术			次		1716. 00	乙类	治疗费
2637	99. 2500x037	超声内镜下化疗药物注射	治疗性操作	D	310902009	超声胃镜检查术	含活检	水囊	次		603. 20	甲类	治疗费
2638	99. 2500x037	超声内镜下化疗药物注射	治疗性操作	D	310903015S	超声肠镜检查	含活检、刷检	超声水囊	次		624. 00	甲类	检查费
2639	99. 2500x038	皮下注射化疗药物	治疗性操作	E	120400001－1	皮下注射			次		1. 95	甲类	治疗费
2640	99. 2500x039	子宫颈注射化疗药物	治疗性操作	G	311201009	宫颈注射			次		25. 00	甲类	治疗费

（续上表）

序号	治疗性操作诊断编码	治疗性操作名称	操作类型	财务分类	编码	项目名称	项目内涵	除外内容	计价单位	说明	三级医疗服务价格（元）	医保结算类型	医疗收费项目类别
2641	99.2501	动脉化疗栓塞	治疗性操作	G	331005008	开腹肝动脉化疗泵置放术		化疗泵、导管	次		3380.00	甲类	手术费
2642	99.2502	动脉注射化疗药物	治疗性操作	E	120400004	动脉加压注射			次		13.01	甲类	治疗费
2643	99.2503	静脉注射化疗药物	治疗性操作	E	120400002	静脉注射			次	留置静脉针使用透明敷贴另收	3.26	甲类	治疗费
2644	99.2504	肌肉注射化疗药物	治疗性操作	E	120400001	肌肉注射			次		1.95	甲类	治疗费
2645	99.2505	化疗药物灌注	治疗性操作	E	310606002	恶性肿瘤腔内灌注治疗			次	其他部位恶性肿瘤腔内灌注治疗按此项收费	152.72	甲类	治疗费
2646	99.2506	膀胱灌注化疗	治疗性操作	G	311000031	膀胱灌注			次		29.10	甲类	治疗费
2647	99.2600	注射镇静药	治疗性操作	E	120400001	肌肉注射			次		1.95	甲类	治疗费
2648	99.2600	注射镇静药	治疗性操作	E	120400002	静脉注射			次	留置静脉针使用透明敷贴另收	3.26	甲类	治疗费
2649	99.2800x004	肌肉注射免疫抑制剂治疗	治疗性操作	E	120400001	肌肉注射			次		1.95	甲类	治疗费
2650	99.2800x005	静脉注射免疫制剂治疗	治疗性操作	E	120400002	静脉注射			次	留置静脉针使用透明敷贴另收	3.26	甲类	治疗费
2651	99.2801	抗肿瘤免疫治疗	治疗性操作	E	310800030S	自体树突状细胞刺激的自体 CIK（D-CIK）免疫治疗			次	每次回输 $1.0x10^{10}$ 以上活的自体 D-CIK 细胞	12816.00	丙类	治疗费
2652	99.2900	注射或输注其他治疗性或预防性药物	治疗性操作	E	120400001	肌肉注射			次		1.95	甲类	治疗费
2653	99.2900	注射或输注其他治疗性或预防性药物	治疗性操作	E	120400001－1	皮下注射			次		1.95	甲类	治疗费
2654	99.2900	注射或输注其他治疗性或预防性药物	治疗性操作	E	120400001－2	皮内注射			次		1.95	甲类	治疗费
2655	99.2900x005	肛周湿疹封闭	治疗性操作	E	311400061S	皮损内局部封闭治疗	指疤痕、斑秃、白癜风、慢性湿疹、扁平苔藓		$1cm^2$		5.34	甲类	治疗费
2656	99.2902	穴位注射	治疗性操作	E	430000022	穴位注射		药物	2个穴位		16.50	甲类	治疗费
2657	99.2903	膀胱颈硬化剂注射	治疗性操作	G	310905009－1	体内各种器官囊肿硬化剂注射治疗	不含超声定位引导		次		465.65	甲类	治疗费
2658	99.2904	血管瘤硬化剂注射	治疗性操作	G	311400031	血管瘤硬化剂注射治疗			每个注射点		32.04	甲类	治疗费

（续上表）

序号	治疗性操作诊断编码	治疗性操作名称	操作类型	财务分类	编码	项目名称	项目内涵	除外内容	计价单位	说明	三级医疗服务价格（元）	医保结算类型	医疗收费项目类别
2659	99.2905	血管瘤平阳霉素注射	治疗性操作	G	311400031	血管瘤硬化剂注射治疗			每个注射点		32.04	甲类	治疗费
2660	99.6000	心肺复苏	治疗性操作	G	330100012	心肺复苏术	不含开胸复苏和特殊气管插管术		次		110.50	甲类	手术费
2661	99.6100	心房复律术	治疗性操作	E	310702016	心脏电复律术			次		93.13	甲类	治疗费
2662	99.6200	心脏其他电抗休克	治疗性操作	E	310702017	心脏电除颤术		一次性除颤电极	次		93.13	甲类	治疗费
2663	99.6200x001	电除颤	治疗性操作	E	310702017	心脏电除颤术		一次性除颤电极	次		93.13	甲类	治疗费
2664	99.6201	心律电复律	治疗性操作	E	310702018	体外自动心脏变律除颤术		一次性复律除颤电极	次		116.41	甲类	治疗费
2665	99.6201	心律电复律	治疗性操作	E	310702018－1	体外半自动心脏变律除颤术		一次性复律除颤电极	次		116.41	甲类	治疗费
2666	99.6202	心室内除颤	治疗性操作	E	310702017	心脏电除颤术		一次性除颤电极	次		93.13	甲类	治疗费
2667	99.6300	闭合性胸部心脏按摩	治疗性操作	G	330100012	心肺复苏术	不含开胸复苏和特殊气管插管术		次		110.50	甲类	手术费
2668	99.6300x001	心外按压	治疗性操作	G	330100012	心肺复苏术	不含开胸复苏和特殊气管插管术		次		110.50	甲类	手术费
2669	99.6900	其他心律复转	治疗性操作	E	310702018	体外自动心脏变律除颤术		一次性复律除颤电极	次		116.41	甲类	治疗费
2670	99.6900	其他心律复转	治疗性操作	E	310702018－1	体外半自动心脏变律除颤术		一次性复律除颤电极	次		116.41	甲类	治疗费
2671	99.7100	治疗性血浆去除术	治疗性操作	E	310905023－2	人工肝机器血浆置换治疗法			次		3360.00	甲类	治疗费
2672	99.7100	治疗性血浆去除术	治疗性操作	E	311000009	连续性血浆滤过吸附		透析器、管道、滤器	小时		90.00	乙类	治疗费
2673	99.7200	治疗性白细胞去除术	治疗性操作	E	310800006	白细胞除滤	指全血或悬浮红细胞、血小板过滤	滤除白细胞输血器	次		23.28	甲类	治疗费
2674	99.7200x002	治疗性淋巴细胞去除	治疗性操作	E	310800005	血细胞分离单采			次		4138.50	甲类	治疗费
2675	99.7200x003	治疗性粒细胞去除	治疗性操作	E	310800005	血细胞分离单采			次		4138.50	甲类	治疗费
2676	99.7300	治疗性红细胞去除术	治疗性操作	E	310800005	血细胞分离单采			次		4138.50	甲类	治疗费
2677	99.7400	治疗性血小板去除术	治疗性操作	E	310800005	血细胞分离单采			次		4138.50	甲类	治疗费
2678	99.7600	体外免疫吸附	治疗性操作	E	310800032S	血液免疫吸附治疗	仅适用于需要清除自身抗体的自身免疫反应引起的疾病	吸附柱、吸附器、血浆分离器	次		1500.00	甲类	治疗费
2679	99.7901	干细胞采集	治疗性操作	E	310800005	血细胞分离单采			次		4138.50	甲类	治疗费
2680	99.8100x001	体表物理降温	治疗性操作	E	121100001－1	酒精擦浴			次		19.43	甲类	治疗费

（续上表）

序号	治疗性操作诊断编码	治疗性操作名称	操作类型	财务分类	编码	项目名称	项目内涵	除外内容	计价单位	说明	三级医疗服务价格（元）	医保结算类型	医疗收费项目类别
2681	99.8100x001	体表物理降温	治疗性操作	E	121100001－2	冰袋降温			次	冰袋降温每天收费不超过12次	2.59	甲类	治疗费
2682	99.8100x001	体表物理降温	治疗性操作	E	121100001－2/1	冰帽降温			次		2.59	甲类	治疗费
2683	99.8100x001	体表物理降温	治疗性操作	E	121100002	特殊物理降温	指使用专用设备降温		小时		7.77	甲类	治疗费
2684	99.8200	紫外线光疗法	治疗性操作	E	340100004	紫外线治疗	指长、中、短波紫外线、低压紫外线、高压紫外线、水冷式、导子紫外线、光化学疗法		每个照射区		12.24	甲类	治疗费
2685	99.8200x002	局部红外线照射	治疗性操作	E	340100001	红外线治疗	指远、近红外线：TDP、近红外线气功治疗、红外线真空拔罐治疗、红外线光浴治疗、远红外医疗舱治疗		每个照射区	每区照射20分钟	12.24	甲类	治疗费
2686	99.8200x003	新生儿紫外线照射	治疗性操作	E	340100004	紫外线治疗	指长、中、短波紫外线、低压紫外线、高压紫外线、水冷式、导子紫外线、光化学疗法		每个照射区		12.24	甲类	治疗费
2687	99.8200x004	局部紫外线照射	治疗性操作	E	340100004	紫外线治疗	指长、中、短波紫外线、低压紫外线、高压紫外线、水冷式、导子紫外线、光化学疗法		每个照射区		12.24	甲类	治疗费
2688	99.8300x004	红光治疗	治疗性操作	E	340100002	可见光治疗	指红光照射、蓝光照射、蓝紫光照射、太阳灯照射		每个照射区		11.22	甲类	治疗费
2689	99.8300x005	蓝光照射治疗	治疗性操作	E	340100002	可见光治疗	指红光照射、蓝光照射、蓝紫光照射、太阳灯照射		每个照射区		11.22	甲类	治疗费
2690	99.8301	新生儿蓝光治疗	治疗性操作	E	311202009	新生儿蓝光治疗	含蓝光灯、眼罩		小时		2.00	甲类	治疗费
2691	99.8500	癌症高热疗法	治疗性操作	E	330100019S－1	全身体外循环热疗（EW-BH）	填写患者基本资料、摆位要求。采用全身体外热循环灌注仪治疗，温度测量，热疗范围温度要求40℃～43℃	氧合器、管道、插管、心肌保护液灌输系统、滤器、血液浓缩器、离心泵	次		3263.00	甲类	手术费
2692	99.8500	癌症高热疗法	治疗性操作	E	330100019S－2	区域热循环灌注热疗	填写患者基本资料、摆位要求。采用热循环灌注仪治疗，温度测量，热疗范围温度要求40℃～45℃	治疗管道组件（热交换器、过滤器、泵管、药液袋、温度监测、配管等）、引流管	次		2400.00	甲类	手术费

（续上表）

序号	治疗性操作诊断编码	治疗性操作名称	操作类型	财务分类	编码	项目名称	项目内涵	除外内容	计价单位	说明	三级医疗服务价格（元）	医保结算类型	医疗收费项目类别
2693	99.8500x001	微波治疗	治疗性操作	E	340100013	微波治疗	指分米波、厘米波、毫米波、微波组织凝固、体腔治疗		每部位		14.28	甲类	治疗费
2694	99.8500x003	热疗（用于癌症）	治疗性操作	E	240700001	深部热疗	指超声或电磁波等热疗		次		500.00	甲类	治疗费
2695	99.8500x003	热疗（用于癌症）	治疗性操作	E	240700001－1	深部热疗加收（内生场热疗）			次		500.00	甲类	治疗费
2696	99.8500x004	高强度聚焦超声治疗［HIFU］	治疗性操作	E	240700002	高强度超声聚焦刀治疗	指各种实体性肿瘤治疗		次		3000.00	乙类	治疗费
2697	99.8501	癌瘤微波治疗术	治疗性操作	E	340100013	微波治疗	指分米波、厘米波、毫米波、微波组织凝固、体腔治疗		每部位		14.28	甲类	治疗费
2698	99.8502	体外聚焦热疗［FEP］	治疗性操作	E	330100019S－1	全身体外循环热疗（EW-BH）	填写患者基本资料、摆位要求。采用全身体外热循环灌注仪治疗，温度测量，热疗范围温度要求40℃～43℃	氧合器、管道、插管、心肌保护液灌输系统、滤器、血液浓缩器、离心泵	次		3263.00	甲类	手术费
2699	99.8502	体外聚焦热疗［FEP］	治疗性操作	E	330100019S－2	区域热循环灌注热疗	填写患者基本资料、摆位要求。采用热循环灌注仪治疗，温度测量，热疗范围温度要求40℃～45℃	治疗管道组件（热交换器、过滤器、泵管、药液袋、温度监测、配管等）、引流管	次		2400.00	甲类	手术费
2700	99.8503	温热化疗术	治疗性操作	E	330100019S－1	全身体外循环热疗（EW-BH）	填写患者基本资料、摆位要求。采用全身体外热循环灌注仪治疗，温度测量，热疗范围温度要求40℃～43℃	氧合器、管道、插管、心肌保护液灌输系统、滤器、血液浓缩器、离心泵	次		3263.00	甲类	手术费
2701	99.8503	温热化疗术	治疗性操作	E	330100019S－2	区域热循环灌注热疗	填写患者基本资料、摆位要求。采用热循环灌注仪治疗，温度测量，热疗范围温度要求40℃～45℃	治疗管道组件（热交换器、过滤器、泵管、药液袋、温度监测、配管等）、引流管	次		2400.00	甲类	手术费
2702	99.8800x002	光化学疗法［PUVA］	治疗性操作	E	311400015	黑光治疗（PUVA治疗）			每部位		26.70	甲类	治疗费
2703	99.8801	光动力学疗法	治疗性操作	E	310300086	光动力疗法（PDT）	含光敏剂配置、微泵注入药物、激光治疗	光敏剂	次/只		1035.00	甲类	治疗费
2704	99.8802	胆管癌光化学疗法［PUVA］	治疗性操作	E	311400015	黑光治疗（PUVA治疗）			每部位		26.70	甲类	治疗费
2705	99.8803	食管癌光化学疗法［PUVA］	治疗性操作	E	311400015	黑光治疗（PUVA治疗）			每部位		26.70	甲类	治疗费
2706	99.8804	胃癌光化学疗法［PUVA］	治疗性操作	E	311400015	黑光治疗（PUVA治疗）			每部位		26.70	甲类	治疗费

（续上表）

序号	治疗性操作诊断编码	治疗性操作名称	操作类型	财务分类	编码	项目名称	项目内涵	除外内容	计价单位	说明	三级医疗服务价格（元）	医保结算类型	医疗收费项目类别
2707	99.9100	针刺用于麻醉	治疗性操作	E	430000015	针刺麻醉			次		121.00	甲类	治疗费
2708	99.9200	针刺	治疗性操作	E	430000001	普通针刺	指体针、快速针、磁针、金针、姜针、药针等银针、神经干刺激疗法		5个穴位		16.50	甲类	治疗费
2709	99.9200	针刺	治疗性操作	E	430000001－1	普通针刺加收（5个穴位以上）			每个穴位		3.30	甲类	治疗费
2710	99.9200x001	头针治疗	治疗性操作	E	430000007	头皮针			次		18.70	甲类	治疗费
2711	99.9200x002	腹针治疗	治疗性操作	E	430000005	微针针刺	指舌针、鼻针、腹针、腕踝针、手针、面针、口针、项针、夹脊针、脊俞针、足针、唇针、平衡针、对应点针法，第二掌骨疗法、手象针，足象针，人中针、颊针		2个穴位		18.70	甲类	治疗费
2712	99.9200x003	眼针治疗	治疗性操作	E	430000005	微针针刺	指舌针、鼻针、腹针、腕踝针、手针、面针、口针、项针、夹脊针、脊俞针、足针、唇针、平衡针、对应点针法，第二掌骨疗法、手象针，足象针，人中针、颊针		2个穴位		18.70	甲类	治疗费
2713	99.9200x004	手针治疗	治疗性操作	E	430000005	微针针刺	指舌针、鼻针、腹针、腕踝针、手针、面针、口针、项针、夹脊针、脊俞针、足针、唇针、平衡针、对应点针法，第二掌骨疗法、手象针，足象针，人中针、颊针		2个穴位		18.70	甲类	治疗费
2714	99.9200x005	腕踝针治疗	治疗性操作	E	430000005	微针针刺	指舌针、鼻针、腹针、腕踝针、手针、面针、口针、项针、夹脊针、脊俞针、足针、唇针、平衡针、对应点针法，第二掌骨疗法、手象针，足象针，人中针、颊针		2个穴位		18.70	甲类	治疗费
2715	99.9200x006	平衡针治疗	治疗性操作	E	430000005	微针针刺	指舌针、鼻针、腹针、腕踝针、手针、面针、口针、项针、夹脊针、脊俞针、足针、唇针、平衡针、对应点针法，第二掌骨疗法、手象针，足象针，人中针、颊针		2个穴位		18.70	甲类	治疗费

（续上表）

序号	治疗性操作诊断编码	治疗性操作名称	操作类型	财务分类	编码	项目名称	项目内涵	除外内容	计价单位	说明	三级医疗服务价格（元）	医保结算类型	医疗收费项目类别
2716	99.9200x007	醒脑开窍针刺治疗	治疗性操作	E	430000014	针刺运动疗法	指辅助运动、石氏醒脑开窍法、大接经法		5个穴位		33.00	甲类	治疗费
2717	99.9200x008	靳三针治疗	治疗性操作	E	430000001	普通针刺	指体针、快速针、磁针、金针、姜针、药针等银针、神经干刺激疗法		5个穴位		16.50	甲类	治疗费
2718	99.9200x008	靳三针治疗	治疗性操作	E	430000001－1	普通针刺加收（5个穴位以上）			每个穴位		3.30	甲类	治疗费
2719	99.9200x009	三棱针治疗	治疗性操作	E	430000021	放血疗法	指穴位放血、静脉放血、三棱针放血、刺络放血		每个穴位		16.50	甲类	治疗费
2720	99.9200x010	皮内针治疗	治疗性操作	E	430000011－5	皮内针		药物	每个穴位		24.20	甲类	治疗费
2721	99.9200x011	火针治疗	治疗性操作	E	430000010	火针			3个穴位		16.50	甲类	治疗费
2722	99.9200x011	火针治疗	治疗性操作	E	430000010－1/1	火针加收（3个穴位以上）			每个穴位		5.50	甲类	治疗费
2723	99.9200x012	皮肤针治疗	治疗性操作	E	430000011－5	皮内针		药物	每个穴位		24.20	甲类	治疗费
2724	99.9200x013	芒针治疗	治疗性操作	E	430000013	芒针			每个穴位		16.50	甲类	治疗费
2725	99.9200x014	穴位注射治疗	治疗性操作	E	430000022	穴位注射		药物	2个穴位		16.50	甲类	治疗费
2726	99.9200x014	穴位注射治疗	治疗性操作	E	430000022－1	穴位注射加收（2个穴位以上）			每个穴位		8.80	甲类	治疗费
2727	99.9200x015	鍉针治疗	治疗性操作	E	430000001	普通针刺	指体针、快速针、磁针、金针、姜针、药针等银针、神经干刺激疗法		5个穴位		16.50	甲类	治疗费
2728	99.9200x015	鍉针治疗	治疗性操作	E	430000001－1	普通针刺加收（5个穴位以上）			每个穴位		3.30	甲类	治疗费
2729	99.9200x016	电针治疗	治疗性操作	E	430000016－1	普通电针	指普通电热针灸、电冷针灸		2个穴位		15.75	甲类	治疗费
2730	99.9200x016	电针治疗	治疗性操作	E	430000016－1/1	普通电针加收（2个穴位以上）			每对穴位		10.50	甲类	治疗费
2731	99.9200x018	浮针治疗	治疗性操作	E	430000017	浮针			每个穴位		16.50	甲类	治疗费
2732	99.9200x019	针刀治疗	治疗性操作	E	470000005	小针刀治疗			每部位		55.00	甲类	治疗费
2733	99.9200x020	脊柱针刀治疗	治疗性操作	E	470000005	小针刀治疗			每部位		55.00	甲类	治疗费
2734	99.9200x021	四肢关节针刀治疗	治疗性操作	E	470000005	小针刀治疗			每部位		55.00	甲类	治疗费
2735	99.9200x022	手足针刀治疗	治疗性操作	E	470000005	小针刀治疗			每部位		55.00	甲类	治疗费

（续上表）

序号	治疗性操作诊断编码	治疗性操作名称	操作类型	财务分类	编码	项目名称	项目内涵	除外内容	计价单位	说明	三级医疗服务价格（元）	医保结算类型	医疗收费项目类别
2736	99.9200x023	带刃针疗法	治疗性操作	E	470000005－1	刃针治疗			每部位		55.00	甲类	治疗费
2737	99.9200x024	脊柱带刃针治疗	治疗性操作	E	470000005－1	刃针治疗			每部位		55.00	甲类	治疗费
2738	99.9200x025	水针刀治疗	治疗性操作	E	470000005	小针刀治疗			每部位		55.00	甲类	治疗费
2739	99.9200x026	钩针治疗	治疗性操作	E	430000006	锋钩针			次		13.20	甲类	治疗费
2740	99.9200x027	刃针治疗	治疗性操作	E	470000005－1	刃针治疗			每部位		55.00	甲类	治疗费
2741	99.9200x028	手足刃针治疗	治疗性操作	E	470000005－1	刃针治疗			每部位		55.00	甲类	治疗费
2742	99.9200x029	脊柱刃针治疗	治疗性操作	E	470000005－1	刃针治疗			每部位		55.00	甲类	治疗费
2743	99.9200x030	四肢关节刃针治疗	治疗性操作	E	470000005－1	刃针治疗			每部位		55.00	甲类	治疗费
2744	99.9200x031	长圆针治疗	治疗性操作	E	430000001	普通针刺	指体针、快速针、磁针、金针、姜针、药针等银针、神经干刺激疗法		5个穴位		16.50	甲类	治疗费
2745	99.9200x032	松解针松解治疗	治疗性操作	E	470000005	小针刀治疗			每部位		55.00	甲类	治疗费
2746	99.9200x033	铍针治疗	治疗性操作	E	430000001	普通针刺	指体针、快速针、磁针、金针、姜针、药针等银针、神经干刺激疗法		5个穴位		16.50	甲类	治疗费
2747	99.9200x034	针刀刺营治疗急性扁桃体炎治疗	治疗性操作	E	470000007	扁桃体烙法治疗			次		132.00	甲类	治疗费
2748	99.9200x035	火针洞式引流治疗	治疗性操作	E	430000010	火针			3个穴位		16.50	甲类	治疗费
2749	99.9200x035	火针洞式引流治疗	治疗性操作	E	430000010－1/1	火针加收（3个穴位以上）			每个穴位		5.50	甲类	治疗费
2750	99.9201	毫针刺法	治疗性操作	E	430000005	微针针刺	指舌针、鼻针、腹针、腕踝针、手针、面针、口针、项针、夹脊针、脊俞针、足针、唇针、平衡针、对应点针法，第二掌骨疗法、手象针，足象针，人中针、颊针		2个穴位		18.70	甲类	治疗费
2751	99.9201	毫针刺法	治疗性操作	E	430000005－1	微针针刺加收（2个穴位以上）			每个穴位		3.30	甲类	治疗费
2752	99.9201	毫针刺法	治疗性操作	E	430000001	普通针刺	指体针、快速针、磁针、金针、姜针、药针等银针、神经干刺激疗法		5个穴位		16.50	甲类	治疗费
2753	99.9201	毫针刺法	治疗性操作	E	430000001－1	普通针刺加收（5个穴位以上）			每个穴位		3.30	甲类	治疗费
2754	99.9202	金针	治疗性操作	E	430000001	普通针刺	指体针、快速针、磁针、金针、姜针、药针等银针、神经干刺激疗法		5个穴位		16.50	甲类	治疗费

（续上表）

序号	治疗性操作诊断编码	治疗性操作名称	操作类型	财务分类	编码	项目名称	项目内涵	除外内容	计价单位	说明	三级医疗服务价格（元）	医保结算类型	医疗收费项目类别
2755	99.9203	电针经络氧疗法	治疗性操作	E	430000016－2	恒温电热针治疗	指通过恒温电热针针尖在穴位内部发热，改善经络中的气血运行状态。每次留针40分钟。含专用恒温电热针		次		84.00	甲类	治疗费
2756	99.9203	电针经络氧疗法	治疗性操作	E	430000016－1	普通电针	指普通电热针灸、电冷针灸		2个穴位		15.75	甲类	治疗费
2757	99.9203	电针经络氧疗法	治疗性操作	E	430000016－1/1	普通电针加收（2个穴位以上）			每对穴位		10.50	甲类	治疗费
2758	99.9204	电针脉冲疗法	治疗性操作	E	430000016－2	恒温电热针治疗	指通过恒温电热针针尖在穴位内部发热，改善经络中的气血运行状态。每次留针40分钟。含专用恒温电热针		次		84.00	甲类	治疗费
2759	99.9204	电针脉冲疗法	治疗性操作	E	430000016－1	普通电针	指普通电热针灸、电冷针灸		2个穴位		15.75	甲类	治疗费
2760	99.9204	电针脉冲疗法	治疗性操作	E	430000016－1/1	普通电针加收（2个穴位以上）			每对穴位		10.50	甲类	治疗费
2761	99.9205	耳针	治疗性操作	E	430000012	耳针			单耳		16.50	甲类	治疗费
2762	99.9206	丛针浅刺法	治疗性操作	E	430000005	微针针刺	指舌针、鼻针、腹针、腕踝针、手针、面针、口针、项针、夹脊针、脊俞针、足针、唇针、平衡针、对应点针法，第二掌骨疗法、手象针，足象针，人中针、颊针		2个穴位		18.70	甲类	治疗费
2763	99.9207	大椎放血	治疗性操作	E	430000021	放血疗法	指穴位放血、静脉放血、三棱针放血、刺络放血		每个穴位		16.50	甲类	治疗费
2764	99.9208	耳尖放血	治疗性操作	E	430000021	放血疗法	指穴位放血、静脉放血、三棱针放血、刺络放血		每个穴位		16.50	甲类	治疗费
2765	99.9209	十宣放血	治疗性操作	E	430000021	放血疗法	指穴位放血、静脉放血、三棱针放血、刺络放血		每个穴位		16.50	甲类	治疗费
2766	99.9210	其他针刺放血法	治疗性操作	E	430000021	放血疗法	指穴位放血、静脉放血、三棱针放血、刺络放血		每个穴位		16.50	甲类	治疗费
2767	99.9211	砭针疗法	治疗性操作	E	430000001	普通针刺	指体针、快速针、磁针、金针、姜针、药针等银针、神经干刺激疗法		5个穴位		16.50	甲类	治疗费
2768	99.9300	直肠按摩（用于提肛肌痉挛）	治疗性操作	D	121700002S	直肠指力刺激	指人工辅助通便，用于中风、脑外伤、脊髓损伤等导致排便功能障碍的病人及老年长期便秘患者		次		28.00	甲类	治疗费
2769	99.9400	前列腺按摩	治疗性操作	E	311100015	前列腺按摩			次		19.07	甲类	治疗费
2770	99.9500	包皮伸长	治疗性操作	G	331204003	阴茎包皮过短整形术			次		845.00	甲类	手术费

（续上表）

序号	治疗性操作诊断编码	治疗性操作名称	操作类型	财务分类	编码	项目名称	项目内涵	除外内容	计价单位	说明	三级医疗服务价格（元）	医保结算类型	医疗收费项目类别
2771	99. 9600	收集精液用于人工授精	治疗性操作	E	311100008	促射精电动按摩	不含精液检测		次		56. 07	丙类	治疗费
2772	99. 9800	授乳乳房的乳汁抽吸	治疗性操作	E	311201057 - 2	吸乳			次		6. 00	丙类	治疗费
2773	99. 9900x010	氩气刀治疗	治疗性操作	G	300000000 - 3	使用氩气刀加收			次		118. 00	甲类	治疗费
2774	99. 9902	蜂针疗法	治疗性操作	E	430000026	蜂蜇疗法	指以活蜂尾针蜇刺达到蜂毒治疗作用		次	首 2 蜂按 1 次收费	22. 00	甲类	治疗费

第四部分　诊断性操作

序号	诊断性操作诊断编码	诊断性操作名称	操作类型	财务分类	编码	项目名称	项目内涵	除外内容	计价单位	说明	三级医疗服务价格（元）	医保结算类型	医疗收费项目类别
1	00. 2100	颅外脑血管的血管内显像	诊断性操作	D	220302003	颈部血管彩色多普勒超声检查	含颈动脉、颈静脉及椎动脉		2 根血管	加收不超过 4 根血管	60. 00	乙类	检查费
2	00. 2100	颅外脑血管的血管内显像	诊断性操作	D	220302003－1	颈部血管彩色多普勒超声加收（每增加 2 根血管）			2 根血管	加收不超过 4 根血管	40. 00	乙类	检查费
3	00. 2100	颅外脑血管的血管内显像	诊断性操作	D	220400001	颅内多普勒血流图（TCD）			次		120. 00	甲类	检查费
4	00. 2101	颈动脉血管内超声（IVUS）	诊断性操作	D	220302003	颈部血管彩色多普勒超声检查	含颈动脉、颈静脉及椎动脉		2 根血管	加收不超过 4 根血管	60. 00	乙类	检查费
5	00. 2101	颈动脉血管内超声（IVUS）	诊断性操作	D	220302003－1	颈部血管彩色多普勒超声加收（每增加 2 根血管）			2 根血管	加收不超过 4 根血管	40. 00	乙类	检查费
6	00. 2102	颅外脑血管血管内超声（IVUS）	诊断性操作	D	220302003	颈部血管彩色多普勒超声检查	含颈动脉、颈静脉及椎动脉		2 根血管	加收不超过 4 根血管	60. 00	乙类	检查费
7	00. 2102	颅外脑血管血管内超声（IVUS）	诊断性操作	D	220302003－1	颈部血管彩色多普勒超声加收（每增加 2 根血管）			2 根血管	加收不超过 4 根血管	40. 00	乙类	检查费
8	00. 2200	胸内血管的血管内显像	诊断性操作	D	320500007	冠脉血管内超声检查术（IVUS）	含术前的靶血管造影		次		2860. 00	乙类	治疗费
9	00. 2201	胸内血管血管内超声（IVUS）	诊断性操作	D	320500007	冠脉血管内超声检查术（IVUS）	含术前的靶血管造影		次		2860. 00	乙类	治疗费
10	00. 2202	胸主动脉血管内超声（IVUS）	诊断性操作	D	320500007	冠脉血管内超声检查术（IVUS）	含术前的靶血管造影		次		2860. 00	乙类	治疗费
11	00. 2300	周围血管的血管内显像	诊断性操作	D	220302006	四肢血管彩色多普勒超声			2 根血管		60. 00	乙类	检查费
12	00. 2300	周围血管的血管内显像	诊断性操作	D	220302006－1	四肢血管彩色多普勒超声加收（每增加 2 根血管）			2 根血管		40. 00	乙类	检查费
13	00. 2300x002	周围血管血管内超声（IVUS）	诊断性操作	D	220302006	四肢血管彩色多普勒超声			2 根血管		60. 00	乙类	检查费
14	00. 2300x002	周围血管血管内超声（IVUS）	诊断性操作	D	220302006－1	四肢血管彩色多普勒超声加收（每增加 2 根血管）			2 根血管		40. 00	乙类	检查费
15	00. 2300x003	上肢血管血管内超声（IVUS）	诊断性操作	D	220302006	四肢血管彩色多普勒超声			2 根血管		60. 00	乙类	检查费
16	00. 2300x003	上肢血管血管内超声（IVUS）	诊断性操作	D	220302006－1	四肢血管彩色多普勒超声加收（每增加 2 根血管）			2 根血管		40. 00	乙类	检查费 17
17	00. 2300x004	下肢血管血管内超声（IVUS）	诊断性操作	D	220302006	四肢血管彩色多普勒超声			2 根血管		60. 00	乙类	检查费
18	00. 2300x004	下肢血管血管内超声（IVUS）	诊断性操作	D	220302006－1	四肢血管彩色多普勒超声加收（每增加 2 根血管）			2 根血管		40. 00	乙类	检查费
19	00. 2400	冠状血管的血管内显像	诊断性操作	D	320500007	冠脉血管内超声检查术（IVUS）	含术前的靶血管造影		次		2860. 00	乙类	治疗费

（续上表）

序号	诊断性操作诊断编码	诊断性操作名称	操作类型	财务分类	编码	项目名称	项目内涵	除外内容	计价单位	说明	三级医疗服务价格（元）	医保结算类型	医疗收费项目类别
20	00. 2400x001	冠状动脉血管内超声（IVUS）	诊断性操作	D	320500007	冠脉血管内超声检查术（IVUS）	含术前的靶血管造影		次		2860. 00	乙类	治疗费
21	00. 2500	肾血管的血管内显像	诊断性操作	D	220302007	双肾血管彩色多普勒超声	通过彩色多普勒超声对肾血管进行检查，含双侧的肾动脉和静脉		次		60. 00	乙类	检查费
22	00. 2500	肾血管的血管内显像	诊断性操作	D	220302008	左肾静脉“胡桃夹”综合征检查			次		70. 00	乙类	检查费
23	00. 2500x002	肾血管血管内超声（IVUS）	诊断性操作	D	220302007	双肾血管彩色多普勒超声	通过彩色多普勒超声对肾血管进行检查，含双侧的肾动脉和静脉		次		60. 00	乙类	检查费
24	00. 2500x002	肾血管血管内超声（IVUS）	诊断性操作	D	220302008	左肾静脉“胡桃夹”综合征检查			次		70. 00	乙类	检查费
25	00. 5900	冠状动脉血管内压力测量	诊断性操作	D	320500017S	冠状动脉内功能学检查	含压力比、血流储备分数、冠脉血流储备、微循环阻力（指数）、冠脉绝对血流、定量血流分数等		次		3000. 00	乙类	手术费
26	00. 5900x003	冠脉微循环阻力指数检查［IMR 检查］	诊断性操作	D	320500017S	冠状动脉内功能学检查	含压力比、血流储备分数、冠脉血流储备、微循环阻力（指数）、冠脉绝对血流、定量血流分数等		次		3000. 00	乙类	手术费
27	00. 5901	冠脉瞬时无波形比值检查［iFR 检查］	诊断性操作	D	320500017S	冠状动脉内功能学检查	含压力比、血流储备分数、冠脉血流储备、微循环阻力（指数）、冠脉绝对血流、定量血流分数等		次		3000. 00	乙类	手术费
28	00. 5902	冠状动脉血流储备分数检查	诊断性操作	D	320500017S	冠状动脉内功能学检查	含压力比、血流储备分数、冠脉血流储备、微循环阻力（指数）、冠脉绝对血流、定量血流分数等		次		3000. 00	乙类	手术费
29	00. 6700	胸内动脉的血管内压力测量	诊断性操作	D	310701025	动脉内压力监测		套管针、测压套件	小时		20. 80	甲类	检查费
30	00. 6700x001	肺动脉血流储备分数检查	诊断性操作	D	320500017S	冠状动脉内功能学检查	含压力比、血流储备分数、冠脉血流储备、微循环阻力（指数）、冠脉绝对血流、定量血流分数等		次		3000. 00	乙类	手术费
31	00. 6701	主动脉血管内压测定	诊断性操作	D	310701025	动脉内压力监测		套管针、测压套件	小时		20. 80	甲类	检查费
32	00. 6800	周围动脉的血管内压力测量	诊断性操作	D	310701025	动脉内压力监测		套管针、测压套件	小时		20. 80	甲类	检查费
33	00. 6800x001	肢体动脉血管内压力测量	诊断性操作	D	310701025	动脉内压力监测		套管针、测压套件	小时		20. 80	甲类	检查费

（续上表）

序号	诊断性操作诊断编码	诊断性操作名称	操作类型	财务分类	编码	项目名称	项目内涵	除外内容	计价单位	说明	三级医疗服务价格（元）	医保结算类型	医疗收费项目类别
34	00.6900	血管内压力测量，其他特指的和未特指的血管	诊断性操作	D	310701025	动脉内压力监测		套管针、测压套件	小时		20.80	甲类	检查费
35	00.6900x001	血管内压力测量	诊断性操作	D	310701025	动脉内压力监测		套管针、测压套件	小时		20.80	甲类	检查费
36	00.6900x002	髂部血管血管内压力测量	诊断性操作	D	310701025	动脉内压力监测		套管针、测压套件	小时		20.80	甲类	检查费
37	00.6900x003	腹内血管血管内压力测量	诊断性操作	D	310701025	动脉内压力监测		套管针、测压套件	小时		20.80	甲类	检查费
38	00.6900x004	肠系膜血管血管内压力测量	诊断性操作	D	310701025	动脉内压力监测		套管针、测压套件	小时		20.80	甲类	检查费
39	00.6900x005	肾血管内压力测量	诊断性操作	D	310701025	动脉内压力监测		套管针、测压套件	小时		20.80	甲类	检查费
40	00.6901	外周静脉内压力测量	诊断性操作	D	310701026	周围静脉压测定			次		20.80	甲类	检查费
41	01.1000	颅内压监测	诊断性操作	D	310100014	颅内压监测			小时		10.40	甲类	检查费
42	01.1000x001	颅压监护探极置入术	诊断性操作	G	330201018	颅内压监护传感器置入术	指颅内硬膜下、硬膜外、脑内、脑室内置入	监护材料	次		3166.80	甲类	手术费
43	01.1100	闭合性［经皮］［针吸］脑膜活组织检查	诊断性操作	G	330201012	经颅内镜活检术			次		3985.80	甲类	手术费
44	01.1100x001	经皮脑膜活检	诊断性操作	G	330201012	经颅内镜活检术			次		3985.80	甲类	手术费
45	01.1300	闭合性［经皮］［针吸］大脑活组织检查	诊断性操作	G	330201012	经颅内镜活检术			次		3985.80	甲类	手术费
46	01.1300x001	经皮脑活检	诊断性操作	G	330201012	经颅内镜活检术			次		3985.80	甲类	手术费
47	01.1300x002	立体定向脑活检	诊断性操作	G	330201059－4	立体定向颅内肿物活检术		引流装置	次		6607.90	乙类	手术费
48	01.1301	神经导航下颅内病变活组织检查	诊断性操作	G	330201059－4	立体定向颅内肿物活检术		引流装置	次		6607.90	乙类	手术费
49	01.1301	神经导航下颅内病变活组织检查	诊断性操作	G	330201012	经颅内镜活检术			次		3985.80	甲类	手术费
50	01.1301	神经导航下颅内病变活组织检查	诊断性操作	G	330000000－1	术中使用神经手术导航系统加收			次		3552.00	甲类	手术费
51	01.1600	颅内氧监测	诊断性操作	D	310701028	血氧饱和度监测			小时		5.20	甲类	检查费
52	03.3100	脊髓放液	诊断性操作	G	330204012	脊髓蛛网膜下腔腹腔分流术			次		3640.00	甲类	手术费
53	03.3100	脊髓放液	诊断性操作	G	330204013	脊髓蛛网膜下腔输尿管分流术			次		2730.00	甲类	手术费
54	03.3101	腰椎穿刺术	诊断性操作	G	310100016	腰椎穿刺术	含测压、注药		次		170.88	甲类	检查费
55	04.1100	闭合性［经皮］［针吸］颅或周围神经或神经节的活组织检查	诊断性操作	D	310100020	周围神经活检术			每个切口	同一切口取肌肉和神经标本时以一项计价	174.62	甲类	检查费

（续上表）

序号	诊断性操作诊断编码	诊断性操作名称	操作类型	财务分类	编码	项目名称	项目内涵	除外内容	计价单位	说明	三级医疗服务价格（元）	医保结算类型	医疗收费项目类别
56	04. 1102	闭合性周围神经活组织检查	诊断性操作	D	310100020	周围神经活检术			每个切口	同一切口取肌肉和神经标本时以一项计价	174. 62	甲类	检查费
57	04. 1103	闭合性神经节活组织检查术	诊断性操作	D	310100020	周围神经活检术			每个切口	同一切口取肌肉和神经标本时以一项计价	174. 62	甲类	检查费
58	06. 1100	闭合性［经皮］［针吸］甲状腺活组织检查	诊断性操作	D	330300007	甲状腺穿刺活检术	含注射、抽液；不含B超引导		次		98. 02	甲类	手术费
59	06. 1101	超声引导下经皮甲状腺活组织检查术	诊断性操作	D	330300007	甲状腺穿刺活检术	含注射、抽液；不含B超引导		次		98. 02	甲类	手术费
60	06. 1101	超声引导下经皮甲状腺活组织检查术	诊断性操作	D	220201009	临床操作的B超引导			每半小时	不可同时收取超声检查费	70. 00	甲类	检查费
61	06. 1300	甲状旁腺活组织检查	诊断性操作	D	330300007	甲状腺穿刺活检术	含注射、抽液；不含B超引导		次		98. 02	甲类	手术费
62	06. 1302	经皮甲状旁腺活组织检查	诊断性操作	D	330300007	甲状腺穿刺活检术	含注射、抽液；不含B超引导		次		98. 02	甲类	手术费
63	06. 1303	超声引导下甲状旁腺活组织检查	诊断性操作	D	330300007	甲状腺穿刺活检术	含注射、抽液；不含B超引导		次		98. 02	甲类	手术费
64	06. 1303	超声引导下甲状旁腺活组织检查	诊断性操作	D	220201009	临床操作的B超引导			每半小时	不可同时收取超声检查费	70. 00	甲类	检查费
65	08. 1100	眼睑活组织检查	诊断性操作	D	310300075	眼活体组织检查			次		180. 00	甲类	检查费
66	08. 1100	眼睑活组织检查	诊断性操作	D	310300075－1	眼活体组织检查加收（超过一个标本）			每个标本		50. 00	甲类	检查费
67	10. 2100	结膜活组织检查	诊断性操作	D	310300075	眼活体组织检查			次		180. 00	甲类	检查费
68	10. 2100	结膜活组织检查	诊断性操作	D	310300075－1	眼活体组织检查加收（超过一个标本）			每个标本		50. 00	甲类	检查费
69	11. 2100	刮角膜做涂片或培养	诊断性操作	D	310300076	角膜刮片检查	不含微生物检查		次/只		15. 00	甲类	检查费
70	11. 2100x001	角膜涂片检查	诊断性操作	D	310300076	角膜刮片检查	不含微生物检查		次/只		15. 00	甲类	检查费
71	11. 2200	角膜活组织检查	诊断性操作	D	310300075	眼活体组织检查			次		180. 00	甲类	检查费
72	11. 2200	角膜活组织检查	诊断性操作	D	310300075－1	眼活体组织检查加收（超过一个标本）			每个标本		50. 00	甲类	检查费
73	11. 2900x003	角膜内皮细胞计数检查	诊断性操作	D	310300109S	角膜共焦检查	指角膜厚度测量及角膜内皮细胞记数及角膜病原体检测		次/只		160. 00	甲类	检查费
74	11. 2901	角膜印迹细胞检查	诊断性操作	D	310300071	结膜印痕细胞检查			次		50. 00	甲类	检查费
75	12. 2100	眼前房诊断性抽吸术	诊断性操作	G	310300100	前房穿刺术	含注药、放液		次		868. 00	甲类	治疗费
76	12. 2200	虹膜活组织检查	诊断性操作	D	310300075	眼活体组织检查			次		180. 00	甲类	检查费

（续上表）

序号	诊断性操作诊断编码	诊断性操作名称	操作类型	财务分类	编码	项目名称	项目内涵	除外内容	计价单位	说明	三级医疗服务价格（元）	医保结算类型	医疗收费项目类别
77	12. 2200	虹膜活组织检查	诊断性操作	D	310300075 – 1	眼活体组织检查加收（超过一个标本）			每个标本		50. 00	甲类	检查费
78	14. 1100	玻璃体诊断性抽吸	诊断性操作	G	330407001	玻璃体穿刺术	含玻璃体注气、注液、注药、抽液	气交管	次		1037. 92	甲类	手术费
79	14. 1901	脉络膜活组织检查	诊断性操作	D	310300075	眼活体组织检查			次		180. 00	甲类	检查费
80	14. 1901	脉络膜活组织检查	诊断性操作	D	310300075 – 1	眼活体组织检查加收（超过一个标本）			每个标本		50. 00	甲类	检查费
81	14. 1902	视网膜活组织检查	诊断性操作	D	310300075	眼活体组织检查			次		180. 00	甲类	检查费
82	14. 1902	视网膜活组织检查	诊断性操作	D	310300075 – 1	眼活体组织检查加收（超过一个标本）			每个标本		50. 00	甲类	检查费
83	15. 0100	眼外肌或腱的活组织检查	诊断性操作	D	310300075	眼活体组织检查			次		180. 00	甲类	检查费
84	15. 0100	眼外肌或腱的活组织检查	诊断性操作	D	310300075 – 1	眼活体组织检查加收（超过一个标本）			每个标本		50. 00	甲类	检查费
85	16. 2100	检眼镜检查法	诊断性操作	D	310300056 – 1	眼底检查 – 直接眼底镜法	不含散瞳		次/只		5. 00	甲类	检查费
86	16. 2100	检眼镜检查法	诊断性操作	D	310300056 – 2	眼底检查 – 间接眼底镜法	不含散瞳		次/只		25. 00	甲类	检查费
87	16. 2100x001	眼底检查	诊断性操作	D	310300056 – 1	眼底检查 – 直接眼底镜法	不含散瞳		次/只		5. 00	甲类	检查费
88	16. 2100x001	眼底检查	诊断性操作	D	310300056 – 2	眼底检查 – 间接眼底镜法	不含散瞳		次/只		25. 00	甲类	检查费
89	16. 2300	眼球和眼眶的活组织检查	诊断性操作	D	310300075	眼活体组织检查			次		180. 00	甲类	检查费
90	16. 2300	眼球和眼眶的活组织检查	诊断性操作	D	310300075 – 1	眼活体组织检查加收（超过一个标本）			每个标本		50. 00	甲类	检查费
91	16. 2301	眶活组织检查	诊断性操作	D	310300075	眼活体组织检查			次		180. 00	甲类	检查费
92	16. 2301	眶活组织检查	诊断性操作	D	310300075 – 1	眼活体组织检查加收（超过一个标本）			每个标本		50. 00	甲类	检查费
93	16. 2302	眼球内活组织检查	诊断性操作	D	310300075	眼活体组织检查			次		180. 00	甲类	检查费
94	16. 2302	眼球内活组织检查	诊断性操作	D	310300075 – 1	眼活体组织检查加收（超过一个标本）			每个标本		50. 00	甲类	检查费
95	17. 7100	手术中非冠状动脉荧光血管造影术［IFVA］	诊断性操作	D	310300054 – 1	眼底荧光血管造影（FFA）	含图文报告	造影剂	次/只		136. 00	甲类	检查费
96	18. 1100	耳镜检查	诊断性操作	D	310401036	电耳镜检查			次		7. 28	甲类	检查费
97	18. 1200	外耳活组织检查	诊断性操作	D	330501011	外耳道肿物活检术			次		234. 00	甲类	手术费
98	18. 1900	外耳其他诊断性操作	诊断性操作	D	310401036	电耳镜检查			次		7. 28	甲类	检查费
99	20. 3100	耳蜗电图	诊断性操作	D	310401014	耳蜗电图			次		60. 32	甲类	检查费
100	20. 3200	中耳和内耳活组织检查	诊断性操作	G	330502019	经耳脑脊液耳漏修补术	含中耳开放、鼓室探查、乳突凿开及充填		次		3120. 00	甲类	手术费

（续上表）

序号	诊断性操作诊断编码	诊断性操作名称	操作类型	财务分类	编码	项目名称	项目内涵	除外内容	计价单位	说明	三级医疗服务价格（元）	医保结算类型	医疗收费项目类别
101	20.3201	中耳活组织检查	诊断性操作	G	330502019	经耳脑脊液耳漏修补术	含中耳开放、鼓室探查、乳突凿开及充填		次		3120.00	甲类	手术费
102	20.3900	中耳和内耳其他诊断性操作	诊断性操作	D	310401013	咽鼓管压力测定	不含声导抗测听		次		6.24	甲类	检查费
103	20.3901	中耳镜检查	诊断性操作	D	310401036	电耳镜检查			次		7.28	甲类	检查费
104	21.2100	鼻镜检查	诊断性操作	D	310402001	鼻内镜检查			次		164.32	甲类	检查费
105	21.2100	鼻镜检查	诊断性操作	D	310402002	前鼻镜检查			次		6.24	甲类	检查费
106	21.2100	鼻镜检查	诊断性操作	D	310402003	长鼻镜检查			次		8.32	甲类	检查费
107	21.2200	鼻活组织检查	诊断性操作	D	310402013	鼻腔取活检术			次		90.80	甲类	治疗费
108	21.2900	鼻其他诊断性操作	诊断性操作	D	310402013	鼻腔取活检术			次		90.80	甲类	治疗费
109	22.1100	鼻窦闭合性［内镜的］［针吸］活组织检查	诊断性操作	D	310402011	蝶窦穿刺活检术			次		52.00	甲类	治疗费
110	22.1100	鼻窦闭合性［内镜的］［针吸］活组织检查	诊断性操作	G	310000000－12	诊疗中使用其他内镜加收			次		354.00	甲类	治疗费
111	22.1100x002	鼻内窥镜下鼻窦活检	诊断性操作	D	310402013	鼻腔取活检术			次		90.80	甲类	治疗费
112	22.1100x002	鼻内窥镜下鼻窦活检	诊断性操作	G	310000000－3	诊疗中使用鼻内窥镜加收			次		709.50	甲类	治疗费
113	22.1900	鼻窦其他诊断性操作	诊断性操作	D	310402011	蝶窦穿刺活检术			次		52.00	甲类	治疗费
114	22.1901	内镜下鼻窦检查	诊断性操作	D	310402001	鼻内镜检查			次		164.32	甲类	检查费
115	24.1100	牙龈活组织检查	诊断性操作	D	310510012	口腔活检术	含口腔软组织活检		次		215.93	甲类	治疗费
116	24.1200	牙槽活组织检查	诊断性操作	D	310510012	口腔活检术	含口腔软组织活检		次		215.93	甲类	治疗费
117	25.0100	闭合性［针吸］舌活组织检查	诊断性操作	D	310510012	口腔活检术	含口腔软组织活检		次		215.93	甲类	治疗费
118	26.1100	闭合性［针吸］涎腺或管的活组织检查	诊断性操作	D	310510012	口腔活检术	含口腔软组织活检		次		215.93	甲类	治疗费
119	26.1100x001	唾液腺活检	诊断性操作	D	310510012	口腔活检术	含口腔软组织活检		次		215.93	甲类	治疗费
120	26.1100x003	腮腺活检	诊断性操作	D	310510012	口腔活检术	含口腔软组织活检		次		215.93	甲类	治疗费
121①	26.1900x001	唾液腺内镜检查	诊断性操作	D	310501011	口腔内镜检查			每牙		14.13	甲类	检查费
122	26.9101	腮腺导管探查术	诊断性操作	E	310515004	涎腺导管扩大术			次		58.89	甲类	治疗费
123	27.2100	硬腭活组织检查	诊断性操作	D	310510012	口腔活检术	含口腔软组织活检		次		215.93	甲类	治疗费
124	27.2101	内镜下硬腭活组织检查	诊断性操作	D	310510012	口腔活检术	含口腔软组织活检		次		215.93	甲类	治疗费
125	27.2101	内镜下硬腭活组织检查	诊断性操作	G	310000000－12	诊疗中使用其他内镜加收			次		354.00	甲类	治疗费
126	27.2200	悬雍垂和软腭的活组织检查	诊断性操作	D	310510012	口腔活检术	含口腔软组织活检		次		215.93	甲类	治疗费

① 限制范围：限非正畸手术。

（续上表）

序号	诊断性操作诊断编码	诊断性操作名称	操作类型	财务分类	编码	项目名称	项目内涵	除外内容	计价单位	说明	三级医疗服务价格（元）	医保结算类型	医疗收费项目类别
127	27. 2201	悬雍垂活组织检查	诊断性操作	D	310510012	口腔活检术	含口腔软组织活检		次		215. 93	甲类	治疗费
128	27. 2202	软腭活组织检查	诊断性操作	D	310510012	口腔活检术	含口腔软组织活检		次		215. 93	甲类	治疗费
129	27. 2300	唇活组织检查	诊断性操作	D	310510012	口腔活检术	含口腔软组织活检		次		215. 93	甲类	治疗费
130	27. 2400	口活组织检查	诊断性操作	D	310510012	口腔活检术	含口腔软组织活检		次		215. 93	甲类	治疗费
131	27. 2401	颊黏膜活组织检查	诊断性操作	D	310510012	口腔活检术	含口腔软组织活检		次		215. 93	甲类	治疗费
132	27. 2402	口腔颌面部活组织检查	诊断性操作	D	310510012	口腔活检术	含口腔软组织活检		次		215. 93	甲类	治疗费
133	27. 2900	口腔其他诊断性操作	诊断性操作	D	310510012	口腔活检术	含口腔软组织活检		次		215. 93	甲类	治疗费
134	27. 2901	上颚穿刺术	诊断性操作	D	310510012	口腔活检术	含口腔软组织活检		次		215. 93	甲类	治疗费
135	28. 1100	扁桃体和腺样增殖体的活组织检查	诊断性操作	G	330610004 – 1	扁桃体单纯穿刺活检术			次		104. 00	甲类	手术费
136	28. 1101	扁桃体活组织检查	诊断性操作	G	330610004 – 1	扁桃体单纯穿刺活检术			次		104. 00	甲类	手术费
137	28. 1102	腺样增殖体活组织检查	诊断性操作	G	330610004 – 1	扁桃体单纯穿刺活检术			次		104. 00	甲类	手术费
138	28. 1900	扁桃体和腺样增殖体的其他诊断性操作	诊断性操作	G	330610004 – 1	扁桃体单纯穿刺活检术			次		104. 00	甲类	手术费
139	29. 1100	咽镜检查	诊断性操作	D	310403006	纤维鼻咽镜检查			次		116. 48	甲类	检查费
140	29. 1100x002	纤维鼻咽镜检查	诊断性操作	D	310403006	纤维鼻咽镜检查			次		116. 48	甲类	检查费
141	29. 1200	咽活组织检查	诊断性操作	D	310402016	鼻咽部活检术			次		90. 80	甲类	治疗费
142	29. 1201	声门上病损活组织检查	诊断性操作	D	310402016	鼻咽部活检术			次		90. 80	甲类	治疗费
143	29. 1201	声门上病损活组织检查	诊断性操作	E	310403017S	喉部肿物活检术			次		90. 80	甲类	治疗费
144	29. 1201	声门上病损活组织检查	诊断性操作	E	310403017S – 1	内镜下喉部肿物活检术			次		197. 80	甲类	治疗费
145	29. 1202	鼻咽活组织检查	诊断性操作	D	310402016	鼻咽部活检术			次		90. 80	甲类	治疗费
146	29. 1203	内镜下鼻咽活组织检查	诊断性操作	D	310402016	鼻咽部活检术			次		90. 80	甲类	治疗费
147	29. 1203	内镜下鼻咽活组织检查	诊断性操作	G	310000000 – 12	诊疗中使用其他内镜加收			次		354. 00	甲类	治疗费
148	29. 1204	支撑喉镜下咽部活组织检查	诊断性操作	E	310403017S – 1	内镜下喉部肿物活检术			次		197. 80	甲类	治疗费
149	29. 1900	咽的其他诊断性操作	诊断性操作	D	310403008	硬性鼻咽镜检查			次		52. 00	甲类	检查费
150	31. 4100	气管镜检查，经人工造口	诊断性操作	D	310605002	纤维支气管镜检查	含针吸活检、支气管刷片		次		291. 20	甲类	检查费
151	31. 4200	喉镜检查和其他气管镜检查	诊断性操作	D	310605002	纤维支气管镜检查	含针吸活检、支气管刷片		次		291. 20	甲类	检查费
152	31. 4200x001	支撑喉镜检查	诊断性操作	D	310403013	支撑喉镜检查			次		119. 60	甲类	检查费
153	31. 4200x003	纤维喉镜检查	诊断性操作	D	310403009	纤维喉镜检查	含活检、刷检		次		150. 80	甲类	检查费
154	31. 4201	喉镜检查	诊断性操作	D	310403009 – 1	电子纤维喉镜检查	含活检、刷检		次		202. 80	甲类	检查费
155	31. 4202	气管镜检查	诊断性操作	D	310605002	纤维支气管镜检查	含针吸活检、支气管刷片		次		291. 20	甲类	检查费
156	31. 4300	闭合性［内镜］喉活组织检查	诊断性操作	D	310403010	喉动态镜检查			次		92. 56	甲类	检查费

（续上表）

序号	诊断性操作诊断编码	诊断性操作名称	操作类型	财务分类	编码	项目名称	项目内涵	除外内容	计价单位	说明	三级医疗服务价格（元）	医保结算类型	医疗收费项目类别
157	31. 4300	闭合性［内镜］喉活组织检查	诊断性操作	D	310403011	直达喉镜检查			次		124. 80	甲类	检查费
158	31. 4300	闭合性［内镜］喉活组织检查	诊断性操作	D	310403011－1	前联合镜检查			次		124. 80	甲类	检查费
159	31. 4300x002	纤维喉镜下喉活检	诊断性操作	D	310403012	间接喉镜检查			次		5. 20	甲类	检查费
160	31. 4300x002	纤维喉镜下喉活检	诊断性操作	D	310403013	支撑喉镜检查			次		119. 60	甲类	检查费
161	31. 4301	内镜下声带活组织检查术	诊断性操作	D	310402016－1	声带活检术			次		90. 80	甲类	治疗费
162	31. 4301	内镜下声带活组织检查术	诊断性操作	G	310000000－12	诊疗中使用其他内镜加收			次		354. 00	甲类	治疗费
163	31. 4400	闭合性［内镜］气管活组织检查	诊断性操作	D	310605002	纤维支气管镜检查	含针吸活检、支气管刷片		次		291. 20	甲类	检查费
164	31. 4400	闭合性［内镜］气管活组织检查	诊断性操作	D	310605002－1	超声支气管镜检查	含针吸活检、支气管刷片	水囊	次		603. 00	甲类	检查费
165	31. 4400	闭合性［内镜］气管活组织检查	诊断性操作	D	310605002－2	荧光支气管镜检查	含针吸活检、支气管刷片		次		395. 00	甲类	检查费
166	31. 4400x001	气管镜下气管活检	诊断性操作	D	310605002	纤维支气管镜检查	含针吸活检、支气管刷片		次		291. 20	甲类	检查费
167	31. 4400x001	气管镜下气管活检	诊断性操作	D	310605002－1	超声支气管镜检查	含针吸活检、支气管刷片	水囊	次		603. 00	甲类	检查费
168	31. 4400x001	气管镜下气管活检	诊断性操作	D	310605002－2	荧光支气管镜检查	含针吸活检、支气管刷片		次		395. 00	甲类	检查费
169	31. 4800	喉的其他诊断性操作	诊断性操作	D	310403009	纤维喉镜检查	含活检、刷检		次		150. 80	甲类	检查费
170	31. 4800	喉的其他诊断性操作	诊断性操作	D	310403009－1	电子纤维喉镜检查	含活检、刷检		次		202. 80	甲类	检查费
171	31. 4800	喉的其他诊断性操作	诊断性操作	D	310403010	喉动态镜检查			次		92. 56	甲类	检查费
172	31. 4800	喉的其他诊断性操作	诊断性操作	D	310403011	直达喉镜检查			次		124. 80	甲类	检查费
173	31. 4800	喉的其他诊断性操作	诊断性操作	D	310403011－1	前联合镜检查			次		124. 80	甲类	检查费
174	31. 4800	喉的其他诊断性操作	诊断性操作	D	310403012	间接喉镜检查			次		5. 20	甲类	检查费
175	31. 4800	喉的其他诊断性操作	诊断性操作	D	310403013	支撑喉镜检查			次		119. 60	甲类	检查费
176	31. 4900	气管的其他诊断性操作	诊断性操作	D	310605001	硬性气管镜检查			次		124. 80	甲类	检查费
177	31. 4900	气管的其他诊断性操作	诊断性操作	D	310605002	纤维支气管镜检查	含针吸活检、支气管刷片		次		291. 20	甲类	检查费
178	31. 4900	气管的其他诊断性操作	诊断性操作	D	310605002－1	超声支气管镜检查	含针吸活检、支气管刷片	水囊	次		603. 00	甲类	检查费
179	31. 4900	气管的其他诊断性操作	诊断性操作	D	310605002－2	荧光支气管镜检查	含针吸活检、支气管刷片		次		395. 00	甲类	检查费
180	31. 4900	气管的其他诊断性操作	诊断性操作	G	310605004	经纤支镜黏膜活检术			每部位		267. 75	甲类	治疗费
181	31. 4900	气管的其他诊断性操作	诊断性操作	D	310605007	经纤支镜防污染采样刷检查	不含微生物学检查		次		384. 16	甲类	检查费
182	31. 4900	气管的其他诊断性操作	诊断性操作	D	310605007－1	经气管切开防污染采样刷检查	不含微生物学检查		次		384. 16	甲类	检查费

（续上表）

序号	诊断性操作诊断编码	诊断性操作名称	操作类型	财务分类	编码	项目名称	项目内涵	除外内容	计价单位	说明	三级医疗服务价格（元）	医保结算类型	医疗收费项目类别
183	33.2100	经人工造口的支气管镜检查	诊断性操作	D	310605002	纤维支气管镜检查	含针吸活检、支气管刷片		次		291.20	甲类	检查费
184	33.2100	经人工造口的支气管镜检查	诊断性操作	D	310605002－1	超声支气管镜检查	含针吸活检、支气管刷片	水囊	次		603.00	甲类	检查费
185	33.2100	经人工造口的支气管镜检查	诊断性操作	D	310605002－2	荧光支气管镜检查	含针吸活检、支气管刷片		次		395.00	甲类	检查费
186	33.2200	光导纤维支气管镜检查	诊断性操作	D	310605002	纤维支气管镜检查	含针吸活检、支气管刷片		次		291.20	甲类	检查费
187	33.2200x002	荧光支气管镜检查	诊断性操作	D	310605002－2	荧光支气管镜检查	含针吸活检、支气管刷片		次		395.00	甲类	检查费
188	33.2200x003	纤维支气管镜检查	诊断性操作	D	310605002	纤维支气管镜检查	含针吸活检、支气管刷片		次		291.20	甲类	检查费
189	33.2300	其他支气管镜检查	诊断性操作	G	310605004	经纤支镜黏膜活检术			每部位		267.75	甲类	治疗费
190	33.2300x003	硬质支气管镜检查	诊断性操作	D	310605001	硬性气管镜检查			次		124.80	甲类	检查费
191	33.2301	超声支气管镜检查	诊断性操作	D	310605002－1	超声支气管镜检查	含针吸活检、支气管刷片	水囊	次		603.00	甲类	检查费
192	33.2302	电子支气管镜检查	诊断性操作	D	310605002	纤维支气管镜检查	含针吸活检、支气管刷片		次		291.20	甲类	检查费
193	33.2302	电子支气管镜检查	诊断性操作	D	310605000－1	呼吸系统诊疗加收（使用电子纤维内镜）			次		107.00	甲类	治疗费
194	33.2400	闭合性［内镜的］支气管活组织检查	诊断性操作	G	310605005	经纤支镜透支气管壁肺活检术			每部位		291.03	甲类	治疗费
195	33.2400x001	支气管镜下支气管活检	诊断性操作	D	310605002	纤维支气管镜检查	含针吸活检、支气管刷片		次		291.20	甲类	检查费
196	33.2400x001	支气管镜下支气管活检	诊断性操作	D	310605002－1	超声支气管镜检查	含针吸活检、支气管刷片	水囊	次		603.00	甲类	检查费
197	33.2400x001	支气管镜下支气管活检	诊断性操作	D	310605002－2	荧光支气管镜检查	含针吸活检、支气管刷片		次		395.00	甲类	检查费
198	33.2400x001	支气管镜下支气管活检	诊断性操作	G	310605005	经纤支镜透支气管壁肺活检术			每部位		291.03	甲类	治疗费
199	33.2400x002	支气管镜下诊断性支气管肺泡灌洗［BAL］	诊断性操作	G	310605006	经纤支镜肺泡灌洗诊疗术	含生理盐水		每个肺段		582.06	甲类	治疗费
200	33.2402	超声内镜下支气管穿刺活组织检查术	诊断性操作	D	310605002－1	超声支气管镜检查	含针吸活检、支气管刷片	水囊	次		603.00	甲类	检查费
201	33.2403	纤维支气管镜检查伴肺泡灌洗术	诊断性操作	G	310605006	经纤支镜肺泡灌洗诊疗术	含生理盐水		每个肺段		582.06	甲类	治疗费
202	33.2405	气管镜刷检术	诊断性操作	D	310605002	纤维支气管镜检查	含针吸活检、支气管刷片		次		291.20	甲类	检查费
203	33.2600	闭合性［经皮］［针吸］肺活组织检查	诊断性操作	G	310604006	经皮穿刺肺活检术	不含CT、X线、B超引导		每处		232.82	甲类	治疗费
204	33.2600x001	肺穿刺活检	诊断性操作	G	310604006	经皮穿刺肺活检术	不含CT、X线、B超引导		每处		232.82	甲类	治疗费
205	33.2600x002	经皮针吸肺活检	诊断性操作	G	310604006	经皮穿刺肺活检术	不含CT、X线、B超引导		每处		232.82	甲类	治疗费
206	33.2600x003	CT引导下经皮肺穿刺活检	诊断性操作	G	310604006	经皮穿刺肺活检术	不含CT、X线、B超引导		每处		232.82	甲类	治疗费
207	33.2600x003	CT引导下经皮肺穿刺活检	诊断性操作	D	210300005	临床操作的CT引导			每半小时		160.00	乙类	检查费

（续上表）

序号	诊断性操作诊断编码	诊断性操作名称	操作类型	财务分类	编码	项目名称	项目内涵	除外内容	计价单位	说明	三级医疗服务价格（元）	医保结算类型	医疗收费项目类别
208	33. 2700	闭合性肺内镜活组织检查	诊断性操作	G	310605005	经纤支镜透支气管壁肺活检术			每部位		291. 03	甲类	治疗费
209	33. 2700x001	支气管镜下肺活检	诊断性操作	G	310605005	经纤支镜透支气管壁肺活检术			每部位		291. 03	甲类	治疗费
210	33. 2701	气管镜透壁针吸活组织检查	诊断性操作	G	310605005	经纤支镜透支气管壁肺活检术			每部位		291. 03	甲类	治疗费
211	33. 2702	超声支气管镜下肺活组织检查	诊断性操作	D	310605002－1	超声支气管镜检查	含针吸活检、支气管刷片	水囊	次		603. 00	甲类	检查费
212	33. 2703	支气管镜肺穿刺抽吸术	诊断性操作	G	310604005	胸腔穿刺术	含抽气、抽液、注药	药物、一次性引流装置	次		192. 08	甲类	治疗费
213	33. 2703	支气管镜肺穿刺抽吸术	诊断性操作	G	310000000－12	诊疗中使用其他内镜加收			次		354. 00	甲类	治疗费
214	33. 2900	肺和支气管的其他诊断性操作	诊断性操作	G	310605005	经纤支镜透支气管壁肺活检术			每部位		291. 03	甲类	治疗费
215	33. 7200	内镜肺气道流量测量	诊断性操作	D	310601001	肺通气功能检查	含潮气量，肺活量，每分通气量，补吸、呼气量，深吸气量，用力肺活量，一秒钟用力呼吸容积，最大通气量		次		119. 60	甲类	检查费
216	33. 7200	内镜肺气道流量测量	诊断性操作	G	330000000－13	术中使用其他内镜加收			次		354. 00	甲类	手术费
217	34. 2300	胸壁活组织检查	诊断性操作	G	330703021	胸膜活检术			次		1331. 20	甲类	手术费
218	34. 2400	其他胸膜活组织检查	诊断性操作	G	330703021	胸膜活检术			次		1331. 20	甲类	手术费
219	34. 2400x001	胸膜活检	诊断性操作	G	330703021	胸膜活检术			次		1331. 20	甲类	手术费
220	34. 2500	闭合性纵隔［经皮］［针吸］活组织检查	诊断性操作	G	310604005	胸腔穿刺术	含抽气、抽液、注药	药物、一次性引流装置	次		192. 08	甲类	治疗费
221	34. 2501	内镜下纵隔活组织检查	诊断性操作	G	310604005	胸腔穿刺术	含抽气、抽液、注药	药物、一次性引流装置	次		192. 08	甲类	治疗费
222	34. 2501	内镜下纵隔活组织检查	诊断性操作	G	310000000－12	诊疗中使用其他内镜加收			次		354. 00	甲类	治疗费
223	34. 2800	胸壁，胸膜和横膈的其他诊断性操作	诊断性操作	G	310604006－1	经皮穿刺胸膜活检术			每处		232. 82	甲类	治疗费
224	34. 2900	纵隔其他诊断性操作	诊断性操作	D	310605014	纵隔镜检查	含纵隔淋巴结活检		次		364. 00	甲类	检查费
225	37. 2000	非侵入性程序化电刺激（NIPS）	诊断性操作	E	310702013	体外经胸型心脏临时起搏术			次		58. 21	甲类	治疗费
226	37. 2100	右心导管置入	诊断性操作	D	310702020	右心导管检查术	含右心造影（含X光照像及相片）	导管、导丝、动脉穿刺针	次		2561. 06	甲类	治疗费
227	37. 2200	左心导管置入	诊断性操作	D	310702021	左心导管检查术	含左室造影术（含X光照像及相片）	导管、导丝、动脉穿刺针	次		2910. 30	甲类	治疗费
228	37. 2400	心包活组织检查	诊断性操作	G	330803001	经胸腔镜心包活检术			次		2080. 00	甲类	手术费
229	37. 2401	胸腔镜下心包活组织检查	诊断性操作	G	330803001	经胸腔镜心包活检术			次		2080. 00	甲类	手术费

（续上表）

序号	诊断性操作诊断编码	诊断性操作名称	操作类型	财务分类	编码	项目名称	项目内涵	除外内容	计价单位	说明	三级医疗服务价格（元）	医保结算类型	医疗收费项目类别
230	37.2500	心脏活组织检查	诊断性操作	D	320400002	经皮心内膜心肌活检术	不含病理诊断及其他特殊检查		次		3503.50	乙类	治疗费
231	37.2500x001	经皮心肌活检	诊断性操作	D	320400002	经皮心内膜心肌活检术	不含病理诊断及其他特殊检查		次		3503.50	乙类	治疗费
232	37.2501	心肌活组织检查	诊断性操作	D	320400002	经皮心内膜心肌活检术	不含病理诊断及其他特殊检查		次		3503.50	乙类	治疗费
233	37.2600	侵入性电生理测定导管术	诊断性操作	D	310702003	有创性心内电生理检查	含 X 光影像	心导管、动脉穿刺套针	次		1913.60	甲类	治疗费
234	37.2600x001	术中心脏电生理检查	诊断性操作	D	310702003	有创性心内电生理检查	含 X 光影像	心导管、动脉穿刺套针	次		1913.60	甲类	治疗费
235	37.2700	心脏标测图	诊断性操作	D	310701005	标测心电图	含电极费用		次		52.00	甲类	检查费
236	37.2800	心内超声心动图	诊断性操作	D	220600005－1	术中动态超声心动图监测			半小时		298.00	甲类	检查费
237	37.2800	心内超声心动图	诊断性操作	D	220600005	常规经食管超声心动图	含心房、心室、心瓣膜、大动脉等结构及血流显像；含普通心脏 M 型超声检查、普通二维超声心动图		次		300.00	甲类	检查费
238	37.2800	心内超声心动图	诊断性操作	D	220600006	术中经食管超声心动图	含术前检查或术后疗效观察		次		暂不定价	甲类	检查费
239	37.2900	心脏和心包的其他诊断性操作	诊断性操作	D	310702020	右心导管检查术	含右心造影（含 X 光照像及相片）	导管、导丝、动脉穿刺针	次		2561.06	甲类	治疗费
240	37.2901	希氏束电图	诊断性操作	D	310701005	标测心电图	含电极费用		次		52.00	甲类	检查费
241	38.2000	血管诊断性操作	诊断性操作	D	320500001	冠状动脉造影术			次	含 X 光照相	2145.00	乙类	治疗费
242	38.2200	经皮血管镜检查	诊断性操作	D	320500010	冠脉血管内窥镜检查术			次	不含冠脉造影术	3575.00	乙类	治疗费
243	38.2300	血管内光谱分析	诊断性操作	D	320500018S	冠脉光学相干断层扫描（OCT）检查	穿刺动脉，放置鞘管，沿引导钢丝将指引导管送至冠状动脉开口，根据冠状动脉造影结果决定需要检查的病变，沿指引钢丝将 OCT 导管送至病变以远 1～2cm 处，经灌注腔注入硝酸甘油后充盈球囊阻断血流，持续生理盐水灌注，打开光学相干断层扫描仪回撤导管，观察病变并记录分析影像		次		2500.00	乙类	手术费

（续上表）

序号	诊断性操作诊断编码	诊断性操作名称	操作类型	财务分类	编码	项目名称	项目内涵	除外内容	计价单位	说明	三级医疗服务价格（元）	医保结算类型	医疗收费项目类别
244	38.2400	经光学相干断层扫描的冠状血管血管内影像[OCT]	诊断性操作	D	320500018S	冠脉光学相干断层扫描（OCT）检查	穿刺动脉，放置鞘管，沿引导钢丝将指引导管送至冠状动脉开口，根据冠状动脉造影结果决定需要检查的病变，沿指引钢丝将 OCT 导管送至病变以远 1～2cm 处，经灌注腔注入硝酸甘油后充盈球囊阻断血流，持续生理盐水灌注，打开光学相干断层扫描仪回撤导管，观察病变并记录分析影像		次		2500.00	乙类	手术费
245	38.2600	置入或置换无导线的压力传感器，用于心内或大血管血流动力学监测	诊断性操作	G	310702001－1	有创性心电、压力连续示波		漂浮导管	小时		20.80	甲类	检查费
246	38.2600	置入或置换无导线的压力传感器，用于心内或大血管血流动力学监测	诊断性操作	G	310702001－2	有创性心排血量测定		温度传感器	次		364.00	甲类	检查费
247	38.2601	置入无导线的压力传感器，用于心内或大血管血流动力学监测	诊断性操作	G	310702001－1	有创性心电、压力连续示波		漂浮导管	小时		20.80	甲类	检查费
248	38.2601	置入无导线的压力传感器，用于心内或大血管血流动力学监测	诊断性操作	G	310702001－2	有创性心排血量测定		温度传感器	次		364.00	甲类	检查费
249	38.2602	置换无导线的压力传感器，用于心内或大血管血流动力学监测	诊断性操作	G	310702001－1	有创性心电、压力连续示波		漂浮导管	小时		20.80	甲类	检查费
250	38.2602	置换无导线的压力传感器，用于心内或大血管血流动力学监测	诊断性操作	G	310702001－2	有创性心排血量测定		温度传感器	次		364.00	甲类	检查费
251	38.2900	血管其他诊断性操作	诊断性操作	D	320500007	冠脉血管内超声检查术（IVUS）	含术前的靶血管造影		次		2860.00	乙类	治疗费
252	38.9300x002	经皮肾上腺静脉取血术	诊断性操作	G	320100014S	经皮穿刺选择性肾上腺静脉取血术	股静脉或颈静脉穿刺插管，选择肾上腺静脉，注射对比剂并摄片取血，拔管压迫止血		次		2840.00	乙类	手术费

（续上表）

序号	诊断性操作诊断编码	诊断性操作名称	操作类型	财务分类	编码	项目名称	项目内涵	除外内容	计价单位	说明	三级医疗服务价格（元）	医保结算类型	医疗收费项目类别
253	38.9300x003	经皮肾静脉取血术	诊断性操作	G	320100014S	经皮穿刺选择性肾上腺静脉取血术	股静脉或颈静脉穿刺插管，选择肾上腺静脉，注射对比剂并摄片取血，拔管压迫止血		次		2840.00	乙类	手术费
254	38.9300x004	经皮上腔静脉取血术	诊断性操作	G	320100014S	经皮穿刺选择性肾上腺静脉取血术	股静脉或颈静脉穿刺插管，选择肾上腺静脉，注射对比剂并摄片取血，拔管压迫止血		次		2840.00	乙类	手术费
255	38.9300x005	经皮下腔静脉取血术	诊断性操作	G	320100014S	经皮穿刺选择性肾上腺静脉取血术	股静脉或颈静脉穿刺插管，选择肾上腺静脉，注射对比剂并摄片取血，拔管压迫止血		次		2840.00	乙类	手术费
256	38.9300x006	经皮甲状旁腺静脉取血术	诊断性操作	G	320100014S	经皮穿刺选择性肾上腺静脉取血术	股静脉或颈静脉穿刺插管，选择肾上腺静脉，注射对比剂并摄片取血，拔管压迫止血		次		2840.00	乙类	手术费
257	38.9300x007	经皮奇静脉取血术	诊断性操作	G	320100014S	经皮穿刺选择性肾上腺静脉取血术	股静脉或颈静脉穿刺插管，选择肾上腺静脉，注射对比剂并摄片取血，拔管压迫止血		次		2840.00	乙类	手术费
258	38.9300x008	经皮肝静脉取血术	诊断性操作	G	320100014S	经皮穿刺选择性肾上腺静脉取血术	股静脉或颈静脉穿刺插管，选择肾上腺静脉，注射对比剂并摄片取血，拔管压迫止血		次		2840.00	乙类	手术费
259	40.0x01	淋巴管探查术	诊断性操作	G	330900021	前哨淋巴结探查术			次	仅独立开展本手术方可收费	3134.95	甲类	手术费
260	40.1100	淋巴结构的活组织检查	诊断性操作	D	330900001	淋巴结穿刺术			次		101.40	甲类	手术费
261	40.1100x005	经支气管超声内镜纵隔淋巴结穿刺活检术	诊断性操作	D	310605002－1	超声支气管镜检查	含针吸活检、支气管刷片	水囊	次		603.00	甲类	检查费
262	40.1100x006	超声内镜下腹腔淋巴结细针穿刺活检（FNA）	诊断性操作	D	310605002－1	超声支气管镜检查	含针吸活检、支气管刷片	水囊	次		603.00	甲类	检查费
263	40.1100x007	超声内镜下纵隔淋巴结细针穿刺活检（FNA）	诊断性操作	D	310605002－1	超声支气管镜检查	含针吸活检、支气管刷片	水囊	次		603.00	甲类	检查费
264	40.1100x008	肺门淋巴结活检术	诊断性操作	D	310605013	胸腔镜检查	含活检；不含经胸腔镜的特殊治疗		次		270.40	甲类	检查费
265	40.1100x009	纵隔淋巴结活检术	诊断性操作	D	310605014	纵隔镜检查	含纵隔淋巴结活检		次		364.00	甲类	检查费
266	40.1100x010	颌下淋巴结活检术	诊断性操作	D	330900001	淋巴结穿刺术			次		101.40	甲类	手术费
267	40.1100x011	颌上淋巴结活检术	诊断性操作	D	330900001	淋巴结穿刺术			次		101.40	甲类	手术费
268	40.1100x012	胸腔镜下淋巴结活检术	诊断性操作	D	330900001	淋巴结穿刺术			次		101.40	甲类	手术费

（续上表）

序号	诊断性操作诊断编码	诊断性操作名称	操作类型	财务分类	编码	项目名称	项目内涵	除外内容	计价单位	说明	三级医疗服务价格（元）	医保结算类型	医疗收费项目类别
269	40.1100x012	胸腔镜下淋巴结活检术	诊断性操作	G	310000000－4	诊疗中使用胸腔镜加收			次		1420.50	甲类	治疗费
270	40.1101	颈淋巴结活组织检查	诊断性操作	D	330900001	淋巴结穿刺术			次		101.40	甲类	手术费
271	40.1102	锁骨上淋巴结活组织检查	诊断性操作	D	330900001	淋巴结穿刺术			次		101.40	甲类	手术费
272	40.1103	腋窝淋巴结活组织检查	诊断性操作	D	330900001	淋巴结穿刺术			次		101.40	甲类	手术费
273	40.1104	腹股沟淋巴结活组织检查	诊断性操作	D	330900001	淋巴结穿刺术			次		101.40	甲类	手术费
274	40.1105	前哨淋巴结活组织检查	诊断性操作	D	330900001	淋巴结穿刺术			次		101.40	甲类	手术费
275	40.1106	内镜淋巴结活组织检查	诊断性操作	D	330900001	淋巴结穿刺术			次		101.40	甲类	手术费
276	40.1106	内镜淋巴结活组织检查	诊断性操作	G	310000000－12	诊疗中使用其他内镜加收			次		354.00	甲类	治疗费
277	41.1x00	脾穿刺	诊断性操作	G	310800027	脾穿刺术			次		174.62	甲类	治疗费
278	41.3100	骨髓活组织检查	诊断性操作	G	310800002	骨髓活检术			次		133.87	甲类	治疗费
279	41.3200	闭合性［抽吸］［经皮］脾活组织检查	诊断性操作	G	310800027	脾穿刺术			次		174.62	甲类	治疗费
280	41.3200x001	经皮脾活检	诊断性操作	G	310800027	脾穿刺术			次		174.62	甲类	治疗费
281	41.3800	骨髓其他诊断性操作	诊断性操作	G	310800002	骨髓活检术			次		133.87	甲类	治疗费
282	41.3800x001	骨髓穿刺术	诊断性操作	G	310800001	骨髓穿刺术			次		132.43	甲类	治疗费
283	41.3900	脾其他诊断性操作	诊断性操作	G	310800027	脾穿刺术			次		174.62	甲类	治疗费
284	42.2100	经手术切开的食管镜检查	诊断性操作	D	310901004	纤维食管镜检查	含活检		次		156.00	甲类	检查费
285	42.2100	经手术切开的食管镜检查	诊断性操作	D	310901004－1	电子食管镜检查	含活检		次		208.00	甲类	检查费
286	42.2200	经人工造口的食管镜检查	诊断性操作	D	310901004	纤维食管镜检查	含活检		次		156.00	甲类	检查费
287	42.2200	经人工造口的食管镜检查	诊断性操作	D	310901004－1	电子食管镜检查	含活检		次		208.00	甲类	检查费
288	42.2300x001	食管镜检查	诊断性操作	D	310901003	硬性食管镜检查			次		36.40	甲类	检查费
289	42.2300x002	超声内镜下食管检查	诊断性操作	D	310902009	超声胃镜检查术	含活检	水囊	次		603.20	甲类	治疗费
290	42.2400	闭合性［内镜的］食管活组织检查	诊断性操作	D	310901004	纤维食管镜检查	含活检		次		156.00	甲类	检查费
291	42.2400x001	食管镜下活检	诊断性操作	D	310901004	纤维食管镜检查	含活检		次		156.00	甲类	检查费
292	42.2400x003	超声内镜下食管细针穿刺活检（FNA）	诊断性操作	D	310902009	超声胃镜检查术	含活检	水囊	次		603.20	甲类	治疗费
293	44.1100	经腹胃镜检查	诊断性操作	D	310902005	纤维胃十二指肠镜检查	含活检、刷检		次		208.00	甲类	检查费
294	44.1100	经腹胃镜检查	诊断性操作	D	310902005－1	电子胃十二指肠镜检查	含活检、刷检		次		260.00	甲类	检查费
295	44.1100x002	术中胃镜检查	诊断性操作	D	310902005	纤维胃十二指肠镜检查	含活检、刷检		次		208.00	甲类	检查费
296	44.1100x002	术中胃镜检查	诊断性操作	D	310902005－1	电子胃十二指肠镜检查	含活检、刷检		次		260.00	甲类	检查费
297	44.1101	经腹胃镜检查（手术中）	诊断性操作	D	310902005	纤维胃十二指肠镜检查	含活检、刷检		次		208.00	甲类	检查费
298	44.1101	经腹胃镜检查（手术中）	诊断性操作	D	310902005－1	电子胃十二指肠镜检查	含活检、刷检		次		260.00	甲类	检查费

（续上表）

序号	诊断性操作诊断编码	诊断性操作名称	操作类型	财务分类	编码	项目名称	项目内涵	除外内容	计价单位	说明	三级医疗服务价格（元）	医保结算类型	医疗收费项目类别
299	44.1200	经人工造口胃镜检查	诊断性操作	D	310902005	纤维胃十二指肠镜检查	含活检、刷检		次		208.00	甲类	检查费
300	44.1200	经人工造口胃镜检查	诊断性操作	D	310902005－1	电子胃十二指肠镜检查	含活检、刷检		次		260.00	甲类	检查费
301	44.1300x001	胃镜检查	诊断性操作	D	310902005	纤维胃十二指肠镜检查	含活检、刷检		次		208.00	甲类	检查费
302	44.1300x001	胃镜检查	诊断性操作	D	310902005－1	电子胃十二指肠镜检查	含活检、刷检		次		260.00	甲类	检查费
303	44.1301	超声内镜下胃检查	诊断性操作	D	310902009	超声胃镜检查术	含活检	水囊	次		603.20	甲类	治疗费
304	44.1400	闭合性［内镜的］胃活组织检查	诊断性操作	D	310902005	纤维胃十二指肠镜检查	含活检、刷检		次		208.00	甲类	检查费
305	44.1400x003	超声内镜下胃细针穿刺活检（FNA）	诊断性操作	D	310902009	超声胃镜检查术	含活检	水囊	次		603.20	甲类	治疗费
306	44.1401	胃镜下活组织检查	诊断性操作	D	310902005	纤维胃十二指肠镜检查	含活检、刷检		次		208.00	甲类	检查费
307	44.1402	超声内镜下胃活组织检查	诊断性操作	D	310902009	超声胃镜检查术	含活检	水囊	次		603.20	甲类	治疗费
308	44.1901	胃电图	诊断性操作	D	310902001－1	动态胃电图			项		123.76	甲类	检查费
309	45.1100	经腹的小肠内镜检查	诊断性操作	D	310903004	小肠镜检查	含活检		次		301.60	甲类	检查费
310	45.1101	术中小肠内镜检查	诊断性操作	D	310903004	小肠镜检查	含活检		次		301.60	甲类	检查费
311	45.1200	小肠内镜检查，经人工造口	诊断性操作	D	310903004	小肠镜检查	含活检		次		301.60	甲类	检查费
312	45.1200x001	经人工造口小肠内镜检查	诊断性操作	D	310903004	小肠镜检查	含活检		次		301.60	甲类	检查费
313	45.1300	小肠其他内镜检查	诊断性操作	D	310903004	小肠镜检查	含活检		次		301.60	甲类	检查费
314	45.1300x001	小肠镜检查	诊断性操作	D	310903004	小肠镜检查	含活检		次		301.60	甲类	检查费
315	45.1300x004	胃－十二指肠镜检查	诊断性操作	D	310902005	纤维胃十二指肠镜检查	含活检、刷检		次		208.00	甲类	检查费
316	45.1300x005	双（单）气囊小肠镜检查	诊断性操作	D	310903016S	双气囊小肠镜检查	含活检、刷检；含一次性套管、气囊		次		5044.00	甲类	检查费
317	45.1300x005	双（单）气囊小肠镜检查	诊断性操作	D	310903016S－1	单气囊小肠镜检查	含活检、刷检；含一次性套管、气囊		次		4160.00	甲类	检查费
318	45.1300x006	超声内镜下十二指肠检查	诊断性操作	D	310903015S	超声肠镜检查	含活检、刷检	超声水囊	次		624.00	甲类	检查费
319	45.1301	十二指肠镜检查术	诊断性操作	D	310902005	纤维胃十二指肠镜检查	含活检、刷检		次		208.00	甲类	检查费
320	45.1302	胶囊内镜检查术	诊断性操作	D	310903014	胶囊内镜检查	含检查留测、图像分析、图文报告		次		4004.00	甲类	治疗费
321	45.1400	闭合性［内镜］小肠活组织检查	诊断性操作	D	310903004	小肠镜检查	含活检		次		301.60	甲类	检查费
322	45.1400x003	胃十二指肠镜下小肠刷洗活检	诊断性操作	D	310903004	小肠镜检查	含活检		次		301.60	甲类	检查费
323	45.1401	内镜下小肠活组织检查	诊断性操作	D	310903004	小肠镜检查	含活检		次		301.60	甲类	检查费
324	45.1402	内镜下回肠活组织检查	诊断性操作	D	310903005－1	电子结肠镜检查	含活检		次		353.60	甲类	检查费
325	45.1600	食管胃十二指肠镜检查［EGD］伴活组织检查	诊断性操作	D	310902005	纤维胃十二指肠镜检查	含活检、刷检		次		208.00	甲类	检查费

（续上表）

序号	诊断性操作诊断编码	诊断性操作名称	操作类型	财务分类	编码	项目名称	项目内涵	除外内容	计价单位	说明	三级医疗服务价格（元）	医保结算类型	医疗收费项目类别
326	45.1600x001	胃十二指肠镜下活检	诊断性操作	D	310902005	纤维胃十二指肠镜检查	含活检、刷检		次		208.00	甲类	检查费
327	45.2100	经腹大肠内镜检查	诊断性操作	D	310903005－1	电子结肠镜检查	含活检		次		353.60	甲类	检查费
328	45.2101	经腹大肠内镜检查（手术中）	诊断性操作	D	310903005－1	电子结肠镜检查	含活检		次		353.60	甲类	检查费
329	45.2200	大肠内镜检查，经人工造口	诊断性操作	D	310903005－1	电子结肠镜检查	含活检		次		353.60	甲类	检查费
330	45.2200x001	经人工造口大肠内镜检查	诊断性操作	D	310903005－1	电子结肠镜检查	含活检		次		353.60	甲类	检查费
331	45.2300	结肠镜检查	诊断性操作	D	310903005－1	电子结肠镜检查	含活检		次		353.60	甲类	检查费
332	45.2301	可曲性光学纤维结肠镜检查	诊断性操作	D	310903005	纤维结肠镜检查	含活检		次		301.60	甲类	检查费
333	45.2302	电子结肠镜检查	诊断性操作	D	310903005－1	电子结肠镜检查	含活检		次		353.60	甲类	检查费
334	45.2303	超声结肠镜检查	诊断性操作	D	310903015S	超声肠镜检查	含活检、刷检	超声水囊	次		624.00	甲类	检查费
335	45.2400	可曲性乙状结肠镜检查	诊断性操作	D	310903006	乙状结肠镜检查	含活检		次		208.00	甲类	检查费
336	45.2401	乙状结肠镜检查	诊断性操作	D	310903006	乙状结肠镜检查	含活检		次		208.00	甲类	检查费
337	45.2500	闭合性［内镜的］大肠活组织检查	诊断性操作	D	310903006	乙状结肠镜检查	含活检		次		208.00	甲类	检查费
338	45.2501	结肠镜下大肠活组织检查	诊断性操作	D	310903006	乙状结肠镜检查	含活检		次		208.00	甲类	检查费
339	45.2700	肠活组织检查	诊断性操作	D	310903006	乙状结肠镜检查	含活检		次		208.00	甲类	检查费
340	45.2800	大肠其他诊断性操作	诊断性操作	D	310903005	纤维结肠镜检查	含活检		次		301.60	甲类	检查费
341	45.2900	肠的其他诊断性操作	诊断性操作	D	310903006	乙状结肠镜检查	含活检		次		208.00	甲类	检查费
342	48.2100	经腹直肠乙状结肠镜检查	诊断性操作	D	310903006	乙状结肠镜检查	含活检		次		208.00	甲类	检查费
343	48.2101	手术中直肠乙状结肠镜检查术	诊断性操作	D	310903006	乙状结肠镜检查	含活检		次		208.00	甲类	检查费
344	48.2200	直肠乙状结肠镜检查经人工造口	诊断性操作	D	310903006	乙状结肠镜检查	含活检		次		208.00	甲类	检查费
345	48.2300	硬式直肠乙状结肠镜检查	诊断性操作	D	310903006	乙状结肠镜检查	含活检		次		208.00	甲类	检查费
346	48.2300x003	超声内镜下直肠检查	诊断性操作	D	310903015S	超声肠镜检查	含活检、刷检	超声水囊	次		624.00	甲类	检查费
347	48.2301	直肠乙状结肠超声内镜检查	诊断性操作	D	310903015S	超声肠镜检查	含活检、刷检	超声水囊	次		624.00	甲类	检查费
348	48.2400	闭合性［内镜的］直肠活组织检查	诊断性操作	D	310904001	直肠镜检查	含活检	一次性内窥镜护套	次		156.00	甲类	检查费
349	48.2400x002	直肠活检	诊断性操作	D	310904001	直肠镜检查	含活检	一次性内窥镜护套	次		156.00	甲类	检查费
350	48.2400x003	直肠－乙状结肠镜下直肠刷洗活检	诊断性操作	D	310903015S	超声肠镜检查	含活检、刷检	超声水囊	次		624.00	甲类	检查费

（续上表）

序号	诊断性操作诊断编码	诊断性操作名称	操作类型	财务分类	编码	项目名称	项目内涵	除外内容	计价单位	说明	三级医疗服务价格（元）	医保结算类型	医疗收费项目类别
351	48.2401	直肠乙状结肠镜下直肠活组织检查	诊断性操作	D	310904001	直肠镜检查	含活检	一次性内窥镜护套	次		156.00	甲类	检查费
352	48.2600	直肠周围组织活组织检查	诊断性操作	D	310904003－2	电子肛门镜活检	含检查、穿刺		次		104.00	甲类	检查费
353	48.2900	直肠、直肠乙状结肠和直肠周围组织的其他诊断性操作	诊断性操作	D	310903006	乙状结肠镜检查	含活检		次		208.00	甲类	检查费
354	49.2100	肛门镜检查	诊断性操作	D	310904003－1	肛门镜检查	不含活检、穿刺		次		26.00	甲类	检查费
355	49.2200	肛周组织的活组织检查	诊断性操作	G	331004020	肛周常见疾病手术治疗	指痔、肛裂、息肉、疣、肥大肛乳头、痣等切除或套扎及肛周肿物切除术；不含复杂肛瘘、高位肛瘘		次	每种疾病分别计价	878.80	甲类	手术费
356	49.2300	肛门活组织检查	诊断性操作	G	331004020	肛周常见疾病手术治疗	指痔、肛裂、息肉、疣、肥大肛乳头、痣等切除或套扎及肛周肿物切除术；不含复杂肛瘘、高位肛瘘		次	每种疾病分别计价	878.80	甲类	手术费
357	49.2900	肛门和肛周组织的其他诊断性操作	诊断性操作	G	331004020	肛周常见疾病手术治疗	指痔、肛裂、息肉、疣、肥大肛乳头、痣等切除或套扎及肛周肿物切除术；不含复杂肛瘘、高位肛瘘		次	每种疾病分别计价	878.80	甲类	手术费
358	50.1100	闭合性（经皮）［针吸］肝活组织检查	诊断性操作	G	310905003	肝穿刺术	含取活检	活检针	次		174.62	甲类	治疗费
359	50.1100x001	超声引导下肝穿刺活检	诊断性操作	G	310905003	肝穿刺术	含取活检	活检针	次		174.62	甲类	治疗费
360	50.1100x001	超声引导下肝穿刺活检	诊断性操作	D	220302012	临床操作的彩色多普勒超声引导			每半小时	不可同时收取超声检查费	120.00	乙类	检查费
361	50.1100x005	经皮肝穿刺活检	诊断性操作	G	310905003	肝穿刺术	含取活检	活检针	次		174.62	甲类	治疗费
362	50.1101	超声内镜下细针穿刺肝活组织检查（FNA）	诊断性操作	G	310905003	肝穿刺术	含取活检	活检针	次		174.62	甲类	治疗费
363	50.1101	超声内镜下细针穿刺肝活组织检查（FNA）	诊断性操作	D	220302012	临床操作的彩色多普勒超声引导			每半小时	不可同时收取超声检查费	120.00	乙类	检查费
364	50.1300	经颈静脉肝活组织检查	诊断性操作	G	310905003	肝穿刺术	含取活检	活检针	次		174.62	甲类	治疗费
365	51.1000	内镜逆行胰胆管造影［ERCP］	诊断性操作	D	210103021	经内镜逆行胰胆管造影（ERCP）		导丝、切开刀	次		276.00	甲类	检查费
366	51.1100	内镜逆行胆管造影［ERC］	诊断性操作	D	210103021	经内镜逆行胰胆管造影（ERCP）		导丝、切开刀	次		276.00	甲类	检查费
367	51.1101	术中胆道镜检查	诊断性操作	D	310905006	胆道镜检查			次		228.80	甲类	检查费
368	51.1102	胆道镜检查术	诊断性操作	D	310905006	胆道镜检查			次		228.80	甲类	检查费
369	51.1103	电子子母胆道镜检查	诊断性操作	D	310905006	胆道镜检查			次		228.80	甲类	检查费

（续上表）

序号	诊断性操作诊断编码	诊断性操作名称	操作类型	财务分类	编码	项目名称	项目内涵	除外内容	计价单位	说明	三级医疗服务价格（元）	医保结算类型	医疗收费项目类别
370	51.1200	经皮胆囊或胆管活组织检查	诊断性操作	D	310905028S	内镜下胰胆管细胞刷取术			次		579.73	甲类	检查费
371	51.1201	经皮胆囊活组织检查	诊断性操作	D	310905028S	内镜下胰胆管细胞刷取术			次		579.73	甲类	检查费
372	51.1202	经皮胆管活组织检查	诊断性操作	D	310905028S	内镜下胰胆管细胞刷取术			次		579.73	甲类	检查费
373	51.1400	其他闭合性［内镜的］胆管或奥狄氏括约肌活组织检查	诊断性操作	D	310905028S	内镜下胰胆管细胞刷取术			次		579.73	甲类	检查费
374	51.1401	内镜下胆管活组织检查	诊断性操作	D	310905028S	内镜下胰胆管细胞刷取术			次		579.73	甲类	检查费
375	51.1402	内镜下胆囊活组织检查	诊断性操作	D	310905028S	内镜下胰胆管细胞刷取术			次		579.73	甲类	检查费
376	51.1403	内镜下奥狄氏括约肌活组织检查	诊断性操作	D	310905028S	内镜下胰胆管细胞刷取术			次		579.73	甲类	检查费
377	51.1404	内镜下壶腹活组织检查	诊断性操作	D	310905028S	内镜下胰胆管细胞刷取术			次		579.73	甲类	检查费
378	51.1500	奥狄氏括约肌的压力测量	诊断性操作	D	310903002	奥迪氏括约肌压力测定	含经十二指肠镜置管及括约肌压力胆总管压力测定		次		364.00	甲类	检查费
379	51.9802	经人工造口胆道镜检查术	诊断性操作	D	310905006	胆道镜检查			次		228.80	甲类	检查费
380	51.9809	经T管胆道镜检查	诊断性操作	D	310905006	胆道镜检查			次		228.80	甲类	检查费
381	52.1100	闭合性［抽吸］［针吸］［经皮］胰腺活组织检查	诊断性操作	G	331007001	胰腺穿刺术	含活检		次		1690.00	甲类	手术费
382	52.1100x001	胰腺穿刺活检	诊断性操作	G	331007001	胰腺穿刺术	含活检		次		1690.00	甲类	手术费
383	52.1101	超声内镜下胰腺细针穿刺活组织检查	诊断性操作	G	331007001	胰腺穿刺术	含活检		次		1690.00	甲类	手术费
384	52.1101	超声内镜下胰腺细针穿刺活组织检查	诊断性操作	G	310000000－12	诊疗中使用其他内镜加收			次		354.00	甲类	治疗费
385	52.1300	内镜逆行胰管造影［ERP］	诊断性操作	D	210103021	经内镜逆行胰胆管造影（ERCP）		导丝、切开刀	次		276.00	甲类	检查费
386	52.1301	胰管内镜检查术	诊断性操作	D	210103021	经内镜逆行胰胆管造影（ERCP）		导丝、切开刀	次		276.00	甲类	检查费
387	52.1303	胆道镜逆行胰管造影［ERP］	诊断性操作	D	210103021	经内镜逆行胰胆管造影（ERCP）		导丝、切开刀	次		276.00	甲类	检查费
388	52.1400	闭合性［内镜的］胰管活组织检查	诊断性操作	D	310905028S	内镜下胰胆管细胞刷取术			次		579.73	甲类	检查费
389	52.1900x001	超声内镜下胰腺检查	诊断性操作	D	210103021	经内镜逆行胰胆管造影（ERCP）		导丝、切开刀	次		276.00	甲类	检查费
390	54.2200x004	腹壁穿刺活检	诊断性操作	G	330703021	胸膜活检术			次		1331.20	甲类	手术费
391	54.2403	经皮腹膜活组织检查	诊断性操作	G	330703021－1	腹膜后淋巴结活检术			次		1331.20	甲类	手术费
392	54.2404	经皮腹膜后活组织检查	诊断性操作	G	330703021－1	腹膜后淋巴结活检术			次		1331.20	甲类	手术费

（续上表）

序号	诊断性操作诊断编码	诊断性操作名称	操作类型	财务分类	编码	项目名称	项目内涵	除外内容	计价单位	说明	三级医疗服务价格（元）	医保结算类型	医疗收费项目类别
393	55. 2100	肾内镜检查	诊断性操作	D	311000018	经皮肾盂镜检查	含活检、肾上腺活检		单侧		698. 47	甲类	检查费
394	55. 2101	经皮肾镜检查术	诊断性操作	D	311000018	经皮肾盂镜检查	含活检、肾上腺活检		单侧		698. 47	甲类	检查费
395	55. 2200	肾盂对比 X 线透视检查	诊断性操作	D	210103026	肾盂穿刺造影			单侧		64. 40	甲类	检查费
396	55. 2200x001	肾盂镜检查	诊断性操作	D	311000018	经皮肾盂镜检查	含活检、肾上腺活检		单侧		698. 47	甲类	检查费
397	55. 2300	闭合性［经皮］［针吸］肾活组织检查	诊断性操作	G	311000015	肾穿刺术	含活检；不含影像学引导	穿刺针、肾造瘘管	单侧		349. 24	甲类	治疗费
398	55. 2300x001	超声引导下肾穿刺活检	诊断性操作	G	311000015	肾穿刺术	含活检；不含影像学引导	穿刺针、肾造瘘管	单侧		349. 24	甲类	治疗费
399	55. 2300x001	超声引导下肾穿刺活检	诊断性操作	D	220302012	临床操作的彩色多普勒超声引导			每半小时	不可同时收取超声检查费	120. 00	乙类	检查费
400	55. 2300x003	经尿道输尿管镜肾活检	诊断性操作	G	311000015	肾穿刺术	含活检；不含影像学引导	穿刺针、肾造瘘管	单侧		349. 24	甲类	治疗费
401	55. 2300x003	经尿道输尿管镜肾活检	诊断性操作	G	310000000 – 12	诊疗中使用其他内镜加收			次		354. 00	甲类	治疗费
402	55. 2301	肾穿刺活组织检查	诊断性操作	G	311000015	肾穿刺术	含活检；不含影像学引导	穿刺针、肾造瘘管	单侧		349. 24	甲类	治疗费
403	55. 2302	内镜下肾盂活组织检查	诊断性操作	G	311000015	肾穿刺术	含活检；不含影像学引导	穿刺针、肾造瘘管	单侧		349. 24	甲类	治疗费
404	55. 2302	内镜下肾盂活组织检查	诊断性操作	G	310000000 – 12	诊疗中使用其他内镜加收			次		354. 00	甲类	治疗费
405	56. 3100	输尿管镜检查	诊断性操作	D	311000020	经尿道输尿管镜检查	含活检		单侧		372. 52	甲类	检查费
406	56. 3200	闭合性经皮输尿管活组织检查	诊断性操作	D	311000020	经尿道输尿管镜检查	含活检		单侧		372. 52	甲类	检查费
407	56. 3300	闭合性内镜下输尿管活组织检查	诊断性操作	D	311000020	经尿道输尿管镜检查	含活检		单侧		372. 52	甲类	检查费
408	56. 3300x001	经尿道输尿管镜输尿管活检	诊断性操作	D	311000020	经尿道输尿管镜检查	含活检		单侧		372. 52	甲类	检查费
409	56. 3500	回肠通道内镜检查（膀胱镜检查）（回肠镜检查）	诊断性操作	D	311000045S	电子膀胱镜检查	润滑尿道，置入套管及闭孔器，推出闭孔器，插入电子膀胱镜、尿道镜，连接显示器光源，检查尿道膀胱		次		535. 00	甲类	检查费
410	56. 3500x001	回肠代输出道内镜检查	诊断性操作	D	310903006 – 1	电子乙状结肠镜检查	含活检		次		260. 00	甲类	检查费
411	56. 3501	回肠通道膀胱镜检查	诊断性操作	D	311000045S	电子膀胱镜检查	润滑尿道，置入套管及闭孔器，推出闭孔器，插入电子膀胱镜、尿道镜，连接显示器光源，检查尿道膀胱		次		535. 00	甲类	检查费
412	56. 3502	回肠通道回肠镜检查	诊断性操作	D	310903006 – 1	电子乙状结肠镜检查	含活检		次		260. 00	甲类	检查费
413	56. 3900	输尿管其他诊断性操作	诊断性操作	D	311000020	经尿道输尿管镜检查	含活检		单侧		372. 52	甲类	检查费

（续上表）

序号	诊断性操作诊断编码	诊断性操作名称	操作类型	财务分类	编码	项目名称	项目内涵	除外内容	计价单位	说明	三级医疗服务价格（元）	医保结算类型	医疗收费项目类别
414	57.3100	膀胱镜检查经人工造口	诊断性操作	G	331103005	膀胱切开造瘘术			次		1352.00	甲类	手术费
415	57.3200	其他膀胱镜检查	诊断性操作	D	311000045S	电子膀胱镜检查	润滑尿道，置入套管及闭孔器，推出闭孔器，插入电子膀胱镜、尿道镜，连接显示器光源，检查尿道膀胱		次		535.00	甲类	检查费
416	57.3200x001	膀胱镜检查	诊断性操作	D	311000045S	电子膀胱镜检查	润滑尿道，置入套管及闭孔器，推出闭孔器，插入电子膀胱镜、尿道镜，连接显示器光源，检查尿道膀胱		次		535.00	甲类	检查费
417	57.3300	闭合性［经尿道］膀胱活组织检查	诊断性操作	D	311000034	膀胱镜尿道镜检查	含活检	无痛抑菌润滑剂	次		312.00	甲类	检查费
418	57.3900	膀胱其他诊断性操作	诊断性操作	D	311000045S	电子膀胱镜检查	润滑尿道，置入套管及闭孔器，推出闭孔器，插入电子膀胱镜、尿道镜，连接显示器光源，检查尿道膀胱		次		535.00	甲类	检查费
419	58.2100	会阴尿道镜检查	诊断性操作	D	311000020	经尿道输尿管镜检查	含活检		单侧		372.52	甲类	检查费
420	58.2200	其他尿道镜检查	诊断性操作	D	311000020	经尿道输尿管镜检查	含活检		单侧		372.52	甲类	检查费
421	58.2200x001	尿道镜检查	诊断性操作	D	311000020	经尿道输尿管镜检查	含活检		单侧		372.52	甲类	检查费
422	58.2300	尿道活组织检查	诊断性操作	D	311000020	经尿道输尿管镜检查	含活检		单侧		372.52	甲类	检查费
423	58.2400	尿道周围组织活组织检查	诊断性操作	D	311000020	经尿道输尿管镜检查	含活检		单侧		372.52	甲类	检查费
424	58.2900	尿道和尿道周围组织的其他诊断性操作	诊断性操作	D	311000020	经尿道输尿管镜检查	含活检		单侧		372.52	甲类	检查费
425	59.2100	肾周或膀胱周围组织的活组织检查	诊断性操作	D	311000034	膀胱镜尿道镜检查	含活检	无痛抑菌润滑剂	次		312.00	甲类	检查费
426	59.2101	肾周活组织检查	诊断性操作	G	311000015	肾穿刺术	含活检；不含影像学引导	穿刺针、肾造瘘管	单侧		349.24	甲类	治疗费
427	59.2102	膀胱周围活组织检查	诊断性操作	D	311000034	膀胱镜尿道镜检查	含活检	无痛抑菌润滑剂	次		312.00	甲类	检查费
428	59.2900	肾周组织、膀胱周围组织和腹膜后的其他诊断性操作	诊断性操作	D	311000034	膀胱镜尿道镜检查	含活检	无痛抑菌润滑剂	次		312.00	甲类	检查费
429	60.1100	闭合性［经皮］［针吸］前列腺活组织检查	诊断性操作	D	311100014	前列腺针吸细胞学活检术			次		89.71	甲类	治疗费
430	60.1100x002	超声引导下前列腺穿刺活检	诊断性操作	D	311100013	B超引导下前列腺活检术			次		224.28	甲类	治疗费
431	60.1100x003	经会阴前列腺穿刺活检术	诊断性操作	D	311100014	前列腺针吸细胞学活检术			次		89.71	甲类	治疗费

（续上表）

序号	诊断性操作诊断编码	诊断性操作名称	操作类型	财务分类	编码	项目名称	项目内涵	除外内容	计价单位	说明	三级医疗服务价格（元）	医保结算类型	医疗收费项目类别
432	60.1101	经直肠前列腺穿刺活组织检查	诊断性操作	D	311100014	前列腺针吸细胞学活检术			次		89.71	甲类	治疗费
433	60.1300	闭合性［经皮］精囊活组织检查	诊断性操作	D	331201011S－1	经尿道精囊镜检查术（特殊治疗操作）	特殊治疗操作含碎石、止血、活检		次		1300.00	甲类	手术费
434	60.1500	前列腺周围组织的活组织检查	诊断性操作	D	311100014	前列腺针吸细胞学活检术			次		89.71	甲类	治疗费
435	60.1800	前列腺和前列腺周围组织的其他诊断性操作	诊断性操作	D	311100013	B超引导下前列腺活检术			次		224.28	甲类	治疗费
436	60.1800	前列腺和前列腺周围组织的其他诊断性操作	诊断性操作	D	311100014	前列腺针吸细胞学活检术			次		89.71	甲类	治疗费
437	60.1900	精囊的其他诊断性操作	诊断性操作	D	331201011S	经尿道精囊镜检查术	从尿道外口置入精囊镜，找到精囊开口进入精囊检查治疗		次		1000.00	甲类	手术费
438	60.1901	精囊镜探查术	诊断性操作	D	331201011S	经尿道精囊镜检查术	从尿道外口置入精囊镜，找到精囊开口进入精囊检查治疗		次		1000.00	甲类	手术费
439	61.1100	阴囊或睾丸鞘膜的活组织检查	诊断性操作	G	311100006－1	睾丸阴茎海绵体切开术	含活检、取精		次		168.21	甲类	治疗费
440	61.1102	睾丸鞘膜活组织检查	诊断性操作	G	311100006－1	睾丸阴茎海绵体切开术	含活检、取精		次		168.21	甲类	治疗费
441	61.1900	阴囊和睾丸鞘膜的其他诊断性操作	诊断性操作	D	230200052	阴囊显像			次		270.00	甲类	检查费
442	61.1900	阴囊和睾丸鞘膜的其他诊断性操作	诊断性操作	D	220301001	彩色多普勒超声常规检查			每部位	计价部位：胸部（含肺、胸腔、纵隔）、腹部（含肝、胆、胰、脾）、腹膜后间隙软组织（含淋巴结）、胃肠道、泌尿系（含双肾、输尿管、膀胱、前列腺）、妇科（含子宫、附件、膀胱及周围组织）、产科（含胎儿及宫腔）、男性生殖系统（含睾丸、附睾、输精管、精索、前列腺）、肾上腺	120.00	乙类	检查费

（续上表）

序号	诊断性操作诊断编码	诊断性操作名称	操作类型	财务分类	编码	项目名称	项目内涵	除外内容	计价单位	说明	三级医疗服务价格（元）	医保结算类型	医疗收费项目类别
443	62. 1100	闭合性［经皮］［针吸］睾丸活组织检查	诊断性操作	D	311100006	睾丸阴茎海绵体穿刺术	含活检、取精		次		168. 21	甲类	治疗费
444	62. 1900	睾丸其他诊断性操作	诊断性操作	D	311100006	睾丸阴茎海绵体穿刺术	含活检、取精		次		168. 21	甲类	治疗费
445	63. 0101	精索活组织检查	诊断性操作	G	331203007	输精管插管术		导管	次		1352. 00	甲类	手术费
446	63. 0103	输精管活组织检查	诊断性操作	G	331203007	输精管插管术		导管	次		1352. 00	甲类	手术费
447	63. 0900	精索、附睾和输精管的其他诊断性操作	诊断性操作	D	220301001	彩色多普勒超声常规检查			每部位	计价部位：胸部（含肺、胸腔、纵隔）、腹部（含肝、胆、胰、脾）、腹膜后间隙软组织（含淋巴结）、胃肠道、泌尿系（含双肾、输尿管、膀胱、前列腺）、妇科（含子宫、附件、膀胱及周围组织）、产科（含胎儿及宫腔）、男性生殖系统（含睾丸、附睾、输精管、精索、前列腺）、肾上腺	120. 00	乙类	检查费
448	63. 0900x001	输精管穿刺术	诊断性操作	G	331203007	输精管插管术		导管	次		1352. 00	甲类	手术费
449	64. 1100	阴茎活组织检查	诊断性操作	D	311100006	睾丸阴茎海绵体穿刺术	含活检、取精		次		168. 21	甲类	治疗费
450	64. 1900	阴茎的其他诊断性操作	诊断性操作	D	311100006	睾丸阴茎海绵体穿刺术	含活检、取精		次		168. 21	甲类	治疗费
451	65. 1100	卵巢抽吸活组织检查	诊断性操作	G	331301004－1	卵巢切开探查术	含必要时取卵巢组织活检或切除部分卵巢		单侧	仅独立开展本手术方可收费	1950. 00	甲类	手术费
452	65. 1200	卵巢其他活组织检查	诊断性操作	G	331301004－1	卵巢切开探查术	含必要时取卵巢组织活检或切除部分卵巢		单侧	仅独立开展本手术方可收费	1950. 00	甲类	手术费
453	65. 1201	卵巢活组织检查	诊断性操作	G	331301004－1	卵巢切开探查术	含必要时取卵巢组织活检或切除部分卵巢		单侧	仅独立开展本手术方可收费	1950. 00	甲类	手术费
454	65. 1900	卵巢的其他诊断性操作	诊断性操作	G	331301004－1	卵巢切开探查术	含必要时取卵巢组织活检或切除部分卵巢		单侧	仅独立开展本手术方可收费	1950. 00	甲类	手术费
455	66. 1900	输卵管的其他诊断性操作	诊断性操作	D	220201006	输卵管超声造影	含临床操作，含宫腔、双输卵管	一次性导管	次		60. 00	甲类	检查费
456	66. 1900x001	输卵管镜检查	诊断性操作	G	331302006	经输卵管镜插管通水术			次		585. 00	甲类	手术费

（续上表）

序号	诊断性操作诊断编码	诊断性操作名称	操作类型	财务分类	编码	项目名称	项目内涵	除外内容	计价单位	说明	三级医疗服务价格（元）	医保结算类型	医疗收费项目类别
457	67. 1100	子宫颈内活组织检查	诊断性操作	D	311201008	宫颈活检术			次		65. 00	甲类	治疗费
458	67. 1200	子宫颈的其他活组织检查	诊断性操作	D	311201008	宫颈活检术			次		65. 00	甲类	治疗费
459	67. 1200x001	子宫颈活检	诊断性操作	D	311201008	宫颈活检术			次		65. 00	甲类	治疗费
460	67. 1900	子宫颈的其他诊断性操作	诊断性操作	D	311201008	宫颈活检术			次		65. 00	甲类	治疗费
461	67. 1901	子宫颈管搔刮术	诊断性操作	D	311201008－3	宫颈管搔刮术			次		65. 00	甲类	治疗费
462	68. 1100	子宫指检	诊断性操作	D	311201001－1	妇科常规检查			次		8. 00	甲类	检查费
463	68. 1200	子宫镜检查	诊断性操作	G	331306004	经宫腔镜取环术	不含术中 B 超监视		次		520. 00	甲类	手术费
464	68. 1200x001	宫腔镜检查	诊断性操作	D	331306003	宫腔镜检查	含活检；不含宫旁阻滞麻醉		次		520. 00	甲类	手术费
465	68. 1500	闭合性子宫韧带活组织检查	诊断性操作	D	311201008	宫颈活检术			次		65. 00	甲类	治疗费
466	68. 1600	闭合性子宫活组织检查	诊断性操作	D	331306003	宫腔镜检查	含活检；不含宫旁阻滞麻醉		次		520. 00	甲类	手术费
467	68. 1602	宫腔镜子宫活组织检查	诊断性操作	D	331306003	宫腔镜检查	含活检；不含宫旁阻滞麻醉		次		520. 00	甲类	手术费
468	68. 1900	子宫和支持结构的其他诊断性操作	诊断性操作	G	311201011	宫颈内口探查术			次		20. 00	甲类	治疗费
469	68. 1901	子宫诊断性探查术	诊断性操作	D	331306003	宫腔镜检查	含活检；不含宫旁阻滞麻醉		次		520. 00	甲类	手术费
470	69. 0901	诊断性刮宫术	诊断性操作	G	311201052	葡萄胎刮宫术			次		250. 00	甲类	治疗费
471	70. 2100	阴道镜检查	诊断性操作	D	311201004	阴道镜检查			次		55. 00	甲类	治疗费
472	70. 2200	陷凹镜检查（后穹窿镜检查）	诊断性操作	D	311201004	阴道镜检查			次		55. 00	甲类	治疗费
473	70. 2400	阴道活组织检查	诊断性操作	D	311201008－1	阴道壁活检术			次		65. 00	甲类	治疗费
474	70. 2901	阴道探查	诊断性操作	D	311201001	荧光检查	指会阴、阴道、宫颈部位病变检查		每部位		20. 00	甲类	检查费
475	71. 1100	外阴活组织检查	诊断性操作	D	311201002	外阴活检术			次		60. 00	甲类	治疗费
476	71. 1900	外阴的其他诊断性操作	诊断性操作	D	311201002	外阴活检术			次		60. 00	甲类	治疗费
477	75. 1x00	诊断性羊膜穿刺	诊断性操作	G	311201030	羊膜腔穿刺术	不含 B 超监测、羊水检查		次		70. 00	丙类	治疗费
478	75. 1x00x002	绒毛穿刺	诊断性操作	G	311201030	羊膜腔穿刺术	不含 B 超监测、羊水检查		次		70. 00	丙类	治疗费
479	75. 3100	羊膜镜检查	诊断性操作	D	311201029	羊膜镜检查			次		65. 00	丙类	检查费
480	75. 3101	胎儿镜检查	诊断性操作	D	311201027	胎儿镜检查			次		930. 00	甲类	检查费
481	75. 3200	胎儿心电图（头皮）	诊断性操作	D	311201025	胎儿心电图			次		40. 00	甲类	检查费
482	75. 3300	胎儿血样和活组织检查	诊断性操作	D	311201027－1	胎儿镜镜下活检术			次		1880. 00	甲类	治疗费
483	75. 3300x001	胎儿血样检查	诊断性操作	D	311201027－1	胎儿镜镜下活检术			次		1880. 00	甲类	治疗费

（续上表）

序号	诊断性操作诊断编码	诊断性操作名称	操作类型	财务分类	编码	项目名称	项目内涵	除外内容	计价单位	说明	三级医疗服务价格（元）	医保结算类型	医疗收费项目类别
484	75. 3300x002	超声引导下经腹脐血采样术	诊断性操作	D	311201065	早孕期经腹绒毛取材术	不含超声引导		次	未经省级卫生行政部门批准的单位不得使用	125. 00	丙类	治疗费
485	75. 3300x002	超声引导下经腹脐血采样术	诊断性操作	D	220302012	临床操作的彩色多普勒超声引导			每半小时	不可同时收取超声检查费	120. 00	乙类	检查费
486	75. 3301	经腹绒毛取样术	诊断性操作	D	311201065	早孕期经腹绒毛取材术	不含超声引导		次	未经省级卫生行政部门批准的单位不得使用	125. 00	丙类	治疗费
487	75. 3303	胎儿活组织检查	诊断性操作	D	311201027－1	胎儿镜镜下活检术			次		1880. 00	甲类	治疗费
488	75. 3400	其他胎儿监测	诊断性操作	D	311201028	胎儿脐血流监测	含脐动脉速度波形监测、搏动指数、阻力指数		次		69. 00	甲类	检查费
489	75. 3400x001	胎心监测	诊断性操作	D	311201026	胎心监测			胎次		35. 00	甲类	检查费
490	75. 3500x001	催产素激惹实验（oct）	诊断性操作	G	311201055	催产素滴注引产术	含观察宫缩、产程	胎心检测	次		按穗计生发〔2003〕27号文执行	丙类	治疗费
491	75. 7x00	产后子宫腔手法探查	诊断性操作	G	311201011	宫颈内口探查术			次		20. 00	甲类	治疗费
492	75. 9900x001	产后子宫颈探查术	诊断性操作	G	311201011	宫颈内口探查术			次		20. 00	甲类	治疗费
493	78. 8000	骨诊断性操作	诊断性操作	G	311300012	骨穿刺术	含活检、加压包扎及弹性绷带		次		302. 67	甲类	治疗费
494	78. 8100	肩胛骨，锁骨和胸廓［肋骨和胸骨］诊断性操作	诊断性操作	G	311300012	骨穿刺术	含活检、加压包扎及弹性绷带		次		302. 67	甲类	治疗费
495	78. 8100x001	肩胛骨穿刺活组织检查	诊断性操作	G	311300012	骨穿刺术	含活检、加压包扎及弹性绷带		次		302. 67	甲类	治疗费
496	78. 8100x002	锁骨穿刺活组织检查	诊断性操作	G	311300012	骨穿刺术	含活检、加压包扎及弹性绷带		次		302. 67	甲类	治疗费
497	78. 8100x003	肋骨穿刺活组织检查	诊断性操作	G	311300012	骨穿刺术	含活检、加压包扎及弹性绷带		次		302. 67	甲类	治疗费
498	78. 8100x004	胸骨穿刺活组织检查	诊断性操作	G	311300012	骨穿刺术	含活检、加压包扎及弹性绷带		次		302. 67	甲类	治疗费
499	78. 8200	肱骨诊断性操作	诊断性操作	G	311300012	骨穿刺术	含活检、加压包扎及弹性绷带		次		302. 67	甲类	治疗费
500	78. 8200x001	肱骨穿刺活组织检查	诊断性操作	G	311300012	骨穿刺术	含活检、加压包扎及弹性绷带		次		302. 67	甲类	治疗费
501	78. 8300	桡骨和尺骨诊断性操作	诊断性操作	G	311300012	骨穿刺术	含活检、加压包扎及弹性绷带		次		302. 67	甲类	治疗费
502	78. 8300x001	桡骨穿刺活组织检查	诊断性操作	G	311300012	骨穿刺术	含活检、加压包扎及弹性绷带		次		302. 67	甲类	治疗费
503	78. 8300x002	尺骨穿刺活组织检查	诊断性操作	G	311300012	骨穿刺术	含活检、加压包扎及弹性绷带		次		302. 67	甲类	治疗费

（续上表）

序号	诊断性操作诊断编码	诊断性操作名称	操作类型	财务分类	编码	项目名称	项目内涵	除外内容	计价单位	说明	三级医疗服务价格（元）	医保结算类型	医疗收费项目类别
504	78.8400	腕骨和掌骨诊断性操作	诊断性操作	G	311300012	骨穿刺术	含活检、加压包扎及弹性绷带		次		302.67	甲类	治疗费
505	78.8400x001	腕骨穿刺活组织检查	诊断性操作	G	311300012	骨穿刺术	含活检、加压包扎及弹性绷带		次		302.67	甲类	治疗费
506	78.8400x002	掌骨穿刺活组织检查	诊断性操作	G	311300012	骨穿刺术	含活检、加压包扎及弹性绷带		次		302.67	甲类	治疗费
507	78.8500	股骨诊断性操作	诊断性操作	G	311300012	骨穿刺术	含活检、加压包扎及弹性绷带		次		302.67	甲类	治疗费
508	78.8500x001	股骨穿刺活组织检查	诊断性操作	G	311300012	骨穿刺术	含活检、加压包扎及弹性绷带		次		302.67	甲类	治疗费
509	78.8600	髌骨诊断性操作	诊断性操作	G	311300012	骨穿刺术	含活检、加压包扎及弹性绷带		次		302.67	甲类	治疗费
510	78.8600x001	髌骨穿刺活组织检查	诊断性操作	G	311300012	骨穿刺术	含活检、加压包扎及弹性绷带		次		302.67	甲类	治疗费
511	78.8700	胫骨和腓骨诊断性操作	诊断性操作	G	311300012	骨穿刺术	含活检、加压包扎及弹性绷带		次		302.67	甲类	治疗费
512	78.8700x001	胫骨穿刺活组织检查	诊断性操作	G	311300012	骨穿刺术	含活检、加压包扎及弹性绷带		次		302.67	甲类	治疗费
513	78.8700x002	腓骨穿刺活组织检查	诊断性操作	G	311300012	骨穿刺术	含活检、加压包扎及弹性绷带		次		302.67	甲类	治疗费
514	78.8800	跗骨和跖骨诊断性操作	诊断性操作	G	311300012	骨穿刺术	含活检、加压包扎及弹性绷带		次		302.67	甲类	治疗费
515	78.8800x001	跗骨穿刺活组织检查	诊断性操作	G	311300012	骨穿刺术	含活检、加压包扎及弹性绷带		次		302.67	甲类	治疗费
516	78.8800x002	跖骨穿刺活组织检查	诊断性操作	G	311300012	骨穿刺术	含活检、加压包扎及弹性绷带		次		302.67	甲类	治疗费
517	78.8900	其他骨诊断性操作	诊断性操作	G	311300012	骨穿刺术	含活检、加压包扎及弹性绷带		次		302.67	甲类	治疗费
518	78.8900x001	骨盆穿刺活组织检查	诊断性操作	G	311300012	骨穿刺术	含活检、加压包扎及弹性绷带		次		302.67	甲类	治疗费
519	78.8900x002	椎骨穿刺活组织检查	诊断性操作	G	311300012	骨穿刺术	含活检、加压包扎及弹性绷带		次		302.67	甲类	治疗费
520	85.1100	闭合性［经皮］［针吸］乳房活组织检查	诊断性操作	G	311400057	皮下组织穿刺术	含活检		次		128.16	甲类	治疗费
521	85.1100x001	乳房穿刺活检	诊断性操作	G	331601001	乳腺肿物穿刺术	含活检		次		135.20	甲类	手术费
522	85.1100x001	乳房穿刺活检	诊断性操作	G	331601001－1	立体定位下乳腺肿物穿刺术	含活检		次		175.76	甲类	手术费
523	85.1100x003	乳管镜下乳腺活检	诊断性操作	D	311201064	乳管镜检查	含活检、疏通、扩张、冲洗		次		480.00	甲类	检查费
524	85.1900x002	乳管镜检查	诊断性操作	D	311201064	乳管镜检查	含活检、疏通、扩张、冲洗		次		480.00	甲类	检查费
525	87.0100	气脑造影图	诊断性操作	D	210103001	气脑造影			次		63.48	甲类	检查费

（续上表）

序号	诊断性操作诊断编码	诊断性操作名称	操作类型	财务分类	编码	项目名称	项目内涵	除外内容	计价单位	说明	三级医疗服务价格（元）	医保结算类型	医疗收费项目类别
526	87.0201	脑室充气造影	诊断性操作	D	210103001	气脑造影			次		63.48	甲类	检查费
527	87.0300x001	头部 CT 检查	诊断性操作	D	210300000－1	X 线计算机体层（CT）扫描加收（使用螺旋扫描）			人次		96.00	甲类	检查费
528	87.0300x001	头部 CT 检查	诊断性操作	D	210300000－4	X 线计算机体层（CT）扫描加收（使用心电门控设备）			人次		80.00	甲类	检查费
529	87.0300x001	头部 CT 检查	诊断性操作	D	210300000－5	X 线计算机体层（CT）扫描加收（使用呼吸门控设备）			人次		80.00	甲类	检查费
530	87.0300x001	头部 CT 检查	诊断性操作	D	210300001	X 线计算机体层（CT）平扫			每部位		280.00	乙类	检查费
531	87.0300x001	头部 CT 检查	诊断性操作	D	210300001－1	X 线计算机体层（CT）平扫后增强扫描加收			每部位		140.00	乙类	检查费
532	87.0300x001	头部 CT 检查	诊断性操作	D	210300002	X 线计算机体层（CT）增强扫描			每部位		400.00	乙类	检查费
533	87.0301	脑 CT 检查	诊断性操作	D	210300000－1	X 线计算机体层（CT）扫描加收（使用螺旋扫描）			人次		96.00	甲类	检查费
534	87.0301	脑 CT 检查	诊断性操作	D	210300000－4	X 线计算机体层（CT）扫描加收（使用心电门控设备）			人次		80.00	甲类	检查费
535	87.0301	脑 CT 检查	诊断性操作	D	210300000－5	X 线计算机体层（CT）扫描加收（使用呼吸门控设备）			人次		80.00	甲类	检查费
536	87.0301	脑 CT 检查	诊断性操作	D	210300001	X 线计算机体层（CT）平扫			每部位		280.00	乙类	检查费
537	87.0301	脑 CT 检查	诊断性操作	D	210300001－1	X 线计算机体层（CT）平扫后增强扫描加收			每部位		140.00	乙类	检查费
538	87.0301	脑 CT 检查	诊断性操作	D	210300002	X 线计算机体层（CT）增强扫描			每部位		400.00	乙类	检查费
539	87.0302	头颈部 CTA	诊断性操作	D	210300000－1	X 线计算机体层（CT）扫描加收（使用螺旋扫描）			人次		96.00	甲类	检查费
540	87.0302	头颈部 CTA	诊断性操作	D	210300000－2	X 线计算机体层（CT）加收（三维重建）	指使用密度投影法（MIP、MinIP）、表面再现（SSD）、容积再现（VR）、多平面重组（MPR）、曲面重建（CPR）、仿真内镜（CTVE）等技术获取三维影像		人次		96.00	甲类	检查费

（续上表）

序号	诊断性操作诊断编码	诊断性操作名称	操作类型	财务分类	编码	项目名称	项目内涵	除外内容	计价单位	说明	三级医疗服务价格（元）	医保结算类型	医疗收费项目类别
541	87.0302	头颈部 CTA	诊断性操作	D	210300000－3	X 线计算机体层（CT）加收（四维重建）	指使用密度投影法（MIP、MinIP）、表面再现（SSD）、容积再现（VR）、多平面重组（MPR）、曲面重建（CPR）、仿真内镜（CTVE）等技术获取四维影像		人次		320.00	甲类	检查费
542	87.0302	头颈部 CTA	诊断性操作	D	210300000－4	X 线计算机体层（CT）扫描加收（使用心电门控设备）			人次		80.00	甲类	检查费
543	87.0302	头颈部 CTA	诊断性操作	D	210300000－5	X 线计算机体层（CT）扫描加收（使用呼吸门控设备）			人次		80.00	甲类	检查费
544	87.0302	头颈部 CTA	诊断性操作	D	210300001	X 线计算机体层（CT）平扫			每部位		280.00	乙类	检查费
545	87.0302	头颈部 CTA	诊断性操作	D	210300001－1	X 线计算机体层（CT）平扫后增强扫描加收			每部位		140.00	乙类	检查费
546	87.0302	头颈部 CTA	诊断性操作	D	210300002	X 线计算机体层（CT）增强扫描			每部位		400.00	乙类	检查费
547	87.0400x001	头颈部血管 CT 显像	诊断性操作	D	210300000－1	X 线计算机体层（CT）扫描加收（使用螺旋扫描）			人次		96.00	甲类	检查费
548	87.0400x001	头颈部血管 CT 显像	诊断性操作	D	210300000－2	X 线计算机体层（CT）加收（三维重建）	指使用密度投影法（MIP、MinIP）、表面再现（SSD）、容积再现（VR）、多平面重组（MPR）、曲面重建（CPR）、仿真内镜（CTVE）等技术获取三维影像		人次		96.00	甲类	检查费
549	87.0400x001	头颈部血管 CT 显像	诊断性操作	D	210300000－3	X 线计算机体层（CT）加收（四维重建）	指使用密度投影法（MIP、MinIP）、表面再现（SSD）、容积再现（VR）、多平面重组（MPR）、曲面重建（CPR）、仿真内镜（CTVE）等技术获取四维影像		人次		320.00	甲类	检查费
550	87.0400x001	头颈部血管 CT 显像	诊断性操作	D	210300000－4	X 线计算机体层（CT）扫描加收（使用心电门控设备）			人次		80.00	甲类	检查费

（续上表）

序号	诊断性操作诊断编码	诊断性操作名称	操作类型	财务分类	编码	项目名称	项目内涵	除外内容	计价单位	说明	三级医疗服务价格（元）	医保结算类型	医疗收费项目类别
551	87.0400x001	头颈部血管 CT 显像	诊断性操作	D	210300000－5	X 线计算机体层（CT）扫描加收（使用呼吸门控设备）			人次		80.00	甲类	检查费
552	87.0400x001	头颈部血管 CT 显像	诊断性操作	D	210300001	X 线计算机体层（CT）平扫			每部位		280.00	乙类	检查费
553	87.0400x001	头颈部血管 CT 显像	诊断性操作	D	210300001－1	X 线计算机体层（CT）平扫后增强扫描加收			每部位		140.00	乙类	检查费
554	87.0400x001	头颈部血管 CT 显像	诊断性操作	D	210300002	X 线计算机体层（CT）增强扫描			每部位		400.00	乙类	检查费
555	87.0500	对比剂泪囊造影图	诊断性操作	D	210103005	泪道造影			单侧		32.20	甲类	检查费
556	87.0501	泪囊造影	诊断性操作	D	210103005	泪道造影			单侧		32.20	甲类	检查费
557	87.0600	对比剂鼻咽造影图	诊断性操作	D	210103011	下咽造影			次		21.16	甲类	检查费
558	87.0600x001	鼻咽造影	诊断性操作	D	210103011	下咽造影			次		21.16	甲类	检查费
559	87.0700	对比剂喉造影图	诊断性操作	D	210103011	下咽造影			次		21.16	甲类	检查费
560	87.0700x001	喉造影	诊断性操作	D	210103011	下咽造影			次		21.16	甲类	检查费
561	87.0900	面、头和颈的其他软组织 X 线检查	诊断性操作	D	210102015－1	DR	含数据采集、存贮、图像显示	胶片	曝光次数		60.00	甲类	检查费
562	87.0900	面、头和颈的其他软组织 X 线检查	诊断性操作	D	210102015－2	CR	含数据采集、存贮、图像显示	胶片	曝光次数		40.00	甲类	检查费
563	87.0901	颈部 X 线检查	诊断性操作	D	210102015－1	DR	含数据采集、存贮、图像显示	胶片	曝光次数		60.00	甲类	检查费
564	87.0901	颈部 X 线检查	诊断性操作	D	210102015－2	CR	含数据采集、存贮、图像显示	胶片	曝光次数		40.00	甲类	检查费
565	87.1100	全口牙 X 线检查	诊断性操作	D	210102015－1	DR	含数据采集、存贮、图像显示	胶片	曝光次数		60.00	甲类	检查费
566	87.1100	全口牙 X 线检查	诊断性操作	D	210102015－2	CR	含数据采集、存贮、图像显示	胶片	曝光次数		40.00	甲类	检查费
567	87.1200	其他牙 X 线检查	诊断性操作	D	210102015－1	DR	含数据采集、存贮、图像显示	胶片	曝光次数		60.00	甲类	检查费
568	87.1200	其他牙 X 线检查	诊断性操作	D	210102015－2	CR	含数据采集、存贮、图像显示	胶片	曝光次数		40.00	甲类	检查费
569	87.1200x001	牙 X 线检查	诊断性操作	D	210102015－1	DR	含数据采集、存贮、图像显示	胶片	曝光次数		60.00	甲类	检查费
570	87.1200x001	牙 X 线检查	诊断性操作	D	210102015－2	CR	含数据采集、存贮、图像显示	胶片	曝光次数		40.00	甲类	检查费
571	87.1201	根管 X 线检查	诊断性操作	D	210102015－1	DR	含数据采集、存贮、图像显示	胶片	曝光次数		60.00	甲类	检查费
572	87.1201	根管 X 线检查	诊断性操作	D	210102015－2	CR	含数据采集、存贮、图像显示	胶片	曝光次数		40.00	甲类	检查费

（续上表）

序号	诊断性操作诊断编码	诊断性操作名称	操作类型	财务分类	编码	项目名称	项目内涵	除外内容	计价单位	说明	三级医疗服务价格（元）	医保结算类型	医疗收费项目类别
573	87. 1300	对比剂颞下颌关节造影图	诊断性操作	D	210103007	颞下颌关节造影			单侧		21. 16	甲类	检查费
574	87. 1300x001	颞下颌关节造影	诊断性操作	D	210103007	颞下颌关节造影			单侧		21. 16	甲类	检查费
575	87. 1500	对比剂鼻窦造影图	诊断性操作	D	210103033	窦道及瘘管造影			次		36. 80	甲类	检查费
576	87. 1500x001	鼻窦造影	诊断性操作	D	210103033	窦道及瘘管造影			次		36. 80	甲类	检查费
577	87. 1600	面骨其他 X 线检查	诊断性操作	D	210102015 – 1	DR	含数据采集、存贮、图像显示	胶片	曝光次数		60. 00	甲类	检查费
578	87. 1600	面骨其他 X 线检查	诊断性操作	D	210102015 – 2	CR	含数据采集、存贮、图像显示	胶片	曝光次数		40. 00	甲类	检查费
579	87. 1600x006	颧骨 X 线检查	诊断性操作	D	210102015 – 1	DR	含数据采集、存贮、图像显示	胶片	曝光次数		60. 00	甲类	检查费
580	87. 1600x006	颧骨 X 线检查	诊断性操作	D	210102015 – 2	CR	含数据采集、存贮、图像显示	胶片	曝光次数		40. 00	甲类	检查费
581	87. 1600x007	面部骨 X 线检查	诊断性操作	D	210102015 – 1	DR	含数据采集、存贮、图像显示	胶片	曝光次数		60. 00	甲类	检查费
582	87. 1600x007	面部骨 X 线检查	诊断性操作	D	210102015 – 2	CR	含数据采集、存贮、图像显示	胶片	曝光次数		40. 00	甲类	检查费
583	87. 1601	下颌骨 X 线检查	诊断性操作	D	210102015 – 1	DR	含数据采集、存贮、图像显示	胶片	曝光次数		60. 00	甲类	检查费
584	87. 1601	下颌骨 X 线检查	诊断性操作	D	210102015 – 2	CR	含数据采集、存贮、图像显示	胶片	曝光次数		40. 00	甲类	检查费
585	87. 1602	上颌骨 X 线检查	诊断性操作	D	210102015 – 1	DR	含数据采集、存贮、图像显示	胶片	曝光次数		60. 00	甲类	检查费
586	87. 1602	上颌骨 X 线检查	诊断性操作	D	210102015 – 2	CR	含数据采集、存贮、图像显示	胶片	曝光次数		40. 00	甲类	检查费
587	87. 1603	鼻窦 X 线检查	诊断性操作	D	210102015 – 1	DR	含数据采集、存贮、图像显示	胶片	曝光次数		60. 00	甲类	检查费
588	87. 1603	鼻窦 X 线检查	诊断性操作	D	210102015 – 2	CR	含数据采集、存贮、图像显示	胶片	曝光次数		40. 00	甲类	检查费
589	87. 1604	鼻 X 线检查	诊断性操作	D	210102015 – 1	DR	含数据采集、存贮、图像显示	胶片	曝光次数		60. 00	甲类	检查费
590	87. 1604	鼻 X 线检查	诊断性操作	D	210102015 – 2	CR	含数据采集、存贮、图像显示	胶片	曝光次数		40. 00	甲类	检查费
591	87. 1605	眼眶 X 线检查	诊断性操作	D	210102015 – 1	DR	含数据采集、存贮、图像显示	胶片	曝光次数		60. 00	甲类	检查费
592	87. 1605	眼眶 X 线检查	诊断性操作	D	210102015 – 2	CR	含数据采集、存贮、图像显示	胶片	曝光次数		40. 00	甲类	检查费
593	87. 1700	颅骨其他 X 线检查	诊断性操作	D	210102015 – 1	DR	含数据采集、存贮、图像显示	胶片	曝光次数		60. 00	甲类	检查费

（续上表）

序号	诊断性操作诊断编码	诊断性操作名称	操作类型	财务分类	编码	项目名称	项目内涵	除外内容	计价单位	说明	三级医疗服务价格（元）	医保结算类型	医疗收费项目类别
594	87.1700	颅骨其他 X 线检查	诊断性操作	D	210102015－2	CR	含数据采集、存贮、图像显示	胶片	曝光次数		40.00	甲类	检查费
595	87.1700x001	颅骨 X 线检查	诊断性操作	D	210102015－1	DR	含数据采集、存贮、图像显示	胶片	曝光次数		60.00	甲类	检查费
596	87.1700x001	颅骨 X 线检查	诊断性操作	D	210102015－2	CR	含数据采集、存贮、图像显示	胶片	曝光次数		40.00	甲类	检查费
597	87.2100	对比剂脊髓造影图	诊断性操作	D	210103003	脊髓（椎管）造影			次		63.48	甲类	检查费
598	87.2100x002	椎管造影	诊断性操作	D	210103003	脊髓（椎管）造影			次		63.48	甲类	检查费
599	87.2101	椎间盘造影	诊断性操作	D	210103004	椎间盘造影			次		63.48	甲类	检查费
600	87.2102	脊髓造影	诊断性操作	D	210103003	脊髓（椎管）造影			次		63.48	甲类	检查费
601	87.2200	颈椎其他 X 线检查	诊断性操作	D	210102015－1	DR	含数据采集、存贮、图像显示	胶片	曝光次数		60.00	甲类	检查费
602	87.2200	颈椎其他 X 线检查	诊断性操作	D	210102015－2	CR	含数据采集、存贮、图像显示	胶片	曝光次数		40.00	甲类	检查费
603	87.2200x001	颈椎 X 线检查	诊断性操作	D	210102015－1	DR	含数据采集、存贮、图像显示	胶片	曝光次数		60.00	甲类	检查费
604	87.2200x001	颈椎 X 线检查	诊断性操作	D	210102015－2	CR	含数据采集、存贮、图像显示	胶片	曝光次数		40.00	甲类	检查费
605	87.2200x002	颈椎间盘造影	诊断性操作	D	210103004	椎间盘造影			次		63.48	甲类	检查费
606	87.2300	胸椎其他 X 线检查	诊断性操作	D	210102015－1	DR	含数据采集、存贮、图像显示	胶片	曝光次数		60.00	甲类	检查费
607	87.2300	胸椎其他 X 线检查	诊断性操作	D	210102015－2	CR	含数据采集、存贮、图像显示	胶片	曝光次数		40.00	甲类	检查费
608	87.2300x001	胸椎 X 线检查	诊断性操作	D	210102015－1	DR	含数据采集、存贮、图像显示	胶片	曝光次数		60.00	甲类	检查费
609	87.2300x001	胸椎 X 线检查	诊断性操作	D	210102015－2	CR	含数据采集、存贮、图像显示	胶片	曝光次数		40.00	甲类	检查费
610	87.2300x002	胸椎间盘造影	诊断性操作	D	210103004	椎间盘造影			次		63.48	甲类	检查费
611	87.2400	腰骶椎其他 X 线检查	诊断性操作	D	210102015－1	DR	含数据采集、存贮、图像显示	胶片	曝光次数		60.00	甲类	检查费
612	87.2400	腰骶椎其他 X 线检查	诊断性操作	D	210102015－2	CR	含数据采集、存贮、图像显示	胶片	曝光次数		40.00	甲类	检查费
613	87.2400x001	腰椎间盘造影	诊断性操作	D	210103004	椎间盘造影			次		63.48	甲类	检查费
614	87.2400x004	骶尾 X 线检查	诊断性操作	D	210102015－1	DR	含数据采集、存贮、图像显示	胶片	曝光次数		60.00	甲类	检查费
615	87.2400x004	骶尾 X 线检查	诊断性操作	D	210102015－2	CR	含数据采集、存贮、图像显示	胶片	曝光次数		40.00	甲类	检查费

（续上表）

序号	诊断性操作诊断编码	诊断性操作名称	操作类型	财务分类	编码	项目名称	项目内涵	除外内容	计价单位	说明	三级医疗服务价格（元）	医保结算类型	医疗收费项目类别
616	87.2401	腰椎 X 线检查	诊断性操作	D	210102015－1	DR	含数据采集、存贮、图像显示	胶片	曝光次数		60.00	甲类	检查费
617	87.2401	腰椎 X 线检查	诊断性操作	D	210102015－2	CR	含数据采集、存贮、图像显示	胶片	曝光次数		40.00	甲类	检查费
618	87.2402	腰骶椎 X 线检查	诊断性操作	D	210102015－1	DR	含数据采集、存贮、图像显示	胶片	曝光次数		60.00	甲类	检查费
619	87.2402	腰骶椎 X 线检查	诊断性操作	D	210102015－2	CR	含数据采集、存贮、图像显示	胶片	曝光次数		40.00	甲类	检查费
620	87.2900	脊柱其他 X 线检查	诊断性操作	D	210102015－1	DR	含数据采集、存贮、图像显示	胶片	曝光次数		60.00	甲类	检查费
621	87.2900	脊柱其他 X 线检查	诊断性操作	D	210102015－2	CR	含数据采集、存贮、图像显示	胶片	曝光次数		40.00	甲类	检查费
622	87.2900x001	脊柱 X 线检查	诊断性操作	D	210102015－1	DR	含数据采集、存贮、图像显示	胶片	曝光次数		60.00	甲类	检查费
623	87.2900x001	脊柱 X 线检查	诊断性操作	D	210102015－2	CR	含数据采集、存贮、图像显示	胶片	曝光次数		40.00	甲类	检查费
624	87.3100	气管内支气管造影术	诊断性操作	D	210103008	支气管造影			单侧		84.64	甲类	检查费
625	87.3100x001	支气管造影	诊断性操作	D	210103008	支气管造影			单侧		84.64	甲类	检查费
626	87.3200	其他对比剂支气管造影图	诊断性操作	D	210103008	支气管造影			单侧		84.64	甲类	检查费
627	87.3201	经环状软骨支气管造影	诊断性操作	D	210103008	支气管造影			单侧		84.64	甲类	检查费
628	87.3500	对比剂乳腺管造影图	诊断性操作	D	210103009	乳腺导管造影			单侧		21.16	甲类	检查费
629	87.3501	乳腺导管造影	诊断性操作	D	210103009	乳腺导管造影			单侧		21.16	甲类	检查费
630	87.3600	乳房干版 X 线照相术	诊断性操作	D	210102015－1	DR	含数据采集、存贮、图像显示	胶片	曝光次数		60.00	甲类	检查费
631	87.3600	乳房干版 X 线照相术	诊断性操作	D	210102015－2	CR	含数据采集、存贮、图像显示	胶片	曝光次数		40.00	甲类	检查费
632	87.3600x001	乳腺钼靶像	诊断性操作	D	210102015－1	DR	含数据采集、存贮、图像显示	胶片	曝光次数		60.00	甲类	检查费
633	87.3600x001	乳腺钼靶像	诊断性操作	D	210102015－2	CR	含数据采集、存贮、图像显示	胶片	曝光次数		40.00	甲类	检查费
634	87.3701	乳腺钼钯检查	诊断性操作	D	210102013	乳腺钼靶摄片 8×10 吋			片数		36.80	甲类	检查费
635	87.3701	乳腺钼钯检查	诊断性操作	D	210102013－1	乳腺钼靶摄片 8×10 吋加收（感绿片）			片数		11.04	甲类	检查费
636	87.3701	乳腺钼钯检查	诊断性操作	D	210102013－2	乳腺钼靶摄片 8×10 吋加收（激光片）			片数		11.04	甲类	检查费
637	87.3701	乳腺钼钯检查	诊断性操作	D	210102014	乳腺钼靶摄片 18×24 吋			片数		55.20	甲类	检查费
638	87.3701	乳腺钼钯检查	诊断性操作	D	210102014－1	乳腺钼靶摄片 18×24 吋加收（感绿片）			片数		16.56	甲类	检查费

（续上表）

序号	诊断性操作诊断编码	诊断性操作名称	操作类型	财务分类	编码	项目名称	项目内涵	除外内容	计价单位	说明	三级医疗服务价格（元）	医保结算类型	医疗收费项目类别
639	87.3701	乳腺钼钯检查	诊断性操作	D	210102014－2	乳腺钼靶摄片 18×24 吋加收（激光片）			片数		16.56	甲类	检查费
640	87.3800	胸壁窦道 X 线照相	诊断性操作	D	210102015－1	DR	含数据采集、存贮、图像显示	胶片	曝光次数		60.00	甲类	检查费
641	87.3800	胸壁窦道 X 线照相	诊断性操作	D	210102015－2	CR	含数据采集、存贮、图像显示	胶片	曝光次数		40.00	甲类	检查费
642	87.3801	胸壁瘘管造影图	诊断性操作	D	210103033	窦道及瘘管造影			次		36.80	甲类	检查费
643	87.3900	胸壁其他软组织 X 线	诊断性操作	D	210102015－1	DR	含数据采集、存贮、图像显示	胶片	曝光次数		60.00	甲类	检查费
644	87.3900	胸壁其他软组织 X 线	诊断性操作	D	210102015－2	CR	含数据采集、存贮、图像显示	胶片	曝光次数		40.00	甲类	检查费
645	87.4100x004	胸部血管 CT 显像	诊断性操作	D	210300000－1	X 线计算机体层（CT）扫描加收（使用螺旋扫描）			人次		96.00	甲类	检查费
646	87.4100x004	胸部血管 CT 显像	诊断性操作	D	210300000－2	X 线计算机体层（CT）加收（三维重建）	指使用密度投影法（MIP、MinIP）、表面再现（SSD）、容积再现（VR）、多平面重组（MPR）、曲面重建（CPR）、仿真内镜（CTVE）等技术获取三维影像		人次		96.00	甲类	检查费
647	87.4100x004	胸部血管 CT 显像	诊断性操作	D	210300000－3	X 线计算机体层（CT）加收（四维重建）	指使用密度投影法（MIP、MinIP）、表面再现（SSD）、容积再现（VR）、多平面重组（MPR）、曲面重建（CPR）、仿真内镜（CTVE）等技术获取四维影像		人次		320.00	甲类	检查费
648	87.4100x004	胸部血管 CT 显像	诊断性操作	D	210300000－4	X 线计算机体层（CT）扫描加收（使用心电门控设备）			人次		80.00	甲类	检查费
649	87.4100x004	胸部血管 CT 显像	诊断性操作	D	210300000－5	X 线计算机体层（CT）扫描加收（使用呼吸门控设备）			人次		80.00	甲类	检查费
650	87.4100x004	胸部血管 CT 显像	诊断性操作	D	210300001	X 线计算机体层（CT）平扫			每部位		280.00	乙类	检查费
651	87.4100x004	胸部血管 CT 显像	诊断性操作	D	210300001－1	X 线计算机体层（CT）平扫后增强扫描加收			每部位		140.00	乙类	检查费

（续上表）

序号	诊断性操作诊断编码	诊断性操作名称	操作类型	财务分类	编码	项目名称	项目内涵	除外内容	计价单位	说明	三级医疗服务价格（元）	医保结算类型	医疗收费项目类别
652	87.4100x004	胸部血管 CT 显像	诊断性操作	D	210300002	X 线计算机体层（CT）增强扫描			每部位		400.00	乙类	检查费
653	87.4101	胸部 CT 检查	诊断性操作	D	210300000－1	X 线计算机体层（CT）扫描加收（使用螺旋扫描）			人次		96.00	甲类	检查费
654	87.4101	胸部 CT 检查	诊断性操作	D	210300000－2	X 线计算机体层（CT）加收（三维重建）	指使用密度投影法（MIP、MinIP）、表面再现（SSD）、容积再现（VR）、多平面重组（MPR）、曲面重建（CPR）、仿真内镜（CTVE）等技术获取三维影像		人次		96.00	甲类	检查费
655	87.4101	胸部 CT 检查	诊断性操作	D	210300000－3	X 线计算机体层（CT）加收（四维重建）	指使用密度投影法（MIP、MinIP）、表面再现（SSD）、容积再现（VR）、多平面重组（MPR）、曲面重建（CPR）、仿真内镜（CTVE）等技术获取四维影像		人次		320.00	甲类	检查费
656	87.4101	胸部 CT 检查	诊断性操作	D	210300000－4	X 线计算机体层（CT）扫描加收（使用心电门控设备）			人次		80.00	甲类	检查费
657	87.4101	胸部 CT 检查	诊断性操作	D	210300000－5	X 线计算机体层（CT）扫描加收（使用呼吸门控设备）			人次		80.00	甲类	检查费
658	87.4101	胸部 CT 检查	诊断性操作	D	210300001	X 线计算机体层（CT）平扫			每部位		280.00	乙类	检查费
659	87.4101	胸部 CT 检查	诊断性操作	D	210300001－1	X 线计算机体层（CT）平扫后增强扫描加收			每部位		140.00	乙类	检查费
660	87.4101	胸部 CT 检查	诊断性操作	D	210300002	X 线计算机体层（CT）增强扫描			每部位		400.00	乙类	检查费
661	87.4102	肺 CT 检查	诊断性操作	D	210300000－1	X 线计算机体层（CT）扫描加收（使用螺旋扫描）			人次		96.00	甲类	检查费
662	87.4102	肺 CT 检查	诊断性操作	D	210300000－2	X 线计算机体层（CT）加收（三维重建）	指使用密度投影法（MIP、MinIP）、表面再现（SSD）、容积再现（VR）、多平面重组（MPR）、曲面重建（CPR）、仿真内镜（CTVE）等技术获取三维影像		人次		96.00	甲类	检查费

（续上表）

序号	诊断性操作诊断编码	诊断性操作名称	操作类型	财务分类	编码	项目名称	项目内涵	除外内容	计价单位	说明	三级医疗服务价格（元）	医保结算类型	医疗收费项目类别
663	87.4102	肺 CT 检查	诊断性操作	D	210300000－3	X 线计算机体层（CT）加收（四维重建）	指使用密度投影法（MIP、MinIP）、表面再现（SSD）、容积再现（VR）、多平面重组（MPR）、曲面重建（CPR）、仿真内镜（CTVE）等技术获取四维影像		人次		320.00	甲类	检查费
664	87.4102	肺 CT 检查	诊断性操作	D	210300000－4	X 线计算机体层（CT）扫描加收（使用心电门控设备）			人次		80.00	甲类	检查费
665	87.4102	肺 CT 检查	诊断性操作	D	210300000－5	X 线计算机体层（CT）扫描加收（使用呼吸门控设备）			人次		80.00	甲类	检查费
666	87.4102	肺 CT 检查	诊断性操作	D	210300001	X 线计算机体层（CT）平扫			每部位		280.00	乙类	检查费
667	87.4102	肺 CT 检查	诊断性操作	D	210300001－1	X 线计算机体层（CT）平扫后增强扫描加收			每部位		140.00	乙类	检查费
668	87.4102	肺 CT 检查	诊断性操作	D	210300002	X 线计算机体层（CT）增强扫描			每部位		400.00	乙类	检查费
669	87.4103	冠状动脉 CT 血管显像	诊断性操作	D	210300000－1	X 线计算机体层（CT）扫描加收（使用螺旋扫描）			人次		96.00	甲类	检查费
670	87.4103	冠状动脉 CT 血管显像	诊断性操作	D	210300000－2	X 线计算机体层（CT）加收（三维重建）	指使用密度投影法（MIP、MinIP）、表面再现（SSD）、容积再现（VR）、多平面重组（MPR）、曲面重建（CPR）、仿真内镜（CTVE）等技术获取三维影像		人次		96.00	甲类	检查费
671	87.4103	冠状动脉 CT 血管显像	诊断性操作	D	210300000－3	X 线计算机体层（CT）加收（四维重建）	指使用密度投影法（MIP、MinIP）、表面再现（SSD）、容积再现（VR）、多平面重组（MPR）、曲面重建（CPR）、仿真内镜（CTVE）等技术获取四维影像		人次		320.00	甲类	检查费
672	87.4103	冠状动脉 CT 血管显像	诊断性操作	D	210300000－4	X 线计算机体层（CT）扫描加收（使用心电门控设备）			人次		80.00	甲类	检查费

（续上表）

序号	诊断性操作诊断编码	诊断性操作名称	操作类型	财务分类	编码	项目名称	项目内涵	除外内容	计价单位	说明	三级医疗服务价格（元）	医保结算类型	医疗收费项目类别
673	87.4103	冠状动脉 CT 血管显像	诊断性操作	D	210300000 - 5	X 线计算机体层（CT）扫描加收（使用呼吸门控设备）			人次		80.00	甲类	检查费
674	87.4103	冠状动脉 CT 血管显像	诊断性操作	D	210300001	X 线计算机体层（CT）平扫			每部位		280.00	乙类	检查费
675	87.4103	冠状动脉 CT 血管显像	诊断性操作	D	210300001 - 1	X 线计算机体层（CT）平扫后增强扫描加收			每部位		140.00	乙类	检查费
676	87.4103	冠状动脉 CT 血管显像	诊断性操作	D	210300002	X 线计算机体层（CT）增强扫描			每部位		400.00	乙类	检查费
677	87.4103	冠状动脉 CT 血管显像	诊断性操作	D	210300004	X 线计算机体层（CT）成像	指用于心脏冠状动脉三维成像		每部位		320.00	乙类	检查费
678	87.4104	心脏 CT 检查	诊断性操作	D	210300000 - 1	X 线计算机体层（CT）扫描加收（使用螺旋扫描）			人次		96.00	甲类	检查费
679	87.4104	心脏 CT 检查	诊断性操作	D	210300000 - 2	X 线计算机体层（CT）加收（三维重建）	指使用密度投影法（MIP、MinIP）、表面再现（SSD）、容积再现（VR）、多平面重组（MPR）、曲面重建（CPR）、仿真内镜（CTVE）等技术获取三维影像		人次		96.00	甲类	检查费
680	87.4104	心脏 CT 检查	诊断性操作	D	210300000 - 3	X 线计算机体层（CT）加收（四维重建）	指使用密度投影法（MIP、MinIP）、表面再现（SSD）、容积再现（VR）、多平面重组（MPR）、曲面重建（CPR）、仿真内镜（CTVE）等技术获取四维影像		人次		320.00	甲类	检查费
681	87.4104	心脏 CT 检查	诊断性操作	D	210300000 - 4	X 线计算机体层（CT）扫描加收（使用心电门控设备）			人次		80.00	甲类	检查费
682	87.4104	心脏 CT 检查	诊断性操作	D	210300000 - 5	X 线计算机体层（CT）扫描加收（使用呼吸门控设备）			人次		80.00	甲类	检查费
683	87.4104	心脏 CT 检查	诊断性操作	D	210300001	X 线计算机体层（CT）平扫			每部位		280.00	乙类	检查费
684	87.4104	心脏 CT 检查	诊断性操作	D	210300001 - 1	X 线计算机体层（CT）平扫后增强扫描加收			每部位		140.00	乙类	检查费
685	87.4104	心脏 CT 检查	诊断性操作	D	210300002	X 线计算机体层（CT）增强扫描			每部位		400.00	乙类	检查费

（续上表）

序号	诊断性操作诊断编码	诊断性操作名称	操作类型	财务分类	编码	项目名称	项目内涵	除外内容	计价单位	说明	三级医疗服务价格（元）	医保结算类型	医疗收费项目类别
686	87.4300	肋骨、胸骨和锁骨X线检查	诊断性操作	D	210102015－1	DR	含数据采集、存贮、图像显示	胶片	曝光次数		60.00	甲类	检查费
687	87.4300	肋骨、胸骨和锁骨X线检查	诊断性操作	D	210102015－2	CR	含数据采集、存贮、图像显示	胶片	曝光次数		40.00	甲类	检查费
688	87.4300x004	肋骨胸骨锁骨X线检查	诊断性操作	D	210102015－1	DR	含数据采集、存贮、图像显示	胶片	曝光次数		60.00	甲类	检查费
689	87.4300x004	肋骨胸骨锁骨X线检查	诊断性操作	D	210102015－2	CR	含数据采集、存贮、图像显示	胶片	曝光次数		40.00	甲类	检查费
690	87.4301	肋骨X线检查	诊断性操作	D	210102015－1	DR	含数据采集、存贮、图像显示	胶片	曝光次数		60.00	甲类	检查费
691	87.4301	肋骨X线检查	诊断性操作	D	210102015－2	CR	含数据采集、存贮、图像显示	胶片	曝光次数		40.00	甲类	检查费
692	87.4302	胸骨X线检查	诊断性操作	D	210102015－1	DR	含数据采集、存贮、图像显示	胶片	曝光次数		60.00	甲类	检查费
693	87.4302	胸骨X线检查	诊断性操作	D	210102015－2	CR	含数据采集、存贮、图像显示	胶片	曝光次数		40.00	甲类	检查费
694	87.4303	锁骨X线检查	诊断性操作	D	210102015－1	DR	含数据采集、存贮、图像显示	胶片	曝光次数		60.00	甲类	检查费
695	87.4303	锁骨X线检查	诊断性操作	D	210102015－2	CR	含数据采集、存贮、图像显示	胶片	曝光次数		40.00	甲类	检查费
696	87.4400	常规胸部X线	诊断性操作	D	210102015－1	DR	含数据采集、存贮、图像显示	胶片	曝光次数		60.00	甲类	检查费
697	87.4400	常规胸部X线	诊断性操作	D	210102015－2	CR	含数据采集、存贮、图像显示	胶片	曝光次数		40.00	甲类	检查费
698	87.4401	胸部X线检查	诊断性操作	D	210102015－1	DR	含数据采集、存贮、图象显示	胶片	曝光次数		60.00	甲类	检查费
699	87.4401	胸部X线检查	诊断性操作	D	210102015－2	CR	含数据采集、存贮、图像显示	胶片	曝光次数		40.00	甲类	检查费
700	87.4900	其他胸部X线检查	诊断性操作	D	210102015－1	DR	含数据采集、存贮、图像显示	胶片	曝光次数		60.00	甲类	检查费
701	87.4900	其他胸部X线检查	诊断性操作	D	210102015－2	CR	含数据采集、存贮、图像显示	胶片	曝光次数		40.00	甲类	检查费
702	87.4900x001	心脏X线检查	诊断性操作	D	210102015－1	DR	含数据采集、存贮、图像显示	胶片	曝光次数		60.00	甲类	检查费
703	87.4900x001	心脏X线检查	诊断性操作	D	210102015－2	CR	含数据采集、存贮、图像显示	胶片	曝光次数		40.00	甲类	检查费
704	87.5100	经皮肝胆管造影图	诊断性操作	D	210103022	经皮经肝胆道造影（PTC）			次		184.00	甲类	检查费
705	87.5101	经皮肝穿刺胆管造影	诊断性操作	D	210103022	经皮经肝胆道造影（PTC）			次		184.00	甲类	检查费
706	87.5200	静脉胆管造影图	诊断性操作	D	210103020	静脉胆道造影			次		21.16	甲类	检查费

（续上表）

序号	诊断性操作诊断编码	诊断性操作名称	操作类型	财务分类	编码	项目名称	项目内涵	除外内容	计价单位	说明	三级医疗服务价格（元）	医保结算类型	医疗收费项目类别
707	87.5300	手术中胆管造影图	诊断性操作	D	210103021	经内镜逆行胰胆管造影（ERCP）		导丝、切开刀	次		276.00	甲类	检查费
708	87.5400	其他胆管造影图	诊断性操作	D	210103021	经内镜逆行胰胆管造影（ERCP）		导丝、切开刀	次		276.00	甲类	检查费
709	87.5400x003	胰胆管造影	诊断性操作	D	210103021	经内镜逆行胰胆管造影（ERCP）		导丝、切开刀	次		276.00	甲类	检查费
710	87.5400x003	胰胆管造影	诊断性操作	D	210103020	静脉胆道造影			次		21.16	甲类	检查费
711	87.5401	胆管造影	诊断性操作	D	210103019	口服法胆道造影			次		11.04	甲类	检查费
712	87.5401	胆管造影	诊断性操作	D	210103020	静脉胆道造影			次		21.16	甲类	检查费
713	87.5402	胆总管造影	诊断性操作	D	210103019	口服法胆道造影			次		11.04	甲类	检查费
714	87.5402	胆总管造影	诊断性操作	D	210103020	静脉胆道造影			次		21.16	甲类	检查费
715	87.5403	胆道 T 管造影	诊断性操作	D	210103023	T 管造影			次		46.00	甲类	检查费
716	87.5900	其他胆管 X 线检查	诊断性操作	D	210102015－1	DR	含数据采集、存贮、图像显示	胶片	曝光次数		60.00	甲类	检查费
717	87.5900	其他胆管 X 线检查	诊断性操作	D	210102015－2	CR	含数据采集、存贮、图像显示	胶片	曝光次数		40.00	甲类	检查费
718	87.5900x002	术中胆囊造影	诊断性操作	D	210103020	静脉胆道造影			次		21.16	甲类	检查费
719	87.5901	胆囊造影	诊断性操作	D	210103019	口服法胆道造影			次		11.04	甲类	检查费
720	87.5901	胆囊造影	诊断性操作	D	210103020	静脉胆道造影			次		21.16	甲类	检查费
721	87.6100	吞钡	诊断性操作	D	210103014	胃肠排空试验	指钡餐透视法		次		64.40	甲类	检查费
722	87.6100	吞钡	诊断性操作	D	210101002	食管钡餐透视	含胃异物、心脏透视检查		次		11.04	甲类	检查费
723	87.6101	钡餐造影	诊断性操作	D	210103017	钡灌肠大肠造影	含气钡双重造影		次		63.48	甲类	检查费
724	87.6200	上消化道系列造影检查	诊断性操作	D	210103013	上消化道造影	含食管、胃、十二指肠造影		次		53.36	甲类	检查费
725	87.6200x001	上消化道造影	诊断性操作	D	210103013	上消化道造影	含食管、胃、十二指肠造影		次		53.36	甲类	检查费
726	87.6300	小肠造影	诊断性操作	D	210103015	小肠插管造影			次		73.60	甲类	检查费
727	87.6300	小肠造影	诊断性操作	D	210103016	口服法小肠造影	含各组小肠及回盲部造影		次		73.60	甲类	检查费
728	87.6400	下消化道系列造影检查	诊断性操作	D	210103017	钡灌肠大肠造影	含气钡双重造影		次		63.48	甲类	检查费
729	87.6400	下消化道系列造影检查	诊断性操作	D	210103015	小肠插管造影			次		73.60	甲类	检查费
730	87.6400	下消化道系列造影检查	诊断性操作	D	210103016	口服法小肠造影	含各组小肠及回盲部造影		次		73.60	甲类	检查费
731	87.6400x001	下消化道造影	诊断性操作	D	210103015	小肠插管造影			次		73.60	甲类	检查费
732	87.6400x001	下消化道造影	诊断性操作	D	210103016	口服法小肠造影	含各组小肠及回盲部造影		次		73.60	甲类	检查费
733	87.6400x001	下消化道造影	诊断性操作	D	210103017	钡灌肠大肠造影	含气钡双重造影		次		63.48	甲类	检查费
734	87.6401	结肠钡灌肠造影	诊断性操作	D	210103017	钡灌肠大肠造影	含气钡双重造影		次		63.48	甲类	检查费

（续上表）

序号	诊断性操作诊断编码	诊断性操作名称	操作类型	财务分类	编码	项目名称	项目内涵	除外内容	计价单位	说明	三级医疗服务价格（元）	医保结算类型	医疗收费项目类别
735	87.6500	肠的其他 X 线检查	诊断性操作	D	210102015－1	DR	含数据采集、存贮、图像显示	胶片	曝光次数		60.00	甲类	检查费
736	87.6500	肠的其他 X 线检查	诊断性操作	D	210102015－2	CR	含数据采集、存贮、图像显示	胶片	曝光次数		40.00	甲类	检查费
737	87.6900	其他消化道 X 线检查	诊断性操作	D	210102015－1	DR	含数据采集、存贮、图像显示	胶片	曝光次数		60.00	甲类	检查费
738	87.6900	其他消化道 X 线检查	诊断性操作	D	210102015－2	CR	含数据采集、存贮、图像显示	胶片	曝光次数		40.00	甲类	检查费
739	87.6900x001	全消化道造影	诊断性操作	D	210103013	上消化道造影	含食管、胃、十二指肠造影		次		53.36	甲类	检查费
740	87.6900x001	全消化道造影	诊断性操作	D	210103015	小肠插管造影			次		73.60	甲类	检查费
741	87.6900x001	全消化道造影	诊断性操作	D	210103016	口服法小肠造影	含各组小肠及回盲部造影		次		73.60	甲类	检查费
742	87.6900x001	全消化道造影	诊断性操作	D	210103017	钡灌肠大肠造影	含气钡双重造影		次		63.48	甲类	检查费
743	87.6901	全胃肠造影	诊断性操作	D	210103013	上消化道造影	含食管、胃、十二指肠造影		次		53.36	甲类	检查费
744	87.7101	肾 CT 检查	诊断性操作	D	210300000－1	X 线计算机体层（CT）扫描加收（使用螺旋扫描）			人次		96.00	甲类	检查费
745	87.7101	肾 CT 检查	诊断性操作	D	210300000－2	X 线计算机体层（CT）加收（三维重建）	指使用密度投影法（MIP、MinIP）、表面再现（SSD）、容积再现（VR）、多平面重组（MPR）、曲面重建（CPR）、仿真内镜（CTVE）等技术获取三维影像		人次		96.00	甲类	检查费
746	87.7101	肾 CT 检查	诊断性操作	D	210300000－3	X 线计算机体层（CT）加收（四维重建）	指使用密度投影法（MIP、MinIP）、表面再现（SSD）、容积再现（VR）、多平面重组（MPR）、曲面重建（CPR）、仿真内镜（CTVE）等技术获取四维影像		人次		320.00	甲类	检查费
747	87.7101	肾 CT 检查	诊断性操作	D	210300001	X 线计算机体层（CT）平扫			每部位		280.00	乙类	检查费
748	87.7101	肾 CT 检查	诊断性操作	D	210300001－1	X 线计算机体层（CT）平扫后增强扫描加收			每部位		140.00	乙类	检查费
749	87.7101	肾 CT 检查	诊断性操作	D	210300002	X 线计算机体层（CT）增强扫描			每部位		400.00	乙类	检查费
750	87.7102	肾血管 CT 显像	诊断性操作	D	210300000－1	X 线计算机体层（CT）扫描加收（使用螺旋扫描）			人次		96.00	甲类	检查费

（续上表）

序号	诊断性操作诊断编码	诊断性操作名称	操作类型	财务分类	编码	项目名称	项目内涵	除外内容	计价单位	说明	三级医疗服务价格（元）	医保结算类型	医疗收费项目类别
751	87.7102	肾血管 CT 显像	诊断性操作	D	210300000－2	X 线计算机体层（CT）加收（三维重建）	指使用密度投影法（MIP、MinIP）、表面再现（SSD）、容积再现（VR）、多平面重组（MPR）、曲面重建（CPR）、仿真内镜（CTVE）等技术获取三维影像		人次		96.00	甲类	检查费
752	87.7102	肾血管 CT 显像	诊断性操作	D	210300000－3	X 线计算机体层（CT）加收（四维重建）	指使用密度投影法（MIP、MinIP）、表面再现（SSD）、容积再现（VR）、多平面重组（MPR）、曲面重建（CPR）、仿真内镜（CTVE）等技术获取四维影像		人次		320.00	甲类	检查费
753	87.7102	肾血管 CT 显像	诊断性操作	D	210300000－4	X 线计算机体层（CT）扫描加收（使用心电门控设备）			人次		80.00	甲类	检查费
754	87.7102	肾血管 CT 显像	诊断性操作	D	210300000－5	X 线计算机体层（CT）扫描加收（使用呼吸门控设备）			人次		80.00	甲类	检查费
755	87.7102	肾血管 CT 显像	诊断性操作	D	210300001	X 线计算机体层（CT）平扫			每部位		280.00	乙类	检查费
756	87.7102	肾血管 CT 显像	诊断性操作	D	210300001－1	X 线计算机体层（CT）平扫后增强扫描加收			每部位		140.00	乙类	检查费
757	87.7102	肾血管 CT 显像	诊断性操作	D	210300002	X 线计算机体层（CT）增强扫描			每部位		400.00	乙类	检查费
758	87.7102	肾血管 CT 显像	诊断性操作	D	210300004	X 线计算机体层（CT）成像	指用于心脏冠状动脉三维成像		每部位		320.00	乙类	检查费
759	87.7300	静脉内肾盂造影图	诊断性操作	D	210103024	静脉泌尿系造影			次		55.20	甲类	检查费
760	87.7301	静脉输尿管肾盂造影	诊断性操作	D	210103024	静脉泌尿系造影			次		55.20	甲类	检查费
761	87.7302	尿路造影	诊断性操作	D	210103024	静脉泌尿系造影			次		55.20	甲类	检查费
762	87.7400	逆行肾盂造影图	诊断性操作	D	210103025	逆行泌尿系造影			次		53.36	甲类	检查费
763	87.7401	逆行输尿管造影	诊断性操作	D	210103025	逆行泌尿系造影			次		53.36	甲类	检查费
764	87.7402	逆行输尿管肾盂造影	诊断性操作	D	210103025	逆行泌尿系造影			次		53.36	甲类	检查费
765	87.7403	逆行尿路造影	诊断性操作	D	210103025	逆行泌尿系造影			次		53.36	甲类	检查费
766	87.7500	经皮肾盂造影图	诊断性操作	D	210103026	肾盂穿刺造影			单侧		64.40	甲类	检查费
767	87.7600	逆行膀胱尿道造影图	诊断性操作	D	210103025	逆行泌尿系造影			次		53.36	甲类	检查费
768	87.7700	其他膀胱造影图	诊断性操作	D	210103027	膀胱造影			次		47.84	甲类	检查费

（续上表）

序号	诊断性操作诊断编码	诊断性操作名称	操作类型	财务分类	编码	项目名称	项目内涵	除外内容	计价单位	说明	三级医疗服务价格（元）	医保结算类型	医疗收费项目类别
769	87.7700x001	膀胱造影	诊断性操作	D	210103027	膀胱造影			次		47.84	甲类	检查费
770	87.7800	回肠代膀胱造影图	诊断性操作	D	210103027	膀胱造影			次		47.84	甲类	检查费
771	87.7900	泌尿系统的其他 X 线检查	诊断性操作	D	210102015－1	DR	含数据采集、存贮、图像显示	胶片	曝光次数		60.00	甲类	检查费
772	87.7900	泌尿系统的其他 X 线检查	诊断性操作	D	210102015－2	CR	含数据采集、存贮、图像显示	胶片	曝光次数		40.00	甲类	检查费
773	87.7901	尿路平片（KUB）	诊断性操作	D	210102015－1	DR	含数据采集、存贮、图像显示	胶片	曝光次数		60.00	甲类	检查费
774	87.7901	尿路平片（KUB）	诊断性操作	D	210102015－2	CR	含数据采集、存贮、图像显示	胶片	曝光次数		40.00	甲类	检查费
775	87.8100	妊娠子宫 X 线检查	诊断性操作	D	210102015－1	DR	含数据采集、存贮、图像显示	胶片	曝光次数		60.00	甲类	检查费
776	87.8100	妊娠子宫 X 线检查	诊断性操作	D	210102015－2	CR	含数据采集、存贮、图像显示	胶片	曝光次数		40.00	甲类	检查费
777	87.8300x001	子宫－输卵管造影	诊断性操作	D	210103031	子宫输卵管碘油造影			次		48.76	甲类	检查费
778	87.8300x002	输卵管碘油造影	诊断性操作	D	210103031	子宫输卵管碘油造影			次		48.76	甲类	检查费
779	87.8400	经皮子宫造影图	诊断性操作	D	210103030	子宫造影			次		63.48	甲类	检查费
780	87.8500	输卵管和子宫的其他 X 线检查	诊断性操作	D	210102015－1	DR	含数据采集、存贮、图像显示	胶片	曝光次数		60.00	甲类	检查费
781	87.8500	输卵管和子宫的其他 X 线检查	诊断性操作	D	210102015－2	CR	含数据采集、存贮、图像显示	胶片	曝光次数		40.00	甲类	检查费
782	87.8501	子宫造影	诊断性操作	D	210103030	子宫造影			次		63.48	甲类	检查费
783	87.8502	输卵管造影	诊断性操作	D	210103031	子宫输卵管碘油造影			次		48.76	甲类	检查费
784	87.8900	女性生殖器官的其他 X 线检查	诊断性操作	D	210102015－1	DR	含数据采集、存贮、图像显示	胶片	曝光次数		60.00	甲类	检查费
785	87.8900	女性生殖器官的其他 X 线检查	诊断性操作	D	210102015－2	CR	含数据采集、存贮、图像显示	胶片	曝光次数		40.00	甲类	检查费
786	87.9200	前列腺和精囊的其他 X 线检查	诊断性操作	D	210102015－1	DR	含数据采集、存贮、图像显示	胶片	曝光次数		60.00	甲类	检查费
787	87.9200	前列腺和精囊的其他 X 线检查	诊断性操作	D	210102015－2	CR	含数据采集、存贮、图像显示	胶片	曝光次数		40.00	甲类	检查费
788	87.9400	对比剂输精管造影图	诊断性操作	D	210103029	输精管造影			单侧		42.32	甲类	检查费
789	87.9400x001	输精管造影	诊断性操作	D	210103029	输精管造影			单侧		42.32	甲类	检查费
790	87.9500	附睾和输精管的其他 X 线检查	诊断性操作	D	210102015－1	DR	含数据采集、存贮、图像显示	胶片	曝光次数		60.00	甲类	检查费
791	87.9500	附睾和输精管的其他 X 线检查	诊断性操作	D	210102015－2	CR	含数据采集、存贮、图像显示	胶片	曝光次数		40.00	甲类	检查费

（续上表）

序号	诊断性操作诊断编码	诊断性操作名称	操作类型	财务分类	编码	项目名称	项目内涵	除外内容	计价单位	说明	三级医疗服务价格（元）	医保结算类型	医疗收费项目类别
792	87.9501	附睾的其他 X 线检查	诊断性操作	D	210102015－1	DR	含数据采集、存贮、图像显示	胶片	曝光次数		60.00	甲类	检查费
793	87.9501	附睾的其他 X 线检查	诊断性操作	D	210102015－2	CR	含数据采集、存贮、图像显示	胶片	曝光次数		40.00	甲类	检查费
794	87.9502	输精管的其他 X 线检查	诊断性操作	D	210102015－1	DR	含数据采集、存贮、图像显示	胶片	曝光次数		60.00	甲类	检查费
795	87.9502	输精管的其他 X 线检查	诊断性操作	D	210102015－2	CR	含数据采集、存贮、图像显示	胶片	曝光次数		40.00	甲类	检查费
796	87.9900	男性生殖器官的其他 X 线检查	诊断性操作	D	210102015－1	DR	含数据采集、存贮、图像显示	胶片	曝光次数		60.00	甲类	检查费
797	87.9900	男性生殖器官的其他 X 线检查	诊断性操作	D	210102015－2	CR	含数据采集、存贮、图像显示	胶片	曝光次数		40.00	甲类	检查费
798	88.0100x001	腹部 CT 检查	诊断性操作	D	210300000－1	X 线计算机体层（CT）扫描加收（使用螺旋扫描）			人次		96.00	甲类	检查费
799	88.0100x001	腹部 CT 检查	诊断性操作	D	210300000－2	X 线计算机体层（CT）加收（三维重建）	指使用密度投影法（MIP、MinIP）、表面再现（SSD）、容积再现（VR）、多平面重组（MPR）、曲面重建（CPR）、仿真内镜（CTVE）等技术获取三维影像		人次		96.00	甲类	检查费
800	88.0100x001	腹部 CT 检查	诊断性操作	D	210300000－3	X 线计算机体层（CT）加收（四维重建）	指使用密度投影法（MIP、MinIP）、表面再现（SSD）、容积再现（VR）、多平面重组（MPR）、曲面重建（CPR）、仿真内镜（CTVE）等技术获取四维影像		人次		320.00	甲类	检查费
801	88.0100x001	腹部 CT 检查	诊断性操作	D	210300000－4	X 线计算机体层（CT）扫描加收（使用心电门控设备）			人次		80.00	甲类	检查费
802	88.0100x001	腹部 CT 检查	诊断性操作	D	210300000－5	X 线计算机体层（CT）扫描加收（使用呼吸门控设备）			人次		80.00	甲类	检查费
803	88.0100x001	腹部 CT 检查	诊断性操作	D	210300001	X 线计算机体层（CT）平扫			每部位		280.00	乙类	检查费
804	88.0100x001	腹部 CT 检查	诊断性操作	D	210300001－1	X 线计算机体层（CT）平扫后增强扫描加收			每部位		140.00	乙类	检查费
805	88.0100x001	腹部 CT 检查	诊断性操作	D	210300002	X 线计算机体层（CT）增强扫描			每部位		400.00	乙类	检查费

（续上表）

序号	诊断性操作诊断编码	诊断性操作名称	操作类型	财务分类	编码	项目名称	项目内涵	除外内容	计价单位	说明	三级医疗服务价格（元）	医保结算类型	医疗收费项目类别
806	88.0100x002	腹部血管 CT 显像	诊断性操作	D	210300000－1	X 线计算机体层（CT）扫描加收（使用螺旋扫描）			人次		96.00	甲类	检查费
807	88.0100x002	腹部血管 CT 显像	诊断性操作	D	210300000－2	X 线计算机体层（CT）加收（三维重建）	指使用密度投影法（MIP、MinIP）、表面再现（SSD）、容积再现（VR）、多平面重组（MPR）、曲面重建（CPR）、仿真内镜（CTVE）等技术获取三维影像		人次		96.00	甲类	检查费
808	88.0100x002	腹部血管 CT 显像	诊断性操作	D	210300000－3	X 线计算机体层（CT）加收（四维重建）	指使用密度投影法（MIP、MinIP）、表面再现（SSD）、容积再现（VR）、多平面重组（MPR）、曲面重建（CPR）、仿真内镜（CTVE）等技术获取四维影像		人次		320.00	甲类	检查费
809	88.0100x002	腹部血管 CT 显像	诊断性操作	D	210300000－4	X 线计算机体层（CT）扫描加收（使用心电门控设备）			人次		80.00	甲类	检查费
810	88.0100x002	腹部血管 CT 显像	诊断性操作	D	210300000－5	X 线计算机体层（CT）扫描加收（使用呼吸门控设备）			人次		80.00	甲类	检查费
811	88.0100x002	腹部血管 CT 显像	诊断性操作	D	210300001	X 线计算机体层（CT）平扫			每部位		280.00	乙类	检查费
812	88.0100x002	腹部血管 CT 显像	诊断性操作	D	210300001－1	X 线计算机体层（CT）平扫后增强扫描加收			每部位		140.00	乙类	检查费
813	88.0100x002	腹部血管 CT 显像	诊断性操作	D	210300002	X 线计算机体层（CT）增强扫描			每部位		400.00	乙类	检查费
814	88.0101	肝脏 CT 检查	诊断性操作	D	210300000－1	X 线计算机体层（CT）扫描加收（使用螺旋扫描）			人次		96.00	甲类	检查费
815	88.0101	肝脏 CT 检查	诊断性操作	D	210300000－2	X 线计算机体层（CT）加收（三维重建）	指使用密度投影法（MIP、MinIP）、表面再现（SSD）、容积再现（VR）、多平面重组（MPR）、曲面重建（CPR）、仿真内镜（CTVE）等技术获取三维影像		人次		96.00	甲类	检查费

（续上表）

序号	诊断性操作诊断编码	诊断性操作名称	操作类型	财务分类	编码	项目名称	项目内涵	除外内容	计价单位	说明	三级医疗服务价格（元）	医保结算类型	医疗收费项目类别
816	88.0101	肝脏 CT 检查	诊断性操作	D	210300000－3	X 线计算机体层（CT）加收（四维重建）	指使用密度投影法（MIP、MinIP）、表面再现（SSD）、容积再现（VR）、多平面重组（MPR）、曲面重建（CPR）、仿真内镜（CTVE）等技术获取四维影像		人次		320.00	甲类	检查费
817	88.0101	肝脏 CT 检查	诊断性操作	D	210300000－4	X 线计算机体层（CT）扫描加收（使用心电门控设备）			人次		80.00	甲类	检查费
818	88.0101	肝脏 CT 检查	诊断性操作	D	210300000－5	X 线计算机体层（CT）扫描加收（使用呼吸门控设备）			人次		80.00	甲类	检查费
819	88.0101	肝脏 CT 检查	诊断性操作	D	210300001	X 线计算机体层（CT）平扫			每部位		280.00	乙类	检查费
820	88.0101	肝脏 CT 检查	诊断性操作	D	210300001－1	X 线计算机体层（CT）平扫后增强扫描加收			每部位		140.00	乙类	检查费
821	88.0101	肝脏 CT 检查	诊断性操作	D	210300002	X 线计算机体层（CT）增强扫描			每部位		400.00	乙类	检查费
822	88.0102	胰腺 CT 检查	诊断性操作	D	210300000－1	X 线计算机体层（CT）扫描加收（使用螺旋扫描）			人次		96.00	甲类	检查费
823	88.0102	胰腺 CT 检查	诊断性操作	D	210300000－2	X 线计算机体层（CT）加收（三维重建）	指使用密度投影法（MIP、MinIP）、表面再现（SSD）、容积再现（VR）、多平面重组（MPR）、曲面重建（CPR）、仿真内镜（CTVE）等技术获取三维影像		人次		96.00	甲类	检查费
824	88.0102	胰腺 CT 检查	诊断性操作	D	210300000－3	X 线计算机体层（CT）加收（四维重建）	指使用密度投影法（MIP、MinIP）、表面再现（SSD）、容积再现（VR）、多平面重组（MPR）、曲面重建（CPR）、仿真内镜（CTVE）等技术获取四维影像		人次		320.00	甲类	检查费
825	88.0102	胰腺 CT 检查	诊断性操作	D	210300000－4	X 线计算机体层（CT）扫描加收（使用心电门控设备）			人次		80.00	甲类	检查费

（续上表）

序号	诊断性操作诊断编码	诊断性操作名称	操作类型	财务分类	编码	项目名称	项目内涵	除外内容	计价单位	说明	三级医疗服务价格（元）	医保结算类型	医疗收费项目类别
826	88.0102	胰腺 CT 检查	诊断性操作	D	210300000－5	X 线计算机体层（CT）扫描加收（使用呼吸门控设备）			人次		80.00	甲类	检查费
827	88.0102	胰腺 CT 检查	诊断性操作	D	210300001	X 线计算机体层（CT）平扫			每部位		280.00	乙类	检查费
828	88.0102	胰腺 CT 检查	诊断性操作	D	210300001－1	X 线计算机体层（CT）平扫后增强扫描加收			每部位		140.00	乙类	检查费
829	88.0102	胰腺 CT 检查	诊断性操作	D	210300002	X 线计算机体层（CT）增强扫描			每部位		400.00	乙类	检查费
830	88.0103	盆腔 CT 检查	诊断性操作	D	210300000－1	X 线计算机体层（CT）扫描加收（使用螺旋扫描）			人次		96.00	甲类	检查费
831	88.0103	盆腔 CT 检查	诊断性操作	D	210300000－2	X 线计算机体层（CT）加收（三维重建）	指使用密度投影法（MIP、MinIP）、表面再现（SSD）、容积再现（VR）、多平面重组（MPR）、曲面重建（CPR）、仿真内镜（CTVE）等技术获取三维影像		人次		96.00	甲类	检查费
832	88.0103	盆腔 CT 检查	诊断性操作	D	210300000－3	X 线计算机体层（CT）加收（四维重建）	指使用密度投影法（MIP、MinIP）、表面再现（SSD）、容积再现（VR）、多平面重组（MPR）、曲面重建（CPR）、仿真内镜（CTVE）等技术获取四维影像		人次		320.00	甲类	检查费
833	88.0103	盆腔 CT 检查	诊断性操作	D	210300000－4	X 线计算机体层（CT）扫描加收（使用心电门控设备）			人次		80.00	甲类	检查费
834	88.0103	盆腔 CT 检查	诊断性操作	D	210300000－5	X 线计算机体层（CT）扫描加收（使用呼吸门控设备）			人次		80.00	甲类	检查费
835	88.0103	盆腔 CT 检查	诊断性操作	D	210300001	X 线计算机体层（CT）平扫			每部位		280.00	乙类	检查费
836	88.0103	盆腔 CT 检查	诊断性操作	D	210300001－1	X 线计算机体层（CT）平扫后增强扫描加收			每部位		140.00	乙类	检查费
837	88.0103	盆腔 CT 检查	诊断性操作	D	210300002	X 线计算机体层（CT）增强扫描			每部位		400.00	乙类	检查费
838	88.0104	肾上腺 CT 检查	诊断性操作	D	210300000－1	X 线计算机体层（CT）扫描加收（使用螺旋扫描）			人次		96.00	甲类	检查费

（续上表）

序号	诊断性操作诊断编码	诊断性操作名称	操作类型	财务分类	编码	项目名称	项目内涵	除外内容	计价单位	说明	三级医疗服务价格（元）	医保结算类型	医疗收费项目类别
839	88.0104	肾上腺 CT 检查	诊断性操作	D	210300000－2	X 线计算机体层（CT）加收（三维重建）	指使用密度投影法（MIP、MinIP）、表面再现（SSD）、容积再现（VR）、多平面重组（MPR）、曲面重建（CPR）、仿真内镜（CTVE）等技术获取三维影像		人次		96.00	甲类	检查费
840	88.0104	肾上腺 CT 检查	诊断性操作	D	210300000－3	X 线计算机体层（CT）加收（四维重建）	指使用密度投影法（MIP、MinIP）、表面再现（SSD）、容积再现（VR）、多平面重组（MPR）、曲面重建（CPR）、仿真内镜（CTVE）等技术获取四维影像		人次		320.00	甲类	检查费
841	88.0104	肾上腺 CT 检查	诊断性操作	D	210300000－4	X 线计算机体层（CT）扫描加收（使用心电门控设备）			人次		80.00	甲类	检查费
842	88.0104	肾上腺 CT 检查	诊断性操作	D	210300000－5	X 线计算机体层（CT）扫描加收（使用呼吸门控设备）			人次		80.00	甲类	检查费
843	88.0104	肾上腺 CT 检查	诊断性操作	D	210300001	X 线计算机体层（CT）平扫			每部位		280.00	乙类	检查费
844	88.0104	肾上腺 CT 检查	诊断性操作	D	210300001－1	X 线计算机体层（CT）平扫后增强扫描加收			每部位		140.00	乙类	检查费
845	88.0104	肾上腺 CT 检查	诊断性操作	D	210300002	X 线计算机体层（CT）增强扫描			每部位		400.00	乙类	检查费
846	88.0300	腹壁窦道造影图	诊断性操作	D	210103033	窦道及瘘管造影			次		36.80	甲类	检查费
847	88.0400	腹淋巴管造影图	诊断性操作	D	310800025	淋巴造影术		导管	次		116.41	甲类	治疗费
848	88.0401	盆腔淋巴管造影	诊断性操作	D	310800025	淋巴造影术		导管	次		116.41	甲类	治疗费
849	88.0900	腹壁的其他软组织 X 线检查	诊断性操作	D	210102015－1	DR	含数据采集、存贮、图像显示	胶片	曝光次数		60.00	甲类	检查费
850	88.0900	腹壁的其他软组织 X 线检查	诊断性操作	D	210102015－2	CR	含数据采集、存贮、图像显示	胶片	曝光次数		40.00	甲类	检查费
851	88.1101	盆腔造影	诊断性操作	D	220302010	脏器声学造影		造影剂	次		120.00	乙类	检查费
852	88.1201	盆腔充气造影	诊断性操作	D	210103018	腹膜后充气造影			次		21.16	甲类	检查费
853	88.1300	其他腹腔充气造影图	诊断性操作	D	210103018	腹膜后充气造影			次		21.16	甲类	检查费
854	88.1400	腹膜后瘘管造影图	诊断性操作	D	210103033	窦道及瘘管造影			次		36.80	甲类	检查费
855	88.1500	腹膜后充气造影图	诊断性操作	D	210103018	腹膜后充气造影			次		21.16	甲类	检查费

（续上表）

序号	诊断性操作诊断编码	诊断性操作名称	操作类型	财务分类	编码	项目名称	项目内涵	除外内容	计价单位	说明	三级医疗服务价格（元）	医保结算类型	医疗收费项目类别
856	88. 1600	其他腹膜后 X 线检查	诊断性操作	D	210102015－1	DR	含数据采集、存贮、图像显示	胶片	曝光次数		60. 00	甲类	检查费
857	88. 1600	其他腹膜后 X 线检查	诊断性操作	D	210102015－2	CR	含数据采集、存贮、图像显示	胶片	曝光次数		40. 00	甲类	检查费
858	88. 1900	腹部其他 X 线检查	诊断性操作	D	210102015－1	DR	含数据采集、存贮、图像显示	胶片	曝光次数		60. 00	甲类	检查费
859	88. 1900	腹部其他 X 线检查	诊断性操作	D	210102015－2	CR	含数据采集、存贮、图像显示	胶片	曝光次数		40. 00	甲类	检查费
860	88. 1901	腹部平片	诊断性操作	D	210102015－1	DR	含数据采集、存贮、图像显示	胶片	曝光次数		60. 00	甲类	检查费
861	88. 1901	腹部平片	诊断性操作	D	210102015－2	CR	含数据采集、存贮、图像显示	胶片	曝光次数		40. 00	甲类	检查费
862	88. 2100	肩和上臂的骨骼 X 线检查	诊断性操作	D	210102015－1	DR	含数据采集、存贮、图像显示	胶片	曝光次数		60. 00	甲类	检查费
863	88. 2100	肩和上臂的骨骼 X 线检查	诊断性操作	D	210102015－2	CR	含数据采集、存贮、图像显示	胶片	曝光次数		40. 00	甲类	检查费
864	88. 2101	肩关节 X 线检查	诊断性操作	D	210102015－1	DR	含数据采集、存贮、图像显示	胶片	曝光次数		60. 00	甲类	检查费
865	88. 2101	肩关节 X 线检查	诊断性操作	D	210102015－2	CR	含数据采集、存贮、图像显示	胶片	曝光次数		40. 00	甲类	检查费
866	88. 2102	上臂 X 线检查	诊断性操作	D	210102015－1	DR	含数据采集、存贮、图像显示	胶片	曝光次数		60. 00	甲类	检查费
867	88. 2102	上臂 X 线检查	诊断性操作	D	210102015－2	CR	含数据采集、存贮、图像显示	胶片	曝光次数		40. 00	甲类	检查费
868	88. 2200	肘和前臂的骨骼 X 线检查	诊断性操作	D	210102015－1	DR	含数据采集、存贮、图像显示	胶片	曝光次数		60. 00	甲类	检查费
869	88. 2200	肘和前臂的骨骼 X 线检查	诊断性操作	D	210102015－2	CR	含数据采集、存贮、图像显示	胶片	曝光次数		40. 00	甲类	检查费
870	88. 2201	肘关节 X 线检查	诊断性操作	D	210102015－1	DR	含数据采集、存贮、图像显示	胶片	曝光次数		60. 00	甲类	检查费
871	88. 2201	肘关节 X 线检查	诊断性操作	D	210102015－2	CR	含数据采集、存贮、图像显示	胶片	曝光次数		40. 00	甲类	检查费
872	88. 2202	前臂 X 线检查	诊断性操作	D	210102015－1	DR	含数据采集、存贮、图像显示	胶片	曝光次数		60. 00	甲类	检查费
873	88. 2202	前臂 X 线检查	诊断性操作	D	210102015－2	CR	含数据采集、存贮、图像显示	胶片	曝光次数		40. 00	甲类	检查费
874	88. 2300	腕和手的骨骼 X 线检查	诊断性操作	D	210102015－1	DR	含数据采集、存贮、图像显示	胶片	曝光次数		60. 00	甲类	检查费
875	88. 2300	腕和手的骨骼 X 线检查	诊断性操作	D	210102015－2	CR	含数据采集、存贮、图像显示	胶片	曝光次数		40. 00	甲类	检查费

（续上表）

序号	诊断性操作诊断编码	诊断性操作名称	操作类型	财务分类	编码	项目名称	项目内涵	除外内容	计价单位	说明	三级医疗服务价格（元）	医保结算类型	医疗收费项目类别
876	88. 2301	腕关节 X 线检查	诊断性操作	D	210102015 – 1	DR	含数据采集、存贮、图像显示	胶片	曝光次数		60. 00	甲类	检查费
877	88. 2301	腕关节 X 线检查	诊断性操作	D	210102015 – 2	CR	含数据采集、存贮、图像显示	胶片	曝光次数		40. 00	甲类	检查费
878	88. 2302	手 X 线检查	诊断性操作	D	210102015 – 1	DR	含数据采集、存贮、图像显示	胶片	曝光次数		60. 00	甲类	检查费
879	88. 2302	手 X 线检查	诊断性操作	D	210102015 – 2	CR	含数据采集、存贮、图像显示	胶片	曝光次数		40. 00	甲类	检查费
880	88. 2303	手指 X 线检查	诊断性操作	D	210102015 – 1	DR	含数据采集、存贮、图像显示	胶片	曝光次数		60. 00	甲类	检查费
881	88. 2303	手指 X 线检查	诊断性操作	D	210102015 – 2	CR	含数据采集、存贮、图像显示	胶片	曝光次数		40. 00	甲类	检查费
882	88. 2400	上肢骨骼 X 线检查	诊断性操作	D	210102015 – 1	DR	含数据采集、存贮、图像显示	胶片	曝光次数		60. 00	甲类	检查费
883	88. 2400	上肢骨骼 X 线检查	诊断性操作	D	210102015 – 2	CR	含数据采集、存贮、图像显示	胶片	曝光次数		40. 00	甲类	检查费
884	88. 2500	骨盆测量	诊断性操作	D	311201024	电子骨盆内测量			次		23. 00	丙类	检查费
885	88. 2600	骨盆和髋的其他骨骼 X 线检查	诊断性操作	D	210102015 – 1	DR	含数据采集、存贮、图像显示	胶片	曝光次数		60. 00	甲类	检查费
886	88. 2600	骨盆和髋的其他骨骼 X 线检查	诊断性操作	D	210102015 – 2	CR	含数据采集、存贮、图像显示	胶片	曝光次数		40. 00	甲类	检查费
887	88. 2601	髋关节 X 线检查	诊断性操作	D	210102015 – 1	DR	含数据采集、存贮、图像显示	胶片	曝光次数		60. 00	甲类	检查费
888	88. 2601	髋关节 X 线检查	诊断性操作	D	210102015 – 2	CR	含数据采集、存贮、图像显示	胶片	曝光次数		40. 00	甲类	检查费
889	88. 2602	骨盆 X 线检查	诊断性操作	D	210102015 – 1	DR	含数据采集、存贮、图像显示	胶片	曝光次数		60. 00	甲类	检查费
890	88. 2602	骨盆 X 线检查	诊断性操作	D	210102015 – 2	CR	含数据采集、存贮、图像显示	胶片	曝光次数		40. 00	甲类	检查费
891	88. 2603	骶骼关节 X 线检查	诊断性操作	D	210102015 – 1	DR	含数据采集、存贮、图像显示	胶片	曝光次数		60. 00	甲类	检查费
892	88. 2603	骶骼关节 X 线检查	诊断性操作	D	210102015 – 2	CR	含数据采集、存贮、图像显示	胶片	曝光次数		40. 00	甲类	检查费
893	88. 2700	大腿、膝和小腿的骨骼 X 线检查	诊断性操作	D	210102015 – 1	DR	含数据采集、存贮、图像显示	胶片	曝光次数		60. 00	甲类	检查费
894	88. 2700	大腿、膝和小腿的骨骼 X 线检查	诊断性操作	D	210102015 – 2	CR	含数据采集、存贮、图像显示	胶片	曝光次数		40. 00	甲类	检查费
895	88. 2701	股骨 X 线检查	诊断性操作	D	210102015 – 1	DR	含数据采集、存贮、图像显示	胶片	曝光次数		60. 00	甲类	检查费

（续上表）

序号	诊断性操作诊断编码	诊断性操作名称	操作类型	财务分类	编码	项目名称	项目内涵	除外内容	计价单位	说明	三级医疗服务价格（元）	医保结算类型	医疗收费项目类别
896	88.2701	股骨 X 线检查	诊断性操作	D	210102015－2	CR	含数据采集、存贮、图像显示	胶片	曝光次数		40.00	甲类	检查费
897	88.2702	膝关节 X 线检查	诊断性操作	D	210102015－1	DR	含数据采集、存贮、图像显示	胶片	曝光次数		60.00	甲类	检查费
898	88.2702	膝关节 X 线检查	诊断性操作	D	210102015－2	CR	含数据采集、存贮、图像显示	胶片	曝光次数		40.00	甲类	检查费
899	88.2703	胫腓骨 X 线检查	诊断性操作	D	210102015－1	DR	含数据采集、存贮、图像显示	胶片	曝光次数		60.00	甲类	检查费
900	88.2703	胫腓骨 X 线检查	诊断性操作	D	210102015－2	CR	含数据采集、存贮、图像显示	胶片	曝光次数		40.00	甲类	检查费
901	88.2800	踝和足的骨骼 X 线检查	诊断性操作	D	210102015－1	DR	含数据采集、存贮、图像显示	胶片	曝光次数		60.00	甲类	检查费
902	88.2800	踝和足的骨骼 X 线检查	诊断性操作	D	210102015－2	CR	含数据采集、存贮、图像显示	胶片	曝光次数		40.00	甲类	检查费
903	88.2801	踝关节 X 线检查	诊断性操作	D	210102015－1	DR	含数据采集、存贮、图像显示	胶片	曝光次数		60.00	甲类	检查费
904	88.2801	踝关节 X 线检查	诊断性操作	D	210102015－2	CR	含数据采集、存贮、图像显示	胶片	曝光次数		40.00	甲类	检查费
905	88.2802	足 X 线检查	诊断性操作	D	210102015－1	DR	含数据采集、存贮、图像显示	胶片	曝光次数		60.00	甲类	检查费
906	88.2802	足 X 线检查	诊断性操作	D	210102015－2	CR	含数据采集、存贮、图像显示	胶片	曝光次数		40.00	甲类	检查费
907	88.2900	下肢骨骼 X 线检查	诊断性操作	D	210102015－1	DR	含数据采集、存贮、图像显示	胶片	曝光次数		60.00	甲类	检查费
908	88.2900	下肢骨骼 X 线检查	诊断性操作	D	210102015－2	CR	含数据采集、存贮、图像显示	胶片	曝光次数		40.00	甲类	检查费
909	88.3100	骨骼摄片	诊断性操作	D	210102015－1	DR	含数据采集、存贮、图像显示	胶片	曝光次数		60.00	甲类	检查费
910	88.3100	骨骼摄片	诊断性操作	D	210102015－2	CR	含数据采集、存贮、图像显示	胶片	曝光次数		40.00	甲类	检查费
911	88.3200	对比剂关节造影图	诊断性操作	D	210103034	四肢关节造影			每个关节		36.80	甲类	检查费
912	88.3200x001	关节造影	诊断性操作	D	210103034	四肢关节造影			每个关节		36.80	甲类	检查费
913	88.3201	肩关节造影	诊断性操作	D	210103034	四肢关节造影			每个关节		36.80	甲类	检查费
914	88.3202	肘关节造影	诊断性操作	D	210103034	四肢关节造影			每个关节		36.80	甲类	检查费
915	88.3203	腕关节造影	诊断性操作	D	210103034	四肢关节造影			每个关节		36.80	甲类	检查费
916	88.3204	髋关节造影	诊断性操作	D	210103034	四肢关节造影			每个关节		36.80	甲类	检查费
917	88.3205	膝关节造影	诊断性操作	D	210103034	四肢关节造影			每个关节		36.80	甲类	检查费
918	88.3206	踝关节造影	诊断性操作	D	210103034	四肢关节造影			每个关节		36.80	甲类	检查费

（续上表）

序号	诊断性操作诊断编码	诊断性操作名称	操作类型	财务分类	编码	项目名称	项目内涵	除外内容	计价单位	说明	三级医疗服务价格（元）	医保结算类型	医疗收费项目类别
919	88.3300	其他骨骼 X 线检查	诊断性操作	D	210102015－1	DR	含数据采集、存贮、图像显示	胶片	曝光次数		60.00	甲类	检查费
920	88.3300	其他骨骼 X 线检查	诊断性操作	D	210102015－2	CR	含数据采集、存贮、图像显示	胶片	曝光次数		40.00	甲类	检查费
921	88.3400	上肢淋巴管造影图	诊断性操作	D	210103032	四肢淋巴管造影			单肢		73.60	甲类	检查费
922	88.3500	上肢的其他软组织 X 线检查	诊断性操作	D	210102015－1	DR	含数据采集、存贮、图像显示	胶片	曝光次数		60.00	甲类	检查费
923	88.3500	上肢的其他软组织 X 线检查	诊断性操作	D	210102015－2	CR	含数据采集、存贮、图像显示	胶片	曝光次数		40.00	甲类	检查费
924	88.3600	下肢的淋巴管造影图	诊断性操作	D	210103032	四肢淋巴管造影			单肢		73.60	甲类	检查费
925	88.3700	下肢的其他软组织 X 线检查	诊断性操作	D	210102015－1	DR	含数据采集、存贮、图像显示	胶片	曝光次数		60.00	甲类	检查费
926	88.3700	下肢的其他软组织 X 线检查	诊断性操作	D	210102015－2	CR	含数据采集、存贮、图像显示	胶片	曝光次数		40.00	甲类	检查费
927	88.3800x002	颈椎 CT 检查	诊断性操作	D	210300000－1	X 线计算机体层（CT）扫描加收（使用螺旋扫描）			人次		96.00	甲类	检查费
928	88.3800x002	颈椎 CT 检查	诊断性操作	D	210300000－2	X 线计算机体层（CT）加收（三维重建）	指使用密度投影法（MIP、MinIP）、表面再现（SSD）、容积再现（VR）、多平面重组（MPR）、曲面重建（CPR）、仿真内镜（CTVE）等技术获取三维影像		人次		96.00	甲类	检查费
929	88.3800x002	颈椎 CT 检查	诊断性操作	D	210300000－3	X 线计算机体层（CT）加收（四维重建）	指使用密度投影法（MIP、MinIP）、表面再现（SSD）、容积再现（VR）、多平面重组（MPR）、曲面重建（CPR）、仿真内镜（CTVE）等技术获取四维影像		人次		320.00	甲类	检查费
930	88.3800x002	颈椎 CT 检查	诊断性操作	D	210300001	X 线计算机体层（CT）平扫			每部位		280.00	乙类	检查费
931	88.3800x002	颈椎 CT 检查	诊断性操作	D	210300001－1	X 线计算机体层（CT）平扫后增强扫描加收			每部位		140.00	乙类	检查费
932	88.3800x002	颈椎 CT 检查	诊断性操作	D	210300002	X 线计算机体层（CT）增强扫描			每部位		400.00	乙类	检查费
933	88.3800x003	胸椎 CT 检查	诊断性操作	D	210300000－1	X 线计算机体层（CT）扫描加收（使用螺旋扫描）			人次		96.00	甲类	检查费

（续上表）

序号	诊断性操作诊断编码	诊断性操作名称	操作类型	财务分类	编码	项目名称	项目内涵	除外内容	计价单位	说明	三级医疗服务价格（元）	医保结算类型	医疗收费项目类别
934	88.3800x003	胸椎 CT 检查	诊断性操作	D	210300000－2	X 线计算机体层（CT）加收（三维重建）	指使用密度投影法（MIP、MinIP）、表面再现（SSD）、容积再现（VR）、多平面重组（MPR）、曲面重建（CPR）、仿真内镜（CTVE）等技术获取三维影像		人次		96.00	甲类	检查费
935	88.3800x003	胸椎 CT 检查	诊断性操作	D	210300000－3	X 线计算机体层（CT）加收（四维重建）	指使用密度投影法（MIP、MinIP）、表面再现（SSD）、容积再现（VR）、多平面重组（MPR）、曲面重建（CPR）、仿真内镜（CTVE）等技术获取四维影像		人次		320.00	甲类	检查费
936	88.3800x003	胸椎 CT 检查	诊断性操作	D	210300001	X 线计算机体层（CT）平扫			每部位		280.00	乙类	检查费
937	88.3800x003	胸椎 CT 检查	诊断性操作	D	210300001－1	X 线计算机体层（CT）平扫后增强扫描加收			每部位		140.00	乙类	检查费
938	88.3800x003	胸椎 CT 检查	诊断性操作	D	210300002	X 线计算机体层（CT）增强扫描			每部位		400.00	乙类	检查费
939	88.3800x004	腰椎 CT 检查	诊断性操作	D	210300000－1	X 线计算机体层（CT）扫描加收（使用螺旋扫描）			人次		96.00	甲类	检查费
940	88.3800x004	腰椎 CT 检查	诊断性操作	D	210300000－2	X 线计算机体层（CT）加收（三维重建）	指使用密度投影法（MIP、MinIP）、表面再现（SSD）、容积再现（VR）、多平面重组（MPR）、曲面重建（CPR）、仿真内镜（CTVE）等技术获取三维影像		人次		96.00	甲类	检查费
941	88.3800x004	腰椎 CT 检查	诊断性操作	D	210300000－3	X 线计算机体层（CT）加收（四维重建）	指使用密度投影法（MIP、MinIP）、表面再现（SSD）、容积再现（VR）、多平面重组（MPR）、曲面重建（CPR）、仿真内镜（CTVE）等技术获取四维影像		人次		320.00	甲类	检查费
942	88.3800x004	腰椎 CT 检查	诊断性操作	D	210300001	X 线计算机体层（CT）平扫			每部位		280.00	乙类	检查费
943	88.3800x004	腰椎 CT 检查	诊断性操作	D	210300001－1	X 线计算机体层（CT）平扫后增强扫描加收			每部位		140.00	乙类	检查费

（续上表）

序号	诊断性操作诊断编码	诊断性操作名称	操作类型	财务分类	编码	项目名称	项目内涵	除外内容	计价单位	说明	三级医疗服务价格（元）	医保结算类型	医疗收费项目类别
944	88.3800x004	腰椎 CT 检查	诊断性操作	D	210300002	X 线计算机体层（CT）增强扫描			每部位		400.00	乙类	检查费
945	88.3800x005	肘关节 CT 检查	诊断性操作	D	210300000－1	X 线计算机体层（CT）扫描加收（使用螺旋扫描）			人次		96.00	甲类	检查费
946	88.3800x005	肘关节 CT 检查	诊断性操作	D	210300000－2	X 线计算机体层（CT）加收（三维重建）	指使用密度投影法（MIP、MinIP）、表面再现（SSD）、容积再现（VR）、多平面重组（MPR）、曲面重建（CPR）、仿真内镜（CTVE）等技术获取三维影像		人次		96.00	甲类	检查费
947	88.3800x005	肘关节 CT 检查	诊断性操作	D	210300000－3	X 线计算机体层（CT）加收（四维重建）	指使用密度投影法（MIP、MinIP）、表面再现（SSD）、容积再现（VR）、多平面重组（MPR）、曲面重建（CPR）、仿真内镜（CTVE）等技术获取四维影像		人次		320.00	甲类	检查费
948	88.3800x005	肘关节 CT 检查	诊断性操作	D	210300001	X 线计算机体层（CT）平扫			每部位		280.00	乙类	检查费
949	88.3800x005	肘关节 CT 检查	诊断性操作	D	210300001－1	X 线计算机体层（CT）平扫后增强扫描加收			每部位		140.00	乙类	检查费
950	88.3800x005	肘关节 CT 检查	诊断性操作	D	210300002	X 线计算机体层（CT）增强扫描			每部位		400.00	乙类	检查费
951	88.3800x006	踝关节 CT 检查	诊断性操作	D	210300000－1	X 线计算机体层（CT）扫描加收（使用螺旋扫描）			人次		96.00	甲类	检查费
952	88.3800x006	踝关节 CT 检查	诊断性操作	D	210300000－2	X 线计算机体层（CT）加收（三维重建）	指使用密度投影法（MIP、MinIP）、表面再现（SSD）、容积再现（VR）、多平面重组（MPR）、曲面重建（CPR）、仿真内镜（CTVE）等技术获取三维影像		人次		96.00	甲类	检查费
953	88.3800x006	踝关节 CT 检查	诊断性操作	D	210300000－3	X 线计算机体层（CT）加收（四维重建）	指使用密度投影法（MIP、MinIP）、表面再现（SSD）、容积再现（VR）、多平面重组（MPR）、曲面重建（CPR）、仿真内镜（CTVE）等技术获取四维影像		人次		320.00	甲类	检查费

（续上表）

序号	诊断性操作诊断编码	诊断性操作名称	操作类型	财务分类	编码	项目名称	项目内涵	除外内容	计价单位	说明	三级医疗服务价格（元）	医保结算类型	医疗收费项目类别
954	88.3800x006	踝关节 CT 检查	诊断性操作	D	210300001	X 线计算机体层（CT）平扫			每部位		280.00	乙类	检查费
955	88.3800x006	踝关节 CT 检查	诊断性操作	D	210300001－1	X 线计算机体层（CT）平扫后增强扫描加收			每部位		140.00	乙类	检查费
956	88.3800x006	踝关节 CT 检查	诊断性操作	D	210300002	X 线计算机体层（CT）增强扫描			每部位		400.00	乙类	检查费
957	88.3800x007	髋关节 CT 检查	诊断性操作	D	210300000－1	X 线计算机体层（CT）扫描加收（使用螺旋扫描）			人次		96.00	甲类	检查费
958	88.3800x007	髋关节 CT 检查	诊断性操作	D	210300000－2	X 线计算机体层（CT）加收（三维重建）	指使用密度投影法（MIP、MinIP）、表面再现（SSD）、容积再现（VR）、多平面重组（MPR）、曲面重建（CPR）、仿真内镜（CTVE）等技术获取三维影像		人次		96.00	甲类	检查费
959	88.3800x007	髋关节 CT 检查	诊断性操作	D	210300000－3	X 线计算机体层（CT）加收（四维重建）	指使用密度投影法（MIP、MinIP）、表面再现（SSD）、容积再现（VR）、多平面重组（MPR）、曲面重建（CPR）、仿真内镜（CTVE）等技术获取四维影像		人次		320.00	甲类	检查费
960	88.3800x007	髋关节 CT 检查	诊断性操作	D	210300001	X 线计算机体层（CT）平扫			每部位		280.00	乙类	检查费
961	88.3800x007	髋关节 CT 检查	诊断性操作	D	210300001－1	X 线计算机体层（CT）平扫后增强扫描加收			每部位		140.00	乙类	检查费
962	88.3800x007	髋关节 CT 检查	诊断性操作	D	210300002	X 线计算机体层（CT）增强扫描			每部位		400.00	乙类	检查费
963	88.3800x008	膝关节 CT 检查	诊断性操作	D	210300000－1	X 线计算机体层（CT）扫描加收（使用螺旋扫描）			人次		96.00	甲类	检查费
964	88.3800x008	膝关节 CT 检查	诊断性操作	D	210300000－2	X 线计算机体层（CT）加收（三维重建）	指使用密度投影法（MIP、MinIP）、表面再现（SSD）、容积再现（VR）、多平面重组（MPR）、曲面重建（CPR）、仿真内镜（CTVE）等技术获取三维影像		人次		96.00	甲类	检查费

（续上表）

序号	诊断性操作诊断编码	诊断性操作名称	操作类型	财务分类	编码	项目名称	项目内涵	除外内容	计价单位	说明	三级医疗服务价格（元）	医保结算类型	医疗收费项目类别
965	88.3800x008	膝关节 CT 检查	诊断性操作	D	210300000－3	X 线计算机体层（CT）加收（四维重建）	指使用密度投影法（MIP、MinIP）、表面再现（SSD）、容积再现（VR）、多平面重组（MPR）、曲面重建（CPR）、仿真内镜（CTVE）等技术获取四维影像		人次		320.00	甲类	检查费
966	88.3800x008	膝关节 CT 检查	诊断性操作	D	210300001	X 线计算机体层（CT）平扫			每部位		280.00	乙类	检查费
967	88.3800x008	膝关节 CT 检查	诊断性操作	D	210300001－1	X 线计算机体层（CT）平扫后增强扫描加收			每部位		140.00	乙类	检查费
968	88.3800x008	膝关节 CT 检查	诊断性操作	D	210300002	X 线计算机体层（CT）增强扫描			每部位		400.00	乙类	检查费
969	88.3800x014	甲状腺 CT 检查	诊断性操作	D	210300000－1	X 线计算机体层（CT）扫描加收（使用螺旋扫描）			人次		96.00	甲类	检查费
970	88.3800x014	甲状腺 CT 检查	诊断性操作	D	210300000－2	X 线计算机体层（CT）加收（三维重建）	指使用密度投影法（MIP、MinIP）、表面再现（SSD）、容积再现（VR）、多平面重组（MPR）、曲面重建（CPR）、仿真内镜（CTVE）等技术获取三维影像		人次		96.00	甲类	检查费
971	88.3800x014	甲状腺 CT 检查	诊断性操作	D	210300000－3	X 线计算机体层（CT）加收（四维重建）	指使用密度投影法（MIP、MinIP）、表面再现（SSD）、容积再现（VR）、多平面重组（MPR）、曲面重建（CPR）、仿真内镜（CTVE）等技术获取四维影像		人次		320.00	甲类	检查费
972	88.3800x014	甲状腺 CT 检查	诊断性操作	D	210300001	X 线计算机体层（CT）平扫			每部位		280.00	乙类	检查费
973	88.3800x014	甲状腺 CT 检查	诊断性操作	D	210300001－1	X 线计算机体层（CT）平扫后增强扫描加收			每部位		140.00	乙类	检查费
974	88.3800x014	甲状腺 CT 检查	诊断性操作	D	210300002	X 线计算机体层（CT）增强扫描			每部位		400.00	乙类	检查费
975	88.3800x015	生殖系 CT 检查	诊断性操作	D	210300000－1	X 线计算机体层（CT）扫描加收（使用螺旋扫描）			人次		96.00	甲类	检查费

（续上表）

序号	诊断性操作诊断编码	诊断性操作名称	操作类型	财务分类	编码	项目名称	项目内涵	除外内容	计价单位	说明	三级医疗服务价格（元）	医保结算类型	医疗收费项目类别
976	88.3800x015	生殖系 CT 检查	诊断性操作	D	210300000－2	X 线计算机体层（CT）加收（三维重建）	指使用密度投影法（MIP、MinIP）、表面再现(SSD)、容积再现（VR)、多平面重组（MPR)、曲面重建（CPR)、仿真内镜（CTVE）等技术获取三维影像		人次		96.00	甲类	检查费
977	88.3800x015	生殖系 CT 检查	诊断性操作	D	210300000－3	X 线计算机体层（CT）加收（四维重建）	指使用密度投影法（MIP、MinIP）、表面再现(SSD)、容积再现（VR)、多平面重组（MPR)、曲面重建（CPR)、仿真内镜（CTVE）等技术获取四维影像		人次		320.00	甲类	检查费
978	88.3800x015	生殖系 CT 检查	诊断性操作	D	210300001	X 线计算机体层（CT）平扫			每部位		280.00	乙类	检查费
979	88.3800x015	生殖系 CT 检查	诊断性操作	D	210300001－1	X 线计算机体层（CT）平扫后增强扫描加收			每部位		140.00	乙类	检查费
980	88.3800x015	生殖系 CT 检查	诊断性操作	D	210300002	X 线计算机体层（CT）增强扫描			每部位		400.00	乙类	检查费
981	88.3800x016	泌尿系 CT 检查	诊断性操作	D	210300000－1	X 线计算机体层（CT）扫描加收（使用螺旋扫描）			人次		96.00	甲类	检查费
982	88.3800x016	泌尿系 CT 检查	诊断性操作	D	210300000－2	X 线计算机体层（CT）加收（三维重建）	指使用密度投影法（MIP、MinIP）、表面再现(SSD)、容积再现（VR)、多平面重组（MPR)、曲面重建（CPR)、仿真内镜（CTVE）等技术获取三维影像		人次		96.00	甲类	检查费
983	88.3800x016	泌尿系 CT 检查	诊断性操作	D	210300000－3	X 线计算机体层（CT）加收（四维重建）	指使用密度投影法（MIP、MinIP）、表面再现(SSD)、容积再现（VR)、多平面重组（MPR)、曲面重建（CPR)、仿真内镜（CTVE）等技术获取四维影像		人次		320.00	甲类	检查费
984	88.3800x016	泌尿系 CT 检查	诊断性操作	D	210300001	X 线计算机体层（CT）平扫			每部位		280.00	乙类	检查费
985	88.3800x016	泌尿系 CT 检查	诊断性操作	D	210300001－1	X 线计算机体层（CT）平扫后增强扫描加收			每部位		140.00	乙类	检查费

（续上表）

序号	诊断性操作诊断编码	诊断性操作名称	操作类型	财务分类	编码	项目名称	项目内涵	除外内容	计价单位	说明	三级医疗服务价格（元）	医保结算类型	医疗收费项目类别
986	88.3800x016	泌尿系 CT 检查	诊断性操作	D	210300002	X 线计算机体层（CT）增强扫描			每部位		400.00	乙类	检查费
987	88.3800x017	肱骨 CT 检查	诊断性操作	D	210300000－1	X 线计算机体层（CT）扫描加收（使用螺旋扫描）			人次		96.00	甲类	检查费
988	88.3800x017	肱骨 CT 检查	诊断性操作	D	210300000－2	X 线计算机体层（CT）加收（三维重建）	指使用密度投影法（MIP、MinIP）、表面再现（SSD）、容积再现（VR）、多平面重组（MPR）、曲面重建（CPR）、仿真内镜（CTVE）等技术获取三维影像		人次		96.00	甲类	检查费
989	88.3800x017	肱骨 CT 检查	诊断性操作	D	210300000－3	X 线计算机体层（CT）加收（四维重建）	指使用密度投影法（MIP、MinIP）、表面再现（SSD）、容积再现（VR）、多平面重组（MPR）、曲面重建（CPR）、仿真内镜（CTVE）等技术获取四维影像		人次		320.00	甲类	检查费
990	88.3800x017	肱骨 CT 检查	诊断性操作	D	210300001	X 线计算机体层（CT）平扫			每部位		280.00	乙类	检查费
991	88.3800x017	肱骨 CT 检查	诊断性操作	D	210300001－1	X 线计算机体层（CT）平扫后增强扫描加收			每部位		140.00	乙类	检查费
992	88.3800x017	肱骨 CT 检查	诊断性操作	D	210300002	X 线计算机体层（CT）增强扫描			每部位		400.00	乙类	检查费
993	88.3800x018	尺骨 CT 检查	诊断性操作	D	210300000－1	X 线计算机体层（CT）扫描加收（使用螺旋扫描）			人次		96.00	甲类	检查费
994	88.3800x018	尺骨 CT 检查	诊断性操作	D	210300000－2	X 线计算机体层（CT）加收（三维重建）	指使用密度投影法（MIP、MinIP）、表面再现（SSD）、容积再现（VR）、多平面重组（MPR）、曲面重建（CPR）、仿真内镜（CTVE）等技术获取三维影像		人次		96.00	甲类	检查费
995	88.3800x018	尺骨 CT 检查	诊断性操作	D	210300000－3	X 线计算机体层（CT）加收（四维重建）	指使用密度投影法（MIP、MinIP）、表面再现（SSD）、容积再现（VR）、多平面重组（MPR）、曲面重建（CPR）、仿真内镜（CTVE）等技术获取四维影像		人次		320.00	甲类	检查费

（续上表）

序号	诊断性操作诊断编码	诊断性操作名称	操作类型	财务分类	编码	项目名称	项目内涵	除外内容	计价单位	说明	三级医疗服务价格（元）	医保结算类型	医疗收费项目类别
996	88.3800x018	尺骨 CT 检查	诊断性操作	D	210300001	X 线计算机体层（CT）平扫			每部位		280.00	乙类	检查费
997	88.3800x018	尺骨 CT 检查	诊断性操作	D	210300001－1	X 线计算机体层（CT）平扫后增强扫描加收			每部位		140.00	乙类	检查费
998	88.3800x018	尺骨 CT 检查	诊断性操作	D	210300002	X 线计算机体层（CT）增强扫描			每部位		400.00	乙类	检查费
999	88.3800x019	桡骨 CT 检查	诊断性操作	D	210300000－1	X 线计算机体层（CT）扫描加收（使用螺旋扫描）			人次		96.00	甲类	检查费
1000	88.3800x019	桡骨 CT 检查	诊断性操作	D	210300000－2	X 线计算机体层（CT）加收（三维重建）	指使用密度投影法（MIP、MinIP）、表面再现（SSD）、容积再现（VR）、多平面重组（MPR）、曲面重建（CPR）、仿真内镜（CTVE）等技术获取三维影像		人次		96.00	甲类	检查费
1001	88.3800x019	桡骨 CT 检查	诊断性操作	D	210300000－3	X 线计算机体层（CT）加收（四维重建）	指使用密度投影法（MIP、MinIP）、表面再现（SSD）、容积再现（VR）、多平面重组（MPR）、曲面重建（CPR）、仿真内镜（CTVE）等技术获取四维影像		人次		320.00	甲类	检查费
1002	88.3800x019	桡骨 CT 检查	诊断性操作	D	210300001	X 线计算机体层（CT）平扫			每部位		280.00	乙类	检查费
1003	88.3800x019	桡骨 CT 检查	诊断性操作	D	210300001－1	X 线计算机体层（CT）平扫后增强扫描加收			每部位		140.00	乙类	检查费
1004	88.3800x019	桡骨 CT 检查	诊断性操作	D	210300002	X 线计算机体层（CT）增强扫描			每部位		400.00	乙类	检查费
1005	88.3800x020	腕骨 CT 检查	诊断性操作	D	210300000－1	X 线计算机体层（CT）扫描加收（使用螺旋扫描）			人次		96.00	甲类	检查费
1006	88.3800x020	腕骨 CT 检查	诊断性操作	D	210300000－2	X 线计算机体层（CT）加收（三维重建）	指使用密度投影法（MIP、MinIP）、表面再现（SSD）、容积再现（VR）、多平面重组（MPR）、曲面重建（CPR）、仿真内镜（CTVE）等技术获取三维影像		人次		96.00	甲类	检查费

（续上表）

序号	诊断性操作诊断编码	诊断性操作名称	操作类型	财务分类	编码	项目名称	项目内涵	除外内容	计价单位	说明	三级医疗服务价格（元）	医保结算类型	医疗收费项目类别
1007	88.3800x020	腕骨 CT 检查	诊断性操作	D	210300000－3	X 线计算机体层（CT）加收（四维重建）	指使用密度投影法（MIP、MinIP）、表面再现（SSD）、容积再现（VR）、多平面重组（MPR）、曲面重建（CPR）、仿真内镜（CTVE）等技术获取四维影像		人次		320.00	甲类	检查费
1008	88.3800x020	腕骨 CT 检查	诊断性操作	D	210300001	X 线计算机体层（CT）平扫			每部位		280.00	乙类	检查费
1009	88.3800x020	腕骨 CT 检查	诊断性操作	D	210300001－1	X 线计算机体层（CT）平扫后增强扫描加收			每部位		140.00	乙类	检查费
1010	88.3800x020	腕骨 CT 检查	诊断性操作	D	210300002	X 线计算机体层（CT）增强扫描			每部位		400.00	乙类	检查费
1011	88.3800x021	掌骨 CT 检查	诊断性操作	D	210300000－1	X 线计算机体层（CT）扫描加收（使用螺旋扫描）			人次		96.00	甲类	检查费
1012	88.3800x021	掌骨 CT 检查	诊断性操作	D	210300000－2	X 线计算机体层（CT）加收（三维重建）	指使用密度投影法（MIP、MinIP）、表面再现（SSD）、容积再现（VR）、多平面重组（MPR）、曲面重建（CPR）、仿真内镜（CTVE）等技术获取三维影像		人次		96.00	甲类	检查费
1013	88.3800x021	掌骨 CT 检查	诊断性操作	D	210300000－3	X 线计算机体层（CT）加收（四维重建）	指使用密度投影法（MIP、MinIP）、表面再现（SSD）、容积再现（VR）、多平面重组（MPR）、曲面重建（CPR）、仿真内镜（CTVE）等技术获取四维影像		人次		320.00	甲类	检查费
1014	88.3800x021	掌骨 CT 检查	诊断性操作	D	210300001	X 线计算机体层（CT）平扫			每部位		280.00	乙类	检查费
1015	88.3800x021	掌骨 CT 检查	诊断性操作	D	210300001－1	X 线计算机体层（CT）平扫后增强扫描加收			每部位		140.00	乙类	检查费
1016	88.3800x021	掌骨 CT 检查	诊断性操作	D	210300002	X 线计算机体层（CT）增强扫描			每部位		400.00	乙类	检查费
1017	88.3800x022	指骨 CT 检查	诊断性操作	D	210300000－1	X 线计算机体层（CT）扫描加收（使用螺旋扫描）			人次		96.00	甲类	检查费

（续上表）

序号	诊断性操作诊断编码	诊断性操作名称	操作类型	财务分类	编码	项目名称	项目内涵	除外内容	计价单位	说明	三级医疗服务价格（元）	医保结算类型	医疗收费项目类别
1018	88. 3800x022	指骨 CT 检查	诊断性操作	D	210300000－2	X 线计算机体层（CT）加收（三维重建）	指使用密度投影法（MIP、MinIP）、表面再现（SSD）、容积再现（VR）、多平面重组（MPR）、曲面重建（CPR）、仿真内镜（CTVE）等技术获取三维影像		人次		96. 00	甲类	检查费
1019	88. 3800x022	指骨 CT 检查	诊断性操作	D	210300000－3	X 线计算机体层（CT）加收（四维重建）	指使用密度投影法（MIP、MinIP）、表面再现（SSD）、容积再现（VR）、多平面重组（MPR）、曲面重建（CPR）、仿真内镜（CTVE）等技术获取四维影像		人次		320. 00	甲类	检查费
1020	88. 3800x022	指骨 CT 检查	诊断性操作	D	210300001	X 线计算机体层（CT）平扫			每部位		280. 00	乙类	检查费
1021	88. 3800x022	指骨 CT 检查	诊断性操作	D	210300001－1	X 线计算机体层（CT）平扫后增强扫描加收			每部位		140. 00	乙类	检查费
1022	88. 3800x022	指骨 CT 检查	诊断性操作	D	210300002	X 线计算机体层（CT）增强扫描			每部位		400. 00	乙类	检查费
1023	88. 3800x023	股骨 CT 检查	诊断性操作	D	210300000－1	X 线计算机体层（CT）扫描加收（使用螺旋扫描）			人次		96. 00	甲类	检查费
1024	88. 3800x023	股骨 CT 检查	诊断性操作	D	210300000－2	X 线计算机体层（CT）加收（三维重建）	指使用密度投影法（MIP、MinIP）、表面再现（SSD）、容积再现（VR）、多平面重组（MPR）、曲面重建（CPR）、仿真内镜（CTVE）等技术获取三维影像		人次		96. 00	甲类	检查费
1025	88. 3800x023	股骨 CT 检查	诊断性操作	D	210300000－3	X 线计算机体层（CT）加收（四维重建）	指使用密度投影法（MIP、MinIP）、表面再现（SSD）、容积再现（VR）、多平面重组（MPR）、曲面重建（CPR）、仿真内镜（CTVE）等技术获取四维影像		人次		320. 00	甲类	检查费
1026	88. 3800x023	股骨 CT 检查	诊断性操作	D	210300001	X 线计算机体层（CT）平扫			每部位		280. 00	乙类	检查费
1027	88. 3800x023	股骨 CT 检查	诊断性操作	D	210300001－1	X 线计算机体层（CT）平扫后增强扫描加收			每部位		140. 00	乙类	检查费

（续上表）

序号	诊断性操作诊断编码	诊断性操作名称	操作类型	财务分类	编码	项目名称	项目内涵	除外内容	计价单位	说明	三级医疗服务价格（元）	医保结算类型	医疗收费项目类别
1028	88.3800x023	股骨 CT 检查	诊断性操作	D	210300002	X 线计算机体层（CT）增强扫描			每部位		400.00	乙类	检查费
1029	88.3800x024	胫骨 CT 检查	诊断性操作	D	210300000 - 1	X 线计算机体层（CT）扫描加收（使用螺旋扫描）			人次		96.00	甲类	检查费
1030	88.3800x024	胫骨 CT 检查	诊断性操作	D	210300000 - 2	X 线计算机体层（CT）加收（三维重建）	指使用密度投影法（MIP、MinIP）、表面再现（SSD）、容积再现（VR）、多平面重组（MPR）、曲面重建（CPR）、仿真内镜（CTVE）等技术获取三维影像		人次		96.00	甲类	检查费
1031	88.3800x024	胫骨 CT 检查	诊断性操作	D	210300000 - 3	X 线计算机体层（CT）加收（四维重建）	指使用密度投影法（MIP、MinIP）、表面再现（SSD）、容积再现（VR）、多平面重组（MPR）、曲面重建（CPR）、仿真内镜（CTVE）等技术获取四维影像		人次		320.00	甲类	检查费
1032	88.3800x024	胫骨 CT 检查	诊断性操作	D	210300001	X 线计算机体层（CT）平扫			每部位		280.00	乙类	检查费
1033	88.3800x024	胫骨 CT 检查	诊断性操作	D	210300001 - 1	X 线计算机体层（CT）平扫后增强扫描加收			每部位		140.00	乙类	检查费
1034	88.3800x024	胫骨 CT 检查	诊断性操作	D	210300002	X 线计算机体层（CT）增强扫描			每部位		400.00	乙类	检查费
1035	88.3800x025	腓骨 CT 检查	诊断性操作	D	210300000 - 1	X 线计算机体层（CT）扫描加收（使用螺旋扫描）			人次		96.00	甲类	检查费
1036	88.3800x025	腓骨 CT 检查	诊断性操作	D	210300000 - 2	X 线计算机体层（CT）加收（三维重建）	指使用密度投影法（MIP、MinIP）、表面再现（SSD）、容积再现（VR）、多平面重组（MPR）、曲面重建（CPR）、仿真内镜（CTVE）等技术获取三维影像		人次		96.00	甲类	检查费
1037	88.3800x025	腓骨 CT 检查	诊断性操作	D	210300000 - 3	X 线计算机体层（CT）加收（四维重建）	指使用密度投影法（MIP、MinIP）、表面再现（SSD）、容积再现（VR）、多平面重组（MPR）、曲面重建（CPR）、仿真内镜（CTVE）等技术获取四维影像		人次		320.00	甲类	检查费

（续上表）

序号	诊断性操作诊断编码	诊断性操作名称	操作类型	财务分类	编码	项目名称	项目内涵	除外内容	计价单位	说明	三级医疗服务价格（元）	医保结算类型	医疗收费项目类别
1038	88.3800x025	腓骨 CT 检查	诊断性操作	D	210300001	X 线计算机体层（CT）平扫			每部位		280.00	乙类	检查费
1039	88.3800x025	腓骨 CT 检查	诊断性操作	D	210300001－1	X 线计算机体层（CT）平扫后增强扫描加收			每部位		140.00	乙类	检查费
1040	88.3800x025	腓骨 CT 检查	诊断性操作	D	210300002	X 线计算机体层（CT）增强扫描			每部位		400.00	乙类	检查费
1041	88.3800x026	跗骨 CT 检查	诊断性操作	D	210300000－1	X 线计算机体层（CT）扫描加收（使用螺旋扫描）			人次		96.00	甲类	检查费
1042	88.3800x026	跗骨 CT 检查	诊断性操作	D	210300000－2	X 线计算机体层（CT）加收（三维重建）	指使用密度投影法（MIP、MinIP）、表面再现（SSD）、容积再现（VR）、多平面重组（MPR）、曲面重建（CPR）、仿真内镜（CTVE）等技术获取三维影像		人次		96.00	甲类	检查费
1043	88.3800x026	跗骨 CT 检查	诊断性操作	D	210300000－3	X 线计算机体层（CT）加收（四维重建）	指使用密度投影法（MIP、MinIP）、表面再现（SSD）、容积再现（VR）、多平面重组（MPR）、曲面重建（CPR）、仿真内镜（CTVE）等技术获取四维影像		人次		320.00	甲类	检查费
1044	88.3800x026	跗骨 CT 检查	诊断性操作	D	210300001	X 线计算机体层（CT）平扫			每部位		280.00	乙类	检查费
1045	88.3800x026	跗骨 CT 检查	诊断性操作	D	210300001－1	X 线计算机体层（CT）平扫后增强扫描加收			每部位		140.00	乙类	检查费
1046	88.3800x026	跗骨 CT 检查	诊断性操作	D	210300002	X 线计算机体层（CT）增强扫描			每部位		400.00	乙类	检查费
1047	88.3800x027	跖骨 CT 检查	诊断性操作	D	210300000－1	X 线计算机体层（CT）扫描加收（使用螺旋扫描）			人次		96.00	甲类	检查费
1048	88.3800x027	跖骨 CT 检查	诊断性操作	D	210300000－2	X 线计算机体层（CT）加收（三维重建）	指使用密度投影法（MIP、MinIP）、表面再现（SSD）、容积再现（VR）、多平面重组（MPR）、曲面重建（CPR）、仿真内镜（CTVE）等技术获取三维影像		人次		96.00	甲类	检查费

（续上表）

序号	诊断性操作诊断编码	诊断性操作名称	操作类型	财务分类	编码	项目名称	项目内涵	除外内容	计价单位	说明	三级医疗服务价格（元）	医保结算类型	医疗收费项目类别
1049	88.3800x027	跖骨 CT 检查	诊断性操作	D	210300000－3	X 线计算机体层（CT）加收（四维重建）	指使用密度投影法（MIP、MinIP）、表面再现（SSD）、容积再现（VR）、多平面重组（MPR）、曲面重建（CPR）、仿真内镜（CTVE）等技术获取四维影像		人次		320.00	甲类	检查费
1050	88.3800x027	跖骨 CT 检查	诊断性操作	D	210300001	X 线计算机体层（CT）平扫			每部位		280.00	乙类	检查费
1051	88.3800x027	跖骨 CT 检查	诊断性操作	D	210300001－1	X 线计算机体层（CT）平扫后增强扫描加收			每部位		140.00	乙类	检查费
1052	88.3800x027	跖骨 CT 检查	诊断性操作	D	210300002	X 线计算机体层（CT）增强扫描			每部位		400.00	乙类	检查费
1053	88.3800x028	趾骨 CT 检查	诊断性操作	D	210300000－1	X 线计算机体层（CT）扫描加收（使用螺旋扫描）			人次		96.00	甲类	检查费
1054	88.3800x028	趾骨 CT 检查	诊断性操作	D	210300000－2	X 线计算机体层（CT）加收（三维重建）	指使用密度投影法（MIP、MinIP）、表面再现（SSD）、容积再现（VR）、多平面重组（MPR）、曲面重建（CPR）、仿真内镜（CTVE）等技术获取三维影像		人次		96.00	甲类	检查费
1055	88.3800x028	趾骨 CT 检查	诊断性操作	D	210300000－3	X 线计算机体层（CT）加收（四维重建）	指使用密度投影法（MIP、MinIP）、表面再现（SSD）、容积再现（VR）、多平面重组（MPR）、曲面重建（CPR）、仿真内镜（CTVE）等技术获取四维影像		人次		320.00	甲类	检查费
1056	88.3800x028	趾骨 CT 检查	诊断性操作	D	210300001	X 线计算机体层（CT）平扫			每部位		280.00	乙类	检查费
1057	88.3800x028	趾骨 CT 检查	诊断性操作	D	210300001－1	X 线计算机体层（CT）平扫后增强扫描加收			每部位		140.00	乙类	检查费
1058	88.3800x028	趾骨 CT 检查	诊断性操作	D	210300002	X 线计算机体层（CT）增强扫描			每部位		400.00	乙类	检查费
1059	88.3800x029	骨盆 CT 检查	诊断性操作	D	210300000－1	X 线计算机体层（CT）扫描加收（使用螺旋扫描）			人次		96.00	甲类	检查费

（续上表）

序号	诊断性操作诊断编码	诊断性操作名称	操作类型	财务分类	编码	项目名称	项目内涵	除外内容	计价单位	说明	三级医疗服务价格（元）	医保结算类型	医疗收费项目类别
1060	88.3800x029	骨盆 CT 检查	诊断性操作	D	210300000－2	X 线计算机体层（CT）加收（三维重建）	指使用密度投影法（MIP、MinIP）、表面再现（SSD）、容积再现（VR）、多平面重组（MPR）、曲面重建（CPR）、仿真内镜（CTVE）等技术获取三维影像		人次		96.00	甲类	检查费
1061	88.3800x029	骨盆 CT 检查	诊断性操作	D	210300000－3	X 线计算机体层（CT）加收（四维重建）	指使用密度投影法（MIP、MinIP）、表面再现（SSD）、容积再现（VR）、多平面重组（MPR）、曲面重建（CPR）、仿真内镜（CTVE）等技术获取四维影像		人次		320.00	甲类	检查费
1062	88.3800x029	骨盆 CT 检查	诊断性操作	D	210300001	X 线计算机体层（CT）平扫			每部位		280.00	乙类	检查费
1063	88.3800x029	骨盆 CT 检查	诊断性操作	D	210300001－1	X 线计算机体层（CT）平扫后增强扫描加收			每部位		140.00	乙类	检查费
1064	88.3800x029	骨盆 CT 检查	诊断性操作	D	210300002	X 线计算机体层（CT）增强扫描			每部位		400.00	乙类	检查费
1065	88.3800x030	肩关节 CT 检查	诊断性操作	D	210300000－1	X 线计算机体层（CT）扫描加收（使用螺旋扫描）			人次		96.00	甲类	检查费
1066	88.3800x030	肩关节 CT 检查	诊断性操作	D	210300000－2	X 线计算机体层（CT）加收（三维重建）	指使用密度投影法（MIP、MinIP）、表面再现（SSD）、容积再现（VR）、多平面重组（MPR）、曲面重建（CPR）、仿真内镜（CTVE）等技术获取三维影像		人次		96.00	甲类	检查费
1067	88.3800x030	肩关节 CT 检查	诊断性操作	D	210300000－3	X 线计算机体层（CT）加收（四维重建）	指使用密度投影法（MIP、MinIP）、表面再现（SSD）、容积再现（VR）、多平面重组（MPR）、曲面重建（CPR）、仿真内镜（CTVE）等技术获取四维影像		人次		320.00	甲类	检查费
1068	88.3800x030	肩关节 CT 检查	诊断性操作	D	210300001	X 线计算机体层（CT）平扫			每部位		280.00	乙类	检查费
1069	88.3800x030	肩关节 CT 检查	诊断性操作	D	210300001－1	X 线计算机体层（CT）平扫后增强扫描加收			每部位		140.00	乙类	检查费

（续上表）

序号	诊断性操作诊断编码	诊断性操作名称	操作类型	财务分类	编码	项目名称	项目内涵	除外内容	计价单位	说明	三级医疗服务价格（元）	医保结算类型	医疗收费项目类别
1070	88.3800x030	肩关节 CT 检查	诊断性操作	D	210300002	X 线计算机体层（CT）增强扫描			每部位		400.00	乙类	检查费
1071	88.3800x031	腕关节 CT 检查	诊断性操作	D	210300000－1	X 线计算机体层（CT）扫描加收（使用螺旋扫描）			人次		96.00	甲类	检查费
1072	88.3800x031	腕关节 CT 检查	诊断性操作	D	210300000－2	X 线计算机体层（CT）加收（三维重建）	指使用密度投影法（MIP、MinIP）、表面再现（SSD）、容积再现（VR）、多平面重组（MPR）、曲面重建（CPR）、仿真内镜（CTVE）等技术获取三维影像		人次		96.00	甲类	检查费
1073	88.3800x031	腕关节 CT 检查	诊断性操作	D	210300000－3	X 线计算机体层（CT）加收（四维重建）	指使用密度投影法（MIP、MinIP）、表面再现（SSD）、容积再现（VR）、多平面重组（MPR）、曲面重建（CPR）、仿真内镜（CTVE）等技术获取四维影像		人次		320.00	甲类	检查费
1074	88.3800x031	腕关节 CT 检查	诊断性操作	D	210300001	X 线计算机体层（CT）平扫			每部位		280.00	乙类	检查费
1075	88.3800x031	腕关节 CT 检查	诊断性操作	D	210300001－1	X 线计算机体层（CT）平扫后增强扫描加收			每部位		140.00	乙类	检查费
1076	88.3800x031	腕关节 CT 检查	诊断性操作	D	210300002	X 线计算机体层（CT）增强扫描			每部位		400.00	乙类	检查费
1077	88.3800x032	指关节 CT 检查	诊断性操作	D	210300000－1	X 线计算机体层（CT）扫描加收（使用螺旋扫描）			人次		96.00	甲类	检查费
1078	88.3800x032	指关节 CT 检查	诊断性操作	D	210300000－2	X 线计算机体层（CT）加收（三维重建）	指使用密度投影法（MIP、MinIP）、表面再现（SSD）、容积再现（VR）、多平面重组（MPR）、曲面重建（CPR）、仿真内镜（CTVE）等技术获取三维影像		人次		96.00	甲类	检查费
1079	88.3800x032	指关节 CT 检查	诊断性操作	D	210300000－3	X 线计算机体层（CT）加收（四维重建）	指使用密度投影法（MIP、MinIP）、表面再现（SSD）、容积再现（VR）、多平面重组（MPR）、曲面重建（CPR）、仿真内镜（CTVE）等技术获取四维影像		人次		320.00	甲类	检查费

（续上表）

序号	诊断性操作诊断编码	诊断性操作名称	操作类型	财务分类	编码	项目名称	项目内涵	除外内容	计价单位	说明	三级医疗服务价格（元）	医保结算类型	医疗收费项目类别
1080	88. 3800x032	指关节 CT 检查	诊断性操作	D	210300001	X 线计算机体层（CT）平扫			每部位		280. 00	乙类	检查费
1081	88. 3800x032	指关节 CT 检查	诊断性操作	D	210300001－1	X 线计算机体层（CT）平扫后增强扫描加收			每部位		140. 00	乙类	检查费
1082	88. 3800x032	指关节 CT 检查	诊断性操作	D	210300002	X 线计算机体层（CT）增强扫描			每部位		400. 00	乙类	检查费
1083	88. 3800x033	趾关节 CT 检查	诊断性操作	D	210300000－1	X 线计算机体层（CT）扫描加收（使用螺旋扫描）			人次		96. 00	甲类	检查费
1084	88. 3800x033	趾关节 CT 检查	诊断性操作	D	210300000－2	X 线计算机体层（CT）加收（三维重建）	指使用密度投影法（MIP、MinIP）、表面再现（SSD）、容积再现（VR）、多平面重组（MPR）、曲面重建（CPR）、仿真内镜（CTVE）等技术获取三维影像		人次		96. 00	甲类	检查费
1085	88. 3800x033	趾关节 CT 检查	诊断性操作	D	210300000－3	X 线计算机体层（CT）加收（四维重建）	指使用密度投影法（MIP、MinIP）、表面再现（SSD）、容积再现（VR）、多平面重组（MPR）、曲面重建（CPR）、仿真内镜（CTVE）等技术获取四维影像		人次		320. 00	甲类	检查费
1086	88. 3800x033	趾关节 CT 检查	诊断性操作	D	210300001	X 线计算机体层（CT）平扫			每部位		280. 00	乙类	检查费
1087	88. 3800x033	趾关节 CT 检查	诊断性操作	D	210300001－1	X 线计算机体层（CT）平扫后增强扫描加收			每部位		140. 00	乙类	检查费
1088	88. 3800x033	趾关节 CT 检查	诊断性操作	D	210300002	X 线计算机体层（CT）增强扫描			每部位		400. 00	乙类	检查费
1089	88. 3800x034	骶髂关节 CT 检查	诊断性操作	D	210300000－1	X 线计算机体层（CT）扫描加收（使用螺旋扫描）			人次		96. 00	甲类	检查费
1090	88. 3800x034	骶髂关节 CT 检查	诊断性操作	D	210300000－2	X 线计算机体层（CT）加收（三维重建）	指使用密度投影法（MIP、MinIP）、表面再现（SSD）、容积再现（VR）、多平面重组（MPR）、曲面重建（CPR）、仿真内镜（CTVE）等技术获取三维影像		人次		96. 00	甲类	检查费

（续上表）

序号	诊断性操作诊断编码	诊断性操作名称	操作类型	财务分类	编码	项目名称	项目内涵	除外内容	计价单位	说明	三级医疗服务价格（元）	医保结算类型	医疗收费项目类别
1091	88.3800x034	骶髂关节 CT 检查	诊断性操作	D	210300000－3	X 线计算机体层（CT）加收（四维重建）	指使用密度投影法（MIP、MinIP）、表面再现(SSD)、容积再现（VR）、多平面重组（MPR）、曲面重建（CPR）、仿真内镜（CTVE）等技术获取四维影像		人次		320.00	甲类	检查费
1092	88.3800x034	骶髂关节 CT 检查	诊断性操作	D	210300001	X 线计算机体层（CT）平扫			每部位		280.00	乙类	检查费
1093	88.3800x034	骶髂关节 CT 检查	诊断性操作	D	210300001－1	X 线计算机体层（CT）平扫后增强扫描加收			每部位		140.00	乙类	检查费
1094	88.3800x034	骶髂关节 CT 检查	诊断性操作	D	210300002	X 线计算机体层（CT）增强扫描			每部位		400.00	乙类	检查费
1095	88.3800x035	跟骨 CT 检查	诊断性操作	D	210300000－1	X 线计算机体层（CT）扫描加收（使用螺旋扫描）			人次		96.00	甲类	检查费
1096	88.3800x035	跟骨 CT 检查	诊断性操作	D	210300000－2	X 线计算机体层（CT）加收（三维重建）	指使用密度投影法（MIP、MinIP）、表面再现(SSD)、容积再现（VR）、多平面重组（MPR）、曲面重建（CPR）、仿真内镜（CTVE）等技术获取三维影像		人次		96.00	甲类	检查费
1097	88.3800x035	跟骨 CT 检查	诊断性操作	D	210300000－3	X 线计算机体层（CT）加收（四维重建）	指使用密度投影法（MIP、MinIP）、表面再现(SSD)、容积再现（VR）、多平面重组（MPR）、曲面重建（CPR）、仿真内镜（CTVE）等技术获取四维影像		人次		320.00	甲类	检查费
1098	88.3800x035	跟骨 CT 检查	诊断性操作	D	210300001	X 线计算机体层（CT）平扫			每部位		280.00	乙类	检查费
1099	88.3800x035	跟骨 CT 检查	诊断性操作	D	210300001－1	X 线计算机体层（CT）平扫后增强扫描加收			每部位		140.00	乙类	检查费
1100	88.3800x035	跟骨 CT 检查	诊断性操作	D	210300002	X 线计算机体层（CT）增强扫描			每部位		400.00	乙类	检查费
1101	88.3800x036	距骨 CT 检查	诊断性操作	D	210300000－1	X 线计算机体层（CT）扫描加收（使用螺旋扫描）			人次		96.00	甲类	检查费

（续上表）

序号	诊断性操作诊断编码	诊断性操作名称	操作类型	财务分类	编码	项目名称	项目内涵	除外内容	计价单位	说明	三级医疗服务价格（元）	医保结算类型	医疗收费项目类别
1102	88.3800x036	距骨 CT 检查	诊断性操作	D	210300000－2	X 线计算机体层（CT）加收（三维重建）	指使用密度投影法（MIP、MinIP）、表面再现（SSD）、容积再现（VR）、多平面重组（MPR）、曲面重建（CPR）、仿真内镜（CTVE）等技术获取三维影像		人次		96.00	甲类	检查费
1103	88.3800x036	距骨 CT 检查	诊断性操作	D	210300000－3	X 线计算机体层（CT）加收（四维重建）	指使用密度投影法（MIP、MinIP）、表面再现（SSD）、容积再现（VR）、多平面重组（MPR）、曲面重建（CPR）、仿真内镜（CTVE）等技术获取四维影像		人次		320.00	甲类	检查费
1104	88.3800x036	距骨 CT 检查	诊断性操作	D	210300001	X 线计算机体层（CT）平扫			每部位		280.00	乙类	检查费
1105	88.3800x036	距骨 CT 检查	诊断性操作	D	210300001－1	X 线计算机体层（CT）平扫后增强扫描加收			每部位		140.00	乙类	检查费
1106	88.3800x036	距骨 CT 检查	诊断性操作	D	210300002	X 线计算机体层（CT）增强扫描			每部位		400.00	乙类	检查费
1107	88.3800x037	上颌骨 CT 检查	诊断性操作	D	210300000－1	X 线计算机体层（CT）扫描加收（使用螺旋扫描）			人次		96.00	甲类	检查费
1108	88.3800x037	上颌骨 CT 检查	诊断性操作	D	210300000－2	X 线计算机体层（CT）加收（三维重建）	指使用密度投影法（MIP、MinIP）、表面再现（SSD）、容积再现（VR）、多平面重组（MPR）、曲面重建（CPR）、仿真内镜（CTVE）等技术获取三维影像		人次		96.00	甲类	检查费
1109	88.3800x037	上颌骨 CT 检查	诊断性操作	D	210300000－3	X 线计算机体层（CT）加收（四维重建）	指使用密度投影法（MIP、MinIP）、表面再现（SSD）、容积再现（VR）、多平面重组（MPR）、曲面重建（CPR）、仿真内镜（CTVE）等技术获取四维影像		人次		320.00	甲类	检查费
1110	88.3800x037	上颌骨 CT 检查	诊断性操作	D	210300001	X 线计算机体层（CT）平扫			每部位		280.00	乙类	检查费
1111	88.3800x037	上颌骨 CT 检查	诊断性操作	D	210300001－1	X 线计算机体层（CT）平扫后增强扫描加收			每部位		140.00	乙类	检查费

（续上表）

序号	诊断性操作诊断编码	诊断性操作名称	操作类型	财务分类	编码	项目名称	项目内涵	除外内容	计价单位	说明	三级医疗服务价格（元）	医保结算类型	医疗收费项目类别
1112	88.3800x037	上颌骨 CT 检查	诊断性操作	D	210300002	X 线计算机体层（CT）增强扫描			每部位		400.00	乙类	检查费
1113	88.3800x038	咽喉部 CT 检查	诊断性操作	D	210300000－1	X 线计算机体层（CT）扫描加收（使用螺旋扫描）			人次		96.00	甲类	检查费
1114	88.3800x038	咽喉部 CT 检查	诊断性操作	D	210300000－2	X 线计算机体层（CT）加收（三维重建）	指使用密度投影法（MIP、MinIP）、表面再现（SSD）、容积再现（VR）、多平面重组（MPR）、曲面重建（CPR）、仿真内镜（CTVE）等技术获取三维影像		人次		96.00	甲类	检查费
1115	88.3800x038	咽喉部 CT 检查	诊断性操作	D	210300000－3	X 线计算机体层（CT）加收（四维重建）	指使用密度投影法（MIP、MinIP）、表面再现（SSD）、容积再现（VR）、多平面重组（MPR）、曲面重建（CPR）、仿真内镜（CTVE）等技术获取四维影像		人次		320.00	甲类	检查费
1116	88.3800x038	咽喉部 CT 检查	诊断性操作	D	210300001	X 线计算机体层（CT）平扫			每部位		280.00	乙类	检查费
1117	88.3800x038	咽喉部 CT 检查	诊断性操作	D	210300001－1	X 线计算机体层（CT）平扫后增强扫描加收			每部位		140.00	乙类	检查费
1118	88.3800x038	咽喉部 CT 检查	诊断性操作	D	210300002	X 线计算机体层（CT）增强扫描			每部位		400.00	乙类	检查费
1119	88.3800x039	锁骨下血管 CT 显像	诊断性操作	D	210300000－1	X 线计算机体层（CT）扫描加收（使用螺旋扫描）			人次		96.00	甲类	检查费
1120	88.3800x039	锁骨下血管 CT 显像	诊断性操作	D	210300000－2	X 线计算机体层（CT）加收（三维重建）	指使用密度投影法（MIP、MinIP）、表面再现（SSD）、容积再现（VR）、多平面重组（MPR）、曲面重建（CPR）、仿真内镜（CTVE）等技术获取三维影像		人次		96.00	甲类	检查费
1121	88.3800x039	锁骨下血管 CT 显像	诊断性操作	D	210300000－3	X 线计算机体层（CT）加收（四维重建）	指使用密度投影法（MIP、MinIP）、表面再现（SSD）、容积再现（VR）、多平面重组（MPR）、曲面重建（CPR）、仿真内镜（CTVE）等技术获取四维影像		人次		320.00	甲类	检查费

（续上表）

序号	诊断性操作诊断编码	诊断性操作名称	操作类型	财务分类	编码	项目名称	项目内涵	除外内容	计价单位	说明	三级医疗服务价格（元）	医保结算类型	医疗收费项目类别
1122	88.3800x039	锁骨下血管 CT 显像	诊断性操作	D	210300001	X 线计算机体层（CT）平扫			每部位		280.00	乙类	检查费
1123	88.3800x039	锁骨下血管 CT 显像	诊断性操作	D	210300001－1	X 线计算机体层（CT）平扫后增强扫描加收			每部位		140.00	乙类	检查费
1124	88.3800x039	锁骨下血管 CT 显像	诊断性操作	D	210300002	X 线计算机体层（CT）增强扫描			每部位		400.00	乙类	检查费
1125	88.3800x040	脊髓血管 CT 显像	诊断性操作	D	210300000－1	X 线计算机体层（CT）扫描加收（使用螺旋扫描）			人次		96.00	甲类	检查费
1126	88.3800x040	脊髓血管 CT 显像	诊断性操作	D	210300000－2	X 线计算机体层（CT）加收（三维重建）	指使用密度投影法（MIP、MinIP）、表面再现（SSD）、容积再现（VR）、多平面重组（MPR）、曲面重建（CPR）、仿真内镜（CTVE）等技术获取三维影像		人次		96.00	甲类	检查费
1127	88.3800x040	脊髓血管 CT 显像	诊断性操作	D	210300000－3	X 线计算机体层（CT）加收（四维重建）	指使用密度投影法（MIP、MinIP）、表面再现（SSD）、容积再现（VR）、多平面重组（MPR）、曲面重建（CPR）、仿真内镜（CTVE）等技术获取四维影像		人次		320.00	甲类	检查费
1128	88.3800x040	脊髓血管 CT 显像	诊断性操作	D	210300001	X 线计算机体层（CT）平扫			每部位		280.00	乙类	检查费
1129	88.3800x040	脊髓血管 CT 显像	诊断性操作	D	210300001－1	X 线计算机体层（CT）平扫后增强扫描加收			每部位		140.00	乙类	检查费
1130	88.3800x040	脊髓血管 CT 显像	诊断性操作	D	210300002	X 线计算机体层（CT）增强扫描			每部位		400.00	乙类	检查费
1131	88.3800x041	上肢血管 CT 显像	诊断性操作	D	210300000－1	X 线计算机体层（CT）扫描加收（使用螺旋扫描）			人次		96.00	甲类	检查费
1132	88.3800x041	上肢血管 CT 显像	诊断性操作	D	210300000－2	X 线计算机体层（CT）加收（三维重建）	指使用密度投影法（MIP、MinIP）、表面再现（SSD）、容积再现（VR）、多平面重组（MPR）、曲面重建（CPR）、仿真内镜（CTVE）等技术获取三维影像		人次		96.00	甲类	检查费

（续上表）

序号	诊断性操作诊断编码	诊断性操作名称	操作类型	财务分类	编码	项目名称	项目内涵	除外内容	计价单位	说明	三级医疗服务价格（元）	医保结算类型	医疗收费项目类别
1133	88.3800x041	上肢血管 CT 显像	诊断性操作	D	210300000－3	X 线计算机体层（CT）加收（四维重建）	指使用密度投影法（MIP、MinIP）、表面再现（SSD）、容积再现（VR）、多平面重组（MPR）、曲面重建（CPR）、仿真内镜（CTVE）等技术获取四维影像		人次		320.00	甲类	检查费
1134	88.3800x041	上肢血管 CT 显像	诊断性操作	D	210300001	X 线计算机体层（CT）平扫			每部位		280.00	乙类	检查费
1135	88.3800x041	上肢血管 CT 显像	诊断性操作	D	210300001－1	X 线计算机体层（CT）平扫后增强扫描加收			每部位		140.00	乙类	检查费
1136	88.3800x041	上肢血管 CT 显像	诊断性操作	D	210300002	X 线计算机体层（CT）增强扫描			每部位		400.00	乙类	检查费
1137	88.3800x042	下肢血管 CT 显像	诊断性操作	D	210300000－1	X 线计算机体层（CT）扫描加收（使用螺旋扫描）			人次		96.00	甲类	检查费
1138	88.3800x042	下肢血管 CT 显像	诊断性操作	D	210300000－2	X 线计算机体层（CT）加收（三维重建）	指使用密度投影法（MIP、MinIP）、表面再现（SSD）、容积再现（VR）、多平面重组（MPR）、曲面重建（CPR）、仿真内镜（CTVE）等技术获取三维影像		人次		96.00	甲类	检查费
1139	88.3800x042	下肢血管 CT 显像	诊断性操作	D	210300000－3	X 线计算机体层（CT）加收（四维重建）	指使用密度投影法（MIP、MinIP）、表面再现（SSD）、容积再现（VR）、多平面重组（MPR）、曲面重建（CPR）、仿真内镜（CTVE）等技术获取四维影像		人次		320.00	甲类	检查费
1140	88.3800x042	下肢血管 CT 显像	诊断性操作	D	210300001	X 线计算机体层（CT）平扫			每部位		280.00	乙类	检查费
1141	88.3800x042	下肢血管 CT 显像	诊断性操作	D	210300001－1	X 线计算机体层（CT）平扫后增强扫描加收			每部位		140.00	乙类	检查费
1142	88.3800x042	下肢血管 CT 显像	诊断性操作	D	210300002	X 线计算机体层（CT）增强扫描			每部位		400.00	乙类	检查费
1143	88.3800x043	骶尾椎 CT 检查	诊断性操作	D	210300000－1	X 线计算机体层（CT）扫描加收（使用螺旋扫描）			人次		96.00	甲类	检查费

（续上表）

序号	诊断性操作诊断编码	诊断性操作名称	操作类型	财务分类	编码	项目名称	项目内涵	除外内容	计价单位	说明	三级医疗服务价格（元）	医保结算类型	医疗收费项目类别
1144	88.3800x043	骶尾椎 CT 检查	诊断性操作	D	210300000－2	X 线计算机体层（CT）加收（三维重建）	指使用密度投影法（MIP、MinIP）、表面再现（SSD）、容积再现（VR）、多平面重组（MPR）、曲面重建（CPR）、仿真内镜（CTVE）等技术获取三维影像		人次		96.00	甲类	检查费
1145	88.3800x043	骶尾椎 CT 检查	诊断性操作	D	210300000－3	X 线计算机体层（CT）加收（四维重建）	指使用密度投影法（MIP、MinIP）、表面再现（SSD）、容积再现（VR）、多平面重组（MPR）、曲面重建（CPR）、仿真内镜（CTVE）等技术获取四维影像		人次		320.00	甲类	检查费
1146	88.3800x043	骶尾椎 CT 检查	诊断性操作	D	210300001	X 线计算机体层（CT）平扫			每部位		280.00	乙类	检查费
1147	88.3800x043	骶尾椎 CT 检查	诊断性操作	D	210300001－1	X 线计算机体层（CT）平扫后增强扫描加收			每部位		140.00	乙类	检查费
1148	88.3800x043	骶尾椎 CT 检查	诊断性操作	D	210300002	X 线计算机体层（CT）增强扫描			每部位		400.00	乙类	检查费
1149	88.3800x044	颈部 CT 检查	诊断性操作	D	210300000－1	X 线计算机体层（CT）扫描加收（使用螺旋扫描）			人次		96.00	甲类	检查费
1150	88.3800x044	颈部 CT 检查	诊断性操作	D	210300000－2	X 线计算机体层（CT）加收（三维重建）	指使用密度投影法（MIP、MinIP）、表面再现（SSD）、容积再现（VR）、多平面重组（MPR）、曲面重建（CPR）、仿真内镜（CTVE）等技术获取三维影像		人次		96.00	甲类	检查费
1151	88.3800x044	颈部 CT 检查	诊断性操作	D	210300000－3	X 线计算机体层（CT）加收（四维重建）	指使用密度投影法（MIP、MinIP）、表面再现（SSD）、容积再现（VR）、多平面重组（MPR）、曲面重建（CPR）、仿真内镜（CTVE）等技术获取四维影像		人次		320.00	甲类	检查费
1152	88.3800x044	颈部 CT 检查	诊断性操作	D	210300001	X 线计算机体层（CT）平扫			每部位		280.00	乙类	检查费
1153	88.3800x044	颈部 CT 检查	诊断性操作	D	210300001－1	X 线计算机体层（CT）平扫后增强扫描加收			每部位		140.00	乙类	检查费

（续上表）

序号	诊断性操作诊断编码	诊断性操作名称	操作类型	财务分类	编码	项目名称	项目内涵	除外内容	计价单位	说明	三级医疗服务价格（元）	医保结算类型	医疗收费项目类别
1154	88.3800x044	颈部 CT 检查	诊断性操作	D	210300002	X 线计算机体层（CT）增强扫描			每部位		400.00	乙类	检查费
1155	88.3801	脊柱 CT 检查	诊断性操作	D	210300000－1	X 线计算机体层（CT）扫描加收（使用螺旋扫描）			人次		96.00	甲类	检查费
1156	88.3801	脊柱 CT 检查	诊断性操作	D	210300000－2	X 线计算机体层（CT）加收（三维重建）	指使用密度投影法（MIP、MinIP）、表面再现（SSD）、容积再现（VR）、多平面重组（MPR）、曲面重建（CPR）、仿真内镜（CTVE）等技术获取三维影像		人次		96.00	甲类	检查费
1157	88.3801	脊柱 CT 检查	诊断性操作	D	210300000－3	X 线计算机体层（CT）加收（四维重建）	指使用密度投影法（MIP、MinIP）、表面再现（SSD）、容积再现（VR）、多平面重组（MPR）、曲面重建（CPR）、仿真内镜（CTVE）等技术获取四维影像		人次		320.00	甲类	检查费
1158	88.3801	脊柱 CT 检查	诊断性操作	D	210300001	X 线计算机体层（CT）平扫			每部位		280.00	乙类	检查费
1159	88.3801	脊柱 CT 检查	诊断性操作	D	210300001－1	X 线计算机体层（CT）平扫后增强扫描加收			每部位		140.00	乙类	检查费
1160	88.3801	脊柱 CT 检查	诊断性操作	D	210300002	X 线计算机体层（CT）增强扫描			每部位		400.00	乙类	检查费
1161	88.3802	关节 CT 检查	诊断性操作	D	210300000－1	X 线计算机体层（CT）扫描加收（使用螺旋扫描）			人次		96.00	甲类	检查费
1162	88.3802	关节 CT 检查	诊断性操作	D	210300000－2	X 线计算机体层（CT）加收（三维重建）	指使用密度投影法（MIP、MinIP）、表面再现（SSD）、容积再现（VR）、多平面重组（MPR）、曲面重建（CPR）、仿真内镜（CTVE）等技术获取三维影像		人次		96.00	甲类	检查费
1163	88.3802	关节 CT 检查	诊断性操作	D	210300000－3	X 线计算机体层（CT）加收（四维重建）	指使用密度投影法（MIP、MinIP）、表面再现（SSD）、容积再现（VR）、多平面重组（MPR）、曲面重建（CPR）、仿真内镜（CTVE）等技术获取四维影像		人次		320.00	甲类	检查费

（续上表）

序号	诊断性操作诊断编码	诊断性操作名称	操作类型	财务分类	编码	项目名称	项目内涵	除外内容	计价单位	说明	三级医疗服务价格（元）	医保结算类型	医疗收费项目类别
1164	88.3802	关节 CT 检查	诊断性操作	D	210300001	X 线计算机体层（CT）平扫			每部位		280.00	乙类	检查费
1165	88.3802	关节 CT 检查	诊断性操作	D	210300001－1	X 线计算机体层（CT）平扫后增强扫描加收			每部位		140.00	乙类	检查费
1166	88.3802	关节 CT 检查	诊断性操作	D	210300002	X 线计算机体层（CT）增强扫描			每部位		400.00	乙类	检查费
1167	88.3803	肢体 CT 检查	诊断性操作	D	210300000－1	X 线计算机体层（CT）扫描加收（使用螺旋扫描）			人次		96.00	甲类	检查费
1168	88.3803	肢体 CT 检查	诊断性操作	D	210300000－2	X 线计算机体层（CT）加收（三维重建）	指使用密度投影法（MIP、MinIP）、表面再现（SSD）、容积再现（VR）、多平面重组（MPR）、曲面重建（CPR）、仿真内镜（CTVE）等技术获取三维影像		人次		96.00	甲类	检查费
1169	88.3803	肢体 CT 检查	诊断性操作	D	210300000－3	X 线计算机体层（CT）加收（四维重建）	指使用密度投影法（MIP、MinIP）、表面再现（SSD）、容积再现（VR）、多平面重组（MPR）、曲面重建（CPR）、仿真内镜（CTVE）等技术获取四维影像		人次		320.00	甲类	检查费
1170	88.3803	肢体 CT 检查	诊断性操作	D	210300001	X 线计算机体层（CT）平扫			每部位		280.00	乙类	检查费
1171	88.3803	肢体 CT 检查	诊断性操作	D	210300001－1	X 线计算机体层（CT）平扫后增强扫描加收			每部位		140.00	乙类	检查费
1172	88.3803	肢体 CT 检查	诊断性操作	D	210300002	X 线计算机体层（CT）增强扫描			每部位		400.00	乙类	检查费
1173	88.3804	鼻窦 CT 检查	诊断性操作	D	210300000－1	X 线计算机体层（CT）扫描加收（使用螺旋扫描）			人次		96.00	甲类	检查费
1174	88.3804	鼻窦 CT 检查	诊断性操作	D	210300000－2	X 线计算机体层（CT）加收（三维重建）	指使用密度投影法（MIP、MinIP）、表面再现（SSD）、容积再现（VR）、多平面重组（MPR）、曲面重建（CPR）、仿真内镜（CTVE）等技术获取三维影像		人次		96.00	甲类	检查费

（续上表）

序号	诊断性操作诊断编码	诊断性操作名称	操作类型	财务分类	编码	项目名称	项目内涵	除外内容	计价单位	说明	三级医疗服务价格（元）	医保结算类型	医疗收费项目类别
1175	88.3804	鼻窦 CT 检查	诊断性操作	D	210300000－3	X 线计算机体层（CT）加收（四维重建）	指使用密度投影法（MIP、MinIP）、表面再现（SSD）、容积再现（VR）、多平面重组（MPR）、曲面重建（CPR）、仿真内镜（CTVE）等技术获取四维影像		人次		320.00	甲类	检查费
1176	88.3804	鼻窦 CT 检查	诊断性操作	D	210300001	X 线计算机体层（CT）平扫			每部位		280.00	乙类	检查费
1177	88.3804	鼻窦 CT 检查	诊断性操作	D	210300001－1	X 线计算机体层（CT）平扫后增强扫描加收			每部位		140.00	乙类	检查费
1178	88.3804	鼻窦 CT 检查	诊断性操作	D	210300002	X 线计算机体层（CT）增强扫描			每部位		400.00	乙类	检查费
1179	88.3805	眼 CT 检查	诊断性操作	D	210300000－1	X 线计算机体层（CT）扫描加收（使用螺旋扫描）			人次		96.00	甲类	检查费
1180	88.3805	眼 CT 检查	诊断性操作	D	210300000－2	X 线计算机体层（CT）加收（三维重建）	指使用密度投影法（MIP、MinIP）、表面再现（SSD）、容积再现（VR）、多平面重组（MPR）、曲面重建（CPR）、仿真内镜（CTVE）等技术获取三维影像		人次		96.00	甲类	检查费
1181	88.3805	眼 CT 检查	诊断性操作	D	210300000－3	X 线计算机体层（CT）加收（四维重建）	指使用密度投影法（MIP、MinIP）、表面再现（SSD）、容积再现（VR）、多平面重组（MPR）、曲面重建（CPR）、仿真内镜（CTVE）等技术获取四维影像		人次		320.00	甲类	检查费
1182	88.3805	眼 CT 检查	诊断性操作	D	210300001	X 线计算机体层（CT）平扫			每部位		280.00	乙类	检查费
1183	88.3805	眼 CT 检查	诊断性操作	D	210300001－1	X 线计算机体层（CT）平扫后增强扫描加收			每部位		140.00	乙类	检查费
1184	88.3805	眼 CT 检查	诊断性操作	D	210300002	X 线计算机体层（CT）增强扫描			每部位		400.00	乙类	检查费
1185	88.3900	X 线检查	诊断性操作	D	210102015－1	DR	含数据采集、存贮、图像显示	胶片	曝光次数		60.00	甲类	检查费
1186	88.3900	X 线检查	诊断性操作	D	210102015－2	CR	含数据采集、存贮、图像显示	胶片	曝光次数		40.00	甲类	检查费
1187	88.3900x001	全身淋巴管造影	诊断性操作	D	310800025	淋巴造影术		导管	次		116.41	甲类	治疗费

（续上表）

序号	诊断性操作诊断编码	诊断性操作名称	操作类型	财务分类	编码	项目名称	项目内涵	除外内容	计价单位	说明	三级医疗服务价格（元）	医保结算类型	医疗收费项目类别
1188	88.4000	对比剂动脉造影术	诊断性操作	D	320200002	经皮选择性动脉造影术	不含脑血管及冠状动脉		次		2145.00	乙类	治疗费
1189	88.4100	脑动脉造影术	诊断性操作	D	320600001	经动脉插管全脑动脉造影术	含颈动脉、椎动脉		次		2860.00	乙类	治疗费
1190	88.4100x001	基底动脉造影	诊断性操作	D	320600001	经动脉插管全脑动脉造影术	含颈动脉、椎动脉		次		2860.00	乙类	治疗费
1191	88.4101	脑血管造影	诊断性操作	D	320600001	经动脉插管全脑动脉造影术	含颈动脉、椎动脉		次		2860.00	乙类	治疗费
1192	88.4102	脊髓血管造影	诊断性操作	D	320600010	脊髓动脉造影术			次		2145.00	乙类	治疗费
1193	88.4103	颈动脉造影术	诊断性操作	D	320600001	经动脉插管全脑动脉造影术	含颈动脉、椎动脉		次		2860.00	乙类	治疗费
1194	88.4104	椎动脉造影	诊断性操作	D	320600001	经动脉插管全脑动脉造影术	含颈动脉、椎动脉		次		2860.00	乙类	治疗费
1195	88.4200	主动脉造影术	诊断性操作	D	320200002	经皮选择性动脉造影术	不含脑血管及冠状动脉		次		2145.00	乙类	治疗费
1196	88.4200	主动脉造影术	诊断性操作	D	320200003	经皮超选择性动脉造影术	不含脑血管及冠状动脉		次	同一动脉系统，选择性和超选择性造影术不得同时收取	2145.00	乙类	治疗费
1197	88.4201	主动脉弓造影	诊断性操作	D	320200002	经皮选择性动脉造影术	不含脑血管及冠状动脉		次		2145.00	乙类	治疗费
1198	88.4201	主动脉弓造影	诊断性操作	D	320200003	经皮超选择性动脉造影术	不含脑血管及冠状动脉		次	同一动脉系统，选择性和超选择性造影术不得同时收取	2145.00	乙类	治疗费
1199	88.4202	胸主动脉造影	诊断性操作	D	320200002	经皮选择性动脉造影术	不含脑血管及冠状动脉		次		2145.00	乙类	治疗费
1200	88.4202	胸主动脉造影	诊断性操作	D	320200003	经皮超选择性动脉造影术	不含脑血管及冠状动脉		次	同一动脉系统，选择性和超选择性造影术不得同时收取	2145.00	乙类	治疗费
1201	88.4203	升主动脉造影	诊断性操作	D	320200002	经皮选择性动脉造影术	不含脑血管及冠状动脉		次		2145.00	乙类	治疗费
1202	88.4203	升主动脉造影	诊断性操作	D	320200003	经皮超选择性动脉造影术	不含脑血管及冠状动脉		次	同一动脉系统，选择性和超选择性造影术不得同时收取	2145.00	乙类	治疗费
1203	88.4204	腹主动脉造影	诊断性操作	D	320200002	经皮选择性动脉造影术	不含脑血管及冠状动脉		次		2145.00	乙类	治疗费
1204	88.4204	腹主动脉造影	诊断性操作	D	320200003	经皮超选择性动脉造影术	不含脑血管及冠状动脉		次	同一动脉系统，选择性和超选择性造影术不得同时收取	2145.00	乙类	治疗费
1205	88.4205	降主动脉造影	诊断性操作	D	320200002	经皮选择性动脉造影术	不含脑血管及冠状动脉		次		2145.00	乙类	治疗费

（续上表）

序号	诊断性操作诊断编码	诊断性操作名称	操作类型	财务分类	编码	项目名称	项目内涵	除外内容	计价单位	说明	三级医疗服务价格（元）	医保结算类型	医疗收费项目类别
1206	88. 4205	降主动脉造影	诊断性操作	D	320200003	经皮超选择性动脉造影术	不含脑血管及冠状动脉		次	同一动脉系统，选择性和超选择性造影术不得同时收取	2145. 00	乙类	治疗费
1207	88. 4300	肺动脉造影术	诊断性操作	D	320200002	经皮选择性动脉造影术	不含脑血管及冠状动脉		次		2145. 00	乙类	治疗费
1208	88. 4300	肺动脉造影术	诊断性操作	D	320200003	经皮超选择性动脉造影术	不含脑血管及冠状动脉		次	同一动脉系统，选择性和超选择性造影术不得同时收取	2145. 00	乙类	治疗费
1209	88. 4300x002	体－肺侧支造影［MAP-CAS］	诊断性操作	D	210103008	支气管造影			单侧		84. 64	甲类	检查费
1210	88. 4400	其他胸内动脉造影术	诊断性操作	D	320200002	经皮选择性动脉造影术	不含脑血管及冠状动脉		次		2145. 00	乙类	治疗费
1211	88. 4400x001	乳内动脉造影	诊断性操作	D	320200002	经皮选择性动脉造影术	不含脑血管及冠状动脉		次		2145. 00	乙类	治疗费
1212	88. 4400x001	乳内动脉造影	诊断性操作	D	320200003	经皮超选择性动脉造影术	不含脑血管及冠状动脉		次	同一动脉系统，选择性和超选择性造影术不得同时收取	2145. 00	乙类	治疗费
1213	88. 4401	锁骨下动脉造影	诊断性操作	D	320200002	经皮选择性动脉造影术	不含脑血管及冠状动脉		次		2145. 00	乙类	治疗费
1214	88. 4401	锁骨下动脉造影	诊断性操作	D	320200003	经皮超选择性动脉造影术	不含脑血管及冠状动脉		次	同一动脉系统，选择性和超选择性造影术不得同时收取	2145. 00	乙类	治疗费
1215	88. 4402	无名动脉造影	诊断性操作	D	320200002	经皮选择性动脉造影术	不含脑血管及冠状动脉		次		2145. 00	乙类	治疗费
1216	88. 4402	无名动脉造影	诊断性操作	D	320200003	经皮超选择性动脉造影术	不含脑血管及冠状动脉		次	同一动脉系统，选择性和超选择性造影术不得同时收取	2145. 00	乙类	治疗费
1217	88. 4403	支气管动脉造影	诊断性操作	D	320200002	经皮选择性动脉造影术	不含脑血管及冠状动脉		次		2145. 00	乙类	治疗费
1218	88. 4403	支气管动脉造影	诊断性操作	D	320200003	经皮超选择性动脉造影术	不含脑血管及冠状动脉		次	同一动脉系统，选择性和超选择性造影术不得同时收取	2145. 00	乙类	治疗费
1219	88. 4404	膈动脉造影	诊断性操作	D	320200002	经皮选择性动脉造影术	不含脑血管及冠状动脉		次		2145. 00	乙类	治疗费
1220	88. 4404	膈动脉造影	诊断性操作	D	320200003	经皮超选择性动脉造影术	不含脑血管及冠状动脉		次	同一动脉系统，选择性和超选择性造影术不得同时收取	2145. 00	乙类	治疗费
1221	88. 4405	肋间动脉造影	诊断性操作	D	320200002	经皮选择性动脉造影术	不含脑血管及冠状动脉		次		2145. 00	乙类	治疗费

（续上表）

序号	诊断性操作诊断编码	诊断性操作名称	操作类型	财务分类	编码	项目名称	项目内涵	除外内容	计价单位	说明	三级医疗服务价格（元）	医保结算类型	医疗收费项目类别
1222	88.4405	肋间动脉造影	诊断性操作	D	320200003	经皮超选择性动脉造影术	不含脑血管及冠状动脉		次	同一动脉系统，选择性和超选择性造影术不得同时收取	2145.00	乙类	治疗费
1223	88.4500	肾动脉造影术	诊断性操作	D	320200002	经皮选择性动脉造影术	不含脑血管及冠状动脉		次		2145.00	乙类	治疗费
1224	88.4500	肾动脉造影术	诊断性操作	D	320200003	经皮超选择性动脉造影术	不含脑血管及冠状动脉		次	同一动脉系统，选择性和超选择性造影术不得同时收取	2145.00	乙类	治疗费
1225	88.4600	胎盘动脉造影术	诊断性操作	D	320200002	经皮选择性动脉造影术	不含脑血管及冠状动脉		次		2145.00	乙类	治疗费
1226	88.4600	胎盘动脉造影术	诊断性操作	D	320200003	经皮超选择性动脉造影术	不含脑血管及冠状动脉		次	同一动脉系统，选择性和超选择性造影术不得同时收取	2145.00	乙类	治疗费
1227	88.4700	其他腹内动脉造影术	诊断性操作	D	320200002	经皮选择性动脉造影术	不含脑血管及冠状动脉		次		2145.00	乙类	治疗费
1228	88.4700	其他腹内动脉造影术	诊断性操作	D	320200003	经皮超选择性动脉造影术	不含脑血管及冠状动脉		次	同一动脉系统，选择性和超选择性造影术不得同时收取	2145.00	乙类	治疗费
1229	88.4700x001	肾上腺动脉造影	诊断性操作	D	320200002	经皮选择性动脉造影术	不含脑血管及冠状动脉		次		2145.00	乙类	治疗费
1230	88.4700x001	肾上腺动脉造影	诊断性操作	D	320200003	经皮超选择性动脉造影术	不含脑血管及冠状动脉		次	同一动脉系统，选择性和超选择性造影术不得同时收取	2145.00	乙类	治疗费
1231	88.4700x002	腹腔干动脉造影	诊断性操作	D	320200002	经皮选择性动脉造影术	不含脑血管及冠状动脉		次		2145.00	乙类	治疗费
1232	88.4700x002	腹腔干动脉造影	诊断性操作	D	320200003	经皮超选择性动脉造影术	不含脑血管及冠状动脉		次	同一动脉系统，选择性和超选择性造影术不得同时收取	2145.00	乙类	治疗费
1233	88.4701	肝动脉造影	诊断性操作	D	320200002	经皮选择性动脉造影术	不含脑血管及冠状动脉		次		2145.00	乙类	治疗费
1234	88.4701	肝动脉造影	诊断性操作	D	320200003	经皮超选择性动脉造影术	不含脑血管及冠状动脉		次	同一动脉系统，选择性和超选择性造影术不得同时收取	2145.00	乙类	治疗费
1235	88.4702	脾动脉造影	诊断性操作	D	320200002	经皮选择性动脉造影术	不含脑血管及冠状动脉		次		2145.00	乙类	治疗费
1236	88.4702	脾动脉造影	诊断性操作	D	320200003	经皮超选择性动脉造影术	不含脑血管及冠状动脉		次	同一动脉系统，选择性和超选择性造影术不得同时收取	2145.00	乙类	治疗费
1237	88.4703	胃动脉造影	诊断性操作	D	320200002	经皮选择性动脉造影术	不含脑血管及冠状动脉		次		2145.00	乙类	治疗费

（续上表）

序号	诊断性操作诊断编码	诊断性操作名称	操作类型	财务分类	编码	项目名称	项目内涵	除外内容	计价单位	说明	三级医疗服务价格（元）	医保结算类型	医疗收费项目类别
1238	88. 4703	胃动脉造影	诊断性操作	D	320200003	经皮超选择性动脉造影术	不含脑血管及冠状动脉		次	同一动脉系统，选择性和超选择性造影术不得同时收取	2145. 00	乙类	治疗费
1239	88. 4704	胰腺动脉造影	诊断性操作	D	320200002	经皮选择性动脉造影术	不含脑血管及冠状动脉		次		2145. 00	乙类	治疗费
1240	88. 4704	胰腺动脉造影	诊断性操作	D	320200003	经皮超选择性动脉造影术	不含脑血管及冠状动脉		次	同一动脉系统，选择性和超选择性造影术不得同时收取	2145. 00	乙类	治疗费
1241	88. 4705	肠系膜上动脉造影	诊断性操作	D	320200002	经皮选择性动脉造影术	不含脑血管及冠状动脉		次		2145. 00	乙类	治疗费
1242	88. 4705	肠系膜上动脉造影	诊断性操作	D	320200003	经皮超选择性动脉造影术	不含脑血管及冠状动脉		次	同一动脉系统，选择性和超选择性造影术不得同时收取	2145. 00	乙类	治疗费
1243	88. 4706	肠系膜下动脉造影	诊断性操作	D	320200002	经皮选择性动脉造影术	不含脑血管及冠状动脉		次		2145. 00	乙类	治疗费
1244	88. 4706	肠系膜下动脉造影	诊断性操作	D	320200003	经皮超选择性动脉造影术	不含脑血管及冠状动脉		次	同一动脉系统，选择性和超选择性造影术不得同时收取	2145. 00	乙类	治疗费
1245	88. 4707	腹腔动脉造影	诊断性操作	D	320200002	经皮选择性动脉造影术	不含脑血管及冠状动脉		次		2145. 00	乙类	治疗费
1246	88. 4707	腹腔动脉造影	诊断性操作	D	320200003	经皮超选择性动脉造影术	不含脑血管及冠状动脉		次	同一动脉系统，选择性和超选择性造影术不得同时收取	2145. 00	乙类	治疗费
1247	88. 4800	股和其他下肢动脉造影术	诊断性操作	D	320200002	经皮选择性动脉造影术	不含脑血管及冠状动脉		次		2145. 00	乙类	治疗费
1248	88. 4800	股和其他下肢动脉造影术	诊断性操作	D	320200003	经皮超选择性动脉造影术	不含脑血管及冠状动脉		次	同一动脉系统，选择性和超选择性造影术不得同时收取	2145. 00	乙类	治疗费
1249	88. 4800x005	下肢动脉造影	诊断性操作	D	320200002	经皮选择性动脉造影术	不含脑血管及冠状动脉		次		2145. 00	乙类	治疗费
1250	88. 4800x005	下肢动脉造影	诊断性操作	D	320200003	经皮超选择性动脉造影术	不含脑血管及冠状动脉		次	同一动脉系统，选择性和超选择性造影术不得同时收取	2145. 00	乙类	治疗费
1251	88. 4800x006	腘动脉造影	诊断性操作	D	320200002	经皮选择性动脉造影术	不含脑血管及冠状动脉		次		2145. 00	乙类	治疗费
1252	88. 4800x006	腘动脉造影	诊断性操作	D	320200003	经皮超选择性动脉造影术	不含脑血管及冠状动脉		次	同一动脉系统，选择性和超选择性造影术不得同时收取	2145. 00	乙类	治疗费
1253	88. 4801	股动脉造影	诊断性操作	D	320200002	经皮选择性动脉造影术	不含脑血管及冠状动脉		次		2145. 00	乙类	治疗费

（续上表）

序号	诊断性操作诊断编码	诊断性操作名称	操作类型	财务分类	编码	项目名称	项目内涵	除外内容	计价单位	说明	三级医疗服务价格（元）	医保结算类型	医疗收费项目类别
1254	88. 4801	股动脉造影	诊断性操作	D	320200003	经皮超选择性动脉造影术	不含脑血管及冠状动脉		次	同一动脉系统，选择性和超选择性造影术不得同时收取	2145. 00	乙类	治疗费
1255	88. 4900	其他特指部位的动脉造影	诊断性操作	D	320200002	经皮选择性动脉造影术	不含脑血管及冠状动脉		次		2145. 00	乙类	治疗费
1256	88. 4900	其他特指部位的动脉造影	诊断性操作	D	320200003	经皮超选择性动脉造影术	不含脑血管及冠状动脉		次	同一动脉系统，选择性和超选择性造影术不得同时收取	2145. 00	乙类	治疗费
1257	88. 4900x005	全身动脉造影	诊断性操作	D	320200002	经皮选择性动脉造影术	不含脑血管及冠状动脉		次		2145. 00	乙类	治疗费
1258	88. 4900x006	肩峰动脉造影	诊断性操作	D	320200002	经皮选择性动脉造影术	不含脑血管及冠状动脉		次		2145. 00	乙类	治疗费
1259	88. 4900x006	肩峰动脉造影	诊断性操作	D	320200003	经皮超选择性动脉造影术	不含脑血管及冠状动脉		次	同一动脉系统，选择性和超选择性造影术不得同时收取	2145. 00	乙类	治疗费
1260	88. 4900x007	阴茎动脉造影	诊断性操作	D	320200002	经反选择性动脉造影术	不含脑血管及冠状动脉		次		2145. 00	乙类	治疗费
1261	88. 4900x007	阴茎动脉造影	诊断性操作	D	320200003	经皮超选择性动脉造影术	不含脑血管及冠状动脉		次	同一动脉系统，选择性和超选择性造影术不得同时收取	2145. 00	乙类	治疗费
1262	88. 4901	上肢动脉造影	诊断性操作	D	320200002	经皮选择性动脉造影术	不含脑血管及冠状动脉		次		2145. 00	乙类	治疗费
1263	88. 4901	上肢动脉造影	诊断性操作	D	320200003	经皮超选择性动脉造影术	不含脑血管及冠状动脉		次	同一动脉系统，选择性和超选择性造影术不得同时收取	2145. 00	乙类	治疗费
1264	88. 4902	盆腔动脉造影	诊断性操作	D	320200002	经皮选择性动脉造影术	不含脑血管及冠状动脉		次		2145. 00	乙类	治疗费
1265	88. 4902	盆腔动脉造影	诊断性操作	D	320200003	经皮超选择性动脉造影术	不含脑血管及冠状动脉		次	同一动脉系统，选择性和超选择性造影术不得同时收取	2145. 00	乙类	治疗费
1266	88. 4903	子宫动脉造影	诊断性操作	D	320200002	经皮选择性动脉造影术	不含脑血管及冠状动脉		次		2145. 00	乙类	治疗费
1267	88. 4903	子宫动脉造影	诊断性操作	D	320200003	经皮超选择性动脉造影术	不含脑血管及冠状动脉		次	同一动脉系统，选择性和超选择性造影术不得同时收取	2145. 00	乙类	治疗费
1268	88. 4904	髂动脉造影	诊断性操作	D	320200002	经皮选择性动脉造影术	不含脑血管及冠状动脉		次		2145. 00	乙类	治疗费
1269	88. 4904	髂动脉造影	诊断性操作	D	320200003	经皮超选择性动脉造影术	不含脑血管及冠状动脉		次	同一动脉系统，选择性和超选择性造影术不得同时收取	2145. 00	乙类	治疗费
1270	88. 5000	心血管造影术	诊断性操作	D	320500001	冠状动脉造影术			次	含 X 光照相	2145. 00	乙类	治疗费

（续上表）

序号	诊断性操作诊断编码	诊断性操作名称	操作类型	财务分类	编码	项目名称	项目内涵	除外内容	计价单位	说明	三级医疗服务价格（元）	医保结算类型	医疗收费项目类别
1271	88. 5000	心血管造影术	诊断性操作	D	320500001 – 1	冠状动脉造影术加收（同时做左心室造影）			次	含 X 光照相	390. 00	乙类	治疗费
1272	88. 5000	心血管造影术	诊断性操作	D	320500001 – 2	冠状动脉造影术加收（同时做药物激发试验）			次		543. 00	乙类	治疗费
1273	88. 5100	腔静脉心血管造影术	诊断性操作	D	320100001 – 1	经皮选择性腔静脉造影术			次		2145. 00	乙类	治疗费
1274	88. 5100	腔静脉心血管造影术	诊断性操作	D	320100001 – 3	经皮超选择性静脉造影术			次	同一静脉系统，选择性和超选择性造影术不得同时收取	2145. 00	乙类	治疗费
1275	88. 5101	上腔静脉造影	诊断性操作	D	320100001 – 1	经皮选择性腔静脉造影术			次		2145. 00	乙类	治疗费
1276	88. 5101	上腔静脉造影	诊断性操作	D	320100001 – 3	经皮超选择性静脉造影术			次	同一静脉系统，选择性和超选择性造影术不得同时收取	2145. 00	乙类	治疗费
1277	88. 5102	下腔静脉造影	诊断性操作	D	320100001 – 1	经皮选择性腔静脉造影术			次		2145. 00	乙类	治疗费
1278	88. 5102	下腔静脉造影	诊断性操作	D	320100001 – 3	经皮超选择性静脉造影术			次	同一静脉系统，选择性和超选择性造影术不得同时收取	2145. 00	乙类	治疗费
1279	88. 5200	右心脏结构的心血管造影术	诊断性操作	D	310702020	右心导管检查术	含右心造影（含 X 光照像及相片）	导管、导丝、动脉穿刺针	次		2561. 06	甲类	治疗费
1280	88. 5201	右心房造影	诊断性操作	D	220600008	右心声学造影	指在普通心脏超声检查基础上，经静脉推注对比剂观测右心腔充盈状态、分流方向、分流量与返流量等，作出诊断		次		80. 00	甲类	检查费
1281	88. 5202	右心室造影	诊断性操作	D	220600008	右心声学造影	指在普通心脏超声检查基础上，经静脉推注对比剂观测右心腔充盈状态、分流方向、分流量与返流量等，作出诊断		次		80. 00	甲类	检查费
1282	88. 5300	左心结构的心血管造影术	诊断性操作	D	310702021	左心导管检查术	含左室造影术（含 X 光照像及相片）	导管、导丝、动脉穿刺针	次		2910. 30	甲类	治疗费
1283	88. 5301	左心房造影	诊断性操作	D	220600008 – 1	左心声学造影	指在普通心脏超声检查基础上，经静脉推注对比剂，观测左心室充盈和室壁运动状态，作出诊断		次		80. 00	甲类	检查费

（续上表）

序号	诊断性操作诊断编码	诊断性操作名称	操作类型	财务分类	编码	项目名称	项目内涵	除外内容	计价单位	说明	三级医疗服务价格（元）	医保结算类型	医疗收费项目类别
1284	88.5302	左心室造影	诊断性操作	D	220600008－1	左心声学造影	指在普通心脏超声检查基础上，经静脉推注对比剂，观测左心室充盈和室壁运动状态，作出诊断		次		80.00	甲类	检查费
1285	88.5400	联合的右和左心脏心血管造影术	诊断性操作	D	310702021	左心导管检查术	含左室造影术（含X光照像及相片）	导管、导丝、动脉穿刺针	次		2910.30	甲类	治疗费
1286	88.5400	联合的右和左心脏心血管造影术	诊断性操作	D	310702020	右心导管检查术	含右心造影（含X光照像及相片）	导管、导丝、动脉穿刺针	次		2561.06	甲类	治疗费
1287	88.5400x001	左右心联合造影	诊断性操作	D	310702020	右心导管检查术	含右心造影（含X光照像及相片）	导管、导丝、动脉穿刺针	次		2561.06	甲类	治疗费
1288	88.5400x001	左右心联合造影	诊断性操作	D	310702021	左心导管检查术	含左室造影术（含X光照像及相片）	导管、导丝、动脉穿刺针	次		2910.30	甲类	治疗费
1289	88.5500	单根导管的冠状动脉造影术	诊断性操作	D	320500001	冠状动脉造影术			次	含X光照相	2145.00	乙类	治疗费
1290	88.5500x002	单根导管冠状动脉搭桥术后桥血管造影	诊断性操作	D	320500001	冠状动脉造影术			次	含X光照相	2145.00	乙类	治疗费
1291	88.5600	用两根导管的冠状动脉造影术	诊断性操作	D	320500001	冠状动脉造影术			次	含X光照相	2145.00	乙类	治疗费
1292	88.5600x002	两根导管冠状动脉搭桥术后桥血管造影	诊断性操作	D	320500001	冠状动脉造影术			次	含X光照相	2145.00	乙类	治疗费
1293	88.5700	其他和未特指的冠状动脉造影术	诊断性操作	D	320500001	冠状动脉造影术			次	含X光照相	2145.00	乙类	治疗费
1294	88.5700x003	多根导管冠状动脉搭桥术后桥血管造影	诊断性操作	D	320500001	冠状动脉造影术			次	含X光照相	2145.00	乙类	治疗费
1295	88.5701	多根导管冠状动脉造影	诊断性操作	D	320500001	冠状动脉造影术			次	含X光照相	2145.00	乙类	治疗费
1296	88.5900	手术中冠状动脉荧光血管造影术	诊断性操作	D	320500001	冠状动脉造影术			次	含X光照相	2145.00	乙类	治疗费
1297	88.6000	用对比剂静脉造影术，未特指的部位	诊断性操作	D	320100001	经皮选择性静脉造影术			次		2145.00	乙类	治疗费
1298	88.6000	用对比剂静脉造影术，未特指的部位	诊断性操作	D	320100001－3	经皮超选择性静脉造影术			次	同一静脉系统，选择性和超选择性造影术不得同时收取	2145.00	乙类	治疗费
1299	88.6100	用对比剂头和颈部静脉造影术	诊断性操作	D	320100001	经皮选择性静脉造影术			次		2145.00	乙类	治疗费
1300	88.6100	用对比剂头和颈部静脉造影术	诊断性操作	D	320100001－3	经皮超选择性静脉造影术			次	同一静脉系统，选择性和超选择性造影术不得同时收取	2145.00	乙类	治疗费
1301	88.6101	脑静脉造影	诊断性操作	D	320100001	经皮选择性静脉造影术			次		2145.00	乙类	治疗费

（续上表）

序号	诊断性操作诊断编码	诊断性操作名称	操作类型	财务分类	编码	项目名称	项目内涵	除外内容	计价单位	说明	三级医疗服务价格（元）	医保结算类型	医疗收费项目类别
1302	88. 6101	脑静脉造影	诊断性操作	D	320100001－3	经皮超选择性静脉造影术			次	同一静脉系统，选择性和超选择性造影术不得同时收取	2145. 00	乙类	治疗费
1303	88. 6102	颈静脉造影	诊断性操作	D	320100001	经皮选择性静脉造影术			次		2145. 00	乙类	治疗费
1304	88. 6102	颈静脉造影	诊断性操作	D	320100001－3	经皮超选择性静脉造影术			次	同一静脉系统，选择性和超选择性造影术不得同时收取	2145. 00	乙类	治疗费
1305	88. 6103	锁骨下静脉造影	诊断性操作	D	320100001	经皮选择性静脉造影术			次		2145. 00	乙类	治疗费
1306	88. 6103	锁骨下静脉造影	诊断性操作	D	320100001－3	经皮超选择性静脉造影术			次	同一静脉系统，选择性和超选择性造影术不得同时收取	2145. 00	乙类	治疗费
1307	88. 6200	用对比剂肺静脉造影术	诊断性操作	D	320100001	经皮选择性静脉造影术			次		2145. 00	乙类	治疗费
1308	88. 6200	用对比剂肺静脉造影术	诊断性操作	D	320100001－3	经皮超选择性静脉造影术			次	同一静脉系统，选择性和超选择性造影术不得同时收取	2145. 00	乙类	治疗费
1309	88. 6200x001	肺静脉造影	诊断性操作	D	320100001	经皮选择性静脉造影术			次		2145. 00	乙类	治疗费
1310	88. 6200x001	肺静脉造影	诊断性操作	D	320100001－3	经皮超选择性静脉造影术			次	同一静脉系统，选择性和超选择性造影术不得同时收取	2145. 00	乙类	治疗费
1311	88. 6300	用对比剂其他胸内静脉造影术	诊断性操作	D	320100001	经皮选择性静脉造影术			次		2145. 00	乙类	治疗费
1312	88. 6300	用对比剂其他胸内静脉造影术	诊断性操作	D	320100001－3	经皮超选择性静脉造影术			次	同一静脉系统，选择性和超选择性造影术不得同时收取	2145. 00	乙类	治疗费
1313	88. 6400	用对比剂门静脉系统静脉造影术	诊断性操作	D	320100001	经皮选择性静脉造影术			次		2145. 00	乙类	治疗费
1314	88. 6400	用对比剂门静脉系统静脉造影术	诊断性操作	D	320100001－3	经皮超选择性静脉造影术			次	同一静脉系统，选择性和超选择性造影术不得同时收取	2145. 00	乙类	治疗费
1315	88. 6400x001	肝门静脉造影	诊断性操作	D	320100001	经皮选择性静脉造影术			次		2145. 00	乙类	治疗费
1316	88. 6400x001	肝门静脉造影	诊断性操作	D	320100001－3	经皮超选择性静脉造影术			次	同一静脉系统，选择性和超选择性造影术不得同时收取	2145. 00	乙类	治疗费

（续上表）

序号	诊断性操作诊断编码	诊断性操作名称	操作类型	财务分类	编码	项目名称	项目内涵	除外内容	计价单位	说明	三级医疗服务价格（元）	医保结算类型	医疗收费项目类别
1317	88.6400x002	门静脉造影	诊断性操作	D	320100001	经皮选择性静脉造影术			次		2145.00	乙类	治疗费
1318	88.6400x002	门静脉造影	诊断性操作	D	320100001－3	经皮超选择性静脉造影术			次	同一静脉系统，选择性和超选择性造影术不得同时收取	2145.00	乙类	治疗费
1319	88.6400x003	脾门静脉造影	诊断性操作	D	320100001	经皮选择性静脉造影术			次		2145.00	乙类	治疗费
1320	88.6400x003	脾门静脉造影	诊断性操作	D	320100001－3	经皮超选择性静脉造影术			次	同一静脉系统，选择性和超选择性造影术不得同时收取	2145.00	乙类	治疗费
1321	88.6401	肝静脉造影	诊断性操作	D	320100001	经皮选择性静脉造影术			次		2145.00	乙类	治疗费
1322	88.6401	肝静脉造影	诊断性操作	D	320100001－3	经皮超选择性静脉造影术			次	同一静脉系统，选择性和超选择性造影术不得同时收取	2145.00	乙类	治疗费
1323	88.6500	用对比剂其他腹内静脉静脉造影术	诊断性操作	D	320100001	经皮选择性静脉造影术			次		2145.00	乙类	治疗费
1324	88.6500	用对比剂其他腹内静脉静脉造影术	诊断性操作	D	320100001－3	经皮超选择性静脉造影术			次	同一静脉系统，选择性和超选择性造影术不得同时收取	2145.00	乙类	治疗费
1325	88.6500x002	腹内静脉造影	诊断性操作	D	320100001	经皮选择性静脉造影术			次		2145.00	乙类	治疗费
1326	88.6500x002	腹内静脉造影	诊断性操作	D	320100001－3	经皮超选择性静脉造影术			次	同一静脉系统，选择性和超选择性造影术不得同时收取	2145.00	乙类	治疗费
1327	88.6500x005	髂外静脉造影	诊断性操作	D	320100001	经皮选择性静脉造影术			次		2145.00	乙类	治疗费
1328	88.6500x005	髂外静脉造影	诊断性操作	D	320100001－3	经皮超选择性静脉造影术			次	同一静脉系统，选择性和超选择性造影术不得同时收取	2145.00	乙类	治疗费
1329	88.6500x006	肾上腺静脉造影	诊断性操作	D	320100001	经皮选择性静脉造影术			次		2145.00	乙类	治疗费
1330	88.6500x006	肾上腺静脉造影	诊断性操作	D	320100001－3	经皮超选择性静脉造影术			次	同一静脉系统，选择性和超选择性造影术不得同时收取	2145.00	乙类	治疗费
1331	88.6501	肠系膜静脉造影	诊断性操作	D	320100001	经皮选择性静脉造影术			次		2145.00	乙类	治疗费
1332	88.6501	肠系膜静脉造影	诊断性操作	D	320100001－3	经皮超选择性静脉造影术			次	同一静脉系统，选择性和超选择性造影术不得同时收取	2145.00	乙类	治疗费

（续上表）

序号	诊断性操作诊断编码	诊断性操作名称	操作类型	财务分类	编码	项目名称	项目内涵	除外内容	计价单位	说明	三级医疗服务价格（元）	医保结算类型	医疗收费项目类别
1333	88. 6502	肾静脉造影	诊断性操作	D	320100001	经皮选择性静脉造影术			次		2145. 00	乙类	治疗费
1334	88. 6502	肾静脉造影	诊断性操作	D	320100001－3	经皮超选择性静脉造影术			次	同一静脉系统，选择性和超选择性造影术不得同时收取	2145. 00	乙类	治疗费
1335	88. 6503	卵巢静脉造影	诊断性操作	D	320100001	经皮选择性静脉造影术			次		2145. 00	乙类	治疗费
1336	88. 6503	卵巢静脉造影	诊断性操作	D	320100001－3	经皮超选择性静脉造影术			次	同一静脉系统，选择性和超选择性造影术不得同时收取	2145. 00	乙类	治疗费
1337	88. 6600	用对比剂股和其他下肢静脉的静脉造影术	诊断性操作	D	320100001	经皮选择性静脉造影术			次		2145. 00	乙类	治疗费
1338	88. 6600	用对比剂股和其他下肢静脉的静脉造影术	诊断性操作	D	320100001－3	经皮超选择性静脉造影术			次	同一静脉系统，选择性和超选择性造影术不得同时收取	2145. 00	乙类	治疗费
1339	88. 6600x002	下肢静脉造影	诊断性操作	D	320100001－2	经皮选择性肢体静脉造影术			次		2145. 00	乙类	治疗费
1340	88. 6600x002	下肢静脉造影	诊断性操作	D	320100001－3	经皮超选择性静脉造影术			次	同一静脉系统，选择性和超选择性造影术不得同时收取	2145. 00	乙类	治疗费
1341	88. 6601	股静脉造影	诊断性操作	D	320100001	经皮选择性静脉造影术			次		2145. 00	乙类	治疗费
1342	88. 6601	股静脉造影	诊断性操作	D	320100001－3	经皮超选择性静脉造影术			次	同一静脉系统，选择性和超选择性造影术不得同时收取	2145. 00	乙类	治疗费
1343	88. 6700	用对比剂其他特指部位的静脉造影术	诊断性操作	D	320100001	经皮选择性静脉造影术			次		2145. 00	乙类	治疗费
1344	88. 6700	用对比剂其他特指部位的静脉造影术	诊断性操作	D	320100001－3	经皮超选择性静脉造影术			次	同一静脉系统，选择性和超选择性造影术不得同时收取	2145. 00	乙类	治疗费
1345	88. 6700x001	垂直静脉造影	诊断性操作	D	320100001	经皮选择性静脉造影术			次		2145. 00	乙类	治疗费
1346	88. 6700x001	垂直静脉造影	诊断性操作	D	320100001－3	经皮超选择性静脉造影术			次	同一静脉系统，选择性和超选择性造影术不得同时收取	2145. 00	乙类	治疗费
1347	88. 6701	脊髓静脉造影	诊断性操作	D	320100001	经皮选择性静脉造影术			次		2145. 00	乙类	治疗费

（续上表）

序号	诊断性操作诊断编码	诊断性操作名称	操作类型	财务分类	编码	项目名称	项目内涵	除外内容	计价单位	说明	三级医疗服务价格（元）	医保结算类型	医疗收费项目类别
1348	88.6701	脊髓静脉造影	诊断性操作	D	320100001－3	经皮超选择性静脉造影术			次	同一静脉系统，选择性和超选择性造影术不得同时收取	2145.00	乙类	治疗费
1349	88.6702	上肢静脉造影	诊断性操作	D	320100001－2	经皮选择性肢体静脉造影术			次		2145.00	乙类	治疗费
1350	88.6702	上肢静脉造影	诊断性操作	D	320100001－3	经皮超选择性静脉造影术			次	同一静脉系统，选择性和超选择性造影术不得同时收取	2145.00	乙类	治疗费
1351	88.6703	髂静脉造影	诊断性操作	D	320100001	经皮选择性静脉造影术			次		2145.00	乙类	治疗费
1352	88.6703	髂静脉造影	诊断性操作	D	320100001－3	经皮超选择性静脉造影术			次	同一静脉系统，选择性和超选择性造影术不得同时收取	2145.00	乙类	治疗费
1353	88.6800	阻抗静脉造影术	诊断性操作	D	320100001	经皮选择性静脉造影术			次		2145.00	乙类	治疗费
1354	88.6800	阻抗静脉造影术	诊断性操作	D	320100001－3	经皮超选择性静脉造影术			次	同一静脉系统，选择性和超选择性造影术不得同时收取	2145.00	乙类	治疗费
1355	88.7100	头和颈部的诊断性超声	诊断性操作	D	220201007	浅表组织器官 B 超检查			每部位	计价部位：①双眼及附属器；②双涎腺及颈部淋巴结；③甲状腺及颈部淋巴结；④乳腺及其引流区淋巴结；⑤四肢软组织；⑥阴囊、双侧睾丸、附睾；⑦小儿颅腔；⑧关节；⑨体表肿物	40.00	甲类	检查费

（续上表）

序号	诊断性操作诊断编码	诊断性操作名称	操作类型	财务分类	编码	项目名称	项目内涵	除外内容	计价单位	说明	三级医疗服务价格（元）	医保结算类型	医疗收费项目类别
1356	88.7100	头和颈部的诊断性超声	诊断性操作	D	220301002	浅表器官彩色多普勒超声检查			每部位	计价部位：①双眼及附属器；②双涎腺及颈部淋巴结；③甲状腺、甲状旁腺及其引流区域淋巴结；④乳腺（双侧）及其引流区淋巴结；⑤上肢或下肢软组织；⑥阴囊、双侧睾丸、附睾；⑦颅腔；⑧体表包块；⑨关节；⑩其他	120.00	乙类	检查费
1357	88.7100x001	颈部超声检查	诊断性操作	D	220201007	浅表组织器官B超检查			每部位	计价部位：①双眼及附属器；②双涎腺及颈部淋巴结；③甲状腺及颈部淋巴结；④乳腺及其引流区淋巴结；⑤四肢软组织；⑥阴囊、双侧睾丸、附睾；⑦小儿颅腔；⑧关节；⑨体表肿物	40.00	甲类	检查费

（续上表）

序号	诊断性操作诊断编码	诊断性操作名称	操作类型	财务分类	编码	项目名称	项目内涵	除外内容	计价单位	说明	三级医疗服务价格（元）	医保结算类型	医疗收费项目类别
1358	88. 7100x001	颈部超声检查	诊断性操作	D	220301002	浅表器官彩色多普勒超声检查			每部位	计价部位：①双眼及附属器；②双涎腺及颈部淋巴结；③甲状腺、甲状旁腺及其引流区域淋巴结；④乳腺（双侧）及其引流区淋巴结；⑤上肢或下肢软组织；⑥阴囊、双侧睾丸、附睾；⑦颅腔；⑧体表包块；⑨关节；⑩其他	120. 00	乙类	检查费
1359	88. 7100x002	头部超声检查	诊断性操作	D	220201007	浅表组织器官 B 超检查			每部位	计价部位：①双眼及附属器；②双涎腺及颈部淋巴结；③甲状腺及颈部淋巴结；④乳腺及其引流区淋巴结；⑤四肢软组织；⑥阴囊、双侧睾丸、附睾；⑦小儿颅腔；⑧关节；⑨体表肿物	40. 00	甲类	检查费

（续上表）

序号	诊断性操作诊断编码	诊断性操作名称	操作类型	财务分类	编码	项目名称	项目内涵	除外内容	计价单位	说明	三级医疗服务价格（元）	医保结算类型	医疗收费项目类别
1360	88.7100x002	头部超声检查	诊断性操作	D	220301002	浅表器官彩色多普勒超声检查			每部位	计价部位：①双眼及附属器；②双涎腺及颈部淋巴结；③甲状腺、甲状旁腺及其引流区域淋巴结；④乳腺（双侧）及其引流区淋巴结；⑤上肢或下肢软组织；⑥阴囊、双侧睾丸、附睾；⑦颅腔；⑧体表包块；⑨关节；⑩其他	120.00	乙类	检查费
1361	88.7100x004	经颅多普勒颈动脉血流图	诊断性操作	D	220400001	颅内多普勒血流图（TCD）			次		120.00	甲类	检查费
1362	88.7100x005	经颅多普勒眶动脉脑血流图	诊断性操作	D	220400001	颅内多普勒血流图（TCD）			次		120.00	甲类	检查费
1363	88.7101	颈动脉多普勒氏超声检查	诊断性操作	D	220302003	颈部血管彩色多普勒超声检查	含颈动脉、颈静脉及椎动脉		2根血管	加收不超过4根血管	60.00	乙类	检查费
1364	88.7102	脑回波检查法	诊断性操作	D	310100001	脑电图	含深呼吸诱发，至少8导		次		104.00	甲类	检查费
1365	88.7103	甲状腺超声检查	诊断性操作	D	220201007	浅表组织器官B超检查			每部位	计价部位：①双眼及附属器；②双涎腺及颈部淋巴结；③甲状腺及颈部淋巴结；④乳腺及其引流区淋巴结；⑤四肢软组织；⑥阴囊、双侧睾丸、附睾；⑦小儿颅腔；⑧关节；⑨体表肿物	40.00	甲类	检查费

（续上表）

序号	诊断性操作诊断编码	诊断性操作名称	操作类型	财务分类	编码	项目名称	项目内涵	除外内容	计价单位	说明	三级医疗服务价格（元）	医保结算类型	医疗收费项目类别
1366	88.7103	甲状腺超声检查	诊断性操作	D	220301002	浅表器官彩色多普勒超声检查			每部位	计价部位：①双眼及附属器；②双涎腺及颈部淋巴结；③甲状腺、甲状旁腺及其引流区域淋巴结；④乳腺（双侧）及其引流区淋巴结；⑤上肢或下肢软组织；⑥阴囊、双侧睾丸、附睾；⑦颅腔；⑧体表包块；⑨关节；⑩其他	120.00	乙类	检查费
1367	88.7104	经颅多普勒超声检查（TCD）	诊断性操作	D	220400001	颅内多普勒血流图（TCD）			次		120.00	甲类	检查费
1368	88.7200	心脏诊断性超声	诊断性操作	D	220600001	普通心脏M型超声检查	指黑白超声仪检查；含常规基本波群		次		17.00	甲类	检查费
1369	88.7200	心脏诊断性超声	诊断性操作	D	220600002	普通二维超声心动图	指黑白超声仪检查；含心房、心室、心瓣膜、大动脉等超声检查		次		46.00	甲类	检查费
1370	88.7200	心脏诊断性超声	诊断性操作	D	220600003	床旁超声心动图	指黑白超声仪检查；含心房、心室、心瓣膜、大动脉等超声检查		次		暂不定价	甲类	检查费
1371	88.7200	心脏诊断性超声	诊断性操作	D	220600004	经胸心脏彩色多普勒超声	含各心腔及大血管血流显像；含普通心脏M型超声检查、普通二维超声心动图		次		150.00	甲类	检查费
1372	88.7200	心脏诊断性超声	诊断性操作	D	220600004－1	胎儿心脏彩色多普勒超声	含胎儿各心腔及大血管血流显像；含普通心脏M型超声检查、普通二维超声心动图		胎次		150.00	甲类	检查费
1373	88.7200	心脏诊断性超声	诊断性操作	D	220600005	常规经食管超声心动图	含心房、心室、心瓣膜、大动脉等结构及血流显像；含普通心脏M型超声检查、普通二维超声心动图		次		300.00	甲类	检查费
1374	88.7200	心脏诊断性超声	诊断性操作	D	220600005－1	术中动态超声心动图监测			半小时		298.00	甲类	检查费
1375	88.7200	心脏诊断性超声	诊断性操作	D	220600006	术中经食管超声心动图	含术前检查或术后疗效观察		次		暂不定价	甲类	检查费

（续上表）

序号	诊断性操作诊断编码	诊断性操作名称	操作类型	财务分类	编码	项目名称	项目内涵	除外内容	计价单位	说明	三级医疗服务价格（元）	医保结算类型	医疗收费项目类别
1376	88.7200	心脏诊断性超声	诊断性操作	D	220600007	介入治疗的超声心动图监视			次		暂不定价	甲类	检查费
1377	88.7200	心脏诊断性超声	诊断性操作	D	220600008	右心声学造影	指在普通心脏超声检查基础上，经静脉推注对比剂观测右心腔充盈状态、分流方向、分流量与返流量等，作出诊断		次		80.00	甲类	检查费
1378	88.7200	心脏诊断性超声	诊断性操作	D	220600008－1	左心声学造影	指在普通心脏超声检查基础上，经静脉推注对比剂，观测左心室充盈和室壁运动状态，作出诊断		次		80.00	甲类	检查费
1379	88.7200	心脏诊断性超声	诊断性操作	D	220600009	负荷超声心动图	指在普通心脏超声检查基础上对负荷状态前、中、后各节段心肌运动状态观测，含多次检查录像，静脉药物输注或运动试验（平板、踏车），作出诊断报告。含心电与血压监测、图文报告	药物	次		400.00	甲类	检查费
1380	88.7200	心脏诊断性超声	诊断性操作	D	220600010	左心功能测定	指普通心脏超声检查或彩色多普勒超声检查；含心室舒张容量（EDV）、射血分数（EF）、短轴缩短率（FS）、每搏输出量（SV）、每分输出量（CO）、心脏指数（CI）等		次		46.00	甲类	检查费
1381	88.7200	心脏诊断性超声	诊断性操作	D	220600010－1	右心功能测定	指二维或三维心脏超声检查（至少包含4项参数指标）：右室壁厚度、三尖瓣环M型位于（TAPSE）、三尖瓣环组织多普勒收缩期峰值速度（S峰）、右室面积变化率（FAC）、下腔静脉内径及随呼吸变化率、三维右室舒张末容积、三维右室收缩末容积、三维右室每搏量、三维右室射血分数、右室应变		次		46.00	甲类	检查费

（续上表）

序号	诊断性操作诊断编码	诊断性操作名称	操作类型	财务分类	编码	项目名称	项目内涵	除外内容	计价单位	说明	三级医疗服务价格（元）	医保结算类型	医疗收费项目类别
1382	88.7200	心脏诊断性超声	诊断性操作	D	220600011S	超声心肌应变成像	指检测心肌应变参数	造影剂	次		100.00	甲类	检查费
1383	88.7200	心脏诊断性超声	诊断性操作	D	220700001	计算机三维重建技术（3DE）			次		60.00	甲类	检查费
1384	88.7200	心脏诊断性超声	诊断性操作	D	220700002	声学定量（AQ）			次		40.00	甲类	检查费
1385	88.7200	心脏诊断性超声	诊断性操作	D	220700003	彩色室壁动力（CK）			次		40.00	甲类	检查费
1386	88.7200	心脏诊断性超声	诊断性操作	D	220700004	组织多普勒显象（TDI）			次		40.00	甲类	检查费
1387	88.7200	心脏诊断性超声	诊断性操作	D	220700005	心内膜自动边缘检测			次		40.00	甲类	检查费
1388	88.7200	心脏诊断性超声	诊断性操作	D	220700006	室壁运动分析			次		40.00	甲类	检查费
1389	88.7200	心脏诊断性超声	诊断性操作	D	220700007	心肌灌注超声检测	含心肌显像	造影剂	次		100.00	甲类	检查费
1390	88.7200x004	心脏多普勒血流图	诊断性操作	D	220600004	经胸心脏彩色多普勒超声	含各心腔及大血管血流显像；含普通心脏M型超声检查、普通二维超声心动图		次		150.00	甲类	检查费
1391	88.7201	超声心动图	诊断性操作	D	220600005	常规经食管超声心动图	含心房、心室、心瓣膜、大动脉等结构及血流显像；含普通心脏M型超声检查、普通二维超声心动图		次		300.00	甲类	检查费
1392	88.7202	经食道超声心动图	诊断性操作	D	220600005	常规经食管超声心动图	含心房、心室、心瓣膜、大动脉等结构及血流显像；含普通心脏M型超声检查、普通二维超声心动图		次		300.00	甲类	检查费
1393	88.7300	胸的其他部位的诊断性超声	诊断性操作	D	220201002	B超常规检查			每部位	计价部位：胸部（含肺、胸腔、纵隔）、腹部（含肝、胆、胰、脾）、胃肠道、泌尿系（含双肾、输尿管、膀胱、前列腺）、妇科（含子宫、附件、膀胱及周围组织）、产科（含胎儿及宫腔）；肾上腺；男性生殖系统	40.00	甲类	检查费

（续上表）

序号	诊断性操作诊断编码	诊断性操作名称	操作类型	财务分类	编码	项目名称	项目内涵	除外内容	计价单位	说明	三级医疗服务价格（元）	医保结算类型	医疗收费项目类别
1394	88. 7300	胸的其他部位的诊断性超声	诊断性操作	D	220301001	彩色多普勒超声常规检查			每部位	计价部位：胸部（含肺、胸腔、纵隔）、腹部（含肝、胆、胰、脾）、腹膜后间隙软组织（含淋巴结）、胃肠道、泌尿系（含双肾、输尿管、膀胱、前列腺）、妇科（含子宫、附件、膀胱及周围组织）、产科（含胎儿及宫腔）、男性生殖系统（含睾丸、附睾、输精管、精索、前列腺）、肾上腺	120. 00	乙类	检查费
1395	88. 7300x003	胸部超声检查	诊断性操作	D	220201002	B 超常规检查			每部位	计价部位：胸部（含肺、胸腔、纵隔）、腹部（含肝、胆、胰、脾）、胃肠道、泌尿系（含双肾、输尿管、膀胱、前列腺）、妇科（含子宫、附件、膀胱及周围组织）、产科（含胎儿及宫腔）；肾上腺；男性生殖系统	40. 00	甲类	检查费

（续上表）

序号	诊断性操作诊断编码	诊断性操作名称	操作类型	财务分类	编码	项目名称	项目内涵	除外内容	计价单位	说明	三级医疗服务价格（元）	医保结算类型	医疗收费项目类别
1396	88.7300x003	胸部超声检查	诊断性操作	D	220301001	彩色多普勒超声常规检查			每部位	计价部位：胸部（含肺、胸腔、纵隔）、腹部（含肝、胆、胰、脾）、腹膜后间隙软组织（含淋巴结）、胃肠道、泌尿系（含双肾、输尿管、膀胱、前列腺）、妇科（含子宫、附件、膀胱及周围组织）、产科（含胎儿及宫腔）、男性生殖系统（含睾丸、附睾、输精管、精索、前列腺）、肾上腺	120.00	乙类	检查费
1397	88.7300x004	肺彩色超声检查	诊断性操作	D	220301001	彩色多普勒超声常规检查			每部位	计价部位：胸部（含肺、胸腔、纵隔）、腹部（含肝、胆、胰、脾）、腹膜后间隙软组织（含淋巴结）、胃肠道、泌尿系（含双肾、输尿管、膀胱、前列腺）、妇科（含子宫、附件、膀胱及周围组织）、产科（含胎儿及宫腔）、男性生殖系统（含睾丸、附睾、输精管、精索、前列腺）、肾上腺	120.00	乙类	检查费

（续上表）

序号	诊断性操作诊断编码	诊断性操作名称	操作类型	财务分类	编码	项目名称	项目内涵	除外内容	计价单位	说明	三级医疗服务价格（元）	医保结算类型	医疗收费项目类别
1398	88. 7300x005	乳房彩色超声检查	诊断性操作	D	220301002	浅表器官彩色多普勒超声检查			每部位	计价部位：①双眼及附属器；②双涎腺及颈部淋巴结；③甲状腺、甲状旁腺及其引流区域淋巴结；④乳腺（双侧）及其引流区淋巴结；⑤上肢或下肢软组织；⑥阴囊、双侧睾丸、附睾；⑦颅腔；⑧体表包块；⑨关节；⑩其他	120. 00	乙类	检查费
1399	88. 7301	肺超声检查	诊断性操作	D	220201002	B 超常规检查			每部位	计价部位：胸部（含肺、胸腔、纵隔）、腹部（含肝、胆、胰、脾）、胃肠道、泌尿系（含双肾、输尿管、膀胱、前列腺）、妇科（含子宫、附件、膀胱及周围组织）、产科（含胎儿及宫腔）；肾上腺；男性生殖系统	40. 00	甲类	检查费

（续上表）

序号	诊断性操作诊断编码	诊断性操作名称	操作类型	财务分类	编码	项目名称	项目内涵	除外内容	计价单位	说明	三级医疗服务价格（元）	医保结算类型	医疗收费项目类别
1400	88.7301	肺超声检查	诊断性操作	D	220301001	彩色多普勒超声常规检查			每部位	计价部位：胸部（含肺、胸腔、纵隔）、腹部（含肝、胆、胰、脾）、腹膜后间隙软组织（含淋巴结）、胃肠道、泌尿系（含双肾、输尿管、膀胱、前列腺）、妇科（含子宫、附件、膀胱及周围组织）、产科（含胎儿及宫腔）、男性生殖系统（含睾丸、附睾、输精管、精索、前列腺）、肾上腺	120.00	乙类	检查费
1401	88.7302	乳房超声检查	诊断性操作	D	220201007	浅表组织器官 B 超检查			每部位	计价部位：①双眼及附属器；②双涎腺及颈部淋巴结；③甲状腺及颈部淋巴结；④乳腺及其引流区淋巴结；⑤四肢软组织；⑥阴囊、双侧睾丸、附睾；⑦小儿颅腔；⑧关节；⑨体表肿物	40.00	甲类	检查费

（续上表）

序号	诊断性操作诊断编码	诊断性操作名称	操作类型	财务分类	编码	项目名称	项目内涵	除外内容	计价单位	说明	三级医疗服务价格（元）	医保结算类型	医疗收费项目类别
1402	88.7302	乳房超声检查	诊断性操作	D	220301002	浅表器官彩色多普勒超声检查			每部位	计价部位：①双眼及附属器；②双涎腺及颈部淋巴结；③甲状腺、甲状旁腺及其引流区域淋巴结；④乳腺（双侧）及其引流区淋巴结；⑤上肢或下肢软组织；⑥阴囊、双侧睾丸、附睾；⑦颅腔；⑧体表包块；⑨关节；⑩其他	120.00	乙类	检查费
1403	88.7303	主动脉弓超声检查	诊断性操作	D	220600004	经胸心脏彩色多普勒超声	含各心腔及大血管血流显像；含普通心脏 M 型超声检查、普通二维超声心动图		次		150.00	甲类	检查费
1404	88.7400	消化系统的诊断性超声	诊断性操作	D	220201002	B 超常规检查			每部位	计价部位：胸部（含肺、胸腔、纵隔）、腹部（含肝、胆、胰、脾）、胃肠道、泌尿系（含双肾、输尿管、膀胱、前列腺）、妇科（含子宫、附件、膀胱及周围组织）、产科（含胎儿及宫腔）；肾上腺；男性生殖系统	40.00	甲类	检查费

（续上表）

序号	诊断性操作诊断编码	诊断性操作名称	操作类型	财务分类	编码	项目名称	项目内涵	除外内容	计价单位	说明	三级医疗服务价格（元）	医保结算类型	医疗收费项目类别
1405	88.7400	消化系统的诊断性超声	诊断性操作	D	220301001	彩色多普勒超声常规检查			每部位	计价部位：胸部（含肺、胸腔、纵隔）、腹部（含肝、胆、胰、脾）、腹膜后间隙软组织（含淋巴结）、胃肠道、泌尿系（含双肾、输尿管、膀胱、前列腺）、妇科（含子宫、附件、膀胱及周围组织）、产科（含胎儿及宫腔）、男性生殖系统（含睾丸、附睾、输精管、精索、前列腺）、肾上腺	120.00	乙类	检查费
1406	88.7400x001	食管超声检查	诊断性操作	D	220600005	常规经食管超声心动图	含心房、心室、心瓣膜、大动脉等结构及血流显像；含普通心脏M型超声检查、普通二维超声心动图		次		300.00	甲类	检查费
1407	88.7400x002	胃超声检查	诊断性操作	D	220201002	B超常规检查			每部位	计价部位：胸部（含肺、胸腔、纵隔）、腹部（含肝、胆、胰、脾）、胃肠道、泌尿系（含双肾、输尿管、膀胱、前列腺）、妇科（含子宫、附件、膀胱及周围组织）、产科（含胎儿及宫腔）；肾上腺；男性生殖系统	40.00	甲类	检查费

（续上表）

序号	诊断性操作诊断编码	诊断性操作名称	操作类型	财务分类	编码	项目名称	项目内涵	除外内容	计价单位	说明	三级医疗服务价格（元）	医保结算类型	医疗收费项目类别
1408	88. 7400x002	胃超声检查	诊断性操作	D	220301001	彩色多普勒超声常规检查			每部位	计价部位：胸部（含肺、胸腔、纵隔）、腹部（含肝、胆、胰、脾）、腹膜后间隙软组织（含淋巴结）、胃肠道、泌尿系（含双肾、输尿管、膀胱、前列腺）、妇科（含子宫、附件、膀胱及周围组织）、产科（含胎儿及宫腔）、男性生殖系统（含睾丸、附睾、输精管、精索、前列腺）、肾上腺	120. 00	乙类	检查费
1409	88. 7400x003	食管彩色超声检查	诊断性操作	D	220600005	常规经食管超声心动图	含心房、心室、心瓣膜、大动脉等结构及血流显像；含普通心脏 M 型超声检查、普通二维超声心动图		次		300. 00	甲类	检查费
1410	88. 7400x004	胃彩色超声检查	诊断性操作	D	220301001	彩色多普勒超声常规检查			每部位	计价部位：胸部（含肺、胸腔、纵隔）、腹部（含肝、胆、胰、脾）、腹膜后间隙软组织（含淋巴结）、胃肠道、泌尿系（含双肾、输尿管、膀胱、前列腺）、妇科（含子宫、附件、膀胱及周围组织）、产科（含胎儿及宫腔）、男性生殖系统（含睾丸、附睾、输精管、精索、前列腺）、肾上腺	120. 00	乙类	检查费

（续上表）

序号	诊断性操作诊断编码	诊断性操作名称	操作类型	财务分类	编码	项目名称	项目内涵	除外内容	计价单位	说明	三级医疗服务价格（元）	医保结算类型	医疗收费项目类别
1411	88.7400x005	直肠超声检查	诊断性操作	D	220202002	经直肠B超检查	含前列腺、精囊、尿道、直肠；含B超常规检查		次		70.00	甲类	检查费
1412	88.7400x006	消化道系统超声检查	诊断性操作	D	220201002	B超常规检查			每部位	计价部位：胸部（含肺、胸腔、纵隔）、腹部（含肝、胆、胰、脾）、胃肠道、泌尿系（含双肾、输尿管、膀胱、前列腺）、妇科（含子宫、附件、膀胱及周围组织）、产科（含胎儿及宫腔）；肾上腺；男性生殖系统	40.00	甲类	检查费
1413	88.7400x006	消化道系统超声检查	诊断性操作	D	220301001	彩色多普勒超声常规检查			每部位	计价部位：胸部（含肺、胸腔、纵隔）、腹部（含肝、胆、胰、脾）、腹膜后间隙软组织（含淋巴结）、胃肠道、泌尿系（含双肾、输尿管、膀胱、前列腺）、妇科（含子宫、附件、膀胱及周围组织）、产科（含胎儿及宫腔）、男性生殖系统（含睾丸、附睾、输精管、精索、前列腺）、肾上腺	120.00	乙类	检查费
1414	88.7400x007	肝脏超声造影	诊断性操作	D	220302010	脏器声学造影		造影剂	次		120.00	乙类	检查费

（续上表）

序号	诊断性操作诊断编码	诊断性操作名称	操作类型	财务分类	编码	项目名称	项目内涵	除外内容	计价单位	说明	三级医疗服务价格（元）	医保结算类型	医疗收费项目类别
1415	88.7401	肝胆胰超声检查	诊断性操作	D	220201002	B超常规检查			每部位	计价部位：胸部（含肺、胸腔、纵隔）、腹部（含肝、胆、胰、脾）、胃肠道、泌尿系（含双肾、输尿管、膀胱、前列腺）、妇科（含子宫、附件、膀胱及周围组织）、产科（含胎儿及宫腔）；肾上腺；男性生殖系统	40.00	甲类	检查费
1416	88.7401	肝胆胰超声检查	诊断性操作	D	220301001	彩色多普勒超声常规检查			每部位	计价部位：胸部（含肺、胸腔、纵隔）、腹部（含肝、胆、胰、脾）、腹膜后间隙软组织（含淋巴结）、胃肠道、泌尿系（含双肾、输尿管、膀胱、前列腺）、妇科（含子宫、附件、膀胱及周围组织）、产科（含胎儿及宫腔）、男性生殖系统（含睾丸、附睾、输精管、精索、前列腺）、肾上腺	120.00	乙类	检查费
1417	88.7402	肝血管超声声学造影	诊断性操作	D	220302010	脏器声学造影		造影剂	次		120.00	乙类	检查费

（续上表）

序号	诊断性操作诊断编码	诊断性操作名称	操作类型	财务分类	编码	项目名称	项目内涵	除外内容	计价单位	说明	三级医疗服务价格（元）	医保结算类型	医疗收费项目类别
1418	88.7403	肝超声检查	诊断性操作	D	220201002	B超常规检查			每部位	计价部位：胸部（含肺、胸腔、纵隔）、腹部（含肝、胆、胰、脾）、胃肠道、泌尿系（含双肾、输尿管、膀胱、前列腺）、妇科（含子宫、附件、膀胱及周围组织）、产科（含胎儿及宫腔）；肾上腺；男性生殖系统	40.00	甲类	检查费
1419	88.7403	肝超声检查	诊断性操作	D	220301001	彩色多普勒超声常规检查			每部位	计价部位：胸部（含肺、胸腔、纵隔）、腹部（含肝、胆、胰、脾）、腹膜后间隙软组织（含淋巴结）、胃肠道、泌尿系（含双肾、输尿管、膀胱、前列腺）、妇科（含子宫、附件、膀胱及周围组织）、产科（含胎儿及宫腔）、男性生殖系统（含睾丸、附睾、输精管、精索、前列腺）、肾上腺	120.00	乙类	检查费

（续上表）

序号	诊断性操作诊断编码	诊断性操作名称	操作类型	财务分类	编码	项目名称	项目内涵	除外内容	计价单位	说明	三级医疗服务价格（元）	医保结算类型	医疗收费项目类别
1420	88. 7404	胆道超声检查	诊断性操作	D	220201002	B 超常规检查			每部位	计价部位：胸部（含肺、胸腔、纵隔）、腹部（含肝、胆、胰、脾）、胃肠道、泌尿系（含双肾、输尿管、膀胱、前列腺）、妇科（含子宫、附件、膀胱及周围组织）、产科（含胎儿及宫腔）；肾上腺；男性生殖系统	40. 00	甲类	检查费
1421	88. 7404	胆道超声检查	诊断性操作	D	220301001	彩色多普勒超声常规检查			每部位	计价部位：胸部（含肺、胸腔、纵隔）、腹部（含肝、胆、胰、脾）、腹膜后间隙软组织（含淋巴结）、胃肠道、泌尿系（含双肾、输尿管、膀胱、前列腺）、妇科（含子宫、附件、膀胱及周围组织）、产科（含胎儿及宫腔）、男性生殖系统（含睾丸、附睾、输精管、精索、前列腺）、肾上腺	120. 00	乙类	检查费

（续上表）

序号	诊断性操作诊断编码	诊断性操作名称	操作类型	财务分类	编码	项目名称	项目内涵	除外内容	计价单位	说明	三级医疗服务价格（元）	医保结算类型	医疗收费项目类别
1422	88.7500	泌尿系统的诊断性超声	诊断性操作	D	220201002	B超常规检查			每部位	计价部位：胸部（含肺、胸腔、纵隔）、腹部（含肝、胆、胰、脾）、胃肠道、泌尿系（含双肾、输尿管、膀胱、前列腺）、妇科（含子宫、附件、膀胱及周围组织）、产科（含胎儿及宫腔）；肾上腺；男性生殖系统	40.00	甲类	检查费
1423	88.7500	泌尿系统的诊断性超声	诊断性操作	D	220301001	彩色多普勒超声常规检查			每部位	计价部位：胸部（含肺、胸腔、纵隔）、腹部（含肝、胆、胰、脾）、腹膜后间隙软组织（含淋巴结）、胃肠道、泌尿系（含双肾、输尿管、膀胱、前列腺）、妇科（含子宫、附件、膀胱及周围组织）、产科（含胎儿及宫腔）、男性生殖系统（含睾丸、附睾、输精管、精索、前列腺）、肾上腺	120.00	乙类	检查费

（续上表）

序号	诊断性操作诊断编码	诊断性操作名称	操作类型	财务分类	编码	项目名称	项目内涵	除外内容	计价单位	说明	三级医疗服务价格（元）	医保结算类型	医疗收费项目类别
1424	88.7500x001	泌尿系超声检查	诊断性操作	D	220201002	B超常规检查			每部位	计价部位：胸部（含肺、胸腔、纵隔）、腹部（含肝、胆、胰、脾）、胃肠道、泌尿系（含双肾、输尿管、膀胱、前列腺）、妇科（含子宫、附件、膀胱及周围组织）、产科（含胎儿及宫腔）；肾上腺；男性生殖系统	40.00	甲类	检查费
1425	88.7500x001	泌尿系超声检查	诊断性操作	D	220301001	彩色多普勒超声常规检查			每部位	计价部位：胸部（含肺、胸腔、纵隔）、腹部（含肝、胆、胰、脾）、腹膜后间隙软组织（含淋巴结）、胃肠道、泌尿系（含双肾、输尿管、膀胱、前列腺）、妇科（含子宫、附件、膀胱及周围组织）、产科（含胎儿及宫腔）、男性生殖系统（含睾丸、附睾、输精管、精索、前列腺）、肾上腺	120.00	乙类	检查费

（续上表）

序号	诊断性操作诊断编码	诊断性操作名称	操作类型	财务分类	编码	项目名称	项目内涵	除外内容	计价单位	说明	三级医疗服务价格（元）	医保结算类型	医疗收费项目类别
1426	88. 7501	经直肠前列腺诊断性超声	诊断性操作	D	220201002	B 超常规检查			每部位	计价部位：胸部（含肺、胸腔、纵隔）、腹部（含肝、胆、胰、脾）、胃肠道、泌尿系（含双肾、输尿管、膀胱、前列腺）、妇科（含子宫、附件、膀胱及周围组织）、产科（含胎儿及宫腔）；肾上腺；男性生殖系统	40. 00	甲类	检查费
1427	88. 7501	经直肠前列腺诊断性超声	诊断性操作	D	220301001	彩色多普勒超声常规检查			每部位	计价部位：胸部（含肺、胸腔、纵隔）、腹部（含肝、胆、胰、脾）、腹膜后间隙软组织（含淋巴结）、胃肠道、泌尿系（含双肾、输尿管、膀胱、前列腺）、妇科（含子宫、附件、膀胱及周围组织）、产科（含胎儿及宫腔）、男性生殖系统（含睾丸、附睾、输精管、精索、前列腺）、肾上腺	120. 00	乙类	检查费

（续上表）

序号	诊断性操作诊断编码	诊断性操作名称	操作类型	财务分类	编码	项目名称	项目内涵	除外内容	计价单位	说明	三级医疗服务价格（元）	医保结算类型	医疗收费项目类别
1428	88. 7502	前列腺超声检查	诊断性操作	D	220201002	B 超常规检查			每部位	计价部位：胸部（含肺、胸腔、纵隔）、腹部（含肝、胆、胰、脾）、胃肠道、泌尿系（含双肾、输尿管、膀胱、前列腺）、妇科（含子宫、附件、膀胱及周围组织）、产科（含胎儿及宫腔）；肾上腺；男性生殖系统	40. 00	甲类	检查费
1429	88. 7502	前列腺超声检查	诊断性操作	D	220301001	彩色多普勒超声常规检查			每部位	计价部位：胸部（含肺、胸腔、纵隔）、腹部（含肝、胆、胰、脾）、腹膜后间隙软组织（含淋巴结）、胃肠道、泌尿系（含双肾、输尿管、膀胱、前列腺）、妇科（含子宫、附件、膀胱及周围组织）、产科（含胎儿及宫腔）、男性生殖系统（含睾丸、附睾、输精管、精索、前列腺）、肾上腺	120. 00	乙类	检查费

（续上表）

序号	诊断性操作诊断编码	诊断性操作名称	操作类型	财务分类	编码	项目名称	项目内涵	除外内容	计价单位	说明	三级医疗服务价格（元）	医保结算类型	医疗收费项目类别
1430	88.7503	肾超声检查	诊断性操作	D	220201002	B 超常规检查			每部位	计价部位：胸部（含肺、胸腔、纵隔）、腹部（含肝、胆、胰、脾）、胃肠道、泌尿系（含双肾、输尿管、膀胱、前列腺）、妇科（含子宫、附件、膀胱及周围组织）、产科（含胎儿及宫腔）；肾上腺；男性生殖系统	40.00	甲类	检查费
1431	88.7503	肾超声检查	诊断性操作	D	220301001	彩色多普勒超声常规检查			每部位	计价部位：胸部（含肺、胸腔、纵隔）、腹部（含肝、胆、胰、脾）、腹膜后间隙软组织（含淋巴结）、胃肠道、泌尿系（含双肾、输尿管、膀胱、前列腺）、妇科（含子宫、附件、膀胱及周围组织）、产科（含胎儿及宫腔）、男性生殖系统（含睾丸、附睾、输精管、精索、前列腺）、肾上腺	120.00	乙类	检查费

（续上表）

序号	诊断性操作诊断编码	诊断性操作名称	操作类型	财务分类	编码	项目名称	项目内涵	除外内容	计价单位	说明	三级医疗服务价格（元）	医保结算类型	医疗收费项目类别
1432	88. 7504	膀胱超声检查	诊断性操作	D	220201002	B 超常规检查			每部位	计价部位：胸部（含肺、胸腔、纵隔）、腹部（含肝、胆、胰、脾）、胃肠道、泌尿系（含双肾、输尿管、膀胱、前列腺）、妇科（含子宫、附件、膀胱及周围组织）、产科（含胎儿及宫腔）；肾上腺；男性生殖系统	40. 00	甲类	检查费
1433	88. 7504	膀胱超声检查	诊断性操作	D	220301001	彩色多普勒超声常规检查			每部位	计价部位：胸部（含肺、胸腔、纵隔）、腹部（含肝、胆、胰、脾）、腹膜后间隙软组织（含淋巴结）、胃肠道、泌尿系（含双肾、输尿管、膀胱、前列腺）、妇科（含子宫、附件、膀胱及周围组织）、产科（含胎儿及宫腔）、男性生殖系统（含睾丸、附睾、输精管、精索、前列腺）、肾上腺	120. 00	乙类	检查费

（续上表）

序号	诊断性操作诊断编码	诊断性操作名称	操作类型	财务分类	编码	项目名称	项目内涵	除外内容	计价单位	说明	三级医疗服务价格（元）	医保结算类型	医疗收费项目类别
1434	88.7600	腹部和腹膜后的诊断性超声	诊断性操作	D	220201002	B超常规检查			每部位	计价部位：胸部（含肺、胸腔、纵隔）、腹部（含肝、胆、胰、脾）、胃肠道、泌尿系（含双肾、输尿管、膀胱、前列腺）、妇科（含子宫、附件、膀胱及周围组织）、产科（含胎儿及宫腔）；肾上腺；男性生殖系统	40.00	甲类	检查费
1435	88.7600	腹部和腹膜后的诊断性超声	诊断性操作	D	220301001	彩色多普勒超声常规检查			每部位	计价部位：胸部（含肺、胸腔、纵隔）、腹部（含肝、胆、胰、脾）、腹膜后间隙软组织（含淋巴结）、胃肠道、泌尿系（含双肾、输尿管、膀胱、前列腺）、妇科（含子宫、附件、膀胱及周围组织）、产科（含胎儿及宫腔）、男性生殖系统（含睾丸、附睾、输精管、精索、前列腺）、肾上腺	120.00	乙类	检查费

（续上表）

序号	诊断性操作诊断编码	诊断性操作名称	操作类型	财务分类	编码	项目名称	项目内涵	除外内容	计价单位	说明	三级医疗服务价格（元）	医保结算类型	医疗收费项目类别
1436	88.7600x001	腹部超声检查	诊断性操作	D	220201002	B 超常规检查			每部位	计价部位：胸部（含肺、胸腔、纵隔）、腹部（含肝、胆、胰、脾）、胃肠道、泌尿系（含双肾、输尿管、膀胱、前列腺）、妇科（含子宫、附件、膀胱及周围组织）、产科（含胎儿及宫腔）；肾上腺；男性生殖系统	40.00	甲类	检查费
1437	88.7600x001	腹部超声检查	诊断性操作	D	220301001	彩色多普勒超声常规检查			每部位	计价部位：胸部（含肺、胸腔、纵隔）、腹部（含肝、胆、胰、脾）、腹膜后间隙软组织（含淋巴结）、胃肠道、泌尿系（含双肾、输尿管、膀胱、前列腺）、妇科（含子宫、附件、膀胱及周围组织）、产科（含胎儿及宫腔）、男性生殖系统（含睾丸、附睾、输精管、精索、前列腺）、肾上腺	120.00	乙类	检查费

（续上表）

序号	诊断性操作诊断编码	诊断性操作名称	操作类型	财务分类	编码	项目名称	项目内涵	除外内容	计价单位	说明	三级医疗服务价格（元）	医保结算类型	医疗收费项目类别
1438	88.7600x002	腹部彩色超声检查	诊断性操作	D	220301001	彩色多普勒超声常规检查			每部位	计价部位：胸部（含肺、胸腔、纵隔）、腹部（含肝、胆、胰、脾）、腹膜后间隙软组织（含淋巴结）、胃肠道、泌尿系（含双肾、输尿管、膀胱、前列腺）、妇科（含子宫、附件、膀胱及周围组织）、产科（含胎儿及宫腔）、男性生殖系统（含睾丸、附睾、输精管、精索、前列腺）、肾上腺	120.00	乙类	检查费
1439	88.7601	肝胆胰脾超声检查	诊断性操作	D	220201002	B 超常规检查			每部位	计价部位：胸部（含肺、胸腔、纵隔）、腹部（含肝、胆、胰、脾）、胃肠道、泌尿系（含双肾、输尿管、膀胱、前列腺）、妇科（含子宫、附件、膀胱及周围组织）、产科（含胎儿及宫腔）；肾上腺；男性生殖系统	40.00	甲类	检查费

（续上表）

序号	诊断性操作诊断编码	诊断性操作名称	操作类型	财务分类	编码	项目名称	项目内涵	除外内容	计价单位	说明	三级医疗服务价格（元）	医保结算类型	医疗收费项目类别
1440	88. 7601	肝胆胰脾超声检查	诊断性操作	D	220301001	彩色多普勒超声常规检查			每部位	计价部位：胸部（含肺、胸腔、纵隔）、腹部（含肝、胆、胰、脾）、腹膜后间隙软组织（含淋巴结）、胃肠道、泌尿系（含双肾、输尿管、膀胱、前列腺）、妇科（含子宫、附件、膀胱及周围组织）、产科（含胎儿及宫腔）、男性生殖系统（含睾丸、附睾、输精管、精索、前列腺）、肾上腺	120. 00	乙类	检查费
1441	88. 7700	周围血管的诊断性超声	诊断性操作	D	220302006	四肢血管彩色多普勒超声			2 根血管		60. 00	乙类	检查费
1442	88. 7700	周围血管的诊断性超声	诊断性操作	D	220302006 – 1	四肢血管彩色多普勒超声加收（每增加 2 根血管）			2 根血管		40. 00	乙类	检查费
1443	88. 7700x001	下肢血管超声检查	诊断性操作	D	220302006	四肢血管彩色多普勒超声			2 根血管		60. 00	乙类	检查费
1444	88. 7700x001	下肢血管超声检查	诊断性操作	D	220302006 – 1	四肢血管彩色多普勒超声加收（每增加 2 根血管）			2 根血管		40. 00	乙类	检查费
1445	88. 7700x002	上肢血管超声检查	诊断性操作	D	220302006	四肢血管彩色多普勒超声			2 根血管		60. 00	乙类	检查费
1446	88. 7700x002	上肢血管超声检查	诊断性操作	D	220302006 – 1	四肢血管彩色多普勒超声加收（每增加 2 根血管）			2 根血管		40. 00	乙类	检查费
1447	88. 7700x003	颈部血管超声检查	诊断性操作	D	220302003	颈部血管彩色多普勒超声检查	含颈动脉、颈静脉及椎动脉		2 根血管	加收不超过 4 根血管	60. 00	乙类	检查费
1448	88. 7700x003	颈部血管超声检查	诊断性操作	D	220302003 – 1	颈部血管彩色多普勒超声加收（每增加 2 根血管）			2 根血管	加收不超过 4 根血管	40. 00	乙类	检查费
1449	88. 7700x004	胸部血管超声检查	诊断性操作	D	220600004	经胸心脏彩色多普勒超声	含各心腔及大血管血流显像；含普通心脏 M 型超声检查、普通二维超声心动图		次		150. 00	甲类	检查费

（续上表）

序号	诊断性操作诊断编码	诊断性操作名称	操作类型	财务分类	编码	项目名称	项目内涵	除外内容	计价单位	说明	三级医疗服务价格（元）	医保结算类型	医疗收费项目类别
1450	88.7700x005	肾血管超声检查	诊断性操作	D	220302007	双肾血管彩色多普勒超声	通过彩色多普勒超声对肾血管进行检查，含双侧的肾动脉和静脉		次		60.00	乙类	检查费
1451	88.7700x006	腹部血管超声检查	诊断性操作	D	220302005	腹部大血管彩色多普勒超声			次		70.00	乙类	检查费
1452	88.7700x007	锁骨下动脉超声检查	诊断性操作	D	220302003	颈部血管彩色多普勒超声检查	含颈动脉、颈静脉及椎动脉		2根血管	加收不超过4根血管	60.00	乙类	检查费
1453	88.7700x007	锁骨下动脉超声检查	诊断性操作	D	220302003－1	颈部血管彩色多普勒超声加收（每增加2根血管）			2根血管	加收不超过4根血管	40.00	乙类	检查费
1454	88.7701	肢体血管超声检查	诊断性操作	D	220302006	四肢血管彩色多普勒超声			2根血管		60.00	乙类	检查费
1455	88.7701	肢体血管超声检查	诊断性操作	D	220302006－1	四肢血管彩色多普勒超声加收（每增加2根血管）			2根血管		40.00	乙类	检查费
1456	88.7800	妊娠子宫的诊断性超声	诊断性操作	D	220201002	B超常规检查			每部位	计价部位：胸部（含肺、胸腔、纵隔）、腹部（含肝、胆、胰、脾）、胃肠道、泌尿系（含双肾、输尿管、膀胱、前列腺）、妇科（含子宫、附件、膀胱及周围组织）、产科（含胎儿及宫腔）；肾上腺；男性生殖系统	40.00	甲类	检查费

（续上表）

序号	诊断性操作诊断编码	诊断性操作名称	操作类型	财务分类	编码	项目名称	项目内涵	除外内容	计价单位	说明	三级医疗服务价格（元）	医保结算类型	医疗收费项目类别
1457	88.7800	妊娠子宫的诊断性超声	诊断性操作	D	220301001	彩色多普勒超声常规检查			每部位	计价部位：胸部（含肺、胸腔、纵隔）、腹部（含肝、胆、胰、脾）、腹膜后间隙软组织（含淋巴结）、胃肠道、泌尿系（含双肾、输尿管、膀胱、前列腺）、妇科（含子宫、附件、膀胱及周围组织）、产科（含胎儿及宫腔）、男性生殖系统（含睾丸、附睾、输精管、精索、前列腺）、肾上腺	120.00	乙类	检查费
1458	88.7801	经阴道妊娠子宫超声检查	诊断性操作	D	220201002	B超常规检查			每部位	计价部位：胸部（含肺、胸腔、纵隔）、腹部（含肝、胆、胰、脾）、胃肠道、泌尿系（含双肾、输尿管、膀胱、前列腺）、妇科（含子宫、附件、膀胱及周围组织）、产科（含胎儿及宫腔）；肾上腺；男性生殖系统	40.00	甲类	检查费

（续上表）

序号	诊断性操作诊断编码	诊断性操作名称	操作类型	财务分类	编码	项目名称	项目内涵	除外内容	计价单位	说明	三级医疗服务价格（元）	医保结算类型	医疗收费项目类别
1459	88.7801	经阴道妊娠子宫超声检查	诊断性操作	D	220301001	彩色多普勒超声常规检查			每部位	计价部位：胸部（含肺、胸腔、纵隔）、腹部（含肝、胆、胰、脾）、腹膜后间隙软组织（含淋巴结）、胃肠道、泌尿系（含双肾、输尿管、膀胱、前列腺）、妇科（含子宫、附件、膀胱及周围组织）、产科（含胎儿及宫腔）、男性生殖系统（含睾丸、附睾、输精管、精索、前列腺）、肾上腺	120.00	乙类	检查费
1460	88.7900	其他诊断性超声	诊断性操作	D	220301001	彩色多普勒超声常规检查			每部位	计价部位：胸部（含肺、胸腔、纵隔）、腹部（含肝、胆、胰、脾）、腹膜后间隙软组织（含淋巴结）、胃肠道、泌尿系（含双肾、输尿管、膀胱、前列腺）、妇科（含子宫、附件、膀胱及周围组织）、产科（含胎儿及宫腔）、男性生殖系统（含睾丸、附睾、输精管、精索、前列腺）、肾上腺	120.00	乙类	检查费

（续上表）

序号	诊断性操作诊断编码	诊断性操作名称	操作类型	财务分类	编码	项目名称	项目内涵	除外内容	计价单位	说明	三级医疗服务价格（元）	医保结算类型	医疗收费项目类别
1461	88. 7900x001	盆腔超声检查	诊断性操作	D	220201002	B 超常规检查			每部位	计价部位：胸部（含肺、胸腔、纵隔）、腹部（含肝、胆、胰、脾）、胃肠道、泌尿系（含双肾、输尿管、膀胱、前列腺）、妇科（含子宫、附件、膀胱及周围组织）、产科（含胎儿及宫腔）；肾上腺；男性生殖系统	40. 00	甲类	检查费
1462	88. 7900x001	盆腔超声检查	诊断性操作	D	220301001	彩色多普勒超声常规检查			每部位	计价部位：胸部（含肺、胸腔、纵隔）、腹部（含肝、胆、胰、脾）、腹膜后间隙软组织（含淋巴结）、胃肠道、泌尿系（含双肾、输尿管、膀胱、前列腺）、妇科（含子宫、附件、膀胱及周围组织）、产科（含胎儿及宫腔）、男性生殖系统（含睾丸、附睾、输精管、精索、前列腺）、肾上腺	120. 00	乙类	检查费

（续上表）

序号	诊断性操作诊断编码	诊断性操作名称	操作类型	财务分类	编码	项目名称	项目内涵	除外内容	计价单位	说明	三级医疗服务价格（元）	医保结算类型	医疗收费项目类别
1463	88.7900x004	子宫超声检查	诊断性操作	D	220201002	B超常规检查			每部位	计价部位：胸部（含肺、胸腔、纵隔）、腹部（含肝、胆、胰、脾）、胃肠道、泌尿系（含双肾、输尿管、膀胱、前列腺）、妇科（含子宫、附件、膀胱及周围组织）、产科（含胎儿及宫腔）；肾上腺；男性生殖系统	40.00	甲类	检查费
1464	88.7900x004	子宫超声检查	诊断性操作	D	220301001	彩色多普勒超声常规检查			每部位	计价部位：胸部（含肺、胸腔、纵隔）、腹部（含肝、胆、胰、脾）、腹膜后间隙软组织（含淋巴结）、胃肠道、泌尿系（含双肾、输尿管、膀胱、前列腺）、妇科（含子宫、附件、膀胱及周围组织）、产科（含胎儿及宫腔）、男性生殖系统（含睾丸、附睾、输精管、精索、前列腺）、肾上腺	120.00	乙类	检查费

（续上表）

序号	诊断性操作诊断编码	诊断性操作名称	操作类型	财务分类	编码	项目名称	项目内涵	除外内容	计价单位	说明	三级医疗服务价格（元）	医保结算类型	医疗收费项目类别
1465	88. 7900x005	腕关节超声检查	诊断性操作	D	220201007	浅表组织器官 B 超检查			每部位	计价部位：①双眼及附属器；②双涎腺及颈部淋巴结；③甲状腺及颈部淋巴结；④乳腺及其引流区淋巴结；⑤四肢软组织；⑥阴囊、双侧睾丸、附睾；⑦小儿颅腔；⑧关节；⑨体表肿物	40. 00	甲类	检查费
1466	88. 7900x005	腕关节超声检查	诊断性操作	D	220301002	浅表器官彩色多普勒超声检查			每部位	计价部位：①双眼及附属器；②双涎腺及颈部淋巴结；③甲状腺、甲状旁腺及其引流区域淋巴结；④乳腺（双侧）及其引流区淋巴结；⑤上肢或下肢软组织；⑥阴囊、双侧睾丸、附睾；⑦颅腔；⑧体表包块；⑨关节；⑩其他	120. 00	乙类	检查费

（续上表）

序号	诊断性操作诊断编码	诊断性操作名称	操作类型	财务分类	编码	项目名称	项目内涵	除外内容	计价单位	说明	三级医疗服务价格（元）	医保结算类型	医疗收费项目类别
1467	88.7900x007	背部超声检查	诊断性操作	D	220201007	浅表组织器官 B 超检查			每部位	计价部位：①双眼及附属器；②双涎腺及颈部淋巴结；③甲状腺及颈部淋巴结；④乳腺及其引流区淋巴结；⑤四肢软组织；⑥阴囊、双侧睾丸、附睾；⑦小儿颅腔；⑧关节；⑨体表肿物	40.00	甲类	检查费
1468	88.7900x007	背部超声检查	诊断性操作	D	220301002	浅表器官彩色多普勒超声检查			每部位	计价部位：①双眼及附属器；②双涎腺及颈部淋巴结；③甲状腺、甲状旁腺及其引流区域淋巴结；④乳腺（双侧）及其引流区淋巴结；⑤上肢或下肢软组织；⑥阴囊、双侧睾丸、附睾；⑦颅腔；⑧体表包块；⑨关节；⑩其他	120.00	乙类	检查费

（续上表）

序号	诊断性操作诊断编码	诊断性操作名称	操作类型	财务分类	编码	项目名称	项目内涵	除外内容	计价单位	说明	三级医疗服务价格（元）	医保结算类型	医疗收费项目类别
1469	88. 7900x008	肩关节超声检查	诊断性操作	D	220201007	浅表组织器官 B 超检查			每部位	计价部位：①双眼及附属器；②双涎腺及颈部淋巴结；③甲状腺及颈部淋巴结；④乳腺及其引流区淋巴结；⑤四肢软组织；⑥阴囊、双侧睾丸、附睾；⑦小儿颅腔；⑧关节；⑨体表肿物	40. 00	甲类	检查费
1470	88. 7900x008	肩关节超声检查	诊断性操作	D	220301002	浅表器官彩色多普勒超声检查			每部位	计价部位：①双眼及附属器；②双涎腺及颈部淋巴结；③甲状腺、甲状旁腺及其引流区域淋巴结；④乳腺（双侧）及其引流区淋巴结；⑤上肢或下肢软组织；⑥阴囊、双侧睾丸、附睾；⑦颅腔；⑧体表包块；⑨关节；⑩其他	120. 00	乙类	检查费

（续上表）

序号	诊断性操作诊断编码	诊断性操作名称	操作类型	财务分类	编码	项目名称	项目内涵	除外内容	计价单位	说明	三级医疗服务价格（元）	医保结算类型	医疗收费项目类别
1471	88.7900x009	膝关节超声检查	诊断性操作	D	220201007	浅表组织器官 B 超检查			每部位	计价部位：①双眼及附属器；②双涎腺及颈部淋巴结；③甲状腺及颈部淋巴结；④乳腺及其引流区淋巴结；⑤四肢软组织；⑥阴囊、双侧睾丸、附睾；⑦小儿颅腔；⑧关节；⑨体表肿物	40.00	甲类	检查费
1472	88.7900x009	膝关节超声检查	诊断性操作	D	220301002	浅表器官彩色多普勒超声检查			每部位	计价部位：①双眼及附属器；②双涎腺及颈部淋巴结；③甲状腺、甲状旁腺及其引流区域淋巴结；④乳腺（双侧）及其引流区淋巴结；⑤上肢或下肢软组织；⑥阴囊、双侧睾丸、附睾；⑦颅腔；⑧体表包块；⑨关节；⑩其他	120.00	乙类	检查费
1473	88.7900x010	经阴道子宫超声检查	诊断性操作	D	220202001	经阴道 B 超检查	含子宫及双附件；含 B 超常规检查		次		70.00	甲类	检查费

（续上表）

序号	诊断性操作诊断编码	诊断性操作名称	操作类型	财务分类	编码	项目名称	项目内涵	除外内容	计价单位	说明	三级医疗服务价格（元）	医保结算类型	医疗收费项目类别
1474	88.7900x010	经阴道子宫超声检查	诊断性操作	D	220301001	彩色多普勒超声常规检查			每部位	计价部位：胸部（含肺、胸腔、纵隔）、腹部（含肝、胆、胰、脾）、腹膜后间隙软组织（含淋巴结）、胃肠道、泌尿系（含双肾、输尿管、膀胱、前列腺）、妇科（含子宫、附件、膀胱及周围组织）、产科（含胎儿及宫腔）、男性生殖系统（含睾丸、附睾、输精管、精索、前列腺）、肾上腺	120.00	乙类	检查费
1475	88.7900x013	髋关节超声检查	诊断性操作	D	220201007	浅表组织器官B超检查			每部位	计价部位：①双眼及附属器；②双涎腺及颈部淋巴结；③甲状腺及颈部淋巴结；④乳腺及其引流区淋巴结；⑤四肢软组织；⑥阴囊、双侧睾丸、附睾；⑦小儿颅腔；⑧关节；⑨体表肿物	40.00	甲类	检查费

（续上表）

序号	诊断性操作诊断编码	诊断性操作名称	操作类型	财务分类	编码	项目名称	项目内涵	除外内容	计价单位	说明	三级医疗服务价格（元）	医保结算类型	医疗收费项目类别
1476	88.7900x013	髋关节超声检查	诊断性操作	D	220301002	浅表器官彩色多普勒超声检查			每部位	计价部位：①双眼及附属器；②双涎腺及颈部淋巴结；③甲状腺、甲状旁腺及其引流区域淋巴结；④乳腺（双侧）及其引流区淋巴结；⑤上肢或下肢软组织；⑥阴囊、双侧睾丸、附睾；⑦颅腔；⑧体表包块；⑨关节；⑩其他	120.00	乙类	检查费
1477	88.7901	经腹妇科超声检查	诊断性操作	D	220201002	B超常规检查			每部位	计价部位：胸部（含肺、胸腔、纵隔）、腹部（含肝、胆、胰、脾）、胃肠道、泌尿系（含双肾、输尿管、膀胱、前列腺）、妇科（含子宫、附件、膀胱及周围组织）、产科（含胎儿及宫腔）；肾上腺；男性生殖系统	40.00	甲类	检查费

（续上表）

序号	诊断性操作诊断编码	诊断性操作名称	操作类型	财务分类	编码	项目名称	项目内涵	除外内容	计价单位	说明	三级医疗服务价格（元）	医保结算类型	医疗收费项目类别
1478	88.7901	经腹妇科超声检查	诊断性操作	D	220301001	彩色多普勒超声常规检查			每部位	计价部位：胸部（含肺、胸腔、纵隔）、腹部（含肝、胆、胰、脾）、腹膜后间隙软组织（含淋巴结）、胃肠道、泌尿系（含双肾、输尿管、膀胱、前列腺）、妇科（含子宫、附件、膀胱及周围组织）、产科（含胎儿及宫腔）、男性生殖系统（含睾丸、附睾、输精管、精索、前列腺）、肾上腺	120.00	乙类	检查费
1479	88.7902	经阴道妇科超声检查	诊断性操作	D	220202001	经阴道B超检查	含子宫及双附件；含B超常规检查		次		70.00	甲类	检查费
1480	88.7902	经阴道妇科超声检查	诊断性操作	D	220301001	彩色多普勒超声常规检查			每部位	计价部位：胸部（含肺、胸腔、纵隔）、腹部（含肝、胆、胰、脾）、腹膜后间隙软组织（含淋巴结）、胃肠道、泌尿系（含双肾、输尿管、膀胱、前列腺）、妇科（含子宫、附件、膀胱及周围组织）、产科（含胎儿及宫腔）、男性生殖系统（含睾丸、附睾、输精管、精索、前列腺）、肾上腺	120.00	乙类	检查费

（续上表）

序号	诊断性操作诊断编码	诊断性操作名称	操作类型	财务分类	编码	项目名称	项目内涵	除外内容	计价单位	说明	三级医疗服务价格（元）	医保结算类型	医疗收费项目类别
1481	88.7903	经直肠妇科超声检查	诊断性操作	D	220202002	经直肠B超检查	含前列腺、精囊、尿道、直肠；含B超常规检查		次		70.00	甲类	检查费
1482	88.7903	经直肠妇科超声检查	诊断性操作	D	220301001	彩色多普勒超声常规检查			每部位	计价部位：胸部（含肺、胸腔、纵隔）、腹部（含肝、胆、胰、脾）、腹膜后间隙软组织（含淋巴结）、胃肠道、泌尿系（含双肾、输尿管、膀胱、前列腺）、妇科（含子宫、附件、膀胱及周围组织）、产科（含胎儿及宫腔）、男性生殖系统（含睾丸、附睾、输精管、精索、前列腺）、肾上腺	120.00	乙类	检查费
1483	88.7904	关节超声检查	诊断性操作	D	220201007	浅表组织器官B超检查			每部位	计价部位：①双眼及附属器；②双涎腺及颈部淋巴结；③甲状腺及颈部淋巴结；④乳腺及其引流区淋巴结；⑤四肢软组织；⑥阴囊、双侧睾丸、附睾；⑦小儿颅腔；⑧关节；⑨体表肿物	40.00	甲类	检查费

（续上表）

序号	诊断性操作诊断编码	诊断性操作名称	操作类型	财务分类	编码	项目名称	项目内涵	除外内容	计价单位	说明	三级医疗服务价格（元）	医保结算类型	医疗收费项目类别
1484	88. 7904	关节超声检查	诊断性操作	D	220301002	浅表器官彩色多普勒超声检查			每部位	计价部位：①双眼及附属器；②双涎腺及颈部淋巴结；③甲状腺、甲状旁腺及其引流区域淋巴结；④乳腺（双侧）及其引流区淋巴结；⑤上肢或下肢软组织；⑥阴囊、双侧睾丸、附睾；⑦颅腔；⑧体表包块；⑨关节；⑩其他	120. 00	乙类	检查费
1485	88. 7905	浅表淋巴结超声检查	诊断性操作	D	220201007	浅表组织器官 B 超检查			每部位	计价部位：①双眼及附属器；②双涎腺及颈部淋巴结；③甲状腺及颈部淋巴结；④乳腺及其引流区淋巴结；⑤四肢软组织；⑥阴囊、双侧睾丸、附睾；⑦小儿颅腔；⑧关节；⑨体表肿物	40. 00	甲类	检查费

（续上表）

序号	诊断性操作诊断编码	诊断性操作名称	操作类型	财务分类	编码	项目名称	项目内涵	除外内容	计价单位	说明	三级医疗服务价格（元）	医保结算类型	医疗收费项目类别
1486	88.7905	浅表淋巴结超声检查	诊断性操作	D	220301002	浅表器官彩色多普勒超声检查			每部位	计价部位：①双眼及附属器；②双涎腺及颈部淋巴结；③甲状腺、甲状旁腺及其引流区域淋巴结；④乳腺（双侧）及其引流区淋巴结；⑤上肢或下肢软组织；⑥阴囊、双侧睾丸、附睾；⑦颅腔；⑧体表包块；⑨关节；⑩其他	120.00	乙类	检查费
1487	88.7906	阴囊超声检查	诊断性操作	D	220201002	B超常规检查			每部位	计价部位：胸部（含肺、胸腔、纵隔）、腹部（含肝、胆、胰、脾）、胃肠道、泌尿系（含双肾、输尿管、膀胱、前列腺）、妇科（含子宫、附件、膀胱及周围组织）、产科（含胎儿及宫腔）；肾上腺；男性生殖系统	40.00	甲类	检查费

（续上表）

序号	诊断性操作诊断编码	诊断性操作名称	操作类型	财务分类	编码	项目名称	项目内涵	除外内容	计价单位	说明	三级医疗服务价格（元）	医保结算类型	医疗收费项目类别
1488	88.7906	阴囊超声检查	诊断性操作	D	220301001	彩色多普勒超声常规检查			每部位	计价部位：胸部（含肺、胸腔、纵隔）、腹部（含肝、胆、胰、脾）、腹膜后间隙软组织（含淋巴结）、胃肠道、泌尿系（含双肾、输尿管、膀胱、前列腺）、妇科（含子宫、附件、膀胱及周围组织）、产科（含胎儿及宫腔）、男性生殖系统（含睾丸、附睾、输精管、精索、前列腺）、肾上腺	120.00	乙类	检查费
1489	88.7907	软组织超声检查	诊断性操作	D	220201007	浅表组织器官B超检查			每部位	计价部位：①双眼及附属器；②双涎腺及颈部淋巴结；③甲状腺及颈部淋巴结；④乳腺及其引流区淋巴结；⑤四肢软组织；⑥阴囊、双侧睾丸、附睾；⑦小儿颅腔；⑧关节；⑨体表肿物	40.00	甲类	检查费

（续上表）

序号	诊断性操作诊断编码	诊断性操作名称	操作类型	财务分类	编码	项目名称	项目内涵	除外内容	计价单位	说明	三级医疗服务价格（元）	医保结算类型	医疗收费项目类别
1490	88.7907	软组织超声检查	诊断性操作	D	220301002	浅表器官彩色多普勒超声检查			每部位	计价部位：①双眼及附属器；②双涎腺及颈部淋巴结；③甲状腺、甲状旁腺及其引流区域淋巴结；④乳腺（双侧）及其引流区淋巴结；⑤上肢或下肢软组织；⑥阴囊、双侧睾丸、附睾；⑦颅腔；⑧体表包块；⑨关节；⑩其他	120.00	乙类	检查费
1491	88.8100	脑热影像图	诊断性操作	D	210500001	红外热像检查			每部位		18.40	甲类	检查费
1492	88.8200	眼热影像图	诊断性操作	D	210500001	红外热像检查			每部位		18.40	甲类	检查费
1493	88.8300	骨热影像图	诊断性操作	D	210500001	红外热像检查			每部位		18.40	甲类	检查费
1494	88.8300x002	骨关节热影像图	诊断性操作	D	210500001	红外热像检查			每部位		18.40	甲类	检查费
1495	88.8400	肌热影像图	诊断性操作	D	210500001	红外热像检查			每部位		18.40	甲类	检查费
1496	88.8500	乳房热影像图	诊断性操作	D	210500002	红外线乳腺检查			单侧		42.32	甲类	检查费
1497	88.8600	血管热影像图	诊断性操作	D	210500001	红外热像检查			每部位		18.40	甲类	检查费
1498	88.8900	其他部位热影像图	诊断性操作	D	210500001	红外热像检查			每部位		18.40	甲类	检查费
1499	88.8901	淋巴热像图	诊断性操作	D	210500001	红外热像检查			每部位		18.40	甲类	检查费
1500	88.9000x001	眼光学相干断层扫描（OCT）	诊断性操作	D	310300064	光学相干断层成像（OCT）	含测眼球后极组织厚度及断面相		次/只		232.00	甲类	检查费
1501	88.9100	大脑和脑干的磁共振成像	诊断性操作	D	210200001－1	磁共振平扫（0.5T及以下）			每部位		420.00	乙类	检查费
1502	88.9100	大脑和脑干的磁共振成像	诊断性操作	D	210200001－1/1	磁共振（0.5T及以下）平扫后增强扫描加收			每部位		63.00	乙类	检查费
1503	88.9100	大脑和脑干的磁共振成像	诊断性操作	D	210200001－2	磁共振平扫［0.5T（不含）~1.5T（含）］			每部位		672.00	乙类	检查费
1504	88.9100	大脑和脑干的磁共振成像	诊断性操作	D	210200001－2/1	磁共振［0.5T（不含）~1.5T（含）］平扫后增强扫描加收			每部位		100.80	乙类	检查费
1505	88.9100	大脑和脑干的磁共振成像	诊断性操作	D	210200001－3	磁共振平扫（1.5T以上）			每部位		840.00	乙类	检查费
1506	88.9100	大脑和脑干的磁共振成像	诊断性操作	D	210200001－3/1	磁共振（1.5T以上）平扫后增强扫描加收			每部位		126.00	乙类	检查费

（续上表）

序号	诊断性操作诊断编码	诊断性操作名称	操作类型	财务分类	编码	项目名称	项目内涵	除外内容	计价单位	说明	三级医疗服务价格（元）	医保结算类型	医疗收费项目类别
1507	88.9100	大脑和脑干的磁共振成像	诊断性操作	D	210200002－1	磁共振增强扫描（0.5T及以下）			每部位		504.00	乙类	检查费
1508	88.9100	大脑和脑干的磁共振成像	诊断性操作	D	210200002－2	磁共振增强扫描［0.5T（不含）~1.5T（含）］			每部位		756.00	乙类	检查费
1509	88.9100	大脑和脑干的磁共振成像	诊断性操作	D	210200002－3	磁共振增强扫描（1.5T以上）			每部位		924.00	乙类	检查费
1510	88.9100x003	头部血管核磁共振检查	诊断性操作	D	210200005－1	磁共振血管成像（MRA）（平扫）			每部位		966.00	乙类	检查费
1511	88.9100x003	头部血管核磁共振检查	诊断性操作	D	210200005－2	磁共振血管成像（MRA）（增强血管成像）			每部位		1008.00	乙类	检查费
1512	88.9101	头部磁共振检查	诊断性操作	D	210200001－1	磁共振平扫（0.5T及以下）			每部位		420.00	乙类	检查费
1513	88.9101	头部磁共振检查	诊断性操作	D	210200001－1/1	磁共振（0.5T及以下）平扫后增强扫描加收			每部位		63.00	乙类	检查费
1514	88.9101	头部磁共振检查	诊断性操作	D	210200001－2	磁共振平扫［0.5T（不含）~1.5T（含）］			每部位		672.00	乙类	检查费
1515	88.9101	头部磁共振检查	诊断性操作	D	210200001－2/1	磁共振［0.5T（不含）~1.5T（含）］平扫后增强扫描加收			每部位		100.80	乙类	检查费
1516	88.9101	头部磁共振检查	诊断性操作	D	210200001－3	磁共振平扫（1.5T以上）			每部位		840.00	乙类	检查费
1517	88.9101	头部磁共振检查	诊断性操作	D	210200001－3/1	磁共振（1.5T以上）平扫后增强扫描加收			每部位		126.00	乙类	检查费
1518	88.9101	头部磁共振检查	诊断性操作	D	210200002－1	磁共振增强扫描（0.5T及以下）			每部位		504.00	乙类	检查费
1519	88.9101	头部磁共振检查	诊断性操作	D	210200002－2	磁共振增强扫描［0.5T（不含）~1.5T（含）］			每部位		756.00	乙类	检查费
1520	88.9101	头部磁共振检查	诊断性操作	D	210200002－3	磁共振增强扫描（1.5T以上）			每部位		924.00	乙类	检查费
1521	88.9200	胸和心肌的磁共振成像	诊断性操作	D	210200000－1	磁共振扫描加收（使用心电门控设备）			人次		84.00	甲类	检查费
1522	88.9200	胸和心肌的磁共振成像	诊断性操作	D	210200000－2	磁共振扫描加收（使用呼吸门控设备）			人次		84.00	甲类	检查费
1523	88.9200	胸和心肌的磁共振成像	诊断性操作	D	210200001－1	磁共振平扫（0.5T及以下）			每部位		420.00	乙类	检查费
1524	88.9200	胸和心肌的磁共振成像	诊断性操作	D	210200001－1/1	磁共振（0.5T及以下）平扫后增强扫描加收			每部位		63.00	乙类	检查费
1525	88.9200	胸和心肌的磁共振成像	诊断性操作	D	210200001－2	磁共振平扫［0.5T（不含）~1.5T（含）］			每部位		672.00	乙类	检查费

（续上表）

序号	诊断性操作诊断编码	诊断性操作名称	操作类型	财务分类	编码	项目名称	项目内涵	除外内容	计价单位	说明	三级医疗服务价格（元）	医保结算类型	医疗收费项目类别
1526	88.9200	胸和心肌的磁共振成像	诊断性操作	D	210200001－2/1	磁共振［0.5T（不含）~1.5T（含）］平扫后增强扫描加收			每部位		100.80	乙类	检查费
1527	88.9200	胸和心肌的磁共振成像	诊断性操作	D	210200001－3	磁共振平扫（1.5T以上）			每部位		840.00	乙类	检查费
1528	88.9200	胸和心肌的磁共振成像	诊断性操作	D	210200001－3/1	磁共振（1.5T以上）平扫后增强扫描加收			每部位		126.00	乙类	检查费
1529	88.9200	胸和心肌的磁共振成像	诊断性操作	D	210200002－1	磁共振增强扫描（0.5T及以下）			每部位		504.00	乙类	检查费
1530	88.9200	胸和心肌的磁共振成像	诊断性操作	D	210200002－2	磁共振增强扫描［0.5T（不含）~1.5T（含）］			每部位		756.00	乙类	检查费
1531	88.9200	胸和心肌的磁共振成像	诊断性操作	D	210200002－3	磁共振增强扫描（1.5T以上）			每部位		924.00	乙类	检查费
1532	88.9201	心脏磁共振检查	诊断性操作	D	210200000－1	磁共振扫描加收（使用心电门控设备）			人次		84.00	甲类	检查费
1533	88.9201	心脏磁共振检查	诊断性操作	D	210200000－2	磁共振扫描加收（使用呼吸门控设备）			人次		84.00	甲类	检查费
1534	88.9201	心脏磁共振检查	诊断性操作	D	210200001－1	磁共振平扫（0.5T及以下）			每部位		420.00	乙类	检查费
1535	88.9201	心脏磁共振检查	诊断性操作	D	210200001－1/1	磁共振（0.5T及以下）平扫后增强扫描加收			每部位		63.00	乙类	检查费
1536	88.9201	心脏磁共振检查	诊断性操作	D	210200001－2	磁共振平扫［0.5T（不含）~1.5T（含）］			每部位		672.00	乙类	检查费
1537	88.9201	心脏磁共振检查	诊断性操作	D	210200001－2/1	磁共振［0.5T（不含）~1.5T（含）］平扫后增强扫描加收			每部位		100.80	乙类	检查费
1538	88.9201	心脏磁共振检查	诊断性操作	D	210200001－3	磁共振平扫（1.5T以上）			每部位		840.00	乙类	检查费
1539	88.9201	心脏磁共振检查	诊断性操作	D	210200001－3/1	磁共振（1.5T以上）平扫后增强扫描加收			每部位		126.00	乙类	检查费
1540	88.9201	心脏磁共振检查	诊断性操作	D	210200002－1	磁共振增强扫描（0.5T及以下）			每部位		504.00	乙类	检查费
1541	88.9201	心脏磁共振检查	诊断性操作	D	210200002－2	磁共振增强扫描［0.5T（不含）~1.5T（含）］			每部位		756.00	乙类	检查费
1542	88.9201	心脏磁共振检查	诊断性操作	D	210200002－3	磁共振增强扫描（1.5T以上）			每部位		924.00	乙类	检查费
1543	88.9202	胸部磁共振检查	诊断性操作	D	210200001－1	磁共振平扫（0.5T及以下）			每部位		420.00	乙类	检查费
1544	88.9202	胸部磁共振检查	诊断性操作	D	210200001－1/1	磁共振（0.5T及以下）平扫后增强扫描加收			每部位		63.00	乙类	检查费

（续上表）

序号	诊断性操作诊断编码	诊断性操作名称	操作类型	财务分类	编码	项目名称	项目内涵	除外内容	计价单位	说明	三级医疗服务价格（元）	医保结算类型	医疗收费项目类别
1545	88.9202	胸部磁共振检查	诊断性操作	D	210200001－2	磁共振平扫［0.5T（不含）～1.5T（含）］			每部位		672.00	乙类	检查费
1546	88.9202	胸部磁共振检查	诊断性操作	D	210200001－2/1	磁共振［0.5T（不含）～1.5T（含）］平扫后增强扫描加收			每部位		100.80	乙类	检查费
1547	88.9202	胸部磁共振检查	诊断性操作	D	210200001－3	磁共振平扫（1.5T以上）			每部位		840.00	乙类	检查费
1548	88.9202	胸部磁共振检查	诊断性操作	D	210200001－3/1	磁共振（1.5T以上）平扫后增强扫描加收			每部位		126.00	乙类	检查费
1549	88.9202	胸部磁共振检查	诊断性操作	D	210200002－1	磁共振增强扫描（0.5T及以下）			每部位		504.00	乙类	检查费
1550	88.9202	胸部磁共振检查	诊断性操作	D	210200002－2	磁共振增强扫描［0.5T（不含）～1.5T（含）］			每部位		756.00	乙类	检查费
1551	88.9202	胸部磁共振检查	诊断性操作	D	210200002－3	磁共振增强扫描（1.5T以上）			每部位		924.00	乙类	检查费
1552	88.9202	胸部磁共振检查	诊断性操作	D	210200000－1	磁共振扫描加收（使用心电门控设备）			人次		84.00	甲类	检查费
1553	88.9202	胸部磁共振检查	诊断性操作	D	210200000－2	磁共振扫描加收（使用呼吸门控设备）			人次		84.00	甲类	检查费
1554	88.9203	乳腺磁共振检查	诊断性操作	D	210200001－1	磁共振平扫（0.5T及以下）			每部位		420.00	乙类	检查费
1555	88.9203	乳腺磁共振检查	诊断性操作	D	210200001－1/1	磁共振（0.5T及以下）平扫后增强扫描加收			每部位		63.00	乙类	检查费
1556	88.9203	乳腺磁共振检查	诊断性操作	D	210200001－2	磁共振平扫［0.5T（不含）～1.5T（含）］			每部位		672.00	乙类	检查费
1557	88.9203	乳腺磁共振检查	诊断性操作	D	210200001－2/1	磁共振［0.5T（不含）～1.5T（含）］平扫后增强扫描加收			每部位		100.80	乙类	检查费
1558	88.9203	乳腺磁共振检查	诊断性操作	D	210200001－3	磁共振平扫（1.5T以上）			每部位		840.00	乙类	检查费
1559	88.9203	乳腺磁共振检查	诊断性操作	D	210200001－3/1	磁共振（1.5T以上）平扫后增强扫描加收			每部位		126.00	乙类	检查费
1560	88.9203	乳腺磁共振检查	诊断性操作	D	210200002－1	磁共振增强扫描（0.5T及以下）			每部位		504.00	乙类	检查费
1561	88.9203	乳腺磁共振检查	诊断性操作	D	210200002－2	磁共振增强扫描［0.5T（不含）～1.5T（含）］			每部位		756.00	乙类	检查费
1562	88.9203	乳腺磁共振检查	诊断性操作	D	210200002－3	磁共振增强扫描（1.5T以上）			每部位		924.00	乙类	检查费
1563	88.9300	椎管磁共振成像	诊断性操作	D	210200001－1	磁共振平扫（0.5T及以下）			每部位		420.00	乙类	检查费

（续上表）

序号	诊断性操作诊断编码	诊断性操作名称	操作类型	财务分类	编码	项目名称	项目内涵	除外内容	计价单位	说明	三级医疗服务价格（元）	医保结算类型	医疗收费项目类别
1564	88.9300	椎管磁共振成像	诊断性操作	D	210200001－1/1	磁共振（0.5T及以下）平扫后增强扫描加收			每部位		63.00	乙类	检查费
1565	88.9300	椎管磁共振成像	诊断性操作	D	210200001－2	磁共振平扫［0.5T（不含）～1.5T（含）］			每部位		672.00	乙类	检查费
1566	88.9300	椎管磁共振成像	诊断性操作	D	210200001－2/1	磁共振［0.5T（不含）～1.5T（含）］平扫后增强扫描加收			每部位		100.80	乙类	检查费
1567	88.9300	椎管磁共振成像	诊断性操作	D	210200001－3	磁共振平扫（1.5T以上）			每部位		840.00	乙类	检查费
1568	88.9300	椎管磁共振成像	诊断性操作	D	210200001－3/1	磁共振（1.5T以上）平扫后增强扫描加收			每部位		126.00	乙类	检查费
1569	88.9300	椎管磁共振成像	诊断性操作	D	210200002－1	磁共振增强扫描（0.5T及以下）			每部位		504.00	乙类	检查费
1570	88.9300	椎管磁共振成像	诊断性操作	D	210200002－2	磁共振增强扫描［0.5T（不含）～1.5T（含）］			每部位		756.00	乙类	检查费
1571	88.9300	椎管磁共振成像	诊断性操作	D	210200002－3	磁共振增强扫描（1.5T以上）			每部位		924.00	乙类	检查费
1572	88.9301	颈椎磁共振检查	诊断性操作	D	210200001－1	磁共振平扫（0.5T及以下）			每部位		420.00	乙类	检查费
1573	88.9301	颈椎磁共振检查	诊断性操作	D	210200001－1/1	磁共振（0.5T及以下）平扫后增强扫描加收			每部位		63.00	乙类	检查费
1574	88.9301	颈椎磁共振检查	诊断性操作	D	210200001－2	磁共振平扫［0.5T（不含）～1.5T（含）］			每部位		672.00	乙类	检查费
1575	88.9301	颈椎磁共振检查	诊断性操作	D	210200001－2/1	磁共振［0.5T（不含）～1.5T（含）］平扫后增强扫描加收			每部位		100.80	乙类	检查费
1576	88.9301	颈椎磁共振检查	诊断性操作	D	210200001－3	磁共振平扫（1.5T以上）			每部位		840.00	乙类	检查费
1577	88.9301	颈椎磁共振检查	诊断性操作	D	210200001－3/1	磁共振（1.5T以上）平扫后增强扫描加收			每部位		126.00	乙类	检查费
1578	88.9301	颈椎磁共振检查	诊断性操作	D	210200002－1	磁共振增强扫描（0.5T及以下）			每部位		504.00	乙类	检查费
1579	88.9301	颈椎磁共振检查	诊断性操作	D	210200002－2	磁共振增强扫描［0.5T（不含）～1.5T（含）］			每部位		756.00	乙类	检查费
1580	88.9301	颈椎磁共振检查	诊断性操作	D	210200002－3	磁共振增强扫描（1.5T以上）			每部位		924.00	乙类	检查费
1581	88.9302	胸椎磁共振检查	诊断性操作	D	210200001－1	磁共振平扫（0.5T及以下）			每部位		420.00	乙类	检查费
1582	88.9302	胸椎磁共振检查	诊断性操作	D	210200001－1/1	磁共振（0.5T及以下）平扫后增强扫描加收			每部位		63.00	乙类	检查费

（续上表）

序号	诊断性操作诊断编码	诊断性操作名称	操作类型	财务分类	编码	项目名称	项目内涵	除外内容	计价单位	说明	三级医疗服务价格（元）	医保结算类型	医疗收费项目类别
1583	88.9302	胸椎磁共振检查	诊断性操作	D	210200001－2	磁共振平扫［0.5T（不含）～1.5T（含）］			每部位		672.00	乙类	检查费
1584	88.9302	胸椎磁共振检查	诊断性操作	D	210200001－2/1	磁共振［0.5T（不含）～1.5T（含）］平扫后增强扫描加收			每部位		100.80	乙类	检查费
1585	88.9302	胸椎磁共振检查	诊断性操作	D	210200001－3	磁共振平扫（1.5T以上）			每部位		840.00	乙类	检查费
1586	88.9302	胸椎磁共振检查	诊断性操作	D	210200001－3/1	磁共振（1.5T以上）平扫后增强扫描加收			每部位		126.00	乙类	检查费
1587	88.9302	胸椎磁共振检查	诊断性操作	D	210200002－1	磁共振增强扫描（0.5T及以下）			每部位		504.00	乙类	检查费
1588	88.9302	胸椎磁共振检查	诊断性操作	D	210200002－2	磁共振增强扫描［0.5T（不含）～1.5T（含）］			每部位		756.00	乙类	检查费
1589	88.9302	胸椎磁共振检查	诊断性操作	D	210200002－3	磁共振增强扫描（1.5T以上）			每部位		924.00	乙类	检查费
1590	88.9303	腰椎磁共振检查	诊断性操作	D	210200001－1	磁共振平扫（0.5T及以下）			每部位		420.00	乙类	检查费
1591	88.9303	腰椎磁共振检查	诊断性操作	D	210200001－1/1	磁共振（0.5T及以下）平扫后增强扫描加收			每部位		63.00	乙类	检查费
1592	88.9303	腰椎磁共振检查	诊断性操作	D	210200001－2	磁共振平扫［0.5T（不含）～1.5T（含）］			每部位		672.00	乙类	检查费
1593	88.9303	腰椎磁共振检查	诊断性操作	D	210200001－2/1	磁共振［0.5T（不含）～1.5T（含）］平扫后增强扫描加收			每部位		100.80	乙类	检查费
1594	88.9303	腰椎磁共振检查	诊断性操作	D	210200001－3	磁共振平扫（1.5T以上）			每部位		840.00	乙类	检查费
1595	88.9303	腰椎磁共振检查	诊断性操作	D	210200001－3/1	磁共振（1.5T以上）平扫后增强扫描加收			每部位		126.00	乙类	检查费
1596	88.9303	腰椎磁共振检查	诊断性操作	D	210200002－1	磁共振增强扫描（0.5T及以下）			每部位		504.00	乙类	检查费
1597	88.9303	腰椎磁共振检查	诊断性操作	D	210200002－2	磁共振增强扫描［0.5T（不含）～1.5T（含）］			每部位		756.00	乙类	检查费
1598	88.9303	腰椎磁共振检查	诊断性操作	D	210200002－3	磁共振增强扫描（1.5T以上）			每部位		924.00	乙类	检查费
1599	88.9304	骶尾椎磁共振检查	诊断性操作	D	210200001－1	磁共振平扫（0.5T及以下）			每部位		420.00	乙类	检查费
1600	88.9304	骶尾椎磁共振检查	诊断性操作	D	210200001－1/1	磁共振（0.5T及以下）平扫后增强扫描加收			每部位		63.00	乙类	检查费
1601	88.9304	骶尾椎磁共振检查	诊断性操作	D	210200001－2	磁共振平扫［0.5T（不含）～1.5T（含）］			每部位		672.00	乙类	检查费

（续上表）

序号	诊断性操作诊断编码	诊断性操作名称	操作类型	财务分类	编码	项目名称	项目内涵	除外内容	计价单位	说明	三级医疗服务价格（元）	医保结算类型	医疗收费项目类别
1602	88.9304	骶尾椎磁共振检查	诊断性操作	D	210200001－2/1	磁共振［0.5T（不含）～1.5T（含）］平扫后增强扫描加收			每部位		100.80	乙类	检查费
1603	88.9304	骶尾椎磁共振检查	诊断性操作	D	210200001－3	磁共振平扫（1.5T以上）			每部位		840.00	乙类	检查费
1604	88.9304	骶尾椎磁共振检查	诊断性操作	D	210200001－3/1	磁共振（1.5T以上）平扫后增强扫描加收			每部位		126.00	乙类	检查费
1605	88.9304	骶尾椎磁共振检查	诊断性操作	D	210200002－1	磁共振增强扫描（0.5T及以下）			每部位		504.00	乙类	检查费
1606	88.9304	骶尾椎磁共振检查	诊断性操作	D	210200002－2	磁共振增强扫描［0.5T（不含）～1.5T（含）］			每部位		756.00	乙类	检查费
1607	88.9304	骶尾椎磁共振检查	诊断性操作	D	210200002－3	磁共振增强扫描（1.5T以上）			每部位		924.00	乙类	检查费
1608	88.9400	肌肉骨骼的磁共振成像	诊断性操作	D	210200001－1	磁共振平扫（0.5T及以下）			每部位		420.00	乙类	检查费
1609	88.9400	肌肉骨骼的磁共振成像	诊断性操作	D	210200001－1/1	磁共振（0.5T及以下）平扫后增强扫描加收			每部位		63.00	乙类	检查费
1610	88.9400	肌肉骨骼的磁共振成像	诊断性操作	D	210200001－2	磁共振平扫［0.5T（不含）～1.5T（含）］			每部位		672.00	乙类	检查费
1611	88.9400	肌肉骨骼的磁共振成像	诊断性操作	D	210200001－2/1	磁共振［0.5T（不含）～1.5T（含）］平扫后增强扫描加收			每部位		100.80	乙类	检查费
1612	88.9400	肌肉骨骼的磁共振成像	诊断性操作	D	210200001－3	磁共振平扫（1.5T以上）			每部位		840.00	乙类	检查费
1613	88.9400	肌肉骨骼的磁共振成像	诊断性操作	D	210200001－3/1	磁共振（1.5T以上）平扫后增强扫描加收			每部位		126.00	乙类	检查费
1614	88.9400	肌肉骨骼的磁共振成像	诊断性操作	D	210200002－1	磁共振增强扫描（0.5T及以下）			每部位		504.00	乙类	检查费
1615	88.9400	肌肉骨骼的磁共振成像	诊断性操作	D	210200002－2	磁共振增强扫描［0.5T（不含）～1.5T（含）］			每部位		756.00	乙类	检查费
1616	88.9400	肌肉骨骼的磁共振成像	诊断性操作	D	210200002－3	磁共振增强扫描（1.5T以上）			每部位		924.00	乙类	检查费
1617	88.9401	上肢磁共振检查	诊断性操作	D	210200001－1	磁共振平扫（0.5T及以下）			每部位		420.00	乙类	检查费
1618	88.9401	上肢磁共振检查	诊断性操作	D	210200001－1/1	磁共振（0.5T及以下）平扫后增强扫描加收			每部位		63.00	乙类	检查费
1619	88.9401	上肢磁共振检查	诊断性操作	D	210200001－2	磁共振平扫［0.5T（不含）～1.5T（含）］			每部位		672.00	乙类	检查费

（续上表）

序号	诊断性操作诊断编码	诊断性操作名称	操作类型	财务分类	编码	项目名称	项目内涵	除外内容	计价单位	说明	三级医疗服务价格（元）	医保结算类型	医疗收费项目类别
1620	88.9401	上肢磁共振检查	诊断性操作	D	210200001－2/1	磁共振［0.5T（不含）～1.5T（含）］平扫后增强扫描加收			每部位		100.80	乙类	检查费
1621	88.9401	上肢磁共振检查	诊断性操作	D	210200001－3	磁共振平扫（1.5T 以上）			每部位		840.00	乙类	检查费
1622	88.9401	上肢磁共振检查	诊断性操作	D	210200001－3/1	磁共振（1.5T 以上）平扫后增强扫描加收			每部位		126.00	乙类	检查费
1623	88.9401	上肢磁共振检查	诊断性操作	D	210200002－1	磁共振增强扫描（0.5T 及以下）			每部位		504.00	乙类	检查费
1624	88.9401	上肢磁共振检查	诊断性操作	D	210200002－2	磁共振增强扫描［0.5T（不含）～1.5T（含）］			每部位		756.00	乙类	检查费
1625	88.9401	上肢磁共振检查	诊断性操作	D	210200002－3	磁共振增强扫描（1.5T 以上）			每部位		924.00	乙类	检查费
1626	88.9402	下肢磁共振检查	诊断性操作	D	210200001－1	磁共振平扫（0.5T 及以下）			每部位		420.00	乙类	检查费
1627	88.9402	下肢磁共振检查	诊断性操作	D	210200001－1/1	磁共振（0.5T 及以下）平扫后增强扫描加收			每部位		63.00	乙类	检查费
1628	88.9402	下肢磁共振检查	诊断性操作	D	210200001－2	磁共振平扫［0.5T（不含）～1.5T（含）］			每部位		672.00	乙类	检查费
1629	88.9402	下肢磁共振检查	诊断性操作	D	210200001－2/1	磁共振［0.5T（不含）～1.5T（含）］平扫后增强扫描加收			每部位		100.80	乙类	检查费
1630	88.9402	下肢磁共振检查	诊断性操作	D	210200001－3	磁共振平扫（1.5T 以上）			每部位		840.00	乙类	检查费
1631	88.9402	下肢磁共振检查	诊断性操作	D	210200001－3/1	磁共振（1.5T 以上）平扫后增强扫描加收			每部位		126.00	乙类	检查费
1632	88.9402	下肢磁共振检查	诊断性操作	D	210200002－1	磁共振增强扫描（0.5T 及以下）			每部位		504.00	乙类	检查费
1633	88.9402	下肢磁共振检查	诊断性操作	D	210200002－2	磁共振增强扫描［0.5T（不含）～1.5T（含）］			每部位		756.00	乙类	检查费
1634	88.9402	下肢磁共振检查	诊断性操作	D	210200002－3	磁共振增强扫描（1.5T 以上）			每部位		924.00	乙类	检查费
1635	88.9500	骨盆、前列腺和膀胱的磁共振成像	诊断性操作	D	210200001－1	磁共振平扫（0.5T 及以下）			每部位		420.00	乙类	检查费
1636	88.9500	骨盆、前列腺和膀胱的磁共振成像	诊断性操作	D	210200001－1/1	磁共振（0.5T 及以下）平扫后增强扫描加收			每部位		63.00	乙类	检查费
1637	88.9500	骨盆、前列腺和膀胱的磁共振成像	诊断性操作	D	210200001－2	磁共振平扫［0.5T（不含）～1.5T（含）］			每部位		672.00	乙类	检查费

（续上表）

序号	诊断性操作诊断编码	诊断性操作名称	操作类型	财务分类	编码	项目名称	项目内涵	除外内容	计价单位	说明	三级医疗服务价格（元）	医保结算类型	医疗收费项目类别
1638	88.9500	骨盆、前列腺和膀胱的磁共振成像	诊断性操作	D	210200001－2/1	磁共振［0.5T（不含）～1.5T（含）］平扫后增强扫描加收			每部位		100.80	乙类	检查费
1639	88.9500	骨盆、前列腺和膀胱的磁共振成像	诊断性操作	D	210200001－3	磁共振平扫（1.5T以上）			每部位		840.00	乙类	检查费
1640	88.9500	骨盆、前列腺和膀胱的磁共振成像	诊断性操作	D	210200001－3/1	磁共振（1.5T以上）平扫后增强扫描加收			每部位		126.00	乙类	检查费
1641	88.9500	骨盆、前列腺和膀胱的磁共振成像	诊断性操作	D	210200002－1	磁共振增强扫描（0.5T及以下）			每部位		504.00	乙类	检查费
1642	88.9500	骨盆、前列腺和膀胱的磁共振成像	诊断性操作	D	210200002－2	磁共振增强扫描［0.5T（不含）～1.5T（含）］			每部位		756.00	乙类	检查费
1643	88.9500	骨盆、前列腺和膀胱的磁共振成像	诊断性操作	D	210200002－3	磁共振增强扫描（1.5T以上）			每部位		924.00	乙类	检查费
1644	88.9501	骨盆磁共振检查	诊断性操作	D	210200001－1	磁共振平扫（0.5T及以下）			每部位		420.00	乙类	检查费
1645	88.9501	骨盆磁共振检查	诊断性操作	D	210200001－1/1	磁共振（0.5T及以下）平扫后增强扫描加收			每部位		63.00	乙类	检查费
1646	88.9501	骨盆磁共振检查	诊断性操作	D	210200001－2	磁共振平扫［0.5T（不含）～1.5T（含）］			每部位		672.00	乙类	检查费
1647	88.9501	骨盆磁共振检查	诊断性操作	D	210200001－2/1	磁共振［0.5T（不含）～1.5T（含）］平扫后增强扫描加收			每部位		100.80	乙类	检查费
1648	88.9501	骨盆磁共振检查	诊断性操作	D	210200001－3	磁共振平扫（1.5T以上）			每部位		840.00	乙类	检查费
1649	88.9501	骨盆磁共振检查	诊断性操作	D	210200001－3/1	磁共振（1.5T以上）平扫后增强扫描加收			每部位		126.00	乙类	检查费
1650	88.9501	骨盆磁共振检查	诊断性操作	D	210200002－1	磁共振增强扫描（0.5T及以下）			每部位		504.00	乙类	检查费
1651	88.9501	骨盆磁共振检查	诊断性操作	D	210200002－2	磁共振增强扫描［0.5T（不含）～1.5T（含）］			每部位		756.00	乙类	检查费
1652	88.9501	骨盆磁共振检查	诊断性操作	D	210200002－3	磁共振增强扫描（1.5T以上）			每部位		924.00	乙类	检查费
1653	88.9502	前列腺磁共振检查	诊断性操作	D	210200001－1	磁共振平扫（0.5T及以下）			每部位		420.00	乙类	检查费
1654	88.9502	前列腺磁共振检查	诊断性操作	D	210200001－1/1	磁共振（0.5T及以下）平扫后增强扫描加收			每部位		63.00	乙类	检查费
1655	88.9502	前列腺磁共振检查	诊断性操作	D	210200001－2	磁共振平扫［0.5T（不含）～1.5T（含）］			每部位		672.00	乙类	检查费

（续上表）

序号	诊断性操作诊断编码	诊断性操作名称	操作类型	财务分类	编码	项目名称	项目内涵	除外内容	计价单位	说明	三级医疗服务价格（元）	医保结算类型	医疗收费项目类别
1656	88.9502	前列腺磁共振检查	诊断性操作	D	210200001－2/1	磁共振［0.5T（不含）～1.5T（含）］平扫后增强扫描加收			每部位		100.80	乙类	检查费
1657	88.9502	前列腺磁共振检查	诊断性操作	D	210200001－3	磁共振平扫（1.5T以上）			每部位		840.00	乙类	检查费
1658	88.9502	前列腺磁共振检查	诊断性操作	D	210200001－3/1	磁共振（1.5T以上）平扫后增强扫描加收			每部位		126.00	乙类	检查费
1659	88.9502	前列腺磁共振检查	诊断性操作	D	210200002－1	磁共振增强扫描（0.5T及以下）			每部位		504.00	乙类	检查费
1660	88.9502	前列腺磁共振检查	诊断性操作	D	210200002－2	磁共振增强扫描［0.5T（不含）～1.5T（含）］			每部位		756.00	乙类	检查费
1661	88.9502	前列腺磁共振检查	诊断性操作	D	210200002－3	磁共振增强扫描（1.5T以上）			每部位		924.00	乙类	检查费
1662	88.9503	膀胱磁共振检查	诊断性操作	D	210200001－1	磁共振平扫（0.5T及以下）			每部位		420.00	乙类	检查费
1663	88.9503	膀胱磁共振检查	诊断性操作	D	210200001－1/1	磁共振（0.5T及以下）平扫后增强扫描加收			每部位		63.00	乙类	检查费
1664	88.9503	膀胱磁共振检查	诊断性操作	D	210200001－2	磁共振平扫［0.5T（不含）～1.5T（含）］			每部位		672.00	乙类	检查费
1665	88.9503	膀胱磁共振检查	诊断性操作	D	210200001－2/1	磁共振［0.5T（不含）～1.5T（含）］平扫后增强扫描加收			每部位		100.80	乙类	检查费
1666	88.9503	膀胱磁共振检查	诊断性操作	D	210200001－3	磁共振平扫（1.5T以上）			每部位		840.00	乙类	检查费
1667	88.9503	膀胱磁共振检查	诊断性操作	D	210200001－3/1	磁共振（1.5T以上）平扫后增强扫描加收			每部位		126.00	乙类	检查费
1668	88.9503	膀胱磁共振检查	诊断性操作	D	210200002－1	磁共振增强扫描（0.5T及以下）			每部位		504.00	乙类	检查费
1669	88.9503	膀胱磁共振检查	诊断性操作	D	210200002－2	磁共振增强扫描［0.5T（不含）～1.5T（含）］			每部位		756.00	乙类	检查费
1670	88.9503	膀胱磁共振检查	诊断性操作	D	210200002－3	磁共振增强扫描（1.5T以上）			每部位		924.00	乙类	检查费
1671	88.9504	核磁共振泌尿系造影（MRU）	诊断性操作	D	210200006	磁共振水成像（MRCP，MRM，MRU）			每部位		840.00	乙类	检查费
1672	88.9600	其他手术中磁共振影像	诊断性操作	D	210200008	临床操作的磁共振引导			每半小时		420.00	乙类	检查费
1673	88.9700	其他和未特指部位的磁共振成像	诊断性操作	D	210200001－1	磁共振平扫（0.5T及以下）			每部位		420.00	乙类	检查费
1674	88.9700	其他和未特指部位的磁共振成像	诊断性操作	D	210200001－1/1	磁共振（0.5T及以下）平扫后增强扫描加收			每部位		63.00	乙类	检查费

（续上表）

序号	诊断性操作诊断编码	诊断性操作名称	操作类型	财务分类	编码	项目名称	项目内涵	除外内容	计价单位	说明	三级医疗服务价格（元）	医保结算类型	医疗收费项目类别
1675	88.9700	其他和未特指部位的磁共振成像	诊断性操作	D	210200001－2	磁共振平扫［0.5T（不含）~1.5T（含）］			每部位		672.00	乙类	检查费
1676	88.9700	其他和未特指部位的磁共振成像	诊断性操作	D	210200001－2/1	磁共振［0.5T（不含）~1.5T（含）］平扫后增强扫描加收			每部位		100.80	乙类	检查费
1677	88.9700	其他和未特指部位的磁共振成像	诊断性操作	D	210200001－3	磁共振平扫（1.5T 以上）			每部位		840.00	乙类	检查费
1678	88.9700	其他和未特指部位的磁共振成像	诊断性操作	D	210200001－3/1	磁共振（1.5T 以上）平扫后增强扫描加收			每部位		126.00	乙类	检查费
1679	88.9700	其他和未特指部位的磁共振成像	诊断性操作	D	210200002－1	磁共振增强扫描（0.5T 及以下）			每部位		504.00	乙类	检查费
1680	88.9700	其他和未特指部位的磁共振成像	诊断性操作	D	210200002－2	磁共振增强扫描［0.5T（不含）~1.5T（含）］			每部位		756.00	乙类	检查费
1681	88.9700	其他和未特指部位的磁共振成像	诊断性操作	D	210200002－3	磁共振增强扫描（1.5T 以上）			每部位		924.00	乙类	检查费
1682	88.9700x002	眼眶核磁共振检查	诊断性操作	D	210200001－1	磁共振平扫（0.5T 及以下）			每部位		420.00	乙类	检查费
1683	88.9700x002	眼眶核磁共振检查	诊断性操作	D	210200001－1/1	磁共振（0.5T 及以下）平扫后增强扫描加收			每部位		63.00	乙类	检查费
1684	88.9700x002	眼眶核磁共振检查	诊断性操作	D	210200001－2	磁共振平扫［0.5T（不含）~1.5T（含）］			每部位		672.00	乙类	检查费
1685	88.9700x002	眼眶核磁共振检查	诊断性操作	D	210200001－2/1	磁共振［0.5T（不含）~1.5T（含）］平扫后增强扫描加收			每部位		100.80	乙类	检查费
1686	88.9700x002	眼眶核磁共振检查	诊断性操作	D	210200001－3	磁共振平扫（1.5T 以上）			每部位		840.00	乙类	检查费
1687	88.9700x002	眼眶核磁共振检查	诊断性操作	D	210200001－3/1	磁共振（1.5T 以上）平扫后增强扫描加收			每部位		126.00	乙类	检查费
1688	88.9700x002	眼眶核磁共振检查	诊断性操作	D	210200002－1	磁共振增强扫描（0.5T 及以下）			每部位		504.00	乙类	检查费
1689	88.9700x002	眼眶核磁共振检查	诊断性操作	D	210200002－2	磁共振增强扫描［0.5T（不含）~1.5T（含）］			每部位		756.00	乙类	检查费
1690	88.9700x002	眼眶核磁共振检查	诊断性操作	D	210200002－3	磁共振增强扫描（1.5T 以上）			每部位		924.00	乙类	检查费
1691	88.9700x004	颈部核磁共振检查	诊断性操作	D	210200001－1	磁共振平扫（0.5T 及以下）			每部位		420.00	乙类	检查费
1692	88.9700x004	颈部核磁共振检查	诊断性操作	D	210200001－1/1	磁共振（0.5T 及以下）平扫后增强扫描加收			每部位		63.00	乙类	检查费
1693	88.9700x004	颈部核磁共振检查	诊断性操作	D	210200001－2	磁共振平扫［0.5T（不含）~1.5T（含）］			每部位		672.00	乙类	检查费

（续上表）

序号	诊断性操作诊断编码	诊断性操作名称	操作类型	财务分类	编码	项目名称	项目内涵	除外内容	计价单位	说明	三级医疗服务价格（元）	医保结算类型	医疗收费项目类别
1694	88.9700x004	颈部核磁共振检查	诊断性操作	D	210200001－2/1	磁共振［0.5T（不含）～1.5T（含）］平扫后增强扫描加收			每部位		100.80	乙类	检查费
1695	88.9700x004	颈部核磁共振检查	诊断性操作	D	210200001－3	磁共振平扫（1.5T以上）			每部位		840.00	乙类	检查费
1696	88.9700x004	颈部核磁共振检查	诊断性操作	D	210200001－3/1	磁共振（1.5T以上）平扫后增强扫描加收			每部位		126.00	乙类	检查费
1697	88.9700x004	颈部核磁共振检查	诊断性操作	D	210200002－1	磁共振增强扫描（0.5T及以下）			每部位		504.00	乙类	检查费
1698	88.9700x004	颈部核磁共振检查	诊断性操作	D	210200002－2	磁共振增强扫描［0.5T（不含）～1.5T（含）］			每部位		756.00	乙类	检查费
1699	88.9700x004	颈部核磁共振检查	诊断性操作	D	210200002－3	磁共振增强扫描（1.5T以上）			每部位		924.00	乙类	检查费
1700	88.9700x006	核磁共振胰胆管造影（MRCP）	诊断性操作	D	210200006	磁共振水成像（MRCP，MRM，MRU）			每部位		840.00	乙类	检查费
1701	88.9700x007	核磁共振排粪检查	诊断性操作	D	210200001－1	磁共振平扫（0.5T及以下）			每部位		420.00	乙类	检查费
1702	88.9700x007	核磁共振排粪检查	诊断性操作	D	210200001－1/1	磁共振（0.5T及以下）平扫后增强扫描加收			每部位		63.00	乙类	检查费
1703	88.9700x007	核磁共振排粪检查	诊断性操作	D	210200001－2	磁共振平扫［0.5T（不含）～1.5T（含）］			每部位		672.00	乙类	检查费
1704	88.9700x007	核磁共振排粪检查	诊断性操作	D	210200001－2/1	磁共振［0.5T（不含）～1.5T（含）］平扫后增强扫描加收			每部位		100.80	乙类	检查费
1705	88.9700x007	核磁共振排粪检查	诊断性操作	D	210200001－3	磁共振平扫（1.5T以上）			每部位		840.00	乙类	检查费
1706	88.9700x007	核磁共振排粪检查	诊断性操作	D	210200001－3/1	磁共振（1.5T以上）平扫后增强扫描加收			每部位		126.00	乙类	检查费
1707	88.9700x007	核磁共振排粪检查	诊断性操作	D	210200002－1	磁共振增强扫描（0.5T及以下）			每部位		504.00	乙类	检查费
1708	88.9700x007	核磁共振排粪检查	诊断性操作	D	210200002－2	磁共振增强扫描［0.5T（不含）～1.5T（含）］			每部位		756.00	乙类	检查费
1709	88.9700x007	核磁共振排粪检查	诊断性操作	D	210200002－3	磁共振增强扫描（1.5T以上）			每部位		924.00	乙类	检查费
1710	88.9701	鼻窦核磁共振检查	诊断性操作	D	210200001－1	磁共振平扫（0.5T及以下）			每部位		420.00	乙类	检查费
1711	88.9701	鼻窦核磁共振检查	诊断性操作	D	210200001－1/1	磁共振（0.5T及以下）平扫后增强扫描加收			每部位		63.00	乙类	检查费
1712	88.9701	鼻窦核磁共振检查	诊断性操作	D	210200001－2	磁共振平扫［0.5T（不含）～1.5T（含）］			每部位		672.00	乙类	检查费

（续上表）

序号	诊断性操作诊断编码	诊断性操作名称	操作类型	财务分类	编码	项目名称	项目内涵	除外内容	计价单位	说明	三级医疗服务价格（元）	医保结算类型	医疗收费项目类别
1713	88.9701	鼻窦核磁共振检查	诊断性操作	D	210200001－2/1	磁共振［0.5T（不含）～1.5T（含）］平扫后增强扫描加收			每部位		100.80	乙类	检查费
1714	88.9701	鼻窦核磁共振检查	诊断性操作	D	210200001－3	磁共振平扫（1.5T以上）			每部位		840.00	乙类	检查费
1715	88.9701	鼻窦核磁共振检查	诊断性操作	D	210200001－3/1	磁共振（1.5T以上）平扫后增强扫描加收			每部位		126.00	乙类	检查费
1716	88.9701	鼻窦核磁共振检查	诊断性操作	D	210200002－1	磁共振增强扫描（0.5T及以下）			每部位		504.00	乙类	检查费
1717	88.9701	鼻窦核磁共振检查	诊断性操作	D	210200002－2	磁共振增强扫描［0.5T（不含）～1.5T（含）］			每部位		756.00	乙类	检查费
1718	88.9701	鼻窦核磁共振检查	诊断性操作	D	210200002－3	磁共振增强扫描（1.5T以上）			每部位		924.00	乙类	检查费
1719	88.9702	颈部磁共振检查	诊断性操作	D	210200001－1	磁共振平扫（0.5T及以下）			每部位		420.00	乙类	检查费
1720	88.9702	颈部磁共振检查	诊断性操作	D	210200001－1/1	磁共振（0.5T及以下）平扫后增强扫描加收			每部位		63.00	乙类	检查费
1721	88.9702	颈部磁共振检查	诊断性操作	D	210200001－2	磁共振平扫［0.5T（不含）～1.5T（含）］			每部位		672.00	乙类	检查费
1722	88.9702	颈部磁共振检查	诊断性操作	D	210200001－2/1	磁共振［0.5T（不含）～1.5T（含）］平扫后增强扫描加收			每部位		100.80	乙类	检查费
1723	88.9702	颈部磁共振检查	诊断性操作	D	210200001－3	磁共振平扫（1.5T以上）			每部位		840.00	乙类	检查费
1724	88.9702	颈部磁共振检查	诊断性操作	D	210200001－3/1	磁共振（1.5T以上）平扫后增强扫描加收			每部位		126.00	乙类	检查费
1725	88.9702	颈部磁共振检查	诊断性操作	D	210200002－1	磁共振增强扫描（0.5T及以下）			每部位		504.00	乙类	检查费
1726	88.9702	颈部磁共振检查	诊断性操作	D	210200002－2	磁共振增强扫描［0.5T（不含）～1.5T（含）］			每部位		756.00	乙类	检查费
1727	88.9702	颈部磁共振检查	诊断性操作	D	210200002－3	磁共振增强扫描（1.5T以上）			每部位		924.00	乙类	检查费
1728	88.9703	腹部磁共振检查	诊断性操作	D	210200001－1	磁共振平扫（0.5T及以下）			每部位		420.00	乙类	检查费
1729	88.9703	腹部磁共振检查	诊断性操作	D	210200001－1/1	磁共振（0.5T及以下）平扫后增强扫描加收			每部位		63.00	乙类	检查费
1730	88.9703	腹部磁共振检查	诊断性操作	D	210200001－2	磁共振平扫［0.5T（不含）～1.5T（含）］			每部位		672.00	乙类	检查费

（续上表）

序号	诊断性操作诊断编码	诊断性操作名称	操作类型	财务分类	编码	项目名称	项目内涵	除外内容	计价单位	说明	三级医疗服务价格（元）	医保结算类型	医疗收费项目类别
1731	88.9703	腹部磁共振检查	诊断性操作	D	210200001－2/1	磁共振［0.5T（不含）～1.5T（含）］平扫后增强扫描加收			每部位		100.80	乙类	检查费
1732	88.9703	腹部磁共振检查	诊断性操作	D	210200001－3	磁共振平扫（1.5T以上）			每部位		840.00	乙类	检查费
1733	88.9703	腹部磁共振检查	诊断性操作	D	210200001－3/1	磁共振（1.5T以上）平扫后增强扫描加收			每部位		126.00	乙类	检查费
1734	88.9703	腹部磁共振检查	诊断性操作	D	210200002－1	磁共振增强扫描（0.5T及以下）			每部位		504.00	乙类	检查费
1735	88.9703	腹部磁共振检查	诊断性操作	D	210200002－2	磁共振增强扫描［0.5T（不含）～1.5T（含）］			每部位		756.00	乙类	检查费
1736	88.9703	腹部磁共振检查	诊断性操作	D	210200002－3	磁共振增强扫描（1.5T以上）			每部位		924.00	乙类	检查费
1737	88.9703	腹部磁共振检查	诊断性操作	D	210200000－1	磁共振扫描加收（使用心电门控设备）			人次		84.00	甲类	检查费
1738	88.9703	腹部磁共振检查	诊断性操作	D	210200000－2	磁共振扫描加收（使用呼吸门控设备）			人次		84.00	甲类	检查费
1739	88.9704	眼磁共振检查	诊断性操作	D	210200001－1	磁共振平扫（0.5T及以下）			每部位		420.00	乙类	检查费
1740	88.9704	眼磁共振检查	诊断性操作	D	210200001－1/1	磁共振（0.5T及以下）平扫后增强扫描加收			每部位		63.00	乙类	检查费
1741	88.9704	眼磁共振检查	诊断性操作	D	210200001－2	磁共振平扫［0.5T（不含）～1.5T（含）］			每部位		672.00	乙类	检查费
1742	88.9704	眼磁共振检查	诊断性操作	D	210200001－2/1	磁共振［0.5T（不含）～1.5T（含）］平扫后增强扫描加收			每部位		100.80	乙类	检查费
1743	88.9704	眼磁共振检查	诊断性操作	D	210200001－3	磁共振平扫（1.5T以上）			每部位		840.00	乙类	检查费
1744	88.9704	眼磁共振检查	诊断性操作	D	210200001－3/1	磁共振（1.5T以上）平扫后增强扫描加收			每部位		126.00	乙类	检查费
1745	88.9704	眼磁共振检查	诊断性操作	D	210200002－1	磁共振增强扫描（0.5T及以下）			每部位		504.00	乙类	检查费
1746	88.9704	眼磁共振检查	诊断性操作	D	210200002－2	磁共振增强扫描［0.5T（不含）～1.5T（含）］			每部位		756.00	乙类	检查费
1747	88.9704	眼磁共振检查	诊断性操作	D	210200002－3	磁共振增强扫描（1.5T以上）			每部位		924.00	乙类	检查费
1748	88.9705	颈部血管核磁共振检查	诊断性操作	D	210200005－1	磁共振血管成像（MRA）（平扫）			每部位		966.00	乙类	检查费
1749	88.9705	颈部血管核磁共振检查	诊断性操作	D	210200005－2	磁共振血管成像（MRA）（增强血管成像）			每部位		1008.00	乙类	检查费

（续上表）

序号	诊断性操作诊断编码	诊断性操作名称	操作类型	财务分类	编码	项目名称	项目内涵	除外内容	计价单位	说明	三级医疗服务价格（元）	医保结算类型	医疗收费项目类别
1750	88. 9800	骨矿物质密度检查	诊断性操作	D	230200055 – 1	单光子骨密度测定			人次		60. 00	甲类	检查费
1751	88. 9800	骨矿物质密度检查	诊断性操作	D	230200055 – 2	双光子或 X 线能量骨密度测定			人次		200. 00	甲类	检查费
1752	89. 0301	人体残伤测定	诊断性操作	D	340200019	人体残伤测定			次		81. 60	丙类	检查费
1753	89. 0400	其他会谈和评估	诊断性操作	D	311501002 – 7	社会功能评估量表	指各类社会功能量表		次		20. 00	甲类	检查费
1754	89. 0500	诊断性会谈和评估	诊断性操作	D	311502004	首诊心理检查			次		80. 00	甲类	检查费
1755	89. 0600	局限性会诊	诊断性操作	C	111000002	院内会诊			次		20. 00	丙类	诊察费
1756	89. 0601	单科会诊	诊断性操作	C	111000002	院内会诊			次		20. 00	丙类	诊察费
1757	89. 0800	其他会诊	诊断性操作	C	270800007	疑难病理会诊	指院外病理切片会诊		次	由高级职称病理医师主持的专家组会诊	300. 00	丙类	诊察费
1758	89. 0800	其他会诊	诊断性操作	C	270800008	普通病理会诊	指院外病理切片会诊		次	不符合疑难病理会诊条件的其他会诊	108. 00	丙类	诊察费
1759	89. 0800x002	远程会诊	诊断性操作	C	111000003	远程会诊			小时		647. 50	丙类	诊察费
1760	89. 0801	院外会诊	诊断性操作	C	111000001	院际会诊			次	会诊专家差旅费由患者支付的，由医患双方协商	194. 25	丙类	诊察费
1761	89. 0900	会诊	诊断性操作	C	111000001	院际会诊			次	会诊专家差旅费由患者支付的，由医患双方协商	194. 25	丙类	诊察费
1762	89. 0900	会诊	诊断性操作	C	111000002	院内会诊			次		20. 00	丙类	诊察费
1763	89. 1100	眼压测量法	诊断性操作	D	310300027 – 1	眼压检查 – Schiotz 眼压计法			次/双		10. 00	甲类	检查费
1764	89. 1100	眼压测量法	诊断性操作	D	310300027 – 2	眼压检查 – 非接触眼压计法或压平眼压计法			次/双		30. 00	甲类	检查费
1765	89. 1200	鼻功能性检查	诊断性操作	D	310402002	前鼻镜检查			次		6. 24	甲类	检查费
1766	89. 1201	嗅觉检测	诊断性操作	D	310402007	嗅觉功能检测			次		10. 40	甲类	检查费
1767	89. 1300	神经系统检查	诊断性操作	D	310100021	植物神经功能检查			次		31. 20	甲类	检查费
1768	89. 1301	脑干听觉诱发电位	诊断性操作	D	310100012	脑干听觉诱发电位			次		191. 36	甲类	检查费
1769	89. 1400	脑电图	诊断性操作	D	310100001	脑电图	含深呼吸诱发，至少8 导		次		104. 00	甲类	检查费
1770	89. 1400	脑电图	诊断性操作	D	310100001 – 1	脑电图加收（脑电发生源定位）			次		20. 80	甲类	检查费
1771	89. 1400	脑电图	诊断性操作	D	310100001 – 2	脑电图术中监测			每小时		31. 20	甲类	检查费
1772	89. 1400	脑电图	诊断性操作	D	310100001 – 3	脑电图床边监测			每小时		31. 20	甲类	检查费
1773	89. 1500	其他非手术性神经功能试验	诊断性操作	D	310100022	多功能神经肌肉功能监测			小时		83. 20	甲类	检查费

（续上表）

序号	诊断性操作诊断编码	诊断性操作名称	操作类型	财务分类	编码	项目名称	项目内涵	除外内容	计价单位	说明	三级医疗服务价格（元）	医保结算类型	医疗收费项目类别
1774	89. 1500x001	体感诱发电位［SEP］	诊断性操作	D	310100009	体感诱发电位	上肢体感诱发电位检查应含头皮、颈部、Erb 氏点记录，下肢体感诱发电位检查应含头皮、腰部记录		单肢		143. 52	甲类	检查费
1775	89. 1500x001	体感诱发电位［SEP］	诊断性操作	D	310100009 – 1	诱发电位地形图分析加收			次		20. 80	甲类	检查费
1776	89. 1700	睡眠脑电图	诊断性操作	D	310100004	动态脑电图			次		416. 00	甲类	检查费
1777	89. 1700	睡眠脑电图	诊断性操作	D	310100004 – 1	24 小时脑电视频监测			次		416. 00	甲类	检查费
1778	89. 1700	睡眠脑电图	诊断性操作	D	310100004 – 2	24 小时脑电 Holter			次		416. 00	甲类	检查费
1779	89. 1700x001	多导睡眠脑电图	诊断性操作	D	310100004	动态脑电图			次		416. 00	甲类	检查费
1780	89. 1700x001	多导睡眠脑电图	诊断性操作	D	310100004 – 1	24 小时脑电视频监测			次		416. 00	甲类	检查费
1781	89. 1700x001	多导睡眠脑电图	诊断性操作	D	310100004 – 2	24 小时脑电 Holter			次		416. 00	甲类	检查费
1782	89. 1701	睡眠监测	诊断性操作	D	310604002	睡眠呼吸监测过筛试验	含口鼻呼吸、胸腹呼吸、血氧饱和度测定		次		312. 00	甲类	检查费
1783	89. 1702	多导睡眠呼吸监测	诊断性操作	D	310604001	睡眠呼吸监测	含心电、脑电、肌电、眼动、呼吸监测和血氧饱和度测定		次		520. 00	甲类	检查费
1784	89. 1800	其他睡眠疾患功能试验	诊断性操作	D	311501002S – 24	匹兹堡睡眠质量指数量表			次		26. 00	甲类	检查费
1785	89. 1800	其他睡眠疾患功能试验	诊断性操作	D	311501002S – 24/1	匹兹堡睡眠质量指数量表（使用电脑）			次		39. 00	甲类	检查费
1786	89. 1800x001	多导睡眠监测	诊断性操作	D	310604001	睡眠呼吸监测	含心电、脑电、肌电、眼动、呼吸监测和血氧饱和度测定		次		520. 00	甲类	检查费
1787	89. 1900	视频和无线电遥控脑电图监测	诊断性操作	D	310100001 – 2	脑电图术中监测			每小时		31. 20	甲类	检查费
1788	89. 1900	视频和无线电遥控脑电图监测	诊断性操作	D	310100005	脑电图录像监测	含摄像观测患者行为及脑电图监测		小时		31. 20	甲类	检查费
1789	89. 1900x001	视频脑电图监测	诊断性操作	D	310100005	脑电图录像监测	含摄像观测患者行为及脑电图监测		小时		31. 20	甲类	检查费
1790	89. 2100	尿路压力测定	诊断性操作	D	311000039	尿动力学检测	不含摄片	测压管	次		208. 00	甲类	检查费
1791	89. 2200	膀胱内压图	诊断性操作	D	121900003S	经膀胱腹腔内压力测定	通过测量膀胱内压力间接反映腹腔内压力		次	每天收费不超过 1 次	30. 00	丙类	检查费
1792	89. 2300	尿道括约肌肌电图	诊断性操作	D	310100023	肌电图			每条肌肉		52. 00	甲类	检查费
1793	89. 2400	尿流量测定［UFR］	诊断性操作	D	311000038	尿流率检测			次		64. 48	甲类	检查费
1794	89. 2600	妇科检查	诊断性操作	D	311201001 – 1	妇科常规检查			次		8. 00	甲类	检查费
1795	89. 2600x001	妇科手法检查	诊断性操作	D	311201001 – 1	妇科常规检查			次		8. 00	甲类	检查费
1796	89. 2600x003	骨盆内外测量	诊断性操作	D	311201024	电子骨盆内测量			次		23. 00	丙类	检查费

（续上表）

序号	诊断性操作诊断编码	诊断性操作名称	操作类型	财务分类	编码	项目名称	项目内涵	除外内容	计价单位	说明	三级医疗服务价格（元）	医保结算类型	医疗收费项目类别
1797	89.2901	尿生物测定	诊断性操作	H	250102001	尿常规检查	指手工操作；含外观、酸碱度、蛋白定性、镜检		次		3.22	甲类	化验费
1798①	89.3100	牙科检查	诊断性操作	D	310501011	口腔内镜检查			每牙		14.13	甲类	检查费
1799	89.3200	食管压力测定	诊断性操作	D	310901001	食管测压	含上、下食管括约肌压力测定、食管蠕动测定、食管及括约肌长度测定、药物激发试验、打印报告；不含动态压力监测		次	以全部食管测压计价	179.92	甲类	检查费
1800	89.3200	食管压力测定	诊断性操作	D	310901001－1	部分食管测压			次		89.96	甲类	检查费
1801	89.3200	食管压力测定	诊断性操作	D	310901001－2	高分辨率食管测压	含上、下食管括约肌压力测定、食管蠕动测定、食管及括约肌长度测定、药物激发试验、打印报告；不含动态压力监测		次		657.92	甲类	检查费
1802	89.3400	直肠指检	诊断性操作	D	310904004	肛门指检	含直肠指检		次		5.20	甲类	检查费
1803	89.3700	肺活量测定	诊断性操作	D	310601001	肺通气功能检查	含潮气量，肺活量，每分通气量，补吸、呼气量，深吸气量，用力肺活量，一秒钟用力呼吸容积，最大通气量		次		119.60	甲类	检查费
1804	89.3701	肺功能测定	诊断性操作	D	310601001	肺通气功能检查	含潮气量，肺活量，每分通气量，补吸、呼气量，深吸气量，用力肺活量，一秒钟用力呼吸容积，最大通气量		次		119.60	甲类	检查费
1805	89.3701	肺功能测定	诊断性操作	D	310601002	肺弥散功能检查	指一口气法、重复呼吸法等		项		119.60	甲类	检查费
1806	89.3701	肺功能测定	诊断性操作	D	310601003	运动心肺功能检查	不含心电监测		项	因病情变化未能完成本试验者，也按本价格收费	182.00	甲类	检查费
1807	89.3701	肺功能测定	诊断性操作	D	310601004	气道阻力测定	指阻断法等。不含残气容积测定		项		60.32	甲类	检查费
1808	89.3701	肺功能测定	诊断性操作	D	310601005	残气容积测定	指体描法、氦气平衡法、氮气稀释法、重复呼吸法等		项		60.32	甲类	检查费
1809	89.3701	肺功能测定	诊断性操作	D	310601006	强迫振荡肺功能检查			项		156.00	甲类	检查费

① 限制范围：限非正畸手术。

（续上表）

序号	诊断性操作诊断编码	诊断性操作名称	操作类型	财务分类	编码	项目名称	项目内涵	除外内容	计价单位	说明	三级医疗服务价格（元）	医保结算类型	医疗收费项目类别
1810	89.3701	肺功能测定	诊断性操作	D	310601007	第一秒平静吸气口腔闭合压测定			项		36.40	甲类	检查费
1811	89.3701	肺功能测定	诊断性操作	D	310601008	流速容量曲线（V-V曲线）	含最大吸气和呼气流量曲线		项		71.76	甲类	检查费
1812	89.3701	肺功能测定	诊断性操作	D	310601009	二氧化碳反应曲线			小时		6.24	甲类	检查费
1813	89.3701	肺功能测定	诊断性操作	D	310601009－1	经皮氧/二氧化碳分压监测		固定环、电极膜	小时		7.30	甲类	检查费
1814	89.3701	肺功能测定	诊断性操作	D	310601010	支气管激发试验			项		143.52	甲类	检查费
1815	89.3701	肺功能测定	诊断性操作	D	310601011	运动激发试验	含通气功能测定7次；不含心电监测		项		239.20	甲类	检查费
1816	89.3701	肺功能测定	诊断性操作	D	310601012	支气管舒张试验	含通气功能测定2次		项		72.80	甲类	检查费
1817	89.3701	肺功能测定	诊断性操作	D	310602008	一氧化氮呼气测定	含过滤除去空气中的外源性一氧化氮		次		291.20	甲类	检查费
1818	89.3701	肺功能测定	诊断性操作	D	310602009S	人工气道压力滴定试验	含睡眠呼吸监测		次		832.00	甲类	检查费
1819	89.3702	肺功能康复评定	诊断性操作	D	340200018	肺功能康复评定			次		51.00	丙类	检查费
1820	89.3801	气道激发试验	诊断性操作	D	310601010	支气管激发试验			项		143.52	甲类	检查费
1821	89.3901	13C－尿素呼气试验	诊断性操作	H	250403079	13碳尿素呼气试验			项		211.60	甲类	化验费
1822	89.3902	肛门直肠压力测定	诊断性操作	D	310904002	肛门直肠测压	含直肠5～10cm置气囊、肛门内括约肌置气囊、直肠气囊充气加压、扫描计录曲线、内括约肌松弛反射、肛门内括约肌长度、最大缩窄压、最大耐宽量、最小感应阈测定		次		104.00	甲类	检查费
1823	89.3902	肛门直肠压力测定	诊断性操作	D	310904002－1	高分辨率肛门直肠测压			次		504.00	甲类	检查费
1824	89.3903	食管内24小时pH监测	诊断性操作	D	310403019S	上气道24小时pH监测	指将pH探头从患者鼻孔插入至软腭后方，24小时动态监测上气道酸碱度		次		552.00	甲类	检查费
1825	89.4100	踏旋器运动测验测定心血管应激功能	诊断性操作	D	310601011	运动激发试验	含通气功能测定7次；不含心电监测		项		239.20	甲类	检查费
1826	89.4101	活动平板运动试验	诊断性操作	D	310701010－2	心电图平板运动试验	含电极费用		次		239.20	甲类	检查费
1827	89.4200	马斯特斯二阶应激试验	诊断性操作	D	310701010－1	心电图二阶梯运动试验	含电极费用		次		65.52	甲类	检查费
1828	89.4300	自行车测力计测定心血管应激功能	诊断性操作	D	310601011	运动激发试验	含通气功能测定7次；不含心电监测		项		239.20	甲类	检查费
1829	89.4301	蹬车运动试验	诊断性操作	D	310701010－1	心电图二阶梯运动试验	含电极费用		次		65.52	甲类	检查费
1830	89.4301	蹬车运动试验	诊断性操作	D	310701010－2	心电图平板运动试验	含电极费用		次		239.20	甲类	检查费
1831	89.4400	其他心血管应激试验	诊断性操作	D	310601011	运动激发试验	含通气功能测定7次；不含心电监测		项		239.20	甲类	检查费

（续上表）

序号	诊断性操作诊断编码	诊断性操作名称	操作类型	财务分类	编码	项目名称	项目内涵	除外内容	计价单位	说明	三级医疗服务价格（元）	医保结算类型	医疗收费项目类别
1832	89.4401	铊应激试验伴经食管心室起搏	诊断性操作	G	310702014	经食管心脏起搏术			次		116.41	甲类	治疗费
1833	89.4402	铊应激试验不伴经食管心室起搏	诊断性操作	G	310702014	经食管心脏起搏术			次		116.41	甲类	治疗费
1834	89.4500	人工起搏器速率检查	诊断性操作	D	310702011	起搏器程控功能检查	含起搏器功能分析与编程		次		40.74	甲类	治疗费
1835	89.4501	人工起搏器功能检查	诊断性操作	D	310702012	起搏器胸壁刺激法检查			次		40.74	甲类	治疗费
1836	89.4600	人工起搏器伪差波形检查	诊断性操作	D	310702011	起搏器程控功能检查	含起搏器功能分析与编程		次		40.74	甲类	治疗费
1837	89.4700	人工起搏器电极阻抗检查	诊断性操作	D	310702011	起搏器程控功能检查	含起搏器功能分析与编程		次		40.74	甲类	治疗费
1838	89.4800	人工起搏器电压或电流阈值检查	诊断性操作	D	310702011	起搏器程控功能检查	含起搏器功能分析与编程		次		40.74	甲类	治疗费
1839	89.5000	流动心脏监测	诊断性操作	E	310701008	遥测心电监护	含电池、电极费用		小时		10.40	甲类	检查费
1840	89.5001	24 小时动态心电图	诊断性操作	D	310701003	动态心电图	含心率变异性分析。含磁带、电池费用		次		298.48	甲类	检查费
1841	89.5100	节律心电图	诊断性操作	D	310701001	常规心电图检查	指单通道、常规导联（十二导联）		次		17.68	甲类	检查费
1842	89.5200	心电图	诊断性操作	D	310701001	常规心电图检查	指单通道、常规导联（十二导联）		次		17.68	甲类	检查费
1843	89.5200	心电图	诊断性操作	D	310701001－1	多通道十二导联心电图检查	指多通道、常规导联（十二导联）		次		27.08	甲类	检查费
1844	89.5200	心电图	诊断性操作	D	310701001－2	多通道十五导联心电图检查	指多通道、十五导联		次		36.48	甲类	检查费
1845	89.5200	心电图	诊断性操作	D	310701001－3	多通道十八导联心电图检查	指多通道、十八导联		次		45.78	甲类	检查费
1846	89.5200	心电图	诊断性操作	D	310701001－4	心电图检查加收（床旁检查）	指医务人员携带设备至住院患者病床旁进行的检查加收		次		10.40	甲类	检查费
1847	89.5300	心电向量图（用 ECG）	诊断性操作	D	310701012	心电向量图			次		83.20	甲类	检查费
1848	89.5400	心电监测	诊断性操作	D	310701022	心电监测	使用无创心电监测设备，设定监测参数，实时监测心电变化，含无创血压、呼吸频率监测		小时		3.64	甲类	检查费
1849	89.5500	用 ECG 导联的心音图	诊断性操作	D	310701013	心音图			次		23.92	甲类	检查费
1850	89.5501	心音图	诊断性操作	D	310701013	心音图			次		23.92	甲类	检查费
1851	89.5700	心尖心动图（用 ECG 导联）	诊断性操作	D	310701020	无创心功能监测	指心血流图、心尖搏动图		每监测项目		5.20	甲类	检查费
1852	89.5801	Rigiscan 检查	诊断性操作	D	311100005	阴茎勃起神经检查	含肌电图检查		次		104.00	丙类	治疗费
1853	89.5900x002	动脉硬化检测	诊断性操作	D	310701029S	无创性动脉硬化检测	含双侧踝臂指数（ABI）、脉搏波传导速度（PWV）		次		78.00	甲类	检查费
1854	89.5900x003	直立倾斜试验	诊断性操作	D	310701017	倾斜试验			次		208.00	甲类	检查费
1855	89.5901	心电生理检查	诊断性操作	D	310702003	有创性心内电生理检查	含 X 光影像	心导管、动脉穿刺套针	次		1913.60	甲类	治疗费

（续上表）

序号	诊断性操作诊断编码	诊断性操作名称	操作类型	财务分类	编码	项目名称	项目内涵	除外内容	计价单位	说明	三级医疗服务价格（元）	医保结算类型	医疗收费项目类别
1856	89.6000	持续性动脉内血气监测	诊断性操作	D	310701030S	连续血气监测	指术中连续无创动态监测体外循环管路的血气参数	探头	小时		50.00	甲类	检查费
1857	89.6000x001	连续血氧饱和度监测	诊断性操作	D	310701028	血氧饱和度监测			小时		5.20	甲类	检查费
1858	89.6100	全身动脉压监测	诊断性操作	D	310701025	动脉内压力监测		套管针、测压套件	小时		20.80	甲类	检查费
1859	89.6100x001	24 小时血压监测	诊断性操作	D	310701021	动态血压监测	气袖均匀紧贴皮肤缠于上臂，以动态血压监测设备自动测量血压，指导患者记录当天的日常活动，取下记录仪输入电脑，经相关软件编辑，并按设定间期记录 2 小时以上血压，打印报告。含电池费用		小时		6.24	甲类	检查费
1860	89.6200	中心静脉压监测	诊断性操作	E	120400011－2	中心静脉测压			次		7.81	甲类	检查费
1861	89.6300	肺动脉压监测	诊断性操作	D	310701024	肺动脉压和右心房压力监测		漂浮导管、漂浮导管置入套件	小时		20.80	甲类	检查费
1862	89.6400	肺动脉楔形监测	诊断性操作	D	310701024	肺动脉压和右心房压力监测		漂浮导管、漂浮导管置入套件	小时		20.80	甲类	检查费
1863	89.6400x001	漂浮导管检查［Swan-Ganz 导管插入］	诊断性操作	D	310701023	心输出量测定		漂浮导管、温度传感器、漂浮导管置入套件	小时	同一天不可与心排血量测定同时收取	10.40	甲类	检查费
1864	89.6400x001	漂浮导管检查［Swan-Ganz 导管插入］	诊断性操作	D	310701024	肺动脉压和右心房压力监测		漂浮导管、漂浮导管置入套件	小时		20.80	甲类	检查费
1865	89.6400x001	漂浮导管检查［Swan-Ganz 导管插入］	诊断性操作	G	310702001－1	有创性心电、压力连续示波		漂浮导管	小时		20.80	甲类	检查费
1866	89.6400x001	漂浮导管检查［Swan-Ganz 导管插入］	诊断性操作	G	310702001－2	有创性心排血量测定		温度传感器	次		364.00	甲类	检查费
1867	89.6400x003	肺动脉嵌入压监测	诊断性操作	D	310701024	肺动脉压和右心房压力监测		漂浮导管、漂浮导管置入套件	小时		20.80	甲类	检查费
1868	89.6500	全身动脉血气测量	诊断性操作	H	310602006	血气分析	含血液 pH、血氧和血二氧化碳测定以及酸碱平衡分析		次		52.00	甲类	检查费

（续上表）

序号	诊断性操作诊断编码	诊断性操作名称	操作类型	财务分类	编码	项目名称	项目内涵	除外内容	计价单位	说明	三级医疗服务价格（元）	医保结算类型	医疗收费项目类别
1869	89.6500x002	动脉血气分析	诊断性操作	H	310602006	血气分析	含血液 pH、血氧和血二氧化碳测定以及酸碱平衡分析		次		52.00	甲类	检查费
1870	89.6600	混合静脉血气测量	诊断性操作	H	310602006	血气分析	含血液 pH、血氧和血二氧化碳测定以及酸碱平衡分析		次		52.00	甲类	检查费
1871	89.6700	心脏排出量监测，用氧耗技术	诊断性操作	G	310702001－2	有创性心排血量测定		温度传感器	次		364.00	甲类	检查费
1872	89.6800	心脏排出量监测，其他技术	诊断性操作	G	310702001－2	有创性心排血量测定		温度传感器	次		364.00	甲类	检查费
1873	89.6800x001	持续心排量监测（非有创）（NICCO）	诊断性操作	D	310701023	心输出量测定		漂浮导管、温度传感器、漂浮导管置入套件	小时	同一天不可与心排血量测定同时收取	10.40	甲类	检查费
1874	89.6801	心脏排出量监测（PICCO）	诊断性操作	G	310702001－2	有创性心排血量测定		温度传感器	次		364.00	甲类	检查费
1875	89.6900	冠状动脉血流监测	诊断性操作	G	310702001－1	有创性心电、压力连续示波		漂浮导管	小时		20.80	甲类	检查费
1876	89.6900	冠状动脉血流监测	诊断性操作	G	310702001－2	有创性心排血量测定		温度传感器	次		364.00	甲类	检查费
1877	89.7x00	全身体格检查	诊断性操作	D	110500001	体检费	含内、外（含皮肤）、五官、妇科（含宫颈刮片）的常规检查，写总检报告	影像、化验及特殊检查	次	不另收诊查费	32.38	丙类	检查费
1878	89.7x00	全身体格检查	诊断性操作	D	110500001－1	一般健康体检费	含内、外（含皮肤）、五官、妇科（含宫颈刮片）的常规检查，写总检报告	影像、化验及特殊检查	次	不另收诊查费	32.38	丙类	检查费
1879	89.7x00	全身体格检查	诊断性操作	D	110500001－2	学龄前儿童、学生体检费	含内、外（含皮肤）、五官的常规检查，写总检报告	影像、化验及特殊检查	次	不另收诊查费	6.48	丙类	检查费
1880	89.8x00	尸检	诊断性操作	H	270100001	尸检病理诊断	含7岁及以上儿童及成人尸解、尸检后常规缝合处理、尸检标本的组织病理诊断、尸检废弃物处理；不含组织病理学诊断中使用的特殊病理技术、尸检后对遗体的特殊处理，如：遗体火化或掩埋；肢体离断或大面积撕裂尸体的复杂修复与整容等		次	局部解剖诊断按全身解剖计价	1080.00	丙类	检查费
1881	89.8x00	尸检	诊断性操作	H	270100001－1	尸体尸检病理诊断加收（传染病和特异性感染病）			次		324.00	丙类	检查费

（续上表）

序号	诊断性操作诊断编码	诊断性操作名称	操作类型	财务分类	编码	项目名称	项目内涵	除外内容	计价单位	说明	三级医疗服务价格（元）	医保结算类型	医疗收费项目类别
1882	89. 8x00	尸检	诊断性操作	H	270100002	儿童及胎儿尸检病理诊断	指 7 岁以下儿童及胎儿尸解，其余同尸检病理诊断		次		864. 00	丙类	检查费
1883	90. 0x00	神经系统标本和脊髓液的显微镜检查	诊断性操作	H	270200001	体液细胞学检查与诊断	指胸水、腹水、心包液、脑脊液、精液、各种囊肿穿刺液、唾液、龈沟液的细胞学检查与诊断		例	每种标本计价 1 次	94. 50	甲类	化验费
1884	90. 0x00	神经系统标本和脊髓液的显微镜检查	诊断性操作	H	270200001 – 1	体液细胞学检查与诊断加收（塑料包埋标本）			例		15. 00	甲类	化验费
1885	90. 1x00	内分泌腺标本的显微镜检查	诊断性操作	H	270300001	穿刺组织活检检查与诊断	指肾、乳腺、体表肿块等穿刺组织活检及诊断		例	以 2 个蜡块为基价。每种组织计价 1 次	138. 00	甲类	化验费
1886	90. 1x00	内分泌腺标本的显微镜检查	诊断性操作	H	270300001 – 1/1	穿刺组织活检检查与诊断加收（超过 2 个蜡块）			每个蜡块		30. 00	甲类	化验费
1887	90. 2x00	眼标本的显微镜检查	诊断性操作	H	270300003	局部切除组织活检检查与诊断	指切除组织、咬取组织、切除肿块部分组织的活检		每个部位	以 2 个蜡块为基价	138. 00	甲类	化验费
1888	90. 2x00	眼标本的显微镜检查	诊断性操作	H	270300003 – 1	局部切除组织活检检查与诊断加收（超过 2 个蜡块）			每个蜡块		30. 00	甲类	化验费
1889	90. 2x00	眼标本的显微镜检查	诊断性操作	H	270300005	手术标本检查与诊断	含标本处理		例	以 2 个蜡块为基价	180. 00	甲类	化验费
1890	90. 2x00	眼标本的显微镜检查	诊断性操作	H	270300005 – 1	手术标本检查与诊断加收（超过 2 个蜡块）			每个蜡块		30. 00	甲类	化验费
1891	90. 2x00	眼标本的显微镜检查	诊断性操作	H	270300005 – 2	手术标本检查与诊断加收（塑料包埋）			例		75. 00	甲类	化验费
1892	90. 3x00	耳、鼻、咽和喉标本的显微镜检查	诊断性操作	H	270300003	局部切除组织活检检查与诊断	指切除组织、咬取组织、切除肿块部分组织的活检		每个部位	以 2 个蜡块为基价	138. 00	甲类	化验费
1893	90. 4x00	气管、支气管、胸膜、肺标本和其他胸部标本和痰的显微镜检查	诊断性操作	H	270300002	内镜组织活检检查与诊断			例	以 2 个蜡块为基价	138. 00	甲类	化验费
1894	90. 4x00	气管、支气管、胸膜、肺标本和其他胸部标本和痰的显微镜检查	诊断性操作	H	270300002 – 1	内镜组织活检检查与诊断加收（超过 2 个蜡块）			每个蜡块		30. 00	甲类	化验费

（续上表）

序号	诊断性操作诊断编码	诊断性操作名称	操作类型	财务分类	编码	项目名称	项目内涵	除外内容	计价单位	说明	三级医疗服务价格（元）	医保结算类型	医疗收费项目类别
1895	90.4x00	气管、支气管、胸膜、肺标本和其他胸部标本和痰的显微镜检查	诊断性操作	H	270200004	脱落细胞学检查与诊断	指脑脊液、子宫内膜、宫颈、阴道、痰、口腔黏液涂片、乳腺溢液、窥镜刷片及其他脱落细胞学的各种涂片检查及诊断		例	每种标本计价1次	75.00	甲类	化验费
1896	90.4x00	气管、支气管、胸膜、肺标本和其他胸部标本和痰的显微镜检查	诊断性操作	H	270200001	体液细胞学检查与诊断	指胸水、腹水、心包液、脑脊液、精液、各种囊肿穿刺液、唾液、龈沟液的细胞学检查与诊断		例	每种标本计价1次	94.50	甲类	化验费
1897	90.4x00	气管、支气管、胸膜、肺标本和其他胸部标本和痰的显微镜检查	诊断性操作	H	270200001－1	体液细胞学检查与诊断加收（塑料包埋标本）			例		15.00	甲类	化验费
1898	90.6x00	脾和骨髓的标本显微镜检查	诊断性操作	H	270300004	骨髓组织活检检查与诊断	指骨髓组织标本常规染色检查		例		138.00	甲类	化验费
1899	90.6x00	脾和骨髓的标本显微镜检查	诊断性操作	H	250201001	骨髓涂片细胞学检验	含骨髓增生程度判断、有核细胞分类计数、细胞形态学检验、特殊细胞、寄生虫检查		次		105.80	甲类	化验费
1900	90.6x01	骨髓涂片显微镜检查	诊断性操作	H	250201001	骨髓涂片细胞学检验	含骨髓增生程度判断、有核细胞分类计数、细胞形态学检验、特殊细胞、寄生虫检查		次		105.80	甲类	化验费
1901	90.7x00	淋巴结和淋巴标本的显微镜检查	诊断性操作	H	270300005	手术标本检查与诊断	含标本处理		例	以2个蜡块为基价	180.00	甲类	化验费
1902	90.7x00	淋巴结和淋巴标本的显微镜检查	诊断性操作	H	270300005－1	手术标本检查与诊断加收（超过2个蜡块）			每个蜡块		30.00	甲类	化验费
1903	90.7x00	淋巴结和淋巴标本的显微镜检查	诊断性操作	H	270300005－2	手术标本检查与诊断加收（塑料包埋）			例		75.00	甲类	化验费
1904	90.8x00	上消化道标本和呕吐物的显微镜检查	诊断性操作	H	270300002	内镜组织活检检查与诊断			例	以2个蜡块为基价	138.00	甲类	化验费
1905	90.8x00	上消化道标本和呕吐物的显微镜检查	诊断性操作	H	270300002－1	内镜组织活检检查与诊断加收（超过2个蜡块）			每个蜡块		30.00	甲类	化验费
1906	90.9x00	下消化道标本和大便的显微镜检查	诊断性操作	H	270300002	内镜组织活检检查与诊断			例	以2个蜡块为基价	138.00	甲类	化验费
1907	90.9x00	下消化道标本和大便的显微镜检查	诊断性操作	H	270300002－1	内镜组织活检检查与诊断加收（超过2个蜡块）			每个蜡块		30.00	甲类	化验费
1908	91.0x00	肝、胆管和胰腺标本的显微镜检查	诊断性操作	H	270300005	手术标本检查与诊断	含标本处理		例	以2个蜡块为基价	180.00	甲类	化验费

（续上表）

序号	诊断性操作诊断编码	诊断性操作名称	操作类型	财务分类	编码	项目名称	项目内涵	除外内容	计价单位	说明	三级医疗服务价格（元）	医保结算类型	医疗收费项目类别
1909	91.0x00	肝、胆管和胰腺标本的显微镜检查	诊断性操作	H	270300005－1	手术标本检查与诊断加收（超过2个蜡块）			每个蜡块		30.00	甲类	化验费
1910	91.0x00	肝、胆管和胰腺标本的显微镜检查	诊断性操作	H	270300005－2	手术标本检查与诊断加收（塑料包埋）			例		75.00	甲类	化验费
1911	91.1x00	腹膜和腹膜后标本的显微镜检查	诊断性操作	H	270200001	体液细胞学检查与诊断	指胸水、腹水、心包液、脑脊液、精液、各种囊肿穿刺液、唾液、龈沟液的细胞学检查与诊断		例	每种标本计价1次	94.50	甲类	化验费
1912	91.1x00	腹膜和腹膜后标本的显微镜检查	诊断性操作	H	270200001－1	体液细胞学检查与诊断加收（塑料包埋标本）			例		15.00	甲类	化验费
1913	91.1x00	腹膜和腹膜后标本的显微镜检查	诊断性操作	H	270300001－2	各种体液细胞沉渣切片检查与诊断			例	以2个蜡块为基价	138.00	甲类	化验费
1914	91.1x00	腹膜和腹膜后标本的显微镜检查	诊断性操作	H	270300001－2/1	各种体液细胞沉渣切片检查与诊断加收（超过2个蜡块）			每个蜡块		30.00	甲类	化验费
1915	91.2x00	肾、子宫、肾周和输尿管周围组织标本的显微镜检查	诊断性操作	H	270300001	穿刺组织活检检查与诊断	指肾、乳腺、体表肿块等穿刺组织活检及诊断		例	以2个蜡块为基价。每种组织计价1次	138.00	甲类	化验费
1916	91.2x00	肾、子宫、肾周和输尿管周围组织标本的显微镜检查	诊断性操作	H	270300001－1/1	穿刺组织活检检查与诊断加收（超过2个蜡块）			每个蜡块		30.00	甲类	化验费
1917	91.2x00	肾、子宫、肾周和输尿管周围组织标本的显微镜检查	诊断性操作	H	270300005	手术标本检查与诊断	含标本处理		例	以2个蜡块为基价	180.00	甲类	化验费
1918	91.2x00	肾、子宫、肾周和输尿管周围组织标本的显微镜检查	诊断性操作	H	270300005－1	手术标本检查与诊断加收（超过2个蜡块）			每个蜡块		30.00	甲类	化验费
1919	91.2x00	肾、子宫、肾周和输尿管周围组织标本的显微镜检查	诊断性操作	H	270300005－2	手术标本检查与诊断加收（塑料包埋）			例		75.00	甲类	化验费
1920	91.2x00	肾、子宫、肾周和输尿管周围组织标本的显微镜检查	诊断性操作	H	270200004	脱落细胞学检查与诊断	指脑脊液、子宫内膜、宫颈、阴道、痰、口腔粘液涂片、乳腺溢液、窥镜刷片及其他脱落细胞学的各种涂片检查及诊断		例	每种标本计价1次	75.00	甲类	化验费
1921	91.2x00	肾、子宫、肾周和输尿管周围组织标本的显微镜检查	诊断性操作	H	270200003	细针穿刺细胞学检查与诊断	指各种实质性脏器的细针穿刺标本的涂片（压片）检查及诊断		例		108.00	甲类	化验费

（续上表）

序号	诊断性操作诊断编码	诊断性操作名称	操作类型	财务分类	编码	项目名称	项目内涵	除外内容	计价单位	说明	三级医疗服务价格（元）	医保结算类型	医疗收费项目类别
1922	91.3x00	膀胱、尿道、前列腺、精囊、膀胱周围组织标本和尿及精液的显微镜检查	诊断性操作	H	270300001	穿刺组织活检检查与诊断	指肾、乳腺、体表肿块等穿刺组织活检及诊断		例	以2个蜡块为基价。每种组织计价1次	138.00	甲类	化验费
1923	91.3x00	膀胱、尿道、前列腺、精囊、膀胱周围组织标本和尿及精液的显微镜检查	诊断性操作	H	270300001-1/1	穿刺组织活检检查与诊断加收（超过2个蜡块）			每个蜡块		30.00	甲类	化验费
1924	91.3x00	膀胱、尿道、前列腺、精囊、膀胱周围组织标本和尿及精液的显微镜检查	诊断性操作	H	270300005	手术标本检查与诊断	含标本处理		例	以2个蜡块为基价	180.00	甲类	化验费
1925	91.3x00	膀胱、尿道、前列腺、精囊、膀胱周围组织标本和尿及精液的显微镜检查	诊断性操作	H	270300005-1	手术标本检查与诊断加收（超过2个蜡块）			每个蜡块		30.00	甲类	化验费
1926	91.3x00	膀胱、尿道、前列腺、精囊、膀胱周围组织标本和尿及精液的显微镜检查	诊断性操作	H	270300005-2	手术标本检查与诊断加收（塑料包埋）			例		75.00	甲类	化验费
1927	91.3x00	膀胱、尿道、前列腺、精囊、膀胱周围组织标本和尿及精液的显微镜检查	诊断性操作	H	270200003	细针穿刺细胞学检查与诊断	指各种实质性脏器的细针穿刺标本的涂片（压片）检查及诊断		例		108.00	甲类	化验费
1928	91.3x00	膀胱、尿道、前列腺、精囊、膀胱周围组织标本和尿及精液的显微镜检查	诊断性操作	H	270200001	体液细胞学检查与诊断	指胸水、腹水、心包液、脑脊液、精液、各种囊肿穿刺液、唾液、龈沟液的细胞学检查与诊断		例	每种标本计价1次	94.50	甲类	化验费
1929	91.3x00	膀胱、尿道、前列腺、精囊、膀胱周围组织标本和尿及精液的显微镜检查	诊断性操作	H	270200001-1	体液细胞学检查与诊断加收（塑料包埋标本）			例		15.00	甲类	化验费
1930	91.4x00	女性生殖道标本的显微镜检查	诊断性操作	H	270200004	脱落细胞学检查与诊断	指脑脊液、子宫内膜、宫颈、阴道、痰、口腔粘液涂片、乳腺溢液、窥镜刷片及其他脱落细胞学的各种涂片检查及诊断		例	每种标本计价1次	75.00	甲类	化验费
1931	91.4x00	女性生殖道标本的显微镜检查	诊断性操作	H	270300003	局部切除组织活检检查与诊断	指切除组织、咬取组织、切除肿块部分组织的活检		每个部位	以2个蜡块为基价	138.00	甲类	化验费

（续上表）

序号	诊断性操作诊断编码	诊断性操作名称	操作类型	财务分类	编码	项目名称	项目内涵	除外内容	计价单位	说明	三级医疗服务价格（元）	医保结算类型	医疗收费项目类别
1932	91.4x00	女性生殖道标本的显微镜检查	诊断性操作	H	270300003－1	局部切除组织活检检查与诊断加收（超过2个蜡块）			每个蜡块		30.00	甲类	化验费
1933	91.4x00	女性生殖道标本的显微镜检查	诊断性操作	H	270300005	手术标本检查与诊断	含标本处理		例	以2个蜡块为基价	180.00	甲类	化验费
1934	91.4x00	女性生殖道标本的显微镜检查	诊断性操作	H	270300005－1	手术标本检查与诊断加收（超过2个蜡块）			每个蜡块		30.00	甲类	化验费
1935	91.4x00	女性生殖道标本的显微镜检查	诊断性操作	H	270300005－2	手术标本检查与诊断加收（塑料包埋）			例		75.00	甲类	化验费
1936	91.4x00	女性生殖道标本的显微镜检查	诊断性操作	H	270800004	液基薄层细胞制片术	指液基细胞学薄片技术和液基细胞学超薄片技术		次		216.00	甲类	化验费
1937	91.5x00	肌肉骨骼系统标本和关节积液的显微镜检查	诊断性操作	H	270300006	截肢标本病理检查与诊断	含标本处理，指上下肢截肢标本等		每肢、每指（趾）	以2个蜡块为基价	129.60	甲类	化验费
1938	91.5x00	肌肉骨骼系统标本和关节积液的显微镜检查	诊断性操作	H	270300006－1	截肢标本病理检查与诊断加收（超过2个蜡块）			每个蜡块		21.60	甲类	化验费
1939	91.5x00	肌肉骨骼系统标本和关节积液的显微镜检查	诊断性操作	H	270300006－2	截肢标本病理检查与诊断加收（不脱钙直接切片标本）			每肢、每指（趾）		54.00	甲类	化验费
1940	91.5x00	肌肉骨骼系统标本和关节积液的显微镜检查	诊断性操作	H	270300007	牙齿及骨骼磨片诊断（不脱钙）	含标本处理		例		99.36	甲类	化验费
1941	91.5x00	肌肉骨骼系统标本和关节积液的显微镜检查	诊断性操作	H	270300008	牙齿及骨骼磨片诊断（脱钙）	含标本处理		例		99.36	甲类	化验费
1942	91.5x00	肌肉骨骼系统标本和关节积液的显微镜检查	诊断性操作	H	270300009	颌骨样本及牙体牙周样本诊断	含标本处理		例	以2个蜡块为基价	99.36	甲类	化验费
1943	91.5x00	肌肉骨骼系统标本和关节积液的显微镜检查	诊断性操作	H	270300009－1	颌骨样本及牙体牙周样本诊断加收（超过2个蜡块）			每个蜡块		32.40	甲类	化验费
1944	91.5x00	肌肉骨骼系统标本和关节积液的显微镜检查	诊断性操作	H	270300009－2	颌骨样本及牙体牙周样本诊断加收（不脱钙直接切片标本）			例		54.00	甲类	化验费
1945	91.5x00	肌肉骨骼系统标本和关节积液的显微镜检查	诊断性操作	H	270200001	体液细胞学检查与诊断	指胸水、腹水、心包液、脑脊液、精液、各种囊肿穿刺液、唾液、龈沟液的细胞学检查与诊断		例	每种标本计价1次	94.50	甲类	化验费
1946	91.5x00	肌肉骨骼系统标本和关节积液的显微镜检查	诊断性操作	H	270200001－1	体液细胞学检查与诊断加收（塑料包埋标本）			例		15.00	甲类	化验费
1947	91.6x00	皮肤和其他体被标本的显微镜检查	诊断性操作	H	270300003	局部切除组织活检检查与诊断	指切除组织、咬取组织、切除肿块部分组织的活检		每个部位	以2个蜡块为基价	138.00	甲类	化验费
1948	91.6x00	皮肤和其他体被标本的显微镜检查	诊断性操作	H	270300003－1	局部切除组织活检检查与诊断加收（超过2个蜡块）			每个蜡块		30.00	甲类	化验费

（续上表）

序号	诊断性操作诊断编码	诊断性操作名称	操作类型	财务分类	编码	项目名称	项目内涵	除外内容	计价单位	说明	三级医疗服务价格（元）	医保结算类型	医疗收费项目类别
1949	91.6x00	皮肤和其他体被标本的显微镜检查	诊断性操作	H	270300005	手术标本检查与诊断	含标本处理		例	以2个蜡块为基价	180.00	甲类	化验费
1950	91.6x00	皮肤和其他体被标本的显微镜检查	诊断性操作	H	270300005－1	手术标本检查与诊断加收（超过2个蜡块）			每个蜡块		30.00	甲类	化验费
1951	91.6x00	皮肤和其他体被标本的显微镜检查	诊断性操作	H	270300005－2	手术标本检查与诊断加收（塑料包埋）			例		75.00	甲类	化验费
1952	91.7x00	手术伤口标本的显微镜检查	诊断性操作	H	270300005	手术标本检查与诊断	含标本处理		例	以2个蜡块为基价	180.00	甲类	化验费
1953	91.7x00	手术伤口标本的显微镜检查	诊断性操作	H	270300005－1	手术标本检查与诊断加收（超过2个蜡块）			每个蜡块		30.00	甲类	化验费
1954	91.7x00	手术伤口标本的显微镜检查	诊断性操作	H	270300005－2	手术标本检查与诊断加收（塑料包埋）			例		75.00	甲类	化验费
1955	91.8x00	其他部位标本的显微镜检查	诊断性操作	H	270300005	手术标本检查与诊断	含标本处理		例	以2个蜡块为基价	180.00	甲类	化验费
1956	91.8x00	其他部位标本的显微镜检查	诊断性操作	H	270300005－1	手术标本检查与诊断加收（超过2个蜡块）			每个蜡块		30.00	甲类	化验费
1957	91.8x00	其他部位标本的显微镜检查	诊断性操作	H	270300005－2	手术标本检查与诊断加收（塑料包埋）			例		75.00	甲类	化验费
1958	91.9x00	标本显微镜检查	诊断性操作	H	270800006	显微摄影术			每个视野	积累科研资料的摄影不得计价	15.00	甲类	其他费
1959	92.0100	甲状腺扫描和放射性核素功能检查	诊断性操作	D	230200006	甲状腺静态显像			每个体位		120.00	甲类	检查费
1960	92.0100	甲状腺扫描和放射性核素功能检查	诊断性操作	D	230200006－1	甲状腺静态显像加收（超过1个体位）			每个体位		50.00	甲类	检查费
1961	92.0100	甲状腺扫描和放射性核素功能检查	诊断性操作	D	230200007	甲状腺血流显像			次		180.00	甲类	检查费
1962	92.0100	甲状腺扫描和放射性核素功能检查	诊断性操作	D	230200008	甲状腺有效半衰期测定			次		180.00	甲类	检查费
1963	92.0100	甲状腺扫描和放射性核素功能检查	诊断性操作	D	230200009	甲状腺激素抑制显像			次		180.00	甲类	检查费
1964	92.0100	甲状腺扫描和放射性核素功能检查	诊断性操作	D	230200010	促甲状腺激素兴奋显像			2个时相		180.00	甲类	检查费
1965	92.0101	甲状腺核素扫描	诊断性操作	D	230200006	甲状腺静态显像			每个体位		120.00	甲类	检查费
1966	92.0101	甲状腺核素扫描	诊断性操作	D	230200006－1	甲状腺静态显像加收（超过1个体位）			每个体位		50.00	甲类	检查费
1967	92.0101	甲状腺核素扫描	诊断性操作	D	230200007	甲状腺血流显像			次		180.00	甲类	检查费
1968	92.0101	甲状腺核素扫描	诊断性操作	D	230200008	甲状腺有效半衰期测定			次		180.00	甲类	检查费
1969	92.0101	甲状腺核素扫描	诊断性操作	D	230200009	甲状腺激素抑制显像			次		180.00	甲类	检查费
1970	92.0101	甲状腺核素扫描	诊断性操作	D	230200010	促甲状腺激素兴奋显像			2个时相		180.00	甲类	检查费

（续上表）

序号	诊断性操作诊断编码	诊断性操作名称	操作类型	财务分类	编码	项目名称	项目内涵	除外内容	计价单位	说明	三级医疗服务价格（元）	医保结算类型	医疗收费项目类别
1971	92.0200	肝扫描和放射性核素功能检查	诊断性操作	D	230200035	肝胶体显像			3个体位		250.00	甲类	检查费
1972	92.0200	肝扫描和放射性核素功能检查	诊断性操作	D	230200035－1	肝胶体显像加收（超过3个体位）			每个体位		50.00	甲类	检查费
1973	92.0200	肝扫描和放射性核素功能检查	诊断性操作	D	230200036	肝血流显像			次		250.00	甲类	检查费
1974	92.0200	肝扫描和放射性核素功能检查	诊断性操作	D	230200037	肝血池显像（2个时相）			2个时相		250.00	甲类	检查费
1975	92.0200	肝扫描和放射性核素功能检查	诊断性操作	D	230200037－1	肝血池显像加收（2个时相以上）			每时相		20.00	甲类	检查费
1976	92.0200	肝扫描和放射性核素功能检查	诊断性操作	D	230200037－2	肝血池显像（1个时相）			次		230.00	甲类	检查费
1977	92.0200	肝扫描和放射性核素功能检查	诊断性操作	D	230200038	肝胆动态显像			小时		250.00	甲类	检查费
1978	92.0200	肝扫描和放射性核素功能检查	诊断性操作	D	230200038－1	肝胆动态显像加收（1小时后延迟显像）			次		20.00	甲类	检查费
1979	92.0201	肝核素扫描	诊断性操作	D	230200035	肝胶体显像			3个体位		250.00	甲类	检查费
1980	92.0201	肝核素扫描	诊断性操作	D	230200035－1	肝胶体显像加收（超过3个体位）			每个体位		50.00	甲类	检查费
1981	92.0201	肝核素扫描	诊断性操作	D	230200036	肝血流显像			次		250.00	甲类	检查费
1982	92.0201	肝核素扫描	诊断性操作	D	230200037	肝血池显像（2个时相）			2个时相		250.00	甲类	检查费
1983	92.0201	肝核素扫描	诊断性操作	D	230200037－1	肝血池显像加收（2个时相以上）			每时相		20.00	甲类	检查费
1984	92.0201	肝核素扫描	诊断性操作	D	230200037－2	肝血池显像（1个时相）			次		230.00	甲类	检查费
1985	92.0201	肝核素扫描	诊断性操作	D	230200038	肝胆动态显像			小时		250.00	甲类	检查费
1986	92.0201	肝核素扫描	诊断性操作	D	230200038－1	肝胆动态显像加收（1小时后延迟显像）			次		20.00	甲类	检查费
1987	92.0300	肾扫描和放射性核素功能检查	诊断性操作	D	230200045	肾动态显像	含肾血流显像		次		320.00	甲类	检查费
1988	92.0300	肾扫描和放射性核素功能检查	诊断性操作	D	230200045－1	肾动态显像（不做肾血流显像）			次		270.00	甲类	检查费
1989	92.0300	肾扫描和放射性核素功能检查	诊断性操作	D	230200045－2	肾动态显像加收（延迟显像）			次		50.00	甲类	检查费
1990	92.0300	肾扫描和放射性核素功能检查	诊断性操作	D	230200046	肾动态显像＋肾小球滤过率（GFR）测定			次		320.00	甲类	检查费
1991	92.0300	肾扫描和放射性核素功能检查	诊断性操作	D	230200047	肾动态显像＋肾有效血浆流量（ERPF）测定			次		320.00	甲类	检查费
1992	92.0300	肾扫描和放射性核素功能检查	诊断性操作	D	230200048	介入肾动态显像			次		320.00	甲类	检查费

（续上表）

序号	诊断性操作诊断编码	诊断性操作名称	操作类型	财务分类	编码	项目名称	项目内涵	除外内容	计价单位	说明	三级医疗服务价格（元）	医保结算类型	医疗收费项目类别
1993	92. 0300	肾扫描和放射性核素功能检查	诊断性操作	D	230200049	肾静态显像			2 个体位		250. 00	甲类	检查费
1994	92. 0300	肾扫描和放射性核素功能检查	诊断性操作	D	230200049－1	肾静态显像加收（超过 2 个体位）			每个体位		50. 00	甲类	检查费
1995	92. 0300x002	肾清除率检查	诊断性操作	D	230200046	肾动态显像＋肾小球滤过率（GFR）测定			次		320. 00	甲类	检查费
1996	92. 0300x002	肾清除率检查	诊断性操作	D	230500010	肾图＋肾小球滤过率测定			次		150. 00	甲类	检查费
1997	92. 0301	肾核素扫描	诊断性操作	D	230200045	肾动态显像	含肾血流显像		次		320. 00	甲类	检查费
1998	92. 0301	肾核素扫描	诊断性操作	D	230200045－1	肾动态显像（不做肾血流显像）			次		270. 00	甲类	检查费
1999	92. 0301	肾核素扫描	诊断性操作	D	230200045－2	肾动态显像加收（延迟显像）			次		50. 00	甲类	检查费
2000	92. 0301	肾核素扫描	诊断性操作	D	230200046	肾动态显像＋肾小球滤过率（GFR）测定			次		320. 00	甲类	检查费
2001	92. 0301	肾核素扫描	诊断性操作	D	230200047	肾动态显像＋肾有效血浆流量（ERPF）测定			次		320. 00	甲类	检查费
2002	92. 0301	肾核素扫描	诊断性操作	D	230200048	介入肾动态显像			次		320. 00	甲类	检查费
2003	92. 0301	肾核素扫描	诊断性操作	D	230200049	肾静态显像			2 个体位		250. 00	甲类	检查费
2004	92. 0301	肾核素扫描	诊断性操作	D	230200049－1	肾静态显像加收（超过 2 个体位）			每个体位		50. 00	甲类	检查费
2005	92. 0400	胃肠扫描和放射性核素功能检查	诊断性操作	D	230200031	十二指肠胃返流显像			次		280. 00	甲类	检查费
2006	92. 0400	胃肠扫描和放射性核素功能检查	诊断性操作	D	230200032	胃排空试验			次		250. 00	甲类	检查费
2007	92. 0400	胃肠扫描和放射性核素功能检查	诊断性操作	D	230200033	异位胃黏膜显像			次		250. 00	甲类	检查费
2008	92. 0400	胃肠扫描和放射性核素功能检查	诊断性操作	D	230200034	消化道出血显像			小时		250. 00	甲类	检查费
2009	92. 0400x001	胃食管核素检查	诊断性操作	D	230200029	食管通过显像			次		250. 00	甲类	检查费
2010	92. 0400x001	胃食管核素检查	诊断性操作	D	230200030	胃食管返流显像			次		250. 00	甲类	检查费
2011	92. 0401	胃肠核素扫描	诊断性操作	D	230200031	十二指肠胃返流显像			次		280. 00	甲类	检查费
2012	92. 0401	胃肠核素扫描	诊断性操作	D	230200032	胃排空试验			次		250. 00	甲类	检查费
2013	92. 0401	胃肠核素扫描	诊断性操作	D	230200033	异位胃黏膜显像			次		250. 00	甲类	检查费
2014	92. 0401	胃肠核素扫描	诊断性操作	D	230200034	消化道出血显像			小时		250. 00	甲类	检查费
2015	92. 0500	心血管和造血系统扫描和放射性核素功能检查	诊断性操作	D	230200016	首次通过法心血管显像	含心室功能测定		次		250. 00	甲类	检查费
2016	92. 0500	心血管和造血系统扫描和放射性核素功能检查	诊断性操作	D	230200016－1	首次通过法心血管显像加收（超过 1 个体位）			每个体位		50. 00	甲类	检查费
2017	92. 0500x001	心肌核素显像	诊断性操作	D	230200012	静息心肌灌注显像			3 个体位		300. 00	甲类	检查费

（续上表）

序号	诊断性操作诊断编码	诊断性操作名称	操作类型	财务分类	编码	项目名称	项目内涵	除外内容	计价单位	说明	三级医疗服务价格（元）	医保结算类型	医疗收费项目类别
2018	92.0500x001	心肌核素显像	诊断性操作	D	230200012－1	静息心肌灌注显像加收（超过3个体位）			每个体位		50.00	甲类	检查费
2019	92.0500x001	心肌核素显像	诊断性操作	D	230200013	负荷心肌灌注显像	含运动试验或药物注射；不含心电监护		3个体位		300.00	甲类	检查费
2020	92.0500x001	心肌核素显像	诊断性操作	D	230200013－1	负荷心肌灌注显像加收（超过3个体位）			每个体位		50.00	甲类	检查费
2021	92.0500x001	心肌核素显像	诊断性操作	D	230200014	静息门控心肌灌注显像			3个体位		280.00	甲类	检查费
2022	92.0500x001	心肌核素显像	诊断性操作	D	230200014－1	静息门控心肌灌注显像加收（超过3个体位）			每个体位		50.00	甲类	检查费
2023	92.0500x001	心肌核素显像	诊断性操作	D	230200015	负荷门控心肌灌注显像	含运动试验或药物注射；不含心电监护		3个体位		280.00	甲类	检查费
2024	92.0500x001	心肌核素显像	诊断性操作	D	230200015－1	负荷门控心肌灌注显像加收（超过3个体位）			每个体位		50.00	甲类	检查费
2025	92.0500x001	心肌核素显像	诊断性操作	D	230200019	急性心肌梗塞灶显像			3个体位		250.00	甲类	检查费
2026	92.0500x001	心肌核素显像	诊断性操作	D	230200019－1	急性心肌梗塞灶显像加收（超过3个体位）			每个体位		50.00	甲类	检查费
2027	92.0501	心血管核素扫描	诊断性操作	D	230200016	首次通过法心血管显像	含心室功能测定		次		250.00	甲类	检查费
2028	92.0501	心血管核素扫描	诊断性操作	D	230200016－1	首次通过法心血管显像加收（超过1个体位）			每个体位		50.00	甲类	检查费
2029	92.0501	心血管核素扫描	诊断性操作	D	230200017	平衡法门控心室显像			3个体位		250.00	甲类	检查费
2030	92.0501	心血管核素扫描	诊断性操作	D	230200017－1	平衡法门控心室显像加收（超过3个体位）			每个体位		50.00	甲类	检查费
2031	92.0501	心血管核素扫描	诊断性操作	D	230200018	平衡法负荷门控心室显像	含运动试验或药物注射；不含心电监护		3个体位		280.00	甲类	检查费
2032	92.0501	心血管核素扫描	诊断性操作	D	230200018－1	平衡法负荷门控心室显像加收（超过3个体位）			每个体位		50.00	甲类	检查费
2033	92.0502	骨髓核素扫描	诊断性操作	D	230200053	局部骨显像			2个体位		270.00	甲类	检查费
2034	92.0502	骨髓核素扫描	诊断性操作	D	230200053－1	局部骨显像加收（超过2个体位）			每个体位		50.00	甲类	检查费
2035	92.0502	骨髓核素扫描	诊断性操作	D	230200054	骨三相显像	含血流、血池、静态显像		次		320.00	甲类	检查费
2036	92.0503	脾核素扫描	诊断性操作	D	230200039	脾显像			次		220.00	甲类	检查费
2037	92.0900	其他放射性核素功能检查	诊断性操作	D	230100001	脏器动态扫描	指一个体位3次显像		3次显像		180.00	甲类	检查费
2038	92.0900	其他放射性核素功能检查	诊断性操作	D	230100001－1	脏器动态扫描加收（超过3次显像）			1次显像		50.00	甲类	检查费
2039	92.0900	其他放射性核素功能检查	诊断性操作	D	230100002	脏器静态扫描			每个体位		150.00	甲类	检查费

（续上表）

序号	诊断性操作诊断编码	诊断性操作名称	操作类型	财务分类	编码	项目名称	项目内涵	除外内容	计价单位	说明	三级医疗服务价格（元）	医保结算类型	医疗收费项目类别
2040	92.0900	其他放射性核素功能检查	诊断性操作	D	230100002－1	脏器静态扫描加收（超过1个体位）			每个体位		50.00	甲类	检查费
2041	92.0900x001	肾上腺核素扫描	诊断性操作	D	230200043	肾上腺皮质显像	含局部后位显像		72小时		320.00	甲类	检查费
2042	92.0900x001	肾上腺核素扫描	诊断性操作	D	230200043－1	肾上腺皮质显像加收（超过1个体位）			每个体位		50.00	甲类	检查费
2043	92.0900x001	肾上腺核素扫描	诊断性操作	D	230200043－2	肾上腺皮质显像加收（延迟显像）			次		50.00	甲类	检查费
2044	92.0900x002	其他放射性核素扫描	诊断性操作	D	230100001	脏器动态扫描	指一个体位三次显像		3次显像		180.00	甲类	检查费
2045	92.0900x002	其他放射性核素扫描	诊断性操作	D	230100001－1	脏器动态扫描加收（超过3次显像）			1次显像		50.00	甲类	检查费
2046	92.0900x002	其他放射性核素扫描	诊断性操作	D	230100002	脏器静态扫描			每个体位		150.00	甲类	检查费
2047	92.0900x002	其他放射性核素扫描	诊断性操作	D	230100002－1	脏器静态扫描加收（超过1个体位）			每个体位		50.00	甲类	检查费
2048	92.1100	脑扫描	诊断性操作	D	230200001	脑血管显像			次		300.00	甲类	检查费
2049	92.1100	脑扫描	诊断性操作	D	230200002	脑显像			4个体位		210.00	甲类	检查费
2050	92.1100	脑扫描	诊断性操作	D	230200002－1	脑显像加收（超过4个体位）			每个体位		50.00	甲类	检查费
2051	92.1100	脑扫描	诊断性操作	D	230200003	脑池显像			次		300.00	甲类	检查费
2052	92.1100	脑扫描	诊断性操作	D	230200004	脑室引流显像			次		300.00	甲类	检查费
2053	92.1101	脑核素扫描	诊断性操作	D	230200001	脑血管显像			次		300.00	甲类	检查费
2054	92.1101	脑核素扫描	诊断性操作	D	230200002	脑显像			4个体位		210.00	甲类	检查费
2055	92.1101	脑核素扫描	诊断性操作	D	230200002－1	脑显像加收（超过4个体位）			每个体位		50.00	甲类	检查费
2056	92.1101	脑核素扫描	诊断性操作	D	230200003	脑池显像			次		300.00	甲类	检查费
2057	92.1101	脑核素扫描	诊断性操作	D	230200004	脑室引流显像			次		300.00	甲类	检查费
2058	92.1200	头其他部位的扫描	诊断性操作	D	230200001	脑血管显像			次		300.00	甲类	检查费
2059	92.1200	头其他部位的扫描	诊断性操作	D	230200002	脑显像			4个体位		210.00	甲类	检查费
2060	92.1200	头其他部位的扫描	诊断性操作	D	230200002－1	脑显像加收（超过4个体位）			每个体位		50.00	甲类	检查费
2061	92.1200	头其他部位的扫描	诊断性操作	D	230200003	脑池显像			次		300.00	甲类	检查费
2062	92.1200	头其他部位的扫描	诊断性操作	D	230200004	脑室引流显像			次		300.00	甲类	检查费
2063	92.1201	腮腺核素扫描	诊断性操作	D	230100001	脏器动态扫描	指一个体位3次显像		3次显像		180.00	甲类	检查费
2064	92.1201	腮腺核素扫描	诊断性操作	D	230100001－1	脏器动态扫描加收（超过3次显像）			1次显像		50.00	甲类	检查费
2065	92.1201	腮腺核素扫描	诊断性操作	D	230100002	脏器静态扫描			每个体位		150.00	甲类	检查费
2066	92.1201	腮腺核素扫描	诊断性操作	D	230100002－1	脏器静态扫描加收（超过1个体位）			每个体位		50.00	甲类	检查费
2067	92.1202	耳咽管核素扫描	诊断性操作	D	230100001	脏器动态扫描	指一个体位3次显像		3次显像		180.00	甲类	检查费

（续上表）

序号	诊断性操作诊断编码	诊断性操作名称	操作类型	财务分类	编码	项目名称	项目内涵	除外内容	计价单位	说明	三级医疗服务价格（元）	医保结算类型	医疗收费项目类别
2068	92. 1202	耳咽管核素扫描	诊断性操作	D	230100001 – 1	脏器动态扫描加收（超过3 次显像）			1 次显像		50. 00	甲类	检查费
2069	92. 1202	耳咽管核素扫描	诊断性操作	D	230100002	脏器静态扫描			每个体位		150. 00	甲类	检查费
2070	92. 1202	耳咽管核素扫描	诊断性操作	D	230100002 – 1	脏器静态扫描加收（超过1 个体位）			每个体位		50. 00	甲类	检查费
2071	92. 1300	甲状旁腺扫描	诊断性操作	D	230200011	甲状旁腺显像			次		220. 00	甲类	检查费
2072	92. 1300x001	甲状旁腺核素扫描	诊断性操作	D	230200011	甲状旁腺显像			次		220. 00	甲类	检查费
2073	92. 1400	骨扫描	诊断性操作	D	230200053	局部骨显像			2 个体位		270. 00	甲类	检查费
2074	92. 1400	骨扫描	诊断性操作	D	230200053 – 1	局部骨显像加收（超过2 个体位）			每个体位		50. 00	甲类	检查费
2075	92. 1400	骨扫描	诊断性操作	D	230200054	骨三相显像	含血流、血池、静态显像		次		320. 00	甲类	检查费
2076	92. 1400	骨扫描	诊断性操作	D	230200055 – 1	单光子骨密度测定			人次		60. 00	甲类	检查费
2077	92. 1400	骨扫描	诊断性操作	D	230200055 – 2	双光子或 X 线能量骨密度测定			人次		200. 00	甲类	检查费
2078	92. 1401	骨核素扫描	诊断性操作	D	230200053	局部骨显像			2 个体位		270. 00	甲类	检查费
2079	92. 1401	骨核素扫描	诊断性操作	D	230200053 – 1	局部骨显像加收（超过2 个体位）			每个体位		50. 00	甲类	检查费
2080	92. 1401	骨核素扫描	诊断性操作	D	230200054	骨三相显像	含血流、血池、静态显像		次		320. 00	甲类	检查费
2081	92. 1500	肺扫描	诊断性操作	D	230200025	肺灌注显像			6 个体位		220. 00	甲类	检查费
2082	92. 1500	肺扫描	诊断性操作	D	230200025 – 1	肺灌注显像加收（超过6 个体位）			每个体位		50. 00	甲类	检查费
2083	92. 1500	肺扫描	诊断性操作	D	230200026	肺通气显像	含气体	一次性发生器吸入器	6 个体位		250. 00	甲类	检查费
2084	92. 1500	肺扫描	诊断性操作	D	230200026 – 1	肺通气显像加收（超过6 个体位）			每个体位		50. 00	甲类	检查费
2085	92. 1501	肺核素扫描	诊断性操作	D	230200025	肺灌注显像			6 个体位		220. 00	甲类	检查费
2086	92. 1501	肺核素扫描	诊断性操作	D	230200025 – 1	肺灌注显像加收（超过6 个体位）			每个体位		50. 00	甲类	检查费
2087	92. 1501	肺核素扫描	诊断性操作	D	230200026	肺通气显像	含气体	一次性发生器吸入器	6 个体位		250. 00	甲类	检查费
2088	92. 1501	肺核素扫描	诊断性操作	D	230200026 – 1	肺通气显像加收（超过6 个体位）			每个体位		50. 00	甲类	检查费
2089	92. 1600	淋巴系统扫描	诊断性操作	D	230100001	脏器动态扫描	指一个体位 3 次显像		3 次显像		180. 00	甲类	检查费
2090	92. 1600	淋巴系统扫描	诊断性操作	D	230100001 – 1	脏器动态扫描加收（超过3 次显像）			1 次显像		50. 00	甲类	检查费
2091	92. 1600	淋巴系统扫描	诊断性操作	D	230100002	脏器静态扫描			每个体位		150. 00	甲类	检查费
2092	92. 1600	淋巴系统扫描	诊断性操作	D	230100002 – 1	脏器静态扫描加收（超过1 个体位）			每个体位		50. 00	甲类	检查费
2093	92. 1601	淋巴系统核素扫描	诊断性操作	D	230100001	脏器动态扫描	指一个体位 3 次显像		3 次显像		180. 00	甲类	检查费

（续上表）

序号	诊断性操作诊断编码	诊断性操作名称	操作类型	财务分类	编码	项目名称	项目内涵	除外内容	计价单位	说明	三级医疗服务价格（元）	医保结算类型	医疗收费项目类别
2094	92.1601	淋巴系统核素扫描	诊断性操作	D	230100001－1	脏器动态扫描加收（超过3次显像）			1次显像		50.00	甲类	检查费
2095	92.1601	淋巴系统核素扫描	诊断性操作	D	230100002	脏器静态扫描			每个体位		150.00	甲类	检查费
2096	92.1601	淋巴系统核素扫描	诊断性操作	D	230100002－1	脏器静态扫描加收（超过1个体位）			每个体位		50.00	甲类	检查费
2097	92.1700	胎盘扫描	诊断性操作	D	230100001	脏器动态扫描	指一个体位3次显像		3次显像		180.00	甲类	检查费
2098	92.1700	胎盘扫描	诊断性操作	D	230100001－1	脏器动态扫描加收（超过3次显像）			1次显像		50.00	甲类	检查费
2099	92.1700	胎盘扫描	诊断性操作	D	230100002	脏器静态扫描			每个体位		150.00	甲类	检查费
2100	92.1700	胎盘扫描	诊断性操作	D	230100002－1	脏器静态扫描加收（超过1个体位）			每个体位		50.00	甲类	检查费
2101	92.1701	胎盘核素扫描	诊断性操作	D	230100001	脏器动态扫描	指一个体位3次显像		3次显像		180.00	甲类	检查费
2102	92.1701	胎盘核素扫描	诊断性操作	D	230100001－1	脏器动态扫描加收（超过3次显像）			1次显像		50.00	甲类	检查费
2103	92.1701	胎盘核素扫描	诊断性操作	D	230100002	脏器静态扫描			每个体位		150.00	甲类	检查费
2104	92.1701	胎盘核素扫描	诊断性操作	D	230100002－1	脏器静态扫描加收（超过1个体位）			每个体位		50.00	甲类	检查费
2105	92.1800	全身扫描	诊断性操作	D	230300002	全身显像			次		300.00	乙类	检查费
2106	92.1800	全身扫描	诊断性操作	D	230300002－1	全身显像加收（增加局部显像）			次		50.00	乙类	检查费
2107	92.1800x001	全身核素扫描	诊断性操作	D	230300002	全身显像			次		300.00	乙类	检查费
2108	92.1800x001	全身核素扫描	诊断性操作	D	230300002－1	全身显像加收（增加局部显像）			次		50.00	乙类	检查费
2109	92.1800x002	PET-CT 扫描	诊断性操作	D	230400010	正电子发射计算机断层－X线计算机体层综合显像（PET/CT）		核素药物、造影剂	每部位	2个及2个以上部位按全身显像收费	4250.00	丙类	检查费
2110	92.1800x002	PET-CT 扫描	诊断性操作	D	230400010－1	正电子发射计算机断层－X线计算机体层综合显像（PET/CT）（全身显像）		核素药物、造影剂	次	2个及2个以上部位按全身显像收费	6375.00	丙类	检查费
2111	92.1801	全身正子X线断层显像－计算机断层显像	诊断性操作	D	230400010	正电子发射计算机断层－X线计算机体层综合显像（PET/CT）		核素药物、造影剂	每部位	2个及2个以上部位按全身显像收费	4250.00	丙类	检查费
2112	92.1801	全身正子X线断层显像－计算机断层显像	诊断性操作	D	230400010－1	正电子发射计算机断层－X线计算机体层综合显像（PET/CT）（全身显像）		核素药物、造影剂	次	2个及2个以上部位按全身显像收费	6375.00	丙类	检查费
2113	92.1900	其他部位扫描	诊断性操作	D	230100001	脏器动态扫描	指一个体位3次显像		3次显像		180.00	甲类	检查费
2114	92.1900	其他部位扫描	诊断性操作	D	230100001－1	脏器动态扫描加收（超过3次显像）			1次显像		50.00	甲类	检查费
2115	92.1900	其他部位扫描	诊断性操作	D	230100002	脏器静态扫描			每个体位		150.00	甲类	检查费

（续上表）

序号	诊断性操作诊断编码	诊断性操作名称	操作类型	财务分类	编码	项目名称	项目内涵	除外内容	计价单位	说明	三级医疗服务价格（元）	医保结算类型	医疗收费项目类别
2116	92. 1900	其他部位扫描	诊断性操作	D	230100002 – 1	脏器静态扫描加收（超过1个体位）			每个体位		50. 00	甲类	检查费
2117	92. 1900x001	唾液腺核素扫描	诊断性操作	D	230200027	唾液腺静态显像			3个体位		250. 00	甲类	检查费
2118	92. 1900x001	唾液腺核素扫描	诊断性操作	D	230200028	唾液腺动态显像			次		250. 00	甲类	检查费
2119	92. 1901	肢体静脉核素扫描	诊断性操作	D	230200023	下肢深静脉显像			次		250. 00	甲类	检查费
2120	92. 1903	腹部核素扫描	诊断性操作	D	230100001	脏器动态扫描	指一个体位3次显像		3次显像		180. 00	甲类	检查费
2121	92. 1903	腹部核素扫描	诊断性操作	D	230100001 – 1	脏器动态扫描加收（超过3次显像）			1次显像		50. 00	甲类	检查费
2122	92. 1903	腹部核素扫描	诊断性操作	D	230100002	脏器静态扫描			每个体位		150. 00	甲类	检查费
2123	92. 1903	腹部核素扫描	诊断性操作	D	230100002 – 1	脏器静态扫描加收（超过1个体位）			每个体位		50. 00	甲类	检查费
2124	92. 1904	盆腔核素扫描	诊断性操作	D	230100001	脏器动态扫描	指一个体位3次显像		3次显像		180. 00	甲类	检查费
2125	92. 1904	盆腔核素扫描	诊断性操作	D	230100001 – 1	脏器动态扫描加收（超过3次显像）			1次显像		50. 00	甲类	检查费
2126	92. 1904	盆腔核素扫描	诊断性操作	D	230100002	脏器静态扫描			每个体位		150. 00	甲类	检查费
2127	92. 1904	盆腔核素扫描	诊断性操作	D	230100002 – 1	脏器静态扫描加收（超过1个体位）			每个体位		50. 00	甲类	检查费
2128	92. 1905	乳房核素扫描	诊断性操作	D	230100001	脏器动态扫描	指一个体位3次显像		3次显像		180. 00	甲类	检查费
2129	92. 1905	乳房核素扫描	诊断性操作	D	230100001 – 1	脏器动态扫描加收（超过3次显像）			1次显像		50. 00	甲类	检查费
2130	92. 1905	乳房核素扫描	诊断性操作	D	230100002	脏器静态扫描			每个体位		150. 00	甲类	检查费
2131	92. 1905	乳房核素扫描	诊断性操作	D	230100002 – 1	脏器静态扫描加收（超过1个体位）			每个体位		50. 00	甲类	检查费
2132①	93. 0100x002	手功能评估	诊断性操作	D	340200005	手功能评定	指徒手和仪器		次		20. 40	甲类	检查费
2133	93. 0101	构音功能评估	诊断性操作	D	340200008	言语能力评定	含一般失语症检查、构音障碍检查、言语失用检查		次		45. 90	丙类	检查费
2134	93. 0102	记忆广度检查	诊断性操作	D	340200016	记忆广度检查			次		10. 20	丙类	检查费
2135	93. 0103	康复评定	诊断性操作	E	340200039	康复评定	含咨询		次	康复医学科执业医师或具备康复治疗师资质的人员方可开展	40. 80	丙类	检查费
2136	93. 0104	徒手平衡功能检查	诊断性操作	D	340200001	徒手平衡功能检查			次		20. 40	丙类	检查费
2137	93. 0105	多频稳态检测	诊断性操作	D	310401016 – 1	稳态听觉诱发反应加收（第3频起）			每频率		10. 40	甲类	检查费

① 限制范围：明确手功能障碍患者，总时间不超过9天，评定间隔时间不短于14天。

（续上表）

序号	诊断性操作诊断编码	诊断性操作名称	操作类型	财务分类	编码	项目名称	项目内涵	除外内容	计价单位	说明	三级医疗服务价格（元）	医保结算类型	医疗收费项目类别
2138	93.0106	记忆力评定	诊断性操作	D	340200013	记忆力评定			次	需由医生使用相应辅助工具（心理实验台速示器、测评量表等）进行评审，并记录过程、统计结果、作出测验报告。仅记录住院病人治疗效果，不得收费	51.00	丙类	检查费
2139①	93.0107	日常生活能力评定	诊断性操作	D	340200003	日常生活能力评定	用于身体结构损伤及功能障碍导致日常生活活动能力障碍的评估		次	康复医学科执业医师及具备康复治疗师资质的人员方可开展	30.60	甲类	检查费
2140	93.0108	失用失认评定	诊断性操作	D	340200014	失认失用评定			次		45.90	丙类	检查费
2141	93.0109	认知知觉功能检查	诊断性操作	D	340200012	认知知觉功能检查			次		45.90	丙类	检查费
2142	93.0401	等速肌力测定	诊断性操作	D	340200004	等速肌力测定	采用等速运动肌力测试系统进行测定		每关节		20.40	丙类	检查费
2143	93.0800	肌电描记法	诊断性操作	D	310100023	肌电图			每条肌肉		52.00	甲类	检查费
2144	93.0800x002	肌电图	诊断性操作	D	310100023	肌电图			每条肌肉		52.00	甲类	检查费
2145	94.0100	施行智力测验	诊断性操作	D	311501001－36	绘人智力测定			次		23.00	甲类	检查费
2146	94.0100x002	韦克斯勒成人智力测验	诊断性操作	D	311501003－9	韦氏智力测验			次		120.00	甲类	检查费
2147	94.0100x002	韦克斯勒成人智力测验	诊断性操作	D	311501003－9/1	韦氏智力测验（使用电脑）			次		180.00	甲类	检查费
2148	94.0100x003	韦克斯勒儿童智力测验	诊断性操作	D	311501003－19	韦氏智力测定（学前、学龄）			次		58.00	甲类	检查费
2149	94.0100x003	韦克斯勒儿童智力测验	诊断性操作	D	311501003－19/1	韦氏智力测定（学前、学龄）（使用电脑）			次		87.00	甲类	检查费
2150	94.0100x004	中国比奈智力测验	诊断性操作	D	311501003－18	比奈智力测定（10岁以上）			次		35.00	甲类	检查费
2151	94.0100x004	中国比奈智力测验	诊断性操作	D	311501003－18/1	比奈智力测定（10岁以上）（使用电脑）			次		52.50	甲类	检查费
2152	94.0101	成人智商测验	诊断性操作	D	311501003－9	韦氏智力测验			次		120.00	甲类	检查费
2153	94.0101	成人智商测验	诊断性操作	D	311501003－9/1	韦氏智力测验（使用电脑）			次		180.00	甲类	检查费
2154	94.0102	儿童智商测验	诊断性操作	D	311501003－19	韦氏智力测定（学前、学龄）			次		58.00	甲类	检查费
2155	94.0102	儿童智商测验	诊断性操作	D	311501003－19/1	韦氏智力测定（学前、学龄）（使用电脑）			次		87.00	甲类	检查费
2156	94.0102	儿童智商测验	诊断性操作	D	311501003－18	比奈智力测定（10岁以上）			次		35.00	甲类	检查费

① 限制范围：限本目录所列康复项目在具体实施中涉及的日常生活能力评定。1个疾病过程支付不超过4次。

（续上表）

序号	诊断性操作诊断编码	诊断性操作名称	操作类型	财务分类	编码	项目名称	项目内涵	除外内容	计价单位	说明	三级医疗服务价格（元）	医保结算类型	医疗收费项目类别
2157	94.0102	儿童智商测验	诊断性操作	D	311501003－18/1	比奈智力测定（10 岁以上）（使用电脑）			次		52.50	甲类	检查费
2158	94.0200	施行心理测验	诊断性操作	D	311501003－10	神经心理测验			次		230.00	甲类	检查费
2159	94.0200x004	症状自评量表测验	诊断性操作	D	311501003－5	症状自评量表			次		23.00	甲类	检查费
2160	94.0200x004	症状自评量表测验	诊断性操作	D	311501003－5/1	症状自评量表（使用电脑）			次		34.50	甲类	检查费
2161	94.0200x005	Zung 抑郁自评量表评定	诊断性操作	D	311501001－2	宗（Zung）氏抑郁自评量表			次		15.00	甲类	检查费
2162	94.0200x005	Zung 抑郁自评量表评定	诊断性操作	D	311501001－2/1	宗（Zung）氏抑郁自评量表（使用电脑）			次		22.50	甲类	检查费
2163	94.0200x010	威斯康星卡片分类测验	诊断性操作	D	311501001－17	简明心理状况测验（MMSE）			次		46.00	甲类	检查费
2164	94.0200x010	威斯康星卡片分类测验	诊断性操作	D	311501001－17/1	简明心理状况测验（MMSE）（使用电脑）			次		69.00	甲类	检查费
2165	94.0200x011	汉密尔顿焦虑量表评定	诊断性操作	D	311501001－3	汉密尔顿焦虑量表			次		15.00	甲类	检查费
2166	94.0200x011	汉密尔顿焦虑量表评定	诊断性操作	D	311501001－3/1	汉密尔顿焦虑量表（使用电脑）			次		22.50	甲类	检查费
2167	94.0200x012	抑郁自评量表测验	诊断性操作	D	311501001－2	宗（Zung）氏抑郁自评量表			次		15.00	甲类	检查费
2168	94.0200x012	抑郁自评量表测验	诊断性操作	D	311501001－2/1	宗（Zung）氏抑郁自评量表（使用电脑）			次		22.50	甲类	检查费
2169	94.0200x012	抑郁自评量表测验	诊断性操作	D	311501001－4	汉密尔顿抑郁量表			次		15.00	甲类	检查费
2170	94.0200x012	抑郁自评量表测验	诊断性操作	D	311501001－4/1	汉密尔顿抑郁量表（使用电脑）			次		22.50	甲类	检查费
2171	94.0200x013	焦虑自评量表测验	诊断性操作	D	311501001－3	汉密尔顿焦虑量表			次		15.00	甲类	检查费
2172	94.0200x013	焦虑自评量表测验	诊断性操作	D	311501001－3/1	汉密尔顿焦虑量表（使用电脑）			次		22.50	甲类	检查费
2173	94.0200x013	焦虑自评量表测验	诊断性操作	D	311501001－1	宗（Zung）氏焦虑自评量表			次		15.00	甲类	检查费
2174	94.0200x013	焦虑自评量表测验	诊断性操作	D	311501001－1/1	宗（Zung）氏焦虑自评量表（使用电脑）			次		22.50	甲类	检查费
2175	94.0201	明尼苏达多相人格测验	诊断性操作	D	311501003－12	明尼苏达多相个性测验			次		35.00	甲类	检查费
2176	94.0201	明尼苏达多相人格测验	诊断性操作	D	311501003－12/1	明尼苏达多相个性测验（使用电脑）			次		52.50	甲类	检查费
2177	94.0202	韦克斯勒记忆测量	诊断性操作	D	311501003－7	成人韦氏记忆测验			次		80.00	甲类	检查费
2178	94.0202	韦克斯勒记忆测量	诊断性操作	D	311501003－7/1	成人韦氏记忆测验（使用电脑）			次		120.00	甲类	检查费
2179	94.0203	注意缺陷多动障碍评定	诊断性操作	D	311501001－42	儿童多动症诊断量表			次		20.00	甲类	检查费
2180	94.0204	汉密尔顿抑郁评定	诊断性操作	D	311501001－4	汉密尔顿抑郁量表			次		15.00	甲类	检查费

（续上表）

序号	诊断性操作诊断编码	诊断性操作名称	操作类型	财务分类	编码	项目名称	项目内涵	除外内容	计价单位	说明	三级医疗服务价格（元）	医保结算类型	医疗收费项目类别
2181	94.0204	汉密尔顿抑郁评定	诊断性操作	D	311501001－4/1	汉密尔顿抑郁量表（使用电脑）			次		22.50	甲类	检查费
2182	94.0300	性格分析	诊断性操作	D	311501003－14	卡特尔16项人格测验			次		46.00	甲类	检查费
2183	94.0300	性格分析	诊断性操作	D	311501003－14/1	卡特尔16项人格测验（使用电脑）			次		69.00	甲类	检查费
2184	94.0301	艾森克人格评定	诊断性操作	D	311501002－10	艾森克人格测定（少年版）			次		23.00	甲类	检查费
2185	94.0301	艾森克人格评定	诊断性操作	D	311501002－10/1	艾森克人格测定（少年版）（使用电脑）			次		34.50	甲类	检查费
2186	94.0301	艾森克人格评定	诊断性操作	D	311501003－13	艾森克个性测验			次		23.00	甲类	检查费
2187	94.0301	艾森克人格评定	诊断性操作	D	311501003－13/1	艾森克个性测验（使用电脑）			次		34.50	甲类	检查费
2188	94.0800x001	眼球运动轨迹检查	诊断性操作	D	311502002	眼动检查			次		50.00	甲类	检查费
2189	94.0800x002	认知功能评定	诊断性操作	D	311501002－4	老年认知功能量表（SECC）			次		35.00	甲类	检查费
2190	94.0800x002	认知功能评定	诊断性操作	D	311501002－4/1	老年认知功能量表（SECC）（使用电脑）			次		52.50	甲类	检查费
2191	94.1100	精神病学的精神状态测定	诊断性操作	D	311501001－7	简明精神病评定量表（BPRS）			次		35.00	甲类	检查费
2192	94.1100x005	躁狂量表评定	诊断性操作	D	311501001－6	躁狂状态评定量表			次		15.00	甲类	检查费
2193	94.1100x005	躁狂量表评定	诊断性操作	D	311501001－6/1	躁狂状态评定量表（使用电脑）			次		22.50	甲类	检查费
2194	94.1101	精神状态测定	诊断性操作	D	311501001－7	简明精神病评定量表（BPRS）			次		35.00	甲类	检查费
2195	94.1102	攻击风险评估	诊断性操作	D	311501001S－60	肇事肇祸风险评估表	指专业医护人员对精神障碍患者，尤其是重型精神疾病患者存在肇事肇祸风险，结合患者目前精神症状及既往暴力伤人毁物等情况作出评估		次	每个住院周期收费不超过2次	22.00	甲类	检查费
2196	94.1102	攻击风险评估	诊断性操作	D	311501001S－60/1	肇事肇祸风险评估表（使用电脑）	指专业医护人员对精神障碍患者，尤其是重型精神疾病患者存在肇事肇祸风险，结合患者目前精神症状及既往暴力伤人毁物等情况作出评估		次	每个住院周期收费不超过2次	33.00	甲类	检查费
2197	94.1103	自杀风险评估	诊断性操作	D	311501001S－61	自杀自伤风险评估表	适用于精神分裂症、分裂情感性障碍、抑郁发作、复发性抑郁障碍等自杀自伤风险评估		次	每个住院周期收费不超过2次	30.00	甲类	检查费

（续上表）

序号	诊断性操作诊断编码	诊断性操作名称	操作类型	财务分类	编码	项目名称	项目内涵	除外内容	计价单位	说明	三级医疗服务价格（元）	医保结算类型	医疗收费项目类别
2198	94.1103	自杀风险评估	诊断性操作	D	311501001S－61/1	自杀自伤风险评估表（使用电脑）	适用于精神分裂症、分裂情感性障碍、抑郁发作、复发性抑郁障碍等自杀自伤风险评估		次	每个住院周期收费不超过2次	45.00	甲类	检查费
2199	94.1104	犯罪责任评估	诊断性操作	D	311502006－1	重大疑难案鉴定			次		483.00	丙类	检查费
2200	94.1104	犯罪责任评估	诊断性操作	D	311502006－2	普通案例鉴定			次		322.00	丙类	检查费
2201	94.1105	简易精神状况评定	诊断性操作	D	311501001－7	简明精神病评定量表（BPRS）			次		35.00	甲类	检查费
2202	94.1200x002	精神病人护理观察量表监测	诊断性操作	D	311501002－6	精神护理观察量表			次		35.00	甲类	检查费
2203	94.1900x001	治疗副反应量表评定	诊断性操作	D	311501001－10	药物副作用量表			次		20.00	甲类	检查费
2204	94.1900x001	治疗副反应量表评定	诊断性操作	D	311501001－10/1	药物副作用量表（使用电脑）			次		30.00	甲类	检查费
2205	95.0100	局限性眼检查	诊断性操作	D	310300001	普通视力检查	含远视力、近视力、光机能（包括光感及光定位）、伪盲检查		次/双		2.00	甲类	检查费
2206	95.0100	局限性眼检查	诊断性操作	D	310300002	特殊视力检查	含儿童图形视力表、点视力表、条栅视力卡、视动性眼震仪		项		11.00	甲类	检查费
2207	95.0101	配镜检查	诊断性操作	D	310300007	验光			项		10.00	甲类	检查费
2208	95.0102	视力检查	诊断性操作	D	310300007	验光			项		10.00	甲类	检查费
2209	95.0104	角膜内皮镜检查	诊断性操作	D	310300041	角膜内皮镜检查			次/只		100.00	甲类	检查费
2210	95.0104	角膜内皮镜检查	诊断性操作	D	310300041－1	角膜内皮镜检查加收（录像记录）			次		20.00	甲类	检查费
2211	95.0105	角膜曲率检查	诊断性操作	D	310300039	角膜曲率测量			次/双		20.00	甲类	检查费
2212	95.0300x004	巩膜透照	诊断性操作	D	310300044	巩膜透照检查	含散瞳		次/只		30.00	甲类	检查费
2213	95.0301	青光眼检查	诊断性操作	D	310300001	普通视力检查	含远视力、近视力、光机能（包括光感及光定位）、伪盲检查		次/双		2.00	甲类	检查费
2214	95.0301	青光眼检查	诊断性操作	D	310300002	特殊视力检查	含儿童图形视力表、点视力表、条栅视力卡、视动性眼震仪		项		11.00	甲类	检查费
2215	95.0301	青光眼检查	诊断性操作	D	310300027－1	眼压检查－Schiotz眼压计法			次/双		10.00	甲类	检查费
2216	95.0301	青光眼检查	诊断性操作	D	310300027－2	眼压检查－非接触眼压计法或压平眼压计法			次/双		30.00	甲类	检查费
2217	95.0301	青光眼检查	诊断性操作	D	310300056－1	眼底检查－直接眼底镜法	不含散瞳		次/只		5.00	甲类	检查费
2218	95.0301	青光眼检查	诊断性操作	D	310300056－2	眼底检查－间接眼底镜法	不含散瞳		次/只		25.00	甲类	检查费

（续上表）

序号	诊断性操作诊断编码	诊断性操作名称	操作类型	财务分类	编码	项目名称	项目内涵	除外内容	计价单位	说明	三级医疗服务价格（元）	医保结算类型	医疗收费项目类别
2219	95.0301	青光眼检查	诊断性操作	D	310300005	视野检查	指普通视野计、电脑视野计、动态（Goldmann）视野计		次/只		50.00	甲类	检查费
2220	95.0302	神经性眼病检查	诊断性操作	D	310300003	选择性观看检查			次/双		10.00	甲类	检查费
2221	95.0303	视网膜疾病检查	诊断性操作	D	310300004	视网膜视力检查			次/只		39.00	甲类	检查费
2222	95.0500	视野检查	诊断性操作	D	310300005	视野检查	指普通视野计、电脑视野计、动态（Goldmann）视野计		次/只		50.00	甲类	检查费
2223	95.0600	色觉检查	诊断性操作	D	310300020－1	色觉检查－普通图谱法			次/双		6.00	甲类	检查费
2224	95.0600	色觉检查	诊断性操作	D	310300020－2	色觉检查－FM-100Hue 测试盒法			次/只		35.00	甲类	检查费
2225	95.0600	色觉检查	诊断性操作	D	310300020－3	色觉检查－色觉仪法			次/只		58.00	甲类	检查费
2226	95.0700	黑暗适应检查	诊断性操作	D	310300022	暗适应测定	含图形及报告		次/只		35.00	甲类	检查费
2227	95.0900	眼检查	诊断性操作	D	310300010	主导眼检查			次/只		2.00	甲类	检查费
2228	95.0901	视觉检查	诊断性操作	D	310300019	双眼视觉检查	含双眼同时知觉、双眼同时视、双眼融合功能、立体视功能		次/双		58.00	甲类	检查费
2229	95.0901	视觉检查	诊断性操作	D	310300019－1	固视野检查			次/双		58.00	甲类	检查费
2230	95.1100	眼底照相术	诊断性操作	D	310300053	眼底照相	指眼底后极部照相		次/只		35.00	甲类	检查费
2231	95.1100	眼底照相术	诊断性操作	D	310300053－1	眼底照相加收（超过一个方位）			每方位		20.00	甲类	检查费
2232	95.1200	眼荧光素血管造影或毛细血管显微镜检查	诊断性操作	D	310300054－1	眼底荧光血管造影（FFA）	含图文报告	造影剂	次/只		136.00	甲类	检查费
2233	95.1200x003	吲哚青绿脉络膜血管造影	诊断性操作	D	310300054－2	眼底靛青绿血管造影（ICGA）	含图文报告	造影剂	次/只		220.00	甲类	检查费
2234	95.1201	眼荧光素血管造影	诊断性操作	D	310300054－1	眼底荧光血管造影（FFA）	含图文报告	造影剂	次/只		136.00	甲类	检查费
2235	95.1202	眼毛细血管显微镜检查	诊断性操作	D	310300063	超声生物显微镜检查（UBM）			次/只		200.00	甲类	检查费
2236	95.1300	眼超声检查	诊断性操作	D	220100003	眼部 A 超			单侧		10.00	甲类	检查费
2237	95.1300x002	超声生物显微镜检查［UBM 检查］	诊断性操作	D	310300063	超声生物显微镜检查（UBM）			次/只		200.00	甲类	检查费
2238	95.1400	眼 X 线检查	诊断性操作	D	210102015－1	DR	含数据采集、存贮、图像显示	胶片	曝光次数		60.00	甲类	检查费
2239	95.1400	眼 X 线检查	诊断性操作	D	210102015－2	CR	含数据采集、存贮、图像显示	胶片	曝光次数		40.00	甲类	检查费
2240	95.1500	眼运动检查	诊断性操作	D	311502002	眼动检查			次		50.00	甲类	检查费
2241	95.1601	光学相干性视网膜扫描	诊断性操作	D	310300064	光学相干断层成像（OCT）	含测眼球后极组织厚度及断面相		次/只		232.00	甲类	检查费

（续上表）

序号	诊断性操作诊断编码	诊断性操作名称	操作类型	财务分类	编码	项目名称	项目内涵	除外内容	计价单位	说明	三级医疗服务价格（元）	医保结算类型	医疗收费项目类别
2242	95. 2100	视网膜电图［ERG］	诊断性操作	D	310300065	视网膜电流图（ERG）	指图形视网膜电图（P-ERG）或多焦视网膜电图（m-ERG）	电极	次/只		125. 00	甲类	检查费
2243	95. 2200	眼动图［EOG］	诊断性操作	D	310300067	眼电图（EOG）	含运动或感觉		次/只		92. 00	甲类	检查费
2244	95. 2300	视觉诱发电位［VEP］	诊断性操作	D	310300068	视觉诱发电位（VEP）	含单导、图形		次/只		100. 00	甲类	检查费
2245	95. 2400	眼震电流描记图［ENG］	诊断性操作	D	310401021	眼震电图	含温度试验、自发眼震		次		95. 68	甲类	检查费
2246	95. 2500	眼肌电图［EMG］	诊断性操作	D	310100023－1	眼肌电图			每条肌肉		52. 00	甲类	检查费
2247	95. 2600x001	角膜地形图检查	诊断性操作	D	310300040	角膜地形图检查			次/只		150. 00	甲类	检查费
2248	95. 4100	听力测定	诊断性操作	D	310401002	纯音听阈测定	含气导、骨导和必要的掩蔽		次		89. 44	甲类	检查费
2249	95. 4100	听力测定	诊断性操作	D	310401010－1/1	声导抗测听（多频率）			次		90. 48	甲类	检查费
2250	95. 4100	听力测定	诊断性操作	D	310401010－2	声导抗测听－鼓室图			次		60. 32	甲类	检查费
2251	95. 4100	听力测定	诊断性操作	D	310401010－2/1	声导抗测听－鼓室图（多频率）			次		90. 48	甲类	检查费
2252	95. 4100	听力测定	诊断性操作	D	310401010－3	声导抗测听－镫骨肌反射试验			次		60. 32	甲类	检查费
2253	95. 4100	听力测定	诊断性操作	D	310401010－3/1	声导抗测听－镫骨肌反射试验（多频率）			次		90. 48	甲类	检查费
2254	95. 4100	听力测定	诊断性操作	D	310401009	言语测听	含畸变语言、交错扬扬格、识别率、言语听阈		次		20. 80	甲类	检查费
2255	95. 4101	电测听检查	诊断性操作	D	310401002	纯音听阈测定	含气导、骨导和必要的掩蔽		次		89. 44	甲类	检查费
2256	95. 4101	电测听检查	诊断性操作	D	310401010－1/1	声导抗测听（多频率）			次		90. 48	甲类	检查费
2257	95. 4101	电测听检查	诊断性操作	D	310401010－2	声导抗测听－鼓室图			次		60. 32	甲类	检查费
2258	95. 4101	电测听检查	诊断性操作	D	310401010－2/1	声导抗测听－鼓室图（多频率）			次		90. 48	甲类	检查费
2259	95. 4101	电测听检查	诊断性操作	D	310401010－3	声导抗测听－镫骨肌反射试验			次		60. 32	甲类	检查费
2260	95. 4101	电测听检查	诊断性操作	D	310401010－3/1	声导抗测听－镫骨肌反射试验（多频率）			次		90. 48	甲类	检查费
2261	95. 4102	耳声发射	诊断性操作	D	310401015	耳声发射检查	指自发性、诱发性和畸变产物耳声发射		次		93. 60	甲类	检查费
2262	95. 4200	临床听力试验	诊断性操作	D	310401025	听力筛选试验			次		52. 00	甲类	检查费
2263	95. 4201	音叉听力试验	诊断性操作	D	310401025	听力筛选试验			次		52. 00	甲类	检查费
2264	95. 4202	耳语听力试验	诊断性操作	D	310401025	听力筛选试验			次		52. 00	甲类	检查费
2265	95. 4300	听力评估	诊断性操作	D	310401025	听力筛选试验			次		52. 00	甲类	检查费
2266	95. 4301	韦伯听力评估	诊断性操作	D	310401025	听力筛选试验			次		52. 00	甲类	检查费

（续上表）

序号	诊断性操作诊断编码	诊断性操作名称	操作类型	财务分类	编码	项目名称	项目内涵	除外内容	计价单位	说明	三级医疗服务价格（元）	医保结算类型	医疗收费项目类别
2267①	95.4400	临床前庭功能试验	诊断性操作	D	310401022	平衡试验	指平板或平衡台试验、视动试验、旋转试验、甘油试验		次		44.72	甲类	检查费
2268②	95.4401	前庭功能热试验	诊断性操作	D	310401022	平衡试验	指平板或平衡台试验、视动试验、旋转试验、甘油试验		次		44.72	甲类	检查费
2269③	95.4500	旋转测验	诊断性操作	D	310401022	平衡试验	指平板或平衡台试验、视动试验、旋转试验、甘油试验		次		44.72	甲类	检查费
2270④	95.4600	其他听力和前庭功能试验	诊断性操作	D	310401022	平衡试验	指平板或平衡台试验、视动试验、旋转试验、甘油试验		次		44.72	甲类	检查费
2271	95.4601	前庭功能检查	诊断性操作	D	310401050S	前庭诱发肌源性电位	含阈值及潜伏期		次		228.17	甲类	检查费
2272	95.4700	听力检查	诊断性操作	D	310401002	纯音听阈测定	含气导、骨导和必要的掩蔽		次		89.44	甲类	检查费
2273	95.4700	听力检查	诊断性操作	D	310401010－1/1	声导抗测听（多频率）			次		90.48	甲类	检查费
2274	95.4700	听力检查	诊断性操作	D	310401010－2	声导抗测听－鼓室图			次		60.32	甲类	检查费
2275	95.4700	听力检查	诊断性操作	D	310401010－2/1	声导抗测听－鼓室图（多频率）			次		90.48	甲类	检查费
2276	95.4700	听力检查	诊断性操作	D	310401010－3	声导抗测听－镫骨肌反射试验			次		60.32	甲类	检查费
2277	95.4700	听力检查	诊断性操作	D	310401010－3/1	声导抗测听－镫骨肌反射试验（多频率）			次		90.48	甲类	检查费
2278	95.4700	听力检查	诊断性操作	D	310401009	言语测听	含畸变语言、交错扬扬格、识别率、言语听阈		次		20.80	甲类	检查费
2279	95.4700	听力检查	诊断性操作	D	310401003	自描听力检查			次		41.60	甲类	检查费
2280	95.4700x002	听觉诱发电位［AEP］	诊断性操作	D	310100012	脑干听觉诱发电位			次		191.36	甲类	检查费

①~④ 限制范围：评定间隔时间不短于14天。